의료사고의 실제

경희대학교 의과대학 교수 권무일

의료사고의 실제

첫째판 1쇄 인쇄 | 2011년 5월 2일
첫째판 1쇄 발행 | 2011년 5월 11일

편 은 역 권무일
발 행 인 장주연
편집디자인 김혜경
표지디자인 이지선
발 행 처 군자출판사
등 록 제 4-139호(1991. 6. 24)

본 사 (110-717) 서울특별시 종로구 인의동 112-1 동원회관 BD 6층
Tel. (02) 762-9194/5 Fax. (02) 764-0209
대 구 지 점 Tel. (053) 428-2748 Fax. (053) 428-2749
부 산 지 점 Tel. (051) 893-8989 Fax. (051) 893-8986

ISBN 978-89-6278-443-5

정가 50,000원

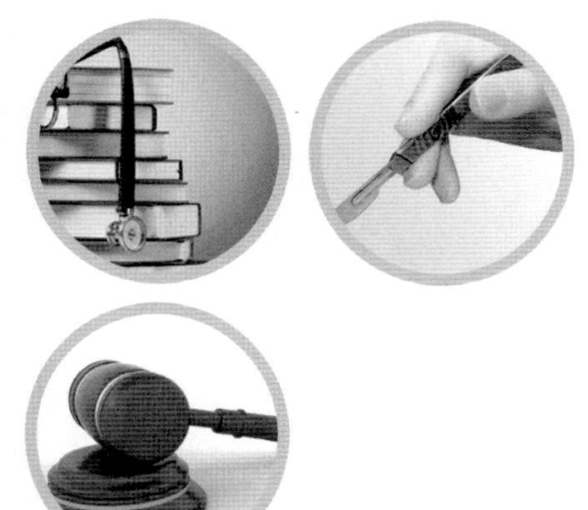

의료사고의 실제

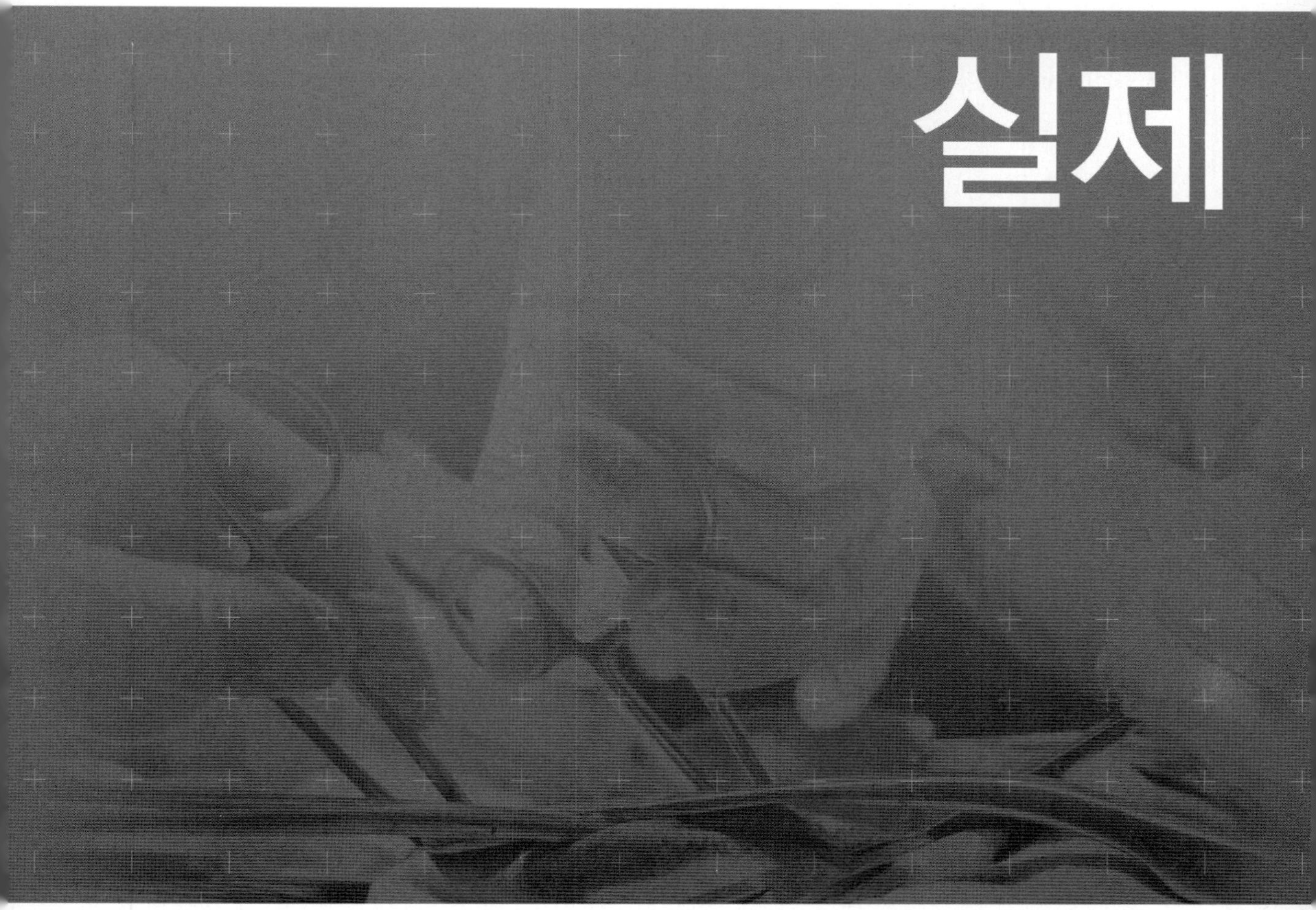

| 경희대학교 의과대학 교수 권무일 |

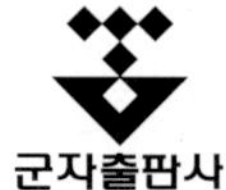

군자출판사

머리말

저자는 1990년대 초 이래 법원, 검찰청, 경찰서 등 관련기관들로부터 마취 · 통증관리 및 수술과 관련하여 발생한 의료사고들에 대한 자문을 의뢰 받아 사고내용을 감정하면서 의료사고의 발생원인은 매우 다양하고 복합적인 사례도 많다는 사실과 의료사고의 악결과는 발생원인에 관계없이 환자와 가족 그리고 의사 모두에게 막대한 정신적, 신체적 고통과 시간적, 경제적 손실을 가져오게 하고 있을 뿐 아니라 사회적으로도 큰 부담을 가지게 한다는 사실을 심각하게 느꼈습니다. 환자에 대한 진료 및 치료과정에서 단 한 건의 의료사고도 발생하지 않도록 하는 것이 가장 이상적이나 의료행위의 담당자인 의사자신도 인간이므로 모든 진료에서 항상 완벽할 수는 없으며, 의료사고의 원인 또한 매우 다양하여 그중에는 불가항력적인 경우도 적지 않으므로 의료행위가 계속되는 한 의료사고와 그에 따른 의사와 환자간의 분쟁은 피할 수 없는 것이 현실입니다.

그러나 의료사고의 다양한 원인들 가운데 의사의 부주의나 과실, 또는 지식의 부족으로 발생한 사고들은 사례분석을 통해 원인을 규명하고 예방교육을 실시하므로 사고발생 빈도를 상당수 줄일 수 있다고 생각합니다. 따라서 사고사례들에 대한 자료수집과 내용분석을 통하여 예방이 가능하였던 사례들을 분류하고 그에 대한 예방대책을 마련하는 것이 의료사고 발생빈도의 감소에 매우 중요할 것으로 생각합니다.

의료사고는 의료인 개개인 자신이 직접 경험하지 않았을 때는 큰 관심사항이 아닐 수도 있으나 자신이 직접 의료사고를 만나게 되어 시간적, 경제적 손실은 물론 심한 정신적 스트레스를 겪은 후에는 의료사고 예방의 중요성을 절감하게 됩니다. 그리고 의료인이 일생을 통해 수십년 간 환자를 진료하면서 단 한번의 의료사고도 만나지 않는 행운을 갖기도 쉽지 않을 것으로 생각합니다. 따라서 저자는 마취 및 통증관리 분야에서 전문가로 일하시는 마취과 의사선생님들은 물론 환자의 수면, 진정, 진통을 위해 마취약제를 사용할 기회가 있는 다른 분야 의사선생님들에게도 사고예방을 위해 조그만 도움이 되었으면 하는 마음으로 이 책자를 만들었습니다. 그리고 부록으로 의료사고의 유형들을 쉽게 파악하기 위하여 이 책에서 기술된 148례의 사고유형들에 대해 요약 · 분석한 '의료사고 148례의 분석과 예방' 을, 의사가 의료사고를 당하였을 때 당황하지 않고 합리적으로 대처할 수 있는 방법을 기술한 '의료사고에 따른 악결과 발생시 어떻게 대처할 것인가?' 라는 제목의 두 편의 총설을 추가하였습니다.

끝으로 이 책자를 만드는 과정에서 저자에게 자료수집과 법률적 조언으로 큰 도움을 준, 저자의 오랜 친구인 禹義亨 변호사님, 바쁜 가운데서도 성실히 이 책의 교정을 보아준 경희대학교 의과대학 마취통증의학교실의 전공의 선생들, 그리고 어려운 상황에서도 기꺼이 이 책의 출판을 맡아주신 군자출판사의 장주연 사장님께 깊은 감사를 드리는 바입니다.

2011년 4월, 저자

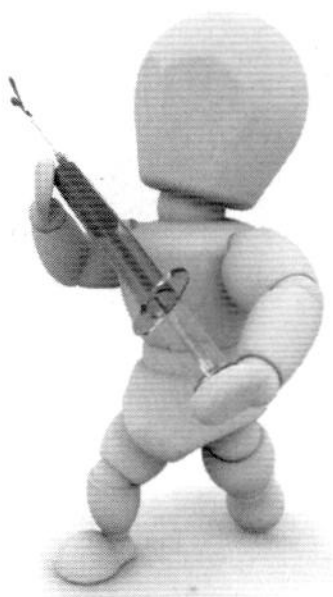

이 책을 읽기 위한 도움말

1 이 책에 예시된 사례들은 마취 · 통증관리 및 수술과 관련하여 발생한 사고사례들을 중심으로 기술하였으나 다른 분야(내과, 소아청소년과, 재활의학과 등)에서 환자의 진정 혹은 진통 목적으로 투여한 마취약제에 의해 발생한 사고사례들도 포함하였습니다.

2 사고사례들에 대한 유형의 분류는 환자의 진료기록부, 마취기록지에 대한 분석과 부검소견서, 조사기관에서의 진술조서, 법원의 판결문들을 근거로 한 사고내용의 분석결과에 따라 다음과 같이 분류 하였습니다.

1) 전신마취에 따른 수기 및 사용한 마취약제의 종류와 관련한 사고사례들
2) 부위마취와 통증치료 수기 및 사용한 국소마취제와 관련한 사고사례들
3) 마취 · 수술과정에서 환자관리문제 혹은 원인불명에 의한 사고사례들
4) 마취 · 수술 후 회복과정에서 환자관리 문제 혹은 원인불명에 의한 사고사례들
5) 수술과 관련한 사고사례들
6) 환자가 수술 전부터 가지고 있던 전신질환이나 수술 전 환자상태와 관련한 사고사례들
7) 제왕절개술로 태아분만 후 태아상태와 관련한 사고사례들(산과분야)

그러나 사고사례들의 유형별 분류는 사고의 요인들이 복합적인 경우가 많았고(이러한 사례에서는 사고발생 요인이 큰 쪽으로 분류를 하였습니다), 판단자료 가 불충분한 사례들도 있어 모든 사례들을 명확하게 분류를 하기에는 한계가 있었으며 또한 사고를 보는 관점에 따라 사고유형의 분류가 다를 수도 있음을 인정합니다.

3 각각의 사례 보기의 순서는

1) 사건 개요에서는 의료사고의 내용을 간략하게 기술하여 사고의 내용을 이해하기 쉽도록 하였으며

2) 관련기관(법원, 검찰, 경찰서 등)으로 부터 질의 의뢰받은 사항에 대해서는 사실조회의 경우에는 각종 교과서, 학술잡지 등 전문 학술서적에 기재되어 있는 관련내용을 참조하여 답변서를 작성하였고 진료내용에 대한 감정의뢰의 경우에는 보내온 진료기록부, 마취기록지, 부검감정서 등의 자료에 기록 되어 있는 내용을 면밀히 검토, 분석하고 해당 진료내용이 현재 국내에 서 시행하고 있는 의료수준에 비추어 볼 때 보편, 타당한지를 판단하여 저자의 주관적인 판단을 배제하고 객관적인 기술을 하도록 노력하였습니다.

3) 의료사고에 따른 분쟁의 결과에 대한 자료들(법원의 판결문이나, 조정, 화해 조서 등)이 있는 사례의 경우에는 분쟁의 최종결과로서 법원의 판결문, 조정조서, 화해조서를 인용하였고 사건의 상세한 내용과 법원의 판단에 대한 이해를 돕기 위하여 일부항목을 제외하고는 판결문 내용 대부분을 수록하였으며 필요한 경우 참고사항을 덧붙였으나 사고의 결과에 대한 자료들을 구하지 못한 사례의 경우에는 참고사항만을 덧 붙였습니다.

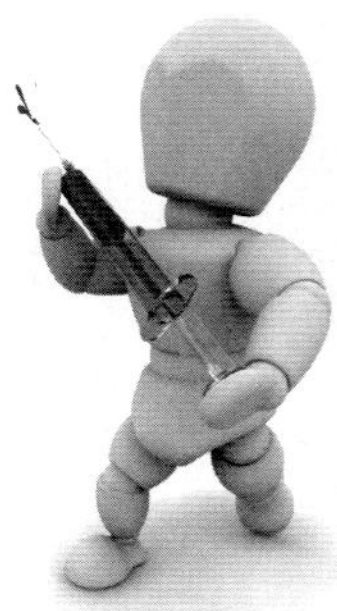

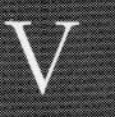

수술과 관련한 사고사례들

VI 환자가 원래 가졌던 전신질환이나 수술 전 환자상태와 관련한 사고사례들

VII 제왕절개로 태아분만 후 태아상태와 관련한 사고사례들

부록

저자 약력 | 權 武一

1972. 2.	서울대학교 의과대학 졸업
1977. 2.	서울대학교병원 전공의과정 수료 및 전문의 취득(마취과 전문의)
1983. 2.	서울대학교 대학원 박사학위 취득(의학박사)
1984.	미국 펜실바니아 대학병원 연수
1988.	미국 뉴욕 대학병원 연수
1995~2001	경희대학교 의과대학 마취과학교실 주임교수 겸 부속병원 마취과 과장
1994~2002	대한마취과학회 상임이사(의무, 학술, 법제)
1999~2006	서울 북부지방검찰청 의료자문위원
2004~현재	대한의사협회 공제회 심사위원
1980~현재	경희대학교 의과대학 마취통증의학교실 교수

전신마취 수기 및 사용한 마취약제와 관련한 사고사례들

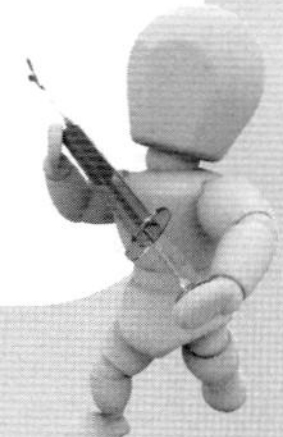

I

I

전신마취 수기 및 사용한 마취약제와 관련한 사고사례들

1 마취유도 과정에서 발생한 사례들(기관내 삽관 실패, 기관 삽관 직후 발생한 경련 등)

▶ 사례 1(외과)

I. 사건 개요

환자(38세 여자)는 1994. 5. 3. 급성 충수돌기염의 증세로 강화ㅇㅇ병원에 내원하여 급성 충수돌기염으로 진단받고 응급 충수돌기제거 수술을 받기로 하였음. 환자는 마취시작 전 문진결과 과거력상 특이한 소견은 없었으며 소변검사, 혈액검사 소견은 정상이었으며, 단순 흉부 x-선 검사상 경추융합현상이 있었으나 마취의는 기관내 삽관이 좀 어렵겠지만 가능하겠다고 판단하였고 환자에 대한 심전도검사에서는 특이한 소견이 없었음.

충수돌기제거 수술은 응급수술이었기에 마취 전 투약은 시행하지 않았으며 수술실 도착 당시 환자의 혈압은 100/60mmHg, 심박수 80회/분이었음. 심전도monitoring을 하였고 전신마취 유도를 위해 마스크를 이용 100% 산소를 투여하면서 priming dose로 pancuronium 1mg, thiopental sodium 250mg을 천천히 정주하였으며 의식소실 후 succinylcholine 50mg을 정주하였고 후두경을 이용하여 기관내 삽관을 시도하였으나 목젖과 후두개가 보이지 않았고 성문노출이 안되었음.

마취의는 1차 삽관을 실패하였는데, 마취를 위하여 펜토탈을 투입하는 등 마취를 최초로 시작한 시간부터 5분정도 걸렸고 1차 삽관을 실패하고 마스크를 이용하여 100% 산소로 환기시킨 후 2차로 기관내 삽관을 시도하였으나 실패하였으며 다시 마스크를 이용하여 100% 산소를 투여한 후 5.0 tube(5-6세 소아용)로 바꿔 다시 기관내 삽관을 하였고 삽관 후 100% 산소로 조절환기를 시행하였음.

그 무렵 심전도상 심한 서맥(7-8회/분)이 나타나 마취의는 환자에게 atropine 0.5mg을 정주 하였고 혈압이 잡히지 않아 ephedrine 40mg을 정주, bivon 1amp 정주, atropine 0.5mg 정주, epinephrine 1amp 정주하였으며 환자는 분당 120회 심박수, 혈압 150/110mg로 회복되었음.

마취의는 수술을 연기하기로 하고 마취를 깨우기 위해 pyrinol 5mg, glycopyrrolate 0.2mg을 두 번 정주하였으며 그 후 심박수 분당 120회 혈압 100/60mmHg 유지하며 생체징후는 안정되었으나 의식이 돌아오지 않았음. 마취유도 후 약 3시간 30분 경부터 경련 증상이 나타나 pracillen 400mg을 수액용액에 섞어서 정주 하였고 그 후 약 5시간 동안 환자의 상태는 특별한 변화를 보이지 않았으나 의식이 돌아오지 않았으며 dilantine 200mg을 7분에 걸쳐 정주 하였고 valium 10mg을 정주 한 후 15시간 45분 동안 관찰 후 환자는 ㅇㅇ대학병원 중환자실로 이송되어 치료를 받았으나 저산소 뇌병증이 발생한 것으로 진단되었으며 현재 식물인간상태임.

II. 서울고등법원 제 17 민사부 99나 1675 손해배상건의 사실조회에 대한 회신(1)

■ 사실조회 사항

문1 척추전만증 혹은 후만증, 측만증의 척추이상 환자는 근육이영양증이 존재하는지요

답 근육이영양증muscular dystrophy과 같은 신경근질환을 가진 환자에서 척추기형이 발생할 수 있으나 더 상세한 내용은 정형외과학회에 문의하시기 바랍니다.

문2 근육이영양증의 발병원인 및 그 증상은 어떠한 것인가요

답 근육이영양증은 골격근의 위축과 변성으로 특징지어지며 골격근의 쇠약이 진행성과 대칭적으로 이루어지는 유전성 질환이나 더 자세한 내용은 정형외과학회에 문의 하시기 바랍니다.

문3 이러한 경우 척추체의 이상으로 정상인에 비하여 폐기능의 저하(functional residual catacity, expiratory reserve volume, residual volume)를 가져올 수 있나요

답 척추기형을 가진 환자는 폐포의 발육장애, 호흡근의 쇠약, 신경근 질환의 동반, 심한 흉곽기형 등으로 폐기능의 저하를 가져올 수 있으므로 심한 척추 후만증이나 측만증을 가진 환자는 수술전 환자평가에서 폐기능 검사, 동맥혈가스 검사, 심전도 검사 등을 시행하여야 합니다.

문4 폐기능의 저하가 있을 경우 산소의 보유량이 적게되어 쉽게 저산소증에 이르게 되지요

답 폐기능이 저하되어 있는 환자는 산소공급이 부족할 경우 정상 폐기능을 가진 환자에 비해 쉽게 저산소증이 발생할 수 있습니다.

문5 기관내 삽관을 시도할때 후두경으로 성문노출이 전혀 안되어 있는 경우 기관내 삽관의 어려움은 어떠한 것들이 있으며 또한 그 위험성은 어느 정도인가요

답 기관내 삽관시 후두경으로 성문이 전혀 보이지 않는 경우는 기관내 삽관이 가장 어려운 경우로 성문의 위치를 알 수 없어 기관튜브를 기관내 삽입하기가 매우 어려우며 기관내 삽입이 실패할 경우 기도확보를 못하여 환자를 저산소증에 빠트릴 위험이 매우 크다고 볼 수 있습니다.

문6 Clinical Anesthesiology의 제640쪽 Anesthetic Considerations 기재내용에 의하면 척추전만증 혹은 후만증의 척추이상 환자의 경우 근육이영양증 때문에 전신마취시 succinylcholine에 의한 고열증, 심장부정맥, 고칼륨혈증, 마이오 글로빈뇨증, 지속적 근육수축 등과 같은 예상치 못할 부작용이 있다고 하는데 그렇다면 그 발생 비율의 정도는 정상인들에 비하여 어느 정도로 높은가요

답 근육이영양증에 의한 척추측만증을 가진 환자는 전신마취시 악성고열증, 심부정맥, succinylcholine의 부작용(고칼륨혈증, 마이오글로빈 뇨증, 지속적 근육수축)이 발생할 잠재적 소인이 정상인에 비해 매우 크나 그 발생비율이 정상인에 비해 얼마나 높은지에 대해서는 정확한 통계가 없습니다.

문7 위와 같은 부작용 중 특히 심혈관계에 영향을 미치게 되면 서맥 또는 심정지에 이르게 할 수 있는지요.

답 Succinylcholine 이 심혈관계에 미치는 영향은 신경근접점neuromuscular junction에서 모든 acetylcholine 수용체를 자극함으로 즉, 부교감신경계의 nicotinic 수용체, 교감신경절, 심장의 동방결절sinoatrial node의 muscarinic 수용체를 자극함으로 혈압과 심박수를 증가시킬 수도 있고 감소시킬 수도 있음. 또 succinylcholine 의 대사산물인 succinylmonocholine 은 동방결절의 콜린성 수용체를 자극함으로 서맥을 일으키는데 특히 소아들이 이에 민감하며 반복투여시에는 성인에서도 서맥이 흔히 발생함. 따라서 근질환을 가진 소아에서는 심한 서맥, 고칼륨혈증, 심정지발생의 위험성이 커 succinylcholine 의 사용을 피하고 있습니다.

문8 수술전 원고에 대한 electrolyte(전해질농도) 검사상 칼륨의 수치는 3.1mEq/L였는데 succinylcholine 투여후 3.1mEq/L에서 3.8mEq/L으로 0.7mEq/L가 상승되었는데 succinylcholine의 작용으로는 약 0.5mEq/L가 상승하는 것이 정상인지요

답 정상근육은 succinylcholine 투여시 succinylcholine에 의해 유도되는 탈분극으로 인해 혈장내 칼륨치를 0.5mEq/L 상승시킬 정도의 칼륨을 분비하나 정상 칼륨치를 갖고 있는 환자에서는 문제가 되지 않습니다.

문9 그렇다면 succinylcholine을 투여하여 칼륨의 수치가 기준치 이상으로 높아지면 심실세동 등의 심장부정맥이 발생하여 서맥이 올 수 있는지요.

답 화상, 심한 외상, 신경질환, 근질환 등을 가진 환자에서는 생명이 위험할 정도로 칼륨치를 상승시킬 수 있으며 고칼륨증(〉 7mEq/L)이 심장에 미치는 영향은 심전도상의 변화를 볼 때 높은 T 파-QRS의 확장-PR 간격의 연장-P 파 소실-ST 파 억제에 이어 심실세동ventricular fibrillation혹은 부전수축asystole을 일으킴. 심실세동은 심기능이 정지되는 가장 위험한 상태이고 서맥은 단순히 심장박동이 느리다는 의미로서 심실세동후에 서맥이 발생하는 것이 아닙니다. 서맥의 발생은 6번 문항에 대한 답을 참조하시기 바랍니다.

문10 원고는 succinylcholine을 투여후 각막혼탁이 발생하였는데 succinylcholine의 부작용인 안압 상승으로 각막혼탁이 올 수 있는지요.

답 succinylcholine 의 투여에 따른 근육막 탈분극의 연장과 외안근의 수축이 안압을 상승시킬 수 있으

나 정상 안압을 가진 환자에서는 문제가 되지 않음. 다만 녹내장이나 안구의 손상으로 이미 안압이 높아 있던 환자의 경우에는 succinylcholine 의 사용을 피하는 것이 안전하며 안압상승과 각막혼탁과의 관계는 정상 안압을 가지고 있던 환자에서는 문제가 되지 않으리라 생각하나 더 자세한 내용은 안과학회에 문의 하시기 바랍니다.

문11 원고는 1, 2차 삽관실패 후 삽관중간에 100% 산소마스크 bagging으로 환기를 시키고 3차 삽관이 이루어진 즉시 ventilator(인공호흡기)를 이용하여 충분한 산소공급을 하였는데 그 당시 갑자기 원고에게 분당 7-8회 정도의 서맥이 나타났고 서맥이 나타날 당시나 그 전에는 청색증이 일체 보이지 않았는바, 이와 관련하여, 만일 1, 2차 삽관후 Ambu bagging의 산소환기가 되지 않아 그 원인으로 저산소증이 왔다면 당연히 전신 또는 신체 일부에 청색증이 수반된 서맥이 있어야 하는 것인지요

답 심박동수가 분당 7-8회(정상은 70-100회) 밖에 되지 않았다면 이는 조직으로의 혈액관류가 제대로 이루어지지 않았다는 것을 의미하며 심정지 발생 직전의 상태일 수도 있습니다. 저산소혈증을 나타내는 한 소견인 청색증은 환원 헤모글로빈이 5 g/dL 이상일 때 피부, 점막, 손톱 등에 나타나는 현상으로서 청색증이 나타나면 저산소증의 발생을 예상할 수 있으나, 청색증이 나타나지 않음이 저산소증이 발생하지 않았음을 의미하는 것은 아닙니다. 특히 빈혈이 있는 환자의 경우에는 청색증의 발현 없이도 심한 저산소증이 발생할 수 있습니다 .

문12 3차 삽관이 이루어진 즉시 ventilator(인공호흡기)로 산소공급이 충분히 이루지고 있는 상태에서 갑자기 청색증을 동반하지 않은 심한 서맥이 나타났다면 이는 succinylcholine의 부작용으로 인한 심장부정맥 등의 현상으로 볼 수 있는지요.

답 9, 10번 문항의 내용으로 보아서 환자에게 충분한 산소공급이 이루어진 것으로 보이는데 갑자기 심한 서맥이 나타난 이유는 저산소증 이외의 다른 원인이 있을 것으로 생각되나 전체적인 환자관리 상태를 모르는 상황에서 서맥발생 원인을 추정하기는 어렵습니다.

문13 산소를 충분히 공급하더라도 succinylcholine에 의한 후두경련이 오면 적절한 산소가 뇌에 공급되지 않는지요

답 succinylcholine 은 후두경련을 일으키는 원인이 아니라 후두경련 발생시 경련상태를 풀어주기 위한 치료약제로서 사용됩니다. 후두경련이 지속되면 충분한 환기가 되지 않으므로 산소를 투여하더라도 조직으로 산소가 운반되질 않아 조직에 저산소증을 초래할 가능성이 있습니다.

문14 마취당시 원고의 체중은 45kg의 여자였는데 이러한 경우 100% 산소마스크 bagging할 때 분당 몇회에 걸쳐 시행을 하여야 하나요

답 환자의 환기량은 체중 kg당 10-15 ml 정도로 환기횟수는 10회-20회/분 정도로 시행하는 것이 적당합니다.

문15 이건 마취의 마취과 의사는 약 800여회에 걸쳐 마취시술을 한 경력자인데 45kg 정도의 여자환자에 있어서 100% 산소마스크 bagging 시술상 미숙한 환기를 시켰을 것이라고는 예상하기 어려운지요.

답 풍부한 마취경험이 있는 마취과전문의라면 마스크에 의한 환자의 환기유지에는 어려움이 없었을

것으로 추정합니다.

문16 100% 산소마스크 bagging 직후 기관내 삽관시 삽관개시부터 삽관이 이루어지기까지의 소요되는 시간은 보통 어느 정도인가요

답 마취경험이 풍부한 전문의라면 환자의 기도에 해부학적 기형을 포함한 기관내 삽관을 어렵게 하는 어떤 특별한 상황이 없을 경우 환기직후부터 기관내 삽관까지의 시간은 10초 정도면 충분할 것으로 생각합니다.

문17 100% 산소마스크 bagging으로 산소를 심호흡시킨 후라면 일반공기 중의 산소의 함량인 21%보다 훨씬 농도가 높은 산소공급이기 때문에 이러한 경우에는 산소의 공급이 일시 중단되더라도 저산소증에 이르는 시간이 지연되는데 그 정도는 일반공기 중의 산소에 비하여 어느 정도나 더 지연될 수 있나요

답 공기 중의 산소만을 흡입할 경우에는 산소공급 중단후 4-5분이 지나면 뇌손상을 초래할 가능성이 매우 높으나 100% 산소로 환기되어 조직의 산소저장량이 충분한 경우에는 그 이후 산소공급이 중단되더라도 환자가 뇌손상을 받지않고 견딜 수 있는 시간이 대기만을 흡입하였을 때 비해 연장되는 것은 사실이나 저산소증에 대한 뇌조직의 민감도는 사람마다 다르기 때문에 뇌손상이 지연되는 시간을 일률적으로 말하기는 어렵습니다. 저산소증을 예방하기 위해서는 맥박산소포화도 측정기나 동맥혈가스분석을 통하여 환자의 산소포화도가 최소 95% 이상, 동맥혈 산소분압이 최소 80 mmHg 이상을 유지하도록 해주는 것이 더 중요할 것으로 생각합니다.

III. 서울고등법원 제 17민사부 99나 1675 손해배상건의 추가 사실조회에 대한 회신(2)

■ 추가 사실조회사항

문1 유○○는 경추융합의 경추기형을 가지고 있었고 체중이 45kg에 불과하고 발육상태가 불량하여 심약한 상태에 있었던 자로서, 위와 같이 경추기형을 가지고 있는 사람들은 보통의 일반사람들에 비하여 기관내 삽관이 매우 어렵지요. 만일 그렇다면 그 이유는 무엇인가요

답 경추융합의 경추기형을 가지고 있는 환자에서는 기관내 삽관이 매우 어려운 것이 사실임. 경추융합을 가진 경우에는 기관내 삽관 시도시 목의 신전extension이 어려워 후두경하에 성문이 보이지 않는 경우가 많기때문에 기관내 삽관이 어려울 수 있습니다.

문2 경추기형의 사람들은 기관내 삽관술시 정상인들에 비하여 미주신경 등 자율신경반사에 대한 심정지가 올 수 있는 확률이 높은가요

답 기관내 삽관시 발생할 수 있는 합병증은 여러 가지가 있으나 그중 생리적 반사로서 일어날 수 있는 합병증은 혈압의 과도한 상승, 빈맥, 후두경련, 뇌압 상승, 안압상승이 주요 합병증임. 경추기형을 가진 사람은 정상인에 비해 기관내 삽관이 어려우므로 이로 인해 기관내 삽관의 실패와 이어 환자에게 마스크로 충분한 환기를 해주지 못할 경우(특히 후두경련 발생시)에 저산소증이 초래될 가능성이 크며 심한 저산소증은 심정지를 일으킬 수 있음. 성인에서 기관내 삽관시 미주신경의 자극으

로 서맥은 발생할 수 있으나 심정지가 발생하는 경우는 거의 없을 것으로 생각합니다.

문3 선천적으로 경추융합의 기형인 사람들은 정상인들에 비하여 상대적으로 심신이 약화되어 있다고 하는데 사실인지요. 만일 그렇다면 그 이유는 무엇인가요

답 심신이 약화되어 있다는 것이 구체적으로 무엇을 의미하는지를 알아야 답변이 가능할 것으로 생각하나 일반적으로 선천적으로 경추융합의 기형을 가진 환자는 다른 질환(신경근질환, 심폐질환 등)을 동반할 가능성이 있음. 그 이유는 선천성 질환은 유전적 소인이나 산모의 임신기간중의 문제들에 의한 경우가 많으므로 한 장기뿐 아니라 여러 장기가 동시에 영향을 받을 수 있기 때문입니다.

문4 심신이 약화되어 있는 경우 정상인들에 비하여 마취약제에 대한 과민반응을 일으킬 확률과 마취약제 이외에도 미주신경 등 자율신경반사에 대한 심정지가 올 수 있는 확률이 정상인들에 비하여 높은지요

답 3번 문항에서 답한 것처럼 심신이 약화되었다는 것의 구체적 의미를 알아야 질문에 답을 할 수 있으나 심폐기능이 현저히 저하되어 있는 환자의 경우 정상인에 비해 약제에 대해 민감한 반응(심한 혈압하강, 호흡억제 등)을 보일 수 있기때문 마취약제의 사용(용량과 용법 등)에 많은 주의가 필요한 것은 사실입니다.

문5 심신이 약화되어 있다고 하여 적정용량 이하의 마취약제를 투여하여서는 안되는 것인지요

답 심폐기능이 현저히 저하되어 혈력학적으로 불안정한 환자(예:저혈압, 빈맥, 서맥, 심부정맥 등을 나타내는 환자)나 저혈량상태에 있는 환자의 경우에는 환자의 상태변화를 면밀히 관찰하면서 마취약제의 투여용량을 조절하여야 합니다.

문6 현재 위와 같은 위험 때문에 마취과의사들은 경추융합의 경추기형을 가지고 있는 환자들에 대한 마취를 상당히 부담스러워 하고 있는 실정인지요

답 경추기형을 가지고 있는 환자들은 우선 기관내 삽관의 어려움을 예상하여 그에 대한 대비를 하여야 하고 환자가 다른 질환을 동반하고 있는지를 수술전 평가를 통해 알아야하며 수술중에도 계속 환자의 상태를 면밀히 관찰하는 등 일반환자보다 마취관리에 더 많은 주의를 기울여야 함으로 마취과의사로서는 부담스러운 것이 사실입니다.

문7 이 건에 있어 유○○에게 투여한 마취약제 등의 용량은 적당한 것이었지요

답 환자에게 투여한 마취제의 용량은 체중단위로서 적당하였다고 생각합니다.

문8 유○○와 같이 경추융합인 경우 X-ray 촬영만으로 환자의 기도의 크기가 어느 정도인지 정확히 알 수 없는지요

답 흉부방사선 소견으로 기도의 일부 폐쇄, 협착여부등은 예견할 수 있으나 기도의 정확한 크기는 기관조영술tracheography, 흉부 전산화 단층촬영CT등을 이용하여야 정확하게 알 수 있습니다.

문9 또한 환자의 입을 벌려만 봐서는 기도의 크기를 정확히 알 수 없는지요

답 기관삽관의 난이도를 평가하는 방법의 하나로 앉은 자세에서 입을 크게 벌리고 혀를 내밀게 하여 구강내 해부학적 구조를 검사하는 방법Mallampati이 있으나 기도의 크기를 알 수는 없습니다.

문10 특히 유○○와 같이 성문노출이 안되는 경우, 기도의 크기를 정확히 알기란 어려운 것인지요

답 9번 항의 답을 참조하시기 바랍니다.

문11 경추가 융합된 모든 환자에 있어 기도의 크기가 작을 것이라 예상하여 처음부터 일반인에게 사용하는 크기의 튜브보다 굵기가 작은 소아용 튜브만을 사용하여 삽관을 하여야 하는 것은 아닌지요

답 기관튜브 크기는 환자의 연령, 성별, 신장, 발육상태등을 고려하여 선택하여야 하며 1차 시도에서는 환자에게 해당하는 정상크기의 튜브를 사용하는 것이 일반적인 원칙입니다.

문12 튜브의 크기는 기도 크기에 비교해 적정하여야 마취제가 잘 들어가며 튜브의 크기가 기도보다 작으면 마취가스 및 산소가 새거나 튜브가 빠지는 등의 상황이 발생할 수 있으므로 기도의 크기가 정확히 일치하는 튜브를 삽입하여야 하는 것인지요. 따라서 위와 같은 이유로 성인용 크기의 튜브를 이용하여 삽관을 하였는데 실패를 하였을 경우 2차 삽관에 있어 1차 삽관시 사용하였던 다음 단계 크기의 튜브를 선택하여 시행하여야 하는 것이지, 무조건 아동용 크기의 튜브를 사용하여야 하는 것은 아니지요

답 성인의 기관튜브는 대부분 튜브 하단에 마취가스와 산소의 유실을 방지하기 위한 공기 cuff 가 부착되어 있기때문 기도크기에 꼭 맞는 튜브를 사용하지는 않으나 튜브의 크기가 너무 작으면 기도저항이 증가하고 환자의 환기에 지장을 주기때문 환자의 연령, 신장 등을 고려하여 적정크기의 튜브를 선택하여야 함. 1차 삽관시 튜브가 커 성문을 통과하지 못하면 다음 크기의 튜브로 2차 시도를 하는 것이 일반적입니다.

문13 정상적인 마취유도를 하였다하더라도 사람의 신체적 특성이나 경우에 따라서 기관지 경련이 생길 수도 있는 것인지요. 만일 그러하다면 적정튜브를 사용하였다 할지라도 기관내 삽입을 하기가 무척 어려운지요.

답 문 2항의 답에서처럼 정상 마취유도 과정에서도 기관내 삽관시 후두경련은 일어날 수 있는 합병증이며 후두경련 발생시에는 기관내 삽관도 어려우나 환자의 환기에 더 큰 어려움을 가져올 수 있음. 기관지 경련은 후두경련과는 다른 합병증으로 주로 기관지천식을 가진 환자에서 발생가능성이 높으며 치료도 후두경련보다 힘든 합병증입니다.

문14 위와 같은 이유로 보통의 마취시술 경우에도 한 번에 삽관하는 경우도 있지만 기도와 정확히 일치하는 튜브를 삽관하기 어렵기 때문에 삽관이 안되어 수차에 걸쳐 튜브를 교환해가면서 마취를 하는 경우도 많이 있는지요

답 기관튜브의 크기는 연령별, 성별로 정해져 있기때문 대부분 환자의 경우에는 연령, 신장, 성별에 따라 그에 해당되는 튜브를 사용하면 기관내 삽관에 어려움이 없음.

기관삽관이 어려운 환자의 경우는 기도나 경추부의 해부학적 기형이나 질환으로 후두경하에 성문이 잘 보이지 않기때문이며 기관튜브의 크기가 문제가 되어 삽관시 여러차례 튜브의 크기를 바꾸어 삽관을 시도하는 경우는 드물다고 생각합니다.

문15 이 건과 같이 기관삽관에 실패하여 튜브를 교환한 후 다시 삽관할 경우에는 그사이 마취의가 마스크를 이용하여 환자에게 산소를 공급해주는 것이 가장 적절한 방법인지요

답 1차 기관삽관에 실패한 경우는 즉시 마스크를 이용하여 100% 산소로 환자의 환기를 재삽관시까지

유지시켜 주는 것이 저산소증을 방지하는 가장 적절한 방법입니다.

문16 유OO와 같이 1차 삽관이 실패하였는데 깨어나지 않을 경우, 2차 삽관을 포기 한채 의식이 회복될 때까지 단순히 마스크를 이용한 산소의 공급만을 계속할 수는 없는 것인지요. 따라서 이러한 경우 마취의 계속 또는 환자가 깨어나지 않을 것을 대비하여 지속적인 산소의 공급을 위해서라도 무조건 2차 삽관을 실시하여야 하는 것인지요

답 마취의가 기관삽관에 경험이 많고 재삽관을 성공시킬 가능성이 크다고 생각하면 1차 삽관에 실패하였더라도 마스크로 충분한 산소공급 후 삽관을 재시도 해보는 것은 적절한 방법입니다.

문17 이러한 경우 1차 또는 2차 삽관에 실패하였다하여 실패한 즉시 저산소증을 막기 위하여 삽관을 중지하고 윤상갑상막을 통한 환기 및 절개, 기관절개술 등을 시행하여야만 하나요 만일 그렇지 않다면 그 이유는 무엇인가요

답 기관내 삽관에 실패하였을 경우 가장 중요한 것은 마스크로 환자의 환기상태를 유지하여 환자가 저산소증에 빠지지 않토록 충분한 산소를 공급해 주는 것임. 따라서 이때는 맥박산소포화도 측정기, 호기말 이산화탄소분압 측정기 등을 이용하여 환자의 산소포화도와 환기상태를 계속적으로 측정하면서(가능할 경우 동맥혈 산소분압도 함께 측정하면 더 정확한 조직의 산소화 정도를 알 수 있음) 기도유지를 위한 더 안전한 다른 방법을 강구하여야 함. 마스크에 의한 환기만으로 충분한 산소공급이 이루어진다면 기관절개술을 서두를 필요는 없습니다.

문18 마스크를 이용한 산소공급시 산소공급을 제대로 하여도 저산소증에 이르는 경우가 있나요

답 마스크에 의한 산소투여에도 불구하고 산소공급에 문제가 생기는 경우는 첫째, 기도폐쇄 등으로 기도확보가 제대로 되질 않거나 흉곽의 기형으로 충분한 환기가 이루어지지 않는 경우, 둘째 환자가 가진 심폐질환으로 폐션트의 증가, 환기/관류비의 불균형이 생겼거나, 산소의 폐확산 장애(폐부종시)가 있는 경우에는 조직으로의 산소운반이 되지 않아 저산소증을 가져올 수도 있습니다.

문19 경추융합 환자의 경우 선천적으로 눈으로 확인하기 어려운 기도일부 폐색 등의 병적증상이 있을 수 있나요. 그렇다면 이러한 경우 마스크를 이용하여 산소공급을 제대로 하였다 하더라도 선천적인 기도일부 폐색으로 인하여 산소가 적절히 공급되지 않아 저산소증에 이를 수 있는가요

답 경추융합 자체도 기관내 삽관에 어려움을 가져올 가능성이 클뿐 아니라 다른 신경근질환이나 척추기형과 동반하였을 경우에는 더욱 기관내 삽관의 어려움을 예상할 수 있으며 수술전 통상적인 환자평가를 통해서는 사전에 인지할 수 없는 경우가 있을 수 있음. 만일 환자에게 기도일부 폐쇄가 있었다면 마스크를 이용한 환기시에 상당한 기도저항이 있었을 것으로 생각되며 이때는 환기의 불충분으로 산소공급이 제대로 되지않을 수도 있음. 만일 마스크로는 산소공급을 충분히 할 수 없다고 판단되고 기관삽관이 불가능한 상황이라면 산소공급을 위하여 신속히 윤상갑상막의 절개나 기관절개술 등을 시행할 필요가 있을 것으로 사료됩니다. 17번 항의 답을 함께 참고하시기 바랍니다.

문20 OO병원에서는 경추융합의 증상이 있던 유OO에게 fiberscopy등 다른 방법으로 마취할 시설이나 방법이 없는 상태에서 응급수술을 하여야 하였던 이 건에 있어 마취의가 유OO에게 경구기관내 삽관법

에 의한 마취시술법을 택하여 시술한 것은 유OO가 저산소증에 이른 잘못이 있다고 할 수 없는지요.

답 이 환자에게 전신마취를 하기 위하여 경구기관 삽관법을 시행한 것은 전혀 잘못이 없으나 경추융합으로 목의 신전extension이 제한되거나 혹은 기도의 해부학적 구조의 이상으로 후두경하 성문이 보이질 않아 기도내 튜브삽입에 의한 기도유지와 환기에 실패하였을 경우는 환자의 저산소증을 막기 위한 다른 방법들이 시도되어야 함. 기관내 삽관이 실패하였을 경우 환자에게 저산소증의 초래를 피하기 위하여 어떠한 방법을 사용하여야 하는가는 미국마취과학회에서 추천한 "어려운 기도를 가진 환자관리도표Difficult Airway Algorithm"를 참조하시기 바랍니다(Morgan G E : Clinical Anesthesiology, 2nd ed. p65)

문21 란셋잡지 1989년 6월호의 1400쪽에 의하면 썩시닐 콜린에 의한 부작용은 3,500,000건의 마취시술 중 5,000-10,000건 정도의 비율로 특이체질 등에 의하여 아나필라식스라는 알러지 반응을 일으키며 예측이 불가능하다고 하고 있는바, 이를 환산하여 보면 350명 내지 700명당 한명꼴로 발생하는 것으로 이는 아나필라식스로 인해 발생할 확률이 거의 없다는 것이 아니라 발생할 가능성이 다수 있다는 것이지요

답 1/350-700의 확률(0.15%-0.3%)은 발생빈도가 매우 낮은 확률이라고 할 수 있으나 해석하는 입장에 따라(특히 발생한 당사자의 입장에서는) 발생가능성이 항시 존재하는 확률이라고 할 수도 있으므로 명확한 답변을 드리기가 어렵습니다.

IV. 서울지방법원 제 15민사부 판결 97가합31330 손해배상(의)

■ 주문

1. 피고는 원고에게 금 133,897,845원 및 이에 대하여 1994. 5. 3.부터 1998. 12. 9.까지는 연 5푼, 그 다음날부터 완제일까지는 연 2할5푼의 각 비율에 의한 금원을 지급하라.
2. 원고의 나머지 청구를 기각한다.
3. 소송비용은 이를 5분하여 그 1은 원고, 나머지는 피고의 각 부담으로 한다.
4. 제1항은 2/3에 한하여 가집행할 수 있다.

■ 청구취지

피고는 원고에게 금 500,000,000원 및 이에 대하여 1994. 5. 3.부터 이 판결 선고일까지는 연 5푼, 그 다음날부터 완제일까지는 연 2할 5푼의 각 비율에 의한 금원을 지급하라.

■ 이유

1. 손해배상책임의 발생

가. 인정사실

(1) 원고는 1994. 5. 3. 새벽 무렵부터 갑자기 배가 아프기 시작하여 같은 날 14:00경 피고 법인이 경영하는 ㅇㅇ병원(이하 '피고 병원' 이라고만 한다)에 내원하였는바, 피고 병원 외과 전문의인 소외 홍ㅇㅇ은 이학적 검사 결과 원고가 우측 하복부 4분의 1지점에 압통 및 경련 증세를 보이자 이를 급성 충수돌기염으로 진단하고 응급 충수돌기제거술이 필요하다고 판단하여 즉시 원고를 피고 병원에 입원시킨 다음 원고에 대하여 소변, 혈액, 심전도, 간기능, 전해질검사, 흉부 방사선촬영 등 수술전 검사를 시행하였는데 방사선촬영 결과 경추융합 소견이 확인된 것 외에 별다른 이상 증세가 나타나지는 아니하였다.

(2) 수술에 앞서 피고 병원 마취과 전문의인 소외 전ㅇㅇ은 마취시술 전 위 방사선촬영 결과를 확인하고 경추융합으로 인하여 경구기관내 삽관법에 의한 전신마취가 용이하지 않을 수도 있다고 생각하였으나 별다른 문제가 생기지는 않으리라고 판단하여 더 이상의 검사 없이 같은 날 17;10경 원고를 수술실로 옮긴 다음 예정대로 경구기관내 삽관법에 의한 전신마취를 시행하였다.

(3) 위 전ㅇㅇ은 같은 날 17:20경 먼저 원고에게 진정 수면작용을 가진 전신마취유도제인 펜토탈 소디움Pentothal Sodium 250mg과 근육이완제인 판큐로니움Pancuronium 1mg을 주사한 다음 원고의 의식이 소실되는 것을 기다렸다가 기관내 튜브 삽관에 필요한 근육이완제인 썩시닐 콜린Succinylcholine 50mg를 주사하고 근육이 이완된 것을 확인한 후 후두경을 이용하여 기관내 삽관을 시도하던 중 원고의 목젖과 후두개가 보이지 않고 성문노출이 되지 않는 기형적 구강구조로 인하여 삽관에 실패하게 되자 3-4분 가량 산소마스크를 이용하여 100% 산소로 환기를 시킨 다음 재차 삽관을 시도하였으나 실패하였고, 이에 원고에게 위와 동일한 방법으로 다시 3분 가량 산소를 공급한 다음 삽관 튜브를 정상인의 경우 사용하는 7.5mm 크기보다 작은 5.0mm 크기로 교체하여 같은 날 17:47경에야 기관내 삽관에 성공하였는데 당시까지 원고의 의식이 회복되지 않았으므로 삽관튜브를 통하여 흡입마취제를 투약하지는 않고 100% 산소만을 공급하였다.

(4) 그러나 원고는 삽관직후부터 맥박이 분당 7 내지 8회에 불과한 서맥 증세를 보이면서 심정지 상태에 이르게 되었는바, 위 전ㅇㅇ은 즉시 원고에게 산소를 공급하고 에피네프린Epinephrine(혈압상승제), 아트로핀Atropine(맥박수를 증가시키는 약), 비본Bivon(심장마비를 소생시켜 줄 수 있고 저산소증을 치료하는 약) 등을 투약하는 등 응급소생술을 시행하였고, 그 결과 활력징후가 혈압 100/60mmHg, 맥박 분당 120회로 회복되었으나 이후 계속적인 처치에도 불구하고 원고의 의식이 돌아오지 않자 같은 달 5일 08:45경 원고를 신촌ㅇㅇ병원으로 전원시켰다.

(5) 원고는 위 마취 과정에서 저산소성 뇌병증이 발생하여 식물인간 상태에 빠지게 되었으며 신촌ㅇㅇ병원에서 퇴원한 이래 1994. 9.경부터 이 사건 변론종결일 현재까지 피고 병원에서 입원치료를 받고 있다.

(6) 마취의사는 마취 시작 전에 환자에 대한 상기도검사를 시행하여 경부척추의 가동성, 입을 벌릴 수 있는 능력, 혀의 크기, 경부, 하악골과 구강의 해부학적 구조, 콧구멍의 개방성 등을 체계적으로 평가함으로써 환자의 신체적 특성이 마취를 시행하는데 기술적 곤란을 야기할 가능성이 있는지 여부

를 확인하여야 하고, 위 검사 결과 및 수술 부위, 환자의 병력 등을 종합하여 환자에게 가장 적절하고 안전한 기관내 삽관법을 선택하여야 하는데 기관내 삽관법에는 피고 병원에서 원고에게 실시한 경구기관내 삽관법 이외에도 경비관내 삽관법, 광봉(光棒, Light Wand)을 이용한 삽관법, 각성시 기관내 삽관법, 굴곡성 후두경을 이용한 기관내 삽관법, 역행성 기관내 삽관법 등이 있다.

(7) 현재 전신마취유도제 중 가장 널리 사용되고 있는 펜토탈 소디움(Thiopental Sodium이라고도 한다)은 정맥주사시 20초 이내에 환자의 의식 소실을 가져오고 지속시간은 5 내지 10분 정도로서 발현시간이 짧고 회복이 빠르다는 장점이 있으나, 주사 부위의 통증, 정맥염 등 국소적인 부작용 외에도 저혈압, 빈맥, 기관지수축, 후두경련 등을 일으킬 수 있다는 단점이 있다. 또한 호흡기 계통에도 영향을 미쳐 연수 및 뇌교 호흡중추를 억제시키고 주사 후 한 두번의 심호흡이나 하품 뒤에 일시적인 무호흡 상태를 유발하는데 약제의 용량에 따라 무호흡 상태가 길어질 수 있고 의식 소실과 동시에 상기도폐쇄를 일으켜 저산소증이 발생할 수 있으므로 투약과정 내내 환자의 기도유지 및 보조호흡을 통한 산소공급에 주의하여야 한다.

(8) 전신마취유도제 투여 후 기관내 삽관이 제대로 되지 않을 경우에는(그 원인으로는 환자의 병력이나 이학적 검사를 통하여 사전에 이상증세가 확인되었거나 삽관 도중 예상치 못했던 환자의 병적 특성을 발견하는 경우, 마취의사의 기술 내지 경험의 부족 등을 들 수 있겠다) 환자의 무호흡 상태가 길어지거나 기도폐쇄를 일으킬 수 있으므로 마취의사는 이 점을 염두에 두고 환자에게 환기나 산소공급이 적절히 이루어질 수 있도록 속히 기관내 삽관을 마치든지 윤상갑상막을 통한 환기, 윤상갑상막 절개, 기관 절개 등을 실시하여 저산소증을 방지하여야 한다.

나. 판단

(1) 위 전○○은 원고에 대한 마취시술 전 흉부방사선 촬영결과 경추융합으로 인하여 경구기관내 삽관법에 의한 전신마취가 용이하지 않을 수도 있다고 생각하였음에도 상기도 검사 등을 통해 여러 가지 삽관법의 장단점과 부작용을 충분히 비교, 검토하여 원고에게 가장 적절하고 안전한 삽관법을 선택하지 아니하고 예정대로 경구기관내 삽관법에 의한 전신마취를 시행하기로 결정하였을 뿐만 아니라 기관내 삽관을 시도하던 중 원고의 목젖과 후두개가 보이지 않고 성문노출이 되지 않는 기형적 구강구조로 인하여 삽관에 실패하게 되었던 경우에는 무엇보다도 원활한 환기와 산소공급이 필요하다는 점에 유의하여 즉시 크기가 작은 튜브로 교체하여 조속히 기관내 삽관을 마치든지(원고의 구강구조가 기형적이었으므로 재차 같은 크기의 성인용 삽관튜브를 사용할 경우 삽관이 용이하지 않으리라는 점을 쉽게 예상할 수 있었다고 보여진다) 기관 절개 등 외과적 방법을 통하여서라도 원고에게 충분한 산소를 공급할 수 있는 조치를 우선적으로 취하여야 함에도 산소마스크를 이용하여 환기를 시키는데 그치고 동일한 방법으로 다시 삽관을 시도하다가 또 실패하자 그때서야 내경이 작은 삽관튜브로 교체하여 삽관을 시행하였고 그 과정에서 많은 시간이 소요됨으로써(마취유도제를 주사한 때로부터 삽관튜브를 교체하여 삽관에 성공하기까지에는 약 27분이 경과하였다) 자력으

로 호흡이 어려운 원고에게 산소공급이 일시 중단되거나 정상적인 호흡상태보다 적은 양의 산소가 공급되게 함으로써 이로 인하여 원고로 하여금 조직내 산소공급이 감소되어 저산소성 뇌병증에 이르게 한 잘못이 있다.

(2) 피고는 이에 대하여, 원고는 그의 특이체질로 인하여 근육이완제인 석시닐콜린에 대한 과민증 Anaphylaxis을 일으켜 급작스러운 쇼크와 뇌손상 상태에 이르게 된 것이고, 현대 의학수준상 환자의 위와 같은 특이체질이 사전에 예측하거나 예방할 수 있는 방법은 밝혀져 있지 않으므로 위 사고는 불가항력적인 것이라는 취지로 주장하나, 그에 부합하는 증인 전○○의 증언은 추측에 불과하여 이를 선뜻 믿기 어렵고 달리 이를 인정할만한 뚜렷한 증거가 없으므로 피고의 위 주장은 받아들일 수 없다.

(3) 따라서 피고는 위 전○○의 사용자로서 위 전○○의 불법행위로 인하여 원고가 입게된 모든 손해를 배상할 책임이 있다.

다. 책임의 제한

다만 앞서 본 바와 같이 원고는 목젖과 후두개가 보이지 않고 성문노출이 되지 않는 기형적 구강구조를 가지고 있어 기관내 삽관이 용이하지 않은 신체적 특성을 가지고 있었으므로 위와 같은 사정을 피고가 배상하여야 할 손해액을 산정함에 있어 참작하는 것이 손해의 공평, 타당한 분담을 그 지도원리로 하는 손해배상제도의 이념에 부합한다 할 것인바, 그 비율은 위 사실관계에 비추어 20%로 정함이 상당하다.

2. 손해배상의 범위

생략

3. 결론

그렇다면 피고는 원고에게 합계 금 133,897,845원(일실수입 손해 금 79,430,755 + 향후치료비 손해 금 14,930,537원 + 보조구구입비 손해 금 1,678,240원 + 개호비 손해 금 39,783,129원 + 위자료 금 30,000,000원 - 공제금 31,924,816원) 및 이에 대하여 위 불법행위일인 1994. 5. 3.부터 피고가 그 이행의무의 존부 및 범위에 관하여 항쟁함이 상당하다고 인정되는 이 판결 선고일인 1998. 12. 9.까지는 민법 소정의 연 5푼, 그 다음날부터 완제일까지는 소송촉진 등에 관한 특례법 소정의 연 2할 5푼의 각 비율에 의한 지연손해금을 지급할 의무가 있으므로 원고의 이 사건 청구는 위 인정범위 내에 이유 있어 이를 인용하고 나머지 청구는 이유 없어 이를 기각하기로 하여 주문과 같이 판결한다.

참고사항

이 사건은 2심 고등법원까지 소송이 진행되었으나 서울고등법원에서 조정결정이 내려졌음.

▶ 사례 2(산부인과)

I. 사건 개요

가. 마취과의사인 김ㅇㅇ는 ㅇㅇ산부인과의원 원장인 산부인과 전문의 정ㅇㅇ으로부터 편 ㅇㅇ(34세 여)에 대한 제왕절개를 위한 마취의뢰를 받고 전신마취를 시행하였음.

정ㅇㅇ가 수술을 시작한 직후 피부절개부위의 청색증을 발견하고 수술을 중단한 다음 식도내로 삽관이 된 것으로 판단, 기관튜브를 발관하고 마스크로 100% 산소를 투여한 뒤 한 두차례 재삽관을 시도하였으나 실패함. 환자를 깨우기로 결정하고 기도유지기를 입안에 삽입하고 마스크 환기를 시행하였으나 환기가 원만히 이루어지지 않으므로 후두경련이 온 것으로 판단하고 근육이완제를 정맥주사한 뒤 하악골 전위와 마스크환기 를 지속하는 한편 윤상연골에 가한 압력을 유지하고 100% 산소로 환기를 계속한 결 과 점차 환자의 자발호흡이 돌아왔음.

환자를 종합병원으로 이송하기로 결정하고 계속 산소를 투여하며 ㅇㅇ병원으로 환자를 이송함. 병원에 도착하여 환자를 인계할 때는 호흡은 거의 회복된 상태였음.

나. ㅇㅇ병원에 도착한 환자는 동병원에서 제왕절개수술을 받고 태아를 출산하였으며 산모 는 26일만에 퇴원하였으나 저산소성 뇌손상으로 인한 정신장애의 후유증이 있고 태아 는 출생 100일만에 패혈성 쇽으로 사망하였음.

II. 서울지방법원 제15민사부의 감정의뢰 사항 (96가합 85132 손해배상건)

■ 감정사항

문1 OO병원 5월 6일자(입원 3일후) 흉부방사선과 컴퓨터 단층촬영검사 소견서에 의하면

ㄱ. 종격동 및 후복막강 임파선 석회화(mediastinal, retroperitoneal lymph node calcification)

ㄴ. 양측흉막 삼출액

ㄷ. 다량의 심낭 삼출액 등의 소견을 보이고 있고 수술당일인 5. 3 일자 응급실 촬영검 사에도 심장비대, 양측늑막삼출이 있고 좌측횡격막이 비정상적으로 거상된 소견을 보였으며, 초음파검사에서도 심낭삼출액이 있음이 확인되었고 치료기록중 일반병실 입원기간 및 퇴원후 외래처방에서 결핵치료를 계속한 사실이 있는바, 이러한 소견은 산모 편OO가 만성결핵성 임파선염이 상존함을 의미하는지

답 흉부 컴퓨터 단층촬영 검사에서 종격동 및 후복막강 임파선 석회화 소견이 보이는 것으로 보아 환자가 기존의 질환(만성 결핵성 임파선염)을 가졌던 것으로 생각됨.

문2 이와 같이 임산부 편OO는 심낭과 늑막에 물이 고여 있었기 때문에 통상의 전신마취를 받기 위해서는 심폐기능 이상유무에 대한 충분한 검사가 필요한 상황이었는지

답 양측 흉막삼출액이나 심낭삼출액의 소견은 환자의 원래의 질환에 의한 것인지 심폐소생술의 과정에서 발생한 것인지를 구별할 수 없음. 개인 산부인과 의원에서의 환자의 수술전 심폐상태를 알기 위해서는 흉부방사선 소견과 심전도소견이 필요한데 의원에서의 진료기록에는 심전도소견은 정상으로 되어있으나 흉부방사선 소견에 대한 기록은 없음.

문3 또 이와같은 경우 임산부 편OO가 만삭이 되어 태아가 폐와 심장을 압박하기 때문에 제왕절개 수술과정에서의 약간의 저산소증도 견디지 못하고 심한 합병증을 겪을 수 있는 충분한 배경이 있었다고 볼 수 있는지

답 임신말기의 임산부는 앙와위에서는 자궁에 의한 하대정맥이나 골반정맥의 압박으로 심박출량이 줄어들어 혈압이 하강할 위험이 있고 또 산소소모량은 증가되어 있는 상태이므로 저산소증에 대한 위험이 일반환자에 비해 크다고 할 수 있음.

문4 따라서 산부인과의사인 피고 정OO가 제왕절개 수술을 하기로 결심하려면 임상병리검사 외에 과거력을 문진한 뒤 기본적인 흉부방사선 검사를 해서 환자의 전신질환을 파악해야 할 주의의무가 있었는지

답 수술전 기본적 검사로 흉부 방사선검사는 필요함.

문5 또한 의원내에 상주하지 않는 마취과의사인 김OO에게 마취전 이 사실을 알려주어야 할 의무가 있는지

답 환자에게 이상소견이 있을 경우 마취과의사에게 이를 반드시 알려주어야 함.

문6 혹시 만성결핵이 아니고 저산소증을 겪은 후 발생한 약 1시간 동안의 호흡부전과 이에따른 인공호흡 과정에서 심낭과 늑막에 다량의 삼출액이 생긴 것으로 볼 수 있는지

답 심폐소생술 과정에서 늑막이나 심낭에 삼출액이 발생했을 가능성도 배제할수 없 음.

문7 전신마취를 위한 기도내 기관튜브삽관시 성문이 보이지 않은 상태(소위 Cormack과 Lehane에 의한 분류중 Grade 4의 상태인 경우)라도 성문입구 방향으로 삽관을 시도해 보는 것(소위 맹관삽관; blind intubation)이 상례인지

답 Cormack 과 Lehane 분류중 grade 4 의 경우는 후두경하 성문이 거의 보이지 않는 상태이므로 기관삽관을 하기가 매우 힘드나 경험있고 숙달된 마취과의사라면, 한두차례 성문입구 방향으로 맹목삽관을 시도해보는 것이 상례임.

문8 기관튜브의 삽관이 어려울때를 대비하여 대학병원급에서는 후두마스크Laryngeal mask나 후두내시경 Fiberoptic laryngoscope을 보유하고 있으나 가격이 고가인데다 사용빈도가 적어 개인의원급에서는 소장하기가 어렵기 때문에 개원가의 마취과의사는 자기가 수련받은데로 소신껏 후두경술에 의존하여 소위 맹관삽관을 시도하는 것이 의료계의 관례인지

답 기술된 내용이 모두 사실임.

문9 기관삽관술을 시도한 후 기도에 기관튜브가 정확히 삽입되었는지의 여부는 청진기로 흉부를 청진하여 판단하지만 산모와 같이 유방이 커져있고 흉부가 자궁에 의하여 압박받고 있는 경우에는 청진으로 확진할 수 없는 경우도 있는지

답 기도삽관의 확인은 흉부청진으로 호흡음을 듣는 것이 우선이나 흉부청진 소견만으로 확인이 되지

않는 경우(임신말기의 산모, 흉곽이 크고 두꺼운 환자, 폐질환이 심한 환자등)도 있음.

문10 따라서 기계적 감시장치monitor를 이용할때만 확실한 방법이 되나 개인의원에서는 고가장비여서 대부분 갖추지 못하고 있는 실정인지

답 가장 정확한 판단방법은 호기말 이산화탄소분압 측정기capnometer와 맥박 산소포화도 측정기pulse oximeter를 사용하는 것이나 아직 개인의원급에서는 많은 의원에서 이러한 장비를 갖추지 못하고 있는 것이 사실임.

문11 마취과의사 김○○는 습관적으로 기관삽관후 흉부청진과 동시에 수술시작 신호를 보냈는바 제왕절개수술이라는 신속한 수술이 필요한 특수상황에서는 기관삽관 여부에 대한 판단이 틀릴 수 있는지

답 흉부 청진소견만으로 판단하였을 경우 판단이 틀릴 수도 있음.

문12 설사 기관내 삽관이 되지않고 식도에 삽관이 되더라도 수술시작과 동시에 발견되기 때문에 기관삽관의 실패가 곧 바로 주의 의무를 못한 것이라고 볼 수는 없는지

답 식도에 삽관된 경우라도 즉시 발견하여 발관하고 다시 정확하게 삽관하거나 마스크를 통해 계속 산소를 투여하였다면 주의의무를 다한 것으로 볼 수 있음. 실제로 기관삽관이 어려운 환자에서 식도삽관이 되는 경우가 간혹 있으나 빨리 발견하여 시정할 경우에는 문제가 일어나지 않음.

문13 마취과 의사 김○○는 임산부 편○○가 성대가 육안으로 안보일 정도인 소위 Cormack 과 Lehane의 4분류중 4급의 상태여서 기관삽관이 상당히 힘들었다고 주장하는바 ○○병원 마취과의사 우○○가 수술직전 통상의 성인임산부에게 사용하는 내경 7.0 또는 7.5번의 기관튜브를 사용하지 않고 6.5번의 가는 소아용 실라스틱 기관튜브를 삽입한 사실이 위 김○○의 주장을 간접적으로 입증한다고 할 수 있는지

답 입증한다고 할 수 있음. 기도삽관이 어려운 환자의 경우 어려움을 예상치 못하고 삽관을 시도한 경우와 어려움을 예상하여 미리 준비한 상태에서 시도한 경우는 결과가 다를 수 있음.

문14 전신마취를 위해 수면제인 치오펜탈 소디움과 근육이완제인 썩시닐 콜린을 투여하고 1차 기관삽관을 시도(이때 식도삽관이 되었음)한 뒤 수술을 시작하여 1차 피부절개부위에서 청색증을 발견하기까지는 통상 몇분 정도의 시간이 걸리는지

답 정확한 시간은 산부인과의원의 진료기록부에 마취기록지가 첨부되지 않아 알수 없으나 제왕절개술의 경우는 통상 수술자가 모든 수술준비를 끝낸후 마취유도를 시작하고 마취유도중(약제주입중)에는 환자에게 충분한 산소를 먼저 투여한후 기관 삽관을 시행하고 바로 수술을 시작하기때문 기관삽관과 수술시작 시간간격은 매우 짧았으리라 생각하나 청색증이 발견될때까지의 시간은 추정하기 어려움. 청색증은 환원 헤모글로빈reduced hemoglobin이 혈액내 5gm/dl 이상일때 나타나기때문 환자의 헤모글로빈치에 따라 발생시간에 차이가 있음. 일반적으로는 산소공급이 중단될 경우 수분이내에 환자에서 청색증이 발현될 수 있음.

문15 건강한 산모의 경우 위 시간동안의 호흡중단으로 저산소증이 올 수 있는지

답 산모에서 호흡이 중단된 시간을 정확히 알 수 없어 답변하기 어려움. 다만 청색 증의 발현은 저산

소혈증을 알려주는 소견의 하나이나 환자의 헤모글로빈 농도가 높을 경우 경미한 저산소혈증시에도 청색증이 나타날 수 있는 반면 헤모글로빈 농도가 낮을 경우엔 청색증 없이도 저산소혈증이 발현될 수 있음.

문16 마취과의사 김○○는 청색증 발견 즉시 수술을 중단시키고 식도에 삽관된 튜브를 발관하고 마스크로 100% 산소를 투여한 뒤 재차, 3차 기관삽관을 시도했으나 산모의 후두경련 발생으로 실패하자 환자를 깨우기로 결정하였는바 위 일련의 과정에 마취과의사의 잘못이 있는지, 즉 건강한 산모에 있어 2차, 3차의 기관삽관 시도가 의사의 잘못이라고 할 수 있는지

답 1차 기도내 삽관에 실패했더라도 한, 두차례 더 기관삽관을 시도하는 것은 환자의 안전관리에 대한 마취과의사의 판단에 따른 시술이므로 이것을 잘못이라고 할 수는 없음.

문17 만일 산모에게 기존질환으로 심폐기능 저하상태가 있었다면 위 2차, 3차의 기관삽관 시도로 인한 시간지연으로 저산소증이 올 수 있는지

답 만일 환자의 심폐기능이 저하되어 있던 상태였고 충분한 산소공급이 이루어지 지 않았다면 2, 3차 기관삽관 시도로 인한 시간지연이 저산소증의 정도에 영향을 줄수는 있음.

문18 제왕절개수술이 중단된 상태의 산모가 ○○병원 응급실에 도착하였을 때 ○○병원의사는 태아의 심음상태를 측정하려고 도플러검사를 했으나 산모의 맥박이 빨라 태아의 심음과 혼동되어 중지하였다고 하는바 이 경우 초음파검사의 방법으로라도 확인했어야 하는 것이 아닌지

답 질문내용이 마취과분야 보다는 산부인과 분야에서 답하는 것이 타당할것으로 생각함. 다만 응급실 도착당시 환자의 상태로 보아 태아심음 측정보다 산모에 대한 소생술이 더 시급하였을 수도 있음.

문19 08:50 ○○병원 응급실 도착후 위와같이 태아에 대한 초음파검사도 하지않은채 동일 09:59분에야 수술을 위한 마취를 시작한 것이 사실인지

답 태아에 대한 초음파검사 기록은 찾지 못하였으며 마취시작 시간은 9시 50 분으로 기록되어 있음.

문20 ○○병원에서 제왕절개수술시 마취제를 투여하지 않은체 실라스틱 6.5번 튜브를 삽관하였는지

답 환자가 무의식상태에다 맥박이 촉지되지 않은 상태라 마취제 투여없이 6.5번 크기 실라스틱 튜브로 기관삽관을 한 것으로 기록되어 있음.

문21 위와같이 수술직전 쉽게 소아용튜브를 삽관할수 있는 환자였다면 좀더 빨리 응급실에서 기관삽관을 시행하여 산모의 기도유지 및 산소섭취에 도움을 줄 수 있었는데 이를 하지 않은 사실이 있는지

답 응급실에서 환자는 자발호흡을 하고 있었던 것(25회/분)으로 기록되어 있음. 환자의 자발호흡이 있었기때문 기관삽관은 하지않고 산소마스크로 호흡을 보조해준 것으로 생각됨.

문22 ○○병원 의무기록에 의하면 빈맥으로 인해 요골동맥 맥박이 촉지되지 않은 것을 저혈압상태로 착각하여 승압제 페닐에프린phenylephrine 100mg을 주입하여 산모의 혈압을 상승시킨후 상박동맥에 지속적 동맥측정라인을 연결했다고 기록되어 있다고 하는바 사실인지

답 마취기록지에는 환자가 수술실 도착시 전기기계 해리상태(Electromechanical Dissociation : EMD)에 있었던 것으로 기록되어 있음. 이것은 심전도상에 환자의 심장의 전기적 활동도는 나오나 맥박

은 촉지되지 않은 상태로 심정지상태의 일종임. 그러므로 phenylephrine 100mg을 주입하여 혈압을 상승시켜 맥박을 뛰게한후 우측상박동맥에 지속적 동맥압 측정라인을 연결한 것으로 기록되어 있음.

문23 승압제 페닐에프린은 자궁혈관을 강력하게 수축하여 자궁허혈을 일으키고 태아혈류를 감소시켜 태아의 대사성산증 및 태아곤란증을 야기하므로 태아의 건강을 염두에 둔 산모에게는 금기임이 의학적 상식이므로(Shnider 저 산과마취 제 3판 39, 216) 이를 어긴 것은 중대한 과실이라고 할 수 있는지

답 환자가 수술실에 들어 왔을 당시에는 산모의 상태가 매우 위급했기때문(심정지의 일종인 EMD 상태) 환자의 혈압을 상승시키기 위해 승압제인 phenylephrine을 사용한 것은 불가피한 조치였다고 할수 있음. 일반적으로 제왕절개술시 산모의 상태가 매우 위급할시는 태아보다 산모의 소생위주로 처치를 하는 것이 상례임.

문24 태아의 출산후 Apgar 점수는 1분후 4점에서 5분후 6점으로 개선된 것이 사실인지

답 수술기록지에 질의내용대로 기록되어 있음.

문25 사실이 그렇다면 이는 적절한 인공호흡요법등 응급소생술로 소생가능했음을 시사함에도 이러한 처치를 한 흔적이 없다는데 사실인지

답 분만장 간호일지에는 태아에게 기관삽관을 하고 인공호흡을 한 기록이 있음.

문26 ○○병원 간호일지에 의하면 태아는 출생시 태변착색(4)상태로 기록되어 있고 이는 태변에 오염된 양수를 흡입하고 있었음을 의미하며 이것만으로도 신생아 호흡부전의 원인이 되기에 충분함은 의학상식임에도 적절한 인공호흡등 응급소생술을 시도하지 않았다는데 사실인지

답 25번 답변과 동일함.

문27 생리적으로 만삭태아의 혈색소는 25% 의 헤모그로빈 A와 약 75%의 헤모그로빈 F(산소친화력이 A보다 강함)로 구성되어 있어 자궁내 태아는 저산소증에 산모보다 강하기 때문에 상기한바와 같이 출생 1분과 5분 Apgar 점수가 낮았다고 해서 신생아의 장애가 반드시 위 저산소증에 의해 유발되었다고 단정할 수는 없는 것인지.

답 출산시 태아의 기도내로 다량의 태변에 오염된 양수가 흡인되었다면 이것으로도 출산 1, 5 분에서의 태아의 Apgar score 는 낮을수 있으며 기관삽관, 인공 호흡등에도 불구하고 태아는 호흡부전을 일으켰을 가능성이 높음. 따라서 태아의 이러한 호흡부전상태가 산모의 저산소증과 어떠한 관련이 있는지 여부는 진료기록부상으로는 명확하게 규명하기가 힘듬.

문28 별첨 ○○대학 ○○병원 정신과 전문의 박○○ 작성의 정신감정서에 의하면 산모 편○○는 1997. 12. 8 현재 맥브라이드 방식에 의한 51%의 노동능력 상실이 될 정도의 저산소성 뇌손상에서 비롯된 것으로 보이는 정신과적 질환이 있고 향후 1년간 지속적인 약물치료와 정신치료 및 정기검사가 필요하다고 하고 있는바 ○○병원 입.퇴원 기록지에 의하면 산모 편○○가 퇴원시 저산소성 뇌손상이 거의 회복된 것으로 기재되어 있는 것이 사실인지

답 퇴원기록에 저산소성 뇌손상에 의한 뇌기능장애가 입원초기에 비해서 호전된 것$_{\text{improved}}$으로 되어

있으나 (보행 가능, 의사소통 가능) 좌측 횡격막신경 마비와 좌측 편측부전마비 hemiparesis는 남아 있는 것으로 기록되어 있음.

문29 산모 편○○가 퇴원후 ○○병원에서 동 산모의 저산소성 뇌손상에 대하여 어떠한 추가 치료를 한 사실이 있는지 또는 추가치료를 받을 것을 지시하였으나 산모 편○○가 이를 어긴 사실이 있는지

답 퇴원후 재활의학과에서 물리치료를 계속 받을 것과 뇌 자기공명촬영Brain MRI을 할 것을 권고하고 있음. 환자는 퇴원후 다음날(5. 30) 재활의학과 외래로 온 기록이 있으나 그 이후의 기록은 없음.

문30 산모가 ○○병원에서 퇴원시 저산소성 뇌손상은 거의 회복되었더라도 이로 인한 정신과적 질환의 발생 등을 예견하여 정신과적인 관찰과 검사 등을 할 필요가 있었는지, 있었다면 ○○병원에서 이러한 조치를 취한일이 있는지, 이러한 조치를 위한 ○○병원의 권고 등을 산모 편○○가 어긴 사실이 있는지.

답 퇴원후 정신과적 질환의 발생예견 및 정신과적 관찰과 검사의 필요성에 대해서는 계속 환자상태를 관찰해온 담당의사의 판단이 중요할 것으로 생각되기때문 진료기록만으로는 판단하기 어려우며 진료기록부상에서는 신경과에 여러차례 환자의 상태를 문의한 것으로 되어 있으나 정신과 분야치료에 대한 언급은 찾을 수 없음.

III. 서울지방법원 제15민사부 조정조서 98머220619(96가합 85132 손해배상건)

■ 청구취지

1. 피고들은 연대하여 원고 편○○에게 금 273,383,456 원, 원고 김○○에게 금 75,987,848원, 원고 김○○에게 금 10,000,000원. 원고 편○○, 이○○에게 각 금 5,000,000원, 원고 편○○ 등 4명에게 각 금 3,000,000원, 원고 김○○에게 금 1,000,000 원 및 위 각 금원에 대하여 1996. 5. 3부터 이 사건 소장부본 송달일까지는 연 5푼, 그 다음날부터 완제일까지는 연 2할 5푼의 각 비율에 의한 금원을 각 지급하라.
2. 소송비용은 피고들의 부담으로 한다.
3. 제1항은 가집행 할 수 있다.

■ 청구원인

1. 당사자들의 신분관계

가. 원고 편○○(이하 원고라 함)는 소외 망 김○○(이하 소외인이라 함)의 모이자 이 사건 의료사고의 피해자이고 원고 김○○는 그의 남편이며, 원고 김○○는 그의 딸이고, 원고 편○○, 이○○는 그의 부모이고, 원고 편○○등 4인은 그의 형제자매들이고, 원고 김○○는 원고 편○○의 시아버지이다.

나. 피고 정○○는 ○○산부인과의원(이하 피고의원이라 함)을 경영하는 산부인과 의사이고, 피고 최○○는 피고의원에서 마취를 담당한 마취과의사인 소외 김○○의 처, 피고 김○○등 3인은 그의 자녀들로서 위 김○○가 이 사건 소제기 이후인 1996. 12. 12 사망함으로써 위 김○○의 재산 및 채무

를 상속한 사람들이며, 피고 재단법인 ㅇㅇ사회복지사업재단은 서울 ㅇㅇ병원(이하 피고 병원이라 함)을 설립하여 운영하고 있다.

2. 손해배상책임의 발생

가. 이 사건 의료사고의 발생경위

(1) 원고는 1995년 여름경 둘째아이를 임신(분만예정일 1996 5. 12)하여 피고 의원에서 피고 정ㅇㅇ으로부터 정기적인 산전진찰을 받았는데 피고 정ㅇㅇ는 그 과정에서 산모와 태아가 모두 정상이고 건강하지만 원고가 첫 아이를 피고 의원에서 제왕절개수술로 분만한 바 있으므로 둘째 아이도 제왕절개수술로 분만할 것을 권유하면서 1996. 5. 2.을 수술일로 지정하여 원고를 피고 의원에 입원하도록 지시하였다.

(2) 원고는 그에 따라 1996. 5. 2 아침 피고 의원에 내원하였으나 입원실이 없다고하여 귀가하였다가 같은 달 3일, 06:00 경 피고 의원에 재차 내원하여 그 무렵 바로 수술 실로 들어갔으나 같은 날 06:30경 수술실에서 나온 피고 정ㅇㅇ가 원고를 종합병원으 로 후송해야 한다고 하였고 당시 원고는 소외 김ㅇㅇ가 시행한 전신마취 과정상의 잘 못으로 인하여 완전히 의식을 잃고 있었다.

(3) 원고는 같은 날 08:50경 구급차로 피고 병원 응급실로 후송되었고 같은 날 10:08경 피고 병원에서 제왕절개수술로 소외인(남아, 체중 3,062gm)을 분만하였으나 수술후 원고 및 소외인은 모두 의식이 돌아오지 못하고 혼수상태에 빠졌다.

(4) 원고는 혼수상태 및 호흡부전 증세를 보여 피고 병원 호흡기내과로 전과되었고, 며 칠 후 의식이 돌아 와 피고 병원에서 퇴원하였으나 현재 원고는 치매증세를 보이면서 자신이 임신하였다가 출산한 사실조차 모른채 지내고 있는 형편이다.

(5) 한편 신생아인 소외인은 출생 직후부터 자발호흡을 하지 못하여 기관지 삽관을 한 후 피고 병원 신생아 중환자실로 옮겨져 치료를 받았으나, 동공은 확대되어 빛에 의 한 반사가 없고 뇌초음파검사상 전반적인 뇌부종 증세를 보였으며, 계속 의식이 돌아 오지 못하다가 결국 1996. 8. 11. 사망하였다.

나. 피고들의 과실

원고의 정신이상증세와 소외인의 사망은 모두 피고들의 의료상 과실이 경합되어 발생 한 것으로 피고들은 연대하여 위와 같은 불법행위로 인하여 원고와 소외인 및 그와 가족 관 계에 있는 나머지 원고들이 입은 모든 손해를 배상할 책임이 있다.

3. 손해배상의 범위

생략.

4. 결론

그렇다면 피고들은 원고 편ㅇㅇ에게 합계 금 273,383,456원(일실수입금 158,026,039원 + 기왕치료비 금 18,166,504원 + 향후치료비 금 8,203,065원 + 소외인의 장례비 금 3,000,000원 + 위자료 금 20,000,000원 + 소외인의 상속분 금 65,987,848원), 원고 김ㅇㅇ에게 합계 금 75,987,848원(위자료 금 10,000,000원 + 소외인의 상속분 금 65,987,848원), 원고 김ㅇㅇ에게 위자료 금 10,000,000원, 원고 편ㅇㅇ, 이ㅇㅇ에게 위자료 각 금 5,000,000원, 원고 편ㅇㅇ, 편ㅇㅇ, 편ㅇㅇ에게 위자료 각 금 3,000,000원, 원고 김ㅇㅇ에게 위자료 금 1,000,000원 및 각 금원에 대하여 이 사건 사고일인 1996. 5. 3.부터 이 사건 소장부본 송달일까지는 민법 소정의 연 5푼, 그 다음날부터 완제일까지는 소송촉진등에관한특례법 소정의 연 2할 5푼의 각 비율에 의한 지연손해금을 각 지급할 의무가 있다 할 것이므로, 그 지급을 구하기 위하여 이 사건 청구에 이른 것이다.

■ 조정사항

1. 피고 정ㅇㅇ은 원고 편ㅇㅇ에게 1998. 12. 15까지 금 45,000,000원, 1999. 2. 15.까지 금 45,000,000원을 각 지급한다.
2. 피고 망 김ㅇㅇ의 소송수계인 최ㅇㅇ, 김ㅇㅇ, 김ㅇㅇ, 김ㅇㅇ은 연대하여 원고 김ㅇㅇ에게 1998. 12. 15.까지 금 45,000,000원, 1999. 2. 15.까지 45,000,000원을 각 지급 한다.
3. 위 피고들이 위 제1, 2항의 지급약정을 1회라도 지체하는 경우 기한의 이익을 상실하고, 미지급금에 대하여 완제일까지 연 2할 5푼의 비율에 의한 지연손해금을 가산하여 지급한다.
4. 제2항의 금원을 모두 지급받음과 상환으로 원고 편ㅇㅇ, 김ㅇㅇ는 서울 ㅇㅇ구 ㅇㅇㅇ동 456 지상 ㅇㅇ아파트 ㅇㅇ동 ㅇㅇㅇ호(144.20m2)에 관하여 마쳐진 가압류등기(등기소 1996. 9. 20.접수 제68781호, 원인 1996. 9. 16. 가압류결정)의 말소절차에 협력한다.
5. 원고들의 피고들애 대한 나머지 청구를 포기하며, 이 조정으로써 이 사건 의료사고로 인한 모든 분쟁을 종결짓는다.
6. 소송비용 및 조정비용은 각자의 부담으로 한다.

참고사항

이 건은 산모의 제왕절개술을 위한 마취유도중 기관내 삽관의 실패로 일시적으로 산모가 충분한 환기상태를 유지하지 못해 저산소증이 초래되여 종합병원으로 후송하여 제왕절개술을 시행하였으나 산모는 수술후 정신적 장애의 후유증을 가졌고 태아는 출산 3개월 후 사망한 사건으로 산부인과의원의 집도의사와 마취과의사의 과실책임을 재판부가 인정한 경우임. 그러나 재판부의 조정으로 원고(환자)측과 피고(의사)측이 손해배상액을 합의하고 재판부가 이를 받아들여 조정으로 사건을 종결하였음. 조정조서에서 청구취지 이하부터 조정사항 전까지의 전 내용은 원고측의 주장을 기록한 것임.

▶ 사례 3(신경외과)

I. 사건 개요

환자(52세 여)는 2000. 5. 27. 서울 ㅇㅇㅇ구 ㅇㅇ동 소재 ㅇㅇ병원 신경외과에서 제5 요추 척추분리증 수술을 받기 위해 전신마취유도 후 수술을 위한 자세변화 도중 갑자기 기관지경련이 발생하여 환기곤란을 일으킴. 응급처치후 환자의 자발호흡과 혈압, 심박수는 정상으로 회복되었으나 의식이 회복되질 않아 환자는 종합병원으로 이송됨. 환자는 현재까지 의식 불명으로 식물인간 상태에 있음.

II. ㅇㅇ경찰서 수사 61110-4483건의 자문의뢰에 대한 회신

문1 환자가 ㅇㅇ병원에 내원하여 수술결정 후 수술적합 여부 종합검사를 받았는데 이상이 발견되지 않았는지

답 환자는 수술 전 심전도검사, 흉부 방사선검사, 간기능검사, 간염검사, 일반혈액검사, 혈액응고검사, 소변검사, 신기능검사 등을 받았으며 검사결과는 모두 정상범위내에 있었음.

문2 마취주사를 맞은 후 수술시작 전 갑자기 저산소증으로 호흡곤란 등이 발생되었는데 마취과정에 이상이 있었는지

답 마취기록지에 의하면 마취시작 후 30분경(9시 35분경) 환자에서 흉곽연축chest spasm현상과 기관지경련bronchospasm이 발생하여 환기 백bag에 저항이 있다고 기록되어 있음. 아마 이때 환자의 환기가 제대로 이루어지질 않아 저산소증을 초래하였을 가능성이 있음.

문3 마취이상이라면 마취전 환자의 체질에 맞는 적절한 마취제를 주사하였는지

답 사용한 마취약제는 마취유도제인 pentothal sodium 300mg, 근육이완제인 succinylcholine 50mg 2회, panslan mioblock 4mg을 주입하였으며 산소와 N_2O를 투여하다가 환기이상이 발생한 후에는 산소만을 투여한 것으로 기록되어 있음. 이상으로 볼 때 사용한 마취약제의 종류와 약제의 용량에는 특별한 문제가 없으며 모두 정상범위내에서 사용한 것으로 추정됨.

문4 환자에게 이상 발생후 ㅇㅇㅇ병원으로 전원시킬 당시 적절한 응급조치를 하였는지

답 환자에게 이상이 발생한 후에는 산소만을 계속 투여하였고 steroid제제(oradexon, solucortef), mannitol을 투여하였으며 환자의 근육이완을 가역시키기 위해 stigmine 1.0mg 과 atropine 0.5mg을 2회 투여한 것으로 기록되어 있음. 환자의 상태는 혈압은 수축기압이 100-130mmHg, 맥박수는 90-100회/분으로 정상범위를 유지하였고 호흡은 자발호흡이 돌아온 것으로 기록되어 있음. 그 이후 뇌단층촬영Brain CT을 시행하였으나 뇌단층촬영에서는 특이 소견이 없었으며 의식이 계속 돌아오지않자 바로 ㅇㅇㅇ병원으로 전원시킨 것으로 기록된 것을 볼 때 전원시킬 당시의 응급조치는 적절하였다고 판단됨.

III. 영등포구 보건소 의약 65507-606 심의의뢰건에 대한 회신

서울○○병원의 의료과실에 따른 보상요망에 관한 민원사항으로 진료의 적정 여부에 대한 심의의뢰 **보내준 진료기록부를 열람한 결과 다음과 같이 회신합니다.**

1) 환자는 제5 요추 척추분리증과 제5요추-제1천추 추간판 탈출증의 진단하에 척추고정술과 디스크 제거 수술을 받기 위해 서울 ○○병원에 입원 후, 수술 전 검사로 심전도검사, 흉부 방사선검사, 간기능검사, 간염검사, 일반혈액검사, 혈액응고검사, 소변검사, 신기능검사를 받았으며 검사결과는 모두 정상범위내에 있었음. 따라서 환자의 수술 전 평가는 충분히 하였다고 판단함.

2) 마취기록지에 의하면 환자는 전신마취를 시행 받았으며 사용한 마취약제는 마취유도를 위해 pentothal sodium 300mg, 환자의 기관내 튜브삽관과 마취중의 근이완을 위해 근육이완제인 succinylcholine 50mg, panslan(mioblock) 4mg을 주입하였으며 산소와 N_2O를 투여하여 마취를 시작하다가 환기이상이 발생한 후에는 산소만을 투여한 것으로 기록되어 있음. 이상으로 볼 때 마취방법과 사용한 마취약제의 종류에는 특별한 문제가 없었으며 약제의 용량도 모두 정상 범위내에서 사용한 것으로 판단됨.

3) 마취시작후 30분경 환자에서 흉곽연축chest spasm현상과 기관지경련bronchospasm이 발생하여 환가 백에 저항이 있다고 기록된 것으로 보아 아마 이때 환자의 환기가 충분히 이루어지질 않아 저산소증이 초래되었을 가능성이 있음.

4) 환자에게 이상이 발생한 후에는 산소만을 계속 투여하면서 steroid 제제(oradexon, solucortef), mannitol을 투여하였으며 환자의 근이완을 가역시키기 위해 stigmine 1.0mg, atropine 0.5mg을 2회 투여한 것으로 기록되어 있음. 이후 환자의 상태는 수축기압이 110-150mmHg, 맥박수는 90-110회/분으로 정상범위를 유지하였고 호흡은 자발호흡이 돌아온 것으로 기록되어 있음. 그 이후 뇌단층 촬영을 시행하였으나 특이소견이 없었으며 의식이 계속 돌아오지 않자 바로 ○○○병원으로 전원시킨 것으로 기록된 것을 볼 때 기관지경련 발생 후 전원시킬 때 까지의 응급조치는 적절하였다고 판단됨.

5) 2001. 4. 3. 의사 소견서에 의하면 환자는 현재 식물인간 상태로 더 이상의 호전가능성은 없으며 원인은 저산소성 뇌손상에 의한 것으로 기록되어 있음.

6) 이상의 기록으로 볼 때 환자는 마취유도 직후 갑자기 발생한 기관지경련으로 일시적인 환기장애를 일으켰고 아마 이때 저산소성 뇌손상을 받은 것으로 추정되나 기관지경련의 발생원인은 알 수 없음. 기관지경련 발생 후부터 환자를 ○○○병원으로 전원시킬때 까지의 환자에 대한 처치는 적절하였다고 판단함.

   이 건에 대한 의료과실여부는 진료기록부의 열람만으로는 판단할 수 없음.

IV. 서울지방법원 제15민사부 2000가합51440 손해배상건의 사실조회서에 대한 회신

가. 원고는 52세의 여자환자로 요추부의 추간판 탈출증으로 척추수술을 받기 위해 피고 병원에 입원하였습니다.

나. 2000. 5. 27. 09:00경 N_2O 및 엔푸르란을 이용한 전신마취(흡입마취)를 시작하고 약 35분 경과한 시점에 기도의 저항 및 기관지경련이 있어 근이완제 및 기관지 확장제를 투여하는 등의 응급처치를 하고 마취를 중단하였으나 환자는 깨어나지 못한 채 현재 식물인간 상태입니다

1. 마취전 검사 및 준비에 대하여

문1 마취전 환자의 안전을 위하여 필요한 검사와 처치는 어떤 것들이 있는지.

답 마취전 기본 검사로는 환자의 병력 청취 등의 문진과 이학적 검사 및 흉부 방사선검사, 심전도검사, 혈액학적검사, 간기능검사, 소변검사 등이 있으며 처치로는 마취전 투약premedication이 있음.

문2 위(1)항의 각각의 검사 및 처치의 목적은 무엇인지

답 기본검사의 목적은 환자의 현재 신체상태와 내재된 질환을 검색screening하기 위한 것이며 마취전 투약의 목적은 첫째, 수술전 환자를 편안하게 하고(불안의 감소와 진정), 둘째, 마취 시작시 환자관리를 안전하게 하고(타액분비 감소, 기관지 분비물 감소, 수술중의 바람직하지 못한 반사반응 undesirable reflex의 차단, 전신마취나 부위마취를 위한 진통과 진정), 셋째, 오심, 구토의 예방, 넷째 위내용물 흡인의 예방, 다섯째 감염예방을 위함에 있음.

2. 마취유도에 대하여

문1 마취유도로 펜토탈 300mg, 썩시닐 콜린 50mg을 투여된 바 ,

❶ 마취유도의 목적은 무엇인지

답 마취유도의 목적은 환자에게 불안, 불편함과 생체활력 징후에 큰 변화를 주지않고 부드럽게 환자를 마취상태로 유도함에 있음(smooth induction).

❷ 마취유도에 사용된 약제의 효과와 부작용은 무엇인지

답 펜토탈은 barbiturate 계열의 수면, 진정제로서 빠른 수면유도 효과때문 마취유도제로 가장 많이 사용되고 있는 약제임. 부작용은 과량 사용시 호흡억제와 순환억제를 초래할 수 있음.

썩시닐 콜린은 탈분극성 근이완제로서 빠른 근이완 효과와 짧은 작용시간으로 인해 전신마취시 기관내 삽관을 위한 근이완제로 가장 흔히 사용되는 약제임. 부작용은 서맥발생(주로 소아에서), 화상환자에서 혈장내 potassium치의 증가, 안압 상승, 위내압 상승, 뇌내압 상승, 수술후 근육통 등이 발생할 수 있음.

❸ 각 약제의 적응증 및 금기증은 무엇인지

답 적응은 전신마취를 받는 모든 환자가 적응대상이며 금기는 펜토탈은 심한 출혈이나 탈수 등으로 저혈량상태인 환자에서는 용량을 대폭 감소하여 사용하지 않으면 심한 혈압하강을 일으킬 수 있으며 porphyria 환자에서는 사용을 금함. 썩시닐 콜린은 소아환자에서의 반복 투여, 화상환자나 심한 근손상 환자, 뇌척수 손상 환자, 심한 신장장애 환자, 녹내장 환자 등에서의 사용시에는 많은 주의를 요함.

❹ 각 약제의 적정 용량은 어느 정도인지

답 마취유도 용량으로 펜토탈은 3-6mg/kg, 썩시닐 콜린은 1-1.5mg/kg을 사용함.

문2 기관내 삽관 전 산소를 충분히 공급하는 이유는 무엇인지

답 환자의 체내 산소포화도를 100% 까지 올림으로 기관내 삽관 동안의 짧은 무호흡 기간에도 환자가 저산소증에 빠지지 않도록 하기 위함임

문3 기관내 삽관시 주의할 점은 무엇인지

답 기관내 삽관시에는 치아에 손상을 주지 않도록 주의하면서 가능한 짧은 시간내에 삽관을 하는 것이 중요하고 삽관 후에는 튜브가 기도내 정확하게 거치되었는지를 확인하는 것이 매우 중요함(호흡음의 청진과 capnometer 사용의 병행이 가장 확실한 확인방법이나 대학병원을 제외하고는 capnometer를 비치하기가 쉽지 않으므로 청진소견이 매우 중요함).

문4 기관내 삽관시 발생할 수 있는 합병증은 무엇인지

답 기도주위 외상, 치아 손상, 고혈압 및 빈맥, 저산소증과 고탄산혈증, 뇌압상승, 기관지 경련, 식도내 삽관, 기관지내 삽관, 흡인, 경추골절 및 아탈구

문5 위 (4)항의 합병증을 예방하기 위한 방법은 무엇인지

답 삽관전 환자에게 100% 산소를 공급하면서 충분한 마취깊이와 근이완상태에 도달하게 한 후 후두경으로 주위조직의 손상없이 부드럽게 삽관하며 삽관후에는 튜브가 기관내 정확한 위치에 거치되었는지를 확인하는 것이 중요함.

3. 흡입마취에 대하여

문1 흡입마취제 N_2O의 약효 및 부작용은 무엇이고 그에 따른 주의사항은 무엇인지.

답 1. 약리작용

1) **마취작용** : N_2O는 MAC이 104%로 단독으로는 외과적인 마취심도를 얻기 어려운 약제이나 50% 정도의 흡입시 환자에 따라 의식이 상실되는 경우도 있으며, 통상 N_2O의 사용은 용해도가 낮으므로 다른 흡입마취제와 함께 사용시에 그 유도가 빨라지며 또한 다른 흡입마취제의 소요농도를 감소시켜서 비교적 안전한 마취를 유지할 수 있으므로 현재 널리 이용되고 있다.

2) **심혈관계에 미치는 영향** : N_2O가 심혈관계에 미치는 영향은 크지 않으나 직접적으로는 심근 억제 작용이 미미하지만 있으며, 또한 얕은 정도로 교감신경계를 자극하므로 임상적으로는 심혈관계에 미치는 영향이 거의 미미하게 나타난다. 그러나 opioid 등과 함께 사용하면 이 교감신경계 자극이 차단되므로 약간의 심혈관계의 억압 현상으로 나타날 수 있다. N_2O도 다른 흡입마취제와 같이 뇌혈류량을 증가시킨다.

3) **호흡기계에 미치는 영향** : N_2O가 호흡기계에 미치는 영향은 일회 호흡량은 약간 감소시키나 호흡수가 약간 증가되므로 임상적으로는 동맥혈중 탄산가스 분압에는 별 차이가 없다. 그러나 수면제와 함께 사용시에는 수면제의 탄산가스에 의한 호흡반응 억압작용을 더욱 강화시킬 수 있

다. N_2O로 마취시 수술후 동맥혈액내 산소 분압이 떨어질 수도 있는데 이는 폐쇄기관지closed airway내에 N_2O의 흡수로 인한 폐포 허탈alveolar collapse로 무기폐 현상이 일어나기 때문이다.

2. 대사 및 독성

N_2O는 간에서 미립체 효소에 의한 대사는 일어나지 않으나 장내에 있는 혐기성세균anaerobic bacteria에 의하여 환원성 대사를 일으켜 free radical이 생성될 수 있다. 이 물질이 체내로 흡수되어 어떤 특정한 장기에 손상을 일으킨다는 증거는 아직 없다.

임상적으로 N_2O 사용시 저산소증을 초래하지 않도록 투여하면 직접 독성은 없으나, N_2O에 오염된 수술실에서 종사하는 사람이나. 파상풍의 치료목적으로 오랫동안 N_2O를 흡입한 사람에게 혈액학적, 신경학적 그리고 임신의 결함gestational defect이 올 수 있다.

3. 합병증

N_2O 마취도입시 폐포에서 혈액으로 대량 확산된다. 마취 종료시 N_2O 흡입을 중단하고 공기를 흡입시키면 마취도입시와 반대로 혈액에 확산되었던 N_2O가 대량 급격히 폐포내로 확산됨으로써 폐포내 산소분압과 탄산가스분압을 감소시킨다. 그 결과 저산소혈증이 발생하고 이차적인 호흡억제가 발생하는데 이를 확산성 저산소증diffusion hypoxia이라 한다. 이것은 COPD 환자처럼 폐기능이 감소된 경우에 더 현저하게 나타나며 N_2O 흡입을 중단한 경우는 수분간 고농도의 산소를 흡입시킴으로서 예방할 수 있다.

N_2O는 마취중 체내에 정상적으로 또는 비정상적으로 존재하는 폐쇄공기체강(장관, 중이뇌실, 기흉, 공기색전)으로 이동하여 가스 용적을 증가시킨다. 이런 현상은N_2의 혈액내 용해도(혈액/가스 용해도 0.015)가 N_2O의 혈액내 용해도(혈액/가스 용해도 0.47)에 비해 현저히 낮아서 체강내에 존재하는 N_2가 유입되는 N_2O의 양만큼 제거되지 못하기 때문이다.

이것은 폐포내 N_2O의 분압상승 속도에는 영향을 주지 않지만 기능적인 면에서 수술결과에 영향을 줄 수 있다. 즉 긴장성 기흉 발생시 흉강내압을 급격히 상승시킬 수 있으며, 공기색전증 발생시 색전의 크기를 증가시켜 혈관내 유입된 공기의 양이 미미한 경우에도 환자를 사망시킬 수 있다.

고막성형술 같은 중이수술시 이식편을 전이시켜 수술예후를 불량하게 할 수 있다. N_2O의 폐포농도가 50%일 때 가스용적을 2배로 증가시킬 수 있으며 77%일 때 4배까지 증가시킬 수 있다. 또 뇌압이나 중이의 압력을 20-50mmHg까지 증가시킬 수 있다.

문2 흡입마취제인 엔플루란Enflurane의 약효 및 부작용은 무엇인지.

답 1. 약리 작용

1) **호흡기계에 미치는 영향** : Enflurane도 halothane과 같이 호흡기계의 억제 작용이 뚜렷한 마취제이며, 과탄산혈증 및 저산소증에 대한 환기반응에 억제 작용이 있다. 즉 저농도에서는 말초 화학수용체에의 억제작용이, 그리고 고농도에서는 뇌간 기능에의 억제 작용이 뚜렷하게 나타난다.

Enflurane 역시 경도의 기관지 확장을 유발하며, 또한 폐내에서 macrophage activity 및 mucociliary activity에 억제 작용이 있다.

저산소증에 대한 폐혈관 반응에 미치는 효과는 의견이 다양하나 일반적으로 그 영향이 적어 임상적으로 큰 의의가 없다고 한다.

2) **심혈관계에 미치는 영향** : Enflurane의 심혈관계에의 영향은 심박수는 증가하나 심근수축력의 감소와 말초혈관 저항이 감소되어 동맥압이 감소된다. Enflurane 투여시 심박수의 증가는 압수용체의 전달 반응의 감소로 일어나며, 심근 수축력의 억제 정도는 흡입마취제중 동일한 MAC에서 가장 강하다. 정상성인에서 enflurane은 관상동맥 혈류량은 감소시키나 동시에 심근 산소 소모량을 감소시키므로 심근 국소 빈혈의 위험성은 없다. 또한 enflurane은 자율 율동성automatic rhythmicity을 일으키지 않으므로 부정맥의 발생빈도는 아주 낮으며, 역시 외부에서 투여한 catecholamine에 대한 심근의 흥분도 증가 현상은 매우 적다.

   Halothane은 방실전도(A-V conduction)를 연장시키나, enflurane은 His- Purkinje fiber와 심실전도에 영향을 주므로 심실 부정맥이 비교적 덜 발생한다.

3) **중추신경계의 영향** : Enflurane의 마취심도가 깊어짐에 따라 뇌파의 특징은 고전압, 고빈도의 spike and dome이 silence 또는 발작의 모양으로 교대하여 나타나며 이러한 변화는 저탄산혈증에서 뚜렷하며 enflurane의 투여량을 감소시키면 서서히 없어진다.

   Enflurane은 마취중 비정상적인 근육활동이 드물게 나타나는데, 즉 연축혈twitching form, 간대성 경련clonus, 사지의 경직 등이다. 이는 마취중 만이 아니라 마취 직후 또는 일주일 후에도 생길 수 있으며, 이 원인은 enflurane에 포함된 할로겐 원소 때문이라고 한다. 이와 같은 enflurane의 중추신경계에의 영향 등을 고려하여 간질 등의 병력이 있는 환자에서는 그 사용에 주의가 필요하다.

4) **기타 장기에 미치는 영향** : Enflurane이 골격근에 미치는 영향은 주로 acetylcholine의 접합후막 postsynaptic membrane에 대한 반응을 억제하고 종판end plate의 탈분극을 억제하여 일어난다고 하며, 근육의 이완정도는 halothane보다 강하다.

   Enflurane을 낮은 농도로 투여시엔 신생아의 Apgar score에 별 영향이 없으며, 역시 자궁 근육을 이완시켜 분만 후 출혈의 위험성은 있으나 특히 다른 흡입마취제보다 심하지는 않다.

   Enflurane도 halothane 등과 같이 조절호흡으로 혈중의 탄산가스 농도가 정상일 때에는 안압이 10-40% 감소하는데 이는 동맥압의 감소로 인한 것이다.

2. 대사 및 독성

Enflurane은 halothane에 비해 체내에서 대사되는 정도가 낮다. Fluoride와 difluoromethoxy difluoroacetic acid가 주요 대사산물이다.

Enflurane 마취시 대사산물인 fluoride에 의해 신독성이 나타날 수 있는데 이는 혈중 fluoride 농도가 40-50mol 이상 일때만 일어날 수 있는 현상으로 임상적 투여용량보다 더 과량 투여되거나 신기능이 저하되어 있을때만 간혹 발생하는 것으로 알려져 있다. 그러나 많은 임상의들은 신기능 장애가 있는 환자에서는 enflurane투여를 피하고 있다.

문3 마취시 근이완제 투여 목적은 무엇인지.

답 마취유도시의 근이완제 투여는 기관삽관을 용이하게 하기 위함이며 마취유지를 위한 근이완제 투여는 마취중에 환자의 자발호흡을 억제하여 호흡관리를 용이하게 하고 수술시에 근육수축을 막아 수술을 쉽게 하기 위함임

문4 기관지 삽관후 근육이완제 판스란을panslan을 투여한 바,

❶ 위 약제의 효능 및 부작용은 무엇인지.

답 비탈분극성 근이완제로서 부작용이 적고 지속성 근이완작용이 있어 현재 전신마취시에 널리 사용되고 있으나 빈맥이 발생할 수 있음.

❷ 위 약제의 적응증 및 금기증은 무엇인지.

답 전신마취를 시행받는 모든 환자가 적응증이 되며 특별한 금기증은 없으나 중증 근무력증이나 근긴장성 증후군을 가진 환자에서는 근이완 작용시간이 연장될 수 있으므로 사용시에 용량을 감소시켜야 함.

❸ 기관지 삽관후 근이완제를 투여하는 경우 그 목적은 무엇인지.

답 문3 항의 답을 참조하시기 바랍니다.

❹ 위 약제의 적정용량은 어느 정도인지.

답 마취유지 용량은 처음에는 0.04mg/kg을 주입하고 이후 20-40분마다 0.01mg/kg을 투여함.

4. 마취중 기관지경련에 대하여

문1 흡입마취시 발생된 기관지 경련은 무엇인지.

답 일반적인 흡입마취시에는 흡입마취제가 β-아드레날린성 수용체를 자극하고, cyclic-AMP를 증가시키는 작용을 일으켜 기관지 평활근이 이완되는 기관지 확장효과를 가진다(흡입마취제중 halothane이 가장 강력한 기관지확장 효과를 가진 것으로 여러 연구결과에서 밝혀졌으나 halothane이 간독성작용을 일으킨다는 의심과 catecholamine에 대해 심장을 과민하게 하기때문 성인에서는 거의 사용하지 않음). 그러나 폐실질이나 기도를 외과적으로 자극하거나 얕은 마취상태에서 기관 튜브에 의해 기도에 호흡자극이 가해질 시에 평활근의 수축과 억제성 반사성 신경전달로inhibitory reflex neuropathway의 억제 등으로 일시적인 기관지운동 긴장도의 증가가 일어나는데 이런 현상을 가르켜 기관지경련bronchospasm이라고 함. 호흡자극으로는 기침, 기도내 분비물, 호흡의 일시 멈춤breathing-holding, 후두 경련(특히, 소아환자에서 빈발) 등이 있음.

문2 마취중 발생한 기관지경련의 원인 및 기전은 구체적으로 어떠한지.

답 천식이나 그 외의 병합된 폐질환이 있는 경우 기관지경련의 위험인자가 될 수 있으며, 이런 질환이 없는 정상인에서도 유해한 자극(외과적 자극이나 기관 튜브에 의한 기도자극등)에 의해 2차적으로 심한 기관지경련이 일어날 수 있음.

기도저항의 증가(기관지 경련)를 일으키는 기전을 요약하면 다음과 같다.

1) 종말 세기관지terminal bronchiole까지 멀리 아래쪽으로 연장되어 있는 기도 평활근은 교감신경과 부교감 신경의 영향아래 있으며 미주신경vagus nerve내에 위치한 부교감 신경은 기본의 기도 긴장도와 반사성 기관지수축을 중재한다. 세포내의 Ca2+ 치와 Ca2+ 유입의 변화는 cyclic nucleotide 의 변화에 의해 일어날 수 있으며 Ca2+의 증가는 기관지수축을 일으킬 수 있다.

2) Acetylcholine(Ach)과 미주신경의 자극은 cyclic AMP에 비해 cyclic GMP의 양을 증가시켜 평활근의 수축을 초래한다.

3) 기도내에서 histamine의 분비나 여러형태의 기계적 혹은 화학적 자극은 구심성 미주신경 활성도를 증가시켜 반사성 기관지 수축을 일으킨다. 기관지운동 긴장도의 이러한 증가는 atropine에 의해 약화될 수 있다.

4) 기관지 수축을 중재하는 기도평활근의 M3 muscarinic 수용체에 덧붙여 시냅스전presynaptic M2 muscarinic 수용체는 acetylcholine 분비를 억제하여 기관지확장을 일으킨다.

5) 기관지 평활근내의 adrenergic 수용체는 α와 β2로 분류된다. 사람의 기관지에서 발견되는 α수용체는 활동도가 낮아 임상적 의미가 없는 것 같고 β2-수용체의 subtype이 세기관지 근육반응에 중요한 역할을 한다. 기관지 평활근에서 β2-수용체의 자극은 기관지확장을 일으키며 이것은 세포내 cyclic AMP의 상대적 증가에 의해 중재된다.

6) 호흡상피respiratory epithelium는 기관지 평활근을 조정하는 물질을 분비하며 이러한 상피가 없으면 대기도에서는 Ach, histamine, serotonine에 대한 수축반응이 강화되고 소기도에서는 isoproterenol에 의한 이완반응이 약화된다.

문3 마취시작후 35분정도 경과되어 흉부 경련chestspasm 및 앰부백의 저항bag resistant이 느껴졌던 바,

❶ 위의 상태가 의미하는 바는 무엇인지.

답 앰부백에 저항이 느껴진다는 것은 어떠한 원인(이 경우는 흉부경련이 원인일 것으로 추정함)에 의하여 기도내 공기흐름에 저항이 있음을 의미하며 환자가 충분한 환기가 되고 있지 못하며, 폐의 가스교환 기능에 장애를 초래할 수 있음을 의미함

❷ 환자의 안녕을 위하여 위 상태에 따른 적절한 처치는 무엇인지.

답 먼저 100% 산소로 양압호흡을 해주면서 환기장애의 원인을 찾아 교정해주는 것이 중요함. 흉부경련이나 후두경련이 원인일 경우는 먼저 작용시간이 빠른 근이완제(예; succinylcholine)를 투여하여 경련을 풀어주는 것이 중요함

❸ 위 상태가 지속된다면 발생될 수 있는 문제는 무엇인지.

답 이 상태가 지속되면 환자는 불충분한 환기로 인하여 저산소증과 과탄산증에 빠질 수 있음.

❹ 위 상태가 지속 혹은 악화될 경우 환자에게 나타날 수 있는 증상 및 활력징후의 변화는 구체적으로 어떠할지.

답 저산소증과 과탄산증의 여러 징후가 나타날 수 있음. 초기에는 혈압과 맥박의 상승이 발생하나 진행되면 혈압하강과 서맥이 나타나고 계속될 경우 심정지까지 초래할 수 있으며 주요장기에 저산

소성 손상을 초래할 수 있음.

문4 위 환자가 마취중 산소분압 64vol%, 맥박 56회/분, 혈압 140/90 mmHg의 증상을 보인바 이는 구체적으로 어떠한 상태라고 보여지는지.

답 혈압과 맥박의 수치는 정상범위내에 있으며 마취중의 산소분압 64vol% 는 환자에게 투여된 산소의 농도를 말하는 것인지 환자의 체내 산소포화도를 의미하는 것인지 혹은 동맥혈 산소분압을 말하는 것인지 알 수 없어 답변을 할 수 없음.

문5 위 4항의 상태에 따른 적절한 처치는 무엇인지.

답 혈압과 맥박수는 정상범위내에 있으므로 특별한 처치가 필요치 않으며 위에 기술된 산소분압 64vol% 는 그 의미를 정확히 알 수 없음. 산소분압은 mmHg 나 torr로 표시되며 vol%는 흡입산소농도를 표시할 때 사용하는 단위이며 산소포화도를 표시할 때는 %를 사용함.

문6 마취중 환자에게 기관지 경련이 발생하였을 경우 가장 우선적인 처치는 구체적으로 무엇인지.

답 기관지 경련이 발생한 경우의 치료원칙은 100% 산소투여와 aminophylline과 glucocorticoid의 정맥투여, 그리고 β2-agonist 를 분무함.

문7 위 항이 기관지 경련이 20분 이상 지속될 경우 각 장기에 미치는 영향은 구체적으로 어떠한지.

답 기관지 경련이 지속되면 환기부전으로 폐포에서의 가스교환(특히 산소흡입)이 제대로 이루어지지 않아 환자가 저산소증에 빠질 가능성이 크며 각 장기는 저산소성 손상을 받게 될 수 있음.

문8 기관지 경련 발생시 근이완제의 투여로 증상이 악화될 수도 있다고 하는 바, 그 이유는 무엇인지.

답 후두 경련이나 호흡근육의 경직시에는 succinylcholine 같은 근이완제를 투여하면 경련이나 경직을 풀어주어 인공환기를 할 수 있으나 기관지 경련은 succinylcholine에 반응하지 않을 뿐 아니라 succinylcholine의 histamine 분비작용이 오히려 기관지 경련을 악화시킬 수 있기때문임.

5. 마취후 식물인간 상태에 대하여

문1 흡입마취시 환자에게 기관지 경련이 발생하여 응급처치후 수술이 보류hold된 경우,

❶ 마취 중단 후 환자가 깨어나지 않았다면 그 원인 및 기전은 구체적으로 무엇인지.

답 마취에서 환자가 늦게 깨어나는 원인들로는 ① 저산소혈증, 과탄산혈증, 저혈압, 저혈당증, 전해질 불균형, 대사성 장애, ② 마취전부터의 혼수, ③ 마취전 투약의 잔류효과, ④ 마취의사가 파악하고 있지 못한 약제의 잔류효과, ⑤ 흡입마취제의 잔류효과, ⑥ 저체온, ⑦ 뇌손상, ⑧ 각 개인의 체질적 차이 등이 있으나 계속 깨어나지 않는 경우는 1)항과 7)항을 의심할 수 있음.

❷ 위 환자는 식물인간 상태인 바 이의 원인은 무엇이라고 보여지는지.

답 정확한 원인은 알 수 없으나 기관지 경련에 의한 환기부전 상태가 얼마나 지속되었는지가 문제이며 만일 상당시간 정상환기가 이루어지지 않았거나 심정지가 발생하여 소생까지 많은 시간이 걸렸다면 저산소성 손상을 받았을 가능성를 추정할 수 있음.

문2 흡입마취 후 식물인간 상태가 되는 합병증의 발생빈도는 어느 정도인지.

답 미국의 경우에는 전신마취에 따르는 사망률을 0.9/10,000 로 보고하고 있으나 아직 국내에는 정확한 통계자료가 없음. 식물인간 상태가 되는 발생빈도만 따로 보고된 자료는 없음.

문3 통상 흡입마취 후 식물인간 상태로 깨어나지 않는다면 그 원인은 무엇인지.

답 문1-①항의 답을 참조하시기 바랍니다.

6. 마취중 모니터링에 대하여

문1 마취중 필요한 환자감시 내용은 무엇인지.

답 이 환자의 경우에는 심전도, 맥박, 혈압(수축기압/확장기압) 측정이 기본 검사이며 맥박 산소포화도, 호기말 이산화탄소분압 측정이 감시장비가 있을 경우 추가 될 수 있음.

문2 마취중 필요한 검사는 무엇인지.

답 환자 감시장치상에서 환자의 활력징후가 안정되어 있을 경우에는 마취중 특별한 검사가 필요없으나 동맥혈 가스검사, 혈액학적검사(Hb, Hct 등), 전해질검사 등이 필요에 따라 시행될 수 있음.

문3 기관지 경련 발생시 필요한 검사 및 주의사항은 구체적으로 무엇인지.

답 필요한 검사는 동맥혈 가스검사(pH, PaO_2, $PaCO_2$, BE, O_2 sat)를 하여 환기의 정도를 측정하여야 하며 빨리 환자에게 충분한 산소가 섭취되도록 경련을 해소시켜주는 것이 중요함.

문4 위 문3항의 검사 및 주의사항의 목적은 무엇인지.

답 동맥혈가스 검사의 목적은 환자의 폐포에서 가스교환기능이 적절히 이루어지고 있는가와 체내 산-염기 평형상태를 알기 위한 것(특히 산소의 섭취)임.

7. 마취기록에 대하여

문1 마취시 마취기록의 목적은 무엇이며 작성은 누구에 의해 어떻게 이루어지는지.

답 수술 전의 환자상태와 마취중의 환자상태 변화 및 처치내용을 기록하여 마취중의 환자상태 변화와 환자관리 내용을 알기위함이 목적이며 마취기록지의 작성은 담당 마취과의사가 하는 것이 원칙임.

문2 마취기록에 반드시 들어가야 하는 내용들은 무엇인지.

답 환자의 이름, 성별, 연령, 주소, 병록번호, 진단명, 예정 수술명, 수술전 특이한 상태. 체중, 마취전 처치 내용, 마취중의 생체활력 징후 변화, 마취중 투여된 약제의 농도 및 용량, 투여된 수액과 혈액의 종류 및 용량, 수술중 출혈량, 시행된 수술명, 수술에 참여한 의사, 마취담당 의사, 간호사 이름 등이 기록되어야 함.

8. 기타

문1 근이완제 썩시닐 콜린의 경우, 환자의 안전을 위하여 그 총투여량에 제한이 없는지.

답 썩시닐 콜린 사용에 특별한 문제가 없는 환자의 경우에는 총 투여량을 제한하고 있지는 않으나 여러차례 반복 투여의 경우에는 Phase II 차단이 생겨 수술 후 자발호흡이 돌아오는 시간이 연장 될 수 있으며 소아에서는 반복투여가 서맥을 일으킬 수 있음.

문2 위 문1항의 약제를 2시간 30분여 동안 300mg을 투여한 바, 적절한 투여량 이라고 보여지는지.

답 환자의 기관지 경련을 후두경련으로 생각하고 후두경련을 풀기 위하여 반복 투여를 한 것으로 생각되며 기관삽관을 위한 용량으로는 과량이라 할 수 있으나 후두경련을 풀기 위한 용량으로는 과용량이라고 할 수는 없음.

문3 위 문2항과 같이 투여된 용량의 경우 발생할 수 있는 문제가 있다면 무엇이 있는지.

답 위 문1, 2항의 답을 참고하시기 바랍니다.

V. 서울지방법원 제15민사부판결(2000가합51440손해배상)

■ 주문

1. 피고는 원고 김ㅇㅇ에게 122,602,229원, 원고 최ㅇㅇ에게 8,000,000원 원고 최ㅇㅇ, 최ㅇㅇ에게 각 4,000,000원 및 각 이에 대하여 2000. 5. 27.부터 2002. 8. 14.까지는 연 5%, 그 다음날부터 완제일까지는 연 25%의 각 비율에 의한 금원을 지급하라.
2. 원고들의 나머지 청구를 각 기각한다.
3. 소송비용 중 보조참가로 인한 부분은 이를 10분하여 그 6은 원고들의, 나머지는 피고 보조참가인의, 그 나머지 부분은 이를 10분하여 그 6은 원고들의, 나머지는 피고의 각 부담으로 한다.
4. 제1항은 가집행할 수 있다.

■ 청구취지

피고는 원고 김ㅇㅇ에게 328,584,297원, 원고 최ㅇㅇ에게 10,000,000원, 원고 최ㅇㅇ, 최ㅇㅇ에게 각 5,000,000원 및 각 이에 대하여 2000. 5. 27.부터 이 판결선고일까지는 연 5%, 그 다음날부터 완제일까지는 연 25%의 각 비율에 의한 금원을 지급하라는 판결.

■ 이유

1. 인정사실

가. 원고 김ㅇㅇ(원고 최ㅇㅇ은 그의 남편, 원고 최ㅇㅇ, 최ㅇㅇ는 그의 자녀들이다. 이하 원고라고만 한다)은 약 10년 전부터 시작된 요통, 하지 방사통(다리가 당기고 아픈 증상) 등을 호소하며 2000. 5. 22 피고(신경외과 전문의)가 운영하는 서울 영등포구 소재 ㅇㅇㅇㅇ병원(이하 피고 병원이라 한다)에 입원하여 검진을 받은 결과, 피고로부터 제5요추 척추분리증[1], 제5 요추와 제1 천추간 추간판탈출증으로 수술적 치료가 필요하다는 진단을 받았다.

나. 원고는 수술전 검사로 시행받은 흉부 X선촬영검사, 간기능검사, 혈액검사, 일반화학검사, 소변검사,

신장검사, 심전도검사 등에서 이상 소견은 없었고(단, 경도의 흉요추 측만증이 있었으나, 위 검사 결과 수술에는 지장을 초래하지 않는 것으로 판단되었다), 기왕력이나 특이 체질도 관찰되지 않았으며, 수술 직전 측정한 활력징후도 혈압 130/80mmHg, 맥박수 분당 74회, 호흡수 분당 20회, 체온 36.4도로 정상이었다.

다. 원고는 5.27. 08:50경 위 척추분리증 및 추간판탈출증에 대한 수술을 받기 위하여 수술실에 도착하였다. 피고 병원의 마취과장인 피고 보조참가인(이하 참가인이라 한다)은 간호사 3명, 응급구조사 1명이 참여한 가운데, 09:00경 원고가 이동침대에 눕혀져 있는 상태에서 마취 유도에 착수하여, 먼저 수면 진정제인 펜토탈소디움[2] 300mg과 근이완제[3]인 썩시닐 콜린succinylcholine[4] 50mg를 주사하고 안면마스크로 산소를 분당 5리터로 공급한 다음, 근육이 이완된 것을 확인한 후 구강을 통하여 기관내 삽관을 시행하였다. 그리고 근육이완을 지속시키기 위하여 근이완제인 판스란Panslan[5] 4mg를 주사한 후, 분당 2리터의 산소 공급과 함께 전신 흡입마취제인 아산화질소[6]를 흡입시켜 전신마취를 유도하였다「참가인은 위 아산화질소와 함께 엔플루레인enflurane 2.0vol%를 흡입시켰다고 주장하나, 피고 병원의 진료기록부에는 엔플루레인의 투여 여부 및 그 흡입농도에 관하여 아무런 기재가 없다. 그밖에 위와 같이 마취유도에 착수한 09:00경 이후부터 아래에서 보는 기관지경련 발생시까지 호흡수 측정이나 심전도 모니터링을 하였다는 점에 관하여도 아무런 기재가 없다」.

그로부터 7~8분 정도 경과하여 마취심도 및 환자 상태가 안정되자 참가인은 09:10경 원고를 수술대 위로 옮겼고, 원고의 자세를 마취유도시의 앙와위(누운자세)에서 수술 체위인 복와위(엎드린 자세)로 변경하였다.

라. 피고는 09:25경 수술실에 있던 간호사로부터 수술 준비가 다 되었다는 연락을 받고 수술실에 들어와서 곧바로 수술대 위에 엎드려 있는 원고의 등 부위에 수술절개 부위를 표시하고 그 부위를 소독하는 조치를 취하였다. 그런데, 그 도중 참가인은 원고에게 서맥과 함께 폐 전체에서 천명음wheezing[7]이 나타난 것을 알게 되자 간호사들에게 뭔가 이상하다고 말하고 피고에게 잠깐 기다리라고 한 후, 09:30경 원고의 체위를 복와위에서 앙와위로 변경하고, 흡입산소농도를 높이기 위하여 산소를 계속 공급하는 가운데 아산화질소의 투입을 중단하였다. 곧이어 참가인은 삽관된 기관 튜브를 발관하고 다른 튜브로 교체 삽관[8]하는 조치를 취함으로써 원고에게 나타났던 위 이상증세가 호전되자, 원고를 다시 복와위로 체위변경한 후 피고에게 수술을 진행하라고 하였는데, 그 직후인 09:37경 인공호흡을 위한 수기호흡[9]에 저항Bag resistant이 느껴지자 참가인은 원고에 대하여 흉곽근경련chestspasm, 기관지경련bronchospasm으로 진단하였다.

마. 이에 참가인은 즉시 원고의 체위를 앙와위로 변경한 후 썩시닐 콜린 50mg, 오라덱손(부신피질호르몬으로서 뇌부종 또는 상기도부종 예방 치료제) 5mg, 만니톨(이뇨제로서 뇌부종 치료제) 500mg을 투여하였고, 09:45경에는 근이완제의 길항제antagonist(다른 약물의 작용을 감약시키는 약물)인 스티구민, 아트로핀을, 10:00경에는 만니톨, 뉴트로필(허혈성 뇌경색 치료제)을, 10:30경에는 솔루코테프(부신피질 호르몬으로서 뇌부종 또는 상기도부종 예방 치료제)를 투여하는 등 응급조치를 취하

였다.

바. 그 후 원고는, 기관내 튜브를 발관한 11:50경 자발호흡이 돌아오고 기관지경련 및 호흡곤란 증세가 멈추었으나 의식은 회복하지 못하였고, 15:20경 혼수상태에서 서울특별시립 ○○○병원으로 이송되어 보존적 치료를 계속 받았으나 현재까지도 의식을 회복하지 못하고 있으며, 한편 ○○○병원 의사들은 원고에 대하여 원인불명의 저산소증 뇌증으로 진단하였다.

사. 관련된 의학적 소견

(1) 일반적으로 흡입마취시에는 흡입마취제가 베타-아드레날린성 수용체를 자극하고 환상 아데노신인산cyclic AMP을 증가시키는 작용을 일으켜 기관지 평활근이 이완되는 기관지 확장 효과를 가진다. 그러나 폐실질이나 기도를 외과적으로 자극하거나 얕은 마취 상태에서 기관 튜브에 의하여 기도에 기침, 기도내 분비물, 호흡의 일시 멈춤, 후두 경련 등의 호흡자극이 가해질 때에 평활근의 수축과 억제성 반사성 신경전달로의 억제 등으로 일시적인 기관지운동 긴장도의 증가가 일어나는데 이런 현상을 가리켜 기관지경련이라고 한다. 천식이나 그 외의 병합된 폐질환이 있는 경우 기관지경련의 위험인자가 될 수 있으며 이런 질환이 없는 정상인에게도 외과적 자극이나 기관 튜브에 의한 기도자극 등의 유해한 자극에 의하여 2차적으로 심한 기관지경련이 일어날 수 있다.

기관지 경련이 있는 경우 기관지경련 정도에 따라 다르지만 폐환기가 어려워 최대흡기압이 증가하고 호흡시 백이 매우 단단하게 됨으로써 천명음이 들리고 일회 호흡량이 매우 작아지게 되며, 심한 기관지경련이 오랫동안 지속될 경우에는 산소공급부족에 의한 저산소혈증이 나타날

---

*1) 척추 연결고리가 풀려 있는 것으로 위 병이 진행하면 척추 전방전위에 의하여 신경근을 압박함으로써 하지 방사통이 생기고 심하면 신경마비 증세가 올 수 있다.

2) 펜토탈은 수면 진정제로서 빠른 수면유도 효과 때문에 마취유도제로 가장 많이 사용되고 있는 약제이다. 마취유도 용량으로는 3~6mg/kg을 사용한다. 부작용은 과량 사용시 호흡억제와 순환억제를 초래할 수 있고, 심한 출혈이나 탈수 등으로 저혈량 상태인 환자에 대하여는 용량을 대폭 감소하여 사용하지 않으면 심한 혈압하강을 일으킬 수 있다.

3) 마취유도시의 근이완제 투여는 기관삽관을 용이하게 하기 위함이고, 마취유지를 위한 근이완제 투여는 마취 중에 환자의 자발호흡을 없애 호흡관리를 용이하게 하고 수술시에 근육수축을 막아 수술을 쉽게 하기 위함이다.

4) 탈분극성 근이완제로서 빠른 근이완 효과와 짧은 작용시간으로 인하여 전신마취시 기관내 삽관을 위한 근이완제로 가장 흔히 사용되는 약제이다. 마취유도 용량으로 1~1.5mg/kg을 사용한다. 부작용으로는 주로 소아에서 서맥 발생, 화상환자에서 혈장내 포타슘치의 증가, 안압 상승, 위내압 상승, 뇌내압 상승 등이 있다.

5) 비탈분극성 근이완제로서 부작용이 적고 지속성 근이완작용이 있어 현재 전신마취시에 널리 사용되고 있으나 빈맥이 발생할 수 있다. 마취유지 용량은 처음에는 0.14mg/kg을 투여하고 이후 20~40분마다 0.01mg/kg을 투여한다.

6) 아산화질소(nitrous oxide, N_2O)는 약한 흡입마취제로서 일반적으로 흡입마취제인 엔플루레인과 병용하여 사용된다.

7) 호흡에 의해 나오는 '피피' 하는 소리로서, 기관지 협착이나 기관지 폐쇄 등에 의하여 좁아져 있는 기도내를 공기가 통과할 때 기도벽의 저항으로 생겨나는 현상으로 기관지천식에서 흔히 관찰된다.

8) 기관 튜브의 교체는, 튜브를 통한 환자관리에 문제가 있다고 생각되나 그 구체적인 원인을 찾기 어려운 경우, 또한 튜브 자체에 이상이 있다고 생각되는 경우에 시행한다.

9) 산소주머니를 손으로 규칙적으로 쥐어짜는 동작.

수 있다. 마취된 환자의 저산소혈증은 주로 심장에 대한 증상이 나타난다. 초기에는 반사성 증상으로 혈압이 증가하고 빈맥이 생기다가, 나중에는 교감신경계의 증상은 억제되고 심장에 대한 직접적인 작용으로 서맥과 저혈압 또는 쇼크, 부정맥, 심정지 등으로 나타난다.

(2) 기관내 삽관의 합병증으로는 기도 주위 외상, 치아 손상, 고혈압 및 빈맥, 저산소증과 고탄산혈증, 뇌압상승, 기관지경련, 식도내 삽관, 기관지내 삽관, 흡인, 경추골절 및 아탈구 등이 있다. 위와 같은 합병증을 예방하기 위하여는 삽관 전에 환자에게 100% 산소를 공급하면서 충분한 마취깊이와 근이완 상태에 도달하게 한 후 후두경으로 주위 조직의 손상 없이 부드럽게 삽관하며 삽관 후에는 튜브가 기관내 정확한 위치에 거치되었는지 확인하는 것이 중요하다. 호흡음 청진과 호기말 이산화탄소분압 측정기capnometer를 병행 사용하는 것이 가장 확실한 확인방법이나 대학병원을 제외하고는 호기말 이산화탄소분압 측정기를 비치하기가 쉽지 않으므로 청진 소견이 매우 중요하다.

(3) 마취 중 앰부백 저항의 원인으로는 기관지경련 외에 기관내 튜브의 기계적 폐쇄(기도내 분비물, 기낭의 과도한 팽창, 튜브의 꼬임), 부적절한 마취깊이, 기관지 삽관, 폐내 흡인, 폐부종, 기흉 등을 들 수 있고, 이때는 천명음도 나타난다.

앰뷰백에 저항이 느껴진다는 것은 어떠한 원인에 의하여 기도내 공기흐름에 저항이 있음을 의미하며 환자가 충분한 환기가 되고 있지 못하며 폐의 가스교환 기능에 장애를 초래할 수 있음을 의미한다. 이러한 경우에는 먼저 100% 산소로 양압호흡을 해 주면서 환기장애의 원인을 찾아 교정해 주는 것이 중요하다. 후두경련이나 호흡근육의 경직시에는 썩시닐 콜린과 같은 근이완제를 투여하면 경련이나 경직을 풀어주어 인공환기를 할 수 있으나, 기관지경련은 썩시닐 콜린에 반응하지 않을 뿐 아니라 썩시닐 콜린의 히스타민 분비작용이 오히려 기관지경련을 악화시킬 수 있다.

마취 중 환자에게 기관지경련이 발생한 경우의 치료 원칙은 100% 산소를 투여하고 기관지확장제인 아미노필린과 부신피질호르몬제인 글루코코르티코이드glucocorticoid를 정맥 투여하며, $\beta 2$-촉진제agonist를 분무하는 것이다.

(4) 마취 중 통상적으로 시행하는 감시에는 심전도검사, 혈압, 맥박, 호흡수, 1회 호흡량, 최대 흡기압, 경피적 동맥혈 산소포화도 등이 있다.

2. 손해배상책임의 발생

가. 피고의 책임

(1) 위 인정사실에 의하면, 참가인은 ① 이 사건 마취 도중에 호흡수 측정, 심전도 모니터링 등 환자감시를 위한 기본적인 검사를 소홀히 하고(앞서 보았듯이 피고 병원의 진료기록에는 마취 도중 호흡수 측정이나 심전도 모니터링을 하였는지에 관하여 아무런 기재가 없다), ② 마취를 유도한 후 수술에 착수하려고 할 무렵인 09:30 직전, 원고에게 서맥 증세, 천명음 등 이상 증세가 감지되었으면, 이 사

건 수술이 즉시 시행하여야 하는 응급수술이 아니었던 이상, 충분한 관찰 및 검사를 통하여 그 원인을 규명하고 이를 바로잡은 후에 수술을 진행하여야 할 것임에도 불구하고, 위와 같은 이상증세가 나타난 후 앙와위로의 체위 변경, 아산화질소 중단, 기관 튜브 교체를 통하여 이상 증세가 곧바로 호전되는 기미가 보이자 그대로 수술을 진행하더라도 별다른 이상이 없을 것이라고 안이하게 판단한 채, 정확한 원인 규명도 없이 피고로 하여금 수술을 진행하도록 하였으며, ③ 09:37경 인공호흡을 위한 수기호흡에 저항을 느끼고 이를 기관지경련으로 진단하였으면, 이에 대한 치료로 100% 산소를 투여하고, 기관지 확장제인 아미노필린과 부신피질호르몬제인 글루코코르티코이드의 정맥 투여, 베타2 촉진제의 분무 등의 조치를 취하였어야 함에도 아미노필린 등의 약물 투여를 소홀히 한 잘못이 있다고 할 것이다.

이에 대하여 참가인은 먼저, 피고 병원의 마취기록지(을 제4호증)에는 09:37경에 기관지경련이 발생한 것처럼 기재되어 있으나, 이는 착오 기재에 의한 것으로 실제로는 09:30경 체위변경 및 아산화질소 중단 직전에 기관지경련이 발생하여 그에 대한 응급조치를 취하였던 것이고 그 후 수술을 다시 진행하도록 한 사실이 없다고 주장하므로 살피건대, 이에 부합하는 듯한 을 제1호증, 을 제2호증의 2, 16, 을 제3호증의 각 기재는 믿기 어렵고 달리 이를 인정할 증거가 없으므로, 위 주장은 이유 없다.

다음으로 참가인은, 기관지경련을 진단한 직후 간호사에게 지시하여 기관지확장제인 아미노필린과 에피네프린을 투약하였으나 실수로 진료기록에 기재하지 않았을 뿐이라고 주장하므로 살피건대, 참가인이 기관지경련 진단 직후 기관지확장제를 투약하였다는 점에 부합하는 을 제1호증, 을 제2호증의 2, 16, 을 제3호증의 각 기재는 믿기 어렵고 달리 이를 인정할 증거가 없다. 나아가, 참가인의 주장처럼 진료기록에 위 투약 사실이 실수로 누락되었는지 여부에 관하여 보건대, 비록 참가인이 기관지경련을 진단할 당시 응급처치를 하면서 마취기록을 자세하게 기술할 시간적인 여유가 넉넉하지 않았을 것이라는 점을 감안하더라도, 참가인이 투약하였다고 주장하는 아미노필린은 기관지경련시에 투약하여야 할 대표적인 약물의 하나이므로, 이러한 약물이 투약되었다면 응급상황이 종료된 직후에라도 기재되었을 것으로 보이고, 또한 마취기록지를 보면 기관지경련을 진단한 시점을 전후하여 투여된 바 있는 다른 약물에 관하여는 그 용량 및 횟수까지 상세하게 기재되어 있는 점에 비추어, 위 약물의 투약 사실이 실수로 기재되지 않았다고 보기도 어려우므로, 위 주장도 이유없다.

끝으로 참가인은, 기관지경련에 대한 치료로서 근이완제인 썩시닐 콜린 100mg를 투약하였다고 주장하므로 살피건대, 참가인이 위 주장과 같이 기관지경련을 진단한 시점에서 썩시닐 콜린 100mg를 투여하였다고 하더라도, 앞서 본 바와 같이 후두경련이나 호흡근육의 경직시에는 썩시닐 콜린과 같은 근이완제를 투여하면 경련이나 경직을 풀어주어 인공환기를 할 수 있으나, 기관지경련은 썩시닐 콜린에 반응하지 않고 오히려 썩시닐 콜린의 히스타민 분비작용으로 기관지경련이 악화될 수 있으므로, 위 썩시닐 콜린 투여는 히스타민 분비작용으로 기관지경련이 악화될 수 있으므로, 위 썩시닐 콜린 투여는 기관지경련에 대한 적절한 치료라고 볼 수 없으므로, 위 주장도 이유 없다.

(2) 원래 의료행위에 있어서 주의의무 위반으로 인한 불법행위 또는 채무불이행으로 인한 책임이 있다

고 하기 위하여는, 다른 경우에 있어서와 마찬가지로, 의료행위상의 주의의무의 위반, 손해의 발생 및 주의의무의 위반과 손해의 발생 사이의 인과관계의 존재가 전제되어야 한다고 할 것이나, 의료행위가 고도의 전문적 지식을 필요로 하는 분야이고 그 의료의 과정은 대개의 경우 환자 본인이 그 일부를 알 수 있는 것외에 의사만이 알 수 있을 뿐이며 치료의 결과를 달성하기 위한 의료기법은 의사의 재량에 달려 있기 때문에, 손해발생의 직접적인 원인이 의료상의 과실로 말미암은 것인지의 여부는 전문가인 의사가 아닌 보통인으로서는 도저히 밝혀낼 수 없는 특수성이 있어서 환자측이 의사의 의료행위상의 주의의무 위반과 손해의 발생과의 사이의 인과관계를 의학적으로 완벽하게 입증한다는 것은 극히 어려운 일이므로, 이 사건에 있어서와 같이 환자가 전신마취 도중에 저산소성 뇌손상을 입어 식물인간 상태에 이른 경우에 있어서는, 피해자측에서 일련의 의료행위 과정에 있어서 저질러진 일반인의 상식에 바탕을 둔 의료상의 과실 있는 행위를 입증하고 그 결과와의 사이에 일련의 의료행위 외에 다른 원인이 개재될 수 없다는 점, 이를테면 환자에게 의료행위 이전에 그러한 결과의 원인이 될 만한 건강상의 결함이 없었다는 사정을 증명한 경우에 있어서는, 의료행위를 한 측이 그 결과가 의료상의 과실로 말미암은 것이 아니라 환자의 특이체질 등 전혀 다른 원인으로 말미암은 것이라는 입증을 하지 아니하는 이상, 의료상 과실과 결과 사이의 인과관계를 추정하여 손해배상책임을 지울 수 있도록 입증책임을 완화하는 것이 손해의 공평·타당한 부담을 그 지도원리로 하는 손해배상제도의 이상에 맞는다고 할 것이다(당원 1995. 2. 10. 선고 93다52402 판결, 1995. 3. 10. 선고 94다 39567 판결 등 참조).

그렇다면, 원고는 이 사건 마취 도중에 저산소성 뇌손상을 입어 식물인간 상태에 빠졌고, 이 사건 마취와 원고의 위 뇌손상 사이에 다른 원인이 개재되었을 가능성은 찾아볼 수 없으며, 위에서 본 바와 같이 참가인이 이 사건 마취 도중에 환자감시 및 처치를 소홀히 한 잘못이 있는 점 등을 모두 종합하여 보면, 원고는 참가인의 위와 같은 이 사건 마취 과정에서의 잘못으로 뇌에 산소공급이 부족하게 되어 저산소증에 의한 뇌손상을 입음으로써 식물인간 상태에 빠지게 된 것이라고 추정할 수밖에 없다.

(3) 따라서 피고는, 원고에게 발생한 뇌손상이 참가인의 위와 같은 잘못에 기인한 것이 아니라 전혀 다른 원인으로 말미암은 것이라는 입증을 다하지 못하는 이상, 참가인의 사용자로서 그의 위와 같은 진료상 잘못으로 인하여 원고들이 입은 모든 손해를 배상할 책임이 있다.

나. 책임의 제한

다만, 원고는 척추분리증, 추간판탈출증 등의 기왕증이 있었으므로 이 사건 사고 이전에 이미 상당한 정도로 노동능력을 상실한 상태에 있었던 점, 이 사건 마취 도중에 발생한 기관지경련의 원인은 불분명하여 이를 피고측 과실로 말미암아 초래되었다고 단정할 수는 없는 점, 피고측이 기관지경련 발생 직후에 아미노필린 투여 등의 적절한 조치를 취하였다고 하더라도 원고가 완전히 회복하지는 못하였을 가능성이 있는 점 등을 피고가 배상하여야 할 손해액을 산정함에 있어 참작하기로 하되, 그 비율은 위 사실관계에 비추어 40%로 정함이 타당하여, 피고의 책임 범위를 60%로 제한한다.

3. 손해배상의 범위

생략

4. 결론

그렇다면 피고는 원고 김ㅇㅇ에게 합계 122,602,229원(재산상손해 100,602,229원 + 위자료 22,000,000원), 원고 최ㅇㅇ에게 8,000,000원, 원고 최ㅇㅇ, 최ㅇㅇ에게 각 4,000,000원 및 이에 대하여 2000. 5. 27.(이 사건 사고일)부터 2002. 8. 14.(이 판결선고일)까지는 민법 소정의 연 5%, 그 다음날부터 완제일까지는 소송촉진 등에 관한 특례법 소정의 연 25%의 각 비율에 의한 지연손해금을 지급할 의무가 있으므로, 원고들의 청구는 위 인정범위 내에서 각 이유 있어 이를 인용하고 나머지 청구는 각 이유 없어 이를 기각하기로 하여 주문과 같이 판결한다.

▶ 사례 4(정형외과)

I. 사건 개요

변사자 박ㅇㅇ(당 40세 남자)은 좌측 제5 수지가 절단되어 교차수지 피판술을 받기 위해 ㅇㅇ시 ㅇㅇ병원에 입원하여 1996, 5, 26 10:00 수술실에 도착 마취시행 도중 기관삽관 직후 10:20 경 심정지가 발생하여 심폐소생술을 시행하였으나 소생치 못하고 12:30 경 사망하였음.

국립과학수사연구소의 부검소견은 본시의 사인은 해부소견상 불명이나 진료기록이나 관련인의 진술조서상 마취중 사망만이 인정된다고 하였음.

II. ㅇㅇ경찰서 업무협조 의뢰내용(61110-1174)

문1 마취의사로 별첨 진료카드상에 마취전 사전 조치는 완벽하였으며 마취절차는 제대로 했는지 여부.

답 진료기록부상으로 볼때 수술전 검사소견은 모두 정상으로 나왔고 사용한 약제의 종류와 사용량(전처치제 : valium 10 mg, robinul 0.2 mg, 마취유도제 : pentothal sodium 300 mg, succinylcholine chloride 60 mg, vecuronium 4 mg)은 모두 마취를 위해 통상 사용하는 약제로서 적정량을 사용하였고 마취과정에서의 특별한 문제점은 진료기록부상에서는 발견할 수 없음.

문2 마취약 투여 량과 약의 종류는 적합한지 여부.

답 1번 항과 동일함.

문3 마취약중 부작용이 심한 것은 없었는지 여부.

답 사용약제중 pentothal sodium은 과량투여시 자발적 호흡을 하는 환자에서는 호흡억제를 일으킬 수 있으나 마취하에서는 호흡이 조절되기때문 문제가 되지 않으며, 심장질환이 있거나 체내 세포외 수액량이 부족할 경우(출혈이나 탈수로) 순환억제작용을 가져올 수 있으나 이 환자의 경우에서 사용한 양으로는 건강한 사람에서는 순환억제가 일어나지 않음.

문4 마취후 깨어날때까지 조치와 깨어나게 하는 조치는 제대로 했는지 여부.

답 이 환자는 마취유도 후 바로 심정지가 초래되어 즉시 심폐소생술을 시행하였으나 결국 심장기능이 회복되지 않고 사망했기 때문 마취중 시행한 심폐소생술을 환자를 깨어나게 하기 위한 조치로 볼 수 있음.

문5 마취의사의 미흡했던 점은 어떤 것인지

답 마취전 검사도 제대로 시행되었고(혈액검사, 흉부방사선 검사, 심전도 검사, 간기능검사) 마취유도를 위해 사용한 약제 역시 1 항에서 언급한 것처럼 통상 사용하는 약제이며 적정용량이였던 것을 볼 때 진료기록부상에서는 마취과 의사의 과실을 발견할 수 없음. 그러나 마취전 모든 검사소견이 정상이였고 수술부위를 제외하고는 전신상태가 건강했던 환자가 마취유도 직후 갑자기 심정지를 일으켰고 또 심폐소생술에 전혀 반응하지 않고 사망한 점은 이해하기가 어려움. 특히 이 환자의 경우 부검소견에서도 특이사항이 발견되지 않은 것으로 보아 기존의 질환에 의해 심정지가 초래된 것은 아닐 것으로 생각함.

문6 과학수사연구소에서는 부검결과 통보시 2항 나란을 설명하며 사인과 관련 마취중 사망이 인정된다하며 사인중 1)~6)호까지 사인을 설명했는데 어느 호에 해당되는지 여부.

답 이 환자의 경우 부검소견에서도 특별한 기존의 질환이 발견되지 않은 점으로 보아 환자의 심정지 발생 원인은 첫째, 마취약제에 대한 과민증anaphylaxis으로 심정지가 일어났거나 둘째, 저산소혈증에 의해 심정지가 발생한 것으로 추정할 수 있을 뿐임. 마취중 저산소혈증 발생원인은 부검소견에서 언급한 6개 사항이 모두 해당될 수 있으나 이 환자의 경우에는 진료기록만으로는 정확한 원인을 알 수 없음. 참고로 6개 사항을 언급하면 다음과 같음.

1) 삽관시의 자극에 의한 후두 혹은 기관지의 경련에 따른 환기부전.
2) 식도 및 기관지내 삽관.
3) 기관내 분비물이나 이물질에 의한 삽관튜브의 폐쇄 혹은 튜브의 꼬임.
4) 마취회로의 분리 및 이탈
5) 산소공급에 문제가 있을 경우(산소가 연결되지 않거나 다른 가스의 주입).
6) 실수에 의한 발관 후 재삽관의 실패.

참고사항

이 건의 경우처럼 수술부위를 제외한 전신상태와 마취전 검사소견 모두가 정상이였던 환자가 마취유도중 심정지를 일으켰으나 마취기록지상에서나 부검소견에서 환자가 마취도중(기관삽관 직후) 심정지를 일으킨 원인을 찾을 수 없는 경우에는 마취중 심정지를 일으킬 수 있는 일반적인 원인들을 통하여 추정할 수 있을 뿐이며 이때는 불가항력적인 경우보다는 마취관리상의 과실로 의심받을 가능성이 높음. 따라서 마취기록지에 마취방법, 사용한 마취약제의 종류와 용량, 농도, 마취중 환자의 생체활력징후변화, 사용한 환자감시장치의 종류, 심정지 발생전후의 환자상태와 심정지 발생후 처치내용 등을 정확하게 기록하여 심정지가 발생하기 전후의 상황을 마취기록지만으로도 충분히 알 수 있도록 함으로 의사가 마취중 환자관리에 최선을 다하였다는 명백한 증거를 남기는 것이 매우 중요함. 즉, 마취중에 발생한 사고는 상세하고 정확한 마취기록만이 의사자신을 방어해 줄 수 있는 가장 중요한 증거임.

▶ 사례 5(이비인후과)

I. 사건 개요

환자(41세 남)는 2001. 5.22일 목뒤의 종양제거 수술을 받기 위해 ㅇㅇ병원 이비인후과에 입원하였고 검사결과 혈압이 높고 심장기능에 약간의 이상이 있었으나(허혈성 심장질환으로 추정), ㅇㅇ병원에서는 수술을 하기로 결정하고 5. 24. 오전 11시경 마취유도를 하던 중 경추부가 짧아 목의 신전이 불가능하고 성문이 보이지 않아 기관내 삽관에 실패하였음. 기도유지를 위해 laryngeal mask airway를 삽입하였으나 기도확보가 불완전하여 마취를 포기하고 환자를 회복시키는 과정 중 빈맥이 발생하고 혈압의 변동이 심하며 심전도상에 심근경색 소견을 보여 오후 3시 30분경에 ㅇㅇ대학병원 응급실로 후송되었으며, 검사결과 심장혈관이 막혔다고 하여 응급수술(관상동맥의 stenting)을 하고 4일 후 퇴원하였음. 환자는 수술후유증으로 생활에 불편을 겪고 있다며 ㅇㅇ병원의 의료과실 및 부당 의료행위에 대한 조치 요망함.

II. ○○구 보건소 의약 65300-1040 진정민원 심의의뢰건에 대한 회신

■ 심의의뢰 내용

1) ㅇㅇ병원에서 마취도중 심전도상 심근경색이 의심되어 ㅇㅇ대학병원으로 후송하여 급성 심근경색증의 진단하에 심혈관 시술direct stenting을 하였는 바, ㅇㅇ병원의 환자 마취유도 과정에서 발생한 일련의 상황과 심근경색증의 인과 관계 등.
2) ㅇㅇ병원에서 수술전에 시행한 검사 및 마취 등 진료과정에서 의료인의 의료과실 및 부당의료행위 여부 등.

보내온 진료기록부를 살펴본 결과 심의 의뢰내용에 대하여 다음과 같이 회신합니다.

가. 상기 환자는 ㅇㅇ병원에 입원 당시 고혈압과 관상동맥 질환 등 기존의 심혈관 질환을 가지고 있었으며 이러한 환자는 마취전 환자상태 분류상 고위험군 환자high risk patient에 속함. 관상동맥 질환을 가진 환자(허혈성 심장질환자)에서 마취와 수술 중에 급성 심근경색증이 발생할 가능성은 항상 존재함.

참고로 환자의 심혈관 상태는 ㅇㅇ대학병원에서의 심장검사 결과 심초음파상으로는 동심성 좌심실 비대concentric LVH와 하부 심실벽의 운동 불능akinesia 내지 운동기능 감소hypokinesia를 보였고 좌심실의 분출비ejection fraction는 56% 였으며, 관상동맥 조영술상으로는 우측 관상동맥right coronary artery과 좌측 휘돌이 관상동맥left circumflex artery에 70%의 폐색을 나타내었음.

나. 마취유도 과정에서는 환자의 신체구조상 경추부가 짧고 목의 신전이 힘들어 기관내 삽관이 어려웠던difficult airway 환자로 추정되며, 이때 마취과의사는 기관내 삽관이 불가능하자 환자의 기도확보를 위하여 기도 마스크laryngeal mask를 삽입하는 등 기도확보를 위해 최선을 다 한 것으로 사료됨.

다. 환자가 혼수상태에 빠졌다고 생각하는 것은 마취유도를 위하여 투여한 진정, 수면제와 근육이완제의 영향으로 환자가 의식을 소실하였기 때문이며 마취유도 과정에서 의식소실은 자연스런 현상임.

2) ○○병원에서 수술전 환자에게 시행한 검사는 혈액검사, 심전도검사, 소변검사, 출혈성소인검사, 흉부와 경추부 방사선검사, 전해질검사, 심초음파검사였음.

3) 이상의 상황으로 볼 때, 이 환자의 경우는 관상동맥 질환을 가진 고위험군의 환자인데다 기관내 삽관이 매우 어려운 신체구조를 가졌기 때문에 마취관리에 따르는 위험이 매우 큰 환자로 사료되며 더 이상의 마취와 수술과정을 진행하지 않고 환자를 마취로부터 회복시킨 것은 환자의 안전을 위하여 매우 적절한 조치였다고 생각함. 그리고 환자의 회복과정에서 빈맥이 나타나고 혈압이 불안정하고 심전도상 심근경색이 의심되는 소견이 발견되자 즉시 대학병원으로 환자를 후송한 것은 이 상황에서 의사들이 최선을 다한 것으로 생각되며 이러한 신속한 조치때문 환자는 생명을 구할 수 있었을 것으로 추정함.

참고로 관상동맥 질환을 가진 환자가 마취와 수술중에 심근경색을 일으켰을 경우 사망률이 50%가 넘는 것으로 보고되고 있음. 따라서 ○○병원 의사들의 의료과실이나 부당의료행위는 없었던 것으로 사료되며 오히려 위험도가 매우 높은 환자의 안전한 관리를 위해 최선을 다한 것으로 판단함.

▶ 사례 6(이비인후과)

I. 사건 개요

환자(남 37세)는 1995. 10. 2. ○○○시 ○○병원 이비인후과에서 만성중이염 및 진주성종양 수술을 받을 예정이였으나 마취를 위한 기도내 삽관의 시행 실패로 인해 수술이 연기됨. 환자는 며칠 후 다른 방법으로 기도내 삽관을 시행하겠다는 병원측의 권유를 거절하고 병원측이 수술을 대비하여 95. 7. 7 부터 방사선촬영 등 필요한 검사를 하였음에도 불구하고 마취실패(기관삽관 실패)로 인해 수술을 포기하고 퇴원하라는 병원측의 무성의한 진료태도로 정신적인 고통과 후유증을 가졌다고 주장하며 수술전 시행한 검사가 적합한 검사였는지 여부와 수술을 하지 못한데 대한 보상을 요구하며 보건소에 민원을 제출한 사건.

II. ○○○시 보건진정사안에 대한 질의(65507-1061)

1. 수술시행전 검사의 적합성 여부

진료기록상으로 볼 때 흉부방사선검사, 심전도 검사, 간기능 검사, 혈액학적 검사등은 환자의 수술전 전신상태를 평가하기 위해 반드시 시행하여야 하는 기본검사이고 청력검사 및 수술부위(귀)의 방사선 검사는 수술을 위해 필요한 검사임으로 이러한 검사의 시행은 적절했던 것으로 판단됨.

2. 마취시행에서의 실패원인

진료기록부상으로 볼 때 환자에 대한 마취실패의 원인은 환자의 입이 충분히 벌어지지 않음으로 후두경을 사용한 기관내 삽관이 불가능했던 것으로 판단됨. 이러한 경우 계속적으로 무리한 삽관을 시도할 경우 오히려 후두경련이나 기관지경련을 촉발하여 환자의 호흡곤란 내지 호흡정지를 일으켜 저산소혈증을 초래할 위험이 크기때문 환자를 일단 깨운 후 다른 방법(환자의 의식하 경비삽관이나 굴곡성 기관지경을 이용한 기관삽관)을 사용하여 기도유지를 할 수 있으나 이 환자의 경우처럼 이 방법을 거절할 경우에는 전신마취 시행이 불가능함.

3. 이상으로 볼 때 상기환자의 진료에 있어서 이비인후과와 마취과의사의 과실이나 태만은 전혀 없었던 것으로 판단됨.

참고사항

이 건은 수술과 마취의 준비과정과 시술과정에 대한 환자의 이해부족으로 발생한 민원사안으로 의사와 환자사이에 신뢰를 확보하는 것도 의료분쟁을 줄일 수 있는 한 방법일 수 있음을 보여주는 사건이며 이 건의 경우에도 환자에게 좀더 상세한 설명을 해주었더라면 분쟁을 예방할 수도 있지 않았을까 생각함.

2 전신마취약제와 관련한 사례들

악성 고열증 발생 사례들

▶ 사례 1 (비뇨기과)

I. 사건 개요

7세 남아가 우측 서혜부탈장과 좌측 잠복고환을 주소로 입원하여 전신마취하에 우측서혜부 탈장교정술과 좌측 고환고정술을 받던 중, 악성고열증을 의심하는 소견 및 증상(심한 빈맥, 40℃ 이상의 체온상승, 대사성 산증, 호흡성산증 등)이 나타나 이에 대한 치료와 심폐소생술을 시행하였으나 환자는 수술 후 사망한 사건.

II. 부산지방법원 동부지원 민사합의 2부 98가합1026 손해배상건의 감정촉탁에 대한 회신

■ 감정할 사항

문1 이 건과 같은 남자 7세 소아의 서혜부 탈장 수술에 대한 적절한 마취방법은 무엇인지.

답 7세 소아의 서혜부 탈장 수술시에는 일반적으로 전신마취방법이 가장 흔히 사용되는 마취방법임.

문2 남자 7세 소아환자의 경우 전신마취 수술 전 적절한 검사 및 관찰사항은 무엇인지

답 기본검사로는 흉부 방사선검사, 혈액검사, 소변검사를 실시하며 필요한 경우 혈액응고검사, 간기능검사, 심전도검사 등을 추가할 수 있음. 관찰 사항은 환자의 활력증후(호흡, 맥박, 혈압)와 신체상태를 관찰하며 환자의 병력, 가족력 등을 문진을 통해 물어보아야 함.

문3 이 건에서 전신마취 수술에 대비하여 시행된 수술 전 검사는 무엇이며, 그 결과는 어떠한지

답 진료기록부에 의하면 흉부 방사선검사, 혈액검사, 소변검사, 혈액응고 검사, 간기능검사, 간염검사, 심전도검사를 시행했으며 모두 정상범위내에 있었음.

문4 이 건에서 시행된 마취내용은 구체적으로 어떠한지

답 마취는 반폐쇄식 순환회로를 이용한 전신마취를 시행하였으며 그 구체적 내용은 2.5% pentothal sodium 용액을 200mg, succinylcholine cholide를 40mg 정주하여 마취유도를 하고 기관튜브를 삽관한 후 주 마취제는 N_2O-O_2-Ethrane를 사용하였으며 근육이완제는 mioblock 3.3mg을 투여하여 마취를 유지하였음.

문5 이 건과 같은 전신마취후 악성고열증의 발생률을 어떠한지

답 외국문헌에 의하면 할로겐화 휘발성 흡입마취제와 탈분극성 근육이완제를 사용하는 전신마취의 경우 악성 고열증 발생률은 1: 62,000 이며 악성고열증으로 의심되는 환자까지 포함할 경우에는 1:

4,200의 발생률이 보고되고 있음. 소아와 성인의 경우에는 발생빈도에 차이가 있어 흡입마취제와 탈분극성 근육이완제를 사용하는 경우 소아는 1/3,000-15,000, 성인은 1:50,000-100,000정도의 발생빈도를 보이는 것으로 보고되고 있음. 국내에서는 악성 고열증의 발생에 관한 증례보고는 20여 건 있으나 아직 발생빈도는 공식적으로 보고된 것이 없음.

문6 이 건 소아에서 이 건과 같은 전신 마취시 악성고열증 발생에 대한 주의가 필요한지, 그렇다면 그에 대비한 준비사항은 무엇이며 수술 중 관찰해야 할 사항은 무엇인지

답 이 환자의 경우 마취(수술) 전 검사와 문진에서 악성고열증을 의심하는 소견(환자의 가족력과 기왕력, 이전 수술시의 고열, 근육경직, Creatine Phospho-Kinase치의 상승 등)이 없었다면 악성고열증 발생을 예견하여 그에 대한 대비를 하기는 어려웠을 것으로 생각함. 그러나 만일 악성고열증의 발생 가능성을 의심하였다면 dantrolene 같은 악성고열증의 예방 및 치료제, sodium bicarbonate, lidocaine, cold saline, epinephrine 등을 준비하고 마취시 악성고열증의 유발요인이 되는 약제(할로겐화 휘발성 흡입마취제, 탈분극성 근육 이완제)의 사용을 피하며 지속적으로 환자의 활력증후와 체온변화를 관찰하고 capnometer와 pulse oximeter를 사용하여 환자의 호기말 이산화탄소분압과 맥박산소포화도를 측정하며 혈액가스분석을 자주하여 호흡 및 대사성산증의 발생여부를 관찰하여야 함.

문7 이 건과 같은 전신마취시 정상적인 맥박의 변화 및 기타 다른 활력증상의 정상범위는 어떠한지

답 7세 소아의 경우 정상적인 맥박은 70-110회/분, 호흡수는 12-15회/분, 동맥압은 100-130/60-85mmHg 범위에 속함.

문8 이 건 환자의 수술전 맥박이 분당 96회의 상태였다가 마취가 시작된 직후로 맥박이 분당 140 회로 상승되고 이후 계속적인 상승이 있었는 바, 이 때 정상상태라고 할 수 있는지, 그렇지 않다면 어떠한 상태를 의심할 수 있는지

답 갑작스런 맥박의 상승(96-140회/분)은 정상상태는 아니며 마취중 맥박의 갑작스런 상승요인으로는 마취심도의 불충분으로 인한 교감 신경계의 자극, 체내 수액량의 부족(출혈, 발한 등), 초기 저산소상태, 악성고열증 등 여러 원인이 있기 때문에 원인을 찾아 교정을 해주어야 함.

문9 이 경우 맥박상승의 원인을 확인하기 위해 어떠한 검사와 관찰이 필요한지

답 심전도를 사용하여 맥박수와 리듬을 관찰하고, 동맥압, 호기말 이산화탄소분압, 맥박산소포화도를 지속적으로 측정하고 혈액가스검사를 자주하여 환기 및 산, 염기평형상태를 측정하여야 함.

문10 이 건과 같은 남자 7세 소아환자의 경우 수술시 악성고열증 발생에 대한 주의가 필요한지, 그렇다면 악성고열증에 대비한 수술전 준비사항 및 관찰사항은 구체적으로 어떠한지(수술전 구비약품, 체온등 상태변화는 얼마간격으로 관찰해야 하는지)

답 6번 문항에서의 답과 동일 함.

문11 이 건과 같은 남자 7세 소아환자의 수술 중 악성고열증 발생율은 어떠한지

답 소아의 경우 전신마취하 악성고열증 발생빈도는 1:15,000 정도이며, 악성고열증으로 의심되는 환

자까지 포함할 경우는 1:3,000-4,200 정도로 보고되고 있음.

문12 이 건에서 수술 중 악성고열증 발생의 원인약물은 무엇이라고 할 수 있는지

답 악성고열증을 유발하는 약물은 할로겐화 휘발성 흡입마취제와 탈분극성 근육이완제임으로 이 건의 경우 succinylcholine chlolide 와 ethrane이 해당됨.

문13 이 건의 경우 마취 후 약 45분 후 체온이 39°C로 상승된 상태임이 확인되었는 바. 이 때 악성고열증을 의심할 수 있는지

답 수술 중 체온상승을 일으킬 수 있는 다른 원인들(수술실 온도상승, 과도한 drape , 전신감염, 탈수 상태 등)과의 감별이 필요함.

문14 이때 즉각적으로 이루어져야 하는 처치내용은 무엇인지.

답 환자의 체온상승을 막기 위해 얼음이나 찬 식염수용액으로 체표면, 위, 직장, 방광 등을 세척하고 100% 산소로 충분한 환기를 해주면서 환자의 다른 활력증후, 호기말 이산화탄소분압, 맥박산소포화도, 혈액가스검사 결과를 관찰하면서 악성고열증 발생여부를 판단하여야 함.

문15 이 건에서 마취를 중단한 시간은 언제인지

답 마취기록지에 의하면 마취시작후 1시간경 부터는 모든 마취제투여를 중단하고 100% 산소만을 투여한 것으로 기록되어 있음.

문16 이 건 악성고열증 발생당시 병원의 처치내용은 무엇인지, 언제 어떠한 처치가 이루어졌는지

답 1) 마취시작 후 1시간경 체온이 40°C 로 상승하면서 체온을 떨어뜨리기 위해 찬 식염 수로 전신 맛사지를 하고 튜브를 통해 위세척을 하고 직장 세척을 하였음.

2) 마취시작 후 45분에는 ethrane 투여를 중지하고 1시간에는 N_2O 투여를 중지하면서 100% 산소로 과환기를 해 주었음.

3) dantorlene, sodium bicarbonate(Bivon), lidocaine, calcose, RI-glucose soln 등 약제를 투여하였음.

4) 기타 심폐소생술에 필요한 조치를 취하였음(epinephrine, ephedrine 투여).

III. 부산지방법원 동부지원 민사합의 2부98가합 1026 손해배상건의 사실조회에 대한 회신

■ 조회할 사항

문1 남자 7세 소아 환자에서 서혜부 탈장 수술에 대한 적절한 마취 방법은 무엇인지

답 7세 소아의 서혜부 탈장 수술시에는 일반적으로 전신마취방법이 가장 흔히 사용되는 마취방법임.

문2 남자 7세 소아환자의 경우 전신마취 수술전 관찰사항은 무엇인지, 어떠한 검사가 시행되어져야 하는지

답 기본 검사로는 흉부 방사선검사, 혈액검사, 소변검사를 실시하나 필요에 따라 혈액응고 검사, 간기능검사, 심전도 검사 등을 추가할 수 있음. 관찰사항은 환자의 활력증후(호흡, 맥박, 혈압)와 신체상태를 관찰하며 환자의 병력, 가족력 등을 문진을 통해 물어보아야 함.

문3 악성고열증이란 무엇인지

답 악성고열증은 전신마취 유도 후 근육조직내에서 갑작스런 과대사상태hypermetabolic state에 의해 특징지어지는 매우 희귀한 유전성증후군(상염색체 우성 유전)으로 대부분 소아에서 발생하나 전 연령층에서 발생할 수도 있다. 증상과 소견은 빈맥, 부정맥, 혈압의 불안정, 과탄산증, 빠른 호흡, 골격근 강직, 청색증, 체온상승을 나타낸다. 검사소견상에는 혼합정맥혈 산소분압 감소, 혈장내 calcium, potassium, creatine kinase의 상승, myoglobinuria등이 나타나고, 동맥혈고열분석에서는 대사성산증과 호흡성산증이 혼합대사 나타난다.

문4 남자 7세 소아환자의 경우 수술시 악성고열증 발생에 대한 주의가 필요한지, 그렇다면 악성고열증에 대비한 수술전 준비사항 및 관찰사항은 구체적으로 어떠한지(수술전 구비약품, 체온등 상태변화는 얼마간격으로 관찰해야 하는지)

답 환자에서 마취(수술) 전 검사와 문진(환자의 가족력과 기왕력)에서 악성 고열증을 의심하는 소견(이전 수술시의 고열, 근육경직, Creatine Phospho-Kinase치의 상승 등)이 없었다면 악성고열증 발생을 예견하여 그에 대한 대비를 하기는 어려움. 그러나 만일 악성고열증 발생가능성을 의심하였다면 dantrolene 같은 악성고열증의 예방 및 치료제, sodium bicarbonate, lidocaine, cold saline, epinephrine 등을 준비하고 마취시 악성고열증의 유발요인이 되는 약제의 사용을 피하며 지속적으로 환자의 활력증후와 체온변화를 관찰하고 capnometer와 pulse oximeter를 사용하여 환자의 호기말 이산화탄소분압과 맥박산소포화도를 측정하며 혈액가스분석을 자주하여 호흡 및 대사성산증의 발생여부를 관찰하여야 함.

문5 남자 7세 소아환자의 수술 중 악성고열증의 발생률은 어떠한지

답 외국문헌에 의하면 할로겐화 휘발성 흡입마취제와 탈분극성 근육이완제를 사용하는 전신마취의 경우 소아에서 악성 고열증 발생률은 1:15,000 정도이며 악성고열증으로 의심되는 환자까지 포함할 경우에는 1:3,000-4,200정도의 발생률이 보고되고 있음. 국내에서는 악성고열증의 발생에 관한 증례보고는 20여 건 있으나 아직 발생빈도는 공식적으로 보고되어 있지 않음.

문6 수술 중 악성고열증 발생의 원인약물은 무엇인지

답 수술중 악성고열증을 유발하는 약물은 모든 할로겐화 휘발성 흡입마취제와 탈분극성 근육이완제(succinylcholine chloride, decamethonium)임.

문7 수술 중 악성고열증이 발생된 경우 나타날 수 있는 이상증상은 어떠한지, 어떠한 경우 악성고열증을 의심할 수 있는지

답 악성고열증 발생시 나타날 수 있는 이상증상과 소견은 빈맥, 부정맥, 혈압의 불안정, 과탄산증, 빠른 호흡, 골격근 강직, 청색증, 체온상승 등이며 검사소견상에는 혼합정맥혈 산소분압 감소, 혈장내 calcium , potassium, creatine kinase의 상승, myoglobinuria등이 나타나고 동맥혈가스분석에서는 대사성산증과 호흡성 산증이 혼합하여 나타날 때 악성고열증을 의심할 수 있다.

문8 수술 중 악성고열증이 발생된 경우 발견 즉시 취해야 하는 처치는 무엇인지

답 먼저 모든 마취제의 투여를 중단하고 100% 산소로 충분한 환기를 해주면서 환자의 체온이 급격히 상승할 경우 환자의 체온상승을 막기 위해 얼음이나 찬 식염수용액으로 체표면, 위, 직장, 방광 등을 세척하고 악성고열증 치료제인 dantrolene을 투여하면서 환자의 다른 활력증후, 호기말 이산화탄소분압, 맥박산소포화도, 혈액가스검사 결과를 관찰하여 증상과 소견에 따라 sodium bicarbonate, lidocaine, regular insulin with glucose 등을 투여함.

문9 수술 중 체온이 39°C로 상승된 경우 악성고열증을 의심할 수 있는지 이때 즉각적인 마취중단과 함께 dantrolene과 같은 약물이 투여되어야 하는지

답 먼저 수술중 체온상승을 일으키는 다른 원인들(수술실 온도상승, 과도한 drape, 전신감염, 탈수상태등) 과의 감별을 하여야 하며 다른 소견들과 종합하여 악성고열증이 의심될 때는 즉각적으로 마취를 중단하고 dantrolene같은 약물을 투여하여야 함(문8항의 답 참조바람).

문10 수술중 악성고열증이 발생된 경우 조기발견하여 적절한 처치를 시행할 경우 치료될 수 있는지

답 과거에는 수술중 악성고열증이 발생할 경우 사망률이 70% 이상이었으나 현재는 악성고열증 치료제인 dantrolene의 개발로 사망률이 많이 떨어져 10-15%에 이르는 것으로 되어 있음(외국문헌의 보고). 국내에서는 악성고열증의 감수성을 가진 환자를 수술 전에 발견하는 방법의 하나인 생검조직의 halothane-caffein contracture검사를 시행하는 병원도 없고 dantrolene을 상비하고 있는 병원도 드물어(악성고열증 환자가 발생할 경우 약을 비치하고 있는 일부 병원에 연락을 하여 구입하고 있음) 사망률이 외국의 경우보다 높을 것으로 추정됨.

문11 전신마취하 수술시 응급사태에 대비하여 계속적으로 monitoring되어야 하는 관찰사항은 무엇인지

답 심전도, 동맥압, 맥박산소포화도, 체온이 계속 측정되어야 하며 필요한 경우 호기말 이산화탄소분압측정과 동맥혈가스검사를 시행함.

문12 남자7세 소아환자의 경우 SCC, pentothal, ethrane, N_2O 마취상태에서 정상체온 및 정상적인 맥박상태의 범위는 어떠한지

답 7세 소아의 경우 위와 같은 마취상태에서 정상체온은 36.5°C에서 37°C 사이이며 정상적인 맥박은 70-110회/분 임.

문13 남자 7세 소아환자의 경우 수술전 맥박이 분당 96회의 상태였다가 SCC, pentothal, ethrane, N_2O 마취가 시작된 직후, 맥박이 분당 140회로 상승된 경우, 이때 어떠한 상태를 의심할 수 있는지

답 갑작스런 맥박의 상승은 정상상태는 아니며 마취중 맥박의 갑작스런 상승요인으로는 마취심도의 불충분으로 인한 교감신경계의 자극, 체내 수액량의 부족(출혈, 발한 등), 초기 저산소상태, 악성고열증 등 여러 원인이 있기 때문에 원인을 찾아 교정해 주어야 함.

문14 이 경우 어떠한 검사와 관찰이 필요한지

답 심전도를 사용하여 맥박수와 리듬을 관찰하고, 동맥압, 호기말 이산화탄소분압, 맥박산소포화도를 지속적으로 측정하고 동맥혈가스검사를 자주 시행하여 환기 및 산, 염기평형상태를 측정하여야 함.

문15 악성고열증의 경우 발견시기 및 처치시기에 따라 그 예후가 달라질 수 있는지

답 악성고열증의 발견이 빠르고 dantrolene 등의 약물투여를 포함한 처치가 즉각 이루어 진다면 발견이 늦고 제대로 처치되지 못한 경우에 비해 예후가 좋을 것으로 생각함. 그러나 신속한 발견과 적절한 처치에도 악성 고열증은 아직 사망률이 10% 이상인 매우 위험한 합병증임.

IV. 부산지방법원 동부지원 제2민사부 판결(98가합1026 손해배상)

■ 주문

1. 피고는 원고 장ㅇㅇ, 김ㅇㅇ에게 각 6,000,000원, 원고 장ㅇㅇ에게 1,000,000원 및 각 이에 대한 1997. 1. 25.부터 2001. 2. 8.까지는 연 5%, 그 다음날부터 완제일까지는 연 25%의 비율에 의한 돈을 지급하라.
2. 원고들의 나머지 청구를 모두 기각한다.
3. 소송비용 중 1/5은 피고가, 4/5는 원고들이 각 부담한다.
4. 제1항은 가집행할 수 있다.

■ 청구취지

피고는 원고 장ㅇㅇ, 김ㅇㅇ에게 각 64,670,063원, 원고 장ㅇㅇ에게 2,000,000 원 및 각 이에 대한 1997.1. 25.부터 이 판결 선고일까지는 연 5%, 그 다음날부터 완제일까지는 연 25%의 각 비율에 의한 돈을 지급하라.

■ 이유

1. 인정사실

가. 원고 장ㅇㅇ, 김ㅇㅇ의 아들이자 원고 장ㅇㅇ의 형인 소외 망 장ㅇㅇ(1990. 1. 26.생, 이하 망인이라 한다)은 우측 서혜부 탈장 및 좌측고환에 이상이 있어 피고 법인이 설립 운영하고 있는 부산ㅇㅇ구 ㅇㅇ동 소재 ㅇㅇ병원(이하 피고 병원이라 한다) 비뇨기과에서 1997. 1. 11. 과 같은 달 16. 2회에 걸쳐 진료를 받은 후 담당의사인 소외 허ㅇㅇ의 소견에 의하여 우측탈장 및 좌측 정류고환 고정술을 받기 위하여 같은 달 29. 피고 병원에 입원하였다.

나. 망인은 피고 병원에 입원하여 혈압, 맥박, 호흡, 체온, 심전도검사, 흉부촬영 등의 검사를 받았는데 특이한 점은 발견되지 아니하였고, 허ㅇㅇ는 망인의 모인 원고 김ㅇㅇ에게 수술, 검사 및 이에 수반하는 마취의 필요성과 그 내용, 의학상 일반적으로 예상되는 합병증과 후유증(출혈, 염증, 재발가능성 등)에 대하여 설명을 해주었으며, 1997. 1. 24. 16:00경 마취담당과장 소외 진ㅇㅇ, 수술담당 비뇨기과 집도의 소외 박ㅇㅇ, 주치의 허ㅇㅇ에 의하여 수술이 시작되었다.

다. 우선 진ㅇㅇ는 반폐쇄식 순환회로를 이용한 전신마취를 시행하였으며 그 구체적 내용은 2.5% pentothal sodium 용액을 200mg, succinylcholine chloride를 40mg 정주하여 마취유도를 하고 기관튜브를 삽관한 후 주마취제는 N_2O-O_2-Ethrane를 사용하였으며 근육이완제는 mioblock 3.3mg을 투

여하여 마취를 유지하였다.

라. 위 수술이 시작된 후 45분이 경과하여 거의 마쳐질 무렵인 16:45경 망인의 맥박이 증가하고, 심전도 이상이 나타나며, 산소포화도가 감소하고 39°C의 고열증상을 보이자 수술의료진은 악성고열증으로 판단하여 마취제 투여를 중지하고 100% 산소로 과환기를 해주면서 전신 얼음맛사지와 망인의 식도내 관을 투입하여 찬물로 위, 직장 세척을 반복하는 한편 ㅇㅇ병원으로부터 급히 구해온 악성고열증의 치료제인 단트로렌dantrolene과 함께 sodium bicarbonate(Bivon), lidocaine 등의 약제를 투여하고, 동시에 이학적 검사소견을 위해서 혈액을 채취하여 검사실로 보내는 조치를 취하였다.

마. 그러나 망인은 결국 수술 다음날인 1. 25. 05:00경 악성고열증으로 인한 심폐기능정지로 사망하였다.

바. (1) 한편 위와 같은 수술 시에는 일반적으로 전신마취방법이 가장 흔히 사용되는 마취방법이고, 악성고열증은 일종의 마취 합병증으로 마취제 투여 후 유발되는 과신진대사에 의한 급격한 체온상승과 함께 빈맥(맥박이 빨라지는 현상), 부정맥(심장박동이 불규칙적인 것), 혈압의 불안정, 과탄산증, 빠른 호흡, 골격근 강직, 청색증 등의 증상을 보이는 비전형적非典形的 유전성 증후군이며, 단트로렌이 그 유일한 치료제로 알려져 있다.

(2) 악성고열증의 발생빈도와 사망률에 관하여, 외국문헌에 의하면 어른의 경우 4만명당 1명, 어린이의 겨우 15,000명당 1명 꼴로 발생하고, 과거에는 수술중 악성고열증이 발생할 경우 사망률이 70% 이상이었으나 현재는 치료제인 단트로렌의 개발로 사망률이 많이 떨어져 10-15%에 이르는 것으로 보고되어 있으나, 국내에서는 아직 발생 빈도가 공식적으로 보고되어 있지 않은 매우 희귀한 증세로서 악성고열증의 감수성을 가진 환자를 수술 전에 발견하는 방법의 하나인 생검조직의 halothane-caffein contracture 검사를 시행하는 병원도 없고 또 단트로렌을 상비하고 있는 병원도 드물어(고가인데다 수요도 없어 국내에서는 이를 제조하거나 수입하여 판매하는 회사가 없는 것으로 보인다) 사망률이 외국에 비하여 높을 것으로 추정되고 있다(을 제4호증의 1,2의 각 기재에 의하면 우리 나라에서 1971년부터 1995년까지 사이에 수술중 발생한 악성고열증 환자는 모두 16명으로 그중 12명이 사망하여 그 사망률이 75%에 이른다고 한다).

(3) 수술 중 악성고열증이 발생한 경우 그 처치에 관하여는, 즉시 모든 마취제 투여를 중단하고 100%산소로 환기를 해주면서 환자의 체온상승을 막기 위하여 얼음이나 찬 식염수 용액으로 체표면, 위, 직장, 방광 등을 세척하고 악성고열증 치료제인 단트로렌을 투여하면서 환자의 다른 활력증후, 호기말 이산화탄소 분압, 맥박산소포화도, 혈액가스검사결과를 관찰하여 증상과 소견에 따라 sodium bicarbonate, lidocaine, regular insulin with glucose 등을 투여하여야 하는 것으로 되어 있다.

(4) 악성고열증의 예후에 관하여, 빨리 발견하고 또 단트로렌 등의 약물투여를 포함한 처치가 즉각 이루어진다면 그렇지 아니한 경우에 비하여 예후가 좋을 것으로 보이나 신속한 발견과 적절한 처치에도 악성고열증은 아직도 사망률이 10% 이상에 이르는 매우 위험한 합병증으로 알려져 있다.

2. 판단

가. 원고들은, 피고 병원은 망인이 악성고열증의 고위험군에 속해 있는데도 악성고열증에 대한 사전 문진 및 검사를 하지 않아 이를 예방하지 못하였고 그 발생가능성을 설명하지 아니하였을 뿐만 아니라 이를 조기에 발견하지 못하고 적절한 치료도 하지 않은 과실로 망인이 사망에 이르게 되었다고 주장한다.

나. 살피건대, 일반적으로 의사가 진찰 · 치료 등의 의료행위를 함에 있어서는 사람의 생명 · 신체 · 건강을 관리하는 업무의 성질에 비추어 환자의 구체적인 증상이나 상황에 따라 위험을 방지하기 위하여 요구되는 최선의 처치를 행하여야 할 주의의무가 있다고 할 것이나, 의사의 위와 같은 주의의무는 의료행위를 할 당시 의료기관 등 임상의학분야에서 실천되고 있는 의료행위의 수준 즉 통상의 의사에게 의료행위 당시 일반적으로 알려져 있고 또 시인되고 있는 이른바 의학상식을 기준으로 진료환경이나 조건, 의료행위의 특수성 등을 고려하여 규범적으로 파악되어야 할 것이므로, 그와 같은 업무와 직무에 종사하는 사람이라면 보통 누구나 할 수 있는 주의의 정도를 표준으로 하여 결과발생을 회피할 수 있었음에도 그 결과발생을 회피하지 못한 것으로 인정될 경우에 그 결과에 대한 책임을 물을 수 있다고 볼 것이다.

그런데 위 인정사실에 의하면, 피고 병원으로서는 현재의 의료수준에 비추어 볼 때 설명의무나 수술 전에 현실적으로 가능한 검사는 모두 이행하였다고 보아야 할 것이고 사후 처치 또한 적절하였다고 할 것이며, 가사 그 치료에 다소 미흡한 점이 있었다 하더라도 악성고열증의 발생빈도나 사망률 등에 미루어 보면 이로 인하여 사망의 결과가 초래된 것으로 인정하기는 어려우므로, 결국 피고 병원의 치료행위와 망인의 사망과의 사이에 인과관계가 있다고 볼 수 없고 따라서 이와 다른 전제에 선 원고들의 주장은 받아들이지 아니한다.

다. 그러나 한편, 의사와 환자의 의료계약의 내용에는 단순히 당시의 의료수준에 의거한 의료를 행한다는 것만이 아니라 애초에 의료수준 여하에 관계없이 치밀하고 진지한 동시에 성실한 의료를 한다는 약속이 내포되어있다고 해야 할 것이고 또한 의사는 본래 그와 같은 주의의무를 부담하는 것이라고 이해함이 상당한데, 마취과의사는 적어도 수술 시작부터 종료 시까지는 수술실에 상주하여 감각 또는 기계장치를 이용하여 환자의 움직임, 피부색깔, 호흡, 맥박, 심박수, 체온 등을 감시하고 이를 정확하게 기록할 의무가 있음에도 피고 병원의 마취과장인 진○○는 수술이 진행되는 동안 자리를 비워 그 관찰 감시의무를 소홀히 하고 기록도 정확하게 남기지 아니한 사실 및 망인의 체온을 낮추기 위한 의료진의 냉각조치가 과하여 한때 망인의 체온이 36°C이하로 내려가는 저체온증을 유발시키기도 한 사실이 인정되는바, 위와 같은 행위는 의사로서 전(全)기술을 다한 성실한 의료라고 보기 어렵고 따라서 망인을 비롯한 원고들은 이로 인하여 정신적 고통을 입었다고 볼 것이므로, 피고는 이에 대하여 위자료 지급의무가 있고, 나아가 망인의 나이, 가족관계, 이 사건의 경위와 결과 기타 이 사건 변론에 나타난 제반 사정을 종합하여 보면, 그 위자료 액수는 망인에 대하여 600만원, 원고 장○○, 김○○에 대하여 각 300만원, 원고 장○○에 대하여 100만원으로 정함이 상당하다.

3. 결론

그렇다면, 피고는 원고 장○○, 김○○에게 각 600만원(=600만원 1/2+300만원), 원고 장○○에게 100만원 및 위 각 돈에 대한 불법행위일인 1997. 1. 25.부터 이 판결 선고일까지는 민법에서 정한 연 5%, 그 다음 날부터 완제일까지는 소송촉진 등에관한 특례법에서 정한 연 25%의 각 비율에 의한 지연손해금을 지급할 의무가 있다.

따라서 원고들의 이 사건 청구는 위 인정범위 내에서 이유 있으므로, 이에 주문과 같이 판결한다.

참고사항

이 사례는 전신마취하에 탈장교정술을 받던 소아환자가 수술중 발생한 악성고열증으로 인해 사망한 건으로 악성고열증 발생으로 인한 의료사고시에 의사의 주의의무가 어디까지인지에 대한 재판부의 견해를 알 수 있는 사례임.
판결문 중 판단항목에서의 내용('---위 인정사실에 의하면, 피고 병원으로서는 현재의 의료수준에 비추어 볼 때 설명의무나 수술 전에 현실적으로 가능한 검사는 모두 이행하였다고 보아야 할 것이고 사후 처치 또한 적절하였다고 할 것이며, 가사 그 치료에 다소 미흡한 점이 있었다 하더라도 악성고열증의 발생빈도나 사망률 등에 미루어 보면 이로 인하여 사망의 결과가 초래된 것으로 인정하기는 어려우므로, 결국 피고 병원의 치료행위와 망인의 사망과의 사이에 인과관계가 있다고 볼 수 없고 따라서 이와 다른 전제에 선 원고들의 주장은 받아들이지 아니한다. 그러나 한편, 의사와 환자의 의료계약의 내용에는 단순히 당시의 의료수준에 의거한 의료를 행한다는 것만이 아니라 애초에 의료수준 여하에 관계없이 치밀하고 진지한 동시에 성실한 의료를 한다는 약속이 내포되어 있다고 해야 할 것이고 또한 의사는 본래 그와 같은 주의의무를 부담하는 것이라고 이해함이 상당한데, ---의 각 기재와 변론의 전취지에 의하면, 마취과의사는 적어도 수술 시작부터 종료 시까지는 수술실에 상주하여 감각 또는 기계장치를 이용하여 환자의 움직임, 피부색깔, 호흡, 맥박, 심박수, 체온 등을 감시하고 이를 정확하게 기록할 의무가 있음에도 피고 병원의 마취과장인 진○○는 수술이 진행되는 동안 자리를 비워 그 관찰 감시의무를 소홀히 하고 기록도 정확하게 남기지 않은 사실 및 망인의 체온을 낮추기 위한 의료진의 냉각조치가 과하여 한때 망인의 체온이 36°C 이하로 내려가는 저체온증을 유발시키기도 한 사실이 인정되는바, 위와 같은 행위는 의사로서 전기술을 다한 성실한 의료라고 보기 어렵고 따라서 망인을 비롯한 원고들은 이로 인하여 정신적 고통을 입었다고 볼 것이므로 피고는 이에 대하여 위자료 지급의무가 있고')을 살펴 보면 재판부의 견해를 알 수 있음.

▶ 사례 2(정형외과)

I. 사건 개요

환자는 2005. 6. 12. 16:30경 크레인으로 스텐파이프의 재관 작업 중 크레인에 양손가락이 끼어 오른손가락 3개가 절단되고 왼손가락이 골절되어 광양ㅇㅇ병원에서 응급치료 후 같은 날 21:40경 광주ㅇㅇ병원으로 후송되어 되었음. 당시 가족들이 도착하지 못한 상태에서 병원의 간호사는 동행한 회사 사장인 김ㅇㅇ에게 '빨리 수술동의서에 서명을 하라' 고 하여 김ㅇㅇ은 담당의사로부터 아무런 설명도 듣지 못한 채 동의서에 서명을 하였음.

당시 이 사건 수술에 있어서 환자의 마취를 담당한 마취의사는 같은 날 21:45경 마취를 하여 수술하던 도중 같은 날 23:30경 환자의 체온이 38°C로 체크되었고, 24:00경에는 39.8°C로 체크되어 다음 날 00:20경 환자를 ㅇㅇ대병원 응급실에 후송하여 00:35경 도착 후 심폐소생술과 dantrolene sodium등을 투여하였으나 약물투여 등의 응급조치가 뒤늦게 이루어져 이미 혈액검사 결과 칼륨이 10.8(정상치 5.3)로 체크되어 사실상 심정지 상태가 되었고 결국 환자는 의식을 회복하지 못하고 사망하였음.

II. 서울북부지방법원 2006가단33439 손해배상(의)건의 감정신청에 대한 회신

■ 감정사항

문1 최초 환자가 피고병원에 내원할 당시 환자의 상태로 볼 때 생명이나 신체에 중대한 위해를 입을 수도 있는 긴급한 상황이었는지

답 병원 도착당시 환자의 상태는 우측 2, 3, 4 손가락이 절단되고 다섯 번째 손가락이 골절된 상태였으나 생명이 위험할 수 있는 긴급한 상황은 아니었을 것으로 판단함.

문2 당시 환자의 상태로 볼 때 손가락을 봉합하는 시술을 함에 있어 반드시 전신마취를 해야하는 상황이었는지

답 수지(손가락)수술시의 마취방법은 마취과의사의 판단에 따라 전신마취나 부위마취 중 어느 쪽을 선택하여도 무방함으로 마취방법으로 전신마취를 시행한 것은 문제가 없는 것으로 생각함. 다만 결과적으로 볼 때 부위마취를 시행하였으면 악성고열증의 유발요인이 되는 할로겐화 흡입마취제나 succinylcholine 같은 탈분극성 근이완제를 사용하지 않았을 것이므로 악성고열증이 발생하지 않았을 가능성도 있으나 중소병원에서 응급수술을 필요로 하는 환자에게 발생빈도가 극히 낮은 악성고열증 발생 가능성까지 염두에 두고 그에 대한 대처를 하는 것은 현실적으로 어려운 일이라 생각함.

일반적으로 전신마취를 시행함에 있어 취해야 할 사전검사는 어떤 항목이 있는지

답 전신마취전 시행하여야 할 기본검사는 심전도검사, 흉부방사선검사, 일반혈액검사, 간기능검사,

혈청검사, 뇨검사 등이 있음.

문3 피고가 마취에 앞서 시행한 사전검사는 어떤 것이었으며 필요한 검사를 다 실시한 것으로 볼 수 있는지

답 수술 전 의사의 지시사항에는 위의 검사 모두를 시행하라는 내용이 진료기록부에 기록되어 있으나 검사시행 결과지는 심전도검사, 일반혈액검사, 흉부방사선검사 기록만 찾을 수 있었음.

문4 일반적으로 악성고열증의 발현에 따른 증상은 어떤 것들이 나타나는지

답 악성고열증의 발현에 따른 증상들은 다음과 같다.

1. 과대사증hypermetabolism으로 탄산가스 생성의 증가(과탄산혈증 초래), 산소소모의 증가(저산소혈증 초래), 대사성 산증, 청색증이 발생함.
2. 교감신경 활동도의 증가로 빈맥tachycardia, 초기의 혈압상승, 부정맥arrhythmia이 발생함.
3. 근육의 손상으로 전신 경직, 혈청 creatine kinase의 상승, 과칼륨혈증, 과나트리움혈증, 미오글로빈혈증myoglobinemia, 미오글로빈뇨증myoglobinuria이 발생함.
4. 고열hyperthermia로 열과 발한이 발생함.

문5 소외 망 정○○의 경우에 나타난 증상들이 악성고열로 판단할 수 있는 것들인지/그렇다면 어느 시점에 판단할 수 있었는지

답 위 환자의 경우에서 나타난 갑작스런 체온상승(정상체온에서 38°C, 39.8°C로 급격히 상승)은 악성고열증의 발생을 의심할 수 있는 증상이며 판단시기는 체온상승을 처음 감지하였던 오후 11: 30 경이었을 것으로 생각됨.

문6 환자의 체온이 급상승할 경우라도 혈압이 안정적으로 진행되는 경우도 있는지

답 악성고열증은 초기에는 혈압을 상승시키기도 하나 혈압에는 직접 큰 영향을 미치지 않으므로 일정기간 혈압은 유지될 수 있음. 그러나 악성고열증이 진행되어 심한 대사성산증, 저산소혈증, 과칼륨혈증이 나타나면 심근억제 작용을 일으켜 급격한 혈압하강과 함께 심정지가 발생할 수 있음.

문7 피고가 악성고열증으로 판단하고 취한 조치들은 어떠한 것들이 있는지

답 마취기록지상으로 볼 때 즉시 흡입마취제인 Enflurane과 N_2O의 투여를 중단하고 100% 산소를 투여하였으며 얼음 팩으로 맛사지를 하여 환자의 체온을 떨어뜨리기 위해 노력하였고 위 병원에서의 계속적인 환자치료에 어려움을 느끼고 급히 ○○대병원으로 환자를 이송한 것으로 보임.

문8 그 시기가 적절했는지(너무 늦은 것은 아닌지)

답 마취약제의 투여중단, 100% 산소의 투여, 환자의 체온을 하강시키기 위한 노력, 대학병원으로의 이송결정 시기는 적절하였다고 생각함.

문9 피고가 원칙적으로 취해야 할 조치 중에 취하지 않은 조치가 있다면 어떠한 것들이 있는지

답 악성고열증은 그 발생빈도는 매우 낮으나(특히 소아에 비해 성인에서의 발생빈도는 더 낮음) 일단 발생하면 증상이 급속히 진행되어 즉각적인 처치가 이루어지지 않으면 사망률이 매우 높은 무서운 마취합병증 중의 하나임. 근래에는 치료제인 단트롤렌이 개발됨에 따라 과거에 비해 사망률이 많이 낮아졌다고는 하나 악성고열증 발생시 즉시 단트롤렌을 사용할 수 있는 경우는 소수의 대학

병원 뿐임으로 중소병원에서는 악성고열증이 발생한 경우 환자를 소생시키기 힘든 것이 사실임.

악성고열증 발생시 원칙적으로 취해야 할 조치는 발현된 각종 증상을 치료 또는 완화시키기 위한 여러 약제들(sodium bicarbonate, dantrolene, inotropes, anti- arrhythmic agents, dextrose with regular insulin 등)의 사용과 여러 시술(100% 산소로 환기, 체온을 하강시키기 위한 여러 방법들)들을 시행하여야 함. 따라서 완벽한 환자감시장치를 갖추고 각종 검사들을 신속히 시행할 수 있는 능력이 있으며 충분한 의료인력(마취과 전문의사들)이 상주하는 대형병원이 아니면 즉각적으로 적절한 처치를 시행하는 것은 어려울 것으로 생각함. 위 병원의 경우는 중소병원의 여건상 이러한 치료들이 충분히 이루어지지 않은 것 같으나 당시의 상황에서는 마취과의사가 환자의 소생을 위해 나름대로는 최선을 다한 것(문7. 항의 답을 참조하시기 바랍니다)으로 판단함.

문10 특히 신속하게 투여해야 하는 약물에는 어떤 것들이 있으며 피고가 이를 적시에 투여하였는지

답 환자의 증상과 검사소견에 따라 sodium bicarbonate(대사성산증의 교정), dantrolene(악성고열증의 치료제), antiarrhythmic agents(항부정맥제), inotropes(심근수축제), dextrose+ regular insulin(과칼륨혈증의 치료제)을 투여하고 cooling measures(체온을 떨어뜨리기 위한 방법들)의 시행이 필요함. 마취기록지 상에서는 얼음팩으로 체온을 떨어뜨린 방법을 사용한 것 외에 다른 치료약물의 투여에 대한 기록은 찾지 못하였음.

문11 sodium bicarbonate(비본), 단트롤렌은 어떤 효과를 지닌 약물인지/악성고열증에 투여할 필수 약물인지

답 sodium bicarbonate는 투여시 bicarbonate와 H+ion 을 결합시켜 체내 H+ion의 농도를 떨어뜨림으로 대사성산증의 치료제로 사용함.

단트롤렌dantrolene은 근육세포질세망sarcoplasmic reticulum으로부터 나오는 calcium ion을 억제시키고 칼슘통로 수용체calcium channel receptor와 결합함으로 직접적으로 근육수축을 억제하는 악성고열증의 치료제임.

따라서 이 두 약제는 악성고열증 발생시 매우 중요한 필수 치료제임.

문12 피고가 위 약물을 적시에 투여하였는지(문10항의 답변과 동일하다면 답변을 생략해도 됨)

답 문10항의 답변을 참조하시기 바랍니다.

문13 단트롤렌을 마취시술을 하는 모든 병원에 비치하지 않는다는 것이 사실인지

답 단트롤렌은 악성고열증의 치료에 절대 필요한 약제이나 국내에서 생산이 되질 않고 약가가 매우 비싸며 유통기한에도 제한이 있는데 비해 국내에서의 악성고열증 발생빈도는 매우 낮으므로 병원마다 상비약으로 보관하기에는 어려움이 많음. 국내에서는 소수의 특정 대학병원에서만 보관하고 있으며 필요시 해당 병원에 도움을 요청하고 있는 것이 현실임.

문14 단트롤렌을 마취시술을 하는 모든 병원에 보관하지 않는 이유는 무엇인지

답 위 하. 문항의 답을 참조하시기 바랍니다.

문15 그로 인해 투약시기를 놓치는 경우 악성고열이 발현된 환자의 사망가능성이 높아지지는 않는지

답 투약시기가 늦어질 경우 환자의 사망가능성이 높아질 수 있음. 실제 약을 상시 보관하고 있는 대학병원은 서울 등 대도시에 위치하고 있기때문 지방에 위치한 중소병원에서 악성고열증 환자가 발생할 경우 약제의 공급이 늦어져 적기(환자가 악성고열증의 증상으로 주요 장기에 치명적 손상을 받기 전을 의미함)에 투여하지 못하면 환자의 사망가능성이 높아질 수 있음.

문16 이 사건의 경우 환자의 고열이 체크된 후 전남대병원에 후송되어 단트롤렌을 투여하기까지 시간으로 볼 때 피고병원에서 바로 단트롤렌을 투여하였다면 위 정○○의 생존가능성이 더 높아진다고 볼 수 있는지

답 수술이 시행된 병원에서 환자에게 악성고열증이 발생하였다고 판단한 직후 증상에 대한 적절한 처치를 하면서 단트롤렌을 사용하였다면 생존가능성이 있었을 수도 있다고 생각함. 그러나 악성고열증 발생시 치료를 위하여는 단트롤렌 사용뿐 아니라 주요 장기가 손상을 받기 전 환자의 증상을 완화시키기 위한 여러 약제들과 시술들이 필요함으로 여러 명의 전문의사들이 상주하는 대형병원이 아니면 즉각적으로 적절한 처치를 시행하는 것도 어려울 것으로 생각함. 실제로 국내에서 발생한 악성고열증 사례들 중 중소병원에서 악성고열증이 발생한 경우에는 생존율이 매우 낮은 것으로 보고되고 있음.

참고사항

이 사례는 법원에서 조정으로 종결되었음

▶ 사례 3(구강외과)

I. 사건 개요

골격성 악골기형을 교정하기 위하여 전신마취하에 구강외과에서 악골교정수술을 받던 환자(35세 남)가 마취중 악성고열증이 발생. 환자는 적극적인 치료를 받았으나 결국 사망한 사건.

II. 대구지방법원으로 부터의 조회 사항

문1 악성고열증의 발생 빈도는 어느 정도인지

답 외국의 최근 통계(1986)에 의하면 전격성 악성고열증(fulminant malignant hyperthermia)은 전체 마취건수 250,000 건당 1, 흡입마취제와 succinylcholine 을 사용하는 전신마취시에는 62,000 건당 1의 비율로 발생하고 악성고열증으로 의심되는 경우(suspected malignant hyperthermia)는 전체 마취건수 16,000 건당 1, 흡입마취제와 succinylcholine 을 사용하는 전신마취시에는 4,200 건당 1 의 비율로 발생하는 것으로 보고되고 있으나 국내에서는 아직 발생빈도에 대한 정확한 보고는 없으며 20 여건의 증례보고만 있음.

문2 94. 2 현재 악성고열환자를 감별하는 할로탄halothane과 카페인caffein 수축검사를 할 수 있는 기관이 국내에 있는지 여부

답 현재 국내에는 수술전 악성고열증 환자를 감별하기 위해 생검조직의 halothane-caffeine contracture 검사를 하는 병원이 없음.

문3 만약에 있다면 이용하는 병원이나 의사가 있는지 여부

답 2번 문항의 답을 참고하시기 바랍니다.

III. 대구지방법원의 판결(제 13 민사부 94 가합 14302 손해배상건)

■ 주문

1. 피고는 원고 조○○에게 금 19,000,000원, 원고 나○○에게 금 10,000,000원, 원고 정○○에게 금 2,000,000원, 원고 나○○, 나○○에게 각 금 1,000,000원 및 위 각 금원에 대한 1994.2.27.부터 1995.9.21.까지는 연 5푼의, 그 다음날부터 다 갚을 때까지는 연 2할 5푼의 각 비율에 의한 금원을 지급하라.
2. 원고의 나머지 청구를 기각한다.
3. 소송비용은 이를 5분하여 그 1은 피고의, 나머지는 원고들의 각 부담으로 한다.
4. 제1항은 가집행할 수 있다.

■ 청구취지

피고는 원고 조ㅇㅇ에게 금 98,386,379원, 원고 나ㅇㅇ에게 금 61,924,252원, 원고 정ㅇㅇ에게 금 3,000,000원, 원고 나ㅇㅇ, 나ㅇㅇ에게 각 금 2,000,000원 및 위 각 금원에 대한 1994.2.27.부터 1995.9.7.까지는 연 5푼의, 그 다음날부터 다 갚을 때까지는 연 2할 5푼의 각 비율에 의한 금원을 지급하라는 판결.

■ 이유

1. 기초사실

가. 소외 망 나ㅇㅇ은 턱이 정상인에 비하여 앞으로 튀어 나온 골격성 악골기형을 교정하기 위하여 피고 산하의 ㅇㅇ병원에서 6개월 가량 치아교정을 받아 오던 중 위 병원 치과의사인 소외 이ㅇㅇ로부터 악교정수술을 권유 받아 그 수술을 받기로 하고 1994.2.21.경 위 병원에 입원하여 위 수술 및 전신마취의 적합여부 판정을 위하여 혈액검사, 가슴사진, 소변검사, 간기능검사, 심전도검사, 출혈검사, 혈액응고검사 등의 기본적인 검사를 받았다.

나. 위 병원의 마취과장인 소외 정ㅇㅇ은 위 기본적인 검사의 결과에 이상이 없었고 위 망인을 상대로 한 가족력을 조사하여 별다른 이상이 없음을 확인한 후, 1992.2.22. 08:00경 위 수술을 위하여 위 병원의 마취과 전공의인 소외 김ㅇㅇ으로 하여금 위 망인에게 마취제인 도미컴 1.5mg, 펜토탈 150mg, 아넥틴 75mg을 정맥주사로 투약하게하여 전신마취를 하였다.

다. 위 이ㅇㅇ는 위 망인을 전신마취시킨후 위 정ㅇㅇ과 김ㅇㅇ이 참여한 가운데 위 수술을 집도하였는데, 위 수술과정에서 별다른 이상이 발생하지 아니하여 위 정ㅇㅇ은 같은 날 13:00경 위 수술실을 나왔고, 위 김ㅇㅇ은 같은 날 15:00경 당직의사와 교대하고 수술실을 나와 같은 날 18:00경 퇴근하였는데, 위 망인은 같은 날 22:00경부터 산소포화도의 급격한 감소, 심전도의 이상, 혈압하강, 체온이 급격히 상승하여 42° C에 이르는 등 이상증세가 생겼다.

라. 그러자 위 병원에서는 즉시 위 김ㅇㅇ에게 전화연락하였고, 위 김ㅇㅇ은 위 망인의 증세를 악성고열증으로 추정하고, 우선 마취제의 투여를 중지하고 위 망인의 체온을 낮추기 위하여 옷을 벗긴 다음 알콜로 맛사지를 하는 등의 응급조치를 취하게 하였으며, 15분 정도 후 위 병원에 도착하여 위 병원 마취과 의사인 전ㅇㅇ의 지시에 따라 냉각된 생리식염수를 위장에 주입하고, 체온하강제를 근육주사하는 등의 응급처치를 취하였다.

마. 그러나, 위 망인은 같은 날 24:00경에도 정상인의 맥박 분당 80회, 평균동맥압 80mmHg이상, 체온 36.5° C와는 달리 맥박이 분당 160회, 평균동맥압 40-60mmHg, 체온 38℃이었을 뿐 아니라, 수술부위와 코안으로부터 출혈이 시작되므로 위 김ㅇㅇ 등 위 병원의사들은 전?후비강충전을 시행하는 한편 출혈이 혈소판의 감소로 인한 것으로 판단하여 혈액응고인자를 투여하고, 체온을 낮추기 위한 처치를 계속하여 알콜맛사지, 냉각담요로 온몸을 감싸기, 냉각수로 위 및 방광세척, 찬 수액공급, 해열제인 판피린 투여 등의 조치를 취하였으며, 수액로를 확보하기 위하여 중심정맥 삽관술을 시행하는 한편 강심제투여, 혈압측정과 피검사 등 심장의 불규칙한 박동과 혈압을 조절하는 등의 조치

를 취하였고 동맥혈의 탄산가스수치가 기준치보다 높아서 호흡이 정상적으로 되지 아니하여 인공호흡기를 사용하였으나 산소부족으로 인한 뇌부종증세를 보여 이에 대한 처치로서 100% 산소투여 및 뇌환기(뇌에 산소를 일시에 다량 공급시킴)를 시키고, 산소이용도를 증가시키는 약물Bivon 등을 투여하는 등 악성고열증 치료를 위한 모든 대증요법을 시행하였다.

바. 위 망인은 같은 달 23, 03:00경까지도 출혈이 멈추지 않았고, 이로 인하여 혈압이 낮아져 소변이 배설되지 않으므로 혈압상승제(Dopamin 400mg)를 5% D/W 500ml(링겔)에 희석하여 투여하고, 출혈을 막기 위하여 혈소판을 계속 주입하였으나 혈압만 회복되었을 뿐 지혈이 되지 않은채 동공반사 및 자가호흡은 거의 없었고 무의식상태이어서 같은 날 03:00경 위 망인을 수술실에서 일반외과 중환자실로 이송하고 계속 그 증상에 따라 취하여야 하는 이뇨제Lasix 정맥주사, 혈압하강제Nipride 투여, 혈소판 투여 및 그 밖의 보조치료요법을 시행하였으나, 위 망인은 같은 달 27. 02:00경 사망하였다.

사. 위 망인의 사인은 위 전신마취시에 사용된 아넥틴에 의하여 유발된 악성고열증이다.

아. 위 악성고열증은 갑작스런 체온의 상승(39-42°C)을 특징으로 하는 일련의 유전성 증후군으로서 그 원인 및 발생기전이 확실히 규명되지 않았고, 발병가능성은 성인의 경우 약 40,000명당 1명 정도이며, 할로탄, 메톡시플루란 등의 흡입성 마취제에 의하여 유발되는데, 그 초기소견으로는 빈맥, 부정맥, 근강직, 저혈압 등을 볼수 있고 시간이 지남에 따라 심한 골격근 부종, 폐 부종, 파종성 혈관내응고증, 간괴사 및 급성 신부전 등이 유발된다.

자. 위 악성고열증의 발병여부에 관한 사전검사는 할로타인 카페인halothane-caffeine 수축시험(근육수축시험이라고도 한다)이 있고, 그 치료방법으로는 마취제 투여를 중지하고 체온을 하강시키기 위한 알콜맛사지, 기관내 삽관으로 100% 산소에 의한 양압호흡(과환기) 등과 같은 증상에 따른 대증요법과 댄트롤린dantrolene투여 등이 있다.

차. 악성고열증은 그 사망율이 60% 내지 70% 이상이었으나 신속한 진단과 그에 따른 대증요법의 발전으로 사망율이 감소되었으며, 대증요법의 시행과 함께 위 댄트롤린을 투여하는 경우에는 그 사망율이 10% 정도이다.

카. 국내에는 마취전에 근육수축시험을 할 수 있는 시설이 되어 있는 병원이나 검사소 등이 없어 이를 시행하고 있지 아니하며, 악성고열증의 치료제인 단트롤렌은 국내에서 생산되지 아니할 뿐만 아니라 수입되거나 판매되지도 아니하고 있다.

타. 위 병원에서는 위 망인으로부터 수술청약서를 교부 받았으나 위 망인에게 악성고열증 등 전신마취로 인한 후유증의 발병가능성이나 결과 등에 대하여 구체적으로 설명하지 아니하였다.

파. 원고 조○○은 소외 망 나○○의 처, 원고 나○○은 위 망인의 자, 원고 정○○는 위 망인의 모, 원고 나○○, 나○○은 위 망인의 형제들이다.

2. 손해배상책임의 발생

원고들은, 피고의 피용자인 위 이○○, 정○○ 등의 의사들이 전신마취를 함에 있어서 악성고열증에 대한 사전검사를 소홀히 하는 바람에 위 망인의 악성고열증 발병가능성을 사전에 알지 못하였고, 악성고열증이 발생한 후에도 각 증상에 따른 대증요법을 적절히 행하지 못하였으며, 위 병원의 경영자인 피고가 악성고열증의 발병에 대비하여 그 특효약인 댄트롤린을 비치하지 않는 바람에 위 망인이 사망에 이르게 되었다고 주장하며 이○○, 정○○ 등이 위 수술 또는 전신마취로 인한 위험성, 특히 위와 같이 발병하면 치명적인 악성고열증에 대하여 설명하여야 함에도 불구하고 이에 대하여 설명하지 아니하였으므로 피고는 위 망인의 사망으로 인하여 발생한 위 망인 및 원고들의 재산적, 정신적 손해를 배상할 책임이 있다고 주장하므로 살피건대, 위 인정사실에 의하면, 위 이○○, 정○○ 등은 위 망인에 대한 악교정수술을 시행함에 있어서 시행가능한 기본적인 검사를 시행하고 가족력을 물어 이상이 없음을 확인하였고, 위 망인의 악성고열증을 확인하고 그 증상에 따라 시행하여야 하는 대증요법을 시행한 이상 국내에서 시행할 수 없는 근육수축시험을 하지 아니하였다거나 국내에서 구할 수 없는 치료제인 단트롤렌을 구비하여 투약하지 않았다하여 위 이○○ 등에게 의료상의 과실이 있다고 단정할 수 없고, 달리 이를 인정할 증거가 없으므로 위 ○○병원 소속 의사나 피고에게 과실 있음을 전제로한 원고들의 주장은 이유없다.

그러나, 위 인정사실에 의하면, 위 수술의 마취담당의사인 위 정○○ 또는 위 수술을 한 치과의사인 위 이○○는 위 망인이 위 수술을 급히 받아야만 할 급박한 상황이 아니었으므로 전신마취가 초래할 수 있는 위험성이나 부작용 특히 치명적인 악성고열증에 대하여 위 망인에게 설명하여 위 망인이 그 필요성과 위험성을 충분히 비교하여 그 의료행위를 받을 것인가 여부를 선택할 수 있도록 하여야 할 설명의무가 있음에도 불구하고 위 망인에게 악성고열증과 같은 치명적인 부작용에 대하여 구체적으로 설명하지 아니한 채 전신마취를 행하여 수술함으로써 위 망인으로 하여금 선택의 기회를 잃고 자기결정권을 행사할 수 없게 하였으나, 위 악성고열증의 발생빈도가 극히 낮고 사전검사 등을 시행한 점에 비추어 보면 위 설명의무를 다 하였다고 하더라도 위 망인이 위 수술을 거부하였을 것이라고 단정할 수 없어서 위 인정사실만으로는 위 정○○의 설명의무 위반과 위 망인의 사망과의 사이에 상당 인과관계가 있다고 볼 수 없고, 달리 이를 인정할 증거가 없으므로 설명의무위반을 전제로 한 원고들의 재산적 손해배상청구는 이유없고, 다만 위 망인이 위 정○○, 이○○ 등의 설명위무위반으로 자기결정권을 행사하지 못하고 위와 같이 사망함으로써 위 망인 및 그와 위에서 본 신분관계에 있는 원고들이 커다란 정신적 고통을 입었을 것임은 경험칙상 명백하므로 위 정○○, 이○○의 사용자인 피고로서는 이로 인한 위 망인 및 원고들의 정신적 손해를 배상할 책임이 있다.

3. 손해배상책임의 범위

생략

4. 결론

그렇다면, 피고는 원고 조○○에게 금 19,000,000원(12,000,000원 + 7,000,000원), 원고 나○○에게 금 10,000,000원(8,000,000원 + 2,000,000원), 원고 정○○에게 금 2,000,000원, 원고 나○○, 나○○에게 각 금

1,000,000원 및 위 각 금원에 대한 위 망인의 사망일인 1994.2.27.부터 이 사건 판결선고일인 1995.9.21.까지는 민법 소정의 연 5푼, 그 다음날부터 다 갚을 때까지는 소송촉진 등에 관한 특례법 소정의 연 2할 5푼의 각 비율에 의한 지연손해금을 지급할 의무가 있으므로 원고의 이 사건 청구는 위 인정범위 내에서 이유있어 이를 인용하고, 나머지 청구는 이유없어 이를 기각하며, 소송비용의 부담에 관하여는 민사소송법 제89조, 제92조, 제93조를, 가집행선고에 관하여는 같은 법 제199조를 각 적용하여 주문과 같이 판결한다.

참고사항

이 건은 재판부가 원고(환자)측이 의사의 과실부분에 대한 손해배상 청구를 한데 대해서는 원고측의 주장을 인정하지 않았으나 설명의무 위반부분에서는 "의사의 설명의무 위반과 위 망인의 사망과의 사이에 상당 인과관계가 있다고 볼 수 없고 ── 설명의무 위반을 전제로 한 원고들의 재산적 손해배상청구는 이유없고 다만 위 망인이 의사들의 설명의무 위반으로 자기결정권을 행사하지 못하고 사망함으로서 위 망인 및 위에서 본 신분관계에 있는 원고들이 커다란 정신적 고통을 입었을 것임은 명백함으로 ── 위 망인 및 원고들의 정신적 손해를 배상할 책임이 있다"고 판시, 유족들의 정신적 고통에 대한 배상책임은 병원(피고)측이 지도록 판결한 사례이며 이로 볼 때 환자의 진료과정에서 의사의 과실책임이 없더라도 설명의무 위반부분에서는 좀더 엄격하게 해석하여 병원측에 어느 정도의 배상책임을 지도록 한 점을 참고하여야 할 것으로 생각함.

▶ 사례 4(정형외과)

I. 사건 개요

환자(18세 남자)는 1999. 12. 9. 15:00경 ㅇㅇ시 ㅇㅇ동 소재 실버로타리 부근에서 본인 부주의로 넘어져 좌측 중족골 및 다발성 골절 등의 상처가 발생하여 ㅇㅇ시 ㅇㅇ외과에 입원하여 치료를 받다가 같은 해 12. 14. 10:40경 위 병원 수술실에서 관혈적 정복술 및 내고정수술을 하기 위해 마취를 하고 수술을 받던 도중에 체온이 44°C까지 상승하여 알콜맛사지, 얼음맛사지, 해열제 투약 등 응급조치를 하였으나 체온이 떨어지지 않고 혼수상태에 빠져 ㅇㅇ대학교 응급실로 후송하였으나 사망한 것임.

II. ㅇㅇ경찰서 수사 61110-2834건의 자문의뢰에 대한 회신

■ 마취의 합병증인 악성고열증에 대하여

문1 악성고열증은 어떤 경우 발생하는지

답 악성고열증malignant hyperthermia은 전신마취 유도후 근육조직내에서 갑작스런 과대사상태 hypermetabolic state의 발생으로 특징지어지는 상염색체성 우성유전autosomal dominant inheritance에 의한 매우 희귀한 유전성 증후군으로 주로 소아 및 젊은 근육질의 환자에서 발생하나 전 연령층에서 발생할 수도 있음.

문2 악성고열증의 발생빈도는 어느 정도 되는지

답 외국문헌에 의하면 할로겐화 휘발성 흡입마취제와 탈분극성 근육이완제를 사용하는 전신마취의 경우 악성고열증 발생률은 1:62,000이며 악성고열증으로 의심되는 환자까지 포함할 경우에는 1:4,200의 발생률이 보고되고 있음. 소아와 성인의 경우에 발생빈도에 차이가 있어 흡입마취제와 탈분극성 근육이완제를 사용한 경우 소아는 1/3,000-15,000. 성인은 1:50,000-100,000정도의 발생빈도를 보이는 것으로 보고되고 있음. 국내에서는 악성고열증의 발생을 의심하는 증례보고는 다수 있으나 정확한 발생빈도는 아직 공식적으로 보고된 것이 없음.

문3 전신마취를 할 경우와 부분마취를 할 경우 악성고열증의 발생가능성 및 그 빈도의 차이가 있는지. 전신마취를 할 경우가 하반신 마취를 할 경우보다 악성고열증의 발생빈도가 높은지

답 N_2O를 제외한 모든 흡입마취제와 탈분극성 근육이완제succinylcholine, decamethonium가 악성고열증의 중요한 유발인자이므로 악성고열증은 대부분 전신마취시에 발생함.

문4 변사자 박ㅇㅇ의 경우와 마찬가지로 좌측 중족골 및 다발성 골절 등에 대한 수술을 할 경우 부분마취를 하고 시술할 수는 없는 것인지

- 하반신 마취나 전신마취를 하여야만 좌측 중족골 및 다발성 골절로 인한 관혈적 정복술을 할 수 있는 것인지

– 관혈적 정복술을 위하여 발목부분만을 마취할 수는 없는 것인지

답 마취방법의 선택은 환자의 수술전 상태, 수술부위, 수술종류, 환자의 선호도 등을 고려하여 마취과 의사가 판단하여 결정할 문제이며 이 환자의 경우는 수술부위가 발목이므로 전신마취나 부분마취가 모두 가능한 마취방법이었을 것으로 사료됨. 다만 발목부위의 수술이라도 수술중의 지혈을 위해 허벅지부분에 지혈대tourniquet를 감기때문 부분마취중에서도 하반신마취가 필요하였을 것으로 생각함.

문5 악성고열증의 예방책이 있는지

– 악성고열증의 예방을 위하여 어떤 조치가 필요한지

답 환자의 마취와 수술전 검사와 문진(환자의 가족력과 과거력)에서 악성고열증에 대한 감수성의 증가를 의심하는 소견(이전 수술시 고열, 근육경직, Creatine Phospho-Kinase치의 상승)이 있다면 dantrolene 같은 악성고열증의 예방 및 치료제, sodium bicarbonate, lidocaine, cold saline, 얼음주머니 등을 준비하고 마취시에는 악성고열증의 유발요인이 되는 약제의 사용을 피하며 지속적으로 환자의 활력증후와 체온변화를 관찰하고 capnometer와 pulse oximeter를 사용하여 환자의 호기말 이산화탄소분압과 맥박산소포화도를 측정하며 혈액가스 분석을 자주하여 호흡 및 대사성산증의 발생여부를 관찰하는 등의 주의가 필요함.

문6 수술을 위한 마취전 검사를 통하여 악성고열증의 발생가능성을 예측할 수 있는지

답 환자의 가족력이나 과거력에서 악성고열증에 대한 감수성을 의심하는 소견이 없다면 통상적으로 시행하는 마취와 수술전 검사만으로는 악성고열증의 발생가능성을 예측할 수 없음.

문7 악성고열증이 발생할 경우 단트로렌이라는 약을 투여하여 치료할 수 있다고 하는데 악성고열증의 발생가능성을 예상하여 단트로렌이라는 약을 사전 준비할 수 있는 것인지

– 서울 순천향대학병원 이외 다른 병원에도 단트로렌이라는 약을 보유할 수 있는지

답 단트로렌dantrolene은 국내에서 생산이 되질 않고 가격이 매우 높으며 사용대상이 극히 한정되어 있고 유효보관기간이 1년이내이기때문 국내에서는 순천향대병원과 한양대병원에서만 보유하면서 타 병원에서 마취중 악성고열증 환자가 발생할 경우 약을 공급해주고 있음.

문8 마취후 수술도중 악성고열증이 발생하여 사망한 것에 대하여 마취과의사에 대한 과실을 인정할 수 있는지

답 문항 1, 5, 6에서 답한 것처럼 악성고열증은 매우 희귀한 유전성 증후군으로 그 발생가능성 여부를 사전에 알기는 매우 힘들고 발생시에는 급격한 체온상승, 빈맥, 빈호흡, 부정맥, 근육강직, 저산소혈증, 과탄산혈증, 대사성산증, 호흡성산증, 과칼륨혈증의 증상과 함께 환자의 상태가 급격히 악화되어 사망에 이르게 되므로 악성고열증의 발생에 의한 사망을 마취과의사의 과실로 볼 수는 없습니다.

참고사항

부검감정서의 소견은 진료기록부와 마취과의사의 진술조서, 부검소견 등을 근거로 할때 이 건의 경우는 매우 드물지만 마취의 합병증으로 발생할 수 있는 악성고열증으로 인한 사망 가능성을 우선 고려할 수 있다고 하였음. 악성고열증(malignant hyperthermia)은 유전적 질환으로 halothane, methoxyflurane, enflurane, cyclopropane 등의 흡입마취제나 근이완제인 succinylcholine 등의 투여 후에 유발되는 치명적인 과신진대사증(hypermetabolism)으로 급격한 체온상승을 특징으로 한다. 대개 상염색체 우성으로 유전되나 드물게 상염색체 열성으로 유전되는 경우도 볼 수 있다. 악성고열증은 골격근세포에서 칼슘의 저장 혹은 재축적이 장애되어 발생하는 것으로 추정되는데 그 외에 신경계 및 내분비계 등의 장애도 복합적으로 작용한다고 알려져 있다. 빈도는 어른의 경우 40,000명당 1명, 어린이의 경우 15,000명당 1명 정도에서 발생한다. 마취중 혹은 마취후 체온이 급상승하여 39-43°C까지 올라가게 되는데 심하면 5분에 1°C 상승하는 경우도 있다. 이런 환자에게 마취유도시 succinylcholine을 투여하면 약 75% 정도에서 전신근육이 수축되어 입을 벌리기 어려워 기관삽관술에 장애를 받는다. 체온상승과 더불어 혈압상승, 대사성산증, 호흡성산증, 청색증, 부정맥 등의 증세를 보이게 되며 심하면 사망하게 된다. 후반기에는 합병증으로 파종성혈관내 응고병증(disseminated intravascular coagulopathy) 및 급성세뇨관괴사 등이 나타난다. 예방을 위해서는 마취전 본인 및 가족의 기왕력을 물어 유전적 소인이 있는지를 확인해야 하며 마취전 지나치게 불안해하거나 발열, 말단 청색증 등이 있는 경우에는 주의해야 한다. 치료는 즉각, 마취를 중단하고 100% 산소로 환기시켜 체내마취제를 제거하고 체온을 떨어뜨리기 위한 모든 방법을 사용하며 증세에 대한 대증요법과 함께 dantrolene이라는 치료제를 투입하여야 한다. 과거에는 사망률이 70% 이상이였으나 dantrolene이 소개된 이후 10% 정도로 떨어졌다.

▶ 사례 5(이비인후과)

I. 사건개요

1) 환자(22세 남자)는 2000. 5. 20. 02:40경 폭행을 당하여 비골 골절 및 상악골절, 다발성 안면부 골절등 4주간의 치료를 요하는 상해를 입고 같은 날 09:00경 여수시 ㅇㅇ동 소재 ㅇㅇ병원 이비인후과에 입원하여 진찰결과 상해부위의 부종으로 수술을 할 수 없어 병실에서 치료를 받다가 6일 후 환자를 수술하기로 결정하고 생명증후에 합당한 모든 검사에 이상이 없자 같은 달 26. 09:00경 마취과의사 박ㅇㅇ은 마취유도제인 펜토탈 소디움 400mg, 썩시닐 콜린 75mg을 투입하고 기관내삽관을 실시한 후 엔프루란과 N_2O 50%, 산소 50%로 환자를 마취하고, 동 병원 이비인후과 의사 민ㅇㅇ의 집도로 안면부 다발성 골절 고정술을 시행함.

2) 수술중 11:30경 갑자기 심전도상 심장박동수가 빨라지고 맥박산소계측기상 산소포화도가 떨어지며 환자의 체온이 42℃ 이상으로 올라가는 등의 악성고열증 증상이 발생하여 수술을 중단하고, 환자의 체온을 떨어뜨리기 위하여 찬물과 얼음으로 온몸 맛사지 및 위내 삽관과 직장내 호스를 넣어 찬물을 넣는 등 응급처치를 하였으며 동일 13:00 경 심실세동이 발생하여 심폐소생술을 시행하였음.

3) 동일 18:00 경 서울 ㅇㅇㅇ병원으로부터 악성고열증 치료제인 단트로렌을 공급받아 80gm을 정맥투여하는 등 응급조치를 실시한 후 18:30경 환자를 중환자실로 옮겨 치료함.

4) 동일 22:00경 환자의 체온이 다시 상승하면서 경련 발작의 소견을 보이고, 출혈이 계속되고, 소변량이 감소하여 이에 대한 처치를 시행하였음.

5) 환자는 혈액검사 소견에서 혈중 CK, LDH, SGOT, SGPT의 심한 증가, 대사성산증, 고탄산혈증, 저산소증 등의 소견을 보였음.

6) 다음날인 27. 12:16경 ㅇㅇ대 부속병원으로 후송, 치료했으나 다음날 28. 11:47경 환자는 사망함.

7) 부검소견에서는 이 건 변사자의 사인은 파종성 혈관내응고증disseminated intravascular coagulation : DIC으로 판단하고 변사자의 안면부 수술 중 악성고열증이 발생한 점이 인정되는 바, 파종성 혈관내응고증은 수술 중 발생한 악성고열증에서 속발된 것으로 결론지었음.

II. ㅇㅇ경찰서 수사 61110-2283 건의 업무협조 의뢰에 대한 회신

■ 변사자에 대하여 2000. 5. 29. 국립과학수사연구소 서부분소에서 부검실시한 바 사인은 악성고열증에서 속발된 파종성 혈관내응고증으로 판단된다는 부검결과 회보로

1) 악성고열증 예견 및 조기발견, 이에 대한 적절한 처치 등

2) 악결과 예견 및 악결과 회피등의 의료행위의 적정성 혹은 적시성 문제

3) 마취 및 수술중 돌발적인 상황발생시 그에 대한 치료대응 방법 등에 대한 의료과오 사실여부에 관한

판단을 의뢰함.

1) 악성고열증malignant hyperthermia은 전신마취 유도후 근육조직내에서 갑작스런 과대사상태hypermetabolic state의 발생으로 특징지어지는 상염색체성 우성유전autosomal dominant inheritance에 의한 매우 희귀한 유전성 증후군으로 주로 소아 및 젊은 환자에서 발생하나 전 연령층에서도 발생할 수도 있음. 발생빈도는 할로겐화 휘발성 흡입마취제와 탈분극성 근육이완제를 사용하는 전신마취의 경우 1:62,000이며 악성고열증으로 의심되는 환자까서 포함할 경우에는 1:4,200의 발생율이 보고되고 있고 소아와 성인의 경우에 발생빈도에 차이가 있어 소아는 1:3,000-15,000, 성인은 1:50,000-100,000정도의 발생빈도를 보임.
악성고열증의 예방을 위하여는 마취와 수술전의 검사와 문진(환자의 가족력과 과거력)에서 악성고열증에 대한 감수성의 증가를 의심하는 소견(이전 수술시의 고열, 근육경직, CPK치의 상승)이 있다면 dantrolene (악성고열증의 예방 및 치료제), sodium bicarbonate, lidocaine, cold saline, ice bag 등을 준비하고 마취시에는 악성고열증의 유발요인이 되는 약제의 사용을 피하며 지속적으로 환자의 활력증후와 체온변화를 관찰하고 capnometer와 pulse oximeter를 사용하여 호기말 이산화탄소분압과 맥박산소포화도를 측정하며 혈액가스분석을 자주하여 호흡 및 대사성산증의 발생여부를 관찰하는 등의 방법이 있음. 그러나 환자의 가족력이나 과거력에서 악성고열증에 대한 감수성을 의심하는 소견이 없을 경우에는 통상적으로 시행하는 마취와 수술전 검사만으로는 악성고열증의 발생가능성을 예측할 수 없으며 악성고열증 환자의 50% 이상에서는 가족력과 과거력에 이상이 없이도 발생하므로 마취전에 악성고열증 발생가능성을 예측하기는 매우 어려움. 진료기록부상으로 볼 때 환자의 수술전 일반검사는 GOT가 약간 증가된 것을 제외하고는 정상이였고 마취중 환자상태 변화에 대한 감시는 심전도, 맥박산소포화도 계측기 등으로 적절하게 시행되었고 악성고열증 발생후 체온을 떨어뜨리기 위한 처치(찬물과 얼음을 이용한 전신 맛사지, 찬물을 이용한 위세척, 찬물관장 등)와 흡입마취제의 투여 중단, 필요한 약제들(lidocaine, lasix, dopamine, sodium bicarbonate, epinephrine, dantrolene)의 투여 등을 시행한 것으로 볼 때 의료진이 환자의 소생을 위해 최선을 다 한 것으로 보임

2) 악성고열증은 증상의 진행과정이 빠르고 예후가 매우 불량한 합병증으로서 발생시에는 급격한 체온상승, 빈맥, 빈호흡, 부정맥, 근육강직, 저산소혈증, 과탄산혈증, 대사성산증, 호흡성산증, 과칼륨혈증의 증상과 함께 사망률이 70%에 이르렀으나 치료약인 dantrolene 의 개발로 현재는 사망률을 많이 낮아졌음. 그러나 dantrolene은 국내에서 생산되지 않고 매우 고가이며 유통기한에도 제약이 있어 국내에서는 서울에 소재한 특정한 병원에서만 보관하고 있기때문 지방병원에서는 구입이 용이하지 않음에도 dantrolene을 투여한 것으로 보아 의료진이 최선을 다 한 것으로 생각함.

3) 1), 2)의 회신내용을 참고하시기 바라며 이 환자의 치료과정에서 의사들의 과오는 없는 것으로 판단됩니다.

참고사항

1. 악성고열증(惡性高熱證 : malignant hyperthermia)

halothane, methoxyflurane, cyclopropane, ether 등의 흡입마취제(吸入麻醉劑)나 근이완제인 succinylcholine 등의 투여 후에 유발되는 치명적인 과신진대사증(過新陳代射症)으로 급격한 체온상승을 특징으로 한다. 대부분 유전약리학적인 원인에 의해 발생하나 드물게는 산발적으로 발생할 수도 있다. 이 질환의 유전양식은 대개 상염색체우성으로 유전되나 드물게 상염색체 열성으로 유전되기도 한다.

발생빈도는 어른의 경우 40,000명당 1명, 어린이의 경우 15,000명당 1명 정도에서 발생한다. 마취 중 혹은 마취 후 체온이 급상승하여 39~43℃정도로 올라가게 되는데 심하면 5분 정도에 1℃씩 상승하는 경우도 있다.

임상증상으로는 체온상승과 더불어 혈압상승, 빠른 호흡, 부정맥, 표피반점, 저작근강직 등이 있고, 검사소견으로는 대사성산증, 호흡성산증, 저산소증, 과탄산혈증, 과칼륨혈증, CK 증가, SGOT 및 SGPT 증가, LDH 증가 등이 있으며, 심하면 사망하게 된다. 후반기에는 파종성 혈관내응고증(播種性血管內應固症) 및 급성신부전, 근육부종, 폐부종, 뇌부종 및 경련 등이 나타난다.

예방을 위해서는 마취 전 본인 및 가족의 기왕력을 물어 유전적 소인이 있는지를 확인하는 것이 필요하다. 그러나 해당 환자의 50% 정도는 예전에 별문제 없이 마취되었던 환자이기도 하다. 마취 전 지나치게 불안해하거나 발열, 말단청색증 등이 있는 경우는 주의해야 한다.

치료는 마취를 즉각 중단하고 체온을 낮추며, 증세에 대한 대증요법과 함께 dantrolene이라는 치료제를 투입해야 한다.

2. 파종성 혈관내응고증(disseminated intravascular coagulopathy, DIC)

폭발적으로 발생하여 생명을 위협하는 출혈을 야기할 수도 있고 비교적 경하거나 증상이 없을 수도 있다. 대부분 다른 원인질환에 수반되어 2차적으로 발생하는 급성 혹은 만성의 응고기전장애로서 미세혈전이나 색전(색전) 또는 응고인자의 소모와 이로 인한 응고장애를 특징으로 한다.

가장 흔한 원인으로는 산과적 질환, 전이성 악성종양, 심한 외상, 세균성 패혈증 등이며, 다른 원인질환에 의하여 동반되는 저산소증, (호흡성 또는 대사성)산증, 쇼크 등에 의해서도 발생한다. 원인질환에 의해 응고기전이 활성화되면 혈관내에서 혈액이 응고되고 이를 분해하기 위해 섬유소용해기전이 활성화된다. 이러한 현상이 반복됨으로서 혈관내 응고인자인 혈소판, 섬유소 및 기타 응고인자 등이 모두 소비되어 혈관내에서 미세섬유소혈전이 형성되고 혈관내강이 좁아져 적혈구가 파괴되며, 이에 의해 조직에 저산소증 및 경색이 유발되고 응고인자의 소모로 인해 출혈성 경향을 보이게 된다.

시체에서는 출혈성 경향에 의해 피부에서 점상출혈, 자반, 반상출혈 등을 볼 수 있다. 특히 경미한 외력이 가해진 부위나 주사침혼, 도관삽입부, 수술부위 등에서는 넓은 범위에 걸쳐 출혈이 일어나며 비출혈도 볼 수 있다. 내경검사에서도 다양한 크기의 출혈반을 볼 수 있으며, 폐에서는 심한 부종 및 울혈과 더불어 국소적인 출혈반을 볼 수 있다. 조직학적 검사상 뇌, 심장, 폐, 신장, 부신, 비, 간등에서 미세섬유소혈전을 볼 수 있다.

치료는 혈전성경향과 출혈성 소질의 사이에서 세심하고 교묘한 처치가 필요하며, 원인질환의 자연경과는 거의 변하지 않는다. 따라서 쇼크, 산증, 저산소증, 탈수 등에 대한 치료와 함께 DIC의 유발원인을 찾아내어 이를 제거해야한다. 결국 DIC에 대한 치료란 단지 이에 따른 환자의 증상을 안정시키고 출혈 또는 심한 혈전증의 발생을 막아 원인질환에 대한 근본적인 치료의 시작을 가능하게 하는 것이다.

▶ 사례 6(성형외과)

1. 사건 개요

1) 환자(남자 19세)는 턱과 코의 성형수술을 받기위해 성형외과의원에 입원하여 전신마취하에(마취유도제로 pofol 140mg, succinylcholine 70mg, vecuronium 6mg 투여 후 기관내삽관을 하고 O_2-N_2O-ethrane으로 마취유지를 하였음) 수술을 받던 중 수술시작 2시간 후 빈맥(110회/분)이 발생하고 이어 체온이 39°C까지 상승되는 소견이 나타나 얼음주머니로 찜질을 시작하였으나 체온은 계속 40°C까지 상승하였음. 즉시 수술을 중지하고 N_2O와 ethrane 투여도 중지하면서 100% 산소로 환기를 시켰음.

2) 악성고열증 발생을 의심하여 dantrolene을 대학병원 희귀약품 센터에 요청하면서 체온을 떨어뜨리기 위해 foley catheter를 삽입하여 방광을 찬 식염수로 씻어주고irrigation 몸 전체를 얼음 주머니로 찜질을 해주었으나 빈맥이 더욱 심해지고(140-150/분) 혈압도 불안정하여(110-70/80-40mmHg) 대학병원으로 전원시키기로 하고 119를 호출함.

3) 환자는 다시 서맥(50/분) 소견을 보여 atropine 0.5mg을 5분 간격으로 2회 정주하였으나 심정지가 발생하였음. 심장맛사지를 포함하여 심폐소생술을 시행하였으나 반응하지 않았으며 dantrolene이 도착하여 구급차 안에서 6병을 투여하면서 대학병원 응급실로 후송하였으나 도착당시 환자는 심정지 상태였음. 계속 심폐소생술을 실시하였으나 환자는 회복하지 못하고 사망함.

4) 환자 보호자들의 강력한 항의 및 보상요구와 의원자체의 위상하락을 우려한 의사의 판단으로 보호자들에게 3억 5,000만원의 보상을 해주는 것으로 합의를 하였음.

2. 의사협회공제회의 심사소견

먼저 악성고열증에 대해 살펴보면

1) 악성고열증malignant hyperthermia은 전신마취 유도후 근육조직내에서 갑작스런 과대사상태hypermetabolic state의 발생으로 특징지어지는 상염색체성 우성유전autosomal dominant inheritance에 의한 매우 희귀한 유전성 증후군으로 주로 소아 및 젊은 환자에서 발생하나 전 연령층에서도 발생할 수도 있음. 발생빈도는 할로겐화 휘발성 흡입마취제와 탈분극성 근육이완제를 사용하는 전신마취의 경우 1:62,000이며 악성고열증으로 의심되는 환자까지 포함할 경우에는 1:4,200의 발생율이 보고되고 있음.

2) 수술 전 악성고열증malignant hyperthermia 예방을 위하여는 마취와 수술전의 검사와 문진(환자의 가족력과 과거력)에서 악성고열증에 대한 감수성의 증가를 의심하는 소견(이전 수술시의 고열, 근육경직, CPK치의 상승)이 있다면 dantrolene(악성고열증의 예방 및 치료제), sodium bicarbonate, lidocaine, cold saline, ice bag 등을 준비하고 마취시에는 악성고열증의 유발요인이 되는 약제의 사용을 피하며 지속적으로 환자의 활력증후와 체온변화를 관찰하고 capnometer와 pulse oximeter를 사용하여 호기말 이산화탄소분압과 맥박산소포화도를 측정하며 혈액가스분석을 자주하여 호흡 및 대사성산증의

발생여부를 관찰하는 등의 방법이 있음. 그러나 환자의 가족력이나 과거력에서 악성고열증에 대한 감수성을 의심하는 소견이 없을 경우에는 통상적으로 시행하는 마취와 수술전 검사만으로는 악성고열증의 발생가능성을 예측할 수 없으며 악성고열증 환자의 50% 이상에서는 가족력과 과거력에 이상이 없이도 발생하므로 마취전에 악성고열증 발생가능성을 예측하기는 매우 어려움.

3) 악성고열증 발생 후 체온을 떨어뜨리기 위한 처치(찬물과 얼음을 이용한 전신 맛사지, 찬물을 이용한 방광세척, 찬물관장 등)와 흡입마취제의 투여 중단, 100% 산소 투여 등을 시행한 것으로 볼 때 개인의원의 차원에서는 의료진이 환자의 소생을 위해 최선을 다 한 것으로 보임

4) 악성고열증은 증상의 진행과정이 빠르고 예후가 매우 불량한 합병증으로서 발생시에는 급격한 체온상승, 빈맥, 빈호흡, 부정맥, 근육강직, 저산소혈증, 과탄산혈증, 대사성산증, 호흡성산증, 과칼륨혈증의 증상과 함께 사망률이 70%에 이르렀으나 치료약인 dantrolene 의 개발로 현재는 사망률을 많이 낮아졌음. 그러나 dantrolene은 국내에서 생산되지 않고 매우 고가이며 유통기한에도 제약이 있어 국내에서는 서울에 소재한 특정한 병원에서만 보관하고 있기때문 개인의원에서는 구입이 용이하지 않음에도 dantrolene을 투여하기 위하여 의료진이 최선을 다 한 것으로 생각함.

5) 위의 내용을 참고해 볼 때 개인의원에서 마취 및 수술 전 환자의 과거 병력이나 가족력, 통상 시행하는 각종 검사에서 특이상황이 없었던 환자에서 악성고열증의 발생을 예측하기는 어려운 일이며 환자에게서 악성고열증이 발생한 후의 치료과정에서는 의사들이 최선을 다한 것으로 판단되었음.

6) 다만 외견상으로 건강했던 19세의 젊은 환자가 성형수술을 받다가 사망한 사고이기 때문에 위자료 지급은 필요하다고 인정되어 2,500만원 지급을 결정하였음.

7) 이 사례는 의사가 의료 및 법조계의 전문가들과 의논하여 사고발생 내용을 객관적으로 분석할 여유를 가지고 합리적인 사고처리 절차를 밟았거나 소송을 통하여 법원의 판단을 받았으면 배상액의 규모가 줄어 들었을 가능성도 있었던 사례로 생각되었음.

부위마취 수기 · 국소마취제 및 통증치료와 관련한 사고사례들

II

II

부위마취 수기 · 국소마취제 및 통증치료와 관련한 사고사례들

1 척추마취 및 경막외마취와 관련한 사례들

▶ 사례 1 (산부인과)

I. 사건 개요

환자(27세 여)는 1993. 12. 21 ○○병원에서 경막외마취하에 제왕절개술을 시행받은 후 마취로 인한 하반신의 마비상태가 회복되지 않아 외상후성 말총증후군의 진단하에 입원치료를 계속하였으며 약 3주가 경과된 시점에서 부분적인 배뇨기능 및 하지근력의 회복이 있었으나 이후로 더 이상의 호전의 기미가 없다고 진술함(1994. 7. 5 ○○병원에서 발행한 진단서와 환자의 입원기록지 및 진술에 의함)

현재의 진단명은 1) 말총증후군에 의한 하지마비(보행장애), 2) 신경인성 방광(배뇨장애), 3)신경인성 장(배변장애), 4) 신경인성 성기능장애로 되어 있음.

II. 서울지방법원으로 부터의 감정의뢰 사항

문1 원고 황○○과 같은 마비현상은 어떤 경우에 올 수 있는가

답 척수마취나 경막외마취후 합병증으로 말총cauda equina이 손상을 받아 하지마비와 배뇨 및 배변장애 등을 일으키는 증상cauda equina syndrome이 나타나는 경우는 극히 드무나 지속성 척수마취의 경우에는 국소마취제의 반복주입시 말총주위에 국소마취제가 집중되어 고농도 상태가 되어 말총증후군을 일으킬 수 있다는 보고는 있음. 말총증후군의 발생에 대한 정확한 원인을 밝히기는 매우 힘

듬. 다만 추정원인으로서는

1) 환자에게 주입된 국소마취제 자체에 의한 손상의 경우는 사용한 국소마취제 농도가 통상사용 농도보다 훨씬 고농도여서 척수신경이나 그 분지에 독성작용을 일으켰을 경우(chloroprocaine 사용시에는 신경독성작용을 일으킨 예가 보고됨)

2) 척수의 분지가 주입된 카테터에 의해 손상을 받은 경우 .

3) 출혈로 생긴 혈종이나 감염에 의해 생긴 농양에 의해 물리적 압박을 받는 경우.

4) 환자가 척수에 해부학적 기형을 가졌을 경우 등이 있음.

문2 **환자진료기록에 의해 평가한다면 원고 황○○의 마비현상은 왜 왔다고 보이는지**

답 첨부된 환자의 진료기록으로 볼때 환자가 본 수술 이전에는 현재의 증상과 관련된 기록이 없으며 1994. 1. 26 ○○대병원에서 시행한 전기진단검사 (근전도 및 피판 체성감각유발 전위검사)결과 우측 제 3요추 이하에서 말총 증후군을 의심할 병소가 있다고 판단하고 1994. 3월 자기공명영상 검사상 말총증후군의 소견이 관찰된 것으로 보아 마취 및 수술과 현재의 증상사이에 관련이 있을 것으로 추정하나 정확한 원인은 알 수 없음.

문3 **황○○의 마비현상에 대한 피고의사, 마취의사의 잘못(의학상 추정할 수 있는 과실)은 무엇인지.**

답 사용한 약제의 종류와 농도(2 % Lidocaine + epinephrine 0.1 mg)에서는 특별한 문제점을 찾을 수 없으며 수기상의 문제점(척수분지의 손상 등)도 진료기록상에서는 발견되지 않으므로 마취과 의사의 과실(주의의무 태만 등)여부를 첨부된 기록만으로는 판단하기는 매우 어려움.

III. 서울지방법원 제15 민사부 판결문(94가합 79140호 손해배상건)

■ 주문

1. 피고는 원고 황○○에게 금 197,862,391원, 원고 윤○○에게 금 8,000,000원, 원고 윤○○, 윤○○에게 각 금 4,000,000원, 원고 윤○○, 박○○에게 각 금 2,000,000 원 및 각 이에 대하여 1993. 12.21부터 1997. 2. 24 까지는 연 5푼의, 그 다음날부터 완제일까지는 연 2할 5푼의 각 비율에 의한 금원을 지급하라.
2. 원고들의 그 나머지 각 청구를 기각한다.
3. 소송비용은 이를 4등분하여 그 1은 피고의, 그 나머지는 원고들의 각 부담으로 한다.
4. 제1항은 가집행할 수 있다.

■ 청구취지

피고는 원고 황○○에게 금 750,074, 912원, 원고 윤○○에게 금 10,000,000원, 원고 윤○○, 윤○○에게 각 금 5,000,000원, 원고 윤○○, 박○○에게 각 금 3,000,000원 및 각 이에 대하여 1993. 12. 21.부터 이 사건 변론종결일까지는 연 5푼의, 그 다음날부터 완제일까지 연 2할 5푼의 각 비율에 의한 금원을 지급하라

는 판결

■ 이유

1. 손해배상책임의 발생

가. 인정사실

(1) 원고 황○○은 피고 공사 경영의 ○○병원에서 제왕절개술을 시행받은 후 하반신 마비에 이른 자이고 원고 윤○○은 그의 남편, 원고 윤○○, 윤○○은 그의 자녀들, 원고 윤○○, 박○○은 그의 시부모이다.

(2) 원고는 경산부로서 둘째아이를 임신한 후 개인의원에서 산전진찰을 받아오다가 분만예정일이 다가오자 임신 37주 상태에서 피고 병원에 내원하여 진찰을 시행받았는데, 원고는 첫째 아이를 분만할 당시에도 아두골반불균형으로 인하여 제왕절개술을 시행받았으나 당시 태반박리가 잘 안되어 다량의 출혈이 있었던 탓에 둘째아이도 제왕절개술로 분만하기 위하여 같은 해 12. 20. 14:00경 피고 병원에 입원하였다.

(3) 원고는 입원 당일 16:00경부터 자궁수축이 계속되어 그 날 저녁부터 금식한채 다음날인 12. 21. 13:20경 분만실로 들어가 제왕절개술을 시행받았는바, 당시 피고 병원 마취의 문○○가 2% 농도의 리도케인과 에피네프린 0.1mg 을 혼합한 마취약제를 사용하여 경막외마취로 원고를 마취시킨후 산부인과 의사 조○○이 개복한 다음 14:06경 몸무게 3.02kg의 신생아를 머리로부터 분만해 내어 수술을 끝마쳤다.

(4) 원고는 16:10경 수술실로 돌아온 후 다음날인 12.22 06:00경까지 다소의 질출혈이 계속되었고, 같은 날 08:00경 질출혈이 멎고 배뇨관도 제거된 후 자가배뇨를 시도하였으나 자가배뇨가 잘 되지 않았으며 같은 날 23:00경부터는 양하지가 저린 증상이 나타났고, 수술후 2일째인 같은 해 12. 23. 오전부터는 하지감각이 소실되고 뇨의를 느낄 수 없어 15:00경 다시 배뇨관을 삽관하여 소변 1,200cc를 배출해 내는 등 배뇨관을 통한 배뇨에 의지할 수 밖에 없게 되었으며, 이후에는 하지마비가 계속됨과 아울러 배변감각도 소실되기에 이르렀다.

(5) 이에 피고 병원에서는 12. 28부터 비뇨기과와 신경외과 의사들로 하여금 원고의 증상을 추적 관찰하게 하였으나 그 원인을 알아내지 못하였고, 그 동안 원고의 증상은 전혀 호전되지 않아 피고 병원 의사들은 원고를 ○○○방사선과에 보내어 요추부위에 대한 자기공명 영상촬영검사를 시행받도록 하였는바, 그 검사상 원고의 요추에 퇴행성 변화나 추간판탈출증의 소견은 없고, 천추부 경막낭 또는 경막외강에서 혈종 기타 종괴의 형성은 나타나지 않으나 마미신경총의 지주막내 부분에 경도의 음영증가와 우측으로 쏠려있는 덩어리의 모습이 나타나 있어 결론적으로 지주막염이 가장 의심되는 것으로 판단되었다.

(6) 피고 병원 의사들은 원고의 방광계검사를 계속하는 한편 1994. 1. 6 에는 ○○대학교병원에 근전도검사를 의뢰하였는바, 그 검사결과 우측하지의 경골신경의 운동신경 전도검사상 아무런 반응이 없

고, 우측 요추 제5신경근 이하 부분에서 자극에 대한 반응이 없으며, 우측 요추 제3신경 이하 근육에 대한 근전도검사상 잠재적 신경소실이 나타나 결국 원고의 증상은 우측 요추 제3신경근 이하를 포함하는 마미신경총 증후군(마미신경의 직접 손상 또는 종양 등에 의한 신경압박으로 하지마비, 배뇨 및 배변장애, 성기능장애 등을 일으키는 증상)임을 나타내고 있음이 확인되었다.

(7) 원고는 그후 피고 병원과 ㅇㅇ대학교병원을 오가며 물리치료등 재활치료와 함께 경과를 추적 관찰하였는바, 1994. 2. 18경 ㅇㅇ대학교병원의 진찰결과 오른쪽 다리의 힘이 미약하여 절룩거리면서 걷는 정도이고 다리의 배굴 및 저굴운동이 호전되기는 하였으나 오른쪽 하지의 운동능력이 여전히 미비한 상태로 나타났고, 그 사이에 자가배뇨는 다소 호전되었으나 배변장애는 여전히 계속되었으며, 그후 같은해 3. 15 ㅇㅇ대학교병원에서 요추부 자기공명영상촬영검사 소견상 천추부 경막외강에 지방조직이 약간 두드러져 보이기는 하나 전체적으로 별다른 이상을 찾아볼 수 없는 것으로 나타났으나 계속된 재활치료 및 배변약 투여에도 불구하고 원고의 하지감각마비와 배변장애는 그다지 호전되지 아니하자 원고는 1994. 6. 30. 피고 병원에서 퇴원하였다.

(8) 현재 원고의 우측하지는 부분적으로 근육수축이 관찰되기는 하나 관절을 움직일수 있을 정도의 근력은 없고 좌측 하지는 전반적으로 다리를 들어올릴 수 있을 정도이기는 하나 부가되는 저항을 이겨낼 수 있을 정도의 근력은 없어 휠체어나 목발 및 하지보조구에 의존하여야만 기립, 보행, 이동이 가능한 상태이며, 우측 요추 제2신경근 및 좌측 요추 제1신경근까지의 감각만 정상이고 그 이하로는 감각저하 내지 감각소실이 있는 상태로서 위와 같은 하지근력 및 감각마비로 인한 보행장애가 남아 있으며, 자의적인 배뇨 및 배변조절이 불가능하여 배뇨관삽관을 통해 배뇨를 시행하여야 하고, 이와 함께 성기능장애도 동반되어 있는 상태이다.

(9) 척추마취 또는 경막외 마취후의 합병증으로 하지마비 등이 나타나는 마미신경총증후군은 그 발생빈도가 극히 적고 그 정확한 원인도 규명하기 어려우나, 1)환자에게 주입된 국소마취제의 농도가 높아 척수신경 또는 그 분지에 독성작용을 일으킨 경우, 2) 주입된 주사바늘에 의해 마미신경총과 같은 척수의 분지가 직접 손상을 입은 경우, 3) 출혈후의 혈종이나 감염(마취주사 바늘 등을 통한)에 의해 생긴 농양에 의해 척수가 물리적 압박을 받는 경우, 4) 환자가 척수에 해부학적 기형을 가지고 있는 경우 등이 그 원인으로 지적되고 있는바, 원고의 경우 이 사건 수술 당시 현재의 후유증과 관련된 기왕력이나 해부학적 기형은 없었고 피고 병원의 위 제왕절개술 당시 사용된 마취약제의 종류와 농도도 통상 사용되는 것으로서 큰 문제점이 없었으며 또한 천추부 경막낭 또는 경막외강에서 혈종 기타 종괴의 형성은 보이지 않으나 지주막염이 강하게 의심되고 경막외강에서 지방조직이 약간 두드러져 보이는 것으로 확인되었다.

나. 판단

위 인정사실에 의하면 원고의 하반신마비증세가 이 사건 수술 직후에 나타났고, 현재 원고의 요추신경근의 손상부위가 이 사건 수술에서 사용된 마취방법상 마취약제 주입을 위한 주사바늘이 삽입된 부위와 일치되며, 이 사건 수술 전후를 통하여 원고에게 하반신마비를 초래할만한 특별한 원인이나 증상이 관찰되지 아니하고, 나아가 마미신경총 증후군으로 인한 하반신마비가 생기는 위 4가지 원인들 중 척수의 해부학적 기형, 고농도의 마취약제 사용 및 척수를 압박하는 출혈에 따른 혈종형성은 모두 나타나지 않은 것으로 밝혀져 그 원인관계에서 배제되었고 이제 원고의 하반신마비 등의 증상은 이 사건 수술을 위한 마취 당시 마취주사바늘을 경막외강으로 삽입하면서 직접 척수의 분지를 손상시켰거나 위 경막외 마취 당시 마취주사바늘의 소독미흡 등으로 인하여 발생된 염증으로 인하여 그 염증이 척수를 압박하고 있는 것 2가지만이 남게 되는데 이는 모두 피고 병원 의사들의 시술에 의한 것이므로, 결국 원고의 하지마비 등 증세는 피고 병원 마취의사가 경막외 마취를 시행함에 있어 주의를 게을리하여 마취주사바늘로 직접 척수의 분지를 손상시켰거나, 또는 주사바늘의 소독을 철저히 시행하지 아니하는 등의 잘못으로 척수부위에 염증이 발생하게 되고 그 염증이 척수를 압박하게 됨으로써 초래된 것이라고 추정할 수밖에 없다 할 것이니 피고는 위 문○○ 등 피고 병원 의사들의 사용자로서 그들의 위와 같은 불법행위로 인하여 원고 및 그와 가족관계에 있는 나머지 원고들이 입게 된 모든 손해를 배상할 책임이 있다 할 것이다.

다. 책임의 면제 또는 제한 여부

(1) 피고는 이에 대하여, 위 경막외 마취시행 중에 마취주사바늘이 경막외강이 아닌 경막하강 또는 지주막하강에 꽂혀 척추마취의 경우보다 훨씬 많은 양의 마취약물이 주입되었다면 원고는 즉시 의식소실, 저혈압, 무호흡 및 더 나아가 사망에까지 이를 정도의 위험하고 급박한 상황이 발생하였을 것인데도 원고는 위 마취 및 수술과정 내내 안정적인 상태를 유지하였고 또한 마취에 쓰이는 큰 주사바늘이 지주막하강 내로 들어갔다면 이를 통해 뇌척수액이 쏟아져 나왔어야 할 것이나 이러한 증상이 없었던 점에 비추어 보면 피고 병원 의사들의 마취과정 중 원고의 신경을 직접 손상하는 등의 잘못은 없었다고 주장하므로 살피건대, 위 각 증거들에 의하면, 원고가 마취 및 수술과정에서 의식소실, 저혈압 등 급박한 상황의 발생없이 안정적인 상태를 유지하였고, 지주막하강 내에서 뇌척수액이 유출된 바도 없었던 사실은 인정되나, 그러한 사실이 마취주사바늘이 직접 척수분지를 손상하였거나 마취바늘의 소독 등을 게을리하여 지주막 등에 염증을 유발하였다는 앞서 나온 사실인정과 양립할 수 없는 것은 아니므로 피고의 위 주장은 받아들일 수 없다.

(2) 피고는 다시, 원고가 피고 병원에서 입원치료를 받을 당시인 1994. 1. 7.부터는 자가배뇨가 가능하였고, 그 후 지속적인 배뇨훈련결과 같은 해 2. 2.부터는 3일에 1회 정도만 간헐적 도뇨를 실시하여 잔뇨량을 측정하였던바 간헐적 도뇨가 필요없을 정도로 잔뇨량이 감소되어 퇴원시까지 자가배뇨를 하였는데 퇴원후 피고 병원 비뇨기과를 찾아와 치료를 받지 아니한 채 한방치료나 인근 의원의 간헐적 치료만 지속함으로써 배뇨장애를 더 악화시킨 잘못이 있으므로 피고가 배상할 손해액을 산정함에 있어 이를 참작하여야 한다는 취지로 주장하나, 을 제1, 2, 3호증의 기재만으로는 피고 병원 퇴원 당시 원고의 배뇨장애가 완치되기에 이르렀다는 점을 인정하기에 부족하고, 달리 이를 인정할 증거가 없으며, 다른 한편 원고가 피고 병원 비뇨기과에서 치료를 받지 않고 한방치료나 인근 의원

에서 치료를 받았다는 사정만으로 곧 위 배뇨장애로 인한 손해의 발생 또는 그 확대의 다른 한 원인이 되었다고 단정할 수 없으므로 피고의 위 과실상계 주장은 이유없다 할 것이다.

2. 손해배상책임의 범위

생략

3. 결론

그렇다면 피고는 원고 황○○에게 합계 금 197,862,391원(일실수입손해 금 145,750,695원 + 기왕치료비 금 4,402,496원 + 향후치료비 금 23,021,335원 + 기왕보조구입비 금 554,000원 + 향후보조구 구입비 금 9,133,865원 + 위자료 금 15,000,000 원), 원고 윤○○에게 위자료 금 8,000,000원, 원고 윤○○, 윤○○에게 위자료 각 금 4,000,000원, 원고 윤○○, 박○○에게 위자료 각 금 2,000,000원 및 각 이에 대하여 이 사건 불법행위일인 1993. 12. 21.부터 피고가 그 이행의무의 존부 및 범위에 관하여 항쟁함이 상당하다고 인정되는 이 판결 선고일인 1997. 2. 24.까지는 민법 소정의 연5푼의, 그 다음날부터 완제일까지는 소송촉진 등에 관한 특례법 소정의 연 2할5푼의 각 비율에 의한 지연손해금을 가산 지급할 의무가 있다 할 것인바, 원고들의 이 사건 각 청구는 위 인정범위 내에서 이유있으므로 이를 각 인용하고, 그 나머지 각 청구는 이유없어 이를 각 기각하며, 소송비용의 부담에 관하여는 민사소송법 제89조, 제92조, 제93조를, 가집행선고에 관하여는 같은 법 제199조를 각 적용하여 주문과 같이 판결한다.

참고사항

이 건은 재판부가 수술 전에는 아무런 장애가 없던 환자가 경막외 마취하 제왕절개술을 받은 후 하반신마비가 초래된데 대하여 의사(피고)측에 진료상의 과실책임이 있음을 인정하여 환자(원고)측의 병원에 대한 손해배상 청구를 받아들였음. 특히 이 건은 의사가 환자의 마취시술과정에서 명백한 과실을 범한 증거가 없음에도 수술전의 환자상태와 마취 및 수술 후의 결과를 비교하여 마취와 환자의 하반신장애와의 인과관계를 인정한 재판부의 판단과 손해배상 청구액은 환자측의 주장 일부만을 인정하였음에도 배상액수가 적지않음에 유의해야 할 것으로 생각함.

▶ 사례 2(산부인과)

I. 사건 개요

산모였던 환자(30세 여)는 1995. 9. 22 ○○○산부인과의원에서 척추마취하에 제왕절개술을 시행하여 여아를 출산하였는데 그 직후부터 현재까지 허리이하 감각상실, 신경장애로 대소변 조절불능 등의 소견을 보이는 '마미총 신경손상 증후군' '신경인성 방광이완성' 등의 중증 후유장애에 시달리고 있음.

II. 서울지방법원 제 40 단독 98가단 205919 손해배상건의 사실조회 의뢰에 대한 회신

1. 증명할 사실

산모였던 조회대상자는 1995. 9. 22 ○○○산부인과의원에서 척추마취하에 제왕절개술을 시술하였는데 그 직후부터 현재까지 '마미총 신경손상 증후군' '신경인성 방광이완성' 등의 중증 후유장애에 시달리고 있는바 위 후유장애가 위 일자 척추마취 시술과정에서의 주사 전 검사미비, 주사제 또는 주사방법의 잘못선택, 주사량의 부적절, 주사후 처치 부적절 등 의료과오에 따른 결과인 점을 입증하고자 함.

2. 치료경과

가. ○○○산부인과 의원에서의 진료경과

(1) 1995. 9. 22. 09:00 예진을 하였고 척추마취에 따른 후유증을 수반하는 간기능 장애 등은 없는 것으로 진단되었다.

(2) 같은 날 10:30－척추마취 실시 후 제왕절개술에 의해 여아를 출산하였다.

(3) 출산 후 허리이하 감각상실, 신경장애로 대소변 조절불능 상태에 이르렀으나 피고는 마취에 따른 일시적인 후유증이므로 곧 회복될 것이라고 설명하였다.

(4) 1995. 9. 28. 위와 같은 후유증이 해소되지 아니한 상태에서 퇴원하였다.

나. 위 산부인과의원 퇴원 후 진료경과

(1) 퇴원후에도 대소변 조절불능 상태에 있어 ○○○산부인과 의원에 호소한바 위 산부인과의원 인근에 위치한 ○○○재활의학과 의원에서 재활치료를 받을 것을 권유하여 1995. 10. 5부터 통원치료 받았으나 장애가 개선되지 아니하였다.

(2) 위 환자는 종합병원에서 정확한 진단과 치료를 받고자 1995. 10. 16.부터 같은 해 10. 28까지 서울소재 ○○대학병원에 입원하여 진단을 받았는바 척추마취에 따른 후유장애로서 '마미총 신경손상 증후군' '신경인성 방광이완성' 으로 진단받았다.

(3) 그후 위 환자는 ○○대학병원에서 1998. 3. 21까지 통원치료를 받았고 이후에도 한방치료 및 운동요

법 등을 병행하였으나 현재까지 대소변 조절불능 등 상태는 회복되지 않고 있다.

(4) 위 원고는 1998. 7. 18 OO대학교 OOO병원에서 노동능력 상실률 40%의 후유장애가 잔존하는 것으로 진단받았다.

3. 조회하는 사항

1995. 9월 당시 마취과의사 및 산부인과 의사의 의료수준에 있어

문1 제왕절개술에 있어서 일반적인 마취방법은 어떠한 것이 있는지

답 제왕절개술을 위한 마취방법으로는 부위마취와 전신마취가 있으며 부위마취에는 척수마취와 경막외 마취방법이 있음.

문2 마취-방법을 선택하는 기준은

답 환자의 전신상태, 수술의 응급성 유무, 환자의 마취방법에 대한 선호도, 마취과 의사의 경험과 지식 및 선호도에 따라 선택됨.

문3 각 마취방법의 위험정도는

답 전신마취의 경우는 위내용물의 기도내 흡인 가능성이 산모는 일반환자에 비해 4~5 배정도 높으며 기도내 삽관이 실패할 빈도는 일반환자에 비해 6~7 배정도 높음. 부위마취시(특히 척수마취시)에는 합병증으로 요통, 두통, 요정체 등이 발생할 수 있으며 드물게는 뇌막염, 혈관손상, 신경손상, 고부위마취로 인한 급격한 혈압하강 등이 일어날 수 있음.

문4 위 환자에 대한 척추마취방법 선택의 타당성 여부

답 제왕절개술을 위한 마취로 척수마취를 택한 것은 문제가 없는 것으로 생각됨 .

문5 제왕절개술을 위한 척추마취를 선택함에 있어 일반적으로 필요한 검사는

답 전신마취나 부위마취 모두 흉부방사선검사, 심전도검사, 혈액학적검사, 활력징후검사는 수술전 기본검사에 속하며 그외 간기능검사, 출혈성소인검사 등이 추가될 수 있음.

문6 위 환자의 경우 필요한 검사 및 처치를 하였는지, 하였다면 부작용이 예견되는 소견은 발견되지 않았는지

답 진료기록부가 첨부되지 않아 참고자료가 없어 답변이 불가능함.

문7 마취주사제를 선택함에 있어 일반적으로 주의할 점은 무엇인지

답 척추마취나 경막외마취를 시행하는 경우에는 사용하려는 국소마취제의 작용 및 부작용을 정확히 알고, 환자의 체중과 키에 따라 적절한 용량을 사용하여야 함.

문8 위 환자에게 투여된 마취주사제의 명칭과 적정 투여량은 어떠한지

답 첨부된 자료가 없어 답변이 불가능함

문9 위 환자에게 투여된 마취제는 일반적으로 효능이 인정된 약제였는지 또 적정량을 투여하였는지

답 첨부된 자료가 없어 답변이 불가능함

문10 위 환자에게 요추마취 주사시 주사위치 및 주사방법, 주사깊이 등은 적절하였는지

답 첨부된 자료가 없어 답변이 불가능함

문11 척추마취 후 일반적으로 발생되는 후유증으로는 어떤 증상이 있는지

답 마취직후엔 마취부위가 높을 경우 심한 저혈압, 호흡곤란이 올 수 있고 늦게 나타나는 후유증으로는 두통, 요통, 요잔류가 나타나며 드물게는 뇌막염, 혈관손상, 신경손상 등이 초래될 수 있음.

문12 위 환자는 척추마취 후 언제부터 요추이하 마비증상을 호소하였는지

답 척추마취에서 회복될 시기부터인 것으로 추정됨.

문13 위 환자의 마취후유증에 대하여 ○○○산부인과에서는 어떠한 치료를 하였는지, 또 그 치료 방법은 적절하였는지

답 첨부된 자료가 없어 답변이 불가능함.

문14 위 환자의 현증상과 같은 마취 후유증을 미연에 방지하기 위하여는 마취의사로서 주사전후 어떠한 적절한 조치가 요구되는지

답 먼저 사용할 약의 종류와 용량의 선택에 주의를 하여야 하고 주사바늘의 삽입시 혈관을 터뜨려 혈종이 발생하는 것을 피하며 환자가 감각이상paresthesis을 느끼는지를 확인하고 만일 계속 환자가 감각이상을 느낀다면 주사바늘을 뽑고 다른 부위를 선택하여야 함.

문15 위 환자의 현 증상은 척추마취 후 의식회복직후부터 발현된 것인데 척추마취과정에 있어 마취의사의 어떠한 과실로 인하여 후유증이 발현된 것인지

답 마미총신경손상 증후군cauda equina syndrom은 척추마취시 발생될 수 있는 합병증 중 발생빈도는 매우 드물지만 결과는 가장 심각한 합병증으로 그 원인은 동일부위에 대한 약제의 반복주입으로 인해 약제의 고농도하에 있거나 환자척추의 해부학적 이상 혹은 척수강내의 반흔scarring으로부터 발생할 수 있으므로 시술 의사가 14번 항의 주의사항을 지켰다면 의사의 과실에 의한 것으로 추정하기는 어려움.

참고사항

이 사건은 당사자간의 합의에 의하여 환자측에서 소취하를 하였으나 합의금액은 알 수 없음.

▶ 사례 3(산부인과)

I. 사건 개요

환자 김○○은 초산모로서 제왕절개수술을 받기 위하여 ○○산부인과에 입원하여 1995.9.17. 07:00 경부터 07:40 경까지 위 병원 수술실에서 수술후 남아를 생산한 이후부터 위 병명(척수원추 증후군, 척수마비 증후군, 제9.10 흉수이하 하지 불완전마비, 신경인성 방광)으로 장애가 발병하여 현재에 이르는 상태인바

가. 환자의 주장에 따르면 수술을 위해 마취의사가 무통바늘 주사바늘을 너무 깊게 꼽아 하반신 신경에 손상을 입게한 과실로 위 장애가 발병된 것이라고 주장하고

나. 마취과 의사는 위 환자에 대하여 일반적인 검사소견상 이상이 없으므로 1995.9.17 06:40 경부터 08:00 경까지 위 병원 수술실에서 마취행위를 하였던 바 그 방법은

가). 06:40경 - 06:50경 사이 환자의 흉추 11.12번 사이 경막외강 부위에 무통주사를 하기 위하여 경막외강에 카테터 주입을 시도하였으나 1차는 부위를 찾지 못하여 실패하고 2차는 경막천자상태가 오므로 다시 주사바늘 손잡이를 당기어 경막외강을 찾아 카테터를 삽입하여 두고나서

나). 06:55 - 08:00경까지 마취유도를 위해 2.5% 펜토탈소디움 200 밀리그램과 5% 썩시닐코린 100 밀리그램을 순서적으로 투여후 기관내 삽관하고 산소, 소기가스. 에스란을 투여하여 전신마취를 시켰고

다). 제왕절개 수술이 종료되면서 다시 0.25% 부피바케인등 100 미리리터 2일 분량의 무통액(혼합)주머니를 매달아 주사하는 방법으로 48 시간 투여후 종료하였으나 이후부터 환자가 하반신하지 불완전 마비상태에 이르렀다고 함.

II. ○○경찰서 감정의뢰 사항(96-3689)

문1 환자 김○○의 장애발생의 원인

답 환자장애의 형태는 척수마취나 경막외마취후 합병증으로 극히 드물게 나타나는 마미총 증후군 cauda equina syndrome의 소견으로 추정되나 그 정확한 원인을 밝히기는 매우 힘듬. 다만 추정 원인으로서는

ㄱ. 환자에게 주입된 국소마취제 자체에 의해 척수신경이 손상을 받은 경우. 이것은 환자에게 투여한 국소마취제의 농도가 통상 사용농도보다 훨신 고농도였거나 투여량이 과다하여 척수신경이나 그분지에 독성작용을 일으켰을 경우에 발생할수 있음(chloroprocaine 사용시 척수신경 독성작용을 일으킨 예가 보고됨)

ㄴ. 척수천자시나 척수외강에 카테터의 주입시 척수분지가 기계적 손상을 받은 경우.

ㄷ. 출혈로 생긴 혈종이나 감염에 의해 생긴 농양에 의해 흉추하부나 요추부위에서 척수분지가 장시간 물리적 압박을 받는 경우.

ㄹ. 환자척수에 해부학적 기형이 있는 경우 등이 있음.

문2 마취의사의 환자에 대한 마취절차 및 방법상 과실이 있는지 유무

답 마취기록지를 볼때 전신마취 시술에서는 마취방법, 약제의 용량이나 투여방법에 있어서는 문제를 발견할 수 없음. 수술 후 진통목적으로 시행한 경막외 마취의 경우 시술에 어려움이 있었던 것으로 추정되나(1차는 경막외강을 찾는데 실패하고 2차 시술에서는 경막을 천자한 것으로 미루어 볼 때) 시술시 척수신경에 어떠한 손상이 가해졌는지 여부는 마취기록만으로는 판별할 수 없음, 사용한 국소마취제의 종류와 용량에서는 문제점을 발견할 수 없음.

문3 진료부상 마취의사의 과실 유무

답 이 환자에서 마미 증후군을 초래한 정확한 원인을 첨부한 진료 기록부상에서는 찾기가 어렵기때문 마취과 의사의 과실여부를 명확하게 판단할 수 없음.

▶ 사례 4(외과)

I. 사건 개요

하지에 양성종양을 가진 환자(29세 여자)에서 종양제거술을 시행하기 위하여 척추마취를 시도하였으나 환자가 비만하여 실패하고 국소마취로 바꾸어 수술을 한 후 환자가 계속 요통을 호소하며 요통의 원인이 척추마취 때문이라며 민원을 제기한 사건

II. ㅇㅇ구 보건소 의약 65500-193건의 의료과실여부 검토의뢰에 요청에 대한 회신

■ 진정내용

ㅇㅇ구 ㅇㅇ동에 거주하는 전ㅇㅇ씨가 허벅지 뒷부분에 종기가 생겨 ㅇㅇ병원에서 수술을 받았으나 마취과정의 잘못으로 수술 후 허리에 심한 통증과 거동이 불편하다며 민원을 제기함.

■ 회신내용

보내준 진료기록부를 살펴본 결과 다음과 같이 회신합니다.

1. 척추마취 후에 발생할 수 있는 합병증의 하나로 요통이 있으나 이는 대부분 일시적으로 나타났다가 사라집니다. 참고로 마취과학 교과서에 기술된 내용을 인용하면 다음과 같습니다.
   "요추천자 후 요통을 호소하는 경우가 있으나 대부분 경미하다. 술후 모든 요통을 척추천자의 탓으로 돌리나 다른 원인일 때가 많고, 천자침으로 인한 피부의 경한 자극일때도 있다. 여성들이 일반적으로 갖고 있는 요통을 척추마취의 탓으로 돌리는 선입감도 작용하며, 온돌방의 생활에서 병원의 침대생활에 적응이 되지 않은 이유도 있다. 요통의 빈도는 천자 횟수 및 외상과 밀접한 관계를 갖고 있어서 몇번 시도하여 실패하면 전신마취 등으로 교체하는 것이 좋다(마취과학 교과서 3판 여문각 203쪽 1994).
2. 이 환자는 비만으로 인해 척추천자가 어려웠던 경우로 몇 차례의 시도 후 척추마취를 포기하고 국소마취로 바꾸어 수술을 시행한 것으로 보입니다. 이 환자의 경우 척추마취 시도시에 천자침이 척추의 뼈와 중추신경에 손상을 주었을 가능성은 거의 없으며(증상과 MRI 소견을 볼때), 피부와 근육에 자극을 주어 일시적으로 요통을 느낄 수는 있으나 이 환자처럼 장기간 지속적인 요통을 호소하는 경우는 척추마취 자체보다는 환자가 원래 가지고 있던 질환이 요통의 원인일 가능성이 크다고 판단합니다. 특히 이 환자의 경우 요추 MRI 소견에서 요추 5번과 천추 1번사이에 추간판 퇴행성 변화와 이로 인한 디스크 팽윤소견이 있는 것으로 보아 이것이 요통의 원인이거나 환자가 증상을 과도하게 표현하는 경우일 수도 있다고 생각합니다.

2 말초신경 차단술과 관련한 사례들

▶ 사례 1(산부인과)

I. 사건 개요

개인 산부인과 의원에서 환자(47세 여자)의 자궁경부에 2% lidocaine 5ml를 침윤하고 조직생검을 하던 중 환자가 갑자기 호흡곤란을 호소하고 안면이 창백하여지며 서맥 및 저혈압이 발생하여 즉각적인 응급조치로 atropine 1앰플을 정맥주사하고 하트만 용액을 투여하는 한편, 산소마스크로 산소공급을 하면서 복강내의 출혈여부를 확인하기 위하여 더글러스 천자를 시행하였으나, 이상이 없어 다시 혈압 및 백박을 측정하였으나 맥박이 잘 안 잡혀 심전도EKG검사를 하니 심실빈맥ventricular fibrillation이 나타남. 즉시 epinephrine 2앰플 및 sodium bicarbonate를 각 정맥주사 하는 등의 심폐소생술을 시행하고 기도내삽관을 하여 산소를 투여하면서 119구급대의 앰블런스로 종합병원으로 후송하였으나 환자는 사망함.

II. 서울지방법원 동부지원 2000고단3231 업무상 과실치사건의 사실조회에 대한 회신

■ 사실조회 사항

문1 리도카인은 원래 국소마취제 또는 내과에서 심실성 부정맥의 치료제로 사용되는데 그 투여량은 어느 정도까지 가능한지

답 리도카인을 부위마취(경막외마취, 미추마취, 말초신경차단, 침윤마취)를 목적으로 사용할 경우에는 epinephrine 없이 단독 투여시에는 최대 사용량이 4mg/kg이며 epinephrine과 함께 사용시에는 최대로 7mg/kg 까지 사용할 수 있음. 척수마취시에는 총용량 30-100mg을 사용함

심실부정맥의 치료목적으로 사용할 경우에는 1-1.5mg/kg을 정맥주사하며 5-10분 간격으로 총용량 3mg/kg까지 반복 투여할 수 있음. 지속적인 점적주입continuous infusion drip시에는 20-50ug/kg/min을 투여하며 혈중 치료농도는 1.5-6ug/ml 임.

문2 마취제로 사용되는 경우 국소마취는 침윤마취에 속하여 1회에 40-200mg을 투여하도록 되어있는지

답 침윤마취는 부분마취의 한 종류이며 침윤마취시의 최대 사용 epinephrine 없이 사용시에는 300mg, epinephrine과 함께 사용할 시에는 500mg까지 사용할 수 있음(체중 70kg 기준) (1)번 문항의 답을 참조하시기 바랍니다.

문3 리도카인 주사의 부작용으로는, 과량을 투입한 경우 호흡억제, 맥박이상, 안면창백, 혈압저하 또는 악성고열, 경련, 졸음, 흥분, 구토 등의 증상이 나타날 수 있는지.

답 국소마취제를 과량 투여하였을 경우에는 중추신경계와 심혈관계에 독성 작용을 나타낼 수 있음.

중추신경계 독성작용으로는 경미한 증상으로는 이명, 어지러움, 흥분으로 시작하여 심할 경우 경련, 무의식, 호흡정지 등을 일으킬 수 있으며 심혈관계 독성작용으로는 초기에는 고혈압, 빈맥으로 시작하여 심근억제, 저혈압에 이어 심한 저혈압, 서맥, 말초혈관이완, 심근전도장애, 순환계 허탈까지 일으킬 수 있음

문4 리도카인 주사의 부작용이 일어나는 과량은 어느 정도인지 혈관주사 및 피하주사에 따라 구별되는지.

답 과량이라 함은 체중 kg당 최대 투여량을 초과하여 투여한 것을 말하며 혈관주사시와 피하주사시의 최대투여량은 상당한 차이가 있음(1번 문항참조)

문5 리도카인주사를 과량을 투입하지 않은 경우에도 드물게 위와 같은 부작용이 발생할 수 있는지.

답 리도카인을 마취목적의 용량으로 투여한 경우에는 과량을 투여하지 않았더라도 약제가 혈관이나 지주막내로 다량 흡수되면 부작용이 발생할 수 있음.

문6 일반적으로 리도카인 5ml는 리도카인 함량이 100mg이므로 혈관주사로 투입하였다 하더라도 자체로는 과량 투입한 것이 아니므로 전신독성이 발생하기 어려운지.

답 리도카인 100mg(2% 리도카인 5ml)은 용량자체로는 혈관으로 주입하더라도 과량 투입된 것이라고 볼 수 없으며 통상 부정맥 치료의 목적으로 정맥투여 할 수 있는 용량임.

문7 그리하여, 환자에게 100mg(위 주사 5ml에 포함된 리도카인 함량)을 자궁부내에 3군데에 나누어 주사를 놓은 경우 혈관주사를 하였다 하더라도 일반적으로는 리도카인 전신중독성의 부작용이 오지 않는지.

답 리도카인을 자궁부내에 침윤마취하는 중 일부가 혈관내로 흡수되었다고 하더라도 100mg 의 투여 용량에서는 전신독성현상이 나타나기는 어려울 것으로 생각함.

문8 일반적으로 리도카인을 혈관주사 한 경우에는 중추신경계에 먼저 작용하여 경련 등이 오고 나중에 심장에 이상이 오게 되는지.

답 많은 양의 리도카인이 혈관내로 투여되면 먼저 중추신경계 흥분작용이 일어나고 이어 전반적인 중추신경계 억제작용이 일어남. 따라서 중추신경계 흥분작용으로 발생하는 경련은 전신독성작용의 초기 증상이라고 할 수 있으며 심한 저혈압이나 심근전도 장애, 순환계 허탈 같은 심장이상 현상은 독성작용의 말기증상임. 다른 중추신경계 억제약물을 함께 사용할 경우에는 중추신경계 흥분작용 없이 바로 억제작용이 나타날 수 있음.

문9 위와 같은 혈관주사에 의한 전신경련 증상은 일반적으로 리도카인의 혈중농도가 25ug/ml만(ug는 1/1000mg) 되어도 나타나는지.

답 일반적으로 국소마취제의 전신독성작용은 약제의 마취강도anesthetic potency와 밀접한 관계가 있으며(마취강도가 클수록 적은 용량에서 독성작용을 나타냄), 또한 국소마취제의 주입속도와 특정 혈중농도에 도달하는 속도가 중추신경계 독성작용에 영향을 미치므로(즉, 주입속도가 빠른 경우 더 적은 용량의 투여와 더 낮은 혈중농도에서도 독성작용을 일으킴) 특정 혈중농도만으로 중추신경계 독성작용 발현여부를 판단하기는 어려움. 그러나 리도카인의 혈장농도 25ug/ml는 치료 혈중농도(1,5-6ug/ml)를 훨신 초과하는 농도이므로 부작용이 발생할 수 있을 것으로 생각함.

참고로 국소마취를 위한 리도카인의 투여시 리도카인의 최고 혈중농도는 투여경로와 부위에 따라 차이가 많으며 400mg 투여를 기준으로 하여 늑간신경 차단시에는 7ug/ml, 경막외마취시에는 5ug/ml, 피하침윤시에는 2ug/ml 정도임.

문10 그리하여, 환자가 리도카인 주사후에 호흡곤란 및 안면이 창백하여지는 증상은 있었으나, 전신경련 등의 증상은 없었을 경우 리도카인을 혈관주사하지 않은 것으로 볼 수 있는지.

답 환자의 증상만으로 리도카인이 혈관내로 주입되었는지 여부를 확진할 수는 없으나 혈중농도가 25ug/ml이면 리도카인이 혈관내로 주입되었을 가능성이 높다고 할 수 있음. 다른 중추신경계 억제 약물을 함께 사용할 경우에는 중추신경계 흥분작용(흥분, 경련) 없이 바로 억제작용이 나타날 수 있음. 위 문항의 답변을 참고하시기 바랍니다.

문11 또한, 리도카인을 피하에 주사한 경우라도 특이 체질에서 오는 아나필락시스anaphylaxis 과민반응에 의한 쇼크가 발생할 수 있는지.

답 anaphylaxis는 면역학적으로 중재되는 매우 위험한 알러지성 반응으로 전형적인 과민반응typical hypersensitivity reaction을 말하는데 국소마취제에 의한 anaphylaxis 발생은 매우 드문 것으로 알려져 있으나 procaine에서는 보고된 것이 있음.

경미한 알러지 반응allergic-type reaction은 aminoester 계열의 국소마취제에서는 간혹 발생할 수 있으나 리도카인과 같은 aminoamide 계열의 국소마취제는 allergic reaction을 일으킬 가능성이 극히 낮은 것으로 보고되고 있음. 그러나 리도카인 용액에 첨가된 약제보존제가 알러지반응을 일으킬 수는 있음.

문12 일반적으로 개인 의원에서 리도카인 국소마취의 경우 심전도검사, 흉곽 X-선검사, 소변검사, 혈액검사 등을 하고 있는지, 그 필요성이 있는지.

답 대학병원에서는 위의 검사항목들을 모두 마취와 수술을 위한 기본검사로 시행하고 있으며 개인의원에서도 전신마취를 필요로 하는 수술의 경우에는 위의 항목들을 검사하고 있으나 환자의 신체상태가 양호하고 국소마취로 시행할 수 있는 소수술일 경우에는 담당의사의 판단에 따라 검사항목을 줄일 수도 있다고 생각함.

문13 위와 같이 리도카인 전신중독증이나 아나필락시스 과민반응은 생명징후 검사나 사전 거부반응검사 등 다른 검사에 의하여 이를 예측하거나 미리 방지할 수 있는지.

답 국소마취제는 적절한 해부학적 위치에 알맞는 용량을 사용하면 거의 부작용을 나타내지 않으며 대부분의 독성반응은 많은 양의 국소마취제가 혈관내나 지주막하에 주사된 후에 나타나는 것으로 알려져 있음. 따라서 사용량, 주사부위의 해부학적 위치 등에 주의하는 것이 리도카인에 의한 전신독성을 예방할 수 있는 방법임.

아나필락시스 과민반응은 환자의 과거병력(atopy 혹은 allergic rhinitis)이나 피부반응 검사로 예측할 수 있는 경우도 있으나 전혀 예측할 수 없는 경우도 많으므로 모든 환자에서 예측가능한 것은 아님. 만일 발생가능성이 의심되는 환자가 있을 경우에는 histamine 수용체 차단제와 steroid 제제를 미리 투여하면 반응의 정도를 약화시킬 수 있음.

문14 그리하여, 리도카인 전신중독반응을 방지하기 위하여서는 사용한도량 범위내에서 아스피레이션 방법으로 주사를 하여야 하는지.

답 리도카인의 국소마취시 약제가 혈관내로 주입되는 것을 방지하기 위하여 약제를 주입하면서 주사기로 자주 혈액의 역류를 확인하는 것이 필요함.

문15 리도카인에 의한 아나필락시스 과민반응은 이를 방지할 방법이 있는지.

답 리도카인과 같은 aminoamide 계열의 약제는 anaphylaxis 과민반응을 거의 일으키지 않는 것으로 알려져 있음(5번 문항의 답변 참조바람)

일반적으로 환자의 과거병력이나 피부검사 반응 등으로 사전에 anaphylaxis 발생가능성이 의심되는 환자에서는 histamine 수용체 차단제와 steroid의 사전 투여로 반응의 정도를 감소시킬 수는 있으나 발생을 방지할 수 있는 방법은 없다고 생각함. 일단 발생하면 순환계나 호흡계에 심각한 증상을 나타낼 수 있으므로 적극적인 치료를 하는 것이 최선의 방법임.

문16 또한, 리도카인 주사를 자궁경부 부분에 놓는 경우 그곳은 신체의 다른 부위에 비추어 부작용이 발생할 가능성이 더 높은지.

답 신체조직중 혈관의 분포가 풍부한 부위에 국소마취제를 주입할 시에는 혈관내 주입을 방지하기 위하여 더 큰 주의가 필요하며 자궁경부도 혈관의 분포가 비교적 풍부한 부위라고 생각함.

문17 또한, 위 자궁경부 부분에는 많은 미세혈관이 분포되어 있어 혈관을 피하여 주사를 놓았다 하더라도 혈관으로 빨리 흡수되므로 혈관에 직접 주사한 경우와 흡수되는 정도가 크게 차이가 나지 않는지.

답 혈관분포가 풍부한 부위에서는 약제주입시 혈액의 역류가 확인되지 않더라도 주입한 국소마취제가 혈관내로 들어갈 가능성이 높다고 볼 수 있음.

문18 나아가서, 외국에서의 연구 결과 성인에게 리도카인 250-2000mg을 정맥에 투여한 후 사망한 경우 혈중농도가 2-33ug/ml이었다고 하는데, 우리나라 사람의 경우에도 동일하다 할 수 있는지.

답 국내에서는 아직 사람에서 사망에 이르는 리도카인의 혈중농도에 대한 자세한 연구결과가 보고된 것은 없는 것으로 알고 있으나 우발적으로 2000mg을 정맥내 투여하여 전신독성작용이 발생한 경우에도 응급소생술을 시행하여 환자가 소생한 예는 있음. 즉, 환자의 신체상태에 따라 사망에 이르는 약제의 용량과 혈중농도에는 많은 차이가 있을 것으로 생각함.

문19 심장박동이 제대로 되고 대사가 잘 이루어질 때 약물을 투여하면 피하조직등으로 퍼지는 등 혈관에서 그 농도가 약해지지만, 가사상태에서는 대사가 잘 안되므로 투여한 약물이 그대로 잔존하게 되는지.

답 정상상태에 비해 순환이 잘 이루어지질 않고 각 장기의 기능장애가 발생한 경우에는 투여한 약제가 조직에 도달하는 시간이 길어져 작용발현 시간은 늦어질 것이고 대사의 장애로 약제의 배설도 늦어져 체내 잔류시간이 길어질 것임.

문20 그리하여 개인산부인과 의원에서 환자의 자궁경부에 리도카인 함량 100mg을 주사하여 쇼크가 온 경우 응급처치를 하고 종합병원으로 이송하여, 위 종합병원에서 위 주사를 놓은지 1시간 15분 내지 1시간 30분 정도 지나서 거의 가사 상태에 있는 위 환자에 대하여 응급소생술로서 리도카인 60mg짜리 3앰플을 주사하였는데, 20분 후에 사망한 경우, 위 환자에 대한 부검시 남아 있던 리도카인 44.5ug/ml는 개인산부인과의원에서 주사한 것이 남아 있는 것인지, 또는 위 후송된 종합병원에서 주사한 것이 남아 있는 것인지.

답 리도카인 100mg의 국소주입으로 혈중농도가 44.5ug/ml까지 상승하기는 어려울 것으로 생각함(위의 4-(2) 문항의 답변내용을 참조하시기 바랍니다) 이 경우는 응급소생술을 위하여 사용한 리도카인의 영향으로 혈중농도가 상승되었을 가능성이 큰 것으로 생각함.

문21 리도카인에 의한 전신중독성 반응이 오거나, 아나피락시스 과민반응이 올 때 몸에 무엇인가 들어오는 느낌이 나는지.

답 리도카인에 의한 독성작용의 초기 증상으로는 어지러움, 이명, 혼돈, 고혈압, 빈맥 등이 나타나므로 독성작용이 발생하면 초기에는 환자가 이러한 증상을 느낄 수 있을 것으로 생각하고 과민반응이 일어날시에도 초기에는 이상증상을 느낄 수 있을 것으로 생각하나 환자의 느낌은 주관적인 것이기때문 환자의 느낌을 정확하게 표현하기는 어려움.

문22 리도카인 주사에 대한 반응이 온 경우 그 자체만으로는 혈관주사에 의한 전신중독성 반응이 온 것인지 아나필락시스 반응이 온 것인지 구별할 수 있는지.

답 anaphylaxis가 발생한 경우에는 저혈압, 빈맥, 부정맥(심혈관 반응), 호흡곤란, 기침, 기관지경련, 폐부종, 저산소증(호흡기계 반응), 두드러기, 안면부종, 가려움증(피부)이 발생하는데 전신중독반응과 유사한 증상이 많아 구별이 어려울 것으로 생각함.

문23 또한, 리도카인 주사를 하는 경우 혈관이나 피하에 주사하였느냐에 따라 주사액이 체내에 주입되는 느낌이 다른지.

답 정맥으로 리도카인을 투여하는 경우는 부정맥을 치료하기 위한 목적이고, 피하에 주입하는 것은 국소마취 목적으로 사용하는 경우인데 두 다른 상황에서 리도카인 주입시의 환자의 주관적인 느낌의 차이를 구별하기는 어려움. 그러나 두 경우 모두 정상적으로 투여되어 전신 독성증상이 나타나지 않는다면 환자의 느낌에는 차이가 없을 것으로 생각함. 다만 주입 후에는 피하주사 경우에는 주사부위의 주변조직에 감각마비 증상을 느낄 수 있을 것임.

문24 리도카인을 혈관주사하여 전신중독반응이 온 것인지, 혹은 아나필락시스 과민반응이 온 것인지 정확하게 구별될 수 있는지, 나아가서 그 구별방법은 무엇인지.

답 리도카인에 의한 anaphylaxis는 거의 발생하지 않는 것으로 알고 있으나 임상적인 구별방법은 전신중독증은 통상 사용량보다 훨신 많은 양이 혈관으로 투여되어 혈중농도가 높아졌을때 독성증상이 나타날 수 있는데 비해 anaphylaxis 과민반응은 특이체질을 가진 환자에서 약제의 소량 투여시에도 나타날 수 있다고 생각함. 더 자세한 내용은 약독학 전문가toxicologist에게 문의하시기 바랍니다.

문25 리도카인 주사후에 전신성 중독반응이나, 아나필락시스 과민반응이 온 경우 취하여야 할 응급조치는 어떠한 것이 있는지.

답 환자의 증상이 심각한 중추신경계 및 호흡기계와 순환계 기능 억제작용(의식소실, 호흡억제 혹은 정지, 순환기능억제 혹은 정지)을 나타낸다면 치료방법은 동일함. 즉, 먼저 기도를 확보하고 100% 산소로 충분한 환기를 시켜주고 승압제 및 소생술에 필요한 약제(sodium bicarbonate, atropine 등)와 수액을 투여하고 필요하면 제세동기의 사용과 심장맛사지를 해주는 등의 심폐소생술을 시행해 주어야 함. anaphylaxis의 경우에는 추가로 histamine 수용체 차단제와 steroid의 동시 투여가 필요할 것으로 생각함.

문26 일반적으로 개인의원이라 하더라도, 리도카인 부작용에 의한 호흡곤란이나, 심장에 문제가 발생한 환자에 대하여는 응급차를 불러 후송하는 동안에 잘못될 수도 있어 1차로 혈압상승, 맥박강화제 등을 투여하고 산소공급을 하는 등 응급조치가 가능하면 위와 같은 조치를 취한 후에 호전되지 않을 경우에 종합병원으로 이송하게 되는지.

답 위 문항의 기술내용이 사실임. 개인의원에서 시술중 환자가 호흡곤란이나 심기능 이상이 발생하면 일단 개인의원에서 실시할 수 있는 응급소생술을 시행하면서(지속적 산소공급과 환기유지, 승압제의 사용, 심정지시에는 심장맛사지 시행 등) 대형종합병원으로 환자를 후송하는 것이 환자의 소생가능성을 높혀 줄 수 있음.

문27 리도카인 쇼크에 빠진지 5-10분 정도된 환자에게, 아트로핀 1앰플을 주사하고 산소마스크를 씌운 상태에서 더 이상 아무런 응급조치를 취하지 않고 그대로 큰 병원으로 이송하여 30분 후에 이송된 병원에서 응급조치가 취하여진 경우 위 환자가 회생할 수 있는지, 그 회생 가능성은 어느정도 되는지.

답 이 상황에서의 환자의 호흡상태와 정확한 혈압, 맥박 등의 생체활력 징후에 대한 구체적 기록이 없이 위의 기술내용만으로는 환자의 회생가능성여부를 판단하기는 어려움.

원칙적으로 심폐기능 장애(호흡부전 혹은 정지 및 순환기능 부전 혹은 순환정지)가 발생한 환자를 더 큰 병원으로 후송할때는 그 병원에 도착하여 진전된 소생술을 시행받을 수 있게될때까지 환자의 기도유지와 100% 산소에 의한 지속적인 환기 및 최소한의 심장기능 유지를 위한 시술(승압제 투여와 심장맛사지)을 시행하여 환자가 주요장기(특히 뇌)가 저산소성 손상을 받는 것을 어느 정도 방지하느냐가 환자의 회생여부를 결정하는 주요 인자임.

문28 개인 산부인과 의원에서 자궁경부에 리도카인 주사를 놓다가 환자가 호흡곤란을 호소하고 안면이 창백하여지며 서맥 및 혈압이 떨어지는 부작용이 온 경우, 즉각적인 응급조치로 심장서맥을 빠르게 하기 위하여 아트로핀 1앰플을 정맥주사하고 하트만 정맥주사를 하는 한편, 산소마스크로 산소공급을 하면서 그 원인을 밝히기 위하여 복강내의 출혈여부를 확인하기 위하여 더글러스 천자를 시행하였으나, 이상이 없어 간호원을 시켜 같은 건물내의 옆에 위치한 내과의원대진의로 근무하던 내과전문의를 불러 위 내과의사가 혈압 및 백박을 재고 청진을 한 다음 위 내과에서 사용하던 심전도 기계를 가져오게 하여 심전도(EKG)검사를 하고, 그 후 상태가 급격히 악화되어 심장이 약한 움직임을 보임에 따라 심장박동을 강하게 하는 에피네프린 2앰플 및 중탄산 나트륨sodium bicarbonate을 각 정맥주사하는 한편, 위 내과의사는 환자에 대하여 심폐소생술을 시술하고 마침 응원차 달려온 마취과 의사가 호흡을 원활하게 하기 위하여 기도내 삽관을 하였으며, 아트로핀 0.5mg 1앰플을 정맥주사하였더니, 위 환자의 맥박이 조금 호전되었으나, 상태가 좋지 않아 종합병원에서 치료하게 하기 위하여 119에 신고를 하여 6분 만에 도착한 119구급대의 앰블런스에 산부인과 의사가 간호원과 함께 환자를 승차시켜 기관삽관 튜브를 통하여 인공호흡을 시키면서 인근에 있는 종합병원으로 후송하였는 바, 위 리도카인 부작용이 발생하고 위와 같이 119신고를 할 때까지 40-50분 정도 소요되었다면 위 개인산부인과 의원에서는 응급조치를 다한 것으로 볼 수 있는지.

답 문항의 기술내용으로 볼 때 개인의원으로서는 최대한의 응급조치를 한 것으로 판단함.

문29 리도카인 국소마취에 의하여 자궁내막 조직을 채취하는 시술을 하는 경우에 심전도기계를 반드시 비치하여야 하는지.

답 원칙적으로 심혈관질환이나 폐질환, 중추신경계질환, 당뇨가 있거나 40세 이상의 남자환자에서는 국소마취하 시술의 경우에도 심전도 감시장치를 비치하여 수술중 심전도감시를 하는 것이 필요할 것으로 생각하나 그 외의 경우는 의사자신의 판단에 따름.

문30 리도카인 국소마취의 경우 vital sign검사나 청진기에 의한 심음 등의 청취에 이상이 없을 때 심장질환 여부를 다른 방법으로 확인하여야 하는지.(이상)

답 환자가 심폐혈관질환을 가진 병력이 없고 심폐혈관질환을 의심하는 증상이나 신체소견이 없으며 생체활력징후가 정상인 상태라면 개인의원에서 국소마취에 의한 소수술을 시행하는 경우에 추가적인 심장검사는 대부분 하지 않을 것으로 생각함.

III. 서울지방법원 동부지원 판결 2000고단3231 업무상 과실치사

■ 주문

피고인을 금고 10월에 처한다

다만 이 판결 확정일로부터 2년간 위 형의 집행을 유예한다.

■ 이유

범죄사실

피고인은 산부인과 전문의 인 바 2000.2.23 13:00경 서울 ㅇㅇ구 ㅇㅇ동에 있는 피고인 경영의 서ㅇㅇ 산부인과 수술실에서 위 병원에 대한 피해자 망 염ㅇㅇ(여 47세)에 대하여 자궁내막 조직 검사를 시술하기 위하여 위 피해자의 자궁 경부에 국소 마취제인 리도카인을 주사 하여 자궁 경관 주위 차단의 국소 마취를 시행하게 되었는바 국소 마취제인 위 리도카인이 피하조직이 아닌 혈관내로 직접 투입될 경우 혈액내 리도카인의 농도가 지나치게 높아져서 전신성 독성반응이 나타나고 중추 신경계, 심혈관계 등에 영향을 미쳐 호흡곤란, 혈압강하, 심실세동, 심실 부정맥, 나아가 순환계통의 붕괴 현상이 발생하여 결국 사망에 이를 수도 있으므로 의료업무에 종사하는 피고인으로서 위 국소마취제를 주사함에 있어 소위 '아스피

래이션aspiration의 방법(주사바늘이 혈관을 찔렀는지 여부를 확인하기 위해 주사기를 빨아 당겨 혈액이 주사기 내로 역류하는지 확인하는 방법)등을 통하여 반드시 "혈액의 역류여부"를 계속 확인하면서 환자에게 이명이나 입주위의 무감각 어지러움 같은 국소 마취제의 중추신경계 독성과 관계있는 증상을 질문하면서 천천히 간헐적으로 주입하여 혈관내로 많은 양이 국소마취제가 들어가기 전에 혈관내 주사의 최초의 징후를 포착하여 즉시 주사를 멈출수 있도록 하여 국소마취제로 인한 전신성 독성의 부작용을 미연에 방지하여야 할 업무상의 주의 의무가 있을 뿐만 아니라 국소 마취제의 주사로 인한 전신성 독성반응이 나타났을 경우 즉시 호흡을 유지시키기 위하여 기도를 유지한 후 계속적으로 산소를 공급하면서 혈압 상승제 및 맥박 강화제를 투여하는 한편 필요시 전기적 심율동 전환술electric cardioversion을 시행 할 수 있도록 전기 충격기 등의 심폐소생술에 필요한 시설이 갖추어져 있는 종합병원의 응급실로 신속히 후송하여 필요한 응급조치를 취하게 할 업무상 주의 의무가 있음에도 불구하고, 이를 게을리 한 채 위 피해자의 자궁경부에 국소 마취제인 농도 2%짜리 리도카인 5cc를 주사하면서 이를 위 피해자의 혈관내에 직접 투입한 과실로 위 주사를 맞은 직후, 위 피해자로 하여금 의식 불명 호흡저하, 혈압강하, 서맥 등 국소 마취제 주사로 인한 전신성 독성에 빠지게 하고 같은 날 13:40경 위와 같이 국소 마취제로 인한 전신성 독성 반응으로 위 피해자의 생명이 위험한 상태에서 피고인의 요청으로 위 병원에 나타난 내과 전문의인 왕○○으로부터 위와 같은 전신성 독성 상태에 수반될 수 있는 호흡 및 심장 정지의 상황에 대비하여 전기 충격기 등을 갖추고 있는 응급 소생술에 전문적인 지식이 있는 인근 종합병원 응급실로 신속히 후송하여야 한다는 조언을 받았음에도 "큰 병원에 가면 골치 아파진다"라면서 이를 묵살 한 채 응급소생술에 비전문가인 자신이 계속하여 약 50분간 응급 처치를 하며 지체하다가 같은 날 14:28경 피해자가 심실 세동상태에 이른 상황에서 늦게 119 구급대에 후송 요청을 하여 같은 날 14:48경 같은 구 ○○동 소재의 서울 ○○병원 응급실로 후송되었으나 결국 같은 날 15:37경 위 피해자로 하여금 국소 마취제로 인한 전신성 독성으로 말미암아 심폐정지로 사망에 이르게 하였다.

IV. 서울중앙지방법원 제 5형사부 2002노10992 업무상과실치사 판결

■ 주문

원심판결을 파기한다.

피고인을 벌금 10,000,000원에 처한다.

피고인이 위 벌금을 납입하지 아니하는 경우 50,000원을 1일로 환산한 기간 피고인을 노역장에 유치한다.

■ 이유

1. 항소이유의 요지

가. 피고인의 항소이유

(1) 사실오인

1) 원심은 피고인이 염○○의 자궁경부를 국소마취함에 있어 리도카인을 혈관내로 직접 주사하여 전신성 독성(systemic toxicity, 전신독소반응, 전신독성반응이라고도 하는데, 이하 '전신성 독성'으로 통일하여 쓴다.)에 빠지게 하고, 또, 위와 같은 전신성 독성에 대하여 응급처치의무를 다하지 못한 과실로 염○○를 사망에 이르게 하였다고 판단하였다.

2) 그러나, ① 피고인은 염○○의 자궁경부를 국소마취함에 있어 리도카인이 혈관내로 주사되어 전신성 독성이 발생하는 것을 방지하고 피하조직으로 주사하기 위하여 아스피레이션 방법(주사바늘이 혈관을 찔렀는지 여부를 확인하기 위하여 주사기를 빨아당겨 혈액이 주사기내로 역류하는지 확인하는 방법)으로 주사하였고, ② 염○○에게서는 리도카인 전신성 독성 반응시 발생하는 전신경련 등의 증상이 나타나지 않았으며, ③ 국립과학수사연구소 작성의 부검감정서는, 염○○에게 과민성 쇼크의 경우 발생하는 두드러기, 피부발적 등의 증상이 나타나지 않았음을 근거로 과민성 쇼크로 사망한 것으로 보기는 어려우므로 전신성 독성으로 사망하였을 가능성이 높다는 취지의 의견을 제시하고 있으나, 과민성 쇼크의 경우 두드러기 등의 증상이 언제나 나타나는 것은 아니므로 염○○에게 두드러기 등의 증상이 나타나지 않았다는 이유만으로 과민성 쇼크로 사망한 것이 아니라고 판단한 것은 잘못이며, ④ 위 부검감정서는, 부검결과 염○○의 혈액에서 리도카인의 함량은 44.5㎍이었고, 성인 6명에게 리도카인 250~2,000mg의 농도로 정맥투여한 후 사망한 사례에서 혈중농도가 2~33㎍였다고 보고되어 있는바, 서울○○병원에서 심폐소생술을 시행하면서 염○○에게 3회에 걸쳐 리도카인 60mg씩 총 180mg을 정맥주사하였다는 사정을 고려하더라도 자궁경부를 국소마취하면서 투여된 리도카인이 상당량 혈관내로 주입되거나 흡수되었을 가능성을 배제할 수 없으므로 염○○가 전신성 독성으로 사망하였을 가능성이 높다는 취지의 의견을 제시하고 있으나, 리도카인의 혈중농도에 관하여 위 보고결과는 혈관 및 주요장기(심장제외)에서 측정한 것인데 반해 염○○의 경우는 심장에서 측정한 것이므로 비교하기에 적절하지 않고, 피고인이 염○○에게 자궁경부 국소마취시 주사한 리도카인 100mg은 2시간 가까이 지난 사망시까지는 이미 체내에 모두 흡수되어 사망 당시 혈중농도에 영향을 미칠 수 없으며, 사망 당시의 리도카인 혈중농도는 서울○○병원에서 심폐소생술 시행시 주입된 리도카인 180mg에 기인한 것이라고 보이므로, 위 혈중농도만으로 피고인이 리도카인을 혈관으로 주사하였다고 인정할 수는 없고, ⑤ 설사, 리도카인이 혈관으로 주입되었다고 하더라도 100mg은 그 양 자체로 전신성 독성을 일으킬만한 양이 되지 않으므로 염○○의 특이체질로 인하여 전신성 독성 또는 아나필락시스 과민반응이 나타난 것이거나, 피고인의 주사상의 과실과 염○○의 사망 사이에는 인과관계가 없다.

3) 또한, ① 피고인은 이 사건 검사 중 염○○에게 호흡곤란, 안면창백, 서맥 등의 증상이 나타나자 아트로핀 주사, 에피네프린 주사, 더글라스 천자 등의 조치를 취하였으며, ② 내과의 ○○○과 마취전문간호사 ○○○에게 도움을 청하였고, ③ 위와 같은 조치와 도움에도 불구하고 염○○의 상태가 호전되지 않아 119 구급대에 연락하여 염○○를 서울○○병원으로 이송하였으나 결국 사망에 이른 것이

므로, 피고인은 염○○에게 응급상황 발생시 그에 따른 최대한의 응급처치를 다하였다.

4) 그러므로 피고인은 염○○에게 리도카인을 혈관으로 직접 주사한 과실이 없고, 오히려 염○○는 특이체질로 인한 아나필락시스 과민반응으로 사망한 것이거나, 설사 피고인에게 주사상의 과실이 있다고 하더라도 피고인의 과실과 염○○의 사망과는 인과관계가 없다. 또한, 피고인은 염○○의 상태에 따라 적절한 조치를 취하였으므로 응급처치를 소홀히 한 과실이 없다.

그럼에도 불구하고 원심은 피고인에게 업무상과실치사죄를 유죄로 인정한 잘못이 있다.

(2) 양형부당

설사 피고인에게 원심이 인정한 바와 같은 과실이 있고, 그 과실과 결과 사이에 인과관계가 있다고 하더라도, 염○○의 특이체질이 사망에 어느 정도 기여하였다고 보이는 점, 피고인이 염○○의 유족에게 이 사건 사고로 인한 손해배상을 청구하는 민사소송의 결과에 따른 금원을 모두 공탁한 점, 피고인에게 별다른 전과가 없는 점 등을 고려하면, 원심이 피고인에게 선고한 금고 10월, 집행유예 2년의 형은 너무 무거워서 부당하다.

나. 검사의 항소이유

피고인의 과실이 중한 점, 사망이라는 중한 결과에 대하여 범행을 부인하고 있는 점 등 범행의 경위, 범행 후의 정황 등에 비추어 원심이 피고인에게 선고한 금고 10월, 집행유예 2년의 형은 너무 가벼워서 부당하다.

2. 기록과 증거의 의하여 인정되는 사실

가. 원심이 적법하게 채택하여 조사한 증거 등에 의하면 다음과 같은 사실이 인정된다.

(1) 염○○(1953. 7. 15.생, 약 60kg)는 수년 전 자궁에 물혹이 있으나 생활에는 지장이 없다는 진단을 받고 별다른 조치를 취하지 않고 지내오던 중 2000. 2. 18. 배뇨장애 등의 증상으로 피고인이 운영하는 서울 ○○구 ○○동 소재 '○○○산부인과' (이하 '피고인 의원' 이라 한다)에 내원하였는데, 피고인이 염○○를 내진하고 소변검사 및 질식초음파 검사 등을 시행한 결과 여러 개의 자궁근종 및 자궁경부 폴립, 출혈성 방광염이 있는 것으로 진단하였고, 자궁경부암 검사를 위한 시료를 채취한 다음 위 증상에 필요한 치료를 하였다. 피고인은 같은 달 21. 자궁경부암 검사를 의뢰한 서울의학검사소로부터 부인과 세포 검사에서 양성으로 세포변화가 있다는 검사보고를 받고, 같은 달 22. 피고인 의원에 내원한 염○○에 대하여 특수 자궁초음파 검사를 시행하였으며, 다음 날인 같은 달 23. 정밀검사를 위하여 자궁내막 조직검사(이하 '이 사건 검사' 라고 한다)를 시행하기로 하였다.

(2) 염○○는 2000. 2. 23. 12:40경 이 사건 검사를 받기 위하여 피고인 의원에 내원하였는데, 피고인은 그 무렵 염○○의 혈압 및 맥박 수치가 정상임을 확인한 후 양쪽 팔에 하트만 수액(1,000ml, 전해질 주사) 1개씩을 주사하고 날부민(진통제) 1앰플을 정맥주사하는 한편, 질을 소독하고 국소마취제인 리도카인lidocaine 2% 주사액 5ml(리토카인 함량 : 2% × 5ml = 100mg)를 자궁경부의 12시, 4시, 8시

각 지점에 3번으로 나누어 주사하였는데, 당시 염○○는 피고인에게 "몸에 뭔가가 들어온다"고 말하였다.

(3) 피고인은 헤갈hegar로 염○○의 자궁경부를 확장시키고 큐렛으로 자궁내막벽조직을 2, 3회 정도 긁는 방법으로 이 사건 검사를 시행하였는데 당시 염○○가 호흡곤란을 호소하고 얼굴이 창백해지자(당시 맥박 40회/분 정도의 서맥, 혈압 수축기 90/확장기 50), 이 사건 검사를 중단하고 염○○에게 아트로핀(서맥시 맥박을 촉진하는데 사용하는 약) 1앰플, 에피네프린(심장박동 저하시 심장박동을 촉진하는데 사용하는 약) 2앰플, 소디움 바이카버네이트(에피네프린의 반응을 촉진하는 약)를 각 주사한 다음, 산소마스크를 씌워 산소를 주입하며 더글러스 천자(몸의 일부에 주사침을 찔러 체내의 액체를 뽑아내는 것)를 시행하여 복강내 출혈여부를 확인하는 등의 응급조치를 취하는 한편, 피고인 의원의 간호사를 시켜 같은 건물에 위치한 ○○○내과의원에 도움을 요청하였다. 위 내과의원에서 대진의로 근무 중이던 ○○○이 같은 날 13:40경 피고인 의원에 도착하여 염○○의 상태를 확인하였는데, 당시 염○○는 의식이 없고 혈압이 거의 잡히지 않았으며, 청진기에 의한 청진결과 미세한 호흡소리만 들리고 심장의 박동은 거의 들리지 않는 상태였다. 이에 ○○○이 피고인에게 큰 병원으로 후송하여 조치를 취할 것을 권유하였으나, 피고인은 "큰 병원으로 옮기면 골치 아파진다"며 이를 거절하였고, ○○○은 그 뒤에도 염○○의 상태가 위험하다고 판단하고 재차 종합병원으로의 이송을 권유하였으나 피고인은 이를 무시한 채 받아들이지 않았다.

(4) 염○○의 혈압이 계속하여 거의 잡히지 않자, ○○○은 위 내과 의원 간호사인 ○○○로 하여금 위 내과 의원에서 심전도 검사기계를 가져오게 하여 심전도 검사를 하였는데, 그 결과 파형은 정상이나 심한 서맥으로 나타났다. 이에 피고인과 ○○○은 염○○에 대하여 에피네프린을 근육주사하고, 얼마 후 다시 에피네프린을 정맥주사하였는데 염○○는 간헐적으로 의식을 회복하기도 하였으며, 조금 뒤 다시 심전도 검사를 시행하였는데 파형이 불규칙하고 심근경색이 의심된다는 검사 결과가 나왔다.

(5) 피고인은 같은 날 14:00경 피고인 의원의 간호사로 하여금 ○○시에 있는 마취전문 간호사인 ○○○에게 도움을 요청하도록 하였고, ○○○는 같은 날 14:20경 피고인 의원에 도착하여 심폐소생술을 하고 있는 피고인과 ○○○을 도와 염○○에 대하여 기도삽관을 시행하고 아트로핀 0.5mg을 정맥주사하였다.

(6) 피고인 등의 위와 같은 응급조치에도 불구하고, 염○○의 증상이 호전되지 않자 피고인은 같은 날 14:28경 피고인 의원의 조무사를 시켜 119 구급대에 긴급지원을 요청하였고, 119 구급대가 같은 날 14:34경 피고인 산부인과에 도착하였다.

(7) 염○○는 같은 날 14:48경 119 구급대에 의하여 혼수 및 심실세동(심장이 거의 정지된 상태로 5분 이상 지속되면 뇌사상태에 빠져 회복이 불가능하다)의 상태로 서울○○병원 응급실에 도착하였고, 그 즉시 서울○○병원 응급의료진은 전기충격요법 등 심폐소생술을 시행하면서 우측 내경정맥 및 양측 대퇴정맥 등을 통하여 수액, 에피네프린, 리도카인(같은 날 15:15경, 15:25경, 15;29경 3회에 걸

쳐 60mg씩 총 180mg 주사) 등을 투여하였으나, 염○○는 끝내 소생하지 못하고 같은 날 15:37경 사망(이하 '이 사건 사고'라고 한다)하였다.

나. 원심이 적법하게 채택하여 조사한 증거들(특히, 부검감정서와 ○○○에 대한 검찰 진술조서의 각 기재)과 당심 법정에서의 증인 ○○○의 증언, 대한의사협회와 국립과학수사연구소의 각 사실조회회보 및 기록에 나타난 자료에 의하여 인정되는 이 사건사고 관련 의학지식은 다음과 같다.

(1) 리도카인은 점막에 적용하는 아마이드 타입amide type의 국소마취제로 주로 사용되는데 이때에는 혈관을 피하여 피하조직에 주사하여야 하고, 최대사용량은 4mg/kg이다. 한편 리도카인은 내과적으로 심실부정맥 치료의 목적으로 사용되기도 하는데 이때에는 정맥주사하고, 적정사용량은 1~1.5mg/kg으로 5~10분 간격으로 총용량 3mg/kg까지 반복 투여할 수 있다.

(2) 리도카인은 해부학적 위치에 알맞은 용량을 사용하면 거의 부작용을 나타내지 않지만, 다음과 같은 부작용이 있을 수 있다.

① 국소마취제로 사용시, 혈관이나 지주막하강내로 주입되거나 과다한 용량이 투여되면 전신성 독성systemic toxicity이 일어날 수 있다. 전신성 독성의 경우 혈중농도에 따라 먼저 중추신경계에 작용하여 초기에는 이명, 어지러움, 혼동, 입주위 무감각 등의 증상이 나타나고, 흥분기에는 경련 등이 나타나고, 억제기에는 무의식, 중추신경계의 전반적인 억제, 호흡정지 등이 나타나며(중추신경계 억제약물을 함께 사용할 경우에는 중추신경계의 흥분기 없이 곧바로 중추신경계 억제기가 나타날 수도 있다), 이어 심혈관계에 작용하여 초기에는 고혈압, 빈맥이 나타나고, 중기에는 심박출량 감소, 저혈압이 나타나고, 말기에는 심한 저혈압, 서맥 등의 증상을 나타낸다. 한편, 일반적으로 국소마취제의 전신성 독성 반응은 약제의 마취강도와 밀접한 관계가 있으며(마취강도가 클수록 적은 용량에서도 독성이 나타난다), 국소마취제의 주입속도와 특정 혈중농도에 도달하는 속도가 중추신경계 독성작용에 영향을 미치므로(즉, 주입속도가 빠른 경우 더 적은 용량의 투여와 더 낮은 혈중농도에서도 독성작용를 일으킨다) 특정 혈중농도만으로 중추신경계 독성작용 발현여부를 판단하기는 어렵다. 위와 같은 국소마취제에 의한 전신성 독성을 예방하기 위하여서는 리도카인을 주사함에 있어 소위 '아스피레이션aspiration 방법(주사바늘이 혈관을 찔렀는지 여부를 확인하기 위하여 주사기를 빨아 당겨 혈액이 주사기 내로 역류하는지 여부를 확인하는 방법)'에 의하고, 환자에게 이명이나 입주위 무감각, 어지러움 같은 국소마취제의 중추신경계 독성과 관계 있는 증상을 질문하고, 약물을 천천히 그리고 간헐적으로 주입하면서 정맥 내로 많은 양의 마취제가 들어가기 전에 혈관 내 주사의 최초 징후를 포착하여 주사를 멈출 수 있도록 반드시 혈액의 역류여부를 계속하여 확인하면서 주사하는 것이 중요하다. 리도카인의 혈관 내 주사나 과량 투여를 피하면 국소마취제의 전신성 독성은 매우 드물며, 중추신경계나 심혈관계의 부작용을 즉시 치료하면 그 결과는 매우 양호한 것으로 밝혀져 있고, 특히 우리나라에서, 의사가 환자에게 우발적으로 리도카인 2,000mg을 정맥주사하여 전신성 독성이 발생한 경우에도 적절한 응급소생

술을 시행하여 환자가 소생한 사례가 있다.

② 한편, 위의 경우와는 무관하게, 리도카인은 과민성 반응hyper sensitivity 또는 아나필락시스성 반응anaphylactic response을 일으킬 수 있는데, 아나필락시스는 매우 위험한 면역학적 알러지 반응으로서 전형적인 과민반응을 말하는데, 예측이 가능한 경우도 있으나 전혀 예측할 수 없는 경우도 많고 반응의 정도를 감소시킬 수는 있으나 그 발생 자체를 막을 수는 없다. 리도카인과 같은 아마이드 타입의 국소마취제의 경우에는 보존제가 포함된 경우에 드물게 발생할 뿐 일반적으로는 거의 아나필락시스 반응이 발생하지 않는 것으로 알려져 있다. 그 증상으로는 저혈압, 빈맥, 부정맥, 호흡곤란, 기침, 기관지경련, 폐부종, 저산소증 등 순환기 쇼크에 빠지며, 전신경련과 같은 중추신경계 증상을 동반하지 않고, 두드러기, 안면부종, 가려움증 등의 증상이 나타나기도 하나 반드시 이를 동반하는 것은 아니고, 약물투여 후 수초 내지 수분 내에 과민성 반응의 특징적인 증상을 보인다.

(3) 위와 같은 리도카인에 의한 전신성 독성이나 아나필락시스 과민반응이 나타난 경우, 의사는 먼저 기도를 확보하고 100% 산소로 충분한 환기를 시켜주며 자력호흡이 안 될 경우에는 바로 기도삽관을 하여 인공호흡을 시키고, 승압제 및 소생술에 필요한 약제(아트로핀, 소디움 바이카버네이트 등)와 수액을 투여하고 필요하면 제세동기(심장 이상시 부상자의 가슴에 전기패드를 부착시키고 일정량의 전기충격을 심장에 가하도록 고안된 기구, 심장전기충격기)의 사용과 심장마사지를 해주는 등의 심폐소생술을 시행해야 하고, 특히 아나필락시스 과민반응의 경우에는 추가로 히스타민 수용체 차단제와 스테로이드의 동시 투여가 필요하다.

다. 이 사건 사고와 관련한 국립과학수사연구소의 부검결과는 다음과 같다.

(1) 각 실질장기에 울혈상이 있고, 심혈이 암적색 유동성인 점 등 급사의 경우 나타나는 일반적인 소견이 발견되는 점, 심장 등 실질장기에서 사인으로 고려할 만한 특기한 질병을 보지 못하는 점, 출혈 등 그 밖의 손상으로 인하여 사망하였다고 볼 수 없는 점, 임상경과상 자궁내막조직검사를 위해 국소마취제인 리도카인으로 자궁경부를 마취한 후 호흡곤란 및 심실세동 등의 이상 증상이 나타나 이에 대한 치료를 받았으나 회복하지 못하고 사망하였다는 점을 종합할 때, 자궁경부에 실시한 국소마취와 관련하여 사망하였을 가능성 외에 달리 사인으로 고려할 만한 소견이 인정되지 않는다.

(2) 이러한 경우는 ① 국소마취제에 의한 전신성 독성 반응의 가능성, ② 국소마취제에 의한 과민성 쇼크의 가능성, ③자궁경부에 대한 시술 중에 유발된 원발성 쇼크의 가능성을 고려해 보아야 할 것이다. 그 중 ② 국소마취제의 의한 과민성 쇼크의 가능성은, 본건에서 염○○에게 투여된 리도카인과 같은 아마이드형 국소마취제는 보존제가 포함된 경우 드물게 알러지 반응(과민성 쇼크 등)을 일으킬 수 있으나 일반적으로 거의 이러한 반응이 나타나지 않는 것으로 알려져 있으며, 과민성 쇼크의 경우에 항시 전형적으로 나타나는 것은 아니나 두드러기, 피부발적, 인후 및 기관의 혈관 부종 등 과민성 쇼크를 고려할 수 있는 소견을 보지 못하는 바, 본 변사자가 국소마취제에 의한 과민성 쇼크에 의

해 사망한 것으로 보기는 어렵다.

또한 ③ 자궁경부에 대한 시술중에 유발된 원발성 쇼크의 가능성은, 원발성 쇼크는 즉시성 생리사라고도 하며 대개 자극이 가해진 후 수초 내지는 1~2분내에 사망하게 되는 바 이러한 원발성 쇼크의 특징적인 임상경과를 고려할 때 이 사건 사고를 원발성 쇼크의 경우로 보기는 어렵다고 판단된다.

마지막으로 ① 국소마취제에 의한 전신성 독성 반응의 가능성은, 이 사건의 경우 자궁경부에 투여된 리도카인의 용량(2% × 5ml = 100mg)이 최대 허용량에는 미치지 못하나, 혈장내 최고약물농도는 주사하는 경로와 깊은 관계가 있으므로 최대허용량이 어떠한 경우에도 사용할 수 있는 기준은 아니며, 검사소견상 혈액에서 리도카인 함량이 44.5ug/ml로 검출되고, 문헌에 의하면 6명의 성인에게 250~2,000mg 농도로 리도카인을 정맥투여한 후 사망한 사례에서 혈중농도가 2~33ug/ml 였다고 보고되고 있는바, 본건 서울○○병원에서 심폐소생술을 시행하면서 3회(15:15경, 15:25경, 15:29경)에 걸쳐 리도카인 60mg씩 총 180mg을 정맥주사하였다는 점을 고려하더라도 자궁경부를 국소마취하면서 투여된 리도카인이 상당량 혈관내로 주입되거나 흡수되었을 가능성을 배제할 수 없고, 임상경과상 국소마취후 호흡곤란 및 심실세동 증상을 보였다고 하는바 국소마취제가 심혈관계에 영향을 미치는 경우 이러한 증상이 나타날 수 있는 점 등을 종합할 때 본 건에서 변사자가 국소마취에 의한 전신중독반응으로 사망하였을 가능성을 배제하기는 어려울 것으로 보인다.

(3) 이상을 종합할 때, 염○○는 자궁경부에 실시한 국소마취와 연관되어 사망하였다고 판단하는 것이 합리적이라고 사료되며 이와 관련하여 국소마취제에 의한 전신성 독성 반응으로 사망하였을 가능성을 배제하기는 어려울 것으로 보인다.

3. 판단

가. 염○○의 사망원인과 피고인의 주사상의 과실

(1) 피고인이 염○○에게 리도카인을 주사한 시각

피고인이 염○○에게 리도카인을 주사한 시각에 대하여, 원심은 13:00이라고 사실을 인정한 반면 피고인은 14:00가 다 될 무렵이라고 주장하는 바, 위 주사시각은 염○○의 사인과 피고인의 과실을 밝힘에 있어서 열쇠가 되는 사실이라 할 것인데, 피고인의 원심법정에서의 일부 진술, 원심법정에서의 증인 ○○○, ○○○, ○○○의 각 증언에 의하면, 염○○가 사건 당일 피고인 의원에 도착한 시각은 12:40경인 사실, 정상적으로 완료되는 경우 이 사건 검사와 같은 자궁내막검사는 대부분 10~15분이 소요되는데 피고인은 염○○에게 문진, 링겔 주사, 혈압측정, 질소독, 질확장, 진통제 주사 등의 사전조치를 취한 뒤 리도카인 주사를 한 사실, 피고인은 이 사건 검사를 하던 중 염○○가 호흡곤란, 안면창백, 서맥 등의 증상을 보이자 피고인 의원과 같은 건물에 있는 내과전문의 ○○○에게 도움을 요청하기 전 아트로핀, 에피네프린, 소디움 바이커버네이트 등을 주사하는 등 혼자서 어느 정도의 응급조치를 취한 사실, 피고인이 위 ○○○에게 응급환자가 발생하였다면서 도움을 요청한 시각은 13:40경인 사실을 인정할 수 있으므로, 위와 같은 시술의 과정과 각 단계별 소요시간에 비추어 보아 피고인이 염○○에게 리도카인을 주사한 시각은 원심이 인정한 바와 같이 13:00경이라고 보인다.

(2) 염○○의 사망원인

1) 염○○는 피고의 의원에서 이 사건 검사 도중 호흡곤란, 안면창백, 서맥 등의 증상을 보이다가 회복하지 못하고 결국 사망하였는바, 앞의 국립과학수사연구소의 부검결과에서 보듯이 염○○는 자궁경부에 실시한 리도카인을 통한 국소마취와 연관되어 사망하였다고 판단되고, 자궁경부에 실시한 리도카인을 통한 국소마취로 인한 사망가능성은 ① 원발성 쇼크, ② 과민성 쇼크(아나필락시스 과민반응이라고도 하는데, 이하 '아나필락시스 과민반응'으로 통일하여 쓴다.), ③ 전신성 독성의 경우를 상정할 수 있는데, 위 부검결과에서 본 바와 같은 이유로 ① 원발성 쇼크로 사망하였을 가능성은 거의 없어 보인다.

그렇다면, 염○○는 아나필락시스 과민반응 또는 전신성 독성으로 사망하였다는 것인데, 아나필락시스 과민반응으로 사망한 것이라며, 피고인의 과실과는 무관하게 염○○는 특이체질로 인한 쇼크로 인하여 호흡곤란 등 증상이 나타나고 결국 사망에 이르게 된 것이므로, 피고인의 리도카인 주사상의 과실을 인정할 수 없을 것이다.

2) 그런데 증인 ○○○의 증언 및 대한의사협회, 마취과학회의 각 사실조회회보에 의하면, 리도카인 주사후 염○○에게 호흡곤란, 안면창백, 서맥 등의 증상이 나타났으나, 그 증상만으로는 리도카인 주사로 인하여 전신성 독성이 온 것인지, 아니면 환자의 특이체질로 인하여 아나필락시스 과민반응이 온 것인지를 구별하기 어렵고, 리도카인의 투여용량과 투여경로에 의하여 양자의 구별이 가능할 뿐이라는 것이다.

따라서, 염○○의 사망원인이 리도카인 주사로 인하여 전신성 독성이 온 것인지, 아니면 환자의 특이체질로 인하여 아나필락시스 과민반응이 온 것인지는 리도카인의 약제상 특성, 염○○의 임상결과에 의하여 판단할 수 밖에 없다 할 것이다.

앞서 인정한 사실과 관련 의학지식에 의하여 인정되는 다음과 같은 점, 즉, ① 리도카인은 적절한 위치에 적당량을 사용하면 부작용이 거의 없는 약제로 알려진 점, ② 리도카인은 국소마취제로 사용하는 경우 최대사용량이 4mg/kg이고 염○○의 몸무게는 60kg이므로 염○○의 경우 최대사용량은 약 240mg으로 피고인이 염○○에게 주사한 100mg은 적정사용량의 한도 이내이나, 라도카인은 적당량을 주사하더라도 주사경로와 속도에 따른 급격한 농도변화에 따라 전신성 독성 반응이 나타날 수 있는 점, ③ 리도카인에 의한 아나필락시스 과민반응은 거의 발생하지 않는 것으로 알려진 점, ④ 염○○는 리도카인 주사 직후 호흡곤란, 안면창백, 서맥 등의 증상을 보였는데 이는 전신성 독성의 증상과 배치되지 않는 점 등에 비추어 보면, 염○○는 이 사건 검사 당시 리도카인에 의한 전신성 독성 반응을 일으켜 호흡곤란 등의 상태에 이르게 되었다고 일응 추정된다.

3) 피고인은 염○○에게 전신성 독성시에 나타나는 전신경련의 증상이 없었음을 이유로 들면서 염○○가 전신성 독성으로 인하여 사망한 것이 아니라고 주장하거나, 아나필락시스 과민반응에서 나타나

는 두드러기 등의 증상이 발견되지 않았다는 이유만으로는 염○○가 아나필락시스 과민반응으로 인하여 사망한 것이 아니라고 볼 수는 없다고 주장한다.
그러나 위 각 원인에서 위에서 언급한 각각의 증상이 언제나 반드시 나타나는 것은 아니며(관련 참고문헌과 각종 사실조회회보에 의하면 어떠한 증상이 나타날 수 있다고만 되어있을 뿐이다.), 앞의 각 사실조회회보에서 본 바와 같이 전신성 독성반응과 아나필락시스 과민반응의 경우를 그 증상만으로는 양자를 구별하기 어렵다는 것이므로 전신경련이나 두드러기 등의 증상유무 역시 전신성 독성이나 아나필락시스 과민반응의 결정적인 구별기준이 되지 못한다는 것이므로 피고인이 주장하는 사정만으로 염○○가 전신성 독성으로 인하여 사망하였다는 사실을 뒤집기에는 부족하다.

(3) 피고인에게 리도카인을 혈관으로 주사한 과실이 있는지

1) 그러나 염○○가 리도카인으로 인한 전신성 독성으로 인하여 사망하였다고 하더라도, 전신성 독성은 리도카인이 혈관내로 주입되거나 과다한 용량이 투여된 경우 이외에 환자의 체질 등도 영향을 미칠 수 있으므로, 염○○가 전신성 독성으로 인하여 사망하였다는 것이 곧 바로 피고인에게 리도카인을 혈관으로 주사하거나 과다한 용량을 투여하였다는 등의 과실이 있다는 것을 입증하는 것은 아니다.

2) 그런데, 피고인이 이 사건 검사 당시 염○○에게 주사한 리도카인의 양은 100mg으로, 리도카인을 국소마취제로 사용하는 경우 최대사용량 240mg(4mg/kg × 염○○의 체중 60kg)의 범위안에 드는 것으로, 피고인이 리도카인을 과다한 용량을 투여한 과실은 없다고 보인다.

3) 또한, 염○○의 부검결과 리도카인의 혈중농도가 44.5㎍라는 부검결과가 피고인이 리도카인을 혈관으로 주사한 과실을 인정할 수 있는 증거가 되는지 살펴보면, 국립과학수사연구소의 사실조회회보 및 변호인 제출의 의학논문에 의하면 국립과학수사 연구소의 부검결과에서 인용한 보고결과는 혈액 및 각종장기(심장제외)에서 채취한 농도인 반면 염○○의 경우는 심장에서 채취한 농도인데, 리도카인은 같은 양을 주사하더라도 조직에 따라서 그 농도가 달라질 수 있다는 것이므로, 위 보고결과와 염○○의 경우를 비교하기에는 부적절하고, 피고인이 염○○에게 리도카인 100mg을 주사한 것은 사건 당일 13:00경인데 서울○○병원에서 응급소생술 시행시 리도카인 180mg을 주사한 것은 15:00 이후이고, 염○○는 15:37에 사망하였으므로 위와 같은 임상경과와 개인차를 고려할 때 위 부검결과만으로는 피고인이 리도카인 100mg을 혈관내로 주사하였다고 인정하기에 부족하고, 달리 이를 인정할 증거가 없다.

(4) 소결론

그러므로, 염○○는 리도카인에 의한 전신성 독성 반응을 일으킨 것으로 추정되나, 피고인이 주사한 리도카인 100mg이 혈관내로 투입되었고 따라서 피고인에게 리도카인 주사방법상의 과실이 있다고 인정할 증거가 부족하다 할 것이다.

나. 피고인의 응급조치상의 과실

리도카인에 의한 전신성 독성은 중추신경계나 심혈관계의 부작용을 즉시 치료하면 그 결과가 양호한 사실, 피고인이 2000. 2. 23. 13:00경 염ㅇㅇ에게 리도카인을 주사하여 전신성 독성 반응이 온 후 13:40경 피고인의 요청에 의하여 내원한 내과 전문의 ㅇㅇㅇ이 염ㅇㅇ를 종합병원으로의 이송할 것을 요청하였으나 "큰 병원으로 옮기면 골치 아파진다"라고 말하며 위 요구를 무시하고, ㅇㅇ시에 있는 마취전문 간호사 ㅇㅇㅇ에게 연락을 취하여 도움을 요청하는 등 계속하여 약 50분간 피고인 의원에서 응급조치를 하면서 지체하다가, 14:28경 염ㅇㅇ가 심실세동의 상태에 이른 상황에서야 뒤늦게 119구급대에 후송요청을 한 사실, 염ㅇㅇ는 14:48경 서울 ㅇㅇ병원으로 이송되었으나 15:37경 심폐정지로 사망한 사실은 앞서 본 바와 같다.

그렇다면, 환자에게 호흡곤란이나 심장에 응급상황이 발생한 경우, 즉시 호흡을 유지시키기 위하여 기도를 유지한 후 계속적으로 산소를 공급하면서 우선 환자에게 혈압상승제 및 맥박강화제를 투여하고 산소를 공급하는 등의 조치를 취하고 자력호흡이 안될 경우에는 즉시 기도삽관을 하여 인공호흡을 시키고, 필요한 경우 전기충격기 등에 의한 응급소생술을 실시하여야 하며, 그와 같은 응급상황에서는 시기를 놓치지 않고 즉시 필요한 조치를 취하는 것이 매우 중요하므로 응급처치시설이나 인력이 미비한 피고인 의원에서 가능한 응급조치를 취한 후 위와 같은 처치가 가능한 종합병원으로 이송하여야 할 것임에도 내과의 ㅇㅇㅇ이 13:40경 염ㅇㅇ의 상태가 위급하도 판단하고 종합병원으로 이송할 것을 권유하였으나 피고인은 의학적인 이유없이 "큰 병원으로 옮기면 골치 아파진다"는 이유로 이를 거절하고, ㅇㅇ시에 있는 마취전문 간호사 ㅇㅇㅇ의 도움을 청하느라 최초 이상 징후시로부터 1시간 이상(앞서 본 바와 같이 리도카인 주사시각은 13:00시경이고, 119구조대에 전화한 시각은 14:28경이다.)을 지체한 뒤 종합병원으로 이송한 점, 서울ㅇㅇ병원에 도착할 당시 염ㅇㅇ는 이미 혼수 및 심실세동 상태였던 점을 종합하면, 피고인은 염ㅇㅇ에게 호흡곤란, 안면창백, 서맥 등의 증상에 이어 혈압이 거의 잡히지 않고, 심한 서맥이 나타나고, 심근경색이 의심되는 응급상황에서 필요적절한 조치를 신속히 취할 수 있는 시설과 인력을 갖춘 종합병원으로의 이송을 너무 많이 지체한 과실이 있고 이로 인하여 염ㅇㅇ가 사망에 이르렀다고 판단된다.

다. 양형부당 주장에 대한 판단

피고인의 과실이 중대하고, 사망이라는 중한 결과가 발생하였으나, 한편, 피해가 금전적으로나마 회복되었으며, 피고인에게는 별다른 전과가 없으므로 이러한 점을 종합적으로 고려하면, 원심이 피고인에게 선고한 형은 다소 무거워서 부당하다고 보인다.

4. 결론

그러므로, 피고인의 항소는 이유 있으므로 형사소송법 제364조 제 6항에 따라 원심판결을 파기하고 변론을 거쳐 다음과 같이 판결한다.

■ 범죄사실

피고인은 산부인과 전문의인바, 2000. 2. 23. 13:00경 서울 ○○구 ○○○동에 있는 피고인 경영의 '○○ 산부인과' 수술실에서, 위 병원에 내원한 피해자 망 염○○(여, 47세)에 대하여 '자궁내막조직검사'를 시술하기 위하여 위 피해자의 자궁경부에 국소마취제인 리도카인lidocaine을 주사하여 자궁경관주위차단의 국소마취를 시행하게 되었는 바, 국소마취제인 리도카인 사용시 전신성 독성반응systemic toxicity이 나타나 중추신경계, 심혈관계 및 호흡기계 등에 영향을 미쳐 호흡곤란, 혈압강하, 심실세동, 심실부정맥, 나아가 순환기붕괴 현상이 발생하고 결국 사망에 이를 수도 있으므로, 의료업무에 종사하는 피고인으로서는 리도카인 주사로 인한 전신성 독성반응이 나타났을 경우 즉시 호흡을 유지시키기 위하여 기도를 유지한 후 계속적으로 산소를 공급하면서 혈압상승제 및 맥박강화제를 투여하는 한편, 필요시 전기적 심율동전환술을 시행할 수 있도록 전기 충격기 등 응급소생술에 필요한 시설이 갖추어져 있는 종합병원 응급실로 신속히 후송하여 필요한 응급조치를 취하게 할 업무상 주의의무가 있음에도 불구하고, 이를 게을리한 채 피고인의 리도카인 주사로 인하여 피해자가 의식불명 및 호흡정지, 혈압강하, 서맥 등 전신성 독성에 빠진 상태에서 같은 날 13:40경 피고인의 요청으로 위 병원에 나타난 내과전문의 ○○○으로부터 위와 같은 전신성 독성반응에 수반 될 수 있는 호흡 및 심장정지의 상황에 대비하여 전기충격기 등을 갖추고 있고 응급소생술에 전문지식이 있는 인근 종합병원 응급실로 신속히 후송하여야 한다는 조언을 받았음에도, "큰 병원으로 옮기면 골치 아파진다"라면서 이를 묵살한 채 응급소생술 비전문가인 자신이 계속하여 약 50분간 응급처치를 하며 지체하다가, 같은 날 14:28경 피해자가 심실세동의 상태에 이른 상황에서 뒤늦게 119 구급대에 후송요청을 하여 같은 날 14:48경 같은 구 ○○동 소재 서울○○병원 응급실로 후송하였으나, 결국 같은 날 15:37경 위 피해자로 하여금 국소마취제에 의한 전신성 독성으로 말미암은 심폐정지로 사망에 이르게 하였다.

■ 증거의 요지

당심 법정에서의 ○○○의 증언, 대한의사협회 및 국립과학수사연구소의 각 사실조회회보를 추가하는 외에 원심판결 해당란의 기재와 같으므로 형사소송법 제369조에 따라 이를 인용한다.

참고사항

이 사건은 사용한 마취약제는 독성작용이 적고 안전역이 넓어 임상에서 가장 흔히 사용되는 리도카인을 소량 사용하였고, 마취방법은 국소마취(침윤마취)를 시행하였으며, 수술도 매우 간단한 시술(조직생검)을 받던 환자에서 갑자기 심폐정지가 발생하여 응급 소생술을 시행하였으나 환자가 사망한 경우로 소량(100mg)의 리도카인의 혈관내 주입만으로 다른 원인없이 국소마취제의 전신 독성작용(호흡곤란, 저혈압, 서맥에 이은 심폐정지 발생)이 나타날 수 있는지에 대해서는 판단하기 힘든 경우였음.
1심 재판부는 환자의 처치과정에서 의사가 업무상의 주의의무를 소홀히 하여 환자를 사망케 하였다고 판단하여 형사상 유죄판결(금고 10월, 집행유예 2년)을 내렸으나 의사 측에서 항소를 하였음.
2심 재판부는 1) 의사가 리도카인을 혈관으로 주사한 과실에 대해서는 "환자는 리도카인에 의한 전신성 독성 반응을 일으킨 것으로 추정되나, 피고인이 주사한 리도카인 100mg이 혈관내로 투입되었고 따라서 피고인에게 리도카인 주사방법상의 과실이 있다고 인정할 증거가 부족하다 할 것이다"라고 판단하였으나 2) 응급조치상의 과실에 대해서는 "환자에게서 전신성 독성반응이 나타났을 경우 즉시 호흡을 유지시키기 위하여 기도를 유지한 후 계속적으로 산소를 공급하면서 혈압상승제 및 맥박강화제를 투여하는 한편, 필요시 전기적 심율동전환술을 시행할 수 있도록 전기 충격기 등 응급소생술에 필요한 시설이 갖추어져 있는 종합병원 응급실로 신속히 후송하여 필요한 응급조치를 취하게 할 업무상 주의의무가 있음에도 불구하고, 이를 게을리한 채 ——— 내과전문의 ○○○으로부터 위와 같은 전신성 독성반응에 수반 될 수 있는 호흡 및 심장정지의 상황에 대비하여 전기충격기 등을 갖추고 있고 응급소생술에 전문지식이 있는 인근 종합병원 응급실로 신속히 후송하여야 한다는 조언을 받았음에도, 이를 묵살한 채 지체하다가, 피해자가 심실세동의 상태에 이른 상황에서 뒤늦게 —— 서울○○병원 응급실로 후송하였으나, 결국 이송을 너무 많이 지체한 과실로 위 피해자로 하여금 국소마취제에 의한 전신성 독성으로 말미암은 심폐정지로 사망에 이르게 하였다"고 판단하여 과실을 인정하였음. 3) 다만 1심 형량이 다소 무거워 부당하다고 판단하여 벌금 10,000,000 만원을 선고함으로 1심보다 형량을 낮추었음.
이 사건으로 볼 때 국소마취하에 시행되는 간단한 수술의 경우에도 환자의 안전을 위하여 충분한 환자감시장치의 준비와 마취와 수술 중의 지속적인 환자감시, 그리고 문제가 발생하였을 때를 대비하여 즉시 응급처치를 할 수 있는 약제(산소를 포함한 소생술에 필요한 약제들)와 기구(Ambu bag, 제세동기 등)들의 준비가 필요하며 또한 가능한 빨리 응급소생술에 필요한 시설이 잘 갖추어져 있고 인력이 충분한 대형병원으로의 환자이송이 중요함을 일깨어 주는 사건이라고 할 수 있다. 이 사건에서 의사가 내과전문의의 조언을 받아들여 빨리 환자를 대형병원으로 이송하였더라면 환자의 결과와 의사의 책임정도가 모두 달라졌을 가능성도 있었던 사건이라 할 수 있음. 이 사례는 환자에게서 문제발생 이후 치료과정에서 의사의 판단 착오로 대형병원으로의 이송이 지체되어 의사가 형사적 책임과 더불어 민사적 배상책임도 함께 진 사례로서 사고발생 이후 어떻게 환자를 치료하여야 하는가를 알려주는 사례라고 할 수 있음.

▶ 사례 2(정형외과)

I. 사건 개요

환자(53세 여)는 작업중 우측 제4수지 근위지 개방성골절 및 피부열상, 인대파열상 등을 입고 즉시 근처 ○○의원에서 응급치료를 받은 다음 ○○병원에 입원하였고 같은 달 3. 02:00경 위 손상부위의 수술을 시행하게 되었음. 위 수술의 마취담당의사는 위 수술을 위한 마취방법으로 우측 팔의 상완신경총 차단술을 실시하기로 결정하고 국소마취제로 이용되는 부피바카인Bupivacaine 및 리도카인Lidocaine을 혼합한 마취제를 우측 목 부위에 주사한 다음 약 20분 뒤에 수술을 실시하던 중 위 환자가 통증을 호소하여 마취가 덜 된 것으로 생각하고 마약성 진통제인 펜타닐Fentanyl 100마이크로그램ug을 왼쪽 팔 혈관에 주사하였는데 그로부터 15분 후쯤 갑자기 환자의 심장박동이 심하게 떨어져 위험할 정도에 이르러 수술자로 하여금 수술을 중단하게 한 다음 심장박동촉진제를 투여하고 산소마스크로 호흡을 돕는 한편 마약해독제(길항제)를 투여하였으나 상태가 호전되지 아니하였고 다시 혈압상승제인 에피네프린을 투여하는 등 조치를 취하여 심장박동을 유도하고 기관튜브를 삽관한후 다시 위 수술을 재개, 끝내게 하였으나 위 환자는 위 수술 도중의 심정지로 인하여 뇌에 산소가 공급되지 아니함으로써 식물인간상태가 되어 의식을 회복하지 못하고 있음.

II. 수원지방법원 성남지원으로 부터의 감정사항

문1 원고 지○○에 대하여 마취를 시행한 것은 당시 임상의학의 의료수준에 비추어 적정한 것인지(특히 마취를 하지않고 수술을 하는 것이 임상의학의 수준에 비추어 적절한지).

답 수술부위가 손일 경우 부위마취를 시행할 것인지 전신마취를 시행할 것인지의 결정은 마취과 의사의 판단에 달린 것이며 이 환자의 경우 부위마취(상완신경총차단술)를 시행한 것은 적절한 것으로 판단됨.

문2 위 마취시술시 사용한 마취약 및 마취방법의 선택은 당시 임상의학의 의료수준에 비추어 적정한 것인지.

답 마취시술시 상완신경총차단Brachial Plexus Block을 위해 0.5 % bupivacaine 20 cc 와 2 % lidocaine 10 cc를 혼합하여 주사한 것은 약제의 선택이나 용량에 있어 적정한 것으로 판단됨. 참고로 신경차단술의 경우 bupivacaine은 0.25%-0.5%, lidocaine은 1-1.5% 농도가 가장 자주 사용되며 최대허용량은 bupivacaine 은 3mg/kg, lidocaine은 4.5-7mg/kg 임.

문3 당시 시행한 마취시술은 당시 임상의학의 의료수준에 비추어 적정한지

답 문항 가, 나 의 답을 참고하시기 바랍니다.

문4 당시 마취시술 후의 처치는 임상의학의 의료수준에 비추어 적정한지

답 약제주입후 지각신경이나 운동신경이 충분히 차단되었다고 판단되면 더 이상의 약제주입은 필요

없으나 차단이 충분치 못해 환자가 통증을 호소하거나 불안해 할 경우 진통제나 진정제를 사용할 수 있으며 이 환자에서 진통제인 fentanyl 100 ug 을 정맥주사한 것은 통상 사용량의 범위내에서 적절히 사용한 것으로 생각함.

문5 원고 지○○의 현 상태는 당시 사용된 마취약의 독성으로 인한 것인지(만일 그렇다면)

❶ 당시 사용된 마취약의 부작용은 어떠한 것이며 그러한 부작용이 나타날 가능성(혹은 확률)은 어느 정도인지.

답 국소마취제는 정상용량을 적정부위에 주입할 경우 독성작용을 나타내는 경우가 매우 드물지만 과량투여되거나 혈관내 다량이 흡수될 경우엔 심한 독성작용(경련, 발작, 의식소실 등의 중추신경계 독성작용 및 호흡억제 내지 호흡정지, 심한 저혈압 및 심정지 등의 심폐독성작용)을 나타낼 수 있음. Bupivacaine 은 국소마취제중 마취강도가 높은 군에 속하는 만큼 독성작용도 그에 비례하여 강하며 lidocaine 은 마취강도나 독성작용이 bupivacaine 의 1/4 정도임.

❷ 위와 같은 부작용을 사전에 발견할 수 있는 검사방법이나 이를 예방할 수 있는 방법은 있는지

답 정상용량의 적정부위 사용에도 불구하고 심한 독성작용을 나타내는 경우, 즉 환자의 과민반응 등은 이를 사전에 인지할 수 있는 검사방법이나 예방할 수 있는 방법이 현재로서는 없으나 환자의 시술과정에서 약제주입시 국소마취제가 혈관내에 흡수되지 않도록 자주 흡인검사aspiration test를 실시하고 환자의 호흡, 순환상태(혈압, 맥박)의 변화와 심전도를 지속적으로 관찰하면서 부작용을 의심하는 소견이 나타날때는 즉시 이에 대한 치료를 해주는 것이 혈관내 주입이나 과량사용으로 인한 부작용을 예방할 수 있는 방법이라 생각함.

III. 수원지방법원 성남지원의 판결(93 가합 3734호 손해배상건)

■ 주문

1. 피고는 원고 지○○에게 금 89,746,382원, 원고 황○○, 황○○, 황○○, 황○○에게 각 금 3,000,000원 및 각 이에 대한 1992. 4. 3.부터 1996. 1. 31.까지는 연 5푼의, 그 다음날부터 완제일까지는 연 2할5푼의 각 비율에 의한 돈을 지급하라.
2. 원고들의 나머지 청구를 각 기각한다.
3. 소송비용은 이를 2분하여 그 1은 원고들의, 나머지는 피고의 각 부담으로 한다.
4. 제 1항은 가집행할 수 있다.

■ 청구취지

피고는 원고 지○○에게 금 145,287,110원, 원고 황○○, 원고 황○○, 황○○, 황○○에게 각 금 5,000,000원 및 각 이에 대한 1992. 4. 2.부터 이 판결선고일까지는 연 5푼의, 그 다음날부터 완제일까지는 연 2할5푼의 각 비율에 의한 돈을 지급하라.

■ 이유

1. 손해배상책임의 발생

가. 인정사실

(1) 원고 지○○은 1992. 4. 2. 15:30경 경기 ○○군 ○○면 소재 ○○가구 주식회사의 공장에서 작업하다가 우측 제4수지가 로울러에 끼어 우측 제4수지 근위지 개방성골절 및 피부열상, 인대파열상 등을 입고 즉시 근처 ○○의원에서 응급치료를 받은 다음 피고가 운영하는 ○○병원에 입원하였다.

(2) 위 원고의 담당의사인 소외 이○○는 위 원고에게 파상풍 예방접종약인 타이퍼테트와 진통제인 로페낙, 항생제인 사가신 등을 투여하고, 위 상처부위에 대한 수술이 필요하다고 판단하여 위 원고로 하여금 전신마취에 대비하여 금식하게 하는 한편 포도당에 오고멘틴을 혼합한 주사액을 주사한 상태에서 같은달 3. 02:00경 위 상처부위의 수술을 시행하게 되었다.

(3) 한편 위 수술의 마취담당의사인 소외 정○○는 위 수술을 위한 마취방법으로 우측 팔의 상완신경총마취술을 실시하기로 결정하고 국소마취제로 이용되는 부피바카인Bupivacaine 및 리도카인Lidocaine을 혼합한 마취제를 우측 목 부위에 주사한 다음 약 20분 뒤에 수술을 실시하던 중 위 원고가 통증을 호소하여 마취가 덜 된것으로 생각하고 마약진통제인 펜타닐Fentanyl 100마이크로그램ug을 왼쪽 팔 혈관에 주사하였는데 그로부터 15분뒤쯤 갑자기 위 원고의 심장박동이 심하게 떨어져 위험할 정도에 이르러 위 이○○로 하여금 수술을 중단하게 한 다음 심장박동촉진제를 투여하고 산소마스크로 호흡을 돕는 한편 마약해독제를 투여하였으나 상태가 호전되지 아니하였고 다시 혈압상승제인 에피네프린을 투여하는 등 조치를 취하다가 기도내에 튜브를 삽입하여 심장박동을 유도하여 다시 위 이○○로 하여금 수술을 재개, 끝내게 하였다.

(4) 그런데 위 원고는 위 수술 도중의 심정지로 인하여 뇌에 산소가 공급되지 아니함으로써 식물인간상태가 되어 의식을 회복하지 못하고 있다.

(5) 위 수술을 전후하여 위 원고에게 갑자기 심장마비증세가 나타날 만한 특별한 원인이나 징후가 관찰되지 아니하였고 한편 수술중 사용된 마취약제의 독성작용으로 심장마비증세가 나타날 수 있는데 특히 위 원고에게 사용된 부피바카인은 국소마취제 중 마취강도가 높은 군에 속하는 약제로 그 독성작용도 강하여 심정지가 발생한 경우 심폐소생이 어려울 정도로 치명적인 바, ①약제의 양이 과다하거나, ②혈관내에 다량 흡수되었을 경우 그와 같은 심장정지 등을 유발하고, ③정상용량을 적정부위에 주입할 경우에도 환자의 과민반응으로 독성작용이 생길 확률이 1/40000 정도이다.

(6) 마취제의 농도는 예상수술시간과 수술시 필요한 운동신경의 차단정도에 따라 결정하는데 신경차단을 위해서는 1-1.5%의 리도카인이나 0.25-0.5%의 부피바카인을 일반적으로 사용하며 약물주입시 주사바늘을 고정시킨 상태에서 반드시 흡인吸引을 시행해 혈액이 빨려들어오지 않는지 확인해가며 5-10ml씩 투여하여야 하고 혈액이 빨려들어오지 않는다 하더라도 혈관내 주입 가능성이 완전배제되지는 않으므로 주의해서 주입하여야 한다.

(7) 한편 위 원고는 마취약제에 과민반응을 일으킬 만한 신체적 징후도 없었을 뿐만 아니라 약 7년전에

는 마취하에 자궁절제술을 시행받은 바도 있다.

(8) 원고 황○○, 황○○, 황○○, 황○○은 원고 지○○의 자녀들이다.

나. 위 인정사실에 의하면, 원고 지○○이 식물인간상태가 된 것은 심장마비증세로 뇌에 산소가 공급되지 아니함으로 인한 것인데, 이와 같은 심장마비증세가 온 것은 이 사건 수술도중이고 그 전후를 통하여 심장마비를 일으킬 만한 특별한 신체적 징후가 발견되지 아니하였으므로 심장마비증세는 위 수술 중의 마취약제의 독성작용에 의한 것으로 볼 것인 바, 위 원고에게 위 마취약제에 과민반응을 일으킬 만한 특별한 원인이나 증상이 관찰되지 아니한 이상 비록 환자의 과민반응으로 인한 확률이 1/40,000정도라고 알려져 있다 하더라도 위 심장마비증세는 마취의사인 소외 정○○가 위 마취약제를 과다투입 하였거나 주입시의 잘못으로 혈관내에 다량 흡수되게 한 잘못으로 인하여 초래한 것으로 추정할 수밖에 없다고 할 것이다.

따라서 피고는 위 정○○의 사용자로서 동인의 사무집행상의 과실로 인하여 위 원고가 식물인간상태가 됨으로써 위 원고 및 나머지 원고들이 입은 손해를 배상할 책임이 있다 할 것이다.

다. 피고는 이에 대하여 위 정○○가 위 원고에게 상완신경총마취술을 시행함에 있어 0.5%의 부피바카인 20cc와 2%의 리도카인 10cc를 혼합하여 주사하였는바 이는 적절한 약제 및 용량을 선택한 것으로 마취중의 시술 잘못으로 인하여 이 사건 사고가 발생한 것이 아니라는 취지로 다투나, 갑제7호증의 18, 32, 33의 각 기재 및 당원의 위 촉탁의료감정 결과에 의하면, 피고 주장과 같은 약제의 농도 및 양이 적정한 정도라는 점은 인정되나, 갑제7호증의 10, 12, 17, 21의 각 기재만으로는 위 정○○가 마취제의 적절한 농도와 양을 선택, 적절한 방법으로 주입하는 등 주의의무를 다하였다는 점을 인정하기에 부족하고 달리 이를 인정할 만한 증거가 없다.

라. 또 피고는 원고 지○○이 이 사건 수술 전 피고와 진료계약을 체결함에 있어 소외 이○○의 이름으로 계약을 하였는바 이는 의료질서를 문란시키는 행위로 신의칙상 부당하므로 원고의 배상액을 정함에 있어 참작하여야 한다고 주장하므로 살피건대, 위 원고가 타인 명의로 진료계약을 체결하였다 하더라도 그것이 이 사건 사고와 인과관계가 없음이 분명하고 또한 이를 배상액을 정함에 있어 참작하여야 할 신의칙이 존재한다고도 볼 수 없으므로 피고의 위 주장은 이유없다.

2. 손해배상의 범위

생략

3. 결론

피고는 원고 지○○에게 금 89,746,382원(일실수입 42,565,730원, 향후개호비 27,180, 652원 + 위자료 20,000,000원), 원고 황○○, 황○○, 황○○, 황○○에게 각 금 3,000,000원 및 각 이에 대한 이 사건 사고 발생일인 1992. 4. 3.부터 이 판결선고일인 1996. 1. 31. 까지는 민법 소정의 연5푼의, 그 다음날부터 완제일까지는 소송촉진 등에 관한 특례법 소정의 연2할5푼의 각 비율에 의한 지연 손해금을 지급할 의무가 있다 할 것이다.

따라서, 원고들의 청구는 위 인정범위 내에서 이유 있어 이를 인용하고, 나머지 청구는 이유없어 이를 각 기각하기로 하여 주문과 같이 판결한다.

참고사항

이 건은 수술전 특별한 질환을 갖지 않은 환자가 부위마취(상완신경총차단)하에 수술중 심정지를 일으켜 소생술 시행에도 불구하고 수술 후 식물인간상태가 된 것에 대해 재판부가 의사의 진료상의 과실과 주의 의무 위반을 인정하여 병원측에 책임을 물어 환자측이 요구하는 손해배상액의 일부 배상판결을 내린 것으로 의사가 약제의 농도나 용량을 적정하게 사용하였고 시술상에서 명백한 과실이 발견되지 않았더라도 환자의 결과가 불량한데 대한 다른 원인을 찾지 못할 경우 의사에게 과실책임을 묻고 있다는 점에 유의해야 할 것으로 생각됨.

▶ 사례 3(정형외과)

I. 사건 개요

26개월된 남아가 우측손의 제1지 방아쇠무지라는 진단을 받고 ketamine 마취와 mepivacaine으로 상완신경총 차단술하에 우측무지 이완수술을 받은 후 경련, 저혈압, 심실빈맥이 나타남. 환자는 현재 저산소성 뇌손상을 받은 상태임.

II. 부산지방법원 민사7부 99가합21212 손해배상건의 사실조회 의뢰에 대한 회신

■ 조회할 사항

이 건 원고는 26개월 남아로 우측 손의 제1지 굴곡장애로 방아쇠무지라는 진단을 받고 우측 무지 이완수술을 받았습니다.

가. 영아 마취에 관하여

문1 이 건 영아의 경우 우측 무지 이완수술을 위해 적용될 수 있는 마취방법에는 무엇이 있는지

답 마취과의사의 판단에 따라 전신마취와 부위마취 방법중 선택할 수 있으나 일반적으로 영아의 경우는 순수한 부위마취보다는 전신마취 혹은 전신마취를 동반한 부위마취 방법을 주로 많이 시행하고 있음.

문2 위 1항에 제시된 마취방법중 가장 최선의 방법은 무엇이며 그 이유는 무엇인지

답 마취방법은 수술부위와 종류, 환자의 상태, 마취과의사의 지식과 경험 및 선호도에 따라 결정되며 각각 장단점을 갖고 있기때문 어떤 특정한 방법이 최선의 방법이라고 말하기는 어려움. 다만 기관삽관을 동반한 전신마취는 환자의 의식소실하에서도 기도확보와 환기관리 및 전반적인 환자관리가 용이하다는 이점을 갖고 있으나 기구와 장비가 필요하고 마취에 대한 전문적인 지식이 필요하며, 부위마취는 환자의 의식을 유지하면서 특정부위만 마취를 하기때문 비교적 전신적 영향이 적고 시술이 간편하다는 이점이 있으나 환자의 협조가 필요하며 부작용이나 합병증 발생시 다시 전신마취를 하여야 할 가능성도 있다는 단점도 있음.

문3 영아에게 마취를 시도할 경우

❶ 마취와 관련하여 영아의 신체-생리기전이 갖는 특징은 무엇인지

답 영아는 기도의 해부학적 구조가 성인과 판이하게 다르므로 기도폐쇄의 빈도가 높고 대사율이 성인에 비해 2배가 되므로 산소소모가 많아 저산소증에 노출될 위험이 크며 또한 충분히 발달하지 못한 신체 여러 기관이 외부자극이나 변화에 대하여 반응이 느리며 보상기전의 미발달로 위험에 처할시 신속한 처치가 이루어지지 않는다면 뇌가 쉽게 손상을 받을 수 있음.

❷ 위 ❶항과 관련하여 마취시 가장 주의해야할 사항은 무엇인지

답 영아는 기도의 해부학적 구조상 짧고 굵은 목, 좁은 외비공, 상대적으로 큰 혀를 갖고 있으며 성문의 위치가 높고(C4), 기도의 가장 좁은 위치가 C6 이며 깔대기 모양의 기도성대가 상후방으로 경사해 있어 기도폐쇄나 후두경련 등이 잘 오므로 기도관리가 매우 중요하며 그외에 약제투여 용량, 수액조절, 체온조절 등에 주의를 하여야 함.

❸ 마취 도중 시행되어야 할 검사와 집중적인 감시가 필요한 환아의 상태는 무엇인지

답 영아의 상태에 따라 차이가 있으나 모든 환아에서 혈압, 맥박, 호흡, 체온의 변화에 대한 집중적인 감시가 필요하며 전신질환을 갖고 있는 경우는 동맥혈가스 검사, 전해질 검사 등이 추가로 필요할 수 있음.

문4 영아에게 마취를 유도하는데 사용되는 약물은 무엇이 있으며 각각의 장단점은 무엇인지

답 영아의 상태, 동반된 질환, 수술종류, 마취종류 등에따라 선택될 수 있으며 흡입마취제로는 isoflurane, enflurane, desflurane 등이 있고 정맥마취 유도제로는 barbiturate제제, benzodiazepine 제제, opioid제제, ketamine, propofol 등이 있음. 그외 직장내로 주입할 수 있는 약제로는 methohexital과 chloral hydrate가 있음.

흡입마취제로의 마취유도는 정맥로가 확보되지 않은 영아에서 사용될 수 있으나 마취유도에 시간이 걸리는 단점이 있으며 정맥마취제는 마취유도는 빠르나 용량 및 투여속도에 주의하지 않으면 호흡이나 순환의 심한 억제작용을 가져올 수 있음. 직장마취는 시술이 간편하고 비교적 안전한 방법이나 마취효과가 불충분할 수 있음.

문5 영아에게 기도폐쇄가 일어나는 가장 큰 원인은 무엇인지

답 문항 3-❷의 답을 참조하시기 바랍니다.

나. 마취에 사용되는 약물에 관하여

1. 케타민에 대하여

문1 케타민은 어떤 약물이며 중추신경계, 심혈관계, 호흡계에 미치는 영향은 구체적으로 무엇인지

답 케타민은 해리성 마취상태를 보이는 특성을 가지고 있는 정맥마취제로 강력한 진통작용, 정상적인 인두반사 유지, 정상 또는 증가된 골격근 긴장도, 혈압상승과 빈맥을 보이는 순환계 자극증상, 그리고 뇌척수압을 증가시키는 특징을 가지고 있음.

케타민은 중추신경계의 특정부위에 작용하여 탁월한 진통작용을 나타내나 해리성 마취작용으로 각성 후에도 환각이 지속될 수 있으며 호흡기계에 미치는 영향은 투여후 수분간은 호흡이 빨라지고 깊이가 얕아질 수 있으나 곧 정상으로 돌아옴. 심혈관계에 미치는 영향은 심혈관계를 자극시켜 혈압상승과 빈맥을 초래함.

문2 부작용은 구체적으로 어떠한지

답 부작용은 마취에서 깨어난 후에도 환각상태가 지속될 수 있다는 점과 혈압상승과, 심박수의 증가,

뇌척수압의 증가 등으로 정신질환, 고혈압, 뇌혈관질환이 있는 경우에는 사용할 수 없음.

문3 케타민의 임상적 적용은 어떠하며 영아에게 적절한 약물인지

답 위 문항에서 기술한 금기사항을 제외하면 대부분의 수술환자에서 마취유도제로, 소수술의 마취시에는 아산화질소와 함께 주 마취제로 사용될 수 있으나 흉부, 복부개복술 등의 대수술시에는 보조마취제로만 사용이 가능함. 특히 각성후 환각상태의 발생우려가 적은 소아나 영아의 소수술이 주요 적응증이 될 수 있음.

문4 영아에게 마취유도를 위해 투여될 경우 적정용량과 시간경과별 약리작용은 어떠한지

답 케타민의 사용량은 마취유도 용량은 정맥주사시에는 1-2mg/kg, 근육주사시에는 3-5mg/kg 이며 마취시간이 길때는 20-30분마다 추가용량을 투여하며 약리작용은 문항 1)에서 기술한 내용과 같으며 회복시간은 투어된 총용량에 비례함.

문5 케타민의 영향으로 타액분비가 증가되는바, 기도내 삽관을 하지않고 시행되는 마취의 경우 주의해야 할 사항은 무엇인지

답 타액분비의 감소를 위해서는 마취전처치로 항콜린성 약제인 glycopyrrolate, atropine 등을 투여하여 타액분비를 줄이며 마취중에는 자주 구강내 흡인(suction)을 해주면서 기도유지에 주의하여야 함.

문6 케타민으로 인해 간대성 근경련이 나타날 수 있는 바, 영아에게는 특별히 어떠한 주의를 기울여야 하는지

답 간대성 근경련의 발생은 narcotics나 benzodiazepine 제제의 전투약으로 빈도를 줄일 수 있으며 골격근 긴장으로 근육이완이 필요하면 근육이완제를 사용하여야 함. 영아에서도 마취중 기도유지와 호흡관리가 매우 중요함.

2. 2% M-caine에 대하여

문1 중추신경계, 심혈관계, 호흡계에 미치는 영향은 구체적으로 무엇인지

문2 부작용은 구체적으로 어떠한지

답 국소마취제는 주사한 곳으로부터 흡수, 조직 재분포, 대사와 배설의 정도가 혈중농도를 결정하고 연령, 심혈관 상태, 간기능 등 환자와 관련된 요소들이 혈중농도에 영향을 주며 적절한 해부학적 위치에 알맞는 용량을 사용하면 거의 부작용을 나타내지 않는다. 그러나 과도한 양의 국소마취제가 혈관내나 지주막하에 투여되면 독성작용이 일어날 수 있으며 중추신경계 독성작용으로는 이명, 어지러움으로부터 무의식, 중추신경계의 전반적인 억제를 나타낼 수 있고 심혈관계에는 초기에는 고혈압, 빈맥을 일으키나 말기에는 심한 저혈압, 말초혈관이완, 서맥, 심실 부정맥, 순환계 붕괴로 이어질 수 있으며 호흡기계는 호흡억제, 호흡정지를 일으킬 수 있음.

M-caine Mepivacaine도 위에 기술한 일반적인 국소마취제의 작용과 동일함.

문3 2% M-caine의 임상적 적용은 어떠하며, 2시간 수술이 예정된 영아에게 적절한 약물인지

답 mepivacaine은 다른 국소마취제와 마찬가지로 피부표면 마취, 신경차단 등에 광범위하게 사용되는 비교적 안전한 국소마취제이며 환자의 협조가 가능하다면 나이에 관계없이 사용할 수 있으며

특히 상완신경총 차단의 경우 흔히 사용하는 국소마취제의 하나임.

문4 이건 영아에게 마취유도를 위해 투여될 경우 적정용량과 시간경과별 약리작용은 어떠한지.

답 mepivacaine은 마취유도제가 아니라 신경차단을 목적으로 하는 국소마취제로서 1-4% 농도의 범위에서 사용되며 최대 사용량은 4.5mg/kg 까지 투여할 수 있음.

상완신경총 차단을 위하여 사용하였다면 그 작용은 환자에 따라 차이가 심하나 일반적으로 2시간 이상 신경차단이 됨.

문5 2% M-caine의 부작용 중 진전과 경련이 있는 바, 이를 예방하기 위한 주의와 조치는 무엇인지

답 모든 국소마취제는 진전과 경련 등의 합병증을 일으킬 수 있는데 이는 국소마취제가 혈관내로 주입되기 때문이며 따라서 직접 혈관에 주사하지 않기 위하여 주사 중 역으로 주사기를 흡인하여 혈액이 흡인되는지 유무를 확인하지만 혈관이 풍부한 부위에서는 직접 혈관에 주입하지 않았다고 하여도 바로 혈관내로 흡수되기 때문에 혈관내 주입과 같은 효과가 나타나기도 하며 이러한 부작용은 주입한 국소마취제의 용량과 밀접한 관계에 있음. 국소마취제의 혈관내 주입으로 진전과 경련이 발생하면 경할 경우에는 환자를 안심시키는 것만으로도 족하며 심한 경우에는 진정제, 항경련제를 투여하고 기도유지와 환기관리에 유의하여야 함.

다. 상완신경총 차단마취에 관하여

문1 상완신경총 차단마취란 무엇이며 구체적인 시술 방법은 무엇인지

답 상완부위의 수술이 필요한 경우 흔히 하는 마취방법이며 시술방법은 여러종류가 있으나 결국은 상완신경이 주행되는 부위를 피부표면에서 상상하고 주사바늘을 찌른후 환자의 방산통이 어느 부위에서 발현하는가를 환자에게 물어 확인하거나 국소마취제를 주입한 후 피부 감각소실을 검사하여 확인하기도 함.

문2 상완신경총 차단마취에 사용되는 약물은 무엇인지

답 모든 국소마취제를 사용할 수 있으나 흔히 사용하는 국소마취제는 lidocaine, mepivacaine, bupivacaine, ropivacaine 정도임.

문3 상완신경총 차단마취의 부작용은 무엇인지

답 크게 국소마취제 자체에 의한 부작용과 시술에 따른 부작용으로 대별하며 국소마취제에 의한 부작용은 문항 4-2)의 답을 참조하기 바라며 시술에 의한 부작용은 혈관 천자, 경막외마취, 척추마취, 기흉 등이 있음.

문4 영아에게 상완신경총 마취를 시도할 때 주의해야 할 사항은 무엇이며, 마취 중 환아의 상태를 판단하기 위해 시행되어야 할 검사는 무엇인지

답 연령에 따른 특별한 주의사항은 없으나 상완신경총 차단법은 시술중 환자의 협조가 절대적이며 마취 중 환자의 의식은 깨어있는 상태이므로 계속 환자에게 말을 시켜 불편한 것이 없는가 물으며 환자와 지속적으로 대화하는 것이 환자의 활력징후 변화에 대한 감시와 더불어 중요한 감시방법

임. 영아의 경우에는 대화가 불가능하기 때문에 환자의 활력징후 변화에 대한 감시가 더욱 중요함.

문5 영아에게 상완신경총 차단마취를 적용하는 것은 통상적인지

답 통상적이지는 않지만 환자가 금식이 되지 않았거나 전신마취에 특별한 부적응증(악성 고열증 발생위험, 근신경 이상증등)이 있는 경우에는 나이에 구애되지 않고 시술이 가능함.

라. 수술 중 영아의 수액관리

문1 영아의 수술 전 금식기간은 어느 정도가 적당한지

답 수술전 금식시간은 소아에 있어서도 나이에 따라 차이가 있으며 신생아를 포함한 6개월 이하의 경우는 2-4시간의 금식이, 6-36개월 사이의 소아는 3-6시간의 금식기간이 필요하나 환자가 수액을 투여받고 있는지 여부와 질환 등에 따라 약간의 차이가 있을 수 있음.

문2 영아의 장시간의 금식은 쉽게 탈수 상태에 빠질 수 있으므로 수술전 수분 결손의 보충 및 수술 중의 보충이 중요한 바,

❶ 수술전 수분 결손을 보충하는 방법은 구체적으로 어떠한지

답 환아의 상태에 따라 다르나 일반적으로 간단한 수술시에는 수술전에 금식시간 시간당 수액유지량을 투여하며 환자가 체내 수액량이 부족할시에는 부족량의 1/2을 첫 1시간에 보충하고 나머지는 그 다음 1-2시간에 걸쳐 보충하는 방법을 많이 택하고 있음.

❷ 수술 동안의 수액을 보충하는 방법은 구체적으로 어떠한지

답 환아의 수술중 수액 요구량은 수술전의 수분부족 정도, 수액유지량, 수술중의 소실량(출혈등), 체액의 이동에 따라 다를 수 있으며 일반적인 수액유지량은 다음과 같다.

〈 10kg : 100ml/kg/day 4ml/kg/hour

10-20kg : 1000ml + 50ml/kg/day 40ml + 2 ml/kg/hour

❸ 영아 수술시 보충하는 수액제제로 가장 적절한 제제는 무엇인지

답 수술시간이 짧고 큰 출혈이 예상되지 않는 소아 수술환자에서는 평형염용액Hartman's solution을 투여하는 경우가 많으며 그외 normal saline(N/S), 5% dextrose saline(D/S) 등을 사용함.

❹ 영아에게 탈수는 어떤 의미이며 탈수로 인해 나타나는 증상은 무엇이 있는지

답 탈수란 단순히 수분의 소실만이 아니라 전해질의 소실도 동반하는 것으로 탈수의 정도, 탈수의 형태, 체내 K+ 농도, 산염기 장애의 유무 및 종류 등에 대해 고려하여 관찰하여야 함. 나타나는 증상도 앞서 말한 탈수의 정도나 형태, 갖고 있는 질환등에 따라 다르게 나타나며 흔한 임상소견으로는 체중감소, 피부탄력 소실, 점막의 건조한 상태, 피부색조의 변화, 뇨량 감소, 혈압의 감소, 맥박 증가, 의식의 변화 등이 탈수정도에 비례하여 나타남.

문3 영아는 성인에 비하여 전해질 조절능력이 감소되어 있으므로 수술중에 적절한 전해질 보충이 필요한 바,

❶ 전해질 균형을 고려하여 어떠한 수액제제가 투여되어야 하는지

답 문항 2-❸에서 답한 것처럼 일반적으로 전해질의 손실이 없을 경우에는 Hartman용액, N/S, D/S 등

을 사용하고 전해질검사에서 특정한 전해질의 부족이 있을시엔 계산된 양을 첨가하여 사용함.

❷ 저나트륨혈증의 증상은 무엇인지

답 혈중 Na+ 농도가 135 mEq/l 이하를 말하며 Na+ 농도가 120 mEq/l 이하가 되면 뇌부종, 발작, 의식불명 등의 심한 증상이 나타남. 일반적으로 경증으로는 기면상태, 구역질, 구토, 두통 등의 증상이 나타나나 심해짐에 따라 지남력 상실, 착란, 혼수, 경련 등의 증상을 보임.

❸ 1:4 용액, 또는 1:4 S/D는 어떤 수액이며, 이 수액에 포함된 전해질의 양은 구체적으로 어떠한지

답 1:4 용액, 1:4 S/D 는 S 는 normal saline 을, D 는 dextrose를 나타내는 약어로 1:4 isotonic solution을 말하며 수액에 포함된 전해질의 양은 Na+ 40 mEq/l, Cl- 26 mEq/l 이다.

마. 기타

문1 관련된 기왕증이 전혀 없는 영아에게 경련이 나타나는 원인에는 무엇이 있는지

답 수술전, 수술중, 수술후에 따라 경련의 원인이 달라질 것으로 생각되나 수술후 일반적으로 나타나는 경련의 원인은 저산소증과 대사 불균형(저혈당증), 전해질 불균형(저나트륨증)을 들 수 있음.

문2 영아에게 심각한 저혈압과 심실성 빈맥이 나타나는 원인은 무엇인지

답 저혈압의 원인은 여러가지이나 가장 흔히 볼수 있는 것은 저혈량증hypovolemia, 마취약제의 과량 투여이며 그외 혈액의 정맥회귀venous return를 방해하는 긴장성 기흉tension pneumothorax, 심막 압전pericardial tamponade 등이 있음. 빈맥을 나타내는 경우는 저혈량증, 저산소혈증, 과탄산혈증, 대사성 불균형, 통증이나 반사작용, 패혈증(발열), 심부전 등을 들 수 있음.

문3 영아에게 경련과 저혈압, 심실빈맥이 동반되는 경우 예상되는 임상소견은 무엇인지

답 저산소혈증, 대사성 불균형, 전해질 불균형, 뇌손상 등의 존재를 의심하여야 함.

문4 위(3)항과 같은 소견을 보일 때 즉각적으로 시행되어야 하는 응급조치의 구체적인 과정은 어떠한지

답 먼저 기도유지 및 고농도 산소투여하의 충분한 환기와 함께 수액공급, 승압제의 투여로 심혈관 기능을 유지시키면서 sodium bicarbonate, 항경련제의 투여 등의 대증요법과 함께 원인을 찾아 교정해 주어야 함.

문5 뇌가 제대로 기능하기 위해서는 뇌에 혈액과 산소가 충분히 공급되어야 하는 바, 만약 뇌에 산소 공급이 중단되면 20초내에 의식소실이 발생하고 4-8분 내에 비가역적인 저산소성 뇌손상이 발생하므로, 위(3)항과 같은 경우 저산소성 뇌손상을 막기 위해 영아에게 가장 먼저 취해야 할 조치는 무엇인지

답 문 4항의 답을 참조하시기 바랍니다.

III. 부산지방법원 제7민사부 판결 99가합21212 손해배상(의)

■ 주문

1. 피고는 원고 최ㅇㅇ에게 금43,214,974원, 원고 최ㅇㅇ에게 금15,764,600원, 원고진ㅇㅇ에게 금

3,000,000원 및 위 각 돈에 대하여 1999. 6. 29.부터 2003. 6. 11.까지 연 5%, 그 다음날부터 다 갚는 날까지 연 20%의 각 비율로 계산한 돈을 지급하라.

2. 원고들의 나머지 청구는 기각한다.

3. 소송비용은 피고가 부담한다.

4. 위의 제1항은 가집행할 수 있다.

■ 청구취지

피고는 원고 최ㅇㅇ에게 금44,319,939원, 원고 최ㅇㅇ에게 금17,818,800원, 원고 진ㅇㅇ에게 금5,000,000원 및 각 돈에 대하여 1999. 6. 29.부터 이 판결선고일까지 연 5%, 그 다음날부터 다 갚는 날까지 연 20%의 각 비율로 계산한 돈을 지급하라는 판결을 구함.

■ 이유

1. 손해배상책임의 발생

가. 인정사실

(1) 원고 최ㅇㅇ는 이 사건 의료사고의 직접 피해자이고, 원고 최ㅇㅇ · 진ㅇㅇ은 원고 최ㅇㅇ의 부모이다.

(2) 원고 최ㅇㅇ는 2세 남짓 된 남아로서 1999. 6. 하순경, 우측 엄지손가락 마지막 마디가 약간 굽어 뒤로 완전히 젖혀지지 않고 첫마디의 손바닥쪽 관절부위에 외관상으로는 보이지 않는 쌀알 반쪽보다 작은 몽우리가 잡히는 상태에서 피고가 운영하는 ㅇㅇ병원 정형외과에서 진찰을 받아 본 결과 담당의사는 '방아쇠무지' 라면서 엄지손가락 첫마디부분에 근육이 뭉쳐 신경을 눌러서 이런 상태가 된 것이니 수술을 하자고 하였다.

(3) 수술 예정일 전날 원고 최ㅇㅇ의 상태가 정상으로 돌아오자 보호자는 이에 대해 담당의사와 다시 상의하였는데, 담당의사는 '아이가 크면서 증상이 악화될 수 있다. 수술 전 정상으로 돌아오는 일시적인 상태일 수 있다. 수술은 한 번이면 되고 약 10분 정도 걸리는 간단한 수술이니 걱정할 것 없다.' 면서 보호자에게 재차 수술을 권유하였고, 원고 최ㅇㅇ의 보호자는 의사의 권유대로 우측 무지 활차 이완수술(이하 '이사건 수술' 이라고 한다)을 받기로 하였다.

(4) 피고 소속 의료진은 1999. 6. 29. 09:30경 원고 최ㅇㅇ에게 케타민 15mg을 투여하고, 우측 액와 근처 상완신경이 주행하는 부위에 2%의 메피바케인 7cc(즉, 140mg의 메피바케인)와 생리식염수 3cc를 혼합하여 주사하는 방법으로 마취를 한 뒤 이 사건수술을 시행하여 같은 날 10:00경 수술을 마치고, 원고 최ㅇㅇ를 회복실로 옮겼다.

(5) 원고 최ㅇㅇ는 회복실에 도착한 후 같은 날 10:05경 갑자기 전신성 강직 양상으로 경련을 일으키며 숨을 쉬지 않고 청색증을 보였는데, 간호원은 환자의 입이 벌어지지 않아 기도유지를 하지 못한 채 마취과장에게 연락을 취하였고, 연락을 받고 온 마취과장은 원고 최ㅇㅇ를 살펴본 후 다시 수술실로 옮길 것을 지시하여 수술실에서 구강 내에 기도유지용 튜브를 넣고 마스크를 이용한 인공호흡을

시도하였으며, 이것이 실패하자 이번에는 기도내삽관을 시도하였고, 이후 심장마사지와 약물주사 등의 심폐소생술을 반복 시행하여 원고 최○○는 같은 날 10:10경 자가호흡을 회복하였다.

(6) 그 후 원고 최○○는 같은 날 13:10경 의식을 회복하였으나, 다시 상지와 하지가 뻣뻣해지는 경련 발작을 일으켰고 이후로도 동일 양상의 경련 발작이 수회 반복되었으며, 같은 날 17:30경 중환자실로 옮겨지고 난 후 다음날까지도 보호자가 부르는 소리에 눈을 맞추지 못하는 등 의식을 뚜렷하게 회복하지 못하였다.

(7) 원고 최○○는 1999. 6. 30. ○○대학교병원으로 전원하여 진단을 받은 결과 저산소증으로 인한 '미만성 뇌위축'으로 밝혀졌는데, 현재까지도 주의집중장애를 보이고, 발음장애가 있어 의사소통에 어려움이 있으며, 언어와 신체 발달이 지진한 상태이다.

(8) 마취제 메피바카인은 과도한 양이 투입될 경우 호흡억제, 호흡정지, 경련 등의 부작용을 일으킬 수 있으며, 그 최대허용량은 체중 1kg당 4.5mg인바, 이 사건 수술 당시 원고 최○○의 체중이 13kg이었으므로 원고 최○○에게 투여할 수 있는 메피바카인의 최대허용량은 58.5mg이었다.

(9) 마취제 케타민은 타액분비 증가, 경련 등의 부작용을 일으킬 수 있는바, 타액분비를 감소시키기 위해서는 마취 전 처치로 항콜린성 약제를 투여하고, 마취 중에는 자주 구강내 흡인을 해 주면서 기도유지에 주의하여야 한다.

(10) 영아의 경우 기도의 해부학적 구조상 목이 짧고 굵으며, 외비공이 좁고, 상대적으로 큰 혀을 가지고 있어 기도 폐쇄의 빈도가 높고, 대사율이 성인에 비해 2배로서 산소 소모가 많아 저산소증에 노출될 위험이 크며, 응급상황시 신속한 처치가 이루어지지 않을 경우 뇌가 쉽게 손상 받을 수 있으므로, 기도의 관리가 매우 중요하다.

(11) 소아에게 생긴 방아쇠무지는 활막염 요소가 없어 치료하지 않더라도 대개 2세 무렵 자연 소실되고, 가장 심한 경우에도 10세까지는 손목을 완전히 신전시킨 상태에서 약간의 굴곡 구축이 남는 정도로 호전되는 특성이 있다. 그런데, 수술 여부를 결정하기 전에 담당의사는 이러한 점과, 수술을 하게 될 경우의 구체적인 마취 방법 및 마취로 인한 부작용에 대하여 보호자에게 설명을 하지 아니하였다.

나. 책임의 근거

위 인정사실에 근거하여 살피건대, 피고 소속 의료진은, ① 방아쇠무지는 그 치료에 긴급을 요하는 질병이 아니고, 진료 당시 원고 최○○의 나이는 아직 2세 남짓으로서 수술 전에 이미 무지의 상태가 정상으로 돌아왔다면, 보호자에게 방아쇠무지의 자연 소실 가능성에 대하여 설명함과 아울러 수술을 선택할 경우의 마취방법 및 마취로 인해 있을 수 있는 부작용에 대하여 성실히 설명함으로써 보호자 스스로 치료방법을 선택하게 할 의무가 있음에도 이와 같은 설명의무를 다하지 아니함으로써 보호자의 수술여부에 대한 결정권을 침해하여 결국 수술 부작용으로 인해 앞서 본 바와 같이 보호자로서는 예측하지 못했던 중대한 장애에 이르게 하였을 뿐만 아니라, ② 수술을 시행함에 있어서도, 환자가 영아임을 감안하여 마취제의 사용량을 정확히 지켜 과다 사용으로 인한 부작용을 예방하고, 수술 전후에 기도 및 호흡유지에 세심한 주의를 기울여 저산소증으로 인한 뇌손상을 방지하여야 하며, 만일 환자에게 무호흡이 발생하였을 경우에는 최대한 빠른 시간내에 기도를 확보하는 응급조치를 취하여야 할 주의의무가 있음에도, 마취제인 메피바카인의 최대사용량을 2배 이상 초과하여 투여하고, 케타민을 투여함에 있어서는 타액분비를 줄여주는 항콜린성 약제를 투여하지 아니함으로써 호흡억제, 호흡정지, 경련 등의 부작용이 나타나게 하였으며, 이처럼 원고 최○○에게 무호흡 현상이 발생하였음에도 회복실에서 즉시 기관내 삽관 등 응급조치를 시행하지 아니하고 다시 수술실로 옮기는 등으로 시간을 지체한 과실로 원고 최○○에게 저산소증으로 인한 미만성 뇌위축을 초래하였으므로, 피고는 그 소속 의료진의 사용자로서 위와 같은 과실로 인하여 발생한 원고들의 손해를 배상할 책임이 있다.

이에 대하여 피고는, ① 보호자에 대하여 필요한 설명의무를 다하였고, ② 원고 최○○가 수술 후 발작을 일으키고 회복이 정상적으로 되지 아니한 것은 피고로서는 이유를 알 수 없고 예상할 수도 없는 불가항력적 사유로 인한 것이라고 주장하나, 위의 판단을 번복시킬 만한 반증이 없으므로, 그 주장은 이유 없다.

2. 손해배상의 범위

생략

3. 결론

따라서, 피고는 원고 최○○에게 43,214,974원(= 일실수입 25,077,316원 + 향후치료비 8,137,658원 + 위자료 10,000,000원), 원고 최○○에게 15,764,600원(= 기왕치료비 12,764,600원 + 위자료 3,000,000원), 원고 진○○에게 3,000,000원(위자료) 및 위 각돈에 대하여 불법행위일인 1999. 6. 29.부터 이 판결 선고일인 2003. 6. 11.까지 민법이 정한 연5%의, 그 다음날부터 다 갚는 날까지 소송촉진 등에 관한 특례법이 정한 연 20%의 각 비율로 계산한 지연손해금을 지급할 의무가 있으므로, 원고들의 이 사건 청구는 위 인정 범위 내에서 이유 있고, 나머지는 이유 없어 주문과 같이 판결한다.

▶ 사례 4(정형외과)

I. 사건 개요

액와부 부위마취axillary block방법으로 bupivacaine을 사용한 상완신경총 차단술을 실시하여 수지접합술을 받던 환자(34세 남자)에서 심정지가 발생하여 심폐소생술을 시행하였으나 환자가 사망한 사건.

II. 서울지방법원 북부지원 형사2단독 99고단 3501 건의 사실조회 의뢰에 대한 회신(1)

■ 사실조회할 사항

문1 위 심전도 결과지 및 마취기록지상으로 우심실 비대가 나타나는지

답 첨부된 심전도 결과지만으로는 우심실 비대 여부를 판단하기 힘들며 마취기록지상에서는 기술된 내용이 없음.

문2 만일 나타난다면 우심실 비대의 정도는 어느 정도인지

답 우심실의 비대정도가 심하다면 심전도상으로도 소견이 나타나나 이 환자의 경우는 심전도만으로 우심실비대 여부를 판단할 수 없음.

문3 위 심전도를 가진 환자에 대한 손가락 봉합수술시 액와부 부위마취방법에 의한 마취가 문제가 있는지

답 액와부 부위마취방법은 수지부위 수술시 자주 이용되는 마취방법이며 특히 환자의 전신상태가 불안정하고 불량할 때 전신마취방법을 대신하여 사용할 수 있는 마취방법이므로 손가락 봉합수술에서 액와부 부위마취를 시행한 것은 적절한 것으로 판단됨.

문4 위 마취방법이 심장에 무리를 줄 수 있는지.

답 선택한 국소마취제의 종류, 사용량 및 마취수기에서 특별한 문제가 없었다면 액와부 부위마취방법이 심장에 무리를 주지는 않았을 것으로 생각함. 첨부된 자료에는 마취기록지의 앞면이 누락되어 있어 이 환자에서 부위마취에 사용한 약제, 용량 등을 알 수 없음.

문5 위 환자에 대해 위 마취방법보다 더 이상 안전한 마취방법이 있는지.

답 환자의 수술전 전신상태에 대한 설명이 전혀 없어 정확한 답변을 하기 어려우나 문 3항에서 답한 것처럼 수지수술시 액와부 부위마취방법은 매우 안전한 마취방법의 하나임.

문6 위 심전도를 검토해볼 때 위 환자에 대해 심장 초음파검사를 하지 않고 위 마취를 한 것이 수술절차상 잘못인지.

답 위 심전도상으로는 환자가 우심실비대를 가졌는지 여부를 판단하기 힘들기때문에 환자의 증상과 흉부 방사선소견을 종합하여 심장 초음파검사 여부를 결정하는 것이 타당할 것으로 생각함. 즉 환자가 호흡곤란이나 부종, 경정맥 확장 등의 증상이 있거나 흉부 방사선소견에서 우심실비대 소견을 보인다면 심장 초음파검사가 필요할 것이나 그렇지 않을 경우엔 수술전 심장 초음파검사를 반

드시 시행할 필요는 없을 것으로 생각함.

III. 서울지방법원 북부지원 형사2단독 99고단 3501 업무상 과실치사건의 사실조회 의뢰에 대한 회신(2)

1. 사실조회 대상

문1 별첨 마취기록지의 앞면에 기재된 부위마취에 사용한 약제 용량 등을 참작해서 검토해 볼 때 액와부 부위마취방법이 심장에 무리를 줄 수 있는지

답 마취기록지상에서 이 환자에게 부위마취를 위해 사용한 약제와 용량은 2% lidocaine 20ml, 0.5% bupivacaine 10ml, 1:1000 epinephrine 0.01ml 로 기록되어 있으며 lidocaine과 bupivacaine은 부위마취를 위해 통상 사용하는 약제이고 epinephrine은 약제의 작용시간을 연장시키기 위해 사용한 것으로 보이며 용량은 적정한 것으로 판단됨. 액와부에 주입된 약제가 혈관내로 들어가지 않았다면 심장에 무리를 주지는 않았을 것으로 판단함. 참고로 부위마취의 경우 국소마취제의 최대 허용량은 bupivacaine은 3mg/kg, lidocaine은 단독 사용할 때에는 4.5mg/kg, epinephrine 과 함께 사용할 때에는 7mg/kg 임.

문2 위 심전도를 가진 환자에 대한 손가락 봉합수술시 전신마취를 한 경우 회복과정에서 환자에게 통상 산소를 주는지

답 전신마취를 한 경우에는 마취로부터의 회복과정에서 환자에게 산소를 투여하는 것은 당연함.

문3 액와부 부위마취의 경우 마취의 회복과정에서 환자에게 통상 산소를 주는지

답 부위마취의 경우에는 환자의 상태에 따라 산소투여 여부를 결정할 수 있음. 즉 환자의 의식이 명료하고 호흡, 혈압, 맥박, 피부색갈 등이 정상일 경우에는 산소투여를 하지 않을 수도 있으나 의식이나 생체활력징후에 이상이 있을 경우에는 산소를 투여하여야 함.

IV. 서울지방법원 북부지원 판결 99고단 3501 업무상과실치사

■ 주문

피고인들은 각 무죄

■ 이유

이 사건 공소사실의 요지는, 피고인 이○○은 서울 ○○○구 ○○○동에 있는 ○○병원의 외과과장, 같은 문○○은 위 병원의 마취과장인바, 1996. 12. 15. 23:24경 위 병원 수술실에서 그날 오후 지하수 천공작업도중 천공기에 의해 좌측 수부 사지절단상을 입은 피해자 이○○(33세)을 상대로 사지봉합술을 시행함에 있어 위 봉합수술은 약 5 시간 정도 소요되는 장시간의 수술이고 수술전에 실시한 피해자에 대한 심전도 검사나 엑스레이 촬영검사결과 피해자에게 심비대증상 등이 나타난 상태였으므로 이러한 경우 마취를

담당한 피고인 문○○으로서는 피해자를 상대로 심비대증이 있는지 여부에 관하여 정밀한 검사를 실시하여야 하고 그 결과 심비대 등의 기왕병변이 있는 환자라면 이러한 병변을 가진 환자에 대하여 적절히 수술을 시행할 능력과 시설을 갖춘 보다 큰 병원으로 전원조치를 하는 등 수술시 혹시 발생할 수 있는 사망사고를 미리 방지하여야 할 업무상 주의의무가 있음에도 불구하고 이를 게을리한 채 피해자에게 나타난 위와 같은 심비대증이 정상인에게도 나타날 수 있는 것이라고 가볍게 생각하고 수술시간에 쫓긴 나머지 피해자의 심비대에 관한 정밀검사를 하지 않고 피해자에게 2퍼센트의 리도케인 등 마취약제를 투여하여 상완신경총을 차단하는 액와차단 국소마취를 한 다음 같은 이○○으로 하여금 같은 달 16 . 02:10경부터 같은 날 05:00경 까지 피해자의 위 사지절단부분에 대한 미세접합수술을 시행하게 하여 같은 이○○이 수술한 후 피해자가 심장마비와 호흡곤란을 일으킬 때 그 원인을 정확히 파악하고 적절히 대처를 하지 못하게 하고, 한편 위 수술을 마친 같은 이○○으로서는 수술이 끝난 후에도 환자가 의식을 회복하고 신체기능이 정상적인 상태에 이를 때까지 심전도기 등을 통하여 환자의 호흡, 맥박, 혈압 등을 계속적으로 주의 깊게 관찰하여, 그 급격한 변화를 통하여 심정지에 이를 것이라고 판단되어 지는 경우에는 그 예방조치를 취하여야 하고, 또 이러한 과정에서 심정지를 조기에 발견하여 신속한 소생술을 실시함으로써 저산소증 등을 사전에 예방하거나 그로 인한 사망을 막을 업무상 주의의무가 있음에도 이를 게을리한 채 피해자에 대한 수술이 끝나자 마자 심전도기, 혈압기, 산소마스크를 제거하였을 뿐만 아니라 수술직후 피해자를 흔들어 깨울 정도로 피해자가 이례적으로 흥분상태를 나타냈음에도 피해자에 대한 관찰을 게을리한 채 수술 후 피해자를 회복실로 옮겨 제대로 관찰하지 않은 각 업무상 과실로 같은 날 05:35경 위 병원 회복실로 피해자를 옮긴 후 피해자가 호흡곤란증세 및 심장마비를 일으켜 의식불명상태를 보이자 같은 이○○이 뒤늦게 피해자에게 3회에 걸쳐 심폐소생술을 시행하였으나 효과가 없자 같은 날 07:40경 피해자를 서울 ○○○구 ○○동에 있는 ○○대학교 의과대학 부속병원으로 옮겨 치료를 받던 중 같은 날 15:30경 그곳에서 피해자로 하여금 심비대 또는 심근증등 기왕의 병변에 의한 심장마비로 사망에 이르게 하였다는 점에 있으므로 살피건대, 위 공소사실에 들어맞는 듯한 의사 정○○이 작성한 부검감정서(수사기록 175쪽에서 191쪽까지)에 의하면 피해자 이○○은 심비대 및 심근증 등 기왕의 심장병변에 의한 돌연성심장사로 인하여 사망하였을 것으로 추정되며, 이에 마취의 과정이 유인으로 작용하였을 가능성을 완전히 배제하기는 어렵다는 취지의 기재가 있으나 이는 서울대학병원에 대한 X-Ray 사진 감정결과에 의하면 위 피해자 이○○에게는 심비대가 있더라도 심하지는 않으며 정상심장의 크기가 개인별로 차이가 많아 정상일 수도 있다고 되어 있는 점에 비추어 보면 위 이○○에게 기왕의 심장병변이 있다고 할 수 없고, 또한 서울대학병원, 대한마취과학회, 대한의사협회에 대한 각 사실조회회보를 종합하면, 위와 같이 위 이○○에게는 심비대가 있더라도 심하지는 않아서 심전도로는 나타나지 않았을 것이라는 것이고, 따라서 심전도 등의 검사결과 심질환이 의심되지 않는 환자에게는 응급수술전 심장기능검사는 불필요하며, 피고인 문○○이 사용한 액와차단법은 심장에 무리를 주지 않는 매우 안전한 부위마취방법으로 이 사건과 같은 손가락 봉합수술에서 사용한 것은 적절하였고, 사용한 마취제의 용량도 적정한 것이었다는 점을 인정할 수 있으므로 마취의 과정이 한 유인으로 작용하였다고 볼 수도 없으므로 위 부검감정서는 믿을 수 없고, 한편 의사 최○○

가 작성한 사망진단서(수사기록 197쪽에서 198쪽)에 의하면 선행사인은 미상이고, 중간선행사인은 호흡부전, 직접사인은 심폐부전으로 기재되어 있고, 정확한 원인은 부검 등의 적절한 규명이 필요하다고 되어 있으므로 위 이○○이 돌연성심장사로 사망하였다고 하여 마취와 수술을 담당한 피고인들에게 어떤 업무상 과실이 있었다고 할 수는 없으므로 피고인들에게 무죄를 선고한다.

참고사항

이 건은 형사재판에서 과실치사건에 대해서는 무죄판결을 받았으나 민사재판의 결과는 얻지 못했음.

▶ 사례 5(정형외과)

I. 사건 개요

환자(28세 여자)는 1999년 10월 18일 ㅇㅇ대학교 병원에서 산재로 말미암은 손가락 골절치료를 위하여 부위마취(상완신경총 차단술)하에 수술을 받던 중 갑자기 심한 저혈압과 서맥이 발생하여 응급처치를 시행한 후 전신마취로 바꾸어 수술을 마쳤으나 수술 후 의식을 회복하지 못함. 수술 후 진단에서 환자에게서 뇌부종, 뇌경색이 발생한 것으로 판명되었으며 환자는 식물인간 상태에서 회복하지 못하고 있음.

II. ○○시 ○○보건 65507-10533건의 의료과실 여부 판단 및 민원인질의에 대한 답변 요청에 대한 회신

■ 진정내용

민원인의 진정에 따르면 1999년 10월 18일 ㅇㅇ대학교 ㅇㅇ병원에서 신ㅇㅇ(민원인의 딸)씨가 산재로 말미암은 손가락 골절치료를 위하여 응급치료 수술을 받던 중 마취약에 의한 부작용으로 인하여 뇌부종, 뇌경색이 발생하여 현재까지 식물인간 상태인 바, 1) 골절수술 도중의 병원 및 의사의 과실여부 및 2) 산재 등 여러 진단서 발행 등에 따른 허위, 3) 현 상태에서의 중환자실에서 일반 병실로의 이실가능(간호상의 어려움을 들어 일반 병실로의 이실을 원하나 병원에서는 환자관리상의 이유를 들어 이실불가 의견을 줌) 여부 등을 조사해 달라는 민원건으로서 우리시에서는 의료전문부분에 관한 과실 및 허위여부를 판단키 어려워, 귀 협회에 답변을 의뢰하오니 조속한 시일 중으로 결과를 회시하여 주시기를 요청합니다

■ 회신내용

보내온 진료기록부와 마취기록지를 열람한 결과 다음과 같이 회신합니다

문 골절수술 도중의 병원 및 의사의 과실여부

답 환자는 우측 제3 수지 절단술을 받기 위해 1999. 10. 18. 오후 11시경 수술실로 들어와 midazolam 1mg, pentothal sodium 100mg을 투여받은 후 2% lidocaine 20ml, 0.5% bupivacaine 20ml, epinephrine 0.2ml, NB 2ml를 사용한 상완신경총 차단술brachial plexus block를 시행받은 후 10분 경부터 혈압이 심하게 떨어지고(50/30mmHg), 맥박도 감소(〈50회/분)되어 ephedrine 10mg을 두차례 정주하였고 epinephrine 0.1mg, atropine 1amp을 투여한 후에야 혈압과 맥박이 정상으로 돌아왔으며 이 후 전신마취로 바꾸어 수술을 시행한 것으로 기록되어 있음. 수술이 끝난 후에도 환자는 의식이 반혼수상태였고 호흡이 불규칙하여 중환자실에서 인공호흡기를 부착하여 호흡보조를 받으며 치료를 받다가 한 주일후 뇌부종으로 신경외과에서 뇌압감소를 위한 두개골 절개술을 받은 것으로 기록되어 있음. 이상으로 볼 때 위 환자가 수술후 의식이 회복되지 못한 원인이 상완신경총

차단술 직후의 심한 혈압하강시에 저산소성 뇌손상을 받았을 가능성과 관련이 있을 것으로 추정되나 환자에게 사용한 국소마취제의 용량은 통상적으로 사용하는 용량이며 수기상의 잘못여부(약제의 혈관내 혹은 척추강내 주입, 경막외강내 주입 등)는 진료기록부상으로는 알 수 없기때문 의사의 과실여부를 판단할 수 없음.

질의 2, 3번은 마취과 영역에서 답변할 사항이 아닌 것으로 생각됨으로

질의 2) 산재등 여러 진단서 발행의 허위여부에 관해서는 진단방사선과학회에 문의하시기 바라며,

질의 3) 중환자실에서 일반병실로의 이실여부에 관한 판단은 병원측의 설명이 타당한 것으로 사료되나 더 자세한 내용은 신경외과학회에 문의하시기 바랍니다.

II. 경기도 의료심사 조정위원회 보위65514-16589건의 의료분쟁 조정신청에 따른 의견조회에 대한 회신

■ 의료분쟁 조정신청 내용

(1) 신청취지

환자가 마취잘못으로 식물인간이 되었다고 주장하며 피해보상을 요구

(2) 입원하게된 동기 및 원인

1999. 10. 18 - 환자(27세 여)는 ○○학원에서 지도교사로 근무중 학생들의 세탁물을 도와주다 탈수기에 우측 3수지 절단 상처

(3) 치료과정

1999. 10. 18 - ○○대학교병원 응급실에 내원 후 수술을 위한 마취도중 사고 발생

- 23시 13분 마취 시작하여 23시30분에 사고가 발생하였는데 23시 35분에 응급소생술을 시작하였으나 시간을 지연시켜 약 10 여분간 심장정지 상태가 됨
- 응급소생술을 시행하면서 강력강심제 및 혈압상승제를 3분 간격으로 3회 투여하여 10여분만에 혈압이 140/80mmHg으로 오른 후 즉시 전신마취하여 23시 55분에 수술시작

1999. 10. 19 - 01시20분경 마취과장이 수술실 도착

수술후 03시에 보호자에게 연락 및 회복실로 옮김

1999. 10. 25 -산소공급되지 않아 뇌손상 되어 뇌수술

2000. 1. 17 - 뇌수술부위 상처 성형수술

현재는 2시간마다 혈압, 산소포화도 측정하고 코로 하루 3회 미음먹이고 소화제, 경련제 투약 및 일주일에 1회 혈액검사 등 실시

■ **회신내용**

보내온 진료기록부와 마취기록지를 열람한 결과 마취과적 소견에 대하여 다음과 같이 회신합니다.

1) 환자는 사고로 우측 제3수지가 절단되어 수술을 받기 위해 1999. 10. 18. 23시경 수술실로 옮겨짐. 이어 midazolam 1mg, pentothal sodium 100 mg을 투여받은 후 2% lidocaine 20ml, 0.5% bupivacaine 20 ml, epinephrine 0.2 ml, sodium bicarbonate(NB) 2ml를 사용하여 상완신경총 차단술brachial plexus block을 시행받음.

2) 차단술 시행 후 10분경부터 혈압이 심하게 떨어지고(50/30mmHg), 맥박도 감소되어(50회/분 이하) ephedrine 10 mg을 두차례 정맥주사 하였으나 반응이 없었고 이어 심정지를 일으킨 것으로 추정됨 (마취기록지상 환자의 혈압과 맥박수가 기록되어 있지 않은 부분이 있음). 다시 epinephrine 0.1mg, atropine 1 amp을 투여한 후에야 혈압과 맥박이 정상으로 돌아왔으며 이후 전신마취로 바꾸어 수술을 시행하였으며 수술동안에는 생체활력징후(혈압, 맥박)가 안정된 것으로 기록되어 있음.

3) 수술이 끝난 후에도 환자는 의식이 반혼수상태였고 호흡이 불규칙하여 중환자실에서 인공호흡기를 부착하여 호흡보조를 받으며 치료를 받다가 한 주일 후 뇌부종으로 신경외과에서 뇌압감소를 위한 두개골 절개술을 받은 것으로 기록되어 있음.

4) 이상으로 볼 때 환자가 수술 후 의식이 회복되지 못한 원인은 상완신경총 차단술 직후의 심한 혈압하강과 서맥에 이어 발생한 심정지로 인해 환자가 저산소성 뇌손상을 받았을 가능성과 관련이 있을 것으로 추정하나 환자에게 투여된 국소마취제의 종류나 용량(2% lidocaine 20ml, 0.5% bupivacaine 20ml)은 상완신경총 차단술시에 통상적으로 사용되는 약제와 용량이므로 약제의 과용량 사용에 의해 심정지가 초래된 것은 아닌 것으로 판단함.

5) 상박신경총 차단술 시행직후 발생한 심정지의 원인은 차단술 시행시의 수기상의 잘못(약제의 혈관내 주입이나 혹은 척추강내 주입, 경막외강내 주입 등)에 의한 합병증 때문인지, 혹은 약제에 대한 환자의 신체적 과민반응 때문인지 여부는 진료기록부나 마취기록지상으로는 알 수 없기 때문에 의사의 진료상의 과실여부는 판단할 수 없습니다.

III. 수원지방법원 2003고단3159 업무상과실치상 판결

■ **주문**

피고인을 금고 1년 6월에 처한다.

다만, 이 판결확정일로부터 3년간 위 형의 집행을 유예한다.

피고인에게 120시간의 사회봉사를 명한다.

■ **이유**

범죄사실

피고인은 ㅇㅇ도 ㅇㅇ읍 ㅇㅇ리 소재 ㅇㅇ병원에서 공중보건의로 근무하는 자인 바, 1999. 10. 18. 23:13경 피고인이 마취과 전공의로 근무하던 ㅇㅇ시 ㅇㅇ구 ㅇㅇ동 소재 ㅇㅇ대학교 ㅇㅇ병원에서, 세탁기 탈수기에 오른쪽 가운데 손가락 끝이 절단되어 우측 중지 원위지간관절 압궤절단상으로 내원한 피해자 신ㅇㅇ(여, 27세)의 손가락 접합수술에 참여하여 사각근간 차단법을 통해 상완신경총에 마취주사를 놓은 후 12분 상당이 경과한 같은 날 23:25경 갑자기 피해자의 수축기 혈압이 85mmHg, 이완기 혈압이 40mmHg로 떨어지고 맥박수도 45~55/분으로 떨어져 그 상태가 10분간 지속되다가 같은 날 23:35경에는 다시 수축기 혈압이 60mmHg, 이완기 혈압이 30mmHg로 급격히 떨어지고 같은 날 23:40경에는 심지어 심정지 상태에 이르렀는바, 통상 위와 같이 혈압이 급강하한 상태가 4~5분간 지속될 경우 뇌에 공급되는 혈액량이 급감하여 뇌에 저산소증이 발생하게 되므로 이러한 경우 피고인으로서는 신속히 피해자의 기도유지와 환기를 보조하고 혈압상승제와 맥박상승제를 투여하는 등 뇌에 산소가 공급될 수 있도록 필요한 모든 조치를 다할 의무가 있음에도 불구하고 돌발 상황에 당황한 나머지 기도 내 삽관 등을 통한 산소공급을 소홀히 한 채 단지 같은 날 23:25경과 23:30경에 혈압상승제인 에페드린 10mg씩을, 같은 날 23:35경에 혈압상승제인 에피네프린 0.1㎖와 서맥 치료제인 아트로핀 1앰플을 각 투여하다가 같은 날 23:45경이 되어 피해자의 혈압과 맥박이 정상으로 회복되고서야 뒤늦게 기도 내 삽관을 통해 산소공급을 함으로써 피해자로 하여금 영구적인 치료를 요하는 저산소증에 따른 뇌부종과 뇌경색 등으로 식물인간의 상태에 이르게 하는 상해를 입게 하였다.

증거의 요지

생략

법령의 적용

생략

■ 양형이유 및 쟁점에 관한 판단

1. 피고인 측의 주장에 관한 판단

가. 주장의 요지

피고인 측은 피고인이 피해자에게 마취주사를 놓은 후 피해자의 혈압이 하강하자 에페드린을 반복 투여한 후 계속하여 혈압이 하강하자 에피네프린과 아트로핀을 재차 투여하고 산소마스크를 씌운 다음 23:45경 피해자의 혈압과 맥박이 정상으로 회복되자 지속적인 조절호흡을 실시하기 위하여 기도 내 삽관을 하고 전신마취를 하는 등 필요한 주의의무를 다하였고, 대한의사협회 등 전문가 집단으로부터 피고인이 행한 처치에 의료상 하자가 없었다는 판단을 받았고, 민사재판에서도 피해자가 식물인간이 된 것은 피해자의 특이제질로 인한 것이라고 판단되었으므로 피고인에게 과실이 없어 피고인은 무죄라는 취지로 다툰다.

나. 판단

살피건대, (1) 서울남부지방법원이 ㅇㅇ대학교 ㅇㅇㅇㅇ병원 및 ㅇㅇ대학교 의과대학 마취통증의학교실 부교수 민ㅇㅇ에 대하여 한 각 사실조회에 대한 회신문에 의하면, ① 마취약에 따른 부작용으로, 심혈관계 독성으로 인해 저혈압 및 서맥, 심정지 등이 있을 수 있고, 중추신경계의 독성으로 인해 의식수준의 저하와 발작이 있을 수 있으며, 중추신경계의 독성으로 인해 의식수준이 저하될 경우 환자의 자발적인 기도유지가 곤란해지므로 기도유지와 호흡관리를 하는 것이 요구되는 사실, ② 마취제 주사 후 부작용으로 인해 혈압이 하강할 경우 응급처치 방법은 기도유지와 환기를 보조하고 동시에 혈압상승제와 서맥을 방지하기 위한 약물이 투여되어야 하는 사실, ③ 심폐소생술은 심장과 호흡기능이 정지됨을 확인하는 순간 즉시 바로 시행되어야 하고, 그 순서는 첫째로 기도유지, 둘째로 호흡, 셋째로 혈압 및 맥박 등 순환계 확인과 약물처치, 넷째로 제세동기 작동의 순서로 이루어져야 하는 사실, ④ 효과적인 심폐소생술을 위하여 기도확보의 시작시기는 호흡정지가 확인되는 즉시 이루어지는 것이 좋으며, 심폐소생술의 지연시 합병증으로 저산소증에 의한 뇌손상을 입을 수 있는 사실, ⑤ 피해자의 경우 마취 기록상 23:35~23:45 사이에 혈압이 기록되어 있지 않기 때문에 심정지가 발생했다면 이 시각일 것으로 추측이 되는 사실, ⑥ 심정지는 심장으로부터 신체가 요구하는 충분한 정도의 심박출이 되지 않는 경우를 일컫는데, 심실세동의 경우도 비록 심전도상으로는 심장활동을 보인다고 할지라도 기계적인 심박출이 이루어지지 아니하므로 심정지의 기준에 포함되는 사실 등을 인정할 수 있는 점, (2) 제2, 3회 공판조서 중 피고인의 진술기재에 의하면, 피고인은 제2, 3회 공판기일에 검사 및 변호인의 신문에 대하여, '피해자의 혈압이 떨어지자 혈압상승제를 반복하여 투여하였고 23:45경 피해자의 혈압이 140/80mmHg, 맥박이 130/분으로 상승하자 기도 내 삽관을 한 후 조절호흡을 시작하였다' 고 진술한 사실을 인정할 수 있는 점, (3) 증인 박ㅇ에 대한 증인신문조서사본의 기재에 의하면, 피고인은 서울남부지방법원 2002가합11381 구상금사건에 증언함에 있어서 '심정지는 없었으나, 호흡이 정지된 것 같아 기관삽관을 하였고, 심폐소생술도 시행하여…마취기록지에 11:40대부터 혈압이 기재되지 않은 것은…혈압이 낮고 기계가 인식하는 범위를 넘어 기계 상에 표시되지 않았기 때문에 표기를 안한 것' 이라고 진술한 사실을 인정할 수 있는 점, (4) 피고인 작성의 각서에 의하면, 피고인은 '…ㅇㅇ대 ㅇㅇ병원에서 신ㅇㅇ씨를 마취하던 중 혈압이 하강하고, 경련을 일으키며 호흡이 정지된 걸로 추정된 사실이 있었…' 라는 내용이 기재된 '각서' 라는 제목의 서면을 작성하여 피해자의 부 신ㅇㅇ에게 교부한 사실을 인정할 수 있는점, (5) 피고인에 대한 각 검찰 피의자신문조서의 진술기재에 의하며, 피고인은 검찰에서 제1회 조사를 받음에 있어서 '…혈압이 떨어진 시간이 4분 이상 지연되면 뇌에 산소공급이 되지 않아 저산소증이 발생하는데 신ㅇㅇ환자의 경우 혈압상승제인 에페드린을 투여하여도 혈압이 상승되지 않아 그 시간이 지연되었…마취과장이나 좀 더 숙련된 마취의사였다면 …뇌의 저산소증을 주의하여 좀 더 빨리 혈압상승제를 투여하고 전신마취로 돌렸을 것으로 생각됩니다. 당시 저는 혈압이 떨어지고 맥박이 떨어져 당황하였던 것은 사실이다.' 라는 취지로 진술하고, 제2회 조사를 받음에 있어 '…모세혈관에 주사바늘이 닿아서 마취액이 흡수된 것 같다. 국소마취를 하여 부작용이 일어나면 기관내 삽관을 하여 전신마취를 하도록 배웠다. 그래서 배운대로 기관내 삽관을 하여 전신마취를 하였다. 에페드린을 2번 투여한 다음에 더 강력한 에피네프린을 투여하도록 배웠다. 그래서 그대로 하였다. 피고인이 마취를 잘못하여 신○○가 식물인간이 되었다' 는 취지는 진술한 사실을 인정할 수 있는 점, (6) 최○○에 대한 제1회 검찰 피의자신문조서의 진술기재에 의하면, 최○○이 검찰에서 조사를 받음에 있어 '마취액이 짧은 시간 안에 다량 혈관내로 들어가서 부작용이 나타난 것으로 생각한다. 어떻게 되었는지 알 수는 없지만 혈압상승제 투여시기를 놓친 것 같다. 신○○의 경우 수축기 혈압이 60mmHg이고 이완기 혈압이 약 30mmHg 정도로 떨어졌는데 그 상태로 5분정도 지나면 의학적으로 저산소증이 온 것으로 판단된다. … 신○○는 혈압, 맥박, 산소포화도 등은 정상적이었으나 호흡이 미약하고 의식이 없는 상태이었고, 동공에 대하여 빛 반사 검사를 해보니까 아주 미약하게 반응이 있었다. 마취부작용에 대한 저산소증으로 판단하였다' 는 취지로 진술한 사실을 인정할 수 있는 점 등에 비추어 보면, 피해자는 마취주사를 맞은 후 1999. 10. 18. 23:25경에는 수축기 혈압이 85mmHg, 이완기 혈압이 40mmHg로 떨어지고 맥박수도 45~55/분으로 떨어진 후 같은 날 23:35경에는 수축기 혈압이 60mmHg, 이완기 혈압이 30mmHg로 급격히 떨어지고 같은 날 23:40경에는 자동혈압체크 기계에 혈압이 체크되지 않을 정도로 심박출이 되지 않는 등 심정지 상태에 이르렀던 것으로 보이는데, 이러한 경우 수술에 참여한 마취과 의사인 피고인으로서는 같은 날 23:25경과 23:30경 반복하여 혈압상승제인 에페드린 10mg을 주고서도 피해자의 혈압이 상승되지 않고 오히려 수축기 혈압이 60mmHg, 이완기 혈압이 30mmHg로 급격히 떨어진 때인 같은 날 23:35경 혈압상승제인 에피네프린 0.1㎖와 서맥 치료제인 아트로핀 1앰플을 투여하는데 그칠 것이 아니라 그와 아울러 기관내 삽관을 통해 산소공급(조절호흡)을 하였어야 할 것이고, 불안하면 피해자가 혈압이 체크되지 않은 상태에 다다른 같은 날 23:40경에라도 기관내 삽관을 통해 산소공급(조절호흡)을 하는 등 피해자의 뇌에 산소가 공급될 수 있도록 필요한 모든 조치를 다하였어야 할 것인데, 피고인은 ' 국소마취를 하여 부작용이 일어나면 기관내 삽관을 하여(조절호흡을 한 후) 전신마취를 하도록(전신마취를 하여 환자의 상태를 안정시키도록) 배웠음에도 피해자의 혈압이 떨어지고 맥박이 떨어져 당황한 상태에서 ' 같은날 11:45경까지 기관내 삽관을 통한 산소공급(조절호흡)을 간과한 채 위와 같이 약물만 투입한 채 장시간 방치함으로써 피해자로 하여금 저산소증으로 인한 뇌손상을 입게 하였다고 할 것이니 피고인에게 업무상 과실이 인정된다고 할 것이다.

한편, 대한의사협회는 이 법원의 사실조회에 대하여, '피고인이 신○○의 우측 중지원위부 절단의 수술을 위하여 사각근간 차단법에 의한 우측상완신경총 차단법으로 1999. 10. 18. 23:13경 부위마취를 시행하였고, 국소마취제를 투여한 후 환자가 불안을 느끼고 안면경련이 있어 미다졸람 1mg 및 펜토탈소디움 100mg를 투여하였으며, 신○○의 혈압이 23:25경에 85mmHg/45mmHg로 하강하자 에페트린 10mg을 투여하였고, 계속하여 혈압의 상승이 없자 에페트린 10mg을 다시 투여하였으며, 그럼에도 불구하고 혈압이 60mmHg/30mmHg으로 더욱 하강하고 서맥이 나타나자 23:40경 에피네프린 0.1 앰플과 아트로핀 1앰플을 투여하고 하트만 용액을 빠르게 점적하면서 산소마스크로 산소를 투여한 처치' 에 대하여, 비록 신○○에게 저산소성 뇌손상이 초래되었지만 피고인의 위 처치들은 의료 처치상의 하자는 없는 처치였다고 회신하였는바, 위 회신 결과는 ' 위 범죄사실에서의 당시 피해자의 상태 및 피고인의 처치내용' 과 '대한의사협회가 판단의 대상으로 한 피해자의 상태 및 피고인의 처치내용' 에 대한 비교를 통해 쉽게 파악할 수 있는 바와 같이 '대한의사협회가 위 판단의 기초로 한 당시 피해자의 상태와 피고인의 처치 내용' 이 '위 범죄사실에서의 당시 피해자의 상태와 피고인의 처치내용' 과 일치하지 아니하는 점 등 대한의사협회의 판단을 그대로 따를 수 없는 사정이 있어 신빙성이 없다.

2. 양형이유

위와 같이 이 사건 공소사실이 인정되기는 하나, 피고인에게 고의가 없고, 피고인의 과실에 비하여 중대한 피해가 발생한 점, 피고인의 초범인 점, 피해자의 간호 및 피해자 측의 피해회복을 위하여 노력한 점 등을 비롯하여 이 사건 범행의 경위, 피해결과, 범행 후의 정황 등을 감안하여 주문 기재 형을 정함

참고사항

이 사례는 사고로 우측 손가락 손상을 받은 젊은 여자환자가 한 밤중에 응급으로 수술을 받는 과정에서 마취과 전공의가 시행한 상완신경총 차단술의 부작용으로 인해 환자에게서 호흡과 순환억제가 발생하였으나 담당 전공의가 순간적으로 당황하고 도와줄 인력이 없는 상황에서 응급처치(특히 호흡관리)가 지연되어 환자가 식물인간 상태에 이른 사건으로 생각됨(아마 낮 시간대 였으면 신속하고도 적절한 처치가 이루어졌을 가능성이 있었을 것으로 추정함).
이 사건은 마취를 담당하였던 전공의가 형사소송에서 금고 1년6월과 3년간의 집행유예 및 120시간의 사회봉사 명령 등 상당히 무거운 형을 받았을 뿐 아니라 병원 측에서도 민사소송에서 거액의 배상금지급 판결을 받은 사건으로 부위마취도 결코 안전한 마취방법이 아니며 위험할 수도 있다는 사실을 일깨워주며 수련과정에 있는 전공의도 혼자서 마취를 시행하다가 사고를 당하여 그 결과가 나쁠때는 책임을 질 수 밖에 없다는 교훈을 준 사건이였음.

▶ 사례 6(외과)

I. 사건 개요

외과전문의가 환자(37세 남)의 치핵제거술을 위하여 1% lidocaine 20 cc를 환자의 항문주변에 국소침윤마취를 하고 케타마인을 정맥주사하여 전신마취를 시행한 직후 환자의 수축기혈압이 160mmHg 로 상승함에 따라 혈압하강제를 투여하여 약 15분후 혈압이 약간 하강하였으나 이어 갑자기 호흡이 멎고 심박동이 정지되고 심음이 들리지 않는 심정지상태에 이르게 되었고, 심폐소생술을 위해 epinephrine 0.3cc 투여후 수축기 혈압이 다시 160mmHg 로 상승하고 이어서 수축기혈압이 250mmHg 까지 상승하는 등 환자상태가 더욱 악화되어 ㅇㅇ병원으로 전원시켰으나 환자는 위 수술중 발생한 심정지에 의한 저산소성 뇌증후군 등으로 인하여 현재까지 의식을 회복하지 못하고 식물인간 상태로 있음.

II. 서울지방법원으로부터의 조회사항(1)

문1 케타마인ketamine이 현재 잘 사용하지 않는 마취제인지, 보편적으로 사용하고 있는 약제인지.

답 케타마인은 중추신경계의 특정부위에 작용하여 강한 진통작용을 나타내는 해리성 마취작용을 가진 정맥마취제로서 소아환자나 혈압이 하강되어 있는 환자의 마취유도시 흔히 사용되는 마취약제임.

문2 국소마취제 리도케인lidocaine은 통상 0.5% 농도의 것만 사용되고 1% 농도의 것은 사용되고 있지 않은지.

답 리도케인은 비교적 안전영역이 넓은 국소마취제로서 사용목적 및 방법과 사용부위에 따라 사용농도와 용량이 다양하며 [농도는 0.5%에서 4%까지 사용하며 용량은 체중kg 당 1mg 에서(혈관내 직접주입시) 5-7mg 까지 사용함]. 1%제제는 가장 흔히 사용하고 있는 농도임.

III. 서울지방법원으로부터의 조회사항(2)

1955. 11.24 생의 건강한 남자에 대하여 1993. 10. 14. 내치핵 수술을 시행한 사항에 관하여 아래와 같이 조회합니다.

문1 수술전에 실시해야 하는 검사는 일반적으로 어떤 것이 있는지.

답 수술전 기본검사로는 환자의 병력청취 및 신체검사, 흉부 방사선검사, 혈액검사, 심전도검사, 간기능검사가 있으며 환자의 상태, 연령 등에 따라 출혈성소인검사, 전해질검사 등이 추가될 수 있음.

문2 마취와 관련하여 마취에는 전신마취와 부위마취가 있는지 여부.

답 마취는 크게 전신마취와 부위마취로 나눔.

문3 내치핵 수술을 위해 전신마취를 해야 하는지 여부 또는 부위마취로 가능한지 여부.

답 부위마취를 하는 경우가 다수이나 환자의 요구에 따라 전신마취를 하는 경우도 있음.

문4 정맥마취는 전신마취에 해당하는지 또는 부위마취에 해당하는지 여부.

답 정맥마취는 전신마취에 해당됨.

문5 최신외과학(1987.10. 30. 중판 발행 발행자 한만년. 일조각 발행) 기재중 180쪽 기재를 보면 케타마인은 "내장조직에는 부적당하다. 자발적 무의식 근운동이 나타날 수 있으며 회복기에 불유쾌한 환시나 악몽을 주는 경우가 있으며 ... 중략... 근육이완작용이 없고 교감신경계를 자극하여 혈압을 상승시키며 뇌압을 상승시킨다"고 되어 있는 바 사실인지 여부

답 케타마인은 정맥마취제로 흔히 사용되고 있으나 환각작용이나 혈압의 상승, 뇌압상승 등의 부작용을 갖고있는 것은 사실임.

문6 위 저서에 의하면 정맥마취제로는 thiobarbiturate가 많이 쓰이고 있다는데 케타마인보다 thiobarbiturate를 더 많이 사용하고 있는 이유는 무엇인지 여부

답 정맥마취제인 thiobarbiturate는 주마취제로서 보다는 마취유도제로 많이 사용되는바 작용발현시간이 빠르고 작용지속시간이 짧다는 등의 특성으로 인해 thiobarbiturate 를 많이 사용하고 있음.

문7 성형외과학(1993. 9. 30. 초판 이영호저. 도서출판 의학문화사 발행)제 29장 마취, 29-9쪽 마취약제 우측하단의 기재를 보면 케타마인은 심한 해리성 수면을 초래하며 혈압과 맥박이 증가하며 수술부위에서의 출혈이 증가하고 또한 주요 결점은 사용기간중 섬망, 악몽, 망상, 정신분열 반응의 빈도가 높은 단점이 있다고 기재되어 있는바 사실인지 여부.

답 모든 마취약제는 과량 사용한 경우나 환자가 가진 원질환여부, 환자상태에 따라 여러 부작용을 나타낼 수 있음. 케타마인도 문항에 기재된 부작용을 갖고 있음.

문8 고오스 약리학(1986. 5. 20.발행 국영종 편저. 범문사 발행) 기재를 보면 "리도케인은 간에서 대사되어 ...중략...중추신경 독성을 일으킬 수도 있다"(413쪽). "리도케인은 ... 대사장애가 있는 환자에게는 독작용을 나타낼 수도 있다"(417쪽)고 기재되어 있는바 그 기재내용이 사실인지 여부.

답 상용량을 훨씬 초과하여 사용할 경우 중추신경독성을 일으킬 수 있으며 심한 간질환이나 신장질환을 가진 환자에서는 용량을 감소하여 사용하는 등의 주의가 필요함.

문9 임상약리학(1995.1. 30. 발행 김옥녀저. 수문사 발행)기재를 보면 "리도케인은 주로 간에서 대사되어 신장으로 배설되므로 간이나 신장기능 부전환자는 특히 주의해야 한다."(82쪽 주의사항) "리도케인은 epinephrine 같은 약과의 병용은 신중히 해야 한다."(82쪽 약물상호작용)고 기재되어 있는바 그 기재가 사실인지 여부

답 앞의 질문에 대한 답은 문8)항과 같은 내용이며 lidocaine 과 epinephrine 은 심폐소생술시 항상 사용되는 기본약제로서 동시 사용시에 나타날 수 있는 약물상호작용은 환자의 소생이라는 약제의 사용목적에 비하면 큰 문제가 되지않을 것으로 생각함.

문10 케타마인(1.5ml)의 혈관내 주입후 혈압이 상승하여(160/100mmHg) 카타프레스(1/2 ample)를 근육주사하고 리도케인(1% 약 20ml)으로 항문주변 국소침윤 마취후 갑작스럽게 심장이 멎고 맥박도 뛰지 않는 상태가 발생했을때 에피네프린epinephrine 0.3ml를 주사한 경우 발생할 수 있는 부작용은 어떤 것이며 그 가능성은 어느 정도인지 여부.

답 심정지시에 epinephrine의 주입은 소생술을 위한 치료의 기본원칙임으로 심정지가 발생한 상태에서 epinephrine의 사용으로 인한 부작용(혈압상승, 심박동수 증가등)은 문제가 되지 않을 것으로 생각함.

문11 간질환의 의심이 있는 환자에게 위와 같은 시술시 저산소성 뇌증후군, 다발성 근간대성 간질, 미만성 뇌병증, 폐염, 위장관출혈, 폐혈증 등의 부작용이 올 수 있는지 여부.

답 마취약제(ketamine, lidocaine)를 상용량의 범위에서 사용할 경우 위에 기술한 부작용이 나타나는 경우는 거의 없음. 그러나 리도케인의 항문주변 국소침윤후 발생한 심정지는 리도케인의 혈관내 빠른 흡수에 의해 발생한 것인지 혹은 환자가 리도케인에 과민반응을 일으켜 발생한 것인지 여부는 보내온 자료만으로는 알 수 없으며 기술된 다른 증상들은 마취약제에 의한 부작용이라기 보다는 환자가 심정지상태에 있는 동안 저산소성 뇌손상을 받음으로 생긴 증상과 그 치료과정에서 나타난 합병증으로 사료됨.

문12 그러므로 부작용의 가능성을 감소시킬 수 있는 조치는 있었는지 여부. 있다면 그 방법여하.

답 마취기록지가 없어 정확한 내용을 알수 없으나 심정지 발생전까지는 환자의 상태를 보며 정맥마취와 국소마취를 병행한 것 같으며 심정지 발생후에는 에피네프린을 투여한 것으로 보아 심폐소생술을 시행하여 환자의 소생을 위해 노력한 것으로 추정됨.

문13 1994. 10 당시 성남시내 외과의원에서 치핵제거술을 하기위해 마취를 요하는 경우 마취과 전문의에 의한 마취가 불가능한지 여부.

답 외과의사가 원했다면 마취과 전문의의 초빙은 가능했을 것으로 생각되나 의원급에서 치핵수술을 할 경우 마취는 외과의사 자신이 시행하는 경우가 흔한 것도 사실임.

IV. 서울지방법원 제 15민사부 화해조서(94가합6128 손해배상건)

■ 청구의 표시

■ 청구취지

피고는 원고 허○에게 금 351,950, 034원, 원고 장○○에게 금 15,000,000원, 원고 허○○, 허○○에게 각 금 8,000,000원 및 각 이에 대하여 1993. 10. 14부터 이 사건 판결선고일까지는 연 5푼의, 그 다음날부터 완제일까지는 연 2할 5푼의 각 비율에 의한 금원을 지급하라는 판결

■ 청구원인

1. 손해배상책임의 발생

가. 원고 허○은 아래와 같은 의료사고 피해자 본인, 원고 장○○는 그의 처, 원고 허○○, 허○○은 그의 자녀들이고, 피고는 ○○병원을 경영하는 의사이다.

나. 원고 허○은 1993. 10. 12 피고로부터 치질수술을 받을 것을 권유받고 그 수술일자를 같은 달 14일로 결정하였다.

다. 피고는 1993. 10.14. 16:00경 원고에 대한 치질수술을 시행함에 있어 환자인 원고의 특이체질에 관한 검사도 시행하지 아니한 체 마취전문의도 아닌 피고가 직접 케타마인을 정맥주사하여 전신마취를 시행하였는바, 원고는 그 직후 수축기혈압이 160mmHg 로 상승함에 따라 피고는 혈압하강제를 투여하여 약 15분후 혈압이 약간 하강하였으나 16:20 경 갑자기 호흡이 멎고 심박동이 정지되고 심음이 들리지 않는 등 심정지상태에 이르게 되어 에피네프린 0.3ml를 투여하였고, 그 후 16:40경 수축기 혈압이 다시 160mmHg 로 상승하고 이어서 17:15경에는 수축기혈압이 250mmHg 까지 상승하는 등 위급상태가 더욱 악화되었음에도 피고는 23:20경까지 별다른 조치없이 방치해 두었다가 그 다음날 00:30 경에서야 ○○병원으로 전원시키는 등 신속하고도 적절한 응급조치를 취하지 아니하였고 원고는 위 수술중 발생한 저산소성 뇌증후군 등으로 인하여 현재까지 의식을 회복하지 못하고 있다(식물인간 상태).

라. 피고는 위 수술을 시행함에 있어, 첫째 심한 해리성 수면, 혈압상승, 맥박증가, 수술부위의 출혈증가등 부작용의 위험이 있어 현재는 잘 사용되지 않는 케타마인을 그 마취제로 선택한 잘못이 있고, 둘째 국소마취제로 사용한 리도카인 역시 원고와 같은 간질환 환자에게 사용되어서는 안되고 에피네프린과 병용투여하지 말아야 함에도 불구하고 이를 에피네프린과 함께 사용한 잘못이 있으며, 셋째 마취시작시부터 회복시까지 원고의 상태를 주의깊게 관찰하고 그 활력증후를 확인하면서 이에 따른 적절한 조치를 취하여야 함에도 불구하고 직접 이를 확인하지도 않고 간호사에게 이를 확인하도록한 다음 그 다음날에서야 기억을 더듬어 적당히 진료기록부에 기재한 잘못이 있고, 넷째 피고는 원고나 그 보호자들에게 위와 같은 수술의 과정, 전신마취하의 수술에서 발생할지도 모르는 부작용이나 위험 등에 관하여 충분한 설명을 해 준 다음 그에 대한 동의를 받아야 할 주의의무가 있음에도 불구하고 이를 제대로 이행하지 아니한 설명의무(고지의무)위반의 잘못이 있으며, 나아가 피고는 1993. 10. 14. 17:00경 원고 장○○ 등에게, 피고가 원고에게 약물을 잘못 투여하여 마취에서 깨어나지 못하고 있다고 말한 바 있고 또한 같은 달 16. 18:30경에도 원고의 동생인 소외 허○에게 혈압하강제를 과다투여 하였다고 말하는 등 스스로 자신의 잘못을 시인한 바도 있으므로, 피고는 피고의 위와 같은 잘못으로 인하여 원고 허○ 및 그와 가족관계에 있는 원고들이 입은 물질적, 정신적인 모든 손해를 배상할 책임이 있다.

2. 손해배상 책임의 범위

생략

3. 결론

따라서 피고는 원고 허○에게 합계금 351,950,034원, 원고 장○○에게 위자료 금 15,000,000원, 원고 허

ㅇㅇ, 허ㅇㅇ에게 각 금 8,000,000원 및 이에 대하여 이 사건 사고일인 1993. 10. 14부터 이 판결 선고일 까지는 연 5푼의, 그 다음날로부터 완제일까지는 연 2할 5푼의 각 비율에 의한 지연손해금을 가산 지급할 의무가 있다.

■ 화해 조항

1. 피고는 피고가 1993. 10. 14을 전후하여 원고 허ㅇ에 대하여 한 진료과정에서의 의료사고에 관하여 그 손해배상으로서 1996. 11. 30까지 원고 허ㅇ에게 75,000,000원, 원고 장ㅇㅇ에게 금15,000,000원, 원고 허ㅇㅇ, 허ㅇㅇ에게 각 금 5,000,000원을 지급한다. 위 기한 경과시에는 그 미지급금에 대하여 1996. 12. 1부터 완제일까지 연 2할 5푼의 비율에 의한 금원을 가산 지급한다.
2. 원고 장ㅇㅇ와 소외 허ㅇ, 허ㅇ이 1995. 9.23부터 1996, 3, 10까지 피고병원에서 농성한데 대한 손해배상으로서 원고 장ㅇㅇ는 그 본인 및 위 소외인들을 대위하여 1996. 11. 30까지 피고에게 금 5,000,000원을 지급한다.
3. 피고는 2항 기재 농성사건에 관련하여 피고가 원고들을 상대로 제기한 손해배상청구의 소를 1996. 10. 10까지 취하하고, 원고 허ㅇ은 피고병원의 건물주에 대한 임차보증금 반환채권에 대한 각 채권 가압류를 해제한다.
4. 원고들에 대한 위 보상금합계 금 85,000,000원(2항 기재 금 5,000,000원 공제)중 ㅇㅇ대학 병원의 진료비 잔액에 해당하는 금액 및 위 병원의 소외 허ㅇ에 대한 부동산가압류의 해제비용액은 피고가 위 병원에 직접 지급하거나 원고들의 대리인 변호사에게 지급한다.
5. 원고들이 피고로부터 제1항 기재금액을 완급받는 즉시 원고 허ㅇ은 피고의 주택에 대한 가압류 등 피고에 대한 모든 가압류를 해제한다.
6. 원고들의 그 나마지 각 청구는 이를 포기한다.
7. 소송비용은 각자부담으로 한다.

참고사항

이 건은 일반외과 전문의가 마취과 전문의의 도움없이 국소침윤마취와 정맥마취를 병행하여 치핵제거술을 시행하던중 심정지가 발생하여 소생술 시행에도 불구하고 환자를 식물인간 상태에 이르게 한 사건으로 배상액의 규모로 볼 때 재판부가 의사측의 과실을 일부 인정하여 환자측의 보상요구의 일부를 받아 들이도록 한 것으로 보임. 화해조서는 재판부의 판결에 의해서가 아니라 재판부의 권유로 원고(환자)측과 피고(병원 혹은 의사)측이 타협을 하여 결정한 내용을 재판부가 받아들인 것으로 화해조서에서의 청구표시에서 화해조항 이전까지의 내용은 모두 원고측의 주장을 기술한 것으로 재판부의 의견이 아님.

▶ 사례 7 (이비인후과)

I. 사건 개요

환자(49세 여자)는 평소 양쪽 코막힘과 콧물이 계속 흐르는 증상으로 개인의원에서 치료를 받던 중 2-3년 전부터 상기 증상이 심해져 2009. 1. 18 ○○도 ○○시 ○○병원 이비인후과 외래를 방문하여 만성 비후성 비염 및 하비갑개 비후로 진단을 받고 수술적 치료를 위하여 입원함. 환자의 특별한 과거병력은 없었고 이학적 검사 소견에서도 위의 증상 외에는 특별한 소견을 보이지 않았으며 외견상으로도 정상소견을 보였음.

환자는 2009. 1. 19 13시20분 수술준비(심전도, 혈압, 맥박산소포화도 측정)를 하고 생체활력증후(vital signs : V/S)가 안정된 상태에서 수술부위에 Bosmin gauze를 packing하고 환자에게 구두로 통증여부를 확인한 후 epinephrine(1: 100,000)이 함유된 lidocaine을 1cc씩 양쪽 코에 주입함(injection). 주입을 천천히 하면서 V/S이 안정될 때까지 기다린 후 환자에게 통증여부를 확인한 후 laser tip을 하비갑개 앞쪽 끝에 대고 일차 조사 후 환자에게 다시 통증여부를 질문함. 환자가 '아니요 '라고 대답한 후 laser 치료를 진행하려고 하는 순간 환자는 '어지러워요' 라고 한마디 외치며 의식을 소실함. 의식소실이 일어나자마자 담당의사가 'CPR' 이라고 외침. 13;35 마취과 CPR팀이 도착하여 CPR을 시작함. 계속되는 CPR에도 호전기미가 없어 심장내과에 연락하여 cardiac echo(심장초음파)를 시행한 후 심장박동이 서맥이 지속되고 불안정하여 pacemaker를 삽입하기로 하고 angio실(심장조영실)로 환자를 옮겨 pacemaker 삽입함.

14:50 ICU로 옮겨 계속 CPR 시행하였으나 15:40경 환자는 사망하여 보호자 동의하에 환자를 영안실로 옮김.

II. 서울 ○○지방법원 제15민사부 진료기록감정 촉탁의뢰에 대한 회신 (사건 2009가합 46809 손해배상(의))

■ 감정 사항

[국소마취제 주사부분]

문1 국소마취제에는 아마이드amide형과 에스테르 ester형 국소마취제가 있는데 아마이드형 국소마취제가 에스테르형 국소마취제에 비해 전신 중독반응이 잘 나타나는지, 그렇다면 그 이유는 무엇인지요?

답 Ester형 국소마취제는 주로 pseudocholinesterase(혈장 cholinesterase)에 의해 대사되며 ester 가수분해는 매우 신속하고 수용성 대사산물은 소변으로 배설됨. 그러나 일부 ester 국소마취제(procaine, benzocaine)는 p-aminobenzoic acid(PABA)로 대사되어 allergy 반응과 관계가 있으며 유전적으로 비정상 pseudocholinesterase를 가진 환자들은 대사가 느려짐으로 독성작용이 발생할 위험이 증가됨.

Amide형 국소마취제는 간에서 microsomal p-450 효소들에 의해 대사되며 대사속도는 약제들마다 차이가 있으나 전체적으로 ester 가수분해보다 속도가 많이 느림. 간기능이나 간혈류의 감소는 대사율을 감소시켜 환자에게 전신 독성작용을 일으킬 수 있음.

국소마취제의 전신 중독증상발현의 위험은 환자의 전신상태, 사용농도와 용량, 사용부위가 더 큰 영향을 미치므로 따라서 어느 형의 국소마취제가 전신중독 증상의 위험이 더 크다고 일률적으로 말할 수는 없습니다.

문2 망 장○○(이하 '환자'라 합니다)에게 사용된 국소마취제는 리도카인으로 아마이드형 국소마취제에 해당하는지요?

답 리도카인lidocaine은 amide형 국소마취제입니다.

문3 국소마취제의 부작용으로는 무엇이 있는지요?

답 국소마취제의 부작용으로는 다음과 같은 증상들이 있습니다.

중추신경계 증상으로는 초기에는 어지러움, 이명, 혼돈 등이 있고 흥분기에는 경련발생, 억제기에는 무의식, 중추신경계의 전반적 억제, 호흡정지까지 나타날 수 있으며 심혈관계 증상으로는 초기에는 고혈압, 빈맥이 나타나고, 중기에는 심근억제와 저혈압, 말기에는 심한 저혈압, 서맥, 심실부정맥, 순환계 붕괴(심정지)가 일어날 수 있습니다.

문4 국소마취제의 중독반응이란 무엇인지요?

답 고농도의 국소마취제가 과량투여되거나 혈관이나 지주막하로 많은 양이 흡수 될 경우에 빌생할 수 있는 위에 열거한 전신 부작용들을 나타내는 것을 말합니다.

문5 국소마취제 중독반응의 흔한 원인과 이를 예방하기 위해 국소마취제 주입시 주의해야 할 사항은 무엇인지요?

답 중독반응의 흔한 원인은 고농도로 사용하거나 부적절하게 많은 용량이 투여될 때이며(특히 혈관이 발달한 부위거나 지주막하 투여의 경우), 예방은 적절한 해부학적 위치에 알맞은 용량을 사용하는 것이 중요하며 주입시에는 주입속도의 조절과 혈관내 들어가지 않도록 혈액의 흡인여부를 관찰할 필요가 있습니다.

문6 국소마취제의 주사와 주사부위의 혈관분포에 관하여

❶ 국소마취제 주사시 혈관 내 흡수는 주사부위의 혈관성vascularity에 영향을 받는지, 흡수에 영향을 주는 요인은 무엇인지요?

답 주사부위가 혈관이 발달한 부위일수록 국소마취제의 혈관내 흡수가능성이 높다고 볼 수 있으며 주입속도와 용량이 혈관내 흡수에 영향을 줄 수 있습니다.

❷ 하비갑개의 경우, 비갑개 중 가장 크고 독립된 뼈로 구성되어 있으며, 덮고 있는 점막이 두껍고 많은 정맥총venous plexus을 포함하고 있어 혈관분포가 매우 풍부한 조직인지요?

답 문항에서 기술한대로 하비갑개는 혈관분포가 매우 풍부한 조직입니다.

❸ 하비갑개 전방부 끝단 점막 바로 아래부위는 해부학적으로 좁은 특성상 주사시 풍선처럼 점막이 부풀어 올라 저항이 심한지요. 이러한 부위에 일시에 다량의 마취제가 혈관으로 흡수될 가능성은 다른 몸의 일반적인 부위들과 비교하여 어느 정도인지요?

답 하비갑개에 주사를 하면 어느 정도 점막이 부풀어 오르나 저항이 느껴질 정도는 아닙니다. 또한 그렇다고 다량의 마취제가 혈관으로 흡수되는 것은 아닙니다. 일반적으로 하비갑개는 국소마취로 많은 수술이 행해지는 부위이고 마취약의 흡수로 인해 전신적인 부작용이 일어나는 경우는 매우 드뭅니다.

❹ 일시에 마취제가 다량으로 주입되어 점막이 부풀어 오르면 환자가 통증을 호소하여 치료자체를 진행하기가 어려운지요. 그래서 의사가 일시에 다량의 마취제를 부분마취한 환자의 하비갑개 점막에 주사하기 어려운지요?

답 마취제가 주입되어 점막이 부풀어 오른다고 환자가 심한 통증을 호소하는 경우는 별로 없습니다. 초반에 약간의 통증을 느끼다가 곧 주입된 마취제로 인해 순간적으로 마취가 됨으로 통증 때문에 시술을 진행하기가 어려운 경우는 없습니다. 하비갑개 전체를 마취하는데도 약 2-3ml 정도의 희석된 마취제만이 사용됨으로 부분마취한 하비갑개 점막에 다량의 마취제를 다시 주입할 필요도 없다고 생각합니다.

❺ 통상적으로 부분마취의 경우 환자가 정상적인 의식이 있는 상태에 있기 때문에 의사가 환자의 얼굴을 마주보며 환자의 통증 및 불편한 증상을 바로 직접 환자에게 질문하고 전신 생체반응을 체크해 가며 진행하게 되는지요?

답 부분마취의 경우는 수술의사가 직접 마취를 시행하는 경우가 많으며 수술부위에 따라 환자의 얼굴을 마주볼 수도 있고 그렇지 않을 수도 있으나 환자에게 통증이나 불편한 증상을 질문하고 전신 생체반응을 체크하며 수술을 진행하는 것은 사실입니다.

문7 국소마취제의 혈관 내 주입을 예방하기 위해 어떠한 주의를 기울여야 하는지요?

답 문항 5에서 답한 것처럼 국소마취제의 주입 전 주사기로 흡인aspiration을 해 보는 것이 필요합니다(특히 혈관이 많이 분포된 부위에서는 흡인이 반드시 필요함).

문8 국소마취제 초기 중독증상의 발현에 관하여

❶ 국소마취제 주입 시 초기 중독증상은 무엇인지요?

답 문항 3의 답변을 참조하시기 바랍니다.

❷ 마취과학 교과서에 의하면 국소마취제 주입 시 중독증상을 예방하기 위한 방법 중의 하나로 초기 중독증상을 파악하여 더 흡수되는 것을 막기 위해 초기 중독증상인 이명이나 어지러움 여부를 질문하면서 천천히 주입해야 한다고 되어 있는데 맞는 내용인지요?

답 맞는 내용입니다.

문9 집중관찰기록지, 수술기록지, 2009-1-19자 진료기록에 의할 때 의사 오○○이 환자에게 질문한 내용은 무엇인지요?

답 epinephrine 1:100,000이 섞인 리도카인 2cc를 수술부위에 주사하고 laser를 한번 사용 후 통증을 느끼는지 여부를 질문 하였습니다.

문10 의사 오○○이 이명이나 어지러움을 물어보면서 주사하였다는 내용이 있는지요? 또한, 지속적으로 흡인을 시행하여 혈액의 역류여부를 확인하면서 주입한 내용이 있는지요?

답 환자에게 이명이나 어지러움을 물어본 기록은 없으나 환자가 어지럽다고 말한 것은 기록되어 있습니다. 흡인시행 여부는 진료기록부 상에서는 확인할 수 없으나 시행하였더라도 국소마취하 소수술을 시행하는 경우 일반적으로 이런 내용까지 상세하게 기록하지는 않을 것으로 생각합니다.

문11 집중관찰기록지, 수술기록지, 2009-1-19자 진료기록에 나타나는 통증에 관한 질문은 국소마취제의 독성반응을 판단하기 위한 것인가요? 아니면 마취가 제대로 되어 laser 시술에 대한 통증을 느끼는지 여부를 판단하기 위한 것인가요?

답 통증에 관한 질문은 마취가 제대로 되어 laser 시술에 대한 통증을 느끼는지 여부를 판단하기 위한 것입니다.

[심폐소생술 부분]

문1 진료기록 중 집중관찰기록지, 수술기록지, 2009-1-19자 의사기록에 의하면, 13:20경 수술준비 시작, 의사 오○○이 13:30경 환자에게 리도카인 주입, 환자가 13:35이 되기 전에 어지럽다고 하면서 의식을 소실하자 의사 오○○이 CPR이라고 외친 사실, 13:35경 혈압이 측정되지 않은 각 사실이 있는지요?

답 위 문항의 내용이 모두 기재되어 있습니다.

문2 CPR의 의미는 무엇이며 일반적으로 의사 면허를 가진 의료인의 경우, CPR 상황인지 아닌지를 판단할 수 있는지요?

답 CPR(Cardiopulmonary Resuscitation : 심폐소생술)은 환자의 심혈관기능이나 폐기능이 갑자기 정지되었을 때 심폐기능을 다시 돌아오게 하는 응급처치술을 말하며 환자의 상태가 CPR을 시행할 상황인지 아닌지를 판단할 능력은 의사라면 누구나 기본적으로 갖추어야 할 능력입니다.

문3 수술 당일 13:25경부터 환자가 Angio 실에 간 14:15경까지 환자의 혈압과 맥박의 상태는 어떠하였는지요?(시간에 따른 구체적인 수치와 그 의미를 기재하여 주시기 바랍니다.)

답 수술시작 전인 13:25에는 혈압이 130/76mmHg, 맥박이 81회/분으로 정상이였고, 13:30에도 혈압, 맥박 모두 정상이였음. 환자상태가 이상해진 직후인 13:35에는 자발호흡은 있었으나 심실조기수축과 서맥이 나타났으며 간접측정에 의한 혈압(BP cuff를 사용한 혈압측정)은 측정되지 않는 것으로 기록되어 있습니다. 이때부터 심폐소생술이 시작되었으며 간접측정 혈압은 계속 측정되지 않은 것으로 기록되어 있으나 13:50경 동맥삽관을 시행하여 직접 혈압을 측정한 후부터 14:15까지는 혈압이 41-73/24-44 사이를 유지한 것으로 기록되어 있습니다. 수축기혈압이 60mmHg 이하로 떨어지면 간접측정 방법으로는 혈압이 측정되지 않는 경우가 많으므로 13;35부터 13:50 사이에 혈압이 측정되지 않은 것이 실제 순환이 정지되었던 때문인지 너무 혈압이 낮아 측정되지 않았던 것인지는 명확하지 않습니다. 즉 동맥삽관 이후 혈압이 측정된 것이 epinephrine, dopamine 같은 혈압상승제의 투여에 의한 것인지 여부는 알 수 없습니다.

문4 환자에게 발생한 혈압하강, 의식소실의 발생시간과 그 원인은 무엇인지요?

답 혈압하강과 의식소실 발생시간은 13:30에서 13:35 사이로 추정됩니다. 원인은 리도카인의 주사 직후 발생한 현상이기 때문에 원인 약제로 리도카인을 의심할 수 있으나 리도카인에 의한 전신 중독 현상으로 보기엔 투여된 약제의 용량이 너무 적다고 생각됩니다. 1:100,000 epinephrine이 함유된 리도카인은 임상에서 부위마취시에 가장 흔히 사용되는 국소마취제이고 또한 안전한 약제로 알려져 있습니다. 2cc 정도의 소량 투여로(설사 혈액내로 주입되었다 할지라도) 위와 같은 증상이 나타나고 신속한 심폐소생술의 시행에도 불구하고 환자가 한 차례도 정상상태로 회복하지 못하고 사망한 것으로 볼 때 환자의 특수체질에 따른 리도카인에 의한 아나피락시스성 쇽anaphylatic shock이 아닌가 의심은 되나 정확한 원인은 알 수 없습니다.

문5 마취과학 교과서(마취통증의학, 대한마취과학회 저, 여문각 275쪽)에 의하면 순환정지가 15초 이상 경과되면 의식이 소실되고, 3~5분 이내에 뇌에 혈류가 다시 통하지 않게 되면 비가역적인 뇌손상에 빠지는 것으로 나와 있습니다. 맞는 내용인지요?

답 맞는 내용입니다.

문6 저관류(저혈압, 쇼크) 상태에 관하여

❶ 저관류(저혈압, 쇼크)란 혈관계와 혈관내 혈액량의 불균형으로 인하여 조직 관류와 대사요구량과의 불균형을 초래하는 급성순환부전을 의미하고, 구체적으로 수축기혈압이 90mmHg 미만 또는 평균동맥압이 60~65mmHg 미만이거나 평소 혈압의 40mmHg 이상 감소한 경우를 의미하는 것인지요?

답 마취과학 교과서에 의하면 수축기혈압이 90mmHg 미만 또는 평균동맥압이 60mmHg 미만이거나 평소 혈압의 40mmHg 이상 감소한 경우를 저혈압hypotension으로 정의하고 있고 저혈압의 발생시 저관류hypoperfusion가 발생하는 것이 일반적입니다. 그러나 환자의 상태에 따라 수축기혈압이 90mmHg 이하, 평균동맥압이 60mmHg 이하이더라도 말초혈관의 확장으로 혈류가 충분히 공급될 경우에는 저관류 현상이라고 할 수 없습니다(이때는 피부가 따뜻하고 건조하며, 수술부위의 혈액색깔이 붉고 맥박이 세차고 규칙적임). 반대로 같은 혈압을 유지하더라도 혈관수축으로 피부가 차고 푸른색을 띄고 맥박이 빠르고 약하며 수술부위의 혈액색깔이 검으면 저관류상태라고 할 수 있기 때문에 혈압의 수치만으로 저관류 여부를 결정할 수 없는 경우도 있습니다.

❷ 저관류(저혈압, 쇼크) 상태가 발생했을 경우 의료진이 취해야 할 조치와 그와 같은 조치는 언제 시작해야 하는지요?

답 저혈압 상태가 발생하였을 경우에는 발견 즉시 산소투여 및 호흡관리, 충분한 수액공급, 혈압상승제의 사용 등의 조치를 취하여 혈압을 정상으로 올리도록 하여야 합니다.

❸ 환자의 경우 저관류(저혈압, 쇼크)상태에 있었다고 볼 수 있는지요? 있었다면 그와 같은 상태는 언제 시작되었는지요?

답 이 환자의 경우는 약제주입 직후 갑자기 어지러움과 의식소실을 일으킨데 이어 혈압하강이 뒤따르고 저관류상태로 들어갔을 것으로 추정됨으로 13:35경에는 저관류상태가 시작되었을 것으로 생각합니다.

문7 13:42:49경 동맥혈가스분석결과에 의하면 pH 7.24, pCO_2 66, pO_2 73, HCO_3^- 28.3으로 측정되어 있는데, 위 검사결과가 의미하는 바와 그 원인은 무엇인지요?

답 환자가 불충분한 환기(호흡)로 인해 혈액내 CO^2가 축적되어 호흡성산증을 일으킨 것으로 판단됩니다.

문8 피고 병원 의료진이 기도삽관, 승압제 등을 투여하기 시작한 시간은 언제인지요?

답 진료기록부상에는 13:40경에 기도삽관과 심장마사지를 하였고 13:45에 epinephrine, dopamine 등의 혈압상승제를 투여한 것으로 기록되어 있습니다.

문9 저산소증 상태가 교정되지 않은 상태로 대사 작용이 진행되면 심근수축력이나 심폐소생술에 사용되는 약물에 어떤 영향을 주는지요?

답 저산소증 상태가 진행되면 대사성산증이 초래되고 주요 장기들(뇌, 심장 등)에 저산소성 손상을 가져올 수 있으므로 이때는 심근수축제나 혈압상승제(epinephrine, dopamine 등)를 투여하더라도 심혈관계의 반응이 늦어지거나 충분하지 않을 수 있습니다. 즉 약제의 효과가 떨어질 수 있습니다.

문10 응급상황에 대한 처치가 지연되면 어떤 위험이 발생하는지요?

답 처치의 지연정도에 따라 결과가 달라질 수 있으며 심정지나 호흡정지가 발생한 경우에는 수분내에(4-5분) 적절한 처치가 이루어지면 회복의 가능성이 높으나 처치의 시작시간이 늦으면 늦을수록 회복가능성이 낮아집니다.

문11 ❶ 심폐소생술은 심장과 폐의 활동이 멈추어 호흡이 정지되었을 경우에 실시하는지요?

답 심폐소생술은 심폐정지가 발생하였을 때 주로 실시하나 심한 저혈압이나 저관류상태로 인해 중요장기에 충분한 산소와 영양공급이 되지 않는다고 판단될 경우에도 실시할 수 있습니다.

❷ 심정지나 호흡정지 시 외에 심한 저혈압이나 쇼크상태로 뇌 등을 포함한 중요 장기에 충분한 산소나 혈액공급이 이루어지지 않을 때에도 심폐소생술이 필요한 것인지요?

답 심한 저혈압이나 쇼크상태로 뇌 등을 포함한 중요 장기에 충분한 산소나 혈액공급이 이루어지지 않을 때에도 심폐소생술이 필요합니다.

문12 ❶ 환자의 경우 증상발현 초기에는 피부색의 변화 및 의식소실이 나타났으나 자발호흡이 유지되고 심박동이나 혈압이 유지되는 상태였기 때문에, 피고 병원 의료진은 심폐 소생술을 곧 바로 실시하지 아니하고 우선 기도유지를 하면서 100% 산소를 투여하였고, 심전도상 심실 조기수축과 빈맥의 증상이 있으며 혈압저하가 나타나기 시작하자, 곧 바로 흉부 압박과 기관내 삽관 등 심폐소생술을 시행하였는지요?

답 진료기록부내 집중관찰기록지의 기록을 볼 때 문항의 내용대로 시행한 것으로 보입니다. 다만 이때 심전도상에서는 빈맥이 아니라 서맥이 발생한 것으로 기록되어 있습니다.

❷ 진료기록에 의하면 혈압이 13:50경 52/35, 14:10경 49/35, 14:13경 47/28, 14:15 경 41/24까지 측정되어 있는 반면, 13:35경과 13:40경 'BP 안재짐'이라고 기재되어 있는지요?

답 문항의 내용대로 기록되어 있습니다.

❸ (만약에 그렇게 기재되어 있다면) 13:35경, 13:40경 혈압이 측정 가능했던 41/24 보다 낮은 상태였기 때문에 측정되지 않은 것으로 볼 수 있는지요? 혈압이 41/24보다 낮은 상태라면 혈압이 유지되는 상태라고 볼 수 있는지요?

답 BP cuff에 의한 간접 혈압측정시에는 수축기 혈압이 매우 낮은 경우(예: 60mmHg 이하인 경우) 혈압이 측정되지 않을 가능성이 높으며 52/35처럼 세분된 수치로 혈압을 측정하는 것은 불가능 합니다. 13:50 경부터 혈압이 52/35, 49/35, 47/28, 41/24로 측정된 것은 동맥내(주로 요골동맥을 사용)에 직접 카테터를 삽입하여 측정된 혈압, 즉 감시장치에 숫자로 나타난 혈압으로 생각됩니다(기록에 13:50에 동맥에 카테터를 삽입하였다고 되어 있음). 따라서 간접 측정으로 혈압이 측정되지 않았다고 하여 반드시 41/24 이하였다고 말할 수는 없으나 혈압이 41/24보다 낮은 상태라면 뇌나 심장 등 주요장기에 충분한 관류가 이루어지지 않아 장기들이 저산소증으로 손상을 받을 가능성이 높습니다.

문13 국내 임상의학 분야에서 통용되는 응급처치의 기준에 비추어 볼 때, 피고 병원 의료진이 심폐소생술을 지체하였는지요?

답 환자가 어지럽다고 말하며 의식을 소실한 직후 담당의사가 바로 CPR 이라고 외치며 마취과에 연락하였고 마취과의사의 도착시 (13:35) 환자는 자발호흡을 하고 있었고 심전도상에 심실조기수축(Premature Ventricular Contracture : PVC)과 서맥(50회/분)을 보였음. 따라서 이때는 아직 심정지가 발생하지는 않았다고 볼 수 있으며 곧 기관내 삽관을 시행하고 혈압상승제(epinephrine, dopamine)와 atropine을 투여하면서 계속 간접측정방법으로 혈압이 측정되지 않자 심장 마사지를 시행한 것으로 보아(실제로는 흉부압박법을 시행한 것으로 보임) 응급소생술의 시행이 지체되었다고 볼 수는 없습니다.

[심폐소생술 시행 중 약물 투여와 전해질 부분]

A. Bivon과 전해질

문1 진료기록상 Bivon으로 투여된 약물은 무엇이고 그 효능은 무엇인지요?

답 Bivon은 sodium bicarbonate($NaHCO_3$)의 약어로서 심폐정지 중 발생한 대사성산증을 교정하기 위하여 투여하는 약물이며 작용은 대사성산증을 일으키는 hydrogen ion(H^+)과 결합하여 혈액내 hydrogen ion의 농도를 감소시켜 대사성산증을 교정하여 줍니다.

문2 저칼슘혈증이 sodium bicarbonate 투여의 금기증인지, 저칼슘혈증 상태에서 sodium bicarbonate를 투여할 경우 발생되는 문제점은 무엇인지요?

답 저칼슘혈증이 sodium bicarbonate 투여의 금기라고 할 수는 없으나 alkalosis 상태가 혈장내 calcium ion 농도를 감소시키기 때문에 저칼슘혈증이 있는 환자에서 sodium bicarbonate를 투여할 때는 주의를 하여야 합니다. 저칼슘혈증 상태가 심해질 경우 심혈관계 이상(서맥, 부정맥, 저혈압,

심정지 등의 증상)과 신경근 이상(근무력, 근육연축, 후두경련, 발작, 강직증, 감각이상 등)이 나타날 수 있습니다.

문3 피고 병원 이온화칼슘의 참고치와 환자의 시간경과에 따른 이온화칼슘의 수치는 각 얼마인지요?

답 병원기록지에 전체 칼슘total calcium의 참고치는 8.4-10.2(mg/dl)로 되어 있으나 이온화 calcium의 참고치는 찾을 수 없었습니다. 그러나 이온화 칼슘의 참고치는 전체 칼슘의 절반인 4.2-5.1mg/dl으로 보는 것이 일반적이며 이것을 mmol/L 단위로 바꾸면 이온화 칼슘의 정상치는 1.1 - 1.3mmol/L입니다. 환자의 시간경과에 따른 이온화 칼슘의 수치는 13:42에 0.95, 13:51에 4.24, 14:03에 1.17, 14:59에 1.16(단위 mmol/L)으로 기록되어 있습니다.

문4 저칼슘혈증 상태에서 sodium bicarbonate를 투여한 사실이 있는지요?

답 sodium bicarbonate의 투여시기는 13:45에 3amp, 13:57에 2amp, 14:05에 2amp, 14:15에 3amp을 투여한 것으로 되어있습니다.

문5 13:51:10경 동맥혈가스분석검사 결과 혈중 이온화칼슘 농도는 얼마인지요? 위와 같은 농도는 심장 기능에 어떤 영향을 주는지요? 이온화칼슘 농도가 높은 상태라면 그 원인은 무엇인지요?

답 13:51에는 4.24mmol/L로 기록되어 있으며 이온화 칼슘농도가 높으면 심장기능에 심허혈, 부정맥, 서맥, P-R과 Q-T간격의 연장을 일으킬 수 있습니다.

이 환자에서 이온화 칼슘의 수치가 13:42의 0.95mmol/L에서 13:51에 4.24mmol/L로 증가된 원인은 진료기록부상으로는 알 수 없습니다. 참고로 이온화 칼슘농도를 증가시키는 원인으로는 부갑상선 기능항진증, 장기간의 immobilization(부동), 과도한 비타민 D 섭취, 갑상선 중독증, granulomatous disease(육아종성질환) 등이 있습니다.

문6 sodium bicarbonate 투여로 저칼륨혈증이 발생할 수 있는지요?

답 대사성산증이 존재할 때 sodium bicarbonate의 정맥내 투여는 K ion의 세포내 흡수를 촉진시켜 15분내 혈장내 K ion을 감소시킬 수 있으므로 고칼륨혈증시에 sodium bicarbonate 는 치료제로 사용됩니다. 즉 sodium bicarbonate 투여는 혈장내 칼륨농도를 떨어뜨리기 때문에 저칼륨혈증이 발생할 수 있습니다.

문7 피고 병원 혈중 칼륨농도의 참고치와 환자의 수술 시작 전 혈중 칼륨농도, 수술이 진행되면서 측정된 칼륨농도는 각 얼마인지요? 저칼륨혈증이 발생하였다면 그 원인은 무엇인지요?

답 혈중 칼륨농도의 참고치는 3.5-5.5(mEq/L)이며 환자의 수술 전 혈중 칼륨농도는 4.2 였고, 수술시작 이후 측정된 농도는 13:42에 3.9, 13:51에 3.5, 14:03에 2.7, 14:59에 2.8 이였습니다. 저칼륨혈증의 발생원인은 매우 다양하나(과도한 신장으로의 소실, 위장관을 통한 소실, 세포외액에서 세포내액으로의 이동, 불충분한 섭취 등) 이 경우에서는 sodium bicarbonate의 투여에 따른 세포외액에서 세포내액으로의 K ion의 이동이 원인일 것으로 추정됩니다.

문6 검사결과에 의하면, 14:03:07경 혈중 칼륨농도가 2.70이었는데 혈중 칼륨농도를 교정할 필요가 있었는지, 필요했다면 칼륨농도를 교정하기 위한 투약이 있었는지요?

답 일반적으로 고칼륨혈증은 심장기능에 미치는 심각한 위험 때문에 신속한 교정을 필요로 하는데 반하여 저칼륨혈증의 경우엔 지속적 심전도검사, 전해질 측정 등으로 환자의 상태변화를 관찰하면서 저칼륨혈증으로 인해 장기의 기능에 심한 영향이 나타날 때 교정을 해줍니다. 임상에서 환자의 칼륨농도가 2.7 mEq/L일 경우에는 즉시 교정을 해주기 보다는 심전도를 통해 심장기능의 변화(부정맥, S-T분절의 변화 등)를 주의깊게 관찰하면서 칼륨의 투여여부를 결정하는 것이 일반적입니다. 이것은 칼륨투여에 따른 고칼륨혈증 발생위험이 크기 때문입니다. 특히 이 환자의 경우처럼 심폐소생술을 시행하는 상황에서는 대사성산증의 발생가능성이 크고 대사성산증은 칼륨농도를 증가시킬 수 있기 때문에 칼륨의 투여에 따른 위험이 더 클 수도 있습니다. 진료기록부에서 칼륨(주로 KCl)을 투여한 기록은 찾지 못했습니다.

문9 위 14:03:07경부터 망인이 사망한 15:40경까지 약 1시간 30분 동안 혈중 칼륨농도가 정상범위로 교정되지 않았다면 위와 같은 저칼륨혈증이 심폐소생술이 시행되는 환자의 심장 기능에 어떤 영향을 주는지요?

답 14:03에 칼륨농도가 2.7이였고, 14:59에 2.8이었는데 이 정도의 저칼륨혈증이 심폐소생술이 시행되는 동안 환자의 심장기능 회복에 큰 부정적 영향을 주었을 것으로는 생각되지 않습니다. 심폐정지가 발생된 응급상황에서 심폐소생술을 시행하는 도중 칼륨치가 2.7 이라하여 칼륨을 추가로 투여할 필요는 없을 것으로 생각합니다만 더 자세한 내용은 신장내과 전문의에게 문의하시기 바랍니다.

문10 환자의 경우, 정상범위였던 혈중 칼륨 농도(13:51:10경 동맥혈가스분석결과 3.5)가 12분 사이(14:03:07경 동맥혈가스분석결과 2.7)에 저칼륨혈증 상태로 되었다면 칼륨농도의 급격한 변동이 있었다고 볼 수 있는지요?

답 칼륨농도가 3.5에서 2.7로 떨어진 것을 급격한 농도변화가 있었다고 하기는 어려울 것으로 생각합니다.

문11 위와 같은 칼륨농도의 변화 정도와 시간을 고려할 때 심장 기능에 영향을 줄 수 있는지요?

답 위의 변화가 심장기능에 갑작스런 영향을 주었을 것으로는 생각하지 않습니다. 임상에서는 칼륨농도의 급속한 하강을 일으키는 원인이 없다면, 즉 지속적 하강이 없다면 2.7mEq/L 정도의 농도에서는 적극적인 교정(칼륨의 투여 등)보다는 심전도 등으로 환자의 심장기능의 변화를 보며 환자의 전신상태를 관찰하는 것이 일반적입니다. 이러한 이유는 저칼륨혈증보다는 고칼륨혈증이 심장기능에 더 큰 위험을 일으킬 수 있고 투여과정에서의 과량투여의 가능성도 배제할 수 없으며 특히 심폐소생술을 시행하는 상황에서 발생하는 대사성산증은 고칼륨혈증을 더 악화시킬 수 있기 때문입니다.

문12 Harrison's 내과학 교과서에 의하면 심실부정맥, 심근허혈 등이 있는 환자에서 저칼륨혈증이 위험을 증가시킨다고 되어 있습니다. 환자의 경우 저칼륨혈증이 처음으로 나타난 시간인 14:03:07부터 사망에 이르기까지 심근허혈과 심실부정맥이 있었다고 볼 수 있는지, 있었다면 위와 같은 상태에서 환자에게 발생한 저칼륨혈증이 위험을 증가시키는지요?

답 내과학 교과서의 내용대로 심실부정맥, 심근허혈이 있는 환자에서 저칼륨혈증이 위험을 증가시킨다는 것은 사실입니다. 이 환자의 경우는 알 수 없는 원인에 의해 이미 13:35경에 의식이 소실되고 심한 혈압하강과 심실부정맥이 발생한 상태였으며 의료진은 응급으로 심폐소생술을 시행하던 단계(이때 측정한 potassium 치는 정상범위였음)였기 때문에 환자에게서 심근허혈이나 심실부정맥이 있었다고 볼 수 있습니다. 그러나 이러한 상태에서 저칼륨혈증 자체가 환자에게 얼마나 위험을 증가시켰는지는 알 수 없습니다.

문13 **❶ 응급 상황에서는 혈액의 pH, 칼슘, 칼륨 수치를 최적의 상태로 유지하는 것은 현실적으로 불가능하며, 모든 vital 수치를 최악의 상황에 이르지 않도록 관리하는 게 급선 무이지요?**

답 환자에서 갑자기 심폐정지가 발생하였을 경우 응급 심폐소생술의 기본원칙은 첫째, 산소투여와 함께 환기를 유지하면서, 둘째 흉부압박법의 시행과 함께 혈압상승제와 심장수축제의 투여 및 심실제세동기의 사용으로 심장기능을 빨리 회복시키는 것이 가장 중요하며 필요에 따라 (대사성산증이 심할 경우) sodium bicarbonate 등의 약제를 투여합니다. 따라서 칼슘이나 칼륨수치(특히 저칼륨상태인 경우)의 정상회복보다 우선적으로 모든 vital sign을 정상으로 회복시키는 것이 더욱 중요합니다.

❷ 수술장에는 혈액의 pH와 칼슘, 칼륨 등 전해질을 교정할 수 있는 약물이 준비되어 있어야 하는지요? 그렇다면 그 이유는 무엇인가요?

답 수술장에는 혈액의 pH를 교정하기 위해(주로 대사성산증 교정을 위해) sodium bicarbonate를, 칼슘의 투여가 필요할 경우를 위해 calcium chloride나 calcium gluconate를, 칼륨투여를 위하여는 potassium chloride 등을 비치하고 있으며 이유는 긴급한 필요시에 투여를 위해서입니다.

문14 **진료기록상 피고 병원 의료진이 약물들을 사용함에 있어서 혈액의 pH, 칼슘, 칼륨 수치가 정상 범위에서 벗어나는지를 확인해 가며, 약물들의 투여량을 조절 하였는지요? 특히 피고 병원 의료진은 반복적인 동맥혈 검사로 적정수준의 칼륨농도를 벗어나는지 확인해 가며 비본을 사용하였는지요?**

답 진료기록상 13:42, 13;51, 14:03, 14:15, 14:25, 14:59에 동맥혈가스검사를 실시하여 환자의 pH를 계속 측정하였으며 13:42, 13:51, 14:03, 14:59에 전해질농도를 계속 측정한 것으로 보아 pH, 칼슘, 칼륨농도가 정상범위를 벗어나는지를 확인하였을 것으로 생각합니다. 그러나 환자의 대사성산증을 교정하기 위하여 sodium bicarbonate를 투여한 것은 기록되어 있으나 적정 수준의 칼륨농도를 벗어나는지를 확인해가며 sodium bicarbonate(비본)를 사용하였는지 여부는 진료기록부만으로는 확인할 수 없습니다.

참고로 환자가 의식소실과 호흡정지 그리고 혈압의 현저한 하강에 이어 심정지가 발생한 응급상황의 경우에 치료원칙은 문항 13-(1)에서 답변한 것처럼 vital signs(생체활력증후들)의 정상회복이 가장 급선무이므로 산소투여와 함께 환자의 환기유지, 흉부압박법(흉곽이 열렸을때는 직접 심장 마사지)의 시행, 혈압상승제, 심근수축제의 투여, 심실세동이 발생하였을 경우 심실제세동기의 사용 등이 환자소생술의 우선 순위이며 칼슘이나 칼륨 등의 전해질의 교정은 전해질의 이상상태가 소생술에 큰 지장을 줄 범위가 아니라면 생체활력증후가 어느 정도 회복된 후 교정할 수 있다고 생각합니다.

B. 에피네프린과 도파민 투여 부분

문1 에피네프린과 도파민은 카테콜아민이라고 불리는 물질로 알칼리성 제재와 함께 투여하면 불활성화inactivation되는지요?

답 에피네프린은 알칼리성 제재와 함께 섞어 정주할 경우 불활성화inactivation 될 수 있습니다.

문2 sodium bicarbonate는 알칼리성 제재입니까?

답 sodium bicarbonate는 알카리성 제제입니다.

문3 에피네프린이나 도파민 등의 카테콜아민류와 알칼리성 제재가 섞이지 않도록 하기 위해서는 다른 정맥로separate intravenous line를 이용하거나 카테콜아민과 알칼리성 제재를 주입하는 중간에 생리식염수를 주입하는 방법 등을 사용해야 하는지, 나아가 혼합을 방지하기 위한 다른 방법으로는 어떤 것이 있는지요?

답 대부분 다른 정맥로를 이용하나 같은 정맥로를 이용하더라도 한 약제의 투여 후 이어 충분한 수액을 투여하여 약제들이 혼합되는 것을 피한 후 다음약제를 투여하면 문제가 발생하지 않을 것으로 생각합니다.

문4 진료기록상 피고 병원 의료진은 비본을 도파민 및 에페드린과 다른 정맥로를 사용하여 주입하였는지요?

답 진료기록부상으로 비본을 도파민이나 에페드린과 다른 정맥로를 사용하여 투여하였는지 여부는 알 수 없습니다.

문5 집중관찰기록지의 14:15경 투약 및 비고란의 기재에 의하면 Bivon 3ⓐ ivs & epi 100㎍ ivs로 기재되어 있는바, 이는 비본과 에피네프린을 함께 혹은 연속으로 주사하는 방식으로 투여한 것인지요?

답 위의 기록은 bivon과 epinephrine을 투여하였다는 사실을 기록한 것이며 이 기록만으로는 투여방법(bivon과 epinephrine을 함께 혹은 연속으로 투여하였는지 시간간격을 두고 투여하였는지)에 대해서 명확하게 알 수 없습니다.

문6 위 5번 답변이 긍정일 경우 위와 같은 방법으로 투여했다면 투여된 에피네프린이 불활성화inactivation되는지요?

답 위 1번 문항의 답변을 참조하시기 바랍니다.

[기타]

문1 임상현실에서 국소마취제 사용시 불가항력적으로 야기될 수 있는 합병증 또는 환자의 특이체질로 우발적 사고가 발생할 수 있음을 설명하고 있는지요?

답 임상에서 국소마취제의 사용시 불가항력적으로 합병증이 발생할 가능성은 항시 존재하며 환자의 특이체질로 인해 발생할 수 있는 심각한 합병증(사망이나 뇌손상 등)은 그 발생빈도는 매우 낮지만 발생시 환자의 생명을 위협할 수 있습니다. 즉, 사용약제의 종류(예: bupivacaine은 같은 amide 형 국소마취제인 lidocaine에 비해 심장 독성작용 발생률이 높음), 농도, 용량, 효능potency, 사용부위에 따라 드물게 약제에 의한 전신 중독작용이 나타나는 경우가 있습니다. 그러나 약제의 과량투여나 혈액으로의 흡수 등에 의한 중독현상은 대부분 초기에 발견되어 적절한 치료를 시행하면 회복될 가능성이 높으나 환자의 특이체질에 의한 과민반응으로 아나피락시스성 쇽anaphylactic shock이 발생할 경우에는 신속한 응급처치에도 환자가 소생하지 못하는 사례들도 있습니다.

문2 위 불가항력적인 사고나 특이체질로 인한 우발적 사고에 사망가능성이 포함되는지요?

답 사망가능성이 포함됩니다.

문3 국소마취시에 전신마취에 준하는 감시체계를 갖추는 것이 필요한지, 필요하다면 그 이유는 무엇인지요?

답 발생빈도는 매우 낮지만 위와 같은 사고발생 가능성에 대비하여 심전도, 혈압측정기, 맥박산소포화도 측정기 같은 기본 감시장비는 항상 준비해두는 것이 필요하며 그 이유는 지속적으로 환자의 상태변화를 관찰하고 문제 발생시 즉각적인 처치를 시행할 수 있게 하기위하여서 입니다.

▶ 사례 8(이비인후과)

I. 사건 개요

환자(37세 여자)가 목에 가시가 걸려 이비인후과에서 가시를 뽑아내기 위하여 리도카인 가글lidocaine gargle을 사용한 구강마취를 시행하던 중 쇽shock이 발생한 사건.

II. 인천지방법원 부천지원 민사제1부 2002가합2149 손해배상건의 사실조회서에 대한 회신

■ 사실조회 내용

환자는 37살의 여자로 목에 가시가 걸려 진단적 검사를 받기 위해 리도카인 가글lidocaine gargle을 시행하여 구강마취 함.

1. 리도카인과 관련하여

문1 어떠한 경로로 리도카인을 사용하더라도 드물게 쇼크나 중독증상이 나타날 수 있다고 알려져 있는데 이러한 증상 발생과 관련하여 리도카인 사용시 병원에서는 어떠한 주의를 기울여야 하며 어떠한 사전 준비를 해야 하나요

답 리도카인은 amide계의 국소마취제로서 ester계의 국소마취제에 비해 알러지반응이 거의 없는 안전한 약제로 알려져 있으며 현재 임상마취에서 가장 자주 사용되고 있는 국소마취제임. 그러나 많은 양이 혈관내, 지주막하, 경막외강에 투여될 경우나 알맞은 해부학적 장소에 투여되더라도 너무 많은 양이 투여되어 혈관내로 흡수될 경우 전신독성작용을 일으킬 수 있으므로 적절한 해부학적 위치에 알맞는 용량을 사용하는 것이 중요함. 사전준비는 전신독성작용 발현위험에 대비하여 항시 응급소생술에 필요한 약제(산소, 승압제, 수액제제 등)와 기구(산소마스크, 기관삽관 튜브, 후두경 등)들을 준비해두는 것이 필요함

문2 리도카인 쇼크나 중독에 의한 임상 증상에는 어떠한 것들이 있나요

답 독성작용은 중추신경계에 미치는 영향은 이명, 어지러움부터, 혼돈, 경련, 의식소실, 중추신경계의 전반적 억제, 호흡정지까지 나타날 수 있고 심혈관계에 미치는 영향은 초기에는 고혈압, 빈맥으로 시작하여 심근억제, 심박출량 감소로 저혈압을 초래하고 진행되면 서맥, 심한 저혈압, 심근전도장애, 심실 부정맥, 순환계 붕괴를 가져올 수 있음.

문3 [위 ②항과 관련하여] 이러한 증상이 발생하였을 때 어떠한 처치를 하여야 하나요

답 초기단계에는 환자의 생체활력징후의 변화를 면밀하게 관찰하면서 기도확보, 산소투여, 수액투여, 항경련제의 사용 등의 대증요법을 시행하나 진행되면 승압제의 사용, 산소투여와 호흡보조 등으로 환자의 호흡과 혈압, 맥박을 정상으로 유지해 주어야 하며 호흡정지와 심정지가 발생하면 심

폐소생술(기관내 삽관을 하고 100% 산소로 환기관리를 하면서 atropine, epinephrine 투여 심장 마사지, 심실제세동 등)을 시행하여야 함.

문4 [위 ③항과 관련하여] 만일 이러한 의료적 처치가 신속하게 이루어지지 못할 경우 어떠한 문제들이 발생할 수 있나요

답 가장 심각한 문제는 환자에게 불충분한 환기와 저혈압(저관류)이 발생하면 조직으로 가는 산소공급이 충분치 못하여 중요장기가 저산소성 손상을 입을 수 있음. 특히 뇌와 심장이 비가역적 저산소성 손상을 입게되면 식물인간이 되거나 사망할 수 있음.

2. 리도카인 가글에 의한 구강 마취와 관련하여

문1 리도카인 가글 사용 전 어떠한 사항들을 사정하고 검사하여야 하며 그 이유는 무엇 때문인가요

답 구강내의 마취를 위해 사용할 경우에는 약제에 대한 알러지 반응과 더불어 환자의 금식상태를 확인하여야 함(구강내 반사기능의 마비로 인한 음식물의 식도역류 가능성 때문)

문2 리도카인 가글 사용 용량은 어느 정도이며 사용 방법은 어떠한가요

답 전체 사용량은 체중 4.5mg/kg을 넘지 않도록 하여야 함. 리도카인 가글은 마취과에서 보다는 치료나 진단목적으로 구강내 시술을 시행하는 과(이비인후과, 구강외과 등)에서 주로 사용하므로 구체적인 사용방법은 해당학회에 문의하시기 바랍니다.

문3 사용시 주의할 점에는 어떠한 것들이 있으며 사용과 관련하여 환자에게 어떠한 점들을 주의하도록 교육하여야 하나요

답 약제의 사용농도와 용량에 주의를 하여야 하며 생체활력징후 변화에 대한 지속적 관찰이 필요할 것임. 환자에게는 금식을 철저히 하도록 주의를 시켜야하며 더 구체적인 교육사항은 주로 이 방법을 사용하는 진료과의 해당학회에 문의하시기 바랍니다.

문4 마취 후 환자에 대하여 어떠한 사항들을 관찰하여야 하나요

답 환자의 의식상태와 생체활력징후(혈압, 맥박, 호흡) 변화를 지속적으로 관찰하여야 하며 시술이 끝난 후에는 마취된 부위의 감각이나 반사기능들이 회복되었는지를 확인하여야 함.

문5 리도카인 구강 마취와 관련하여 원칙적으로 적절한 농도의 약물 준비, 마취시의 주의의무 설명, 마취적용, 마취 전 · 중 · 후 환자 상태 관찰 등은 누가 시행하여야 하나요

답 위의 문항에서 기술한 것처럼 리도카인의 구강내 가글에 의한 마취방법은 마취과에서 시행하는 경우는 거의 없으며 대부분 진단이나 치료를 위해 이비인후과, 구강외과 등에서 사용하는 방법임. 위와 같은 조치는 구강내 리도카인 가글을 시행하고 시술을 하는 의사가 담당하여야 할 것임.

문6 [위 ⑤항과 관련하여] 실제 임상에는 누가 이러한 것들을 시행하나요

답 가글방법을 사용한 환자의 구강내 마취는 마취약제의 준비로부터 마취 전.중. 후의 환자상태 관찰까지 실제 시술을 담당한 의사가 시행하는 경우가 대부분임.

문7 이러한 약물의 사용으로 기대되는 효과는 무엇이며 그 기전은 어떠한가요

답 국소마취제가 시술부위의 운동신경, 감각신경, 반사신경을 차단시킴으로 시술시에 환자의 통증이나 반사반응을 없애주는 효과를 가져옴.

문8 리도카인 가글로 마취가 된 후 구강 섭취는 얼마 정도의 시간이 경과한 후부터 가능한가요

답 마취약제의 효과가 완전히 사라져 구강내 감각, 반사기능이 회복된 후에야 음식섭취가 가능할 것임.

문9 마취가 된 후 바로 구강 섭취를 하지 못하도록 하는 이유는 무엇 때문인가요

답 구강내 반사기능이 회복되지 않았을 경우 섭취된 음식물이 역류하여 기관내로 들어가 기도폐쇄나 폐흡인을 일으킬 위험이 있기 때문임.

문10 [위 ⑨항과 관련하여] 마취 후 구강 섭취를 할 경우 발생 가능한 문제에는 어떠한 것들이 있나요

답 섭취한 음식물이 기관내로 들어갈 위험(기도폐쇄 혹은 폐흡인)이 있음.

문11 리도카인으로 구강 마취된 환자가 갈증을 호소하며 물을 마시고 싶다고 할 경우 구강으로 물을 공급하는 대신 어떠한 방법들을 사용하여 환자의 증상을 완화 시켜줄 수 있나요

답 정맥로를 확보하여 수액을 충분히 투여해줌으로써 갈증을 해소시킬 수 있음.

문12 리도카인 가글 마취제로 인하여 심정지, 호흡 정지 등이 올 수 있는지요

답 리도카인 가글을 사용한 마취방법으로 심정지나 호흡정지가 발생하는 경우는 거의 없는 것으로 알고 있으나 위의(1)-① 항에서 기술한 것처럼 많은 양이 혈관내로 직접 투여될 경우나 알맞은 해부학적 장소에 투여되더라도 너무 많은 양이 투여되어 혈관내로 흡수될 경우 전신독성작용을 일으킬 수 있음. 그러나 이러한 마취방법은 마취과분야에서 보다는 진단과 치료를 위해 구강내 마취를 필요로 하는 과에서 주로 사용하므로 더 구체적인 내용은 해당학회에 문의하시기 바랍니다.

문13 [위 ⑫항과 관련하여] 응급 처치가 될 수 있는 상황에서 가글 마취를 시행하여야 하나요

답 응급처치가 될 수 있는 상황이란 것이 구체적으로 무엇을 의미하는지(비금식상태지만 응급처치를 하여야만 하는 상황을 말하는지) 알 수 없어 답변하기 어려움. 이 환자에서 마취시행 전에 응급처치가 될 수 있는 상황을 구체적으로 알아야 답변할 수 있을 것으로 생각함.

3. 호흡정지, 심정지 발생시의 응급 처치와 관련하여

문1 호흡정지, 심정지가 발생하였을 경우의 적절한 의료 행위는 어떠한가요

답 호흡정지가 발생하였을 경우에는 빨리 기도를 확보하고 고농도의 산소로 충분한 환기를 시켜주어야 하며 심정지가 함께 발생할 경우에는 심장마사지, epinephrine(승압제), lidocaine(항부정맥제), sodium bicarbonate(대사성산증 교정을 위한 약제)의 투여, defibrillator의 사용 등으로 심장기능을 회복시켜 조직으로의 관류를 유지시켜주어야 함.

문2 [위 ①항과 관련하여] 이러한 응급 조치가 신속하게 이루어지지 않을 경우 발생 가능한 합병증에는 어떠한 것들이 있나요

답 심폐정지가 발생하였을 때 처치의 가장 중요한 목표는 주요 장기의 저산소성 손상을 방지하는 것으로서 빠른 발견, 효과적인 심폐소생술의 즉각적인 시행으로 충분한 환기와 관류를 유지하므로

조직으로 가는 산소공급이 유지되어 환자가 비가역적 뇌손상을 입지 않도록 하는 것임. 소생술의 시행시기가 늦을 경우에는 저산소성 뇌손상을 입는 것이 가장 심각한 합병증임.

참고사항

이 사건은 재판중 환자가 소 취하를 하였음.

3 통증치료와 관련한 사례들

▶ 사례 1 (통증치료실)

I. 사건 개요

환자는 만 28년 10개월된 남자로서 1995. 9. 29 경 손가락에 대한 청색증, 사지통증, 왼쪽 엄지발가락 궤양, 발의 통증이 있어 많이 걷지 못하는 상태로 ㅇㅇ대학교 부속병원에 내원하여 동맥조영술후 버거씨병 Burger's disease으로 진단 받음. 그 이후 계속 투약, 치료 후에도 차도가 없어 1995. 12. 26과 같은 달 28. 요부 교감신경절 차단수술을 시행받았고, 1996. 1. 10. 및 1. 13. 경 각 좌흉부 교감신경절 차단수술을 시행받은 후 하반신의 운동신경과 감각신경이 소실됨. 환자는 1996. 1. 15 경 ㅇㅇ병원 통증치료과로 전원되었고 ㅇㅇ병원에서 MRI 촬영결과 척수 허혈성 병증으로 진단됨. 환자는 하반신 마비상태에 있다가 현재는 걸을 수 있을 정도의 회복을 보이고 있음.

II. 서울지방법원 동부지원 민사5단독 97가단 10926 손해배상 건의 감정촉탁의뢰에 대한 회신 (1차)

■ 사건내용

1. 블록시술에 이르기 까지의 과정

가. 원고 김ㅇㅇ는 이건 의료사고전까지는 매우 건강하였습니다. 위 원고는 1989. 9 경 군복무를 마치고, 직장생활을 시작한 후 이건 사고발생 전까지 ㅇㅇ시 소재 엘지신용카드의 영업사원으로 근무하였으며, 1995. 3. 충주에서 원고 유ㅇㅇ과 결혼하였는 바, 정상적인 혼인생활 및 사회생활을 함에 있어서 아무런 신체적 장애가 없었습니다.

나. 다만 원고 김ㅇㅇ는 많이 걷다보면 발바닥이 아픈 증세가 있어 1995. 10 경 피고 학교법인 ㅇㅇ대학교 부속병원을 찾아가 검사결과 혈관폐색증이라는 진단을 받았으며, 당시 의사는 위 원고에게 혈관폐색증이란 병은 손끝, 발끝의 가느다란 혈관에서 혈액순환이 잘 안되는 병이니까 몸을 따뜻하게 해주어야 한다며 몸의 온도를 높이기 위한 블록시술(교감신경 차단술)을 받아야 한다고 했습니다. 당시 위 원고는 위 병원의 의사로부터 버거스병이라는 말을 들어본 적도 없었음은 물론 버거스병이 얼마나 무서운 병인지에 대하여도 전혀 몰랐습니다.

다. 당시까지 위 원고는 정상적인 가정생활 및 사회생활을 하는데 전혀 지장이 없었으며 위 병원의 마취과장인 피고 이ㅇㅇ이 1995. 12.26 블록시술을 하자고하여 위 원고는 1995. 12.26 회사에 5일간의 휴가원을 내고 입원을 하였습니다.

라. 입원 당시 피고 이ㅇㅇ은 위 원고에게 블록시술은 혈관에 주사바늘을 꽂아서 하는 아주 간단한 시

술이라고 하면서 후유증에 대한 설명은 전혀 하지 않았으며 다만 양쪽 발부분을 먼저 시술하고 양손 부분은 이듬해 1. 초경에 다시 날짜를 잡자고 하였습니다. 그래서 입원 다음날인 1995. 12.27 왼쪽허리부분신경을 차단Left sympathetic ganglion block하고, 1995. 12.28 은 오른쪽 허리부분 신경을 차단Right LSGB & stellate ganglion block하고, 같은 달 29. 퇴원을 하였습니다.

마. 양쪽 발부분의 시술을 마치고 퇴원한 위 원고는 1996. 1. 신정연휴가 끝나자 다시 회사에 출근을 하는 등 정상적인 사회생활을 영위하였는데, 양손부위에 땀이 많이 났습니다. 그래서 1996. 1.6 경 위 원고는 위 병원의 피고 이○○과 통화를 하여 양손부분 시술날짜를 잡게 되었는데, 피고 이○○은 1996. 1.9 입원을 하라고 하였고, 이에 위 원고는 1.9 입원을 하였습니다. 그 당시에도 이○○은 별다른 이야기를 하지 아니한 채 다만 가슴 뒷부분을 바늘로 찔러야 하는데 잘못하면 바늘이 허파를 찌를 우려가 있기 때문에 흉부외과와 공조해야 한다는 이야기만 하였으며, 후유증 등에 대하여는 전혀 이야기한 사실이 없습니다.

바. 1996. 1.10 왼쪽 등부분을 부분마취한 다음 주사기를 꽂는 시술을 하였는데, 당시 위 원고도 모니터를 통하여 주사기가 꽂히는 모습을 보게 되었는 바, 주사기 바늘이 척추뼈에 걸려서 통과를 못하는 모습만 수차례 보았으며 두세시간 시술하다가 결국 피고 이○○은 동료들에게 실패하였다고 하면서 실패한 것은 계산에 넣는 것이 아니라고 하였습니다. 1996. 1. 11 위 원고는 다시 시술을 받게 되었는데, 전날 실패하였던 왼쪽 등부분은 하지 아니하고 이번에는 오른쪽 등부분에 주사기를 찔러 넣었습니다. 오른쪽 등부분을 부분마취한 다음 주사기를 꽂는 시술을 하였는데, 이번에도 위 원고는 모니터를 통하여 주사기가 꽂히는 모습을 보게 되었는 바, 역시 주사기 바늘이 척추뼈에 걸려서 통과를 못하고 휘는 모습만 수차례 보았으며, 두세시간 시술하다가 결국 실패하였고 피고 이○○은 내일 다시하자고만 하였습니다. 1996. 1.12 피고 이○○은 등뒤로 하는 시술방법이 아닌 다른 방법도 있다면서 한쪽 손에는 압박붕대를 감고 다른 쪽 손등 혈관에 주사기를 꽂는 방법이 있다면서 권유하였습니다. 그러나 피고 이○○의 말대로 약 2시간동안 시술을 하였으나 위 원고가 잡고있는 온도계의 온도는 전혀 올라가지 않았고, 결국 이 방법도 실패하고 말았습니다. 실패후 위 원고가 회복실에 누워있는데 피고 이○○가 찾아와 위 원고가 불안하다고 하자 피고 이○○는 걱정하지 말라고 하면서 다만 위 원고가 살이 많이 쪄서 시술하는게 힘들뿐이라며 내일 다시 하자고 하였습니다.

2. 이건 사고 발생경위에 대하여

가. 이건 사고일인 1996. 1.13 토요일 09:00 경 피고 이○○이 직접 위 원고를 데리고 수술실로 갔습니다. 왼쪽 등부분을 부분마취한 다음 주사기를 꽂는 시술을 하였는데, 당시 위 원고도 모니터를 통하여 주사기가 꽂히는 모습을 보게 되었는 바, 주사기 바늘이 척추뼈에 걸려서 통과를 못하고 휘는 모습만 수차례 보였으나, 이번에는 두시간 정도 그렇게 시술을 하자 (Left thoracic sympathetic ganglion block) 위 원고 양쪽 손 끝에 있는 온도계의 온도가 올라가기 시작하였고, 이에 피고 이○○은 간호사에게 알코홀을 준비시켜 위 원고의 등에 꽂혀 있는 주사기에 알코홀을 주입하였습니다.

그러나 알코홀이 주입되자마자 원고의 입에서 술냄새가 매우 심하게 나면서 정신을 잃을 정도가 되었고 구역질이 나기 시작하였습니다. 약 10초 정도 심한 구토증상의 고통을 겪었던 위 원고는 갑자기 가슴아래 하복부가 땅으로 꺼지는 듯한 느낌을 받았으며, 그 다음부터 하반신의 모든 감각이 사라져 버렸습니다. 이에 위 원고는 피고 이○○에게 몸을 못 움직이겠다고 외쳤고, 피고 이○○은 위 원고에게 몸을 움직여 보라고 하면서 위 원고의 하반신을 들었다 놓았다 하였으며, 그후부터 위 원고는 하반신에 아무런 감각도 느끼지 못한채 회복실로 옮겨졌습니다.

나. 회복실과 병실로 옮겨진 다음 피고 이○○은 위 원고에게 월요일인 1996. 1. 15 쯤 되면 몸이 풀릴 것이라는 말만 하였습니다. 그러나 위 원고는 일요일인 1996. 1.14 22:00 경까지 소변을 보지 못하였는데, 소변이 마려운 것도 모르고 다만 무언가 터질 것 같은 느낌만 있는 등 이미 위 원고의 하반신은 마비되어 아무런 감각도 느끼지 못하게 되었습니다. 1996. 1.14. 22:00 경 위 원고는 간호사를 불러서 도움을 요청하였고, 남자 레지던트가 와서 요도에 관을 꽂아 소변을 뽑아냈습니다.

다. 다음날인 1996. 1.15 오전 9시경 피고 이○○은 회진을 와서 너무 걱정하지 말라는 말만 하였습니다. 위 원고의 처와 친척들이 피고 이○○을 찾아가 사고경위 등을 물어보았으나, 피고 이○○은 별다른 이야기를 하지 않았습니다. 그후 재활의학과 의사들이 찾아와 위 원고의 몸상태를 체크하였고 저녁때 위 원고의 보호자들이 피고 이○○을 찾아가 항의하였고 그날밤 22:00 경 서울 ○○병원으로 후송되었습니다.

라. ○○병원에서 위 원고는 CT 와 MRI 촬영 (spinal cord ischemia 소견을 보임) 등을 한 후 중환자실로 옮겨졌습니다. ○○병원에서 약 20일간 입원해 있는 동안 주사를 맞고 검사를 받았으나 병세의 차도가 없었습니다. ○○병원의 소외 김○○은 위 원고에게 걸을 수 있는 확률은 10% 미만이라는 말을 하였습니다. 그후 피고병원 담당자의 권유에 따라 위 원고는 1996. 2.3 ○○병원으로 돌아왔습니다.

마. 위 원고는 ○○병원에 입원해 있으면서 재활의학과의 치료를 계속 받아 왔으나 전혀 차도가 없었고, 결국 이건 소송에 이르게 되었습니다. 이건 소송제기후 위 병원의 원장인 소외 정○○이 원고에게 버거스병에 대하여 들어본 적이 있느냐고 하였고, 그때 위 원고는 버거스병이라는 말을 처음 들었습니다. 그후 1997. 12. 중순경 퇴원하여 집에서 요양을 하고 있으나, 현재까지 아무런 차도가 없습니다.

문1 우리나라 의료수준상 혈관폐색증 진단을 받은 원고 김○○와 같은 환자가 걸어서 혼자 병원을 찾아가 입원 및 수술절차를 모두 밟은 후 블록시술을 시행받은 뒤 하반신 마비에 이른다는 것이 일반인의 상식에 비추어 볼 때 기대되는 일인지 여부

답 마취과의사가 시행한 교감신경절 차단술은 버거씨 병을 가진 환자에서 치료목적으로 흔히 하는 의료 시술이나 하반신마비의 결과는 매우 드문 합병증인 것으로 생각됨.

문2 ○○대 부속병원 의사인 피고 이○○이 원고 김○○에게 시행한 블록시술이 적정한 시술방법이었는지 여부

답 교감신경절을 차단하는 것은 병소의 측부혈행을 개선하기 위한 현재까지 최선의 방법이며 차단 방법은 수술적 차단과 신경파괴제(알콜, 페놀 등이 있으며 이 또한 영구적인 신경 파괴제는 아님.)를 이용한 방법이 있으며 신경파괴제를 이용한 차단이 환자에게 덜 침습적이고 차단후 바로 운동이 가능하며 병소의 측부 혈행개선에 더 탁월한 것으로 정립되어 있음.

문3 ○○대 부속병원 의사인 피고 이○○이 블록시술 전후 행한 검사 및 마취, 치료 등 제반 의료행위가 적정한 것이었는지 여부

답 진료 기록에 의하면 처음 국소마취제에 의한 실험적 차단, 차단의 확립을 확인하기 위한 체온 변화의 감지, 차단의 범위를 보기 위한 조영제의 사용 등 시술의 원칙에서 벗어나는 점을 발견하지 못했음.

문4 1996.1.13 블록시술당시 피고 이○○은 원고 김○○의 등에 꽂혀 있는 주사기에 알코올을 주입시켰는바, 알코올은 어떤 경우에 사용하는 것인지 여부

답 위에 설명한 바와 같이 일시적인 교감신경의 차단은 리도카인 등 국소마취제를 사용하나 장기간 차단을 위하여 알콜을 사용함.

문5 알코올을 주입시킨 것이 적정한 의료행위였는지 여부

답 알코올 주입자체는 적절한 의료 행위이며 타 병원에서도 많이 시술하는 수기임.

문6 위 의사가 알코올을 주입한 것이 원고 김○○의 하반신 마비와 어떤 관계가 있는 것은 아닌지 여부

답 알콜은 신경파괴제로서 다른 신경에 확산시 그 신경의 장애를 유발할 수 있음.

문7 이건 블록시술당시 알코올 주입전에는 별다른 이상이 없던 원고 김○○가 알코올이 주입되자마자 입에서 술냄새가 매우 심하게 나면서 정신을 잃을 정도가 되면서 구토증세를 보이며 하반신 마비에 이르렀다면 위 블록시술 및 시술중 알코올 주입등 시술과정에 의사의 과실이 있는 것이 아닌지 여부.

답 이것은 시술부위에 분포되어 있는 혈관 속으로 미량의 알코올이 흡수 된 것으로 생각되며 이는 환자의 합병증인 하반신 마비하고는 관계가 없으며, 시술시 가끔 환자가 느끼는 증상으로 알코올이 직접 혈행내로 흡수될 경우 극히 미량이라도 혈관을 따라 퍼지면 환자는 알콜 냄새를 자각하고 구토 증상을 호소함.

문8 원고 김○○와 같이 혈관폐색증 진단을 받은지 불과 3개월도 채 되지않은 환자들이 모두 하반신 마비에 이르는지 여부

답 혈관폐색증의 진행 정도는 환자에 따라 다양함으로 일률적인 답을 할 수는 없으나 혈관폐색증은 진행됨에 따라 사지발단부위로부터 피부궤사, 괴저 등이 나타나며 심할 경우 그 부위를 절단해야 함. 혈관폐색증으로 짧은 기간내 하반신마비가 오는 경우는 매우 드물 것으로 생각하나 상세한 내용은 혈관외과 전문의에게 문의하는 것이 타당할 것으로 생각함.

문9 혈관폐색증 진단을 받은 후 어느정도의 기간이 지난 뒤 하반신 마비에 이르는지 여부

답 8항에서 언급한 것처럼 진단시의 혈관폐색의 정도와 병의 진행속도에 따라 다르나 구체적 내용은 혈관외과 전문의에게 질문하는 것이 타당할 것으로 생각함.

문10 혈관폐색증 진단을 받은 환자들중 하반신마비에 이르는 환자들의 비율은 어떠한지 여부

답 이 문항도 혈관외과 전문의에게 질문하는 것이 타당할 것으로 생각함.

문11 버거씨병에 걸렸다 하더라도 원고 김○○와 같이 모두 하반신마비에 이르지 아니한다면 원고 김○○의 이건 하반신 마비원인은 블록시술과정에서 의사의 과실로 발생된 것인지 여부

답 하반신마비는 매우 드물기는 하나, 신경파괴제에 의한 신경차단시 발생가능한 합병증 중의 하나임. 의사의 과실여부는 진료 기록만으로는 판단할 수 없음.

문12 1996. 1.13. 원고 김○○는 이건 블록시술을 받은 후 하반신 마비에 이르렀고, 1996. 1.15 서울 ○○병원으로 후송되었는 바, ○○병원에서 원고 김○○에게 행한 제반 의료행위는 적정한 것이었는지 여부

답 ㅇㅇ병원에서 하반신마비의 원인을 확인하기 위해 시행한 척추 MRI 촬영 등의 의료행위에는 특별한 문제가 없음.

문13 위 ○○병원은 약 20일 정도 원고 김○○치료한 뒤 1996. 2.3 ○○대 의대병원으로 되돌려 보냈는바, ○○병원의 위 결정이 적정한 것이었는지 여부

답 그 병원에서의 치료결과 환자증상의 호전이 없다면 신경과와 재활의학과 전문의가 있는 대학병원으로 후송하는 것이 합당하리라 봄.

III. 서울지방법원 동부지원 민사 5단독 97가단 10926 손해배상건의 감정촉탁 의뢰에 대한 회신(2차)

1. 감정사항

가. 기초사실

(1) 환자는 만 28년 10개월된 남자임.

(2) 1995. 9. 29 경 손가락에 대한 청색증, 사지통증, 왼쪽 엄지발가락 궤양, 발의 통증이 있어 많이 걷지 못하는 상태로 ㅇㅇ대학교 부속 ㅇㅇ병원에 내원함.

(3) 동맥조영술후 버거씨병 Burger's disease 진단함.

(4) 투약처방 후에도 차도가 없어 1995. 12. 26. 같은 달 28. 요부교감신경 차단수술 시 행함.

(5) 1996. 1. 10. 및 1. 13. 경 각 좌흉부 교감신경 차단수술 시행함.

(6) 1996. 1. 15 경 ㅇㅇ병원 통증치료과로 전원시킴.

(7) ㅇㅇ병원의 MRI 촬영결과 척수 허혈성 병증으로 진단됨.

나. 감정사항

1. ○○대학교 부속병원 진료기록부에 의할 때

문1 진단결과에 대하여

❶ 위 환자에 대한 동맥조영술상의 소견은 어떠한지 여부

답 진료기록부에 의하면 1995년 10월 5일 좌측 혈관 조영술에서 상지 요골과 척골동맥의 원위부에 불규칙한 내강의 감소와 하지에서 말초혈관저항의 증가와 전 후경골 동맥의 내강 감소의 소견이 있으며 1995년 10월 12일 우측 혈관조영술에서는 상지 요골과 척골 동맥의 원위부 내강감소와 하지에서는 말초혈관 저항 증가와 동맥들의 전체적인 내강 감소 소견이 있음.

❷ 위 환자에 대한 진단명은 무엇인지(버거씨병의 진단이 적절 하였는지)

답 버거씨 병으로 생각되며 진단은 적절하였다고 판단함.

문2 치료방법 선택에 대하여

❶ ○○대학교병원에서의 치료방법은 어떤 것을 선택하였는지 여부

답 혈관 확장에 의한 혈류량 증가 목적으로 교감신경 차단을 시행하였음.

❷ 약물치료방법은 구체적으로 어떻게 하였고, 그 효과는 어떠하였는지 여부

답 버거씨 병에 대한 약물치료는 대부분 혈관 확장에 준한 치료를 하였고 (Hydergine 투여)진정제도 함께 투여하였으며 효과여부는 진료기록부상에서는 알 수없음.

❸ 위 환자에 대하여 교감신경 차단술을 시행한 이유는 무엇인지 여부

답 교감신경을 차단함으로 차단 부위 이하의 혈관 확장에 의한 혈류량 증가를 목적으로 하였음.

❹ 위 환자에 대한 교감신경 차단술의 선택이 임상의학상 적절한 것이었는지 여부

답 위 환자와 같은 경우 치료목적으로 임상적으로 수술 또는 약물에 의한 교감신경 차단을 시행함.

❺ 위 교감신경 차단술로 인하여 원고의 버거씨병이 수술을 하지 않고 있을 때보다 개선되었는지 여부(병의 진행정도를 늦추고 있는지)

답 95. 12. 27 요부 교감신경 차단술과 성상신경절 차단술후엔 증상이 개선된 것으로 기록되어 있으나 버거씨병의 마지막 치료 단계는 수족의 괴사된 부위의 절단임.

문3 1996. 1. 13. 교감신경차단수술과 관련하여

❶ 위 환자에 대한 교감신경차단수술을 하면서 주사바늘이 척수에 위치하여 이곳으로 신경파괴제가 주입되어 척수신경에 손상이 된 증거가 있는지 여부

답 대부분 주사바늘이 척수에 직접 닿아 손상을 주기보다는 주입한 신경파괴제 또는 약물이 척수로 예상치 못한 확산에 의하며 이러한 예상치 못한 확산을 막기 위하여 신경파괴제 주입전 조영제를 먼저 주입하여 조영제가 척수 쪽으로 흐르지 않음을 확인 후에 시행하며 시술의사도 진료기록부에 의하면 이 원칙을 준수하였음.

❷ 위 시술이 주사바늘이 척수에 직접 주사되기에 해부학적으로 어려운지 여부

답 실영상 방사선 사진을 보면서 시술하므로 주사바늘이 직접 척수에 닿는 경우는 거의 없다고 본다.

❸ 위 교감신경 차단술후 성공적으로 체온이 상승하였는지 여부

답 신경파괴제인 알콜 주입전 국소마취제 리도카인 주입후 좌측 수부의 온도가 29.6도씨에서 34도씨로 상승하였음.

❹ 만약 신경차단술시 투입된 알코올이 척수에 들어갔다면 즉시 신경마비증세가 나타나게 되고, 한번

손상을 입은 신경은 회복되지 않는바,

① 위 환자의 1. 13. 12:30경 motor운동, sensory감각 영역은 각 어떠하였는지 여부

답 진료기록부에 의하면 그 당시는 모두 정상임.

② 위 환자의 감각 sensory, 운동 motor이 약해진 weakness 시기는 언제라고 진료기록부에 기재되어 있는지 여부(하지 마비증세가 언제부터 나타났는지) 마비의 진행정도가 서서히 나타났는지 혹은 급격히 나타났는지 여부

답 하지마비증세가 나타난 것은 1996년 1월 14일이며 마비 진행 정도는 서서히 나타난 것으로 추정함.

문4 현재의 상태와 관련하여

현재는 혼자서 스스로 걸어다닐 수 있는 정도(운동신경 건전)의 불완전마비증상으로 회복되었다고 하는바(첨부된 신체감정서 참조)

❶ 하지마비의 원인은 무엇 때문으로 보여지는지 여부(○○병원기록도 참조 바람)

답 신경파괴제인 알콜이 목적하지 않은 부위로 확산되어 발생한 것으로 추정함.

❷ 마비되었던 하지가 회복된 원인은 무엇 때문인지 여부

답 신경파괴제라고 신경을 영구적으로 파괴하는 것은 아니며 수개월 또는 수년에 걸쳐 신경이 재생될 수 있음.

문5 기타 관련사항

2. ○○병원 진료기록부에 의할 때

문1 ○○병원에서 환자에 대하여 시행한 검사에는 어떤 것이 있는지 여부

답 일반적 이학적 검사와 척추 MRI촬영을 하였음.

문2 위 환자의 진단명으로 척수 허혈증상으로 진단내린 사실이 있는지 여부(그 근거는 무엇인지)

답 척추 MRI에 의한 진단으로 척수허혈증상으로 진단을 내렸음.

문3 위 환자의 척수허혈증상은 ○○대학교병원에서의 1996. 1. 13. 의 교감신경차단술때문에(의사의 과실에 의하여) 발생된 것인지 혹은 환자의 체질적인 소인에 의하여 발생한 것인지 여부(환자의 체질적인 소인에 의한 경우에 의사가 이의 발생을 막을 수 있는 방법이 있는지)

답 환자의 척수허혈증상은 교감신경차단에 의한 것으로 추정되며 신경파괴제를 사용한 교감신경 차단시 정도의 차이(정도의 차이란 예상치 못한 부위의 일시적인 감각 이상부터 차단 부위이하의 마비, 이러한 마비는 어떤 경우 수일내에 소실되기도 하고 영구적으로 장애를 갖기도 함)는 있지만 가끔 경험하는 합병증임.

참고사항

이 사건은 2000. 12. 11 재판부에 의하여 강제 조정되었음.

▶ 사례 2(외과)

I. 사건 개요

간공여를 하기 위하여 우엽간절제술을 받은 환자(27세, 남)에게 수술 후에 발생한 심한 통증을 조절하기 위하여 자가통증조절장치(PCA: patient controlled analgesia)를 사용하여 마약성 진통제인 펜타닐fentanyl을 투여하였으나 통증조절이 용이하지 않자 다시 마약성 진통제인 페티딘(데메롤)을 장기간 과량으로 사용한 결과, 환자는 의인성 약물의존 장애, 기질성 인지 및 인격장애, 약물유발성 정신병 등의 후유증이 남아 있는 상태임.

II. 서울지방법원 남부지원 제2민사부 2002가합2073손해배상건의 사실조회서에 대한 회신

■ 사실조회 할 내용

문 PCA란 무엇이며 투여방법은 어떠한지

답 PCA란 patient controlled analgesia의 약자이며 모든 종류 통증에 적용될 수 있는 통증 치료 방법 중 하나로 환자 개개인마다 통증에 대한 반응이 모두 틀리므로 그 치료 또한 모든 환자에게 일률적으로 해서는 안 된다는 개념 하에 개발된 세계적으로 근래에 가장 보편적으로 사용되고 있는 치료법이다. 이는 환자가 통증이 있을 때 본인이 진통제를 미리 setting한 program에 의해 본인이 투여하는 방식이다

투여 방법은 의사가 미리 통상적인 통증의 정도를 미리 예견하고 기계를 미리 setting 하여 환자가 통증이 있을 때 button을 눌러 주입한다. 주입 경로는 정맥을 통하거나 경막외로 주입하게되며 극히 드물지만 피하나 조직으로 직접 투여하기도 한다.

통상적인 통증의 정도란 수술의 종류 및 시간, 환자의 통증에 대한 인내, 성별, 나이, 체중 등을 고려하여 임의로 조절할 수 있다. 물론 이러한 setting은 이미 임상에서 검증된 범위 내에서 하는 것을 원칙으로 하지만 일정한 용량의 방침은 없으며 일단 setting을 한 후에도 환자가 진통제를 더 필요로 하거나 덜 필요로 할 경우가 되면 이러한 setting을 재 조절하여 환자에게 불필요한 진통제의 투입을 억제할 뿐만 아니라 환자가 부적절한 진통으로 고통을 받는 것을 예방하는 통증 치료의 획기적인 방법으로 현재 임상에서는 거의 대부분을 수술 후 통증 치료에 사용하고 있으나 이론적으로 뿐만 아니라 임상에서 모든 통증 환자의 치료에 적용되며 특히 근래에는 암환자의 통증 치료에 광범위하게 사용되고 있다.

문 PCA에 주로 사용되는 약물은 무엇인지

답 가장 흔히 사용되는 약제는 각종 아편양 제재(morphine, fentanyl, pethidine, nubain, butorphanol 등)이며 아편양 제재의 사용에 흔히 수반되는 구역과 구토를 예방하기 위하여 항구토제(mexolon, ondansetron등)를 사용하며 아편양 제재의 용량을 감소하기 위하여 비스테로이드성 항염증성 진통제ketorolac를 사용하기도 하며 경막외로 PCA를 적용하는 경우에는 국소마취제(lidocaine, bupivacaine, mepivacaine 등)와 여러 가지 보조제(clonidine, ketamine, epinephrine, neostigmine, bosmin 등)를 의사의 기호와 환자의 필요성에 의해서 사용하게 된다

문 환자에게 PCA를 처방할 때 주의해야 할 점 및 환자에게 주의 시켜야 할 점은 무엇인지

답 이미 임상에서 검증된 용량의 범위 내에서 환자의 통증 요구에 적합한 처방을 내야하며 일단 setting을 하고 환자에게 적용된 뒤에는 그 setting이 환자에게 적합한지 의료인이 수시로 감시하는 체계가 확립되어야 하며 그 setting이 부적절할 시에는 setting한 의사와 연락이 되어 조절될 수 있는 system을 갖추고 있어야 하며 응급 시에는 의사가 오기 전에 응급으로 처방할 수 있는 protocol이 갖추어 져야 한다

환자가 주의하여야 할 점은 이미 기계의 안전 장치로 2중 3중으로 조치를 하였으므로 특별히 주의 할 점은 없으며 단지 통증의 치료가 부적절하던가 너무 진통제의 양이 본인에게 많아 필요 이상으로 진정 작용이 강해지면 의료진에게 알리는 정도이지만 이 또한 의료진이 check하여야 할 부분이다.

문 수술 후 통증 조절 목적으로 투여되는 PCA 한 개당 약물의 용량은 일반적으로 얼마인지

답 이는 앞에 언급했듯이 모든 환자는 통증에 대한 치료반응이 개인마다 틀리다는 개념 하에 이 치료법이 개발되었으므로 용량을 일률적으로 정하는 것은 의미가 없으나 우리병원의 예를 들면 20-30대 여자가 제왕절개술(이 또한 초산이냐 경산이냐, 산모의 체중, 산모의 통증에 대한 민감도, 수술하기 전 까지 분만 진통의 시간 등을 고려하여야 하지만)을 한 후 흔히 정맥로로 PCA를 적용할 때에 주는 용량은 fentanyl 50 - 100 mcg(일반적으로 1/2 - 1 ample)을 처음 정맥으로 주입하고 기계에 섞는 양는 fentanyl 300 - 600 mcg, ketorolac 30-60 mg(3 - 6 ample)과 항구토제로 ondansetron 4 mg을 혼합하여 주게된다

문 수술 후 통증 조절 목적으로 PCA를 장착하여 하루에 한 개 가량 사용하는 환자에게 다른 마약성 진통제를 정맥 주사로 약 1 주일간 중첩적으로 계속 투여할 경우 예상되는 부작용은 어떤 것인지

답 마약성 진통제를 아편양 제재라고 가정한다면 아편양 제재에서 올 수 있는 합병증은 이론적으로 모두 올 수 있다. 예를 들어 호흡부전, 혈압하강, 소양증, 구역 및 구토등이 있을 수 있다.

그러나 PCA가 모든 환자의 통증을 해결 할 수 없는 경우가 종종 있으며 이러한 경우 다른 마약성 진통제나 다른 종류의 진통제를 추가로 투여하는 경우가 많으며 이러한 부작용은 투여 후 1일 내에 모두 나타나므로 의료진이 환자를 소홀히 보지 않는 이상 이러한 부작용에 의한 응급 상황이 1주일 후에 몸에 축적되서 나타난다고 보는 것은 무리이다

문 마약성 진통제를 계속적으로 투여 할 때 의료진이 주의해야 할 점으로는 어떠한 것이 있는지

답 앞에 언급했듯이 응급 부작용(호흡의 정지, 심한 심혈관계의 활동 저하 등)이 발생하였을 때 바로 처치 할 수 있는 체계의 확립과 급하지 않은 부작용 발생시 간호사가 필요에 의해 처치 할 수 있는 protocol을 갖추고 있어야 하며 이보다 가장 중요한 점은 이러한 부작용이 일어나기 전 환자에 대

한 꾸준하고 정밀한 감시가 가장 중요하다

문 마약서 진통제를 투여할 경우 환자에게 중독 증상이 생기지 않게 하기 위해 허용되는 1일 권장 투여량은 어느 정도인지

답 환자마다 통증의 정도, 통증에 대한 민감도, 아편양 제재에 대한 내성이 모두 틀리므로 어느 누구도 용량을 정 할 수 없다. 질문의 의도가 일반적으로 사회에서 흔히 이야기하는 마약중독을 의미하는 것인지 의료진들이 일반적으로 생각하는 마약 사용에 따른 부작용(호흡 감소, 심혈관계의 억제)을 의미하는 것인지 확실치 않으나 PCA에 사용되는 마약은 환자가 무조건 아프다고 button을 누르면 주입되는 것이 절대 아니며 이미 임상에서 일반적으로 허용하고 사용된 요량을 의사가 setting한 programe에 의해 주입되는 것을 기본으로 하기 때문 절대 한번에 과량이 투입되지 않을 뿐만 아니라 한번 투입량도 매우 적은 대신 지속적으로 투입하는 방식이므로 이미 들어간 약은 대사 되고 남아 있는 부분이 모자라면 그 부분만 보충하여 혈액 내 진통제의 농도를 일정하게 유지하여 통증을 치료하는 방법이므로 일반적으로 흔히 말하는 마약 중독의 위험성은 임상적으로 그리고 이론적으로 거의 zero에 가깝다고 할 수 있지만 개인에 따른 차이가 워낙 다양하므로 가능성을 완전히 배제할 수는 없다.

문 마약에 중독되었다고 보이는 환자에 대하여 의료진이 취해야 할 조치로는 어떤 것이 있는지

답 마약사용에 따른 부작용이라면 대증 요법으로 치료한다. 예를 들어 자발 호흡이 없다면 기관내 삽관을 하고 인공호흡을 시작하며 심한 심혈관계 억제(혈압의 감소와 맥박수 감소 등)이 있다면 심혈관계 항진 약제를 사용하고 아편양 제재와 반대 작용을 하는 약제인 naloxone을 같이 투여한다

III. 서울지방법원 남부지원 제2민사부 2002가합2073 손해배상(의) 판결

■ 주문

1. 피고는 원고 임○○에게 금 115,216,061원, 원고 임○○에게 금 7,204,115원, 원고 이○○에게 금 2,000,000원 및 각 이에 대하여 2000. 5. 18부터 2003. 10. 10.까지는 연 5%, 그 다음날부터 완제일까지는 연 20%의 각 비율에 의한 금원을 지급하라.
2. 원고들의 나머지 청구를 각 기각한다.
3. 소송비용은 이를 5분하여 그 4는 원고들의, 나머지는 피고의 각 부담으로 한다.
4. 제1항은 가집행할 수 있다.

■ 청구취지

피고는 원고 임○○에게 금 620,968,311원, 원고 임○○에게 금 20,408,230원, 원고 이○○에게 금 10,000,000원 및 각 이에 대하여 2000. 5. 18.부터 이 사건 소장부본 송달일까지는 연 5%, 그 다음날부터 완제일까지는 연 20%의 각 비율에 의한 금원을 지급하라.[원고 임○○의 위 청구 금액은 2003. 8. 11. 자 청구

취지확장 및 원인정정신청서 기재의 청구금액 623,117,368원 중 청구취지 감축에 따른 2000. 2. 22.부터 2000. 5. 17.까지의 일실수입금 2,149,057원{2,249,013원 (86일÷90일)}을 뺀 금액이다.]

■ 이유

1. 기초사실

가. 간우엽절제 수술의 시행경위

(1) 원고 임○○(원고 임○○은 그의 부, 원고 이○○은 그의 모이다)은 2000. 1. 10.경 피고가 운영하는 서울 ○○구 ○동 소재 ○○대학교부속 ○○병원(다음부터는 '피고 병원' 이라 한다)에서 말기 간경변 환자로 투병중이던 자신의 이모부인 소외 양○○을 위하여 간을 기증하겠다는 의사를 밝힘에 따라 병원에 입원하여 간이식 수술을 위한 초음파 검사 및 간기능 검사를 받게 되었다.

(2) 그런데, 2000. 1. 12. 및 2000. 1. 19. 두 차례에 걸친 검사 결과 원고 임○○에게 지방간과 당뇨가 의심된다는 소견이 나오자, 피고 병원 의료진은 1달 가량 약물 치료를 하면서 그 경과를 관찰한 다음 최종적으로 간이식 수술 여부를 결정하기로 하였다.

(3) 이후 200. 2. 19. 실시한 검사결과 원고 임○○의 지방간(당시 그 수치는 25% 정도였다)과 당뇨가 어느 정도 호전되자, 피고 병원 일반외과 의사인 김○○의 집도 아래 피고 병원 의료진은 2000. 2. 22. 약 14시간 30분에 걸쳐 원고 임○○의 간우엽을 절제하여 이를 위 양○○에게 이식해 주는 수술(다음부터는 '이 사건 수술' 이라 한다)을 시행하였다(위 양○○은 이 사건 수술에도 불구하고 2000. 4. 5. 사망하였다).

나. 담즙누출로 인한 담관수복수술의 시행

그런데, 이 사건 수술 직후부터 원고 임○○에게 40℃ 정도에 가까운 고열이 지속되고 또한 수술 부위에서 혈액을 뽑아 내기 위해 설치한 장치에서 담즙이 섞여 나오자, 피고 병원 의료진은 원고 임○○의 오른쪽 내담관을 절제한 부위에서 담즙 유출이 있다고 판단하고 2000. 2. 24. 위 오른쪽 내담관 부분을 다시 봉합하고 총수담관에 T-tube를 삽관하는 담관수복수술(다음부터는 '이 사건 담관수복수술' 이라 한다)을 시행하였다.

다. 통증 악화 및 마약성 진통제의 과다 투여

(1) 자가통증조절장치PCA, patient-controllcd analgesia를 통한 마약성 진통제의 투여

① 피고 병원 의료진은 이 사건 수술 및 담관수복수술 직후 수술 후 통증을 완화시킬 목적으로 원고 임○○에게 자가통증조절장치를 부착하여 진통제를 투여하였는데, 위 진통제는 마약성 진통제의 일종인 펜타닐Fentanyl 성분(1개당 펜타닐 1,500mcg 정도)이 함유되어 있었다.

② 그럼에도 원고 임○○이 계속 통증을 호소하자, 피고 병원 의료진은 2000. 2. 26.과 2000. 2. 27. 및 2000. 2. 28. 추가로 자가통증조절장치를 부착한 다음 원고 임○○이 통증을 호소할 때마다 위 자가

통증조절장치의 버튼을 눌러 주어 진통제를 투여하는 방식으로 통증 완화를 시도하였다.

③ 한편, 자가통증조절장치는 환자가 통증을 느낄 때마다 통증조절 약제를 스스로 투여할 수 있도록 고안된 장치로, 수술 환자가 만족스러운 진통효과를 얻을 수 있다는 장점 때문에 근래에 많이 사용되고 있으며, 남용을 방지하기 위하여 한 번 투여된 후에는 일정 시간(소위 잠금시간)이 경과하여야만 재투여가 가능하도록 안전장치가 마련되어 있다.

(2) 페티딘(데메롤)투여

① 또한, 피고 병원 의료진은 2000. 2. 24.원고 임○○이 수술부위의 극심한 통증을 호소하자 이를 완화시킬 의도로 마약성 진통제인 페티딘pcthidine 50mg 정도를 투여하였는데, 원고 임○○은 2000. 2. 25. 일시적으로 통증이 완화되어 더 이상 페티딘을 맞지 않겠다고 말하였다가 이후 다시 극심한 통증을 호소하였고, 그때부터 피고 병원 의료진은 원고 임○○에게 1일 30-150mg 정도의 페티딘을 지속적으로 투여하였다.

② 그런데, 원고 임○○이 2000. 3. 2. 배와 어깨가 너무 아프고 숨이 찬다면서 더욱 극심한 통증을 호소하였고, 이에 피고 병원 의료진은 원고 임○○에게 더 이상 다른 통증 치료 방법을 찾으려는 노력을 하지 아니한 채 이전과 비슷한 양의 페티딘을 투여하면서 통증을 완화시키려고 하였다.

③ 한편, 피고 병원 의료진은 원고 임○○에 대한 페티딘 투여가 장기간 지속되자 2000. 3. 7. 과 2000. 3. 9. 및 2000. 3. 11. 원고 임○○에게 페티딘 중독 가능성을 경고하였으나, 원고 임○○은 밤에는 통증 때문에 잠을 잘 수 없다면서 투여 횟수는 줄이더라도 야간에는 페티딘을 투여하여 잠을 잘 수 있도록 해 달라고 요청하였다.

④ 그런데 이후로도 원고 임○○의 통증이 완화될 기미를 보이지 아니하자 피고 병원 의료진은 2000. 3. 14. 원고 임○○에게 통증 조절을 위한 신경정신과진료를 받을 것을 권유하였으나, 원고 임○○은 피고 병원을 퇴원하겠다며 의료진에 대한 극도의 불신을 표시하였고, 또한 피고 병원 의료진의 거듭된 페티딘 중독 가능성에 대한 경고에도 불구하고 원고 임○○은 2000. 3. 16.경 담당 의사인 위 김○○의 진료실을 방문하여 소란을 피우고 마취과나 신경정신과와의 협진 요구에도 응하지 아니한 체 페티딘의 투여를 적극적으로 요구하였다. 이러한 과정에서 2000. 3. 16. 400mg, 2000. 3. 17. 700mg, 2000. 3. 18. 1,000mg, 2000. 3. 19. 1,300mg, 2000. 3. 20. 2,700mg, 2000. 3. 21. 및 2000. 3. 22. 각 2,000mg 정도의 페티딘이 원고 임○○에게 투여되기에 이르렀다.

⑤ 이후 피고 병원 의료진은 경막외 통증장치를 시행하여 통증을 조절해 보려고 하였으나 배뇨장애를 보여 더 이상 계속하여 시행할 수 없었고 또한 페티딘에 대하여 반대 작용을 하는 약제인 나녹신naloxone이나 진정제를 페티딘에 섞어 투여하기도 하였으나 별다른 효과를 보지 못하였으며, 한편 원고 임○○이 계속 극심한 통증을 호소하면서 페티딘의 투여를 계속 요구함에 따라 피고 병원 의료진은 2000. 3. 23.부터 원고 임○○이 피고 병원을 퇴원한 2000. 5. 18.까지 많게는 1일 1,500mg 정도의 페티딘을 지속적으로 투여하였다(2000. 2. 24.부터 2000. 5. 18.까지 전체 페티딘 투여 기간 중 1일 투

여량이 1,000mg을 넘은 일수는 13일에 이른다).

라. 퇴원 이후의 경과

(1) 원고 임○○은 2000. 5. 18. 피고 병원에서 서울○○병원으로 전원하였고, 이후 서울○○병원에서 실시한 T-tube 담도조영술 결과 특이한 이상이 발견되지는 아니하였고, 또한 간 초음파 검사 결과에서도 중등도의 지방간 소견이 있었으나 담도에는 특이한 이상이 발견되지 아니하였다. 한편, 서울○○병원에서는 비마약성 진통제인 누바인nubain으로 원고 임○○의 통증을 조절하였다.

(2) 이후 원고 임○○은 2000. 6. 17. 서울○○병원에서 퇴원한 이후 ○○병원, ○○의료원, ○○정신병원에 수 개월씩 입원하면서 약물 의존성에 따른 정신과 치료를 받았고, 현재 원고 임○○에게는 의인성 약물 의존 장애(페티딘), 기질성 인지 및 인격 장애, 약물 유발성 정신병 등의 증상이 남아 있다.

마. 관련 의학 지식

(1) 간이식 수술에 있어 공여간의 동결표본조직검사에서 심한 정도인 약 50% 이상의 미세 또는 거대 수포성 지방간은 높은 일차성 기능부전을 일으키는 것으로 알려져 있고, 생체간 이식 수술에 있어 간 공여자의 담즙누출은 가장 흔하고 성가신 합병증으로 특히 우엽절제술 후에 자주 발생하며, 일본에서는 소아인 경우 5%, 성인인 경우 10% 정도로 발생한다고 보고되고 있으며, 위 담즙누출은 치료를 통하여 치유가 가능한 것으로 알려져 있다.

(2) 한편, 통증을 제거하는 효능을 가진 마약성 진통제는 성분에 따라 코데인, 옥시코돈, 몰핀, 메사돈, 레보파놀, 메페딘, 펜타닐 등 여러 가지가 있고, 이들 모두는 중추신경계에 작용하여 통증을 없애 주지만 약제에 따라 통증제거효과나 통증이 제거되는데 소요되는 시간과 지속기간, 투여방법에 많은 차이가 있고, 한편 원고 임○○에게 사용된 페티딘은 메페딘 성분으로 가장 보편적으로 사용되고 있는 마약진통제이며 흔히 정맥주사나 근육주사를 통해 투여되고 있으며, 메페딘은 장내 평활근의 경련성 작용 때문에 담도경련을 일으킬 수 있으나 다른 진정제에 비하여 담도계 압력을 가장 적게 상승시키므로 담도계 통증에서 가장 우선적으로 사용되는 약제로 알려져 있다.

그리고 성인에게 사용되는 페티딘의 투여방법은 1회에 50-150mg을 경구투여, 근육주사 또는 피하주사하여 3-4시간마다 추가하는 것으로 권장되고 있고, 지속적으로 정맥주사를 하는 경우에는 시간당 15-35mg(하루 360-840mg 정도)를 투여하는 것으로 권장하고 있는데, 페티딘을 과다 투여하게 되면 페티딘의 대사물질인 놀메페딘이 체내에 축적되어 경련을 일으킬 수 있어 이 경우 나녹손으로 해독되지 않으므로 사용시 더욱 세심한 주의와 관찰이 필요하다.

2. 손해배상책임의 발생

가. 마약성 진통제를 과다하게 투여한 과실

무릇 인간의 생명과 건강을 담당하는 의사에게는 그 업무의 성질에 비추어 위험방지를 위하여 필요한 최선의 주의의무가 요구되고, 따라서 의사로서는 환자의 상태에 충분히 주의하고 진료당시의 의학적 지식에 입각하여 그 치료방법의 효과와 부작용 등 모든 사정을 고려하여 최선의 주의를 기울여 치료를 실시하여야 하는 바, 위 인정 사실을 종합해 보면, ① 피고 병원 의료진으로서는 원고 임○○이 보통의 간우엽 절제 수술을 받은 환자와 달리 자가통증조절장치(소량이지만 마약성 진통제 성분이 포함되어 있다)의 부착 및 페티딘의 투여만으로 통증이 완화될 기미를 전혀 보이지 않으면서 극심한 통증을 계속 호소하고 있다면, 먼저 통증의 근본적인 원인을 찾아 이에 따른 적절한 치료방법을 강구하였어야 할 주의의무가 있음에도 불구하고, 막연히 마약성 진통제를 투여하여 통증 조절을 시도하였을 뿐 통증을 호소하기 시작한 초기 단계에서부터 통증의 원인을 찾으려는 별다른 노력을 기울이지 아니하다가 이미 1주일 정도 원고 임○○에 대한 페티딘의 투여가 이루어진 이후에서야 비로소 복부 초음파 검사를 시행하거나 마취과나 신경정신과와의 협진을 권유하는 등의 조치를 취한 잘못이 있고, ② 또한 피고 병원 의료진은 중독성이 매우 강한 마약성 진통제인 페티딘을 지속적 투여할 경우 환자에게 심각한 약물 의존성을 가져올 수 있다는 점을 항상 염두에 두고 우선적으로 비마약성 진통제를 통한 통증 조절을 시도해 보거나(실제로 서울○○병원에서는 비마약성 진통제인 누바인에 의한 통증 조절이 이루어졌다) 또는 마약성 진통제를 투여하는 경우에도 세심한 주의를 기울여 그 투여회수와 투여량에 관한 철저한 사전 계획을 세우고 이에 따라 그 투여량을 최소화하여 환자에게 약물 의존성이 발생하지 않도록 적절한 조치를 취하여야 할 주의의무가 있음에도 불구하고, 그러한 시도와 조치를 게을리 하거나 또는 이를 취하지 아니한 채 원고 임○○에게 2000. 2. 24.부터 2000. 5. 18.까지 무려 84일 동안 많게는 1일 2,700mg에 이르고 1,000mg을 넘게 투여한 날도 13일이나 될 정도로 과다한 양의 마약성 진통제인 페티딘을 지속적으로 투여한 잘못이 있다 할 것이므로, 피고는 그 사용자로서 피고 병원 의료진의 위와 같은 잘못으로 인하여 원고들이 입은 손해를 배상할 책임이 있다.

{다만 원고들은, 페티딘 자체가 담도수술환자에게 투여해서는 아니되는 금지약물이라고 주장하나, 을 제11호증의 13의 기재만으로는 위 주장사실을 인정하기에 부족하고 달리 인정할 증거가 없고, 오히려, 앞서 본바와 같이 페티딘에 포함된 메페딘 성분은 장내 평활근의 경련성 작용 때문에 담도경련을 일으킬 수 있으나 다른 진정제에 비하여 담도계 압력을 가장 적게 상승시키므로 담도계 통증에서 가장 우선적으로 사용되는 약제로 알려져 있는 사실이 인정되므로, 위 주장은 받아들이지 아니한다.}

나. 원고들의 다른 주장에 대한 판단

(1) 이 사건 수술상의 과실

또한 원고들은, 피고 병원 의료진은 ① 원고 임○○이 지방간과 당뇨 등으로 간이식 수술을 하기에 부적합한 상태였음에도 불구하고 무리하게 간이식 수술을 시행한 잘못이 있고, ② 이 사건 수술을 시행함에 있어 담도를 제대로 봉합하지 아니한 잘못으로 원고 임○○으로 하여금 이틀만에 담즙누출로 인한 담관 수복수술을 받게 함과 아울러 담즙누출로 인한 극심한 통증을 유발하였고, ③ 수술시 철저한 소독 등으로 수술 후의 감염을 방지하여야 함에도 이러한 조치를 제대로 취하지 아니한 잘못으로 수술부위가 병원균에 감염됨으로써 이로 인해 지속적 고열 및 복통을 유발하였는바, 이러한 피고 병원 의료진의 잘못도 원고 임○○에게 나타난 현 증상인 약물 의존성의 한 원인이 되었다고 주장한다.

먼저 위 ①의 주장에 관하여 보건대, 이 사건 수술에 앞서 실시한 간기능검사 결과 원고 임○○에게 지방간(수치는 약 25% 정도이다)과 당뇨가 의심된다는 소견이 있기는 하였으나, 당시 지방간과 당뇨의 정도가 간이식 수술에 부적합한 상태였다고 인정할 증거는 없고, 오히려, 약 50% 이상의 미세 또는 거대 수포성 지방간의 경우에는 높은 일차성 기능부전을 일으키는 것으로 알려져 있지만 원고 임○○은 그에 훨씬 못 미치는 약 25%의 지방간 수치를 보인 사실이 인정될 뿐이므로 (당뇨의 경우에 간이식 수술이 가능한 기준이 어느 정도인지는 불명확하다), 원고들의 위 주장은 이유 없다.

다음으로 위 ②의 주장에 관하여 보건대, 원고 임○○이 이 사건 수술 후 이틀 만에 담즙누출로 인한 담관수복수술을 받기는 하였지만, 앞서 본 바와 같이 생체간 이식 수술에 있어 간공여자의 담즙누출은 가장 흔하고 성가신 합병증으로 특히 우엽절제 수술 이후에 자주 발생하며, 일본의 경우 소아인 경우 5%, 성인의 경우 10% 정도로 발생한다고 보고되고 있는 점, 또한 담즙누출은 수술을 통하여 어느 정도 치유가 가능한 것으로 알려져 있는 점, 원고 임○○이 서울○○병원으로 전원하여 실시한 T-tube 담도조영술이나 간 초음파 검사 결과에서도 특이한 이상이 발견되지 아니한 점 등에 비추어 보면, 이 사건 수술 직후에 발생한 담즙누출 증상은 피고 의료진의 수술상의 과실에서 기인한 것이라기보다는 현대의학의 수준상 다소 불가항력적인 것이라고 볼 여지가 있고, 또한 피고 병원 의료진의 담관수복수술을 통해 담즙누출이 어느 정도 치유가 된 것으로 보이므로(따라서, 담즙누출이 원고 임○○의 극심한 통증의 직접적인 원인이 되었다고 단정하기는 어렵다), 위 주장도 이유 없다.

다음으로 위 ③의 주장에 관하여 보건대, 을 제3호증의 11의 기재에 의하면, 원고 임○○에 대한 담관수복수술이 시행된 직후인 2000. 2. 25. 배액관을 통해 배액되는 체액을 균배양검사한 결과 세파시아{Burkholderia(P.) cepacia}라는 병원균이 검출되었고, 2000. 3. 14. T-tube에서 나온 담즙과 배액관의 체액을 균배양검사한 결과 스타필로 코쿠스 에피더미디스Staphylococcus epidermidis라는 병원균이 검출된 사실은 인정되지만, 한편, 을 제7, 8호증의 각 기재에 변론 전체의 취지를 보태어 보면, 세파시아균은 소독액, 정맥용 수액제 같은 물 표면에서 자주 검출되는 균으로 그 독성이 낮기 때문에 심한 감염이나 합병증을 거의 일으키지 아니하는 사실, 위 병원균 검출 이후에 실시한 균배양 검사에서는 위 병원균이 더 이상 검출되지 아니한 사실이 인정되므로, 위 각 병원균의 감염은 일시적인 감염 현상일 뿐이고 원고 임○○에게 지속적인 고열 및 복통을 유발시킨 원인이 되었다고 보기는 어렵고, 따라서 설령 피고 병원 의료진이 적절한 감염 예방조치를 취하지 아니한 잘못으로 원고 임○○이 위와 같은 병원균에 감염되었다고 하더라도, 이러한 과실과 원고 임○○에게 나타난 현 증상과의 상당인과관계가 인정되기는 어렵다고 할 것이어서, 위 주장도 이유 없다.

(2) 설명의무 위반

다음으로 원고들은, 피고 병원 의료진이 이 사건 수술에 앞서 간기증 당사자인 원고 임○○에게 이 사건 수술의 예후나 부작용, 담즙누출 등의 후유증에 관한 아무런 설명을 하지 아니하였고, 또한 원고 임○○에게 마약성 진통제의 투약으로 인한 약물의존성 등의 부작용에 관한 충분한 설명을 하지 아니하였다고 주장한다.

살피건대, 을 제3호증의 4의 기재에 의하면, 원고 임○○이 이 사건 수술에 앞서 직접 수술동의서를 작성하지 아니하고, 그 모인 원고 이○○이 피고 병원 의료진으로부터 이 사건 수술의 과정이나 부작용 등에 관하여 설명을 듣고 위 수술동의서에 날인 또는 무인한 사실은 인정되지만, 한편, 을 제1호증의 3, 을 제2호증의 3, 4, 6, 7, 을 제 13호증의 각 기재에 변론 전체의 취지를 종합하면, 원고 임○○이 간기증 의사를 밝힘에 따라 피고 병원 의료진은 여러 차례에 걸친 간이식 수술에 관한 상담 및 검사 과정에서 원고 임○○에게 간이식 수술의 과정, 예후 및 그 부작용으로 간기능 저하, 출혈, 감염 등의 후유증에 관한 충분한 설명을 한 사실, 또한 피고 병원 의료진은 마약성 진통제를 투여함에 있어 여러 차례에 걸쳐 중독 가능성에 관한 경고를 한 사실이 인정되므로(원고 임○○ 2000. 2. 25. 일시적으로 통증이 완화되자 더 이상 페티딘을 맞지 않겠다고 말한 것은 피고 병원 의료진의 약물 의존성에 대한 경고에 따른 것으로 보인다), 위 주장은 이유 없다.

다만, 피고 병원 의료진이 간우엽절제 수술에 있어 전형적으로 발생하는 후유증의 하나인 담즙누출에 관하여 구체적인 설명을 다하지 아니한 사실은 피고도 이를 명백히 다투고 있지 않지만, 한편, 환자에게 발생한 중대한 결과가 의사의 수술 등의 침습행위로 인한 것이 아니라면 설명의무위반이 문제되지 않는다고 할 것인 바(대법원 2002. 5. 28. 선고 2000다 46511 판결 ; 대법원 1995. 4. 25. 선고 94다27151 판결 참조), 앞서 본 바와 같이 원고 임○○에게 발생한 약물 의존성의 직접적인 원인이 담즙누출로 인한 통증의 심화에 있다고 판단되지 아니하는 이상 담즙누출에 관한 설명의무위반이 문제된다고 보기는 어렵다.

다. 책임의 제한 여부

앞서 본 바에 의하면, 피고 병원 의료진이 2000. 3. 7. 과 2000. 3. 9. 및 2000. 3. 11. 원고 임○○에게 페티딘 중독 가능성을 여러 차례 경고하였음에도 불구하고, 원고 임○○은 약물 의존성의 심각성을 충분히 이해하지 못한 상태에서 페티딘의 투여를 계속 요구하였고, 더구나 2000. 3. 16.경 이후의 페티딘 투여량의 급격한 증가는 원고 임○○이 피고 병원 의료진에 대하여 극도의 불신(간이식 수술을 받은 양○○의 증상이 별다른 호전을 보이지 아니하자 피고 병원 의료진에 대하여 더욱 적대적인 감정을 가지게 된 것으로 보인다)을 표시하면서 진료실에서 소란을 피우고 아울러 마취과나 신경정신과와의 협진을 거부하는 등 치료 행위에 협조하지 아니한 채 페티딘의 투여만을 적극적으로 요구한 것이 그 주요한 원인이 되었다고 보이는 점, 이에 따라 이후 원고 임○○에게 많게는 1일 2,7000mg에 이르고 1,000mg을 넘게 투여한 날도 13일이나 될 정도로 과다한 양의 페티딘이 투여되었고 이로써 원고 임○○의 약물 의존성 증상이 더욱 악화된 것으로 보이는 바, 사정이 이와 같다면 원고 임○○이 피고 병원 의료진의 진료에 협조하지 아니한 채 적극적으로 통상적인 용량을 초과한 페티딘의 투여를 요구한 것은 손해의 발생 또는 확대의 주요한 원인이라고 보지 않을 수 없고, 따라서 원고 임○○의 약물 의존성으로 인한 모든 손해를 피고에게만 부담시키는 것은 공평의 원칙에 반하여 불합리하다고 보여지므로, 피고가 배상하여야 할 손해액을 산정함에 있어 이를 참작하기로 하되, 그 비율은 위 사실관계에 비추어 50%로 정함이 상당하여 피고의 책임 범위를 50%로 제한한다.

이에 대하여 원고들은, 피고 병원 의료진이 페티딘 중독 가능성을 경고한 2000. 3. 7.경에는 이미 원고 임ㅇㅇ의 약물 의존성 증상이 고착된 상태였고, 따라서 이후 원고 임ㅇㅇ이 페티딘의 투여를 요구한 것은 고착된 약물 의존성 증상에 기인한 것뿐이므로, 이를 피고의 책임을 제한하는 사유로 삼을 수는 없다고 주장하나, 앞서 본 바와 같이 위 2000. 3. 7.경 이전까지 원고 임ㅇㅇ에게 투여된 페티딘의 양은 통상적인 용량을 초과한 것으로 보기는 어렵고, 이후 통상적인 용량을 훨씬 초과하여 많게는 1일 2,700mg에 이르고 1,000mg을 넘게 투여한 날도 13일이나 될 정도로 과다한 양의 페티딘이 투여된 점에 비추어 보면, 위 2000. 3. 7.경에 이미 원고 임ㅇㅇ의 약물 의존성 증상이 현재의 상태로 고착되었다고 보기는 어려우므로, 위 주장은 받아들이지 아니한다.{다만, 제3호증의 2의 기재에 의하면, 피고 병원 소속 레지던트인 소외 고ㅇㅇ이 2000. 3. 7. 원고 임ㅇㅇ에 대한 진료 일지에 '페티딘 중독되었음을 설명' 이라고 기재한 사실은 인정되지만(2000. 3. 9.에는 '페티딘 중독', 2000. 3. 11.에는 '페티딘 중독 경고함' 이라고 각 기재되어 있다), 이는 위 고ㅇㅇ이 원고 임ㅇㅇ에게 계속하여 페티딘을 투여 받는 경우 심각한 약물 의존성을 가져올 수 있다는 위험성을 경고한 것일 뿐 당시 원고 임ㅇㅇ의 약물 의존성이 이미 고착된 상태임을 판정한 것이라고 보기는 어렵다}.

3. 손해배상의 범위

생략

4. 결론

그렇다면, 피고는 원고 임ㅇㅇ에게 금 115,216,061원(재산상 손해금 109,216,061원 + 위자료 6,000,000원), 원고 임ㅇㅇ에게 금 7,240,115원(치료비 5,240,115원 + 위자료 2,000,000원), 원고 이ㅇㅇ에게 금 2,000,000원 및 각 이에 대하여 원고 임ㅇㅇ의 피고 병원 퇴원일인 2000. 5. 18.부터 피고가 이행의무의 존부 및 범위에 관하여 항쟁함이 상당하다고 인정되는 이 사건 판결 선고일인 2003. 10. 10.까지는 민법 소정의 연 5%, 그 다음날부터 완제일까지는 소송촉진 등에 관한 특례법 소정의 연 20%의 각 비율에 의한 지연손해금을 지급할 의무가 있으므로, 원고들의 이 사건 청구는 위 인정 범위 내에서 이유 있어 인용하고 나머지 청구는 이유 없어 기각하기로 하여 주문과 같이 판결한다.

마취 · 수술과정에서 환자관리문제 혹은 원인불명에 의해 발생한 사고사례들

III

III

마취 · 수술과정에서 환자관리문제 혹은 원인불명에 의해 발생한 사고사례들

1 정맥마취제의 투여량 혹은 병합투여와 관련한 사례들

▶ 사례 1 (외과)

I. 사건개요

환자 김ㅇㅇ(42세, 여자)은 2008. 7. 25. 18:00경 약 15년전부터 발생한 복합치핵의 치질에 대하여 수술적 치료를 받고자 정ㅇㅇ 의원에 내원하여 진료를 받고 2008. 7. 26. 13:45경 전신마취하에 복합적 치핵제거수술을 받았음. 사용한 마취약제는 마취시작 전 마취 전처치제로 pentazocine(1 ample)과 diazepam(1 ample)을 근육주사 하였고 마취 중에는 환자에게 18cc(180mg) 포폴을 간호사가 링겔셋트 사이드로 주입시키고 호흡, 맥박을 관찰하였으며 리도카인 2cc(20mg)를 종물부위에 추가로 투여하였음. 수술 후 의사가 수술부위를 마무리하고 환자상태를 보니 호흡이 없고 청진상 심정지된 상태였음. 심폐소생술을 시행하였으나 환자는 회복하지 못하고 사망함.

정ㅇㅇ의원은 마취기록지를 작성하지 아니하였고, 간호사가 약제를 주입하고 호흡, 맥박을 관찰하였다는 점을 밝히고 있음.

II. 서울중앙지방법원 제18민사부 진료기록감정촉탁서에 대한 회신(1) (2008가합 112396 손해배상(의))

■ 감정사항

1. 기초사실

사건개요의 내용과 동일함

2. 감정사항

가. 마취일반에 관하여

문1 전신마취를 예정할 때 마취시행 전에 환자의 진정 및 불안해소, 진통효과의 제공, 감염방지를 목적으로 필요한 약을 미리 마취전 투약을 하는지

답 예정된 수술을 위한 전신마취를 시행하기에 앞서 환자의 불안을 해소하고, 진통효과를 제공하기 위해 수면, 진정제와 진통제를 투여하고 마취와 수술에 따를 수 있는 바람직하지 않은 반사반응 undesirable reflex의 억제와 구강내 분비물을 감소시키기 위해서는 항콜린성 약제들(atropine, glycopyrrolate)을 투여하며 수술의 종류와 환자의 상태에 따라 감염방지를 목적으로 항생제를 투여함.

문2 전신마취를 시행함에 있어서 마취과전문의사가 아닌 간호사가 마취약제를 투여하는 등 마취업무를 수행하여도 되는지

답 간호사는 환자의 마취관리시에 마취과 전문의사 또는 의사의 업무를 보조할 수는 있으나 모든 의료행위는 의사의 지시, 감독하에 이루어져야 함. 특히 정맥마취제의 투여 등 환자의 상태에 직접적인 영향을 미칠 수 있는 행위를 할 경우에는 반드시 의사의 직접 감시, 감독하에 시행하여야 함.

문3 전신마취중인 환자에 대하여 주의깊게 살펴야 하는 신체상태는 어떤 것들인지

답 전신마취 중에는 환자의 순환상태, 호흡상태, 체온, 소변량 등 생체활력증후를 주의 깊게 관찰하여야 함. 즉, (1) 순환상태의 관찰을 위해서는 혈압, 맥박을 측정하고 심전도를 이용하여 심리듬과 심박수를 관찰함. (2) 호흡상태의 관찰을 위해서는 환자가 자발적 호흡을 할 경우에는 항상 흉곽의 움직임, 호흡음 등을 관찰하여 호흡의 충분한 정도를 확인하여야 하고 기도내삽관을 하고 인공호흡을 시행할 경우에는 호흡기의 1회 호흡량, 분시호흡량, 호흡횟수를 관찰하고 필요할 경우 이산화탄소분압 측정기capnometer를 이용하여 호기말 이산화탄소분압을 측정함. (3) 보조감시장치로는 사용이 간편하고 장비가격이 비교적 비싸지 않은 맥박산소포화도 측정기pulse oximeter를 사용하여 말초혈액내 산소포화도를 측정함으로써 순환과 호흡상태를 관찰할 수 있음. (4) 그리고 필요한 경우(큰 수술이거나 수술시간이 오래 걸릴 경우)에는 체온과 소변량을 측정하기도 함

문4 전신마취 환자에 대하여 심전도기기에 의한 감시없이 손가락에 Pulse oximeter만을 부착하여 관찰함이 타당한지

답 위의 문항에서 기술한 것처럼 pulse oximeter에 의한 말초혈액내 산소포화도 측정은 환자의 순환과 호흡상태를 관찰하는 중요한 환자감시방법의 하나로서 저환기나 저혈압에 따른 저산소증 발생시 신속한 진단에 큰 도움을 줄 수 있음. 그러나 저혈압, 저체온, 주위의 과도한 빛, 환자의 움직임, 심한 빈혈 등의 경우에는 산소포화도의 정확도가 떨어지는 단점으로 인해 다른 감시기구들(심전

도, 혈압기 등)과 함께 사용할 때 환자의 안전을 더 확보할 수 있음. 즉 Pulse oximeter는 보조감시기구라고 할 수 있음.

문5 전신마취를 시행함에 있어 마취기록을 작성하는 것은 수술종료 후 한꺼번에 기록하는지, 아니면 마취를 위한 각종 처치가 이루어질 때마다 곧 바로 작성하여야 하는지

답 전신마취하의 환자상태는 순간적으로 변화할 수 있기 때문에 마취기록의 작성시 생체활력징후(혈압, 맥박 등)의 변화는 보통 5분단위로 기록하는 것이 원칙임. 그리고 마취와 수술 중 주요 처치(마취약제, 수액, 혈액성분제제 투여, 자세변화 등)가 이루어질 때마다 곧 바로 처치내용을 기록하여야 함.

문6 포폴제품의 계량단위에 관하여 포폴제품 1cc는 프로포폴 몇 mg에 해당하는지(포폴 1cc와 1mg은 동일한 용량인지)

답 포폴pofol은 중요한 정맥마취제로서 보통 1%(1cc = 10mg) 용액을 사용함.
프로포폴propofol도 동일 약제로서 1% 제품은 역시 1cc = 10mg 임.

나. 정외과의원의 진료기록에 관하여

문1 망인의 복합치핵의 치료를 위한 치핵제거술을 함에 있어서 전신마취를 시행함이 타당한지

답 치핵제거술의 마취방법으로는 전신마취, 부위마취(척추마취, 경막외마취) 모두 시행할 수 있으며 마취방법의 선택은 마취를 담당하는 의사의 선택에 달려있으므로 치핵제거술의 마취방법으로 전신마취를 선택한 것은 타당하다고 생각함.

문2 정외과의원은 망인에 대하여 전신마취를 시행하기에 적정한 상태인지 여부에 관하여 적절한 검사를 하였는지

답 진료기록부를 살펴본 결과 수술전 검사로는 혈액학적검사, 흉부방사선검사, 심전도검사, 간기능검사, 신기능검사, 혈당검사, 소변검사를 시행하였고 혈압을 측정한 것으로 기록되어 있음. 이를 볼때 수술전 검사는 충분히 이루어진 것으로 판단함.

문3 정외과의원은 망인에 대한 전신마취 직전인 13:45경 망인에게 펜타조신과 디아제팜을 근육주사하였는 바,

❶ 펜타조신과 디아제팜을 전신마취전에 주사한 이유는 무엇인지

답 펜타조신pentazocine은 진통목적으로 디아제팜diazepam은 환자를 진정시킬 목적으로 사용한 것으로 생각함.

❷ 펜타조신은 어떤 효과를 나타내는지

답 펜타조신pentazocine은 마약성 진통제의 효과와 길항효과를 동시에 가지고 있는 진통제로서 일반적으로 통증을 경감시키기 위한 목적으로 사용하는 약제임.

❸ 펜타조신은 마약성인지 여부

답 마약성성분 약제라고 할 수 있음.

❹ 펜타조신의 투여시 나타날 수 있는 부작용은 어떤 증상이 있는지

답 부작용으로는 진정작용과 어지러움, 발한작용 diaphoresis, 불쾌감 dysphoria 등이 있음.

❺ 디아제팜은 어떤 효과를 나타내는지

답 디아제팜 diazepam은 벤조디아제핀 benzodiazepine계 약제로서 용량에 따라 경미한 진정에서부터 심한 혼수상태까지 중추신경계를 억제시키며 기억소실을 유발시키고 동시에 골격근 이완작용과 강력한 항경련 작용을 가지고 있음.

❻ 디아제팜을 투여하는 경우에 경구투여, 정맥주사, 근육주사의 방법들 중 어떤 투여방법이 가장 적절한지

답 디아제팜은 경구투여로 가장 많이 사용하나 필요에 따라 정맥투여를 하기도 함. 근육주사는 주사시의 통증과 효과의 불확실성 때문에 사용하지 않음.

❼ 디아제팜의 투여시 나타날 수 있는 부작용은 어떤 증상이 있는지

답 정맥으로 과량 투여시 의식소실, 중등도의 호흡억제를 보이며 특히 마약성 진통제와 함께 사용할 때는 호흡억제를 한층 더 증가시킴으로 주의하여 환자상태를 관찰하여야 함.

❽ 디아제팜을 마약성약물과 동시에 투여할 경우에 동시 투여하지 않을 경우와 비교하여 그 부작용의 발현빈도나 정도는 어떠한지

답 위의 문항에서 기술한 것처럼 마약성진통제와 동시에 투여할 경우 호흡억제 효과가 더 심해질 수 있음.

문4 정외과 의원은 망인에 대한 전신마취를 위하여 포폴을 정맥주사하였는 바,

❶ 일반적으로 전신마취를 위한 포폴의 적정투여량은 체중 1kg당 몇 mg인지

답 마취유도 용량으로는 1-2.5mg/kg을 사용하며 마취유지 용량으로는 50-200ug/kg/min, 진정용량으로는 25-100ug/kg/min의 용량을 사용함.

❷ 나이 42세, 체중 60kg의 여성인 망인에 대한 전신마취를 위하여 포폴의 적정투여량은 몇 mg정도인지

답 위의 용량으로 볼때 마취유도시에는 60-150mg, 마취유지를 위한 점적 주입시에는 3-12mg/분으로 계산되나 포폴은 호흡억제작용과 심혈관 억제작용을 가지고 있으므로 사용허용량 범위내에서 가능한 적은 량을 사용하는 것이 안전함(특히 심장예비력이 제한된 노인환자나 저혈량증의 환자에서는 사용허용량 범위내에서도 사용시 주의가 필요함).

❸ 포폴을 투여할 경우 나타날 수 있는 부작용은 어떤 증상들이 있는지(가능하면 상세한 답변을 바람)

답 심혈관계에 미치는 영향은 전신혈관저항 저하, 심근수축력과 전부하의 감소로 혈압하강을 일으키고 호흡계에 미치는 영향으로는 마취유도시 호흡억제나 무호흡이 발생할 수 있음.

무호흡의 빈도는 투여기간, 투여용량, 투여속도 및 사용한 전처치제 약제에 따라 달라짐.

❹ 마약성 약물을 전신마취전 투약한 경우에 포폴에 의한 전신마취시 일시적 무호흡이 나타날 수 있는 확률은 어느 정도인지

답 정확한 확률을 말하기는 어려우나 마약성 약물을 전신마취전 투약한 환자에서 포폴을 투여할 경

우 무호흡 발생빈도가 높을 것으로 추정함.

❺ 마약성 진통제나 벤조디아제핀 진정제가 포폴의 효과발생에 어떤 영향을 주는지

답 위의 문항들에서 기술한 것처럼 마약성 진통제, 벤조디아제핀 진정제가 투여된 환자에서 포폴이 투여될 경우 순환억제와 호흡억제를 가중 시킬 수 있음.

문5 정외과 의원은 망인에 대하여 포폴의 정맥주사로 전신마취한 후 리도카인 2cc를 종물주위에 국소마취로 추가 투여하였다고 하는 바,

– 리도카인의 투여로 나타날 수 있는 부작용은 무엇인지

답 리도카인도 다량이 정맥으로 흡수될 경우 순환계, 호흡계, 중추신경계 등에 독성작용을 나타낼 수 있으나 2cc 용량으로는 문제가 되지 않으리라고 판단함.

문6 펜타조신과 디아제팜으로 전처치를 하고 포폴에 의하여 전신마취를 시행할 때 전신마취환자의 일시적 무호흡상태가 발생할 경우에는 어떻게 대처하여야 하는지

답 항상 환자의 호흡과 순환상태의 변화를 관찰하고 무호흡 발생시에는 즉시 산소마스크를 부착하여 인위적으로 환기를 시켜주어 환자가 저산소증에 빠지지 않도록 하여야 함.

위 경우에 환자에 대한 가벼운 자극만으로도 일시적 무호흡상태가 해소될 수도 있다고 하는데, 과연 그러한지

답 환자가 의식소실 정도가 얕아 자극에 쉽게 반응 할 경우(눈을 뜨라면 눈을 뜨는 등)에는 자발적 호흡이 돌아오는 경우도 있으나 마취유도 목적으로 다량의 마취약제를 투여한 후 무호흡이 발생한 경우에는 보조환기 및 조절환기가 반드시 필요하다고 판단함.

문7 정외과 의원은 "수술부위를 소독하고 거즈, 패드, 반창고로 마무리하고 환자상태를 보니 호흡이 없어 청진해 보니 심장이 멎어 있었습니다. 위급한 상태라서 흉부를 압박하여 인공심폐소생술을 시도해도 반응이 없어 마우스 투 마우스 방법을 시도하였으나 반응이 없어 산소호흡기 사용을 해 보았습니다만 요지부동이였습니다." 라고 밝히고 있는 바,

❶ 수술 마무리 후 비로소 호흡정지와 심정지를 확인한 점에 비추어 전신마취 중이 망인의 맥박, 혈압과 호흡 등 상태를 관찰하였다고 할 수 있는지

답 마취기록지에 기록이 전혀 되어 있질 않아 정확한 내용을 알기는 어려우나 환자가 심정지와 호흡정지를 일으킬 때까지 환자상태를 파악하지 못한 것으로 보아 마취 및 수술 중에 지속적으로 환자상태를 감시하지 않은 것으로 추정됨

❷ 흉부압박, 마우스 투 마우스 방법, 산소호흡기에 의한 심폐소생술 이외의 강심제 등의 약물투여, 제세동조치, 기관삽관에 의한 기도확보 등 더 효과적인 다른 방법에 의한 소생노력을 하지 아니하여도 되는지

답 문제는 환자에서 심정지나 호흡정지가 발생한 후 얼마나 빨리 심(호흡)정지상태를 발견하였는지가 환자의 소생여부에 매우 중요한 영향을 미친다는 것임. 효과적인 심폐소생술을 위해서는 호흡과 심정지가 발생하였을 때 빨리 기관내 삽관을 하거나 안면마스크face mask를 사용하여 100% 산소

로 인공환기를 시행하여 환자에게 충분한 산소를 공급하고 심장마사지 시행, 혈압상승제(epinephrine 등) 및 심폐소생술 약제의 투여, 심실제세동기defibrillator의 사용 등이 원칙이나 개인의원에서 심폐정지가 발생한 경우에는 인력, 소생술에 필요한 약제, 기구 및 장비의 부족 등으로 효과적인 소생술을 시행하기가 어려울 것으로 판단함.

III. 서울중앙지법 2008가합 112396 손해배상(의)건의 사실조회에 대한 회신(2)

■ 조회할 사항

가 마취분야에서 "수면마취" 방법이 따로이 있는지, "수면마취"가 마취학분야의 의학적 용어인지

답 수면마취의 정식 명칭은 Monitored Anesthesia Care(MAC)라 하며 소수술을 위한 국소 또는 부위마취시에 최면밑 용량subanesthetic dose의 정맥마취제를 사용하여 환자의 진정, 불안해소, 기억상실과 편안함을 가져오기 위해 사용하는 마취방법임. 최적의 수면마취는 수술 중에는 호흡억제, 혈압하강, 오심, 구토와 같은 부작용을 일으키지 않고 적절한 진정상태를 유지하며 수술 후에는 의식이 빨리 돌아올 수 있도록 하는 것으로 약제의 용량을 적절하게 조절하여야 함. 따라서 수면마취도 마취방법의 한 분야임

나 소위 "수면마취"는 전신마취에 비하여 다른 점은 무엇인지

답 전신마취의 원래 의미는 수술환자에서 먼저 정맥마취제를 투여하여 환자의 의식을 소실시키고mental block, 근이완제를 투여하여 기도내 삽관을 하고 호흡을 인공환기로 유지시키며motor block, 흡입마취제 혹은 정맥마취제를 지속적으로 투여하여 적정마취농도를 유지함으로 수술 중 환자의 통증을 차단하고sensory block, 움직임, 의식회복, 바람직하지 않은 반사반응을 차단reflex block하여 대수술의 경우에도 환자가 편안하게 수술을 받을 수 있게 하는 주요 마취방법임.

이에 비해 수면마취는 비교적 소수술의 경우 시행하는 마취방법으로 근이완제의 사용이나 기도내 삽관 등을 하지 않고 환자가 자발적인 호흡을 유지하는 상태에서 최면밑 용량subanesthetic dose의 정맥마취제(수면제, 진정제, 진통제 등)를 사용하여 환자의 진정, 불안해소, 기억상실과 편안함을 가져오기 위해 사용하는 마취방법임. 이때도 환자상태 변화에 대한 지속적 감시는 절대 필요함. 그리고 수면마취는 넓은 의미로서의 전신마취의 한 방법이라고 할 수 있음.

특히 포폴의 적정투여량에 있어서 전신마취와 수면마취의 경우에 어떻게 각각 다른지

답 전신마취때는 마취유도 목적으로는 포폴 1-2.5mg/kg을 사용하며 마취유지 용량으로는 50-200ug/kg/min을 투여하며 수면마취와 같이 진정목적으로 사용할 때는 25-100ug/kg/min을 투여함.

다 나이 42세, 체중 60kg의 여성환자에게 "수면마취"를 위하여 포폴 18cc를 투여한 것은 적정량인지

답 포폴 18cc는 180mg 이므로 60kg 환자의 경우 1.5-6mg/분(90mg-360mg/시간)으로 계산됨으로 1시간에 걸쳐 투여되었다면 적정 사용량의 범위에 있다고 할 수 있음. 그러나 약제의 적정 사용량의 범위가 넓고 환자의 전신상태, 다른 진정제 혹은 진통제의 겸용 여부에 따라 환자마다 반응이 각각

다르므로 사용시에 환자 상태의 지속적 관찰은 반드시 필요함.

IV. 서울 중앙지방 법원 제18민사부 판결(사건 2008가합112396 손해배상(의))

■ 주문

1. 피고는 원고 문○○에게 49,527,779원, 원고 문○○, 문○○, 문○○에게 각 29,385,186원 및 각 이에 대하여 2008.7.27부터 2009.5.19까지 연 5%, 그 다음날부터 다 갚는 날까지 연 20%의 각 비율로 계산한 금원을 지급하라.
2. 원고들의 나머지 청구를 각 기각한다.
3. 소송비용 중 1/2은 원고들이, 나머지는 피고가 각 부담한다.
4. 제 1항은 가집행할 수 있다.

■ 청구취지

피고는 원고 문○○에게 102,210,561원, 원고 문○○에게 48,934,474원, 원고 문○○에게 60,934,474원, 원고 문○○에게 48,934,474원 및 위 각 금원에 대하여 2008.7.27부터 이 사건 소장부분 송달일까지 연 5%, 그 다음날부터 다 갚는 날까지 연 20%의 각 비율도 계산한 금원을 지급하라.

■ 이유

1. 기초사실

가. 당사자들의 지위

(1) 피고는 서울 ○○구 ○○동에서 정○○ 외과(이하 '피고 병원' 이라고 한다)를 개설·운영하고 있는 의사이다.

(2) 망 김○○(이하 '망인' 이라고 한다)은 피고로부터 치핵제거수술(치질수술, 이하 '이 사건 수술' 이라고 한다)을 받다가 사망하였는데, 원고 문○○은 망인의 남편이고, 원고 문○○, 문○○, 문○○은 망인의 자녀들이다.

나. 망인의 사망경위

(1) 망인의 수술 전 상태와 수술결정 경위

망인(1966. 9. 30생)은 2008. 7. 25. 18:00경 15년 전 발생한 복합 치핵(치질)으로 인하여 항문에서 피가 나오고 통증이 심해지자 피고 병원에 내원하여 피고로부터 진찰을 받았는데, 진찰 결과 직장부위에서 출혈성 정맥류와 항문 외부에서 외치핵 등이 다수 발견되어 수술적 치료가 필요하다는 피고의 권유에 따라 수술을 받기로 결정하였다.

피고는 망인에 대하여 수술 전 검사로서 혈액학적 검사, 흉부방사선검사, 심전도검사, 간기능검사,

신기능검사, 혈당검사, 소변검사 등을 실시하였는데, 그 결과 수술에 지장을 줄 만한 특별한 이상소견은 발견되지 않았고, 이에 망인에게 다음날인 2008. 7. 26. 10:00까지 금식상태로 피고 병원에 입원하라고 하였다.

(2) 피고의 수술시행과 망인의 사망

이 사건 수술은 전신 수면마취 상태에서 약 20분 동안 시행할 예정이었는데, 피고는 2008. 7. 26. 13:45경 원고에게 마취 전 투약으로서 항생제인 링코마이신Lincomycin을 정맥주사하고, 진통제인 펜타조신pentazocine과 진정제인 디아제팜diazepam을 각 근육주사하였다.

망인은 같은 날 14:00경 수술실에 입실하였고, 피고는 마취전문의의 참여 없이 피고 병원 소속 간호사 3인과 함께 망인에게 맥박산소포화도측정기pulse oximeter만을 부착한 채 이 사건 수술을 시행하면서, 간호사로 하여금 망인(체중 60kg)에게 정맥마취제인 포폴popol 18㎖(180mg)를 링거세트사이드를 통해 투약하도록 하여 망인을 수면마취 하였고, 이어 수술부위인 외치핵 부위를 리도카인 2㎖로 국소마취 하였다.

피고는 레이저로 직장부위에 있던 3군데의 정맥류와 항문외부에 있던 3군데의 외치핵들을 차례로 제거한 후 수술부위를 소독하는 등으로 수술을 마무리하였고, 수술을 마친 직후 망인의 상태를 살펴보았는데, 그때 망인은 이미 호흡정지 및 심정지 상태에 빠져있었다.

이에 피고는 망인에 대하여 흉곽압박과 구강대구강 인공호흡 방법으로 심폐소생술을 시도하였으나, 망인의 상태는 회복되지 않았다.

한편, 이 사건 수술은 약 20분 정도 소요되었는데, 피고는 수술 중 망인의 맥박과 호흡상태를 알 수 있는 마취기록지를 작성하지 않았고, 피고 병원의 수술실에는 위 맥박산소 포화도 측정기 외에는 심전도, 혈압기 등 수술 중 환자의 상태에 대한 다른 감시장치는 없었으며, 응급상황에 대비한 약제와 장비들도 제대로 갖추어져 있지 않았다.

다. 관련 의학지식

(1) 마취 전 투약의 목적과 펜타조신, 디아제팜의 효과, 부작용 등

예정된 수술을 위한 전신마취를 시행하기에 앞서 환자의 불안을 해소하고, 진통효과를 제공하기 위해 수면, 진정제와 진통제를 투여하고, 마취와 수술에 따를 수 있는 바람직하지 않은 반사반응undesirable reflex의 억제와 구강내 분비들을 감소시키기 위해 항콜린성 약제들(atropine, glycopyrrolate)를 투여하며, 수술의 종류와 환자의 상태에 따라 감염방지를 목적으로 항생제를 투여한다.

펜타조신pentazocine은 마약성 진통제의 효과와 길항효과를 동시에 가지고 있는 진통제로서 일반적으로 통증을 경감시키기 위한 목적으로 사용되는 약제이고, 마약성 성분 약제라고 할 수 있다. 부작용으로는 진정작용과 어지러움, 발한작용diaphoresis, 불쾌감dysphoria 등이 있다.

디아제팜diasepam은 벤조디아제핀benzodiazepine제 약제로서 용량에 따라 경미한 진정에서부터 심한

혼수상태까지 충추신경계를 억제시키고 기억소실을 유발시키며 동시에 골격근 이완작용과 강력한 항경련 작용을 가지고 있다. 디아제팜은 경구투여로 가장 많이 사용되나 필요에 따라 정맥투여를 하기도 하는데, 근육주사는 주사시의 통증과 효과의 불확실성 때문에 사용하지 않는다. 정맥으로 과량 투여시 의식소실, 중등도의 호흡억제를 보이며, 특히 마약성 진통제와 함께 사용할 때에는 호흡억제를 한층 더 증가시키기 때문에 주의하여 환자상태를 관찰하여야 한다.

(2) 수면마취의 개념, 정맥마취제 포폴의 용량과 부작용

수면마취(MAC, Monitored Anesthesia Care)는 비교적 소수술의 경우 시행하는 마취방법으로 본래적 의미의 전신마취와 달리 근이완제의 사용이나 기도내삽관 등을 하지 않고 환자가 자발적인 호흡을 유지하는 상태에서 최면밑 용량(subanesthetic dose, 최면용량 이하의 소량)의 정맥마취제(수면제, 진정제, 진통제 등)를 사용하여 환자의 진정, 불안 해소, 기억상실과 편안함을 가져오기 위해 사용하는 마취방법이고, 최적의 수면마취는 수술 중에는 호흡억제, 혈압하강, 오심, 구토와 같은 부작용을 일으키지 않고 적절한 진정상태를 유지하며, 수술 후에는 의식이 빨리 돌아올 수 있도록 하는 것으로 약제의 용량을 적절하게 조절하여야 한다. 이때에도 환자상태에 대한 지속적인 감시는 필요하고, 수면마취도 넓은 의미에서는 전신마취의 한 방법이다.

정맥마취제인 포폴popol의 적정부여량은 전신마취의 유도 용량으로는 1-2.5mg/kg을 사용하고, 마취유지용량으로는 50-200㎍/kg/min을 투여하며, 수면마취와 같이 진정 목적으로 사용할 때에는 25-100㎍/kg/min을 투여한다. 60kg인 환자에 대한 수면마취시 적절한 포폴의 투여량은 1.6-6mg/min(90-360mg/hr)으로서, 포폴 180mg정도의 양은 1시간에 걸쳐 투여되었다면 적정한 투여량이다. 그런데 포폴은 호흡억제작용과 심혈관 억제작용을 가지고 있으므로 사용 시 용량 범위 내에서 가능한 적은 양을 사용하는 것이 안전하고, 환자의 전신상태, 다른 진정제, 진통제 적용여부에 따라 환자마다 반응이 다르므로 사용 시 환자상태의 지속적인 관찰은 반드시 필요하다. 마약성 진통제, 벤조디아제핀 진정제가 투여된 환자에게 포폴이 투여된 경우 순환억제와 호흡억제를 가중시킬 수 있다.

(3) 마취시 주의사항

전신마취 중에는 환자의 순환상태, 호흡상태, 체온, 소변량 등 생체활력징후를 주의 깊게 관찰하여야 한다. ① 순환상태의 관찰을 위해서는 혈압, 맥박을 측정하고, 심전도를 이용하여 심리듬과 심박수를 관찰한다. ② 호흡상태의 관찰을 위해서는 환자가 자발적 호흡을 할 경우에는 항상 흉곽의 움직임, 호흡음 등을 관찰하여 호흡의 충분한 정도를 확인하여야 하고, 기관내삽관을 하고 인공호흡을 시행할 경우에는 호흡기의 1회의 호흡량, 분시호흡량, 호흡횟수를 관찰하고 필요할 경우 이산화탄소분압측정기capnometer를 이용하여 호기말 이산화탄소분압을 측정한다. ③ 보조감시장치로는 사용이 간편하고 장비가격이 비교적 비싸지 않은 맥박산소포화도 측정기pulse oximeter를 사용하여 말초혈액 내 산소포화도를 측정함으로써 순환과 호흡 상태를 관찰할 수 있으나, 저혈압, 저체온, 주위의 과도한 빛, 환자의 움직임, 심한 빈혈 등의 경우에는 산소포화도의 정확도가 떨어지는 단점으로

인해 다른 감시기구들(심전도, 혈압기 등)과 함께 사용할 때 환자의 안전을 더 확보할 수 있다. ④ 필요한 경우(큰 수술이거나 수술 시간이 오래 걸릴 경우)에는 체온과 소변량을 측정하기도 한다.

전신마취하의 환자 상태는 순간적으로 변화할 수 있기 때문에 마취기록의 작성 시 생체활력징후(혈압, 맥박 등)의 변화는 보통 5분 단위로 기록하는 것이 원칙이다. 마취와 수술 중 주요 처치(마취약제, 수액, 혈액성분제제 투여, 자세변화 등)가 이루어질 때 마다 곧바로 처치내용을 기록하여야 한다.

(4) 전신마취 환자의 무호흡 상태 발생 시 대응요령

전신마취환자의 경우 항상 환자의 호흡과 순환상태 변화를 관찰하고, 무호흡 발생 시에는 즉시 산소마스크를 부착하여 인위적으로 환기를 시켜주어 환자가 저산소증에 빠지지 않도록 하여야 한다. 환자가 의식소실 정도가 얕아 자극에 쉽게 반응할 경우(눈을 뜨라면 눈을 뜨는 등)에는 자발적 호흡이 돌아오는 경우도 있으나, 마취유도 목적으로 다량의 마취 약제를 투여한 후 무호흡이 발생한 경우 보조환기 및 조절환기가 반드시 필요하다고 판단된다.

환자에게 심정지나 호흡정지가 발생한 후 얼마나 빨리 심(호흡)정지 상태를 발견하였는지가 환자의 소생여부에 중요한 영향을 미친다. 효과적인 심폐소생술을 위해서는 호흡과 심정지가 발생하였을 때는 빨리 기도내 삽관을 하거나, 안면마스크Face mask를 사용하여, 100% 산소로 인공환기를 시행하여 환자에게 충분한 산소를 공급하고 심장마사지 시행, 혈압상승제(epinephrine 등) 및 심폐소생술 약제의 투여, 심실제세동기defibrillator의 사용 등이 원칙이다.

2. 손해배상책임의 발생

가. 책임의 근거

(1) 망인에 대한 경과관찰을 게을리 한 과실여부에 관한 판단

앞에서 본 사실관계 및 관련의학 지식에 비추어 알 수 있는 다음과 같은 사정, 즉 ① 이 사건 수술 이전에 실시한 각종 검사결과에 의하면, 망인은 수술 대상인 치질 증상 이외에 이 사건 수술에 지장을 줄 만한 특별한 이상 증세는 없었던 점, ② 피고가 망인에게 투여한 정맥마취제인 포폴은 그 자체로 호흡억제의 부작용이 있어 사용허용량의 범위 내에서 가능한 적은 양을 투여하여야 하고, 더욱이 마취 전에 마약성 진통제와 벤조디아제핀계 진정제를 함께 투여하였을 경우 호흡억제의 부작용이 더욱 가중될 수 있는데, 피고는 마취 전 망인에게 마약성 진통제인 펜타조신pentazocine과 벤조디아제핀계 진정제인 디아제팜diazepam을 함께 투여하였고, 당시 체중 60kg이었던 망인에게 20분 정도 수면마취 시 포폴 적정 사용량은 30-120mg인데, 그 범위를 초과 하여 180mg을 한꺼번에 투여하였던 점, ③ 위와 같이 마취 전 펜타조신과 디아제팜을 투여한 후 여기에 적정 사용량을 초과하는 양의 포폴을 한꺼번에 투여하는 경우에는 그 부작용으로 환자에게 일시적인 무호흡 상태가 발생할 가능성이 높아지는 점, ④ 환자에게 심정지나 호흡정지가 발생하였을 때에는 얼마나 빨리 심(호흡)정지 상태를 발견하였는지가 환자의 소생여부에 중요한 영향을 미치는데, 피고가 수술을 마친 후 망인의

상태를 확인하였을 때 망인은 이미 호흡정지 및 심정지 상태에 빠져 있어 적절한 응급처치의 시기를 놓친 것으로 보이는 점 등에 비추어 보면, 피고로서는 마취전 망인에게 마약성 진통제인 펜타조신과 벤조디아제핀계 진정제인 디아제팜을 함께 투여하였고, 여기에 정맥마취제인 포폴을 적정사용량을 초과하여 투여함으로써 무호흡상태가 발생할 위험성이 가중되어 있었으므로, 마취 중 망인의 호흡상태와 순환상태 등 생체활력징후를 지속적으로 주의 깊게 관찰하고, 이상증상이 발견되었을 때에는 그에 대한 적절한 조치를 취할 주의의무가 있음에도 불구하고 이를 게을리하고 망인에게 다소 정확도가 떨어지는 맥박산소포화도 측정기 만을 부착한 채 수술을 시행하면서, 수술 중 망인의 호흡과 순환 상태를 지속적으로 관찰하지 아니한 과실이 있고, 정맥마취제인 포폴 등의 부작용으로 나타날 수 있는 망인의 호흡정지 상태를 신속하게 발견하지 못하여 적절한 응급조치시기까지 놓쳐서, 이로 인하여 망인은 이 사건 수술 중 호흡정지 및 심정지 상태에 빠져 그대로 사망에 이르게 되었다 할 것이므로, 피고는 위와 같은 과실로 말미암아 망인과 원고들이 입은 모든 손해를 배상할 책임이 있다.

이에 대하여 피고는, 망인이 마취제 포폴이나 리도카인 등에 대하여 아나필락시스 반응(anaphylactic response, 이상과민반응)을 일으켰거나, 스트레스성 화병으로 심폐기능이 약화된 상태에서 마취제를 견디지 못하여 사망하였다고 주장하므로 보건대, 이를 인정할 증거가 없다.

(2) 설명의무 위반 여부에 관한 판단

원고는, 피고가 망인에 대한 수술과 마취를 시행하기 이전에 마취에 따르는 위험성과 부작용 등을 설명할 의무가 있음에도 이를 이행하지 않았다고 주장하므로 보건대, 앞에서 본 증거들에 의하면, 피고는 망인에게 수술(검사, 마취)의 필요성, 내용, 예상되는 합병증, 후유증 등에 대한 설명을 의사로부터 들었으며, 본 수술(검사, 마취)로서 불가항력적으로 야기될 수 있는 합병증 또는 환자의 특이 체질로 인해 우발적으로 사고가 일어날 수도 있다는 것을 사전 설명한 사실이 인정되고, 달리 피고가 설명의무를 위반 하였다는 점을 인정한 증거가 없다.

나. 책임의 제한

다만, 앞에서 본 증거들에 변론 전체의 취지를 종합하면, 이 사건 사고발생에는 망인의 신체적 소인도 영향을 미쳤다고 보이고, 피고는 개인병원을 운영하는 의사로서 마취 부작용으로 인한 처치에 어려움이 있었을 것이라는 점도 인정되는 바, 이러한 사정을 이 사건 의료사고로 인하여 피고가 배상하여야 할 손해액을 산정할 때 참작하는 것이 손해의 공정한 분담이라는 손해배상제도의 이념에 부합하므로, 위 사실관계에 비추어 피고의 책임비율을 65%로 제한함이 상당하다.

3. 손해배상책임의 범위

생략

4. 결론

그렇다면, 피고는 원고 문○○에게 49,527,779원(장례비 1,950,000원 + 상속금액 39,577,779원+위자료 8,000,000원), 원고 문○○, 문○○, 문○○에게 각 29,385,186원(상속금액 26,386,186원+위자료 3,000,000원) 및 각 이에 대한 사건 사고임 이후로서 원고가 구하는 2008. 7. 27부터 피고가 이행의무의 존부 및 범위에 관하여 발생함이 상당하다고 인정되는 이 판결신고일인 2009. 5. 19.까지 민법이 정한 연 5%, 그 다음날부터 다 갚는 날까지 소송촉진 등에 관한 특례법이 정한 연 20%의 각 비율로 계산한 지연손해금을 지급할 의무가 있다고 할 것이므로, 원고들의 청구는 위 인정 범위 안에서 이유 있이 이를 각 인용하고, 나머지는 이유 없이 이를 각 기각하기로 하여, 주문과 같이 판결한다.

▶ 사례 2(산부인과)

I. 사건 개요

변사자 안ㅇㅇ(만 25세 여)은 1996. 6.1. 15:00경 ㅇㅇ시 ㅇㅇ동 소재 ㅇㅇ산부인과에서 임신중절수술 중 호흡장애 및 심기능장애를 일으켜 같은 날 17:30경 ㅇㅇ시 ㅇㅇ동 소재 ㅇㅇ대학병원으로 옮겨 치료를 받다가 다음 날 6. 2. 04:10경 동 병원 중환자실에서 사망한 사건임.

진료기록에 의하면 변사자는 1996. 6. 1. 임신중절수술을 시행받았으며 당시 pentazocin, valium 및 pentothal 등의 약제로 마취유도 하였고, 임신중절수술이 거의 마무리 단계에서 갑자기 심장박동과 호흡이 마비되었다고 기술되어 있음.

국립과학수사연구소 부검소견에는 사용된 pentazocin (1ample), valium(1ample) 및 pentothal(6cc)등의 약제는 그 각각의 용량 및 약효에서는 별다른 위험성이 없으나 이들 약제를 동시 또는 혼합 사용할 때에는 각 약제의 상호작용에 의해 그 약효가 증폭될 수 있으며 이러한 경우 호흡장애 및 심기능장애를 초래할 위험성이 있으나(참고문헌 : G.E. Morgan Anesthesiology, Lange 1992 p.127) 부검소견과 진료기록상의 내용만으로 그 근거를 증명할 수 없는바 이러한 가능성에 대해서는 마취과학회 등 해당분야 전문기관의 의견이 수렴되어야 할 것으로 사료된다고 기술되어 있음.

II. ㅇㅇ경찰서 형사 61110-7206건의 수사협조 의뢰에 대한 회신(1)

문1 상기 세가지 약제의 혼용이 일반적으로 통용되는 방법인지 여부.

답 Pentothal sodium 은 환자의 의식소실을 유도하기 위해 가장 흔히 사용되는 barbiturate 계의 정맥마취제이며, valium 은 진정, 수면작용을 유도하기 위해 흔히 사용되는 benzodiazepine계의 진정, 수면제이며 pentazocine 은 진통목적으로 가끔 사용되는 opioid agonist-antagonist 계의 약제로 주마취제로 흡입성 마취제를 사용하는 전신마취시에는 세 약제를 동시에 사용하는 경우는 흔치 않으나 부위마취(척수마취, 경막외마취 등)의 경우 마취효과가 불충분하거나 환자의 수면을 유도할 필요가 있을 때 환자상태(특히 호흡, 순환상태)의 지속적 감시하에 세 약제를 병용 사용하는 경우가 있음.

문2 이러한 경우 어떠한 위험성이 있는지 여부.

답 가장 큰 위험은 호흡과 순환기능의 억제임. 이 약제들을 각각 사용할 경우에는 호흡과 순환기능의 억제작용이 미약할 수 있으나 동시에 투여할 경우는 각각의 작용효과를 합한 것보다 더 강력한 호흡 및 순환억제 작용을 일으킬 수 있으므로(Synergistic effect) 이때는 환자의 상태를 지속적으로 감시하여야 함.

문3 그 위험대상이 획일적인 것인지 또는 특정군의 대상에서만 적용되는 것인지 답 세 약제의 동시 사용시 나타나는 호흡 및 순환억제 효과는 연령, 환자의 신체상태 및 질환의 정도 등에 따라 다르게 나타남. 즉, 건강한 젊은 사람에 비해 유.소아나 노인환자에서는 억제효과가 크게 나타나며 탈수, 출혈 등으로 인한 체액소실로 체내 세포외 수액량이 감소되었을 시나 환자가 심폐질환을 동반할 때, 약제의 대사 및 배설기능을 가진 간과 신장 등에 이상이 있을 시에는 약제의 억제효과가 훨씬 크게 나타남.

문4 간이나 심장 등에 내재된 특별한 질환이 없는 경우에도 그러한 위험성을 예측 가능한지 여부.

답 환자가 간질환이나 심장질환을 갖지 않은 경우에는 질환을 가진 경우보다 약제들의 호흡.순환억제 효과가 적게 나타날 수 있으나 질환을 갖지 않은 환자라도 호흡이나 순환기능 억제의 위험성이 전혀 없는 것이 아니기 때문에 이러한 약제들을 동시에 사용할 때는 항상 환자상태의 지속적 관찰이 매우 중요함.

III. ○○경찰서 형사 61110-7906건의 수사협조 의뢰에 대한 회신(2)

문1 변사자에게 1-2 분간에 걸쳐 투약하였다는 진통제 "펜타조신 1 앰플", "바리움 1 앰플", 마취제인 "펜토탈 쏘디움 6cc"가 적정한 양인지 여부, 투약한 시간은 적정한지, 특히 변사자와 같이 출산 후 100일밖에 되지 않고 입덧으로 몸이 쇠약해져 있는 사람에게 위와 같은 방법으로 위와 같은 양을 투여한 것이 적절한 것인지 여부.

답 펜타조신pentazocin 1앰플, 바리움valium 1앰플, 펜토탈 소디움pentothal sodium 6cc 는 각각의 용량으로는 통상 사용량의 범위로서 호흡이나 순환에 미치는 영향이 경미하나 세 약제를 동시에 투여하였다면 과용량으로 인해 호흡과 순환에 심한 억제작용을 일으킬 수 있음. 즉 세가지 약제를 동시에 투여하였는지 혹은 어느 정도의 충분한 시간 간격을 두고 투여하였는지에 따라 호흡과 순환에 미치는 영향이 달라짐.

몸이 쇠약해져 있다는 것이 구체적으로 환자의 어떤 상태를 말하는지 알 수 없으나 지난번 회신에서 언급한 것처럼 환자가 심폐질환을 가졌거나 탈수, 출혈 등으로 인한 체액소실로 체내 세포외 수액량이 감소되었을 시나 간, 신장기능의 이상으로 대사 및 배설에 장애가 있을 시에는 약제의 호흡과 순환에 미치는 영향(억제작용)이 큼으로 약제의 사용량을 줄이고 환자상태를 계속 감시하는 등의 주의가 필요함.

문2 위 3가지 주사제 작용으로 인한 부작용을 최소화하기 위하여 투약전 실시할 수 있는 검사방법으로는 무엇이 있는지 및 통상 실시하는 검사방법은 무엇인지, 이와같은 검사방법을 사용하지 않고 문진만 하고 바로 투약하는 것으로 충분한지, 특히 변사자와 같이 몸이 쇠약해져 있는 환자에게 특별한 검사 없이 문진만 하고 바로 투약할 수 있는지 여부.

답 위 약제들의 사용으로 인한 부작용을 최소화하기 위해서는 수술전 환자의 전신상태와 심폐기능의 이상 유무를 아는 것이 중요함. 대학병원이나 종합병원에서는 일반적으로 수술전에 기본검사(흉부방사선검사, 일반 혈액검사, 간기능검사, 요검사, 심전도검사 등)를 시행하고 있으며 일부 개인 의원에서는 여러가지 여건상 수술전 환자상태와 수술의 종류에 따라 위의 검사중 일부를 생략하거나 문진에 의한 과거력 조사만으로 검사를 대신하는 경우도 있는 것이 현실이나 이런 종류의 약제를 동시에 투여할 때는 수술중 호흡과 순환에 대한 활력징후를 지속적으로 관찰하는 것이 환자의 안전관리를 위해 반드시 필요함.

참고사항

이 건의 경우는 산부인과 개인 의원에서 마취관련 약제들에 대한 충분한 지식없이 약제의 수면, 진정, 진통작용의 이점만 생각하여 임신중절수술을 받는 환자에게 세 약제를 동시에 투여하여 호흡억제로 인한 호흡장애와 심기능장애를 초래한 것으로 추정되는 사건으로 약제투여 후라도 환자의 활력증후 변화를 면밀히 지속적으로 감시하였더라면 이러한 사고를 예방할 수도 있었을 것으로 생각함.

마취약제에 대한 충분한 지식이 없고 사용 경험이 적은 비마취과 전문의에 의해 환자감시장치나 소생술에 필요한 장비나 기구가 충분히 갖추어지지 않은 개인의원에서 사용될 때에는 이러한 사고의 발생위험이 항시 존재할 것으로 생각됨.

▶ 사례 3(산부인과)

I. 사건 개요

환자(42세 여)는 2000. 7. 1. ㅇㅇ시 ㅇ구 ㅇㅇ동 소재 ㅇㅇ 산부인과에서 질회음부 수술을 받기 위해 내원하여 동일 10:40경 동 의원 수술실에서 의사 김ㅇㅇ가 국소마취제 리도케인 10cc, 진정, 진통제인 디아제팜 10mg과 펜타조신 30mg을 투약 후 수술 중 30분쯤 지나 환자 박ㅇㅇ이 통증을 호소하여 디아제팜 10mg과 펜타조신 30mg을 재 주사 후 사망하였음.

II. 대전 ㅇㅇ경찰서 형사 61110-2606건의 수사협조 의뢰에 대한 회신

■ 의뢰 내용

문1 위와 같은 질회음부 성형수술의 경우 반드시 위와 같은 약물을 사용해야 하는지 여부

답 위의 환자에서 사용한 국소마취제인 리도케인lidocaine과, 수면, 진정제인 디아제팜diazepam, 마약성 진통제인 펜타조신pentazocine 등은 수술중의 환자를 진정시키고 통증을 없애기 위해 국소마취하의 수술시에 자주 사용하는 약제들이나 이러한 종류의 약제들을 사용할 때는 약제의 사용량을 주의하여야 하며 약제 투여 후 환자의 생체활력징후 변화를 지속적으로 관찰하여야 함.

문2 위와 같은 수술의 경우 위 약물로 인한 쇼크사가 발생하는 빈도는 어느 정도인지 여부

답 문항에서 말하는 쇼크사의 정확한 의미가 무엇을 뜻하는지를 알 수 없고(약제에 대한 환자의 과민반응에 의한 anaphylactic shock에 따른 사망을 의미하는지, 혹은 약제의 과량투여에 의한 호흡 및 순환억제 혹은 정지에 따른 사망을 의미하는지), 환자가 어떠한 과정을 거쳐 사망하게 되었는지를 모르는 상황에서(보내준 진료기록부에는 환자의 상태변화에 대한 기록이 전혀 없어 사망의 원인을 추정할 수 없음) 답변을 하기가 어려우나 환자상태의 지속적인 감시하에 적정용량 범위내에서 약제를 사용한다면 위의 약제의 사용으로 인한 사망빈도는 매우 낮을 것으로 생각함.

위의 사용한 약제들의 작용에 대해 설명을 하면

가) 리도케인은 아마이드계열의 국소마취제로 국소마취와 항부정맥 치료제로 널리 쓰이고 있는 약제임. 즉, 척추마취, 경막외마취, 미추마취, 말초신경 차단술, 국소 침윤마취 등에 사용되며 사용량은 최대용량이 4.5mg/kg이나 epinephrine을 함께 사용할 경우에는 7mg/kg까지 사용할 수 있음. 그러나 과용량을 사용할 경우에는 중추신경계와 심혈관계에 독성작용을 나타내어 어지러운 증상에서부터 경련, 호흡정지, 무의식, 심한 저혈압, 서맥, 순환정지까지 초래할 수 있음.

나) 디아제팜은 벤조디아제핀benzodiazepine 계열의 수면, 진정제로서 심혈관계의 억제는 경미하지만 호흡억제는 정맥주사시 중등도의 호흡억제를 보이며 특히 마약과의 동시 사용은 호흡억제를 한층 더 증가시킴으로 사용시 주의하여야 함.

다) 펜타조신은 opioid 계열의 진통제로서(opioid agonist-antagonist) 주로 opioid agonist 로 작용하나 약한 길항효과도 갖고 있으며 진통효과를 위해 정맥주사시에는 10-30mg, 경구투여시에는 50mg을 사용함. 부작용으로는 발한과 어지러움이 뒤따르는 진정작용, 불쾌감 dysphoria, 호흡억제 등이 올 수 있음.

문3 위 약물들을 환자에게 투여할 경우 미리 대상 환자가 쇼크를 일으키는지 여부를 확인할 수 있는 방법이 있는지 여부

답 위의 약제들에서 과민반응에 의한 쇽의 발생은 매우 드물 것으로 생각되나 사전에 이를 확인할 수 있는 방법은 없음. 다만 과량투여에 의한 쇽일 경우에는 적정용량을 사용하면서 환자의 호흡, 순환, 의식 등의 상태변화를 주의 깊게 관찰하면서 필요에 따라 적절한 처치를 해주는 것이 심각한 부작용(호흡이나 순환정지 등)을 예방할 수 있는 방법임.

문4 그러한 방법이 있다면 위와 같은 수술의 경우 반드시 쇼크 반응검사를 실시해야 하는지 여부

답 문 3항의 답을 참조하시기 바랍니다.

참고사항

이 사례도 앞의 사례들과 유사한 사건으로 추정되었음.

▶ 사례 4 (산부인과)

I. 사건 개요

변사자(39세 여)는 요실금 환자인바, 2000. 7. 31. ㅇㅇ시 ㅇ구 소재 김ㅇㅇ 산부인과에 내원하여 요실금 근치수술 및 질성형(일명 이쁜이 수술)을 받으려고 수술 예약을 해 놓은 후, 같은 해 8. 2. 10:30경 위 장소 수술실내에서 전신마취를 하기 위하여 케타라(케타민)와 포폴(프로포폴)을 각기 100mg 씩 정맥으로 투여 받았고 이후 포폴 660mg을 264cc의 5% 포도당에 혼합하여 330cc로 만들어 분당 5.5cc(11mg)를 투여 받았음. 전신마취 상태에서 요실금 근치 수술을 받던 중, 같은 날 10:45경 혈압이 체크되지 않고, 호흡곤란 및 동공이 풀려있는 것을 발견하고 담당의사인 김ㅇㅇ가 환자의 상태를 진찰한 후 10:50경 심폐소생술 등 응급처치를 약 20여분간 하였으나 11:10경 사망한 것임.

국립과학수사연구소 법의학과의 부검소견은 정맥마취제(케타민 및 프로포폴)의 과다 투여로 인한 호흡억제 혹은 심인성 쇼크로 사망하였을 가능성이 많을 것으로 사료된다고 하였음.

II. 인천 ㅇㅇ경찰서 형사 61110-2410건의 자문의뢰에 대한 회신

■ 질의사항

문1 정맥마취제인 케타민, 프로포폴 효능과 환자에게 위 마취제들을 혼합 투약할 때와 각기 투약할 때의 환자의 반응 상태.

답 가. Ketamine :

케타민은 phencyclidine계 유도체로서 중추신경계의 특정부위에 작용하여 탁월한 진통효과를 나타내며 해리성 마취(dissociative anesthesia)상태를 보이는 특성을 가지고 있으며 환각과 관계가 있음. 호흡에 미치는 영향은 주사 후 수분간은 호흡이 빨라지고 깊이는 얕아지나 그후 정상으로 돌아오며 다량 투여시 드물게 기도폐쇄나 호흡억제의 출현을 성인에서 볼 수 있음. 호흡억제는 용량에 비례하여 나타나지만 2mg/kg의 마취유도 용량에서는 미약함.

심혈관계에 미치는 영향은 심혈관계를 자극시켜 혈압을 상승시키고 심박수를 증가시키는데 이는 교감신경계의 자극효과에 의하여 catecholamine의 분비가 증가되기 때문임. 그러나 케타민은 심근을 직접 억제시키는 효과도 있기 때문에 catecholamine 분비가 현저하게 감소된 중환자들에서는 오히려 혈압을 더 감소시킬 수 있으므로 주의가 필요함.

나. Propofol :

최근에 소개된 정맥마취제로 thiopental과 유사한 작용을 가진 진정 최면제이고 alkyl phenol 유도체임. 최면효과 이외에도 진정효과, 기억상실을 일으킬 수 있으며 뇌압, 뇌관류압, 뇌대사율, 안압을 감소시킴.

호흡에 미치는 영향은 thiopental 과 마찬가지로 심한 호흡억제를 일으킬 수 있고 마취유도시 일시적인 무호흡(30-90초)을 유발하며 발생빈도는 thiopental 과 유사함.

심혈관계에는 thiopental 보다 심한 억제작용을 일으키며 평균 동맥압을 30% 정도 감소시키는데 이는 심근에 대한 직접적인 억제와 전신혈관 저항의 감소에 기인되며 노인환자나 저혈량증 환자의 마취유도시에는 특별한 주의가 사료됨.

두 마취제를 동시에 사용할 때는 두 약제의 효과가 상승작용을 일으킬 수 있기 때문에 용량을 줄여서 사용하는 것이 원칙임.

문2 **정맥마취제인 케타민, 프로포폴을 각기 투약할 때의 적정 용량과 혼합투약할 때의 적정용량 및 과다투여시의 환자의 반응.**

답 케타민의 마취유도 용량은 정맥투여시 1-2mg/kg, 근육주사시 3-5mg/kg을 사용하며 프로포폴의 마취유도 용량은 정맥투여시 1-2.5mg/kg이고 마취유지를 위해서는 50-150ug/kg/min, 진정효과를 위해서는 25-75ug/kg/min의 범위에서 사용하나 반드시 환자의 호흡상태, 심혈관계 상태 변화를 면밀히 관찰하면서 용량을 적절히 조절하여야 함. 혼합투여 할 때는 각 약제들의 상승효과(synergy effect)로 인하여 호흡과 순환억제가 발생할 가능성이 높기 때문에 약제의 용량을 줄여 사용하는 것이 원칙이며 적정용량은 환자의 생체활력징후(호흡, 혈압, 맥박 등)의 변화에 따라 조절하여 결정하여야 함. 약제가 과다 투여될 때는 물론 마취유지를 위한 용량을 사용할 때도 호흡억제와 순환억제 발생 가능성이 있으므로 마취 중에는 항상 환자의 상태를 지속적으로 관찰하면서 기도확보, 호흡관리, 순환관리에 유의하는 것이 환자의 안전관리를 위해 매우 중요함.

문3 **케타라(케타민)와 포폴(프로포폴)을 각기 100mg 정맥주사 하였으며, 이후 포폴 660mg을 264cc의 5% 포도당에 혼합하여 330cc로 만들어 1시간 동안 들어가도록 한 것으로 체중 55kg 경우 케타민과 프로포폴이 각각 1.8mg/kg 정도로 투약되었다면 이 용량이 단독 투여인 경우 과다 용량 여부, 혼합투여인 경우 과다 용량 여부.**

답 마취유도를 위해 사용한 케타민과 프로포폴의 용량만으로 볼때는 단독 투여량으로는 통상 사용량의 범위를 넘지 않았으며 혼합투여 했을 경우에도 환자의 생체활력징후 변화를 지속적으로 관찰하고 필요에 따라 적절한 처치를 하면서 투여하였다면 사용한 용량을 과다용량이라고 할 수는 없음. 이 환자의 경우에는 마취전 처치제로 benzodiazepine 계열의 수면, 진정제인 도미콤(미다조람 midazolam) 5mg을 정맥투여한 상태에서 마취유도를 위해 케타민 100mg 과 프로포폴 100mg을 투여하고 이어 마취유지를 위해 프로포폴을 55kg의 환자에서 1시간 동안 660mg(200ug/kg/min)의 속도로 투여하였는데 도미콤, 케타민, 프로포폴은 모두 호흡억제 효과를 가진 약제들이며 이러한 약제들을 동시에 투여하고 이어서 마취유지를 위해 프로포폴을 200ug/kg/min의 속도로 투여한 것은 약제를 과다용량으로 투여한 것으로 판단됨. 이러한 경우에는 호흡과 순환기능의 억제가 발생할 가능성이 매우 크기 때문에 환자의 기도확보, 호흡관리, 순환관리가 매우 중요함.

문4 **전신마취가 시작되고 약 20-25분 후 갑자기 환자가 쇼크상태에 빠졌고, 간호조무사의 진술로 10:45**

경 혈압은 100/60mmHg로 체크되나 호흡을 제대로 하지 못하였다는 것으로 미루어 호흡곤란이 먼저 동반되었을 가능성 여부와 그 원인이 마취제에 의한 호흡억제로 인하여 쇼크상태가 발생하였을 가능성 여부.

답 환자에게 투여된 약제들의 종류와 용량으로 볼 때 과용량으로 인하여 호흡억제가 발생하였을 가능성이 높으며 이어 저산소증의 발생과 심기능 억제가 초래되었을 가능성이 있음. 환자에게 200ug/kg/min 속도로 프로포폴을 투여할때는 기관삽관에 의한 기도확보와 산소투여, 심전도, 혈압측정기, 맥박산소포화도 측정기, 호기말 이산화탄소분압 측정기 등의 환자감시장치를 갖추고 마취를 시행하는 것이 안전함.

문5 환자가 확장성 심근증일 경우 마취제에 의하여 부정맥이 발생할 수 있는지 여부와 그 가능성 여부.

답 환자가 확장성 심근증을 포함한 심장질환을 가졌을 경우에는 마취약제에 의한 심근억제 작용이 더 심화될 수 있으며 부정맥의 발생 가능성도 증가할 수 있음.

문6 수술전 환자에게 케타라와 프로포폴을 각기 투약하였는지 아니면 혼합투약하였는지 여부.

답 두 약제를 각각으로 투여한 것으로 보임.

문7 간호조무사가 아닌 아르바이트생이 수술 시행시 수술실내에 들어가 환자의 혈압 및 맥박을 체크하는 행위가 적법한 행위인지 여부.

답 보내온 자료(진술조서)에 의하면 아르바이트생의 신분이 정식 면허를 가진 보건의료인이 아닌 것으로 보이는데 이 경우 환자에 대한 어떤 처치도 할 수 없음. 그러나 자격을 가진 의료인의 지시, 감독하에 교육목적으로 혈압, 맥박 측정방법 등을 배우는 것은 문제가 되지 않을 수 있으나 실제 수술환자에서 환자상태감시 등의 보조업무를 하는 행위는 적법하지 않은 것으로 생각되며 자세한 내용은 보건복지부에 문의하시기 바랍니다.

문8 환자에 대하여 전신마취는 마취과 전문의사나 간호사만 할 수 있는지 아니면 마취과 전문의사 및 간호사 없이 의사가 환자에게 마취를 하는 경우 적법한 행위인지 여부.

답 현행 의료법상 의사가 여러 분야의 의료행위를 시행하는 것이 위법행위는 아니므로 산부인과 의사가 전신마취를 시행한 것이 법적으로는 문제가 되지 않으나 현재 의학분야가 매우 세분화되고 전문화되어 있으며 또한 의사는 자신의 진료행위의 결과에 대한 책임을 질 수 있어야 하기 때문에 자신의 의학적 지식과 경험, 수기 등의 능력을 고려하여 능력의 범위내에서 환자를 진료하는 것이 타당하다고 생각함. 그리고 안전한 마취시술을 위하여서는 마취분야에 대한 충분한 지식과 풍부한 경험이 필요하므로 마취시술(특히 전신마취)은 마취전문의가 시행하는 것이 바람직하며 마취간호사는 마취전문의의 감독과 지시하에 보조업무만을 수행하는 것이 원칙입니다.

문9 본 사건 기록일체를 검토한 의사의 과실이 있는지 여부.

답 의사의 과실여부는 수술 전 환자의 상태, 환자에게 투여한 약제의 종류와 사용량에 대한 적절성 여부, 전신마취하 수술중의 환자상태변화에 대한 감시와 환자관리를 충분히 하였는지 여부 등에 따라 판단되어져야 하며 특히 전신마취하에서는 환자의 상태변화를 지속적으로 관찰하고 적절하게 관리하였는지가 중요함(문항 4의 답을 참고하시기 바랍니다). 보내온 진료기록부와 진술조서 내용으로 볼 때 사용한 약제들의 과량투여는 인정되며 마취기록지가 없어 약제투여 후 호흡정지와 심정지가 발생할 때까지의 환자상태 감시와 관리내용을 정확하게 알 수는 없으나 진술조서 내용으로 볼 때 간호조무사 혹은 아르바이트 학생이 수동혈압기로 5분 간격으로 혈압을 측정한 것으로 보여 호흡정지의 발견시간과 소생술 시작시간이 지체되었을 가능성이 있음(환자에게 투여된 약제의 용량에 비해 환자감시장치가 미비하였을 것으로 추정됨). 그러나 환자에서 호흡정지와 심정지가 발생한 것을 발견한 후의 처치(기관삽관, 산소투여, 심장 맛사지, epinephrine투여, steroid제제 투여 등)는 개인의원의 상황에서는 최선을 다 한 것으로 판단함.

참고사항 부검감정서의 소견서

1. 김OO 산부인과의 진료기록지를 보면 내원하였을 당시 혈압은 100/60mmHg으로 기록되어 있고 마취 전처치는 atropine 0.5mg. midazolam 5mg을 정주하였음. 전신마취를 위하여 케타라(케타민)와 포폴(프로포폴)을 각각 100mg 정맥주사 하였으며, 이후 포폴 660mg을 264cc의 5% 포도당에 혼합하여 330cc로 만들어 1시간 동안 주입되도록 하였음(200ug/kg/min의 용량).
2. 수술에 참여한 간호조무사의 진술에 의하면 수술은 10:30경에 시작되었으며 수술을 하면서 5분 간격으로 혈압이나, 호흡여부 등을 확인하였으나 모두 정상이였음. 10:45경 혈압은 100/60으로 체크되었으나 호흡곤란을 발견하고 의사에게 알림. 담당의사가 환자의 상태를 체크한 바 혈압도 측정되지 않았고 호흡도 정지되었으며 동공은 확장되었음(10:50).
3. 담당 의사의 진술에 의하면 호흡정지와 심정지를 발견한 즉시 심폐소생술을 20여분간 시행하였으나 환자는 회복되지 않고 11:10경 수술실 내에서 사망함
4. 본 건에서 투여된 도미컴(미다졸람), 케타라(케타민), 포폴(프로포폴) 등은 정맥 마취제들로서 용량에 비례하여 심혈관계 및 호흡 억제 등을 유발할 수 있는 약물들임. 특히 케타민과 프로포폴을 혼합 사용하는 경우에는 약물의 마취 효과가 상승되고 한편으로는 부작용(심혈관계 및 호흡 억제)의 발생도 비례적으로 증가하게 되는데, 혼합사용 시에는 단독 사용시 용량의 약 절반 정도를 투여하여도 비슷한 마취 효과와 무호흡 발생을 일으킴(참고사항란 제2항 참조)

이상을 종합할 때, 첫째 마취가 시작되고 약 20-25분 후 갑자기 환자가 쇼크상태에 빠졌으며, 간호조무사의 진술로 보아 10:45경 혈압은 100/60으로 체크되나 호흡을 제대로 하지 못하였다고 하는 바, 호흡곤란이 먼저 동반되었을 가능성이 있는 바, 마취제에 의한 호흡억제로 인하여 쇼크상태가 발생하였을 가능성을 고려하여야 할 것으로 생각되며, 둘째 본 변사자의 심장이 확장성 심근증에 합당한 소견인 바, 이러한 확장성 심근증을 지니고 있는 경우 마취제에 의하여 부정맥이 발생하였을 가능성을 고려하여야 할 것으로 생각됨.

정맥마취제(케타민 및 프로포폴)의 과다 투여로 인한 호흡억제 혹은 심인성 쇼크로 사망하였을 가능성이 많을 것으로 사료됨.

약제의 사용량에 대한 견해

1. 본 건 경우 케타라(케타민, ketamine)과 포폴(프로포폴, propofol)을 각각 100mg 정맥 주사하였으며, 이후 포폴 660mg을 264cc의 5% 포도당에 혼합하여 330cc로 만들어 1시간동안 들어가도록 한 것으로 되어 있는 바, 본 변사자의 체중(55kg)을 감안할 때, 케타민과 프로포폴이 각각 약 1.8mg/kg 정도로 투여된 것으로 단독 투여인 경우에는 이를 과다 용량이라고 보기 어려우나, 본 건에서는 이들 두가지 약물이

혼합 투여된 경우로 비교적 과량 투여되었다고 볼 수 있으며, 따라서 심혈관계 및 호흡 억제의 발생 가능성도 높을 것으로 보아짐. 한편 확장성 심근증을 지니고 있는 상태인 점으로 보아 케타민 마취에 의한 심근의 산소소모량의 증가 등을 견디지 못하고 심인성 쇼크가 발생되었을 가능성이 있을 것으로 사료됨.

2. 본 건에서 사용된 정맥 마취제

가. Dormicum(도미콤, Midazolam) : 마취유도용량(0.2mg/kg)에서 심혈관계는 혈압하강과 심박수의 증가를 보임. 용량에 비례하여 진정효과, 건망증, 호흡억제가 나타나나 5mg의 정맥 주사는 20~30분간의 기억상실을 일으킴.

나. 케타민(katamine) : 해리성 마취 상태를 보이는 특성을 가지고 있고, 환각과 관계가 있어서 각성 후에도 지속되는 단점이 있음. 주사후 수분간은 호흡은 빨라지고 깊이는 얕아지다가 그 후 정상으로 돌아오지만, 성인에서 다량 투여 시 드물게 완전한 기도폐쇄나, 호흡억제가 나타날 수 있음. 다른 정맥 마취제와는 달리 심혈관계를 자극하여 혈압 및 심박수를 상승시키는데, 이는 교감신경계 자극에 의한 것임. 그러나 심근을 직접 억제시키는 효과도 있기 때문에 catecholamine 분비가 현저하게 감소된 중환자들에서는 오히려 혈압을 더욱 감소시킬 수가 있으므로 주의를 기울여야함. 케타민 사용시 나타나는 문제점은 대부분 과다용량에 그 원인이 있으므로 용량 결정은 체중보다 마른 체중(lean body mass)에 기준을 두어 0.5~20mg/kg 정도의 용량을 사용함.

다. 포폴(프로포폴, propofol) : thiopental과 유사한 작용을 가진 진정최면제로서 마취 유도용량인 1.5~3.0mg/kg을 정맥주사하면 1분 이내에 의식소실이 오며, 약 5~10분 정도 후 깨어남. 심혈관계 억제 효과는 thiopental보다 더 심하며, 평균 동맥압을 약30%정도 감소시키므로 노인이나 저혈량증 환자의 마취시에는 특별한 주의를 기울여야 함. 무호흡의 빈도는 thiopental과 비슷하지만 기간은 더 길게 (30~90초) 나타나고 마약류를 투여한 환자에서는 거의 모든 환자에서 일시적 무호흡을 유발시킴.

라. 연구보고에 의하면 단독 사용하여 50%의 환자군에서 마취효과를 나타내는 용량은 케타민이 0.66mg/kg, 프로포폴이 1.85mg/kg이나, 이 두가지 약물을 혼합 사용하는 경우에는 50%의 환자군에서 마취효과를 나타내는 용량이 케타민은 0.35mg/kg, 프로포폴은 1.05mg/kg이었다고 하며, 한편 단독 사용하여 50%의 환자군에서 무호흡의 효과를 나타내는 용량은 케타민이 0.85mg/kg, 프로포폴이 1.61mg/kg이었으나, 이 두가지 약물을 혼합 사용하는 경우에는 50%의 환자군에서 무호흡을 나타내는 용량이 케타민은 0.5mg/kg, 프로포폴은 1.5mg/kg 등이었음(Anesthesiology, 1995 Mar, 82:3, 641-8)

▶ 사례 5(산부인과)

I. 사건 개요

ㅇㅇ산부인과 의원에서 환자(34세 여자)에게 2001. 10. 23. 13:00경 질회음부 성형수술을 하기 위하여 2.5% 치오펜탈 15ml를 두차례 나누어(처음 10ml, 5분 후 5ml 투여) 정맥주사하고 2% 리도카인 20ml를 국소주사한 후 수술을 하던 중 13:20 경 갑자기 환자가 호흡을 하지 않고 의식을 잃어 심폐소생술(구강대 구강 호흡, 심장맛사지 등)을 시행하면서 종합병원으로 응급 후송 하였음. 환자는 CT 촬영에서 저산소성 뇌손상과 이로 인한 국소적인 지주막하 출혈이 관찰되었으며 중환자실에서 치료를 받던 중 동년 11. 11. 22:55 경 사망하였음.

부검감정서에서는 수술 과정 중 발생된 청색증, 무호흡, 심장마비 등은 정맥마취제 치오펜탈에 의한 호흡억제 혹은 호흡마비로 인해 유발되었을 가능성이 높다고 하였으며 환자의 사인은 저산소성 뇌손상과 이에 병발된 합병증으로 판단하였음.

II. 인천 ㅇㅇ경찰서 형사 61110-100 수사협조의뢰에 대한 회신

■ 협조사항

우리서 관내에 있는 ㅇㅇ산부인과 의원에서 2001. 10. 23. 13:00경 질회음부 성형수술을 받던 조ㅇㅇ(34세 여)이 수술 중 갑자기 호흡을 하지 않고 의식을 잃어 ㅇㅇㅇ병원으로 응급후송하여 중환자실에서 치료를 받던 중 사망한 것으로, 정확한 사인을 규명하고자 국립과학수사연구소에서 부검을 하였던 바, 해당 전문학회의 자문이 필요하다는 부검의사의 감정결과로, 사건서류일체와 부검감정서, ㅇㅇㅇ병원 진료카드 전체 복사본을 송부하니 조ㅇㅇ의 사망원인에 대하여 감정하여 정확한 사망원인을 밝혀주시기 바랍니다.

■ 회신

보내온 관련자료들(ㅇㅇ산부인과 진료기록, ㅇㅇㅇ병원 진료기록, 부검감정서, 관련자 진술조서)를 살펴본 결과 다음과 같이 회신합니다.

1. 환자의 수술 전 상태는 양호하였으며 부인과성 질환(질염)을 제외하고는 특별한 전신질환은 없었던 것으로 보입니다.
2. 환자는 전신마취의 한 방법인 정맥마취하에 질회음부 성형술을 받던 중 호흡정지를 일으켜 소생술을 시행하였으나 자발호흡이 돌아오지 않았으며 이어 심정지까지 발생한 것으로 판단됩니다.
3. 환자에게 투여한 마취유도제인 치오닐thiopenthal sodium은 barbiturate 계열의 수면, 진정제로서 통상 사용량은 마취유도 목적으로는 체중 kg 당 3-6mg을, 단순한 진정목적으로는 0.5-1.5mg/kg을 사용합니다. 이 환자에서 2회에 걸쳐 투여된 총 용량은 375mg으로 기록되어 있습니다(진료기록부에 환자의 체중이 기록되어 있지 않아 체중 kg당 사용량은 계산할 수가 없었습니다).

4. 치오닐은 임상마취에서 마취유도제로서 가장 자주 사용되고 있는 약제이나 약제의 여러 중요 장기에 미치는 부작용 때문에 사용시에 상당한 주의가 필요한 약제입니다. 치오닐이 중요 장기에 미치는 영향을 약술하면 1) 중추신경계에는 투여한 약제의 용량에 따라 가벼운 진정작용으로부터 의식소실까지 일으키는 중추신경계 억제작용을 가지고 있으며 2) 심혈관계에는 혈압의 하강과 빈맥을 일으키고(특히 저혈량, 울혈성 심부전을 가졌거나 베타-아드레날린성 차단제를 복용하고 있는 환자에서는 혈압하강이 더욱 심하게 나타남) 3)호흡기계에는 호흡중추를 억제시켜 저산소증과 과탄산증에 대한 호흡반응을 감소시키며 마취유도 용량의 투여 후에는 상기도 폐쇄와 무호흡을 일으킬 수 있습니다(부검감정서에 기록된 thiopental sodium에 대한 부작용을 참조하시기 바랍니다). 따라서 치오닐의 이러한 작용 때문에 마취유도 목적이나 짧은 시간의 마취유지를 위한 목적으로 치오닐을 사용할 때에는 환자의 안전한 마취관리를 위하여 첫째는 약제에 대한 충분한 지식과 사용 경험이 있어야 하며, 둘째는 약제 투여 후 기도확보와 호흡, 혈압, 맥박 등의 변화에 대한 철저한 환자감시를 하면서 호흡억제 내지 호흡정지 혹은 심한 혈압하강이나 심정지 등의 문제발생에 대비한 응급소생기구와 약제의 준비 등이 필요합니다.
5. 환자에게 치오닐 투여와 함께 회음부에 주사한 2% lidocaine 20cc(400mg)도 환자의 상태에 영향을 주었을 가능성을 배제할 수 없습니다(침윤마취).
즉, 침윤마취시 lidocaine 의 최대 사용량은 epinephrine 없이 사용시에는 4mg/kg, epinephrine과 함께 사용시에는 7mg/kg까지 사용할 수 있으나 회음부는 혈관분포가 풍부하기 때문에 약제의 혈관내 흡수가능성과 그로 인한 리도카인의 전신중독현상(이명, 어지러움 등의 경미한 증상으로부터 경련, 호흡곤란, 무의식, 호흡정지, 저혈압, 서맥, 순환계허탈 증상까지 보이며 마취로 인한 의식소실하에서는 주로 호흡곤란 및 정지, 심한 저혈압을 나타낼 수 있음)의 발현 가능성도 배제할 수 없습니다.
6. 이 환자에서 수술 중 무호흡이 발생한 이유는 ㅇㅇ산부인과 의원의 진료기록부에 마취기록지가 첨부되지 않아 정확하게 알 수는 없으나 마취목적으로 투여한 치오닐의 작용 때문인 것으로 추정되며(부검감정서에 기록된 부검의사의 의견과 같은 생각입니다) lidocaine 의 영향 또한 배제할 수는 없습니다. 이어 발생한 심정지는 무호흡내지 충분한 환기의 부족으로 인한 저산소증 때문인 것으로 추정합니다.

참고사항 치오펜탈(thiopental sodium, pentothal sodium)

가. 바비튜레이트계(Barbiturate) 약물 중 초속효성으로 정맥마취 유도제로 널리 사용되고 있으며, 멸균증류수에 희석하여 2.5% 용액을 체중당 1-4mg 정도 투여함. 마취용량의 정맥주사시 약물이 팔에서 뇌까지 혈액이 순환하는데 필요한 시간인 10-20초가 경과하면 의식이 없어지며, 마취의 심도는 40초까지는 증가하다가 그 후 점차로 감소하여 20-30분이 지나면 의식은 회복됨. 이와 같은 진행 과정은 약물이 초기에는 뇌에 분포하였다가 곧이어 다른 조직에 재분포하기 때문임. 투여량이 너무 많으면 회복하는데 수시간이 걸릴 수도 있으므로(제거 반감기는 3-12시간 정도) 대개 마취유도제로만 사용하거

나 일회적으로 사용하고 있으며, 지속적인 점적 주입으로 마취하는 경우는 드묾.

나. 부작용(부작용이란 약물이 지니는 여러 가지 효과들 중 사용 당시의 목적에 부합되지 않는 즉, 원하지 않는 기타 나머지 효과들을 통틀어 말함)으로 저혈압, 호흡 억제, 빈맥, 기관지경련, 과민증(anaphylaxis) 등을 초래할 수 있음.

1) 심혈관계 효과 : 심근 억제 및 말초 혈관 확장 효과로 인하여 마취유도 용량에서도 혈압이 저하되며, 이에 대한 압수용체의 반사적 기능으로 맥박수가 증가되어 심박출량을 유지하게 됨. 한편 이러한 효과는 전신 혈액량(출혈, 탈수 여부), 기존의 자율신경계의 긴장도 및 내재하는 심혈관계 질병에 따라 개인적으로 상당한 차이가 있음. 따라서 정맥 투여시 천천히 주입하고, 사전에 적절한 수분 공급을 함으로써 저혈압의 발생을 예방하게 됨.

2) 중추 호흡계 효과 : 뇌의 연수 호흡중추를 억제함으로써 저산소증 및 과이산화탄소증에 대한 호흡 반응을 저하시켜 호흡 충동 및 호흡 리듬을 일으키는 기전 모두를 억제함. 마취유도 용량에서 대부분 무호흡이 발생하며, 깨어날 때까지 일회 호흡량과 호흡수가 감소됨.

다. 치오펜탈은 마취용량에서 마취효과만 있는 것이 아니라 바람직하지 않은 효과(소위 부작용)인 저혈압 및 무호흡이 거의 대부분 동반되므로 상기 약물 투여시에는 통상적으로 산소뿐만 아니라 기본적인 심폐소생술에 필요한 약물과 장비를 갖춘 장소(예를 들어 수술실)에서 국한되어 사용되고 있으며, 기관내 삽관을 하지 않는 경우에는 이런 부작용에 대한 예방조치로서, 환자의 의식이 소실되면 보조자(주로 간호사)가 기도 확보를 유지하거나 환자의 상태를 관찰하면서 수술을 진행하게 됨.

라. 치오펜탈에 대한 과민 반응이 있을 시에는 투여된 용량과 무관하게 과민증(anaphylaxis)을 초래하여 생명이 위태로울 수 있으나, 이는 극히 드물며, 일반적인 마취 용도로 사용되는 용량에서도 의식소실 효과가 있는 동안에는 대부분 저혈압 및 무호흡이 동반되는 위험한 약제이므로 혈중 약물 농도보다는 약물 투여시 혈압과 호흡에 대한 감시 여부가 중요한 사안이 될 것임.

▶ 사례 6(내과)

I. 사건 개요

내과의원에서 정맥마취제인 포폴 8ml(80mg) 투여하에 환자(64세 남자)의 위내시경 검사를 하던 중 마우스피스가 빠져 검사를 할 수 없게 되자 포폴 6ml(60mg)을 추가로 투여하고서 위내시경 검사를 마쳤으나 환자에서 호흡억제가 발생되어 기관삽관을 수차례 시도하였으나 실패하고 대학병원으로 후송함. 응급실 도착시 환자는 무의식상태에서 혈압, 맥박은 측정되지 않았고 호흡도 없었으며 기관절개를 하고 심폐소생술을 시행하였으나 환자는 사망함. 환자는 부검소견에서 심장비대와 경도의 관상동맥 경화 및 심근세포 비후 소견을 보임.

II. ○○경찰서 수사 61110-1868건의 자문의뢰에 대한 회신(1)

■ 자문의뢰 사항

문1 내시경 시술을 위해 호흡억제 발생의 위험이 있는 마취제를 선택하여 투여함에 있어 합리성 여부

❶ 마취의가 아닌 내과 전문의가 사용하여도 가능한지, 마취의에 의해서만 사용가능한지

답 마취약제를 포함한 모든 약제는 사용하는 의사가 그 약제에 대한 충분한 지식과 사용경험을 갖고 환자를 안전하게 관리할 수 있다면 전문분야에 관계 없이 사용할 수 있을 것으로 생각함. 다만 마취약제처럼 호흡, 순환, 중추신경계에 억제효과를 나타낼 수 있는 약제를 사용할 때는 약제의 작용기전, 사용량 등에 대한 충분한 지식을 갖고 사용 중에는 항상 환자감시장치를 이용하여 환자의 상태변화(활력징후변화)를 주의 깊게 관찰하여야 하며 호흡억제나 순환억제 등의 문제발생에 대비하여 즉시 적절한 처치를 할 수 있는 기구나 약제, 장비 등을 갖추고 있어야 함.

❷ 마취종류(부분마취, 전신마취)에 따라 마취의 필요여부가 결정되는지

답 마취종류의 선택은 환자의 수술전 상태, 수술종류와 수술부위, 환자의 선호도, 마취과 의사의 지식, 경험, 선호도에 따라 마취과 의사가 결정하는 것이 원칙이며 전신마취는 모든 수술이 그 적응증이 될 수 있으나 부분마취는 주로 사지 말단부위(손, 발등), 하복부나 하반신 부위의 수술 또는 일부 국소부위의 수술시에 주로 선택됨.

문2 포폴(프로포폴 : POFOL)

❶ 상기 포폴은 정맥마취제로 내시경 시술을 위해 호흡억제 발생위험이 있는 마취제인바 전신마취시 마취의가 투여해야 하는지 또는 일반의사가 투여해도 되는지

답 포폴propofol은 강력한 진정, 수면작용을 가진 정맥마취제로서 최면, 진정효과, 기억상실을 일으키며 뇌압, 뇌관류압, 뇌대사율, 안압을 감소시킴. 심혈관계에 미치는 영향은 심근에 대한 직접적인 억제와 전신혈관저항을 감소시켜 평균동맥압을 30% 정도 감소시키므로 노인환자나 저혈량증 환

자의 마취유도시에는 특별한 주의가 필요함. 또한 호흡억제 작용과 함께 약제투여시 일시적인 무호흡을 초래할 수 있으며 특히 마약류를 전처치한 경우에는 거의 모든 환자에서 일시적인 무호흡을 유발하므로 포폴을 사용할 때에는 환자의 기도확보와 환기관리에 주의하여야 함. 따라서 포폴은 약제에 대한 충분한 지식과 사용경험이 많은 마취과 전문의가 투여하는 것이 가장 안전하나 일반의사라도 문항 1-1)의 답에서 기술한 약제의 사용원칙을 지킬 수 있다면 사용할 수 있을 것으로 생각함.

❷ 사용대상(건강한 사람, 환자, 노인, 어린이등)에 따라 사용량, 사용방법에 구분이 있는지 여부

답 포폴을 심혈관계 질환, 폐질환을 가진 환자나 저혈량증 환자, 노인, 소아환자에서 사용할 때는 용량의 선택에 매우 주의하여야 하며 사용방법은 마취유도만을 목적으로 할 때는 1회용 주입을 하나 마취유지를 목적으로 할 때는 수액에 희석하여 점적주입하거나 주입펌프infusion pump를 사용하여 투여하기도 함.

III. ○○경찰서 수사 61110-2284 건의 자문의뢰에 대한 회신(2)

■ 협조사항

변사자 조○○(남 64세)는 내시경수술을 위하여 2000. 4. 3. 10:10 경 ○○동 소재 ○○내과의원을 방문, 약 10분간에 걸쳐 내시경 검사를 위한 가소콜 2.5미리, 노베실 5미리, 진정제 3씨씨를 투여받은 후 입에 마우스피스를 물고 10:20 경 100미리 포도당에 포폴(정맥마취제) 8씨씨를 혼합하여 정맥주사를 맞았는데 마우스피스가 입에서 빠져나오므로 첫 번째 내시경검사를 하지 못하고 약 10여분 뒤 변사자가 마취에서 깨어나므로 10:30경 또 다시 전과 같이 포도당에 포폴 6씨씨를 재투약한 후 약 5분가량 내시경검사를 한후 환자의 상태를 관찰하였으나 처음에는 정상적인 호흡을 하다가 시간이 흐를수록 호흡소리가 약해져 기도삽관술을 시행하였으나 기도가 부어있어 삽관술을 3-4회 계속 시도한 끝에 성공을 하였으나 환자는 이미 사망하였음.

문 노인과 같이 심장기능의 제한이 있는 환자에게 두 번에 걸쳐 포폴을 8 미리와 6미리를 투약한 것에 대한 의사의 과실여부

답 앞서의 회신에서 언급한 것처럼 포폴은 마취유도가 빠르고 체내대사가 신속하여 마취에서의 회복도 빠르며 오심, 구토와 같은 부작용의 발생이 낮다는 장점으로 인해 임상마취에서 마취유도 및 유지를 목적으로 자주 사용되는 정맥마취제임(특히 외래환자 마취시 많이 사용됨). 그러나 심혈관계에 미치는 영향으로는 심근에 대한 직접적인 억제작용과 전신혈관저항을 감소시켜 평균동맥압을 30%정도 감소시킴으로 노인환자나 저혈량증의 환자에게 사용할 때에는 특별한 주의가 필요함. 또한 호흡억제작용과 함께 약제투여시 일시적인 무호흡을 초래할 수 있으므로 환자의 기도확보와 환기관리에 주의를 하여야 함. 이 환자에서 투여된 포폴의 양은 모두 14cc 로 140mg에 해당되며 마취유도 용량이 1.5-3.0mg/kg인 점으로 볼 때 과용량을 사용하지는 않은 것으로 생각됨. 그러나 마

취약제를 사용할 때에는 약제를 투여한 후 환자의 생체활력징후 변화(혈압, 맥박, 호흡 등)에 대한 지속적인 감시가 필요하고 생체활력징후에 이상이 있을 경우에는 즉각적인 처치를 하는 등의 환자관리가 매우 중요함으로 위의 협조사항의 내용만으로는 의사의 과실여부를 판단할 수 없음.

참고사항

이 사건의 경우는 간단한 진단적 시술인 내시경검사를 위해 환자에게 정맥마취제인 propofol (140mg)을 투여한 후 호흡억제가 발생하였으며, 이에 대한 신속하고 적절한 처치에 어려움이 발생하여(기관내 삽관의 어려움으로 인하여 기도확보와 기관삽관의 실패) 심정지가 발생하고 결국 환자가 사망한 건으로 부검감정서에서는 부검소견에서 심비대, 경도의 관상동맥 경화 및 심근세포비후 등을 가진 환자인 점으로 보아 마취제 투여에 의한 호흡부전 발생시 이를 견딜 수 있는 심장의 능력에 문제가 있었을 가능성과 함께 사망의 원인은 마취제 투여에 의한 호흡억제 발생 및 인공호흡의 실패 등에 의한 것으로 판단하였음.

▶ 사례 7 (가정의학과)

I. 사건 개요

환자(72세 여자)는 위내시경 검사를 받기 위해 내원하였으며 과거력 상 특정 질병이나 약물복용은 없었음.

위내시경 시행 중 내시경의 구강내 삽입이 어려워 수차례 반복하였으나 실패 후 일반내시경에서 수면내시경으로 바꾸어 내시경을 실시하기로 하였음.

산소포화도를 감시하고 비강노즐을 부착하여 비강을 통해 산소를 공급하면서 midazolam 3mg을 정맥주사하고 환자반응을 본 후 pofol 30mg을 3차례 나누어 주입한 후 내시경을 삽입하는 중 산소포화도가 99%에서 60%로 감소하여 내시경 중단 후 환자반응을 체크하였으나 반응이 없어 엠부 백으로 인공호흡을 실시하면서 midazolam 길항제인 아넥세이트 1ample을 주사함. 이후 산소포화도는 95%로 회복되었으나 반응에 대한 자극은 없었음. 산소포화도는 다시 60%로 하강하였고, 맥박은 빈맥(150회/분)을 나타내었고 강도는 매우 약해짐. 환자는 119 구조대에 의해 대학병원으로 이송되었으며 도착시 심정지 상태여서 30분간 심폐소생술을 시행하였으나 사망함.

II. 의사협회공제회의 심사소견

1) 진료행위의 적절성 여부 : 고령임에도 수술 전 심혈관계나 호흡계 기능의 검사없이 호흡과 순환 억제작용이 강력한 정맥마취제를 병용사용(midazolam과 pofol은 동시 사용시 작용의 상승효과를 일으켜 호흡과 순환억제 작용이 더 강력해질 수 있음)함으로 환자에게서 저산소증을 초래한 것으로 판단되었으며 시술의사도 약제의 과다투여로 인한 호흡억제로 저산소증이 발생된 것을 인정하였음.
2) 약제투여 후 시술 중에도 환자감시에 소홀한 측면이 있었음. 즉, 약제투여 후 지속적인 혈압측정과 환자의 상태를 면밀히 관찰하여야 함에도 맥박산소측정기만으로 환자상태를 감시한 것은 환자관리 소홀로 판단될 수 있으며 산소포화도가 처음 60%로 떨어졌을 때 좀 더 적극적인 소생술을 시행하였으면 하는 아쉬움이 있음.
3. 환자가 고령이지만 특별한 질환이 없었던 상태에서 수면내시경을 받다가 사망한 것은 의사의 과실로 인정될 수 있으며 의사가 유족측과 5,000만원의 보상액에 합의한 것은 적절한 것으로 판단하였음.

2 전신마취하 수술 중 발생한 사례들

▶ 사례 1 (외과)

I. 사건 개요

37세된 여자환자가 왼쪽 목상단부의 지방종 제거를 위해 지방의료원에서 전신마취하에 수술을 받던 중 원인불명의 심정지가 발생하여 심폐소생술을 시행하였음. 환자는 순환기능(혈압, 맥박)은 돌아왔으나 의식을 회복하지 못함. 수술 후 환자를 중환자실에서 기계적환기를 실시하면서 수일간 치료를 하였으나 증세가 호전되지 않았으며 내과에서 진단 결과 뇌저산소증 및 뇌위축이라는 진단을 받음(뇌파검사상 전반적인 뇌기능저하로 판단). 환자는 대학병원으로 옮겨져 계속 치료를 받았으나 증세는 호전되지 못하고 현재 뇌손상으로 전신마비와 구음장애, 정신질환 등의 증세를 보임.

II. 부산고등법원으로 부터의 조회 사항(1)

1. 피고는 수술전 검사결과 원고 손○○에게 지방종 외에 다른 질병이 없는 것으로 진단하였으나 다만 1987, 1월경 신경성 인두증세, 1988, 4월경 알레르기성 기관지염으로 피고의 의료원의 외래 이비인후과에서 치료를 받은 병력이 발견되었다.

문1 위 기관지염 병력이 있는 환자에서 할로탄 등의 전신흡입마취제를 투여시 알레르기성 반응을 일으켜 심허탈 및 심정지를 일으킬 가능성이 있는지 여부

답 할로탄 등의 모든 전신흡입마취제는 심장기능을 억제시키므로 기관지염 병력이 있는 환자뿐 아니라 모든 수술환자에서 심정지의 전구조건 즉 기존 심질환 , 전해질 불균형, 산-염기 불균형, 경한 마취, 과탄산혈증, 저산소혈증,혈중 카테코라민의 증가 등이 있을 때에는 부정맥이 잘 발생할 수 있고 이에 대한 빠른 조치가 없을 때는 심허탈 또는 심정지에 이를 가능성은 항상 존재한다고 볼 수 있음.

문2 위 기관지염이나 알레르기성 호흡기질환의 병력이 있는 위 환자에게 전신흡입마취시 위 할로탄 등 전신흡입마취제의 선택이 적정한지 여부. 부적절하다면 국내에서 선택할 수 있는 약제는 어떤 약제가 있는지

답 근래 전신흡입마취제로 사용하고 있는 할로탄, 엔플루란, 포란등은 기도자극이 적고 기관지를 확장하는 작용이 있기 때문에 기관지수축성 질환 환자에게 선택적으로 사용할 수 있는 약제임. 그러나 할로탄은 엔플루란이나 포란보다 혈중 카테코라민에 대해서 심근을 감작시켜 부정맥 등을 쉽게 유발할 수 있는 단점도 있음.

문3 할로탄 등의 전신흡입마취제가 알레르기성 반응으로 심허탈 및 심정지를 일으킬 수 있는 약제인 경우 그 부작용의 결과를 예측할 수 있는지 여부. 있다면 그 부작용 발생 가능성을 예측하는 방법이 무엇인지

답 임상에서 사용하는 거의 모든 약제는 알레르기를 일으킬 가능성이 있으나 이를 미리 알 수 있는 방법은 없는 것으로 사료됨. 다만 마취중에는 흡입마취제 이외에도 여러 가지 보조약제를 많이 사용하기 때문에 환자의 상태를 점검할 수 있는 여러 가지 감시장치를 이용하여 이상유무를 조기에 발견할 수 있도록 하고 있음. 마취중에 실시하는 감시항목에는 심전도, 맥박, 혈압, 뇨량, 근이완정도, 맥박산소계측(산소포화도), 동맥혈가스, 전해질, 호기말 이산화탄소분압, 체온, 기도압, 일회호흡량, 분시호흡량, 폐동맥압, 중심정맥압 등이 있음.

문4 질문 3항 예측방법이 있다면 현재의 국내 의료기관에서 기술적 및 의료비용적 측면에서 전신마취를 받는 모든 환자에게 일반적으로 시행되고 있는지 피고 의료기관에서 그 시행이 가능한지 여부

답 마취중에 설치하는 환자감시장치는 환자상태, 수술시간 및 수술부위, 기타여건에 따라 선택할 수 있고 일반적으로는 심전도, 맥박, 혈압은 필수적으로 감시, 기록하고 있지만 아직 마취중에 의무적으로 반드시 시행해야 하는 표준 감시장치는 규정되어 있지 않음. 해당 의료기관에서 혈압과 맥박 이외의 어떤 종류의 감시장치를 이용했는지는 마취기록지나 기타 기록사항에서 찾아볼 수 없었음.

2. 위 피고 신○○와 소외 장○○등 수술팀은 같은 날 10:05 경 수술전 처치로서 아트로핀 0.4 mg을 근육주사한 다음 10:15 경 환자를 수술실로 옮겨 위 수술전 검사결과지를 조사한 결과 심전도검사를 하지 않았음을 발견하였으나 위 장○○이 청진기로 심음을 청진하여 부정맥이나 아무런 잡음이 없는 정상 심전도로 확인되자 바로 마취를 시작하였다.

문5 50세 이하의 심질환의 병력이 없는 건강한 여성에게 예정수술(또는 계획수술)로 전신흡입마취를 시작하기 전에 반드시 심전도검사를 실시해야 할 필요가 있는지 여부

답 현재 거의 대부분의 종합병원이나 대학병원에서는 전신마취전에 심전도검사를 시행하고 있고 마취중에도 심전도 감시장치를 부착시켜 심기능을 항시 감시하고 있음. 전신마취란 여러 가지 약제의 투여와 삽관조작이나 수술조작 등 물리적 자극이 큰 의료행위인 만큼 모든 전신마취환자에서 사전 심전도 검사와 수술중 심전도 감시는 필요한 것으로 생각함. 그러나 아직까지는 이에 대한 어떤 규정이 없기 때문에 개인의 능력과 수술시간, 수술부위, 환자상태 등에 따라서는 청진으로 심기능을 진단하고 마취중 심음을 계속 청진하면서 마취를 할 수도 있다고 판단함.

마취과 교과서(Introduction to Anesthesia : 9판)에 따르면 심전도검사가 반드시 필요한 환자는 40세 이상의 남자, 50세 이상의 모든 환자, 심폐질환, 당뇨병, 중추신경계 질환, 악성종양을 가진 환자로 되어 있음.

문6 과거 심질환의 병력이 없는 환자의 경우 수술전 심전도 검사 없이 청진기로 심음을 청진하여 부정맥 및 잡음의 유무를 확인하고 의학적 양식에 의하여 심전도상에 정상으로 판단되어 마취를 시행한 경우

수술의사로서 업무상 주의의무를 다하지 아니한 것으로 볼 수 있는지 여부

답 위 문항 5)의 답을 참조하기 바랍니다.

문7 심질환을 가진 자의 경우에 청진기로 확인할 경우 심전도상에 이상이 나타나지 않을 수도 있는지 여부

답 청진상 심질환이 있음을 확인한 경우 대부분은 심전도상에 이상소견이 나타나지만 일부 환자에서는 나타나지 않는 경우도 있을 수 있음. 더 자세한 내용은 순환기내과에 문의하시기 바랍니다.

3. 위 수술팀은 10:30 경 마취유도제인 펜토탈 250 mg을 정맥주사하여 환자가 잠든 것을 확인한 다음 근육이완제인 썩시닐 콜린 100 mg을 정맥주사함과 동시에 마취기의 산소를 분당 5 L로 조절하여 마스크를 통해 호흡낭으로 강압조절하여 기관내 삽관을 하고 근육이완제 마이오부락 4 mg을 정맥주사하고 마취기를 통해 산소 분당 2 L, 아산화질소 분당 2 L, 할로탄 2.0%로 조절하여 인공호흡식으로 전신흡입마취를 시행하여 수술을 하던 중 마취시작 약 20분 후, 수술시작 약 10분 후인 10:50 경 환자의 혈압이 갑자기 떨어지기 시작하더니 곧 이어 혈압측정이 불가능할 정도로 떨어지면서 원인불명의 심정지가 발생하였다.

문8 정상인에게 위와 같은 방법으로 마취를 시행할 경우 심정지가 발생할 수 있는가?

답 기타 조건이 가미되지 않았다면 심정지 발생은 거의 없다고 보아도 됨.

문9 정상인에게 이러한 방법으로 마취를 시행할 경우 심정지가 발생할 수가 있다면 그 원인은 무엇인가?

답 원인으로는 다음과 같은 것을 추정해 볼 수 있음.

1) 마취중 호흡회로의 분리
2) 기관내관의 폐쇄(튜브의 꼬임, 꺾임, 분비물의 축적 등)
3) 기관내관튜브의 우발적 발관
4) 일측폐환기(기관지내 삽관)
5) 식도내 삽관
6) 기관지 경련
7) 저산소농도의 흡입등으로 인한 산소공급의 중단 내지 부족 등과 같은 마취중 저산소혈증을 일으킬 수 있는 모든 요인들
8) 마취제의 과다투여 및 고농도 유지
9) 마취기의 기능불량(유량계, 기화기 등)
10) 폐부종
11) 알러지
12) 환자가 지니고 있는 기존의 심폐혈관 질환

문10 알레르기성 기관지염의 병력이 있는 환자에게 마취중 심정지가 발생할 수가 있는가?

답 만성 기관지염을 앓고 있는 환자는 다른 환자와 달리 기관내삽관 조작, 경한 마취중의 수술조작,

삽관된 기관내관의 움직임으로 인한 기도자극, 분비물, 폐부종 등의 자극으로 기관지경련 발생이 용이하며 이때에는 폐환기가 어려워져 저산소증에 이어 심정지에 이를 수 있음.

문11 위 손○○ 환자의 경우 심정지의 발생이 마취시행의 잘못에 기인한 것으로 볼 수 있는 경우인가?

답 심정지의 발생원인을 추측할 만한 기록이 없기 때문에 마취시행의 잘못여부를 판단할 수는 없음.

4. 위 환자에게 심정지가 발생하자 수술 및 마취제 투여를 중단하고 100% 산소로 강압조절호흡과 동시에 심장맛사지를 시행하였으나 반응이 없었고 이어 승압 및 강심제인 에피네프린 1 mg을 정맥주사하고 계속 심장 맛사지를 하자 비로소 혈압이 정상으로 돌아왔다.

문12 수술중 심정지가 발생했을 경우 치료원칙은 무엇인가?

답 1) 기도확보 및 100% 산소로 양압조절호흡

2) 흡입마취제 투여중지 및 수술중지

3) 심장 맛사지

4) 필요시 제세동기 사용

5) 승압제, 항부정맥제 투여

6) 심전도, 맥박산소계측기, 동맥혈가스분석, 체온, 배뇨량 등 감시장치설치

7) 대사성 산증의 교정

8) 뇌부종 방지 및 체온 유지

9) 원인 규명 및 제거

10) 기타 대중요법

문13 수술팀의 위 환자에 대한 응급대응조치는 적절한 것인가?

답 진료기록부상으로서는 적절하였다고 생각함

문14 건강한 정상인이 대기중의 산소로 자발호흡시 갑자기 심정지가 발생한 경우 약 3분 이내에 심폐소생술을 시행하여 소생시켰을 때 저산소증에 의한 뇌손상이 발생할 수 있는지 여부

문15 건강한 정상인이 50% 산소로 호흡시 갑자기 심정지가 발생한 경우 3 분이내에 심폐소생술을 시행하여 소생시켰을 경우 저산소증에 의한 뇌손상이 발생할 수 있는지 여부

문16 건강한 정상인이 100% 산소로 호흡시 갑자기 심정지가 발생한 경우 3 분이내에 심폐소생술을 시행하여 소생시켰을 경우 저산소증에 의한 뇌손상이 발생할 수 있는지 여부

답 심정 지후 불가역적인 뇌손상이 발생하는 것은 흡입산소농도 보다는 일반적으로 심정지 발생 이전의 환자상태 즉 체온, 대사율, 기존 심폐질환(폐환기, 심장기능등)에 좌우된다고 할 수 있으며 제반 조건이 일정하다면 흡입산소농도가 높을수록 동맥혈 산소분압이 더 높을 수 있기 때문에 뇌손상 발생 가능성은 더 적을 것이고 정상인이었다면 어떤 경우에도 비가역적인 뇌손상의 발생가능성은 아주 적을 것으로 판단함.

5. 피고 신○○와 수술의 소외 장○○은 서로 협의하여 환자의 혈압이 정상으로 돌아왔고 이미 수술을 시작한 터이므로 다시 수술을 계속하여 끝마치기로 결정하고 별다른 후속조치 없이 다시 마취 및 수술을 계속하여 11:20 경 수술을 종료하였다.

문17 위 혈압저하 등으로 심정지 등 현상이 발생한 환자에게 혈압이 정상화된 후 다시 전신 마취를 시행하여 수술을 계속하여 종료한 수술과정에 의사로서 환자에 대한 업무상 조치에 미흡한 점이나 잘못된 점이 없는지 여부.

답 당시의 환자상태나 여건에 따라 마취의사와 수술의사가 협의하여 수술/마취의 계속 여부를 결정할 수 있을 것으로 판단함.

문18 피고 등이 환자에게 전신마취를 시행한 것 때문에 뇌손상이 발생한 것인지 여부, 그렇다면 그 잘못 시행된 사항이 무엇인가?

답 수술전 환자상태는 정상적이었고 마취중 심정지로 인하여 어느 기간 동안 저산소혈증이 발생하였기 때문에 우선적으로 이것이 뇌손상의 원인이라고 추정하는 데는 무리가 없을 것 같으며 심정지의 원인은 문항 9)의 답을 참조하기 바랍니다.

문19 저산소증에 의한 뇌손상이 발생한 것으로 판단될 경우 할로탄 등의 전신흡입마취제가 뇌산소 소모량 및 뇌에 대한 산소공급에 어떠한 영향을 미쳤기 때문인가?

답 할로탄은 뇌산소 소모량을 감소시키고 뇌혈류량을 증가시키는데 마취 중 정상 혈압수준을 유지하고 적절한 산소공급이 이루어 졌다면 할로탄은 저산소증과 무관하다고 할 수 있고 따라서 저산소증에 의한 뇌손상과도 무관하리라 생각됨.

III. 부산고등법원으로 부터의 조회 사항(2)

문1 전신흡입마취로 인한 사고는 어떠한 원인에 의하여 발생하며 각 원인별 발생비율은 어떠한지(발생가능성이 큰 순서대로)

답 전신 흡입마취중 발생할 수 있는 사고원인들

가. 마취중의 저산소혈증을 일으킬 수 있는 모든 원인들

나. 마취약제의 고농도나 과용량 사용

다. 환자 자신이 갖고 있던 전신질환 (특히 심혈관계,호흡계 및 간질환)

라. 수술중의 심한 출혈이나 수술조작에 의한 심혈관계 억제 및 반사반응

마. 위내용물의 폐내 흡인

바. 마취기와 인공호흡기 등 마취장비의 작동이상

문2 의사가 쉽게 발견할 수 없는 환자의 특이체질로 인하여 마취사고가 발생하는 경우는 그 경과가 어떠하며 발생비율이 어느 정도인지

답 환자의 특이체질로 인한 마취사고는 매우 드물기 때문에 일반적으로 이야기하기는 힘드나 한 예로서 악성고열증을 든다면 이에 대한 특이체질(유전적소인)을 갖고 있는 경우 환자가 마취유도 직후 흡입마취제나 탈분극성 근육이완제에 대해 과민반응을 일으킬 수 있으며 일단 발생하면 진행속도가 매우 빠르고 (고열, 근육경직, 저산소혈증, 빈맥, 빈호흡, 대사성산증 초래) 치료에 잘 반응하지 않아 과거에는 사망율이 80 % 이상이었으나 근래에는 dantrolene이라는 약제의 개발로 사망율이 10% 정도로 떨어지고 있음. 발생빈도는 흡입마취제와 succinylcholine을 사용하는 전신마취시에는 62,000건당 1의 비율로 되어 있음.

문3 마취제 과량사용으로 사고가 발생하는 경우 그 경과가 어떠하며 발생비율이 어느 정도인지

답 마취제의 과량사용 경우 대부분 심근억제 작용과 전신혈관 저항의 감소를 일으켜 혈압이 떨어지며 자발적 호흡을 하고 있는 경우에는 호흡억제현상을 일으킬 수 있고 더 진행되면 심정지나 호흡정지를 일으킬 수 있음.

문4 다른 신체부위는 비교적 양호한 상태에서 목뒤 윗부분(두경부)에 5×3 cm 크기의 양성지방종에 대하여 절제수술을 할 경우 전신마취를 하는 경우가 일반적인지

답 수술부위가 두경부인 경우에는 일반적으로 전신마취하 시술이 원칙이나 수술부위 종양의 크기가 매우 작고 얕을 경우에는 부분마취를 하는 경우도 있음.

문5 전신흡입마취하에 위와 같은 수술을 할 경우 외과전문의의 입회 없이 수련의(레지던트)가 독자적으로 수술을 하는 것이 의료관례에 비추어 합당한지 그리고 그리하는 것이 일반적인지

답 수술의 난이도가 매우 낮은 경우 즉, 시술이 간단한 경우 전공의가 독자적으로 할 수도 있음.

문6 전신흡입마취를 한 상태에서 위 수술을 하는 도중 갑자기 혈압이 떨어지는 일반적인 이유는 무엇인지(발생가능성이 큰 순서대로 구체적으로)

답 전신흡입마취하 수술중 혈압하강의 원인들은 다음과 같음.

가. 마취중 환자에서 저산소혈증의 발생

나. 전신마취제의 과용량 사용.

다. 수술에 의한 출혈.

라. 외과적 시술에 따른 기계적 장애에 의한 심혈관계 억제나 반사반응.

마. 과도한 전처치제(진정제, 마약성 진통제 등)의 사용.

바. 마취에 앞서 사용한 치료약제들(스테로이드 제제, 항고혈압제, 베타-아드레날린성 차단제, 칼슘 차단제, 진정제 등)의 영향.

사. 환자의 갑작스런 자세변화.

아. 환자가 원래 갖고 있던 심혈관계질환.

자. 부적합 수혈.

문7 전신흡입마취하에서 위 수술을 하면서 혈압이 갑자기 떨어지는 경우 집도의 및 마취의로서는 어떻게 대처하여야 하는지

답 저혈압의 원인을 찾아서 제거해주는 것이 가장 중요하나 먼저 마취과의사는 마취약제의 투여를 중단하고 산소만을 투여하며 수술자는 수술을 중지하고 출혈부위가 있으면 지혈을 하고 이어 충분한 수액공급을 해 줌. 필요에 따라 혈압상승제의 투여와 수혈을 해 줌.

문8 이와 같이 혈압이 갑자기 떨어지면 호흡에도 이상이 생기는지 그리고 그 이유는 무엇인지

답 전신마취중에는 호흡은 인위적으로 조절(인공호흡기나 마취과 의사의 손으로)되고 있으므로 일시적 혈압하강과 호흡은 밀접한 관계가 없으나 심한 저혈압이나 심정지상태가 지속되어 호흡중추가 있는 뇌간이 손상 받을 경우 호흡마비가 올 수 있음.

문9 마취사고의 경우 뇌손상, 또는 뇌기능저하가 발생하는 경우가 흔히 있는지 그리고 이는 저산소증으로 발생되는 것이 일반적인지

답 마취중의 사고로 뇌손상, 또는 뇌기능의 저하가 발생하는 경우는 매우 드물지만 발생했을 경우의 원인으로는 저산소증이 가장 많음. 환자가 전신마취중 장시간 저산소상태에 있을 경우 뇌손상 또는 뇌기능 저하를 초래할 수 있음.

문10 저산소증은 갑자기 혈압이 떨어져 발생하는 것인지

답 전신흡입마취중 환자에서 저산소증을 일으킬 수 있는 원인들로서는

가. 흡입산소농도의 저하.

나. 기관내관의 일부폐쇄(폐포환기량의 감소).

다. 기관지내 삽관(폐션트율의 증가).

라. 환자의 기존의 심폐질환(폐포환기/관류비의 불균형).

마. 마취중 호흡회로의 분리(산소공급의 중단)

바. 기관내관 튜브의 우발적 발관(산소공급의 중단)

사. 식도내 삽관(산소공급 중단)

아. 기관지 경련

자. 심한 혈압하강(심박출량의 저하).

차. 체내 대사율의 증가.

카. 심한 빈혈 등이 있음.

따라서 장시간의 저혈압상태 지속이 저산소증 발생 원인중의 하나일 수 있으나 저혈압 상태가 단기간 지속되었을 경우에는 저산소증을 일으키는 경우가 매우 드뭄.

문11 과도한 전신흡입마취로 인하여 저산소증이 발생하는 경우가 흔히 있는지 그 원인 및 경과는 어떠한지

답 흡입마취제를 고농도로 장시간 투여할 경우 심근억제작용을 일으켜 심박출량을 감소시키고 전신혈관저항을 떨어뜨림으로 동맥압을 하강시켜 조직으로 가는 혈류를 감소시킴. 따라서 조직으로의 산소운반능력이 저하됨으로 조직의 저산소증을 일으킬 수 있으나 원래 심혈관계질환을 갖고 있지 않은 전신상태가 양호한 환자에서는 발생하는 경우가 드물다.

문12 전신흡입마취중 저산소증이 발생하였다면 마취중 적절한 산소공급이 부족하였다고 볼 수 있는지

답 전신마취중의 저산소증의 발생원인은 다양함으로(10번항 참조) 산소공급의 부족이 저산소증 발생의 주요 원인일 수 있으나 환자의 상태에 따라 충분한 산소공급에도 불구하고 저산소증이 초래될 수도 있음.

문13 귀 사실조회 회신에 의하면 이 사건의 경우 수술전 환자상태는 정상적이었고 마취중 심정지로 인하여 저산소증이 발생하였기 때문에 우선적으로 이것이 뇌손상의 원인이라고 추정하는데 무리가 없다고 하였는바 그외 다른 원인으로 뇌손상이 될 수 있는 경우가 있는지 있다면 그 가능성은 어떠한지

답 매우 드물기는 하나 수술전 인지할 수 없었던 뇌동맥류를 가진 환자의 경우 수술, 마취중의 여러가지 자극으로 인해 혈압이 상승함으로 뇌동맥류 파열을 일으켜 수술후 뇌손상을 가져오는 경우도 있음.

문14 귀 사실조회 회신에 의하면 현재 거의 대부분의 병원에서는 전신마취전에 심전도 검사를 시행하고 있고 마취중에도 심전도 감시장치를 부착시켜 심기능을 항시 감시하고 있으며 전신마취란 여러 가지 약제의 투여와 삽관조작이나 수술조작등 물리적 자극이 큰 의료행위인 만큼 모든 전신마취환자에서 사전 심전도 검사와 수술중 심전도 감시가 꼭 필요한 것으로 판단하면서도 이에 대한 규정이 없기 때문에 경우에 따라서는 청진의 방법도 선택할 수 있는 것으로 되어 있는데 심전도 검사, 감시가 꼭 필요하다고 하면서도 생략할 수 있다고 하는 것은 납득이 잘 되지 않는바 그렇다면 생략할 수 있는 경우는 과연 구체적으로 어떠한 경우를 의미하는지 그리고 이 사건의 경우도 심전도 검사.감시를 생략할 수 있는 특별한 사정이 있었는지

답 대학병원이나 큰규모의 종합병원에서는 수술전.중.후에 심전도감시를 거의 시행하고 있으나 소규모 병원이나 개인의원 단위에서는 아직 심전도 장비를 갖추지 못한 경우도 있으므로 대신 계속적으로 환자 심음을 청진하여 심박수, 심박동 강도, 심리듬을 들어 환자의 심박동상태를 파악할 수 있다는 의미임.

환자의 수술전 전신상태가 양호하고 수술시간이 짧고 수술자체가 환자의 전신상태에 큰 영향을 미치지 않는 소수술의 경우에 심전도감시를 심음청진으로 대신할 수 있으므로 이 건의 경우에도 담당의사의 판단에 따라 심전도감시를 생략한 것으로 추정함.

문15 귀 사실조회의 회신에 의하면 마취중에 실시하는 감시장치에는 심전도, 맥박, 혈압, 뇨량, 근이완정도, 맥박산소계측(산소포화도), 동맥혈가스, 전해질, 호기말이산화탄소, 체온, 기도압, 일회호흡량, 폐동맥압, 중심정맥압등이 있는데 이 사건의 경우 혈압과 맥박외에 다른 어떤 종류의 감시장치를 이용했는지 기록에서 찾아볼 수 없다고 하였는바 그렇다면 혈압과 맥박외에 다른 감시 방법은 실시하지 않았다고 일응 추정할 수 있는 것인지

답 심전도, 맥박, 혈압측정이외의 환자감시방법은 환자의 상태와 수술 종류에 따라 선택할 수 있는 항목이며 모든 수술에서 다 요구되는 것은 아님. 이 경우 단순한 지방종의 제거가 목적이였고 수술전 환자상태가 정상이였다면 다른 환자감시방법을 사용하지 않았을 수도 있음.

문16 위 사실조회 회신에 의하면 심정지의 일반적인 치료원칙 10개를 거명하고는 이 사건의 경우 수술팀의

환자에 대한 응급대응조치가 적절하였다고 판단하였는바 어떠한 근거로 적절하였다고 판단하였는지 그리고 적절하게 대응조치를 하였음에도 불구하고 뇌손상이 발생하게된 이유는 무엇인지

답 심정지시 즉시 100% 산소로 환기시키면서 심장마사지, 혈압상승제의 투여, 제세동기 사용으로(순환을 회복시키기 위한 방법) 혈압이 정상으로 돌아왔다면 응급조치에는 문제가 없는 것 같으나 심정지의 발견시간(저산소상태의 지속시간), 저산소증에 대한 환자의 뇌조직의 감수성에 따른 차이에 의해 뇌손상의 정도여부가 다르게 나타날 수 있음(식물인간 상태에서부터 완전회복까지).

문17 전신흡입마취상태하에서 수술을 하다가 심정지 등 심각한 현상이 발생한 경우 외관상 일시적으로 정상적인 상태인 것처럼 보인다고 하여 정상상태라고 단정할 수 있는지 그리고 이와 같은 경우 마취의와 집도의가 협의하여 마취와 수술의 계속여부를 결정할 수 있을 것임은 물론이나 심전도 검사등 보다 과학적인 방법으로 상태를 정밀히 검사한 후 수련의 아닌 전문의가 신중하게 판단하는 것이 올바른 방법이 아닌지 그리고 전신마취상태에서 수술하는 도중 사고가 발생한 경우 조금이라도 의심이 나면 수술 및 마취를 중단하는 것이 올바른 방법이 아닌지

답 심정지가 발생한 환자에서 신속하고도 효과적인 소생술을 시행하여 호흡, 순환의 회복이 빠른 시간내 이루어질 경우(정상혈압, 정상 심전도 소견) 대부분의 환자에서는 뇌손상의 후유증 없이 완전 회복되는 것이 보통이나 드물게 호흡, 순환이 회복이 이루어지더라도 뇌손상의 후유증이 남는 경우도 있음. 이의 이유는 16번 항을 참조하기 바람.

심정지가 일어난 환자에서 소생술로 환자의 순환과 호흡이 정상으로 되돌아온 후 수술과 마취의 진행여부는 수술자와 마취과 의사의 판단에 따를 수 있으나 감독의사(전문의)가 있는 경우 그의 판단에 따르는 것이 옳다고 생각됨.

IV. 부산지방법원의 판결(제5민사부 92가합 22858 손해배상건)

■ 주문

1. 피고들은 각자 원고 손○○에게 금90,000,000원, 원고 정○○에게 금6,000,000원, 원고 정○○, 원고 정○○에게 각 금2,000,000원과 위 각 금원에 대한 1992. 2. 1.부터 1994. 4. 8.까지 연5푼, 그 다음날부터 다 갚을 때까지 연2할5푼의 각 비율에 의한 금원을 지급하라.
2. 소송비용은 피고들의 부담으로 한다.
3. 제1항은 가집행할 수 있다.

■ 청구취지

주문과 같다.

1. 손해배상책임의 발생

가. 기초사실

(1) 당사자

원고 손○○은 피고 지방공사 ○○직할시 의료원(아래에서는 피고 의료원이라고만 한다)에서 왼쪽 목 상단부 지방종제거 수술을 받은 후 무산소성 뇌손상에 의해 전신마비, 구음장애, 정신질환 등의 증세를 보이는 파킨슨씨 증후군을 앓고 있고 원고 정○○은 원고 손○○의 남편이며, 원고 정○○, 원고 정○○은 원고 손○○의 아들들이고, 피고 신○○는 피고의료원의 마취과장으로서 원고 손○○에 대한 수술의 마취를 담당한 의사이며, 피고 의료원은 지역의료발전을 도모함을 목적으로 설립된 의료법인으로 피고 신○○의 사용자이다.

(2) 이 사건 수술전의 상태 및 검진과정

(가) 원고 손○○은 1984. 경부터 왼쪽 목 뒷부분에 자세히 관찰할 경우 약간 표시가 날 정도의 혹이 생겼고 그로 인하여 통증이나 일상생활에 불편은 느끼지 못하였으나 악성종양이 우려되어 1988. 10. 7. 피고 의료원의 외래일반외과에서 진찰을 받았다. 피고 의료원은 진찰결과 단순한 지방종으로 검사로서 혈액, 뇨, 간기능검사와 흉부 방사선검사를 마치고 절제수술을 시행하기 위하여 같은 달 11. 원고 손○○을 입원시켰다.

(나) 수술전 검사결과 원고 손○○은 위 지방종 외에 다른 질병은 없는 것으로 진단되었으나, 다만 1987. 1. 경 신경성인두증세, 1988.4. 경 알레르기성기관지염으로 피고의료원에 외래 이비인후과에서 치료를 받은 경력이 발견되었다.

(3) 이 사건 마취와 수술과정

(가) 1988. 10. 12. 피고의료원의 마취의사인 피고 신○○, 집도의사 장○○은 환자의 수술부위가 목부위로서 혈액순환이 잘 되는 부위이기 때문에 국소마취를 할 경우 혈액을 통하여 전신에 마취제의 중독작용을 일으킬 우려가 있고, 또 수술도중 환자의 불안감과 불편감을 없애기 위해 전신마취를 하기로 결정하고 마취제는 아산화질소, 산소 및 할로탄halothane 혼합가스를 사용하기로 했다.

(나) 위 수술팀은 같은 날 10:05분경 수술전 처치로서 아트로핀 0.4mg을 근육주사한 다음 10:15경 환자를 수술실로 옮겨 위 수술전검사 결과지를 조사한 결과 심전도검사를 하지 않았음을 발견하였으나 위 장○○이 청진기로 심음을 청진하여 부정맥 및 잡음이 없음이 확인되자 바로 마취를 시작하였다.

(다) 10:30경 마취유도제인 펜토탈pentothal 250mg을 정맥주사하여 환자가 잠든 것을 확인한 다음 근육이완제인 석시닐콜린succinylcholine100mg을 정맥주사함과 동시에 마취기의 산소를 분당 5리터로 조절하여 마스크를 통해 호흡낭으로 강압조절하여 기관내 삽관을 하고 근육이완제인 마이오부락mioblock 4mg을 정맥주사하고 마취기를 통해 산소 분당 2리터, 아산화질소 분당 2리터, 할로탄 2.0%로 조절하여 인공호흡식으로 전신흡입마취를 시행하여 수술을 하던 중 마취시작 약 20분 후, 수술시작 약 10분 후인 10:50경 환자의 혈압이 갑자기 떨어지기 시작하더니 곧이어

혈압이 측정이 불가능할 정도로 떨어지면서 원인불명의 심정지가 발생하였다.

(라) 마취의사 신○○은 즉시 전신마취제 투여를 중단하고 100% 산소로 강압적 조절호흡을 시킴과 동시에 심장맛사지를 시행하였으나 반응이 없었고, 이어 승압 및 강심제인 에피네프린 epinephrine 1mg을 정맥주사하고 계속 심장맛사지를 하자 비로소 혈압이 정상으로 돌아왔다.

(마) 이에 피고 신○○와 소외 장○○은 서로 협의하여 환자의 혈압이 정상으로 돌아왔고 이미 수술을 시작한 터이므로 다시 수술을 계속하여 끝마치기로 결정하고 별다른 후속조치 없이 다시 마취 및 수술을 계속하여 11:20경 수술을 종료하였다.

(4) 이 사건 마취과정과 수술후의 조치 및 경과

수술팀은 수술이 끝난 직후 환자를 중환자실로 옮겼으나 의식을 회복하지 못한 상태에서 혈압과 호흡이 계속 불안정하였고 이에 혈압조절을 위한 약물을 투여하고 기관내관을 삽관하여 보조호흡을 실시하는 등의 조치를 취하면서 계속 관찰하였으나 환자는 혼수상태에서 회복되지 못하였다. 수술 5일 후인 같은 달 17. 피고의료원 내과에서 뇌저산소증 및 뇌위축이라는 추정진단을 하고 계속 관찰하던 중 같은 달 20. 뇌파검사상 전반적인 뇌기능저하로 판명되자 같은 달 24. ○○대학병원으로 후송하여 계속 치료케 하였으나 호전되지 못하고 현재 뇌손상으로 전신마비와 구음장애, 정신질환 등의 증세를 보이는 파킨슨씨 증후군에 이르렀다.

나. 당사자의 주장

원고들은 원고 손○○의 위와 같은 증세는 신○○ 등의 의료과오에 기인한 것이므로, 피고 의료원은 사용자책임 내지 진료계약상의 채무불이행 책임에 따라, 피고 신○○는 자신의 불법행위 내지 채무불이행 책임에 따라, 연대하여 원고들이 입은 손해를 배상할 책임이 있다고 주장하고, 이에 대하여 피고들은 원고 손○○에 대한 시술에 있어 마취 및 수술과정과 그 전후 조치에 있어서 최선을 다하였음에도 사고가 발생한 것으로 이는 현대의학의 수준으로 불가항력적인 것이라고 다툰다.

다. 판단

그러므로 과연 원고 손○○의 파킨슨씨 증후군이 피고 신○○의 의료과오에 기한 것인지 여부에 대하여 살펴본다.

(1) 일반적으로 사람의 생명과 신체의 건강을 취급하는 의사에게는 그 업무의 성질에 비추어 시술로 인하여 발생가능한 합병증의 방지를 위하여 필요한 최소한의 조치를 할 업무상의 주의의무가 요구된다. 특히 이 사건과 같은 전신마취는 환자의 중추신경계, 호흡기계, 순환기계 등에 큰 영향을 미치는 것으로서 환자의 건강상태에 따라 마취제나 마취보조제에 의한 심각한 합병증이나 부작용이 우려되고, 그 시술상의 과오가 환자의 사망 등의 중대한 결과를 발생시킬 위험성이 있으므로, 이를 담당하는 의사는 수술중에 있어서는 물론 수술 전후의 전 과정을 통하여 발생가능한 모든 위험에 대비하여 환자의 상태를 면밀히 관찰하는 것을 포함한 필요한 최선의 조치를 취할 주의의무가 요구된다.

(2) 관계문헌에 의하면, 이 사건 마취유도제로 사용된 펜토탈을 호흡기에 감염증상이 있는 환자나 기관지천식 환자에 사용할 경우에는 특별한 주의를 요하며 기도에 종양이 있는 환자는 약물투여 후 무의식상태에서 기도폐쇄를 유발할 수 있고 근이완제가 첨가되면 폐쇄가 더 심해질 수 있으며(앞서 본 바와 같이 이 사건 마취에는 근이완제인 석시닐콜린과 마이오부락이 함께 사용되었다), 합병증으로는 머리동작, 인두 및 기관지자극 등으로 후두경련이나 기관지경련이 발생하여 저산소증이 생길 수 있고 드물지만 심혈관계의 허탈을 초래하여 심정지에 빠지는 경우도 있는 것으로 연구되어 있는 바(기록에 첨부된 대한마취과학회의 마취과학 교과서 참조), 원고 손○○은 앞서 본 바와 같이 신경성인두 및 알레르기성 기관지염의 병력이 있는데다가 이 사건 수술부위가 목부분으로 수술 및 마취의 자극에 대한 반응 등의 영향으로 심정지, 호흡정지가 발생할 위험성이 예견되므로, 이러한 경우 마취를 담당한 피고 신○○로서는 수술전 검사로서 구강내, 특히 치아와 편도선 상태의 시진, 심장음과 호흡음의 청진, 맥박 상태의 촉진과 아울러 교감신경 긴장성의 정도를 파악하기 위한 심전도검사 등을 철저히 시행하여 환자의 특이체질 또는 약제의 부작용 등에 의한 사고발생 가능성을 면밀히 조사하였어야 함에도(원고 손○○은 응급환자가 아니어서 수술전에 위와 같은 사전검사를 충분히 시행할 시간적인 여유가 있었다), 피고 신○○는 이 사건 마취시술 직전 원고 손○○에 대한 외래검사 결과지를 조사하여 심전도검사를 하지 아니한 사실을 발견하고도 수술의 중요성에 비추어 불충분하다고 볼 수 밖에 없는 청진기에 의한 심음청진만에 의존하여 별다른 이상이 없을 것으로 판단하고 곧바로 마취를 시작하였으므로 이 점에서 마취시술전의 검사의무를 소홀히 한 과실이 있다.

(3) 한편 원고 손○○에 대한 마취도중 앞에서 본 바와 같이 환자의 혈압이 떨어지고 원인을 알 수 없는 심정지가 발생하여 응급조치에 의해 상당한 시간이 지난 뒤에야 환자의 혈압이 정상으로 돌아왔다면, 의학적으로 뇌손상의 주원인은 저산소증이고 수술도중 심정지가 오는 경우 저산소증이 생길 가능성이 큰 점에 비추어(증인 백○○), 특별히 수술을 계속하여야 할 급박한 사정이 없는 한, 마취의사인 피고 신○○와 집도의사인 장○○은 일단 수술을 중단하고 위 심정지의 원인과 그로 인한 후유증을 철저히 조사하여 적절한 대처방안을 강구하였어야 할 것이다.

이 사건 수술이 목부위 작은 양성종양의 제거라는 비교적 간단한 수술이었던 점에 비추어 위와 같은 긴급한 사태의 발생에도 불구하고 수술을 계속하여야 할 급박한 사정이 있었던 것으로는 인정되지 아니하므로, 피고 신○○와 장○○이 위 심정지의 원인도 밝혀지지 않은 상태에서 다시 마취 및 수술을 계속한 것은, 의사로서의 필요한 주의의무를 다하지 못한 과실이 있는 것으로 인정된다.

(4) 나아가 수술 이후의 조치에 있어서도, 수술 후 5일이나 경과한 1988. 10. 17.에 비로소 뇌저산소증 및 뇌위축이라는 추정진단을 하고 다시 3일이 지난 같은 달 20. 뇌파검사를 통해 전반적인 뇌기능저하로 판명되자 같은 달 24. ○○대학병원으로 후송하여 치료케 한 것은 환자의 용태 등에 비추어 적절하고 신속한 사후조치를 취한 것으로 보기는 어렵다고 판단된다.

(5) 원고 손○○은 이 사건 마취 및 수술 직후부터 혼수상태에 빠져 파킨슨씨 증후군에 이른 것이므로

위 의료사고는 피고 신○○가 시술한 마취과정에서 발생한 것임이 분명한 바, 원고 손○○이 마취제나 마취유도제의 사용시 주의를 요하는 호흡기 계통의 질환을 앓은 병력이 있고 이 사건 수술부위도 목부위인 점 등에 비추어 환자에 대한 심전도 검사는 필수적인 것으로 여겨지고, 나아가 전신마취의 경우 사전에 충분한 조사를 하더라도 사전에 인지되지 않은 뇌동맥류의 파열 등으로 뇌손상을 일으키는 경우가 전혀 없는 것은 아니나, 그 비율이 0.1% 이하로 극히 낮은 점과(위 참고문헌 참조), 원고 손○○에 대한 마취도중 심정지가 발생하고 응급조치로 혈압이 정상으로 돌아온 후에도 상당한 시간동안 마취제가 투여되고 수술이 계속되었던 점 등에 비추어 피고 신○○나 장○○이 마취나 집도수술을 제 때에 중단하고 적절한 대응조치를 취하지 않은 과실은 원고 손○○의 위 발병 및 증상의 확대에 원인이 되었던 것으로 추정된다.

따라서 피고들로서는 위와 같은 과실없이 수술의 전 과정을 통하여 최선의 조치를 다하였다고 하더라도 이 사건 사고가 발생하였으리라는 점에 대한 반증을 제시하지 못하는 한 이 사건 사고발생으로 인한 손해배상책임을 면할 수 없다고 할 것이다.

(이 사건 사고는 전적으로 피고측의 지배하에서 발생한 것이고 진료기록 등도 피고측이 전문적인 견지에서 작성한 것으로서 원고측에서 수술상황을 파악하기가 극히 곤란하다는 점에 비추어서도 위와 같이 해석함이 타당하다)

(6) 따라서, 피고 의료원은 피고 신○○와 소외 장○○의 사용자로서, 피고 신○○는 불법행위자로서 위 의료과오로 인하여 원고들이 입은 손해를 각자 배상할 책임이 있다.

3. 손해배상의 범위

생략

4. 결론

피고들은 각자 원고 손○○에게 위 손해금의 일부로서 같은 원고가 구하는 금90,000,000(일실수입 금31,779,591원, 개호비 금55,801,282원, 위자료 금2,419,127원), 원고 정○○에게 금6,000,000원, 원고 정○○,원고 정○○에게 각 금2,000,000원 및 위 각 금원에 대한 이 사건 사고 발생일 이후로서 원고들이 구하는 1992.2.1.부터 원심판결 선고일인 1994.4.8.까지는 민법에서 정한, 그 다음날부터 다 갚을 때까지는 소송촉진 등에 관한 특례법에서 정한 각 지연손해금을 지급할 의무가 있으므로 원고들의 청구는 이유 있어 이를 인용한다.

V. 부산고등법원의 판결(제3민사부 94나 3872 손해배상건)

■ 원심판결

부산지방법원 1994.4.8. 선고 92가합22858 판결

■ 주문

1. 피고들의 항소를 기각한다.

2. 항소비용은 피고들의 부담으로 한다.

■ 청구취지

피고들은 각자 원고 손○○에게 금 90,000,000원, 원고 정○○에게 금 6,000,000원, 원고 정○○, 정○○에게 각 금 2,000,000원과 위 각 금원에 대한 1992.2.1.부터 이 사건 원심판결 선고일까지는 연5푼, 그 다음날부터 완제일까지는 연2할5푼의 각 비율에 의한 금원을 지급하라.

■ 항소취지

원심판결을 취소한다. 원고들의 청구를 기각한다.

■ 결론

피고들은 각자 원고 손○○에게 위 손해금의 일부로서 같은 원고가 구하는 금90,000,000(일실수입 금31,779,591원, 개호비 금55,801,282원, 위자료 금2,419,127원), 원고 정○○에게 금6,000,000원, 원고 정○○,원고 정○○에게 각 금2,000,000원 및 위 각 금원에 대한 이 사건 사고 발생일 이후로서 원고들이 구하는 1992.2.1.부터 원심판결선고일인 1994.4.8.까지는 민법에서 정한, 그 다음날부터 다 갚을 때까지는 소송촉진 등에 관한 특례법에서 정한 각 지연손해금을 지급할 의무가 있으므로 원고들의 청구는 이유 있어 이를 인용할 것인 바, 원심판결은 이와 결론을 같이하여 정당하고 피고들의 항소는 이유 없으므로 주문과 같이 판결한다.

참고사항

이 건은 1심, 2심 재판부가 모두 마취중 환자에서 발생한 심정지와 그로 인한 저산소성 뇌손상에 대해 마취과 의사가 환자에 대한 주의의무를 다하지 못한 과실(수술전 검사의 불충분함, 심폐소생술 시행 후 수술을 중단하지 않은 점, 수술 후 신속한 사후조치의 미비 등)이 있다고 판단하고 원고(환자)측이 요구한 손해배상 청구액 전부를 인정한 경우로 1심 판결문중 판단사항을 자세히 읽어보면 재판부가 요구하는 마취과 의사의 환자관리 책임범위를 알 수 있음.

▶ 사례 2 (외과)

I. 사건 개요

19세된 여자 환자가 좌측액와부에 생긴 지름 약 4센티미터의 종양제거수술을 위하여 1991. 10. 28. ○○대학병원에 입원하여 전신마취를 시행받던 중 마취 직후 갑자기 심정지가 발생하여 심폐소생술을 시행하였으나 환자는 의식을 회복하지 못하고 중환자실에서 혼수상태로 있다가 뇌저산소증으로 추정되는 뇌괴사로 사망한 사건.

II. 청주지방법원으로 부터의 사실조회 사항

문1 전신마취도입의 일반적인 방법은 무엇인지

답 전신마취 도입방법은 먼저 마취전 환자에 대한 각종 검사결과와 부착된 환자감시장치를 통해 환자의 전신상태를 파악한 후 마취유도제(주로 barbiturate 계열약제나 또는 benzodiazepine 계열 약제)를 사용하여 의식을 소실시키고 탈분극성 근이완제인 succinylcholine 을 사용하여 근육이완을 시킨 후 기관내 튜브를 삽관하고 적정농도의 흡입마취제를 투여하면서 환자감시장치를 이용하여 환자의 상태를 관찰하며 마취농도를 적절하게 조절하여 마취심도를 유지시킨다.

문2 마취도입시 환자의 기관내 삽관을 통한 인공호흡을 실시할 때 주의사항은 무엇인지

답 기관내에 튜브를 삽관하여 환자의 호흡을 인위적으로 조절할 때는 사람의 손으로 조절을 하던, 호흡기를 사용하던 적정량의 환기량과 호흡횟수를 조절하여 체내 가스교환 (산소의 흡입과 탄산가스의 배출) 이 충분히 이루어지도록 하는 것이 가장 중요하며 이것을 감시하기 위해서 환자상태의 지속적인 관찰과 capnogram, pulse oximeter 같은 감시기구의 사용 그리고 혈액가스분석 등이 필요하다.

문3 위 기관내 삽관에 있어 튜브의 말단부가 한쪽 주기관지에 위치하였을 때 발생이 예상되는 현상은 무엇인지

답 튜브가 깊이 들어가 한쪽 주기관지로 들어갔을 경우 한쪽 폐만 환기됨으로 환기되지 못하는 폐측에서의 강제된 폐션트현상으로 가스교환(특히 산소공급)에 장애를 가져와 저산소혈증을 일으킬 수 있으나 50 % 이상의 산소가 투여될 때(마취중에는 대부분 50 % 이상의 산소가 투여됨)는 장시간의 경우를 제외하고는 심각한 저산소혈증을 일으키지 않음. 최근에는 폐수술시 이러한 일측폐환기방법을 여러가지 목적으로 선택적으로 사용하고 있음.

문4 마취과정에서 사용되는 다음 약제들의 약리적 작용과 부작용, 사용상의 주의점에 관하여 설명해 주십시요

답 가) halothane : 전신마취목적으로 자주 사용되는 흡입마취제로서 적절한 마취농도하에서 의식소실, 감각 및 운동신경차단, 반사반응의 둔화 등을 일으킴. 부작용은 고농도로 장시간 투여 시 혈관계 억제작용을 일으켜 혈압하강을 초래할 수 있으며 catecholamine에 대한 심장의 과민성을

증가시켜 부정맥을 유발할 수 있다. 그리고 드물게는 마취 후 간기능에 장애를 가져올 수 있다. 주의사항은 항시 환자의 상태를 관찰하면서 적정농도의 약제를 투여하는 것이 중요함.

나) epinephrine : 알파와 베타 아드레날린성 수용체에 작용하여(α and β adrenergic agonist) 말초혈관 수축, 심근수축력 강화, 심박수 증가 등으로 혈압상승을 일으키는 약제임. 심정지시에 치료목적으로 주로 사용되며 (정맥주입) 수술시 출혈을 감소시킬 목적으로 사용되기도 한다(피부침윤법).

고농도나 과량사용시에는 과도한 혈압상승과 심박수의 증가를 일으켜 심혈관계의 산소소모량을 증가시킴으로 심근허혈증을 유발하거나 심근경색증을 악화시킬 수 있으며 뇌출혈을 일으킬 수도 있다.

다) 할로탄을 이용한 마취유도 다음에 에피네프린을 사용하는 경우에 예상되는 부작용은 : halothane은 epinephrine에 대한 심장의 과민성을 증가시킴으로 epinephrine 이 halothane 과 동시에 투여되면 심부정맥을 초래할수 있다.

라) 심정지 발생 후 에피네프린을 사용하는 경우의 효과 : 심정지시 epinephrine 은 심장의 재박동과 혈압을 상승시키기 위해 사용되는 가장 중요한 기본약제임.

문5 전신마취유도 또는 전신마취 실시 중 심정지가 발생될 수 있는 원인은 무엇이 있는지

답 가) 환자의 저산소혈증 발생

ㄱ. 저산소농도 흡입.

ㄴ. 기관내관 폐색.

ㄷ. 마취중 호흡회로의 분리.

ㄹ. 식도내 삽관.

ㅁ. 기관지 경련.

ㅂ. 우발적 발관

ㅅ. 장시간의 기관지내 삽관

나) 마취약제의 고농도나 과량투여.

다) 환자의 마취전 전신상태 불량(전해질 불균형, 심한 탈수 또는 빈혈)이나 이미 갖고 있던 전신질환 (특히 심근경색증 같은 심장질환).

라) 수술중의 심한 출혈이나 수술조작에 의한 심혈관계 억제 및 반사작용.

III. 대전고등법원으로 부터의 조회사항(1)

문1 정상 성인의 경우 일측 폐환기로 저산소혈증이 발생하는지

답 현재 임상마취에서 폐 또는 식도수술시 마취의 한 방법으로 일측 폐환기법은 널리 이용되고 있으며 환자의 관리에만 주의를 한다면 위험한 마취방법이 아님. 그러나 환자의 폐기능이 양쪽 모두 심하게 저하되어 있거나, 마취중 산소공급이 불충분하거나 (50% 이하 농도로 투여시) 또는 폐환기의

불충분 그리고 환자감시장치(맥박산소포화도 측정기, 심전도, 혈압, 맥박 측정기, 동맥혈 가스분석, 호기말 이산화탄소 분압 측정기)의 부족 또는 환자감시가 소홀할 시 저산소혈증 발현의 개연성은 존재함. 마취중 우발적으로 발생한 일측 폐환기와 의도적으로 시행한 일측 폐환기는 생리적 현상은 같은 상황으로 볼 수 있으나 산소투여 농도, 환자의 산소화 정도와 환기에 대한 계속적인 감시등에서 차이가 있을 수 있음. 즉, 우발적으로 발생한 일측 폐환기의 경우가 저산소혈증 발현 가능성이 더 높음.

문2 기관내 삽관튜브가 한 쪽 기관지에 들어가 있는 경우 심장마비를 초래할 정도의 저산소증이 발생할 수 있는지.

답 기관내 삽관튜브가 한쪽 기관지에 들어가 있을 경우는 일측 폐환기법을 사용할 때와 같은 효과를 가짐. 즉 1.에서 설명한 것처럼 환자자신의 폐기능 상태, 투여한 산소농도와 폐환기의 적절함 여부, 환자상태 감시의 충분함 여부에 따라 저산소혈증 발생 정도에 영향을 줄 수 있음. 심한 저산소혈증(동맥혈 산소분압 40 mmHg 이하)상태가 장시간 지속할 경우 심정지를 초래할 수 있음.

문3 기관내 삽관튜브가 한쪽 기관지에 들어가 있는 상태로 심폐소생술을 시행하는 경우 편측 환기로 인한 저산소증이 환자가 소생하는데 장애가 될 수 있는지.

답 심폐소생술시에 100% 산소가 투여되고, 환기폐측의 폐기능이 저하되어 있는 상태가 아니라면 환자는 소생에 필요한 동맥혈산소분압을 유지할 수 있으나(우측폐로만 100% 산소로 환기될 경우 정상폐에서는 27% 정도의 션트율이 발생함으로 평균 170mmHg 정도의 동맥혈 산소분압을 유지할 것으로 계산) 100% 산소로 양측폐 환기시의 예상 동맥혈 산소분압치(평균 500 mmHg 정도)에 비해서는 낮음으로 주요 장기로의 산소공급이 저하될 수 있음.

문4 귀 협회의 1993. 3.11 자 회신문은 결론적으로 마취과정에서 의사의 과실이 있었다는 것인지 있었다면 어떠한 과실이 있었다는 것인지

답 기관튜브가 깊게 삽관된 것을 빨리 발견하지 못하고 동시 환자에 대한 관리 및 감시가 소홀하여 환자를 심한 저산소혈증상태로 만들었다면 이것은 심정지 초래의 원인이 될 수 있으며 의사의 과실을 인정할 수 있음. 그러나 이미 1, 2 문항에서 언급한 것처럼 다른 문제(50% 이하 산소농도, 환자감시 소홀 등)들이 함께 복합되지 않을 경우엔 삽관튜브의 일측기관지내 거치가 심정지의 발생을 초래할 정도의 심한 저산소혈증을 일으켰다고 단정할 수는 없으므로 보내준 자료(사실조회서와 1993. 3. 11 자 의협의 감정의뢰에 대한 회신)만으로는 의사의 과실여부를 판단할 수 없음.

문5 사망자가 마취 당시 만 19세의 여성으로서 임신 3-4개월 정도 되었는데 위 임신과 마취에 의한 사망 사이에는 어떤 연관성이 없는지

답 임신과의 연관성은 임산부의 경우 체내 산소소모량이 증가됨으로 같은 조건하에서는 저산소혈증 발생 가능성이 높을 수 있음.

문6 결론적으로 귀 협회에서는 왜 사망자가 마취 도중 심정지를 일으켰다고 판단하는지

답 마취중 심정지를 일으킬 수 있는 요인들로서는

1) 환자의 저산소혈증 발생

ㄱ. 저산소농도 흡입.

ㄴ. 기관내관 폐색.

ㄷ. 마취중 호흡회로의 분리.

ㄹ. 식도내 삽관.

ㅁ. 지속되는 기관지 경련으로 인한 호흡마비.

ㅂ. 우발적 발관.

ㅅ. 장시간의 기관지내 삽관

2) 마취약제의 고농도나 과량투여.

3) 환자의 마취전 전신상태 불량(전해질 불균형, 심한 탈수 또는 빈혈)이나 이미 갖고 있던 전신 질환(특히 심근경색증 같은 심장질환)

4) 수술중의 심한 출혈이나 수술조작에 의한 심혈관계 억제 및 반사작용등의 다양한 요인이 있을 수 있으므로 이 환자의 경우 정확한 심정지의 원인은 보내준 자료만으로는 확실하게 단정하기 힘듬. 진료기록상 환자에게서 심정지 발생 전 심한 저산소혈증 발생의 기록이 있다면 심정지의 원인이 저산소혈증에 의한 것으로 추정할 수는 있음.

IV. 대전고등법원으로부터의 감정의뢰사항(2)

■ 감정내용

문1 수술전 검사의 일반적 내용은 어떠한지와 문진의 경우는 어떠한 방식으로 이루어 지는지.

답 수술전 기본검사로는 흉부방사선검사, 일반혈액검사, 심전도검사, 간기능검사가 있으며 환자의 질환의 종류와 정도에 따라 추가검사를 할 수 있음. 그외 신체검사, 활력증후검사를 함.
문진은 수술전 환자를 방문하여 환자의 과거병력, 가족력 및 현재의 증상 등에 대해 알아봄.

문2 수술전 검사를 통해서 환자의 다른 신체적, 병리적 상태를 알 수 있는지의 여부와 환자의 신체적 소인을 마취 및 수술시 고려하는지.

답 대부분의 경우 수술전 검사와 문진으로 환자의 신체적, 병리적상태를 알 수 있으나 드믈게 질환이 있음에도 검사상 이상소견이 나타나지 않는 경우도 있음(예; 심장질환을 가진 환자에서 자각증상과 심전도상 이상소견이 나타나지 않는 경우 또는 뇌동맥류를 가진 환자에서 자각증상이 나타나지 않아 환자가 질환을 가진 것을 모르는 경우가 있음). 환자에게서 나타나는 이상소견은 마취 및 수술시 주요 고려사항임.

문3 종양제거 수술의 경우 수술전 사전 조직검사를 거치는 것이 일반적인지 여부와 악성유무는 어떻게 파악하는지 여부.

답 종양제거 수술시 수술전 조직검사 여부는 종양의 크기와 촉진소견, 발생부위에 따라 외과의사가 판단함. 종양의 크기가 작고 외부에서 쉽게 제거할 수 있는 경우는 외래에서 조직검사 및 종양제거를 동시에 하나 종양이 크거나 장기내 존재시에는 전신마취하에 수술을 하는 것이 원칙임. 종양의 악성유무의 판단은 반드시 병리조직검사 결과에 따름.

문4 망인의 경우 사전 조직검사 없이 응급히 전신마취를 통한 외과적 수술이 반드시 필요하였는지 여부.

답 본 환자의 경우 사전 조직검사 없이 전신마취하 종양제거술을 시행한 것은 문제가 없는 것으로 생각함.

문5 마취전 환자방문은 왜 필요하며 그 정도는 어떠한 기준으로 판단하는지.

답 마취전 환자방문의 목적은 첫째, 환자와의 대화를 통해 수술과 마취에 대한 환자의 불안과 공포를 줄여주고 둘째, 환자의 병력과 가족력을 알아보고 셋째, 환자의 신체적 상태를 확인하기 위함이며 전신마취를 받는 환자들에서는 마취전 환자방문을 하는 것이 원칙임.

문6 수술을 한다면 마취의 필요성과 그 정도는 어떠한 기준으로 판단하는지.

답 마취방법은 환자의 질환 및 전신상태, 수술의 종류에 따라 마취과 의사가 자신의 지식, 경험, 선호도를 고려하여 선택할 수 있는 마취과 의사 고유의 영역이며 특정수술에 반드시 특정마취를 하여야 한다는 규정은 없음.

문7 부분마취로 가능한 것을 전신마취로 하는 경우는 어떠한 경우가 있는지.

답 환자가 수술중 무의식상태를 원할 경우 부분마취의 적응대상이 되더라도 전신마취를 할 수 있음.

문8 위 망인의 경우와 같은 액와부 종양제거수술의 경우 반드시 전신마취가 필요한지 여부.

답 이 환자와 같은 경우 전신마취를 시행할 것인가, 부분마취를 시행할 것인가의 결정은 환자의 요구나 마취과 의사의 판단에 달려있음.

문9 전신마취와 부분마취가 환자에게 미치는 신체적 충격의 정도와 위험성의 차이는 어떠한지.

답 부분마취에 비해 전신마취의 경우 사용한 약제가 전신적으로 영향을 미치는 것은 사실이나 전신마취와 부분마취의 마취에 따른 위험도 비교는 일률적으로 말할 수 없고 마취과 의사의 사용약제와 마취방법에 대한 지식 및 경험과 철저한 환자상태관리의 유무 등이 더욱 중요한 영향을 미침.

문10 전신마취의 경우 마취제 투입의 정도와 양은 어떠한 기준으로 정해지며 과다 투입은 어떤 결과를 초래하는지 여부.

답 마취약제의 선택과 투여양은 환자의 질환, 전신상태, 체중등에따라 결정하며 과다 투여시는 특히 순환계억제 현상으로 혈압하강, 맥박감소등이 일어날 수 있으며 심할 경우 심정지까지 초래할 수 있음.

문11 전신마취가 저산소혈증 및 심정지를 유발할 수 있는지 여부와 환자가 임산부일 경우 그 가능성이 달라지는지의 여부.

답 전신마취는 환자의 호흡을 인위적으로 조절하기 때문에 환자의 환기관리에 주의를 하여야 하는데 환기중 인공호흡기의 연결부위가 빠지거나, 기관튜브가 식도내로 들어가거나, 흡입산소농도가 저하되거나, 기관튜브가 한쪽 기관지로 들어가 폐션트량이 많이 증가되거나, 저혈압 발생시 저산소혈증이 초래될 수 있음. 임산부일 경우 체내산소 소모량이 증가됨으로 저산소혈증 발생가능성이 정상인보다 더 클 수 있음.

문12 기관내삽관을 통한 인공호흡시 유의할 점은 무엇인지

답 기도내 정확한 위치에 튜브가 거치되었는지를 확인하고 흡입산소농도를 충분히 유지하여 환기량과 환기횟수를 조절하고 인공호흡기회로 연결부위를 항시 확인하며 맥박산소포화도 측정기와 호기말 이산화탄소 분압측정기를 이용하여 환자의 산소화 및 환기정도를 계속 감시하여야 함.

문13 전신마취시 기관내 튜브삽관은 어떤식으로 이루어지며 삽관의 위치가 주기관지에 위치하였을 때 발생이 예상되는 일반적 현상은 무엇인지.

답 기관튜브 삽관은 후두경으로 성대를 확인하고 기관내에 튜브를 삽입하며 튜브가 깊어 한쪽 기관지에 들어갔을 경우 반대쪽 폐가 환기되지 않아 폐션트를 발생시켜 동맥혈 산소분압을 떨어뜨릴 수 있음(저산소혈증 초래).

문14 삽관의 말단부가 우측 주기관지에 위치한 상태로 심폐소생술을 장기간 시행하였을 경우 일어날 수 있는 결과는 무엇인지.

답 기관튜브가 한쪽 기관지에 위치하여 심한 폐션트가 지속되는 상태에서의 심폐소생술은 양측폐가 환기될때 비해 조직으로 충분한 산소공급을 효과적으로 할수 없음(특히 흡입산소농도가 100 % 이하일때).

문15 전신마취로 인한 심정지(마취제 성분에 의한 쇼크)가 발생할 가능성은 어느 정도인지.

답 전신마취시 심정지발생 원인은 매우 다양하여(약제의 과다투여, 심한 저산소혈증, 수술중 심한 출혈, 수술조작에 의한 반사작용, 환자자신이 갖고 있던 심질환등) 그 발생 가능성을 정확하게 말하기는 힘드나 미국의 경우 마취에 의한 사망율이 마취 10,000건당 한 건으로 보고되어 있음.

문16 할로탄으로 전신마취중 심정지가 발생하여 에피네프린을 사용하는 경우 발생가능한 현상은 무엇인지

답 할로탄 마취하에 에피네프린을 사용하면 할로탄이 에피네프린의 심근에 대한 민감성을 촉진시켜 심부정맥을 초래할 수 있으나 이 환자의 경우처럼 심정지로 심폐소생술을 위해 사용한 에피네프린은 문제가 되지 않음. 그 이유는 심폐소생술때는 항상 100% 산소를 투여하여 흡입마취제를 체내에서부터 모두 제거하기 때문임. 에피네프린은 심근수축력과 심박동수의 강화 및 혈압을 상승시키는 알파와 베타 교감신경 수용체의 자극제로서 심정지 발생시 필수적으로 사용하는 약제임.

문17 별첨 진료기록부 등을 검토하여 망인에 대한 진료, 검사, 마취, 마취후 처치등 제반 의료과정에 있어 특이한 점이나 의사의 과실이 있었는지 여부를 정밀감정하여 회보해 주시기 바랍니다.

답 기관튜브가 한쪽 기관지내에 거치되어 있는 것을 모르고 장시간 마취를 계속하였다면 저산소혈증 발현가능성이 높으며 심정지의 원인도 저산소혈증에 의한 것으로 추정할 수 있으나 진료기록부상으로는 기관튜브가 한쪽 기관지내에 거치된 채 얼마동안 일측폐마취가 지속되었는지를 판단할 수 없으므로 의사의 과실여부에 대해서는 정확하게 판단할 수 없습니다.

V. 청주지방법원의 판결문(제2민사부 93가합3858 손해배상건)

■ 주문

1. 피고는 원고 김○○에게 금 98,800,000원, 원고 김○○, 김○○, 김○○에게 각 금 800,000 및 위 각 금원에 대하여 1992.2.2,부터 1995.2.22,까지는 연 5푼의, 그 다음날부터 완제일까지는 연 2할 5푼의 각 비율에 의한 금원을 지급하라.
2. 원고들의 나머지 청구를 각 기각한다.
3. 소송비용은 피고의 부담으로 한다.
4. 제 1항은 가집행할 수 있다.

■ 청구취지

피고는 원고 김○○에게 금 100,799,999원, 원고 김○○, 김○○, 김○○에게 각 금 1,000,000원 및 위 각 금원에 대하여 1992.2.02.부터 이 판결 선고일까지는 연 5푼의, 그 다음날부터 환제일까지는 연 2할 5푼의 각 비율에 의한 금원을 지급하라는 판결.

■ 이유

1. 손해배상책임의 발생

소의 이○○은 1984.2.28. 보건사회부장관으로부터 의사면허를 취득하고 1991.5.1.부터 ○○시 ○○동 소재 ○○대학교 병원의 마취과의사로, 소의 최○○은 위 병원의 외과의사로 각 근무하고 있었는 바, 같은 해 10.31. 13:00경 위 병원에 입원한 소위 망 김○○(金○○)의 좌측 액와부 종양 제거수술을 위하여 위 병원 수술실에서 위 망인을 전신마취하였으나 위 망인이 마취직후 갑자기 심정지되면서 의식을 회복하지 못하고 중환자실에서 혼수상태로 있다가 1992.2.2. 뇌괴사로 사망에 이른 사실, 원고 김○○는 위 망인의 모(母)이고 나머지 원고들은 그의 형 및 언니들인 사실을 각 인정할 수 있고 반증이 없다.

가. 당사자들의 주장

원고들은, 이 사건 수술 및 마취에 관여한 의사들인 위 이○○, 최○○이 위 망인에 대한 마취 및 수술을 함에 있어서 부분마취가 아닌 전신마취를 하기로 결정하였고, 위 망인의 마취담당자인 위 이○○이 마취전에 위 망인을 직접 만나 면담하거나 문진하지도 않았으며, 전신마취를 할 경우 발생할 수 있는 후유증 또는 부작용을 위 망인이나 위 망인의 가족들에게 설명해 주지도 않았을 뿐만 아니라, 위 망인을 마취함에 있어 마취전문의인 위 이○○이 직접 마취제를 투여하지 않고 인턴인 소의 김○○으로 하여금 마취제를 투여하도록 한 잘못이 있으므로 위 이○○, 최○○의 마취 및 수술과정에서의 직무집행상의 과실로 인하여 발생한 이 사건 사고로 인한 위 망인과 원고들이 입은 손해를 배상할 책임이 있다고 주장한다.

이에 대하여 피고는, 이 사건 수술 및 마취 담당의사인 위 이○○과 최○○이 위 망인의 보호자와 논의하에 위 망인의 수술을 결정하였으며, 위 망인을 마취하는 과정에서 체중, 키 등을 측정하였고, 심폐이상을 알기 위하여 흉부엑스레이촬영, 심전도 검사를 하였으며, 그밖에 일반혈액검사, 간기능검사, 혈장전해질검사, 혈장당검사, 신장의 기능을 알기 위하여 소변검사를 하였으며, 간염검사, 매독반응검사, 혈액형검사 등을 실시하여 위 망인이 마취하기에 이상이 없음을 확인한 후 마취와 수술을 실시하기로 결정하였을 뿐만 아니라 마취방법도 국내적으로 안정성이 인정되어 공용되는 방법을 사용하였고, 마취제 투약도 적정량을 투여하였으며, 마취전 위 망인의 안전을 도모하기 위하여 혈압기, 심전도기, 산소포화도측정기, 호기말 이산화탄소 측정기 등 거의 완벽한 시설을 갖추었으며, 또한 위 망인이 마취도중 심정지상태에 이른 직후 소생술을 함에 있어서도 가능한 모든 조치를 취하였는데도 위 망인이 사망하였으므로 이는 불가항력적인 것이라고 주장한다.그러므로 과연 위 이○○, 최○○이 위 망인의 좌측 액와부종양 제거수술을 하기 위하여 망인을 마취하는 과정에 있어서 의료상의 과실을 인정할 수 있는지에 관하여 살핀다.

나. 인정사실

앞서 든 증거들 및 대한의학협회장에 대한 사실조회결과에 변론의 전취지를 종합하면 다음과 같은 사실을 인정할 수 있다.

소외 망 김○○(金○○)가 1991.10.28. 좌측 액와부 종양제거를 위하여 위 ○○대학교 병원에 입원한 사실, 위 병원의 마취과의사인 소외 이○○과 같은 병원의 외과의사인 소외 최○○은 같은 달 30. 위 망인의 좌측 액와부종양제거를 위하여 수술을 하기로 결정하고 위 망인의 언니인 원고 김○○로부터 수술승낙서를 받은 사실, 위 망인은 그 당시 임신 3개월 내지 4개월 상태에 있었던 사실, 같은 날 위 최○○은 위 망인에게 임신에 대한 문진이나 조사를 하지 않은 채 위 망인의 병력 및 수술환자에게 통상적으로 시행하는 일반혈액검사, 소변검사, 간기능검사, 혈장전해질검사, 흉부엑스선검사, 혈액응고검사, 심전도검사 등을 시행하여 그 결과를 위 망인의 진료차트에 기록하였고 위 진료 차트를 통하여 위 망인의 위 각 검사 등에 이상소견이 없음을 확인하고 마취전 처치제로 미주신경차단제인 아트로핀atropine 0.5mg 및 진정제인 아티반ativane 2.5mg을 마취 1시간전 근육주사토록 처치명령을 내린 사실, 그런데 전신마취의 경우 저산소혈증 발생, 마취제의 고농도나 과량투여, 환자의 마취전 전신상태 불량등으로 인하여 심정지가 초래할 가능성이 있는 사실, 수술 당일인 같은 달 31. 위 망인에 대하여 부분마취 대신 전신마취를 하여 수술하기로 결정하고 같은 날 12:30경 위 망인을 마취함에 있어 장애사유가 있는지 여부를 확인하기 위하여 수술실에 도착한 위 망인의 몸에 혈압기, 심전도, 산소포화도측정장치pulse oximeter를 부착한 후, 혈압, 심박수, 산소포화도 수치를 측정한 사실, 그 후 같은 병원 인턴인 소외 김 ○○으로 하여금 먼저 의식을 없애기 위해 위 망인에게 수면제인 펜토탈pentothal 250mg을 정맥주사하도록 하여 안검반사의 소실을 통해 위 망인의 의식소실을 확인한 후 마스크를 통해 산소를 분당 5리터 투여하게 하고, 근이완제인 썩씨닐콜린succinylcholine 75mg을 정맥주사하게 하여 근이완을 확인한 다음 기관내 이튜브E-tube를 삽관, 교정하도록 하며, 산소공급이 제대로 되는지 여부를 산소포화도와 호기말 탄산가스 분압 치를 통해 확인한 뒤 흡입마취제인 할로탄halothane 1%를 산소와 아산화질소 각 1분당 2리터와 함께 기관튜브를 통해 흡입하게 하고 계속해서 근이완제인 마이오블럭mioblock 3mg을 위 망인에게 정맥주사를 시행한 사실, 이어서 위 망인의 체위를 수술체위로 바꾸려는 순간 갑자기 위 망인의 심전도상에 이상이 생겨 곧 위 망인의 맥박을 확인하였으나 맥박이 전혀 뛰지 아니하여 즉시 같은 병원 외과의사인 소외 조○○, 내과의사인 소외 조○○, 흉부외과의사인 소외 안○○, 외과의사인 소외 이○○등과 함께 심장맛사지 등 심폐소생술을 하면서 이산화질소 및 할로탄 투여를 즉시 중단하고 산소투여량을 분당 6-7리터로 증가하여 조절호흡을 시킨 사실, 또한 심폐소생술에 사용되는 대사성 산증치료제인 비본bicarbonate과 교감신경촉진제인 에피네프린epinephrine을 투여하는 한편 저산소증여부를 확인하기 위하여 청진기로 위 망인의 호흡음을 청취하여 기관튜브가 식도나 한쪽 폐로 들어가지 않고 정상위치에 있는지 여부를 확인하면서 계속적으로 소생술을 한 사실, 그로부터 약 45분 가량 지날 무렵 위 망인에게 자발적인 심박동은 돌아왔으나 의식은 전혀 회복되지 아니하여 일단 위 망인을 중환자실로 옮기고 나서 계속적인 뇌소생시술을 하였음에도 불구하고 결국 위 망인이 혼수상태에서 깨어나지 못하고 사망에 이른 사실을 각 인정할 수 있다.

다. 피고의 책임

위 인정사실에 의하면, 위 망인의 수술 및 마취 담당의사인 위 이○○, 최○○으로서는 위 망인의 좌측 액와부 종양 제거수술 전에 위 망인이 임신이 되었는지 여부를 문진 또는 조사하여야 함에도 이를 게을리하고 그대로 마취제를 투여한 점, 또한 액와부 종양제거술은 부분마취로 가능함에도 불구하고 전신마취를 한 점, 설령 전신마취를 한다고 하더라도 전신마취의 경우 일어날 수 있는 후유증 및 부작용, 그리고 마취과정이 스트레스로 작용하여 심정지가 유발될 가능성이 높다는 점에 대하여 위 망인 및 그 가족들에게 충분히 설명하여 수술여부를 신중하게 결정하도록 하여야 함에도 전혀 설명하지 아니한 점, 마취과 의사인 위 이○○으로서도 마취전에 위 망인이 마취가능한지 여부를 판단하기 위하여 직접 위 망인을 면담하고 수술담당 의사의 소견을 청취하여야 하며 위 망인의 진료차트 등을 종합하여 이를 판단하여야 함에도 위 망인의 면담 및 수술담당 의사의 소견청취를 생략한 채 마취 전날 위 최○○이 작성한 위 망인의 진료차트 및 각종 검사결과만 보고 이를 판단한 점, 특히 위 이○○으로서는 마취제를 투여할 때에는 적정량을 잘 혼합하여 투여하는지 여부 및 마취과정에서 위 망인에게 심정지의 징후가 있는지 여부 등을 신중하고 면밀히 관찰하여야 함에도 별일 없을 것이라고 가볍게 믿은 나머지 경험이 적은 인턴인 소외 김○○으로 하여금 마취제를 투여하도록 한 점 등과 같은 과실이 있는 바, 위 이○○, 최○○의 위와 같은 과실은 이 사건 사고 발생의 한 원인이 되었다 할 것이다.

그렇다면 피고는 위 이○○, 최○○의 사용자로서 그들의 앞서 본 의료상의 과실로 인하여 위 망인 및 원고들이 입은 손해를 배상할 책임이 있다 할 것이다.

2. 손해배상의 범위

생략

3. 결론

피고는 원고 김○○에게 금 98,800,000원(재산상속분 금 94,800,000원 + 장례비 금 1,000,000원 + 위자료 금 3,000,000원), 원고 김○○, 김○○, 김○○에게 각 금 800,000원 및 위 각 금원에 대하여 이 사건 사고로 인한 위 망 김○○의 사망일인 1992.2.2.부터 이 판결 선고일인 1995.2.22일까지는 민법 소정의 연 5푼을, 그 다음날부터 완제일까지는 소송촉진 등에 관한 특례법 소정의 연 2할 5푼의 각 비율에 의한 지연손해금을 지급할 의무가 있다 할 것이므로 원고들의 이 사건 청구는 위 인정범위 내에서 이유있어 각 인용하고 나머지 청구는 이유없어 각 기각하며, 소송비용의 부담에 관하여는 민사소송법 제 89조, 제 92조 단서를 적용하고 가집행의 선고를 붙여 주문과 같이 판결한다.

VI. 대전고등법원 제1민사부 95나 2270손해배상건에 대한 결정 (원심사건 청주지방법원 93가합 3858 손해배상건)

위 사건의 공명한 해결을 위하여 당사자의 이익 기타 모든 사정을 참작하여 다음과 같이 결정한다.

■ 결정 사항

1. 피고 인수참가인은 원고 김○○에게 금 95,000,000원을 1997.8.20.까지 지급한다. 단, 위 기간 경과시에는 완제일까지 연 2할 5푼의 비율에 의한 금원을 가산하여 지급한다.
2. 원고 김○○의 나머지 청구와 나머지 원고들의 청구는 포기한다.
3. 소송비용 및 조정비용은 각자의 부담으로 한다.

참고사항

이 사건에서 1, 2심 재판부 모두 환자에 대한 문진과 전신마취의 부작용에 대한 설명의 소홀함, 수술전 환자방문의 생략, 마취제의 투여를 인턴에게 맡겼다는 점 등을 의사의 과실로 인정하여 환자측의 손해배상 요구를 받아들인 경우임.
그러나 수술중 발생한 심정지의 원인규명에 대한 언급은 없으며 사실조회의뢰에서 수차례에 걸쳐 질문한 기관튜브의 기관지내 삽관이 환자상태에 미치는 영향에 대해서도 언급하지 않은 것은 기관튜브의 위치는 기도내에 정상적으로 위치한 것으로 판단한 것 같음. 수술전 검사에서 특이한 소견을 보이지 않았던 젊은 환자가 비교적 소수술에 해당하는 수술중 갑자기 심정지를 일으킨 원인의 규명이 이루어졌더라면 사고유형분석뿐 아니라 유사사건의 방지에 도움이 되었을 것으로 생각함. 부검소견상 이 환자에서 심혈관질환 소견은 발견되지 않았으며 사인은 저산소증에 의한 뇌괴사로 진단되었음.

▶ 사례 3(정형외과)

I. 사건 개요

환자(48세 남자)는 1999. 4. 5. 10:15경 고속도로상에서 교통사고에 의하여 소장천공, 장간막파열, 혈복강, 좌쇄골골절, 우경골골절, 비중격열상, 비골골절, 상악우측측철치 치아탈구 등의 상해를 입고 같은 날 치료를 위하여 안산시 소재 ㅇㅇ병원에 입원하여 중소장천공봉합 및 파열장간막 봉합술 등 응급처치를 받은 다음 1999. 4. 13. 서울 영등포구 ㅇㅇ동 소재 ㅇㅇ병원으로 전원되었음.

ㅇㅇ병원에서는 환자의 우측 근위부 경골골절 부위에 금속고정술을 시행하기로 하고, 1999. 4. 21. 09:30경 마취과의사가 환자를 전신마취시킨 다음 환자의 혈압, 맥박의 상태가 정상임이 확인되자 10:00경 정형외과 의사가 금속고정술을 시작하였음. 수술을 시작한지 약 50분 정도 경과되었을 무렵 환자의 맥박수가 점점 떨어져 마취과의사는 곧 바로 아트로핀 1앰플을 정주하였으나 맥박이 계속 떨어져 일단 수술을 중단시킨 다음 에피네프린을 주사하고 심장마사지를 하는 등 응급조치를 하자 맥박이 돌아오고 동공의 크기나 반사도 정상적으로 나타났으나 의식은 돌아오지 아니하여 예정된 수술을 중단하고 서둘러 수술을 마치고 마취회복과정을 거친 다음, 같은 날 15:00경 서울 서대문구 ㅇㅇ동 소재 ㅇㅇ대학교 ㅇㅇ병원으로 후송하여 치료를 받았으나, 호전되지 아니하여 현재 환자에게 저산소성 뇌손상의 후유장해가 남게 되었음.

II. 인천지방법원 제3단독 99가단 52878 손해배상건의 사실조회 의뢰에 대한 회신(1)

■ 조회사항

근위부 경골골절proximal tibia fracture로 전신마취하에 금속고정술을 받은 환자가 수술 후 의식회복이 되지 않은 사건으로 근위부 경골골절proximal tibia fracture 부분에 대한 금속고정술의 시행과 관련하여

문1 전신마취가 필요한지 또는 부분마취로 충분한 것인지의 유무

답 위의 수술을 위한 마취방법으로는 전신마취와 부분마취 어느 쪽도 가능하며 어떠한 마취방법을 선택할 것인가는 수술 전 환자의 상태와 검사결과, 수술 소요시간, 환자의 요구 등을 고려하여 마취과 의사가 판단하는 것이 원칙임.

문2 전신마취가 필요한 경우가 있다면 어떤 경우인지

답 환자가 출혈성 소인을 갖고 있거나 마취약제 주입 부위(척추마취나 경막외 마취를 시행하기 위해서는 추간내로 천자를 하여야 함)에 해부학적 기형이나 염증이 있을 때, 그리고 환자가 부분마취를 거절할 경우 등에는 전신마취를 시행하는 것이 원칙임.

문3 전신마취와 부분마취의 경우 사전에 환자에 대하여 각각 어떠한 검사를 시행하여야 하는지

답 환자에 대한 병력 청취, 이학적 검사와 함께 기본검사로는 흉부 방사선검사, 심전도검사, 혈액학적 검사, 간기능검사, 소변검사 등을 시행함.

문4 부분마취를 할 경우 전신마취를 할 경우에 비하여 환자에 대한 검사중 일반적으로 생략되는 검사로서 어떠한 것이 있는지

답 부분마취와 전신마취를 시행하기 전에 환자에게 필요한 마취 전 기본검사 종류에는 차이가 없을 것으로 생각함. 부분마취를 계획하더라도 수술 중에 전신마취로 바꾸어 시행하여야 할 가능성을 항상 염두에 두어야 함.

문5 마취로 인하여 환자가 깨어나지 못할 경우 마취담당의사로서는 어떠한 조치를 취해야만 하는지

답 마취로부터 환자가 깨어나지 못하는 원인이 무엇인가에 따라 처치방법이 다를 수 있으나 수술 직후 환자가 깨어나지 못할 때의 일반적인 치료원칙은 첫째 환자에게 고농도의 산소로 충분한 환기를 시킴으로 체내로부터 전신마취제를 제거함과 동시 저산소증이나 과탄산혈증을 피하고, 둘째 항콜린 에스테라제를 투여하여 근육이완제의 잔류효과를 제거하고, 셋째 환자의 생체 활력징후(맥박, 혈압, 호흡, 체온)가 정상으로 유지되도록 하고, 넷째 전해질 및 대사성 장애가 있을 경우 이를 교정해주면서 환자가 의식을 회복할 때 까지 환자의 전신상태를 지속적으로 관찰하여야 함.

III. 인천지방법원 제3단독 99가단 52878 손해배상건의 사실조회 의뢰에 대한 회신(2)

■ 사실조회 사항

문1 마취에는 전신마취, 부위마취, 국소마취가 있다고 하는 바, 위 각 마취는 어떻게 구별되는 것인지

답 전신마취는 마취유도제를 투여하여 환자의 의식을 소실시키고 근육이완제를 사용하여 근이완을 시킨 후 기관내 삽관을 하여 인공적으로 환자의 호흡을 관리하면서 흡입마취제(혹은 정맥마취제)와 산소, 아산화질소(N_2O)를 동시에 투여하면서 마취유지를 하는 마취방법으로 임상마취에서 가장 흔히 사용되는 마취방법임.

부위마취는 국소마취제를 사용하여 수술을 하려는 특정부위로 전달되는 신경(운동 신경, 감각신경 등)만을 차단하여 마취하는 방법으로 척추마취, 경막외 마취, 국소마취가 이에 포함될 수 있음.

문2 위 각 마취의 위험성은 어느 정도인지(마취종류별로 설명하여 주시기 바랍니다), 특히 부위마취는 그 위험성이 거의 비슷하다고 하는데 사실인지 여부

답 전신마취는 환자의 기도유지와 환기관리를 철저히 하면서 환자감시장치를 통해 환자의 생체활력징후의 변화를 지속적으로 관찰하고 마취심도의 조절을 적절히 하면 매우 안전한 마취방법임. 극히 드물지만 환자의 의식소실과 근이완(호흡마비)후 기도내 튜브삽관에 실패하거나 마취중 호흡회로가 분리되는 경우, 그리고 기관튜브가 식도나 일측 기관지내로 삽관되어 기도유지나 환기유지에 실패할 때 저산소증이 초래되어 심정지가 발생할 수 있는 점이 가장 큰 위험성이나 그 발생빈도는 매우 낮음.

부위마취는 특정부위만을 마취함으로 환자가 의식과 자발적인 호흡을 유지할 수 있다는 장점이 있으나 국소마취제가 고농도나 과량으로 주입되거나 혹은 혈관내로 주입되었을 때 중추신경계,

심혈관계에 독성작용을 일으켜 어지러움, 경련, 의식소실, 호흡정지(중추 신경계 독성작용)와 저혈압, 심근억제, 심실 부정맥, 심정지(심혈관계 독성작용) 등을 초래할 수 있음. 그리고 기술적인 잘못으로 수술에 필요한 충분한 마취상태를 달성하지 못하여 수술도중에 전신마취로 바꾸어야 하는 경우도 있음.

문3 마취시행 전에 실시하는 사전 검사에는 어떤 것이 있는지(각 마취종류 별로 설명하여 주시기 바랍니다).

답 마취시행 전에 하는 기본검사로는 전신마취때는 신체상태에 대한 이학적 검사와 흉부 방사선 검사, 심전도 검사, 혈액학적 검사, 간기능 검사, 소변검사 등이 있으며 부분마취시에도 전신마취에 준하는 검사가 필요하나 환자의 전신상태에따라 일부항목은 제외할 수도 있음.

문4 전신마취와 부위마취의 장단점

답 전신마취의 장점은 첫째, 환자가 무의식 상태에서 수술을 받음으로 수술에 따르는 불안이나 통증 등을 전혀 느끼지 않고 편안하게 수술을 받을 수 있다는 점과 둘째, 마취과 의사가 환자의 전신상태를 용이하게 관리할 수 있다는 점임. 다만 전신마취를 시행하기 위해서는 마취장비와 환자감시장비가 충분히 갖추어지고 환자의 상태를 지속적으로 관찰하여야 하며 마취관리자가 전문적인 지식을 가진 전문가여야 함. 단점은 기도유지와 환기관리에 문제가 발생할 경우 저산소혈증을 일으킬 수 있다는 점임.

부위마취는 마취중에도 환자의 의식과 자발적 호흡을 유지할 수 있기 때문에 기도유지나 호흡관리가 비교적 쉽고 부위마취가 적절히 되었을 경우에는 마취약제가 전신적인 영향을 주지 않기 때문에 환자의 전신상태가 안정되어 환자관리가 쉬운 점이 장점일 수 있음. 그러나 수술중에도 의식이 있다는 점이 오히려 환자에게 불안요인으로 작용할 수 있으며 출혈성 소인을 가진 환자는 부분마취의 금기대상임. 그리고 문항 나 의 답에서 언급한 것처럼 국소마취제의 과용량 투여로 인하여 약제의 독성작용이 나타나거나 마취부위가 너무 높을 경우(척추마취나 경막외마취시) 환자의 관리 및 처치가 어렵고 반대로 수술부위가 충분히 마취되지 않아 환자가 통증을 호소할 경우에는 전신마취로 바꾸어야 하는 점이 단점이라 할 수 있음.

문5 일반적인 경우 수술 전 마취계획(즉, 어떤 종류의 마취를 할 것인지)은 언제 세우는지, 그리고 환자의 용태에 따라서 수술 직전에 마취계획을 변경할 수도 있는지(예를 들면, 경막외마취를 계획하였는데 환자가 그 필요한 자세를 취하지 못할 경우에 전신마취로 변경 시행하는 것이 가능한지).

답 마취과 의사는 수술 전 환자의 전신상태, 각종 검사결과, 수술부위, 환자의 요구와 자신의 숙련도 등을 고려하여 수술 전 환자 방문 때나 혹은 수술 직전(응급수술의 경우)에 마취방법을 결정하는 것이 일반적이며 환자의 상태변화에 따라 마취방법을 변경하는 일은 흔히 있을 수 있음.

문6 현재의 의학 수준에서 마취에 이상반응을 보이는 특이 체질자를 사전검사 등을 통해 미리 알아낼 수 있는 방법이 있는지?

답 마취약제에 대한 과민반응여부를 알아보기 위해 먼저 소량을 환자에게 주입하여 반응을 본 후 정상용량을 주입하는 방법을 사용하고는 있으나 특이체질여부를 사전에 알아내기는 매우 어려움.

다만 악성 고열증처럼 환자의 가족력과 이전의 마취경험 등이 중요한 정보를 제공하는 경우에는 악성 고열증 발생 가능성이 의심되는 환자군에서는 악성고열증 유발요인이 되는 특정 마취약제들의 사용을 피하고 있음.

Ⅳ. 인천지방법원 판결 99가단 52878 손해배상(의), 99가단 77242(병합) 보험금

■ 주문

1. 원고에게

가. 피고 신○○, 문○○은 연대하여 금 59,481,883원 및 이에 대하여 1999. 4. 21.부터 2001. 12. 14.까지 연 5%의, 그 다음날부터 다 갚을 때까지는 연 25%의 각 비율에 의한 돈을 지급하고,

나. 피고 ○○○○○○보험 주식회사는 금 15,762,994원 및 이에 대하여 1999. 4. 5.부터 2001. 12. 14.까지는 연 5%의, 그 다음날부터 다 갚을 때까지는 연 25%의 각 비율에 의한 돈을 지급하라.

2. 원고의 피고 신○○, 문○○, ○○○○○○보험 주식회사에 대한 나머지 청구 및 피고 김○○에 대한 청구를 각 기각한다.

3. 소송비용 중 원고와 피고 신○○, 문○○ 사이에 생긴 부분은 이 중 75%는 원고가, 25%는 피고 신○○, 문○○이 각 부담하고, 원고와 피고 ○○○○○○보험 주식회사 사이에 생긴 부분은 이중 70%는 원고가, 30%는 피고 ○○○○○○보험 주식회사가 각 부담하고, 원고와 피고 김○○ 사이에 생긴 부분은 원고가 부담한다.

4. 제1항은 각 가집행할 수 있다.

■ 청구취지

원고에게, ① 피고 신○○, 김○○, 문○○는 각자 금 287,219,678원 및 이에 대하여 1999. 4. 5.부터 판결선고일까지는 연 5%의, 그 다음날부터 다 갚을 때까지는 연 25%의 각 비율에 의한 돈을 지급하고, ② 피고 ○○○○○○보험 주식회사는 피고 신○○, 김○○, 문○○와 각자 ①항 기재 금 287,219,678원 중 금 200,000,000원 및 이에 대하여 1999. 4. 5.부터 판결선고일까지는 연 5%의, 그 다음날부터 다 갚을 때까지는 연 25%의 각 비율에 의한 돈을 지급하라.

■ 이유

1. ① 원고는 피고 ○○○○○○보험 주식회사(이하 피고 회사)가 운영하는 자동차 종합보험(무보험차량상해보험특약)에 가입시킨 그 소유의 인천3노6790호 승용차를 운전하고 1999. 4. 5. 10:15경 안산시 부곡동 인터체인지 부근 서해안 고속도로상을 안산 방면에서 매송 방면으로 진행하던 중 뒤에서 따라오던 번호불상의 승용차에 의하여 추돌당한 뒤 튕기면서 다시 앞 부분에 있던 터널입구에 충격당함으로 인하여 소장천공, 장간막파열, 혈복강, 좌쇄골골절, 우경골골절, 비중격열상, 비골골절, 상악

우측측철치 치아탈구 등의 상해를 입었다.

② 원고는 같은 날 위 사고로 입은 상해의 치료를 위하여 안산시 소재 안산○○병원에 입원하여 중소장 천공봉합 및 파열장간막 봉합술을 받는 등 응급처치를 받은 다음 1999. 4. 13. 원고의 주소지에서 가까운 서울 영등포구 ○○동 소재 피고 신○○이 운영하는 ○○병원으로 전원하여 1999. 4. 21. 우측 근위부 경골골절 부위에 금속고정술을 받게 되었는바, 같은 날 09:30경 위 병원 마취의사인 피고 문○○은 원고를 전신마취 시킨 다음 원고의 혈압, 맥박의 상태가 정상임이 확인되자 10:00경 정형외과 의사인 피고 김○○로 하여금 금속고정술을 시작하도록 하였는바, 피고 김○○가 수술을 시작한 지 약 50분 정도 경과되었을 무렵 원고의 맥박수가 점점 떨어져 피고 문○○은 곧바로 아트로핀 1앰플을 정주하였음에도 맥박이 계속 떨어져 일단 수술을 중단시킨 다음 에피네프린을 주사하고 심장마사지를 하는 등 응급조치를 하자 다소 맥박이 살아나고 동공의 크기나 반사도 정상적으로 나타났으나 의식은 돌아오지 아니하여 예정된 수술을 중단하고 단지 나사못 3개만 고정한 채 서둘러 수술을 마치고 마취회복과정을 거친 다음, 돌발적인 심정지로 인한 부족된 산소를 공급할 필요가 있었으나 이를 위하여는 혈액내 가스검사가 가능한 큰 병원으로 전원시킬 수 밖에 없어 같은 날 15:00경 서울 서대문구 ○○동 소재 ○○대학교 의과대학 ○○병원으로 후송하여 치료를 받았으나, 호전되지 아니하여 현재 원고에게 저산소성 뇌손상의 후유장해가 남게 되었다.

2. 피고 신○○, 문○○에 대한 판단

가. 책임의 근거

원고에게 앞서 본바와 같이 수술 중 돌발적인 심정지가 발생한 원인이 피고 문○○의 의료상 과실로 인한 것인가에 대하여 보건대, 환자가 전신마취 후 수술 받는 도중에 심정지가 발생하여 이로 인하여 저산소성 뇌손상의 상해를 입은 경우 피해자측에서 일련의 의료행위과정에 있어 저질러진 일반인의 상식에 바탕을 둔 의료상의 과실 있는 행위를 입증하고 그 결과와의 사이에 일련의 의료행위 외에 다른 원인이 개재될 수 없다는 점, 이를테면 환자에게 의료행위 이전에 그러한 결과의 원인이 될만한 건강상의 결함이 없었다는 사정을 증명하면, 의료행위를 한 측이 그 결과가 의료상의 과실로 말미암은 것이 아니라 환자의 특이체질 등 전혀 다른 원인으로 말미암은 것이라는 입증을 하지 아니하는 이상, 의료상 과실과 결과 사이의 인과관계를 추정하여 손해배상책임을 지울 수 있도록 입증책임을 완화하는 것이 손해의 공평.타당한 부담을 그 지도원리로 하는 손해배상제도의 이상에 맞는다고 할 것인바(대법원 2001. 3. 23. 선고 99다48221 판결 참조), 원고는 교통사고 당일 안산○○병원에서 이미 전신마취하에 중소장천공 봉합 등을 받았을 뿐만 아니라, 위 ○○병원으로 전원하여 이 사건 금속정고정술을 받기 바로 전날인 1999. 4. 20.에도 국소마취하에 코융비술을 받았음에도, 위 각 수술 도중 심장이상 등 마취로 인한 아무런 후유증이 발생하지 아니한 사정 및 원고가 위 각 수술을 받기 전에 실시한 각종 검사에서 아무런 건강상의 결함이 발견되지 아니한 사정에 비추어, 이 사건 금속성 고정술 시행 도중 원고에게 심정지가 발생한 이유는 마취함에 있어서의 의료상의 과실로 인한 것으로 일응 추정할 수 밖에 없는 만큼, 마취의인 피고 문○○으로서는 책임을 벗어나기 위하여는 위 심정지의 결과가 자신의 의료상 과실로 말미암은 것이 아니라 환자의 특이체질 등 전혀 다른 원인으로 말미암은 것이라는 입증을 하여야 하나, 위 피고는 자신의 마취방법의 선택, 마취전의 검사 및 마취시행의 전과정이 적절하였기 때문에 심정지의 원인이 자신의 의료상 과실과는 무관함이 분명하다고만 주장할 뿐, 위 심정지가 자신의 의료상 행위와는 무관한 전혀 다른 원인으로 말미암은 것임을 입증하지 못할 뿐더러, 도대체 심정지가 어떤 원인으로 발생하였는지 조차 명백히 밝히지 못하고 있으므로, 의료과실 책임을 면하기 어렵다. 그렇다면, 피고 문○○는 불법행위자로서, 피고 신○○은 위 피고의 사용자로서 연대하여 위 의료사고로 인하여 원고가 입은 모든 손해를 배상할 책임이 있다.

나. 손해배상의 범위

생략

3. 피고회사에 대한 판단

가. 책임의 근거

원고는 무보험차량 상해보험특약부 자동차종합보험에 가입하였으므로, 피고 회사는 보험자로서 위 교통사고로 인하여 원고가 입은 손해를 배상할 책임이 있다고 할 것이나, 당초 원고가 위 교통사고로 입은 상해에는 두부부분 손상이 없었던 점에 비추어, 위 심정지로 인한 저산소성 뇌손상은 위 교통사고와는 무관한 오로지 피고 문○○의 의료상 과실로 인하여 발생한 것이라고 할 것이므로, 피고 회사는 위 뇌손상으로 인하여 원고가 입은 손해 외의 손해에 대하여만 배상할 책임이 있다.

나. 손해배상의 범위

생략

4. 피고 김○○에 대한 판단

원고는, 피고 김○○는 금속고정술을 시행한 의사로서 시술전 피고 문○○이 마취를 함에 있어서 지도, 감독을 제대로 하지 못하였으므로 피고 문○○의 의료상 과실에 대하여 책임이 있다는 취지의 주장을 하나, 마취의는 시술의와는 별도의 독립된 전문의로서 자신의 전문적인 마취의술로서 독자적으로 마취를 시행하는 것일 뿐이고, 달리 위 심정지 사고에 대하여 위 피고가 책임질 원고의 아무런 주장, 입증이 없으므로, 위 피고에 대한 청구는 이유 없다.

5. 결론

따라서, 원고에게, 피고 신○○, 문○○은 연대하여 금 59,481,883원 및 이에 대하여 의료사고일인 1999. 4. 21.부터 판결선고일인 2001. 12. 14.까지는 연 5%의, 그 다음날부터 다 갚을 때까지는 연 25%의 각 비율에 의한 지연손해금을 지급할 의무가 있고, 피고 회사는 금 15,762,994원 및 이에 대하여 교통사고일인 1999. 4. 5.부터 판결선고일인 2001. 12. 14.까지는 연 5%의, 그 다음날부터 다 갚을 때까지는 연 25%의 각 비율에 의한 지연손해금을 지급할 의무가 있으므로, 원고의 피고 신○○, 문○○, 피고 회사에 대한 청구는 위 인정범위내에서 이유 있어 인용하고, 위 피고들에 대한 나머지 청구 및 피고 김○○에 대한 청구는 이유 없어 각 기각한다.

V. 서울고등법원 제17민사부 조정기일 및 조정에 갈음하는 결정조서 2002나 6267 손해배상(의), 2002나 6274(병합)보험금

■ 당사자 사이에 합의 불성립

주소법원이 다음과 같이 조정에 갈음하는 결정을 하였음을 고지

■ 결정 조항

1. 피고 신○○, 문○○은 각자 원고에게 59,481,883원 및 이에 대한 1999. 4. 21부터 2001. 12. 14까지 연 5% 그 다음날부터 다 갚는 날까지 연 25%의 각 비율로 계산한 금원을 지급하되 원고가 위 피고들이 2002. 1. 25 원고를 피공탁자로 하여 인천 지방법원 2002년 금제 719호로 공탁한 69,080,459원을 수령함으로서 위 금원을 모두 변제한 것으로 간주한다.
2. 피고 신○○, 문○○은 각자 추가로 원고에게 25,500,000원을 피고 ○○○○○○ 보험 주식회사는 원고에게 8,800,000원을 2003. 3. 2까지 각 지급하되 위 피고들이 위 기일까지 위 각 금원을 전액 지급하지 아니할 때에는 각 그 잔액에 대하여 2003년 3.6부터 다 갚는 날까지 연 18%의 비율로 계산한 지연 손해금을 가산하여 지급한다.
3. 원고의 피고 김○○에 대한 청구 및 나머지 피고들에 대한 나머지 청구를 각 포기 한다.
4. 원고는 제2항의 금원을 지급받은 후 지체없이 피고 신○○에 대한 인천 지방법원 99카합3403 부동산 가압류 신청사건 피고 김○○에 대한 인천 지방법원 99카합3404채권 가압류 신청사건 피고 문○○에 대한 인천 지방법원 99카합3402채권 가압류 신청 사건의 취하하거나 그 집행을 해제한다.
5. 소송 비용 및 조정 비용은 각자의 부담으로 한다.

참고사항

1심 법원의 판결문 중 의사들이 유의하여야 할 사항은 가. 책임의 근거조항에서 '수술 중 돌발적인 심정지가 발생한 원인이 피고 문○○의 의료상 과실로 인한 것인가에 대하여 보건대, 환자가 전신마취 후 수술받는 도중에 심정지가 발생하여 이로 인하여 저산소성 뇌손상의 상해를 입은 경우 피해자측에서 일련의 의료행위과정에 있어 저질러진 일반인의 상식에 바탕을 둔 의료상의 과실 있는 행위를 입증하고 그 결과와의 사이에 일련의 의료행위 외에 다른 원인이 개재될 수 없다는 점, 이를테면 환자에게 의료행위 이전에 그러한 결과의 원인이 될만한 건강상의 결함이 없었다는 사정을 증명하면, 의료행위를 한 측이 그 결과가 의료상의 과실로 말미암은 것이 아니라 환자의 특이체질 등 전혀 다른 원인으로 말미암은 것이라는 입증

을 하지 아니하는 이상, 의료상 과실과 결과 사이의 인과관계를 추정하여 손해배상책임을 지울 수 있도록 입증책임을 완화하는 것이 손해의 공평.타당한 부담을 그 지도원리로 하는 손해배상제도의 이상에 맞는다고 할 것인바(대법원 2001. 3. 23. 선고 99다48221 판결 참조)' 의 내용으로 의사의 과실책임을 물은 근거를 제시하고 있음.

▶ 사례 4 (정형외과)

I. 사건 개요

환자(54세 남)는 1998. 1. 30. 경에 정형외과 의원에서 좌측 팔꿈치 관절에 양성종양이 있다는 진단을 받고 1998. 2. 3. 경 위 정형외과 의사로부터 전신마취하에 종양제거 수술을 받던 중 심정지가 발생하였음. 심폐소생술 후 환자의 혈압과 맥박은 정상으로 돌아왔으며 환자는 종합병원으로 이송되었음. 현재 환자는 신경마비 등의 증세를 가지고 있음.

II. 인천지방법원 제5민사부 99가합 15449 손해배상건의 신체감정 촉탁의뢰에 대한 회신

■ 감정의뢰 사항

위 사안과 관련하여

■ 별첨한 진료기록부의 내용을 참작할 때

문1 환자의 현재 상태는 마취상의 과실에 의하여 발생한 것인지

답 진료기록부에 의하면 환자는 수술 전에 이미 뇌졸중의 증세를 가졌던 것으로 기록되어 있으며 사건 개요에서 언급한 수술후의 신경마비 증세라는 것이 구체적으로 어떤 부위의 어떤 증세를 말하는지 알 수 없어 마취상의 과실여부를 판단하기는 어려우나 마취 중에 발생한 심정지가 환자의 현 상태에 영향을 주었을 가능성은 있음.

문2 마취상의 과실이라고 한다면 어떠한 과실이 있었는지에 대하여 설명하여 주십시요

답 마취기록지에 의하면 환자는 diazepam 10mg, tridol 2amp, pentothal sodium 350mg, succinylcholine 70mg, pancuronium 2mg을 정맥으로 투여 받은 후 마스크로 기도유지를 하면서 N_2O-O_2-Ethrane 마취하에 수술을 받다가 갑자기 원인불명의 심정지가 초래되어 기관내 삽관을 하고 심폐소생술을 시행받은 것으로 기록되어 있음. 이후 환자의 혈압은 정상으로 돌아왔으며 환자는 ㅇㅇ병원으로 후송한 것으로 기록되어 있음. 이러한 내용을 볼 때 수술과 마취중의 심정지 발생의 원인을 아는 것이 중요하나 마취중의 심정지 발생원인은 매우 다양하므로 보내온 진료기록부의 내용만으로는 이 같은 사실을 정확히 알 수 없어 마취상의 과실여부를 판단할 수 없음.

참고로 마취중에 심정지가 일어날 수 있는 원인은 다음과 같습니다.

1) 마취중 저산소증을 일으킬 수 있는 모든 원인

가. 흡입산소농도의 감소

나. 불충분한 환기(저환기): 기도의 일부폐쇄 등

다. 기관내 튜브의 부정확한 위치 : 한쪽 기관지내 삽관 혹은 식도내 삽관 등

라. 호흡회로의 분리

마. 기관지 경련

바. 심한 혈압하강

2) 환자가 원래 가지고 있던 심혈관계 및 폐질환

3) 전신마취제의 과용량 사용

4) 수술에 의한 대량 출혈

5) 환자의 갑작스런 자세변화

6) 외과적 시술에 따른 기계적 장애에 의한 심혈관계 억제나 반사반응 등.

문3 마취상의 과실이 아니라면 어떠한 과실에 의하여 발생된 것인지 설명하여 주십시오

답 1, 2문항의 답변에서처럼 진료기록부의 내용만으로는 환자에서 마취중 심정지가 발생한 원인을 알 수 없으며 따라서 환자의 현 상태가 어떠한 과실에 의하여 발생한 것인지도 판단할 수 없음.

참고사항

이 사건은 재판부에 의해 강제조정 되었으나 조정의 결과는 찾지 못하였음.

▶ 사례 5(정형외과)

I. 사건 개요

변사자 우ㅇㅇ(15세 남)은 교통사고로 우측 무릎인대가 파열되어 ㅇㅇ병원에서 전신마취하에 인대복원 수술을 받던 중 서맥, 심한 혈압하강에 이어 심정지가 발생하여 소생술을 시행 받았으나 수술 후 환자는 의식을 회복하지 못하고 수일간 무의식 상태로 있다가 사망함. 국립 과학수사연구소에서 사체를 부검한 결과 사인은 저산소증에 의한 뇌손상으로 밝혀졌으며 저산소증의 원인은 마취중에 발생한 서맥과 저혈압 및 심정지와 관련이 있을 것으로 추정하였음.

II. ㅇㅇ경찰서 사망원인 의뢰사항

1. 환자의 진료기록부상에 나타난 마취부분에 대한 의견:

문1 환자의 마취유도와 유지 및 회복을 목적으로 사용한 마취약제들은 사용방법과 사용량에 있어서 문제가 없는지.

답 환자의 마취유도와 유지 및 회복을 목적으로 사용한 모든 마취약제들(pentothal sodium, succinylcholin chloride, aduan, enflurane, robinul)은 마취기록지상으로는 사용방법과 사용량에 있어서 문제가 없는 것으로 사료됨. 즉 사용원칙에 따라 적정량을 사용하였음.

문2 마취중 환자상태의 측정을 위한 감시장치는 무엇을 사용하였으며 환자가 마취중 갑자기 혈압이 측정되지 않은 이유는 무엇인지.

답 마취중 환자상태는 혈압과 맥박의 측정치만 기록되어 있는 것으로 보아 환자감시장치로서 혈압계와 심전도만을 사용한 것으로 추정됨. 따라서 마취중 환자상태 변화에 대한 다른 기록이 없어 환자의 혈압이 갑자기 측정되지 않은 이유를 마취기록만으로는 알 수 없음.

문3 진료기록부(마취기록지 포함)상으로 볼 때 환자의 혈압하강이나 서맥의 원인은 무엇이며 혈액가스검사 결과는 무엇을 의미하는지. 그리고 이에 대한 치료는 적절하였는지.

답 진술조서에는 수술이 끝날 무렵 혈압하강(수축기압 60-70 mmHg)과 서맥(40-50회/분)이 발생한 것으로 되어 있으나 마취기록지상에는 혈압과 서맥의 정확한 수치가 기록되어 있지 않으며(측정되지 않은 것으로 추정됨) 수술실에서 시행한 혈액가스검사는 조직으로 가는 혈류의 부족에 의한 대사성산증의 양상을 보이고 있으나 이는 저혈압이나 저산소증의 발생에 따른 결과로 생각됨. 따라서 마취기록만으로는 저산소증과 저혈압 발생의 정확한 원인을 찾기가 매우 어려우며 당시 환자의 정확한 상태를 파악하기가 곤란함. 다만 epinephrine 과 sodium bicarbonate(Bivon)을 정맥주입한 것으로 보아 심한 혈압하강 내지 일시적 심정지 상태가 있었을 것으로 추정할 수 있으며 이때 epinephrine 과 Bivon 의 투여는 적절한 치료방법으로 볼 수 있음.

2. 마취중 저산소증(혹은 저산소혈증)의 발생원인은 무엇인가.

답 마취중 저산소증(혹은 저산소혈증)의 발생원인은 다음과 같음(요약).

1) 흡입산소농도의 부족 (21% 이하)혹은 산소공급의 중단

(1) 저농도 산소의 공급

(2) 마취장비의 기계적 장애, 호흡회로의 분리 및 이탈, 식도내 삽관 등에 의한 산소공급의 중단

2) 폐포산소분압의 감소

(1) 폐포환기 감소 : 마취약제에 의한 호흡억제(특히 부분마취시)

(2) 호흡사강의 증가 : 약제, 기계적 환기, 저혈압, 심폐질환, 마취장비

(3) 기계적 장애 : 기도폐색, 흉벽경직

3) 폐포-동맥혈 산소분압차의 증가

(1) 폐외적 원인: 심박출량 감소로 인한 심한 혈압하강, 산소소모 증가(고열 등), 심한 빈혈, 산-염기평형의 장애

(2) 폐내적 원인 : 가스확산장애, 폐션트증가(폐질환이나 기관지내 삽관시), 환기-관류비의 불균형

3. 결론 : 환자가 수술후 의식을 회복하지 못한 원인은 무엇이며 이것은 마취담당 의사의 과실에 의한 것이 아닌지.

답 환자의 진료기록부와 수사기록서(부검 감정서)를 볼 때 환자는 마취중에 발생한 심한 혈압하강 내지 심정지로 인해 저산소증이 초래되어 뇌손상을 받은 것으로 추정되며 이러한 뇌손상이 환자가 수술후 의식을 회복하지 못한 원인으로 생각됨. 그러나 마취중 저산소증 발생의 원인이 위에 언급한 것과 같이 매우 다양함으로 이 환자에서의 저산소증과 저혈압의 발생원인을 진료기록부상에서 찾기는 매우 어려움. 그리고 저혈압과 저산소증의 발생이 마취담당 의사의 과실에 의한 것인지 여부도 보내준 진료기록만으로는 판단하기가 어려움.

참고사항

이 건은 수술전 검사에서 특별한 이상소견이 없었고 수술부위 이외에는 전신상태가 건강했던 환자가 우측 무릎 인대수술 중 발생한 심한 혈압하강내지 심정지로 심폐소생술을 시행하였으나 저산소성 뇌손상을 받아 무의식상태로 있다가 수일 후 사망한 사건으로 부검소견에서도 저산소성 뇌손상 소견 이외에는 특별한 소견이 나오지 않음. 따라서 병원측에서 진료상의 과실을 인정하고 환자측과 보상문제에 합의(150,000,000원)함으로 사건을 종결시킨 경우임.
이 건의 경우 처럼 수술전 검사소견상 이상이 없었고 전신상태가 건강했던 환자가 무릎인대수술과 같은 비교적 간단한 수술을 받다가 원인불명의 심정지가 초래되었고 부검소견상에서도 저산소성 뇌손상 이외에는 특별한 소견이 없는 경우에는 마취관리상의 과실책임을 면할 수 없을 것으로 판단됨. 진료기록부상에서는 심정지 발생원인을 찾을 수 없었으나 마취관리상의 문제로 저산소증이 초래되었을 가능성이 매우 큰 경우로서 환자마취관리에서 지속적인 환자감시의 중요성을 다시 한 번 일깨워주는 사건이라 할 수 있음.

▶ 사례 6(정형외과)

I. 사건 개요

변사자(2세 남아)는 2000. 3.2. 14:00경 대구시 중구 ○○동 노상에서 자동차에 충돌되어 ○○동 소재 ○○병원에서 좌측 경골 골절에 대하여 전신마취하에 외고정 수술을 받았으나 마취에서 깨어나지 않아 위 같은 달 3. 00:30경 ○○대학병원으로 후송하였으나 3. 10 저산소성 뇌병증 등으로 사망한 것임.

II. 대구 ○○경찰서 수사 61110-4719건의 수사협조 의뢰에 대한 회신

■ 질의내용

문1 사망원인인 저산소증이 발생하는 원인

답 전신흡입마취중 환자에서 저산소증을 일으킬 수 있는 원인들로는

가. 흡입산소농도의 저하

나. 식도내 삽관(산소공급 중단)

다. 기관지내 삽관(폐션트율의 증가)

라. 기관내관의 일부폐쇄(폐포환기량의 감소)

마. 마취중 호흡회로의 분리(산소공급의 중단)

바. 기관내관 튜브의 우발적 발관 후 재삽관 실패(산소공급의 중단)

사. 환자의 기존의 심폐질환(폐포환기/관류비의 불균형)

아. 기관지 경련

자. 심한 혈압하강 및 심정지

차. 체내 대사율의 증가

카. 심한 빈혈 등이 있음.

문2 저산소증을 야기할 수 있는 마취 전, 후의 원인

답 저산소증을 야기할 수 있는 마취 전의 원인으로는 환자가 원래 심폐질환이나 근골격계 질환을 가지고 있는 경우가 가장 많으며 마취 후의 원인은 이 문항 1의 답을 참조하시기 바랍니다.

문3 전신마취시 변사자의 천식이 사망의 원인이 될 수 있는지

답 천식을 가진 환자는 마취시술과정에서 발생할 수 있는 기도의 자극에 매우 민감하게 반응하여 후두 경련이나 기관지경련을 일으킬 수 있으며 기관지경련이 발생할 경우에는 마취심도를 깊이하고 기관지 확장제, 스테로이드제제, 리도케인 등을 투여하여 치료하나 간혹 치료약제에 잘 반응하지 않는 경우가 있음. 만일 기관지경련으로 인한 환기부전상태가 지속되면 저산소증에 빠질 수 있고 저산소상태가 지속되면 각 주요장기에 저산소성 손상을 일으켜 뇌손상, 심정지 등을 초래할 수도

있음(문항 1의 답변 아항 참조바람).

문4 마취에 사용된 약제 및 그 용량이 변사자의 상태를 고려한 적절한 마취행위인지

답 환자에게 투여한 약제(케타락, 엔프루란)는 소아의 전신마취에서 통상적으로 사용하는 약제이며 사용량은 적정범위내였던 것으로 판단함.

문5 마취후 깨어나지 못하고 사망한 예로 의료과실 판명 사례

답 마취에서 깨어나지 못하고 사망한 마취사고 사례 중 법원에서 의료과실로 판명된 사례들은 다수 있으며 그 사례들을 기술하기에는 너무 많은 지면이 필요함. 참고로 "의사가 본 의료분쟁의 실제(군자출판사 2000. 7. 출판)" 에 수록된 마취사고 예들을 참조하시면 도움이 되리라 생각합니다.

문6 변사자의 사망이 현재의 의학수준에서 예측하기 어려운 불가항력인지

답 부검소견에서 환자의 사인은 뇌 저산소증에 의한 미만성 뇌손상으로 기록되어 있으나 이 환자의 경우에는 진료기록부와 마취기록지상에서는 환자의 상태가 천식의 병력(수술전 신체검사에서는 특별한 문제가 되지 않았음)과 수술부위 골절을 제외하고는 모두 정상이였고 마취와 수술과정에서도 생체활력징후(환기상태, 혈압, 맥박 등)에 아무런 이상소견을 보이지 않았던 것으로 기록되어 있음. 따라서 진료기록부와 마취기록지상의 내용만으로는 환자에게 저산소증을 가져온 원인을 알 수 없기 때문에 저산소증 발생이 불가항력적이였는지 여부에 대해서는 정확한 답변을 할 수가 없습니다.

▶ 사례 7 (정형외과)

I. 사건 개요

환자(6세 남)는 2000. 7. 3. 16:00 경 오른쪽 팔에 골절상을 입고 같은 날 19:00 경 대구시 남구 ㅇㅇ동에 있는 ㅇㅇ 정형외과 의원에서 응급치료를 받았으나 뼈가 고정이 되질 않아 같은 해 7. 6. 11:00 경 같은 의원에서 전신마취하에 수술을 받은 후 의식이 회복되질 않음. 환자는 17:00 경 대구시 남구 ㅇㅇ동 ㅇㅇㅇ 병원으로 이송되어 중환자실에서 치료를 받던 중 다음 날인 7. 7. 07:37 경 사망한 사건.

II. 대구 ㅇㅇ경찰서 수사 61110-826건의 감정의뢰에 대한 회신

■ 감정사항

문1 수술중 환자에게 투여된 약물에 대한 기록과 환자상태에 대한 기록으로 임상적인 검토

답 수술중 환자에게 투여된 약물은 마취유도를 위해 마취유도제인 펜토탈 60mg, 탈분극성 근이완제인 succinylcholine 20mg을 투여하였으며 마취유지를 위해서는 비탈분극성 근이완제인 vecuronium 2mg을 투여하고 흡입마취제인 ethrane과 N_2O-O_2를 사용하였음. 사용된 약제들은 마취를 위해 환자에게 자주 사용되는 약제들이며 사용한 용량도 모두 적정용량 범위내였음. 마취기록지에 의하면 수술이 끝날 무렵 갑자기 기관지 경련이 발생하고 이어 심폐소생술을 시행한 것으로 기록되어 있고 이때 사용한 약제는 승압제인 epinephrine과 steroid제제인 dexamethasone, 호흡자극제인 doxapram, 이뇨제인 lasix를 투여한 것으로 기록되어 있으며 이들 약제는 호흡과 순환정지시에 소생술 시행을 위해 사용하는 약제임. 따라서 진료기록부상에서는 환자의 마취과정과 기관지경련 발생 후 처치과정에서 의사들의 특별한 과실을 발견할 수 없음.

문2 마취약물에 의한 기관지 경련의 원인과 이에 대한 적절한 처치여부

답 이 환자에서의 기관지 경련 발생원인이 마취약물에 의한 것인지 혹은 다른 원인에 의한 것인지 여부는 진료기록부상으로는 판단할 수 없음. 다만 기관지 경련이 마취시작 후 1시간 30분이 지난 다음에 발생된 것으로 보아 마취유도를 위해 사용한 약제와는 관련이 없을 것으로 추정됨. 치료의 적절성 여부는 문항 1에서 언급한 것처럼 epinephrine과 dexamethasone의 사용은 적절했던 것으로 판단함. 기관지 경련의 치료제로는 베타-아드레나린성 촉진제, aminophylline, glucocorticoid, 항콜린성 제제 등이 있으나 개인의원에서 이들 약제를 모두 구비하기는 쉽지 않을 것으로 생각함. 환자의 사인은 부검소견에서 밝힌 것처럼 기관지 경련으로 인한 환기부전으로 환자가 저산소성 뇌손상을 받아 뇌사상태에 이르러 사망한 것으로 추정함. 이상으로 볼 때 환자에서 기관지 경련의 발생이 의사의 부주의나 과실에 의한 것으로는 생각되지 않으며 발생 후의 치료 또한 개인의원의 수준에서는 최선을 다한 것으로 판단됩니다.

참고사항

부검감정서에 의하면 환자의 사인을 수술과 마취로 인한 기관지경련에 의한 질식사로 추정하였으며 기관지경련은 수술 중 사용하는 약물에 대한 과민성 반응이나 수술 중 위 내용물의 역류 등으로 기관지를 자극하는 경우 등 여러 원인으로 올 수 있으나 사망한 후에는 부검소견만으로는 이를 확인할 수 없어 기관지경련의 원인은 규명할 수 없다고 하였음.

▶ 사례 8(정형외과)

I. 사건 개요

1) 본 건 피해자 망 서○○(여 17세)는 2000. 7. 31. 06:30경 광주 동구 ○○동 소재 우송가구 사거리를 사건외 전○○ 운전의 오토바이 뒤에 동승한 채 위 도로를 진행하던 중 마침 맞은편에서 진행하는 사건외 조○○ 운전의 광주 ○○○○호 택시와 충돌하여 이 피해자는 약 14주의 치료를 요하는 좌대퇴골 간부골절상을 입고 같은 날 광주 동구 ○○동 소재 ○○대학교 병원으로 후송되었다.

2) 위 피해자는 위 ○○대학교 병원에서 가료 중 위 병원의 파업으로 인해 같은 해 8. 7. 09:00경 광주 북구 ○○동 소재 ○○○병원으로 전원되었는데 당시 위 피해자는 임신 14주의 상태였다.

3) 위 피해자는 같은 해 8. 9. 09:00경부터 같은 날 14:45경까지 사이에 위 ○○○병원 수술실에서 위 병원 마취과 의사 고○○의 마취시술하에 위 병원 산부인과 의사 이○○에 의해 같은 날 09:30경부터 11:30경까지 임신중절 수술을 받고, 이어 같은 날 11:30경부터 12:30경까지 1시간에 걸쳐 위 병원 정형외과 의사 정○○으로부터 골수강내 금속고정술을 각각 받았다.

4) 위 마취과 의사 고○○의 마취시술방법은 기관내 삽관하 전신마취방법으로 사용한 마취제는 중외제약 제품인 '게로란액(엔플루란)'을 2%정도 사용하였고, 마취유도제로는 펜토탈소디움 250mg과 마취보조제인 석시닐콜린 75mg을 정주하였으며, 마취유지는 엔플루란 2%와 아산화질소 분당 2L와 산소 분당 2L를 반폐쇄회로의 마취기를 이용하여 투여하였고, 근이완제로는 판큐로니움 4mg을 정주하는 방법 등으로 시술하였다고 한다.

5) 위 마취과 의사 고○○은 수술 직전 위 피해자에 대한 진료 및 검사소견을 확인한 결과 혈압은 120에 80, 맥박수는 1분에 80회로서 정상이었고, 혈액검사결과 혈색소는 약간 낮았으나 수술 받기에는 무리한 상태가 아니었고, 심전도상 정상이었고, 흉부방사선 사진상에도 특이 소견이 없었고, 소변검사결과 임신반응검사에서 양성을 보여 산부인과 초음파검사 결과 임신 14주로 추정된다는 결과를 확인하여 위 피해자가 마취에 잘 견디어 낼 것으로 판단하고 위와 같은 방법으로 마취를 하였다고 한다.

6) 그런데 위 환자는 같은 날 09:15경 마취유도 직후부터 심박수가 분당 110-120회의 빈맥 증상을 보이기 시작하여 수술이 끝날 때까지 같은 증상을 보였고, 그러한 상태에서도 임신중절 수술과 골수강내 금속고정술을 진행하였다.

7) 같은 날 12:35경 갑자기 위 피해자의 심박수가 분당 45회, 혈압이 60/30mmHg 정도로 하강하는 등 서맥이 더 심해지는 증상이 보여 그때까지 진행하고 있던 골수강내 금속고정술을 중지시키고, 아트로핀 0.5mg을 정주하였으나 오히려 더 서맥이 심해지다가 심전도상 심정지가 나타나서 즉시 폐흉심장압박법을 실시한 결과 심박동이 나타났으며, 도수 인공호흡을 시키는 등 하면서 위 정형외과 수술은 그때 창상봉합만 남아 수술을 진행시켜 마친 사실이 있다.

8) 결국 위 피해자는 위 전신마취하 수술로 빈맥증상을 시발로 심박수, 혈압 등이 하강, 산혈증상, 사지

마비증상 등을 보이면서 의식을 회복하지 못하였고, 그에 따라 각종 소생 시술조치를 하였음에도 같은 상태를 유지하여 오다가 2001. 6. 21. 03:40경 사지마비 상태 및 뇌기능 부전으로 인한 급성 성인성 호흡부전 증후군으로 사망하였다.

II. 광주지방검찰청 2001형제 46321건의 감정의뢰에 대한 회신

■ 감정사항

위 마취과 의사 고○○의 마취시술 과정에 과실이 있는가 여부에 대하여

문1 마취시술에 앞서 각종 검사 등 사전준비는 적정하였는지

답 진료경위서에 의하면 환자는 마취와 수술 전에 심전도 검사, 흉부방사선 검사, 혈액 검사, 생화학적 검사, 소변 검사 및 매독, 간염, AIDS검사 등을 받았으며 경도의 빈혈을 제외하고는 이상 소견이 없었으며 활력증후도 모두 정상이였던 점으로 보아 마취시술에 앞선 사전준비는 적정하였다고 판단함.

문2 마취제와 그 마취량은 적정하였는지

답 전투약 제제인 glycopyrrolate (0.1mg), 마취 유도와 기관삽관을 목적으로사용한 펜토탈 소디움(250mg)과 석시닐콜린(75mg) 및 마취유지 목적으로 사용된 엔플루란 2%, 아산화질소(2L/분), 산소 2L/분) 등은 모두 전신마취시에 보편적으로 사용되는 약제들이며 용량은 모두 적정사용량의 범위에 있었음.

문3 마취방법은 적정하였는지

답 전신마취기의 반폐쇄식 회로장치를 이용하여 흡입마취제와 산소 및 아산화질소를 투여하고 정맥로를 통해 근육이완제 등을 투여하여 환자의 마취심도를 유지하고 적절한 환기관리를 하는 마취방법은 전신마취를 위해 사용하는 일반적인 마취방법임으로 적정하였다고 판단함.

문4 마취시술이 전치 14주의 대퇴부간부 골절상과 임신 14주라는 요인 등과 연관되어 피해자의 악결과가 발생하였는지

답 전신마취하에 수술중 갑자기 혈압이 하강하고 서맥이 발생한 점과 초기 치료에(에페드린과 아트로핀의 정주 등) 잘 반응하지 않은 점으로 볼 때 대퇴부 골절 수술시에 발생할 수 있는 합병증인 폐색전증의 발생가능성이나 혹은 환자에게 사전에 인지되지 않은 기존 질환(심혈관계 질환 등)이 있었을 가능성도 의심이 되나 보내준 자료만으로는 정확한 판단을 할 수가 없음. 임신 14주의 상태는 동반되는 특별한 합병증이 없었다면 전신마취가 산모자체에 미치는 영향은 없었을 것으로 판단함(태아는 이미 포기한 상태였음).

문5 그외 마취시술로 피해자의 악결과가 발생한 원인이 무엇인지

답 진료경위서에 기술된 사용한 마취약제의 종류 및 용량, 마취방법 등을 고려할 때 마취시술로 인하여 위와 같은 상황이 발생하였을 것으로 생각되지는 않음. 이 환자의 경우는 부검소견이 원인 규명

에 도움이 될 것으로 생각함.

문6 마취시술 전에 피해자의 악결과를 예측할 수 있었는지

답 마취시술 전에 시행한 여러 검사에서 특별한 이상소견이 없었고 환자의 전신활력 증후도 정상이였던 상황에서 이러한 악결과가 발생할 것을 예측하는 것은 불가능하다고 생각함.

문7 피해자에 대한 일련의 소생술의 조치는 적정하였는지

답 환자의 혈압이 하강하고 서맥이 발생하자 즉시 마취제의 투여를 중단하고 산소만으로 환기를 시키면서 혈압상승제인 에페드린과 항콜린성 약제인 아트로핀을 정주한 것은 위의 상황에서 적절한 처치방법이었음. 그러나 환자가 약제에 반응하지 않고 서맥에 이어 심정지가 발생하자 흉부압박법의 실시와 에피네프린의 투여로 순환을 회복시키고 동맥혈가스분석 결과에 따라 산혈증의 교정을 위해 중탄산나트륨을 주입하고 수액로를 확보하여 수액을 공급하고 도파민을 투여한 것 등도 환자의 소생을 위한 적절한 처치방법이었다고 사료됨. 이후 저산소성 뇌손상에 따른 뇌부종의 발생 가능성을 고려하여 삼투성 이뇨제인 만니톨과 스테로이드성 제제인 덱사메타손, 메틸프레드니손을 투여하고 뇌대사를 감소시킬 목적으로 펜토탈소디움을 투여한 것은 모두 심폐소생술의 기본원칙에 따른 적절한 처치방법으로 생각함.

문8 피해자의 악결과가 불가피한 원인이 있었는지 등의 여부

답 마취전의 검사와 활력증후에서 특별한 이상소견이 없었던 환자가 정상적인 마취방법하에 수술중 큰 출혈 없이 갑자기 혈압하강과 서맥을 일으키고, 치료에 반응하지 않으면서 이어 심정지가 초래된 것은 문 라항에서 언급한 것처럼 대퇴골골절 수술시에 발생할 수 있는 지방(fat), 공기, 혈전의 폐동맥내로의 대량 이동에 의한 폐색전증의 발생가능성이나 혹은 환자가 원래 가지고 있었으나 수술전의 검사에서는 발견할 수 없었던 심혈관 질환 등에 의한 가능성을 의심할 수 있으나 보내온 자료만으로는 정확한 원인을 알 수 없음. 사건발생 다음날 검사한 심전도와 심초음파 검사에서의 이상소견(LBBB소견, 심장 전방격벽 운동능 감소, 좌심실의 경도의 수축부전 소견)이 환자의 심정지 발생의 원인이였는지 혹은 심정지에 따른 결과였는지는 판단할 수가 없음.

▶ 사례 9(정형외과)

I. 사건 개요

변사자(10세 남)는 인천 서구 ㅇㅇ동 소재 ㅇㅇ초등학교 학생으로 2001. 7. 9. 15:30경 학교내 계단에서 굴러 좌측 대퇴골 하단부가 골절되는 상해를 입고 인천 서구 ㅇㅇ동 소재 ㅇㅇ정형외과에 후송, 동일 20:00경 좌측다리 핀을 박는 골 견인술을 하고 동월 10. 19:30경 전신마취 주사(케타민 50 mg)를 놓고 도수정복술을 하려할 때 변사자가 갑자기 혈압과 맥박이 떨어지고 호흡곤란증세를 보여 응급 소생술(epinephrine 0.5 mg, atropine 0.25 mg 투여)을 시행하였으나 호전되지 않아 ㅇㅇ대학 부속병원으로 후송하여 치료중 동월 11. 17:30경 사망하게 된 것임.

II. 인천 ㅇㅇ경찰서 형사 61110-3732건의 질의요청에 대한 회신

■ 질의내용

문1 진료차트 기록설명(ㅇㅇ 정형외과)

답 진료기록부(2001. 7. 9-10 사이)에는 환자가 좌측 대퇴골 하단부 골절로 입원하였으며 치료를 위해 국소마취하에 골 견인술을 시행하였으나 결과가 만족스럽지 않아 도수 정복술과 S-pin 고정술을 시행하려고 한 내용이 기록되어 있으며 마취와 관련된 내용에 관한 기록은 없음.

문2 정맥마취제 케타민의 부작용

답 케타민은 강력한 진통작용, 정상적인 인두반사 유지, 정상 또는 증가된 골격근 긴장도, 혈압상승과 빈맥을 보이는 순환계 자극증상, 뇌척수압의 증가를 특징으로 하는 해리성 마취제임. 케타민의 부작용으로는 마취로부터의 각성시에 환각을 일으킬 수 있고 순환계 자극증상때문 혈압상승과 심박수를 증가시킬 수 있음. 따라서 고혈압, 뇌혈관 질환의 기왕력, 정신 질환, 뇌압 상승, 상기도 감염이 있는 환자나 이 약물에 감수성이 있는 환자에서는 사용을 하지 않아야 함.

문3 사망에 이른 직접원인에 대한 소견

답 환자는 수술전 좌측 대퇴부골절이외에는 특별한 이상소견이 없었고 마취를 위해 투여된 케타민의 용량(50 mg)도 정상 사용범위(정맥주사시 2mg/kg, 근육주사시 5-10 mg/kg)였으며 부검소견에서도 해부학적 이상소견이 발견되지 않은 점으로 볼 때 환자에서 케타민 투여 직후에 혈압하강, 맥박감소, 호흡곤란 등의 심장기능이상 소견이 발생한 이유를 알 수 없음. 환자는 이때 응급처치에도 불구하고 저산소성 뇌손상을 입은 것이 사망과 관련이 있을 것으로 추정함.

문4 심근허혈이 있는 환자에게 전신마취를 하였을 때 부작용이 있는지 여부

답 심근허혈이 있는 환자는 항상 심근의 산소공급과 소모가 불균형 상태(산소공급이 부족하거나 산소소모가 증가되어 심근이 적절한 산소공급을 못 받는 상태)에 있기 때문에 전신마취중에 심근의

산소공급을 늘리고 소모를 줄여주지 않으면 심근이 허혈성 손상을 받아 심근경색을 일으키거나 심정지까지 초래할 위험성이 있습니다. 그러나 이 환자에서는 진료기록부상 환자의 수술전 상태나 부검소견서 모두에서 심근허혈에 관한 기록은 찾을 수 없습니다.

참고사항 부검감정서의 소견

진료기록, 부검 소견, 검사소견 모두에서 환자의 사인이 될만한 근거를 찾지 못하였으나 환자에게 정맥마취제인 케타민을 투여하였고 이후 산소를 투여한 것 외에는 다른 약물이 사용되지 않은 상태에서 환자의 상태가 나빠졌고 그 시간이 몇 분 되지 않은 사이에 발생한 점은 첫째, 케타민이 그 부작용이 없는 것으로 알려져 있으나 일반적으로 알려지지 않은 케타민의 부작용에 의하여 사망하였을 가능성과 둘째, 환자에게 예상치 못했던 심장기능 장애가 발생하여 혈압이 떨어지고 허탈에 빠졌을 가능성 모두를 배제할 수 없다고 하였음.

▶ 사례 10(정형외과)

I. 사건 개요

환자(8세 남)는 2000. 6. 15일 트럭에 좌측 다리가 깔리면서 발생한 좌족부 골절 및 피부결손 등으로 부산 ㅇㅇ 병원에서 여섯 차례에 걸쳐 수술을 받았으나 좌측 족부와 족관절 전면부의 광범위한 불안정한 피부로 좌측견갑 후부에서 좌측족부로의 유리피판 이식수술을 위하여 2001. 2. 16 입원하여 같은 달 2. 27 수술을 시행하였음. 부산 ㅇㅇ병원에서 서울 ㅇㅇ대학교 병원으로 올 당시 첨부된 소견서상에서는 ㅇㅇ대학교 병원측에서도 아무런 이상이 없다는 것을 확인하였고 수술하기 전에 실시한 CT, MRI와 혈액검사 등에서도 아무런 이상이 없었음. 수술을 2001. 2. 27일 09:00시에 시작하였으며 6시간 30분쯤 걸릴 수 있다고 하였는데 21:25분까지 수술실에 있었음. 즉 수술 시작 후 12시간 25분이 되어서야 보호자를 불러 마취가 깨지 않아 중환자실로 옮겨야 한다고 통보해줌. 환자는 수술 후 시행한 CT 검사에서는 전반적인 뇌부종을 보였고 MRI 와 뇌파검사에서는 뇌사에 준하는 상태를 보였음. 환자보호자는 환자의 현 상태(뇌사상태로 추정)가 수술과 마취의 잘못 때문이라고 주장하나 병원측은 수술과 마취에 서로 잘못이 없다고 주장함으로 "의료과실에 대한 원인규명" 이 필요한 사안임.

환자는 현재 자기호흡과 의식이 돌아오질 않아 인공호흡기로 호흡을 관리하고 있음.

II. ㅇㅇㅇ보건소 의약 65507-416건의 민원처리(의료과실 여부)에 대한 심의요청 건에 대한 회신

■ 회신

보내온 진료기록부와 마취기록지를 검토한 결과 다음과 같이 회신합니다.

1. 환자(8세 남)가 ㅇㅇ대학교 병원에서 수술을 받기 직전의 상태는 수술부위를 제외하고는 특별한 이상이 없었으며 각종 검사소견(흉부방사선 검사, 심전도, 혈액학적 검사, 간기능 검사, 소변검사)도 모두 정상범위내에 있었음.
2. 환자의 마취시간은 13시간이였고 수술시간은 12시간 30분이 소요되었음
3. 환자의 마취유도를 위해 pentothal sodium 100mg, vecuronium 2mg, enflurane 2vol%, 아산화 질소(N_2O) 50%, 산소 50%를 투여하였으며 이때 사용한 마취제의 종류 및 용량은 환자의 체중에 대해 적정범위내의 용량이였으며 마취방법은 소아마취를 위해 일반적으로 사용하는 방법이였음.
4. 마취유지를 위해서 환자에게 투여된 enflurane 1.5-2.0 vol% 와 산소 1.5L, 아산화질소 1.5L 는 통상적으로 마취유지를 위해 사용하는 약제 및 농도였고 근이완을 위해 간헐적으로 투여한 vecuronium 역시 사용량에 문제가 없었음.

5. 마취중의 환자감시는 우측 요골동맥에 카테터를 거치하여 지속적으로 동맥압을 직접 측정하였고 체온계, 심전도, 맥박산소포화도 측정기, 호기말 이산화탄소분압 측정기를 이용하여 환자의 체온, 심박수, 리듬, 체내 산소화의 정도와 환기상태를 측정한 것으로 기록되어 있는 것을 볼 때 환자에 대한 감시장치는 충분하였다고 판단됨. 마취의 전과정을 통하여 위와 같은 환자감시에서 일시적으로 저체온(섭씨 35° C 정도)이 나타난 것을 제외하고는 특별한 이상소견이 나타난 적은 없는 것으로 보임. 마취중 시행한 혈액가스 검사소견과 전해질 검사소견에서도 Na치가 약간 낮은 것(128-129mEq/L)을 제외하고는 특이 소견이 없는 것으로 기록되어 있음.

6. 이상과 같이 마취시작에서부터 회복시까지의 전과정을 살펴 볼 때 진료기록부와 마취기록지상으로는 마취와 관련한 의사의 부주의나 과실은 찾을 수가 없습니다. 그러나 수술 전 상태에서 의식이 명료하였고 검사소견에서도 아무런 이상이 없었던 환자가 마취로부터 깨어나지 못하고 뇌사상태(수술 직후의 뇌전도 검사소견은 심한 미만성 뇌기능장애로, 뇌 MRI 소견은 뇌사상태로 기록되어 있음)에 빠진 원인에 대해서는 정확히 알 수가 없으며 참고로 마취과 교과서에 기술되어 있는 마취로부터 회복의 지연 원인들을 기술합니다.

■ 마취로부터 각성이 느린 원인들을 가능성이 큰 순서대로 살펴보면

1) 과탄산혈증, 저산소혈증, 저혈압, 저혈당증, 전해질 불균형, 대사성 장애
2) 마취 전부터의 혼수
3) 마취 전투약의 잔류효과
4) 마취의사가 파악하고 있지 못한 약제의 잔류효과
5) 흡입마취제의 잔류효과
6) 저체온
7) 뇌손상
8) 각 개인의 체질적인 차이 등임.

7. 수술과 관련한 부분은 정형외과 수술자체가 환자의 의식상태에 영향을 주리라고는 생각되지 않으나 자세한 내용은 정형외과학회에 문의하시기 바랍니다.

▶ 사례 11 (정형외과)

I. 사건 개요

(28세 남)은 1998. 12. 8. 16:15경 보일러 설치공사 현장에서 작업 중 발생한 사고로 인하여 우측 요골골절, 우측 척골 탈구 및 적골, 경상돌기 골절, 우측 신전건 파열, 우측 척골 신경, 동맥 파열 등의 상해를 입고, ㅇㅇ대학교 부속병원으로 이송되어 정밀검사를 받은 후 같은 달 9. 우측 완관절 전완전 접합수술을 받았으며, 수술당시 ㅇㅇ대학교 부속병원 소속 마취과 의사가 펜타닐fentanyl을 타오라는 것을 주사하라는 걸로 잘못 듣고 펜타닐 200ug을 정맥주사 하였는데(당일 15:00경) 그 직후(당일 15:02경) 환자에게 갑자기 청색증이 나타나고, 마취과 의사 7명의 처치에도 불구하고 당일 15:15경 이후 환자가 몸부림치면서 심장박동수(128회/분)와 혈압이 급상승(170/100mmHg)하는 증세를 보였고, 당일 18:40경 중환자실로 이송되었습니다. 위 환자는 수술후 혼수상태(coma state)에 까지 이르다가 수술후 3일이 지나서야 간신히 혼수상태에서 벗어나기는 하였으나 심각한 언어 및 거동장애(언어와 손발떨림)가 발생하였음.

II. 광주지방법원 2000 가단 13400 손해배상건의 사실조회에 대한 회신

■ 사실조회 내용

문1 펜타닐의 주된 효능, 효과 및 그 사용방법과 사용시 주의 사항

답 펜타닐은 opioids 계열의 마약성 진통제로서 현재 주 마취제(심장수술시)나 보조마취제로 또는 수술중이나 수술후의 진통목적으로 마취과 영역에서 널리 사용되는 약제임.

opioids의 작용기전은 중추신경계에 있는 opioid 수용체에 작용하여 주로 진통작용을 나타내며 심혈관계에 미치는 영향은 일반적으로 심혈관 기능을 억제시키지 않는 것으로 알려져 있으나 가끔 중등도의 말초혈관 확장에 의하여 저혈압과 심박출량의 감소가 일어나기도 함. 호흡에 미치는 영향으로는 뇌간의 호흡중추를 억제하므로 특징적인 용량-상관관계에 따라 이산화탄소에 대한 호흡촉진 작용이 억압되어 호흡양상이 깊고 느려짐. 중추신경계에 미치는 영향은 진통, 진정, 불쾌감, 소양증 등을 일으키며 과량을 투여하면 해마hippocampus와 추체세포pyramidal cell가 흥분하여 경련을 일으킬 수 있으며 뇌대사 산소요구량이 감소되고 뇌파는 느려짐. 그외 opioids는 연수medulla oblongata의 화학수용체를 자극하여 오심, 구토를 일으키고 위의 운동능력을 저하시키며 Oddi 괄약근의 경련을 일으켜 담도의 압력을 증가시킬 수 있음. 따라서 총수담관 결석 수술의 경우에는 사용을 피하여야 함.

펜타닐은 주로 정맥으로 투여되며 사용시에는 환자의 의식, 호흡, 순환상태를 지속적으로 관찰하면서 사용목적에 따라 용량을 조절하여 사용하여야 함. 즉, 수술 후의 진통목적으로 사용할때는 0.5-1.5ug/kg 정도의 소량을 사용하나 수술을 위한 마취유도나 주마취제로서 사용할시에는 2-

150ug/kg 까지의 용량범위에서 사용할 수 있음. 사용시 가장 주의할 점은 환자가 의식이 있고 자발호흡을 하고 있을 경우에는 항상 호흡억제 발생 가능성에 유의하여야 함.

문2 펜타닐의 사용에 따른 부작용과 수술도중 또는 수술직후 환자에게 펜타닐을 200ug정도 투여하였을 경우의 부작용 및 부작용에 대한 증상.

답 펜타닐의 사용에 따른 일반적인 부작용은 문항 1의 답을 참조하기 바라며 수술중에는 환자의 생체활력 징후(호흡과 순환상태 등)가 지속적으로 감시되고 있고 대부분 상황에서 호흡관리가 이루어지고 있으므로 펜타닐 200ug의 투여는 큰 문제를 일으키지 않음. 수술직후에 투여할시는 당시 환자의 의식, 순환, 호흡상태와 호흡관리가 어떠하였는지에 따라 부작용의 발생 가능성 여부를 판단할 수 있으나 자발호흡을 하고 있는 경우에는 펜타닐 200ug의 용량이 호흡억제를 일으킬 가능성이 있으며 증상은 호흡곤란, 청색증, 호흡정지 등이 나타날 수 있음.

문3 펜타닐을 투여하기 위하여 사전에 어떠한 조치 또는 검사를 시행할 필요가 있는지 여부 및 사전조치 또는 검사에는 어떠한 것이 있는지 여부.

답 펜타닐은 다른 마약성 진통제에 비해 작용 발현시간이 빠르고 작용 지속시간이 비교적 짧으며 심혈관계 억제작용이 적고 histamine을 유리하지 않는 등의 장점으로 인하여 마취분야에서 흔히 사용되는 비교적 안전한 약제로서 일반적으로 펜타닐을 사용하기 전에 특별한 조치 및 검사를 시행할 필요는 없으나 과량 사용의 경우 호흡억제 내지 정지를 초래할 수 있고 흉벽강직을 일으키는 등의 문제점도 있으므로 사용시 환자의 호흡관리에 유의하는 것이 가장 중요함. 특히 폐질환이나 신경계질환으로 호흡장애가 있는 환자의 경우에는 환기관리에 유의하여야 하며 사용전에 폐기능 검사, 동맥혈가스 검사 등이 필요할 수도 있음.

문4 상기자의 위 수술당시 펜타닐을 반드시 투여하였어야 하는지 여부 및 투여가 필요하다면 수술 전후 어느 시점에서 어느 정도의 용량을 투여해야 하는지 여부.

답 보내온 진료기록부에 마취기록지가 첨부되지 않아 시행한 마취방법과 사용한 마취약제의 종류를 정확히 알 수 없으나 펜타닐은 수술중이나 수술후의 통증차단을 위해 마취분야에서 자주 사용되는 약제이므로 투여의 필요성은 항시 존재하며 투여시기(수술중 혹은 수술후)에 따른 사용량은 문항 1의 답변내용을 참조하시기 바랍니다.

▶ 사례 12(정형외과)

I. 사건 개요

환자(58세, 여)는 2005. 5. 31 등 뒤 경부와 흉부의 경계부위에 발생한 종괴를 제거하기 위하여 ㅇㅇ병원에 내원하였고, 위 종괴는 피하 지방종으로 진단되어 2005. 6. 9. 마취과전문의를 초빙하여 전신마취하에 지방종 제거술을 시행하였음. 환자는 과거력상 심장병과 관절염이 있었으며, 외견상 안면부와 후경부 주위의 미만성 부종으로 환자의 스테로이드 장기복용을 의심하였으나 이에 관련한 특별한 검사는 하지 아니하였고, 수술 전 일반적 검사 결과 간기능의 약간의 저하가 있었으나 재검사 결과 OT/PT수치가 정상이므로 지방종 제거수술을 실시하였음. 수술이 종료될 무렵 환자에게서 호흡정지가 발생하여 응급조치를 실시하였고 호흡과 심장박동은 회복되었으나 의식이 소생되지 못하였는바, 환자는 부천ㅇㅇ병원의 뇌 CT촬영 및 MRI 검사 결과 뇌손상 진단을 받고 현재 요양 중임.

II. 서울중앙지방법원 민사39단독 진료기록 감정촉탁 의뢰에 대한 회신 (사건 : 2006 가단 445514 보험금)

■ 감정 사항

첨부된 위 환자에 대한 원고의 진료기록, 마취기록지, 간호기록지, 의료심사회신서 등을 참고하여

문1 이 사건 수술 전 위 환자에게 필요한 검사가 모두 행하여진 것으로 보이는지

답 이 환자에서 수술 전 시행된 검사는 심전도검사, 흉부방사선검사, 일반혈액검사, 생화학검사, 뇨검사, 출혈성소인검사 등으로 수술 전 환자에게 일반적으로 시행하는 기본검사는 모두 시행한 것으로 보입니다. 그러나 흉부방사선검사에서 약간의 심비대 소견, 심전도검사에서 우심실비대와 국소적으로 심근경색(anterior myocardial infarction)을 의심하는 소견을 보이고 있고 환자의 문진에서 허혈성 심장질환angina으로 의심되는 병력과 치료약제 복용의 기록이 있는 것으로 보아 심장기능에 대한 정밀검사가 필요하였을 수 있습니다. 그러나 개인의원에서의 시설과 장비의 한계를 고려하였을 때 정밀 심장기능검사를 시행하기는 어려웠을 것으로 생각합니다. 그리고 환자가 장기간 스테로이드 제재 복용을 하고 있었던 것으로 보이나 그에 대한 대비는 없었던 것 같습니다.

문2 위 환자에게 심정지가 발생한 시점(수술종료 후인지 전인지)

답 마취기록지상으로 볼 때는 수술이 거의 종료될 무렵 심정지가 발생한 것으로 보입니다. 심정지 발생시간(20:45 경)과 수술종료시간(20:45)은 거의 비슷한 시간대로 생각됩니다.

문3 이 사건과 같이 심정지가 발생할 수 있는 원인은 무엇이 있는지, 위 환자는 그 중 어떠한 원인에 의하여 심정지가 발생한 것으로 추정되는지

답 마취와 수술 중 심한 혈압하강이나 심정지 발생의 원인으로는

1) 마취 중 저산소혈증을 일으킬 수 있는 모든 상황

(1) 마취중 호흡회로의 분리

(2) 기관내 튜브의 폐쇄(튜브의 꺾임이나 꼬임, 분비물의 축적 등)

(3) 기관내 튜브의 우발적 발관 후 환기관리의 실패

(4) 기관지내 삽관(우발적 일측 폐환기)

(5) 식도내 삽관

(6) 기관지 경련

(7) 흡입산소농도의 저하

(8) 환자가 원래 갖고 있던 심폐질환

2) 전신마취제의 과용량이나 고농도 투여

3) 수술에 의한 대량 출혈

4) 수술에 따른 기계적 장애에 의한 심혈관 억제나 반사반응

5) 마취에 앞서 사용한 약제들의 영향(스테로이드 제재, 항고혈압제, 수면진정제, 마약성 진통제 등)

6) 환자의 갑작스런 자세변화에 따른 반사반응

7) 부적합 수혈 등이 있습니다.

이 환자에서 심정지가 발생한 요인을 추정해 보면 첫째, 수술이 종료될 무렵의 갑작스런 기도압의 상승은 1)항의 마취 중 저산소혈증을 일으킬 수 있는 요인들 중 (2)항의 기관내 튜브의 폐쇄와 (6)항의 기관지경련 발생 가능성을 의심할 수 있어 이로 인한 저산소혈증의 초래로 심정지가 발생하였을 가능성이 있고 다음은 (8)항의 환자가 원래 갖고 있던 심장질환(협심증)이 수술 중 악화되어 심정지가 발생하였을 가능성도 있습니다. 그리고 5)항의 경우처럼 환자가 수술에 앞서 장기간 복용한 스테로이드제제로 인해 체내에서의 정상적인 부신피질 hormone의 분비에 이상이 생겨 수술과 마취에 따른 stress시 적절한 반응을 못하여(이러한 경우에는 수술 중에 적절한 양의 스테로이드를 환자에게 투여함) 갑자기 심한 저혈압이나 심정지가 발생하였을 가능성도 배제할 수 없습니다. 그리고 허혈성 심장질환 치료제를 계속 복용하였다면 마취약제와의 상호작용으로 심장기능이 억제되어 심정지를 일으킬 가능성도 있으나 이 환자의 경우에는 복용해 온 약의 종류와 기간을 알 수 없기 때문에 심정지 발생원인의 하나로 추정하기는 어렵습니다.

문4 이 사건과 같이 심정지가 발생한데 있어서 소외 마취과 전문의 김○○의 과실이 있는 것으로 판단되는지, 있다면 그 기여 정도는 어느 정도(몇 %) 인 것으로 판단되는지.

답 환자의 현재 저산소성 뇌손상상태는 마취중 갑자기 발생한 심정지때문인 것으로 보이나 마취과 전문의의 과실여부를 판단하려면 다음의 상황을 살펴보아야 하겠습니다. 보내온 진료기록부에서 마취기록을 보면 20:40 경 갑작스런 기도압airway pressure의 상승(상기도 폐쇄 혹은 기관지경련의 발생을 의심하고 있음)에 이어 심정지가 발생한 것으로 보이고 곧 약제(epinephrine, dexamethasone)의 투여, 심장맛사지(실제는 흉부압박술) 등 심폐소생술을 시행하여 순환(혈압, 심박수)과 자발호흡은 회복된 것으로 기록되어 있습니다.

만일 환자의 심정지 발생원인이 기관내 튜브의 폐쇄(튜브의 꼬임, 꺾임, 분비물의 축적)로 인한 것이라면 마취과전문의의 마취관리 부실에 대한 과실이 있을 수 있으나 갑작스런 기관지경련의 발생이나 환자의 기존 심장질환의 악화에 의한 것이라면 마취과전문의의 과실이 있다고 보기는 어려울 것으로 판단합니다. 그리고 5)항의 경우처럼 환자가 수술 전 장기간 복용하던 약제의 문제로 심정지가 발생하였을 경우 이에 대한 마취과의사의 과실여부는 마취과의사가 병원에 상주하여 근무하는지(대학병원이나 종합병원의 경우), 수술이 있을 때 한해 초빙되어 가서 마취관리를 해주는지(개인의원의 경우)에 따라 다를 수 있습니다. 즉, 대학이나 종합병원에서는 수술 전 환자의 병력과 상태평가에 대한 책임이 수술의사와 마취과의사 모두에게 있을 수 있으나 개인의원의 경우에는 수술의사(개인의원 측)가 수술 전에 환자의 상태를 평가하고 그 결과를 마취과의사에게 설명을 해주는 것이 일반적인 사례이므로 이 환자의 경우 이러한 설명(스테로이드의 장기복용, 심장질환의 병력과 치료약제 복용 등)을 마취과의사가 충분히 들었는지에 따라 마취과의사의 과실정도가 평가되리라 생각합니다. 이와 같이 환자의 심정지 발생 원인이 무엇인지, 환자의 수술 전 상태와 병력에 대해 마취과의사가 충분히 알 수 있도록 설명이 되었는지에 따라 심정지 발생에 대한 마취과의사의 과실정도가 다를 수 있으므로 마취과의사의 과실정도를 %로 수치화하기는 어렵다고 생각합니다.

그리고 심정지 발생 직후의 환자에 대한 처치는 적절하였던 것으로 판단됩니다.

III. 서울중앙지방법원 2006가단445514 보험금 판결

■ 주문

1. 피고는 원고에게 금 50,000,000원 및 이에 대하여 2006. 6. 10.부터 2006. 12. 21.까지는 연 6%, 그 다음 날부터 다 갚는 날까지는 연 20%의 각 비율에 의한 금원을 지급하라.
2. 소송비용은 피고가 부담한다.
3. 제1항은 가집행할 수 있다.

■ 청구취지

주문과 같다.

■ 이유

1. 기초사실

가. 원고는 ㅇㅇ정형외과의원(이하 '원고 병원' 이라고 한다)을 운영하는 정형외과 전문의이다.

나. 피고는 2004. 11. 15. 원고와 사이에 보험기간은 2004. 11. 17.부터 2005. 11. 16.까지로 하고, 주계약으로 피보험자가 의료행위와 관련한 과실에 의하여 타인의 신체에 장해를 입히는 사고로 인하여 타인으로부터 손해배상청구가 제기되어 지연손해금을 포함한 법률상 손해배상책임을 부담함으로써 입은 손해에 대하여 보상한도를 금 100,000,000원, 자기부담금을 금 10,000,000원으로 하여 보상하며, 초빙의 및 마취의 담보 특별약관으로 피보험자에 소속 또는 고용되지 아니한 자로서 피보험자의 초빙에 의하여 일시적으로 피보험자의 의료행위를 보조하는 의사인 초빙의 또는 마취의도 피보험자로 보아 보상한도를 금 50,000,000원으로 하는 내용의 의사 및 병원배상책임보험계약(이하 '이 사건 보험' 이라고 한다)을 체결하였다.

다. 원고는 2005. 6. 9. 소외 조○○에게 등 뒤 경부와 흉부의 경계부위에 발생한 종괴(피하지방종)에 대하여 종괴제거술을 실시하였는바(이하 '이 사건 수술' 이라고 한다), 마취과 전문의인 소외 김○○를 초빙하여 소외 조○○에 대한 마취를 일임하였다.

라. 원고는 2005. 6. 9. 19:00경부터 이 사건 수술을 시작하여 같은 날 20:40경 이 사건 수술을 종료하였고, 소외 김○○는 엎드린 상태의 소외 조○○의 마취를 깨우기 위하여 바른 자세로 눕히는 순간 마취하는 동안의 인공호흡을 위하여 소외 조○○의 입에 꽂은 튜브가 막히면서 기도가 막혔고, 약 5분이 경과한 후에 소외 김○○가 튜브를 조작하는 순간 기도가 막힌 것은 풀렸으나 소외 조○○에게 심정지가 발생하였다(이하 '이 사건 의료사고 '라고 한다).

마. 소외 김○○는 기관지 경련을 의심하여 강심제이며 기관지 확장제인 에피네프린 및 스테로이드제인 덱사메타손 1앰플을 정맥주사하였으나 위와 같이 심정지가 발생하자 다시 강심제인 에피네프린 1앰플을 투여하였고, 원고와 소외 김○○는 심폐소생술을 실시하였는바, 약 5분이 경과한 2006. 6. 9. 20:50경 소외 조○○의 심박동이 정상으로 돌아오면서, 기관지 경련이 풀리고 자발 호흡이 돌아왔다.

바. 소외 조○○은 호흡이 돌아온 이후에도 의식이 깨어나지 아니하고, 산소포화도가 조금씩 떨어져서, 원고와 소외 김○○는 소외 조○○을 즉시 부천○○병원 응급실로 전원하였다.

사. 소외 조○○은 호흡정지로 인한 저산소성 뇌손상 증상을 보이고 있는바, 원고는 소외 조○○에게 금 287,000,000원을 손해배상으로 지급하기로 약정하였다.

아. 원고는 피고에게 이 사건 보험에 따라 이 사건 의료사고로 인한 손해에 대하여 보험금의 지급을 청구하였는바, 피고는 2006. 3. 23. 원고에게 이 사건 의료사고가 마취의인 소외 김○○의 과실이 아닌 원고의 과실이므로 적정손해배상금인 금 200,000,000원 중 보상한도액인 금 100,000,000원에서 비용을 공제한 금 94,496,500원이 보험금이라고 통보하였다.

자. 피고는 2006. 7. 7. 원고에게 보험금으로 금 94,496,500원을 지급하였다.

차. 소외 조○○의 저산소성 뇌손상은 마취 중 갑자기 발생한 심정지 때문인 것으로 보이는 바, 기관 내 튜브의 폐쇄(튜브의 꼬임, 꺾임, 분비물의 축적)로 인한 것이라면 마취과전문의의 마취관리 부실에 의한 과실로 인한 것으로 보인다.

2. 원고의 청구에 관한 판단

가. 원고의 주장

원고는 이 사건 의료사고는 원고와 소외 김○○의 과실이 경합되어 발생한 것인바, 피고는 이 사건 보험에 의하여 마취의인 소외 김○○의 과실로 인하여 의료사고가 발생한 경우에는 금 50,000,000원을 추가로 지급하여야 할 의무가 있다고 주장한다.

나. 판단

위 인정사실에 비추어 보면, 이 사건 의료사고는 마취과 전문의인 소외 김○○가 마취관리 부실로 인하여 기관 내 튜브가 막히면서 발생한 것으로 보이므로, 이 사건 의료사고는 마취의인 소외 김○○의 과실로 인한 것이라고 봄이 상당하며, 소외 조○○은 원고와 사이에 이 사건 수술에 대한 진료계약을 체결한 것으로서 원고가 이 사건 수술의 모든 과정에 대하여 관리, 감독할 책임이 있고, 소외 김○○는 이 사건 수술을 위하여 원고로부터 초빙받아 이 사건 수술의 마취를 담당하게 되었으므로 원고가 자신의 책임 하에 이 사건 수술에 참여하게 한 것이어서 소외 김○○는 원고의 이행보조자의 지위에 유사하다고 할 것이므로 원고는 소외 조○○에 대하여 소외 김○○의 과실로 인한 손해에 대하여도 원고의 과실로 인한 것과 동일하게 책임을 진다고 할 것이다.

그렇다면, 피고는 원고에게 이 사건 의료사고로 인하여 원고가 손해배상책임을 지는 금액에 대하여 이 사건 보험의 초빙의 및 마취의 담보 특별약관에 따라 보험금을 지급할 의무가 있다고 할 것이다.

피고가 지급할 보험금의 액수에 대하여 살피건대, 위 인정사실에 의하면, 원고는 소외 조○○에게 금 287,000,000원을 지급하기로 약정하였고, 피고는 금 200,000,000원이 적정한 손해배상액이라고 원고에게 통보하였으므로 피고는 금 200,000,000원을 넘지 않는 금액의 한도 내에서 이 사건 보험에 따라 주계약 및 초빙의 및 마취의 담보 특별약관에 의한 보험금을 지급하여야 할 것인바, 피고가 원고에게 주계약으로 지급한 보험금은 금 94,496,500원이므로, 피고는 원고에게 초빙의 및 마취의 담보 특별약관에 따라 지급할 보험금은 금 50,000,000원이라고 할 것이다.

다. 소결

그렇다면, 피고는 원고에게 금 50,000,000원 및 이에 대하여 이 사건 의료사고가 발생한 다음날인 2006. 6. 10.부터 이 사건 소장부본 송달일인 2006. 12. 21.까지는 연 6%, 그 다음날부터 다 갚는 날까지는 연 20%의 각 이율에 의한 지연손해금을 지급할 의무가 있다.

3. 피고의 상계 항변에 관한 판단

가. 피고의 항변

이 사건 의료사고는 원고와 소외 김○○의 공동불법행위가 아니라 소외 김○○의 전적인 과실로 인하여 발생한 사고인바, 이 사건 보험의 주계약은 원고가 의료사고로 인하여 손해배상책임을 지는 경우에 보험금을 지급하기로 약정한 것인데, 원고는 이 사건 의료사고에 대하여 과실이 없으므로 손해배상책임을 책임을 지지 않는다고 할 것이므로 피고가 원고에게 지급한 보험금 94,496,500원 부당이득으로서 반환되어야 한다.

그렇다면, 피고는 원고에 대한 부당이득반환채권으로 원고의 피고에 대한 보험금지급 채권을 상계하는바, 위 상계로 인하여 원고의 피고에 대한 보험금지급채권은 소멸하였으므로 피고는 원고에게 보험금을 지급할 의무가 없다.

나. 판단

이 사건 의료사고가 마취과 전문의인 소외 김○○가 마취관리 부실로 인하여 기관내 튜브가 막히면서 발생한 것으로 보이므로, 이 사건 의료사고는 마취의인 소외 김○○의 과실로 인한 것인 점, 원고는 소외 김○○의 과실에 의한 손해에 대하여도 소외 조○○에게 자신의 과실로 인한 것과 동일한 책임이 있다는 점은 위에서 판단한 바와 같다.

그렇다면, 원고는 피고에게 이 사건 보험의 초빙의 및 마취의 담보 특별약관 뿐만 아니라 주계약에 따라서도 보험금을 청구할 권리가 있다고 할 것이므로, 원고가 이 사건보험의 주계약에 따라 보험금을 청구할 권리가 없음을 전제로 하는 피고의 항변은 더 나아가 살펴볼 필요 없이 이유 없다.

4. 결론

따라서, 원고의 청구는 이유 있어 이를 인용하기로 하여, 주문과 같이 판결한다.

▶ 사례 13-1 (산부인과)

I. 사건 개요

환자(만 28세 여자)는 1998. 1. 26경 개인 산부인과의원에 임신중절을 위하여 내원함. 당시 환자는 임신 7주의 상태로 약물에 의한 피임 실패로 임신중절을 원하여 디프리반으로 정맥마취를 하고 1. 26. 15:10경부터 1. 26. 15:17경까지 임신중절 흡입술을 시행함. 임신중절을 마친 직후인 1. 26. 15:20경 환자가 갑자기 호흡곤란 증상을 보여 인공호흡을 시행한 후 ㅇㅇ대학병원으로 이송하였으나 환자는 저산소성 허혈성 뇌손상을 입어 식물인간 상태가 되었음. 환자는 중환자실에서 치료를 받다가 2년 후 사망함.

II. 서울지방법원 동부지원 제4민사부 98가합 14526 손해배상건의 진료기록 감정촉탁에 대한 회신

1. 감정사항

가. 기초사실

사건개요와 동일한 내용임

나. 감정사항

문1 위 환자에 대한 술전 진단명은 무엇인지 여부(계류유산을 의심한 기록이 있는지)

답 진료기록부에 의하면 수술전 진단명은 임신 7주 상태로 계류유산missed abortion을 의심하고 있음.

문2 위 환자 수술전 위 환자에 대하여 디프리반에 의한 정맥마취를 할 수 없는 제한 사항이 있었는지 여부 (특히 위 환자의 수술전 활력증후는 정상이었는지)

답 진료기록부상에는 환자의 수술전 활력증후는 혈압; 110/70mmHg, 맥박수; 80회/분, 호흡수; 16회/분으로 모두 정상이였으며 심폐기능도 정상으로 되어있고 과거병력도 없었음. 따라서 특별히 디프리반Diprivan마취에 대한 제한 사항은 없었던 것으로 추정함.

문3 위 환자에 대한 마취방법으로 디프리반에 의한 정맥마취에 관하여

❶ 위 환자에 시행한 마취방법이 임상실제에서 보편적으로 사용되는 마취방법인지 여부

답 디프리반은 약제의 신속한 작용발현과 마취후의 빠른 회복 등의 장점으로 외래환자 마취시에 많이 사용되는 약제로서 최근에 들어서는 외래환자뿐 아니라 입원 수술환자에서도 사용범위가 늘어나고 있음.

❷ 위 환자의 마취전 처치로서 아트로핀을 주사한 기록이 있는지 여부

답 15: 15 경 아트로핀 한 앰플을 주사한 것으로 기록되어 있음.

❸ 이 건에서 마취방법의 선택이나 마취시술상의 과실이 있는지 여부(사용한 디프리반의 용법, 용량등 투약상에 문제가 있는지)

답 임신중절 수술을 위해 디프리반 정맥마취를 시행한 것은 마취방법의 선택에 있어 문제가 되지 않으며 사용한 디프리반의 용량(12cc)도 마취유도와 유지용량의 범위내에 있으므로 마취시술상에 과실이 있었다고 할 수는 없음.

문4 모든 수술은 전신마취하에 수술실 전용의 수술과 외래에서 할수 있는 수술로 나누어지는데 이런 임신 초기의 중절수술은 외래에서 전신마취 없이 정맥에 진통제나 진정제를 주어 수술할 수 있는 간단한 수술로 마취과 전문의를 필요로 하지 않는다는데 산부인과의원에서 보편적으로 행하고 있는 이러한 진료를 부당진료라고 할 수 있는지 여부

답 정맥마취는 전신마취의 일종이나 임신 중절수술 같은 소수술에는 정맥에 진통제나 진정제를 주어 수술할 수 있으며 또한 디프리반을 정맥주사 하여 수술할 수 있음. 이럴 경우 마취과 전문의를 필요로 하지 않으며 산부인과 의원에서는 보편적으로 하고 있으므로 산부인과 의사가 임신중절 수술을 위해 정맥마취를 시행한 자체를 부당진료라고 할 수는 없음.

문5 마취과 전문의를 필요로 하는 전신마취와는 달리 외래진찰실에서 시행하는 간단한 수술(M-R, 화농성 농양, 피부봉합술 등)시에 마취제로 바리움, 데메롤, 펜토탈 등을 사용하는데 위의 약제보다도 더 안전하다는 디프리반을 사용하여 수술한 것이 개인의원에서 시술할 수 있는 최선의 방법인지의 여부

답 바리움, 데메롤, 펜토탈보다 디프리반이 더 안전하다는 보장은 없으나 (디프리반은 작용발현 시간과 회복이 빠르다는 이점은 있으나 호흡과 순환억제 효과에 있어서는 다른 정맥마취제들과 유사함) 디프리반을 사용하여 수술한 것이 개인의원에서 시행할 수 있는 최선의 방법이라고 할 수는 있음. 그러나 환자의 마취관리시에는 어떤 종류의 마취방법이나 약제를 선택하느냐 보다는 마취중에 환자의 의식, 호흡, 순환상태의 관리를 어떻게 하느냐가 더 중요함.

문6 술후 마취회복 감시에 관하여

❶ 수술직후 환자의 혈압과 맥박은 어떠하였는지 여부

답 혈압은 90/60 mmHg. 맥박은 104회/분으로 기록되어 있음.

❷ 환자의 이상을 발견한 시각은 언제인지 여부

답 15: 20경에 호흡이상을 발견한 것으로 기록되어 있음.

❸ 위 환자에게 이상을 발견하고 의사 및 간호조무사가 취한 조치는 무엇이 있는지 여부(인공호흡이 지연되었는지)

답 이상을 발견한 즉시 기도확보를 하기 위해 환자의 목을 뒤로 제치고(두부 후굴법) 환자에게 마스크를 씌워 산소를 분당 5리터로 투여 하였고, 인공호흡과 혈액순환을 위한 심장 맛사지를 시행하고 약물을 투여하였으며 이어 기관삽관을 시행한 것으로 진료기록부에 기록되어 있음. 인공호흡이 지연되었다는 기록은 없음.

❹ 위 환자에 대한 처치가 적절하였는지 여부(부적절하였다면 어떤 점이 잘못된 것인지)

답 환자의 호흡이상을 발견하자 마스크로 산소를 투여하고 구강대 구강 인공호흡법을 시행한 것은 적절하였음.

❺ 개인의원에서 위 환자에 대하여 뇌손상을 달리 막을 수 있는 방법이 있었는지 여부(있다면 그 방법)

답 우리나라 개인의원의 수준에서는 환자에게서 심폐기능 이상이 발생하였을 때 산소투여, 인공호흡, 흉부압박에 의한 심장맛사지, 심박동촉진제 투여 및 기관삽관 등의 방법을 시행하였다면 최선을 다한 것으로 생각됨. 갑자기 발생된 심폐기능 이상상황에서 위에 열거한 응급처치를 시행하는 것 이외에 개인의원에서 달리 뇌손상을 막을 수 있는 방법은 없을 것으로 사료됨.

문7 수술직후에 발생한 호흡이상의 원인에 관하여

❶ 무엇 때문이라 추정되는지 여부(체질적인 소인이나 약물의 과민성쇼크에 의한 기관지경련으로 볼 수 있는지)

답 환자에게 호흡이상이 발생한 원인을 정확히는 알 수 없으나 체질적인 소인이나 약물의 과민성 쇼크에 의한 심폐정지의 가능성을 배제할 수는 없음.

❷ 기관지 경련이 오는 것을 사전에 미리 예방하거나 예견할 수 있는지

답 마취중 기관지 경련은 발생빈도는 매우 드무나 발생할 경우 치료가 어려운 합병증임. 기관지 경련은 만성 폐쇄성 호흡기질환(기관지 천식 등)을 가진 환자에서 발생빈도가 높기 때문 이러한 환자의 경우에는 예방이나 예견이 어느 정도 가능하나 환자의 마취시에 매우 주의가 필요하며 환자의 체질적 소인에 의한 과민반응으로 기관지 경련이 발생할시는 예방이나 예견이 어려울 것으로 생각함.

❸ 기관지 경련이 발생시 대학병원에서도 치료가 어려운 이유는 무엇때문인지 여부

답 기관지경련은 예견할 수 없이 갑자기 올 수 있으며, 후두경련과는 달리 처치를 빨리 하더라도 치료약제나 인공 환기에 잘 반응하지 않는 경우가 있으므로 치료가 어려움. 환기장애가 지속되면 산소를 투여하더라도 조직으로의 산소공급 부족으로 저산소성 뇌손상을 초래하거나 사망하는 경우도 있음.

III. 서울지방법원 동부지원 제4민사부 98가합 14526 손해배상(의) 판결

■ 주문

1. 원고들의 청구를 모두 기각한다.
2. 소송비용은 원고들의 부담으로 한다.

■ 청구취지

피고는 원고 김○○, 서○○에게 각 208,359,342원 및 이에 대하여 1998. 1. 26부터 이 판결 선고일까지는 연 5%, 그 다음날부터 다 갚는 날까지는 연 25%의 각 비율에 의한 금원을 지급하라.

■ 이유

1. 기초 사실

가. 당사자들의 지위

피고는 서울 ㅇㅇ구 ㅇㅇ동에 있는 ㅇㅇO산부인과 의원을 운영하는 산부인과 전문의이고 망 김ㅇㅇ는 피고로부터 임신중절 흡입술(이하 이 사건 수술이라고 한다)을 받고 식물인간의 상태로 있다가 사망한 수술 당시 28세의 미혼녀이며, 원고들은 망인의 부모들이다.

나. 망인에 대한 수술 전 검사 및 마취

(1) 망인은 1998. 1. 26. 14:ㅇㅇ경 언니인 김ㅇㅇ와 함께 이 사건의원에 내원하여 피고에게 이 사건 수술을 시행하여 줄 것을 의뢰하였다.

(2) 피고는 14:30경 망인을 진찰한 후 수술을 시행하기로 하고 망인에게 과거의 병력과 현재의 신체적 상태에 간한 문진을 하였는데, 망인은 별다른 병력 없이 임신 7주의 초임이였고 청진 및 초음파검사 결과 맥박은 80회/분(정상수치는 60-80/분이다), 호흡은 16회/분, 혈압은 110/70mmHg로서 모두 정상이였으며 다만 태아가 사산된 경우인 게류유산이 의심되는 상태였다.

(3) 피고는 같은 날 15:15경 망인이 마취제 디프리반diprivan에 과민반응을 보이는지 여부를 확인하기 위하여 위 약품 2cc를 망인의 왼쪽 팔 정맥에 주사한 후, 1분이 지나도록 망인이 아무런 과민반응을 보이지 아니하자 나머지 10cc를 약 1분에 걸쳐서 서서히 정맥에 주사하여 자기호흡이 가능한 전신마취를 시행하였다.

다. 수술 후 망인의 호흡곤란 및 피고의 조치

(1) 피고는 망인에게 산소마스크를 씌우거나 기관삽관술을 시행하지는 아니한 체 수술실 안에 있던 산소통의 밸브를 틀어놓고, 망인의 콧등에 호흡여부를 확인하기 위하여 거즈실을 붙여놓은 상태에서 약 1분20초에 걸쳐서 이 사건 수술을 시행한 후, 망인의 혈압이 90/60mmHg, 맥박이 104회/분인 것을 확인한 다음 수술실 밖으로 나가서 진료실에 모자, 마스크, 수술복 등을 벗어놓고, 대기실로 가서 수술결과를 기다리고 있던 김ㅇㅇ에게 "수술이 잘 끝났다" 고 말하였다.

(2) 그러나, 그로부터 약 2-3분이 경과한 후인 15:20경 갑자기 망인이 "컥컥" 소리를 내면서 호흡곤란을 일으켰고, 이를 발견한 피고는 망인의 턱을 들어 기도확장을 시키고 수술실에 준비되어 있던 산소마스크를 망인에게 씌운 다음, 같은 건물의 같은 층에 있는 성형외과의원에 가서 위 의원의 성형외과 전문의 이ㅇㅇ에게 도움을 요청한 후 수술실로 돌아왔는데, 그때까지도 여전히 망인이 정상적인 호흡을 하지 못하자 "구강 대 구강법" 으로 인공호흡을 실시하였으나 별다른 효과가 없었다.

(3) 그 무렵 피고의 요청을 받은 이ㅇㅇ가 수술실로 들어왔고, 망인의 맥박과 혈압이 측정되지 아니하자 피고는 이ㅇㅇ에게 인공호흡을 실시해 줄 것을 부탁하면서 간호조무사인 이ㅇㅇ에게 에피네프린 0.6cc, 아빌 1앰플, 솔르메드를 500mg, 비본 2앰플 등을 정맥주사 하라고 지시한 후 자신은 심폐소생술을 시행하였는데, 잠시 후 망인의 백박이 다시 돌아와서 혈압 150/90mmHg, 맥박 148회/분이 되었으나 자기호흡은 돌아오지 아니하자, 피고는 망인의 기관지에 관을 삽입하고 산소 5l를 연결한

엠부백으로 산소를 공급하였다.

(4) 잠시 후인 같은 날 15:25경 망인의 자기호흡이 돌아와서 혈압 110/70mmHg, 맥박 100회/분, 호흡수 20회/분이 되었으나 의식은 돌아오지 아니하였고, 피고는 같은 날 18:00경까지 위 의원에서 망인에게 계속적인 응급조치를 취하였음에도 불구하고 망인의 의식이 돌아오지 아니하자, 망인을 ○○ 대학병원 응급실로 후송하였다.

(5) 그 후 망인은 저산소성 뇌손상으로 인하여 의식을 회복하지 못하고 식물인간의 상태로 있다가, 이 사건 소 제기 이후인 2000. 7. 14. 사망하였다.

라. 관련된 의학지식

(1) 마취의 종류

마취에는 전신마취와 국소마취가 있고, 전신마취는 다시 마취제를 정맥을 통해서 혈액내로 직접 주입시키는 정맥마취와, 마취제를 호흡을 통해서 폐포로부터 혈액으로 흡수 · 유도시키는 흡입마취로 나뉘어지는 한편, 환자의 자기호흡이 불가능한 경우와 환자가 의식이 없을 뿐 자기호흡이 가능한 경우로도 나뉘어 지는데, 이 사건 수술에서와 같이 자기호흡이 가능한 정맥마취는 그 시술이 간편하고 다른 마취방법들 에 비하여 위험성도 적어서 전문의 자격이 있는 의사는 마취과 전문의의 도움이 없이도 자기의 책임으 로 이를 시술할 수 있다.

(2) 마취전 검사

현대의학에서 마취에 따른 과민반응 여부를 일반화한 기준은 없고, 다만 문진을 통하여 환자가 과거 약 물에 대한 과민반응을 보인 일이 있었는지 여부를 확인하여 그러한 과거력이 있다면 다른 약품을 사용 하며, 정맥마취를 할 경우 환자의 과민반응 여부의 확인은 일반적으로 환자에게 소량의 시험용량을 직접 정맥주사하는 방법이 확실한 사전검사방법으로서 많이 사용되고 있다.

(3) 마취방법에 따른 산소마스크 등의 필요성 여부

현대의학에서 자기호흡이 불가능한 전신마취의 경우에는 환자에게 반드시 산소마스크를 씌워야 하지만, 자기호흡이 가능한 전신마취의 경우에는 통상 환자에게 산소마스크를 씌우거나 기도삽관술을 실시하지 아니하고 있으며, 다만 예상하지 못한 응급상황에 대처하기 위하여 후두경, 기관삽관용 튜브, 산소마스 크, 호흡낭, 자세변경이 가능한 수술대, 흡인장비, 주사기, 바늘 등을 미리 손이 닿는 곳에 준비하여 두어야 한다.

(4) 디프리반은 마취제로 많이 사용되는 치오펜탈thiopental과 유사한 작용을 가진 진정최면제로서 외래환자의 수술, 특히 이 사건과 같은 산부인과에서의 임신중절흡입술에 널리 사용되고 있는데, 체내에서 신속히 대사되고 축적효과가 거의 없어서 일반적으로 마취상태로부터 약 5분 정도가 경과되면 환자의 의식이 회복되지만, 그 부작용으로 신체적 소인에 따라 호흡곤란, 호흡부전, 저산소증 등이 나타날 수 있다.

(5) 마취와 호흡정지

마취환자의 호흡정지는 대개 과민성쇼크에 의한 기도경련이나 심근경색에서 오는 것인데, 이 경우 환자의 호흡곤란을 발견한 즉시 산소공급을 위하여 산소마스크를 씌우거나 인공호흡을 하더라도 곧바로 혈액에 산소가 공급되지 아니하는 경우가 많고, 그 밖에도 위내용물의 기도흡입, 설근과 하악지지근의 이완, 머리의 이탈(머리가 뒤로 처지거나 옆으로 돌아가는 것)등에 기인한 기도폐쇄나 뇌혈관기형, 뇌 동맥류, 뇌색전증 등 환자의 소인에 의하여 호흡정지가 일어나는 경우도 있으며, 위 기도폐쇄로 인한 경우에는 즉시 증상이 발현되고 외형상 확인할 수 있어서 수술 중이나 수술 후 금방 발견할 수 있지 만, 기타의 원인으로 인한 경우에는 사전에 그 가능성을 예측하는 것이 불가능하다.

2. 주장 및 판단

원고들은, 피고가 이 사건 수술을 시행하는 과정에서 다음과 같은 의료상의 과실 있는 행위를 함으로써 불법행위를 저질렀거나 피고와 망인 사이에 체결된 진료계약에 따른 의무를 불이행한 것이고, 그와 같은 과실 또는 의무위반행위로 인하여 망인이 사망에 이르게 되었으므로, 피고는 망인과 그의 유족인 원고들이 입은 손해를 배상할 의무가 있으며, 원고들은 망인의 손해배상채권을 각 1/2의 비율로 공동상속하였다고 주장하면서, 피고에 대하여 망인의 일실수입 222,283,483원과 치료비 및 개호비 합계 109,435,201원, 위자료 40,000,000원 등 합계 371,718,684원의 손해금에 대한 원고들의 위각 상속분에 따른 각 185,859,342원과 장례비 각 2,500,000원, 위자료 각 20,000,000원 등 각 합계 208,359,342원 및 이에 대한 지연손해금의 지급을 구한다.

가. 마취과 전문의에 의한 마취를 하지 아니한 과실 등

(1) 원고들의 주장

피고는 이 사건 수술을 시행함에 있어서 마취과 전문의의 도움 없이 직접 망인에 대하여 마취를 시행하였고, 마취 전에 그로 인하여 일어날 수 있는 부작용에 대한 검사도 시행하지 아니함으로써 망인의 호흡곤란 증세를 사전에 예방하지 못한 잘못을 저질렀다.

(2) 판단

(가) 피고가 이 사건 수술 당시 마취과 전문의 없이 직접 망인에게 디프리반을 정맥주사하여 자기호흡이 가능한 전신마취를 한 사실은 앞서 인정한 바와 같으나, 현대의학상 이 사건 수술에서와 같이 자기호 흡이 가능한 정맥마취는 그 시술이 간편하고 다른 마취방법들에 비하여 위험성도 적어서 전문의 자격 이 있는 의사는 마취과 전문의의 도움이 없이도 자기의 책임으로 이를 시술할 수 있는 사실 또한 앞서 인정한 바와 같은 이상, 산부인과 전문의인 피고가 위와 같이 자기의 책임으로 망인에게 전신마취를 한 행위를 잘못이라고 할 수 없다.

(나) 또한 뒤에서 배척하는 증거들 이외에는 피고가 망인에 대한 전신마취를 하기 전에 그로 인하여 일어 날 수 있는 부작용에 대한 검사를 시행하지 아니하였다는 주장사실을 인정할 아무런 증거가 없고, 오 히려 앞서 본 바와 같이 피고는 이 사건 수술전에 망인에게 과거의 병력이나 현재의

신체적 상태에 대한 문진과 호흡, 맥박, 혈압 등의 검사 및 마취에 대한 과민반응의 적절한 사전 검사까지 모두 시행 한 사실이 인정된다.

(다) 따라서, 원고의 이 부분 과실 주장은 모두 이유가 없다.

나. 마취시 산소마스크나 기도삽관술을 실시하지 아니한 과실

(1) 원고들의 주장

피고로서는 망인에게 위와 같이 전신마취를 한 경우 망인이 의식을 회복하기 전까지 호흡곤란 상태에 빠지지 않도록 산소마스크를 씌우거나 기도삽관술을 시행하였어야 함에도 불구하고 이러한 조치를 전혀 취하지 아니한 잘못을 저질렀다.

(2) 판단

피고가 망인에게 위와 같이 전신마취를 하면서 산소마스크를 씌우거나 기도삽관술을 시행하지 아니한 사 실은 앞서 인정한 바와 같으나, 현대의학에서는 이 사건 수술에서와 같이 환자에 대하여 자기호흡이 가능 한 전신마취를 한 경우 통상 환자에게 산소마스크를 씌우거나 기도삽관술을 실시하지 아니하고 있고, 다 만 예상하지 못한 응급상황에 대처하기 위하여 기간삽관용 튜브, 산소마스크 등을 미리 손이 닿는 곳에 준비하여 두면 족한 사실 또한 앞서 인정한 바와 같은 이상, 피고가 위와 같이 망인에게 산소마스크를 씌 우거나 기도삽관술을 시행하지 아니한 행위 자체를 잘못이라고 할 수 없으므로, 원고의 이 부분 과실 주 장 또한 이유가 없다.

다. 수술 후 이 사건 의원을 떠난 과실

(1) 원고들의 주장

피고는 망인이 마취에서 깨어나 의식을 완전히 회복할 때까지 그 곁에서 망인의 상태를 면밀히 관찰하고 있었어야 함에도 불구하고, 이 사건 수술 후 곧바로 이 사건 의원 밖으로 나가버림으로써 망인에게 발생 한 위 응급상태에 적절히 대처하지 못하였을 뿐만 아니라, 망인의 응급상태를 확인한 후에도 즉시 종합 병원에 후송하지 아니하여 증세를 악화시킨 잘못을 저질렀고, 위 의원에 혼자 남아있던 피고의 피용인 이○○도 망인의 위 응급상태에 적절히 대처하지 못한 잘못을 저질렀다.

(2) 피고가 수술후 병원 밖으로 나갔는지 여부

(가) 이 사건에서 앞서 인정한 사실들에 의하면, 다음과 같은 사정들을 엿볼 수 있다.

① 이 사건 수술 당일 피고가 망인에게 마취를 시작한 시점은 15:15경이고, 마취에 소요된 시간은 2분 정도이며, 수술에 소요된 시간은 1분 정도이므로, 결국 피고가 망인의 수술을 마친 시점은 대략 15:18 경에서 15:19경 사이로 추정된다.

② 김○○는 수사기관과 이 법원에서 "피고가 이 사건 수술을 끝마친 다음 자신에게 수술결과를 이야기한 후 곧바로 의원 밖으로 나갔고, 그로부터 약 10~20분이 경과할 무렵 수술실에서 이○○가 다급한 목소리로 망인의 이름을 부르는 소리가 들렸으며, 이후 피고가 급히 의원

안으로 뛰어들어와서 수술실로 들어갔다" 고 진술하고 있으나, 이는 망인이 호흡곤란을 보이기 시작한 시점이 15:20경으로 기제되어 있는 이 사건 수술에 관련된 진료기록(을 제4호증)과 상이하다(원고들은 위 진료기록이 피고에 의하여 허위로 작성되었다고 주장하나, 이를 인정할 아무런 증거가 없으므로 위 주장은 받아들이지 아니한다).

③ 김ㅇㅇ의 진술처럼 피고가 의원 밖에 있다가 수술 후 10~20분이 경과한 후 비로소 수술실로 들어갔다면 망인은 10분이 넘는 시간 동안 호흡정지 상태에 빠져 있었던 것이 되고, 그러한 상태에서는 응급조치를 취한다고 하더라도 망인의 호흡이 정상적인 수준으로 돌아오기 어려운데, 이 사건에서 약 5분 후 망인의 자기호흡이 돌아왔다.

④ 마취의 합병증으로서 가장 흔히 볼 수 있는 과민성쇼크에 의한 기도경련이 발생한 경우에는 응급처치를 빨리 하더라도 환자가 치료약제나 인공 환기에 잘 반응하지 않는 경우가 있고, 환기장애가 지속되면 산소를 투여하더라도 조직으로의 산소공급 부족으로 저산소성 뇌손상을 초래할 수 있는데, 피고가 망인의 호흡곤란을 발견하고 응급처치를 하여 망인의 호흡이 정상적인 수준으로 돌아오는데 까지 소요 된 4~5분 동안 망인에게 산소마스크 및 인공호흡에 의하여 산소를 공급하였더라도 기관지 경련으로 인하여 혈액에 산소공급이 제대로 되지 않았다면 피고의 응급조치에도 불구하고 망인이 저산소 뇌증에 이를 수 있다.

⑤ 피고와 이ㅇㅇ, 김ㅇㅇ에 대한 거짓말탐지기 조사에서 '피고가 수술 후 의원 밖으로 나가지 않았다' 는 피고와 이ㅇㅇ의 각 진술이 모두 거짓이라는 판정결과가 나왔으나, '피고가 수술 후 의원 밖으로 나갔 다' 는 김ㅇㅇ의 진술에 대하여도 판정이 불가능하다는 결과가 나왔으므로, 위 조사결과만으로 위 양 진술의 진위 여부를 가려내기가 어렵게 되었다.

(나) 위와 같은 정황들을 종합하여 볼 때, 원고들의 위 주장사실에 부합하는 갑 제6호증의 각 기재와 위 갑 제6호증의 일부기재 및 위 증인 김ㅇㅇ의 일부증언은 모두 믿지 아니하고, 갑 제6호증과 갑 제13호증의 각 기재만으로는 이를 인정하기 부족하며, 달리 이를 인정할 아무런 증거가 없다.

(3) 오히려 앞서 인정한 바와 같이 피고는 이 사건 수술이 끝나자 수술실 밖으로 나와서 보호자 자격으로 같이 온 김ㅇㅇ에게 수술이 잘 끝났다고 말한 후, 다시 수술실 안으로 들어가서 망인의 상태를 살피다가 호흡곤란 증세를 발견하자, 즉시 이ㅇㅇ, 이ㅇㅇ와 함께 망인에게 산소마스크를 씌우고 인공호흡 및 심폐소생술을 실시하여 망인의 호흡을 일단 정상으로 되돌려 놓았으나, 계속적인 응급조치에도 불구하고 망인의 의식이 돌아오지 아니하여 망인을 종합병원으로 후송하게 되었는데, 이러한 사실에 비추어 볼 때 피고는 망인의 소생을 위하여 개인병원의 의사로서 할 수 있는 최선의 응급조치를 모두 취하였다고 할 것이다.

(4) 또한 피고가 위와 같이 이 사건 의원을 떠난 사실이 인정되지 아니하는 이상, 이를 전제로 하여 피고의 피용인 이ㅇㅇ에게도 과실이 있다는 주장 부분은 나아가 판단할 필요 없이 이유가 없다.

(5) 따라서, 원고들의 이 부분 과실 주장도 이유가 없다.

3. 결론

그렇다면, 망인이 위와 같이 이 사건 수술 후 호흡중단으로 인한 뇌손상이 발생하였다고 하더라도, 피고가 위 수술을 시행하는 과정에서 일반인의 상식에 바탕을 둔 의료상의 과실 있는 행위를 하였다는 점을 인정할 아무런 증거가 없는 이상, 이를 전제로한 원고들의 이 사건 손해배상 청구는 나머지 점에 관하여 판단할 필요 없이 모두 이유가 없으므로 기각하기로 한다.

Ⅳ. 서울고등법원 제17민사부 2003나 5506 손해배상(의) 판결

■ 주문

1. 원고들의 항소를 기각한다.
2. 항소비용은 원고들의 부담으로 한다.

■ 청구취지 및 항소취지

제1심 판결을 취소한다. 피고는 원고들에게 각 208,359,342원 및 이에 대하여 1998. 1. 26.부터 제1심 판결선고일까지는 연 5%, 그 다음날부터 갚는 날까지는 연 25%의 각 비율로 계산한 돈을 지급하라.

■ 이유

이 법원이 이 사건에 관하여 설시할 이유는 제1심 판결의 그것과 같으므로(다만, 제1심 판결 9쪽 14행의 "을 제4호증"은 "제1호증의 4"로 바꾼다.) 민사소송법 제420조 본문에 의하여 이를 그대로 인용한다.

그렇다면 제1심 판결은 정당하고 원고들의 항소는 이유 없으므로 이를 기각하기로 하여 주문과 같이 판결한다.

참고사항

이 사례는 수술 전 평가에서 특별한 이상소견이 없었던 28세의 여자환자가 정맥마취하에 임신중절 수술을 받은 직후 갑자기 호흡곤란 증상을 보여 인공호흡 등 소생술을 시행하였으나 환자는 저산소성 뇌손상을 받아 식물인간 상태가 되었으며 환자는 2년 후 사망한 사건임. 법원은 1. 2심 재판부 모두가 "이 사건 수술 후 호흡중단으로 인한 뇌손상이 발생하였다고 하더라도, 담당의사가 위 수술을 시행하는 과정에서 일반인의 상식에 바탕을 둔 의료상의 과실 있는 행위를 하였다는 점을 인정할 아무런 증거가 없는 이상, 이를 전제로 한 원고들의 이 사건 손해배상 청구는 나머지 점에 관하여 판단할 필요 없이 모두 이유가 없으므로 기각하기로 한다." 고 판결하여 의사의 무죄를 입증하였음. 이 사례는 사고발생 원인이 불가항력적이였고 문제발생 즉시 의사가 환자의 소생을 위하여 최선을 다하였다면 비록 그 결과가 나쁘더라도 의사의 책임을 묻지 않는다는 점에서 유사한 사건에 있어서 하나의 판례가 될 것으로 생각함.

▶ 사례 13-2 (산부인과)

I. 사건 개요

환자(만 28세 여자)는 1998. 1. 26경 개인 산부인과의원에 임신중절을 위하여 내원함. 당시 환자는 임신 7주의 상태로 약물에 의한 피임 실패로 임신중절을 원하여 디프리반으로 정맥마취를 하고 1. 26. 15:10경부터 1. 26. 15:17경까지 임신중절 흡입술을 시행함. 임신중절을 마친 직후인 1. 26. 15:20경 환자가 갑자기 호흡곤란 증상을 보여 인공호흡을 시행한 후 ○○○대학 병원으로 이송하였으나 현제 환자는 저산소성 허혈성 뇌손상 상태임.

II. 서울지방법원 동부지원 형사3단독 99고단 1807건의 사실조회 의뢰에 대한 회신

■ 조회사항

임신초기(7주) 환자(여, 28세, 체중 58kg)에 대한 임신중절 수술을 할 경우

문1 디프리반으로 정맥주사 하는 마취를 할 때 반드시 마취과 의사가 입회하여야 하는지 아니면 산부인과 전문의도 단독으로 할 수 있는지 여부

답 디프리반은 약제의 작용발현이 매우 빠르고 약제로부터의 회복도 신속하기 때문 최근들어 외래마취 분야에서 많이 사용되고 있는 정맥마취제로 디프리반을 사용할 때 마취과 의사의 입회여부는 환자의 상태, 수술의 종류(근육이완의 필요여부 등), 수술시간 등에 달려 있음. 즉 외래에서 할 수 있는 수술시간이 짧고 시술이 간단한 수술의 경우(산과의 임신중절수술, 사지 말단부에 있는 작은 크기의 양성종양 제거술, 사지의 비관혈적 정복술등)엔 환자의 상태가 양호하고 약제에 대한 지식과 사용경험이 있다면 외과계 의사들도 단독으로 사용할 수 있으며 현재 대부분의 개인의원에서 위와 같은 시술의 경우 외과계 의사들이 단독으로 마취약제를 사용하고 있음.

문2 제왕절개술과 같이 시간이 많이 소요되는 수술시 근육이완제와 함께 할로탄, 에스란 등의 마취약제를 투여하고 산소마스크와 기도삽관을 필수적으로 해야 하는 전신마취의 경우와는 달리 마취유도제만을 정맥주사하는 단계에서 소파수술을 마치는 경우에도 산소마스크나 기도삽관을 반드시 하여야 하는지 여부

답 수술시간이 짧고 시술이 간단하여 근이완제를 투여할 필요가 없는 수술의 경우엔 정맥마취시 기관삽관은 필요치 않으며 산소투여를 위한 산소마스크의 사용여부는 환자의 활력증후를 지속적으로 관찰하면서 호흡상태에 따라 결정할 수 있음.

문3 대학병원에서 환자가 갑자기 기관지 경련이 발생하면 심한 경우에는 어떠한 시기 적절한 최선의 처치에도 불구하고 환자가 사망하거나 회복불가능한 상태에 빠지는 경우가 있는지 여부

답 기관지 경련은 후두경련이나 흉벽경직 등에 의한 호흡장애와는 달리 발생시 근이완제의 투여에

반응하지 않으며, 기관지 확장제, 스테로이드 등의 치료약제나 인위적 양압환기에도 잘 반응하지 않는 경우가 있음. 기관지 경련은 발생 즉시 치료를 하더라도 치료에 잘 반응하지 않아 환기의 회복이 늦어 진다면(5분 이상) 호흡장애에 의한 산소부족으로 저산소성 뇌손상을 초래하여 환자가 사망하거나 식물인간이 될 수 있는 매우 위험한 합병증임.

문4 포도당 수액 500cc를 혈관에 주사하고 아트로핀을 주사한 후 환자의 상태를 확인하면서 디프리반을 정맥주사하여 소파수술을 하고난 후 갑자기 호흡곤란에 이어 호흡정지, 심정지가 발생하여 즉시 인공호흡을 하고 심장마사지를 하였고, 동시에 약제(에피네프린 1cc와 D/W 10cc를 섞어서 그중 6cc IV, 솔루메드롤 500mg, 아빌 1amp, 비본 2amp)를 투여하면서 기도삽관으로 산소를 5 리터/분으로 주입하여 곧 바로 호흡과 맥박은 정상으로 돌아왔으나, 의식이 회복되지 않아 대학병원으로 후송하였습니다.

이런 조치가 환자에게 할 수 있는 의사로서의 적절한 조치였는지 여부

답 환자에게서 심폐정지가 발생한 후 시행한 위의 조치는 환자의 소생을 위해 개인의원 단위에서 할 수 있는 처치로는 최선을 다하였다고 생각함.

III. 서울지방법원 동부지원 99고단 1807 판결

■ 사건

가. 업무상과실치상

나. 강제집행면탈(주: 이 부분과 관련한 판결내용은 생략함)

■ 주문

이 사건 공소사실 중 업무상과실치상의 점은 무죄

■ 이유

무죄부분이 사건 공소사실 중 업무상과실치상의 점의 요지는 별지 공소사실 1항 기재와 같은 바, 위 공소사실에 따르면 피고인의 과실은 첫째, 피해자에 대한 마취를 마취과 전문의사의 관여 없이 독자적으로 시행한 점, 둘째, 전신마취를 한 경우에는 피해자의 의식이 회복되기 전까지 피해자가 호흡곤란 등의 상태에 빠지지 않도록 산소마스크를 씌우거나 기도삽관술을 시행하여야 함에도 이를 게을리 한 점, 셋째, 피해자가 마취에서 깨어나 의식을 완전히 회복하기 전에 자리를 이탈하여 응급상태에 적절히 대처하지 못한 점이라는 것이다.

먼저 피고인이 피해자에 대한 마취를 마취과 전문의사의 관여 없이 시행하였다는 점에 관하여 살피건대, ㅇㅇㅇㅇ병원장 작성의 사실조회회신서, 대한산부인과학회 이사장 작성의 질의회신서(수사기록 268정)의 각 기재에 의하면 마취에는 전신마취와 국소마취가 있고 전신마취에는 환자의 자기호흡이 없는 협

의의 전신마취와 정맥주사로 유도하여 환자가 의식이 없을 뿐 자기호흡을 할 수 있는 마취로 나누어지는 사실, 후자의 전신마취는 그 시술이 간편하고 협의의 전신마취에 따르는 큰 위험이 없어 마취과전문의사의 도움이 없이 수술을 하는 담당하는 일반 의사도 자신의 책임 하에 시행이 가능한 사실, 이 사건과 같은 간단한 낙태수술을 시행할 때는 국소마취를 시행하기도 하나 환자가 수술 도중 통증을 호소할 수도 있기 때문에 개업 산부인과의사들은 일반적으로 위에서 본 정맥주사를 이용한 전신마취를 시행하며 피고인 역시 이러한 관례에 따라 피해자에 대하여 정맥주사를 이용한 마취를 시행한 사실을 인정할 수 있어 협의의 전신마취가 아닌 이 사건 마취에 있어 피고인이 마취과 전문의사의 도움 없이 피해자에 대한 마취를 시행하였다고 하여 피고인을 탓할 수 없다할 것이다.

다음, 두 번째 점에 관하여 보건대 피고인의 수사기관에서의 진술 등에 의하면 피고인이 마취 초기부터 피해자에게 산소마스크를 씌우거나 기도삽관을 하지 않은 사실은 인정되나 대한의사협회장 작성의 사실조회회신서의 기재에 의하면 이 사건과 같이 정맥주사를 이용하여 소파수술을 하는 등 비교적 간단한 소수술을 시행하는 경우 일반적으로 산소마스크나 기도삽관을 하지 않는 것이 원칙적인 수술방법인 사실, 다만 이러한 경우에도 위험에 대비하여 산소호흡기, 흡인기구, 삽관기구 등 인공호흡에 필요한 기구을 즉시 사용할 수 있도록 준비하는 것이 요망되는 사실을 인정할 수 있고, 돌이켜 이 사건의 경우를 보건대 위에서 든 각 증거에 의하면 이 사건의 경우 피해자의 수술은 산부인과 영역에서는 간단한 수술에 불과하여 피고인은 디프리반을 이용한 정맥주사에 의한 광의의 전신마취를 하여 피해자는 수술 도중 계속하여 자기호흡을 하고 있었던 사실을 인정할 수 있어 피고인으로서는 피해자에게 호흡 장애가 오는 등 특별한 사정이 발생하지 않는 이상 피해자에게 산소마스크나 기도 삽관술을 시술할 필요가 없다 할 것이므로 이와 반대의 견해를 전제로 위와 같은 조치를 취하지 않았음을 이유로 피고인에게 책임을 물을 수 없다 할 것이다. (나아가 피고인은 만일의 사태에 대비하여 산소호흡기, 산소마스크 등을 준비하여 놓고 있었고 피해자의 호흡에 이상이 발생하자 즉시 위 기구 등을 사용하여 응급조치를 시행하였다)

마지막으로 피고인이 피해자의 상태를 제대로 살피지 아니하고 자리를 이탈하여 피해자의 보호에 소홀하였다는 점에 관하여 보건대, 이 사건 수사기록이나 이 법정에 증인으로 나온 김○○, 이○○의 각 진술에 의하면 피고인이 수술 후 1회 병원을 나섰다는 점은 인정된다. 그러나 피고인이 피해자에 대한 보호의무를 방기하고 자신의 사적인 용무를 보기 위하여 자리를 이탈한 것이라는 점에 부합하는 듯한 피해자의 언니인 김○○의 수사기관 및 이 법정에서의 각 진술은 당시 위 김○○이 병원 대기실에서 잡지를 보며 오직 동생인 피해자의 수술이 빨리 끝나기를 바라고 있던 상태에서 피고인의 동정에 대하여는 큰 관심이 없었던 점에 비추어 보아 피고인이 병원을 나간 후 간호사인 이○○가 혼자 있는 동안에 피해자가 무호흡 상태에 빠졌다는 진술은 믿을 수 없고 달리 이 부분 공소사실에 부합하는 아무런 증거가 없다. 오히려 피고인의 진술과 이○○, 이○○의 각 진술에 의하면 피고인은 수술이 끝나자 수술실 밖에서 잡지를 보며 기다리고 있던 김○○에게 수술이 잘 되었다고 말하고 다시 수술실로 들어와 수술을 마무리 지으려는 순간 갑자기 피해자가 무호흡증을 보여 위 이○○와 함께 응급조치를 취하고 도저히 혼자 힘으로 해결이 곤란하자 위 이○○에게 도움을 구하고자 의원 밖으로 나가 근처에 개업하고 있는 이○○에게 사정을 설명하고 그를 데려와 피해자의 소생에 진력한 사실을 인정할 수 있을 뿐이다. 따라서 이 부분 피고인의 과실 역시 이를 인정할 증거가 없어 피고인에게 책임을 물을 수 없다 할 것이다.

그렇다면 이 사건 공소사실 중 업무상과실치상 부분은 범죄의 증명의 없는 경우에 해당하여 형사소송법 제325조 후단에 의하여 무죄를 선고한다.

■ 공소사실

피고인은 '○○○산부인과의원'을 경영하는 산부인과 전문의사인 자로서 1998. 1. 26. 14:00경 서울 ○○구 ○○동 소재 위 병원에 내원한 피해자 김○○(여, 28세)를 내진한 결과 임신 7주인 상태로 판정하고 피해자의 요청에 따라 낙태수술을 하기 위하여 같은 날 15:15경 위 병원 수술실에서 피해자의 왼쪽 팔 정맥에 마취제인 디프리반Diprivan 12cc를 주사하여 피해자를 전신마취의 상태에 이르게 한 후 자궁흡입술의 방법으로 낙태수술을 시술하게 되었는 바, 이러한 경우 의료업무에 종사하는 의사로서는 낙태수술을 하기 위하여 마취제를 정맥주사로 투여하는 방법으로 전신마취술을 시행함에 있어 마취과 전문의사로 하여금 시술토록 하여야 하고, 또한 전신마취 시술을 함에 있어 수술 도중 또는 수술직후부터 피해자의 의식이 완전히 회복되기 전까지 피해자가 기도폐쇄 등으로 인한 호흡곤란 등의 상태에 빠지지 아니하도록 피해자에게 산소마스크를 씌우거나 기도삽관술을 시행하여 일정량의 산소가 계속 공급되도록 하여야 하고, 전신마취상태인 피해자가 의식이 회복되기 전에는 호흡이 정지될 가능성이 있으므로 피해자가 낙태수술 후 완전히 의식을 회복하여 자기호흡을 하기까지 피해자의 주위에서 피해자의 상태를 관찰하면서 피해자에게 이상이 발생할 경우 즉시 응급조치가 가능하도록 하여야 할 업무상 주의의무가 있음에도 불구하고, 이를 게을리한 채 마취과 전문의사 자격이 없는 피고인이 직접 마취제를 정맥주사로 투여하는 방법으로 피해자를 전신마취의 상태에 이르게 한 후 피해자에게 산소마스크를 씌우거나 기도삽관술을 시행하지 아니한 상태에서 자궁흡입술의 방법으로 낙태수술을 시행하고 나서 피해자가 의식에서 회복되기 이전에 피해자의 곁을 떠나 병원 밖으로 이탈한 과실로 전신마취 상태에서 호흡중단의 이상상태가 갑자기 발생한 피해자에게 즉시 적절한 응급조치를 취하지 아니함으로써 피해자로 하여금 치료일수 불상의 저산소뇌증으로 인한 뇌손상의 상해를 입게 하였다.

Ⅳ. 서울지방법원 제7형사부 2000노 1147건의 사실조회에 대한 회신(1)

1. 사건 개요

피해자 김○○(여 28세, 임신 7주)는 1998. 1. 26. 서울 ○○구 ○○동 피고인 신○○ 운영의 산부인과에서 임신중절 수술을 마친 후 호흡곤란 증세에 이어 심폐정지가 발생하여 응급소생술을 시행, 심폐기능은 다시 돌아왔으나 이 과정에서 저산소증으로 의식불명 상태에 이르렀다가 2000. 7. 14. 저산소증으로 인한 뇌손상으로 사망하였음(위 사고 일시로부터 사망시까지 의식 회복된 적 없음),. 임신중절 시행시 마취제로는 디프리반을 사용하였고, 피해자의 약물 과민반응 여부를 알아보기 위해 디프리반 2cc를 정맥주사 하였을 때는 아무런 반응이 없어 다시 디프리반 10cc를 정맥주사하여 전신마취, 약 1분 30초 동안 수술시행.

2. 사실조회 사항

문1 이상과 같이 환자에게 디프리반을 투여한 후 약 5분가량의 호흡이상 및 심폐정지가 발생한 경우 환자에게 저산소증으로 인한 뇌손상을 입을 가능성에 대한 통계자료가 있는지 여부

답 환자에서 5분 정도의 호흡이상 및 심폐정지가 발생한 경우에 저산소증으로 인한 뇌손상을 입을 확률에 대한 구체적인 통계자료는 없음.

문2 (통계자료가 있다면) 약 5분 가량의 호흡이상이 발생한 경우 환자에게 사망 또는 저산소증으로 인한 뇌손상을 입을 가능성이 어느 정도인지

문3 (통계자료가 없다면) 약 5분 가량의 호흡이상이 발생한 경우 환자에게 사망 또는 저산소증으로 인한 뇌손상을 입을 가능성에 관한 의학계의 고견은 어떠한지요.

답 교과서에는 일반적으로 심폐정지 후 4-5분 이내에 심폐소생술을 시행해 주어야 소생의 가능성이 높다는 정도만 기술되어 있으며 환자에서 심폐정지가 발생한 후 소생술의 시작시간과 의식의 회복을 포함한 완전한 소생과의 관계는 몇분내에 소생술을 시작하여야 환자가 완전히 회복될 수 있다고 명확하게 규정하기는 어려움. 적절한 소생술을 시행했을지라도 심폐정지가 발생한 환자의 소생여부는 소생술 시작 시간외에도 심폐정지 시의 환자상태나 저산소증에 대한 개인별 감수성의 차이가 있으므로 결과가 다르게 나타날 수도 있다고 생각됨. 참고로 주요 문헌에 기술된 내용을 소개하고자 함.

3. Introduction to Anesthesia by D. E. Longnecker and F. L. Murphy

심폐정지로부터 1차 심폐소생술(Basic Life Support)과 2차 심폐소생술(Advanced Cardiac Life Support)의 시작까지와 소생률과의 관계는 아래와 같음.

위 표에서 보면 심정지후 1차 소생술 시작까지의 시간이 4분 이내이고 2차 소생술 시작까지의 시간이 8분 이내일 경우에도 소생률은 43% 정도임을 알 수 있음.

1차 소생술시작	시간(분)	2차 소생술시작	시간(분)	소생률(%)
0	4	0	8	43
0	4	0	〉16	10
8	12	8	16	6
8	12	0	〉16	0

4. 마취과학. 대한마취과학회 교과서 편집위원회 3판

호흡정지의 예후는 무호흡이 발생하기 전의 산소화 정도에 따라 다르지만 보통 뇌저산소증의 기간이 3-4분 이내이고 심정지를 동반하지 않은 경우에는 예후가 양호하나 심정지를 동반한 경우에는 예후가 좋지 않음

5. Cardiopulmonary Cerebral Resuscitation by P. Safar and N. G Bircher. 3rd edition.

심정지시에 일부 뇌신경세포는 20분 이상의 허혈상태에서도 생존할 수 있다는 보고도 있으나 정상체온을 가진 환자에서 심정지 상태가 5분이상 지속되었을 경우에는 의식회복을 포함한 전체 장기의 소생은 매우 어려우며 이것은 무산소증에 덧붙여 심정지 전, 중, 후에 양호한 결과를 얻을 기회를 감소시킬 수 있는 많은 인자들 때문임. 그러나 드물게 정상체온을 가진 사람이나 동물에서 10-20분간의 심정지 후에도 좋은 결과가 나타난 경우가 보고된 예도 있음.

V. 서울지방법원 제7형사부 2000노 1147건의 사실조회 의뢰에 대한 회신(2)

1. 사건 개요

위와 동일함

2. 질의 사항

문1 임신중절 수술후 환자가 호흡곤란이 올 수 있는 원인은 몇 가지나 되며 그 구체적인 경우는 무엇인지, 확률적으로 그 순위가 정하여져 있다면 그 순위는 어떻게 되는지

답 임신 중절 수술후 호흡 곤란이 올 수 있는 원인은 산부인과적인 원인, 마취과적인 원인, 환자의 기왕증 등 일반적으로 여러가지가 있으며 열거하면 자궁천공에 의한 복강내 출혈, 자궁 이완성 출혈, 양수 색전증, 구토에 의한 기도 폐쇄, 기관지 경련을 포함한 약물의 과민성 쇼크, 폐색전증, 급성폐기종, 폐의 동정맥류, 급성 심근경색, 간질, 패혈증 등에 의해서 호흡곤란이 올 수 있으나 이의 확률적인 순위는 정하여져 있지 않음.

문2 호흡곤란을 발견하고 즉시 산소마스크를 씌운 경우 심폐정지가 올 수 있는지, 올 수 있다면 그 확률은 어느 정도나 되는지(위 제1항의 구체적인 경우에 따라 답변을 하여 주시기 바랍니다)

답 호흡곤란시 즉시 산소마스크를 씌운 경우 환자의 상태나 원인의 정도에 따라서 심폐정지가 올 수도 있고 오지 않을 수도 있음.

단순히 산소공급 부족에 의한 호흡곤란의 경우에는 충분한 산소공급만으로도 심폐정지를 방지할 수 있으나 과다출혈로 인한 허혈성 쇼크시에는 수혈이 동반되지 않으면 산소마스크를 씌워도 심폐정지가 올 수 있고, 기도 폐쇄시에는 산소가 기도와 폐를 통해 공급이 되지 않아서 심폐정지가 올 수 있으며, 기관지 경련을 포함한 약물의 과민성 쇼크시에는 기관지에서 폐로 산소 공급이 원활하지 못하고 폐포가 기능을 못하여 산소를 주더라도 혈액내로 산소가 들어가지 못할 뿐 아니라 쇼크 자체로 인하여 폐나 심장의 기능이 떨어지므로 심폐정지가 올 수 있음.다른 질환에서도 혈액순환이 원활하지 못하고 심폐기능 등이 저하되어 있을 경우에는 심폐정지가 올 수 있음. 확률은 의학적인 통계자료가 없어서 알 수가 없음.

문3 임신중절 수술후 환자가 심폐정지가 올 수 있는 원인은 몇가지나 되며 그 구체적인 경우는 무엇인지,

확률적으로 그 순위가 정하여져 있다면 그 순위는 어떻게 되는지

답 1. 문항의 답을 참조하시기 바람.

문4 환자에게 심폐정지의 전단계로 호흡곤란이 오는 경우에 산소마스크를 즉시 씌우면 심폐정지까지 발전하지 않는지, 그 확률은 얼마나 되는지(위 제3항의 구체적인 경우에 따라 답변을 하여 주시기 바랍니다).

답 2. 문항의 답을 참조하시기 바람.

문5 뇌에 어느 정도 시간동안 산소가 공급되지 않으면 뇌가 손상을 입기 시작하는지(일반적인 경우를 상정하여 답변하여 주시기 바랍니다)

답 이것은 개인적인 편차가 매우 커서 정확한 시간을 말하기는 어려움. 일반적으로 산소공급이 되지 않을 경우 뇌가 비가역적 손상을 받지않는 시간을 3~5분이라고 하나 일률적인 얘기는 아님. 뇌가 손상을 입는 정도는 개인별 감수성의 차이, 심정지 동반여부, 원인질환의 정도에 따라 다를 수 있음.

문6 호흡곤란이나 심폐정지시 인공호흡(산소마스크를 씌웠다가 다시 기도 삽관을 하였음)을 한다면 산소는 인공호흡에 의하여 계속 뇌에 공급이 되는 것인지 여부

답 호흡곤란이나 심폐정지가 오면 일반적으로 기도 유지 및 산소 투여, 인공호흡, 심장 마사지, 기도 삽관 및 약물 투여 등의 응급처치를 하는데 기도 삽관을 하여 산소를 공급하여도 환자의 심폐기능이 현저히 저하되었거나 심정지가 발생할 경우에는 뇌에 산소가 공급이 안되는 경우가 있음.

문7 호흡곤란이나 심폐정지시 즉시 인공호흡을 하였다면 뇌가 손상을 입을 가능성은 어느정도나 되는지

답 뇌손상을 입을 가능성은 개인마다 차이가 크므로 그 가능성이 어느정도인지를 알기는 어려우나 즉시 인공호흡을 실시하여도 뇌손상을 피할 수 없는 경우가 많음. 즉, 호흡정지 뿐 아니라 심정지가 동반된 경우라면 소생가능성은 아주 낮을 것이라고 사료됨.

참고로 문헌에 기술된 내용을 소개함.

1) Introduction to Anesthesia by D. E. Longnecker and F. L. Murphy. 9th Edition

심정지가 오면 0~4분내의 빠른 처치에도 소생률이 약 43%라고 함.

2) Cardiac arrest. Williams & Wilkins Company, 1995

4분이내의 짧은 심정지가 왔을 경우 빠른 처치를 하여도 90%가 사망하며, 3%는 뇌손상을 받은 상태로 살고, 나머지 7%만이 정상으로 회복한다고 함.

문8 약물 과민반응 검사시 과민반응이 나타나지 않았으나 약물에 과민반응을 일으킬 경우, 이러한 경우는 어느 정도나 되는지

답 사전 약물과민 반응검사는 어느 정도 과민반응을 예방하는데 기여하는 것으로 생각되나, 현재 의학 수준으로는 사전 약물반응 검사만으로 완벽하게 특이체질을 알아낼 수 있는 것이 아니어서 사전약물 반응 검사에서 정상이더라도 사후에 과민반응이 나타날 수 있을 것으로 사료됨. 예를 들면, 페니실린계 항생제의 사전반응검사에서 아무 문제가 없어 투약하였으나 과민성 쇼크증상을 일으키는 사례가 종종 있음.

인체실험을 할 수 없는 관계로 의학적인 통계자료가 없어서 확률적으로 말하기는 어려움.

문9 약물 과민반응은 환자의 특이체질 때문에만 나타나는 것인지, 아니면 특이체질외에 다른 원인에 의해서도 나타날 수 있는지, 있다면 어떤 경우인지

답 약물 과민 반응은 항원(약물)의 양에 관계없이 개인에게 특정한 항원(약물)이 우리 체내에 들어와서 일어나는 생체반응으로 특이체질에서 나타나는 것으로 알려져 있으며 다른 원인은 지금까지 밝혀진 것이 없음.

VI. 서울지방법원 제7형사부 판결

■ 사건

2000노1147 업무상과실치상, 강제집행면탈(주: 이 부분과 관련한 판결내용은 생략함)

원심판결 서울지방법원 동부지원 2000. 1. 13. 선고 99고단1807 판결

■ 주문

원심판결을 파기한다

피고인은 무죄

1. 항소이유의 요지

생략

2. 판단

가. 피고인

생략

나. 검사

기록에 비추어 살펴보면, 원심이 그 판시와 같은 이유를 들어 업무상과실치상의 공소사실에 부합하는 듯한 증거들을 배척하고 범죄사실에 대한 증명이 없다고 하여 피고인에게 무죄를 선고한 조치는 정당한 것으로 수긍되고, 거기에 증인 김○○, 김○○의 당심 법정에서의 각 진술, 이 법원의 ○○○○병원장 및 대한의사협회장에 대한 각 사실 조회결과를 보태어 보더라도 위 공소사실을 인정하기에는 부족하므로 항소 이유에서 주장하는 것과 같은 채증법칙 위반으로 인한 사실오인의 위법이 있다고 할 수 없으나, 검사가 당심에 이르러 이 사건 공소사실 중 업무상과실치상의 점에 대한 공소장을 변경하고 이 법원은 이를 허가하였으므로 당초의 공소제기를 전제로 하는 원심판결은 이 점에서 더 이상 유지될 수 없다.

3. 결론

따라서 형사소송법 제364조 제2항, 제6항에 따라 원심판결을 파기하고 변론을 거쳐 다음과 같이 판결한다.

이 사건 공소사실 중 업무상과실치사의 점의 요지는, 피고인은 '○○ 산부인과 의원'을 경영하는 산부인과 전문의사인 자로서, 1998. 1. 26. 14:00경 서울 ○○구 ○○동 소재 위 병원에 내원한 피해자 김○○(여, 28세)를 내진한 결과 임신 7주인 상태로 판정하고 피해자의 요청에 따라 낙태수술을 하기 위하여 같은 날 15:15경 위 병원 수술실에서 피해자의 왼쪽 팔 정맥에 마취제인 디프리반Diprivan 12cc를 주사하여 피해자를 전신마취의 상태에 이르게 한 후 자궁흡입술의 방법으로 낙태수술을 시술하게 되었는바, 이러한 경우 의료업무에 종사하는 의사로서는 낙태수술을 하기 위하여 마취제를 정맥주사로 투여하는 방법으로 전신마취술을 시행함에 있어 마취과 전문의사로 하여금 시술토록 하여야 하고, 또한 전신마취 시술을 함에 있어 수술 도중 또는 수술 직후부터 피해자의 의식이 완전히 회복되기 전까지 피해자가 기도폐쇄 등으로 인한 호흡곤란 등의 상태에 빠지지 아니하도록 피해자에게 산소마스크를 씌우거나 기도삽관술을 시행하여 일정량의 산소가 계속 공급되도록 하여야 하고, 전신마취상태인 피해자가 의식이 회복되기 전에는 호흡이 정지될 가능성이 있으므로 피해자가 낙태수술 후 완전히 의식을 회복하여 자가호흡을 하기까지 피해자의 주위에서 피해자의 상태를 관찰하면서 피해자에게 이상이 발생할 경우 즉시 응급조치가 가능하도록 하여야 할 업무상 주의의무가 있음에도 불구하고, 이를 게을리 한 채 마취과 전문의사 자격이 없는 피고인이 직접 마취제를 정맥주사로 투여하는 방법으로 피해자를 전신마취의 상태에 이르게 한 후 피해자에게 산소마스크를 씌우거나 기도삽관술을 시행하지 아니한 상태에서 자궁흡입술의 방법으로 낙태수술을 시행하고 나서 피해자가 의식에서 회복되기 이전에 피해자의 곁을 떠나 병원 밖으로 이탈한 과실로 전신마취 상태에서 호흡중단의 이상상태가 갑자기 발생한 피해자에게 즉시 적절한 응급조치를 취하지 아니함으로써 피해자로 하여금 저산소뇌증으로 인한 뇌손상을 입게 하고 이로 인하여 2000. 7. 14. 14:00경 서울 ○○구 ○○동 ○○아파트에서 사망에 이르게 한 것이다라고 함에 있고, 강제집행면탈의 점의 요지는 제2의 가 항 기재와 같은바, 앞서 본 바와 같은 이유로 이 사건 공소사실은 모두 범죄의 증명이 없는 때에 해당하므로 형사소송법 제325조 후단에 의하여 무죄를 선고한다.

이상의 이유로 주문과 같이 판결한다.

참고사항

이 사건은 앞의 사례 13-1과 동일한 사건으로 형사재판에서도 1. 2심 재판부 모두에서 무죄판결을 받았음.

▶ 사례 14(성형외과)

I. 사건 개요

피해자 망 박ㅇㅇ(여 20세)은 ㅇㅇ대학교 ㅇㅇ병원에서 푸로판가스 화상으로 인한 팔, 다리의 화상흉터에 피부이식 수술을 하기 위하여 1994. 1. 17 성형외과에 입원하고 1. 19. 09:00경부터 11:00까지 전신마취하에 오른팔 화상부위에 대한 피부이식을 위한 릴리즈를 시행하는 수술을 하였고 수술후 성형외과 의사에 의해 항생제 유나신을 1.5그람씩 8시간 간격으로 1. 20. 16:00경까지 정맥주사로 투약되었고 얼마후부터 피해자가 발진과 소양감, 발열 등을 호소하여 유나신의 투약이 중지되었고 1. 21. 06:00경부터 세트라졸 1그람을 8시간 간격으로 3회 정맥주사 되었고 1. 24. 위 피부이식을 위한 2차 수술 예정이었으나 유나신으로 인한 부작용이 완전 치유되지 아니하여 이를 연기하였다.

1. 26. 14:10경 세트라졸 1 그람이 병실에서 정맥으로 주사되었고 14:30경 전신마취를 하고 위 2차 수술을 하였으나 19:00경 피해자의 맥박이 낮아지고 혈압이 떨어져 심폐소생술, 전기충격요법 등 응급조치를 취하였으나 같은 날 22:36 심폐기능정지로 사망하였고 위 피해자의 시신을 국립과학수사연구소에서 부검한 결과 환자는 임파체질을 가진 것으로 판명되었음.

II. 서울지방법원으로 부터의 조회사항

문1 피해자 박ㅇㅇ의 사인을 마취자체의 잘못으로 볼 수 있는지 여부.

답 환자의 진료기록부를 볼 때 1차 수술의 마취(1.19)와 2차 수술의 마취(1.26)를 위해 사용한 마취방법(반폐쇄식 순환회로법:semiclosed circuit absorption technique)과 마취약제의 종류(pentothal sodium, succinylcholine, mioblock or norcurone, Enflurane-nitrous oxide-oxygen) 및 사용량에서 거의 차이가 없는 것으로 볼 때 2차 수술의 마취시에도 마취방법이나 약제의 선택과 용량의 적정도에서는 문제가 없었을 것으로 추정합니다.

문2 피해자 박ㅇㅇ의 간접사인이 수술 전에 투여되었던 항생제의 부작용으로 인한 것으로 볼 수 있는지 여부.

답 진료기록부상에 환자가 특정 항생제(유나신)에 부작용을 나타내어(발진, 소양감, 발열) 피부과에서 두차례에 걸쳐 치료를 받은 사실은 기록되어 있으나 유나신의 투여가 중지된 것은 1, 20일 16시이며 2차 마취시작 시간은 1. 26일 14시 30분으로 6일간의 시간간격과 피부과에서 치료받은 사실로 미루어 볼 때 항생제에 대한 부작용과 환자의 사인과를 연관시키기에는 무리가 있는 것으로 생각합니다.

문3 만약 항생제의 부작용이 완전히 해소되지 아니한 상태에서 마취할 경우 환자의 생명에 영향을 줄 수 있는지 여부.

답 부작용을 일으킨 항생제의 잔류효과가 환자의 체내에 남아있는 상태에서 환자를 마취할때, 사용된 마취약제와 부작용을 일으킨 항생제와의 상호작용이 환자의 상태에 어떠한 영향을 미치는가에 대해서는 아직 구체적으로 밝혀진 것이 없으나 일부 항생제는 마취중 사용한 근육이완제의 작용시간을 연장시킬 수 있읍니다.

문4 담당 마취의로서 마취행위를 하기로 결정한데 대해 잘못이 있었는지 여부.

답 진료기록부만을 볼 때 이 환자에 대해 마취를 하기로 한 결정이 환자의 상태로 미루어 보아 잘못된 판단은 아니였던 것으로 생각합니다.

문5 해부결과 위 피해자는 임파체질이었음이 판명되었는바 이 경우 마취행위가 환자의 생명에 영향을 줄 수 있는지 여부.

답 임파체질과 같은 특이한 체질을 가진 환자는 특정약제의 사용이나 의료시술시 정상인과는 전혀 다른 이상반응을 나타낼 수 있으며 심할 경우 심정지 또는 호흡정지를 일으켜 사망할 수도 있는 것으로 알려져 있습니다.

문6 ❶ 일반적으로 마취제를 투여할때에 환자의 특이체질 여부를 마취의사가 확인하거나 검사를 하여야 하는지 여부.

답 마취전 환자에 대한 검사시에 환자의 병력이나 가족력을 물어 환자가 특정 약물에 과민반응을 일으킨 적이 있는지 혹은 앞서의 수술이나 마취시 특이한 반응을 보인 적이 있는지 여부 및 가족중에 특이체질을 가진 사람이 있는지 여부를 확인하여 문제가 있는 경우 검사를 시행하나 문진에서 특별한 병력이나 가족력이 발견되지 않으면 마취를 시행하는 것이 일반적입니다.

❷ 임파체질 여부를 해부를 하지 아니하고도 외견상 알 수 있는지 여부.

답 임파체질 여부를 외견상 알 수 있는 방법은 없는 것으로 생각합니다

문7 항생제와 마취제 사이의 상호 부작용만으로도 사망에 이를 수 있는지 여부.

답 일부 항생제는 마취중 사용하는 근육이완제의 잔류효과를 연장시키는등의 작용을 가지고 있으나 항생제와 마취제의 상호작용으로 사망에 이른 예의 보고는 없습니다.

문8 이 사건에서 3일전에 투여된 항생제가 수술당시에도 체내에 남이 있다고 볼 수 있는지 여부.

답 항생제의 종류에따라 약간의 차이는 있으나 대부분의 약제는 투여후 24 - 48 시간 이내에 체내에서 대사되어 간이나 신장을 통해 배설됨으로 환자의 신장, 간기능에 심한 장애가 있지 않다면 항생제가 투여된지 3일후에도 체내에 잔류할 가능성은 거의 없습니다.

문9 이 사건에서 마취시작 시간은 14:30이고 환자상태가 나빠진 시간은 19:00경으로 위와 같은 시간적 간격에도 수술전에 투여하였던 항생제와 마취제의 부작용으로 사망하였다고 단정할 수 있는지 여부.

답 부작용을 일으킨 항생제와 마취약제간의 상호작용으로 환자의 상태가 나빠졌다면 마취제가 투여되는 마취시작 단계에서 문제가 발생했을 것으로 생각합니다. 마취시작후 4시간 반이 지나 발생한 환자상태의 악화는 항생제와 마취제의 부작용과는 무관할 것으로 생각합니다.

III. 서울지방법원 판결(95고단 3092 업무상 과실치사)

■ 주문

피고인들을 각 징역 10월에 처한다.

다만 이 판결이 확정되는 날부터 각 2년간 위 형의 집행을 유예한다.

IV. 서울지방법원 제10 형사부의 판결문(96노447 업무상 과실치사 사건) 원심판결 서울지방법원1995. 12. 21 선고 (95고단 3092판결)

■ 주문

원심판결을 파기한다.

피고인들은 모두 무죄.

■ 이유

1. 이 사건 공소사실의 요지

피고인 성○○은 ○○대학교 병원 마취과 레지던트 1년차 의사로 근무하던자, 피고인 우○○ 은 동 병원 마취전문의사인바,

가. 피고인 성○○ 은, 1994. 1. 26. 14:30 경에 ○○대학교 병원 C 수술실에서, 팔목과 다리 부분에 화상을 입어 피부이식 성형수술을 받기 위해 병원에 입원하였던 피해자 박○○(여,20세)이 같은 달 19.에 피부이식을 하기 위한 화상부위 근육이완수술인 1차수술을 받은 후 위 환자에게 화농을 예방하기 위해 투여한 페니실린계 항생제인 유나신과 세트라졸에 대하여 부작용 증상을 일으켜 소양증(가려움증)과 피부 발진상태를 심하게 보여 피부이식을 위한 2차 수술 일자로 지정되었던 같은 달 24.에 피고인과 마취과 전문의사인 상피고인 우○○이 항생제 부작용 상태에서 전신마취를 하면 환자의 생명 등에 위험을 초래한다는 이유로 수술을 연기시켰고, 그 후 같은 달 25. 오후에도 위 환자의 목부위 등에 반점이 남아 있어 항생제 부작용 상태가 완전히 해소되지 아니한 것을 직접 확인하였으므로, 항생제 부작용이 남아 있는 상태에서 이미 항생제 부작용을 일으키는 특이체질임이 확인된 위 환자에 대하여 전신마취를 실시하면 마취약으로 인한 부작용 또는 항생제와 마취약의 상호 약리작용 등으로 환자의 생명에 직접 연결되는 마취를 담당하는 의사로서는 생명에 위급을 요하는 응급환자가 아닌 위 환자의 경우 만일의 사태에 대비하여 내과에 의뢰하여 그 원인에 관하여 정밀검사 등을 실시한 후 추가 수술 여부 및 수술일자를 정하여야 할 것이고, 부득이 다음 날로 수술일자를 지정하였더라도, 피고인 스스로 항생제 부작용이 남아 있어 전신마취를 하면 혈압이 갑자기 떨어지거나 심장박동에 이상이 생겨 환자의 생명에 위험을 초래할 상황이 올 수도 있다는 것을 예견하였으므로, 위 환자에게 전신마취를 하고 수술을 끝낸 후 전신마취 상태에서 깨어날 때까지 간호사로 하여금 감시하게 할 것이 아니라 의사 자신이 위 환자 옆에 상주하여 환자의 상태를 예의 주시 하면서 환자에

게 이상 상태가 올 경우 즉시 수술을 중단시키고 응급처치를 취하는 등으로 환자의 생명을 보호하여야 할 업무상 주의의무가 있음에도, 같은 달 25. 17:00 경 위 환자를 확인하였을 때 환자의 목부위에 반점이 남아 있어 항생제 부작용이 완전 해소되지 않은 것을 확인하고도 내과적인 정밀검사를 실시하지도 아니한 채 만연히 항생제 부작용 상태가 어느 정도 치유되었으므로 그 상태에서는 전신마취를 하여도 괜찮을 것이라고 가볍게 판단하고 다음 날인 같은 달 26.을 수술일자로 지정하여 성형수술 담당과인 성형외과에 수술일자를 통보하여, 같은 날 14:00 경 위 환자를 수술실로 옮겨 다시 항생제인 위 세트라졸을 1회 주사케 한 후 위 환자에게 마취약을 투약하여 전신마취를 시킨 후 성형외과 의사인 공소외 백○○ 과 김○○로 하여금 성형수술을 하도록 하면서 다른 환자의 마취상태를 확인한다는 이유로 옆 수술실을 다니면서 이 사건 환자의 상태를 예의 주시하지 못한 업무상 과실로, 위 환자가 항생제 부작용이 남아 있는 상태에서 전신마취를 함에 따라 수술이 진행되는 동안 환자의 저항력이 극히 저하된 상태에서 항생제 부작용 등으로 갑작스런 쇼크상태를 일으켜 혈압이 급격이 떨어지고 심장 박동수가 100으로 정상이던 것이 60에서 40으로 떨어지는 순간에야 뒤늦게 환자에게 이상 상태가 온 것을 발견하고 성형수술을 중단시킨 후 심폐소생술 등 응급처치를 하였으나, 결국 위 박○○ 환자가 깨어나지 못하고 같은 날 22:36 경 심폐정지로 사망하게 하고,

나. 피고인 우○○은, 위 일시 장소에서, 전항과 같이 원래로 예정된 같은 달 24.의 2차 성형수술을 하기 위해 수술실로 내려온 위 환자를 관찰한 결과 환자에게 소양증과 전신 발진상태 등 항생제 부작용 현상이 있어 그러한 상태에서 전신마취를 할 경우 환자의 생명 등에 위험이 발생할 수도 있다는 것을 예견하고 피고인 스스로 2차 수술을 중단시킨 후 환자를 병실로 올려 보냈으면, 내과에 의뢰하여 그 원인에 관하여 정밀검사 등을 실시한 후 추가 수술 여부 및 수술일자를 결정하여야 할 것이고, 부득이 그러한 상태에서 수술하기로 결정하였더라도 위와 같은 항생제 부작용으로 한차례 수술 일자를 연기까지 하였던 환자이므로 만일의 사태에 대비하여 마취 전문의사인 피고인이 직접 환자에게 마취를 하거나 최소한 수술 현장에서 상주하면서 환자의 상태를 예의 주시하여 환자에게 이상 상태가 발생할 경우 즉시 수술을 중단시키고 응급조치를 취하는 등으로 환자의 생명을 보호하여야 할 업무상 주의의무가 있음에도, 내과적인 정밀 검사를 실시하지도 아니한 채 만연히 마취과 레지던트 1년차 과정에 있는 상피고인 성○○으로부터 환자의 목부분에 반점이 있는 상태이나 전신마취를 하여도 괜찮을 것 같다는 보고를 받고 위 환자의 상태를 실제로 확인하지 않은 채 위 성○○으로 하여금 2차 수술을 하기 위한 전신마취를 하도록 지시하고, 위 성○○이 그 지시에 따라 전항과 같이 전신마취를 한 후 성형외과 수술팀에 의하여 성형수술이 진행되고 있는 동안에도 위 성○○에게만 환자상태를 지켜보도록 하고 피고인 자신은 만연히 별 일 없으리라고 과신한 채 위 환자에 대한 수술이 진행 중인 같은 날 17:30 경 퇴근하여 병원을 이탈함으로써, 위와 같이 환자에게 항생제 부작용 등으로 생명에 위험한 상태가 발생하였음에도 마취 전문의사인 피고인이 응급처치 등을 하지 못하고 위 성○○이 전항과 같이 응급처치 등을 하였으나 위 환자가 깨어나지 못하고, 결국 전항과 같이 사망하게 하였다는 것이다.

2. 원심의 판단 및 피고인들 및 그 변호인의 항소이유의 요지

원심은 그 거시 증거들을 종합하여 피고인들에 대한 이 사건 공소사실을 각 유죄로 판단하고 있고, 이에 대하여 피고인들 및 그 변호인의 주장하는 항소이유의 요지는,

① 첫째, 피해자는 수술이 끝날 무렵 심장 박동수가 떨어지는 등 갑작스런 위험 상태를 일으켜 사망하였는데, 그와 같은 갑작스런 위험 상태가 일어난 원인이 원심판사와 같이 '항생제 부작용이 남아 있는 상태에서 전신마취를 실시하였기 때문에, 수술이 진행되는 동안 환자의 저항력이 극히 저하된 상태에서 마취약으로 인한 부작용 또는 항생제와 마취약의 상호약리작용이 일어났기 때문이다.' 라는 점을 입증할 만한 증거가 없고, 위 피해자에게 갑작스런 위험 상태가 일어난 것은 임파체질에 해당하였기 때문이며, ② 둘째, 위 피해자의 심장 박동수에 이상이 있고 혈압이 떨어지는 이상이 발생한 것을 피고인 성○○이 즉시 알고 이에 대한 적절한 사후치료조치를 취하였으며, 비록 수술 기간 내내 지속적으로 위 피해자 옆에서 직접 감시를 하지 못하고 마취과 간호사에게 감시를 맡기고 옆 수술실 환자의 마취상태를 살피러 잠시 자리를 비우곤 하였던 사실은 있으나, 이로 인하여 위 박○○의 신체에 이상 상태가 온 것을 뒤늦게 알아 적절한 응급조치를 취하지 못하였다는 점을 인정할 만한 증거가 없고, ③ 셋째, 피고인 우○○에 관하여, 피해자의 마취 담당 의사는 피고인 성○○이고 그가 마취 실시 및 마취로 인한 위급사태의 발생에 대처할 수 있는 능력을 갖추고 있었으므로, 굳이 피고인 우○○이 직접 마취 상태를 감시하기 위하여 상주할 의무는 없다는 것이다.

3. 이 사건의 쟁점과 당심의 판단

이 사건의 쟁점은, ① 피해자에게 항생제 부작용이 남아 있는 상태에서 전신마취를 실시한 결과, 수술이 진행되는 동안 환자의 저항력이 극히 저하된 상태에서 마취약으로 인한 부작용 또는 항생제와 마취약의 상호약리작용이 일어났기 때문에, 수술이 끝날 무렵 심장 박동수가 떨어지는 등 갑작스런 위험 상태가 일어났는가의 문제(위험상태의 발생원인)와, ② 피고인들이 마취과정에 있어서의 관찰의무를 소홀히 한 나머지, 갑작스런 위험상태가 발생한 후의 치료조치가 즉각적이고도 적절하게 이루어지지 못하여, 피해자가 사망하였는가의 문제(사후치료조치의 적정성)로 대별해 볼 수 있다.

가. 위험상태의 발생원인

우선 검사가 제출하여 원심이 채택한 각 증거들을 종합하여 보면, 피해자에게 항생제 부작용 증상이 남아 있는 상태에서 피고인 성○○이 2차수술을 위한 전신마취를 실시한 사실은 인정할 수 있으나, 나아가 전신마취의 결과 마취약으로 인한 부작용 또는 항생제와 마취약의 상호약리작용이 일어났기 때문에 갑작스런 위험 상태가 발생하였는가의 점에 관하여 살피건대, 이에 부합하는 듯한 증거로는 검사 작성의 피고인 성○○에 대한 피의자 신문조서의 일부 진술 기재가 있으나, 이는 '항생제와 마취약에 대한 과민증세가 서서히 진행되다가 일정 수준을 넘자 쇼크를 일으켜 사망한 것이라고 생각한다.' 는 내용으로서 의학적으로 검증된 내용을 진술한 것이 아닐 뿐만 아니라, 대한의학협회장 작성의 질의에 대한 회신, ○○대학

의과대학 교수 박○○, 대한약사회장 각 작성의 수사협조의뢰에 대한 회신, ○○대학교 의과대학 교수 김○○, 대한의학협회장 각 작성의 사실조회회보의 각 기재에 비추어 보다라도 이를 그대로 믿기 어렵고, 달리 항생제의 부작용 증상이 완전히 해소되지 아니한 상태에서 전신마취를 실시한 결과 마취약으로 인한 부작용 또는 항생제와 마취약의 상호약리작용이 일어났기 때문에 2차 수술이 끝날 무렵 갑작스런 위험 상태가 발생하였다는 점을 인정할 만한 증거가 없다. 즉 피해자의 사망이라는 결과를, 항생제 부작용 증상이 남아 있는 상태에서의 전신마취 실시행위에 객관적으로 귀속시킬 수는 없다는 것이다.

나. 사후 치료조치의 적정성

다음으로, 피고인들이 마취과정에 있어서의 관찰의무를 소홀히 한 나머지 갑작스런 위험상태가 발생한 후의 치료조치가 즉각적이고도 적절하게 이루어지지 못하여 피해자가 사망하였는가에 관하여 살피건대, 검사 작성의 피고인 성○○, 우○○에 대한 각 피의자 신문조서의 각 진술 기재, 검사 및 사법경찰관 사무취급 각 작성의 김○○에 대한 각 진술조서의 각 진술 기재를 종합해 보면, 피고인 성○○은 피해자에 대한 전신 마취를 시행한 후 옆 수술실 환자의 마취상태를 확인하기 위하여 마취과 간호사인 공소외 김○○에게 감시를 맡긴 채 자리를 비워 피해자의 마취상태에 대한 지속적인 관찰을 하지는 못한 사실, 피고우○○은 위 성○○에게 마취시술 및 환자감시를 일임한 채 위 수술이 진행 중인 17:30 경 퇴근한 사실은 인정되나, 나아가 그로 말미암아 피해자에게 심장박동수가 급격히 떨어지는 등의 위험 상태가 발생하였을 때 피고인 성○○이 이를 즉각 발견하지 못하였다는 점을 인정할 만한 아무런 증거가 없고, 아울러 같은 증거들에 의하면, 수술이 거의 다 끝날 무렵인 18:55 경부터 피해자의 심장 박동수와 혈압이 급격히 떨어지면서 청색증이 나타나는 등 위험 상태가 발생하였을 때, 피고인 성○○은 즉시 산소를 투여하면서 강심제인 에페드린을 주사하고 심장마사지를 실시하는 등 응급조치를 하고, 20:05 경에는 피해자를 중환자실로 옮겨 심폐소생술 및 전기충격요법 등을 시행하도록 한 사실을 인정할 수 있는바, 그러한 사후의료조치가 의학적으로 기대되는 적절한 치료행위에 미치지 못한다거나, 피고인 성○○ 대신에 피고인 우○○이 수술현장에 상주하다가 위 위험 상태를 발견하여 치료 행위에 나섰던 경우라면 피고인의 사망이라는 결과가 발생하지 아니하였을 것이라는 점을 인정할 만한 증거 또한 없다.

다. 결론

위에서 살펴 본 바와 같이, 피고인들에게 의사로서 피해자의 사망이라는 결과에 대한 형사책임을 귀속시킬 수 있는 업무상의 과실이 있음을 인정할 만한 아무런 증거가 없는 이 사건에 있어서, 이와 견해를 달리하여 피고인들이 공소사실 기재와 같은 업무상의 주의의무를 위반한 과실로 인하여 피해자로 하여금 사망에 이르게 하였다고 판단하고 피고인들에게 유죄를 인정한 원심판결에는, 사실을 그릇 인정하였거나 의료사고에 있어서 의사에게 기대되는 업무상 주의의무 내지는 인과관계의 법리를 오해함으로써 판결에 영향을 미친 위법을 범한 잘못이 있다 할 것이어서, 결국 피고인들의 항소논지는 이유 있다.

그러므로, 당원은 형사소송법 제354조 제6항에 의하여 원심판결을 파기하고, 변론을 거쳐 다시 다음과 같이 판결한다.

이 사건 공소사실의 요지는 판결이유의 첫머리에서 본 바와 같은 바, 위 항소이유에 대한 판단에서 살펴본 바와 같이 이를 인정할 만한 증거가 없어, 형사소송법 제325조 후단의 범죄의 증명이 없는 때에 해당하므로, 피고인들에 대하여 모두 무죄를 선고하기로 한다.

이상의 이유로 주문과 같이 판결한다.

참고사항

이 건은 의료사고건으로는 드물게 형사소송사건이 되어 1심 재판부에서는 의사들(피고측)에게 업무상 주의의무를 위반한 과실책임을 물어 징역 10월에 집행유예 2년의 유죄를 선고하였으나 2심 재판부의 판결에서는 원심판결을 파기하고 의사 모두에게 무죄를 선고하였음. 동일사건에 대한 1심과 2심 재판부의 상반된 판결결과에 유의할 필요가 있음. 이 건은 형사소송에서의 무죄판결과는 별도로 민사소송에서는 환자측에 배상을 하도록 판결이 나왔음. 따라서 의료분쟁에 있어 형사소송에서의 무죄판결이 민사소송에서 의사측의 승소를 의미하는 것은 아님.

▶ 사례 15(성형외과)

I. 사건 개요

망 허○○(43세, 여자)는 2000. 1. 6. 16:10경 뜨거운 물에 양쪽 팔과 왼쪽 흉부에 걸쳐 15% 정도의 화상을 입어 ○○병원에서 응급치료 후 ○○대학교 의과대학 부속병원의 성형외과에 입원하여 치료를 받았음. 화상부위의 드레싱과 약물치료를 받으며 오른쪽 팔은 거의 치유가 되었으나 왼쪽팔과 흉부의 상처는 치유가 잘 되지 않자 2000. 1. 31. 피부이식수술을 시행하였음. 전신마취하에 수술을 받은 후 수술이 끝나고 마취에서 깨어나던 중 서맥이 발생하고 혈압이 저하되면서 1시간 이상 혈압과 맥박이 촉지되지 않았고, 그 이후 저산소성 뇌손상으로 인한 뇌사상태로 있다가 2000. 2. 5. 15:00경 사망에 이르게 되었음.

II. 서울지방법원 제15민사부 2000 가합 19897 손해배상건의 진료기록 감정촉탁 의뢰에 대한 회신

1. 수술 기록지와 관련하여,

문1 수술을 한 후 수술의 방법과 과정, 환자의 상태(출혈량 등)에 대한 기록을 하는 수술 기록지를 일반적으로 첨부하여야 하는 것이지요

답 수술의 방법과 과정, 환자상태 등에 대하여 기록하는 수술 기록지는 수술후 작성하여 진료기록부에 첨부하는 것이 원칙입니다.

문2 이건 의무기록상 망 허○○에 대한 수술방법 및 그 과정, 상처의 크기, 환자의 상태에 대한 기록(수술기록지)이 있나요

답 progress note(환자상태 진행 기록지)에 환자상태, 수술방법과 과정이 기록되어 있습니다.

2. 협의진료에 관하여,

문1 망 허○○의 의무기록상 2000. 1. 23자 의사지시지에 의하면 마취과 협의진료가 지시되어 있는데 의무기록상 마취과와 협의진료한 기록이 있나요

답 마취과에 consultation(의견조회)를 하라고 지시한 기록은 있으나 어떠한 내용을 문의하였는지, 마취과에서 어떠한 답변을 하였는지에 대한 기록은 찾지 못하였습니다.

문2 일반적으로 협의진료가 필요한 경우는 어떠한 것들이 있나요

답 일반적으로 수술 전에 수술과에서 마취과에 환자의 상태에 대하여 마취와 관련한 의견조회를 하는 경우는 첫째, 환자가 수술부위 외의 병존하는 전신질환(고혈압, 당뇨, 심폐질환 등)을 가졌거나, 수술 전 검사에서 이상소견이 나왔거나, 환자의 외견상 해부학적 구조(특히 상기도 부위)가 비정상적인 경우 등으로 환자상태가 마취시행과 관련하여 영향을 줄 수 있을 것으로 예상할 때이며, 둘째는 외과의사의 판단에 따라 환자상태에 특별한 문제가 없더라도 통상적으로 마취과에 consult

하는 경우 등이 있습니다.

3. 수술전 검사에 대하여,

문1 수술을 하기 위하여 전신마취를 하는 환자에서 사전에 검사해야 할 것은 무엇인가요

답 수술전 사전 기본 검사항목으로는 심전도검사, 흉부 방사선 검사, 일반 혈액검사, 간기능검사, 요검사 등이 있습니다.

문2 그 중 장기 입원환자에게 선택적 수술을 하는 경우 몇 일 내에 어떤 검사들을 다시 시행하여야 하나요

답 환자가 급격하게 진행하는 전신질환을 가졌을 경우를 제외하고는 일반적으로 심전도검사, 흉부 방사선검사는 검사 후 6개월 정도 유효하며, 일반 혈액검사, 간기능검사, 요검사 등은 3개월 정도는 유효한 것으로 간주합니다.

문3 망 허○○에 있어서 수술 전 시행한 검사들과 그 시기는 각 어떠하며, 검사결과상 선택적elective 전신마취를 함에 있어서 이상소견이 있었나요

답 진료기록부상으로 환자는 흉부 방사선검사는 1. 18., 심전도검사는 1. 20.에 받은 것으로 기록되어 있고, 일반 혈액검사, 간기능검사, 출혈성소인검사, 간염 검사, 전해질검사, 신기능검사, 소변검사, 성병검사, 혈당검사, AIDS검사는 입원후 1-2일내(1. 7일에서 9일 사이)에 검사를 받았으며 흉부 방사선검사, 심전도 검사, 일반 혈액검사, 출혈성소인검사, 간염검사, 전해질검사, 신기능검사, 소변검사, 성병검사, 혈당검사의 소견은 정상범위내에 있었으나 간기능 검사에서 total protein(3.7g/dl), albumin(2.4g/dl), cholesterol(106mg/dl), alkaline- phosphatase(28U/L)치는 정상보다 낮았습니다.

4. 마취 합병증에 관련하여,

문1 전신마취를 하는데 합병증을 일으킬 확률이 높은 위험군은 무엇인가요

답 마취과에서는 마취전 환자의 상태를 평가하여 마취와 관련된 위험성에 따라 6개 등급으로 나누고 있습니다(미국마취과학회의 환자상태 분류법 참조).

Class 1. 전신질환이 없는 건강한 환자

Class 2. 수술질환이나 동반질환으로 경도나 중등도의 전신질환을 가진환자
　예: 당뇨병 치료를 받고 있으나 장기의 장애나 ketoacidosis가 없는 환자

Class 3. 일상생활에 제약을 주는 고도의 전신질환을 가진 환자
　예: 1년 이내에 발생한 심근경색증 환자가 약물로 협심증을 치료하고 있을때

Class 4. 생명을 위협할 정도의 고도의 전신질환을 가진 환자
　예: 보행이 힘든 심한 울혈성 심부전 환자

Class 5. 수술에 관계없이 24시간내에 사망률이 50%인 사망 전기환자
　예: 무뇨, 혼수 환자로서 혈압상승제 투여로도 혈압이 70/40mmHg된 환자

Class 6. 환자의 죽음이 선언되고 장기기증을 위한 목적으로 수술을 받는 환자

이중 Class 3 이상은 위험군으로 분류할 수 있습니다.

문2 망 허○○는 전신마취의 위험군이라고 볼 수 있나요

답 수술전의 환자상태나 검사결과로 볼 때 위험군이라고 볼 수는 없습니다.

문3 마취사고를 일으킬 수 있는 원인들에는 무엇이 있는지요

답 전신마취중 발생할 수 있는 사고원인들로는

1) 마취중에 저산소혈증을 일으킬 수 있는 모든 원인들
2) 마취약제의 고농도나 과용량 사용에 의한 순환억제 또는 순환정지
3) 수술중의 심한 출혈이나 수술조작에 의한 심혈관계 억제 및 반사반응
4) 환자자신이 갖고 있던 전신질환(특히 심혈관계, 호흡계 및 간질환 등)
5) 위내용물의 폐내 흡인
6) 마취기와 인공호흡기 등 마취장비의 작동이상 등이 있습니다.

문4 마취시에 생길 수 있는 합병증은 무엇인가요

답 마취중에 발생할 수 있는 합병증으로 가장 빈도가 높은 것은 여러 원인들에 의한 저산소혈증의 발생이며 그외 심부정맥 발생, 심한 혈압하강, 심정지 등이 있으며, 드물게 발생하는 합병증으로는 위내용물의 흡인, 악성 고열증, 신경 손상, 눈의 손상, 폐의 손상, 공기 색전증, 고혈압성 위기, 과민증(anaphylaxis), 부주의에 의한 사고들이 있습니다.

문5 마취 중 저혈압을 일으키는 원인에는 무엇이 있나요

답 마취중 저혈압을 일으키는 원인들로는

1) 마취중 환자에서 저산소혈증의 발생
2) 전신마취제의 고농도나 과용량 사용
3) 수술에 의한 과다 출혈
4) 외과적 시술에 따른 기계적 장애에 의한 심혈관계 억제나 반사반응
5) 환자가 원래 갖고 있던 심혈관계 질환
6) 수술중 환자의 갑작스런 자세변화
7) 과도한 전처치제(진정제 마약성 진통제 등)의 사용
8) 마취에 앞서 사용한 치료약제들(스테로이드 제제, 항고혈압제, 베타 아드레날린성 차단제, 칼슘 차단제, 진정제 등)
9) 척수마취나 경막외 마취시
10) 국소마취제의 혈관내 흡수(부분마취시)
11) 부적합 수혈 등이 있습니다.

문6 위에서 본 것처럼 마취 중 발생한 저혈압에 대해 어떠한 처치를 해야 하나요

답 1) 흡입마취제를 포함한 모든 마취약제의 투여중지 및 100% 산소로 양압호흡을 하여 폐환기를 시키고

2) 충분한 수액공급(출혈에 의한 혈압하강일 경우에는 수혈)을 해주며

3) 1), 2)번의 처치로 혈압이 상승하지 않을 경우에는 승압제(ephedrine, phenylephrine, dopamine, dobutamine, isoproterenol, epinephrine 등), 항콜린성 약제atropine를 투여하여야 합니다.

문7 이건 의무기록상 망 허○○가 마취에서 깨어나던 중 서맥이 발생하고 혈압이 저하되면서 1시간 이상 혈압과 맥박이 촉지되지 않은 상태로 있을 때 위 병원에서 어떠한 조치를 취한 것으로 되어있나요

답 1) 100% 산소로 환자를 환기시키면서 2) atropine, epinephrine을 투여하고 3) 수액과 혈액을 공급하면서 4) 심장맛사지를 시행하고 5)전기적 제세동기defibrillator를 사용하여 제세동을 시행하고 6) 계속 혈액가스검사를 시행하면서 sodium bicarbonate를 투여하였습니다.

5. 망 허○○는 수술 당일 아침 8시 20분 활력증후가 혈압이 110/70mmHg이고 맥박수는 84회/분이었는데, 수술이 끝날 무렵 혈압이 촉지되지 않은 기간이 1시간 이상이었으며, 수술 직후 신경외과 검진상 정신상태는 혼수, 뇌간반사 없고 글라스코우 혼수계수(GCS)가 3점으로 되어 있습니다.

문1 수술 직후 망 허○○는 성형외과에서 신경외과로 전원되었다고 하는데 이건 의무기록에 의하면 수술 직후 신경외과에서 망 허○○에게 내린 진단명은 무엇이라고 기재되어 있나요(의증 포험하여)

답 환자는 수술 직후 신경외과가 아니라 신경과로 전과 되었으며 신경과에서의 진단명은 1) 뇌사brain death), 2) 저산소성 뇌손상hypoxic brain damage과 뇌허혈brain ischemia, 3) 좌측 흉부와 팔의 화상, 4)폐렴과 패혈증(의증)으로 기록되어 있습니다.

문2 그렇다면 이건 의무기록상 망 허○○에 있어서 저산소성 뇌손상의 원인은 무엇이라고 생각되나요

답 마취가 끝날 무렵 발생한 서맥, 심한 혈압하강에 이어 심정지가 발생한 기간(1시간 정도)에 뇌혈류의 공급이 중단되어 심각한 저산소성 뇌손상을 받은 것으로 추정됩니다

문3 이와 관련하여 추정되는 원인들에는 각 어떠한 것들이 있나요(빈도순서로)

답 환자가 심한 뇌손상을 받아 뇌사에 이르게 된 것은 나항에서의 답변처럼 소생술에도 불구하고 장시간 지속된 심정지 때문인 것으로 추정되나 마취가 끝날 무렵 갑자기 서맥이 발생하고 심한 혈압하강이 및 심정지가 발생한 원인은 마취기록지상으로는 알 수 없습니다.

6. 2000. 2. 1. 신경외과에서 망 허○○에게 뇌사진단을 내리고 있고, 2. 2. 실시한 뇌파검사상 역시 뇌사로 진단된 것으로 기재되어 있습니다.

문1 위 환자는 2000. 1. 31. 수술 직후에 뇌사상태였다고 볼 수 있지요

답 진료기록으로 보아 수술 직후에 이미 심각한 저산소성 뇌손상을 받아 뇌사상태였던 것으로 추정됩니다.

문2 만약 아니라면 그 이유는 진료기록 어디를 보아 알 수 있나요

7. 전신마취 또는 수술 중 저산소성 뇌손상을 일으킬 수 있는 원인에는 무엇이 있나요

답 전신마취중 저산소성 뇌손상을 일으킬 수 있는 원인으로는

1) 마취중 호흡회로의 분리,

2) 기관내관의 폐쇄(튜브의 꼬임, 꺾임, 분비물의 축적 등),

3) 기관튜브의 우발적 발관후 재삽관 및 환기유지의 실패,

4) 일측 기관지내 삽관,

5) 식도내 삽관,

6) 기관지 경련에 의한 호흡부전,

7) 저농도산소의 흡입 등으로 인한 산소공급의 부족 내지 중단 등과 같은 마취중 저산소혈증을 일으킬 수 있는 모든 요인들과

8) 환자가 원래 가지고 있던 심혈관계 및 폐질환,

9) 수술에 의한 심한 출혈 혹은 수술의 자극에 의한 반사반응,

10) 갑작스런 환자의 자세변화 등을 포함한 마취중에 심한 혈압하강 내지 심정지를 초래할 수 있는 모든 요인들

11) 체내 대사율의 현저한 증가

12) 심한 빈혈 등이 있습니다.

8. 기타 사항

환자의 진료기록부를 열람한 결과 환자에게 사용된 마취제의 종류와 용량은 모두 정상적으로 사용되었으며 환자에 대한 감시도 지속적으로 이루어졌고 수술이 끝날 무렵까지 환자의 활력징후(혈압, 심박수, 산소포화도)는 정상 범위를 유지한 것으로 보입니다. 그러나 갑자기 환자의 혈압이 떨어지고 서맥의 발생에 이어 심정지가 발생하고 즉시 시작한 심폐소생술에도 불구하고 환자가 1시간 가까이 심정지 상태에 있었던 이유는 진료기록부 만으로는 추정하기가 어렵습니다. 환자가 사망하였으므로 부검을 실시하는 것이 심정지 발생의 원인을 파악하는데 도움이 되리라 생각합니다. 환자의 뇌손상 원인은 문항 5-2)항의 답변에서처럼 장기간의 뇌혈류정지(심정지)가 원인인 것으로 추정됩니다.

III. 서울지방법원 제15민사부 2000 가합 19897 손해배상건의 사실조회 의뢰에 대한 회신

■ 사실조회 사항

문1 수술을 한 후 수술의 방법과 과정, 환자의 상태(출혈량 등)에 대한 기록을 하는 수술 기록지를 일반적으로 작성하여야 하는 것이지요

답 수술을 한 후 수술의 방법과 과정, 환자의 상태 등에 대하여 기록하는 수술 기록지는 수술 후 작성하는 것이 원칙입니다.

문2 일반적으로 수술 전 마취과 전문의와 협의진료가 필요한 경우는 어떠한 것들이 있나요

답 일반적으로 수술 전에 수술과에서 마취과에 환자의 상태에 대하여 마취와 관련한 의견조회를 하는 경우(협의 진료)는 첫째, 환자가 수술부위 외의 병존하는 전신질환(고혈압, 당뇨, 심폐질환 등)을 가졌거나, 수술 전 검사에서 이상소견이 나왔거나, 환자의 외견상 해부학적 구조(특히 상기도 부위)가 비정상적이여서 기도내 삽관이 어려울 것으로 예견된 경우 등으로 환자상태가 마취시행에 영향을 줄 수 있을 것으로 예상할 때이며, 둘째는 환자상태에 특별한 문제가 없더라도 외과의사의 판단에 따라 통상적으로 마취과에 환자상태를 문의하는 경우 등이 있습니다.

문3 수술을 하기 위하여 전신마취를 하는 환자에서 사전에 검사해야 할 것은 무엇인가요

답 수술전 사전 기본 검사항목으로는 심전도검사, 흉부 방사선검사, 일반 혈액검사, 간기능검사, 생화학검사, 요검사 등이 있습니다.

문4 그 중 장기 입원환자에게 선택적 수술을 하는 경우 몇 일 내에 어떤 검사들을 다시 시행하여야 하나요

답 환자가 급격하게 진행하는 전신질환을 가졌을 경우를 제외하고는 일반적으로 심전도검사, 흉부 방사선검사는 검사 후 6개월 정도 유효하며, 일반 혈액검사, 간기능검사, 생화학검사, 요검사 등은 3개월 정도는 유효한 것으로 간주합니다.

문5 전신마취를 하는데 합병증을 일으킬 확률이 높은 위험 군은 무엇인가요

답 마취과에서는 마취전 환자의 상태를 평가하여 마취와 관련된 위험성에 따라 6개 등급으로 나누고 있습니다(미국마취과학회의 환자상태 분류법 참조).

Class 1. 전신질환이 없는 건강한 환자

Class 2. 수술질환이나 동반질환으로 경도나 중등도의 전신질환을 가진환자

예: 당뇨병 치료를 받고 있으나 장기의 장애나 ketoacidosis가 없는 환자

Class 3. 일상생활에 제약을 주는 고도의 전신질환을 가진 환자

예: 1년 이내에 발생한 심근경색증 환자가 약물로 협심증을 치료하고 있을때

Class 4. 생명을 위협할 정도의 고도의 전신질환을 가진 환자

예: 보행이 힘든 심한 울혈성 심부전 환자

Class 5. 수술에 관계없이 24시간내에 사망률이 50%인 사망 전기환자

예: 무뇨, 혼수 환자로서 혈압상승제 투여로도 혈압이 70/40mmHg 이하인 환자

Class 6. 환자의 죽음이 선언되고 장기기증을 위한 목적으로 수술을 받는 환자

이중 Class 3 이상은 위험 군으로 분류할 수 있습니다.

문6 마취사고를 일으킬 수 있는 원인들에는 무엇이 있는지요

답 전신마취중 발생할 수 있는 사고원인들로는

1) 마취중에 저산소혈증을 일으킬 수 있는 모든 원인들

2) 마취약제의 고농도나 과용량 사용에 의한 순환억제 또는 순환정지

3) 수술중의 심한 출혈이나 수술조작에 의한 심혈관계 억제 및 반사반응

4) 환자자신이 갖고 있던 전신질환(특히 심혈관계, 호흡계 및 간질환 등)

5) 위내용물의 폐내 흡인

6) 마취기와 인공호흡기 등 마취장비의 작동이상 등이 있습니다.

문7 **마취시에 생길 수 있는 합병증은 무엇인가요**

답 마취중에 발생할 수 있는 합병증으로 가장 빈도가 높은 것은 여러 원인들에 의한 저산소혈증의 발생이며 그외 심부정맥 발생, 심한 혈압하강, 심정지 등이 있으며, 드물게 발생하는 합병증으로는 위내용물의 흡인, 악성 고열증, 신경 손상, 눈의 손상, 폐의 손상, 공기 색전증, 고혈압성 위기 hypertensive crisis, 과민증 anaphylaxis, 부주의에 의한 사고들이 있습니다.

문8 **마취 중 저혈압을 일으키는 원인에는 무엇이 있나요**

답 마취중 저혈압을 일으키는 원인들로는

1) 마취중 환자에서 저산소혈증의 발생

2) 전신마취제의 고농도나 과용량 사용

3) 수술에 의한 과다 출혈

4) 외과적 시술에 따른 기계적 장애에 의한 심혈관계 억제나 반사반응

5) 환자가 원래 갖고 있던 심혈관계 질환

6) 수술중 환자의 갑작스런 자세변화

7) 과도한 전처치제(진정제 마약성 진통제 등)의 사용

8) 마취에 앞서 사용한 치료약제들(스테로이드 제제, 항고혈압제, 베타 아드레날린성 차단제, 칼슘 차단제, 진정제 등)

9) 척수마취나 경막외 마취시

10) 국소마취제의 혈관내 흡수(부분마취시)

11) 부적합 수혈 등이 있습니다.

문9 **수술 전이나 수술 중 활력증후가 안정된 상태에서 전신마취후 수술이 종료되어 환자의 자발호흡이 돌아와 근이완역전제를 주사 후 갑작스런 혈압과 심박수가 저하하여 적극적인 약물치료에도 1시간 이상 활력증후가 측정되지 않은 후 글라스코우 혼수계수(GCS)가 3점과 뇌파검사상 뇌사상태였다면 그 원인으로 생각할 수 있는 것은 무엇인가요**

답 글라스코우 혼수계수가 3점(가장 나쁜 점수)이고 뇌파검사상 뇌사상태였다면 환자는 이미 심각한 뇌손상을 받아 뇌기능이 정지되었을 것으로 추정됩니다. 문항의 내용에서처럼 마취의 회복과정에서 갑자기 혈압과 심박수가 저하된 이유는 알 수 없으나 이후 적극적인 약물치료에도 1시간 이상 활력징후가 측정되지 않았다면(심정지 상태로 추정됨) 이 동안 뇌혈류는 정지되어 뇌조직은 산소공급을 받지 못함으로 환자는 심각한 저산소성 뇌손상을 받은 것으로 판단됩니다. 뇌조직은 5분 이상 산소공급이 중단되면 비가역적 뇌손상을 받습니다.

문10 **위와 같이 마취 중 발생한 저혈압에 대하여 어떠한 처치를 해야 하나요**

답 1) 흡입마취제를 포함한 모든 마취약제의 투여를 중지하고 100% 산소를 흡입시켜 주며, 수술 중인

경우 에는 필요에 따라 수술을 중지시키고,

2) 충분한 수액공급(출혈에 의한 혈압하강일 경우에는 수혈)을 해주며

3) 1), 2)번의 처치로 혈압이 상승하지 않을 경우에는 승압제(ephedrine, phenylephrine, dopamine, dobutamine, isoproterenol, epinephrine 등), sodium bicarbonate, 항콜린성 약제(atropine)를 투여하 여야 합니다.

문11 전신마취 또는 수술 중 저산소성 뇌손상을 일으킬 수 있는 원인에는 무엇이 있나요

답 전신마취중 저산소성 뇌손상을 일으킬 수 있는 원인으로는

1) 마취중 호흡회로의 분리

2) 기관내관의 폐쇄(튜브의 꼬임, 꺽임, 분비물의 축적 등)

3) 기관튜브의 우발적 발관후 재삽관 및 환기유지의 실패

4) 일측 기관지내 삽관

5) 식도내 삽관

6) 기관지 경련에 의한 호흡부전

7) 저농도 산소의 흡입 등으로 인한 산소공급의 부족 내지 중단 등과 같은 마취중 저산소혈증을 일으킬 수 있는 모든 요인들과

8) 심한 혈압하강 내지 심정지를 초래할 수 있는 모든 요인들

9) 체내 대사율의 현저한 증가(악성 고열증 등)

10) 심한 빈혈 등이 있습니다.

IV. 서울지방법원 제15민사부 판결 (사건 2000가합19897 손해배상(의))

■ 주문

1. 피고는 원고 오○○에게 15,743,988원, 원고 오○○, 오○○에게 각 10,162,659원 및 각 이에 대하여 2000. 2. 5부터 2002. 9. 4까지는 연 5%, 그 다음날부터 완제일까지는 연 25%의 각 비율에 의한 금액을 지급하라.
2. 원고들의 나머지 청구를 모두 기각한다.
3. 소송비용은 이를 4분하여 그 3은 원고들의, 나머지는 피고의 각 부담으로 한다.
4. 제1항은 가집행할 수 있다.

■ 청구취지

피고는 원고 오○○에게 74,223,205원, 원고 오○○, 오○○에게 각 45,815,470원 및 각 이에 대하여 2000. 2. 5부터 이 판결 선고일까지는 연 5%, 그 다음날부터 완제일까지는 연 25%의 각 비율에 의한 금액을 지급하라는 판결

■ 이유

1. 기초사실

가. 망 허○○(원고 오○○은 그의 남편이고, 원고 오○○, 오○○는 각 그의 자이다)는 2000. 1. 6. 10:00경 끓는 물에 양측 상지, 좌측 흉부 및 복부에 2도 표재성 및 심부 약 15%의 열탕화상을 입고 ○○병원을 거쳐 같은 날 16:15경 피고 경영의 ○○대학교 의과대학 부속병원(이하 피고 병원이라고 한다)에 내원하였다.

나. 피고 병원은 허○○에게 수액요법, 상처치료 등을 시행하여 1. 24.경 화상부위 중 우측 상지 및 좌측 복부는 거의 치료되었으나, 좌측 상지 및 흉부는 화상부위가 호전되지 않고 진물이 계속 나오자, 허○○에게 향후 비후성 반흔 및 반흔구축에 의한 장애 가능성이 있다며 피부이식수술을 받을 것을 권유하였고, 허○○는 처음에는 이를 거절하다가 1. 30.경 수술을 받기로 하였으며, 피고 병원이 실시한 혈액검사, 소변검사, 심전도검사, 간기능검사, 전해질검사, 신기능검사, 흉부 방사선사진검사 등 제반 검사 결과, 전신마취의 위험군[1)]에 해당하지 않는다는 소견을 나타냈다.

다. 피고 병원의 마취과 의사 김○○(전공의 1년차)은 1. 31. 9:00경 허○○의 혈압이 127/78mmHg(정상:수축기 혈압 100~140mmHg), 맥박이 분당 86회(정상 : 80회 내외)로 정상임을 확인한 다음, 기관 내 삽관된 튜브를 통하여 전신흡입마취제인 엔플루레인, 아산화질소, 펜토탈소디움, 근이완제인 썩시닐 콜린, 판슐란과 함께 산소를 분당 3리터로 투입하여 허○○를 전신마취하였고, 성형외과 의사 정○○ 등은 허○○의 우측 대퇴부에서 피부를 떼내어 이를 화상부위에 이식하는 피부이식을 마친 후, 10:55경 봉합을 시작하면서 하트만용액, 생리식염수 등의 수액을 투여하였으며, 김○○은 11:00경 허○○를 마취에서 회복시키기 위하여 엔프루레인, 아산화질소의 투입을 중지하고, 산소를 분당 6리터로 증가시켜 투입하기 시작하였다. 허○○는 수술 중 혈압은 115~135/65~80mmHg, 맥박은 분당 78~110회, 산소포화도는 95~98%(정상:95~100)를 유지하였고, 피고 병원은 9:00경부터 마취기록지(을 제12호증)에 혈압과 맥박은 5분 간격으로, 산소포화도는 약 30분 간격으로 측정, 기록하였다(산소포화도는 11:00경부터 12:00까지 기록하지 아니하였다).

라. 허○○는 11:00경에는 혈압은 117/70mmHg, 맥박은 분당 105회로 측정되었고, 11:05경에는 혈압은 105/70mmHg, 맥박은 분당 85회로 하강하기 시작하였으나, 김○○은 11:10경 허○○가 자발호흡을 한다고 판단하여 허○○에게 근이완역전제인 피그민 10mg과 타비놀 0.4mg을 투여한 후 기계적 환기에서 용수환기로 전환하는 조치를 취하였다. 그러나 허○○는 11:10경에는 혈압은 95/60mmHg, 맥박은 분당 65회, 11:15경에는 혈압은 95/50mmHg, 맥박은 분당 50회로 더욱 하강하였고, 이에 김○○은 옆 수술실에 있던 다른 마취과 의사들과 함께 허○○에게 즉시 부교감신경차단제인 아트로핀, 혈압상승제인 에피네프린, 도파민 등 혈압상승제와 포도당용액, 하트만용액 등 수액을 투여하고, 체위조정(머리 하강, 다리 상승), 수혈, 심장마사지 등 심폐소생술을 실시하였으나 허○○의 상태가 좋아지지 않았고, 11:20경에는 수축기 혈압만 60mmHg로 측정되고 이완기 혈압은 측정되지 않았으며, 혈액순환의 장애를 일으키는 심정지가 발생하였다.

마. 피고 병원은 허○○에 대한 심폐소생술을 계속하면서 12:00경 전기적 제세동을 실시한 결과, 12:15경부터 다시 허○○의 혈압과 맥박이 측정되었으나(혈압은 170/90mmHg, 맥박은 분당 125회), 허○○는 여전히 의식을 회복하지 못하고 자가호흡을 하지 못하였으며, 14:40경부터 중환자실로 옮겨져 인공호흡기에 의한 산소공급치료를 계속 받았다. 그러나 허○○는 2. 1. 피고 병원으로부터 글라코우스 혼수계수(G.C.S)[2)]가 3점인 뇌사, 저산소성 뇌손상, 뇌허혈증 등으로 진단받고, 2. 5. 혈압과 맥박이 저하되면서 심정지로 사망하였는데, 직접사인은 심폐정지, 선행사인은 저산소성 뇌증이었다(허○○는 마취가 끝날 무렵 혈압 및 맥박의 저하에 이어 심정지가 1시간 정도 지속됨으로써 뇌혈류의 공급이 중단되어 심각한 저산소성 뇌손상을 받아 뇌사에 빠져 사망한 것으로 추정된다).

바. 마취에서 회복시키기 위하여 마취제의 사용을 중단하고 산소공급을 증가시킨 경우 혈압과 맥박이 저하되지 않는 것이 일반적이다(피고가 제출한 다른 환자 18명의 마취기록에서도 위와 같은 경우 혈압과 맥박이 그대로 유지되거나 증가하였고, 감소되는 경우는 없었다). 그러나, 마취 중 혈압이 하강하는 징조가 보이면 즉시 모든 마취제의 사용을 중지하고 100% 산소로 양압호흡하여 폐환기를 시키며, 충분한 수액을 공급하고(출혈에 의한 혈압하강일 경우에는 수혈을 한다), 위 조치만으로도 혈압이 상승하지 않으면 혈압상승제와 부교감신경차단제를 투여하고, 체위를 조정하는 등 심폐소생술을 실시하여야 한다. 위와 같은 적절한 처치가 이루어지지 않는 경우에는 환자는 혈압저하, 호흡곤란 및 이로 인한 심정지 등의 쇼크상태에 빠지게 된다.

2. 손해배상책임의 발생

가. 판단

위 인정사실에 의하면, 허○○가 피부이식수술 중 혈압은 11:00경 117/70mmHg에서 11:05경 105/70mmHg로 하강하였고(그 이전까지 수축기 혈압이 110mmHg이하로 하강한 적이 없었다), 맥박은 11:00경 분당 105회에서 11:05경 분당 85회로 급격하게 저하되었으므로, 김○○로서는 혈압과 맥박이 하강하는 징조를 보인 11:05경 허○○에게 쇼크가 발생할 수 있다는 사실에 유의하여, 혈압 하강을 방지하기 위하여 신속히 100% 산소를 양압호흡하여 폐를 환기시키고, 그것만으로도 혈압이 상승하지 않는 경우에는 혈압상승제 및 부교감신경차단제를 투여하고 체위를 조정하는 등 혈압 하강에 대한 적절한 조치를 하였어야 할 것이다.

그럼에도 불구하고, 김○○은 11:05경 허○○에게 나타난 혈압 및 맥박의 하강에 따른 쇼크의 발생가능성 에 대한 주의를 소홀히 하여(피고 병원은 9:00경부터 30분 간격으로 측정하던 산소포화도를 11:00경에는 측정하지 않았고, 동맥혈가스분석검사도 허○○에게 쇼크가 발생한 후인 11:20경이 되어서야 실시하

---

*1) 마취전 환자의 상태는 마취와 관련된 위험성에 따라 6등급으로 나누고, 그 중 3등급(일상생활에 제약을 주는 고도의 전신질환을 가진 환자)이상은 전신마취의 위험군으로 나눈다.

2) 혼수상태의 정도를 판단하는 수치로, 개안반응(1-4점), 언어반응(1-5점), 운동반응(1-6점)에 대하여 각 그 반응정도를 점수화하여, 13-15점인 경우에는 경도, 9-12점인 경우에는 중등도, 3-8점인 경우에는 중증도로 판단한다.

였다), 양압호흡으로 폐환기를 하고, 혈압상승제와 부교감신경차단제를 투여하는 등 혈압 하강에 대한 적절한 치 료를 하지 않고(김ㅇㅇ은 오히려 11:10경 허ㅇㅇ가 자발호흡을 한다고 판단하여 허ㅇㅇ에게 근이완역전제를 투여하고 기계적 환지에서 용수환기로 전환하는 조치를 위하였다), 그로부터 10여분이 경과한 11:15경 혈압이 95/60mmHg, 맥박이 분당 65회로 급격하게 저하되고 심정지까지 발생할 정도로 쇼크가 진행되어 서야 뒤늦게 혈압상승제와 부교감신경차단제를 투여하는 등의 심폐소생술을 지연하여 시행한 과실이 있 고, 이러한 김ㅇㅇ의 과실로 인하여 허ㅇㅇ는 저산소성 뇌손상으로 뇌사에 빠지고 급기야 사망하게 이르렀 다고 볼 것이다.

그렇다면, 피고 병원은 김ㅇㅇ의 사용자로서 위와 같은 과실로 말미암아 허ㅇㅇ 및 원고들이 입은 손해를 배상할 책임이 있다.

나. 책임의 제한

마취에서 회복하는 도중 혈압이 하강하는 경우는 이례적인 데다가, 11:05경에도 혈압이 비교적 완만하게 하강하여 그 무렵 허ㅇㅇ에게 쇼크가 발생하리라고 의심하기가 쉽지 않았던 점, 혈압과 맥박이 하강하기 시 작한 때로부터 불과 15분의 짧은 시간내에 심정지가 발생한 것으로 보아, 11:05경부터 혈압 하강에 대하 여 적절한 조치를 실시하였더라도 사망의 결과를 피할 수 있었으리라고 단정하기 어려운 점 등을 피고가 배상하여야 할 손해를 정함에 있어 참작하기로 하되, 그 비율은 위 사실관계에 비추어 70%로 정함이 타당 하여, 피고의 책임을 30%로 제한한다.

3. 손해배상의 범위

생략

4. 결론

그렇다면, 피고는 원고 오ㅇㅇ에게 15,743,988원(상속재산 13,743,988원 + 위자료 2,000,000원), 원고 오ㅇㅇ, 오ㅇㅇ에게 각 10,162,659원(상속재산 9,162,659원 + 위자료1,000,000원) 및 각 이에 대하여 2000. 2. 5.(원고들이 구하는 사망일)부터 2002. 9. 4.(이 판결 선고일)까지는 민법이 정한, 그 다음날부터 완제일까지는 소송촉진 등에 관한 특례법이 정한 각 이율에 의한 지연손해금을 지급할 의무가 있으므로, 원고들의 청구는 위 인정범위 내에서 이유 있어 인용하고, 원고들의 나머지 청구는 모두 이유 없어 기각하기로 하여 주문과 같이 판결한다.

▶ 사례 16(성형외과)

I. 사건 개요

변사자(20세 여자)는 2001. 7. 20 서울 ㅇㅇ구 ㅇㅇ동 소재 이ㅇㅇ 성형외과의원에서 유방확대 성형수술을 받았으나 같은 해 10. 1. 수술한 우측 유방의 생리식염수빽의 파열로 인하여 같은 해 10. 4 변사자가 동병원에 내원 재수술을 받기 위하여 마취를 시행 받음. 마취는 동일 16:10경 마취전 약제(드로페리돌, 글리코피롤레이트)를 투약한 후, 16:20경부터 리도케인(50mg), 프로포폴(100mg), 썩시닐 콜린(50mg)으로 마취를 유도하였고 이어 산소, 아산화질소, 엔플루란, 베큐로니움을 투여하여 마취를 유지하였으며, 수술은 16:30에 시작하였음. 수술 도중 심전도상에 이상(심장박동이 증가하고 심실성 부정맥의 발생)이 발생하여 리도케인(60mg)을 투여하자 부정맥은 일시 사라짐. 그러나 곧 다시 부정맥이 나타나 리도케인을 반복 투여하였으나 심실성 부정맥은 계속됨. 17:10경 수술을 완료하였으며 이때 자발호흡은 돌아왔으나 갑자기 서맥에 이어 심실빈맥이 발생하여 심폐소생술(에피네프린 투여와 심장마사지)을 시행하면서 119구급대를 불러 환자를 ㅇㅇ대학병원으로 후송하였으나 18:00경 ㅇㅇ대학병원 응급실에 도착하였을 때 환자는 이미 활력징후가 없는 상태였으며 20-30분간 심폐소생술을 시행한 후 사망선언 되었음.

변사자의 부검소견에서는 특별한 이상소견이 발견되지 않았으며 부검감정서에서는 환자의 사인을 전신마취와 관련된 심장기능이상으로 판단하였음.

II. 서울 ㅇㅇ경찰서 형사 61110-360건의 수사협조의뢰에 대한 회신

■ 협조의뢰 사항

변사자의 정확한 사인규명을 위해 국립과학수사연구소에 부검을 의뢰하여 변사자의 부검결과를 회보받았으나 국립과학수사연구소 법의학부 부검의에 의하면 변사자의 심실부정맥이 발생한 원인 및 사후 처치와 관련한 의료의 적절성 여부는 해당전문가 (마취과전문의 또는 마취과학회)의 자문이 필요할 것으로 사료된다는 회보내용이 있어 위 변사자의 정확한 사인과 담당마취과 의사 한ㅇㅇ이 투여한 약제의 용량에 대하여 문제점이 없었는지 여부를 판단하여 회보해 주시기 바랍니다.

■ 회신내용

보내온 부검감정서와 진술서를 열람하고 다음과 같이 회신합니다.

1. 환자의 수술전 검사(혈액검사, 흉부 방사선검사, 심전도검사)에서는 이상소견이 없었던 것으로 보입니다.
2. 마취시술에 있어서 마취전 투약(드로페리돌, 글리코피롤레이트의 사용), 마취유도 방법(100% 산소 환기하에 프로포폴 100mg, 리도케인 50mg, 썩시닐 콜린 60mg 투여 후 기관내삽관하는 방법), 마취

유지 방법(산소와 아산화질소, 엔플루란 등의 흡입마취제에 의한 마취유지 및 근이완을 위한 베큐로니움 4mg의 투여)은 모두 통상적으로 시행되는 마취방법이었고 사용한 약제의 종류 또한 전신마취시에 통상적으로 사용하는 약제들이며 사용량도 적정사용량의 범위내에 속하였습니다.

3. 심실성 부정맥이 발생한 후 치료제로서 리도케인을 투여한 것(일회 정주에 이어 지속적 점적정주)과 수술이 끝날 무렵 심한 서맥발생시 에피네프린을 투여하고 심장맛사지를 시행하면서 119 구급대를 불러 즉시 대학병원으로 이송한 것은 개인의원의 차원에서는 최선의 처치를 한 것으로 판단합니다(대학병원에서 이러한 상황이 발생하였다면 심실 제세동기defibrillator를 사용하여 DC shock을 가하고 amiodarone 같은 심실빈맥이나 심실세동에 효과적인 항부정맥제를 사용할 수도 있었을 것입니다만 개인의원에서는 이러한 장비나 약제의 준비가 불가능 하였을 것으로 생각합니다).

4. 이 환자에서 수술 중 발생한 심실성 부정맥이 리도케인 투여에 반응하지 않고 지속되어 심한 서맥 내지 심실빈맥으로 이어지고 심폐소생술에도 불구하고 심기능부전과 심정지를 일으켜 사망에 이르게 된 원인은 정확하게 알 수는 없으며 다만 환자가 원래 지니고 있었으나 수술 전 검사상 밝혀지지 않은 심장기능 이상, 특히 심박동 기능과 관련한 전기생리적 이상이 마취와 수술에 의한 자극으로 유발되었을 가능성을 의심할 뿐입니다(예를 들어 arrhythmogenic right ventricular cardiomyopathy). 그러나 이러한 질환의 존재를 부검에서 발견할 수 있는지 여부는 해부병리학회에 문의하시기 바랍니다.

5. 참고사항(I)

수술 중 발생하는 부정맥의 원인들은 다음과 같습니다.

1) 선천성

i. 심실상성 부정맥supraventricular arrhythmia이 가장 흔하나 대부분 양성임.

ii. 부전도로 빈맥accessory pathway tachycardia 발생은 위험할 수 있음.

2) 후천성

i. 심실성 부정맥은 허혈성 심장질환, 대동맥 협착증, 좌심실 비대와 관련된 질환을 가진 환자에서 흔히 발생

ii. 급성 심근경색 직후 혹은 울혈성 심부전의 존재시에 발생하는 심실부정맥은 위험함.

iii. 승모판막 협착증, 만성 심부전시에는 심방세동이 흔하며 심기능에 부정적 영향을 줌.

iv. 폐쇄성 뇌질환, 뇌출혈, 뇌졸중 등의 중추신경계질환도 심실성 부정맥의 발생과 관련이 있음 .

3) 전해질 불균형

i, 저칼륨혈증hypokalemia시 심실부정맥 발생이 흔함.

ii, 저마그네시움혈증hypomagnesemia은 심실상성 빈맥의 발생과 관련됨.

4) 마취제

흡입마취제인 halothane은 cathecholamine에 대한 심장의 과민성을 증가시켜 부정맥 발생을 유발할 수 있으나 다른 흡입마취제나 정맥마취제는 부정맥 발생과 관련이 없음.

5) 마취중의 저산소증이나 과탄산증이 부정맥을 유발할 수도 있음.

참고문헌 S Slogoff: Intraoperative cardiac arrhythmias : cause, recognition, and treatment. Refresher courses in anesthesiology. 1998; 26: 195-204

6. 참고사항 (II)

외국에서 발표된 젊고, 심장질환의 병력이 없으며 ASA분류상 1(수술부위를 제외하고는 전신상태가 정상인 환자군)에 속하는 환자들에서 수술중 예기치 않은 심장사를 초래한 50예에 대한 부검소견의 분석결과 논문을 소개하면 사망사례 중 부정맥 유발성 우심실 심근병증arrhythmogenic right ventricular cardiomyopathy을 가진 환자가 18예였고, 관상동맥질환 10예, 심근병증 8예, His bundle 의 구조적 이상 9예, 승모판막 탈출 1예, 급성심근염 1예 였고, 3예는 원인을 찾을 수 없었습니다.

참고문헌 A. Tabib, R Lovie et : Unsuspected cardiac lesions associated with sudden unexpected perioperative death. European Journal of Anesthesiology 2000; 17: 230-6

참고사항

이 사례는 형사부분에 있어서는 검찰로부터 무혐의 처분을 받았으나 민사부분에서는 병원측에서 환자 보호자들에게 3억원을 배상해 주었음.

▶ 사례 17 (흉부외과)

I. 사건 개요

폐결핵 및 결핵성 폐농흉으로 개방창 형성술을 받은 후 1년간 폐결핵 치료를 받아온 환자(50세 남)가 1년 후 개방창 폐쇄수술을 받던 중 수술이 끝날 무렵 갑자기 서맥이 발생하고 이어 심정지가 발생하여 심폐소생술을 시행하였으나 환자는 저산소성 뇌손상을 받아 현재 식물인간상태에 있음

II. 서울지방법원 제 15민사부 99가합 36520 손해배상건의 사실조회에 대한 회신

■ 조회할 사항

가. 전신마취에 대하여

문1 마취방법의 선택에 있어 전신마취의 적응증은 무엇인지

답 마취를 필요로 하는 모든 수술이 전신마취의 적응증이 될 수 있으나 수술의 종류나 부위, 환자의 요구, 환자의 전신상태 등에 따라 다른 마취방법(부위마취)이 선택될 수도 있음.

문2 전신마취의 구체적인 방법은 무엇인지

답 전신마취는 환자의 의식을 소실시키고 감각신경, 운동신경을 차단하며 반사반응을 억제시키는 마취방법으로 먼저 환자에게 100% 산소를 마스크를 통해 흡입시키면서 수면, 진정제(주로 barbiturate 계열의 약제를 사용하며 가끔 benzodiazepine계통의 약제나 ketamine, propofol 등의 정맥마취제를 사용하기도 함)를 투여하여 의식을 소실시키고 근육이완제를 주사하여 근육이완을 시킨 후 기관튜브로 기관내 삽관을 시행하고 튜브의 위치를 확인한 후 주마취제(주로 흡입마취제를 사용하나 경우에 따라 정맥마취제를 사용하기도 함)와 함께 산소와 nitrous oxide를 50:50의 비로 투여하면서 비탈분극성 근육이완제를 주사하여 환자의 마취심도를 조절하는것이 일반적인 마취방법임.

문3 전신마취가 다른 마취방법(척수마취, 국소마취 등)과 비교하여 가지는 장점과 단점은 무엇인지

답 장점으로는 1) 모든 종류의 수술에 시행할 수 있으며 2) 환자의 의식이 소실됨으로 환자가 수술중 불안, 공포를 느끼지 않으며 3) 충분한 마취심도의 유지 및 조절이 용이하여 수술에 적절한 환자상태를 유지할 수 있으며 4) 마취중 기도의 유지와 환기관리가 용이하여 전반적인 환자관리가 용이함 단점으로는 1) 마취약제에 대한 충분한 지식과 경험이 있고 마취수기에 숙달된 마취과 의사가 시행하지 않을 경우 호흡관리나 순환관리에 치명적인 문제를 초래할 가능성이 잠재하고 2) 마취시행에 필요한 기구나 장비가 준비되어 있어야 하며 3) 환자의 전신상태가 매우 악화되어 있을 경우 마취약제가 환자의 순환기능을 포함한 생리적 기능을 현저히 억제하여 심정지 등을 초래할 위험성이 있으며 4) 매우 드물기는 하나 환자가 기관내 삽관이 매우 힘든 해부학적 기도구조를 가졌을 경

우 기도유지에 실패하여 저산소증을 초래할 수도 있는 점 5) 일부 흡입마취제의 경우 대사산물이 간, 신장 등의 장기에 독성작용을 가져올 수 있다는 점 등이라 할 수 있음.

문4 반복적인 외과수술을 위해 전신마취를 여러번 시행받은 환자에게 또 다시 전신마취를 시행할 때 주의할 점은 무엇인지.

답 과거 halothane을 주마취제로 사용하였을때는 짧은 기간동안의 halothane의 반복투여는 halothane으로 인한 급성 간염 내지 전격성 간염의 발생을 유도할 수 있다는 우려때문 수술간의 간격을 최소한 6주이상 두거나 6주내 수술이 꼭 필요한 경우 마취방법을 바꾸도록 하였으나 현재 주로 사용되고 있는 enflurane 이나 isoflurane, 혹은 정맥마취제 등은 수술간의 시간간격은 큰 문제가 되지 않음. 다만 수술과 마취후의 환자상태 변화를 주의깊게 관찰하고 환자상태에 따라 필요한 검사를 재시행하여 환자가 반복하여 수술을 받을시 마취에 적응이 되는지를 판단하는 것이 필요할 것으로 생각함.

나. Enflurane에 대하여

문1 Enflurane의 약리작용은 무엇인지

답 Enflurane의 약리작용은 약술하면 다음과 같다.

1) 호흡기계에 미치는 영향

호흡기계의 억제작용이 뚜렷한 마취제로 과탄산혈증 및 저산소증에 대한 환기반응에 억제작용이 있으며 저농도에서는 말초화학 수용체에의 억제작용이 고농도에서는 뇌간기능에의 억제작용이 뚜렷하게 나타난다.

2) 심혈관계에 미치는 영향

심박수는 증가시키나 심근수축력의 감소와 말초혈관 저항이 감소되어 동맥압을 감소시킨다. 그리고 정상인에서 관상동맥 혈류량은 감소시키나 동시에 심근 산소소모량을 감소시키므로 심근 국소빈혈의 위험성은 없다. 또한 자율 율동성을 일으키지 않으므로 부정맥의 발생빈도는 매우 낮다.

3) 중추신경계의 영향

마취심도가 깊어짐에 따라 뇌파의 특징은 고전압, 고빈도의 spike와 dome이 silence 또는 발작의 모양으로 교대하여 나타나며 이러한 변화는 저탄산혈증에서 뚜렷하며 투여량을 감소시키면 서서히 없어짐. 그리고 Enflurane은 마취중 비정상적 근육활동이 드물게 나타나는데, 즉 연축형twitching form, 간대성 경련clonus, 사지의 경직 등이며 원인은 enflurane에 포함된 할로겐 원소때문이라 함. 따라서 간질 등의 병력이 있는 환자에서는 사용에 주의를 요한다.

4) 기타 장기에 미치는 영향

골격근에 영향을 미쳐 근육이완이 정도가 다른 흡입마취제보다 강함.

문2 Enflurane이라는 흡입마취제를 사용하여 전신마취를 시행할 때 구체적인 마취과정은 무엇인지

답 Enflurane을 사용한 전신마취도 시행과정은 다른 전신마취 시행때와 동일함으로 가 항 문2의 답을

참조하시기 바랍니다

문3 Enflurane 흡입마취제의 통상 용량과 마취시간은 얼마나 되는지

답 Enflurane은 흡입마취제의 강도를 나타내는 기준인 최소 폐포농도가 1.7이며 마취유도시에는 2-3%의 농도로, 마취유지시에는 1-2%의 농도를 사용하고 마취시간에는 제한이 없으며 마취의 종료를 위해서는 enflurane 투여 중지후 10-20분 정도 100% 산소로 충분히 환기시키면 마취로부터 회복될 수 있음.

문4 Enflurane 흡입마취제가 다른 흡입마취제에 비하여 가지는 장점과 단점은 무엇인지

답 Halothane 에 비하여 가장 큰 장점은 짧은 기간의 반복투여후나 비만환자, 그리고 수술중에 저산소혈증을 일으킨 경우등에서 간기능에 장애를 일으킬 가능성이 매우 적다는 점이며 단점은 중추신경계에 미치는 약리작용으로 뇌파에 이상소견이 나타날 수 있어 간질환자에서는 사용에 주의를 요하며 드물지만 고농도로 사용하거나 신기능에 이상이 있는 환자에서 사용할 경우 신독성이 나타날 수 있다는 점이다.

문5 Enflurane 흡입마취제의 일반적인 부작용이나 합병증은 무엇인지

답 Enflurane을 사용할때는 환자의 상태에 따라 마취농도를 적정하게 조절하여야 하는데 고농도를 사용할 때는 심한 혈압하강을 포함한 심혈관계의 불안정, 저산소혈증의 발현, 호흡억제, 회복의 지연, 대사산물에 의한 독성작용 등이 나타날 수 있으며 다른 부작용이나 합병증은 전신마취시 나타날 수 있는 일반적인 부작용이나 합병증과 유사함. 즉, 기도삽관시의 문제, 마취중의 환기관리 문제, 회복시의 기도관리 문제, 마취의 전과정을 통한 순환관리 문제 등 모든 전신마취시에 나타날 수 있는 문제들에 대해 주의를 하여야 함.

문6 Enflurane 흡입마취제의 사용시 일반적으로 주의할 점은 무엇인지

답 환자감시장치를 이용하여 마취중 환자의 상태변화를 계속적으로 관찰하면서 적절한 마취농도를 유지해 주는 것이 매우 중요하며 문항 5에서 답변한 내용을 참조하시기 바랍니다.

문7 Enflurane 흡입마취제가 과량 투여되었을 때 나타나는 중독증상은 무엇인지

답 답변의 내용이 위의 문항 5에서 기술한 내용과 같으므로 참고하시기 바랍니다.

다. Nitrous Oxide에 대하여

문1 Nitrous Oxide의 약리작용은 무엇인지

답 1) 마취작용

N_2O는 MAC이 104%로 단독으로는 외과적 마취심도를 얻기 어려운 약제이나 50%정도의 흡입시 환자에따라 의식이 상실되는 경우도 있으며, 통상 N_2O의 사용은 용해도가 낮으므로 다른 흡입마취제와 함께 사용할 때에 그 유도가 빨라지며, 또한 다른 흡입마취제의 소요농도를 감소시켜서 비교적 안전한 마취를 유지할 수 있는 보조 흡입마취제임.

2) 심혈관계에 미치는 영향

단독으로 사용할 때에는 심근억제 작용이 미미하여 심혈관계에 미치는 영향이 크지 않으나 opioid 등과 함께 사용하면 약간의 심혈관계 억제현상이 나타날 수 있으며 다른 흡입마취제와 같이 뇌혈류량을 증가시킨다.

3) 호흡기계에 미치는 영향

일회 호흡량은 약간 감소시키나 호흡수가 증가되므로 임상적으로는 동맥혈 탄산가스 분압에는 영향을 미치 지 않음. 그러나 수면제와 함께 사용할 때에는 수면제의 탄산가스에 의한 호흡반응 억압 작용을 더욱 강화시 킬 수 있다.

문2 Nitrous Oxide 라는 흡입마취제를 사용하여 전신마취를 시행할 때 구체적인 마취과정은 무엇인지

답 N_2O는 주로 보조 흡입마취제로 사용되기 때문에 산소와 50:50의 농도로 투여하여 주흡입마취제의 마취유도 속도를 빠르게 하고 마취유지를 위한 농도를 줄여주며 마취방법은 가항의 문2에서 답한 내용과 같음.

문3 Nitrous Oxide 흡입마취의 통상사용량과 마취시간은 얼마나 되는지

답 사용량은 대부분 50% 농도의 N_2O를 50% 산소 및 주마취제와 함께 사용하나 환자의 전신상태가 매우 나쁠 경우에는 주마취제 없이 60-70%의 N_2O를 30-40% 산소와 함께 사용하며 마취시간은 제한이 없음.

문4 Nitrous Oxide 흡입마취제가 다른 흡입마취제에 비하여 가지는 장점과 단점은 무엇인지

답 N_2O는 보조 흡입마취제이므로 다른 흡입마취제와 직접 비교하기는 어려우나 심혈관계와 호흡기계에 미치는 영향이 비교적 적다는 점이 장점이며 N_2O 단독으로는 충분한 마취효과를 가져올 수 없다는 점이 단점일 수 있음 .

문5 Nitrous Oxide 흡입마취제의 일반적인 부작용이나 합병증은 무엇인지

답 첫째는 N_2O는 마취도입시 폐포에서 혈액으로 대량 확산되며 마취종료시에 N_2O 흡입을 중단하고 공기를 흡입시키면 혈액내 확산되었던 N_2O가 대량 급격히 폐포내로 확산됨으로서 폐포내 산소분압과 탄산가스 분압을 감소시켜 저산소혈증이 발생하고 2차적인 호흡억제가 발생하는 확산성 저산소증을 일으킬 수 있다. 둘째는 마취중 체내에 정상적으로 또는 비정상적으로 존재하는 폐쇄공기체강(장관, 중이뇌실, 기흉, 공기색전)으로 이동하여 가스용적을 증가시킴으로 임상적으로 수술결과에 영향을 줄 수 있다. 즉 긴장성 기흉발생시 흉강내압을 급격히 상승시킬 수 있으며, 공기색전증 발생시 색전의 크기를 증가시켜 혈관내 유입된 공기의 양이 미미한 경우에도 환자를 사망시킬 수 있다. 그리고 고막성형술 같은 중이수술시 이식편을 전이시켜 수술예후를 불량하게 할 수 있다.

문6 Nitrous Oxide 흡입마취제의 사용시 일반적으로 주의할 점은 무엇인지

답 위에 기술한 합병증 발생에 유의하여 마취종료시 환자에게 충분한 산소를 공급하여 저산소혈증의 발생을 예방하고 수술후 폐쇄공기체강내 가스용적을 증가시킴으로 문제가 발생할 수 있는 경우에는 N_2O의 사용을 피한다.

문7 Nitrous Oxide 흡입마취제가 과량투여 되었을 때 나타나는 중독증상은 무엇인지

답 고농도로 투여되었을 때는 저산소혈증의 발생위험이 큰 것이 가장 문제임.

라. 전신마취시 일반적인 주의사항에 대하여

문1 전신마취를 시행중인 환자에게 주의하여 관찰할 사항은 무엇인지

답 환자감시장치를 이용하여 환자의 심전도, 순환기계의 상태변화(혈압, 심박수), 환기의 적정여부(인공호흡기의 분당 환기횟수, 1회 호흡량, 맥박산소포화도, 호기말 이산화탄소분압)를 측정하고 필요한 경우에는 동맥혈 가스분석, 혈액학적검사, 전해질 검사, 뇨량 측정 등을 통해 환자의 마취중 상태를 파악하고 그에 따라 마취관리를 하는 것이 필요함.

문2 흡입마취제를 사용하여 전신마취중인 환자에게 통상적으로 시행하는 모니터링의 종류 및 모니터링의 이유는 무엇인지

답 모니터링의 종류는 심전도, 혈압, 맥박, 맥박산소포화도, 뇨량 측정등이 기본적인 모니터링의 종류며 필요에 따라 체온, 호기말 이산화탄소분압, 동맥혈 가스분석, 중심정맥압 측정등을 추가할 수 있으며 이유는 환자의 마취중 상태를 정확하게 평가함으로 안전한 마취관리를 도모함에 있음.

문3 흡입마취제를 사용한 전신마취중 혈압이 불규칙하게 변화하는 증상이 발생하였다면 그 의미 및 처치는 무엇인지

답 혈압의 불규칙한 변화가 혈압의 과도한 상승을 의미하는 것인지 하강을 의미하는지를 질문의 내용만으로는 정확히 알 수 없으나 심한 혈압하강의 경우에는 마취심도가 너무 깊다던지 체내수액이 불충분한 경우가 많으므로 먼저 마취제의 투여를 중단하고 100% 산소만으로 환기시키면서 충분한 수액을 공급해주는 것이 첫 조치이며 계속 반응하지 않을때는 혈압상승제를 사용할 필요가 있음.

문4 흡입마취제를 사용하여 전신마취제를 시행하기 위하여 기관삽관술을 하고 흡입마취제를 투여한 직후의 동맥혈 가스검사 결과가 7.37/32.1/110/−5.6/19.9/98%로 나타났는바

❶ 위와 같은 검사결과의 의미는 무엇인지

답 환자는 경미한 대사성산증을 보이고 있으나 동맥혈내 pH, 이산화탄소분압, 산소분압, 산소함량, 산소포화도등이 모두 정상범위내에 있으므로 이 시점에서 특별한 치료를 필요로 하지는 않음. 더 상세한 내용을 알기 위해서는 환자의 혈압, 심박수, 체온, 심전도, 산소투여 농도, 환기상태 등에 대한 구체적인 수치가 필요함.

❷ 위와 같은 검사결과의 발생원인은 무엇인지

답 동맥혈 검사치가 Base Excess를 제외하고는 모두 정상범위내 임으로 특별한 발생원인을 찾기가 어려우나 환자의 혈압하강이나 체온하강시 말초조직으로 가는 혈류가 충분치 못할 경우 대사성산증을 나타낼 수 있음.

❸ 위와 같은 증상에 대한 적절한 치료방법은

답 혈압과 체온이 정상이라면 직접적인 치료보다는 환자의 상태변화에 대한 지속적인 관찰이 중요할

것으로 생각하나 필요한 경우 원인치료와 함께 sodium bicarbonate를 투여할 수도 있음.

문5 Enflurane과 Nitrous Oxide를 사용하여 전신마취를 시행하는 과정에서 흡입마취제를 중단한 직후 심각한 저혈압과 서맥 및 대사성산증이 발생한 바

❶ 위와 같은 증상이 의미하는 것은 무엇인지

답 기술한 문항의 내용만으로는 심한 혈압하강과 서맥상태에서 말초조직으로의 관류가 충분히 되질 않아 조직저산소증을 일으켜 대사산물로 유산이 증가되어 대사성 산증이 발생한 것으로 추정되나 마취중 혈압하강의 원인이 매우 다양하고 대사성 산증의 발생원인도 다양함으로 환자상태를 정확하게 진단하기 위해서는 혈압, 심박수 외에도 맥압, 심전도, 피부색, 모세혈관 순환상태, 전해질 이상유무, 뇨량, hemoglobin 농도, 동맥혈 산소포화도 등의 임상자료가 필요함.

❷ 위와 같은 증상의 발생원인은 무엇인지

답 전신 흡입마취중 혈압하강의 발생원인은 다음과 같다.

가. 마취중 환자에서 저산소혈증의 발생

나. 전신마취제의 과용량 사용

다. 수술에 의한 과다 출혈

라. 외과적 시술에 따른 기계적 장애에 의한 심혈관계 억제나 반사반응

마. 환자가 원래 갖고 있던 심혈관계 질환

바. 환자의 갑작스런 자세변화

사. 부적합 수혈 등

❸ 위와 같은 증상에 대한 적절한 치료내용은 무엇인지

답 먼저 마취제의 투여를 중단하고 100% 산소로 환기를 시키면서 혈압하강의 원인을 찾아 치료를 해주어야 하나 원인이 쉽게 발견되지 않을때는 환자의 산소포화도를 유지하면서 충분한 수액공급을 해주고 필요한 경우 혈압상승제나 항콜린성 약제(atropine등)를 사용하여 혈압을 상승시키고 서맥의 치료를 해주며 심한 대사성 산증이 존재할때는 산.염기 평형을 유지하기 위해 sodium bicarbonate를 투여함.

문6 Enflurane과 Nitrous Oxide를 사용하여 전신마취를 시행하는 과정에서 흡입마취제를 중단한 직후 저혈압, 서맥, 대사성산증, myotonic activity가 나타난 후 계속적인 seizure 증상이 있었다면 이와 같은 증상의 의미와 발생원인은 무엇인지.

답 저혈압, 서맥, 대사성산증의 발현 원인은 위의 문항들에 대한 답을 참고하기 바라며 myotonic activity 와 seizure의 발생은 환자가 수술전 중추신경계 질환이나 근육질환을 가졌는지 여부를 판별하는 것이 중요할 것으로 생각하며 장시간의 심한 저혈압이나 서맥으로 뇌혈류의 공급이 부족하여 환자가 저산소성 뇌손상을 받았을 가능성도 배제할 수 없으나 위의 기술내용만으로는 정확한 발생원인을 찾기가 어려움. Enflurane 이 중추신경계에 미치는 영향에 대해서는 문항 나 1번항의 답변을 참고하시기 바랍니다.

III. 서울지방법원 제 15민사부 99가합 36520 손해배상건의 진료기록 감정촉탁에 대한 회신

■ 감정할 사항

문1 이 사건 당시 김○○ 환자의 진단명은 무엇인지

답 결핵성 농흉(Tb empyema)으로 기록되어 있음.

문2 김○○ 환자가 피고병원에서 이 사건 입원전 과거에 받은 수술명은 무엇이고 과거 수술 당시 특별한 문제는 없었는지

답 1997년에 폐결핵 및 폐농흉으로 폐쇄성 흉강삽관배액술closed thoracostomy과 흉곽에 open window formation을 시행 받았으며 수개월 후 상처부위에서 삼출성 출혈bloody oozing이 있어 출혈을 멈추는 시술을 해준 것으로 기록되어 있으며 수술부위와 폐결핵을 제외한 전신상태는 특별한 문제가 없었던 것으로 보임.

문3 1998. 7. 27경 김○○ 환자가 시행받은 수술명 및 구체적인 수술방법은 무엇인지

답 수술명은 Clagette' s procedure를 시행한 것으로 되어있으며 구체적인 수술방법은 흉부외과학회에 문의하시기 바랍니다.

문4 1998. 7. 28경 시행된 수술방법과 관련하여 특별히 주의할 점은 무엇인지

답 흉부외과분야에 속하는 사항이므로 흉부외과학회에 문의하시기 바랍니다.

문5 1998. 7. 28경 김○○ 환자에게 사용된 마취방법은 무엇인지

답 주마취제로 Enflurane-Nitrous Oxide-Oxygen을 사용하여 전신마취를 시행하였음.

문6 이 사건 수술에서는 환자에게 Enflurane과 Nitrous Oxide라는 흡입마취제를 사용한 바

❶ Enflurane과 Nitrous Oxide의 사용시 일반적으로 알려진 부작용이나 주의할 점은 무엇인지

답 Enflurane을 사용할때는 환자의 상태에 따라 마취농도를 적정하게 조절하여야 하는데 고농도를 사용할때는 심한 혈압하강을 포함한 심혈관계의 불안정, 저산소혈증의 발현, 호흡억제, 회복의 지연, 대사산물에 의한 독성작용이 나타날 수 있으며 마취심도가 깊어질 경우 일시적으로 이상뇌파 소견을 보이고 비정상적 근육활동이 드물게 나타날 수도 있음. 따라서 환자감시장치를 이용하여 마취중 환자상태 변화를 계속적으로 관찰하면서 적절한 마취농도를 유지해주는 것이 중요함

Nitrous Oxide는 첫째 마취도입시 폐포에서 혈액으로 대량 확산되고 마취종료시에는 Nitrous Oxide 흡입을 중단하고 공기를 흡입시키면 혈액내 확산되었던 Nitrous Oxide가 대량 급격히 폐포내로 확산됨으로서 폐포내 산소분압과 탄산가스 분압을 감소시켜 저산소혈증이 발생하고 2차적인 호흡억제가 발생하는 확산성 저산소증을 일으킬 수 있으며 둘째는 마취중 체내에 정상적으로 또는 비정상적으로 존재하는 폐쇄공기체강(장관, 중이뇌실, 기흉, 공기색전)으로 이동하여 가스용적을 증가시킴으로 임상적으로 수술결과에 영향을 줄 수 있으므로 마취종료시 환자에게 충분한 산소를 공급하여 저산소혈증의 발생을 예방하고 수술후 폐쇄공기체강내 가스용적을 증가시킴으로 문제가 발생할 수 있는 경우에는 Nitrous Oxide의 사용을 피한다. 그외 전신마취시에 나타날 수

있는 일반적인 부작용이나 합병증, 즉 기도삽관시의 문제, 마취중의 환기관리 문제, 회복시의 기도관리 문제, 마취의 전과정을 통한 순환관리 문제 등 모든 전신마취시에 나타날 수 있는 문제들에 대해 주의를 하여야 함.

❷ 이 사건에서 사용된 Enflurane과 Nitrous Oxide의 사용량은 얼마이며 적절한 용량인지

답 Enflurane은 마취유도시에는 2-3% 농도를, 마취유지시에는 1-2% 농도로 투여하는 것이 일반적이며 Nitrous Oxide는 대부분 산소와 50:50(21:21)의 비율로 투여함.이 건의 경우 마취기록지에 농도의 표시가 없어 정확한 사용량은 알 수가 없으나 일반적인 원칙에 따라 사용하였을 것으로 생각함.

❸ Enflurane과 Nitrous Oxide의 과량투여시 중독증상은 무엇인지

답 Enflurane은 문항 6-1항의 답을 참고하시기 바라며 Nitrous Oxide는 고농도로 투여시 저산소증의 발생위험이 큼.

문7 1998. 7.28경 김○○ 환자의 수술을 위한 마취과정에서 모니터링을 한 내용은 무엇인지

답 비침습성 방법과 요골동맥을 천자한 침습성 방법 양쪽으로 혈압을 측정하였으며 심전도와 맥박산소포화도 측정기를 부착하여 심박동 리듬, 박동수, 맥박산소포화도를 측정하였고 그외 뇨량을 측정하였음.

문8 1998. 7. 28 경 김○○ 환자의 수술과정을 기록한 마취기록지를 보면 혈압이 불안정하게 측정되고 있는데 그 원인은 무엇인지

답 마취시작후 처음 1시간 30분은 혈압이 100-150/60-90mmHg로 유지되다가 15:45경부터 하강하기 시작하여 16:05 경에는 혈압이 60/30mmHg, 맥박수 40회/분으로 심한 혈압하강과 서맥을 보이고 있으나 마취기록지 상에서는 혈압하강의 원인을 알 수 없음.

문9 1998. 7. 28 김○○ 환자의 수술을 위한 마취과정에서 오후 14:15 경 기관삽관술을 시행하고 흡입마취제를 투여한 후 14:30경 나간 동맥혈가스검사 결과가 7.37/32.1/110/−5.6/19.9/98%로 나타났는바

❶ 위와 같은 증상이 의미하는 것은 무엇인지

답 환자는 경미한 대사성산증을 보이고 있으나 동맥혈내 pH, 이산화탄소분압, 산소분압, 산소함량, 산소포화도 등이 모두 정상범위내에 있으므로 이 시점에서 특별한 치료를 필요로 하지는 않으며 환자의 상태변화를 계속 관찰하는 것이 중요함.

❷ 위와 같은 증상의 발생원인은 무엇인지

답 동맥혈가스 검사치가 base excess를 제외하고는 모두 정상범위내이며 이때의 환자의 활력징후(혈압, 맥박)도 정상상태이므로 특별한 발생원인을 찾기가 어려움.

❸ 흡입마취제의 투여직후에 발생한 증상이므로 흡입마취제와의 관련성은 무엇인지

답 흡입마취제와의 관련은 없을 것으로 생각함.

❹ 위와같은 증상에 대한 적절한 치료내용은 무엇인지

답 동맥혈가스 결과치와 활력징후로 볼때는 특별한 치료가 필요없을 것으로 생각함. 그러나 마취과의사에 따라서는 경미한 대사성산증이라도 sodium bicarbonate로 교정해주는 경우도 있음.

문10 1998. 7. 27 오후 4시경 Enflurane과 Nitrous Oxide를 사용한 전신마취 도중 서맥, 저혈압, 심인성 쇼크, 긴장성-간대성 근육운동 증상이 발생한 바

❶ 위와 같은 증상의 의미는 무엇인지

답 심한 서맥과 저혈압, 심인성 쇼크는 심장에서 각 장기로 가는 혈액공급에 장애를 가져와 중요 장기의 허혈성손상을 일으킬 수 있으므로 매우 위험한 상태라 할 수 있음. 따라서 조직으로의 혈액공급을 유지하기 위한 응급처치가 필요함. 긴장성-간대성 근육운동은 Enflurane의 영향으로 일시적으로 나타날 수도 있으나 마취제 투여를 중단한 후에도 지속될 경우에는 다른 원인을 찾아야 함.

❷ 위와 같은 증상의 발생 원인은 무엇인지

답 마취중에 발생하는 심한 혈압하강의 원인은 매우 다양하여 마취기록지의 내용만으로는 정확한 원인을 알 수 없음. 참고로 마취중 발생하는 혈압하강의 원인들을 보면

가. 마취중 환자에서 저산소혈증의 발생

나. 전신마취제의 과용량 사용

다. 수술에 의한 과다 출혈

라. 외과적 시술에 따른 기계적 장애에 의한 심혈관계 억제나 반사반응

마. 환자가 원래 갖고 있던 심혈관계 질환

바. 환자의 갑작스런 자세변화

사. 부적합 수혈 등이 있음.

Enflurane 마취중 발생한 긴장성-간대성 근육운동의 원인으로는

가. Enflurane 마취시 드물게 나타나는 이상근육 운동의 한 현상일 경우(이는 일시적 현상임)

나. 환자가 수술전 중추신경계 질환이나 근육질환을 가졌을 경우

다. 장시간 저산소상태에 있거나 심한 저혈압, 서맥으로 뇌혈류의 공급이 부족하여 환자가 저산소성 뇌손상을 받았을 경우

❸ 위와 같은 증상이 발생하였을 때 통상적인 치료방법은 무엇인지

답 먼저 마취제의 투여를 중단하고 100% 산소로 환기를 시키면서 혈압하강의 원인을 찾아 치료를 해주어야 하나 원인이 쉽게 발견되지 않을때는 충분한 수액공급을 해주고 필요한 경우 혈압상승제를 투여하며 대사성산중이 존재할때는 sodium bicarbonate를 투여해 줌. 그리고 경련이 계속될 경우에는 항경련제, 진정제 등을 사용함.

❹ 피고병원에서의 치료내용은 무엇인지

답 100% 산소를 투여하면서 ephedrine, epinephrine등 혈압상승제와, 대사성산증 치료제인 bivon (sodium bicarbonate), 이뇨제인 lasix, 스테로이드제제인 solumedrol, 항부정맥제인 lidocaine, 진정제인 dormicum(midazolam), 근육이완제인 pipecuronium을 투여하여 환자를 치료하였음.

문11 위의 문항(10) 과 관련하여 피고병원의 치료후 저혈압과 서맥증상은 회복되었으나 경련 발작은 계속되었는바

❶ 위의 증상에 대한 진단검사와 그 결과는 무엇인지

답 뇌단층 촬영(Brain CT) 소견은 좌측 전두엽의 오래된 뇌연화증cerebromalacia 및 피질부종cortical swelling, 회백색질gray white matter의 경계 소실(전체적 허혈성 변화 의심)로, 뇌 자기공명 영상Brain MRI 소견은 좌측 전두엽과 우측 전두엽 기저의 뇌연화성 변화와 오래된 경색 및 미만성 피질 위축으로, 뇌파(EEG) 소견은 7/28자는 비정상 뇌파, 경미하나 미만성의 대뇌기능 장애, 좌측 두정부parietal region에 구조적 병소가 있는 것으로, 8/13자는 대뇌기능 장애가 중등도내지 심한 정도로, 피질 활동도는 더 감소되어 있는 것으로 기록되어 있음.

❷ 위와 같은 증상이 발생하는 원인은 무엇인지

답 위와 같은 증상이 발생하는 일반적인 원인에 대해서는 신경과학회에 문의하시기 바랍니다.

❸ 위와 같은 증상에 대한 통상적인 치료방법과 피고병원에서의 치료내용은 무엇인지

답 경련,발작이 계속될 경우에는 수면제, 진정제, 항경련제를 사용하여 경련, 발작을 멈추어야 하며 뇌압의 상승을 방지하기 위해 mannitol등을 사용하여야 하나 더 구체적인 내용은 신경과학회에 문의하시기 바랍니다. 이 병원에서의 치료는 인공호흡기로 환자의 환기를 유지시키면서 항경련제인 dilantin, 진정제인 valium. 정맥마취제인 pentothal, 근육이완제인 vecuronium을 사용하여 환자의 경련, 발작을 치료하였고 뇌압하강을 위해 mannitol을 투여하였음.

문12 김○○ 환자의 수술실에서 중환자실로 옮겨진 후의 치료내용과 그 후의 치료경과는 무엇인지

답 치료내용은 문항 11-3과 같으며 환자는 계속 인공호흡기로 호흡보조를 받으면서 생체활력 징후는 안정을 유지하고 있었으나 뇌기능 상태가 호전된지 여부는 기록상으로는 알 수 없음.

문13 흡입마취제를 사용한 전신마취로 인하여 발생가능한 부작용이나 합병증은 무엇인지

답 문항 6-1)의 답을 참고하시기 바랍니다.

문14 흡입마취제를 사용한 전신마취 과정에서 뇌손상이 발생한 증례가 있는지(있다면 구체적으로 서술)

답 흡입마취제를 사용한 전신마취시에 발생하는 뇌손상은 마취중 발생한 저산소증에 의한 경우가 가장 많으며 마취중 저산소증을 일으키는 원인은 다음과 같음.

가. 흡입 산소농도의 저하

나. 마취중 호흡회로의 분리(산소공급의 중단)

다. 기관내관의 일부폐쇄

라. 기관지내 삽관(폐션트율의 증가)

마. 환자가 가지고 있던 심폐질환

바. 기관내관 튜브의 우발적 발관(산소공급의 중단)

사. 식도내 삽관(산소공급의 중단)

아. 기관지 경련에 의한 환기부전

자. 심한 혈압하강(심박출량의 저하)

차. 체내 대사율의 변화

카. 심한 빈혈

IV. 서울지방법원 제15민사부 판결(99가합36520 손해배상(의))

■ 주문

1. 피고는 원고 김ㅇㅇ에게 178,079,556원, 원고 이ㅇㅇ에게 500만원, 원고 김ㅇㅇ, 김ㅇㅇ, 김ㅇㅇ에게 각 200만원 및 각 이에 대하여 1998. 7. 27.부터 2001. 7. 11.까지는 연 5%, 2001. 7. 12부터 갚는 날까지는 연 25%의 각 비율에 의한 금액을 지급하라.
2. 원고들의 나머지 청구를 각 기각한다.
3. 소송비용 중 50%는 원고들이, 50%는 피고가 부담한다.
4. 제1항은 가집행할 수 있다.

■ 청구취지

원고 김ㅇㅇ은 358,667,051원, 원고 이ㅇㅇ는 1,500만원, 원고 김ㅇㅇ, 김ㅇㅇ, 김ㅇㅇ는 각 300만원 및 이에 대한 주문과 같은 지연손해금 청구.

■ 이유

1. 손해배상책임의 발생

가. 기초사실

(1) 원고 김ㅇㅇ(이하 원고라고 한다. 원고 이ㅇㅇ는 그의 처, 나머지 원고들은 그의 자녀들이다)은 1997. 7.경 호흡곤란 증상을 호소하며 피고가 운영하는 ㅇㅇㅇ병원(이하 피고병원이라 한다)에 내원하여 폐결핵, 결핵성 농흉(結核性膿胸, tuberculous empyema: 결핵균에 의하여 폐에 고름이 고인 것)의 진단을 받고, 폐농흉의 배농을 위하여 농흉 부위가 외부로 노출되도록 하는 개방창 형성술(open window formation)을 시행받았다.

(2) 그 후, 원고는 피고병원에서 위 폐결핵 등에 대한 치료를 계속 받아 오던 중, 1998. 7. 25. 위 수술창을 봉합하는 개방창 폐쇄수술(이하 이 사건 수술이라 한다)을 받기 위하여 입원하였다. 원고는 문진 및 신체검진을 비롯하여 수술 전 검사로서 혈액검사, 소변검사, 흉부 X선 촬영, 심전도검사, 간기능검사 등을 받았는데, 가슴과 폐에 대한 청진상으로 좌측 하부 폐 부위의 호흡음이 거칠었을 뿐, 별다른 이상 증세는 관찰되지 않았다.

(3) 이 사건 수술에 앞서, 피고병원 마취 담당의사인 김ㅇㅇ 등은 1998. 7. 27. 14:15경 전신마취를 위하여 근이완제인 판큐로니움pancuronium 0.5mg과 마취유도제인 펜토탈 소디움pentothal sodium 250mg을

*1) 일반적으로 엔플루레인은 마취 도입시에는 2-3%의 농도를, 마취 유지시에는 1-2%의 농도로 투여하고, 아산화질소는 산소와 50:50의 비율로 투여한다.

투여하고, 기관내에 삽관된 튜브를 통하여 전신 흡입마취제인 엔플루레인enflurane과 아산화질소(nitrous oxide, N_2O;약한 흡입마취제로서 강력한 흡입마취제인 엔플루레인과 병용하여 사용된다)를 흡입시켜 전신마취를 유도하였다(전심마취 상태를 유지하기 위하여 아산화질소는 15:45경까지, 엔플루레인은 수술종료시인 16:00경까지 계속 흡입시켰는데, 진료기록부상 위 흡입마취제의 흡입농도[1])에 관하여서는 아무런 기록이 없다).

(4) 피고병원 흉부외과 의사인 김○○등은 그날 14:50경 이 사건 수술에 착수하여 개방창 부위의 피부와 근육을 절개하고 농흉강에 항생제를 채운 다음 절개 부위를 봉합하였다. 그런데, 이 사건 수술이 마지막 단계에 접어들어 피고병원 의사들이 흡입마취제인 아산화질소의 투여를 중단한 15:45경까지 혈압이나 맥박에 별다른 이상을 보이지 않던 원고는 갑자기 혈압 하강 및 서맥 증세를 보이기 시작하였고, 피고병원 의사들이 창상 소독 및 압박을 시행하고 수술을 종료한 16:00경에는 맥박이 분당 20-30회로 심한 서맥 증세를 보이고 혈압측정이 불가능한 상태에 이르렀다.

(5) 이에 피고병원 의사들은 즉시 원고에 대하여 심장마사지를 시행하고 에피네프린(epinephrine, 혈압상승제), 비본(bivon, 심장마비를 소생시켜 줄 수 있고 저산소증을 치료하는 약), 라식스(lasix, 이뇨제)를 투여하는 등 응급소생술을 시행하였고, 이에 원고는 혈압 및 심장박동은 정상으로 돌아왔으나 의식을 회복하지 못하였으며, 그 후 중환자실로 옮겨져 계속적인 치료를 받았음에도 저산소증에 따른 허혈성 뇌손상으로 현재까지 식물인간 상태에 빠져 있다.

나. 판단

(1) 위 인정사실에 의하면, 원고는 전신 흡입마취 상태에서 이 사건 수술을 받던 도중 갑작스런 혈압하강 및 서맥 증세가 나타나, 그에 따른 저산소증에 의한 허혈성 뇌손상으로 식물인간 상태에 빠지게 되었는바, 위와 같은 전신 흡입마취 중 혈압하강의 원인으로는 마취 중 저산소혈증의 발생, 전신마취제의 과다 사용, 원래의 심혈관계 질환, 수술 중 과다출혈, 외과적 시술에 따른 기계적 장애에 의한 심혈관계 억제나 반사반응, 환자의 갑작스런 자세변화, 부적합 수혈 등을 들 수 있다.

그런데, 이 사건 수술 전후를 통하여 원고에게 갑작스런 혈압하강을 초래할 만한 심혈관계 질환이 있었음을 인정할 아무런 증거가 없고, 또한 이 사건 수술 도중 과다출혈, 시술에 따른 기계적 장애, 갑작스런 자세변화 또는 부적합 수혈이 있었다는 흔적이 전혀 보이지 않으므로, 결국 이 사건 수술 도중 원고의 혈압하강 원인으로는 전신마취 중 저산소혈증의 발생과 전신마취제의 과다 사용만이 남게 되고, 나아가 이 사건 수술에 사용된 흡입마취제인 엔플루레인은 고농도로 투여될 경우 심한 혈압하강을 포함한 심혈관계의 불안정, 저산소혈증의 발현, 호흡억제 등이 나타날 수 있고, 또다른 흡입마취제인 아산화질소 또한 고농도로 투여될 경우 저산소혈증이 발생할 위험이 클 뿐만 아니라, 마취 도입시 아산화질소는 폐포(肺胞; 기관지가 폐의 내부에 들어가서 나뭇가지 모양으로 갈라져 그 종말부가 팽대되어 있는 부분으로, 여기서 공기와 혈액의 가스 교환이 이루어진다)에서 혈액으로 대량 확산되는데, 마취 종료시 아산화질소의 흡입을 중단하고 공기를 흡입시키면 혈액내에 확산되었던 아산화질소가 대량으로 급격히 폐포내로 확산됨으로써 폐포내 산소분압과 탄산가스분압을 감소시켜 저산소혈증이 발생하고 2차적인 호흡억제가 발생하는 확산성 저산소증을 일으킬 수 있으므로, 마취 종료시 위와 같은 저산소혈증을 예방하기 위하여는 충분한 산소를 공급하여야 한다는 점(위 신체감정촉탁결과 및 사실조회결과)을 고려한다면, 결국 피고병원 마취 담당의사인 김ㅇㅇ 등이 이 사건 전신마취를 시행하면서 흡입마취제인 엔플루레인이나 아산화질소를 과다 사용하였거나(앞서 본 대로 피고병원의 진료기록부상 위 흡입마취제의 흡입농도에 관하여는 아무런 기록이 없다), 또는 마취 종료시에 아산화질소의 흡입을 중단하면서(아산화질소의 흡입을 중단할 즈음인 15:45경 원고에게 혈압 하강 및 서맥 증세가 나타나기 시작하였다) 원고에게 충분한 산소를 공급하지 못한 잘못으로 말미암아 갑작스런 혈압하강 및 서맥 증세를 초래하였고, 그로 인하여 저산소증에 따른 허혈성 뇌손상을 야기한 것으로 추정된다.

따라서 피고는, 원고에게 발생한 뇌손상이 위와 같은 피고병원 의사들의 잘못에 기인한 것이 아니라 전혀 다른 원인으로 말미암은 것이라는 입증을 다하지 못하는 이상, 피고병원 의사들의 사용자로서 그들의 위와 같은 진료상 과실로 인하여 원고들이 입은 모든 손해를 배상할 책임이 있다.

(2) 피고는 이에 대하여, 원고는 이 사건 수술 후 뇌 CT촬영상 뇌경색, 미만성 피질뇌병증, 저산소성 뇌손상 소견을 보였고, 뇌 MRI 검사상 뇌수두증, 양측뇌실, 좌측전두엽 경색 등의 소견이 관찰되었는바, 수술 중 원고의 혈압하강, 서맥 증상 및 그에 따른 뇌손상은 원고에게 이미 존재하고 있던 위 뇌경색 등의 체질적인 소인으로 인하여 불가항력적으로 발생하였다고 주장하나, 피고 주장과 같은 위 뇌병증이 이 사건 수술 전부터 이미 존재하고 있었다거나, 그로 인하여 수술 중 혈압하강 및 서맥증세가 발생하였음을 인정할 만한 증거가 없다.

다. 책임의 제한

다만, 원고는 이 사건 수술을 받기 위하여 피고병원에 입원하기 직전까지 폐결핵, 결핵성 농흉으로 치료를 받고 있었고, 이 사건 수술 직전 시행한 흉부 CT촬영 결과 그동안의 지속적인 치료에도 불구하고 활동성 결핵이 여전히 존재하고 있는 것으로 진단되었으며(갑5의 73), 입원 직후 시행한 신체검진에서도 좌측 하부 폐 부위의 호흡음이 거칠었던 점에 비추어, 원고는 이 사건 수술 당시 위 질병으로 인하여 어느 정도의 호흡장애를 겪고 있었던 것으로 판단되는바, 위 기왕증은 이 사건 수술 도중 위와 같은 저산소증의 발현에 기여한 것으로 보이므로, 이를 피고가 배상하여야 할 손해액을 산정함에 있어 참작하기로 하되, 그 비율은 위 사실관계에 비추어 20%로 정함이 타당하여, 피고의 책임 범위를 80%로 제한한다.

2. 손해배상의 범위

생략

3. 결론

그렇다면 피고는 원고 김○○에게 합계 178,079,556원(재산상손해 158,079,556원 + 위자료 2,000만원), 원고 이○○에게 500만원, 원고 김○○, 김○○, 김○○에게 각 200만원 및 이에 대하여 1998. 7. 27.(이 사건 사고일)부터 2001. 7. 11.(이 판결선고일)까지는 민법, 그 다음날부터는 소송촉진 등에 관한 특례법에 의한 법정 지연손해금을 지급할 의무가 있다.

참고사항

이 사건에서는 재판부의 판결문 중 판단 항목에서 "따라서 피고는, 원고에게 발생한 뇌손상이 위와 같은 피고병원 의사들의 잘못에 기인한 것이 아니라 전혀 다른 원인으로 말미암은 것이라는 입증을 다하지 못하는 이상, 피고병원 의사들의 사용자로서 그들의 위와 같은 진료상 과실로 인하여 원고들이 입은 모든 손해를 배상할 책임이 있다." 는 내용에 대한 판단근거를 살펴보는 것이 중요할 것으로 생각됨.

▶ 사례 18(이비인후과)

I. 사건 개요

원고 김○○의 망자 김○○은 만 7세경부터 취침중 코를 골고 감기에 걸리면 목이 붓는 등의 증상을 보여 1994. 8. 16 경 ○○의대 부속 ○○병원에 이비인후과 전문의인 피고 류○○에게 진찰을 받게 되었음. 피고 류○○은 위 망자의 증상은 편도선의 일종인 아데노이드의 비대로 인한 것으로서 아데노이드 절제수술을 하면 완치할 수 있으며 동 수술은 소요시간 약 50분 정도의 간단한 수술이므로 안전에 관한 걱정을 할 필요는 없다는 진단을 하였고 이에 원고는 안심하고 위 망자의 아데노이드 절제수술을 받기로 결심하여 1994. 8.17 위 망자는 동 병원에서 수술, 특히 마취시술을 위한 사전검사로서 혈액검사, 소변검사, 엑스레이 촬영 등을 하고 그 다음날인 8.18 동 병원에 입원하였으며 동일 17:00경에는 마취시술에 결정적인 장애사유가 되는 악성고열증 유무를 확인하기 위한 시.피.케이(CPK)검사를 받았는데 그 수치가 정상인 보다 높다는 검사결과가 나와 동일 23:00 경 재차 검사를 하였으나 역시 정상치보다 2 - 3 배정도 높은 수치가 나왔으며 병원측으로부터 다음날로 예정되어 있던 수술이 연기될 수 있다는 통지를 받았음. 그러나 병원측은 8.19 오전 수술을 시행하였으며 09:50경 의사인 피고 류○○등 6명이 수술팀을 이루고 마취과 2년차 수련의인 피고 정○○이 단독으로 전신마취 시술을 한후 피고 류○○의 집도로 아데노이드 절제수술을 시작하였음. 후에 임상기록과 피고 류○○, 구○○ 등의 진술에 의하여 확인한바에 따르면 10:35경부터 갑자기 위 망자의 혈압이 급격히 떨어지고 맥박이 현저히 느려지는 등 저산소증이 발생하였고 이에 놀란 피고 오○○가 절제수술 마무리단계에 있던 피고 류○○에게 싸인을 보내 수술을 중지시키고 마취과 과장인 구○○의 지원을 받아 상황파악을 시도하였으나 상태는 계속 악화되었으며 이후 고농도산소로 인공호흡, 심장맛사지, 전기충격 등의 소생술을 시행하다가 회생불가능이라고 판단, 소생술을 중단하고 사망을 확인하였음.

II. 서울지방법원으로 부터의 감정촉탁의뢰 사항

감정사항에 나오는 Creatine Phosphokinase (CPK)는 근육내 존재하는 효소enzyme로서 근육조직의 이상에 매우 민감한 반응을 보이는 효소임. CPK 수치의 상승은 다음과 같은 경우에 주로 일어남.

1. 심근경색증Myocardial infarction이 발생했을때.
2. 악성고열증Malignant hyperthermia이 발생하거나 발생위험성이 높은 환자에서 상승함. 그러나 CPK 상승이 절대적 기준은 아님.
3. 외상등에 의해 골격근이 손상을 입었거나 근육질환이 있을때.
4. 고열(High fever)이 있을때.

이 환자에서는 상태악화 당시의 증상(급격한 혈압하강, 심한 서맥발생 등)이 악성고열증의 증상(급격한 체온 상승, 빈맥, 부정맥, 빈호흡, 혈압의 불안정, 근육경직, 이산화탄소 축적, 청색증 등)과는 전혀 다른 양상을 보이며 7 세의 소아에서 심근경색증의 발현가능성은 거의 없으므로 1, 2 항은 상승의 원인에서 제외해도 무방할 듯 합니다. 이 환자에서 수술전 CPK 상승의 원인이 무엇이였는지를 진료기록부상에서는 찾을 수 없으나 환자의 사망원인이 CPK 의 상승과 직접 관련이 있는 것으로 생각되지는 않습니다.

문1 의사 류○○ 등의 환자에 대한 수술강행이 적절한 것이었는지 여부.

답 수술의사나 마취의사가 CPK의 상승이 수술이나 마취에 큰 영향을 미치지 않을 것이라고 판단하여 수술을 시행한 것 같으며 수술과 마취시행의 최종판단은 환자를 담당한 의사의 고유영역이므로 진료기록부만을 보고서는 수술시행이 적절했는지 여부를 판단할 수 없음. 수술전 환자의 신체검사 소견은 이비인후과적 문제를 제외하고는 정상이였던 것으로 추정함.

문2 CPK 검사결과 그 수치가 정상인의 경우보다 2 – 3배정도 높게 나온 환자에 대하여 전신마취 시술을 한 것이 적절한지 여부.

답 CPK 상승원인이 위의 1,2 항에 속하지 않는다면 CPK 상승자체가 전신마취의 금기사항은 아님.

문3 환자 김○○의 사망이 의사 류○○ 등의 과실에 기인하는 것인지의 여부.

답 수술전 전신상태가 정상이였던 환자가 수술중 갑작스런 혈압하강과 서맥을 나타내고 결국 심정지로 이어져 소생술을 시행하였으나 전혀 반응하지 않고 사망한 점은 이해하기가 힘드나 그 원인을 진료기록부상에서는 찾을 수 없음. 환자상태의 진행경과로 보아 악성고열증과는 무관한 것으로 생각함. 참고로 수술중 갑작스런 저혈압과 서맥을 가져올 수 있는 상황은 다음과 같음.

1) 환자에서 저산소혈증의 발생

ㄱ. 저산소농도 흡입.

ㄴ. 마취중 인공호흡회로의 이탈 및 분리.

ㄷ. 식도 및 기관지내 삽관

ㄹ. 삽관시의 자극에 의한 후두 혹은 기관지 경련에 따른 환기부전.

ㅁ. 기관내 분비물이나 이물질에 의한 기관튜브의 폐쇄 혹은 튜브자체의 꼬임.

ㅂ. 실수에 의한 발관을 인지하지 못하였거나 재삽관에 실패했을시.

2) 마취약제의 고농도나 과량투여.

3) 환자의 마취전상태가 불량했거나(전해질 불균형, 심한 탈수 또는 빈혈)이미 갖고 있던 전신질환(예: 심근경색증, 심부전증 등 심장 질환이나 심한 폐질환)에 의해.

4) 수술중의 심한 출혈.

5) 수술조작에 의한 심혈관계 억제 및 반사작용.

참고사항

이 건에서 형사건은 의사의 과실에 대한 부분이 검찰에서 무협의 처리되었으며 손해배상청구 민사소송건에서는 소송중 환자측과 병원측이 보상액에 합의하여 소취하를 함으로 종결된 사건임. 환자에서 수술중 갑자기 혈압하강과 서맥이 발생하고 이어 시행한 심폐소생술에도 전혀 반응하지 않고 사망한 이유는 부검에서도 특별한 소견을 찾지 못해 밝혀지지 않음.

▶ 사례 19(산부인과)

I. 사건 개요

민원인(여 40세)은 1995. 4. 19. ㅇㅇㅇ리 소재 ㅇㅇ병원에서 자궁근종 수술을 받던 중 심한 출혈로 인한 혈압하강으로 혈액과 수액의 신속한 투여를 위해 혈관노출술을 시행하는 과정에서 의사의 수술 실수로 신경손상을 가져와 오른쪽 손가락 등이 마비되어 타 병.의원에서 치료를 받았으나 엄지, 검지 손가락이 감각이 없다고 주장하며 이에 대한 진상규명을 요구함.

■ ㅇㅇ구 보건소 심의의뢰 내용

문1 수술의 적정성 여부

답 환자의 진료기록부를 살펴본 결과 이 환자의 질환인 자궁출혈을 동반한 자궁근종은 반드시 자궁근종 적출술을 필요로 하는 질환임으로 수술의 시행은 적절한 것으로 판단되며 수술의 과정에서 심한 출혈로 단시간내 대량수혈을 필요로 했던것 같으며 수혈을 위한 추가 혈관통로를 확보하기 위해 척측피정맥basilic vein의 혈관노출술을 시행하는 과정에서 정중신경median nerve에 일부 손상이 가해진 것으로 사료됩니다(근전도 결과를 볼 때).

대량출혈은 환자의 생명을 위협하는 응급상황이고 신속한 수혈을 위해 수혈통로 확보는 필수적임으로 상박에 혈관노출술을 시행한 것은 환자의 생명을 구하기 위한 적절한 치료행위였으나 응급상황에서 서둘러 시행하는 과정에서 척측피정맥 가까이에 있는 정중신경의 일부 손상을 가져온 것으로 사료되며 이는 응급 혈관노출술시에 발생할 수 있는 합병증의 하나입니다.

3 척추 및 경막외마취하 수술 중 발생한 사례들

▶ 사례 1 (산부인과)

I. 사건 개요

임산부(30세 여자)가 1999. 7. 2. 09:00경 분만을 위하여 산부인과의원에 입원한 후 분만촉진제인 옥시토신 5유니트를 주입하여 질식분만을 시도하던 중 태아의 머리가 완전히 회전하지 아니하자 위 산부인과의원 원장인 전문의 김ㅇㅇ은 제왕절개수술을 하기로 하고 급히 마취과 전문의 원ㅇㅇ에게 연락함. 위 원ㅇㅇ이 16:40경 도착하여 경막외마취를 한 후 17:00경 제왕절개수술을 시작하였으나, 17:10경 아이의 머리가 보일 즈음 갑자기 혈압과 맥박이 측정되지 않는 등 심박동정지가 발생하여 응급 심폐소생술(기관내 삽관을 하고 100% 산소로 인공호흡을 하면서 심장 맛사지 및 약물투여 등)을 시행함. 17:25경 심박동이 재개되고 혈압, 맥박, 자발호흡이 돌아오고 동공반사도 정상으로 돌아왔으나, 의식이 회복되지 않아 환자를 종합병원으로 전원 함. 환자는 중환자실에서 치료중 의식을 제외한 다른 활력징후는 양호하였으나 수 차례 전신경련이 발생하여 항경련제를 투여함. 환자는 신경과 진찰에서 뇌의 저산소성 손상에 의한 간질지속상태(경련 중첩증 : status epilepticus)로 진단됨. 환자는 이후 전신경련 치료제(딜란틴 및 바리움)를 투여받고 호흡관리를 받는 등 계속 치료를 받아왔으며 현재 대뇌기능저하상태(사지운동의 저하, 고위 지질 기능저하)로 치료중이나 뇌 MRI 검사상 미만성 뇌위축 소견diffuse brain atrophy을 보임. 환자는 최종적으로 저산소성 뇌손상에 의한 경련중첩증으로 진단됨.

II. 인천 지방검찰청 사건 61100-162건의 감정의뢰에 대한 회신

1. 감정의뢰 사항

피의자 원ㅇㅇ이 피해자 임ㅇㅇ를 마취하면서 적절한 사전검사를 하지 않았거나 마취방법의 오류 또는 수술진행중 피해자의 마취상태에 대한 감시소홀이나 심장정지에 대한 적절한 조치를 취하지 아니하는 등 의료행위에 업무상 과실이 있었는지 여부

답 1. 수술전 검사의 적절성 여부

환자에게 수술전 시행한 검사는 소변검사를 2회(1999. 4. 16. 과 5. 17), 간기능검사(1998. 12. 28), 혈액검사(1998. 12. 28)를 실시한 것으로 되어있음. 따라서 이 환자의 경우 수술직전에는 병리검사를 하지 않은 것으로 보임. 일반적으로 혈액검사, 간기능검사 등은 환자가 진행하는 전신질환을 갖고 있지 않을 경우 3개월간 유효하고 흉부 방사선검사, 심전도검사는 6개월간 유효한 것으로 간주함. 예정수술환자에서 수술전 시행하는 기본검사로는 혈액검사, 간기능 검사, 흉부방사

선 검사, 심전도 검사 등이 있으나 이는 법적으로 강제된 규정은 아니며 대학병원이나 종합병원급에서는 대부분 시행을 하고 있으나 의원급에서는 이중 일부를 생략하기도 함. 특히 응급환자의 경우엔 수술의사나 마취과 의사의 판단에 따라 검사 시행여부를 결정할 수 있으므로 수술전 검사의 미시행이 위법은 아닌 것으로 생각함. 참고로 미국의 경우는 환자의 병력조사와 이학적 검사에서 특별한 소견이 없고 환자의 증상이 없을 경우에는 수술전 기본검사(screening test)가 소요되는 의료비용에 비해 마취와 수술에 도움을 주지않는다 하여 가능한 검사항목을 줄이고 있는 추세임.

2. 마취방법의 문제

환자에게 시행된 마취방법은 지속적 경막외 차단법(continuous epidural block)으로 산과마취시 흔히 사용되는 마취방법의 하나이므로 방법의 선택은 문제가 없으며 약제의 용량은 마취과 의사의 진술조서에 의하면 lidocaine을 경막외로 처음엔 5cc를 주입하고 카테터를 고정시킨후 13cc를 주입한 것으로 되어있는데 이 용량은 일반적으로 사용되는 용량으로 생각됨. 이후 투여된 pentothal sodium은 주로 마취유도시 사용되는 barbiturate 계열의 정맥마취제로 약제 자체가 의식소실, 호흡이나 순환억제 작용을 가지고 있으나 환자가 심혈관계 질환을 가졌거나 저혈량의 상태인 경우를 제외하고는 150mg 의 용량에서는 심한 혈압하강이나 호흡억제를 일으키지 않음. 그러나 의식소실후 환자의 생체활력징후 변화에 대한 면밀한 감시가 필요함. 마취기록지에는 경막외 차단술시 사용한 약제의 종류와 용량은 기록되어 있지 않으며 앞장의 경막외 마취시술 하단에 lidocaine, bupivacaine, morphine, nalbuphine, diazepam 같은 약제를 기록한 이유가 무엇인지 기록자의 설명이 필요할 것 같음(사용여부에 대하여).

3. 마취상태에 대한 감시여부와 심정지 발생 후 적절한 조치여부

마취중 환자상태의 감시는 혈압, 맥박을 5분마다 측정하고 맥박산소포화도의 변화를 관찰한 것으로 마취기록지에 기록되어 있으며 심전도 변화는 감시하지 않은 것으로 보임.

환자가 심정지를 일으킨 후의 처치(기관삽관 및 100% 산소로 조절호흡 시행, 심장 맛사지, epinephrine, Bivon, dopamine, lasix 투여 등)는 적절한 것으로 판단되나 환자가 저산소성 뇌손상을 받은 것으로 보아 심정지 발생시점과 심폐소생술 시행시기 사이에 시간간격이 있었을 가능성을 배제할 수 없음.

4. 심정지 발생원인

일반적으로 경막외 마취중 발생할 수 있는 심정지 혹은 호흡정지의 원인으로는 1) 국소마취제의 과다 혹은 고농도 투여에 의한 국소마취제의 독성작용, 2)수기상의 잘못으로 국소마취제의 혈관내 유입이나 지주막하로의 유입에 의한 독성작용, 3) 환자가 원래 지니고 있던 심폐질환, 4) 마취약제에 대한 과민반응, 5) 산과환자의 경우에서는 분만중 혹은 직후 발생할 수 있는 합병증(양수색전증, 폐혈전색전증, 공기색전증 등)을 의심할 수 있으나 이 환자의 경우에는 1), 2)번은 시술한 마취과 의사의 진술로 볼때 수기상의 잘못(경막의 파열에 의한 지주막내 약제 주입 혹은 혈관내 주입)이나 투여 용량에서의 잘못은 없는 것으로 생각되며 3)번의 경우는 제외될 수 있고, 4)번의 경우도 약제투여 시기와 증상발생과의 시간간격으로 볼 때 제외될 수 있고, 5)번의 경우는 합병증 발생시 나타날 수 있는 임상증상(호흡곤란, 혈압하강, 청색증, 혈액응고장애 등)과 환자의 증상(갑작스런 심정지)과는 다소의 차이가 있으므로 진료기록부만으로는 심정지 발생원인을 찾기가 어렵습니다. 따라서 진료기록부상으로는 마취과 의사의 과실여부를 판단할 수 없습니다.

III. 인천지방법원 제5민사부 99가합 14194 손해배상건의 진료기록 감정촉탁의뢰에 대한 회신(1)

■ 감정의뢰 사항

위 임ㅇㅇ의 현 상태와 관련하여

문1 ㅇㅇ병원에서는 원고의 현증세를 저산소증으로 인한 뇌손상으로 진단하였는바

❶ 저산소증의 원인에는 어떠한 것이 있는지.

답 일반적인 저산소증의 원인으로는.

가. 흡입 산소농도의 저하(21% 이하)

나. 폐포환기량의 감소

ㄱ. 호흡억제

중추성 : 신경질환, 수술전의 과도한 전처치, 마취약제의 과량투여

말초성 : 신경근 질환, 근육이완제의 사용할 때

ㄴ. 호흡사강의 증가

기계적환기, 저혈압, 심폐질환, 마취장비

ㄷ. 기계적 장애

기도폐쇄, 흉벽 장애

다. 폐질환에 의한 폐확산의 장애, 폐션트의 증가, 폐환기/관류비 불균형의 심화

라. 혼합정맥혈 산소함량의 감소

심박출량의 저하, 체내 대사량의 증가, 심한 빈혈 등이 있으나 이 환자의 경우엔 심정지로 인한 체내 조직으로의 일시적인 산소공급 중단이 저산소증의 원인인 것으로 생각됨.

❷ 제왕절개수술을 받던 임산부에게 나타날 수 있는 저산소증 등의 발병을 예방하기 위하여는 어떠한 조치를 취하여야 하는지.

답 제왕절개술을 받는 환자뿐 아니라 일반적으로 마취하에 수술을 받는 환자들에서는 마취와 수술중의 저산소증을 방지하기 위해서 환자의 생체활력징후의 변화에 대한 지속적이고도 철저한 감시가 필요하며 기도확보, 충분한 환기와 산소투여, 정상적인 심혈관계 기능의 유지를 해주면서 이상이

생길 경우 즉각적인 처치를 해주는 것이 필요함.

❸ 위와같이 제왕절개술 도중에 저산소증이 발생하였을 때 각 의료인은 어떠한 조치를 취하여야 하는지

답 먼저 환자의 기도를 확보하고 고농도의 산소투여하에 충분한 환기를 시킴과 동시에 심혈관계의 기능을 보존하면서 저산소증의 원인을 찾아 치료를 해주는 것이 원칙이며 호흡정지나 심정지가 발생하였을시에는 바로 심폐소생술을 시행하여야 함.

❹ 제왕절개술중에 저산소증으로 뇌손상을 입게되는 비율은 통계상 어느정도로 알려져 있는지에 대하여 설명하여 주십시오.

답 제왕절개술중 저산소증으로 뇌손상을 입게되는 통계상 비율에 대해서는 보고된 것이 없는 것으로 알고 있음. 다만 모든 종류의 마취와 관련된 사망율은 1986년의 미국통계에서 10,000명당 0.9명으로 보고되고 있고 외래마취의 경우에는 10,000명당 0.016명으로 보고되고 있음.

문2 별첨한 김OO 산부인과의 마취기록지상 원고에 대한 마취방법에 대하여

❶ 제왕절개술을 시행할 경우에 통상적으로 행하여지는 마취시술에는 어떠한 것이 있는지

답 제왕절개술의 마취방법으로는 전신마취와 경막외마취, 척수마취 등의 부분마취 방법이 있음.

❷ 원고에 대한 마취방법은 어떠한 것이었는지

답 지속적 경막외마취 방법을 시행하였고 환자의 의식소실을 유도하기 위해 정맥마취제인 pentothal sodium 150mg을 주입한 것으로 기록되어 있음.

❸ 이 사건 사고는 부적절한 마취술에서 발병된 것인지에 대하여 설명하여 주십시오.

답 마취기록지상에서 경막외마취를 시행하기 위해 사용한 약제의 종류와 용량을 찾을 수 없고 경막외마취 후 발생한 심정지의 원인을 정확하게 알 수 없기때문 마취의 부적절 여부에 대해서는 판단할 수 없음.

문3 산부인과의 응급처치에 대하여

❶ 원고에게 이상상태가 발생한 이후에 김OO 산부인과의 진료기록상에 나타난 응급처치는 어떠한 것이었는지.

답 먼저 기관삽관을 하고 100% 산소로 조절호흡을 시행하였으며 심장 맛사지와 epinephrine, Bivon(sodium bicarbonate), dopamine, lasix 등을 투여하였음.

❷ 위와 같은 상황에서 환자에게 뇌손상을 예방하기 위한 응급처치 방법에는 어떠한 것들이 있는지 설명하여 주십시오.

답 문항 1-❸에서 답한 내용과 같음. 환자가 심정지를 일으킨 후에 시행한 처치 모두가 환자의 뇌손상을 예방하기 위한 응급처치라고 할 수 있음.

문4 위 김OO 산부인과의 원고에 대한 전원시기는 적절하였는지에 대하여 설명하여 주십시오.

답 수술실에서의 응급처치 후에 자발호흡이 회복되고 혈압과 맥박도 정상으로 돌아왔으며 수술이 종료된 후 즉시 ㅇㅇ병원으로 후송한 것을 볼 때 전원시기는 적절하였다고 판단됨.

문5 별첨한 진료기록상에 나타난 원고의 현재 증상은 어떠한 원인으로 발생하였는지에 대하여 설명하여

주십시오.

답 환자의 현재 증상은 저산소성 뇌손상을 받아 발생한 것으로 추정되며 원인은 수술중에 발생한 심정지 때문일 것으로 생각되나 심정지 발생의 정확한 원인은 보내준 자료만으로는 알 수 없습니다.

Ⅳ. 인천지방법원 제5민사부 99가합14194 손해배상, 2002가합1129 (병합) 건의 사실조회촉탁에 대한 회신(2)

1. 사건 내용

위와 동일함

가. 원고들의 주장

원고들은 피고 김○○과 피고 원○○이 제왕절개시술을 함에 있어, 수술전에 심장의 이상여부를 검사하거나 심전도 검사를 실시하지 아니하고 리도케인을 30cc 주입하는 등 과다하게 주입하거나 잘못 주입하여 쇼크상태를 유발하였으며, 수술시행 중 혈압, 맥박, 호흡 등을 측정하지 아니하여, 심박동정지를 늦게 확인하였으며, 심폐소생술을 잘못하고 봉합수술이 지체되어 출혈과다로 인하여 위 사고가 발생하였다고 주장하고 있습니다.

나. 피고 원○○의 주장

위 원○○은 전화를 통하여 김○○으로부터 "자궁이 완전히 열렸는데, 아이머리가 돌지 않아 급히 수술을 해야겠다"는 말을 들었으며, 병원에 도착하여 산모인 위 원고 임○○가 상당히 지쳐있는 것을 보고 충분한 수액을 주입하게 하는 한편 이전에 시행한 혈액검사 결과 등 진료차트와 수술 동의서에 기재된 이전 병력, 키와 몸무게 등을 검토한 후 약 5분 내지 8분에 걸쳐 아래와 같이 경막외 마취시술을 하였습니다.

① 환자의 왼쪽팔을 아래로 하여 옆으로 눕게하고 다리를 복부쪽으로 당겨 웅크리게 한후

② 부위마취할 부위(요추1번과 2번사이)를 표시하고 베타딘과 알코올로 소독한 후

③ 전체적인 척추길이와 척추공사이의 간격을 확인한 후 마취시술바늘에 의한 통증을 줄이기 위하여 마취표시부위 피부에 국소마취제인 리도케인을 2~3cc를 주입하여 피부를 마취하고,

④ 피부마취후 18게이지의 경막외 바늘을 경막외강부에 삽입

⑤ 음압상태(바늘이 경막외강에 도달시 갑자기 진공상태가 되어 주사기 안의 물질이 빨려들어가는 상태)에 의하여 경막외강 도달여부를 확인

⑥ 위 바늘을 통하여 척수액이나 혈액이 나오는지 여부를 확인한 후 이상이 없어 시험용량으로 리도케인 3cc를 주입

⑦ 시험용량 주입후 이상이 없으므로 카데터를 통하여 리도케인 15cc를 주입 그 후 약 10~15분에 걸쳐 아래와 같이 제왕절개수술 준비를 하였습니다.

① 위 원고를 똑바로 눕히고

② 맥박 산소계측기와 혈압계 등 감시장치를 손가락과 상박부에 연결하고

③ 산소마스크를 씌어 100%산소, 5L/분을 흡입하게 하였는데, 당시 산소포화도는 98%, 맥박수는 90~100회/분, 혈압 110/70으로 안정적이었습니다.

④ 수술부위를 소독한 후, 수술자, 수술보조자가 소독된 가운을 입고 소독포를 씌우는 등 수술준비 중, 다시 측정한 활력상태는 산소포화도 98%, 맥박수 100~105회 1분, 혈압은 100/70이었으며,

⑤ 부위 마취를 하는 경우 통증은 없으나 의식이 있으므로 환자가 불안감을 느끼지 않도록 하기 위하여 수면유도제인 펜토탈소디움 150mg을 정맥주사하고, 수술직전 다시 측정한 산소포화도는 98%, 맥박수는 100~105/분, 혈압은 100/70 으로 계속 안정적이었으므로, 수술집도의인 김ㅇㅇ에게 수술가능함을 통보하였습니다.

수술준비가 끝났음을 통보받은 위 김ㅇㅇ은 17:00경 제왕절개 수술을 시작하여 복부를 절개하였으며, 위 수술 시작 후 7분 정도 경과하여 복강을 개복할 즈음 피고는 다시 활력증상을 측정하였는 바, 당시에도 마찬가지로 산소포화도 98%, 맥박수 100~105회/분, 혈압 100/70 이었으며, 그후 2분 정도 경과되어 아이의 머리가 보여 위 김ㅇㅇ이 태아를 꺼내기 직전에 갑자기 맥박산소계측기상에 정상적으로 표시되던 위 원고 맥박의 파형과 음향이 갑자기 정지되어, 피고는 직접 위 원고의 목부위의 맥박을 확인하고 청진기로 심음을 확인한 결과 심박동이 정지된 사실을 알게 되어 즉시 이를 김ㅇㅇ에게 알렸습니다.

당시 피고가 위 원고의 심박동정지를 확인하는 사이에 위 김ㅇㅇ은 태변으로 심하게 착색된 태아를 꺼내었으며, 피고와 위 김ㅇㅇ은 즉시 심폐소생술을 시행하였는 바, 피고는 마취기기 하단부에 준비해 둔 기관지경과 기관지 튜브를 사용하여 기관내 삽관하여 고정하고 마취기기를 통하여 100% 산소 7L/분을 투여하고 기계호흡을 하도록 하면서 응급소생약제 등을 투여하는 한편, 김ㅇㅇ은 자궁절개부위의 큰 혈관을 차단하고 즉시 흉부마사지를 시행하였는 바,

피고와 김ㅇㅇ이 위와 같이 심폐소생술을 시행한지 15분 정도 경과 후 심장박동이 다시 재개되고 빠른 정도의 자발 호흡을 하였는 바, 당시 혈압은 100/70, 맥박수는 140~150/분, 산소포화도는 99%를 나타냈으며, 안구조리개 빛반사는 약하게 있었으며, 피부자극에 대한 반응도 있었으나, 의식은 없었습니다.

그후 김ㅇㅇ은 40여분에 걸쳐 봉합수술을 한 후 ㅇㅇ병원으로 원고를 후송 시켰으나, 위 심박동 정지로 인하여 저산소증으로 인한 뇌손상이 발생된 것입니다.

2. 조회할 내용

문1 위 원○○이 시술한 경막외 마취시술의 순서나 방법에 잘못이 있는지.

답 위에 기록된 마취과의사의 기술내용을 볼 때 마취시술의 순서나 방법에는 잘못이 없는 것으로 판단합니다.

문2 본 건과 같은 응급수술에 있어 산모 임○○의 심장 이상 여부에 대한 검사나 심전도 검사를 실시하지 아니한 것이 마취의사의 과실인지.

답 마취와 수술 전 환자의 병력에 대한 문진과 신체검사를 통하여 심장질환의 존재여부를 확인한 후 이상이 없을 경우에는 특별한 심장기능검사는 하지 않으며 수술 전 기본검사의 일환으로 심전도 검사를 시행하는 경우가 많으나 마취과 교과서(Longnecker DF : Introduction of anesthesia 9ed. 1997)에는 심장질환의 병력과 증상이 없는 환자에서는 남자는 40세 이상, 여자는 50세 이상인 경우에 심전도검사를 하도록 추천하고 있으므로 이 환자의 경우 심전도검사를 하지 않은 것이 잘못이라고 할 수는 없습니다. 그리고 개인의원의 경우에는 의원내에 심전도검사장비를 비치하고 있지 않은 곳도 있으므로 심전도검사를 실시하지 않은 것이 마취과의사의 잘못이라고 말할 수는 없습니다.

문3 원고들은 원○○이 제출한 마취 기록지에 리도케인 용량이 적혀있지 않다는 이유로 위 원○○이 리도케인 30cc를 과다하게 주입하였다고 주장하는데 실제 요추 1-2번 사이에 카테터를 삽입하여 고정후 리도케인을 30cc 주입하는 경우가 있는지.

답 마취과교과서(Miller RD : Anesthesia. 5th ed. 2000)에 의하면 경막외마취시 리도케인(2%)의 사용량은 20-30ml (400-600mg)의 용량을 추천하고 있으므로 이 환자에서 사용한 30ml는 과량이라고 할 수 없음(2% 이내의 농도로 사용하였을 경우).

문4 리도케인 30cc를 과다하게 주입하였을 경우 어떠한 증상 및 후유증이 발생하는 지.(구체적으로)
위 과다주입 경우에 마취 후 20분이 경과된 상황에서 본 건과 같이 갑작스런 심박동정지가 발생할 수 있는지.

답 경막외마취를 위해 리도케인 30ml를 투여한 것은 과다하게 주입되었다고 볼 수는 없음. 만일 리도케인의 과다한 량이 주입되거나 혈관내 주입될 경우 혹은 지주막하강내로 주입될 경우에는 혈압하강, 서맥, 호흡억제 및 정지, 오심, 구토 등의 증상이 나타날 수 있으며 드물게 국소마취제의 독성증상으로 경련, 의식소실 같은 전신증상이 나타나는 경우도 있음. 경막외마취시 일반적으로 약제주입 후 20분 정도는 환자의 활력징후 등 상태변화를 면밀하게 관찰하여야 하는데 계속 안정된 상태를 보이던 환자가 20분이 경과된 후 갑자기 심박동정지를 일으켰다면 이것을 투여한 국소마취제의 영향때문으로 보기는 어려움.

문5 부위마취제인 리도케인이 경막외강이 아닌 지주막하강에 잘못 주입하였을 경우에는 어떠한 증상 및 후유증이 발생하는지.(구체적으로)
위 잘못 주입경우에 마취후 20분이 경과된 상황에서 본 건과 같이 갑작스런 심박동정지가 발생할 수 있는지.

답 위 문항의 답변내용을 참조하시기 바라며 척추마취의 경우(지주막하강내 주입된 경우)에는 매우 드물지만 고부위로 마취된 환자에서 심정지가 발생한 보고가 있음(Morgan GE : Clinical anesthesiology. 3rd ed. 2002)

문6 경막의 유착으로 인한 마취 부작용은 어떠한 경우에 발생하여 후유증은 어떠한지.(구체적으로)
원고 임○○와 같이 젊은 산모에게 마취후 20분이 경과된 상황에서 발생한 갑작스런 심박동정지의 원인이 위 경막의 유착으로 인한 것으로 볼 수 있는지.

답 경막외마취시에는 경막외강내에 마취용 바늘이 정확하게 삽입된 것을 확인한 후 약제를 주입하여야 하는데 경막에 유착이 있을 경우에는 경막내로 마취용 바늘의 삽입과 바늘의 경막외강내 거치 및 카테터의 거치가 어려울 것으로 생각함. 즉, 경막에 유착이 있으면 경막외마취 자체가 어려울 것이나 만일 경막외강내로 마취약제가 주입된다면 마취부위가 예상보다 높아지거나 약제가 한쪽 만으로 흘러 편측마취가 될 가능성도 있음.

경막외유착으로 인해 마취부위가 많이 올라갔을 경우 혈압하강이나 호흡억제 등의 부작용은 예상할 수 있으나 심정지가 발생할 가능성은 매우 낮을 것으로 생각함.

문7 산모의 수면을 유도하기 위하여 정맥주사한 펜토탈소디움에 의하여 본건과 같이 마취후 20분이 경과되어 갑작스런 심박동정지가 발생할 수 있는지.

답 펜토탈소디움은 barbiturate 계열의 수면, 진정제로서 과량 사용하면 혈관운동중추의 억제와 심근수축력의 억제로 인하여 심박출량이 감소되고 혈관이 확장되어 혈압하강을 초래할 수 있고 호흡중추를 억제시켜 일시적 무호흡이나 호흡억제 현상 등이 나타날 수 있으나 심폐기능이 정상인 환자에서 적정량을 사용하는 경우에는 큰 문제가 되지 않음.

문8 제왕절개 수술시 상박부에 혈압계를 손가락에 맥박산소계측기(Ohmeda사 제작, 모텔번호 Biox3740)을 연결하였을 경우, 화면에 산소포화도, 맥박수, 심장박동의 파형이 표시되고, 심장박동에 따른 맥박소리가 음향으로 확인되는지. 따라서 환자에게 심박동정지가 발생하였을 경우 즉시 확인할 수 있는지 여부.

답 맥박산소계측기는 산소포화도와 맥박수, 맥박의 음향을 나타내는 것을 기본으로 하며 계측기의 종류에 따라 맥박의 파형을 그라프로 나타내는 기능도 있음. 심박동정지가 발생하는 경우에는 이미 선행사인으로 혈압하강, 서맥, 산소포화도의 하강 등이 나타날 수 있으므로 맥박산소계측기는 심정지의 발생을 예견할 수 있는 마취중 중요한 환자감시 장치임. 다만 저체온의 경우에는 맥박산소계측기가 산소포화도, 맥박수, 맥박의 파형을 제대로 측정 못할 수 있음.

문9 위 원○○과 김○○이 시술한 심폐소생술에 잘못이 있는지 여부.

답 심정지의 발생을 확인하자 즉시 기관삽관을 하고 100% 산소로 환기를 시키면서 흉부맛사지를 시행하고 epinephrine, sodium bicarbonate(Bivon), dopamine 등의 심폐소생술 약제를 투여한 것은 심폐소생술의 기본원칙을 충실히 이행한 것으로 생각됨. 심폐소생술로 환자의 호흡기능과 심장기능이 다시 돌아온 것으로 보아 심폐소생술은 적절하게 시행된 것으로 판단함.

문10 위 임○○에게 갑자기 발생한 심박동정지의 원인은 무엇인지.

답 보내온 진료기록부상으로는 심박동정지의 정확한 원인을 알 수 없음.

문11 마취전문의 원○○의 과실이나 마취학적인 원인에 의하여 위 갑작스런 심박동정지가 발생한 것인지 여부.

답 위의 문항들의 답변에서 기술한 것처럼 진료기록부상으로는 마취방법의 선택이나 마취시술의 과정(마취수기, 사용한 약제의 종류와 사용량)에서 마취과의사의 과실을 찾을 수 없음.

환자의 갑작스런 심박동정지가 마취학적 원인으로 발생하였다고 볼 수 있는 증거를 찾을 수 없음.

만일 환자가 수술 전에 인지되지 않은 심혈관질환을 가졌거나 심한 탈수상태에서 경막외강내로 투여한 마취약제가 우발적으로 혈관내로 주입되었거나 지주막하강내로 주입되었을 경우에는 심정지발생의 가능성을 배제할 수 없으나 이 환자의 경우에는 약제투여 전 경막외강내에 마취용 바늘이 거치된 것을 확인한 사실과 마취약제 주입 후 20분이 경과될 때까지는 환자상태가 안정되었던 것으로 보아 이러한 가능성은 매우 낮을 것으로 생각함.

참고사항

경막외마취에 의한 교감신경차단으로 심한 저혈압이 부작용으로 유발되어 이로 인하여 심정지가 발생하였을 가능성에 대한 고려 :
첫째, 제왕절개수술을 위한 자세에서 자궁에 의하여 복부대동맥이 압박되어 저혈압이 발생할 가능성이 있고 둘째, 경막외 마취에 의한 말초혈관확장으로 심장으로의 정맥회귀량이 줄어 심박출량이 감소할 수 있으며 셋째, 환자가 마취 전 적절한 수액투여의 부족으로 저혈량 상태에 있을 경우 이러한 요인들이 복합적으로 작용하여 심한 저혈압 내지 일시적인 심정지를 일으킬 가능성이 있음. 따라서 경막외 마취에 의한 저혈압을 예방하려면 마취 전 충분한 량(500 – 1,000ml)의 수액투여와 마취제 투여 후 집중적인 혈압 및 맥박감시가 필요할 것임. 문헌보고에 의하면 경막외 마취후 갑자기 서맥 및 심정지가 발생하는 경우는 그 시기가 대부분 약물 투여 후 15분 이상 경과한 후에 발생하는 것으로 되어있어 특히 이 시기에 집중적인 환자감시가 매우 중요할 것임.

V. 인천지방법원 제5민사부 판결 99가합14194 손해배상(의), 2002가합1129(병합) 손해배상(의)

■ 주문

1. 피고들은 연대하여 원고 임ㅇㅇ에게 금 263,929,035원, 원고 박ㅇㅇ에게 금 5,000,000원 및 위 각 금원에 대하여 1999. 7. 3.부터 2003. 2. 12까지는 연 5분, 그 다음날부터 완제일까지는 연 2할 5푼의 각 비율에 의한 금원을 지급하라.
2. 원고들의 나머지 청구를 기각한다.
3. 소송비용은 2분하여 그 1은 원고들의, 나머지는 피고들의 각 부담으로 한다.
4. 제1항은 가집행할 수 있다.

■ 청구취지

피고들은 연대하여 원고 임ㅇㅇ에게 금 467,409,000원, 피고 박ㅇㅇ에게 금 10,000,000원 및 이에 대한 1999. 7. 3.부터 이 사건 소장부본 송달일까지는 연 5푼, 그 다음날부터 완제일까지는 연 2할 5푼의 각 비율에 의한 금원을 지급하라.

■ 이유

1. 기초사실

가. 산전진찰

(1) 원고들은 부부간이고, 원고 임○○는 초산의 임산부로서 1998. 12. 말경부터 피고 김○○가 운영하는 김○○ 산부인과(이하 피고병원이라고 한다)에서 월 1회의 정기 진료를 받아왔다.

(2) 피고병원은 원고 임○○에게 1999. 4. 16.과 같은 해 5. 17.에 소변검사를, 1998. 12. 28. 간기능 검사와 혈액검사를 각 실시하였으나, 특별한 건강상의 이상은 발견되지 않았다.

나. 심정지의 발생

(1) 원고 임○○는 1999. 7. 2. 9:00경 진통을 느껴 피고병원에 입원하였고 피고 김○○는 정상분만을 시도하였으나, 같은 날 15:30경 태아머리의 회전이 불완전함을 발견하였고, 그 후에도 상당한 기간 동안 정상으로 돌아오지 않았다.

(2) 피고 김○○는 산모인 원고 임○○가 이미 상당히 지쳐 있는 상태였기 때문에 태아머리 불완전 회전이 해소되거나 자궁개대가 충분히 이루어질 때까지 기다려 자연분만 또는 흡인분만을 하는 것은 자궁무력증으로 인한 심한 자궁출혈 등 심각한 부작용의 우려가 있다고 판단하여 같은 날 16:30경 위 원고에게 긴급히 제왕절개수술을 시행할 것을 결심하고 남편인 원고 박○○에게 수술동의서에 서명하도록 하였다.

(3) 피고 김○○는 이전에도 피고병원에서 수술에 참여한 적이 있는 마취과 전문의 피고 원○○에게 연락하여 마취를 의뢰하였고, 피고 원○○는 16:45경 위 병원 수술실에서 원고 임○○에게 마취를 시행하였다.

(4) 피고 원○○는 피고병원에서 원고 임○○에게 수술 전 심전도 검사를 하지 않은 사실을 확인하였으나 응급수술이므로 시간적 여유가 없어 그대로 경막외 마취를 하기로 하고, 16:50경 위 원고에게 마취제인 리도카인[1]을 주사하고{마취기록지에는 마취제의 종류와 주사량, 시험주입 여부, 주입방법 등에 관한 기록이 없으나, 피고 원○○는 처음에는 피부에 3cc 주사하여 피부감각을 마비시킨 후, 다시 5cc 정도를 경막외강에 주사하여 시험마취를 하고 카테터(catheter ; 가느다란 도관)를 거치시킨 후 위 카테터를 이용하여 다시 13cc 정도를 경막외강에 주입하였다고 진술하였다}, 약 10여 분 후인 17:00경 펜토탈 소디움[2] 150mg을 주입한 후 피고 김○○에게 수술을 시작하도록 하였다.

(5) 피고들은 위 마취과정이나 수술 중에 심전도 감시장치는 사용하지 아니하였고(피고병원에 설치되어 있지 않다), 맥박산소계측기[3]만 작동하였으며, 환자의 혈압과 맥박은 5분마다 측정하였다.

(6) 피고 김○○는 수술을 시작 한 후 10분 정도 지나(17:10경) 태아(3.6kg)가 분만되었으나 5내지 10초간 아기가 울지 않아서 피고 원○○에게 아기의 호흡을 봐 달라고 하였는데, 당시 피고 원○○는 맥박산소계측기의 소리가 멈춘 것을 발견하고 원고 임○○의 맥박을 직접 측정한 결과 맥박이 정지되었음을 확인한 상태이어서 피고 김○○에게 산모의 상태가 좋지않다고 말하였으며, 잠시 후 아기가

울자 피고 김○○는 아기를 간호사에게 인계하고 후속조치를 취하게 하였는데, 그리고 나서 2, 3분 후 피고 원○○는 원고 임○○의 심장이 멎었다며 심폐소생술을 실시하였고, 이에 피고 김○○도 혈관집게로 혈관을 집어 지혈치료를 한 후 피고 원○○를 도와 심폐소생술을 실시하였다.[4)]

(7) 그 결과 17:20경 원고 임○○는 심장박동이 되살아나 혈압이 심정이 이전과 거의 동일하게 회복되었고(110/70mmHg), 맥박은 매우 빨라진 상태(분당 156회)였으나 자발호흡도 회복되었고(보조호흡 실시), 동공반사, 소변량 등 모두 정상이었으나 의식은 회복되지 않은 상태(기면 의식상태)였다.

(8) 피고 김○○는 원고 임○○의 혈압과 맥박이 정상으로 돌아온 것을 확인한 후 봉합수술을 마무리하였는데 위 원고의 혈압과 맥박은 수술 종료시까지 매우 일정하게 안정적으로 유지되었으며, 피고 김○○는 원고 임○○의 증세를 폐전색증으로 의심하고 18:30경 위 원고를 중앙 ○○병원 여성클리닉으로 전원조치 하였다.(당시 측정실혈량은 600ml 정도였고, ○○병원 응급실에서 측정한 혈색소 수치는 10.5g/dl5))였다.)

다. ○○병원에서의 진료 및 현재상태

(1) 원고 임○○는 1999. 7. 2. 18:45경 응급실을 통하여 ○○병원에 입원하였는데, 입원 당시 맥박은 분당 130회, 혈압은 100/60mmHg이고, 간질성 전신경련을 반복하는 외에는 질 출혈이나 빈혈증세는 없었고, 자궁수축도 정상이었다.

(2) 그 후 실시한 내과 진찰 결과 혈액검사상 특기할 이상 소견이 없고, 흉부방사선 검사상 정상 소견이며, 심전도 검사상으로도 빈맥 이외에 심장내과적으로 특기할 소견이 나타나지 않아[6)], 저산소성 뇌손상에 의한 간질지속 상태로 판단되어 신경과로 전과되었다. ○○병원 신경과에서는 전신경련 치료제를 지속적으로 투여하고 인공호흡을 실시하여 같은 달 4. 전신경련이 없어졌고, 같은 달 10. 인공호흡기 사용을 중지하고 자발호흡을 유지하면서 점차 증상이 안정되었으며, 같은 달 19. 실시한 심전도 검사에서는 빈맥 소견 외에는 특기할 이상이 발견되지 않았고, 심장내과에서 실시한 심장에코 검사에서도 좌심실 기능이 양호한 것으로 판단되어 같은 달 26. 일반병실로 옮겨졌다.

(3) ○○병원은 1999. 9. 13.과 같은 달 28. 두 차례 뇌 MRI 촬영을 하였는데, 그 결과 위 원고가 경막외 마취하에서 제왕절개수술을 받던 중 원인불명의 호흡 및 심장정지가 발생하여 저산소증으로 인한

---

*1) 2.0% 리도카인은 주입후 15분 정도에 마취효과가 발현되고, 마취효과는 약 80~120분간 지속된다.

2) 펜토탈 소디움은 정맥 마취제로 환자의 의식을 상실케 하여 환자가 수술을 의식하여 두려움을 느끼는 것을 막기 위하여 사용된다. 150mg의 용량에서는 심한 혈압하강이나 호흡억제를 일으키지 않으나 의식이 소실되어 감각 차단의 수준을 평가할 수 없는 상황을 초래하고, 적은 양이라도 저혈량증, 출혈 및 저혈압 상태에서 이를 더욱 악화시킬 가능성도 완전히 배제할 수 없기 때문에 이를 사용할 때에는 환자의 생체활력징후 변화에 대해서 면밀히 감시하여야 한다.

3) Pulse Oxymetry라고 하며 환자의 맥박, 혈관 내 산소량을 모니터에 나타내는 기계이다.

4) 기관 내 삽관, 100% 산소로 조절호흡 시행, 심장마사지, 에피네프린, 도파민 등 투여

5) 정상적인 혈색소량은 성인 남자의 경우 13g/dl, 임산부가 아닌 경우의 성인 여성 12g/dl, 임산부인 성인 여성 11g/dl 이상이다.

6) 폐색전증을 의심하여 호흡기 내과에 전과하려 하였으나 거부되었다.

뇌손상을 입은 것으로 판단하였다.

(4) 원고 임○○는 환자측의 요구로 1999. 10. 19. ○○병원을 퇴원하여 ○○의료원으로 전원되었으며, 현재 원고 임○○는 저산소성 중증 뇌손상으로 인하여 뇌간을 제외한 뇌의 대부분 중요기능이 소실되어 의사소통 및 표현이 불가능하고 섭취 및 배설 등 기본생활을 혼자의 힘으로 영위할 수 없으며, 고도의 사지부전마비상태를 보이는 등 식물인간 상태이다.

라. 의학용어의 정리

(1) 경막외 마취

(가) 경막외 마취는 국소마취제를 경막외강에 주입하여 척수신경의 전근과 후근을 차단하는 부분마취방법으로, 마취제로는 1.5~2.0% 리도카인이나 0.5% 부피바케인 등이 쓰인다.

(나) 경막외 마취의 부작용으로는 국소마취제에 의한 교감신경계의 차단으로 말초혈관이 확장되어 저혈압이 발생할 수 있는데, 혈관수축제를 혼용하여도 저혈압은 방지되지 않으며, 심하면 약물 투여 후 15분 정도 경과 후 서맥, 심차단 및 심정지 등이 수반된다. 이를 예방하기 위하여는 마취 시작 전 충분한 양의 수 액(1,000~2,000ml)을 정맥 투여하여 혈관 내 용적을 확보한 뒤 적정량의 마취제를 사용하여야 하고 (2.0% 리도카인 10~22ml 정도), 처음 20분간은 매 분마다, 그 후에는 5분 간격으로 혈압을 측정하며 감시하여야 한다. 제왕절개술을 하는 경우에는 누운 자세에서 자궁이 복부 대동맥을 누르면서 체위성 저 혈압이 동반되어 더욱 심한 저혈압이 발생할 위험이 있다.

(다) 국소마취제가 혈관내나 지주막하에 주사되거나 경막외에 정상 주사되더라도 용량이 과다한 경우에는 중추신경계와 심혈관계에 독성반응을 일으키게 되는데, 중추신경계 부작용으로는 초기에 이명, 어지러움, 혼돈, 안면근 경련이 나타나다가 흥분기가 되면 전신경련발작이 일어나고 억제기에 접어들면서 무의식, 중추신경계의 전반적인 억제, 호흡정지 등이 발생하며, 심혈관계로는 초기에는 고혈압, 빈맥이 있다가 중기에는 심근억제, 심박출량 감소, 저혈압, 서맥, 심근전도 장애, 심실부정맥, 순환계 붕괴 등이 초래된다.

(2) 양수색전증

자궁내막정맥의 개대, 정맥순환내로의 양수유입이 가능한 압력, 태반변연부의 분리, 자궁이나 자궁경관의 열창 등에 의하여 양수가 모체순환에 유입되어 양수의 독성, 응고유발 등으로 호흡곤란과 순환허탈상태를 초래한다. 산모가 즉시 사망하지 않으면 산도와 모든 손상 부위에서 대량의 출혈과 심한 응고 장애가 발생하고 신경학적 합병증이 남는다.

(3) 폐전색

다른 혈관에서 형성된 혈전 혹은 전색자가 생성된 혈관에서 떨어져 나와 폐동맥에 걸리면서 폐동맥을 폐쇄하고, 폐의 혈류를 급격히 차단하여 폐고혈압, 급성 우심부전과 같은 순환장애 혹은 급사 등을 일으키는 질환으로서, 분만 후 산욕기 증상으로는 가슴이 답답함을 느끼며 호흡곤란, 빈맥, 공기갈망,

빈호흡 등으로 보이고 폐진찰상으로는 폐막 이차음, 수포음 또는 마찰음이 나타날 수 있으며, 심전도에서는 우측전이가 나타날 수 있다. 주로 하퇴부에 혈전이 생기는 경우가 고위험군에 해당한다.

마. 경막외 마취를 하고 제왕절개수술을 하는 과정에서 발생할 수 있는 심장정지의 일반적 원인과 이 사건과의 관계

(1) 원고 임○○는 경막외 마취 상태에서 제왕절개수술을 하던 중 갑작스럽게 심장정지가 발생하였고, 이후 회복될 때까지 10여분 이상 뇌에 산소공급이 중단됨으로써 치명적인 뇌손상을 입었는바, 위와 같은 수술과정에서 심장정지가 발생하는 원인으로서, 환자에게 특별한 심질환이 없는 경우에는, 산부인과적으로는 양수색전증과 폐전색 및 과다출혈 등으로, 마취과적으로는 국소마취제의 과다투여 또는 지주막하 주입에 의한 고위마취나 국소마취제의 정맥혈관에의 주입, 과다투여 등에 의한 전신중독, 그리고 교감신경을 차단하는 경막외 마취시 발생하는 부작용으로서의 심한 저혈압 등을 각 생각 할 수 있다.

(2) 산부인과적 원인에 관하여

(가) 양수색전증의 경우 산도와 모든 손상부위에 대량의 출혈과 심한 응고 장애 및 신경학적 합병증이 발생하고, 폐전색증의 경우 분만 후 호흡곤란 및 폐진찰상 폐막이차음, 수포음 또는 마찰음이 나타날 수 있고 심전도에서는 우측 전이가 나타날 수 있는바, 원고 임○○의 경우 심장박동이 되살아난 후 맥박이 다소 빠른 점 이외에는 혈압, 호흡(○○병원 전원 후 일시적인 인공호흡은 전신경련과 관련된 일시적인 과다호흡 때문) 등의 활력징후가 모두 정상으로 회복되었고, 흉부방사선 검사, 혈액가스검사 등에서도 특기할 만한 이상이 발견되지 않아 양수색전증이나 폐전색증의 일반적인 임상적 증상 및 징후와는 일치하지 않는다.

(나) 실혈량이 600ml에 불과하고 응급실 도착 당시 혈색소(헤모글로빈) 수치가 10.5g/dl 정도이며, 자궁 수축이 양호할 뿐 아니라, 질출혈도 거의 없었던 점에 비추어 과다출혈로 인한 산소공급 부족이 있었다고 보기도 어렵다.

(3) 마취과적 원인에 관하여

(가) 국소마취제의 지주막 하강 주입이나 과량투여에 의한 고위마취의 경우 호흡정지가 동반되며 마취제의 작용이 지속되는 동안에는 저혈압이 회복되기 어려운데 반하여, 원고 임○○의 경우에는 심정지 발생 약 10~15분 후 혈압이 심정지 발생 이전의 정상상태로 회복되고 자발호흡이 돌아왔으며, 꼬집을 때 통증에 반응하였던 점으로 보아 고위마취를 원인으로 보기 어렵다.

(나) 국소마취제가 혈관내로 흡수되어 전신 중독 반응을 유발하였을 경우에는 중추신경계 부작용으로는 초기에 이명, 어지러움, 혼돈, 안면근 경련, 고혈압, 빈맥이 나타나다가 흥분기가 되면 전신경련발작이 일어나고 억제기에 접어들면서 무의식, 중추신경계의 전반적인 억제, 호흡정지, 심근억제, 심박출량 감소, 저혈압, 서맥, 심근전도, 장애, 심실부정맥, 순환계 붕괴 등이 초래되는바, 원고 임○○의 경우 전신경련이 발생하였으나 이는 뇌저산소증 손상으로도 발생할 수 있

고, 심정지 발생 후 뇌기능을 제외한 기타 주요장기(심장, 폐 및 신장 등)의 기능이 정상으로 회복되었고, 후유증도 없었을 뿐만 아니라 각종 뇌검사에서도 저관류에 의한 뇌의 저산소증 손상 소견 외에는 기타 특기할 만한 소견이 없었던 점으로 보아 국소마취제의 전신중독으로 심정지가 발생하는 것으로 보기도 어렵다.

(다) 원고 임○○의 경우 임신 말기의 임산부로서 제왕절개수술을 위한 자세(앙와위)에서 자궁에 의하여 복부 대동맥이 압박되어 체위성 저혈압이 발생할 가능성이 있고, 문헌보고에 의하면 경막외 마취후 갑자기 서맥 및 심정지가 발생하는 경우는 그 시기가 대부분 약물 투여 후 15분이나 그 이상이 경과한 후에 발생하는데 원고 임○○의 경우 경막외 마취를 시행하여 약 20분 만에 심정지가 발생하였으며, 일시적으로 발생한 심정지가 심폐소생술로 약 10-15분 만에 심폐기능이 거의 정상으로 회복되었고 그 후 뇌저산소증에 의한 장애 및 반복적인 전신경련발작 외에는 각 종 검사상 중요장기에 특기할 만한 어떠한 합병증도 없었던 점으로 미루어 보아 경막외 마취에 의한 저혈압이 마취 후의 자세, 저혈량증 등의 복합적 작용으로 심화되어 일시적인 심정지가 발생하였던 것으로 판단된다.

2. 손해배상책임의 성립

가. 원고의 주장

원고들은 피고 김○○에게는 ① 수술 전에 심전도 검사를 하지 않고 수혈준비도 하지 않았으며, ② 마취 및 수술 중 혈중산소의 감소 여부를 측정하는 심전도 감시장치를 부착하지 아니하였을 뿐 아니라 ③ 봉합수술을 지체하여 과다출혈을 초래하였고, ④ 심폐소생술을 지체한 과실이, 피고 원○○에게는 ⑤ 마취의로서 위와 같은 피고 김○○의 수술 전 준비의 부족에도 불구하고 그대로 마취를 진행하고, 마취 전에 취해야할 사전조치와 마취 유지 중 환자의 혈압, 맥박 및 호흡수에 대한 감시를 소홀히 하였으며, 리도카인을 과량투여하였거나 약물투여 시간을 제대로 지키지 아니하고 다시 펜토달 소디움을 10 여분만에 투입하였거나 아니면 ⑥ 리도카인을 경막외강이 아닌 지주막하강에 주입하여 고위마취 시킨 과실이 있으므로, 피고들은 연대하여 의료계약 불이행이나 불법행위로 인한 손해를 배상할 책임이 있다고 주장한다.

나. 판단

(1) ① 주장에 관하여

피고 김○○가 원고 임○○에게 제왕절개수술을 하기 전에 심전도 검사를 하지 않고 수혈준비를 하지 않은 사실은 당사자 사이에 다툼이 없으나, — 각 감정촉탁결과에 변론의 전 취지를 종합하면, 평소 건강하고 과거에 심장질환 등의 전신적 질병에 노출된 경험이 없으며 일반적인 기초검사에 이상소견이 발견되지 않았다면 수술 전에 심전도 검사까지 할 필요는 없는 사실을 인정할 수 있고, 원고 임○○의 경우 1998. 12. 경부터 피고병원에서 산전진찰을 받으며 실시한 소변검사, 간기능 검사 및 혈액검사에서 특별한 건강상의 이상이 발견되지 않은 사실, 이 사건 제왕절개수술은 원고 임○○에 대하여 장시간에 걸쳐 자연분만을 시도하다가 태아머리 불완전 회전, 자궁개대 불충분 등으로 더 이상의 자연분만 내지 흡입분만 시도가 산모에게 매우 위험하다고 판단하고(당시 원고 임○○는 매우 지쳐있는 상태였다) 상당히 긴급한 상황에서 이루어진 사실 및 수술 중 실혈량은 600 ml에 불과하고 사고 직후 응급실에서 측정한 혈색소 수치가 10.5g/이 정도인 사실은 앞에서 본 바와 같으므로 피고 김○○가 수술 전에 심전도 검사를 하지 않은 것을 과실이라고 할 수 없고, 나아가 수혈준비를 하지 않은 것과 원고 임○○에게 발생한 이 사건 결과 사이에 인과관계가 있다고 할 수도 없으므로 원고들의 위 주장은 이유 없다.

(2) ② 주장에 관하여

피고 김○○가 마취 및 수술 중 심전도 감시장치를 부착하지 않은 것은 사실은 앞에서 본 바와 같으나, 이 법원의 대한의사협회장(2002. 11. 20.자) 및 삼성서울병원장에 대한 각 감정촉탁결과에 변론의 전 취지를 종합하면 개인병원의 경우 심전도 감시 장치를 구비하고 있지 않은 것이 일반적인 시실을 인정할 수 있고, 피고병원에는 심전도 감시장치는 설치되어 있지 않지만 맥박산소계측기가 설치되어 있어 원고 임○○의 수술 중 위 맥박산소계측기를 이용하여 산소포화도를 측정한 사실은 앞에서 이미 본 바와 같다. 따라서 위 피고가 마취 및 수술 중 심전도 감시장치를 부착하지 않은 것을 과실이라고 할 수 없으므로 원고들의 위 주장 역시 이유 없다.

(3) ③ 주장에 관하여

위 주장 사실을 인정할 증거가 없고, 오히려 수술 중 실혈량은 600 ml에 불과하고 사고 직후 응급실에서 측정한 혈색소 수치가 10.5g/dl 정도인 사실 이미 위에서 본 바와 같으므로 원고들의 위 주장도 이유 없다.

(4) ④ 주장에 관하여

위 주장사실을 인정할 증거가 없으며, 오히려 피고 김○○은 피고 원○○가 원고 임○○의 심장이 멎었다고 하면서 심폐소생술을 실시하자 즉시 지혈조치를 한 후 피고 원○○를 도와 심폐소생술을 실시한 사실은 앞서 본 바와 같고, 을 4호증의 6 기재 및 이 법원의 대한의사협회장에 대한 2002. 11. 20. 자 각 감정촉탁결과에 변론의 전 취지를 종합하면, 일반적으로 외과적 수술의 경우에 환자를 마취한 이후 그 호흡 및 심장박동 상태의 관찰은 마취의사가 담당하며 수술의사(집도의)는 수술에 전념하는 사실, 피고 김○○가 심장정지 상태를 발견한 후 행한 처치는 적절하였던 사실을 인정할 수 있을 뿐이므로 원고들의 위 주장 역시 이유 없다.

(5) ⑥ 주장에 관하여

이를 인정할 증거가 없고, 오히려 원고 임○○의 상태가 국소마취제의 지주막하강 주입에 의한 고위마취시의 임상적 증상 및 징후와 일치하지 않는 사실은 앞에서 본 바와 같으므로 원고들의 위 주장은 이유 없다.

(6) ⑤ 주장에 관하여

(1) 원래 의료행위에 있어서 주의의무 위반으로 인한 불법행위 또는 채무불이행으로 인한 책임이 있다고 하기 위하여는 의료행위상의 주의의무의 위반과 손해의 발생과의 사이의 인과관계의 존재가 전제되어야 하나, 의료행위가 고도의 전문적 지식을 필요로 하는 분야이고, 그 의료의 과정은 대개의 경우 환자 본인이 그 일부를 알 수 있는 외에 의사만이 알 수 있을 뿐이며, 치료의 결과를 달성하기 위한 의료 기법은 의사의 재량에 달려 있기 때문에 손해발생의 직접적인 원인이 의료상의 과실로 말미암은 것인지 여부는 전문가인 의사가 아닌 보통인으로서는 도저히 밝혀낼 수 없는 특수성이 있어서 환자측이 의사의 의료행위상의 주의의무 위반과 손해의 발생과 사이의 인과관계를 의학적으로 완벽하게 입증한다는 것은 극히 어려우므로, (의료사고가 발생한 경우) 피해자측에서 일련의 의료행위 과정에 있어서 저질러진 일반인의 상식에 바탕을 둔 의료상의 과실 있는 행위를 입증하고 그 결과와 사이에 일련의 의료행위 외에 다른 원인이 개재될 수 없다는 점, 이를테면 환자에게 의료행위 이전에 그러한 결과의 원인이 될만한 건강상의 결함이 없었다는 사정을 증명한 경우에 있어서는, 의료행위를 한 측이 그 결과가 의료상의 과실로 말미암은 것이 아니라 전혀 다른 원인으로 말미암은 것이라는 입증을 하지 아니하는 이상, 의료상 과실과 결과 사이의 인과관계를 추정하여 손해배상 책임을 지울 수 있도록 입증책임을 완화하는 것이 손해의 공평 · 타당한 부담을 그 지도원리로 하는 손해배상제도의 이상에 맞는다고 하지 않을 수 없다(대법원 1995. 2. 10. 선고 93다52402 판결 참조)

살피건대, 위 1 항에서 인정된 사실과 원고 임○○에게 이 사건 수술 전에 아무런 건강상의 이상이 없었던 점, 저산소성 뇌손상은 심정지 발생시점과 심폐소생술 사이에 시간 간격이 있는 경우에 발생할 가능성이 큰 점, 경막외 마취의 경우 국소마취제에 의한 교감신경계의 차단으로 말초혈관이 확장되어 저혈압이 발생 할 수 있고, 더욱이 제왕절개술의 경우 산모가 수술 진행 중에는 누운 자세(앙와위)를 취하게 되므로 자궁이 복부 대동맥을 누르는 체위성 저혈압에 의하여 그 정도가 더욱 심해질 수 있으며, 이를 예방하기 위해서는 수술 전 산모에게 측와위 자세를 취하도록 하고 마취 시작 전에 충분한 양의 수액(1,000-2,000 ml)을 정맥 투여하여 혈관내 용적을 확보하는 등의 사전조치를 취하여야 하는 점, 또 마취 후에는 처음 20분간은 매 분마다, 그 후에는 5분 간격으로 혈압을 측정하며 감시하여야 할 뿐만 아니라, 수축기 혈압이 감소하면 측와위 여부를 확인하고 수액을 충분히 공급한 뒤, 그래도 혈압이 호전되지 않으면 승압제(에페드린)을 정주하는 등의 조치를 취하여야 하는 점, 특히 펜토탈 소디움은 적은 양이라도 저혈량증이나 저혈압상태를 더욱 악화시킬 가능성이 있어 이를 사용할 때에는 환자의 생체활력징후의 변화에 대하여 면밀히 감시하여야 하고, 이 사건 수술의 경우 심전도 감시장치가 설치되지 않아 심장이상이 즉각적으로 표시되지 않으므로 마취의로서는 더욱 주의하여 환자를 관찰하여야 할 필요가 있는 점, 피고 원○○는 국소마취제의 종류, 투여량, 혈압 및 맥박 감시에 관한 기록을 하지 아니한 점, 리도카인은 경막외 투여 후 약 15분 정도가 경과하여야 작용이 발현되는데 피고 원○○는 경막외 마취 후 약 10여 분만에 펜토탈 소디움을 투여한

(그 직후 피고 김○○가 피부절개를 시작하였다) 점 등을 종합하면, 피고 원○○가 이 사건 수술 중 원고 임○○에게 발생한 저산소성 뇌손상이 자신의 의료상의 과실로 말미암은 것이 아니라 전혀 다른 원인으로 말미암은 것이라는 입증을 하지 아니하는 이상, 피고 원○○는 리도카인 주사 후 그 마취수준이 더 진행될 가능성이 있는 상태에서 펜토탈 소디움을 투여함으로써 원고 임○○의 의식을 상실하게 하여 더 이상 감각차단의 수준을 판단하기 어렵게 하고 저혈압 상태를 더욱 악화시켰을 가능성이 있을 뿐만 아니라, 마취 후 이 사건 수술이 진행되는 동안 원고 임○○의 호흡, 심장박동 등을 면밀히 살펴야함에도 불구하고 이를 게을리 하여 심장정지 상태를 즉시 발견하지 못 하고 다소 늦게 심폐소생술을 시행한 과실로 원고 임○○에게 마취 중 심한 저혈압으로 인한 심정지를 일으키게 하였고 결국 저산소증에 의한 뇌손상을 초래하였다고 추정된다 할 것이므로, 피고 원○○는 이와 같은 과실로 인하여 원고들에게 가한 손해를 배상할 의무가 있다.

(2) 또한 민법 제391조의 이행보조자로서의 피용자라고 함은 일반적으로 채무자의 의사관여 아래 그 채무의 이행행위에 속하는 활동을 하는 사람이면 족하고, 반드시 채무자의 지시 또는 감독을 받는 관계에 있어야 하는 것은 아니므로 채무자에 대하여 종속적인인가 독립적인 지위에 있는가는 문제되지 아니하는 바(2002. 7. 12. 선고 2001다44338 판결 참조), 피고 김○○와 원고 임○○와 맺은 진료계약(제왕절개수술)에는 당연히 수술을 위한 마취과정도 포함된다고 할 것이고, 피고 김○○가 원고 임○○의 남편인 원고 박○○으로부터 제왕절개수술을 하는데, 대하여 동의를 얻은 후 위 수술을 위해 원○○를 불러 원고 임○○를 마취하도록 한 사실은 앞에서 본 바와 같으므로, 피고 원○○는 적어도 대외적으로는 피고 김○○의 의사관여 아래 그 채무의 이행행위에 속하는 활동을 하는 피고 김○○의 이행보조자로서의 지위를 가지고 있다고 할 것이다(이는 수술에 있어서 외과의사와 마취의사의 대등한 관계와는 별개이다).

따라서 피고 김○○는 이행보조자인 피고 원○○의 과실로 발생한 이 사건 사고로 인하여 원고들이 입은 손해에 대하여 채무불이행을 책임을 진다고 할 것이고, 피고 김○○의 채무불이행 책임과 피고 원○○의 불법행위 책임은 동일한 사실관계에 기한 것으로 부진정 연대채무관계에 있다고 할 것이니(대법원 1994. 11. 11. 선고 94다22446 판결 참조), 피고들은 연대하여 원고들에게 손해를 배상할 책임이 있다.

다. 책임의 제한

한편 이 사건 제왕절개수술 결정 당시 태아머리의 불완전 회전으로 인한 분만 지연으로 산모가 이미 상당히 지쳐 있어 마취 및 제왕절개수술의 신속한 진행이 필요했던 점, 제왕절개수술 과정에서 마취로 인한 저혈압으로 심정지 상태가 발생하는 사례는 드문 점, 피고들이 심장정지 상태를 발견한 후에 취한 처치는 적절하였던 점 등은 이미 앞에서 본 바와 같으므로, 이를 피고들이 배상하여야 할 손해액을 산정하는데 참작하기로 하되 그 비율은 전체의 30%로 정함이 타당하여 피고들의 책임범위를 70%로 제한한다.

3. 손해배상의 범위

생략

4. 결론

그렇다면 피고들은 연대하여 원고 임○○에게 금 263,929,035원(재산상 손해금 238,929,035원 + 위자료 금 25,000,000원), 원고 박○○에게 금 5,000,000원 및 위 각 금원에 대하여 원고들이 구하는 바에 따라 이 사건 사고일 다음날인 1999. 7. 3.부터 이 사건 판결선고일인 2003. 2. 12. 까지는 민법 소정의 연 5푼, 그 다음날부터 완제일까지는 소송촉진 등에 관한 특례법 소정의 연 2할 5푼의 각 비율에 의한 금원을 지급할 의무가 있으므로, 원고들의 청구는 위 인정범위 내에서 이유 있어 이를 인용하고, 나머지는 이유 없어 이를 기각하기로 하여 주문과 같이 판결한다.

참고사항

의료사고에서 환자가 사망하거나 뇌손상을 입는 등의 심각한 결과가 초래되었을 때 의료사고가 의사들의 과실에 의한 것인지 불가항력적인 것인지를 알기 위하여 사고의 정확한 원인을 찾는 것이 매우 중요하나 실제 사고의 원인을 찾는데는 많은 어려움이 있는 것이 사실임. 환자가 사망한 경우에는 부검을 하여 어느 정도 사망원인을 규명할 수 있으나 뇌손상을 입어 식물인간 상태가 된 경우에는 특히 사고원인을 찾기가 어려우며 다만 진료기록부와 마취기록지의 내용을 분석하고 당사자들의 진술에 의존하여 사고원인을 추정할 뿐임.

산과환자에서 전신마취 또는 부위마취하에 제왕절개술을 시행하여 태아를 분만한 직후나 산모의 회복과정에서 원인불명의 호흡정지나 심정지가 발생하여 환자가 사망하거나 식물인간 상태가 되는 경우가 발생빈도는 매우 낮으나 계속 보고되고 있음(정확한 발생빈도는 아직 보고된 것이 없음). 그 원인은 매우 다양하며 원인에 따라 의사의 책임여부(수술의사나 마취의사 모두)가 가려질 수 있으나 역시 정확한 원인을 밝히는 것은 쉽지 않음.

이 사건의 판결문에서는 경막외마취하에 제왕절개술을 시행받고 태아를 분만한 직후 환자에서 발생한 심폐정지의 원인들과 의사의 책임범위가 매우 구체적이고 상세하게 기술되어 있음. 즉, 판결문 내용중에서 경막외마취를 하고 제왕절개수술을 하는 과정에서 발생할 수 있는 심장정지의 일반적 원인과 이 사건과의 관계부분, 재판부의 판단에서의 (6)번 항목 및 책임의 제한 부분을 자세히 읽어보면 유사사고의 경우, 의사나 환자 모두에게 유익한 참고자료가 될 수 있을 것으로 생각함.

▶ 사례 2(외과)

I. 사건 개요

윤ㅇㅇ(사고당시 46세 남자)은 1996. 8. 23. 11:30 경 복통으로 인하여 지방공사 경기도 ㅇㅇ의료원 외래에서 진료를 받고 급성 충수돌기염으로 진단받음. 같은 날 14:00 경 위 병원에 입원하여 14:40 경 수술실로 보내어져 척추마취하에 수술을 받던 중 15:30 경 심한 혈압하강에 이어 심장마비가 발생함. 즉시 기관내삽관을 하고 약 15분간에 걸쳐 소생을 위한 약제투여, 제세동기로 심장충격 2회 등 심폐소생술을 받은 후 환자의 순환과 호흡은 돌아왔으나 의식은 회복되지 않았으며 저산소성 뇌손상에 의한 혼수상태로 추정되었음. 환자는 그후 계속 여러 병원에서 치료를 받다가 1년 후 사망하였으며 환자 가족은 마취과정에서의 잘못으로 인하여 위와 같은 상황이 발생하였다고 주장하고 있고 ㅇㅇ의료원에서는 복막염에 의한 패혈성 쇼크로 심장마비가 와서 위와 같은 상황에 이르게 되었다고 주장하고 있음.

II. 서울지방법원 의정부지원 민사합의 2부 97가합 8240 손해배상건의 감정촉탁의뢰에 대한 회신

■ 감정할 사항

1. 마취에 관하여

문1 마취전 일반적인 사전조치 및 검사사항에는 무엇이 있는지.

답 1) 먼저 환자의 마취전(수술전) 상태평가를 하여야 함. 즉 문진을 통하여 환자의 과거병력과 현재의 증상을 알아보고 이학적 검사(physical examination : 환자의 의식 상태, 혈압, 맥박, 호흡, 체온 등의 활력징후 측정 및 주요기관의 기능검사 등)를 시행하여 환자의 현 상태를 평가하여야 함.

2) 기본적 병리검사로서 혈액학적검사(Hb, Hct 측정 등), 흉부 방사선검사, 간기능 검사, 심전도검사를 하고, 필요에 따라 소변검사, 전해질검사, 혈액응고검사 등을 추가할 수 있음.

문2 진료기록상 그와 같은 사전조치 및 검사가 이루어진 여부가 기록되어 있는지 및 그 내용

답 진료기록부상에 환자의 과거력, 현 병력 등이 기록되어 있고 혈액학적검사, 흉부 방사선검사, 심전도검사, 간기능검사, 일반화학검사, 혈액응고검사를 수술 전 시행한 기록이 있고, 환자의 생명활력증후(모두 정상치를 보임) 가 기록되어 있음.

문3 진료기록상 이건 마취는 몇시부터 시작되었는지.

답 마취기록지상으로 14:45 경에 마취를 시작한 것으로 되어 있음.

문4 이건 마취에 사용된 마취제의 종류와 사용된 마취제의 사용량이 진료기록상 기재되어 있는지, 있다면 그 종류와 사용량

답 마취의 시작은 척수마취를 한 것으로 되어 있으며 마취약제는 Pucaine 과 epinephrine 0.1mg을 혼합하여 주입한 것으로 되어 있으나 Pucaine의 사용량은 마취기록지의 복사상태가 너무 흐리고 글

씨가 흘려써져 있어 정확하게 알 수 없음.

문5 이건 마취의 방법은 무엇이었는지.

답 처음엔 척수마취를 하였으나 환자의 혈압이 갑자기 심하게 떨어짐에 따라 기관내 튜브삽관을 하고 전신마취로 바꾼 것으로 추정됨. 심한 혈압하강과 심정지로 인해 심폐소생술을 바로 시작하였기 때문에 전신마취제는 사용하지 않고 산소만 투여한 것으로 보임.

문6 일반적으로 급성 충수돌기염의 수술에 있어 사용될 수 있는 마취의 방법과 마취제의 종류 및 사용량은 어떠한지.

답 전신상태가 양호하고 병변이 급성충수돌기염에 한할 때는 부위마취(척수마취 혹은 경막외마취)와 전신마취중 하나를 마취과의사의 판단과 선호에 따라 선택할 수 있으며 충수돌기염이 천공perforation이 되어 미만성 복막염diffuse peritonitis을 일으켰을 경우에는 전신마취를 선택하는 것이 일반적인 기준임.

마취제의 종류는 마취의 방법에 따라 국소마취제, 정맥마취제, 흡입마취제를 선택할 수 있으며 사용량은 환자의 상태에 따라 마취과의사가 상용량의 범위내에서 적정량을 결정하여 사용함으로 일률적으로 말하기 힘듬.

문7 패혈증의 가능성이 있는 경우 사용될 수 있는 마취의 방법과 마취제의 종류 및 사용량(패혈증이 있는 환자의 경우 사용해서는 아니되는 마취의 방법과 마취제의 종류 및 사용량은)

답 패혈증sepsis이란 감염에 대한 전신성 염증반응을 말하며 패혈증이 심한 경우 일부 장기의 기능장애와 전신적인 저관류상태가 나타날 수 있으며 패혈성 쇼크septic shock는 패혈증이 저혈압과 저관류의 소견을 보일때를 말하기 때문에 패혈증의 의심이 있을 경우는 첫째, 항생제의 투여, 농양의 배농, 감염된 조직이나 감염소의 제거를 통해 감염을 치료해주고 둘째, 수액의 공급과 승압제의 사용으로 조직으로의 관류를 충분히 유지해 주고 셋째, 성인성 호흡부전증후군adult respiratory distress syndrome, 신부전, 장출혈, 미만성 혈관내응고병증disseminated intravascular coagulopathy 등의 합병증을 방지해 주어야 하기 때문에 전신마취를 하는 것이 환자관리에 용이할 것으로 생각함, 마취제의 사용량은 환자의 상태변화에 따라 다르게 사용해야 하기 때문에 일률적으로 말할 수 없으며 패혈증환자의 경우 위에 기술한 환자관리 방침에 어긋나지 않으면 특별히 사용하여서 안되는 약제는 없음. 즉, 마취방법, 마취약제, 용량의 선택은 환자질환과 상태, 수술의 종류와 마취과의사 자신의 의학적 지식, 경험 및 선호도에 따라 선택할 수 있기 때문에 특별히 사용하여야 하거나 사용하여서는 안되는 방법이나 약제를 규정할 수는 없음. 다만 환자가 저혈압과 저관류 소견을 보일때는 심근억제작용을 나타내는 마취제나 마취용량의 사용은 피하고 마취심도를 얕게 유지하는 것이 안전할 것으로 생각함.

2. 심장마비에 관하여

문8 이건 진료기록상 심장마비를 일으킨 시간은 어떠한지.

답 마취기록지상 15:30 경 혈압이 갑자기 떨어지기 시작하여 이후 혈압이 측정되지 않은 것으로 기록되어 있음.

문9 진료기록상 환자가 개복수술에 들어간 후 심장마비를 일으켰는지 여부를 알 수 있는지 여부 및 그 내용

답 척수마취 시작 후 15분(15:00)에 수술을 시작하였다는 기록이 있음. 심정지는 그 30분 후에 발생하였으므로 수술이 시작된 후 심장마비가 일어난 것으로 추정됨.

문10 심장마비 후 심폐소생술이 적정한 시간이내에 적정한 방법으로 이루어 졌는지 여부를 진료기록상 확인할 수 있는지 확인할 수 있다면 그 여부

답 혈압이 급격히 떨어지기 시작하면서 바로 기관튜브를 삽관하고 산소를 투여하였고 심정지 직후 승압제인 epinephrine, dobutamine , 항콜린성 약제인 atropine, 항부정맥제인 lidocaine, 심근수축제인 calcium chloride, 대사성산증 교정을 위해 sodium bicarbonate를 투여하고 심실 제세동기defibrillator로 심실 제세동ventricular defibrillation을 시도한 기록으로 보아 심폐소생술엔 최선을 다한 것으로 추정함.

III. 서울지방법원 의정부지원 제2민사부 판결 (97가합8240 손해배상(의))

■ 주문

1. 피고는 원고 윤ㅇㅇ에게 69,838,577원, 원고 김ㅇㅇ에게 7,000,000원 및 위 각 돈에 대하여 1996. 12. 23.부터 2001. 7. 12.까지는 연 5%, 그 다음 날부터 다 갚는 날까지는 연 25%의 각 율에 의한 돈을 각 지급하라.
2. 원고들의 나머지 청구를 모두 기각한다.
3. 소송비용은 피고가 부담한다.
4. 제1항은 가집행 할 수 있다.

■ 청구취지

피고는 원고 윤ㅇㅇ에게 110,013,621원, 원고 김ㅇㅇ에게 10,000,000원 및 위 각 돈에 대한 1996. 12. 23.부터 청구취지 확장서 부본 송달까지는 연 5%, 그 다음 날부터 다 갚는 날까지는 연 25%의 각 율에 의한 돈을 지급하라는 판결.

■ 이유

1. 기초사실

가. 당사자

(1) 윤ㅇㅇ은 1993. 11. 1.부터 주식회사 ㅇㅇ식품에서 생산관리 소속 반장으로 일하던 사람이다.

(2) 피고(이하 '피고 의료원' 이라고 한다.)는 진료사업을 하는 지방공기업으로서, 1996. 8. 23.경 내과의

사 김○○, 외과의사 차○○, 마취과 의사 등을 고용하고 있었다.

(3) 원고 윤○○은 윤○○의 딸이고, 원고 김○○는 윤○○의 어머니이다.

나. 윤○○의 뇌손상 및 사망의 경위

(1) 윤○○은 1996. 8. 22. 저녁 복부(우측하부 4분의 1부분)에 갑작스런 통증을 느껴 8. 23. 11:30경 피고 의료원에 가서 진료계약을 맺고, 피고 의료원 소속 내과의사 김○○으로부터 진찰을 받았다.

(2) 김○○은 윤○○에게 복막염 증세가 있다고 판단하고, 시험적 개복술을 위하여 윤○○을 피고 의료원 외과로 전과하였으며, 윤○○은 같은 날 14:00경 피고 의료원에 입원하였다.

(3) 당시 윤○○에 대한 일반혈액검사결과 백혈구 수치가 14,700/mm³에 이르렀고, 소변검사에서도 백혈구 수치의 증가가 나타났으며, 복부근육의 경직에 직접 압통과 반사압통이 동반되는 등 복막염으로 의심 할 수 있는 징후가 발견되었다.

(4) 입원 당시 윤○○의 상태는 체온 36℃, 맥박 78회/분, 호흡 20회/분, 혈압 130/90, 체중 58kg이었으며, 수술 직전인 같은 날 14:40경의 행한 검사결과는, 체온 36.2℃, 맥박 76회/분, 호흡 20회/분, 혈압 120/80 이었다.

(5) 같은 날 14:45 피고 의료원 소속 마취과 의사는 윤○○에 대하여 척추마취를 행하기로 하고, Pucaine 과 epinephrine을 혼합한 마취제를 사용하여 마취를 시작하였다.

(6) 마취 시작 후 약 15분이 경과한 같은 날 15:00경 피고 의료원 소속 외과의사 차○○의 집도로 윤○○에 대한 개복수술이 시작되었다. 차○○는 윤○○의 피부 중앙에서 우측 피부를 절개한 후 복막을 절개하였다.

(7) 개복수술 시작 후 30분이 경과한 같은 날 15:30경 윤○○의 수축기 혈압이 60mmHg까지 떨어지고 심정지 증상이 나타나, 차○○를 비롯한 피고 의료원 소속 의사들에 의하여 심폐소생술이 시작되었다.

(8) 차○○등 피고 의료원 소속 의사들은 바로 기관튜브를 삽관하고 산소를 투여하였으며, 심정지 직후 승압제인 epinephrine, dobutamine, 항콜린성 약제인 atropine, 항부정맥제인 lidocaine, 심근수축제인 calcium chloride, 대사성산증 교정을 위한 sodium bicarbonate 등을 투약하고, 심실제세동기로 심실 제세동을 시도하였으며, 전기적 심장충격 2회 정도 가하는 등 약 15분의 심폐소생술을 하여 윤○○의 심장기능을 회복시켰다.

(9) 차○○는 심폐소생술이 끝난 직후인 같은 날 16:15경부터 윤○○에 대하여 다시 전신마취를 시키고 수술을 계속하여 17:00경까지 충수돌기 절제술을 마쳤다.

(10) 윤○○은 수술 도중 나타난 심폐기능정지로 인한 저산소성 뇌손상을 입어 혼수상태(식물인간상태)에 빠지게 되었으며, 김○○으로부터 소생가능성이 없다는 설명을 들은 원고들을 비롯한 윤○○의 가족들 에 의하여 집으로 보내어 졌다.

(11) 집에 있던 윤○○이 자가 호흡을 하고 상태가 양호하여지자, 보호자들은 우선 상계동 ○○병원 응급실로 윤○○을 데리고 가서 치료를 받게 한 후, 다시 윤○○을 피고 의료원에 입원시켜 치료를

받게 하였다.

(12) 그 후 윤○○은 1997. 7. 9.부터는 서울 서초구 ○○동 소재 ○○병원에서 입원 치료를 받아오다, 1997. 10. 13. 15:06경 저산소성 뇌손상을 선행사인으로, 뇌기능정지를 중간 선행사인으로, 중추성 호흡 및 심장마비를 직접사인으로 사망하였다.

다. 의학적 사실

(1) 충수돌기염의 진단은 환자의 병력과 진찰소견이 중요하며 단순복부촬영, 소변검사, 일반화학검사, 복부 초음파 검사 등의 방법을 사용한다.

(2) 패혈증은 혈액에 여러 가지 종류의 균이 자라면서 고열, 빈맥 등의 전신적인 염증반응이 동반되는 경우를 말한다.

(3) 복막염에 의하여 복막내의 균주가 혈관내로 유입되어 혈액에서 균주가 자라고 이로 인하여 전신성 염증 반응이 나타나 패혈증이 발생할 가능성이 있으며, 환자의 전신상태가 나쁘다면 패혈증에 의한 쇼크가 나타날 수 있다.

(4) 전신상태가 양호하고 병명이 급성 충수돌기염에 한할 때에는 부분마취(척수마취 또는 경막외 마취)와 전신마취 중 하나를 마취과 의사의 판단과 선호에 따라 선택 할 수 있고, 충수돌기염이 천공되어 미만성 복막염을 일으켰을 경우에는 전신마취를 선택하는 것이 일반적인 기준이다.

(5) 패혈증의 의심이 있을 경우에는 항생제의 투여, 농양의 배농, 감염된 조직이나 감염소의 제거를 통하여 감염을 제거해 주고, 수액의 공급과 승압제의 사용으로 조직으로의 관류를 충분히 유지해 주며, 성인성 호흡부전증후군, 신부전, 장출혈 등의 합병증을 방지해 주어야 하기 때문에 전신마취를 하는 것이 환자 관리에 용이하다.

2. 손해배상책임의 발생

가. 일반적으로 사람의 생명과 건강을 다루는 의사에게는 그 업무의 성질에 비추어 시술로 인한 발생 가능한 위험의 방지를 위하여 필요한 최선의 조치를 취할 업무상의 주의의무가 요구되고, 특히 이 사건과 같은 개복수술의 경우 그 시술 및 마취상의 과오가 환자의 사망 등의 중대한 결과를 가져올 위험성이 있으므로, 이를 담당하는 의사는 수술 중은 물론 그 전후의 전 과정을 통하여 발생할 수 있는 모든 위험에 대비하여 환자의 상태를 면밀히 관찰하는 것을 포함하여 최선의 조치를 취할 주의의무가 요구된다.

나. 한편 의료행위가 고도의 전문적 지식을 필요로 하는 분야이고 그 의료의 과정은 대개의 경우 환자 본인이 그 일부를 알 수 있는 외에 의사만이 알 수 있을 뿐이며, 치료의 결과를 달성하기 위한 의료 기법은 의사의 재량에 달려 있는 등 의료행위의 특수성에 비추어 그 증상 발생에 관하여 다른 원인이 있다고 보기 어려울 경우 의사 쪽이 다른 원인으로 인한 사망을 입증하지 아니하는 이상, 의료행위로 인한 사고는 의료상의 과오에 기한 것이라고 추정할 수 밖에 없다.

다. 앞에서 인정한 사실을 종합하면, 개복수술 중 윤○○에게 발생한 저산소성 뇌손상은 윤○○에 대한 피고 의료원 소속 의사들의 척추마취 및 개복시술 직후 나타난 것이고, 윤○○의 수술 전 경과나 병력에 비추어 저산소성 뇌손상을 초래할 만한 특별한 질환이나 증상이 관찰되지 아니하였던 점 등이 인정되는바, 저산소성 뇌손상에 이르게 된 다른 원인을 피고 의료원 측이 주장 입증하지 아니하는 이상, 결국 윤○○의 저산소성 뇌손상은 피고 의료원 소속 의사들의 부적절한 마취 내지 시술에 의하여 초래된 것으로 추정할 수 밖에 없다.

라. (1) 피고는 윤○○의 저산소성 뇌손상의 원인에 대하여, 윤○○이 복막염에 의한 탈수 및 패혈증으로 인하여 쇼크에 빠지면서 심장마비가 온 것으로 추정하고, 복막염은 초기에 치료되지 아니하면 시간이 경과하면서 패혈증으로 발전하고 패혈증이 있을 때에는 약간의 외부변화에도 쇼크가 일어날 가능성이 높아지는데, 여기에 환자의 몸상태가 전반적으로 좋지 아니하여 쇼크가 발생한 것이라고 주장한다.

그러나 앞서 인정한 것처럼 윤○○은 개복수술 바로 전날 저녁 갑작스런 통증으로 수술 당일 스스로 찾아와 피고 의료원 내과에서 진찰을 받았고(응급실로 간 것도 아니다.), 수술 직전 2회 이상의 검사에서 혈압, 체온, 맥박이 정상이었으며, 단지 백혈구 수치가 높았던 거에 불과하다는 점 등에 비추어 볼 때, 수술 당시 복막염이 악화되어 패혈증에까지 이르렀다고는 볼 수 없을 뿐만 아니라, 나아가 윤○○이 평소 술을 많이 마신다고 하였다거나, 진찰결과 일반적인 전신상태가 좋지 아니하였다거나, 장마비 증세를 보였다는 피고 의료원의 주장을 인정할 만한 증거가 없다.

또한 설령 패혈증에 이르렀을 정도도 윤○○의 복막염이 악화되었다고 하더라도, 피고 의료원으로서는 수술 전에 충분한 검사를 통하여 패혈증을 조기에 진단하여 이에 상응하는 조치(패혈증의 경우 척추마취보다는 전신마취를 택하여야 하고, 원인균을 조기에 식별하여 이에 상응한 감염제거, 관류유지, 합병증방지 등의 조치를 취하여야 한다.)를 취하였어야 함에도 불구하고, 패혈증에 대한 대비를 소홀히 하여 (대한의사협회장에 대한 감정촉탁결과에 따르면, 수술 전 진료기록이 불충분하여 패혈증의 증상을 나타낸 징후에 대하여 알 수 없다고 되어있다.) 결국 패혈증 쇼크에 이르게 한 잘못이 있다.

(2) 또한 피고 의료원은, 개복수술 후 윤○○으로서는 적절한 혈압유지와 충분한 산소공급을 통하여 뇌손상의 후유증을 줄여야 했는데도, 원고들을 비롯한 윤○○의 가족들이 윤○○을 1996. 8. 24. 새벽 집으로 데리고 가 버림으로써, 퇴원 후 다시 입원하기까지 이러한 집중적인 치료를 받지 못하여 윤 ○○의 뇌손상이 심해졌다고 주장한다.

그러나, 앞에서 인정한 것처럼 윤○○은 개복수술 중 입은 심폐정지로 이미 중대한 뇌손상을 입었을 뿐더러, 경과기록지에는 수술 후 중환자실로 가던 도중 김○○이 윤○○의 보호자들에게 윤○○의 사망가능성이 높다는 것을 설명하였다고 기재되어 있고 간호일지에는 퇴원 직전인 1996. 8. 23. 23:25경 김○○이 환자상태에 관하여 환자보호자인 남동생에게 설명하였다고 기재되어 있어 이로부터 보면 윤○○의 가족들은 피고 의료원 측의 설명을 듣고 치료를 포기하여 윤

○○을 집으로 데리고 갔다고 인정된다.

따라서 원고들을 포함한 윤○○의 보호자들이 피고 의료원의 제지나 경고를 무시하고 윤○○을 퇴원시켰다는 점이 인정되지 아니하는 이상, 설령 퇴원 후에 치료를 받지 못하여 윤○○의 병세가 악화되었더라도 이는 피고 의료원 쪽의 잘못에 속한 것이다.

마. 피고 의료원 소속 의사들의 잘못으로 윤○○은 뇌손상을 입고 결국 사망하게 되었으므로, 윤○○과 의료계약을 맺은 당사자인 피고 의료원은 채무불이행에 따른 손해배상 책임 또는 피용자의 불법행위로 인한 사용자로서의 손해배상 책임이 있다.

다만 원고들로서도 피고 의료원 측의 설명만 듣고 윤○○의 치료를 조기에 포기하여 윤○○의 병세 악화 및 사망에 일부 원인을 제공한 잘못이 인정되므로, 윤○○의 사망으로 인한 손해를 피고 의료원 측에 전부 부담하게 하는 것은 공평의 원칙에 비추어 부당하다.

따라서 앞서 인정한 모든 사정을 참작하여 피고 의료원의 손해배상책임을 70%로 제한한다.

3. 손해배상의 범위

생략

4. 결론

피고는 원고 윤○○에게 69,838,577원(상속금 60,788,577원 + 재산상손해 1,050,000원 + 위자료 8,000,000원), 원고 김○○에게 7,000,000원 및 이에 대한 1996. 12. 23.(수술일)부터 2001. 7. 12(판결 선고일)까지는 연 5%, 2001. 7. 13부터 다 갚는 날까지는 연 25%의 각 율에 의한 법정 지연 손해금을 지급할 의무가 있으므로(피고가 손해배상청구권의 존부 및 범위1. 7. 항쟁함이 상당하다), 원고들의 청구는 위 인정 범위에서 이유 있다.

Ⅳ. 서울고등법원 제17민사부 판결 2001나 50946 손해배상(의)

■ **원심판결** 서울지방법원 의정부지원 2001. 7. 12. 선고 97가합8240판결

■ **주문**

1. 원심판결 중 아래에서 지급을 명하는 금원에 해당하는 원고 윤○○의 패소부분을 취소한다. 피고는 원고 윤○○에게 금 1,583,412원 및 이에 대하여 1996. 12. 23.부터 2002. 4. 25.까지 연 5%, 2002. 4. 26.부터 완제일까지 연 25%의 각 비율로 계산한 금원을 지급하라.
2. 피고의 항소와 원고 김○○의 부대항소 및 원고 윤○○의 나머지 부대항소를 모두 기각한다.
3. 소송비용 중 제1심에서 생긴 비용은 피고의, 항소비용과 부대항소비용은 각자의 부담으로 한다.
4. 제1항의 금원 지급부분은 가집행할 수 있다.

■ 청구취지

생략

■ 항소취지

생략

■ 부대항소취지

생략

■ 이유

1. 손해배상책임의 발생

이 부분에 관하여 당원이 설시할 이유는 원심판결의 이유 중 제1항 기재와 같으므로 민사소송법 제390조에 의하여 이를 인용한다.

2. 손해배상의 범위

생략

3. 결론

그렇다면 피고는 원고 윤○○에게 금 71,421,989원(=상속분 62,371,989원+장례비 1,050,000원+위자료 8,000,000원) 및 위 금원 중 원심에서 인용된 금 69,838,577원에 대하여는 위 원고가 구하는 1996. 12. 23.부터 피고가 그 이행의무의 존부 및 범위에 관하여 항쟁함이 상당하다고 인정되는 원심 판결 선고일인 2001. 7. 12.까지 민법이 정한 연 5%, 2001. 7. 13.부터 완제일까지 소송촉진 등에 관한 특례법이 정한 연 25%의 각 비율로 계산한 지연손해금을 지급하고, 당심에서 추가로 인용된 나머지 금 1,583,412원(=71,421,989원 - 69,838,577원)에 대하여는 위 1996. 12. 23.부터 피고가 그 이행의무의 존부 및 범위에 관하여 항쟁함이 상당하다고 인정되는 당심 판결 선고일인 2002. 4. 25.까지 민법이 정한 연 5%, 2002. 4. 26.부터 완제일까지 위 특례법이 정한 연 25%의 각 비율로 계산한 지연손해금을, 원고 김○○에게 금 7,000,000원 및 이에 대하여 위 1996. 12. 23.부터 피고가 그 이행의무의 존부 및 범위에 관하여 항쟁함이 상당하다고 인정되는 원심 판결 선고일인 2001. 7. 12.까지 민법이 정한 연 5%, 2001. 7. 13.부터 완제일까지 위 특례법이 정한 연 25%의 각 비율로 계산한 지연손해금을 지급할 의무가 있으므로, 원고들의 청구는 위 인정범위 내에서 이유 있어 이를 인용하고 나머지 청구는 이유 없어 이를 각 기각할 것이다. 원심판결 중 원고 윤○○의 일부 패소부분은 이와 결론을 달리하여 부당하므로 위 원고의 부대항소를 일부 받아들여 이를 취소하고, 위 추가로 인용된 금원의 지급을 명하며, 피고의 항소와 원고 김○○의 부대항소 및 원고 윤○○의 나머지 부대항소는 모두 이유 없어 이를 각 기각하기로 하여 주문과 같이 판결한다.

▶ 사례 3(정형외과)

I. 사건 개요

정형외과 전문의가 환자의 좌측 발뒤꿈치 종양제거 수술을 하기 위하여 1998. 8. 22 11:00경 ㅇㅇ시 소재 ㅇㅇ병원에서 척추마취를 시행하고 수술을 하던 중 같은 날 12:40경 환자가 경련성 발작을 일으켜 응급처치를 하였으나 환자는 치료과정에서 간질, 치아손상, 폐렴, 폐부종, 간기능장애, 저산소성 뇌증(의증), 상악골 골절 등의 합병증이 발생함.

II. 부천ㅇㅇ경찰서 수사 제 11171 호 업무과실치사상 사건의 자문의뢰 건에 대한 회신

1. 수사사항

사건내용은 위와 동일

2. 협조의뢰사항

문1 마취전문의가 마취를 하여야 하는지

답 임상의학분야는 매우 광범위하고 다양하여 각 분야별로 전문의 제도를 두고 있으므로 해당분야의 전문의가 그 분야의 진료를 담당하는 것이 가장 바람직하나 해당 분야의 전문의가 아니더라도 의사면허를 가진 사람이라면 자신의 능력 범위내에서 타 분야의 진료행위를 하는 것이 위법은 아닌 것으로 생각함.

문2 마취를 할 경우 사전에 어떠한 점에 대하여 검사를 하여야 하고 어떠한 방법으로 마취를 하여야 하는지, 마취과정에서 주의할 점은 무엇인지 여부.

답 가) 첫째, 마취 전에 먼저 환자의 마취전 상태를 평가하여야 함. 즉 문진을 통하여 환자의 과거병력과 현재의 증상을 물어보고 신체검사를 통하여 환자의 의식 상태, 혈압, 맥박, 호흡, 체온 등을 측정하여 환자의 현 신체상태를 평가하여야 하고 둘째, 기본적인 검사로서 혈액학적 검사, 흉부 방사선검사, 심전도 검사, 간기능검사를 하고 필요에 따라 소변 검사, 일반생화학 검사(전해질 검사 등), 혈액응고 검사 등을 할 수 있음.

나) 마취의 방법은 크게 나누어 전신마취와 부위마취(척추 마취, 경막외마취, 국소마취)가 있으며, 어떠한 마취방법을 선택하는가는 환자의 전신상태, 수술종류, 수술시간, 마취과의사의 숙련도와 선호도에 따라 결정할 수 있음.

다) 마취과정에서의 주의할 점은 사용하는 마취약제의 용량에 주의를 하면서 마취와 수술에 따른 환자상태 변화를 면밀히 지속적으로 관찰하며 필요에 따라 약제, 수액, 수술에 따른 환자의 상태를 정상 생리적상태의 범위내에서 유지하며 합병증의 발생을 방지해주는 것이 매우 중요함.

문3 마취로 인하여 각 상해진단서와 같은 병이 발병할 수 있는지 발병할 수 있다면 그 원인은 무엇이고 그에 대비하기 위하여 어떠한 조치를 취하여야 하는지 여부.

답 진료기록부 (특히 마취 기록지) 가 첨부되지 않아. 마취방법, 사용한 마취약제의 종류 및 사용량 등을 정확히 알 수 없어 정확한 답을 할 수가 없음.

일반적으로 말하면 수술부위가 신체하반부일 경우 척추마취는 환자의 의식을 유지하면서 수술을 시행할 수 있는 안전한 마취방법임. 그러나 마취제 투여 직후의 합병증으로 혈압 하강, 호흡의 억제 내지 정지, 오심, 구토 등을 일으킬 수 있으며 특히 고부위 마취가 될 경우 이러한 합병증은 더 심하게 나타날 수 있으므로 약제의 사용과 환자체위 변화에 주의를 하여야 하고 약제투여 직후 환자상태 변화를 면밀히 관찰하여 적절한 처치를 해주어야 함. 고부위 마취는 고농도의 약제사용이나 약제가 과량 투여될 경우 혹은 약제투여 직후 급한 체위변화 등이 원인이 될 수 있음. 마취후의 합병증으로는 두통, 요배부통, 배뇨곤란 등이 있으며 매우 드물게 신경성 후유증으로 무감각, 뇌신경장애, 유착성 지주막염 등의 발생도 보고되고 있음.

위 환자의 경우 척추마취로 인해 경련성 발작이 일어났다면 이러한 증상은 국소마취제의 중추신경계 독성작용 때문에 발생했을 가능성이 크며 저산소성 뇌증은 경련성 발작과 더불어 환자의 호흡상태와 관련이 있었을 것으로 추정되고 치아손상, 폐렴, 폐부종, 간기능장애, 상악골골절은 척수마취와는 무관하게 경련성 발작 및 호흡장애의 치료과정에서 병발한 것으로 추정됨. 참고로 국소마취제의 중추신경계 증상으로서는 이명, 어지러움의 가벼운 증상으로부터, 경련, 무의식, 호흡정지, 중추신경계의 전반적인 억제 등의 심각한 증상까지 나타날 수 있음.

▶ 사례 4(정형외과)

I. 사건 개요

종합병원 정형외과에서 대퇴골 원위부관절내 분쇄골절로 내원한 환자(여 61세)를 복합골절로 진단하고 척추마취하에 수술을 시행하던 중 갑자기 호흡곤란, 혈압하강에 이어 심폐정지가 일어나 심폐소생술을 시행하고 수술 후 중환자실로 옮겨 치료를 하였으나 환자는 사망한 사건임.

II. 서울지방검찰청 의정부지청 99형제 7315호 건의 자문의뢰에 대한 회신

1. 사건 내용

위와 동일함

2. 의견조회

문1 김○○이 본건 수술전 시행한 심전도, 혈압, 맥박, 산소포화도 등에 대한 각종 검사결과 수술시행에 지장이 없었는지.

답 진료기록부상 환자는 수술전 흉부방사선 검사, 심전도 검사, 혈액학적 검사(전혈측정) , 출혈소인검사, 소변 검사, 성병 및 간염 검사, 동맥혈가스 검사를 받은 것으로 기록되어 있고 검사 결과는 모두 정상범위내에 있었으며 수술전 혈압, 맥박, 산소포화도도 정상치를 보여 마취 및 수술에 문제는 없었던 것으로 추정됨.

문2 각종 검사결과를 실시한 시간은 적절하였는지

답 모든 검사는 수술전인 97. 12.22 자로 시행되었으므로 검사실시 시기는 적절하였던 것으로 판단됨.

문3 혈액가스 검사결과 대사성산증을 미리 발견할 수 없었는지

답 수술전의 혈액가스 검사결과는 모두 정상이였으며 대사성산증은 보이지 않았음.
대사성산증은 환자가 호흡곤란과 혈압하강의 증상을 나타낸 후 발생한 것으로 판단됨. 따라서 미리 발견할 수는 없었을 것으로 생각함.

문4 대사성산증의 발생과 사망원인과의 관계는 어떠한지

답 대사성산증metabolic acidosis은 환자의 질환과 증상에 따른 병태생리의 결과로 체내 산-염기평형이 깨어져 나타나는 현상으로 이 환자의 경우 대사성산증의 발현은 호흡곤란으로 인한 체내 산소섭취의 부족과 혈압하강으로 인한 조직관류의 불충분으로 혐기성대사가 일어나 체내에 젖산lactic acid의 과량축적이 원인일 것으로 추정함. 대사성산증 발생과 사망과의 직접적인 인과관계를 설명하기는 어려우나 산혈증상태가 심할 경우 심근수축력과 말초혈관저항을 감소시켜 혈압하강을 심화시킬 수 있고 조직저산소증을 유발하며 심장과 혈관평활근에 대한 catecholamine의 반응을 약화시

키고 심실세동에 대한 역치를 낮출 수 있으며 중추신경계를 억제할 수 있음.

참고로 대사성산증은 체내 H+ion의 증가나 중탄산이온bicarbonate ion의 감소를 말하며 그 원인은 다양하나 크게 세가지로 나누면 첫째, 비휘발성산의 체내 과다생성, 둘째, 신장이나 위장관을 통한 중탄산염의 다량 소실, 셋째, 세포외수액이 중탄산염이 함유되지 않은 수액으로 신속하게 희석될 경우 등임.

문5 척추마취전 약물거부 반응검사를 실시하지 아니하여도 무방한 것인지

답 척추마취에 사용하는 대부분의 국소마취제는 상용량의 범위내에서는 부작용을 나타내지 않으므로 일반적으로 척추마취전 약물거부 반응검사를 하지 않음.

문6 판토케인 11mg 과 에피네프린 0.2mg를 투여한 척추부분마취는 적절한 것인지

답 척추마취에서 사용한 위의 약제용량은 정상사용량의 범위에 속함으로 적절한 것으로 판단됨.

문7 척추마취한 뒤 마취에서 깨어난 나머지 시간동안 별다른 조치없이 수술을 시행하여도 되는 것인지

답 국소마취제 pontocaine과 에피네프린epinephrine을 병용하여 주입한 경우 마취유지시간은 3-4 시간 정도이나 이 환자의 경우 마취시작 1시간후 경부터 환자상태가 급격히 나빠지면서(호흡곤란, 혈압하강) 심정지까지 발생하였고 의식도 회복되지 않은 상황이였으므로 수술시간을 고려하여 마취제를 추가로 투여할 수는 없었을 것으로 생각함. 그동안 환자는 100% 산소투여하에 호흡과 순환을 유지하기 위한 치료를 받았던 것으로 보임.

문8 기관삽관술을 시행하면서 전신마취를 하였던 것은 아닌지

답 환자는 기도유지와 호흡관리를 위해서 기관내 삽관을 시행하고 산소만을 투여받은 것으로 보임. 전신마취제는 투여한 기록이 없음.

문9 전신마취를 하였다면 이는 적절한 조치인지

답 이 환자에서 전신마취는 시행되지 않은 것으로 생각됨. 혈압하강이 계속되고 의식의 회복을 확인하지 못한 상태에서 전신마취를 시행할 수는 없으리라 생각함.

문10 기관삽관술의 시행으로 급성 기관지경련이 발생할 수 있는 것인지

답 기관지 천식을 가진 환자에서는 기관삽관술 시행시 드물게 기관지 경련이 발생하는 경우를 예상할 수 있으나 정상 폐기능을 가진 환자에서는 단순 기관삽관술로 기관지 경련을 일으키지는 않을 것으로 생각함.

문11 전신마취내지 기관삽관술의 시행과 다발성 장기부전증 발생과는 어떠한 관련이 있는 것인지

답 다발성 장기부전증 발생과 전신마취 및 기관삽관술과는 아무런 관련이 없음. 기관삽관술은 환기부전이 있는 환자에서 환기관리를 위해 반드시 필요한 시술임.

문12 본건 수술을 중지하고 심폐소생술을 시행하면서 혈압상승제, 기관지확장제, 수액공급, 고농도산소 인공호흡 등의 조치가 적절하게 행해졌는지

답 심폐소생을 위해 100% 산소로 환기를 유지하면서 심폐소생술시 사용하는 모든 약제들 (epinephrine, sodium bicarbonate-일명 Bivon, dopamine, dobutamine, lidocaine, atropine) 과 스테

로이드제제steroid, 심실제세동기를 사용한 기록으로 보아 심폐소생술의 실시방법은 옳았던 것으로 보임.

문13 사체부검을 하지 아니하였으면서 어떠한 근거로 다발성 장기부전증을 사망원인으로 추정할 수 있는지

답 이 환자는 사체부검을 하였더라면 좀더 정확한 사인을 알 수 있었을 것으로 생각되며 환자가 다발성 장기부전이 사망원인이라고 하는 것은 환자의 상태가 치료에도 불구하고 계속 악화되면서 각 주요장기(뇌, 심장 , 폐, 신장 등)의 기능부전을 가져와 결국 사망에 이르게 된 것이기 때문에 다발성 장기부전을 사망원인이라고 추정한 것으로 보임.

▶ 사례 5(정형외과)

I. 사건 개요

환자(32세 남자)는 종골골절calcaneus fracture로 척추마취(tetracaine 18mg + epinephrine 0.2mg 주입, T4 level에서 감각차단)하에 수술을 받던 중 불편함을 호소하며 혈압이 증가하고 수술에 지장을 초래할 정도로 뒤척여 midazolam, pentothal과 esmolol을 투여하였으나 계속 조절이 힘들어 전신마취로 전환하여 수술을 계속함. 환자는 수술이 끝난 후 마취로부터 깨어나면서 고혈압, 빈맥을 보여 esmolol 투여 및 발관을 하였으나 곧 seizure 양상을 보여 valium, pentothal, esmolol 투여 및 재삽관을 시행한 후 중환자실로 이송하여 치료함. 환자는 현재 정신이상 증세를 보임.

II. 서울지방검찰청 동부지청 99형이 61100-37건의 수사협조 의뢰에 대한 회신

■ 질의내용

문1 정형외과 의사 김○○가 이○○의 종골골절 시술 전에 사용한 항생제는 무엇이고 그 처방에 문제가 있었는지 여부 등

답 수술전 사용한 항생제는 Cetrazol 이며 1g을 8시간마다 정맥주사한 것으로 기록되어 있음. 처방에 문제는 없었다고 생각함.

문2 마취과 의사 최○ 마취시 사용한 약물은 무엇이고 그 처방에 문제가 있었는지 여부 등

답 마취전 처치제로는 midazolam 5mg을 근육주사하였고 척수마취제로는 tetracaine 18mg에 epinephrine 0.2mg을 섞어 척수내로 주입하였음.

마취도중에 진정제로 midazolam을 소량 투여하였고 수술도중 척수마취로 마취유지가 힘들다고 판단하여 전신마취로 전환하였으며 전신마취 유도를 위해 pentothal sodium을, 기관삽관과 근육이완을 위해 succinylcholine chloride, vecuronium을 사용하였고 주마취제로는 isoflurane을 산소 및 N_2O와 함께 투여하였으며 환자의 혈압조절을 위하여 베타-차단제인 esmolol을 수차례 투여하였음. 마취시에 사용한 약제의 종류와 용량, 사용방법에는 문제가 없었던 것으로 판단함.

문3 이○○이 경련을 일으킨 후 경련을 멈추기 위하여 사용한 약물은 무엇이고 그 처방에 문제가 있었는지 여부 등

답 pentothal sodium, valium, ativan, DPH(dilantin), depakin, orphil 등의 진정제 및 항경련제를 상황에 따라 투여하였으며 처방은 적절하였다고 판단됨.

문4 신경과 의사 이○○이 사용한 약물은 무엇이고 그 처방에 문제가 있었는지 여부 등

답 pentothal sodium, valium, ativan, DPH(dilantin), depakin, orphil 등의 진정제 및 항경련제를 상황에 따라 투여하였으며 처방은 적절하였다고 판단됨.

문5 정형외과 의사 김○○, 마취과 의사 최O, 신경과 의사 이○○에게 의료상의 과실이 있었는지 여부 등
- 만약 과실이 있었다면 이○○의 정신장애와 인과관계가 있었는지 여부 등

답 진료기록부상으로는 의사들에게서 진료상의 과실을 찾을 수 없음.

문6 간호사, 레지던트등 다른 관련자들에게 과실이 있었는지, 만약 과실이 있었다면 이○○의 정신장애와 인과관계가 있었는지 여부 등

답 간호사, 전공의들에게서도 진료상의 과실을 찾을 수 없음.

문7 이○○이 종골골절 수술후에 경련을 일으킨 원인

답 몇가지 가능한 원인을 추정해 보았으나 상황을 적절히 설명할만한 원인은 찾을 수가 없었음.

1) 정형외과적 원인

Tetanus : 유사한 증상을 가졌으나 외관상 open wound가 보이지 않았고 수술이후 발생했다는 점에서 가능성이 희박하다고 판단됨.

Fat embolism : fat embolism이나 thromboembolism의 경우에도 neurologic sign이 있을 수 있으나 neurologic symptom이 국소적이지 않고 CT, MRI상 이상이 발견되지 않는 것으로 보아 가능성이 적음.

2) 마취과적 원인

악성 고열증 : 척수마취 후에 매우 드물게 보고되고 있으나 이 환자의 경우에는 다른 증상이 일치하지 않음.

부적절한 약물의 투여 : 부적절한 약물투여는 없었던 것으로 판단됨.

Tetracaine idiosyncracy : 척수마취후에 매우 드물게 보고되고 있음.

3) 신경과적 원인

Encephalopathy : 경과는 비슷하나 우연히 수술중 발생하였을 가능성은 희박함.

문8 이○○이 종골골절 수술 후에 정신장애를 일으킨 원인

답 가장 가능한 원인으로는 수술후 발생한 원인불명의 경련과 고열에 의한 뇌 산소소모량의 증가로 상대적 뇌허혈이 발생하여 뇌세포가 기질적 손상을 받았을 가능성이 높음.

문9 종골골절 시술과정에서 일반적으로 일어날 수 있는 합병증 및 그로 인해 정신장애가 일어날 수 있는지 여부 등

답 지방fat이나 혈전thrombus에 의한 색전증embolism이 생길 경우 일시적으로 혈압변동, 산소포화도 변화, 정신장애 등이 있을 수 있으나 본 환자의 경우는 수술시작 후 tourniquet이 감겨져 있는 상황에서 증상이 시작되었으므로 가능성이 희박함.

tetanus의 경우도 경련을 동반할 수는 있으나 closed wound 였으므로 tetanus 의 가능성은 희박함.

경련이 심하거나 고열이 동반될 경우 뇌실질 손상에 의하여 정신장애가 일어날 수 있음.

문10 마취과정에서 일반적으로 일어날 수 있는 합병증 및 그로 인해 정신장애가 일어날 수 있는지 여부 등

답 악성 고열증 : 척수마취후에 매우 드물게 보고되고 있으나 이 환자의 경우에는 다른 증상이 일치하

지 않음.

부적절한 약물의 투여 : 부적절한 약물투여는 없었던 것으로 판단됨.

Tetracaine idiosyncracy : 척수마취후에 매우 드물게 보고되고 있음.

경련이 심하거나 고열이 동반될 경우 뇌실질 손상에 의하여 정신장애가 일어날 수 있음.

문11 경련으로 인해 정신장애가 일어날 수 있는지 여부 등

답 경련이 심할 경우 뇌의 산소 요구량이 급격히 증가되어 상대적인 산소결핍증이 발생하여 뇌실질의 손상으로 기질적인 정신장애가 발생할 가능성이 있음.

문12 이○○의 종골골절 시술과정에서 특별한 합병증이 발생한 것은 아닌지 및 그로 인해 이○○이 정신장애를 일으킨 것은 아닌지 여부 등

답 문항 9의 답변을 참조하시기 바랍니다

문13 이○○의 마취과정에서 특별한 합병증이 발생한 것은 아닌지 및 그로 이○○이 정신장애를 일으킨 것은 아닌지 여부 등

답 문항 10의 답을 참조하시기 바랍니다.

문14 이○○의 경련 억제과정에서 특별한 합병증이 발생한 것은 아닌지 및 그로인해 이○○이 정신장애를 일으킨 것은 아닌지 여부 등

답 경련억제를 위하여 pentothal sodium, valium, ativan, DPH(dilantin), Depakin, Orphil 등의 수면, 진정제와 항경련제를 상황에따라 적절히 투여하였으며 이 과정에서 혹시 심한 저혈압이 장기간 발생하였을 경우에는 뇌손상이 생길 가능성은 있으나 이 환자의 경우에는 혈압은 약간 높이 유지되어 가능성이 희박함.

문15 이○○에 대한 사전검사 결과 특이한 점이 있었는지 여부 등

답 성격이 충동적이고 자제력이 적었음.

고혈압(150-170/80-110mmHg)과 간기능저하 상태(GOT/GPT 59/105)였음

문16 이○○에 대하여 전신마취를 하게 된 과정에서 주치의 및 마취의사에게 과실이 있었는지 여부 등

답 환자는 수술부위가 발목이었고 간기능이 약간 저하된 상태였기 때문에 부위마취의 한 방법인 척수마취를 시행한 것으로 보이며 수술도중 환자가 불편함을 호소하고 혈압이 증가되고 몸을 뒤척여 수술에 지장을 줄 정도여서 전신마취로 전환한 것으로 보이나 마취방법과 마취를 위해 사용한 약제의 종류와 사용량, 마취중의 환자상태에서는 경련을 유발할만한 특별한 문제가 있었던 것으로는 보이지 않으므로 주치의나 마취과의사에게 과실이 있었다고는 볼 수 없음.

마취 · 수술 후 회복과정에서 환자관리문제 혹은 원인불명에 의해 발생한 사고사례들

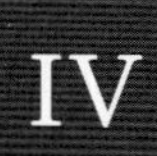

IV

마취 · 수술 후 회복과정에서 환자관리문제 혹은 원인불명에 의해 발생한 사고사례들

1 전신마취하 수술 후 회복과정에서 발생한 사례들

▶ 사례 1 (산부인과)

I. 사건 개요

환자(54세 여)는 자궁근종으로 전신마취하에 전자궁절제술을 받은 후 수술부위에 대한 동통치료를 목적으로 수술직후 경막외에 카테터를 거치하고 회복실에서 동통치료장치를 작동한지 불과 15분만에 호흡곤란과 청색증이 발생하여 응급처치를 받았으나 저산소성 뇌손상을 받아 식물인간의 상태에 이르게 된 사건.

II. 서울지방법원 제15민사부로 부터의 감정사항

자궁근종 전자궁 절제수술 시술직후 환자의 요추부위에 수술부위의 동통치료 목적으로 경막외 마취를 시술하는 경우 의사로서 카테터를 통하여

문1 위 카테터에 부푸로놀핀 1cc 0.324mg과 부피바케인 6cc, 생리적 식염수 89cc 등 도합 96cc 가 1시간당 2cc 씩 투여되도록 작동되는 동통치료장치상의 하자유무

문2 위 마취제의 양이나 농도의 적정여부

답 1, 2) 동통치료장치에 주입한 buprenorphine 0.324mg(1cc) 과 bupivacaine 6cc, 생리식염수 89cc 의 용량이나 농도는 적정하며 동통치료장치는 48시간 유지용으로 투여속도가 시간당 2cc로 유지되었다면 동통치료장치의 작동은 정상인 것으로 사료됨.

문3 위와 같은 경막외 마취의 경우 횡경막 신경이나 흉추신경의 마비를 초래하여 급한 호흡마비로 인한 환자의 사망내지 식물인간의 상태로 빠지게 될 위험 유무(100분 비율로 표시하는 경우의 그 위험비율)

답 catheter 가 경막외강에 정상적으로 위치해 있고 약제의 용량이나 농도를 적정범위내에서 사용할 경우 요추부위의 경막외마취로 인해 횡격막신경이나 흉추신경이 마비되어 호흡마비현상이 일어나는 경우는 거의 없음. 그러나 catheter 가 지주막을 천자하였거나 약제를 과용량 사용하였을 경우에는 호흡억제 및 마비 가능성이 있으나 통계상의 위험비율이 발표된 것은 없음.

문4 위 마취작동 후 담당의사가 3분간 환자의 상태를 살핀후 이상이 없었으므로 잠깐 자리를 비운 경우의 의사의 과실여부.

답 동통치료장치 작동 후 수분내(3-5분)에 특별한 이상증후 (호흡곤란, 운동신경이나 감각신경 마비 등)가 나타나지 않으면 일반 환자(동통치료장치를 부착하지 않은 환자)에 대한 환자 감시기준을 따르면 되나 일반 환자에서도 당시의 환자상태(특히 순환기나 호흡기 상태)에 따라 환자감시기준이 다를 수 있으므로 의사가 자리를 떠날 때의 환자상태가 어떠하였는지가 의사의 주의의무 태만 여부를 가리는 중요한 척도가 될 수 있음.

문5 잠깐 의사가 자리를 비운 후 환자가 호흡부전이 초래되어 청색증이 온 것에 대한 원인이 의사의 과실에서 온 것인지 여부, 즉 의사가 그 자리를 떠나지 않았다면 이를 방지할 수 있었는지 여부.

답 의사가 계속 자리를 지키면서 환자의 상태를 면밀히 관찰했더라면 호흡부전이 왔더라도 빨리 발견하여 적절한 처치를 해줄 수 있으므로 저산소증발현을 막을 수도 있었을 것으로 생각하나 의사가 미리 사고를 예견하고 이상소견을 보이지 않는 환자에서도 사고발생을 염려하여 계속 자리를 지키는 것은 현실적으로 어려운 문제임으로 담당의사가 환자 곁을 떠날 당시의 환자상태가 더 중요한 판단기준이 될 것으로 생각됨.

문6 별첨 진료차트상의 환자의 발병에 대한 의사의 과실이 있었는지 여부

답 첨부된 진료기록만으로는 의사의 특별한 과실여부를 밝히기 힘듬.

문7 원고 김○○에 대한 호흡부전으로 인한 저산소성 뇌손상이 수술잘못이나 또는 마취과정의 잘못에서 비롯되었는지 또는 그 발생원인

답 마취기록지를 볼때 수술과 마취중에 환자의 활력증후(혈압, 맥박)가 정상범위를 유지하고 있고 호기말 이산화탄소분압 측정기와 맥박산 소포화도 계측기로 환자의 환기상태와 산소포화도를 계속 측정한 점으로 보아 수술이나 마취과정중에 저산소성 뇌손상이 발생한 것 같지는 않음.

문8 원고 김○○에 대한 호흡부전으로 인한 저산소성 뇌손상이 원고 김○○의 진료기록에서 볼 때 어떻게 하여 발생한 것인지, 정상적인 치료 또는 마취과정에서도 발생할 수 있는 것인지 여부.

답 환자의 뇌손상의 원인이 호흡억제나 호흡부전으로 인한 저산소증에 의한 것으로 추정되나 진료기록만으로는 호흡부전이 초래된 정확한 원인을 알 수 없음. 정상적인 치료나 마취과정에서 호흡부전의 발생은 매우 드물지만 환자가 약제에 대해 과민반응을 보일 경우와 환자가 원래 심폐질환을 가졌을 경우 수술 및 마취의 영향으로 악화되어 호흡부전을 일으킬 가능성은 있음.

문9 마취제인 부푸레놀핀 1cc 0.324mg, 리도케인 1% 농도 6cc 60mg을 초회량으로 투여한 양의 적정 여부

답 buprenorphine 0.324mg(1cc), 1 % lidocaine 60mg(6cc)의 경막외투여는 초회량으로 적정한 용량임.

III. 서울지방법원의 판결(제 15 민사부 93가합91808 손해배상건)

■ 주문

1. 피고는 원고 김○○에게 금 106,849,446, 원고 안○○에게 금 5,000,000원, 원고 안○○, 안○○, 안○○, 안○○, 안○○에게 각 금 2,000,000원 및 각 이에 대하여 1993. 5. 27.부터 1995.5.17.까지는 연 5푼의, 그 다음날부터 완제일까지는 연 2할 5푼의 각 비율에 의한 금원을 지급하라.
2. 원고 김○○, 안○○이의 각 나머지 청구를 각 기각한다.
3. 소송비용 중 원고 김○○, 안○○와 피고 사이에 생긴 부분은 이를 2등분하여 그 1은 피고의, 그 나머지는 위 원고들의 각 부담으로 하고, 원고 안○○, 안○○, 안○○, 안○○, 안○○와 피고 사이에 생긴 부분은 피고의 부담으로 한다.
4. 제1항은 가집행할 수 있다.

■ 청구취지

피고는 원고 김○○에게 금 378,241,983원, 원고 안○○에게 금 10,000,000원, 원고 안○○, 안○○, 안○○, 안○○, 안○○에게 각 금 2,000,000원 및 각 이에 대하여 1993. 5. 27.부터 이 사건 판결선고일까지는 연 5푼의, 그 다음날부터 완제일까지는 연 2할 5푼의 각 비율에 의한 금원을 지급하라는 판결

■ 이유

1. 손해배상책임의 발생

가. (1) 원고 김○○는 피고 법인이 경영하는 ○○대부속 ○○병원(이하 피고 병원이라 한다)에서 수술을 받다가 아래에서 보는 바와 같은 의료사고로 인하여 저산소성(허혈성) 뇌병증 및 혼수상태(식물인간 상태)에 이른 자이고, 위 원고에 대한 관계에 있어서 원고 안○○는 그 남편이며, 원고 안○○, 안○○, 안○○, 안○○, 안○○는 그 자녀들이다.

(2) 원고 김○○는 1993. 5. 19. 피고 병원 산부인과에 내원하여 진찰받은 결과 자궁근종이라는 진단을 받고 같은 달 24. 피고 병원에 입원하여 같은 달 27. 08:40경부터 11:10경까지 사이에 피고 병원 산부인과 전문의 박○○ 등의 집도로 전자궁적출 및 양측 난관난소제거 수술을 받았다.

(3) 위 수술중에는 흡입마취의 방식으로 전신마취를 계속하였는데, 그날 09:50경까지는 피고 병원의 마취과 4년차 전공의인 소외 이○○가 담당하였고, 그 이후부터는 마취과 3년차 전공의인 소외 이○○이 이를 인계받아 담당하였다.

(4) 위 산부인과적 수술은 정상적으로 종료되었는데 위 이○○은 그 직후인 같은 날 11:10경 수술 후의 동통을 치료하기 위하여 위 원고의 제3번과 제4번 요추 사이의 경막외강에 카테터catheter, 도관를 거치하고, 원고를 반듯이 눕힌 다음 흡입마취를 중단하고 11:15경 근육이완 길항제인 피리도스티그민pyridostigmine 15mg과 글리코파이로레이트glycopyrrolate 0.4mg 을 투여하였으나 위 원고의 자발호흡이 충분하지 아니하자 수술 전 처치제로 투여하였던 진정제인 미다졸람midazolam의 잔류효과로 판단하고 그 길항제인 아넥세이트anexate 0.25mg을 투여하였다.

(5) 위 이○○은 같은 날 11:20경 위 원고를 회복실로 옮겨 11:22경 카테터를 통하여 진통제 또는 마취제인 부프레놀핀buprenorphine 0.324mg과 1% 농도의 리도케인lidocaine 6cc를 혼합하여 초회량으로 투여하고, 이어서 카테터에 통증치료장치(원통형의 플라스틱용기 안에 고무주머니가 있어 이를 통하여 일정시간에 일정한 양의 진통제가 계속적으로 흘러나와 환자에게 투여됨으로써 통증치료효과를 나타내는 장치)를 연결하고 그 안에 부프레놀핀 0.324mg(1cc)과 0.5% 농도의 부피바케인bupivacaine 6cc 및 생리적식염수 89cc, 합계 96cc를 넣어 1시간당 2cc씩 투여되도록 한 다음 약 3분후인 11:25경 다른 환자의 수술에 참여하기 위하여 회복실을 떠났다.

(6) 그로부터 10여분이 지난 후인 11:35 내지 11:40경 피고 병원의 마취과 수간호사인 소외 김○○이 회복실 내 환자들의 상태를 점검하던 중 위 원고에게 청색증(호흡부전에서 초래되는 입술과 손톱 등 신체의 말단부위가 파랗게 변색되는 증상)이 나타나고 혈압이 80/0 mmHg까지 급격히 하강한 것을 발견하고 즉시 마취과 과장인 소외 김○○, 위 이○○, 이○○ 등에게 연락하여 기관내에 삽관하여 산소를 공급하고 혈압상승제를 주사하는 등 응급처치를하여 위 원고는 같은 날 14:40경 자발호흡이 가능해졌으나, 그 이래 현재까지 생명징후vital sign만이 유지되고 있을 뿐 의식의 각성이나 인지기능이 소실되고 자발적 운동이 전혀 없는 상태인 뇌병증 및 혼수상태에서 회복되지 못하고 있다.

(7) 위와 같이 경막외강에 카테터를 통해 진통제 또는 마취제를 주입하는 방법은, 카테터의 거치가 잘못되어 마취제가 지주막을 뚫고 경막내로 주입될 경우에는 전 척수마취에 의한 급격한 혈압하강과 호흡부전이 발생할 수 있고, 또한 용량이 과다하거나 고농도의 마취제가 주입될 경우 그 마취범위가 흉추부나 경추부까지 확산되어 호흡중추신경 마비에 의한 급격한 호흡부전이 발생할 수 있으며 이러한 경우 뇌에 산소가 제대로 공급되지 못함으로써 회복할 수 없는 저산소성 뇌병증(혼수상태)에 빠지게 되므로 위 경막외강내 마취제등의 주입방법에 의한 통증치료를 하는 위 이○○으로서는 위와 같은 급격한 용태악화시 인공호흡 등 응급조치를 취할 수 있도록 위 약물주입 후 적어도 5분 이상은 환자의 상태를 잘 관찰하여 부작용의 발생유무를 살펴본 다음 이상이 없을 경우에 한하여 위 통증치료장치를 작동시키는 등 사고의 방지에 필요한 제반조치를 다하여야 할 업무상의 주의의무가 있음에도 이러한 조치를 취하지 아니하고 위 카테터를 통하여 초회량의 마취제를 투여한 후 위 원고의 상태를 제대로 살펴보지 않은 채 곧바로 위 통증치료장치를 작동하고 약 3분 후에 그 자리를 떠난 과실로 인하여 그 직후 위 원고에게 호흡부전이 발생하여 청색증이 왔으나 10여분이 지난 후인 그날 11:35 내지 11:40경에 이르러서야 뒤늦게 발견되어 위와 같이 응급처치를 시행하였으

나 미치지 못하여 결국 위 원고가 호흡부전으로 인한 저산소성 뇌손상으로 뇌병증 및 혼수상태에 이르게 되었다.

나. 그렇다면 피고는 위 이○○의 사용자로서 위 이○○의 위와 같은 불법행위로 인하여 원고 김○○ 및 그와 가족관계에 있는 나머지 원고들이 입게 된 손해를 배상할 책임이 있다 할 것이다.

2. 손해배상책임의 범위

생략

3. 결론

그렇다면 피고는 원고 김○○에게 금 106,849,446{(일실수입손해금 42,257,702원 + 보장구비손해금 360,000원 + 향후 진료비손해금 144,231,744원 + 위자료 금 20,000,000원)- 공탁금 공제액 100,000,000원}, 원고 안○○에게 위자료 금 5,000,000원, 원고 안○○, 안○○, 안○○, 안○○, 안○○에게 각 위자료 2,000,000원 및 각 이에 대하여 이 사건 사고일인 1993. 5. 27.부터 이 사건 판결선고일인 1995. 5. 17.까지는 민법 소정 연 5푼의, 그 다음날부터 완제일까지는 소송촉진 등에 관한 특례법 소정 연 2할 5푼의 각 비율에 의한 지연손해금을 지급할 의무가 있다 할 것인바, 원고 김○○, 안○○의 이 사건 각 청구는 위 각 인정점위내에서, 나머지 원고들의 각 청구는 전부 이유있으므로 이를 각 인용하기로 하고, 원고 김○○, 안○○의 각 나머지 청구는 이유없이 기각하며, 소송 비용의 부담에 관하여는 민사소송법, 제89조, 제92조, 제93조를, 가집행선고에 관하여는 같은 법 제199조를 각 적용하여 주문과 같이 판결한다.

참고사항

환자가 전자궁절제술을 받은 후 회복실에서 수술부위에 대한 통증치료를 목적으로 경막외마취를 시행하는 과정에서 환자에 대한 주의의무를 다 하지 않은 의사의 과실로 호흡부전이 발생하여 환자가 식물인간이 되었다며 손해배상을 요구한 환자측의 주장을 재판부가 대부분 인정하여 병원측에 손해배상책임을 물은 경우로 의사의 과실이 인정되고 환자가 계속 치료를 요하는 식물인간의 상태에 있을 때 배상금액이 매우 높음을 유의하여 보아야 할 사건임. 이 건은 병원측에서도 과실을 인정하여 재판부의 판결결과에 승복함으로 분쟁이 1심 판결로 종료되었음.

▶ 사례 2(산부인과)

I. 사건 개요

환자(29세 여자)는 임산부로서 산부인과의원에서 전신마취하에 제왕절개술로 태아를 분만한 후 회복실에서 갑자기 청색증과 호흡곤란, 의식소실을 보여 기관삽관과 소생술을 시행하는 등의 응급처치를 한 후 대학병원으로 이송하였으나 이미 저산소성 뇌손상을 입어 현재 의식장애가 있음.

II. 수원지방법원 제9민사부 98가합 3910, 27277(병합) 손해배상건의 진료기록 감정촉탁에 대한 회신(1)

1. 원고측이 요청한 감정사항

문1 ○○○병원의 진료기록에 의하면 강○○는 병원에 입원하여 1997. 10.8. 11:45경부터 같은날 12:30경 사이에 무통분만에 의한 제왕절개술에 의하여 여아를 출산한 다음, 같은날 12:40경에 회복실로 옮겨졌는바, 이같이 국소 또는 전신마취하에 분만시술을 할 경우에는 수술도중 또는 수술후 회복중에 호흡이 정지될 가능성이 적지 않으므로 의식이 완전히 회복될때까지 주위에서 관찰하거나, 적어도 환자를 떠날때는 담당간호사를 특정하여 그로 하여금 환자의 상태를 계속 주시하도록 하여 만일 이상이 발생한 경우에는 즉시 응급조치가 가능하도록 하여야 하는데도 회복실에 환자만을 놓아둔채 회복될 시간에 이르러서야 간호사가 회복실에 들어갔을 때 환자가 산소부족 현상으로 호흡곤란을 겪고 있음을 발견한 간호사의 연락을 받은 의사가 당황한 나머지 제때에 산소공급을 하지 못함으로써 의식불명의 상태로 있던 중 약 2시간이 지난 같은 날 14:40경에야 ○○대병원으로 이송하였는데 위 병원에서 한 조치는 시기적절 하였는지

답 환자진료기록부에 의하면 마취중에는 환자의 상태(혈압, 맥박)가 안정되어 있었고 수술기록에도 환자가 깨어난 상태로 회복실로 옮겨진 것으로 되어 있음. 회복실기록에서는 환자는 12:40경에는 혈압이 120/70mmHg , 맥박이 70회/분으로 정상이였으나 12:50 기록에는 혈압은 90/70mmHg로 약간 떨어져 있었고 맥박은 110회/분으로 빨라져 있고 얼굴이 창백해지고 약간의 청색증과 호흡곤란을 보여 환자를 수술실로 옮긴 것으로 기록되어 있음. 12:55경에는 환자가 청색증이 심해지며 의식이 소실된 것으로 되어있고 기관삽관을 하여 산소를 공급하였고bagging 이때 동공은 확장되고 불빛에 대한 반사반응은 없는 것으로 되어 있으며 혈압은 수축기가 40mmHg, 확장기는 측정되지 않았고 맥박은 90회/분으로 기록되어 있음. 13:00경 epinephrine 0.3cc를 투여하고 계속 산소공급을 하면서 청색증이 풀리고 혈압 120/70mmHg, 맥박 110/분 으로 돌아왔음. 계속적인 치료(solucortef, lasix, sodium bicarbonate 투여 등)로 환자의 동공은 수축되고 불빛에 대한 반사반응과 환자자신의 호흡도 돌아온 것으로 기록되어 있음(13:20). 13:36경 환자의 혈액가스분석 결과는 심한 호흡성 및

대사성 산증(pH 7.003, pCO_2 73.9, pO_2 256.4, BE -13.3)을 보이고 있음. 환자는 13:50 경 ㅇㅇ대학병원으로 이송되었음.

진료기록부상으로 볼 때 환자의 상태는 12:40경 까지는 정상이였으나 그 이후 어느 시점에서부터 점차 나빠지기 시작하여 12:50에서 12:55 사이에 급격히 나빠진 것으로 되어 있으나 이 시기에 환자가 의사나 간호사의 적절한 처치를 받았는지 여부는 진료기록부상에서는 알 수 없기 때문에 병원에서의 조치에 대해 정확한 답변을 하기가 어려움. 12:55 이후의 환자를 소생시키기 위한 조치는 적절하였다고 판단됨.

문2 ㅇㅇ대학병원의 진료기록에 의하면 강ㅇㅇ를 14:40경 ㅇㅇㅇ병원으로부터 이송받아 같은 날 14:45경부터 진료를 하였으나 위 환자는 이송되기 전에 이미 산소부족으로 인하여 치명적인 뇌손상을 입어 응급조치를 하였으나 뚜렷한 호전은 없이 현재 상태에 있는바, 최종 진단명은 저산소성 뇌손상인지

답 주진단명은 저산소성 뇌손상으로 기록되어 있음.

문3 ㅇㅇㅇ병원과 ㅇㅇ대병원의 진료기록을 종합하여보면 강ㅇㅇ가 현재의 상태에 이르게 된 것은 저산소성으로 인한 뇌손상인지 아니면 양수색전증인지

답 뇌손상을 일으킨 원인은 호흡부전과 저혈압때문인 것으로 추정되나 호흡부전이나 저혈압이 초래된 원인이 약제에 의한 것인지 양수색전증에 의한 것인지는 진료기록부만으로는 정확하게 알 수 없음.

문4 의학적으로 양수색전증은 분만중이거나 분만직후에 찢어진 태반막이나 자궁정맥, 자궁경부 점막을 통해 태아의 양수가 모체 혈액순환계로 들어감으로서 유발되는 합병증으로 인하여 발생되는바 이와 같이 양수색전증일 경우에 합병증으로 뇌손상을 입을 수 있는지, 만약 위 병명으로 뇌손상을 입을 경우에는 불과 몇 분 사이에 발병이 되는지

답 양수색전증의 전형적인 증후는 호흡곤란, 청색증, 저혈압의 갑작스런 발현과 심혈관계의 허탈로 나타나며 환자의 20%에서는 경련이, 40%에서는 심한 출혈과 함께 혈액응고장애가 발생할 수 있음. 진단은 주로 임상증상에 의해 이루어지고 흉부방사선 소견상 심비대, 폐부종, 삼출액 등이 나타날 수 있고 폐 스캔scan에서 다발성 관류장애multiple perfusion defect 소견을 보일 수 있음. 따라서 양수색전증시 호흡부전과 저혈압에 의해 저산소성 뇌손상이 일어날 수 있으며 뇌손상의 발생과 그 정도는 환자가 얼마나 오랫동안 저산소상태에 있었는가에 달려있음(5분이상 산소공급이 이루어지지 않을 경우 뇌손상을 받을 수 있음).

문5 강ㅇㅇ가 마취상태에서 회복되는 과정에서 산소부족을 일으킬 경우 할 수 있는 응급조치는 무엇이며 ㅇㅇㅇ병원에서 한 응급조치는 적절하였는지, 그렇지 않으면 때를 놓쳤는지

답 마취에서 회복때는 마취중 사용한 마취약제들의 잔류효과가 완전히 제거되고 환자의 자발호흡이 충분히 돌아올때까지 산소투여를 하면서 환자의 호흡을 도와주는 것이 매우 중요함. 즉 전신흡입마취제는 100% 산소로 충분히 환기시켜 약제를 제거하며 근육이완제는 길항제를 사용하여 그 효과를 완전히 가역시키고 진통제나 진정제를 사용했을 경우는 약제의 호흡억제 효과가 사라질때까

지 환자의 호흡상태를 관찰하며 산소를 투여해주어야 함. 산소부족을 일으켰을 경우에는 100% 산소로 충분한 환기를 유지시켜 주는 것과 순환계(혈압, 맥박)의 유지가 중요함. ㅇㅇㅇ병원에서 한 응급조치의 적절성 여부는 (1)번 항의 답을 참조하시기 바랍니다.

문6 일반적으로 마취상태에서 회복되는 과정에서 산소부족현상이 일어날 경우 취할 수 있는 조치는 무엇인지 및 제때에 응급조치를 할 경우 회생할 수 있는지

답 앞의 질문은 (5)항의 답을 참조하시기 바라며 산소부족의 원인이 양수색전증에 의한 것이 아니고 마취약제에 의한 호흡억제거나 환자가 의식이 회복되지 못한 상태에서의 기도폐쇄 등에 의한 것이라면 빨리 발견하여 응급조치를 취한다면 소생시킬 수 있다고 생각함.

문7 산소공급부족상태가 얼마정도 지속이 되어야 만 뇌손상을 입을 수 있는지

답 환자의 심폐상태에 따라 약간의 차이가 있으나 정상인의 경우 5분이상 산소공급이 차단될 경우 뇌손상을 입을 수 있음.

문8 완치되지 않을 경우 일반적으로 환자에게 남는 후유증의 내용은 어떠한지 및 사망에 이르는 빈도는 어느정도인지

답 후유증의 정도는 경미한 뇌기능장애(사고장애나 운동장애)에서부터 식물인간, 사망에 이르기까지 다양하게 나타나며 이러한 정도는 환자가 얼마나 오래동안 저산소상태에 있어 얼마나 심한 뇌손상 및 주요장기에 손상을 받았는가에 달려있음.

2. 피고측이 요청한 감정사항

문1 ㅇㅇㅇ병원의 진료기록에 의하면 1) 원고 강ㅇㅇ는 ㅇㅇㅇ병원에 입원하여 1997. 10.8. 11:45경부터 같은 날 12:30경 사이에 제왕절개술에 의하여 여아를 출산하였고, 2) 같은 날 12:40경에 회복실로 옮겼으며, 3) 같은 날 12:50경 위 강ㅇㅇ에게 이상증세가 보여 4) 위 ㅇㅇㅇ병원에서는 양수색전증으로 판단하고 응급처치를 하여, 5)같은 날 12:55경 ㅇㅇ대학병원으로 이송하였는지

답 문항에 기술된 내용이 사실임.

문2 ㅇㅇ대학병원의 진료기록에 의하면 원고 강ㅇㅇ를 ㅇㅇㅇ병원으로부터 이송받아 치료하였던 바, 뚜렷한 호전은 없었고, 최종 진단명은 양수색전증이었는지

답 ㅇㅇ대학병원의 퇴원기록에는 주진단명은 저산소성 뇌손상으로 되어있고 부진단명에는 양수색전증도 의심할수 있다는 내용(R/O Amniotic fluid embolism)과 패혈증, 재발된 요로감염, 식물인간상태로 기록되어 있음

문3 ㅇㅇㅇ병원과 ㅇㅇ대학병원의 진료기록을 종합하면 원고 강ㅇㅇ가 현재의 상태에 이르게 된 것은 양수색전증에 의한 것이라고 판단되는지

답 문항 1의 (3)번항에서 답한 것처럼 환자가 뇌손상을 입은 것은 1997 10. 08. 12:50경 부터 12:55 사이에 발생한 호흡곤란, 청색증의 발생, 의식소실 등과 직접 관련이 있을 것으로 생각하나 실재로 환자에게서 호흡곤란, 청색증, 저혈압이 나타나기까지의 과정을 모르는 상태에서 그 원인이 양수색

전증의 발생때문인지 마취중 투여한 약제의 잔류효과에 의한 호흡억제때문인지를 진료기록부만으로 구별하는 것은 불가능함. ㅇㅇ대병원의 진료기록에서도 환자의 뇌손상 원인을 정확하게 밝히지 못하고 있음(원인이 양수색전증인지 혹은 다른 원인에 의한 저산소증인지를).

문4 의학적으로 양수색전증의 원인으로 알려진 것은 무엇인지

답 양수색전증은 분만시나 임신 제2기(2nd trimester) 때의 유산시에 발생하며 자궁정맥이나 찢어진 태반막을 통해 태아의 양수가 산모의 혈액순환계로 들어감으로 나타나는 증후군임.

문5 양수색전증이 마취의 잘못으로 인하여 발생하는 것이 가능한지, 마취의 잘못으로(혹은 마취가 원인이 되어) 양수색전증이 발병한 사례가 의학계에 보고된 적이 있는지

답 양수색전증의 발생은 마취와는 전혀 관련이 없으며 의학계에 보고된 예도 없는 것으로 알고 있음.

문6 현대 의학상 양수색전증의 발병을 미리 예견할 수 있는 진단방법으로 알려진 것이 있는지(예를 들어 어떠한 환자는 양수색전증이 발병할 우려가 있다는 등의 진단방법이나 통계가 보고된 적이 있는지)

답 양수색전증은 매우 드물게 발생하나 예견할 수 없고 예방할 수 없는 산과적 합병증으로 알려져 있음. 즉 발생의 명확한 위험인자는 없는 것으로 되어있고 예방할 수 있는 방법도 없는 것으로 알려져 있음.

문7 1997. 10. 8. 12:50 경 ○○○병원에서 원고 강○○에게 이상증세가 보여 양수색전증에 의한 것으로 판단하고 응급조치후에 ○○대학병원으로 이송한 것은 적절한 조치였는지

답 문항 1의 (1)번항에서 답한 것처럼 12:55 이후의 환자처치와 13:50경 ㅇㅇ대학으로의 후송은 적절하였던 것으로 판단함.

문8 위와 같이 위 강○○에게 이상증세가 발견된 이후 ○○○병원에서는 어떠한 응급조치를 취하였는지

답 환자를 수술실로 옮겨 기관삽관을 하고 산소를 투여하였으며 혈압상승제인 epinephrine 을 투여하였고 solucortef, lasix, sodium bicarbonate 등의 약제를 투여하였으며 각종 검사를 실시하였음.

문9 위 (8)항의 응급조치는 위 강○○의 당시 증상과 의심되는 병명을 종합하여 적절한 것이였는지. 그리고 최종진단명이 양수색전증임에 비추어 어떠한지

답 당시 환자의 상태에 비추어 적절한 조치를 하였다고 생각함.

문10 양수색전증의 발병빈도는 어떠한지(자연분만의 경우와 인공분만의 경우를 나누어 설명하여주시기 바랍니다)

답 발표자들에 따라 약간의 차이가 있으나 미국의 예는 발생빈도가 20,000 - 80,000 분만예중 1 정도(평균 1/55,000)이며 자연분만이나 제왕절개분만시 모두에서 일어날 수 있으나 각각의 발생빈도는 알 수 없음.

문11 양수색전증이 발병한 경우 그 병에 대한 치료가능성은 어느 정도인지

답 양수색전증이 발생했을 경우 전체적인 산모사망율은 86%에 이르며 첫 1시간내에 50%가 사망하는 것으로 되어 있음.

문12 완치되지 않은 경우 일반적으로 환자에게 남는 후유증의 내용은 어떠한지. 사망에 이르는 빈도는 어떠

한지

답 후유증의 정도는 환자가 입은 뇌손상의 정도에 달렸으며(경미한 뇌기능장애로부터 식물인간, 사망에 이르기까지) 산모의 사망빈도는 86%에 이르는 것으로 되어있음.

III. 수원지방법원 제 9민사부 98가합 3910, 27077(병합) 손해배상건의 사실조회에 대한 회신(2)

■ 사실조회할 사항(1)

이 사실조회는 수원지방법원 98가합3910, 27077(병합)호 사건과 관련하여 당해 사건의 진료기록부 감정촉탁에 대하여 대한의사협회장이 문서번호 대의협 720-811로 한 감정촉탁회신과 관련된 사실조회입니다.

문1 위 감정촉탁회신의 '문항1 원고측이 요청한 감정사항의(3)항'에 대한 답에서 강○○가 "뇌손상을 일으킨 원인은 호흡부전과 저혈압때문인 것으로 추정되나 호흡부전과 저혈압을 초래한 원인이 약제에 의한 것인지 양수색전증에 의한 것인지 진료기록부만으로는 정확하게 알 수 없음."이라고 회신하였고 '문항 2 피고측이 요청한 감정사항의 (3)항'에 대한 답에서 "1997. 10. 8 12:50경부터 12:55경 사이에 발생한 호흡곤란, 청색증의 발생, 의식소실 등과 직접 관련이 있을 것으로 생각하나 실제로 환자에게서 호흡곤란, 청색증, 저혈압이 나타나기까지의 과정을 모르는 상태에서 그 원인이 양수색전증의 발생때문인지 마취중 투여한 약제의 잔류효과에 의한 호흡억제때문인지를 진료기록부만으로는 구별이 불가능함"이라고 회신한 것과 관련하여, ○○○병원의 진료기록부중 1997. 10. 8.자 12:55부터 13:55까지의 경과기록지(progress note)의 기록에 의하면 13:00의 기록에 10분쯤 지났을 때 왼쪽 경정맥혈관(Lt jugular vein)의 팽창이 발견되었고, 13:20경에 위 경정맥의 팽창이 가라앉았다가, 13:45경에 위 경정맥의 팽창이 다시 심하여졌음이 기재되어 있는바,

❶ 위 강○○가 처한 상황에서 위와 같이 목의 혈관이 팽창되는 것은 순환기계의 어딘가가 막혀서(특히 뇌혈관), 혈액의 순환이 정지되거나 원활하지 못하기 때문에 생기는 것이 보통이고, 이렇게 혈액의 순환이 정지되거나 원활하지 못한 경우 필연적으로 저산소증을 일으키게 되는 것인지.

답 경정맥혈관의 팽창은 각종 조직을 거쳐 심장으로 회귀하는 혈액량과 심장을 거쳐 전신혈관으로 박출되는 혈액량간에 균형이 깨어졌을 때 나타나는 현상으로 1) 좌.우 심실기능의 저하로 심장내로 회귀한 혈액을 전신혈관으로 충분히 박출하지 못할 때, 2) 상부대정맥superior vena cava의 폐쇄로 회귀정맥혈이 심장으로 돌아가지 못할 때, 3) 심기능에 비해 과도한 수액이나 혈액공급을 받았을 때, 4) 급성 폐부종이나 5) 폐색전증이 발생했을 때 등에서 볼 수 있는 소견이며 이 경우 조직으로 가는 관류량의 감소로 조직의 산소공급에 문제가 발생할 수 있으며 또한 폐모세혈관에서의 가스교환에 장애가 생겨 저산소혈증이나 과탄산혈증을 일으킬 수 있음. 따라서 각종 장기로 가는 혈류의 감소와 저산소혈증으로 각 장기에 저산소성 손상을 일으킬 수 있음.

❷ 위와 같이 목의 혈관이 팽창되는 증상은 마취약의 잔류효과에 의한 증상과는 무관하고, 마취약의 잔류효과가 유일한 원인인 경우에는 위와 같은 목의 혈관이 팽창되는 일이 없는지.

답 경정맥의 팽창과 마취약제의 잔류효과에 의한 증상과는 직접적인 관계가 없음. 다만 마취약제의 잔류효과에 의해 호흡억제와 저산소혈증, 심한 혈압하강(심정지 포함)이 발생했을 경우 심기능에 장애를 초래하였는지 여부 그리고 이를 치료하는 과정에서 수액공급의 적절성여부 등에 따라 경정맥이 팽창하는 경우도 있음.

❸ 양수색전증은 순환기계의 어딘가를 막히게 하는 원인중의 하나인지.

답 양수색전증의 임상증상(호흡장애, 순환장애, 혈액응고장애, 경련, 발작등)에 대해서는 현재 잘 기술되어 있으나 양수색전증이 이러한 증상을 나타내는 기전은 아직까지 명확히 밝혀져 있지 않으며 현재 동물모델들을 이용하여 연구중임. 양수색전증의 기전이 단순히 순환기계의 어떤 부위를 막히게 하는 것만은 아닌 것으로 생각하며 더 자세한 내용은 산부인과학회에 문의 바랍니다..

❹ 양수색전증으로 뇌혈관이 막히게 되면 뇌가 손상될 수 있는지.

답 양수색전증에 의한 뇌손상은 호흡장애, 순환장애, 경련, 발작 등에 의한 저산소혈증의 발생이 더 중요한 원인이나 뇌혈관의 일부가 막힐 경우에도 뇌손상이 올 수 있음.

문2 위 감정촉탁회신의 '문항 1 원고측이 요청한 감정사항의 (4)항' 에 대한 답에서 '...진단은 주로 임상증상에 의하여 이루어지고 흉부방사선 소견상, 심비대, 폐부종, 삼출액 등이 나타날 수 있고, 폐스캔에서 다발성 혈류장애소견을 보일 수 있음...' 이라고 회신한 것과 관련하여

❶ 폐스캔에 의한 다발성 혈류장애 소견이 보이는 경우는 양수색전증에 의하여 폐혈관이 막히는 경우에 보이는 소견이고, 양수색전증에 의하여 뇌혈관등 폐혈관이외의 혈관이 폐색되는 경우에는 폐스캔에 의하여도 다발성 혈류장애소견이 보이지 않는지.

답 앞서의 회신에서 기술한 폐스캔에 의한 다발성 혈류장애소견이란 다른 장기를 포함한 다발성을 의미하는 것이 아니라 폐의 여러부위에서 동시에 혈류장애를 보인다는 것을 의미하며 폐스캔이란 폐의 혈액관류상태를 알아보기 위한 검사방법이므로 당연히 폐혈관 이외 혈관(뇌혈관 포함)의 소견은 폐스캔으로 알 수 없음.

❷ 폐스캔만으로 양수색전증여부를 정확하게 진단할 수 있는 것인지.(검사방법의 정확성이나 감수성도 함께 고려하여 답변하여 주시기 바랍니다.)

답 폐스캔은 폐의 혈액관류상태를 알아보기 위한 검사방법으로 주로 폐색전증pulmonary embolism의 진단에 사용되며 양수색전증 진단의 한가지 방법으로 이용될 수는 있으나 양수색전증을 확진할 수는 없음. 즉 폐스캔에서 관류장애 소견filling defect이 보이더라도 폐색전증과 감별이 필요함. 양수색전증은 앞서의 회신에서 언급한 것처럼 주요 임상증상들과 흉부방사선 소견, 환자의 혈력학적 상태변화 등을 종합하여 진단을 하며 한때는 산모의 폐동맥혈내에서 태아 편평세포fetal squamous cell의 발견이 확실한 진단방법으로 알려졌었으나 많은 연구결과 지금은 이를 받아들이지 않고 있음. 따라서 아직 양수색전증의 확실한 진단방법은 없는 상태임. 그리고 산모에서는 양수색전증과 유사한 증상을 보여 감별진단을 필요로 하는 상태들이 많기 때문에 더 자세한 내용은 산부인과학회에 문의바랍니다.

문3 위 감정촉탁회신의 '문항 1 원고측이 요청한 감정사항의 (5)항' 에 대한 답에서 '마취에서 회복때는 마취중 사용한 마취약제들의 잔류효과를 완전히 제거하고 환자의 자발호흡이 충분히 돌아올때까지 산소투여를 하면서 환자의 호흡을 도와주는 것이 매우 중요함 즉 전신흡입마취제는 100% 산소로 충분히 환기시켜 약제를 제거하며 근육이완제는 길항제를 사용하여 그 효과를 완전히 가역시키고 진통제 등을 사용하였을 경우 약제의 호흡억제효과가 사라질때까지 환자의 호흡상태를 관찰하며 산소를 투여해주어야 함' 이라고 회신한 것과 관련하여 ○○○병원의 진료기록부중 1997. 10. 8.자 마취기록지 ○○○병원에서는 위 강○○(여29세)의 제왕절개수술을 위하여 ①같은날 11:45에 robinul 0.2mg을 주사하고, 11:50부터 흡입마취의 방법에 의하여 마취를 시행하였고, 위 흡입마취는 12:24까지 계속되었고 그 이후에는 마취제의 공급을 중단하였고, ②위 마취제를 공급하는 시간동안 N_2O, O_2가 같이 공급되었는데, N_2O는 마취제의 공급중단과 함께 그 공급이 중단되었고, O_2(100%산소)는 마취약재의 공급이 중단된 이후에도 12:41경까지 약17분 동안 계속 공급되었고, ③12:30에 마취약 중화제인 stigmine 2A+robinul 1A를 투여하였음이 기재되어 있는바,

❶ ○○○병원에서 강○○에게 시행한 흡입마취의 회복과 관련하여 위와 같이 마취약제의 공급을 중단한 이후 17분동안 100% 산소를 공급하고 마취약제의 중화제를 투여한 것은 마취약제의 잔류효과제거를 위하여 적절한 조치였는지.

답 위에 기술한 내용들은 모두 적절한 조치였다고 생각함.

❷ 마취약제의 종류와 마취약제가 투여된 시간 등을 참작하여 위와 같은 ○○○병원의 조치는 마취약제의 잔류효과를 제거하기에 충분하였다고 판단되는지

답 전신마취제의 체내로부터의 제거와 근육이완제의 길항은 위에 기술된 조치로 충분히 이루어졌다고 생각함.

❸ 위와 같은 조치를 취한 이후에 마취약제의 잔류효과로서 환자에게 부작용이 발생한 것이 학계에 보고된 적이 있는지.

답 나항의 답에서처럼 전신마취제와 근육이완제의 효과는 완전히 제거되었다고 생각하나 마취기록지에 기록되어 있는 morphine(마약성 진통제), valium(진정제), tarasyn(비스테로이드성 소염진통제)을 전신마취중에 투여한 이유와 투여방법, 그리고 이 세가지 약제의 동시 투여가 수술후 환자의 호흡억제에 어떤 영향을 주지않았다는 설명만 명확히 할 수 있으면 이 환자에서 수술후 나타난 증상은 마취관련 약제의 호흡억제 효과와는 무관할 것으로 추정합니다.

Ⅳ. 수원지방법원 제9민사부 98가합3910, 27077(병합) 손해배상건의 사실조회에 대한 회신(3)

■ 사실조회 사항

이 사실조회는 수원지방법원 98가합3910, 27077(병합)호 사건과 관련하여 당해 사건의 진료기록부 감정촉탁에 대하여 대한의사협회장이 문서번호 대의협 720-811로 한 감정촉탁회신과 관련된 사실조회입니

다. 위 감정촉탁시 송부한 ○병원의 진료기록부와 ○○대학교병원의 응급진료기록지, 이건 사실조회 촉탁신청서에 첨부한 폐관류스캔 판독소견서 등을 참조하여 다음의 조회사항에 대하여 회신하여 주시기 바랍니다.

문1 대의협 제 720-811호로 한 감정촉탁회신서 2쪽 원고측 질문(4)에 대한 답에 의하면 '양수색전증의 전형적인 증후는 호흡곤란, 청색증, 저혈압의 갑작스런 발현과...(중략)..진단은 주로 임상증상에 의해 이루어지고 흉부방사선과 소견상 심비대, 폐부종, 삼출액등이 나타날 수 있고 폐스캔에서 다발성 관류장애(multiple perfusion defect) 소견을 보일 수 있음..(후략)' 이 기재되어 있습니다.

폐 스캔(폐관류스캔)이라 함은 혈액내에 방사선동위원소를 주입하여 폐에 그 동위원소가 분포되는 모양을 촬영하여 폐동맥의 기시부부터 말초에 이르기까지 혈류의 분포상태를 측정하는 것을 말하는 지

답 문항에서 기술한 내용이 사실입니다.

문2 폐스캔 검사는 어떤 증상이 있는 경우에 하고 그 목적은 무엇인지

답 폐스캔 검사는 주로 폐색전증시 폐관류장애의 정도나 기관분지bronchial tree의 기도가 폐쇄되었을 때 환기장애정도를 알기 위해 시행하나 더 자세한 내용은 핵의학과에 문의하시기 바랍니다.

문3 다발성 관류장애란 무엇인지

답 다발성 관류장애란 여러 부위에서 동시에 관류장애가 나타나는 것을 말함.

문4 첨부한 폐관류스캔 판독소견서의 내용을 번역하면 폐동맥색전증의 증거가 없다는 내용인지(전 내용을 자세하게 번역하면 어떤 내용인지).

답 판독소견서에 의하면 "우측 폐문의 융기, 폐분절 혹은 폐분절하 장애소견 없음, 섬광촬영상 폐색전증의 증거가 없음" 으로 기록되어 있음.

문5 보통환자가 양수색전증으로 판정난 경우 폐관류검사 결과는 주로 어떠한지

답 양수색전증을 의심하는 환자에서 폐관류장애의 존재는 진단에 도움을 주는 소견이기는 하나 폐관류장애 소견이 양수색전증을 확진하는 진단방법은 아니며 양수색전증을 가진 환자에서도 폐관류장애가 나타나지 않을 수 있음.

문6 이건 환자인 강○○의 겨우 폐관류스캔검사 결과에 비추어 양수색전증이라고 진단할 수 있는지

답 폐스캔검사에서 폐관류장애 소견이 없다고 하여 양수색전증의 가능성을 완전히 배제할 수는 없음.

문7 대의협제 720-811호로 한 감정촉탁회신서 2쪽 (3)항에 대한 답을 보면 "뇌손상을 일으킨 원인은 호흡부전과 저혈압때문인 것으로 추정되나 호흡부전과 저혈압이 초래된 원인이 약제의 의한 것인지 양수색전증에 의한 것인지는 진료기록부만으로는 정확하게 알 수 없음"이라고 기재되어 있습니다

여기서 말한 약제라 함은 마취약제(의 잔류효과)를 말하는 것인지

답 전신마취중 사용한 morphine, valium, tarasyn을 말함.

문8 마취약제의 잔류효과란 무엇인지

답 마취약제가 체내에서 완전 제거되지 못하고 그 일부가 체내에 남아 약효를 지속하는 것을 의미함.

문9 마취제의 redistrbution 현상은 무엇인지

답 투여된 약제가 신체내 혈관이 풍부한 장기에 포화상태가 된 후 혈장내 농도가 떨어짐에 따라 일부 약제가 평형을 유지하기 위하여 이러한 장기로부터 이동하는 것을 말하며 혈관이 풍부한 장기로부터의 재분포는 약제의 효과가 끝나는 것을 의미함. 이것은 주로 pentothal sodium 같은 barbiturate 계통의 약제에서 볼 수 있는 현상으로 환자가 약제의 효과로부터 깨어나는 것은 대사나 배설에 의해서보다 재분포에 의한 것임.

문10 마취약제의 잔류효과가 나타나는 경우 그 증상은 어떠한지

답 일반적으로 마취약제의 잔류효과가 있을 경우 마취로부터 충분히 회복되지 않을 수 있으며 약제의 효과에 따라 의식이 명료하지 못할 수 있고 호흡이 불충분하며 순환의 불안정이 나타날 수 있으며 각종 반사반응이 늦게 나타날 수 있음.

문11 위 마취약제의 잔류효과에 의해 나타나는 증상과 양수색전증 증상의 같은 점과 다른 점은 무엇인지

답 마취약제의 잔류효과에 의한 증상은 환자의 환기와 순환상태를 계속 관찰하면서 호흡장애와 순환장애가 나타날 경우 산소투여와 수액공급, 혈압상승제투여 등을 해주면 빠른시간내 정상으로 회복될 수 있으나 양수색전증에 의한 증상은 이러한 치료에도 불구하고 계속 악화될 수 있음. 다만 마취약제의 잔류효과에 의한 호흡억제의 경우에도 환자의 상태를 계속 감시하지 않아 호흡억제가 발생하고 상당시간이 지난후 발견되어 이미 환자가 각 장기조직에 저산소성 손상을 받은 경우라면 역시 치료에 잘 반응하지 않을 수 있음.

문12 위 마취약제의 잔류효과에 의한 경우 저산소증에 의한 심폐기능 저하현상이 나타나는지 여부

답 저산소증이 발생하여 오래 지속되었을 경우 심폐기능저하가 나타날 수 있음.

문13 마취약제의 잔류효과나 양수색전증의 경우 모두 갑작스런 호흡마비, 청색증이 나타나는지

답 마취약제의 잔류효과에 의한 호흡과 순환억제의 경우 환자를 지속적으로 관찰하고 있었다면 호흡마비와 청색증이 나타나기 전에 이미 선행되는 소견을 보고 처치를 할 수 있으나 뒤늦게 발견하였다면 호흡마비나 청색증이 갑자기 온 것으로 보일 수도 있음. 양수색전증은 증상이 갑자기 나타나는 것이 특징임.

문14 양수색전증에 의한 호흡마비 및 청색증과 마취사고에 의한 호흡마비 및 청색증은 기관삽관 및 인공호흡을 하면 모두 10분 정도만에 청색증이 풀릴 수 있는지, 만약 차이가 있다면 어떠한 차이가 있는지

답 앞 문항에서 기술한대로 마취제에 의한 호흡마비 및 청색증은 일찍 발견된다면 산소투여와 환기보조만으로도 충분히 회복이 가능하나 양수색전증의 경우엔 적극적인 치료에도 불구하고 사망률이 매우 높은 것으로 알려져 있음(1시간내 50%, 전체사망율은 80% 이상). 즉 마취약제의 잔류효과에 의한 호흡억제는 발견시기가 문제이며 환자가 계속 감시되고 있는 상태라면 호흡마비가 오기 전에 미리 발견하여 처치를 할 수 있음.

문15 경정맥확장과 폐부종현상이 양수색전증의 증상인 것과 관련하여 경정맥확장은 양수색전증 뿐 아니라 저산소증에 의한 심폐기능 저하에 의해서도 발생될 수 있는지

답 경정맥혈관의 팽창은 각종 조직을 거쳐 심장으로 회귀하는 혈액량과 심장을 거쳐 전신혈관으로

박출되는 혈액량간에 균형이 깨어졌을 때 나타나는 현상으로 1) 좌.우 심실기능의 저하로 심장내로 회귀한 혈액을 전신혈관으로 충분히 박출하지 못할 때, 2) 상부대정맥superior vena cava의 폐쇄로 회귀정맥혈이 심장으로 돌아가지 못할 때, 3) 심기능에 비해 과도한 수액이나 혈액공급을 받았을 때, 4) 급성 폐부종이나 5) 폐색전증이 발생했을 때 등에서 볼 수 있는 소견이며 이 경우 조직으로 가는 관류량의 감소로 조직의 산소공급에 문제가 발생할 수 있으며 또한 폐모세혈관에서의 가스교환에 장애가 생겨 저산소혈증이나 과탄산혈증을 일으킬 수 있음. 따라서 각종 장기로 가는 혈류의 감소와 저산소혈증으로 각 장기에 저산소성 손상을 일으킬 수 있음.

문16 **쇼크상태로 발견된 후 다량의 수액을 단시간에 투입하는 경우 폐부종현상이 일어날 수 있는지 여부**

답 심장기능이 저하되어 투여된 수액을 충분히 전신혈관으로 박출하지 못할 때는 폐부종 현상이 일어날 수 있음

문17 **보통 제왕절개 수술 할 것을 예상하고 수술하는 경우 전신마취를 할 것인가 부분마취를 할 것인가 판단, 선택할 때 수술실에 들어가서 결정하는지, 아니라면 그 선택시점은 언제인지**

답 제왕절개 수술시 마취방법의 선택은 환자의 수술전 상태를 먼저 파악한 후 마취과의사가 자신의 경험, 지식, 방법에 대한 친숙도를 고려하고 경우에 따라 환자의 의견을 들은 후 결정하는 것이 일반적이며 판단시기는 선택수술환자의 경우에는 환자방문시에 결정하나 응급환자의 경우에는 수술실에서도 이루어 질 수 있음

문18 **환자 강○○의 경우 양수색전증 증상이 있고 청색증과 호흡마비증상이 오는 등 호흡곤란 증세가 심한 환자가 장비에 의한 확인 없이 육안으로 볼 때 잠시 자기호흡이 돌아온 경우 인공호흡장치를 떼는 것이 뇌손상 등 증세악화에 영향이 없는지 여부**

답 호흡부전으로 인해 인공호흡기로 호흡을 유지하던 환자에서 환자자신의 호흡이 돌아와 인공호흡기를 뗄 경우weaning from ventilator에는 weaning의 원칙에 따라 호흡기를 제거하여야 함. 참고로 인공호흡기의 weaning 원칙은 아래와 같음.

1) 환자 전신상태의 안정 : 의식상태의 명료, 출혈이 없을 것

2) 혈역학적(순환) 안정 : 정상혈압, 빈맥이나 서맥이 없을 것

3) 패혈증이 없을 것

4) 정상 대사상태 : 떨림이나 열이 없을 것

5) 호흡기계의 측정

가. 폐활량 〉 15ml/kg

나. 흡입력 〉 25cmH₂O

다. 1초 강제 호기량(FEV1) 〉 10ml/kg

6) 환기와 산소화의 적정도 측정

가. 호흡수 〈 30회

나. 이산화탄소분압 〈 55mmHg

다. 산소분압 : 대기호흡 〉60mmHg, 산소마스크호흡 〉70mmHg 100% 산소환기 〉200mmHg

라. pH : 〉7.32

V. 수원지방법원 제9민사부 98가합 3910, 27277(병합) 손해배상의 진료기록 감정촉탁서에 대한 회신(4)

■ 감정사항

원고 강○○가 ○○○ 병원에서 1998. 10. 8.에 제왕절개술에 의한 분만을 한 이후에 회복실에서 양수전색증의 증상이 발견되어 같은날 ○○대학병원으로 이송하여 치료하였으나 현재 식물인간 상태인바, 별첨의 신○○ 병원의 진료기록(산부인과)을 참조하여 다음의 각 사항을 현대의학 수준에서 감정하여 주시기 바랍니다.

문1 ○○○병원의 진료기록부중 1997. 10. 8 자 마취기록지에 의하면

❶ ○○○병원에서는 위 강○○(여 29세)의 제왕절개수술을 위하여 1) 같은날 11:45에 robinul 0.2mg을 주사하고, 11:50부터 흡입마취의 방법에 의하여 마취를 시행하였고, 위 흡입마취는 12:24까지 계속되었고 그 이후에는 마취제의 공급을 중단하였고, 2) 위 마취제를 공급하는 시간동안 N_2O, O_2 가 같이 공급되었는데, N_2O는 마취제의 공급중단과 함께 그 공급이 중단되었고, O_2(100% 산소)는 마취약제의 공급이 중단된 이후에도 12:41경까지 약 17분 동안 계속 공급되었고, 3) 12:30에 마취약 중화제인 stigmine 2A+robinul 1A를 투여하였음이 기재되어 있는지.

답 문항에서 기술한대로 기록되어 있음.

❷ ○○○병원에서는 위 강○○에게 11:35에 morphine을(마취기록지 Remark난의 *표 부분 참조). 수술이 진행중인 12:00에 valium, tarasyn 을 각 투여하였는지.

답 마취기록지의 Remark 난은 11:35 라는 시간표시는 있으나 복사지가 흐려서인지 morphine에 대한 기록내용은 보이지 않음. 12:00에 valium과 tarasyn을 투여한 기록은 있으며 투여약제를 기록한 부분의 번호상으로는 morphine도 이시기에 투여한 것으로 되어 있음.

문2 위 morphine, valium, tarasyn 투여와 관련하여

❶ 이 사건과 같은 산과수술에 있어서 위 morphine, valium, tarasyn을 투여하는 것이 일반적인 것인지.

답 전신마취하 제왕절개술중에 위 약제들을 투여한 이유는 수술후의 진통목적으로 투여한 것으로 생각됨. morphine 0.3mg을 경막외로 주입한 것은 수술후의 진통목적으로 일반적으로 사용하는 방법이나 전신마취중에 valium 7.5mg과 tarasyn 1ample을 추가로 투여한 이유는 정확하게 알 수 없음(마취기록지상으로는 valium과 tarasyn의 투여방법을 알 수 없음).

❷ 위 각 약제들의 투여목적과 효과는 무엇인지.

답 morphine은 마약성 진통제이며 tarasyn은 비스테로이드성 소염제로서 주로 진통효과를 얻기 위하여 사용하는 약제이며 valium은 주로 수면, 진정효과를 가진 benzodiazepine 계열의 약제로 근육

이완작용과 항경련 작용도 가지고 있음. 따라서 이 약제들의 투요 목적은 수술후의 진통과 진정을 위해서임.

❸ 이 사건 수술의 종류등 제반여건을 감안하여 위 morphine, valium, tarasyn의 투여량과 시기가 적절하였는지(신병원에서는 morphine을 경막외에 투여하였습니다).

답 문항 2-❶의 답을 참조하시기 바랍니다.

문3 수술의 전체과정과 수술전 수술중 수술후에 투여한 약제의 양과 시기 그리고 수술후 수술실에서 회복실로 옮기는 과정, 그리고 청색증발견 후 처치에 대한 환자의 반응 등을 참작하여

❶ 회복실로 옮긴 후에 원고 강○○에게 갑작스런 호흡곤란과 청색증 등의 증상이 나타난 것이 위 morphine, valium, tarasyn의 약리작용으로 인한 것으로 볼 수 있는지.

답 진료기록부에 의하면 환자는 12:40 경에 회복실로 옮겨진 것으로 기록되어 있고 12:50 경에 환자가 창백해지며 청색증이 나타나고 호흡곤란과 빈맥이 발생한 것을 발견하였고 12:55 경에는 청색증과 의식소실로 인해 기관삽관을 하고 호흡낭으로 산소를 투여하였음. 이어 동공이 확산되고 불빛에 대한 반사반응(동공반사)이 소실되어 다른 의사들에게 도움을 청하고 13:00 경 epinephrine을 투여하고 심전도를 부착하고 혈액 가스검사등 각종 검사를 실시 하였음. 이상의 기록내용만으로는 환자의 갑작스런 호흡곤란과 청색증의 원인이 수술중 투여한 위의 약제들때문인지, 분만중이나 분만직후에 발생하는 다른 합병증(양수색전증 등)에 의한 것인지를 구별하기가 불가함.

❷ (위 약제들의 약리작용으로 인한 것으로 볼 수 없다면) 그 이유는 무엇인지.

❸ (위 약제들의 약리작용으로 인한 것으로 볼 수 있다면)

위 강○○가 수술 후 마취에서 깨어났음에도 불구하고(수술기록지 간호기록지 등 참조) 그 이후에 위 약제들로 인하여 호흡곤란이 오는 이유가 무엇인지.

답 앞서의 두차례 질의시에도 답변을 하였습니다만 제왕절개술을 위한 마취중이나 마취직후에 발생하는 호흡곤란, 혈압하강, 청색증 등의 증상이 마취약제의 잔류효과에 의한 영향때문인지, 분만중이나 분만 직후에 발생하는 합병증들(양수색전증, 폐혈전색전증, 공기색전증 등)때문인지를 감별진단하기가 매우 어렵습니다. 환자가 사망하였을 경우에는 부검소견이 확진에 도움이 될 수도 있으나 그 또한 완전한 것은 아니므로 진료기록만으로 위 증상의 원인을 판단하는 것은 매우 어렵다고 생각합니다.

문4 일반적인 마취의 회복과정과 관련하여

❶ 일반적으로 마취에서 회복되었다는 것은 어떠한 것을 말하는 것인지.

답 마취로부터의 회복은 환자의 의식, 자발적 호흡, 순환(혈압, 맥박), 반사반응 등이 모두 수술전 상태로 돌아오는 것을 의미함.

❷ 수술후에 마취에서 깨어나 의식을 회복하고 자발호흡이 돌아온 환자가 수술전 혹은 수술중에 투여한 마취약제 혹은 관련약제의 잔류효과로 인하여 원고 강○○의 경우와 같이 다시 갑작스런 호흡곤란과 청색증의 증상을 겪는 경우가 있는지.

답 드물게 마취중 투여한 근이완제의 recurarization(근이완 재현)현상으로 호흡이 억제되거나, 마약성 진통제를 투여하고서 수시간 후에 호흡억제delayed respiratory depression가 나타난 보고들이 있음. 참고로 각 약제들의 호흡에 미치는 약리작용 기전을 보면 morphine은 뇌간의 호흡중추를 억제하여 용량-상관관계에 따라 이산화탄소에 대한 호흡촉진작용을 억제시키나 0.3mg을 경막외로 투여한 경우에는 호흡억제 작용이 매우 미약할 것으로 생각함. valium은 정맥주사시 작용시간은 15-30분이며 소실반감기는 20-40시간으로 비교적 길고 중등도의 호흡억제를 보이며 마약상 진통제와 동시 사용은 호흡억제를 더욱 증가시키므로 사용에 주의하여야 하고 tarasyn은 호흡억제와 진정작용을 일으키지 않는 약제임.

❸ (위 ❷항에 대하여 그러한 경우가 있다면) 그와 같은 것을 방지하기 위하여 어떠한 조치를 취하여야 하는지.

답 환자가 마취로부터 완전히 회복될때까지 생체활력징후(의식상태, 호흡, 맥박, 혈압 등)의 변화에 대한 지속적 관찰이 필요함.

❹ ○○○병원에서 취한 조치는 위 나항의 경우를 방지하기 위하여 적절한 것이었다고 보여지는지.

답 호흡곤란과 청색증을 발견한 후의 조치(기관삽관을 시행하고 산소를 투여하였으며 승압제인 epinephrine과 steroid제제, sodium bicarbonate(Bivon), lasix 등을 투여하여 치료한 것)는 적절하였다고 생각함.

V. 수원지방법원 제9민사부 판결(98가합 3910, 98가합27077병합 손해배상)

■ 주문

1. 피고들은 각자 원고 강○○에게 117,624,204원, 원고 권○○, 권○○, 권○○에게 각 5,000,000원 및 위 각 금액에 대하여 피고 신○○ 은 1998. 3. 6.부터, 피고 노○○은 1998. 3. 24.부터, 원고 이○○에게 42,298,618원 및 위 금액에 대하여 1997. 10. 8.부터, 각 2001. 3. 13 까지는 연 5%의, 그 다음날부터 다 갚는 날까지는 연 25%의 각 비율로 계산한 돈을 지급하라.
2. 원고 강○○, 권○○, 이○○ 의 피고들에 대한 나머지 청구를 모두 기각한다.
3. 소송비용 중 원고 강○○, 권○○, 이○○와 피고들 사이에 생긴 부분은 이를 3분하여 그 1은 피고들의, 나머지는 위 원고들의, 나머지 원고들과 피고들 사이에 생긴 부분은 피고들의 각 부담으로 한다.
4. 제1항은 가집행할 수 있다.

■ 청구취지

피고들은 각자 원고 강○○에게 467,662,507원, 원고 권○○에게 10,000,000원, 원고 권○○, 권○○에게 각 5,000,000원 및 위 각 금액에 대하여 소장 부본 송달 다음날부터, 원고 이○○에게 142,546,705원 및 위 금액에 대하여 1997. 10. 8부터, 각 이 판결 선고일까지는 연 5%의, 그 다음날부터 다 갚는 날까지는 연

25%의 각 비율로 계산한 돈을 지급하라.

■ 이유

1. 손해배상책임의 발생

가. 책임의 근거

(1) 기초사실

(가) 원고 강○○는 1997. 10. 8. ○○시 ○○구에 있는 ○○○병원에서 제왕절개수술후 의식을 잃고 현재까지 의식없이 강직성 사지마비 증상을 보이는 이른바 식물인간상태에 있는 자이고, 위 원고를 기준으 로 원고 권○○는 남편, 원고 권○○, 권○○는 자녀, 원고 이 ○○는 모이며 피고 노○○은 산부인과의사 로서 위 제왕절개 수술을 담당한 의사이고, 피고 신○○은 ○○○병원 원장으로서 마취전문의이자 피고 노 ○○의 사용자이다.

(나) 원고 강○○는 1996. 8. 경 ○○○병원에서 첫아이인 원고 권○○을 제왕절개수술로 출산한 적이 있는데, 둘째 아이도 위 병원에서 제왕절개수술로 출산하기로 하고 1997. 10. 8. 11:00경 위 병원에 도 착하였다. 당시 위원고의 담당의사이던 피고 노○○ 은 11:30경까지 제왕절개수술 준비를 마친 후, 위 원고를 수술실로 옮겨 11:45경부터 제왕절개수술을 시작하였다.

(다) 위 병원에는 원장인 피고 신○○이 마취전문의 자격을 취득하고 있었고 위 피고 외에 따로 마취전문의는 없었으며, 출산을 보조하던 김○○(마취간호사 자격이 있다)이 마취전문의의 입회없이 위 원고를 마취하였는데, 11:45경에 로비눌(Robinul) 0.2mg을 주사하고 11:50경부터 흡입마취의 방법으로 전신마취를 시행하여 12:24까지 흡입마취를 계속하고, 그 후에 마취제의 공급을 중단하였다. 마취제의 투입이 중단된 때부터 12:41까지 산소를 계속투여하고 12:30경 마취중화제를 투여하였다. 한편 김 ○○ 등은 흡입마취제와 별도로 수술 후의 진통과 진정을 위해서 12:00경 진통목적으로 마약성 진통제인 몰핀morphine 0.3mg을 경막외 투입하고, 수면, 진정효과가 있는 약제로 근육이완 작용과 항경련 작용을 하는 바륨valium 7.5mg과 비스테로이드성 소염제인 타라신tarasyn등을 함께 투여 하였다.

(라) 피고 노○○은 12:30경 신생아(원고 권○○)를 출산케 한 후 원고 강○○가 혈압120/70mmHg, 맥박70 회/분으로 혈압 및 맥박이 정상이고 자발호흡을 하며 눈도 뜨고 말을 시키면 행동으로 반응을 보이 는 것을 확인한 후 마취에서 완전히 깨어났다고 판단하고 12:40경 인공호흡기 없이 위 원고를 회복 실로 옮겼다.

(마) 그러던 중 위 원고는 12:50경 회복실에서 갑자기 얼굴이 창백해지고 혈압이 90/70mmHg로 떨어지며 맥박이 110회/분으로 빨라지는 등 호흡곤란, 청색증을 보이다가, 12:55경 의식을 잃은 체 불빛에 대한 눈의 반사반응이 없고 청색증이 심해지며 혈압이 수축기때 40mmHg, 확장기때는 측정되지 않고, 맥박이 90회/분 정도로 떨어졌다. 이에 위 피고와 간호사들이 위 원고를 다시 수술실로 옮겨 기관삽관을 하고 호흡낭으로 산소를 투여하는 한편 13:00경 심전도를 부착하고 혈액가스검사

등 각종 검사를 실시하면서 에피네프린epinephrine 0.3cc를 투여하고 계속 산소공급을 하자, 청색증이 풀리고 혈압이 120/70mmHg,맥박이 110회/분으로 돌아오고, 13:20경 계속적인 약물투여에 따라 동공이 수축되고 불빛에 대한 반사반응을 보이며, 자발호흡도 돌아왔다.

(바) 그 후 다시 13:36경 위 원고의 혈액가스분석결과 심한 호흡성 및 대사성 산증이 나타나자 13:50경 위 원고를 ○○대학교 병원으로 전원시켰다. 전원시 처음에는 산소호흡기 등을 물리지 않은 채 위 원고를 구급차에 태웠으나, 그때까지 위 원고의 상태와 전원사실 등을 모르고 수술실 밖에서 대기하고 있다가 그때서야 비로소 이를 전해 듣게된 원고 권○○, 이○○등의 항의로 급히 산소호흡기를 찾아 원고 강○○의 입에 물렸다. ○○대학교병원은 응급실에 내원 즉시 14:45경부터 위 원고를 진료하였으나 당시 의식은 혼수상태였고 혈압은 90/50mmHg, 맥박은 88회/분, 호흡은 18회/분이였으며, 이미 산소부족으로 인하여 치명적인 뇌손상을 입은 상태여서 응급조치를 하였지만 뚜렷한 호전이 없었고, 그 후 현재까지 식물인간 상태로 있다.

(사) 위 원고는 ○○대학교병원에서 '저산소성 뇌손상' 으로 최종 진단 받았는데, 저산소성 뇌손상은 호흡부전, 저혈압 등이 원인이 되어 생기며, 정상인의 경우 산소가 약 5분 이상 공급되지 않을 경우 뇌손상을 받게 된다. 한편, ○○대학교병원에서는 위 원고의 '저산소성 뇌손상' 원인을 정확하게 밝힐 수 없었으나 피고 노○○의 전언과 진료기록, 자체의 진단결과 등을 근거로 '양수색전증' 의 의심이 있는 것으로 진단하였고, 위 원고를 수술한 위 피고도 양수색전증 환자를 몇 년 전 수련의시 절에 1번 본 적이 있었는데, 호흡곤란, 청색증과 함께 위 원고에게 당시 나타난 경정맥혈관Lt jugular vein의 팽창을 근거로 위 원고의 질병이 양수색전증이라고 판단하였다.

(아) 양수색전증은 분만 중 또는 분만 직후에 태아의 양수가 찢어진 태반막이나 자궁정맥, 자궁경부 점막 등을 통해 모체 혈액순환계로 들어감으로서 유발되는 병증으로, 그 양수가 순환계의 어떤 부위를 막기도 하나 그 정확한 기전은 아직 밝혀지지 않고, 그 증후는 호흡곤란, 청색증, 저혈압의 갑작스런 발현 등과 같은 호흡장애, 혈액응고장애, 순환장애와 그 외 경련, 발작 등 여러 가지 임상증상으로 추정할 수 있을 뿐이다. 양수색전증의 진단은 주로 위와 같은 임상증상에 의해 이루어지고 흉부방사선 소견 상 심비대, 폐부종, 삼출액 등이 나타날 수 있고, 폐 스캔 검사에서 다발성 혈류장애 소견을 보일 수도 있다. 종래에는 부검에 의하여 양수의 부유물질이 정맥순환 내 또는 폐혈관 등에서 검출되었을 때 양수색전증을 확진할 수 있다고 하였으나, 그 후 많은 연구 결과 위와 같은 방법도 확진 방법으로 받아들일 수 없다는 견해도 많으며, 그 외 현재까지 알려진 확진 방법은 없고, 그 원인이나 예방법도 알려진 바 없으며, 현재까지는 분만 중 또는 분만 후의 설명할 수 없는 사망의 원인으로 추정하는 경우가 대부분이다.

양수색전증은 그 발생빈도가 분만자 40,000~60,000 중 1명 정도로 희귀한 질병이며 자연분만이나 제왕절개술에 의한 분만의 모든 경우에 발생할 수 있고, 양수색전증이 발생했을 경우 산모 사망률이 85% 정도에 이르며 발병 첫 1시간 내에 50% 정도가 사망하고 태아 사망률도 40~60% 정도에 이른다.

(자) 한편, 제왕절개술을 위한 마취 중이나 마취 직후에 발생하는 호흡곤란, 혈압하강, 청색증 등의 증상

이 마취약제의 잔류효과에 의한 영향 때문인지, 분만 중이나 분만 직후에 발생하는 합병증들, 즉 양수색 전증, 폐혈전색전증, 공기색전증 등 때문인지를 감별하여 진단하는 것 자체가 대단히 어렵다. 마취에서 회복할 때는 마취 중 사용한 마취약제들의 잔류효과를 완전히 제거하고 환자의 자발호흡이 충분히 돌아올 때까지 산소투여를 하면서 환자의 호흡을 도와주는 것이 매우 중요한데, 전신흡입마취 제는 100%의 산소로 환자를 충분히 환기시켜 제거하고 근육이완제는 길항제를 사용하여 그 효과를 완전히 제거하고, 진통제 등을 사용했을 때에는 약제의 호흡억제 효과가 사라질 때까지 환자의 호흡상태를 관찰하며 산소를 투여해 주어야 한다.

마취로부터의 회복이란 일반적으로 환자의 의식, 자발적 호흡, 순환(혈압, 맥박)기능, 반사반응 등이 모두 수술 전의 상태로 완전히 되돌아오는 것을 말하는데, 수술 후에 마취에서 깨어나 의식을 회복하고 자발호흡이 돌아온 환자가 수술 전 혹은 수술 중에 투여한 마취 약제 혹은 관련 약제의 잔류효과로 인하여 다시 갑작스런 호흡곤란과 청색증의 증상을 겪는 경우가 드물게 보고되고, 마취 중 투여한 근이완제의 근이완 재현 현상으로 다시 호흡이 억제되거나 마약성 진통제를 투여한 지 수 시간 후에 호흡억제가 나타난 사례들이 보고되고 있으며, 전신흡입마취제와 함께 투여한 앞에서 본 3가지 약제 중 특히 발륨valium은 정맥주사 시에 그 작용시간이 15~30분 정도이고 소실반감기가 20~40시간 정도로 비교적 길고 중등도의 호흡억제 효과가 나타나며 진통제와 동시에 사용할 경우에는 호흡억제 효과가 더욱 크므로 그 사용이나 회복 시에 특히 주의하여야 한다.

(차) 경정맥혈관의 팽창은 각종 조직을 거쳐 심장으로 회귀하는 혈액량과 심장을 거쳐 전신혈관으로 박출되는 혈액량 간에 균형이 깨졌을 때 나타나는 현상으로, 각 장기 조직에 저산소성 손상을 일으킬 수 있는데, 위 피고가 작성한 진료기록부에 의하면, 위 원고는 13:10경에 왼쪽 경정맥혈이 급격히 팽창되었다가 13:20경 팽창이 가라앉은 후 13:45경 다시 심하게 팽창한 것으로 되어 있다.

(카) 이 사건의 경우에 위 원고에 대한 흉부방사선 검사나 폐 스캔 검사 결과 특이한 소견은 없다.

(2) 주장 및 판단

(가) 원고들은 이 사건 사고가 피고들의 제왕절개수술을 위한 마취과정의 잘못으로 인해 발생하였다고 주장하고, 이에 대해 피고들은, 제왕절개수술과정에서 피고들이 취한 조치는 적절하고 단지 불가항력적인 양수색전증의 발병으로 위 원고가 이 사건 사고를 당하게 되었다고 주장한다.

(나) 살피건대, 의료행위가 고도의 전문적 지식을 필요로 하는 분야일 뿐 아니라 특히 수술 도중 혹은 수술 후에 마취와 관련한 의료사고가 빈번한 것이 현실이고 보면, 마취과전문의는 직접 수술집도의와 함께 마취를 제대로 시행할 수 있는 환자인지 여부를 살펴본 다음 적절한 마취제 및 마취방법을 선택하여 마취시술을 하고 시술 후 환자의 회복 과정을 면밀히 살펴 만일에 발생할지도 모를 마취사고에 대비해야 할 주의의무가 있으므로 마취전문의 자신이 직접 마취시술을 하여야 함이 원칙이고 고도의 의학적 전문지식이 부족한 간호사는 단지 마취전문의의 마취업무를 보조하는 역할에 그쳐야 할 것인데도, 앞서 본 인정 사실에 의하면, 위 제왕절개수술을 함에 있어 우선 피고 신○

ㅇ은 위 병원에서 마취를 담당하는 마취전문의이면서도 제왕절개수술을 위한 전신마취 과정에 전혀 참여하지 않은 채 마취간호사인 김ㅇㅇ으로 하여금 마취하도록 내버려두고 다만 진료기록부에 자신이 참여한 것으로만 기재하였고, 피고 노ㅇㅇ으로서도 제왕절개수술 집도 담당의사로서 수술에 앞서 마취전문의에 의해 마취가 제대로 시행되도록 한 다음 마취전문의 입회 하에 시술을 하고 그 회복과정을 면밀히 지켜보아야 함에도 그냥 간호사로 하여금 마취하게 한 후 수술에 착수한 잘못이 있다. 또 피고 노ㅇㅇ은 제왕절개수술 후 위 원고를 회복실로 옮긴 후에도 수시로 위 원고의 상태를 확인할 의무가 있는데도 만연이 마취에서 완전히 회복된 것으로만 생각하고 12:40~12:50 사이 10여분 간 별다른 조치를 취하지 않은 것으로 보인다.

전신마취의 경우 마취제의 약효 때문에 수술 도중 또는 수술 후 회복 중에 호흡이 정지될 가능성이 있으므로 의식이 완전히 회복될 때까지 주위에서 관찰하거나 적어도 환자를 떠날 때는 담당 간호사를 특정하여 그로 하여금 환자의 상태를 계속 주시하도록 하여 만일 이상이 발생한 경우에는 즉시 응급조치가 가능하도록 하여야 하는데, 위 피고 자신이 작성한 진료기록부에 의하더라도, 12:50~12:55 사이에 위 원고의 상태가 급격히 나빠진 것으로 되어 있고 그 시간 동안 의사나 간호사로부터 어떠한 적절한 조치를 받았는지 알 수 없다.

또 피고 노ㅇㅇ과 간호사는 위 원고가 마취에서 완전히 회복된 후에 회복실로 옮겼다고 주장하나, 마취전문의의 참여 없이 마취 및 그 회복 과정이 진행된 이상 그들의 진술 외에 달리 그 진위를 확인할 방법은 없다. 그리고 앞서 본 바와 같이 피고들은 상태가 급격히 나빠진 위 원고를 전원시킴에 있어 위 원고에게 제때에 산소호흡기를 착용시키지 않은 잘못도 있다.

(다) 그런데 이 사건에서는 과연 원고의 '저산소성 뇌손상'이 전신마취 후 그 회복 과정에서 마취후유증으로 나타난 저산소 후유증으로 인한 것인지, 아니면 양수색전증으로 인한 것인지 여부가 가장 문제된다.

일반적으로 의료행위는 고도의 전문적 지식을 필요로 하는 분야이고, 의료행위의 과정은 대개의 경우 환자 본인이 그 일부를 알 수 있는 경우 외에 의사만이 알 수 있을 뿐이며, 치료의 결과를 달성하기 위한 의료기법은 의사의 재량에 달려 있기 때문에 손해발생의 직접적인 원인이 의료상의 과실로 말미암은 것인지 여부는 전문가인 의사가 아닌 보통인으로서는 도저히 밝혀낼 수 없는 특수성이 있어서 환자 측이 의사의 의료행위 상 주의의무 위반과 손해발생과 사이의 인과관계를 의학적으로 완벽하게 입증한다는 것은 극히 어렵다.

앞서 본 바와 같이 제왕절개술을 위한 마취 중이나 마취 직후에 발생하는 호흡곤란, 혈압하강, 청색증 등의 증상이 마취약제의 잔류효과 때문인지, 양수색전증 때문인지를 감별하여 진단하는 것 자체가 대단히 어렵고, 호흡곤란, 청색증, 경정맥돌출 등 위 원고의 임상증상이 양수색전증의 증상과 유사한 면이 있으나, 그렇다고 하여 양수색전증이라고 확진할 수도 없는 상태이다. ㅇㅇ대학교병원의 진료기록에서도 환자의 뇌손상 원인을 정확하게 밝히지 못하고 있고, 이 법원의 대한의사협회에 대한 사실 조회결과에서도, 실제로 환자가 뇌손상을 입은 것은 1997. 10. 8. 12:50경부터

12:55경 사이에 발생한 호흡곤란, 청색증의 발생, 의식소실 등과 직접 관련 있다고 보여지나 그 원인이 양수색전증의 발생 때문인지 마취 중 투여한 약제의 잔류효과에 의한 환자의 호흡억제 때문인지를 진료기록부만으로 구별하는 것은 불가능하다고 하고 있다.

위 피고가 양수색전증의 근거로 들고 있는 경정맥혈관의 팽창 역시 저산소성 뇌손상의 원인이긴 하나 위와 같은 경정맥혈관의 팽창이 일어나게 된 근본적인 원인은 역시 밝혀진 바 없고, 마취 약제의 후유증으로 경정맥혈관의 팽창이 올 가능성 또한 배제할 수 없다.

또한 앞서 본 바와 같이 양수색전증은 그 위험성에도 불구하고 굉장히 희귀한 질병인데도, 양수색전증의 확진 방법이 없고, 양수색전증으로 밝혀지는 경우 의사의 책임이 면제될 가능성이 크기 때문에 의사가 의도적으로 의료과실을 뒤덮기 위하여 양수색전증으로 호도하거나 혹은 그러한 유혹에 빠지기 쉬운데, 이 사건의 경우에도 진료기록부가 사고 이후에 작성되었으면서도 5분 단위로 비교적 상세하게 기술되어 있을 뿐만 아니라 피고 노○○이 양수색전증 환자를 수 년 전에 한번 밖에 본 적이 없으면서도 위 원고의 질병을 양수색전증으로 단정하고 있으며, 더구나 ○○대학교병원 산부인과에 1994. 9.부터 2000. 7.경까지 양수색전증 또는 그 의증 진단으로 전원된 환자가 6명에 불과한데도 피고 신○○이 운영하는 ○○○병원에서 1997년 위 원고 1명 외에도 1998년에 양수색전증 환자가 1명 더 전원되어 온 점에 비추어 위와 같은 가능성을 전혀 배제할 수도 없는 상태이다. 더구나 이 사건의 경우에는 위 피고가 작성한 진료기록부에 의하더라도, 한때 에피네프린 epinephrine 약제의 투여로 위 원고가 청색증이 풀리고 혈압과 맥박, 호흡이 정상으로 회복되거나 경정맥혈관 팽창이 수그러들기도 하였고, 그래서 피고들이 처음에는 산소호흡기를 제거한 채 위 원고를 전원하려 하였는바, 이는 양수색전증의 일반적인 발생경로나 그 치명적인 결과와 상반되는 증상이고, 또 위 원고에 대한 방사선 소견이나 폐스캔 검사에서도 양수색전증과 관련되는 특별한 증상이 나타나지 않았다. 반면에 회복실에 환자만을 놓아둔 채 상당한 시간 동안 산소공급이 이루어지지 못하였을 가능성이 있고, 간호사에 의해 흡입마취제와 별도로 수술 후의 진통과 진정을 위하여 투여된 모르핀morphine, 발륨valium, 타라신tarasyn 등의 약제 효과 때문에 호흡곤란, 청색증 등이 왔을 가능성을 배제할 수 없다.

(라) 그렇다면, 앞서 본 바와 같은 피고들의 과실, 특히 마취전문의의 참여 없이 마취시술을 한 과실이 있고, 의료행위를 한 측이 그 결과가 의료상의 과실로 말미암은 것이 아니라 전혀 다른 원인으로 말미암은 것이라는 입증을 하지 못하는 이상, 의료상과실과 그 결과 사이의 인과관계를 추정하는 손해배상책임을 지우는 것이 상당하므로, 피고 노○○은 제왕절개수술 담당의사로서, 피고 신○○은 마취전문의이자 피고 노○○의 사용자로서 각자 그들의 위와 같은 잘못으로 인해 위 원고 및 그와 앞서 본 신분 관계에 있는 나머지 원고들이 입은 손해를 배상할 책임이 있다.

나. 책임의 제한여부

가해행위와 피해자측의 요인이 경합하여 손해가 발생하거나 확대된 경우에는 그 피해자측의 요인이

체질적인 소인 또는 질병의 위험도와 같이 피해자측의 귀책사유와 무관한 것이라고 할지라도, 그 질환의 태양 · 정도 등에 비추어 가해자에게 손해의 전부를 배상하게 하는 것이 공평의 이념에 반하는 경우에는, 법원은 손해배상액을 정하면서 과실상계의 법리를 유추적용하여 그 손해의 발생 또는 확대에 기여한 피해자측의 요인을 참작할 수 있는데, 이 사건에서 원고 강○○의 체질적인 소인 및 제왕절개수술자체의 위험도, 위 원고의 발병이 갑자기 진행되어 피고들이 이를 예상하거나 방지하는데 어려움이 있었고, 이 사건 사고의 원인이 정확하게 밝혀지지 않은 점 등 제반 사정에 비추어 위와 같은 피해자측의 요인을 30%로 봄이 상당하므로, 피고들이 배상해야 할 책임의 범위를 70%로 제한한다.

2. 손해배상의 범위

생략

3. 결론

그렇다면 피고들은 각자 원고 강○○에게 117,624,204원, 원고 권○○에게 5,000,000원, 원고 권○○, 권○○에게 각 5,000,000원 및 위 금액에 대하여 위 원고들이 구하는 바에 따라 피고 신○○은 소장 부본 송달 다음날인 1998. 3. 6.부터, 피고 노○○은 1998. 3. 24.부터, 원고 이○○에게 42,298,618원 및 위 금액에 대하여 이 사건 사고일인 1997. 10. 8.부터, 각 이 판결 선고일인 2001. 3. 13.까지는 민법에 정한 연 5%의, 그 다음날부터 다 갚는 날까지는 소송촉진 등에 관한 특례법에 정한 연 25%의 각 비율로 계산한 지연손해금을 지급할 의무가 있으므로, 원고들의 피고들에 대한 이 사건 청구는 위 인정 범위 내에서 이유 있어 이를 인용하고, 나머지 청구는 이유 없어 이를 기각하기로 하여 주문과 같이 판결한다.

VI. 서울고등법원 제17민사부 2001나 18911(18928 병합) 손해배상건의 사실조회에 대한 회신

■ 조회할 사항

문1 마취간호사라는 자격제도가 있는지

답 현재 보건복지부 규정에 의한 전문간호사제도의 하나로 마취간호사 자격제도가 있는 것으로 알고 있음.

문2 마취간호사가 마취전문의의 지시를 받아 마취를 시행할 수 있는지

답 마취간호사는 독자적으로 마취를 시행할 수는 없으며 마취과 전문의(혹은 의사)의 지시와 감독하에서만 마취시술행위에 관여할 수 있음.

문3 이 경우 마취전문의는 구체적으로 마취간호사를 어느 정도까지 지휘, 감독하여야 하는지

답 마취시술은 환자의 안전한 관리를 위하여 마취와 관련한 충분한 의학지식과 수기 및 경험을 필요로 하는 전문적인 의료행위이므로 마취간호사는 마취전문의가 시행하는 의료행위의 보조자로서의 역할만을 하여야 하기 때문에 마취전문의는 마취와 관련한 모든 행위에 대해서 마취간호사를

지휘하고 감독하여야 함.

문4 마취간호사에 의한 마취시행시 마취전문의가 입회하여야 하는지

답 의료법에 마취간호사는 의사의 지도. 감독하에서 마취시술에 관여할 수 있도록 되어 있으나 마취시술은 고도의 의학적 지식과 수기 및 경험을 필요로 하기 때문에 환자의 안전한 마취관리를 위하여는 마취전문의의 입회가 필요할 것으로 생각함.

문5 마취전문의의 지시를 받은 마취간호사의 책임과 권한의 범위는

답 마취간호사가 마취전문의의 입회하에 지시에 따라 시술을 하였다면(마취약제의 선택 및 투약, 사용량의 적정 여부, 마취수기 등) 마취와 관련한 환자의 상태에 대한 책임은 마취전문의에게 있다고 생각함. 다만 마취간호사가 전문의의 지시와는 다르게 시술을 하거나(마취약제나 용량, 마취방법의 변경 등), 마취전문의가 없는 상태에서 독자적으로 판단하여 마취시술을 한 결과 발생한 환자상태의 악결과에 대해서는 자신의 행위에 대한 책임을 져야할 것으로 생각함. 만일 마취간호사가 마취전문의가 아닌 수술의사의 지시와 감독하에 마취시술을 하였다면 마취에 관련한 책임은 수술의사가 져야 함. 마취시술에 있어 마취간호사의 독자적인 권한은 없다고 생각함.

문6 제왕절개수술시 마취전문의와 산부인과전문의의 책임의 영역과 한계

답 제왕절개술을 포함한 모든 수술에 있어서 마취전문의와 외과계 전문의 사이의 책임영역과 한계는 명확하게 구분됨. 즉, 마취와 관련한 모든 문제는 모두 마취를 담당한 의사의 책임영역에 들어가며 수술(여기서는 제왕절개술)과 관련한 문제는 집도한 의사의 책임에 속함.

문7 제왕절개술을 할 때 마취전문의와 산부인과전문의의 관계가 지휘. 감독관계에 있는지

답 수술(제왕절개술을 포함하여)을 할 때 마취과의사와 수술의사는 서로 환자상태에 대하여 자문을 구하고 의논할 수 있는 협조적 관계에 있으며 업무자체가 완전히 독립적이므로 지휘. 감독관계가 될 수 없음.

문8 마취전문의가 병원의 사용자이고 직접 마취간호사에게 지시하여 마취시술을 하게 하는 시스템하에서 피용자의 신분에 있는 산부인과 전문의의 책임의 영역과 한계도 위 바항과 같은지

답 의사는 자기분야의 진료행위에 있어 누구의 간섭도 받지 않는 독자성을 가짐과 동시에 자신의 진료행위에 대한 책임도 함께 져야할 것으로 생각함. 어떤 분야의 의사라도 자신의 전문분야의 진료행위에 있어서는 다른 분야 의사(원장이라 할지라도)의 지시나 감독을 받지않는 것이 원칙이므로 바항의 내용과 같다고 생각함.

문9 제왕절개수술시 마취전문의(마취간호사)는 언제까지 입회하여야 하는지

답 마취과의사(마취간호사)는 일반적으로 환자의 의식상태, 순환, 호흡상태, 반사능력이 마취로부터 회복됨을 확인할 때까지는 환자를 계속 관찰하여야 하며 상황에 따라 회복실간호사에게 환자를 인계할 수도 있으나 항상 연락을 받고 즉시 회복실에 올 수 있는 위치에 있어야 함.

문10 제왕절개수술이 끝난 후 회복단계에서는 마취전문의와 산부인과 전문의 중 누가 관찰을 하여야 하는지

답 환자의 회복단계에서의 관찰은 환자가 회복실에 있을 동안에는 마취과의사가 관찰하는 것이 원칙

이나 산부인과의사도 환자의 주치의로서 함께 환자의 상태를 관찰하는 것이 상례임. 환자가 병실로 이송된 후에는 산부인과의사가 환자관리를 맡음.

문11 위 아항의 시스템하에서 원인불명의 혼수상태에 빠진 환자의 산소의 공급과 전원의 책임은 마취과의사와 산부인과전문의 중 누구에게 있는지

답 당시의 상황(혼수상태에 빠진 원인 및 시기와 장소)을 정확하게 알지 못하는 상태에서 답변을 하기가 곤란함. 원칙적으로는 수술이 끝난 후 회복실에서 환자가 마취로부터 회복될때까지 의식, 순환, 호흡상태, 반사반응의 변화를 관찰하고 회복을 확인하며 환자상태에 문제가 발생하였을 경우에는 산소투여 등의 즉각적인 치료를 해주어야 할 책임은 마취과의사에게 있으나, 혼수상태의 원인이 수술과 관련이 있거나(대량출혈에 의한 쇼크상태나 분만에 따른 합병증 발생 등), 환자가 마취로부터는 회복하여 산부인과에 인계된 후부터는 산부인과의사가 환자의 관찰과 치료에 대한 책임이 있다고 생각함. 그러나 실재에 있어 수술 후의 환자관리에는 마취과의사와 수술과(여기서는 산부인과)의사가 서로 의논하고 협조하며 공동으로 참여하기 때문에 당시의 상황에 따라 책임소재도 달라질 수 있음.

참고사항

이 건은 2002. 8. 7 서울고등법원에서 조정성립 되었음.

▶ 사례 3(산부인과)

I. 사건 개요

환자(59세 여)는 2001. 10. 8. 개인 산부인과의원에서 자궁탈출증으로 진단을 받고 동년 11. 12. ㅇㅇ대학교병원에 입원하여 수술하기 위한 모든 검사를 받았으며 수술 전 상태는 정상이었음.

동월 13. 09:00부터 11:30까지 환자는 전신마취하에 전체 질식자궁적출술과 전후방 질봉합술을 받았으며 수술 후 기관내 튜브를 발관하고 동일 11:30경에 회복실로 온 후 동일 12:05경에 회복실에서 갑자기 호흡이 약해지면서 의식을 잃었고, 즉시 기관내 삽관과 인공호흡을 시행 받았으나 동일 12:07경 심정지가 초래되었으며 의식이 혼수상태에서 심폐소생술을 받으면서 중환자실로 옮겨졌음. 환자는 저산소혈증에 의한 뇌손상으로 현재 ㅇㅇ대학교병원 신경과에서 치료중이나 식물인간 상태에 있음.

II. 광주지방법원 2002가단 19020 손해배상건의 감정촉탁에 대한 회신

■ 감정사항

[기초사실(박ㅇㅇ의 진료사실)]

1. 입원동기

2001. 10. 8. 박ㅇㅇ(59세 여)는 자궁탈출증으로 개인 산부인과의원에서 진료를 받고 ㅇㅇ대학교병원에서 다시 진료 후 입원하여 수술적 가료를 받아야 한다는 설명을 듣고 동년 11. 12. ㅇㅇ대학교병원에 입원하여 수술을 하기 위한 모든 검사를 받았습니다.

2. 질식 자궁적출술과 전후방 질봉합술 과정

가. 수술하기 전 박ㅇㅇ는 일반상태가 양호하였고 의식도 극히 정상적인 상태였습니다.

나. 동월 13. 09:00부터 11:30까지 위 병원 마취과 의사 최ㅇㅇ이 시행하는 전신 마취하에 위 병원의 의사 변ㅇㅇ, 동 최ㅇㅇ 등은 박ㅇㅇ의 전체 질식자궁적출술과 전후방 질봉합술을 하였습니다.

다. 박ㅇㅇ는 수술실에 들어가기 전에는 의식과 일반상태가 좋았는데, 수술 후 기관튜브를 발관하고 동일 11:30경에 회복실로 온 후 동일 12:05경에 회복실에서 갑자기 호흡이 약해지면서 의식을 잃었고, ㅇㅇ대학교 병원 의사 최ㅇㅇ가 7.0mm 튜브로 기관내삽관을 하였으나 동일 12:07경 심정지가 발생하였으며 혼수상태에서 인공호흡을 받으면서 중환자실로 옮겨졌습니다.

3. 박ㅇㅇ는 2001. 11. 13. 수술 후 저산소혈증과 과탄산혈증에 의한 뇌손상으로 지금껏 ㅇㅇ대학교병원 신경과에서 입원치료중이나 의식이 혼수상태에서 사망 직전에 있습니다.

■ 감정신청 사항

1. 뇌 손상에 관하여

문1 저산소혈증과 과탄산혈증이란 무엇이며, 어떠한 원인에 의해 발생되는 것 이며 그로 인하여 뇌손상이 초래될 수 있는지요.

답 저산소혈증은 환기를 통한 체내로의 산소공급의 부족이나 체내 조직에서 산소소모의 과도한 증가로 동맥혈내 산소함량(혹은 산소분압)이 정상보다 떨어져 있는 상태를 말하며 정상 성인의 경우 공기로 호흡할 때 동맥혈 산소분압이 80mmHg 이하이면 저산소혈증이라 할 수 있음. 저산소혈증의 원인은 매우 다양하며 전신마취하에서의 저산소혈증을 초래할 수 있는 원인은 다음과 같음.

1) 흡입하는 산소농도가 떨어져 있을 때

2) 산소공급의 일시적 중단

가. 마취중 호흡회로의 분리

나. 식도내 삽관

다. 기관튜브의 우발적 발관

라. 기관지경련

3) 폐포환기량의 감소(불충분한 환기, 기관내관의 일부폐쇄시)

4) 폐션트율의 증가(일측 기관지내 삽관시나 심폐질환이 있을때)

5) 환기/관류비의 불균형(심폐질환이 있을때)

6) 폐의 확산능diffusion capacity감소(페부종 등의 폐질환 존재시)

7) 체내 대사율의 증가(악성고열증 등)

8) 조직으로 산소운반의 장애(심한 혈압하강, 심한 빈혈이 있을시)

과탄산혈증은 체내에서 생성된 탄산가스가 폐환기를 통해 체외로 배출되지 못하여 동맥혈내 탄산가스분압이 정상치(30-40mmHg)보다 증가되는 것을 말하며 불충분한 환기가 원인임.

저산소혈증은 지속될 때 뇌손상을 초래할 수 있으며 과탄산혈증은 뇌손상과 직접관계는 없음.

문2 전신마취에서 저산소혈증, 과탄산혈증은 어떠한 경우에 발생할 수 있나요.

답 위 문항의 답변내용을 참조하시기 바랍니다.

문3 전신마취시 호흡기계, 심혈관계, 중추신경계, 신장 등에서 발생할 수 있는 장애는 어떠한 마취행위에서 초래될 수 있나요.

답 마취를 위해 사용하는 대부분의 약제는 중추신경계, 호흡기계, 심혈관계 기능을 억제하는 작용을 가지고 있으므로 사용시 환자의 병력, 신체상태와 수술종류에 따라 약제의 농도, 용량의 선택에 매우 주의를 하여야 하며 마취 중에는 항시 환자상태를 지속적으로 관찰하여 저산소증과 저혈압, 고혈압, 심한 빈맥이나 서맥 등의 불안정한 혈력학적 변화의 발생을 예방하고 발생시에는 즉시 처치를 하여 교정해주는 것이 중요함. 즉 마취방법보다도 마취관리상의 문제가 더 중요함.

문4 전신마취를 하면서 환자의 심정지나 호흡정지가 오지 않게 하기 위한 주의 사항은 어떠한 것이 있는지요.

답 위 문항의 답변내용과 더불어 마취 중에는 항상 각종 환자감시기기를 사용하여 환자의 생체활력징후 변화를 면밀하게 관찰하고 이상소견이 나타날시에는 즉시 적절한 처치를 하여 교정해주어야 하며 전신흡입마취는 환자의 환기를 인위적으로 조절하기때문 적절한 환기관리가 매우 중요함.

문5 수술이 종료되는 시점에서 되도록 환자가 각성하는 상태로 환원시킬 때의 처치는 어떠한 것이 있으며 주의점과 기관내삽관을 발관하는 기준은 어떠하며 또한 조기 발관시 호흡부전과 심정지, 심혈관계에 미치는 영향은 어떠한지 여부.

답 수술이 종료될 무렵엔 100% 산소로 환자를 환기시켜 체내에 축적된 흡입마취제를 제거하고 근이완제의 잔여효과를 가역시키기 위하여 항콜린에스테라제와 항콜린성약제를 동시에 투여함. 기관내관 발관은 환자의 의식과 자발호흡이 충분히 회복되고 환자의 생체활력징후가 안정되었을 때 시행함.

조기 발관시에는 발관 후에도 환자에게 산소투여와 함께 호흡을 보조해 주고 의식과 호흡이 충분히 회복될때까지 계속적으로 환자상태를 관찰하여야 함.

뇌동맥류 수술이나 고혈압 환자의 경우에는 발관시의 자극을 줄이기 위해 조기발관을 하는 경우가 흔히 있으나 환자에 대한 관찰만 충분히 하면 조기발관으로 인해 호흡부전이나 심정지가 발생하는 경우는 극히 드묾.

문6 마취중 환자의 저산소증이 오는 원인은 무엇이 있나요.

답 문1 문항의 답변을 참조하시기 바랍니다.

문7 마취 사고의 흔한 원인은 무엇들이 있나요.

답 전신마취 중에 발생할 수 있는 마취사고의 흔한 원인들은 다음과 같음.

1) 인지되지 않은 호흡회로의 분리
2) 약제의 잘못 사용
3) 기도관리의 잘못
4) 마취장비의 잘못사용
5) 마취장비의 기능장애
6) 수액관리의 잘못 등에 의한 저산소증, 저혈압의 발생 등이 있으며 드문 원인으로는 악성고열증, 양수색전증 등이 있음.

문8 마취의 기록은 무엇 때문에 하며 기록을 안할 시는 어떠한 문제가 있나요.

답 마취기록의 목적은 첫째 환자에 대한 수술 전 평가내용, 수술 중에 시행한 마취관리에 관한 내용(마취방법, 사용약제 등) 및 수술 중의 환자의 생체활력징후의 변화상태를 기록함으로 환자에게 안전하고 적절한 처치를 할 수 있도록 하는 것이며, 둘째 행정적, 통계적 및 분석연구자료로서 교육적 가치를 얻을 수 있고, 셋째 마취과의사에게 필요한 법의학적 증거자료로서 사용될 수 있는 것임. 대학병원이나 종합병원은 물론 개인의원에서도 법의학적 증거자료로서의 목적을 위해서도 마취기록을 남기고 있음. 마취기록이 없는 경우에는 의료사고 발생시 의사가 행한 처치내용과 마취

중 환자의 상태변화를 알 수 없어 의사에게 불리하게 작용할 수 있음.

2. 회복실에 관하여

문1 수술 후 발관 상태로 회복실로 전실된 후 호흡이 약해지면서 곧 이어 심정지가 왔다면 환자의 어떤 상태 변화에 의해 오며 뇌손상은 어떠한지 여부.

답 호흡장애 후 심정지가 발생하였다면 호흡장애로 인한 저산소증의 발생이 심정지의 원인이 될 수도 있으며 심정지가 지속된 시간이 길어지면 뇌손상을 일으킬 수 있음(혈류의 정지가 4-6분 이상 지속되면 뇌의 비가역적 손상을 가져오는 것으로 알려져 있음).

문2 회복실에서의 환자의 회복은 어떻게 이루어지며 회복실내의 환자관리규칙은 어떤 것들이 있나요.

답 회복실에서는 환자의 의식상태, 호흡, 순환상태, 반사능력을 관찰하여 회복의 정도를 평가하는데 회복실에 도착하는 대부분의 환자는 의식과 자발호흡이 어느정도 회복된 상태이나 의식과 호흡의 회복이 불충분할 때에는 산소를 공급하면서 호흡을 도와주고 환자의 생체활력징후를 관찰하면서 의식의 회복을 기다리는 것이 환자관리의 원칙임. 만일 환자에게서 저산소증이나 저환기, 저혈압, 고혈압, 심부정맥, 흥분, 소란, 구역, 구토, 저체온 등의 문제들이 발생하면 즉시 처치를 해주어야함.

문3 기관내 삽관의 발관을 하는 기준은 수술실내, 회복실내, 중환자실내 등 언제가 가장 적합한지 여부.

답 기관튜브의 발관은 환자의 의식이 회복되고 자발호흡이 돌아오며 생체활력징후가 안정되었을 때 발관하는 것이 원칙으로 대부분 수술실내에서 발관하나 환자의 의식, 호흡의 회복이 늦을 경우에는 회복실로 옮겨진 후 발관하는 경우도 있음. 특히 안면부나 상기도부위를 포함한 부위의 수술을 받아 수술 후 기도유지에 어려움이 예상되는 경우나 환자가 원래 심한 심폐질환을 갖고 있어 심폐기능의 조속한 회복이 어려울시에는 장시간 삽관을 유지하는 경우도 있으므로 발관의 적합여부는 장소가 문제가 아니라 환자의 상태에 달려 있음.

문4 회복실은 통제구역이므로 수술 후 환자의 관리는 누가하며 수술의 하자가 없을 시 환자의 호흡정지, 심정지가 왔다면 그에 대한 책임은 수술을 한 외과의사, 마취과의사 누구의 책임으로 보는지요.

답 수술 후 회복실에서의 환자관리는 마취과의사, 수술과의사, 회복실 간호사 등이 공동으로 담당하나 호흡정지나 심정지가 초래되었을 경우의 책임문제는 호흡정지나 심정지가 초래된 원인, 발견시기와 보고된 시간, 환자감시의 적절성 여부 등에 따라 판단되어야함.

문5 갑제 7호증의 1내지 2의 기록에서 박○○의 의식관계는 어떠하였는지 여부.

답 진료기록부의 해당 page에는 부인과적 관찰소견만 기록되어있을 뿐 의식상태에 관한 기록은 없으나 환자가 스스로 진료를 받으러 왔다면 의식상태는 정상이었을 것으로 추정함.

3. 갑제 9호증에 대한

문1 위 마취기록은 어떠한 마취였으며 적법한 마취행위였는지요.

답 환자에게는 전신마취가 시행되었으며 사용한 약제(pentothal sodium, succinylcholine, enflurane,

N_2O, O_2)와 용량은 모두 적정하였으며 마취방법에도 문제가 없었던 것으로 판단함.

문2 위 마취기록에서의 기관내삽관을 발관한 시간은 마취중 언제로 보여지는 지요.

답 기관튜브의 발관시간은 수술이 끝난 직후인 11시경으로 판단됨.

문3 위 마취시작은 언제이며 종료는 언제로 보나요.

답 마취시작 시간은 8시 40분 경이며 종료시간은 11시경으로 보임.

문4 위 마취기록에서 2001. 11. 13. 마취시작은 09:00이며 종료는 동일 11:00 로 기록되었는데 회복실로 전실된 시간은 동일 11:30으로서 그렇다면 11:00부터 11:29까지의 마취기록은 왜 기록하지 않았다고 보나요.

답 마취가 끝난 후(발관 후)에도 환자에게 부착한 감시장치를 떼고 환자를 이동용 침대로 옮겨 회복실까지 이동하는 동안은 어느 정도 시간이 걸리며 그 동안의 환자상태는 특별한 상황(심장수술, 뇌수술등의 대수술 후나 환자의 상태가 위험도가 높을 경우)을 제외하고는 대부분 육안으로 관찰하며 이때의 기록은 빠지는 경우가 많음. 그러나 30분 정도 기록이 되지 않은 이유에 대해서는 마취기록지만으로는 이유를 알 수 없음.

4. 갑제 10호증에 대한

문1 박OO가 회복실로 온 시간은 언제이며 도착시 활력징후는 어떠하였고 기관삽관 상태로 회복실로 왔는지 아니면 발관한 상태로 왔는지 여부.

답 회복실 도착시간은 11시 30분으로 기록되어 있고, 회복실 기록지에 시간이 적혀있질 않아 정확한 시간대는 알 수 없으나 활력징후는 혈압이 높고(170-230/80-130mmHg) 맥박이 빠른 것(60-140회/분)으로, 자발호흡은 있는 것으로 기록되어 있음.

재삽관한 기록이 있는 것으로 보아 회복실 도착시에는 발관한 상태였던 것으로 판단됨.

문2 위 기록에서 박OO는 어떠한 변화가 있었으며 어떠한 처치를 하였고 이때 당시 저산소혈증에 의한 뇌손상이 왔다고 보는지요.

답 12시 5분경 호흡이상이 있는 것이 발견되었고 즉시 기관삽관을 시행하였으며 Ambu bag으로 산소를 공급하고 12시 7분경 epinephrine을 투여한 것으로 보아 이때 심한 혈압하강 내지 심정지가 발생하였던 것으로 추정됨. 12시 9분경 동맥삽관을 하여 혈압을 측정하고 혈액가스분석을 하였으며 12시 25분경 외과중환자실로 환자를 옮긴 것으로 기록되어 있음. 이때 저산소상태가 지속되었다면 뇌손상이 초래되었을 가능성은 있음.

문3 위와 같은 호흡부전과 심정지가 온 원인은 마취중이나 회복 중 어떤 원인으로 인해 왔다고 보는지요.

답 마취중의 원인들로는 1의 문항들의 답변내용을 참조하시기 바라며 회복중의 환자에서 호흡부전이 발생할 수 있는 원인들로는 기도폐쇄, 후두경련, 기도내 분비물 저류, 흡입마취제나 근이완제의 잔류효과 등에 의한 저환기와 환기관류 불균형, 폐내 우좌션트, 심박출량 감소, 산소소모량의 증가 등을 일으키는 환자의 심폐질환 상태 등임.

심한 저혈압이나 심정지를 초래하는 원인들은 환자의 체위변동이나 이동, 마취전 투약이나 마취제 또는 근이완제의 잔류효과, 실혈의 불충분한 보충, 심부정맥, 저산소증, 전해질이상, 대사성산증 등이며 심혈관계에 의한 원인으로는 심실 전부하의 감소, 심근수축력의 저하, 전신혈관저항의 감소 등이 있음.

이 환자의 경우에는 호흡부전과 심정지가 발생한 원인을 진료기록부상으로는 찾을 수 없음.

문4 갑제12호증의 1의 기록은 어떠한 기록이며 박○○의 상태에 관하여는 어떠한 지요.

답 이 기록은 수술실 간호기록지로서 환자의 진단명, 수술명, 수술시작시간, 종료시간, 수술과 마취에 참여한 의사, 간호사들의 이름과 수술에 사용된 재료들에 관하여 기록되어 있음.

문5 갑제13호증 1의 동의서에는 마취 종료 후 회복실에서의 호흡부전과 심정지에 관하여 설명이 있었는지요.

답 갑제13호증 2에 마취합병증으로 무기폐, 흡인성 폐렴, 간, 신장독성, 부정맥의 발생과 사망에 대한 설명이 있고, 수술합병증으로는 출혈, 감염, 복막염 발생 등에 관한 설명이 있음.

문6 갑제13호증 2의 기록에서 박○○나 가족들의 동의서명날인이 있는지 여부.

답 갑제13호증 1의 수술.검사.마취동의서에 환자가족(자)의 서명날인이 되어 있음.

문7 갑제 14호증의 1내지 9의 협진기록은 박○○가 어떠한 상태에 대한 협진 내용이며 박○○는 뇌손상의 원인이 어디서 왔다고 보나요.

답 환자가 자궁탈출증으로 산부인과에서 질식 자궁절제술과 전후방 질봉합술을 받은 후 무의식상태를 지속하고 있다는 내용으로 신경과에는 뇌파소견과 항경련제인 phenytoin 의 유지용량을 문의하였고, 감염내과에는 객담검사에서 발견된 MRSA균에 대한 항생제 투여방법을, 순환기내과에는 고혈압에 대한 치료방법을, 내분비내과에는 혈당량의 증가에 대한 치료방법을, 호흡기내과에는 흉막삼출pleural effusion의 치료에 대해 문의하였습니다, 신경과의 추적진단impression에는 환자가 저산소성 허혈성뇌손상을 받았을 가능성을 의심하고 있으나 정확한 원인은 알 수 없습니다.

문8 갑제 15호증의 2내지 100의 기록에서 박○○는 어떠한 상태였다고 보며 뇌손상의 회복은 가능한지 여부.

답 환자는 초기에는 무의식상태에서 인공호흡기에 의한 환기관리를 받아왔으며 현재는 기관절개술을 시행받고 기관절개튜브를 통하여 산소를 공급받으며 자발호흡을 하고 있는 상태로 보임. 의식은 현재 반혼수상태 내지 혼미상태에 있는 것으로 보임. 뇌손상의 회복 가능성여부는 알 수 없음.

문9 갑제 31호증의 1내지 41의 기록에서 박○○의 상태는 어떠하였고 치료는 어떤 치료였으며 저산소성 뇌손상의 회복에 대한 예후는 어떠하다고 보는지 여부.

답 환자는 중환자실에서 인공호흡기에 의해 환기관리를 받아 왔으며 경련, 고혈압, 당뇨, 폐염, 감염 등에 대한 치료를 계속 받아온 것으로 보임, 의식상태는 혼수상태에서 반혼수 내지 혼미상태로 되었으나 뇌손상의 회복(의식의 회복)여부는 예측하기 어려움.

문10 갑제 33호증의 3내지 10의 기록에서 진단명은 무엇이며 어떠한 협진을 하였다고 보나요.

답 환자의 추적진단명은 저산소성 뇌손상이며 피부과에는 엉덩이와 발부분의 물집(bullae)에 대해,

호흡기내과에는 흉막삼출의 경과와 치료방법에 대해, 성형외과에는 머리부분의 상처(압력에 의한 궤양)의 치료에 대해 문의하고 있음.

문11 갑제 33호증의 17 진료의뢰서는 진단명이 무엇이며 박○○의 상태는 어떠하다고 기록되어 있나요.

답 환자는 저산소성 뇌손상을 입어 지금까지 계속 의식불명의 상태로서 전혀 의식회복이 되지 않고 있으며 저산소증으로 영구적인 뇌손상을 입은 것으로 사료된다고 기록되어 있음.

문12 갑제 36호증의 3내지 5의 방사선 판독은 어떠한 소견이었으며 어떠한 내용이 기록되어 있는지요.

답 36-3에는 뇌단층촬영 결과 뇌량corpus callosum에 국소적 경색이 있거나 뇌량을 포함한 뇌의 백색질에 질환이 있는 것으로 기록되어 있음.

36-4에는 흉부방사선촬영 결과 왼쪽폐의 흉막의 삼출이 지난 사진에 비해 약간 감소되었다고 기록되어 있음.

36-5에는 뇌의 기저핵basal ganglia을 포함한 여러부위에서 저산소성 뇌손상의 소견이 보인다고 기록되어 있음.

문13 위 기록을 감정을 하면서 박○○는 2001. 11. 13. 수술중, 후의 어떤 문제로 인해 의식혼수 상태가 왔다고 보며 향후 예후에 대해서는 어떠하다고 보는지요.

답 진료기록부상의 여러 기록을 볼 때 환자의 혼수상태는 수술 직후 회복실에서 발생한 호흡장애 및 심박동정지와 관련이 있을 것으로 추정되나 호흡장애와 심정지 발생의 정확한 원인은 알 수 없음.

환자의 예후는 진료기록부에 기록된 진료소견(갑제33호증 17)대로 뇌손상이 영구적인 것으로 보여 의식회복은 힘들 것으로 판단합니다.

III. 광주지방법원 제4민사부 2002가합7475 손해배상(의) 판결 이전 광주지방법원 2002 가단 19020 손해배상건

■ 주문

1. 원고들의 청구를 모두 기각한다.
2. 소송비용은 원고들의 부담으로 한다.

■ 청구취지

피고는 원고 박○○에게 228,721,043원, 원고 염○○에게 10,000,000원, 원고 염○○, 염○○, 염○○, 염○○에게 각 2,000,000원 및 이에 대한 2001. 11.13. 부터 이 사건 소장부본 송달일까지는 연 5%의, 그 다음날부터 다 갚는 날까지는 연25%의 각 비율에 의한 돈을 지급하라.

■ 이유

1. 기초사실

가. 당사자의 신분

원고 박○○는 피고 병원에서 질식 자궁적출술 및 전후방 질봉합술을 시행 받은 후식물인간 상태에 있는 자이고, 원고 염○○은 위 박○○의 남편이며, 나머지 원고들은 박○○의 자녀들이다.

나. 원고 박○○의 자궁탈출증 진단과 수술 전 과정

(1) 원고 박○○는 ○○O 산부인과에서 자궁탈출증 진단을 받고 피고 병원으로 가서 진단을 받아보라는 소개를 받아 2001. 10.8. 피고 병원 산부인과에 내원하여 진찰을 받은 결과 3도 자궁탈출증으로 진단되었고, 이에 피고 병원 의사의 수술적 가료를 해야 한다는 설명을 듣고 수술을 하기로 결정하였다.

(2) 피고 병원은 2001. 10. 8. 골반초음파 검사를, 같은 달 11.정맥신우조영술과 요역동학검사를 각 실시한 결과 특이 사항이 없었고, 원고 ○○O가 고혈압이 있어 약을 복용하고 있다고 하여 고혈압으로 인한 수술위험도를 알아보기 위해 순환기내과에 협진 의뢰한 결과 수술위험성은 저위험군으로 판단되었다.

(3) 원고 박○○가 복부 지방종제거술을 함께 받고 싶다고 요구하여 같은 달 26. 일반외과와 협진 의뢰하여 지방종제거술을 함께 실시하기로 하였다.

(4) 2001. 11. 5. 수술을 위한 마취전 검사로 심전도, 흉부방사선촬영, 일반혈액검사, 일반화학검사 등을 시행한 결과 심전도상 불완전우각차단 외에 다른 특이 소견은 없었고, 원고 박○○는 같은 달 12. 수술을 받기 위해 피고 병원에 입원하여 골반초음파검사를 다시 받고, 관장 등 수술 전 조치를 하였다.

다. 수술 전 설명과 수술동의서 작성

2001. 11. 12. 피고 병원 의료진은 원고 박○○와 박○○의 며느리인 이○○에게 수술과 마취에 따른 위험과 예후에 대하여, 수술 중 합병증에 대하여는 방광손상, 장손상, 출혈이 있을 수 있음을 설명하고, 수술 후 합병증에 대하여는 감염, 출혈, 비뇨기계손상, 난관탈출이 있을 수 있음을 설명하였으며, 마취에 의한 합병증으로는 무기폐가 있을 수 있고, 그 예방으로 수술 후 심호흡과 기침을 해야 한다는 것, 흡인성폐렴과 그 예방으로 밤 12시부터 금식을 해야 한다는 것, 마취제에 의한 간독성, 신독성이 발생할 수 있다는 것, 부정맥에 의한 사망을 초래할 수도 있다는 것을 수술동의서 뒷면에 메모를 하면서 설명하였고, 설명을 모두 들은 후 박○○의 며느리인 이○○이 수술동의서에 서명하였다.

라. 수술 및 그 후의 경과

(1) 수술의 경과 (2001. 11. 13. 08:30경부터 11:30경까지)

- 08:30경 수술을 시작
- 08:35경 마취시작 및 기계호흡 시작(마취기록지 SENS LEVEL 표에서 - 이하 기호표시는 모두 같음 ― 기호 X 표시 : Start Anes, 호흡은―표시 : controlled Resp)

- 08:40경 기관내 삽관(T 표시 :Intubation)
- 10:10경 자궁적출술 및 질벽성형술 종료
- 11:00경 마취제 사용을 점차 줄이다가 11시경 마취제 사용 중단
- 11:05경 자발호흡이 시작되어 항콜린에스테라제(pyridostigmine 15mg)와 항콜린성약제(glycopyrrolate 0.4mg)를 투여(? 로 표시 : Assisted Resp, 기도내관의 보조를 받는 자발호흡)
- 11:10경 지방종제거수술 종료(? 표시 : End Op)
- 11:15경 환자를 5분 정도 관찰하다가 기도내관 발관(E 표시 : Extubation), 이후 5분 정도 충분한 자발호흡(O 표시 : Spont Resp) 확인
- 11:20경 회복실로 이동
- 11:30경 회복실 도착

(2) 회복실에서의 처치 (2001. 11. 13. 11:30경부터 12:25경까지)

- 11:30경 회복실 도착 당시 자발호흡 양호, 혈압(170/90mmHg)의 상승은 수술부위의 통증으로 인한 것으로 생각되는 정도, 충분한 산소공급(분당 5L)을 하면서 혈압과 산소포화도의 계속적인 감시
- 11:40경 환자가 통증을 호소하여 마약진통제(아편양제제)인 펜타닐 50㎍을 주사
- 12:05경 호흡부전 소견을 확인하고 기관내 삽관(삽관튜브 7.0호) 시행, 100% 산소 인공호흡
- 12:07경 심한 서맥소견으로 에피네프린(혈압상승제) 2앰플 투여, 담당의 보고
- 12:09경 계속적인 맥박, 혈압의 감시를 위해 요골동맥에 도관을 삽입
- 12:10경 혈압 230/130mmHg
- 12:20경 동맥혈압 185/102mmHg, 심박수 14회/분, 계속적인 환자감시와 의식상태 회복을 위해 중환자실로 전실 결정
- 12:25경 산소공급과 인공호흡하면서 중환자실로 이송, 퇴실시 혈압 185/100mmHg, 맥박 150회/ 분

(3) 중환자실에서의 진료경과

- 12:32경 중환자실 도착, 100%산소 투여하면서 동맥혈내 산소분압과 탄소분압을 유지하도록 함
- 17:00경 자발호흡 확인, 의식이 깨어나지 않음.
- 18:00경 신경과에 신경학적 검사 의뢰, 뇌간반사는 정상이고 뇌출혈이나 뇌경색을 의심할 소견 은 없음. 뇌보호제와 뇌압상승억제제 투여하면서 경과관찰
- 20:00경 무의식적으로 눈을 깜박임, 신경학적 검사 재의뢰, 항경련제 투여
- 그 후 지속적인 뇌파감시를 하였으나 의식이 돌아오지 못하고, 2001. 11. 30. 장기간의 기관내 삽관이 예상되어 기관협착의 예방을 위해 기관절개술을 시행
- 2002. 1. 23.부터 신경과로 전과
- 원고 ○○○는 저산소성 뇌손상을 입어 계속 의식불명 상태이고, 저산소증으로 영구적인 뇌손상을 입어 소위 식물인간 상태로 완치가능성은 없다는 소견이다.

마. 관련 의학지식

(1) 자궁탈출증은 골반근육과 근막조직(주로 인대)의 손상과 이완이 원인으로 주로노인에게 발병하며, 자궁돌출의 불쾌감과 밑이 빠지는 것 같은 하복부 하강감과 배부통, 탈출된 자궁 부위를 질 속으로 밀어 넣어야 소변을 볼 수 있는 증상이 주로 나타난다. 자궁탈출증은 자궁경관의 위치에 따라 1, 2, 3도로 구분하는데, 자궁경관이 질 외부로 빠져나왔을 때를 3도라고 한다.

(2) 저산소혈증은 환기를 통한 체내로의 산소공급의 부족이나 체내 조직에서 산소소모의 과도한 증가로 동맥혈내의 산소함량(혹은 산소분압)이 정상보다 떨어져 있는 상태를 말하며, 정상 성인의 경우 공기로 호흡할 때 동맥혈 산소분압이 80mmHg 이하이면 저산소혈증이라 할 수 있다. 저산소혈증의 원인은 매우 다양하며, 전신마취 하에서 저산소혈증을 초래할 수 있는 원인은 ① 흡입하는 산소농도가 떨어져 있을 때, ②산소공급의 일시적 중단(마취중 호흡회로의 분리, 식도내 삽관, 기관튜브의 우발적 발관,기관지경련), ③ 폐포환기량의 감소(불충분한 환기, 기관내관의 일부폐쇄시), ④ 폐션트율의 증가(일측 기관지내 삽관시, 심폐질환), ⑤ 환기/관류비의 불균형(심폐질환이 있을때), ⑥ 폐의 확산능 감소(폐부종 등 질환 존재시), ⑦ 체내 대사율의 증가(악성고열증 등), ⑧ 조직으로 산소운반의 장애(심한 혈압하강, 심한 빈혈) 등이 있다. 또한 과탄산혈증은 체내에서 생성된 탄산가스가 폐환기를 통해 체외로 배출하지 못하여 동맥혈내 탄산가스 분압이 정상치(30-40mmHg)보다 증가되는 것을 말하며, 불충분한 환기가 원인이다.

저산소혈증이 지속될 때 뇌손상을 초래할 수 있으며(뇌혈류가 4-6분 정도 멈추면 뇌손상이 온다고 함), 과탄산혈증은 뇌손상과 직접적인 관련은 없다.

(3) 기관내관의 발관 시기와 관련하여서는, 수술이 종료될 무렵엔 100% 산소로 환자를 환기시켜 체내에 축적된 흡입마취제를 제거하고, 근이완제의 잔여효과를 가역시키기 위하여 항콜린에스테라제와 항콜린성약제를 동시에 투여한다. 기관내관 발관은 환자의 의식과 자발호흡이 충분히 회복되고, 환자의 생체활력징후가 안정되었을 때 시행한다.

조기 발관시에는 발관 후에도 환자에게 산소 투여와 함께 호흡을 보조해 주고 의식과 호흡이 충분히 회복될 때까지 계속적으로 환자 상태를 관찰하여야 한다. 뇌동맥류 수술이나 고혈압 환자의 경우에는 발관시의 자극을 줄이기 위해 조기 발관을 하는경우가 흔히 있으나, 환자에 대한 관찰만 충분히 하면 조기발관으로 인해 호흡부전이나 심정지가 발생하는 경우는 극히 드물다.

(4) 수술 후 회복 중에 호흡부전이 올 수 있는 원인으로는 기도폐쇄, 후두경련, 기도내 분비물 저류, 흡입마취제나 근이완제의 잔류효과 등에 의한 저환기와 환기관류불균형, 폐내 우좌션트, 심박출량 감소, 산소소모량을 증가시키는 환자의 심폐질환 상태 등이 있다.

심한 저혈압이나 심정지를 초래하는 원인들은 환자의 체위변동이나 이동, 마취전투약이나 마취제 또는 근이완제의 잔류효과, 실혈의 불충분한 보충, 심부정맥, 저산소증, 전해질 이상, 대사성산증 등이 있으며, 심혈관계에 의한 원인으로는 심실전부하의 감소, 심근수축력의 저하, 전신혈관저항의 감소 등이 있다.

(5) 수술 후 저환기를 유발하는 요인은 다양한데, 주로 호흡중추의 억제와 호흡근력의 약화 및 기도의 폐쇄에 의하여 초래된다. 한편, 펜타닐과 같은 아편양제제는 환기저하를 유발한다. 이러한 저환기가 마약제제의 잔류효과 때문에 생긴 것이라면 날록손과 같은 길항제의 투여도 고려할 수 있으며, 길항제 투여의 효과 지속시간은 45분보다 더 짧으므로 다시 마약제제로 인한 저환기 상태로 들어갈 수 있다.

2. 주장 및 판단

가. 기관내관을 조기 발관한 과실이 있다는 주장에 대한 판단

(1) 원고들의 주장

피고 병원 의료진은 수술 종료시 100% 산소로 강제 환기시키고, 항콜린에스테라제, 항콜린성약제를 사용하고, 기관내관 발관은 환자의 의식과 자발호흡이 충분히 회복되고 환자의 생체활력징후가 안정되었을 때 시행하여야 함에도, 환자의 의식이 완전히 회복되지 않은 상태에서 수술 직후인 11:00경 조기발관하여 마취제가 완전히 가역되지 않음에 따라 자발호흡을 못하도록 한 과실이 있다.

(2) 판단

위 인정사실에 의하면 피고 병원 의료진은 수술이 종료되기 직전인 2001. 11. 13. 11:00경 마취제 사용을 점차 줄이다가 마취제 사용을 중단하였고, 같은 날 11:05경 자발 호흡이 시작되어 항콜린에스테라제(pyridostigmine 15mg)와 항콜린성약제(glycopyrrolate 0.4mg)를 투여하였으며, 원고들의 주장과는 달리 환자의 상태를 살피다가 어느 정도 자발호흡이 회복된 후인 11:15경 발관을 한 것으로 인정되며(원고들의 주장과 시간이 다르게 인정되는 이유는 아래에서 살피는 바와 같이 갑제9호증의 마취기록지의 도표를 해석하는데 있어서 피고 병원 의료진이 11:00 이후의 마취기록을 별지로 만들지 않고 도표 앞부분 08:00부터 08:30까지의 빈 공간에 편의상 이를 기재하였는데 이를 간과하였기 때문으로 보인다), 달리 위 주장을 인정할 증거가 없다. 오히려, 2002. 10.10. 자 이 법원의 대한의사협회장에 대한 진료기록감정촉탁 결과에 의하면, 고혈압 환자의 경우에는 발관시의 자극을 줄이기 위해 조기 발관을 하는 경우가 흔히 있고, 환자에 대한 관찰만 충분히 하면 조기 발관으로 인해 호흡부전이나 심정지가 발생하는 경우는 극히 드문 사실을 인정할 수 있고, 당시 원고 ○○○는 고혈압 증상이 있었던 사실은 앞에서 본 바와 같으므로 원고들의 위 주장은 이유없다.

나. 환자의 기도확보를 다 하지 않은 과실이 있다는 주장에 대한 판단

(1) 원고들의 주장

피고 병원 의료진은 완전히 의식이 회복되지 않은 환자에게 확실한 기도확보 및 기도 내 이물질 제거로 원활한 호흡을 하도록 할 주의의무가 있는데 이를 해태하여 기도폐쇄를 유발한 과실이 있다.

(2) 판단

위 인정사실 및 관련의학지식에 따르면, 수술 후 회복 중에 호흡부전이 올 수 있는 원인으로는 기도폐쇄, 후두경련, 기도내 분비물 저류, 흡입마취제나 근이완제의 잔류효과 등에 의한 저환기와 환기관류 불균형, 폐내 우좌션트, 심박출량 감소, 산소소모량을 증가시키는 환자의 심폐질환 상태 등이 있고, 심한 저혈압이나 심정지를 초래하는 원인들은 환자의 체위변동이나 이동, 마취전 투약이나 마취제 또는 근이완제의 잔류효과, 실혈의 불충분한 보충, 심부정맥, 저산소증, 전해질 이상, 대사성산증 등이 있으며, 심혈관계에 의한 원인으로는 심실전부하의 감소, 심근수축력의 저하, 전신혈관저항의 감소 등이 있다. 원고 박○○가 호흡부전이 생기고 그 후 심한 저혈압이나 심정지가 있었던 사실은 위에서 본 바와 같이 인정되나, 위와 같이 그 원인들은 다양한 양상인바, 원고들의 주장과 같이 원고 박○○가 호흡부전을 일으키게 된 원인이 기도를 확보하지 못한 기도폐쇄에 있다고 단정할 아무런 증거가 없으므로 원고들의 위 주장 또한 이유 없다.

다. 회복실에서 환자관찰을 충분히 하지 않은 과실이 있다는 주장에 대한 판단

(1) 원고들의 주장

피고 병원 의료진은 회복실에서 환자의 상태를 충분히 관찰하여 이상 징후가 나타나면 즉각 처치를 해 주어야 함에도 이를 소홀히 하여 기도폐쇄로 인한 심정지를 유발하였다고 주장한다.

(2) 판단

피고 병원 의료진이 원고 박○○가 회복실로 왔을 당시 환자의 관찰을 소홀히 하였다거나 이상 징후가 나타났을 때 즉각 처치를 하지 못하였다는 점을 인정할 아무런 증거가 없고, 오히려 위 인정사실 중 회복실에서 처치와 관련된 부분을 보면 환자에게 이상 징후가 나타났을 때 매우 신속하게 즉각 처치가 이루어진 사실이 인정되므로 원고들의 위 주장도 이유 없다.

라. 호흡부전으로 인한 저산소성 뇌손상을 입힌 과실이 있다는 주장에 대한 판단

(1) 원고들의 주장

원고 박○○는 수술 전에는 의식이 정상이었는데, 피고 병원에서 수술을 받은 후 식물인간 상태가 되었다. 이는 뇌손상을 입은 것이고 그 원인은 호흡부전으로 인한 저산소성 뇌손상이며, 호흡부전은 수술 후 마취에서 완전히 회복되지 않은 환자의 기도를 확보하지 않은 과실이 있기 때문이다.

(2) 판단

2002. 10. 10. 자 이 법원의 대한의사협회장에 대한 진료기록감정촉탁결과에 의하면, 원고 박○○가 호흡부전으로 인한 저산소성 뇌손상을 입어 식물인간 상태가 된 사실은 인정되나, 이에 대한 피고 병원 의료진의 과실을 인정할 아무런 증거가 없으므로 원고들의 위 주장도 이유 없다.

마. 의료법위반의 과실이 있다는 주장에 대한 판단

(1) 원고들의 주장

피고 병원 의료진은 원고 박○○에 대한 수술 당시 11:00부터 11:30까지의 마취기록을 하지 않아 의료법

제 21조를 위반한 과실이 있고, 결국 마취기록이 없는 부분은 피고 병원에게 불리하게 작용하여야 한다.

(2) 판단

갑제9호증(마취기록지)을 보면 도표상 일응 11:00 이후의 기록이 없는 것으로 보인다. 그러나 도표에 표시되어 있는 각종 부호나 문자들을 자세히 살펴보면 11:00이후의 기록이 도표 전반 08:00부터 08:30 사이의 공란에 기록되어 있음을 알 수 있다. 즉, 기관내관 발관Extubation을 의미하는 E 표시는 외관상 08:15경 이루어졌고, 산소의 공급은 08:15경 중단되었으며, 기관내관의 보조를 받는 자발호흡(f 표시)을 하다가 순수한 자발호흡(○ 표시)을 하기 시작한 것이 08:15경 이후라는 것인데, 원고 ○○○에 대한 수술을 08:30경 이후에 시작한 사실은 당사자간에 다툼 없는바, 그렇다면 결국 위 08:00경부터 08:15경 사이에 기재된 내용은 다름아닌 11:00경부터 11:15경 사이의 마취기록으로 보는 것이 합리적인 것이다. 따라서, 11:00부터 11:30 사이의 마취기록이 없음을 전제로 한 원고들의 위 주장 또한 이유 없다.

바. 설명의무를 위반한 과실이 있다는 주장에 대한 판단

(1) 원고들의 주장

원고 박○○는 피고 병원 의료진으로부터 수술 전에 마취합병증에 관한 설명을 듣기는 하였으나, 마취회복 도중 호흡부전으로 인한 뇌손상을 입을 수 있다는 설명을 들은 사실은 없고, 또한 갑 제13호증의 1(수술동의서 앞면)은 피고 병원이 작성한 통상적인 기록에 불과하며, 갑 제13호증의 2(수술동의서 뒷면)의 내용 또한 피고 병원이 일방적으로 작성한 것이고 원고 박○○나 그 보호자의 서명 또한 없다.

(2) 판단

위 인정사실에 의하면, 피고 병원 의료진은 수술 하루 전인 2001. 11. 12. 원고 박○○와 며느리인 이○○에게 수술과 마취에 따른 위험과 예후에 대하여, 수술 중 합병증에 대하여는 방광손상, 장손상, 출혈이 있을 수 있음을 설명하였으며, 마취에 의한 합병증으로는 무기폐가 있을 수 있고, 그 예방으로 수술 후 심호흡과 기침을 해야한다는 것, 흡인성폐렴과 그 예방으로 밤 12시부터 금식을 해야한다는 것, 마취제에 의한 간독성, 신독성이 발생할 수 있다는 것, 부정맥에 의한 사망을 초래할 수도 있다는 것을 수술동의서 뒷면에 메모를 하면서 설명하였고, 설명을 모두 들은 후 원고 박○○의 며느리인 이○○이 수술동의서에 서명한 사실이 인정된다. 그렇다면, 수술과 마취로 인한 위험성과 예후에 대하여 충분한 설명을 한 것으로 판단되며, 그 설명 중 호흡부전으로 인한 저산소성 뇌손상의 가능성을 정확히 언급하지 않았다고 하여도 이로 인하여 원고 박○○나 그 가족들의 자기결정권을 침해하는 정도의 과실이 있었다고 할 수는 없으므로 원고들의 위 주장도 이유 없다. 또한, 수술동의서 앞면에 환자 본인은 아니지만 며느리인 이○○의 서명이 있는 것은 앞서 본 바와 같고, 갑제13호증의 2의 내용은 수술동의서 뒷면에 설명을 기재한 것으로 이곳에 서명이 없다고 하여도 수술동의서 앞면에 서명이 있는 이상 이를 가지고 서명이 없는 수술동의서라고 다툴 수는 없는 것이므로 원고들의 이 주장 또한 이유없다.

사. 아편양제제인 펜타닐을 투약하여 환자의 저환기를 가중시킨 과실이 있다는 주장에 대한 판단

(1) 원고들의 주장

원고 박○○가 회복실로 옮겨진 후 11:40경 고통을 호소하자 피고 병원 의료진은 아편양제제로서 강력한 진통제인 펜타닐을 50㎍을 주사하였다. 그런데 일반적으로 아편양제제인 펜타닐을 투여하면 마취 회복 과정에서 잔류 마취제를 폐를 통하여 제거시키고 호흡 회복을 시키는 과정인 소위 환기과정에서 저환기를 유발하여 호흡곤란을 일으킬 수 있는 부작용이 있는 것으로 알려져 있다. 그리고 이러한 마약제제의 잔류효과로 저환기가 유발되면, 날록손과 같은 길항제를 투여하여 호흡을 정상적으로 회복시키는 것이 필요하다. 그럼에도 불구하고 피고 병원 의료진은 펜타닐을 투여하여 원고 박○○의 저환기를 유발시켜 놓고도 길항제 등의 처치를 전혀 하지 않은 과실로 결국 12:05경 호흡부전의 증상이 나타나도록 방치하였다.

(2) 판단

위 인정사실에 따르면 원고 박○○에게 당시 펜타닐을 50㎍ 주사한 사실과 약 25분 뒤인 12:05경 호흡부전 증상이 발견된 점은 피고가 이를 자인하고 있다. 그렇다면 원고 박○○에게 펜타닐을 주사한 것과 약 25분 뒤인 12:05경 호흡부전이 발생한 것 사이에 피고 병원 의료진에 어떠한 과실이 있었는가를 살펴본다. 먼저, 마취에서 회복 과정에 있는 환자에게 펜타닐을 사용하는 것이 저환기 유발의 부작용 때문에 금기시되는 사항인지를 보면, 원고들의 주장 자체에서도 마취 회복과정에서 아편양제제인 펜타닐을 사용하면 위와 같은 부작용이 있고 그 해결 방법으로 길항제를 투여한다고 하고, 또한 위 관련의학지식에 의하여 볼 때 환자가 수술 후 고통을 호소하면 일반적으로 진통제인 펜타닐을 투여할 수 있는 것이며, 이 사건에서 피고 병원 의료진이 원고 박○○에게 투여한 펜타닐의 용량이 정상적인 용량을 초과하였다는 점에 대한 아무런 주장, 입증이 없는 이상 펜타닐의 투여 자체만으로는 어떠한 의료과실이 되는 것은 아니다. 또한, 날록손과 같은 길항제를 투여했어야 한다는 점을 보면, 이는 펜타닐을 투여한 후 무조건 길항제를 병용해야 한다는 것이 아니라, 환자에게 저 환기증이 유발되었고 그 원인이 아편양제제 때문이라면 길항제를 투여하여 이를 해결하여야 한다는 것인바, 펜타닐을 투여한 후 12:05에 호흡부전이 발생하기 전까지 환자에게 어떠한 저환기 증이 유발된 사실을 인정할 아무런 증거가 없고, 오히려 앞서 살핀 바와 같이 실제로 호흡부전이 발견된 이후에는 매우 신속한 즉각 처치가 이루어진 사실을 인정할 수 있으므로 원고들의 위 주장 또한 이유 없다.

3. 결론

그렇다면, 피고 병원 의료진의 과실로 원고 박○○에게 장애가 발생하였음을 전제로 한 원고들의 주장은 더 나아가 살필 필요 없이 이유 없으므로 주문과 같이 판결한다.

▶ 사례 4(산부인과)

I. 사건 개요

환자(만50세 여자)는 자궁근종의 진단하에 개인산부인과의원에서 전자궁적출술을 받고서 회복실에서 마취로부터의 회복을 확인한 후(회복지수 10) 병실로 옮겨졌으나, 갑자기 의식소실, 호흡곤란, 청색증을 보여 기관내 삽관을 하고 산소를 투여함과 동시 스테로이드제제를 주사함. 수분 후 환자는 자기호흡을 회복하였으나 혈액화학검사에서 고혈당이 발견되었음. 환자는 고혈당성 혼수로 의심되어 정밀진단과 치료를 위하여 부근 종합병원으로 이송되어 각 종 검사결과 고삼투성 고혈당성 비케톤성 혼수의증과 기저신경절 허혈의증으로 진단받음. 환자는 현재 구음장애, 사지운동 조절장애의 증상을 보이고 있음.

II. 서울지방법원 제 15민사부 98가합 66951 손해배상건의 사실조회서에 대한 회신

■ 조회사항

가. 회복실 및 일반병실에서의 환자관리

1. 수술후 회복은

문1 순환기계, 중추신경계, 호흡기계 순으로 이루어지는지 여부

답 마취로부터의 회복이 반드시 이러한 순서로 이루어지는 것은 아니나 회복의 지표로서 의식상태(중추신경계), 호흡의 정도(호흡기계), 혈압과 맥박(순환계)의 회복은 매우 중요하며 계속적인 관찰이 필요함.

문2 따라서 환자의 의식이 깨었다고 하여 호흡까지 완전히 회복되었다는 것을 의미하지는 않는지 여부

답 의식이 회복되어도 호흡이 충분히 회복되지 않는 경우(주로 근이완제의 잔류효과시)도 있으나 의식이 돌아오지 않은 상태에서 호흡이 먼저 회복되는 경우도 있을 수 있음.

문3 수술회복실에서 환자관리방법 및 주의사항은 무엇이 있는지

답 회복실 도착 즉시 먼저 환자에게 산소를 투여하면서 환자의 의식상태와 자발적 호흡상태를 면밀히 관찰하고 혈압, 맥박을 지속적으로 측정하며 필요한 경우 맥박산소포화도를 함께 측정하면서 환자가 회복시 나타날 수 있는 가장 흔한 합병증인 저산소혈증, 저환기, 저혈압, 고혈압, 부정맥발생의 예방에 주의하여야 함.

문4 일반적으로 복식 전자궁적출 수술후 환자의 호흡이 충분하고 혈압의 안정, 부정맥이 없고 청색증이 없으며 의식이 회복되는 경우에도 환자가 완전히 회복될때까지 30분 이상 경과를 관찰하는 바, 그 이유는 무엇때문인지 여부

답 환자의 완전한 회복을 확인하기 위해서는 의식, 호흡, 혈압, 맥박 등의 안정된 상태가 30분 이상 유지되어야 하기때문임.

문5 수술후 호흡기계 합병증은 전신마취, 기계호흡, 수술시 진통제의 사용에 의해 잘 발생하고 수술후 사망율의 25%를 차지하는지 여부(Sabiston 15th edition)

답 마취직후 나타날 수 있는 호흡기계 합병증으로는 저산소혈증이 가장 흔한 합병증인데 저산소혈증의 원인으로는 기도폐쇄, 후두경련, 기도내 분비물 저류, 흡입마취제, 수술중 투여한 진통제 또는 근육이완제의 잔류효과 등에 의한 저환기, 환기-관류 불균형, 폐내 우좌 션트, 심박출량의 감소, 산소소모량의 증가 등이 있으며 저산소혈증을 초래하는 주요원인인 저환기는 호흡중추의 억제와 호흡근력의 약화 및 기도의 폐쇄에 의해 초래됨. 호흡기계 합병증이 수술후 사망율에서 큰 비중을 차지하는 것은 사실이나 정확한 비는 연구자들마다 주장이 다르기 때문에 25%라고 단정할 수는 없음.

문6 일반적으로 회복실에서 일반병실로 환자를 옮길 때 환자의 의식상태뿐 아니라 마취가 완전히 깬 다음에 옮기는데 환자의식 상태 및 호흡상태가 완전히 돌아왔다는 평가기준은 무엇이며 어떠한 기준에 해당될 때 일반병실로 옮기는지 여부

답 회복실에서 일반병실로 환자를 옮길때의 환자상태의 평가기준으로는 의식상태, 호흡상태, 순환상태, 반사능력, 피부색깔의 다섯 항목을 3단계(0 - 2점)로 나누어 점수화 한 마취후 회복점수표를 많이 이용하며 합계 7-8점 이상이면 옮길 수 있는 기준에 해당되나 일부 항목이라도 점수가 몹시 나쁘면 옮길 수 없음. 환자의 의식상태는 대화가 가능할 때, 호흡상태는 스스로 심호흡 및 기침을 할 수 있을 때를 완전히 회복된 것으로 판단할 수 있음.

2. 고삼투성 고혈당성 비케톤성 혼수

문1 고삼투성 고혈당성 비케톤성 혼수의 경우 인슐린 비의존성 당뇨병이 있는 나이든 환자에게서 탈수가 원인이 되어 주로 발생하는지 여부

답 고삼투성 고혈당성 비케톤성 혼수는 인슐린 비의존성 당뇨환자(type II diabetes)에서 주로 발생하며 특징은 심한 고삼투압 농도(〉 360mOsm/L), 고혈당(〉600mg/dl), 심한 탈수증상을 보임, 환자는 고혈당성 이뇨작용으로 탈수와 고삼투압 농도를 초래하며 심한 탈수는 신부전, 저혈량성 쇽을 일으킬 수 있고 2차적으로 유산 산증(lactic acidosis)이 일어날 수 있으며 고삼투압 농도는 뇌의 수분균형을 변화시켜 의식상태 변화와 발작을 가져올 수 있음. 그리고 심한 고혈당은 저나트리움증을 가져올 수도 있음..

문2 고삼투성 고혈당성 비케톤성 혼수시 고삼투압, 고혈당에 대한 응급처치로는 무엇이 있는지 여부

답 응급처치로는 고삼투성 농도를 낮추어 주기 위하여 초기에는 등장성 수액(isotonic solution : 0.9% saline 등)을 소생목적으로 투여하고 이어 저장성 수액hypotonic soluton을 투여해주며, insulin 투여, 전해질 균형을 맞추어 주는 처치(potassium 투여 등)이 필요할 것으로 생각하나 더 자세한 답변을 원하시면 내과학회에 문의 하시기 바랍니다.

문3 고삼투성 고혈당성 비케톤성 혼수시 즉시 발견하고 치료하면 별다른 후유장애가 남지 않는지 여부

답 1)번 문항에서 답한 것처럼 고삼투성 고혈당성 비케톤성 혼수환자는 고혈당성 이뇨작용으로 탈수

와 고삼투압 농도를 초래하며 심한 탈수는 신부전, 저혈량성 쇽을 일으킬 수 있고 2차적으로 유산산증lactic acidosis이 일어날 수 있으며 고삼투압 농도는 뇌의 수분균형을 변화시켜 의식상태 변화와 발작을 가져올 수 있으나 즉시 발견하고 치료한다면(특히 뇌기능에 비가역적 장애가 발생하기 전에) 후유장애가 남지 않을 수 있음.

문4 고삼투성 고혈당성 비케톤성 혼수시 동맥혈 가스분석, 혈액내 이온농도, 혈액내 대사산물농도, 혈액내 효소량 등을 각 검사하는 이유는 무엇 때문인지 여부(임상실제에서 이러한 검사를 하는지 여부도 밝혀 주시기 바랍니다)

답 고삼투성 고혈당성 비케톤성 혼수시 동맥혈 가스분석, 혈액내 이온농도, 혈액내 대사산물농도, 혈액내 효소량 등을 각 검사하는 이유는 당뇨병의 또 다른 위험한 합병증인 당뇨성 ketoacidosis 등과의 감별진단을 위해 필요하기 때문이며 더 상세한 내용은 내과학회에 문의 하시기 바랍니다.

3. 고삼투성 고혈당성 비케톤성 환자의 진단 및 치료에 관하여

문1 수술전 어떤 검사를 통하여 고삼투성 고혈당성 비케톤성 여부를 진단하는지 여부

답 동맥혈 가스분석, 혈액내 전해질 농도, 혈액내 대사산물 농도, 혈액내 삼투압 농도, 혈당치, 뇨당치 등의 측정이 필요할 것으로 생각함.

4. 고삼투성 고혈당성 비케톤성 혼수 환자가 마취수술을 받을 경우

문1 예상되는 부작용이나 후유증은 무엇이 있는지 여부

답 이러한 상태에 있는 환자는 수술이나 마취의 자극이 교감신경계를 자극시켜 삼투압 농도와 혈당치를 더 상승시킬 수 있고 고혈당은 뇌허혈에 따른 신경학적 예후를 더 악화시킬 수 있으며 혈당치 조절의 어려움에 따라 저혈당의 위험 또한 크고 마취약제에 의한 심혈관계 억제는 심한 탈수상태에서 저혈량성 쇽의 심화(심한 저혈압등)를 초래할 수 있는 등으로 환자의 기존의 상태를 전체적으로 악화시켜 심정지나 뇌손상을 일으킬 가능성이 매우 높다고 볼 수 있음.

문2 그러한 부작용이나 후유증이 발생하는 기전은 어떠한지 여부

답 고혈당성 이뇨작용이 탈수와 세포외액의 고삼투압 농도를 초래하고 심한 탈수는 신부전, 저혈량성 쇽, 대사성산증을 가져올 수 있는 등 환자자신이 가진 질환의 영향과 (가)항에서 언급한 마취와 수술의 자극, 마취중 혈당치 조절의 어려움, 마취약제의 심혈관계 억제 영향 등으로 부작용이나 후유증이 발생함.

문3 그러한 부작용이나 후유증을 방지하는 방법으로는 무엇이 있는지 여부(수술연기 등)

답 고삼투성 고혈당성 비케톤성 환자의 경우 충분한 치료가 이루어 질때까지 수술을 연기하는 것이 원칙임. 다만 응급수술이 필요한 경우는 등장성 수액과 저장성 수액을 다량 투여하여 삼투압 농도를 낮추고 동맥혈가스 분석, 혈장내 전해질 측정, 삼투압 농도측정, 혈당치의 계속적 측정을 하면서 혈당농도와 전해질 균형을 맞추어 주며 호흡계와 심혈관계의 기본적 환자감시를 하는 것이 중요함.

문4 고삼투성 고혈당성 비케톤성 혼수 환자의 일반적인 임상적인 치료방법은 무엇이 있는지 여부

답 위에서 언급한 것처럼 등장성수액과 저장성 수액의 투여로 삼투압 농도를 떨어뜨리고, 인슐린 투여로 혈당치를 조절하며, 전해질 균형을 유지하고, 대사성산증을 교정해 주고, 발작에 의한 뇌손상의 발생을 방지하는 등이 중요한 치료원칙으로 생각하며 더 자세한 답변을 원하면 내과학회에 질의 하시기 바랍니다.

III. 서울지방법원 제15민사부 판결(98가합66951 손해배상)

■ 주문

1. 피고는 원고에게 10,000,000원 및 이에 대하여 1998, 3, 24,부터 2002. 7. 10까지는 연 5%, 그 다음날부터 완제일까지는 연 25%의 각 비율에 의한 금원을 지급하라.
2. 원고의 나머지 청구를 기각한다.
3. 소송비용은 이를 30분하여 그 29는 원고의, 나머지는 피고의 각 부담으로 한다.
4. 제1항은 가집행할 수 있다.

■ 청구취지

피고는 원고에게 374,773,635원 및 이에 대하여 1998. 3. 24.부터 2002. 7.10.까지는 연 5%, 그 다음날부터 완제일까지는 연 25%의 각 비율에 의한 금원을 지급하라는 판결

■ 이유

1. 인정사실

가. 원고는 1997. 6. 9. 하복부 불편감으로 ㅇㅇ군 ㅇㅇ병원에 내원하여 자궁에 2.3cm 크기의 종양이 있다는 진단을 받고, 1998, 3. 7. ㅇㅇ군 ㅇㅇ병원에서도 같은 내용의 진단을 받은 후(이때, 원고는 의사에게 수개월전부터 질출혈이 있었다고 진술하였다), 1998. 3. 21. 피고가 경영하는 ㅇㅇㅇ산부인과(이하 피고 병원이라 한다)에 입원하여 자궁근종, 자궁내막암 의증이라는 진단을 받고 개복수술 및 조직검사를 받기로 하였다.

나. 피고 병원은 원고에 대하여 혈액검사, 소변검사, 일반화학검사, 심전도검사 등 제반 검사를 실시한 결과 이상 소견은 발견되지 않았고[특히, 원고에게는 당뇨병 병력이 없었고, 혈당은 82mg/dl(정상: 70-109)로 정상소견을 보였다], 3.24. 15:15부터 16:45까지 복식 전자궁적출술을 실시하여 원고의 자궁종양을 제거하였다. 피고 병원의사인 김ㅇㅇ는 17:15경 원고의 사지운동, 기침, 심호흡, 혈압, 심전도 등을 확인한 결과 정상이고, 질문에 대하여 정확히 대답하며, 피부색깔도 양호하여 마취후 회복지수가 10점으로 평가되자, 원고의 기관지 삽관을 제거하고, 17:20경 원고를 회복실에서 일반 병실로 이동 시켰는데, 당시 원고는 혈압은 150/100mmHg(정상 : 100~140), 맥박은 분당 108회(정상 :

70~100), 호흡은 분당 20회(정상 : 12~20)로 약간 빈맥이나 대체로 정상소견을 보였고, 피고 병원 간호사인 임○○이 원고의 이름을 부르는 질문에" 백○○"라고 대답하고, 많이 아프냐는 질문에 "네"라고 대답을 하는 등 의식이 있고 언어에 반응을 보였다. 임○○은 원고의 보호자에게 원고의 목에 가래침이 잘 고이니 뱉게 해 주라는 등의 주의사항을 가르쳐준 후 원고를 계속 관찰을 하기로 하고 일반병실을 나왔다.

다. 그러나 원고는 17:25경 갑자기 의식이 없어지고 호흡이 곤란해지며 청색증을 보여 (혈압은 130/90mmHg, 맥박은 분당 110회로 정상 소견을 보였다), 김○○는 원고에게 앰뷰백과 기관지 삽관으로 산소를 공급하고, 스테로이드제인 솔루코테프 solucotef 50mg을 정맥에 주사하였으며, 원고는 1~2분 후에는 미약하나마 자가호흡을 회복하였다.

김○○는 17:30경 원고의 상태를 정확하게 검사하기 위하여 원고를 다시 수술실로 이동시켜 혈액검사, 심전도검사, 동맥혈가스분석검사를 실시한 결과 정상이 나왔으나(산소포화도 95%, 정상은 95~100), 소변검사에서 요당이 발견되어 혈장포도당검사를 실시한 결과, 혈당이 17:35에는 531mg/*dl* 로, 17:36, 17:38에는 각 600mg/*dl* 이상으로 측정되어, 피고 병원은 원고의 증상을 고혈당성 혼수로 진단하고, 산소를 분당 4l씩 투여하면서 5% 포도당 주사를 생리적 식염수 주사로 교체하고, 하트만 수액을 주사하였다. 원고는 그 후 자가호흡을 많이 회복하고, 통증에 대하여 반응을 보였으며 활력징후와 산소포화도(17:45경 99%)도 정상을 나타냈으나 피고 병원은 18:15경 더 높은 수준의 치료를 위하여 원고를 ○○○병원으로 전원시키기로 결정하였다.

라. 원고는 18:30경 앰뷰백과 인공기도가 유지된 상태에서 ○○○병원에 내원하였는데, 내원 당시 혈압은 130/80mmHg, 맥박은 분당 102회를 기록하였고, 뇌 CT촬영검사, 흉부방사선검사 및 심전도검사 결과 이상 소견은 없었으나, 혈액검사, 소변검사 결과 삼투압은 321mosm(정상 : 285~295), 혈당은 526mg/*dl* 로 높게 나오고 케톤은 검출되지 않았으며, 동맥혈 가스분석검사결과 pH는 7.31(정상 7.35~7.45), 산소분압은 117mmHg(정상 80~100), 산소포화도는 98%로 약한 산성기를 보여, ○○○병원은 원고의 병명을 고삼투성 고혈당성 비케톤성 혼수 의증으로 진단하고, 원고에게 수액과 인슐린을 투여하며 인공호흡을 실시하였다. 원고는 19:00경에는 혈당은 462mg/*dl* 로 낮아지고, 19:45경에는 자가호흡이 완전히 회복되었으며,21:00경에는 혈당은 195mg/*dl* 로 약간 높은 수치이나, 삼투압은 295.2mosm으로 감소되어 정상을 나타내었고, 23:00경에는 동맥혈가스 분석검사결과 pH가 7.35로 정상을 회복하고, 전반적인 의식이 상당히 회복되었으며, 검사상 특이소견도 없어, ○○○병원은 원고에 대한 산소공급을 중단하였다.

마. 원고는 3. 26.에는 혈당에 115mg/*dl* 로 정상을 회복하였으나 의식은 명료상태와 가면상태가 교차하고, 최근의 수술에 대하여 기억하지 못하며, 지남력이 없는 증상을 보였고, 3. 27. 신경외과의 뇌 MRI촬영 결과, 미상핵과 피각이 전반적으로 약간 커져 보이고 신호가 올라가 있으나 명확하지 않다는 소견이 나와 기저신경절 허혈의증으로 진단되었고, 신경정신과의 진찰결과 섬망의증으로 진단되었으며, 원고는 시력장애를 호소하였으나 안과 검진결과 이상 소견은 없는 것으로 진단되었다.

바. 원고는 1998. 4. 8. ○○○병원을 퇴원하였는데, 퇴원 당시 진단명은 고삼투성 고혈당성 비케톤성 혼수, 기저신경절 허혈 의증이었고, 현재는 구음장애, 사지운동조절장애의 증상을 보이고, 뇌MRI촬영 결과 기저핵 부근에 음영의 변화를 보이나, 그 원인이 저산소증에 의한 것인지, 대사성 뇌장애에 기인한 것인지는 불분명하다.

사. 고삼투성 고혈당성 비케톤성 혼수

급격한 고혈당으로 삼투압이 상승하고 삼투압 이뇨로 탈수가 증가되고 케톤체 증가 없이 의식장애가 출현하는 병으로, 혈당이 600mg/*dl*이상, 삼투압이 321mosm이상이고 탈수가 동반한다. 발생원인이 밝혀지지 않은 희귀한 병으로 마취와의 연관성은 밝혀지지 않았으며, 당뇨병력이 없는 환자에게도 발생할 수 있다. 증상으로는 기면, 섬망, 혼수상태, 국소 또는 전신 발작, 시간 장애, 감각손실 등이 있고, 진단시 신속히 생리적 식염수와 인슐린을 투여하여야 한다.

2. 손해배상책임의 발생

가. 원고의 장애의 원인

원고는 피고 병원의 과실로 원고의 기도가 폐쇄되어 호흡곤란으로 뇌에 저산소성 스트레스를 초래하였고, 이로 인하여 고혈당이 발생하여 혼수상태에 빠지고 그 결과 뇌손상이 초래되었다고 주장하고, 피고는 알 수 없는 원인으로 원고에게 고삼투압성 고혈당성 비케톤성 혼수 및 이로 인한 탈수현상이 발생하여 대사성 뇌장애를 초래하였다고 주장한다.

따라서 원고에게 저산소성 뇌손상이 발생하였는가, 아니면 고삼투성 고혈당성 비케톤성 혼수가 발생하였는지에 관하여, 위 인정사실과 갑 제14내지 21호증, 을 제6 내지 31호증(을 제22호증은 제외)의 각 기재에 변론의 전취지를 종합하여 원고의 주장들을 살펴보면 다음과 같다.

(1) 원고는, 원고에게 저산소증이 발생하였다고 주장하므로 살피건대, 이를 인정할 증거가 없다(오히려 저산소증의 경우 20~30초의 호흡정지도 치명적인데, 원고는 호흡곤란이 발생한 후 1, 2분 이내에 자가호흡을 회복하였고, 원고에게 호흡곤란이 발생하였을 당시의 산소포화도는 17:30경에는 95%, 17:45경에는 99%로 정상 수준이었던 사실을 인정할 수 있다).

(2) 원고는 수술중 하트만 수액 1,200ml와 5% 포도당 수액 1,000ml, 총 2,200ml를 투여 받았는데, 소변량은 500ml이고 출혈량은 1,500ml이하였을 것으로 추측되므로, 투여량이 배설량보다 많아 탈수 현상이 관찰되지 않았고, 따라서 원고에게는 탈수를 주요 증상으로 하는 고삼투성 고혈당성 비케톤성 혼수가 발생하지 않았다고 주장하므로 살피건대, 원고에게 고삼투성 고혈당성 비케톤성 혼수가 발생한 것은 수술 중이 아니라 수술 후인 점에 비추어 보아, 원고의 위 주장만으로는 원고에게 탈수가 발생하지 않았다고 단정할 수 없다(원고의 주장과 같이 투여량이 배설량보다 많다 하더라도, 원고가 수술을 받기 시작한 15:15부터 ○○○병원으로 전원한 18:15까지의 3시간 동안의 임상기록만으로는 원고의 탈수여부를 판단하기도 곤란하다).

(3) 원고는 고삼투성 고혈당성 비케톤성 혼수는 수일에 걸쳐 서서히 발생하는 증상인데, 원고는 일반병

실로 이동한 후 5분만에 갑작스런 의식장애를 일으켰으므로 원고에게는 고삼투성 고혈당성 비케톤성 혼수가 발생하지 않았다고 주장하므로 살피건대, 갑 제 23, 24호증의 각 기재만으로는 원고 주장과 같이 삼투성 고혈당성 비케톤성 혼수는 서서히 발생한다는 사실을 인정하기에 부족하고, 달리 이를 인정할 증거가 없으며, 오히려 을 제9호증의 기재에 의하면 수술 직후 갑자기 고삼투성 고혈당성 비케톤성 혼수가 발생한 사례가 보고된 사실을 인정할 수 있다.

(4) 원고는 원고의 고혈당은 고삼투성 고혈당성 비케톤성 혼수가 아닌 수술로 의한 스트레스나 저산소증에 의하여 발생할 수도 있다고 주장하므로 살피건대, 수술전 혈당의 수치가 정상인 사람이라도 수술이나 저산소증으로 인하여 혈당이 상승하기는 하나, 그로 인한 혈당 상승이 500mg/*dl* 이상의 고혈당을 초래한다는 사실을 인정할 증거가 없다.

(5) 원고에게는 600mg/*dl* 이상의 고혈당과 321mOsm의 고삼투압 현상이 관찰되었고, 고삼투성 고혈당성 비케톤성 혼수의 증상인 섬망, 시각장애, 무기력증, 감각장애가 관찰되었으며, 고삼투성 고혈당성 비케톤성 혼수가 비당뇨병 환장에게서도 발생된다는 (원고는 당뇨병 경력은 없으나, 수술전 체중이 10kg 감소한 점에 비추어 수술전 검사에서 혈당 수치가 정상이었다 하더라도 잠복성 당뇨일 가능성도 있다) 점에 비추어, 원고의 현재의 장애는 고삼투성 고혈당성 비케톤성 혼수에 의하여 야기되었다 할 것이다.

(갑 제3호증의 1, 을 제2호증의 38의 각 기재에 변론의 전취지를 종합하면, ㅇㅇ대학교 부속병원 의과대학 소속 의사인 정ㅇㅇ은 노ㅇㅇ와 함께 1998. 4. 17. 원고의 병명을 무산소증 뇌손상으로 기재한 진단서를 발급하였다가, 이 사건 의료사고에 대한 경찰조사과정에서 위 진단서는 ㅇㅇㅇ병원의 치료경과를 확인할 수 없는 상태에서 원고 보호자의 설명만을 참고로 작성한 것으로, 이 사건 손해가 발생할 당시에 원고를 진료한 ㅇㅇㅇ병원의 진료기록을 참고할 경우에는 원고의 병명을 무산소성 뇌손상보다 고삼투압 고혈당성 비케톤성 혼수로 보는 것이 타당하다고 정정하였다)

나. 원고의 주장과 판단

(1) 원고는 피고 병원은 원고가 전신마취로 아직 의식이 회복되지 아니한 상태에서, 원고를 서둘러 일반병실로 이동시키고, 기관삽관을 조기에 제거하였으며, 기도내 분비물을 제거하지 않고, 호흡감시를 소홀히 한 과실로 원고로 하여금 기도폐쇄로 인한 호흡곤란을 일으키게 하여 현 장애가 초래되었다고 주장한다.

살피건대, 원고의 주장과 같이 원고가 일반병실로 이동할 당시 의식이 회복되지 않았다는 점을 인정할 증거가 없고, 오히려 위 인정사실에 의하면 피고 병원은 원고의 마취후 회복점수가 10점에 이르러 정신이 각성되고 언어에 반응을 보인 상태에서 원고를 일반병실로 이송한 사실을 인정할 수 있는 점에 비추어, 의식이 회복된 원고에 대하여 기관내 삽관 튜브를 제거하고 일반병실로 이동시킨 피고 병원의 조치에 과실이 있다 할 수 없고, 피고 병원의 간호사가 의식이 회복된 원고를 계속 관찰하면서 원고의 주장과 같이 피고 병원이 원고의 기도내 분비물을 제거하지 않았고 호흡감시를 소홀히 하였다고 인정하기에 부족하며, 달리 이를 인정할 증거가 없으므로, 원고의 위 주장은 이유 없다(더구나 위에서 살펴본 바와 같이 원고의 뇌손상이 저산소증에 기한 것이 아니라 고삼투성 고혈당성 비케톤성 혼수에 기인한 것으로 판단되는데, 고삼투성 고혈당성 비케톤성 혼수는 예측불가한 희귀병으로 그 발생이 피고 병원의 책임이라고 할 수 없다).

(2) 원고는 피고 병원이 원고에게 솔루코테프 50mg을 1회 주사하고, 수술중에 5% 포도당주사 1000cc를 2시간 30분 동안 투여하여 원고에게 고혈당을 야기한 과실이 있다고 주장한다.

살피건대, 갑 제22호증의 기재에 의하면 솔루코테프가 혈당을 상승시키는 작용을 한다는 사실은 인정되나, 그것만으로는 원고에게 투여된 솔루코테프 50mg 1회 주사와 5%의 포도당 주사 1000cc 주사로 인하여 원고의 혈당이 500mg/*dl*이상으로 증가되었다고 인정하기에 부족하고, 달리 이를 인정할 증거가 없으며, 오히려 갑 제 22호증의 기재에 의하면 원고에게 투여된 솔루코테프 50mg은 솔루코테프의 투약정량이 100~500mg인 점에 비추어 보아 혈당의 급격한 증가를 초래할 수 있을 정도의 양이 아닌 사실을 인정할 수 있으므로, 원고의 위 주장 또한 이유 없다(그 밖에 피고 병원은 원고에게 생리 식염수 주사로 교환하여 투여하고, 기관내 삽관을 하여 산소를 공급하며, 전원결정을 하는 등 적절한 조치를 취하였다).

(3) 원고는 피고 병원은 원고의 자궁 종양은 원고의 생명을 침해하는 중대한 질환이 아니어서 복식전자궁적출술이 아닌 복강경수술이나 다른 비침습적 치료방법으로 치료할 수 있었는데도 이를 원고에게 설명하지 않았고, 또한 마취의 부작용에 대하여도 설명하지 않았다고 주장한다.

먼저, 복식전자궁적출술 이외의 다른 치료방법에 대하여 설명하였는지에 관하여 살피건대, 갑 제8호증, 을 제1호증 중 수술동의서의 각 기재에 변론의 전취지를 종합하면, 원고는 다른 치료방법에 대한 기재가 전혀 없는 부동문자로 된 수술동의서에 서명하였을 뿐, 피고 병원으로부터 복식전자궁적출술 이외의 다른 치료방법에 대하여 설명 받지 않은 사실을 인정할 수 있고 반증이 없으므로, 원고의 위 주장은 이유 있다.

다음으로, 마취의 부작용에 관하여 설명하였는가에 관하여 살피건대, 원고의 위 주장에 부합하는 갑 제8호증의 기재는 을 제1호증 중 수술동의서의 기재에 의하면, 원고가 '마취의 필요성과 그 내용에 대하여 피고 병원으로부터 설명받았다' 라는 내용의 부동문자로 된 수술동의서에 서명한 사실에 비추어 믿지 아니하고, 달리 원고의 위 주장을 인정할 증거가 없으므로, 원고의 위 주장은 이유 없다(고삼투성 고혈당성 비케톤성혼수는 예측불가능한 희귀병으로 마취를 원인으로 하는 것이 아니므로 그 발생가능성에 대하여 설명하지 아니하였더라도 설명의무를 위반한 것으로 볼 수 없다).

3. 손해배상액의 계산

원고는 원고의 종양이 양성 종양이고 크기도 작았으며, 원고가 폐경기를 지나서 더 이상 자라지도 않을 것으로 예측되었으므로, 피고 병원은 원고의 종양을 제거하는 복식 전자궁적출술과 같은 침습적 치료방법이 아닌 비침습적 치료방법을 실시할 수 있었는데 이를 설명하지 않았고, 원고가 피고 병원으로부터 원고의 종양의 상태와 비침습적 치료방법에 관하여 설명을 들었다면 복식전자궁적출술을 받지 않았을 것이므로, 피고 병원의 위 설명의무 위반은 환자의 신체에 대한 의료적 침습과정에서 요구되는 의사의 주의의무 위반과 동일시 될 정도라 할 것이고, 따라서 피고 병원의 설명의무위반으로 인한 위자료 액수는 원고의 전 손해액이라고 주장한다.

피고 병원이 원고에게 복식전자궁적출술 이외의 다른 치료방법에 관하여 설명하지 않은 사실은 위에서 인정한 바와 같으나, 원고가 복식전자궁적출술과 같은 침습적 치료 방법을 받을 필요가 없었는가에 관하여 살피건대, 갑 제14, 15호증, 을 제호증의 각 기재에 의하면 원고의 종양은 양성 종양으로 크기가 작으며, 자궁종양은 폐경기를 지나면 더 이상 자라지 않을 것으로 예측된다는 사실을 인정할 수 있으나, 을 제1, 6호증의 각 기재, 대한의사협회장에 대한 사실조회결과에 변론의 전취지를 종합하면, 원고의 경우에는 종양의 크기가 줄지 않고 질출혈이 있어 종양이 악성 종양으로 변성될 가능성이 있었고, 원고가 1998. 1. 암으로 사망한 남편을 간병하면서 6개월 동안에 체중이 10㎏이나 감소하였고, 암에 대한 불안증상을 보이는 등 암에 대한 공포가 심하였던 사실, 일반적으로 임상적으로 특이 증세가 없고 크기의 변화가 없는 자궁근종이 발견되었을 경우, 특히 폐경기 이후에는 경과관찰하는 것이 일반적이나, 10㎏의 급격한 체중감소가 있는 경우에는 악성종양인 육종성 변성이 일어날 수도 있으므로, 수술전 검사항목이 정상이라면 반드시 가능한 한 빨리 수술을 시행하여 악성 종양인지를 확인하여야 하는 것이 합리적인 사실, 이에 따라 피고 병원이 원고의 증상을 자궁근종, 자궁내막암 의증으로 진단한 사실, 피고 병원의 원고에 대한 수술전 검사 결과 이상 소견이 없었던 사실을 인정할 수 있는 점에 비추어, 원고에게는 복식전자궁적출술을 받을 필요가 있었다고 할 수 있다. 따라서, 원고 주장의 위 증거만으로는 원고가 복식전자궁적출술을 받을 필요성이 없었다고 인정하기에 부족하고, 달리 이를 인정할 증거가 없으므로, 원고의 위 주장은 이유 없다.

따라서 설명의무위반으로 인한 원고의 위자료 액수를 나이, 가족관계, 재산 및 교육정도, 사고의 경위와 결과, 과실정도, 그 밖에 이 사건 변론에 나타난 여러 사정 등을 고려하여 판단해보면, 그 액수는 10,000,000원이 적절하다.

4. 결론

그렇다면 피고는 원고에게 위자료 10,000,000원 및 이에 대하여 이 사건 사고 발생일인 1998. 3. 24부터 이 사건 판결선고일인 2002. 7. 10.까지는 민법이 정한 연 5%의, 그 다음날부터 완제일까지는 소송촉진 등에 관한 특례법이 정한 연 25%의 각 비율에 의한 지연손해금을 지급할 의무가 있으므로, 원고의 청구는 위 인정 범위 내에서 이유 있어 이를 인용하고, 나머지 청구는 이유 없어 기각하기로 하여 주문과 같이 판결한다.

참고사항

이 건은 전자궁적출술을 받은 환자가 회복실에서 마취로부터의 회복을 확인하고 병실로 옮겨진 후 갑자기 의식소실, 호흡곤란을 일으켜 정밀진단과 검사결과 환자에서 고삼투성, 고혈당성, 비케톤성 혼수가 발생한 것으로 진단되었으며 환자는 이로 인한 탈수현상으로 대사성 뇌장애가 초래된 사건임. 그러나 환자측은 뇌손상의 원인이 환자에 대한 관리잘못으로 기도폐쇄 및 호흡곤란이 발생하여 초래된 저산소증에 의한 것이라고 주장하여 소송을 제기한 건임.

재판부는 환자에 대한 진단과 치료과정의 적절성에 대해서는 의사측의 주장을 받아들였으나 환자에 대한 설명의무위반을 일부(수술방법의 선택부분) 인정하여 위자료 지급을 판결하였음.

▶ 사례 5(산부인과)

I. 사건 개요

전신마취하에 제왕절개술을 받은 환자가 수술 후 의식의 회복과정에서 문제가 발생한 것으로 추정되는 건.

II. 대전지방법원 제3민사부 99가합 9657 손해배상건의 사실조회 의뢰에 대한 회신

■ 조회할 사항

문1 제왕절개술시 하는 마취는 통상 어느 정도의 시간(수술시간 포함)이 경과된 후에 의식이 회복될 수 있도록 마취를 하는지

답 제왕절개술을 위한 마취방법으로는 전신 마취, 척수 마취, 경막외 마취방법이 있으며 이중 환자의 의식소실을 유도하는 전신마취의 경우에는 수술이 끝날 무렵 100% 산소로 폐를 환기시켜 체내 잔류한 흡입마취제를 제거하고 항콜린에스테라제를 사용하여 근육이완제의 작용을 가역시키면 대부분 수술 후 10-20분 이내에 환자는 의식을 회복하고 순환과 호흡기능이 회복됨.

문2 산모가 어떠한 상태를 보일 때 마취에서 의식이 회복되었다고 보는지

답 환자가 의사나 간호사의 지시에 따르고 대화가 가능할 때 의식이 회복되었다고 할 수 있음.

문3 마취가 예상보다 늦게 깨어날 때 환자에게 올 수 있는 부작용으로 어떠한 것이 있는지

답 환자가 늦게 깨어 날 경우는 먼저 그 원인을 찾아 치료를 해주는 것이 가장 중요하며 무의식상태가 지속될 경우에는 기도폐쇄, 호흡의 불충분함 등에 의한 저환기, 저산소혈증 등의 호흡기계 합병증이 발생할 가능성이 있음.

문4 오후 7시에 진통을 시작하여 자연분만을 유도하다가 자연분만이 어려워 7시간 뒤에 제왕절개를 하기로 하고 마취를 하였는데 이와 같이 산모가 오랜 진통으로 많은 기력을 상실한 상태에서 마취를 할 경우에 올 수 있는 부작용은 어떠한 것이 있는지

답 산모가 오랜 진통으로 기력을 상실하였다고 하여 전신마취와 관련한 특별한 부작용은 없음. 마취 중에 적절한 마취심도를 유지하고 환자의 호흡, 순환상태를 지속적으로 관찰하면서 필요에 따른 처치(충분한 수액공급 등)를 해준다면 환자의 상태에 특별한 영향을 주지는 않을 것으로 생각함.

참고사항

이 건은 사실조회 의뢰 내용에 사건에 대한 구체적 사실이 기술되어 있지 않아 사건내용을 명확하게 알 수 없었으며 2001. 10. 21 법원에 의해 강제조정 되었음.

▶ 사례 6(정형외과)

I. 사건 개요

환자 송○○(5세 여자)는 바닥에 넘어져 좌상완골 좌상부 골절상(supracondylar fracture, humerus, Lt) 등을 입고서 1999. 4. 2 13:00경 ○○의원에서 응급 처치를 받은 후 같은 날 14:00경 대전 중구 ○○동 소재 이○○ 정형외과를 찾아가 16:30경 이○○ 으로부터 약 20분간에 걸쳐 전신마취하에 골절 정복술 및 금속 내 고정술을 받았음.

환자는 같은 날 18:00경 마취에서 깨어난 후 23:00경부터 구토 및 경련을 시작하여 다음날 아침까지 그 증세가 계속되었으며 이에 소외 이○○은 송○○에 대해 방사선 촬영, 피검사, 뇌 CT 촬영 등의 검사를 실시한 후 같은 날 13:00경 보다 정확한 진료를 위해 ○○대학교 병원으로 전원 조치 하였음.

환자는 ○○대학교 병원으로 옮겨진 후에도 구토와 경련으로 인한 의식 불명상태가 계속 되었으며 혈압이 떨어지는 등 상태가 악화되다가 결국 1999. 4. 12. 18:50분경 뇌부종 및 뇌간손상 등으로 인해 사망하였음.

II. 대전고등법원 제2민사부 2002나 2179 손해배상건의 사실조회서에 대한 회신

■ 조회내용

정형외과원장 이○○은 1999. 4. 2.에 5세된 여자아이 송○○(1994. 2. 4.생)의 상완골 골절(Fracture, Humerus, Supracondyle, Lt) 수술을 하는데 전신마취를 함에 있어서, 마취유도제인 펜토탈쏘디움 100mg을 혈관주사하였고, 위 송○○가 잠이 든 것을 확인하고서 썩시닐 콜린 20mg을 주사하였습니다. 그와 관련하여,

1. 위 마취시에 사용된 펜토탈쏘디움과 썩시닐 콜린의 사용적량은 어떠한지
2. 위 송○○의 몸무게가 18kg인 경우 위 펜토탈쏘디움과 썩시닐 콜린의 사용적량은 어떠한지를 우리 재판부로 회신하여 주시기 바랍니다.

■ 회신내용

문1 위 마취시에 사용된 펜토탈쏘디움과 썩시닐 콜린의 사용적량은 어떠한지

답 마취유도 목적으로서의 펜토탈쏘디움pentothal sodium의 적정 사용량은 성인의 경우에는 체중 kg당 3-6mg, 소아의 경우에는 5-6mg을 정맥으로 투여하며, 기관내 삽관을 위한 근이완목적으로의 썩시닐 콜린succinylcholine chloride의 적정 사용량은 성인은 1-1.5mg/kg(정맥투여), 소아는 정맥투여시에는 2-3mg /kg, 근육주사시에는 4-6mg/kg을 사용함.

문2 위 송윤희의 몸무게가 18kg인 경우 위 펜토탈쏘디움과 썩시닐 콜린의 사용적량은 어떠한지를 우리 재

판부로 회신하여 주시기 바랍니다.

답 위 문항을 참조하면 이 여아의 경우 펜토탈쏘디움은 90mg에서 최대용량으로 108mg까지 사용할 수 있으며 썩시닐 콜린은 36mg에서 최대용량으로 54mg까지 사용할 수 있음.

참고문헌 Morgan GE ; Clinical Anesthesiology. 3rd edition 2002

III. 대전지방법원 제4민사부 판결 2001가합6217 손해배상(의)

1. 원고들의 청구를 모두 기각한다.
2. 소송 비용은 원고들이 부담한다.

■ 청구취지

피고는 원고 송○○에게 69,891,268원 원고 김○○에게 67,891,268원 원고 송○○에게 2,500,000원 및 위 각 금원에 대하여 1999. 4. 2부터 이 사건 판결 선고일 까지는 연 5% 그 다음날부터 다 갚는 날까지는 연 25%의 각 비율로 계산한 돈을 지급하라

■ 이유

1. 기초사실

가. 소외 송○○(1994. 2. 4생)는 소외 장○○이 경영하는 대전 중구 ○○동 소재 ○○음악, 속셈학원의 원아로서 1999. 4. 2 12:40경 위 학원에서 점심을 먹고 같은 학원 친구들인 소외 박○○, 문○○ 등과 함께 놀다가 칠판에 팔이 끼인 상태로 칠판과 함께 바닥에 넘어저 좌상완골 좌상부 골절상 등을 입었다.

나. 송○○는 1999. 4. 2 13:00경 ○○ 가정의원에서 응급 처치를 받은 후 같은 날 14:00경 대전 중구 ○○동 소재 이○○ 정형외과를 찾아가 같은 날 16:30경 이○○ 으로부터 약 20분간에 걸쳐 골절 정복술 및 금속 내고정술을 받았는데 피고는 같은 날 16:20경 송○○에 대한 전신 마취를 실시 하였다.

다. 송○○는 같은 날 18:00경 마취에서 깨어난 후 같은 날 23:00경부터 구토 및 경련을 시작하여 다음날 아침까지 그 증세가 계속되었으며 이에 소외 이○○은 송○○에 대해 방사선 촬영, 피검사, 뇌 CT 촬영 등의 검사를 실시한 후 같은 날 13:00경 보다 정확한 진료를 위해 ○○대학교 병원으로 전원 조치 하였다.

라. 송○○는 ○○대학교 병원으로 옮겨진 후에도 구토와 경련으로 인한 의식 불명상태가 계속 되었으며 혈압이 떨어지는 등 그 상태가 악화되다가 결국 1999. 4. 12 18:50분경 뇌부종 및 뇌간손상 등으로 인해 사망하였다.

마. 이에 따라 원고들은 대전지방법원 99가합 4584호로 이○○, 장○○을 공동 피고로 삼아 이○○은 의사로서 송○○를 치료함에 있어 과실이 있고 장○○은 학원장으로서 송○○에 대한 보호 감독 업무

를 나태하였다는 이유를 들어 손해배상 청구소송을 제기하였는데 그 소송에서 원고들의 이○○에 대한 청구는 기각되고 장○○에 대한 청구는 일부 인용되자, 장○○이 대전고등법원 2000나7446호로 항소를 제기 하였으며 그 소송이 계속되던 중 2001. 7. 21 원고 송○○이 장○○으로부터 2천만원을 지급받고 나머지 원고들은 장○○에 대한 청구를 모두 포기한다는 내용의 조정이 성립되었다.

바. 원고 송○○ 김○○는 위 망인의 부모이고 원고 송○○은 위 망인의 오빠이다.

2. 원고들의 주장 및 그에 대한 판단

가. 원고들의 주장

원고들은, 피고 김○○이 마취전문의로서 환자를 마취시키는 경우에는 환자의 몸무게를 정확히 재어보고 그 몸무게에 맞게 적당한 양의 마취제를 투여함으로서 마취제의 과다 투여로 인한 사고를 미연에 방지할 의무가 있음에도 불구하고 피고는 이러한 주의 의무를 위반하여 실제 몸무게가 16kg에 지나지 않는 송○○에게 몸무게가 20kg인 환자에게나 투여할 양의 마취제를 투여하였고 이러한 마취제의 과다 투여로 인해 송○○가 구토를 하게 되면서 그 구토물로 인하여 기도가 막혔거나 호흡근이 마비되어 저산소성 저산소증이 발생하였고 위 저산소증은 뇌혈관의 확장과 동시에 뇌 혈류량의 증가를 가져와 뇌부종을 발생시켰으며 결국 이로 인하여 송○○가 사망에 이르게 되었다고 주장하면서 피고에 대하여 위 사고에 대하여 위 망인 및 원고들이 입은 손해의 배상을 구한다.

나. 판단

살피건대 1호증의 49, 61, 62의 각 기재에 의하면 소외 송○○가 이○○ 정형외과에 내원했을 당시 송○○의 몸무게가 18kg였던 사실 그런데 피고는 송○○의 마취시킴에 있어 몸무게가 20kg인 환자를 기준으로 마취유도제인 펜토탈소디움 100mg을 혈관에 주사하여 송○○가 잠든 것을 확인한 후 근이완제인 썩시닐 콜린 20mg을 혈관에 주사하고 100%의 산소와 2-3%의 에스란을 혼합하여 흡입시키는 방법으로 마취상태를 유지한 사실을 인정할 수 있고 달리 반증이 없으나 위 인정 사실만으로는 피고의 위와 같은 마취제 투여가 과다하였다고 단정하기 어렵고 달리 피고가 마취제를 과다 투여하였다고 인정할 증거가 없으므로 원고들의 주장은 더 나아가 살필 것도 없이 이유 없다.

3. 결론

따라서 피고가 소외 송○○에게 마취제를 과다 투여하였다는 위법행위가 있음을 전제로 한 원고들의 이 사건 청구는 이유없어 모두 기각한다.

참고사항

이 건은 원고들이 항소하여 대전고등법원 2002나 2179로 계속 소송 중에 항소취하 되었음.

▶ 사례 7 (정형외과)

I. 사건 개요

나무절단 작업중 오른손에 좌멸창을 입은 환자(30세 남자)가 ㅇㅇ병원에서 99. 3. 24일 복부 피판이식술과 99. 4. 14일 복부 피판분리 수술을 받음. 환자는 2차 수술 후 2일째부터 발열, 피부발적 등의 증상을 보이다가 점차 의식의 장애를 가져와 현재는 식물인간 상태에 있는 사건

II. ㅇㅇㅇ경찰서 수사 61110-6120 수사업무협조 의뢰에 대한 회신

1. 의뢰내용

고소인 김ㅇㅇ의 아들 김ㅇㅇ(30세)가 99. 3. 24일 나무를 절단하는 환형톱에 의해 우측 수부 좌멸창으로 연부조직 소실과 우수 무지절단창, 원위지골부위 골절 등으로 피고소인이 운영하는 ㅇㅇ병원에서 99. 3. 24일 복부 피판이식술과 99. 4. 14일 복부 피판분리 수술을 시행받은 후 정상적이던 고소인의 아들이 2차 수술후 발열 등으로 말도 제대로 못하는 식물인간이 되었다고 의정부지청에 고소를 하여 99. 5.27일자로 당서로 하명받아 수사중에 있는 사건으로 당시 마취를 한 ㅇㅇ병원장 이ㅇㅇ과 집도의사 정ㅇㅇ는 정상적인 방법으로 마취와 수술을 하였는데 고소인의 아들이 어떤 이유로 지금과 같은 상태가 되었는지 알 수 없다고 하고 있어 이들이 제출한 진료기록부 등을 검토하여 발병원인이 무엇인지, 수술과정과 치료과정에서 과실이 있는지 여부 등을 확인하고자 의뢰합니다.

2. 회신

보내온 진료기록부를 열람한 결과에 대해 다음과 같이 회신합니다.

1. 환자는 1차 수술후 2차 수술시까지는 정상적인 상태를 유지한 것으로 보아 1차 수술시의 마취와 수술과정에서는 아무런 문제가 없었음을 확인하였습니다.
2. 환자의 2차 수술시 마취의 과정(마취방법과 사용한 약제, 용량, 마취중 환자의 혈압, 맥박 등의 활력증후 등)은 1차 수술때와 동일하였으며 수술후 회복실에서도 특별한 이상 없이 의식, 호흡, 순환, 반사능력 등이 정상으로 돌아와 병실로 이송한 것으로 기록되어 있습니다.
3. 환자는 수술 후 2일째 오후부터 발열증상을 보이고, 3일째는 고열, 피부발적을 보이며 의식의 변화도 나타나 증세에 대한 치료와 동시 내과에서 원인을 찾기 위한 여러 검사(17일 심전도 검사, 혈액 검사, 흉부방사선 검사, 19일 두부 뇌전산화단층 촬영, 23일 혈액 검사, 간기능 검사, 복부초음파 검사)를 시행하였으나 모두 이상이 없는 것으로 나와 원인을 찾지 못한 상태에서 대증치료를 하여왔으나 환자의 상태는 계속 악화되어 ㅇㅇ대학 병원으로 이송되었으며 현재는 의식장애가 심하여 기관삽관

을 하고 인공호흡기를 부착한 것으로 기록되어 있습니다.

1) 마취와의 관련에 대한 답변

이상의 기록을 볼 때 환자의 수술후 증상과 마취와의 관계를 연관지우기는 어려울 것 같습니다. 전신마취의 경우 회복시의 합병증(의식회복의 지연, 저산소혈증, 저환기, 저혈압, 고혈압, 심부정맥 등)의 발생은 대부분 마취직후에 나타나며 늦어도 마취가 종료된 후 12시간 이내까지 그러한 문제가 없으면 마취와의 관련은 없다고 보는 것이 일반적입니다. 이 환자의 경우 수술후 회복실에서 병실로 옮겨갈 때 마취로부터는 충분히 회복되었음을 나타내는 소견(의식, 호흡, 혈압, 맥박, 반사반응 등)을 보였고 미열, 피부발적 등의 증상은 마취종료 24시간 이후에 나타난 것으로 보아 마취에 의한 문제는 아닌 것으로 생각합니다.

2) 수술과의 관련에 대한 답변

수술의 경우는 관련학회(정형외과 학회)에 문의하는 것이 타당할 것으로 생각하며 진료기록부상에서는 수술의 잘못을 발견할 수 없었습니다(수술후 4일째 수술부위의 감염이나 염증현상이 없었고 10일째에는 수술부위는 다 나았다는 기록참조). 그러나 수술후 2일째부터 환자의 상태가 발열, 피부발적, 의식의 변화를 보이다가 계속 증상이 악화되어 심한 의식장애까지 초래된 것은 환자가 수술후 치료과정에서 합병증이 발생하였거나(패혈증 등) 수술전 검사에서 발견되지 않은 원래 환자가 가졌던 질환이 악화되었을 가능성을 추정할 수는 있으나 수술후의 내과적 각종 검사에서도 원인을 발견하지 못한 것으로 보아 발병원인을 밝히기 위해서는 더 정밀한 검사가 필요할 것으로 생각합니다.

▶ 사례 8(정형외과)

I. 사건 개요

환자(1986. 2. 6일 생. 여자)는 2002. 9. 11. 오토바이 뒷 좌석에 탑승 중 교통사고를 당하여 우측대퇴골 근위간부, 좌측 요골의 금속고정술을 시행 받은 후 2002. 10. 24. 퇴원하였다가 2003. 10. 20. 위 수술병원에 재입원하여 2003. 10. 24 의 수술로 삽입된 금속핀을 제거하는 수술(이하 '이 사건 수술' 이라고 함)을 받았는데, 위 수술 후 마취회복과정에서 원인불상의 저산소증에 의한 저혈압으로 뇌손상을 받아 뇌사상태에 이르렀고, 이후 뇌의 괴사 및 병원 치료 중 속발된 폐렴 등의 다발성 장기부전으로 2003. 11. 21. 사망하였음.

II. 제주지방법원의 사실조회에 대한 회신(2006고단40 업무상 과실치사건)

■ 조회사항

문1 기도내 삽관 및 회복실 이송 당시, 피해자의 마취회복 정도는?

- 회복실 도착 당시(당일 16:05경) 측정한 혈압이 120/60, 회복점수는 혈압과 호흡, 피부색의 3항목이 각 우수(2점), 사지의 움직임과 의식회복은 각 양호(1점)로써 총 8점이라는 것은 구체적으로 어느 정도의 회복을 의미하는 것인지?

답 회복실 환자의 회복정도를 평가하는 방법으로 마취회복 점수표를 많이 이용하는데 그 기준은 다음과 같습니다.

항목	점수	환자상태
순환	2	마취전 혈압의 ±20% 이내, 정상 심전도 소견
	1	마취전 혈압의 ±20-50% 이내, 약간의 심전도 변화
	0	마취전 혈압의 ±50% 이상, 심한 심전도 변화
호흡	2	심호흡 및 기침 가능
	1	호흡곤란 또는 호흡운동 제한
	0	무호흡
의식	2	완전회복 의식상태
	1	부르면 눈을 뜨는 상태
	0	무반응
피부색깔	2	분홍색
	1	창백, 음울, 얼룩점
	0	청색증
반사능력	2	명령 또는 자발적으로 네 팔다리 운동가능
	1	명령 또는 자발적으로 두 팔다리 운동가능
	0	명령으로도 모든 팔다리 운동 불가능

위의 5가지 항목의 총 평가점수가 7점 이상이면 환자의 회복정도가 양호한 것으로 평가할 수 있음. 다만 총점수가 높더라도 한 항목의 점수가 너무 나쁘면(0점의 경우) 환자의 회복상태가 충분하지 못하다는 것을 말해줌. 이를 기준으로 할 때 이 환자의 경우 회복실 도착당시의 상태는 양호하였던 것으로 판단됨.

문2 환자가 위와 같은 회복정도를 보이고 있을 경우, 마취의 회복을 담당하는 의사가 일반적으로 취하여야 할 조치는 무엇인지? 회복 후 조치의 내용을 정함에 있어서, 이 사건처럼 피해자에게 수술 전 급성편도선염의 증상이 있었던 상황을 추가로 고려하여야 하는지 여부.

답 위와 같은 회복정도를 보이는 환자의 경우 마취의사는 회복실 간호사에게 통상적인 환자관찰업무(초기 20분 간은 5분마다, 그 이후는 10-15분마다 환자의 생체활력징후를 관찰)를 지시하고 환자의 상태에 특별한 변화가 있을 경우 즉시 알려줄 것을 지시하는 것이 원칙임. 수술 전 급성편도선염의 병력이 있을 경우의 마취 및 회복과정의 환자관리 방법은 편도선염의 당시 상태정도에 따라 담당 마취의사가 판단하여 시행할 사항임. 즉 급성기일 경우(고열, 전신통, 인후통, 편도선의 비대 등의 증상이 있는 경우)에는 응급을 요하는 수술이 아닐 경우 치료를 하여 증상이 완화될 때까지 수술을 연기하는 것이 바람직하나 치료를 받아 증상이 완화되었다고 판단될 경우의 마취의 시행여부, 회복실에서의 환자관리 방법에 대한 고려는 환자상태를 잘 알고 있는 담당 마취의사의 판단에 따라 결정할 문제이며 이러한 판단의 잘못 여부는 진료기록부의 검토만으로는 답변하기 어려움.

일반적으로 말하면 동반질환을 가진 환자의 마취와 수술의 시행여부에 대한 결정은 마취의사와 수술의사가 서로 의논하여 결정하는 것이 원칙이며 진료기록부를 볼 때 환자의 수술직전(2006.10.23) 검사결과에서도 특이한 상황은 없었고 간호기록에도 수술 전일 밤에는 급성 편도선염의 증상(고열, 인후통, 전신통 등)과 관련한 기록이 없는 것으로 보아 이비인후과 의사와 추후 의논 없이 전신마취를 시행한 판단자체가 문제가 있다고 보기는 어려움. 마취회복실에서도 마취과정과 회복실 도착당시의 환자상태로 보아 특별한 주의를 기울여야 할 상태는 아니었던 것으로 보임.

❶ 가령 위와 같은 상황에서, 의사로서는 환자가 완전히 회복할 때까지 직접 환자의 회복 상황을 관찰하여야 하는 것인지? 그렇지 않고 담당 간호사로 하여금 환자의 회복 상황을 관찰하도록 위임할 수 있는 지 여부.

답 대부분 병원의 경우 환자가 회복실에 옮겨진 후 회복점수가 7점 이상으로 판단되면 그 이후의 환자감시는 회복실간호사에게 맡기고 마취의사는 다음 일에 복귀하는 것이 상례임. 다만 환자의 회복상태에 대한 마취의사의 판단에 따라 회복실에서 좀 더 환자의 상태를 지켜보는 경우도 있으나 이 환자의 경우에는 마취의사가 환자의 회복정도가 충분하고 수술 전 편도선염도 치료로 증상이 완화되어 회복에 지장을 주지 않을 것으로 판단한 것 같음.

❷ 만일 담당 간호사에게 환자의 회복 상태 관찰을 위임할 수 있는 경우에도 이를 지시하는 과정이나 지시한 후에 의사가 지켜야 할 사항은 무엇인지. 특히 이 사건에서 수술 중의 마취담당 간호사가 계속하여 환자의 회복을 간호하게 될 때, 그 간호사에게 특별히 고지할만한 사항이 있었는지 여부

(별지 6.의 회복실 상황에 관한 수사보고 참조).

답 마취회복실에서의 환자의 회복상태에 대한 지속적 관찰과 특별한 상황의 발생시 즉시 담당의사에게 알려야 하는 것은 회복실간호사의 근무원칙이기 때문에 담당의사의 특별한 지시가 없더라도 이는 당연히 간호사기 시행할 업무임. 그러나 회복실 도착당시 환자의 회복이 불충분할 경우(회복점수가 낮을 경우)에는 의사가 계속 환자상태를 관찰하거나 간호사에게 특정한 환자에 대한 집중적인 관찰을 요청하는 등의 특별한 지시가 필요할 것으로 생각함. 이 환자에서 의사가 간호사에게 특별히 고지할 사항이 있었는지 여부는 회복실 도착당시 환자의 회복정도가 비교적 양호하였고 (회복지수 8점) 수술 전 편도선염도 치료로 증상이 완화되어 회복에 지장을 주지 않을 것으로 의사가 판단하였다면 특별히 고지할 사항은 없었을 것으로 생각함.

문3 이 사건에서 회복실에 있었던 간호사에게 환자의 회복상황에 대한 모니터링을 주의 깊게 하지 않은 과실이 있다고 볼 수 있는지 여부(적어도 16:10경 이후 경고음이 울린 16:15경 사이에는, 산소포화도, 맥박수의 변화 추이에 대한 모니터링이 되지 않았음. 별지 6. 수사보고 참조).

답 문항 2의 답에서 언급한 것처럼 회복실에서의 환자상태 변화에 대한 감시는 통상적으로 처음 20분간은 5분 간격으로 상태변화를 기록함으로 16:10경에 환자상태에 문제가 없었다면 16:15 이전에 다시 상태를 기록하지 않았다고 하여 환자상태 감시를 소홀히 하였다고 볼 수는 없음. 최근의 환자감시 장비는 혈압뿐 아니라 맥박수, 맥박산소포화도에 대한 경보장치도 설치되어 있어 각 수치가 정상범위를 벗어날 경우 경보음을 내도록 되어 있으나 관련 병원의 감시장비(이동식 감시장비라 할지라도)에는 이러한 경보장치가 없었던 것으로 보임. 이러한 장치가 있었다면 환자상태 악화를 좀 더 일찍 발견하였을 가능성은 있었을 것으로 생각함.

원래의 환자상태가 매우 불량하였거나 수술직후의 상태가 집중치료를 필요로 할 경우에는 수술직후 환자를 중환자관리실로 옮겨 회복실에서 보다 더 지속적이고도 집중적인 감시와 치료를 할 수는 있음.

❶ 과실이 인정된다고 가정할 경우, 마취회복과정에서의 의사와 간호사의 역할 분담과 관련하여, 이러한 간호사의 과실을 언제나 의사의 과실로 평가 할 수 있는지 여부. 언제나 의사의 과실로 평가할 수는 없다고 한다면, 어떠한 경우에 의사의 과실로 평가할 수 있는지 여부.4)

답 마취회복실에 근무하는 간호사의 임무는 회복실에서 환자의 회복상태를 주기적으로 관찰하고 환자상태가 이상 징후를 보이는 경우 즉시 담당의사에게 연락을 함과 동시에 기본적인 응급처치(환자에게 산소투여 등)를 해주어야 함. 이러한 조치를 취하지 않았을 경우(간호사가 환자의 관찰을 5분 이상 소홀히 하였거나 환자의 상태악화를 발견하고서도 담당의사에게 즉시 알리지 않은 경우)에는 간호사의 과실이 인정될 수 있으며 이러한 간호사의 기본업무 소홀로 인한 과실은 의사의 과실로 평가할 수 없음. 그러나 보내온 진료기록으로 볼 때 간호사가 즉시 담당의사에게 연락한 것으로 보아 간호사에게 과실이 있었다고 보기는 어려움.

의사의 경우는 환자의 회복상태가 불량해질 가능성을 예견하고서도 자리를 뜨거나 회복실 간호사의 연락을 받고서도 나타나지 않거나 도착이 지연되어 응급처치가 늦어짐으로 환자의 예후에 나쁜 영향을 주었을 경우 과실 책임을 따져볼 수 있겠으나 상황에 따른 변수가 많으므로 일률적으로 말하기는 어려움.

문4 이 사건과 같이, 마취회복과정에서 갑자기 환자의 저혈압 및 호흡장애가 발생하는 일반적인 원인은 무엇인지 여부.

답 회복실에서 발생할 수 있는 호흡계와 순환계의 합병증을 기술하면 다음과 같음.

1). 호흡계통의 합병증

(1) 기도폐쇄 : 원인은 의식이 명료하지 못한 환자에서 혀가 구강 뒤로 쳐지거나 구강분비물이나 구토물에 의한 인두폐쇄이며 그 외 후두경련 같은 후두폐쇄도 발생할 수 있다.

(2) 저환기 : 주로 기도의 폐쇄, 호흡중추의 억제. 호흡근력의 약화에 의해 초래됨.

(3) 저산소혈증 : 수술직후 저산소혈증의 원인은 흡입마취제나 아편유사제 또는 근육이완제 등의 잔류효과에 의한 저환기, 기도폐쇄, 폐내우좌 션트, 저혈압, 산소소모량 증가 등임.

2). 순환계통의 합병증

(1) 저혈압 : 원인으로는 심실전부하의 감소, 심근수축력의 저하, 전신혈관저항의 감소, 환자의 체위변동, 환자의 이동 등이 있음.

(2) 고혈압 : 원인으로는 통증, 고탄산혈증, 과도한 수액투여, 방광팽창, 흥분이나 소란, 기존의 고혈압 환자 등이 있음.

(3) 심부정맥 : 원인으로는 통증, 저체온, 저산소혈증, 고탄산혈증, 산염기 불균형, 전해질 불균형, 기존의 심장질환, 저체온 등이나 통증 등으로 인한 혈중 catecholamine치 증가가 회복실 부정맥의 가장 큰 원인임.

(4) 허혈성 심장질환 : 기존의 관상동맥질환을 가진 환자

참고문헌 마취통증의학 교과서 : 회복실 환자관리. 대한마취과학회. 여문각. 서울. 2004

문5 16:15경 경고음이 울린 다음 간호사와 피고인이 취한 응급조치의 타당성 여부(별지 3. 변론요지서의 9면 이하 및 별지 4. 진료기록 참조).

❶ 특히, 다른 응급조치를 선행함이 없이 기관내삽관에 의하여 기도를 확보하는 것이 절대적으로 필요한 것인지 여부

답 경고음이 울린 직후 간호사의 조치(의사에게 연락을 하면서 환자기도의 유지를 시행함)는 타당하였던 것으로 판단되며 연락을 받고 도착한 마취의사가 시행한 응급조치(심폐소생술)에서도 문제점을 발견할 수 없음.

참고로 환자에게 심폐기능정지가 발생하였을 경우 기본소생술Basic life support의 원칙은 다음과 같음.

1) 환자기도의 확보 및 유지(Airway keep)

기구가 없을 경우에는 용수 기도확보법manual airway control을 사용하여 기도를 확보함. 이 방법에는 두부 후굴법backward tilt of head, 턱 거상법chin support, 삼중 기도확보법triple airway maneuver 등이 있음.

2) 환자에게 충분한 환기를 시켜줄 것(Breathing or Ventilation)

환자가 자발호흡이 없을 경우에는 구강대 구강, 구강대 비강, Bag-Mask 방법으로 환기를 시켜주고 기관삽관에 필요한 기구와 산소가 준비되어 있을 경우에는 기관삽관을 시행하고 100% 산소로 환기를 시킴.

환자의 자발호흡이 있을 경우에는 마스크로 산소를 투여하면서 호흡을 보조해줌.

3) 순환의 유지(Circulatory support)

흉부 압박법(심장 압박법)을 시행하면서 승압제, 수액등을 투여하여 순환을 유지시킴. 심실세동이 발생한 경우에는 제세동기 $_{\text{defibrillator}}$를 사용함

4) 약제의 사용(Drug)

승압제(epinephrine, ephedrine, dopamine 등), 항부정맥제(lidocaine 등), 대사성산증 예방을 위한 sodium bicarbonate, 뇌부종의 방지와 기능개선을 위한 steroid제제, 수액 등의 투여가 필요함.

5) 심전도 등 환자 감시장치의 사용

심폐소생술에 대한 환자의 반응(소생여부)을 관찰하기 위하여 환자감시를 지속적으로 하여야 함.

기관내삽관의 우선 실시여부는 환자의 호흡상태(환자가 완전한 무호흡상태인지 어느정도 자발적 호흡이 있는지 여부)와 기구(후두경과 기관튜브)의 준비여부에 따라 결정됨. 이 환자의 경우는 상태악화가 발견될 당시 자가호흡이 미약하나마 있었다고 기록되어 있음. 환자의 자발호흡이 있을 경우에는 마스크와 bag으로 산소를 투여하면서 환자의 호흡상태를 관찰하는 것이 중요함. 즉 환자의 자발호흡이 있더라도 호흡상태가 충분한 산소섭취와 탄산가스 제거의 기능을 못할 경우에는 즉시 인공호흡을 시행하여야 함.

문6 기타 이 사건에 대한 교수님의 전체적 소견은 어떠한지?

답 환자가 뇌손상을 받아 사망에 이르게 된 원인은 회복실에서 갑자기 발생한 심정지(제주검찰청 수사기록) 또는 두 번째 마취기록부에 기록된 심한 혈압하강(40/20mmHg), 서맥(40회/분)에 따른 저산소증(저산소혈증)에 의한 것으로 보이나 혈압하강과 서맥 발생의 직접원인은 진료기록만으로는 판단할 수가 없으며 문제발생 이후의 의사와 간호사들에 의한 응급조치는 타당한 것으로 판단됩니다.

▶ 사례 9(외과)

I. 사건 개요

환자(48세 남자)는 2일전부터 상복부 통증을 호소하다가 갑자기 복통이 심해져 종합병원 응급실로 후송되어 검사결과 십이지장궤양 천공과 복막염의 진단하에 응급수술을 받음. 수술 직후에는 의식과 자발호흡이 돌아와 기관발관을 하고 중환자실로 옮겼으나 20여분 후 중환자실에서 갑자기 청색증이 나타나고 이어 호흡정지와 심정지가 초래되어 심폐소생술을 시행 받았으나 의식이 회복되질 않고 경련이 발생하여 대학병원으로 후송함.

환자는 전원 후 대학병원 일반외과에서 수술 후 처치 및 뇌손상 예방치료, 입원 중 발생한 패혈증 치료를 받았고, 계속된 혼수, 전신경련 등으로 일반외과에서 신경과로 전과한 후 패혈증에 대한 항균제 투여, 간질성 경련에 대한 항간질약 투여, 체위변경 불능으로 욕창 처치, 사지강직에 대한 약물 투여와 물리치료 등 보존적 치료를 받았으나 위 치료에도 불구하고 저산소성 뇌손상으로 인하여 현재 의식장애, 운동장애, 구음장애 등을 포함하여 자발적 운동이나 지각인지능력이 소실되고 언어감정 등의 소통이 불가능한 식물인간 상태임.

II. 서울고등법원 제9민사부 2001나 45340 손해배상건의 사실조회에 대한 회신

■ 조회할 사항

문1 전신마취에서 회복될 때 환자에게 나타날 수 있는 문제점은 무엇이 있으며, 이를 예방하기 위한 주의사항 및 감시체계는 어떠한지.

답 전신마취로부터의 회복시에 나타날 수 있는 문제점은 다음과 같음.

1) 의식회복의 지연: 원인으로는 (1) 과탄산혈증, 저산소혈증, 저혈압, 저혈당증, 전해질 불균형, 대사성 장애 (2) 마취전부터의 혼수, (3) 마취전투약의 잔류효과, (4) 흡입마취제의 잔류효과, (5) 저체온, (6) 뇌손상, (7) 각 개인의 체질적 차이 등이 있음.

2) 호흡계의 합병증: 저산소혈증, 저환기

3) 순환계의 합병증 : 저혈압, 고혈압, 심부정맥

4) 흥분, 소란 및 통증

5) 구역, 구토

6) 저체온, 떨림

7) 출혈의 합병증

예방은 환자상태(의식, 순환, 호흡, 피부색깔, 반사반응)를 지속적으로 관찰하면서 산소를 투여하고 이상상태가 발생할 경우에는 그 원인에 대한 적절한 치료가 중요하며 환자상태 감시는 심전도

변화감시, 혈압과 맥박측정, 호흡상태의 관찰, 맥박산소포화도 측정 등이 회복실에서의 일반적인 감시형태임.

문2 전신마취가 끝난 후 환자의 기도 발관 후 합병증은 무엇이며 이를 예방하기 위해 발관 전 평가하고 기록해야 하는 사항은 무엇인지.

답 발관 후의 합병증으로는 후두경련, 인후통, 후두부종, 성대마비, 흡인 등이 있으며 발관 전 환자의 순환상태(혈압, 맥박), 호흡상태(자발호흡이 충분한지 여부)와 의식의 회복정도, 반사반응 등을 평가하고 이상이 있으면 발관을 연기하고 이상상태를 기록함.

문3 수술이 끝난 환자의 이동 시 발생할 수 있는 저산소혈증을 예방하기 위해

❶ 이동 전 체크하고 평가해야되는 사항은 무엇인지.

답 환자의 의식의 회복정도를 체크하고 호흡상태(호흡형태, 1회 환기량, 호흡수/분)와 순환상태(혈압, 맥박수/분)를 평가하여야 함.

❷ 특히 수술 전 환자의 전신 상태가 좋지 않고 수술 도중 빈맥을 나타낸 경우 위 부작용을 예방하기 위해 어떠한 주의사항이 요구되는지.

답 순환과 호흡상태 및 심전도(심리듬과 심박수)의 지속적 관찰이 필요하고 이상상태가 발견될 경우 즉시 치료를 해주어야 하며 빈맥이 계속될 경우에는 그 원인을 찾아 치료해 주고 산소를 계속 투여하여야 함. 수술중 발생하는 빈맥의 원인으로는 저산소증(초기), 과탄산혈증, 저혈량 상태, 마취심도의 얕음, 기존의 심장질환 등이 있음.

문4 수술 환자를 수술 직후 곧장 병실로 이동시키지 않고 일정 시간 상태 관찰을 한 후 이동시키는 이유는 무엇인지.

답 환자가 마취로부터 충분히 회복되는 것을 관찰하기 위함임. 즉, 의식, 호흡, 순환, 반사반응 등이 정상으로 회복되는 것을 확인하기 위해서임.

문5 회복실에서 전신마취로부터 회복이 되는 환자의 상태 평가와 기록은 구체적으로 어떠한지.

답 호흡, 순환, 의식상태, 반사반응, 피부색깔을 3단계로 나누어 평가하는 PAR score(회복실에서의 회복점수) 방법을 사용함. 정상으로 회복시에는 2점, 중간상태는 1점, 회복되지 않은 상태는 0점으로 하여 일정한 점수(약 7점) 이상이 되어야 병실로 환자를 옮기도록 함.

문6 수술이 끝난 후 병실에 도착한 환자의 의식상태 및 활력증후를 측정하고 기록하는 이유는 무엇인지.

답 환자의 마취로부터의 회복상태를 평가하고 확인하기 위함임.

문7 일반적으로 전신마취 수술한 환자의 수술직후부터 안정 시까지 활력증후 측정 간격은 어떠한지.

답 수술이 끝난 직후에는 5분 간격으로 측정하나 안정된 상태가 계속되면 20분 혹은 30분 간격으로 측정할 수 있음.

문8 특히 환자가 135회 이상의 빈맥을 나타내는 등 활력 증후상태가 별로 좋지 않았던 경우 수술직후부터 안정 시까지 활력증후 측정 간격은 어떠한지.

답 회복실에서 환자의 상태가 불안정하고 활력증후가 불량할 경우에는 지속적인 환자감시가 필요하

며 안정이 될 때까지는 5분 간격으로 활력증후를 측정하는 것이 필요할 것으로 생각함.

문9 수술실에서 병실로 환자를 이동시키는 시기와 기준은 어떠한지.

답 호흡, 순환, 의식상태, 반사반응, 피부색깔을 3단계로 나누어 평가하는 PAR score(회복실에서의 회복점수) 방법을 사용하여 일정한 점수(약 7점) 이상이 되어야 병실로 환자를 옮기도록 함. 특히 의식, 순환상태, 호흡상태의 회복을 확인한 후 환자를 병실로 옮기는 것이 안전함.

문10 정상 성인의 활력 증후의 정상치는 각각 어떠한지.

답 혈압은 100-130/60-85mmHg, 맥박수는 60-100회/분, 호흡수는 10-20회/분, 체온은 36°C-37°C 정도임.

문11 일반적으로 환자의 영양상태를 평가하는 혈청 알부민과 프로테인의 정상치는 어떠한지.

답 혈청 알부민의 정상치는 3.5-5g/dL이고 프로테인의 정상치는 6.4-8.3g/dL 임.

문12 수술 도중 내내 맥박이 120회에서 135회 사이로 빈맥을 나타내는 환자의 기도발관 시

❶ 맥박이 정상인 환자에 비해서 발생 가능한 위험성은 무엇인지.

답 빈맥의 발생원인에 따라 기도발관의 위험성이 다르며 저산소증이나 과탄산증에 의해 빈맥이 발생하였을 경우에는 특히 발관 후의 호흡관리에 문제가 발생할 수 있음. 따라서 고농도의 산소투여와 충분한 환기를 위하여 발관을 미루는 것이 안전함. 그리고 빈맥은 심근의 산소소모를 증가시키고 심근으로 가는 산소공급은 감소시키기 때문에 심근허혈을 초래할 위험성이 크므로 빨리 교정을 해주어야 함.

❷ 위 사항에 대비하여 세심히 관찰하고 주의해야 할 사항은 무엇인지.

답 먼저 환자의 호흡과 순환상태를 지속적으로 관찰하면서 빈맥발생의 원인을 찾아내어 치료를 하고 호흡상태에 따라 고농도의 산소로 환기관리를 해주는 것이 가장 중요함.

문13 마취가 끝난 환자의 기도 발관 전 후의 자가호흡 평가 및 기록은 어떻게 이루어지는지.

답 일반적으로 기도발관 전의 호흡평가와 기록은 수술실에서 이루어지며 발관 후에는 회복실에서 환자의 호흡상태에 대한 평가와 기록을 함. 평가방법은 발관전에는 1회 호흡량, 호흡횟수, 맥박산소포화도, 호기말 이산화탄소분압을 측정하고 발관후에는 1회 호흡량, 호흡 횟수, 맥박산소포화도를 측정함.

문14 십이지장 천공 환자의 수술 전 충분한 수액공급의 중요성은 무엇인지.

답 십이지장 천공 환자는 대부분 범발성 복막염을 동반하여 심한 탈수현상을 초래할 가능성이 있기 때문에 환자의 혈관내 수액량을 충분히 하여 혈압(심박출량)과 맥박의 정상유지 등 심혈관계의 안정을 유지하고 혈청내 전해질 균형을 이루기 위하여 수술 전 수액공급이 중요함. 즉 천공으로 인하여 소실된 수액과 전해질 불균형을 교정하는데 중요성이 있음.

문15 전신마취 시 근육이완제로 야기 시킬 수 있는 문제점 및 이를 예방하기 위한 주의 사항은 무엇인지.

답 전신마취시에 사용되는 근육이완제의 종류가 다양함으로 야기되는 문제점을 일률적으로 말할 수는 없으나 각 근육이완제의 부작용을 충분히 숙지하여 환자의 상태를 악화시킬 수 있는 약제의 사용은 피하어야 함(예;빈맥이 있는 환자의 경우에는 pancuronium 같은 빈맥을 일으키는 근육이완

제의 사용은 피하여야 함). 그리고 부작용은 아니나 근육이완제는 모두가 호흡을 정지시키는 작용을 가지고 있으므로 근육이완제 투여 이후에는 지속적인 환기관리가 매우 중요함.

문16 저칼륨혈증 시 근이완제의 용량을 감량해야하는 이유는 무엇인지.

답 저칼륨혈증은 비탈분극성 근이완제의 작용을 강화시키기 때문에 용량을 감량하여야 함.

문17 근육 이완제 succinylcholine의 부작용은 무엇인지.

답 Succinylcholine의 부작용으로는 소아에서 반복투여시의 서맥발생, 혈장내 potassium 치의 증가, 안압의 상승, 위내압 상승, 뇌내압 상승, 수술 후 근육통 등이 있으며 드물게는 악성고열증의 유발인자가 될 수도 있음.

문18 근육 이완제 arduan의 부작용은 무엇인지.

답 Arduan(pipecuronium)은 비탈분극성 근육이완제로서 심혈관계에 미치는 영향이 적고 histamine 분비가 없는 것이 특징으로 비교적 안전하게 사용되는 약제임. 특별한 부작용은 없으나 과량 사용시에는 근이완작용의 가역이 늦어져 자발호흡이 늦게 돌아올 수 있음.

문19 신기능이 저하되어 있는 환자의 경우 arduan 사용 시 위험성은 무엇인지.

답 Arduan은 70% 정도가 신장으로 배설되기 때문 신기능이 저하되어 있는 환자에서는 배설이 늦어져 근이완 효과가 연장될 수 있음.

문20 두 가지 근육이완제를 병용 투여 시 약물 상승 효과 및 야기할 수 있는 부작용 및 이를 예방하기 위한 주의할 사항은 무엇인지.

답 구체적으로 어떤 종류의 근육이완제를 병용투여 하는 경우를 말하는지 알지 못하여 정확한 답변을 하기 어려움. 다만 일반적인 경우 환자의 전신마취 유도시에는 기관삽관을 위하여 탈분극성 근육이완제인 succinylcholine을 주로 사용하고 마취유지를 위하여서는 비탈분극성 근육이완제를 사용하나 적절한 호흡관리만 이루어지면 약제간의 상승효과 및 특별한 부작용으로 문제가 발생하는 경우는 거의 없음. 비탈분극성 근육이완제간의 병용투여시에는 근이완 작용시간이 연장될 수 있으므로 환자의 충분한 자발 호흡이 돌아올때까지 호흡관리를 해주는 것이 중요함.

문21 십이지장 천공 환자의 전신마취 수술 시 환자의 안전을 위해 통상적으로 모니터링하는 사항은 무엇인지.

답 심전도 감시(심리듬과 심박수), 수축기와 확장기 혈압, 맥박산소포화도, 호기말 이산화탄소분압, 소변량의 측정에다 환자의 상태에 따라 중심정맥압 측정과 동맥혈 가스검사, 전해질 검사, 혈액검사 등을 추가할 수 있음.

III. 서울고등법원 제9민사부 2001나 45340 손해배상건의 진료기록 감정촉탁서에 대한 회신

■ 사건내용

48세 남자 환자가 십이지장천공과 복막염의 진단하에 종합병원에서 응급수술을 받은 직후 중환자실에서 호흡정지와 심정지가 초래되어 심폐소생술을 시행받았으나 의식이 회복되지 않음. 환자는 다음날 대학병원으로 후송됨.

■ 원고의 감정할 사항

문1 마취기록지에 이 환자에게 행해진 모니터링 내용은 무엇인지.

답 심전도 감시 및 혈압과 맥박의 변화, 소변량을 지속적으로 측정하였음.

문2 이 환자의 수술이 끝난 시간은 언제인지.

답 19시 25분경으로 기록되어 있음.

문3 이 환자의 마취가 끝난 시간은 언제인지.

답 19시 25분경으로 기록되어 있음.

문4 이 환자의 19:15이후부터 19:25까지 맥박수의 기록은 어떠한지.

답 130회/분으로 기록되어 있음.

문5 수술 후 병실에 도착한 시간은 언제인지.

답 간호기록지에는 19시 25분으로 기록되어 있음.

문6 수술 후 병실에 도착한 환자의 의식상태와 활력 증후의 기록이 있는지.

답 19시 42분경 호흡정지가 초래되었고 생체활력증후는 의문부호(?)로 표시되어 있으며 의식상태에 대한 기록은 없음

문7 12. 9. 19:25에서 19:42 사이의 환자 상태에 대한 관찰 기록이 있는지.

답 19시 25분 수술실로부터 병실에 도착했을 당시의 환자상태에 대한 기록은 없으며 19시 42분 호흡이 정지되었고 활력징후는 ?로 표시되어 있고 청색증이 나타나 의사들에게 연락한 것으로 기록되어 있음.

문8 이 환자의 피검사 결과 Hbs Ag: negative, Hbs Ab: positive 이고 SGOT/PT가 각각 34/32인바

❶ 이 검사로 알 수 있는 것과 각각의 의미는 무엇인지.

답 B형 간염검사결과 항원은 음성이고 항체는 양성으로 환자가 B형 간염을 갖고 있지 않음을 의미하며 간효소치(SGOT/GPT)는 정상범위내에 있어 이 환자의 간기능은 수치상 정상이라는 것을 보여줌.

❷ 이 환자가 B형 간염 환자인지.

답 검사결과로 볼 때 B형 간염환자가 아닌 것으로 판단함.

문9 이 환자의 경련의 원인은 무엇인지.

답 경련의 원인으로는 전해질 불균형, 고열, 중추신경계 질환, 저산소증에 의한 뇌손상 등이 있으나 이 환자에서 경련의 원인이 무엇인지는 진료기록부만으로는 정확하게 알 수 없음.

문10 호흡 정지 후 인공호흡기를 부착한 환자의 인공호흡기 탈착의 기준은 무엇이며 방법은 어떠한지.

답 인공호흡기 탈착의 기준은 환자가 의식이 있고 혈역학적으로 안정되어 있으며 자발적 호흡으로도 동맥혈가스 분석치가 정상범위내이고 폐활량이 15ml/kg 이상, 흡인력이 -20cmH_2O 이상이면 인

공호흡기의 탈착이 가능함.

문11 지속적인 경련을 나타내는 환자의 경우 기계호흡을 적용시키는 이유는 무엇인지.

답 지속적인 경련은 뇌의 산소소모를 증가시켜 뇌손상을 가속화 시킬 수 있기 때문에 항경련제 또는 근이완제를 투여하여 경련을 멈추게 하여야 함. 그러나 이러한 약제들은 호흡억제 또는 호흡정지를 초래하기 때문에 인공호흡기를 사용한 보조환기가 필요하며 추가적으로 기계호흡은 고농도의 산소를 투여할 수 있어 저산소증 발생을 예방할 수 있기 때문임.

■ 피고의 감정할 사항

문12 위 윤○○의 경우 그의 수술전 상태(저혈량 및 패혈증 의심)가 그의 마취와 회복 후에 어떤 영향을 줄 것으로 추정되는지

답 수술 전 저혈량상태는 마취유도 전에 충분한 수액공급을 해주지 않으면 마취유도시에 심한 혈압하강을 초래할 수 있고 마취유지 중에도 혈역학적 불안정을 초래할 수 있으며 이러한 상태는 마취로부터의 회복에도 지장을 줄 수 있음.

폐혈증도 마취유도와 유지시에 혈역학적 불안정을 초래할 수 있으며 마취후에도 여러 합병증(폐렴 등) 발생을 가능케하여 회복을 지연시킬 수 있음.

문13 위 환자의 경우 마취에서 깨어나는 과정에서 일어난 혈압 및 맥박의 변화와 그 이유는 무엇이며, 그 상황을 악화시킬만한 처치나 행위가 있었는지?

답 환자는 마취로부터 깨어날 무렵 혈압과 맥박이 상승되었는데 일반적으로 마취로부터의 회복시에는 마취약제효과의 제거와 자극에 의하여 일시적으로 혈압상승과 빈맥이 발생하는 것이 상례임. 이 환자의 경우에는 십이지장 천공 및 범발성 복막염으로 수술 전에 이미 저혈량상태에 있었던 것으로 보아 수술중의 수액투여에도 불구하고 저혈량상태가 지속되어 빈맥의 발생에 복합인자로 작용하였을 가능성도 있음.

문14 수술 후 마취에서 회복되었다고 판단되어지는 기준은 무엇이며, 위 환자의 경우 마취에서 회복이 되지 않았다고 보여지는지?

답 마취에서의 회복기준은 의식, 호흡기능, 순환기능, 반사반응의 회복이 중요한 기준이 됨. 마취기록지에 환자는 기관발관을 할 무렵 팔,다리가 움직이고 호흡이 돌아왔으며, 자극에 눈을 뜬 것으로 기록되어 있는 것으로 보아 회복되었다고 볼 수 있음.

문15 마취기록지상 위 환자에 대한 상태관찰의 기록이 있는지 유무. 그에 관한 기록이 있다면 그 기록의 내용은?

답 마취기록지에 환자는 기관발관을 할 무렵 팔,다리가 움직이고 호흡이 돌아왔으며, 자극에 눈을 뜬 것으로 기록되어 있음.

문16 수술전과 수술도중, 수술종료후의 마취기록지상 위 환자를 중환자실로 이송하기에 부적합한 사항이 있는지(중환자실로 옮기지 못할 이유가 있는지)?

답 수술이 끝난 후 환자를 회복실로 옮길 것인지 중환자실로 옮길 것인지에 관한 결정은 일반적으로 수술전.중.후의 환자상태, 수술의 종류, 수술후의 예측 회복기간, 회복실에서의 환자처치 능력 등을 고려하여 수술의사와 마취의사가 판단하여 결정할 문제이나 일반적으로 환자의 수술 후 상태가 불량하여 지속적 관찰과 처치가 필요하고 회복에 많은 시간이 걸릴 것으로 예상되는 경우에는 중환자실에서 환자를 관찰하는 것이 환자의 안전에 유리할 것으로 생각함. 이 환자의 경우에 중환자실로 옮길지 여부는 담당의사가 판단할 문제이며 진료기록부 내용만으로는 답변하기 어려움.

문17 수술 후 환자를 중환자실로 이송할 때에 마취과의사, 주치의, 마취과 간호사가 동행하는 이유는 무엇인지?

답 이송 도중에도 환자상태를 계속 관찰하고 발생할지도 모를 상태의 급격한 변화에 대처하기 위함임.

문18 위 환자의 경우 수술전, 수술중, 수술후의 빈맥의 원인은 무엇이라고 추정되는지?

답 환자의 질환자체로 환자가 저혈량상태에 있었을 가능성이 크며 이러한 저혈량 상태가 빈맥을 발생시켰을 것으로 추정함.

문19 흉부사진상 정상이고 호흡기 질환이 없었고 기관삽관시에 문제가 없었던 위 환자가 회복시 불가항력적이고 갑작스런 기관지 경련이나 저산소혈증에 빠질 수 있는 경우와 이를 미리 예측할 수 있는 객관적 지표가 있는지?

답 기관발관의 중요한 합병증은 발관 후 기도의 폐쇄인데 원인은 연조직의 상기도 폐쇄, 후두경련, 기관지경련, 기관지폐쇄, 흉곽의 경련, 기관지 협착 등이며 이러한 합병증이 발생할 경우 호흡곤란 또는 호흡마비로 저산소혈증을 초래할 수 있음. 이러한 합병증의 발생을 미리 예측할 수 있는 객관적 지표는 상기도 질환, 천식 등의 폐쇄성 호흡기질환, 해부학적 상기도 이상 등을 가졌거나 두경부 수술(구강외과 수술 등)을 받은 환자에서는 합병증 발생 위험이 크다는 것이며 이러한 문제가 없는 환자에서 발관후 기관지경련의 유발을 예측할 수 있는 객관적 지표는 없음.

문20 기관발관시 객관적, 주관적 기준은 무엇이고 위 환자의 경우 기관발관을 해서는 안되는 객관적 금기증이 있었는지?

답 기관발관은 환자의 자발적 호흡이 돌아와 보조호흡 없이 충분한 환기가 가능한지 여부, 의식의 회복, 혈역학적 상태의 안정여부 등이 발관의 중요한 기준이 됨. 이 환자의 경우 발관시에 호흡이 돌아오고 자극에 눈을 뜬 것으로 보아 객관적 금기증은 없는 것으로 생각함.

문21 위 환자에 대한 수술 후 기관발관을 하지 못할 정도로 활력징후가 불안한 상태였는지 여부.

답 마취기록지에 기록된 내용(호흡, 의식의 회복)으로 볼때는 기관발관을 하지못할 상태는 아니었다고 판단함. 수술이 끝날 무렵 혈압이 상승하고 빈맥이 발생하는 등 혈역학적으로는 약간 불안정하였으나 의식이 돌아온 환자에서 계속 기관튜브를 유지할 경우 자극으로 혈압상승이나 빈맥이 더 촉진될 수 있기때문 이시기에 기관발관을 한 것은 적절하였다고 판단함.

문22 환자의 기관발관 후 마취과의사가 곧 바로 이송하지 않고 충분한 시간을 두고 관찰하는 이유는 무엇이며, 위 환자의 경우 주의 깊게 충분히 관찰함으로써 얻을 수 있는 이로운 점은 무엇인지?

답 기관발관 후 환자의 의식, 호흡상태, 순환상태 등이 회복되는 것을 보기 위함임. 충분한 관찰은 기관발관 후 발생할지도 모를 합병증을 사전에 예방하거나 치료하여 저산소증의 발생을 방지할 수 있는 이점이 있음. 즉, 마취로부터 환자가 완전히 회복할때까지(의식, 호흡, 순환, 반사반응의 회복)는 환자의 상태를 지속적으로 관찰하고 필요에 따라 산소투여나 재삽관 등의 처치를 함으로 저산소증 발현을 예방하거나 치료할 수 있음.

문23 통상적인 환자감시체계에서 심전도, 혈압, 산소포화도를 측정하는 기계장치를 통해 얻을 수 있는 정보와 의미는 어떠한지?

특히 심전도를 통해 지속적으로 눈으로 보여지는 맥박과 심장리듬의 변화와 관찰이 되는지?

답 심전도는 심장박동의 리듬, 심박수의 변화를 지속적으로 관찰하고 혈압의 측정은 순환기능(특히 심장의 펌프기능)을 관찰함으로 환자의 심장기능과 혈역학적 상태를 알 수 있는 가장 중요한 감시기능이며 맥박산소포화도는 조직의 산소화 정도를 지속적으로 측정함으로 저산소증 발생을 미리 발견하여 치료할 수 있는 중요한 환자감시장치임. 심전도를 통해 맥박과 심장리듬의 변화를 지속적으로 관찰할 수 있음.

문24 중환자실로 옮겨진 환자에게 통상적으로 행해지는 감시체계는 어떤 것이고 이 환자에게 환자감시장치의 모니터링을 통해 행하여진 것과 차이가 있거나 부족한 것이 있는지?

답 중환자실에서의 감시장치는 병원의 종류와 규모에 따라 차이가 날 수 있으나 일반적으로 심전도 감시, 동맥카테터를 통한 직접 동맥압 측정, 중심정맥압 측정, 맥박산소포화도 측정, 소변량 측정, 동맥혈 가스검사 등이 있으며 인공호흡기의 사용시에는 산소투여농도, 1회 환기량, 호흡횟수, 호기말 이산화탄소분압 등을 측정하는 감시체계를 갖고 있음.

이 환자의 경우에는 심전도 감시, 혈압측정, 맥박산소포화도 측정, 동맥혈 가스검사 , 의식상태 평가 등이 이루어진 것으로 보임.

문25 중환자실 이송 후 마취과의사가 활력징후와 산소포화도, 의식등을 점검하고 특이 사항이 없을 경우 환자를 인계하고 퇴실하는 행위에 부적절한면이 있는지?

답 대부분의 병원에서 수술 후 환자가 중환자실로 옮겨지면 환자의 상태(의식, 호흡, 순환상태)를 확인한 후 이상이 없을 경우에는 수술과 마취기록을 중환자실 근무 의사(의사가 상주하는 경우) 혹은 간호사에게 인계하고 필요할 경우 연락을 취하도록 하고 마취과의사는 중환자실을 떠나는 것이 상례임.

문26 빈맥이 있는 환자에서 Pancuronium(mioblock)에 비해 Pipecuronium(arduan)의 장점은 무엇이고 위 환자의 경우 이로운 점은 무엇인지?

위 환자에게 arduan의 사용의 금기사항이 있는지?

답 pancuronium은 빈맥을 일으키는 성질이 있는데 비해 pipecuronium은 심혈관계에 미치는 영향이 적어 심혈관계질환을 가진 환자의 마취에 선택적으로 사용되는 근이완제임. 위 환자에게 pipecuronium의 사용은 pancuronium에 비해 빈맥의 악화를 방지할 수 있는 이점이 있으며 위 환자가 pipecuronium에 대한 금기사항은 없을 것으로 생각함.

문27 패혈증 및 저혈량증이 의심되는 이 환자에게 근육이완제 사용이 불가능한지? 위 환자에게 근이완회복을 위한 약제들이 적절히 사용되었는지?

답 이 환자의 마취를 위해서는 근육이완제의 사용은 반드시 필요하며 이 환자에서 근이완 회복을 위한 약제들은 마취기록지를 볼때(stigmine과 atropine의 사용) 적절히 사용된 것으로 생각함.

문28 진료기록지상 수술 후 중환자실로 이송한 위 환자의 갑작스러운 심정지로 인해 즉각적인 심폐소생술로 이어지기까지의 정황으로 볼 때 환자상태의 관찰의 공백이 있었다고 볼 수 있는지?

답 마취기록지에는 환자의 수술 및 마취종료시간이 19시 25분으로 기록되어 있고 간호기록에는 환자의 중환자실 도착시간이 19시 25분으로 기록되어 있음. 환자가 수술실에서 마지막 측정한 혈압은 140/85mmHg, 맥박은 130회/분 이었으나 중환자실 도착시의 생체활력증후는 기록되어 있지 않음. 19시 42분경 호흡정지가 발생하였고 청색증이 나타났으며 이때 활력징후는 측정하기 힘들었던 것으로 보임(?로 표시되어 있음). 이상의 기록만으로 볼때는 환자의 상태가 악화된 기간은 19시 25분에서 19시 42분 사이인데 이 기간동안의 환자상태 관찰기록은 진료기록부에서 찾을 수 없었음.

Ⅳ. 서울고등법원 제 9민사부 판결 (2001나45340 손해배상(의)) (제 1심 판결 서울지방법원 북부지원 2001. 7. 5 선고 2000가합1635 판결)

■ 주문

1. 원고들의 항소를 모두 기각한다.
2. 항소비용은 원고들이 부담한다.

■ 청구취지 및 항소취지

제1심 판결을 취소한다.

피고는 원고 윤ㅇㅇ에게 금 227,221,836원, 원고 유ㅇㅇ에게 금 10,000,000원, 원고 윤ㅇㅇ, 윤ㅇㅇ에게 각 금 5.000,000원 및 위 각 금원에 대하여 1999. 12. 9부터 이 사건 소장 송달일까지는 연 5%의, 그 다음 날부터 다 갚는 날까지는 연 25%의 각 비율에 의한 금원을 지급하라.

■ 이유

1. 기초사실

가. 수술 전 상황

(1) 원고 윤ㅇㅇ은 1999. 12. 9 14:05경 자신의 집에서 복통이 심해지자 119구급차에 연락하여 피고 경영의 부천시 ㅇㅇ구 ㅇㅇ동 ㅇㅇ-ㅇ 소재 ㅇㅇ병원(이하 피고병원이라 한다) 응급실로 후송되었는데, 응급실에서 위 원고는 이틀 전부터 상복부 동통이 있어서 음식은 먹지 않고 술만 마셨으며 아침부

터 증세가 심해졌는데 약 10년 전 B형 간염진단을 받은 바 있고, 5년 전 십이지궤양의 진단을 받았으나 약국에서 약을 사서 복용하기만 하여 왔다고 진술하였다. 당시 측정된 위 원고의 혈압은 120/60, 맥박은 108 회/분이었고 위 원고는 심한 통증으로 허리를 제대로 펴지 못하였다.

(2) 같은 날 14:30경 보호자인 원고 유○○이 도착하여 원고 윤○○에게 수술 받으려면 다른 병원으로 전원하자고 하였으나 원고 윤○○은 통증이 심한 나머지 다른 병원으로 가는 것을 거부하고 피고 병원에서 계속 치료받겠다고 하였다.

(3) 응급실 당직의사인 윤○○는 위 원고에게 통증을 가라앉히는 약품을 주사하는 한편 위 원고에 대하여 복부 초음파, 흉부 복부 방사선 검사, 혈액검사, 전해질 검사, 항원항체 간기능검사 등 각종검사를 실시하였는바, 흉부 X선 검사 결과 횡경막 아래 부분에 유리가스가 관찰되었고「장(腸)에 있어야 할 공기가 장(腸) 밖으로 새어 나온 현상을 말함」, 뉴모가스트로그램(pneumogastrogram : 위에 공기를 채워서 X선으로 촬영한 것)상으로도 십이지장궤양천공이 의심되어 같은 병원 일반외과 전문의인 임○○에게 진료를 의뢰하였다.

(4) 같은 날 16:30경 일반외과 과장인 임○○이 응급실로 내려와서 위 원고를 진찰한 결과 위 원고는 눈동자가 흐려져 있었고 피부에 생기가 없는 등 병색이 완연하였을 뿐만 아니라 복부를 만져보았을 때 압통이 있었으며 흉부 X선 검사 결과 횡경막 아래 부분에 유리가스가 가득 차 있어서 일단 위 원고의 병명을 궤양천공으로 판단하였다.

(5) 또한 임○○은 위 원고가 식사를 하지 않은 상태에서 술로 인한 취기로 통증이 완화되는 바람에 병원에 오는 것이 지체되었다는 사정을 듣고는 복막염의 위험이 커서 수술이 급하다고 판단하여 간호사 등에게 응급수술 지시를 내리고 위 원고에게 심전도 검사, ABO검사(혈액형 검사) 등을 실시하고 도뇨관을 삽입한 후 같은 날 17:10경 응급실에서 중환자실로 입원조치 하였다.

(6) 한편 임○○은 보호자인 원고 유○○에게 환자인 원고 윤○○의 상태 및 수술의 필요성에 대해 설명하면서 수술 후 복강 내 염증으로 인하여 농양이 생길 수 있고 환자 전신 상태가 좋지 못하여 예후가 나쁠 수도 있다며 수술 후의 합병증 등에 관하여도 설명을 마친 후 수술 동의서를 받았다.

(7) 같은 날 17:20경 중환자실에서 원고 윤○○은 말을 걸면 대답은 하는 정도였고, 상복부 고통을 주로 호소하면서 옆으로 누워 있었다. 같은 날 17:30경 원고 윤○○에 대해 도뇨관 삽입상태에서 BT/CT 검사(혈액응고측정검사)을 하였으며, 항생제 피부반응은 정상이었다.

나. 수술 경과

(1) 1999. 12. 9. 17:55경 위 원고는 중환자실에서 수술실로 옮겨졌는데, 피고 병원 마취과장으로서 마취를 담당했던 변O는 당시 원고 윤○○이 혈압 150/100, 맥박 115회/분이었고, 의식상태가 약간 혼미한 상태로서 탈수증세를 보여 혈장증량제를 투여하였고, 마취유도제와 근육이완제를 주사한 뒤 기관삽관intubation과 인공호흡을 실시하였다.

(2) 수술을 담당한 의사 임○○이 위 원고에 대하여 배꼽을 중심으로 명치부분까지 약 20cm 가량 절개

하여 개복한 결과 복강 내에 1,000cc가 훨씬 넘는 시커멓고 짙은 갈색의 담즙이 섞인 분비물이 가득 차 있었으며, 이로 인하여 복강 벽 및 장간막에 염증성 변화가 심하였다. 이에 임○○은 우선 복강 내에 가득 찬 분비물을 흡입기로 모두 제거하고 생리식염수로 복강 내를 2회 반복하여 세척하였으며 위장과 십이지장을 연결하는 상단부분(위장과 십이지장의 첫 번째 연결부분)에 직경 0.8cm의 천공부위를 발견하여 봉합술을 시행하고 다시 복강 부분을 2~3회 세척하여 패드로 닦아낸 뒤 폐쇄흡입배액관을 간 하부에 위치하도록 삽입한 후 복벽을 층에 따라 봉합하였다.

다. 수술 후의 경과

(1) 1999. 12. 9. 19:10경 수술이 끝난 뒤 19:20경 마취과장 변○는 원고 윤○○의 상태를 확인하였는데 위 원고가 의식이 돌아오고, 자발호흡을 하며, 팔다리를 움직이고, 자극에 눈을 뜨는 등 마취에서 깨어나자 기관발관extubation을 시행하고 인공호흡기로 환자의 자발호흡과 같이 보조해 주면서 떼어낸 뒤 같은 날 19:25경 원고 윤○○을 중환자실로 옮겼다.

(2) 담당의사인 임○○은 원고 윤○○이 마취에서 깨어나는 것을 확인한 후 병실회진을 하고 있었는데, 같은 날 19:42경 중환자실 간호사가 갑자기 원고 윤○○에게 청색증이 나타나고 호흡정지 및 심장마비(당시 혈압 : ?, 맥박 : 68/?, 체온 : 36.2도)가 온 것을 발견하고는 의사에게 연락하여 19:45경 당직 의사 윤○○가 기관삽관을 시행하였고, 회진 중 연락을 받고 온 담당의사 임○○은 의사 이○○, 윤○○와 함께 곧바로 심폐소생술을 실시하였다.

(3) 이후 원고 윤○○은 심장박동은 회복되었지만 호흡은 회복되지 않아 인공호흡기를 부착하였는데, 같은 날 20:15경 위 원고가 미약하나마 자발호흡을 하자 인공호흡기를 제거하였다. 위 원고는 위 병원의 의사들의 계속적인 처치에도 불구하고 같은 날 19:53경과 20:25경 청색증이 다시 나타났고 의식은 반응이 있다가 없어지기를 반복하였으며, 다음 날인 10. 01:30경부터 10:10경까지 수시로 경련을 하여 같은 날 04:15경부터 인공호흡기가 다시 부착되었다.

(4) 수술 다음날인 10. 11:00경 인공호흡기를 부착한 상태에서 원고 윤○○은 의식 반응이 없었고, 혈압은 90/60으로 측정되었다. 같은 날 11:30경 담당의사 임○○은 원고 윤○○의 보호자 원고 유○○에게 설명하고 계속적인 신경과 치료가 필요하다는 판단하에 보호자인 원고 유○○과 상담 후 의사 서○○을 동행하게 하여 병원 구급차로 원고 윤○○을 ○○대학교 의과대학 부속병원인 ○○의료원으로 전원하였다.

라. 전원 후의 상태

(1) 원고 윤○○은 전원 후 ○○의료원 일반외과에서 수술 후 처치 및 뇌손상 예방치료, 입원 중 발생한 패혈증 치료를 받았고, 계속된 혼수와 전신경련 등으로 신경과 진료의뢰가 이루어져 2000. 1.경부터 일반외과에서 신경과로 전과한 후 패혈증에 대한 항균제 투여, 간질성 경련에 대한 항간질약 투여, 체위변경 불능으로 욕창 처치, 사지강직에 대한 약물 투여와 물리치료 등 보존적 치료를 받았다.

(2) 위 치료에도 불구하고 위 원고는 저산소성 뇌손상으로 인하여 현재 의식장애, 운동장애, 구음장애 등을 포함하여 자발적 운동이나 지각인지능력이 소실되고 언어감정 등의 소통이 불가능한 식물인간 상태이다.

마. 원고들의 지위

원고 유○○은 원고 윤○○의 처, 원고 윤○○, 윤○○은 각 원고 윤○○의 자이고, 피고는 원고 윤○○의 수술에 관여하였던 담당의사 및 간호사들의 사용자이다.

2. 원고들의 주장

가. 마취 전 정밀검사의무 불이행부분

원고들은 원고 윤○○이 약 10년 전부터 만성 B형 간염을 앓고 있었고, 위와 같은 사실이 응급실기록지에 기록되어 있음에도 불구하고 수술 전 원고 윤○○의 마취를 담당하였던 의사 변O는 이에 대한 적절한 조치를 취하지 않은 채 마취를 시행하였고, 수술을 담당했던 의사 임○○ 역시 이를 간과한 채 수술을 강행한 과실로 원고 윤○○이 수술직후 간성혼수로 인한 심정지 및 호흡마비에 이르게 하였다고 주장한다.

살피건대, 원고 윤○○이 피고 병원 응급실로 내원했을 당시, 담당의사인 임○○이 원고 윤○○에 대한 문진 등을 통해 원고 윤○○이 약 10년 전에 만성 B형 간염 진단을 받았다는 과거병력을 알고 있었던 사실은 위에서 인정한 바와 같으나, 제1심 법원의 ○○대학교 의과대학부속병원장에 대한 감정촉탁결과만으로는 담당의사인 임○○과 마취과 의사인 변○가 이를 간과하고 무리하게 수술을 강행하여 원고 윤○○이 간성혼수로 인한 심정지 및 호흡마비에 이르게 되었다는 것을 인정하기에 부족하고, 달리 이를 인정할 아무런 증거가 없으므로 원고들의 위 주장은 이유없다. {오히려, 위에서 인정한 바와 같이 원고 윤○○은 내원 2일전부터 복통을 호소하였고 수술을 위해 개복한 결과 장내용물이 복강으로 흘러나온 것이 매우 심하여 복강 내에 녹갈색 액체가 다량 차 있었으며, 이로 인한 복강 벽 및 장간막에 염증성 변화가 심하였던 것으로 볼 때 내원 당시 원고 윤○○은 이미 범발성 복막염이 상당정도 진행되어 응급수술을 해야 할 급박한 상황이었고, 갑 제6호증의 42, 59의 각 기재와 당원의 대한의사협회장에 대한 진료기록감정촉탁결과에 의하면 담당의사 임○○은 원고 윤○○에 대한 수술에 앞서 원고 윤○○에 대한 간기능 검사를 시행하였고, 그 검사결과 간기능 수치인 GOT(8 내지 40사이의 수치이면 정상임)가 34 unit, GPT(5 내지 35 사이의 수치이면 정상임)가 32 unit로 측정되어 정상범위 이내인 사실을 확인하고 수술을 실시하였던 사실 및 위 간기능 검사에 의하면 위 원고가 B형 간염환자가 아닌 것으로 판단되는 사실을 인정할 수 있을 뿐이다.

나. 마취회복 단계에서의 주의의무 불이행부분

(1) 응급조치가 늦어진 과실

원고들은 원고 윤○○에 대한 수술 후 마취과장 변○나 담당의사 임○○은 위 원고가 수술 전 이틀동안 술만 마시고 음식물 섭취를 전혀 하지 않았기 때문에 영양결핍이 의심되었고 복막염이 상당히 진행된 상태라 패혈증까지 의심되는 상황이었으며, 의식마저 혼미한 상태였으므로 비록 환자가 수술직후 팔.다리를 움직이는 등 의식이 돌아온 것 같은 현상을 보였을지라도, 위 원고의 B형 간염증, 전신쇠약상태 등을 고려하여 좀 더 의식이 확실해질 때까지 계속 환자의 주위에서 살펴보거나 자리를 뜨더라도 마취전문 간호사 등을 환자담당간호사로 지정하여 철저히 감시하게 하고 만약의 경우 호흡정지가 생기면 곧바로 응급조치를 취할 수 있도록 조치했어야 함에도 불구하고, 이러한 조치 없이 만연히 별일 없을 것으로 판단하여 마취과 의사 변○는 퇴근을 하고, 담당 의사 임○○은 회진에 들어감으로써 환자가 호흡이 정지된 10여분 후에야 인공호흡 등 응급조치를 취함으로써 환자에게 저산소증에 의한 치명적인 뇌신경손상을 야기한 과실이 있다고 주장한다.

살피건대, 1999. 12. 9. 19:10경 원고 윤○○에 대한 수술이 끝난 뒤 마취과장 변○와 담당의사인 임○○은 원고 윤○○이 마취에서 깨어나는 것을 확인한 후 19:25경 원고 윤○○을 중환자실로 옮기고 나서 임○○은 다른 환자들에 대한 병실회진을 하기 위해 중환자실을 떠났으며 변○는 퇴근을 하였는데, 그 후 같은 날 19:42경 갑자기 원고 윤○○이 청색증 현상을 보이면서 호흡 정지 및 심장마비 증세를 보인 사실은 위에서 인정한 바와 같으나, 갑 제6호증의 60, 갑 제14호증의 9, 18, 19의 각 기재에 의하면, 마취과장 변○는 원고 윤○○에 대한 수술이 끝난 후 약 10분동안 위 원고를 관찰하였는바, 수술 후 위 원고는 팔.다리를 잘 움직이고, 호흡이 고르며 자극에 눈을 뜨는 등 마취에서 깨어났을 뿐 아니라 호흡도 자발적으로 할 수 있는 상태여서 인공호흡기를 제거한 뒤 위 원고를 중환자실로 옮겼으며, 중환자실로 옮겨진 뒤에도 중환자실에는 마취과 간호사가 대기하면서 위 원고의 상태를 지켜보았을 뿐만 아니라, 같은 날 19:42경 위 원고에게서 청색증이 나타나고 호흡정지 및 심장마비 증세를 보인 때로부터 약 3분 뒤인 19:45에는 중환자실에 있던 의사 윤○○가 바로 기관삽관을 시행하였고, 응급 호출을 받고 달려온 담당의사 임○○은 의사 이○○와 함께 심폐소생술을 실시하는 등 호흡정지 및 심장마비에 대응하여 즉각적인 응급처치를 하였던 사실을 인정할 수 있고, 이에 반하는 원고 유○○의 원고본인신문결과는 믿기 어려운 바, 위와 같은 사실 관계라면 담당의사인 임○○ 등이 원고 윤○○의 호흡정지 및 심장마비에 적절히 응급처치를 하지 않아 원고 윤○○의 상태가 악화되었다고 단정하기 어렵고, 달리 이를 인정할 증거가 없으므로, 원고들의 위 주장은 이유 없다.

(2) 활력증후가 불안정한 환자에게 수술 직후부터 혈압과 맥박이 빨라져 140회/분까지 상승하였는데 마취과 의사 변○ 등은 위 원고의 상태에 대해서 정확한 평가도 하지 않은 채 서둘러 기관발관을 시행하고 이후에도 위 원고의 맥박이나 호흡 등 활력증후 측정을 통한 신체 안정을 확인하지 않고 곧장 중환자실로 원고를 옮긴 과실이 있다고 주장한다.

살피건대, 수술 당인 19:10경 마취과장 변○가 원고 윤○○의 상태를 확인하고 인공호흡기를 떼어낸 뒤 같은 날 19:25경 위 원고를 중환자실로 옮긴 사실은 위에서 본 바와 같으나 당시 위 원고의 활력증후가 불안정하였음에도 기관발관을 하고 중환자실로 서둘러 옮겼다고 볼 아무런 자료가 없고 오히려 갑 제6호증의 50, 갑 제14호증의 8, 18, 19의 각 기재와 당원의 대한의사협회장에 대한 진료기록감정촉탁결과에 의하면 위 원고는 수술 전 마취를 시작할 무렵인 18:00경 혈압 150/100, 맥박 115회/분으로 빈맥(頻脈: 맥박 수가 분당 100회 이상인 경우)으로 상태가 좋지 아니하여 마취담당 의사인 변○가 혈장증량제인 세린티스 500ml를 투여하였던 사실, 원고의 활력증후는 수술 도중 인공호흡기를 부착한 상태에서 혈압 160~105/95~60, 맥박 130회/분이었고, 수술이 종료될 무렵인 19:10경 혈압 110/60, 맥박 130회/분이었고, 19:15경 혈압 120/70, 맥박 135회/분이었고 마취가 종료된 19:20경 혈압 130/78, 중환자실로 간 19:25경 혈압 140/85이었던 사실, 위 원고가 수술이 종료될 무렵 혈압이 상승하고 빈맥이 발생하는 등 혈역학적으로 약간 불안정하였으나 위 원고가 의식이 회복되는 단계에서 계속하여 기관을 삽입한 인공호흡기를 유지할 경우 자극으로 혈압상승이나 빈맥이 더 촉진될 수 있기 때문에 기관발관을 하는 것이 적절한 조치인 사실, 마취과장 변○는 원고 윤○○에 대한 수술이 끝난 후 약 10분동안 위 원고를 관찰하였는바, 수술 후 위 원고는 팔.다리를 잘 움직이고, 호흡이 고르며 자극에 눈을 뜨고 피부색깔도 선홍색을 띠는 등 마취에서 깨어났을 뿐 아니라 호흡도 자발적으로 할 수 있는 상태여서 인공호흡기를 제거한 뒤 위 원고를 중환자실로 옮긴 사실을 인정할 수 있는 바, 위 인정사실에 의하면 마취과 담당의사인 변○ 등이 위 원고의 상태에 대해서 정확한 평가도 하지 않은 채 서둘러 기관발관을 시행하였다거나 위 원고의 활력 증후 측정을 통한 신체 안정을 확인하지 않고 곧장 중환자실로 위 원고를 옮겼다고 볼 수 없고, 달리 이를 인정할 증거가 없으므로, 원고들의 위 주장은 이유 없다.

(3) 중환자실로 위 원고를 옮긴 후 20분 동안 활력증후 측정을 소홀히 한 과실

원고들은 수술 직후의 환자의 상태가 매우 불안정하므로 담당 의사는 혈압, 맥박, 호흡 등의 가장 기본적인 활력증후 상태를 자주 측정하고 마취 직후에 초래될 수 있는 가장 흔한 합병증인 저산소혈증을 예방할 수 있는 만반의 조치를 다해야 함에도 담당 의사인 임○○, 변○ 등은 원고 윤○○을 수술직후 중환자실로 옮긴 다음 청색증과 호흡정지를 일으키기까지 20분 동안 한번도 활력증후를 측정하지 않고 그대로 방치한 과실이 있다고 주장한다.

살피건대, 수술 당일 위 원고가 중환자실로 옮겨진지 20분 가량 지났을 무렵인 19:42경 중환자실 간호사가 원고 윤○○에게 청색증이 나타난 것을 발견하였을 당시 간호기록지에는 '맥박 : ?, 혈압 : 68/?, 체온 : 36.2℃' 로만 기재되어 있는 사실은 인정되나 이러한 사실만으로 위 원고가 중환자실에서 활력증후를 측정받지도 못한 채 방치되었다고 볼 수 없고, 오히려 을 제4증의 1, 2의 영상, 을 제5, 6호증, 갑 제6호증의 52 내지 54, 60의 각 기재 및 갑 제14호증의 3의 일부 기재와 당원의 대한의사협회장에 대한 진료기록감정촉탁결과에 변론의 전취지를 종합하면, 피고 병원 중환자실에는 모든 환자에 대하여 혈압, 맥박, 산소포화도 등을 측정하는 모니터가 설치되어 자동적으로 환자의 활력증후를 감시할 수 있도록 하고 있는 사실, 위 원고가 중환자실로 왔을 당시 의식이 있었고 자발호흡을 하고 있었으며 도착 즉시 담당의사인 임○○과 마취과장 변○가 직접 환자의 몸에 위 모니터를 부착시켜 위 원고의 경우에도 심전도 감시, 혈압 측정, 맥박산소포화도 측정, 동맥혈 가스검사, 의식상태 평가 등이 이루어진 사실, 중환자실의 경우 모니터를 통하여 환자의 활력증후를 계속 감

시하도록 되어 있기 때문에 특이한 소견이 있을 때에만 간호사가 간호기록지에 기재를 하고 특이한 변동이 없는 한 의사가 지시한 시간 이외에는 특별히 이를 기재하지 않는 사실, 담당의사는 위 원고에 대하여 입원당시에는 6시간마다, 수술 전에는 4시간마다 활력증후를 측정하도록 하였고 수술 후에는 1시간마다 이를 측정하도록 지시한 사실, 위 원고에 대한 간호기록지에 수술당일 19:42경 맥박 : ?, 혈압 : 68/?, 체온 : 36.2℃로 기재된 것은 위 원고의 몸에 부착된 환자감시장치의 모니터상에 혈압 및 맥박과 관련한 환자의 이상증후에 관하여 감시장치가 갑자기 감지하지 못하여 수치로 알 수 없음을 그대로 기록지상에 기록한 것에 불과한 사실, 모니터 상에 위 원고의 혈압이 갑자기 떨어지는 등 이상증후가 나타나자 바로 기관삽관을 하여 응급조치를 시행하고 담당의사에게 연락을 하여 심폐소생술 등을 실시한 사실을 인정할 수 있는 바, 위 인정사실에 비추어 보면 피고 병원 의사 등이 원고 윤○○을 수술 직후 중환자실로 옮긴 다음 청색증과 호흡정지를 일으키기까지 20분 동안 한번도 활력증후를 측정하지 않고 그대로 방치하였다고는 볼 수 없다 할 것이므로 원고들의 위 주장 또한 이유 없다.

3. 결론

그렇다면 원고들의 이 사건 청구는 이유 없어 이를 모두 기각할 것인바, 제1심판결은 이와 결론을 같이 하여 정당하고, 원고들의 항소는 이유 없어 이를 기각하기로 하여 주문과 같이 판결한다.

▶ 사례 10(외과)

I. 사건 개요

가. 환아(10개월된 남아)는 1997. 4. 15. 오후부터 우유를 먹지 못하고 토하여 내과의원에서 1차 진료를 받고 다음날인 4. 16. 오전까지 차도가 없어 위 내과에서 2차 진료를 받은 결과, 장중첩증 의증으로 ○○대학병원에 전원됨.

나. 1997. 4. 16. 14:00 경 ○○대학병원 응급실에 도착하여 검사를 받은 결과 역시 장중첩증으로 진단되어 1차적으로 바륨관장을 하였으나 3-4차례의 바륨관장 시술에도 장중첩이 복구되지 않아 수술을 하기로 하였음.

다. 같은 날 23:00경 수술이 시작되어 1시간 정도 후 수술을 마쳤으며 회복실에 서 10-20분 정도 있은 환아는 병실로 옮겨졌으나 4. 17. 03:00 경, 환아가 몸에서 열이 느껴져 보호자가 당직 간호사에게 알렸으나 이때 의료진의 치료를 받지 못한 것으로 보임.

라. 1997. 4. 17. 05-06:00 경에는 환아에게 40°C가 넘는 고열증세가 나타나고 청색증의 증상이 보여 담당간호사가 얼음맛사지를 하였으나 환아는 구토를 수차례 하면서 잠을 이루지 못하였음. 09:00경에는 원고의 상태가 이상해 보여(신체가 뻣뻣하고 차갑게 느껴짐) 급히 의료진들에게 알리자, 담당의사 등이 와서 응급조치를 취하였으나 환자는 동공이 고정되면서 호흡이 약해지고 혈압도 잡히지 않은 채 소변도 전혀 나오지 않는 상태로 오히려 상태가 악화되어 갔음.

마. 환아의 상태가 악화되어 중환자실에 약 13일에 걸쳐 치료를 받았으나 하루 수차례의 간질발작 증상이 있었으며 뇌단층 촬영 결과 산소공급 중단으로 인한 광범위한 뇌손상 소견을 보였음.

II. 창원지방법원 진주지원 제1민사부 2000가합 1108건의 사실조회에 대한 회신

■ 기초사실

사건개요의 내용과 동일함.

■ 조회할 사항

1. 전신마취시 합병증에 대하여

문1 전신마취시 NPL(75), Nor(1.5), Atropine(0.3)/O_2-N_2O-Eth를 투여한 바 각 약제는 어떠한 작용을 나타내는지

답 NPL : thiopental sodium을 말하는 것으로 수면, 진정작용을 가진 barbiturate 계열의 약제임. 주로 마취유도 목적으로 사용됨.

Nor : vecuronium을 말하는 것 같으며 비탈분극성 근육이완제로 소아환자에서 가장 많이 사용되

고 있음.

Atropine : 항콜린성 약제로 마취전 처치제로 주로 사용되며 미주신경 반사에 따른 서맥 발생의 예방 또는 치료 및 구강내 분비물 감소의 목적으로 사용됨.

N_2O : 흡입마취제로 마취유지시 보조 마취제로 작용하여 주 마취제의 마취유지 농도를 줄여주는 역할을 함.

Ethrane : 마취유지를 위하여 현재 임상마취에서 가장 많이 사용되고 있는 휘발성 흡입마취제임.

문2 위 (1)항의 약제들의 부작용 및 투여시의 주의점이 있다면 무엇인지

답 NPL : 과량 투여시 혈압하강, 호흡억제 등의 부작용이 발생할 수 있으므로 적정량의 사용이 중요하며 투여시에는 항상 환자상태 변화에 대한 관찰이 필요함

Nor : 근육이완제이므로 환자의 호흡근을 마비시켜 호흡을 정지시키기 때문 사용시에는 항상 환자에 대한 조절호흡이 필요함.

N_2O, Ethrane : 고농도의 투여시 혈압하강을 초래할 수 있으므로 마취유지를 위한 농도의 조절에 유의하여야 하며 투여시에는 항상 산소와 함께 사용하여 50%의 산소농도를 유지하여야 함.

문3 생후 10개월 영아의 전신마취시 특별히 주의할 점이 있다면 무엇인지

답 유아환자는 성인과는 다른 생리적 기능과 해부학적 구조를 가졌고 약제나 외부환경의 변화(특히 고온이나 저온 등의 주변온도 변화)와 저산소증 등에 매우 민감하게 반응하기 때문에 전신마취시에는 약제의 용량사용에 주의를 하여야 하고 수술실 환경을 최적의 상태에 두도록 하며 항상 충분한 환자감시장치(혈압, 맥박, 체온, 산소포화도 등)를 사용하여 지속적으로 환자상태 변화를 관찰하여야 함.

2. 소아환자의 전신마취 후 합병증 예방을 위한 방법에 대하여

문1 소아환자의 전신마취 후 합병증으로는 어떠한 것들이 있으며 각각의 빈도는 어떠한지

답 전신마취 후 발생할 수 있는 합병증으로는

1) 각성시의 섬망 : 2세 이상에서 주로 발생하며 저산소증, 통증, 저혈당증 및 전해질 이상 등의 증상과 비슷하므로 주의깊게 관찰하여야 한다.

2) 기도폐쇄, 3) 마취후 지속적 무호흡, 4) 저산소혈증, 5) 발관후 성문하 부종(croup), 6) 심혈관계 불안정, 7) 체온조절 이상(저체온이나 고열), 8) 오심, 구토, 9) 전해질 이상, 10) 흡인성 폐렴 등이 있음.

문2 생후 10개월인 영아의 전신마취 수술이후 주의 깊게 관찰해야 할 내용이 있다면 무엇인지

답 위의 합병증 발생 가능성에 대해 모두 주의 깊게 관찰하여야 함.

문3 생후 10개월된 영아의 전신마취 후 합병증을 예방하기 위해 필요한 처치나 주의할 점이 있다면 무엇인지

답 회복실에서는 환자의 상태변화를 환자감시장치를 사용하여 지속적으로 감시close observation하는 것

이 중요하며 이상소견이 발생할 때는 그 원인을 찾아 즉각적인 처치를 해주는 것이 필요함.

문4 수술후 합병증 중 흡인성 폐렴은 어떠한 질환인지. 증상은 어떠한지

답 위 내용물이나 구강내 이물질의 기도내 흡인으로 인하여 폐에 염증이 생기는 것으로 정도에 따라 증상이 다양하게 나타날 수 있음. 임상적 징후로는 저산소혈증, 호흡곤란, 기침, 쌕쌕거림wheezing, 청색증 등이 나타날 수 있으며 진행될 경우 폐부종, 호흡정지, 심정지 등도 나타날 수 있음.

문5 위 문4의 예방을 위하여 생후 10개월인 영아에게 필요한 처치는 무엇인지

답 수술전 금식을 지키고 기관삽관시나 발관 직후에 위 내용물이나 구강내 이물질이 기도내로 들어가지 않토록 구강내나 기도내 분비물을 흡인기로 제거해주는 것이 필요함.

3. 수술후 소아환자의 발열증상에 대하여

문1 수술후 3시간 정도 경과 후 환자에게 발열증상이 있었다면 이의 원인으로 무엇을 의심할 수 있는지

답 주변 온도가 높을 경우와 환자가 많은 포로 싸여 체온발산이 제대로 안되는 경우, 그리고 체내 수액부족(탈수 현상)이나 전해질 부족, 급성 감염 등이 원인일 수 있으나 더 상세한 내용은 소아외과학회에 질의하시기 바랍니다.

문2 생후 10개월인 영아에게 수술 후 3시간 정도가 경과하여 발열증상이 있었다면 필요한 검사 및 처치는 무엇인지

답 환자주위의 온도를 낮추고 환자의 몸을 노출시켜 열을 발산시키고 필요하면 알콜이나 얼음으로 맛사지를 해주어야 함. 필요한 검사는 지속적인 체온 측정과 혈액검사, 전해질 검사, 소변 검사 등을 시행하여 체내 수액량의 적정여부를 알아보고 교정해 주는 것이 필요할 것으로 생각함. 위의 처치에도 불구하고 발열이 계속될 경우에는 급성 감염 여부(폐렴 등)를 알기 위한 검사가 필요할 것임.

4. 수술후 소아환자의 간질 발작 증상에 대하여

문1 위 기초사실에 근거하여 볼 때 전신마취의 부작용으로 간질 발작이 올 수 있는지, 있다면 그 빈도는 어떠한지

답 수술 후 발생한 간질 발작은 전신마취의 부작용보다는 환자가 원래 가지고 있던 중추신경계 질환, 수술로 인해 발생한 수액소실, 전해질 불균형, 발열 등으로 오는 경우가 많으며 저산소증에 의한 뇌손상 등으로 경련이 발생할 수도 있으나 그 발생빈도는 매우 낮음.

문2 부작용으로 간질 발작이 올 수 있다면 증상발현 시간 등 그 양상은 어떠한지

답 간질발작의 원인에 따라 발현시간과 양상이 다를 수 있으나 자세한 내용은 소아과학회나 소아외과학회에 문의하시기 바랍니다.

문3 생후 10개월인 영아에게 간질 발작이 있었다면 적절하고 필요한 처치는 무엇인지

답 먼저 기도유지와 산소투여를 하면서 항경련제(diazepam 혹은 dilantin)를 투여하여 경련을 진정시키고 발작의 원인을 찾아 치료해주는 것이 중요함.

5. 전신마취 소아환자의 수술 후 호흡기 관리에 대하여

문1 전신마취 수술후 환자의 호흡기 관리를 어떻게 하는지

답 수술이 끝날 무렵 환자의 자발호흡 능력이 충분하다면 기관튜브를 발관하고 마스크로 산소를 투여하면서 환자의 호흡상태를 관찰함. 회복실에서도 산소를 투여하면서 환자의 호흡상태를 계속 관찰한 후 자발호흡 양상이 정상으로 지속되면 특별한 호흡관리는 필요치 않음.

문2 전신마취와 관련한 호흡기 합병증은 어떤 것이 있으며 그 발생빈도는 어떠한지

답 기도폐쇄로 인한 호흡곤란(후두부종 등에 의해), 후두 경련, 중추성 호흡억제, 급성 환기부전, 저산소혈증, 폐부종, 무기폐 등이 있음.

문3 수술후 합병증으로 오는 흡인성 폐렴은 어떠한 질환인지

답 문항 2 - 문4의 답변을 참조하시기 바랍니다.

문4 위 문3항의 흡인성 폐렴의 원인 및 증상은 어떠한지

답 문항 2 - 문4의 답변을 참조하시기 바랍니다.

문5 생후 10개월의 영아의 흡인성 폐렴을 예방하기 위한 처치는 무엇인지

답 문항 2 - 문5의 답변을 참조하시기 바랍니다.

III. 창원지방법원 진주지원 제1민사부 2000가합1108 손해배상(의) 판결

■ 주문

1. 피고는 원고 강ㅇㅇ에게 372,868,059원, 원고 강ㅇㅇ에게 14,492,835언, 원고 이ㅇㅇ에게 10,000,000원, 원고 강ㅇㅇ에게 2,000,000원 및 위 각 금원에 대한 1997. 4. 17.부터 2003. 11.28.까지는 연 5%, 그 다음날부터 완제일까지는 연 20%의 비율에 의한 금원을 지급하라.
2. 원고들의 나머지 청구를 기각한다.
3. 소송비용중 30%는 원고들이, 나머지 70%는 피고가 각 부담한다.
4. 제1항은 가집행할 수 있다.

■ 청구취지

피고는 원고 강ㅇㅇ에게 593,844,030원, 원고 강ㅇㅇ에게 금 16,418,336원, 원고 이ㅇㅇ에게 10,000,000원, 원고 강ㅇㅇ에게 2,000,000원 및 위 각 금원에 대한 1997. 4. 17.부터 청구취지 감축신청서 송달일까지는 연 5%, 그 다음날부터 완제일까지는 연 25%의 각 비율에 의한 금원을 지급하라.

■ 이유

1. 손해배상책임의 발생

가. 책임의 근거

(1) 기초사실

(가) 원고 강○○은 1997. 4. 15. 오후부터 자주 토하는 증세를 보인 후 1997. 4. 16. 진주시 ○○동에 있는 ○○내과의원에서 장중첩증이라는 진단을 받고, 1997. 4. 16. 15:50경 피고 병원 응급실에 입원하였다.

(나) 위 응급실 담당의사 소외 이○○은 담당간호사에게 원고 강○○의 활력징후를 4시간마다 점검하고, 금식을 시키고, 섭취량, 배설량, 몸무게를 측정하고, 5% 포도당제재 500ml에 염화나트륨 7cc, 염화칼륨 5cc를 혼합하여 분당 10방울(시간당 약 40ml)을 주입할 것을 지시하였고, 당시 원고 강○○의 맥박은 분당 120회(정상 : 분당 110 내지 160회, 평균 : 분당 130회), 호흡은 분당 28회(정상 : 분당 20 내 지 38회, 평균 : 분당 30회), 체온은 36.2°C(정상 : 35.3 내지 37.3°C, 평균 : 36.2°C)였다.

(다) 위 이○○은 원고 강○○에게 장중첩증이 있음을 확인한 후 1997. 4. 16. 18:50경 1차적으로 바륨관장 시술을 하였으나 원고 강○○이 시술 도중 축 늘어져 실패하고 일반외과에 수술을 의뢰하였고, 당시 원 고 강○○의 혈압은 수축기 130mmHg, 이완기 80mmHg(정상 : 수축기 90 내지 110mmHg, 이완기 55 내 지 70mmHg), 맥박은 분당 128회, 호흡은 분당 30회, 체온은 36°C였다.

(라) 피고 병원 일반외과 전공의 소외 주○○는 1997. 4. 16. 21:00경 원고 강○○의 장중첩증 치료를 위하여 개복수술을 하기로 결정하였는데, 당시 원고 강○○의 체온은 36.5°C, 몸무게는 10.3kg이 었다.

(마) 1997. 4. 16. 19:10경 원고 강○○에 대한 응급화학검사 결과 칼륨 3.9mmol(정상 : 3.5내지 5.0mmol), BUN 10mg/*dl*(정상 : 9 내지 21mg/*dl*)로 정상수치였고, glucose(혈당)는 168mg/*dl*(정상 : 80 내지 120mg/*dl*)로 정상수치보다 높았다.

(바) 위 주○○ 등은 1997. 4. 16. 22:15경 원고 강○○의 우측 하복부를 절개하여 중첩된 회장과 맹장을 노출시킨 뒤 맹장과 회장을 역으로 당겨 중첩된 부위를 완전히 복구한 후 봉합하여 1997. 4. 16. 23:50 경 수술을 성공적으로 마쳤고, 당시 담당간호사는 위 개복수술을 하기 전에 위 포도당제재를 하트만 용액 500cc로 교체하였다.

(사) 원고 강○○은 1997. 4. 17. 00:15경 마취에서 덜 깬 상태로 회복실로 옮겨졌고, 당시 맥박은 분당 141회, 수축기 혈압은 120mmHg, 호흡은 분당 40회였다. 담당간호사는 원고 강○○에게 자극을 주면서 깨우기를 시도하고 산소마스크를 통하여 분당 3L의 산소를 공급한 후 1997. 4. 17. 00:40경 혈압이 안정적이고, 호흡이 분당 38회임을 확인하고 원고 강○○을 일반병실로 보냈다.

(아) 1997. 4. 17. 01:00경 위 주○○가 작성한 의사지시 기록지에는 활력징후(체온, 호흡, 맥박, 혈압)를 15분마다 4회 측정한 다음 1시간마다 2회 측정하고, 활력징후가 안정되면 6시간마다 측정하고, 금식 을 시키면서 수분공급량과 배설량을 점검하고, 울리기를 시도하면서 5% 포도당제재 500cc에 NaCl 1cc를 섞어 분당 110방울의 속도로 1회 주입하라는 내용이 기재되어 있고, 계속하여 피부반응검사 후 항생제(Radacef) 150mg과 생리식염수 5cc를 섞어 8시간마다 주입하고, 항생제Amikin 75mg과 생리식염수 10cc를 섞어 하루 1회 주입하라는 내용이 추가로 기재되어 있다. 그러나 담당간호사는 1997.4. 17. 01:00경 원고 강○○의 맥박과 체온을 측정하고, 같은 날 02:00경 체온만을 측

정하였으며, 다음에서 보는 바와 같이 원고 강○○의 체온이 1시간 사이에 37°C에서 38.4°C로 상승하고 울리기를 시도하는데도 잘 울지 않는 등 이상증세를 보이고 있음에도 같은 날 06:00경까지 원고 강○○의 활력징후를 측정하지 아니하였다.

(자) 일반병실 담당간호사는 1997. 4. 17. 01:00경 원고 강○○에게 하트만용액이 주입되고 있고, 맥박 분 당 120회 호흡 분당 30회, 체온 37°C임을 확인하고, 보호자에게 계속 울리기를 시도하면서 가슴을 두 드리라는 교육을 하고, 위 하트만 용액을 5% 포도당제재로 교체하였다.

(차) 원고 강○○은 1997. 4. 17. 02:00경 체온이 38.4°C이고, 적극적인 울리기를 시도함에도 불구하고 잘 울지 않았고, 06:00경에는 체온이 40.3°C이고 입술에 청색증이 있고, 동공이 고정되자 담당간호사는 원고 강○○에게 산소를 분당 2l 주입하면서 위 주○○에게 연락하였고, 원고 강○○이 담즙색의 토사성 구토를 하자 기도를 통하여 배출시키고 산소를 분당 3L 주입하면서 열을 내리기 위한 얼음 마사지를 실시한 후 관찰을 계속하던 중 수액을 추가로 투여하라는 지시를 받았다.

(카) 1997. 4. 17. 08:00경 하트만 용액과 5%의 포도당제재를 주입 받고 있었던 원고 강○○의 체온은 37.2°C이고, 입술에는 약하게 청색증이 있으며, 당시 동맥혈가스분석결과 중탄산(Bicarbonate) 14(정상수치 23 내지 29), 이산화탄소압($PaCO_2$) 26(정상수치 35 내지 45), 염기초과(Base excess) -8.8(정상수치 -2 내지 2)로 각 측정치가 정상범위보다 현저하게 감소된 상태였다.

(타) 1997. 4. 17. 10:30경 원고 강○○은 갑자기 눈이 고정되면서 자극에도 반응이 없게 되자 담당간호사 는 위 주○○의 구두지시에 의하여 원고 강○○에게 바륨 3mg을 주사하였다.

(파) 1997. 4. 17. 10:40경 원고 강○○의 눈이 고정된 채로 있고, 호흡이 약해지고, 혈압이 잡히지 않자 담당간호사는 위 주○○에게 이를 보고하고, 응급조치를 취하면서 심전도계를 연결하였고, 당시 원고 강○○의 맥박은 분당 195 내지 200회였고, 유치도뇨관으로도 소변이 나오지 않았다.

(하) 1997. 4. 17. 11:00경 위 이○○의 구두지시에 의하여 담당간호사는 원고 강○○에게 식염수 100cc와 페노바비탈 20mg 혼합액을 주사하였고, 혈압이 계속 잡히지 않고, 사지에 마비증상을 보이자 피고 병 원 일반외과 의사 박○○의 구두지시에 의하여 5%의 포도당제재 등을 주입하였다.

(거) 원고 강○○은 1997. 4. 17. 14:20경 중환자실로 옮겨져 검사를 받은 결과 탈수증, 전해질불균형, 폐렴, 소장폐색, 마비성 장폐색, 열성경련, 지속적인 간질상태에 있음이 확인되었고, 1997. 4. 18.에는 고 칼륨혈증 상태에 있음이 추가로 확인되었다.

(너) 칼륨은 인체의 대표적인 전해질 중의 하나이며 일정량 이상이 혈액에 축적되면 자연적으로 소변과 함께 인체 밖으로 배설되나, 중증탈수증이 생기면 밖으로 배출되는 소변이 없는 상태가 되므로 자연히 칼륨도 배출되지 않고 혈액에 축적되어 고칼륨혈증이 발생하는데 이로 인하여 일반적으로 자통, 감각 이상, 허약, 이완성마비 등 신경근육계 증상과 위장 증상으로 구토, 복통, 장폐색이 나타날 수 있고, 심 할 경우에는 심정지가 초래되는데, 원고 강○○에 대한 화학검사결과 칼륨의 양은 수술직전에는 3.9mmol(정상 3.5 내지 5.0)이었음에 반하여, 1997. 4. 17. 10:56경에는 6.3mmol, 11:00경에는 7.4mmol, 11:30경에는 8.7mmol, 12:59경에는 5.1mmol이었다.

(더) 원고 강○○은 1997. 4. 17. 13:00경 화학검사결과 BUN의 수치가 43mg/*dl*, 1997. 4. 17. 20:00경에는 46mg/*dl*, 1997. 4. 17. 24:00경에는 48mg/*dl*까지 상승하였다가 1997. 4. 18. 06;00경에는 41mg/*dl*, 1997. 4. 18. 11:30경에는 30mg/*dl*, 1997. 4. 18. 18:00경에는 20mg/*dl*로 점차 정상수치로 회복되었다.

(러) 원고 강○○은 위 개복수술 이후 저산소증으로 인한 사지의 운동장애 및 보행장애가 발생하였고, 대·소변을 가리지 못하고, 인지기능장애로 전혀 의사소통이 되지 않고 있다.

(머) 몸무게 10.3kg의 정상적인 소아의 경우 1015ml가 1일 필요 수분량이고, 이를 시간별로 계산하면 시간당 약 42.3ml이고, 이를 주입량으로 환산하면 분당 10여 방울이고, 통상적으로 경증의 탈수상태에 있는 몸무게 10.3kg의 영아의 경우 1500ml가 1일 필요 수분량이고, 탈수증이 심한 소아의 경우 정상적인 수분량의 2배 정도의 수액을 시간별로 나누어 주입되어야 하는 것으로 알려져 있다.

(버) 원고 강○○, 이○○은 원고 강○○의 부모이고, 원고 강○○의 동생이다.

(2) 판단

(가) 위 인정사실에 의하면, 담당의사인 위 주○○는 수술 직후인 19973. 4. 17. 01:00경 담당간호사에게 활력징후(체온, 호흡, 맥박, 혈압)를 15분마다 4회 측정한 다음 1시간마다 2회 측정하고, 활력징후가 안정되면 6시간마다 이를 측정하라고 지시하였고, 원고 강○○은 같은 날 02:00경 체온이 38.4°C로 상승하고 울리기를 시도하는데도 울지 못하고 있었으므로 담당간호사로서는 같은 날 01:15, 01:30, 01:45, 02:00, 그 이후 06:00까지 매시간 원고 강○○의 활력징후를 측정해야 의사의 지시를 따른 것이 된다. 그러나 피고 병원의 간호일지에는 담당간호사가 같은 날 02:00에 활력징후를 측정하였을 뿐 같은 날 06:00경까지 활력징후를 전혀 측정하지 않은 것으로 기재되어 있다. 담당간호사가 원고 강○○의 활력징후를 의사 지시서대로 측정하고 이를 보고하였더라면 같은 날 06:00경 원고 강○○이 최악의 상태에 이르기 훨씬 이전에 이상증세를 발견하고 필요한 조치를 취할 수 있었으리라고 판단된다. 따라서 피고 병원 의료진들이 수술 후 원고 강○○의 활력징후를 제때 측정하지 않음으로써 장중첩증의 합병증을 조기에 발견하지 못한 것은 의료상의 과실에 해당한다고 할 것이다.

(나) 원고 강○○은 1997. 4. 15. 오후부터 장중첩증으로 토하기 시작하여 같은 달 16. 18:50경 바륨관장 시술을 할 때에는 몸이 축 늘어질 정도로 중등도 이상의 탈수상태에 있었다고 보여지고, 원고 강○○의 체온은 1997. 4. 17. 01:00경 일반병실에 도착했을 때 37°C, 같은 날 02:00경 38.4°C, 같은 날 06:00경 40.3°C로서 체온이 빠른 속도로 상승하면서 고열, 청색증, 동공고정, 분출성 구토증상을 보이는 등 수술 후의 통상적인 범위를 벗어난 증상이 나타났는바, 이러한 경우 피고 병원 의료진으로서는 소변검사와 전해질검사를 하는 등 탈수정도를 확인한 후 탈수증 및 전해질장애를 교정하기 위한 적절한 수액요법을 실시하여 원고 강○○에게 치명적인 결과가 발생하지 않도록 하여야 하고, 특히 영유아환자의 경우 성인과는 다른 생리적 기능과 해부학적 구조를 가졌으므로 지속적

으로 환자상태를 관찰하여야 할 주의의무가 있음에도 불구하고, 앞서 본바와 같이, 적절한 수액요법은 물론 활력징후의 적시점검과 이에 따른 적절한 검사를 하지 아니하고, 고열과 동공고정, 청색증 등의 증상을 수술 후의 단순한 경련증상으로만 파악하여 탈수증 등에 대한 근본적인 치료를 하거나 그로부터 예상되는 증상에 대한 정확한 판단 및 적절한 조치를 취하지 아니한 결과 원고 강○○으로 하여금 중증탈수, 심한 발열증상에 이은 순환부전, 저산소증, 패혈증, 급성신부전 등으로 인하여 고칼륨혈증에 이르게 하고 심장독성, 순환부전이 지속되면서 저산소성 뇌손상을 입게 하였다고 인정된다. 따라서 피고 병원 의료진들이 원고 강○○의 탈수증세를 조기에 발견하여 필요한 조치를 취하지 못한 것은 의료상의 과실에 해당한다고 할 것이다.

따라서, 피고는 원고 강○○의 수술 후 후유증으로 인하여 원고들이 입은 손해를 배상할 책임이 있다.

나. 책임제한

의료행위는 본질적으로 환자의 생체를 대상으로 하여 물리적, 화학적 작용에 의한 신체 침해가 필연적으로 생기게 되고, 환자 개개인이 가지는 신체적, 정신적, 환경적 조건이 다르므로 정확한 진료 자체가 심히 어려운 경우가 많고, 치료 도중에도 시시각각 변화하는 사태에 따라 그때 그때의 판단에 의하여 임기의 조치를 취하여야 할 경우가 많은 특성에 비추어 의사가 현대의학의 모든 기술을 다하여 진료를 한다고 할지라도 예상외의 결과발생을 피할 수 없는 고도의 위험을 부담하게 되는 점에 비추어볼 때, 피해자측의 체질적인 소인 또는 질병의 위험도와 같이 귀책사유와 무관한 것이라고 하더라도 당해 질환의 태양, 정도에 비추어 가해자에게 손해의 전부를 배상시키는 것이 공평의 이념에 반하는 경우 과실상계의 법리를 유추하여 손해배상액을 정함에 있어 참작할 수 있다 할 것이다.

위에서 본 바에 의하면, 원고 강○○은 이미 피고 병원에 입원하기 전에 탈수증이 상당히 진행되어 위험한 상태에 있었다고 보여지고, 영유아환자로서 수술 및 사후조치에 특별한 관찰이 요구됨에도 불구하고 긴박한 상황하에서 심야에 위 개복수술이 이루어져 피고로서는 그 사후관리에 만전을 기하기에는 어려운 상황에 있었다고 인정된다.

따라서, 원고들이 입은 모든 손해를 피고에게만 부담시키는 것은 의료행위의 특성, 영유아에 대한 수술의 위험성의 정도, 피고의 과실유형과 그 정도, 앞서 본 여러 사정에 비추어 형평의 원칙에 어긋난다고 할 것이므로, 위와 같은 점을 피고가 배상할 손해액을 산정함에 있어서 참작하기로 하되, 위 사실관계에 비추어 원고들에 대한 피고의 손해배상책임을 70%로 제한하기로 한다.

2. 손해배상의 범위

가. 원고 강○○의 일실수입 : 합계 156,129,951원

나. 원고 강○○의 치료비 ; 25,789,322원

다. 보조구대금 ; 2,951,850원

라. 개호비 : 326,368,962원

마. 과실상계 : 피고의 책임비율 70%

{(가+나+다+라)=511,240,085원} × 0.7 = 357,868,059원

기왕치료비(6,418,336원) × 0.7 = 4,492,835원

바. 위자료 : 원고 강○○ 15,000,000원

원고 강○○, 이○○ 각 10,000,000원

원고 강○○ 2,000,000원

3. 결론

그렇다면, 피고는 원고 강○○에게 372,868,059원(재산상손해 357,868,059원+위자료 15,000,000원), 원고 강○○에게 14,492,835원(기왕치료비 4,492,835원+위자료 10,000,000원), 원고 이○○에게 위자료 10,000,000원, 원고 강○○에게 위자료 2,000,000원 및 위 각 금원에 대한 이 사건 사고일인 1997. 4. 17.부터 피고가 이행의무의 존부와 범위에 관하여 항쟁함이 상당하다고 인정되는 이 사건 판결선고일인 2003. 11. 28.까지는 민법 소정의 연 5%, 그 다음날부터 완제일까지는 소송촉진 등에 관한 특례법 소정의 연 20%의 비율에 의한 지연손해금을 지급할 의무가 있으므로 원고들의 청구는 위 인정범위 내에서 이유 있어 인용하고, 나머지 청구는 이유 없어 기각하기로 하여 주문과 같이 판결한다.

참고사항

이 사례는 10개월된 유아환자가 장중첩증으로 수술을 받은 후 회복과정에서 고열, 구토증세에 이어 심폐부전의 발생으로 인해 저산소성 뇌손상을 입은데 대하여 재판부가 병원측의 과실을 인정하여 거액의 손해배상금을 지급하라고 판결한 건임. 판결문 내용중 판단부분을 읽어보면 재판부가 병원측에 의료상의 과실을 물은 근거(의사와 간호사의 환자관리 소홀에 큰 책임을 물은 것으로 생각함)가 기술되어 있으며 이 사례에서는 특히 배상금의 액수가 많음과 배상금중 개호비의 차지하는 비율이 매우 높음에 유의하여야 할 것임.

▶ 사례 11 (외과)

I. 사건 개요

1) 변사자는 만 19개월된 영아로 1997. 8. 18. 9:00경 의정부소재 ㅇㅇ병원에서 탈장으로 진단받고 입원하여 필요한 검사를 마치고, 다음날 09:30 경부터 11:00경까지 의사 조ㅇㅇ의 집도하에 수술을 시행받았고 11:30경 병실로 옮겨졌음. 변사자는 오후 8:10경 갑자기 경련성질환이 발생하여 치료하였으며, 이후 경련성 질환이 간헐적으로 지속되었고, 의식은 혼미stupor하여 같은 날 23:50 경 ㅇㅇ대학교 의료원 중환자실로 응급후송 하였음.

2) 검사기록상 수술전 혈중 sodium(146mEq/L) 및 혈당(101mg/dL)농도는 정상범위에 속하였으나, 수술 후 경련성 질환이 발생된 후 검사된(오후 9:30) 혈중 나트륨(sodium 122mEq/L) 및 혈당(131mg/dL) 농도는 정상범위에서 벗어난 것으로 기록되어 있고, 심전도 기록상 심근의 경색이나 허혈성 변화와 같은 심근의 손상이 의심되는 심전도 결과를 봄.

3) 8. 20 ㅇㅇ 대학병원 중환자실에서 인공호흡기로 환기를 시키면서 치료를 하였으나 뇌사의 가능성이 있는 것으로 진단되었고 신경학적 검사상 혼수상태comatous이고 모든 자극에 반응하지 않는 상태로 기록되어 있으며 뇌 CT 소견은 저산소증에 의한 뇌부종으로 판독되어 있음.

4) 변사자는 저산소증에 의한 뇌손상으로 인한 뇌사로 판정되었고 97. 9. 2. 21:05 경 사망하였음.

II. ㅇㅇㅇ경찰서 형사61110-1679건의 수사협조의뢰에 대한 회신

■ 의뢰내용

위와 관련한 서혜부 탈장 수술에 대하여

문1 마취제의 적정 투약여부

답 마취과의사의 참고인 진술조서에 의하면 마취유도를 위해 환자에게 정맥마취제인 펜토탈 소디움pentothal sodium 50mg과 근이완제인 썩시닐 콜린succinylcholine 10mg을 정맥주사한 후 기도내 삽관을 하고 마취유지를 위해서는 흡입마취제인 에스란ethrane을 2% 농도로 N_2O-O_2와 함께 투여하였고 근이완제인 아트라큐리움atracurium 5mg을 투여하였음.

수술종료 직후 에스란과 N_2O를 끄고 산소만을 투여하고 환자의 자발호흡이 돌아오자 근이완제의 효과를 가역시키기 위해 항콜린에스테라제인 피리놀pyridostigmine 2mg 과 항콜린성제제인 로비놀glycopyrrolate 0.08mg을 정맥주사후 자발호흡이 완전히 돌아오고 의식이 깨어나자 기관삽관 튜브를 발관하고 마스크로 100% 산소를 10분정도 흡입후 회복실로 이송한 것으로 기록되어 있음. 이상의 내용을 살펴볼 때 환자에게 투여한 마취제의 종류와 사용량 및 사용방법은 모두 적절하였으며 마취시행 과정에도 전혀 문제가 없었던 것으로 판단됨.

문2 마취제의 잘못 투약으로 경련성 질환과 저나트륨혈증이 발병하는지

답 통상적으로 흔히 사용하는 대부분의 마취약제들은 저나트리움혈증과는 관련이 없으며 경련의 경우는 국소마취제를 독성용량 이상으로 과량 사용하였을 때 중추신경계를 자극하여 경련을 일으키는 경우가 드물게 있으나 마취전의 전신상태와 검사소견이 정상이었던 환자에서 전신마취를 위한 약제의 투약으로 경련이나 저나트리움혈증이 발생하는 경우는 없다고 할 수 있음. 특히 이 환자에서 사용된 마취제의 종류와 투여량은 적절하였으므로 수술종료 9시간 후 환자에게서 발생한 경련이나 저나트륨혈증과 마취와는 관련이 없을 것으로 판단함.

문3 마취제의 해소과정에서 경련성 질환과 저나트리움혈증이 발병하는지

답 마취와 수술전에 경련이나 심한 전해질 불균형을 초래할 수 있는 질환을 갖지 않고 마취와 수술의 과정에서도 심정지 등의 특별한 문제가 없었던 환자에서 마취로부터 깨어나는 과정에서 경련이나 저나트리움혈증이 발생하는 경우는 없다고 생각함. 이 환자의 경우에는 마취유도를 위해 사용한 펜토탈 소디움과 썩시닐 콜린은 작용시간이 매우 짧고 빠른시간내 체외로 배설되며 흡입마취제는 투여를 중지한 후 10분 정도 산소로 환기시키면 충분히 체외로 제거되고 근이완제의 가역을 위해 투여한 피리놀이나 로비눌은 경련이나 저나트리움혈증과는 관련이 없는 약제임. 따라서 이 환자의 마취전 상태, 마취유도, 유지, 회복을 위해 사용한 약제나 사용방법, 마취과정을 볼 때 마취로부터 회복과정에서 경련이나 저나트리움혈증의 발생을 생각할 수는 없음.

문4 본건 1차 진료기관인 ○○병원 마취의사의 마취제를 투약 시행함에 있어 잘못 투약으로 변사자 김○○의 사인관련 과실여부

답 위 1, 2, 3 항의 답변내용을 참조하시기 바라며 환자가 수술이 끝난 후 의식이 회복되고 경련발생 직전까지 9시간 동안이나 전신상태에 이상이 없었던 것으로 보아 마취의 과정이 환자의 경련과 저나트리움혈증 발생에 영향을 미쳤을 것으로는 보이지 않으므로 마취과의사의 과실은 없었다고 판단함.

참고사항

부검감정서에서는 본 변사자는 탈장봉합술을 시행받은 후 경련성 질환이 발생되면서 전신적인 저산소증이 야기되고 이와 같은 저산소증에 의해 뇌의 괴사가 유발되어 해부학적으로 비가역적인 뇌의 손상으로 사망에 이르렀다고 판단하였음.

1. 경련성 질환

경련성 질환은 뇌신경세포의 발작적인 방전으로 인하여 생기는 간헐적인 신경계의 장애를 뜻하고, 의학적으로는 seizure, convulsion, fit, spell 등으로 표현하며, 운동장애를 동반하는 경우를 convulsion이라고 함. 소아기에는 경련이 될만한 원인이 많고, 뇌가 발달과정에 있어, 해부학적으로나 기능적으로 아직 미숙한 상태이므로 경련이 발생하기 쉬움. 이러한 경련의 원인은 출생시 뇌손상, 뇌의 발육이상, 급성 감염, 급성 열성 경련, 뇌종양, 특발성 간질, 영양장애, 대사장애, 두부외상 등 매우 다양하여 정밀한 검사를 통하여 진단되어져야 하는데, 경우에 따라서는 원인을 규명하기 어려울 때도 있다고 함. 치료는 원인을 규명하여 그것을 회복하는데 주안점을 두며, 대개 항경련제를 투여하지만, 경련이 지속되는 경우는 호흡의 장애

를 일으켜 저산소증에 이르게 되어 뇌세포 등을 손상시키는 등으로 치명적인 상태가 유발될 수도 있으므로 기도 확보 및 유지가 매우 중요할 때가 있음.
참고적으로 뇌 조직은 혈액 및 산소공급에 무척 예민한 조직이고, 산소공급이 6-8분정도 중단되거나 그 이전에도 뇌세포는 비가역적 괴사에 빠지며 다시는 회복이 되지 않는 특성을 가지고 있기 때문에 어떠한 원인에 의하여 호흡의 중지나 순환장애가 발생하면 가장 먼저 치명적인 조직괴사가 발생되고, 이후 심폐소생술 등을 시행하여 심장 및 폐 기능이 되살아나는 경우에도 뇌세포들은 파괴되어 쉽게 뇌사상태 등에 이르게 됨.
2. 진료기록부에서 기록된 간질epilepsy이란 가장 흔한 만성신경질환 중의 하나로 중추신경계 기능의 갑작스럽고 일시적인 장애로 발생하며, 그 원인은 다양하게 추정되고 있기는 하나 아직 잘 알려져 있지 않고, 하나의 질환이기보다는 하나의 증상으로 갑작스럽고 과도한 불수의적인 경련운동, 의식상실, 감각이상 또는 자율신경 및 정신증상 등이 나타나는 것을 말함. 발작의 종류에는 그 원인 및 임상증상 그리고 발단되는 해부생리학적 근거 등에 따라서 여러 방법으로 분류되고 있으나, 대개는 증후성symptomatic 및 원발성idiopathic으로 나누고 경련발작의 90%이상에서 원발성이며, 대발작 형태로 나타나고, 부검소견에서는 특기할 소견을 보지 못하는 경우가 대부분임. 대발작의 경우 발생빈도가 하루에 수회에서 수년에 한번씩 일어나고, 1-2회 이상의 발작이 반복되지 않는 것이 보통인데, 가끔 한 발작으로 인한 의식의 회복없이 계속되는 다음 발작이 연달아 일어날 수 있은 바, 이러한 상태를 간질지속상태Status epilepticus라고 하며, 호흡장애 및 물질대사장애 등으로 인하여 생명을 위협하는 상태에 이르기 때문에 즉각적인 치료를 실시하지 않으면 사망할 수도 있음.
3. 한편 해부학적으로는 본 건 경련성 질환의 정확한 임상적 형태 및 그 원인을 규명하기는 곤란하나, 주어진 진료기록부만으로는 저나트륨혈증hyponatremia에 의하였을 가능성이 높을 것으로 추정됨(상기 진료기록부 요약 참고).
4. 저나트륨 혈증hyponatremia은 혈중 나트륨 농도가 135mEq/L 미만인 경우를 말하며, 체내로의 수분 흡수가 체외로의 수분 배출보다 많을 경우 발생하게 되는데, 과도한 수분의 공급이나 섭취 혹은 소변으로의 수분 배출에 장애가 있는 경우 발생하게 됨. 임상적으로는 초기 증상으로 무기력증, 허약, 졸림 등이 있고, 급격히 진행하여 경련발작, 혼수상태 및 사망에 이를 수 있으며, 치료하지 않고 방치할 경우는 치명적이므로 임상적으로는 응급 상태가 되고, 만성인 경우는 중추신경 증상이 비교적 덜한 것으로 알려져 있음. 혈중 나트륨 농도가 120mEq/L 미만인 경우 치명률이 50%가 된다고 하며, 체내 삼투압 농도를 적정하게 맞추는 것이 치료의 관건이 된다고 함.
5. 따라서 전술한 바와 같이 본건은 ○○병원에서 탈장의 진단하에 수술을 시행하였으나 수술후, 단정하기는 곤란하지만 저나트륨혈증hyponatremia등에 의하여 경련성 질환이 발생하였고, 이를 치료하던 중, ○○대학병원으로 후송하였으나 저산소증이 발생되어 뇌 괴사로 인하여 사망에 이른 것으로 추정됨.

▶ 사례 12(외과)

I. 사건 개요

환자(23세, 남)는 2000. 3. 27. 오전 심한 복통(심와부 동통)으로 인하여 부안 ○○병원에 내원하였다가 복막염 의진하에 수술을 위해 2000. 3. 27. 17:00경 ○○병원 응급실로 후송되었으며 십이지장천공에 의한 복막염 의진하에 당일 18:00 - 19:00 사이에 응급수술을 시행하였음. 19:00경 수술을 끝내고 환자는 마취회복을 위해 중환자실로 옮겨졌으며, 이때의 생체활력징후는 혈압 140/90 mmHg, 맥박수 분당 84회, 호흡수 분당 20회, 체온 36.8° C였고 상당히 불안정한 상태(의식상태가 불명료하고 마취에서 완전히 깨어나지 않은 상태)였으나 마취회복기인 것으로 판단하고 경과를 관찰하였고, 19:18경 자발호흡이 없어지며 청색증이 나타나 기관내삽관 등 심폐소생술을 시행하였고 22:05경부터 인공호흡기 치료를 시작하였음. 환자는 동년 4. 10.경 패혈증 상태가 의심되었으며 4. 11. 08:50경 사망에 이르렀다 함.

II. ○○경찰서 수사 61110-488건의 수사협조 의뢰에 대한 회신(1)

■ 협조의뢰 내용

환자의 호흡정지의 원인에 대한 임상의학적인 판단 :

■ 회신내용

먼저 환자가 마취로부터 회복되는 과정에서 발생할 수 있는 문제점들을 살펴보면

1. 의식회복의 지연
2. 호흡계의 합병증(저산소혈증, 저환기)
3. 순환계의 합병증(저혈압, 고혈압, 심부정맥의 발생)
4. 흥분, 소란 및 통증
5. 구역, 구토
6. 저체온, 떨림
7. 신장의 합병증
8. 출혈의 합병증 등이 있음.

이중 호흡계 합병증에 대해 자세히 기술하면 아래와 같음.

1) 저산소혈증

마취직후에 초래될 수 있는 가장 흔한 합병증이며 그 원인으로는 기도폐쇄(가장 흔한 원인은 혀가 구강뒤로 처져서 초래되는 인두폐쇄임), 후두경련, 기도내 분비물 저류, 흡입마취제 또는 근육이완제의 잔

류효과 등에 대한 저환기, 환기-관류 불균형, 폐내 우좌션트(대체로 무기폐가 원인임), 심박출량의 감소, 산소소모량의 증가 등이 있으며 저산소혈증은 매우 위험하므로 환자의 기도확보와 폐환기 유지가 무엇보다 중요함.

2) 저환기

수술후의 저환기는 주로 호흡중추의 억제와 호흡근력의 약화 및 기도의 폐쇄에 의하여 초래됨. 호흡중추의 억제는 흡입마취후보다 정맥마취제 사용 후에 더 잘 초래되며 특히 마약제의 다량 투여시에 자주 발생하고 호흡근력의 약화는 상복부 수술시에 잘 일어나며 원인은 횡격막의 기능억제 때문임.

진료기록부상으로 볼 때 이 환자의 경우는 복부통증을 제외하고는 마취 및 수술전 검사소견에 이상이 없었고 마취과정에도 사용한 약제의 종류나 용량도 적절하였고 마취방법에도 문제가 없었으며 마취기록지상에서도 이상소견이 나타난 기록이 없었던 점으로 보아 마취가 끝날때까지는 문제가 없었던 것으로 판단됩니다. 그러나 환자가 중환자실에 옮겨진 후 불안정한 상태가 계속되었다는 기록이 무엇을 의미하는지는 확실하게 알 수 없으나 만일 이것이 환자가 의식이 명료하지 못하고 마취에서 완전히 깨어나지 않은 상태를 의미한다면 이러한 상태는 마취로부터의 회복과정에서 발생할 수 있는 호흡계 합병증인 저산소혈증이나 저환기를 일으킬 수 있으며 저산소혈증이나, 저환기는 호흡정지의 원인이 될 수 있습니다. 따라서 환자가 중환자실에 옮겨진 직후부터 호흡정지가 일어날때까지의 환자상태(의식상태, 호흡상태, 순환상태, 반사능력)에 대한 정확한 내용을 알아야 호흡정지의 원인을 추정할 수 있으리라 생각합니다. 진료기록부의 간호 기록지 항목에서 3. 27. 19:00경부터 22:00 까지의 내용이 매우 중요할 것으로 생각하나 복사본이 흐려서 내용을 정확히 알 수 없음을 참고하시기 바랍니다.

III. ○○경찰서 수사 61110-634건의 수사협조 의뢰(재질의)에 대한 회신(2)

■ 회신내용

보내온 간호 기록지를 열람한 결과 환자는 수술이 끝나고 오후 7시경 중환자실로 옮겨진 후 기도가 유지되면서 산소를 2l/분로 투여 받았으며 혈압(140/90mmHg)과 맥박수(84회/분)는 정상범위였고 구강내 흡인이 시행되었고 보호자에게 환자를 큰 호흡deep breathing과 기침을 시키도록 교육시켰으나 이때 의식은 깨어나지 않은 상태로 기록되어 있습니다. 7:18 경에 환자의 호흡이 정지되어 담당 의사가 기관삽관을 하고 Ambu bag으로 환기를 시켰으나 이어 심정지가 발생한 것으로 추정되며 즉시 심폐소생술(심장맛사지, epinephrine, bivon, lidocaine, lasix, 수액 투여 등)이 시행되었고 환자의 혈압과 맥박이 돌아오자 환자의 호흡은 Ambu-bag에 의한 용수환기manual ventilation 방법과 인공호흡기에 의한 환기를 교대로 시행한 것으로 보입니다.

이상의 내용으로 볼 때 환자에게 호흡정지와 심정지가 발생한 후의 환자치료는 정상적으로 이루어진 것으로 판단됩니다. 그러나 환자가 중환자실에 옮겨진 후 계속 의식을 회복하지 못한 것과 7:18 경에 호흡정지가 발생한(이어 심정지가 발생함) 원인이 환자의 질환(복막염)이나 수술의 영향 때문인지, 또는 수술 후 환자의 회복과정에서 발생한 마취와 관련된 합병증에 의한 것인지의 여부는 진료기록부상으로는 판단할 수 없음을 양지해 주시기 바랍니다.

참고사항

부검감정서의 감정결과는 환자의 사인을 패혈증(sepsis)으로 판단하였으며, 수술이 끝난 후 18분 경에 발생한 호흡정지로 인하여 저산소성 뇌손상이 초래되었고 저산소성 뇌손상을 받은 후 의식불명상태에서 인공호흡기로 연명하는 과정에서 패혈증이 합병된 것으로 결론지었음.

▶ 사례 13(외과)

I. 사건 개요

변사자 박ㅇㅇ(당 51세 남)는 1996. 1. 31 자기집에서 저녁식사후 갑자기 하복부 통증을 심하게 느껴 23:50경 ㅇㅇㅇ구 ㅇㅇㅇ동 ㅇㅇ병원으로 후송되어 궤양천공으로 진단, 96. 2.1. 동병원 수술실에서 십이지장궤양 천공 및 멕겔게실증으로 미주신경절단술, 유문성형술배액, 멕겔게실증 절제술 및 문합을 시행하였음. 수술당시 전반적인 복막염이 있어 복강의 오염물 제거를 위해 6,000cc 의 생리식염수로 세척하였음. 오전 9:30경 수술이 끝나고 회복중 자기호흡은 돌아왔으나 의식이 회복이 안되고 갑자기 경련이 나타남. 100% 산소를 흡입시키면서 diazepam을 투여하였으나 멈추지 않았으며 10:10 경 가족들에게 상황을 설명하고 11:30경 ㅇㅇ의료원에 후송하였으나 입원 7일째인 2. 7. 23:13 경 사망하였음.

II. ㅇㅇㅇ경찰서 업무협조 의뢰사항(61110-1163)

본건에 대하여 사인을 명확히 밝히기 위해 국립과학수사연구소에 사체를 부검의뢰하였으나 당시의 집도의사나 마취과의사의 단정지을만한 과실 및 사인을 알 수 없고 수사과정에서 몇가지 의문점이 있어 질의하니 답변하여 회신하여 주시기 바랍니다.

■ 질의서에 대한 답변

문1 의사들의 진료과정에서의 문제점은 없었는지?

답 수술과 마취를 시행한 ㅇㅇ병원의 진료기록부(수술기록, 마취기록)가 첨부되지 않아 진료과정을 의사들의 진술기록으로 추정할 수 밖에 없음. 진술기록상으로 볼때는 진료과정에서 특별한 문제점을 발견할 수 없음.

문2 수술 후에도 환자의 의식이 회복되지 않은 이유는 무엇인지?

답 이 환자에서 의식이 계속 회복되지 않은 이유를 첨부자료만으로는 정확하게 규명하기 힘드나 일반적으로 마취후 의식이 돌아오지 않는 원인중 이 환자에서 추정할 수 있는 원인으로는

1) 환자가 마취 및 수술중 여러 원인에 의해 저산소성 뇌손상을 받았을 경우
2) 수술의 원인이된 범발성 복막염에 의해 발생한 심한 탈수 및 전해질 불균형의 지속
3) 환자가 원래 지니고 있던 심혈관계질환이나 뇌혈관 질환의 악화(뇌동맥류 파열 등)등이 있으며 부검소견이 나오면 원인 추정에 도움이 될 것으로 생각합니다.

문3 환자가 의식을 회복하지 못한 이유가 마취와 관련이 있는 것은 아닌지?

답 마취기록지가 첨부되지 않아 마취와의 관련여부를 판단할 수는 없으며 만일 마취와 관련이 있다면 마취중 저산소성 뇌손상을 받은 경우가 가장 흔하나 마취중 저산소증을 일으킬 수 있는 원인이 매우 다양하기때문 직접 원인을 첨부된 자료에서 찾기는 매우 힘듬.

문4 수술전 시행한 검사는 충분한 것인지?

답 응급수술이라는 점을 감안할때 의사들이 시행한 검사(혈액검사, 흉부 및 복부방사선검사, 심전도, 소변검사, 간기능검사)는 수술전 검사로서 충분한 것으로 판단됨.

문5 궤양천공 수술에 따르는 사망률은 얼마나 되는지?

답 외과 영역에 속하는 문제이나 궤양천공 수술에 따르는 사망율은 높지 않은 것으로 알고 있음. 더 자세한 내용은 외과학회에 문의 바람.

문6 마취약제의 투여용량은 적정하였는지?

답 마취약제의 투여용량은 체중에 대해 모두 정상범위의 사용량이였음.

문7 환자가 의식을 회복하지 못하고 경련을 일으킨 이유는 무엇인지?

답 환자가 의식을 회복하지 못하고 경련을 일으킨 이유는 정확히 알 수 없으나 환자의 혈청내 전해질 이상(저칼슘증, 저마그네시움증)이나 환자가 마취 및 수술중 원인 불명의 저산소성 뇌손상을 받았을 가능성을 배제할 수 없음.

문8 마취중에 저산소증을 일으키는 원인은 무엇인지?

답 문3항에서 언급한대로 마취중 저산소증을 초래하는 원인은 매우 다양하며 원인들을 크게 분류하면

1) 흡입산소농도의 부족 (21 % 이하의 농도로 투여될때)

2) 마취중 호흡회로의 분리, 식도내 삽관, 기관내관 튜브의 우발적 발관에 의한 산소공급의 일시 중단

3) 환자의 폐포환기량의 감소, 즉 환자가 가스교환에 필요한 충분한 호흡을 하지 못할때

4) 기관지내 삽관 또는 기관내관의 일부가 폐쇄되었을때

3) 환자가 가진 질환자체에 의해 가스확산의 장애, 환기/관류비의 불균형, 션트의 증가등이 나타났을때

4) 환자의 심혈관계 질환이나 수술중 출혈로 심박출량의 저하에 따른 혈압하강이나 심한 빈혈이 있을때

5) 발작, 고열등에 의해 산소소모량이 현저히 증가되었을때 등임.

문9 위 환자의 경우 치료방법은 무엇인지?

답 충분한 산소공급과 더불어 활력증후를 안정시키고 수액과 전해질 불균형상태를 교정해주고 경련이 발생하였을 경우 이에 대한 치료를 해주는 것 등이 필요하나 이미 저산소성 뇌손상을 받은 후에는 이러한 치료를 해주더라도 뇌기능이 정상으로 회복되기는 힘들 것으로 판단됨. 수술과정에서의 문제점은 문1)항에서 언급한 것처럼 첨부된 자료에서는 발견할 수 없음.

▶ 사례 14(성형외과)

I. 사건 개요

1) 환자(22세 남)는 수술전일(1995.2.15) 병력청취, 이학적검사, 검사실 결과를 평가받았으며 수술부위(우측 수부와 우측 안면부의 화상)외에는 특이한 과거력이 없었음. 심전도에서 LVH in voltage 가 관찰되었으나 이상소견은 없는 것으로 평가되었으며 마취전 방문 기록지 작성 및 수술과 마취에 관한 동의서를 받았고 마취전 투약 처방내림.

2) 수술을 위한 마취유도, 기관삽관, 마취유지, 마취로부터의 회복과정에서는 특별한 문제가 없었음. 수술은 성형외과에서 scar release & tissue expander insertion을 하였음.

3) 회복실 도착(12:10)후 12:15 까지는 정상혈압(125-130/60-75mmHg), 맥박수(80-90회/분), 호흡수(22회/분)을 보였으나 25-30 분 사이 갑자기 청색증과 호흡곤란이 관찰됨. 이때 혈압은 측정되지 않고 경동맥 촉지에서 매우 미약하였고 맥박수도 느려짐. 바로 기관삽관을 실시(12:30)하고 Ambu bag을 이용하여 양압으로 환기보조하면서 epinephrine 을 수차례 투여함. 이후 혈압은 수축기 60mmHg, 심박수는 50회/분으로 잡힘. 기관튜브에서 분홍색갈의 액체가 다량분비(500ml)됨. 흉부청진상 전폐야에서 파열수포음crackles이 청진됨. 흉부방사선검사에서 다량의 폐부종이 관찰됨. 약물 과민반응을 의심하여 수액을 교체(dextran-40에서 Ringer' s lactate로), 스테로이드 정주와 epinephrine 피하주사 시행, 15% mannitol 300ml 투여시작. 환자의 자발적 호흡은 회복되었으나 의식은 회복되지 않음. 소생술중 혈액가스 소견은 처음 대사성산증을 보였으나 인공호흡기를 연결하고 시간이 경과하면서 정상으로 나타남. 약물 과민반응에 의한 급성 폐부종을 의심하여 중환자실로 이송하였음.

4) 중환자실에서 환자가 각성하는 과정에서 수차례의 전신경련을 일으킴. 항경련제를 투여함. Nimodipine 과 이뇨작용을 위해 mannitol 투여함. 22:00 경 흉부 방사선 검사상 폐부종은 거의 소실됨. 의식상태는 깊은 가면상태 내지 혼미상태deep drowsy-stuporous로 평가. 통증자극에 대해 거부반응 보임. 동공반사와 각막반사는 정상범위. 2.20 시행한 뇌 전산화 단층촬영에서 뇌허혈 소견, 뇌전도에서 비정상적 뇌파 소견 관찰됨.

1-2주 후 경련은 관찰되지 않음. 의식은 반혼수semicoma상태.

3. 9 기관절개술 실시. 3. 16 호흡기를 제거하였음.

현재 자발적인 눈꺼풀, 눈동자 움직임, 간헐적인 사지 움직임은 존재함.

II. 수원지방법원 성남지원으로 부터의 감정 사항 :

문1 피감정인이 혼수상태 또는 식물인간 상태의 현 증상을 보이게 된 원인은?

(급성폐부종 또는 폐기흉으로 인한 심장마비로 말미암아 저산소성 뇌후유증, 뇌허혈, 회복불능의 뇌세포손상 결과에 이르렀기 때문인가요? 가능한 한 구체적이고 자세하게 기재해 주시기 바랍니다.)

답 회복실에서 발생한 급성폐부종, 폐기흉으로 인한 호흡부전 혹은 심정지로 저산소성 뇌손상을 받은 것이 현 증상의 주요 원인으로 생각되나 급성 폐부종이나 기흉이 발생한 원인은 진료기록만으로는 알 수 없습니다. 급성폐부종이 호흡부전의 원인인지 혹은 호흡부전에 따른 합병증으로 발생했는지 여부도 첨부된 진료기록만으로는 판단이 불가능합니다. 그리고 진료기록에서는 호흡정지와 심한 저혈압, 서맥 발생에 대한 기록은 있으나 심정지 발생에 대한 기록은 확인할 수 없었습니다.

문2 각종 이학적검사, 예비적인 검사, 시술전 투약 등은 적절하고 빠짐없이 이루어졌으며 그 내용은 모두 의무기록상으로 확인되는가요?

답 진료기록상으로 볼때 수술전 기본검사(이학적 검사, 흉부 방사선, 심전도, 혈액학적 검사, 간기능 검사, 출혈소인검사 등)는 모두 시행되었으며 수술전 투약은 적절하게 이루어 졌습니다.

문3 피감정인에 대한 성형수술을 위하여 전신마취시술 이외의 다른 마취방법은 불가능한가요? 그리고 전신마취시술의 선택은 최선의 방법인가요?

답 수술부위가 얼굴이기때문 전신마취외의 다른방법은 고려될 수 없었을 것으로 생각합니다.

문4 시술전 투약 및 마취시술은 적절한 순서와 방법 그리고 적당한 분량 등으로 적절하게 이루어졌는가 여부. (잘못되었다면 그 내용을 구체적으로 지적해 주시기 바랍니다.)

답 마취기록지를 볼 때 수술전 투약, 마취방법, 사용마취제의 종류 및 용량은 모두 적절하게 시행된 것으로 생각됩니다.

문5 각종 검사결과 피감정인에게 특이체질자라고 볼만한 소인은 없었는가요? (있다면 그러한 소인은 무엇인가요?)

답 진료기록부에서 특이체질을 보이는 소견이나 검사기록은 찾지 못했습니다.

문6 의무기록상 기관튜브를 삽관한 방법으로 경구기관내 삽관법, 경비기관내 삽관법, 광봉을 이용한 기관삽관, 굴곡성 후두경법 또는 역행성 기관내 삽관법중 어떠한 방법을 적절하게 선택하여 삽관하였는지. 그리고 기도관리를 잘 하였는지에 관하여 상세히 기록되어 있지 않은가요?

답 마취기록지에는 삽관의 방법이 기록되어 있지 않으나 수술부위를 볼 때 통상적 삽관방법인 굴곡성 후두경을 사용한 경구기관내 삽관을 한 것으로 추정되며 기관내 삽관시 기도관리에는 특별한 문제가 없었던 것으로 사료됩니다.

문7 기관튜브의 삽관이 잘못되거나 기도관리가 잘못되면 식도가 손상되거나 천공되어 기흉 또는 부종이 발생하는 수가 있으며 발관후 기도폐쇄, 기관지폐쇄, 기관지협착, 저산소혈증, 흉곽경직, 경추손상 및 척추손상 등의 합병증이 발생하는 수도 있는가요?

답 기관튜브의 삽관이나 기도관리가 잘못될 경우(예; 식도내 삽관, 기도천공, 일측기관지내 삽관 등)에는 수분내 저산소증의 증후나 환기에 이상이 나타나는데 이 환자의 경우 수술이 끝날 때까지는 특별한 문제가 없었던 것으로 보아 기관삽관이나 수술중의 기도관리에는 문제가 없었던 것으로 사료되며 발관 후 나타나는 합병증으로는 후두경련, 기도부종, 성대마비 등이 있고 장기간의 기관삽관 후에는 기관협착 등이 나타날 수 있으며 그외 후두경련에 의한 상기도 폐쇄후 음압성 폐부종이 발생한 예가 드물게 보고되고 있습니다. 경추 및 척추의 손상은 척추질환을 가졌거나 이미 손상을 입은 환자의 경우에 드물게 나타날 수 있는 합병증입니다.

문8 기관튜브의 발관을 함에 있어 순환기나 호흡부전이 없고 자발호흡이 회복되고 신경근차단제의 작용이 반전되며 의식회복을 확인한 다음 적시에 발관하였는지에 관하여 상세한 의무기록이 되어 있으며 적시에 적절한 조치를 취한 다음 발관하였는지 여부에 관하여 의무기록을 보고 확인할 수 있는가요?

답 기관튜브의 발관시에는 문항에서 기술한 모든 환자의 신체적 상태가 마취로부터 회복됨을 확인하고 시행하는 것이 원칙이며 마취기록지에 튜브발관시 환자의 활력증후가 정상인 것으로 기록되어 있는 것으로 보아 문항의 사항을 확인한 후 발관한 것으로 추정됩니다.

문9 성형수술은 12:00에 끝났고 기관튜브 발관은 12:10에 이루어졌다는 사실은 틀림이 없는가요?

답 마취기록지에서 확인할 수 있었습니다.

문10 기관튜브 발관을 수술종료후 10분만에 회복실이 아닌 수술실에서 해버린 점으로 보아 발관이 다소 조급하고 경솔하게 이루어졌다고 할 수 있는가요?

답 기관튜브 발관은 대부분 수술실에서 시행하는 것이 원칙이나 환자의 의식이나 호흡상태, 근이완의 반전 등이 충분치 못할 경우에는 회복실에서 환자상태를 좀더 관찰 후 발관을 하는 경우도 있습니다. 발관의 시기문제는 전적으로 담당마취과 의사의 판단에 달린 것임으로 이 환자의 경우 발관시기의 적절성 문제에 대해서는 마취기록지만으로는 판단하기가 힘듭니다.

문11 ❶ 이 사건의 경우와 같이 마취.수술이 끝나고 기관튜브를 발관하여 폐부종. 폐기흉. 심장마비 등이 발생한 경우 그 증상이 상당시간 진행한 다음에 청색증이 나타나는가요?

답 일반적으로 청색증의 발현이 저산소증의 위험을 알리는 중요한 소견이기는 하나 환자의 혈액내 혈색소 함량에 따라 나타나는 시기가 다를 수 있으므로 청색증이 저산소증 발생을 예측하는 절대적인 기준은 아님. 다만 심정지 발생의 경우에는 청색증이 빨리(수분 이내) 나타나나 폐부종, 폐기흉의 경우에는 질환의 진행정도에 따라 나타나는 시간이 다를 수 있습니다.

❷ 폐부종. 폐기흉. 심장마비 등이 발생하면 청색증을 나타내기 이전에 호흡장애, 맥박의 이상, 구토, 불안, 흥분, 몸을 뒤트는 등의 변화된 모습과 태도를 보이는가요?

답 폐부종, 폐기흉이 발생한 경우 호흡곤란, 빈맥, 불안, 흥분 등의 저산소증과 과탄산증의 증상이 나타날 수 있으나 저산소증이 진행되어 심정지가 초래되었을 경우에는 환자의 움직임이 없음.

❸ 폐부종, 폐기흉, 심장마비 발생시부터 청색증을 나타내기까지는 몇 분 정도의 시간이 걸리는가요?

답 심장마비 발생의 경우는 수분내 청색증이 발생하나 폐부종, 폐기흉의 경우에는 질환의 정도, 환자의 헤모글로빈 농도 등 환자에 따른 차이가 많기때문 일률적으로 말하기는 힘듭니다.

❹ 이 사건 의무기록에 의하면 최초로 청색증을 발견하고 그 다음 호흡장애를 발견하였으며 그 후 맥박저하 사실을 발견하였다고 기록되어 있는가요?

답 회복실 기록지에 의하면 문항에서 기술한 순서대로 기록되어 있습니다.

❺ 폐부종, 폐기흉, 심장마비 발생시부터 5분이 경과할때까지 방치하면 저산소성 뇌후유증으로 인한

신경마비 상태 및 회복불능의 뇌세포손상에 이르게 되는가요? (5분이 아니라면 몇 분 정도 경과시 그렇게 되는가요?)

답 평균적으로 심정지 발생후 4 - 5 분 이내에 심폐소생술이 효과적으로 시행되지 않을 경우 환자는 비가역성 뇌손상을 받는 것으로 되어 있으나 심정지전의 환자의 조직산소화 상태, 저산소증에 대한 뇌의 감수성의 개인적 차이 등에 따라 약간의 차이는 있을 수 있습니다. 폐부종이나 폐기흉이 발생한 경우는 심정지 발생의 경우와는 달리 폐부종과 폐기흉으로 인한 호흡과 순환의 장애정도에 따라 저산소혈증이 발생하고 그에 따른 호흡정지나 심정지 발생의 가능성이 있기 때문에 폐부종이나 폐기흉발생 후 회복불능의 뇌세포손상까지의 시간을 예측하는 것은 어렵습니다.

❻ 기관내 삽관을 하는데 소요되는 시간은 몇 분 정도인가요?

답 숙련된 마취과 의사가 시행할 경우 정상적인 상부기도의 해부구조를 가진 환자에서는 대부분 10초 이내에 기관삽관을 할 수 있으나 드물게 삽관하기가 매우 어려운 해부학적구조를 가진 환자의 경우에는 시간이 더 걸릴 수 있습니다(그때의 소요시간은 환자기도의 해부학적 상태에 따라 다름).

❼ 13:40 인공호흡기를 장착한 것은 늦거나 부적절하게 조치한 것이 아닌가요?

답 인공호흡기 부착이전에 충분한 산소공급하에 manual ventilation(Ambu bag을 이용하여 손으로 환자의 환기를 유지시키는 방법)을 해주었다면 인공호흡기 부착시간은 문제가 되지 않습니다.

❽ 기관튜브의 발관을 더 늦추었거나 삽관을 유지한 상태로 자발호흡을 시키고 피감정인의 자발호흡을 유지하는 상태로 피감정인의 표정, 태도, 호흡정도, 맥박상태를 끊이지 않고 관찰하였더라면 청색증을 나타내기 전이라도 이상징후를 발견하여 삽관되어 있는 튜브에 엠부백을 지체없이 연결하여 가압식 인공호흡을 시킬 수 있었고 그렇게 조치를 취했다면 저산소 뇌후유증으로 인한 신경마비상태 및 회복불능의 뇌세포손상의 결과는 피하거나 예방할 수 있었던 상황으로 보이는가요?

답 원칙적으로는 위 문항의 서술내용이 맞으나 이 환자는 진료기록부상으로 볼 때는 마취로부터의 회복과정에서는 특별한 문제가 없어 기관튜브를 발관하였던 것으로 보이며 회복실 도착직후까지는 생체활력징후가 모두 정상이었던 것으로 기록되어 있음. 그러나 회복실 도착 20-30분 후 갑자기 환자에게 호흡곤란, 청색증, 저혈압, 서맥(또는 심정지)이 발생한 원인을 정확히 알 수 없어 어떠한 가정을 하기는 어려움. 다만 회복실에서 환자의 상태에 대한 관찰을 지속적으로 하여 환자의 이상징후를 발견한 시기가 빨랐더라면 저산소성 뇌손상을 예방하였을 가능성도 배제할 수는 없습니다.

문12 뇌신경마비 및 뇌세포손상(혼수상태 및 식물인간 상태)의 원인이었던 폐부종, 폐기흉, 심장마비 및 저산소혈증 등의 발생원인은 무엇인가요? (가능한 한 있을 수 있는 모든 원인을 상세하게 기재해 주시기 바랍니다).

* 삽관시술중에 기관지, 식도, 폐 또는 횡경막에 손상을 가한 경우.

* 마취도중에 기관지 또는 폐 등에 과도한 압력 및 부담을 가한 경우.

* 마취약을 과다 사용한 경우.

* 자발호흡이 곤란함에도 조기에 기관튜브를 발관한 경우 등도 원인이 될 수 있는가요?

답 이 환자의 경우 뇌손상의 직접 원인은 회복실에서 발생한 폐부종(호흡부전), 심한 저혈압, 서맥 등으로 인하여 초래된 저산소증에 의한 것은 사실임. 그러나 진료기록부(마취기록지 포함)상으로 볼 때 마취 중에 위 문항에서 기술한 원인들이 발생된 것 같지는 않으며 환자가 회복실로 옮겨온 후 폐부종, 폐기흉 등을 발생케 한 정확한 원인은 알 수 없음. 호흡정지나 심정지는 폐부종이나 폐기흉이 진행됨에 따라 초래된 것이며 이로 인해 환자는 저산소혈증에 의한 비가역성 뇌손상을 입은 것으로 추정됨.

참고로 환자에서 저산소혈증의 발생원인은 다음과 같습니다.

1. 흡입산소농도의 감소 (21％ 이하): 식도내 삽관시에는 산소가 공급되지 않음.
2. 환자 폐포환기량의 감소.
   1) 호흡억제 (중추성, 말초성)
   2) 폐포사강의 증가
   3) 기계적 장애 : 기도폐쇄, 흉곽경직 등
3. 환자의 폐기능장애
   1) 가스확산의 장애(폐부종)
   2) 폐션트량의 증가(환자의 폐질환이나 일측폐 환기시)
   3) 폐환기/관류비의 불균형(환자의 폐질환)
4. 혼합정맥혈 산소함량의 감소
   1) 심박출량의 감소(혈압하강)
   2) 체내 대사증가
   3) 빈혈

문13 기타 사고원인의 규명에 참고가 될만한 사항이 있다면 상세히 밝혀주시기 바랍니다.

답 마취중이나 마취종료 후 회복실에서의 환자의 상태변화는 담당의사나 간호사가 가장 잘 알고 있을 것이며 진료기록부만에 의한 감정은 한계가 있음을 양지해 주시기 바랍니다.

III. 수원지방법원 성남지원 제1민사부 95가합3219 손해배상(의) 판결

■ 주문

1. 피고는 원고 이○○에게 금542,146,826원, 원고 이○○, 서○○에게 각 금9,000,000원, 원고 이○○에게 금2,000,000원 및 각 이에 대하여 1995.2.16.부터 1997.1.10.까지는 연5푼의, 그 다음날부터 완제일까지는 연2할5푼의 각 비율에 의한 금원을 지급하라.
2. 원고들의 나머지 청구를 각 기각한다.
3. 소송비용은 이를 4분하여 그 3은 피고의, 나머지는 원고들의 각 부담으로 한다.
4. 제 1항은 가집행할 수 있다.

■ 청구취지

피고는 원고 이○○에게 금692,747,553원, 원고 이○○, 서○○에게 각 금10,000,000원, 원고 이○○에게 금3,000,000원 및 각 이에 대하여 1995.2.16.부터 1997.1.10.까지는 연5푼의, 그 다음날부터 완제일까지는 연2할5푼의 각 비율에 의한 금원을 지급하라는 판결

■ 이유

1. 손해배상책임의 발생

가. 기초사실

(1) 원고 이○○은 2살때쯤 화로불에 넘어져 얼굴과 양손에 입은 화상으로 우측빰의 반흔과 오른손 손가락의 반흔에 대하여 수술을 받기 위하여, 1995.2.초경 피고 부속 병원인 ○○시 ○○구 ○○동에 있는 ○○병원(이하 위 병원이라고만 한다)에서 외진을 받은 결과 위 병원으로부터 같은 달 16. 10:00경에 수술을 하겠다는 결정을 받고 위 수술을 위하여 같은 달 15.위 병원에 입원하였다.

(2) 위 원고에 대한 수술팀이 된 위 병원의 마취의사인 소외 이○○, 집도의사인 소외 방○○은 위 원고에 대한 수술방법으로 얼굴반흔은 흉터부위를 절개하여 조직확장기를 넣은 후 상처부위를 봉합한 다음 약 2개월 후 피부가 확장되면 흉터제거 및 봉합 수술을 하고, 양손은 손가락 안쪽에 있는 흉터를 제거한 다음 그 자리에 피부를 이식하는 수술을 각각 하기로 하였으며, 마취방법은 위와 같이 얼굴 수술시 조직확장기를 삽입하는 관계로 전신마취를 하기로 결정하였다.

(3) 이에 따라 위 이○○은 같은 달 15. 위 원고에 대하여 마취전 사전검사로 이학적 검사 즉 호흡수(RR), 혈압(BT), 맥박수(PR)를, 예비적 검사 즉 흉부엑스선 촬영(Chest PA), 심전도(EKG), 적혈구 계산 및 감별혈구계산(CBC),프로트롬빈 시간(PT)/부분트롬보플라스틴시간(PTT), 전해질Electrolyte, 혈액뇨질소(BUN)/크레아티닌(Cr), 소변검사Urinalysis, 간기능검사Liver chemistry를 시행하였고, 그 결과 좌심실만 비대하였을 뿐 다른 이상은 없는 것으로 나타나서 그에 대한 조치로 진정제와 위(胃)의 산도를 줄이는 H2차단제를 전투약하도록 조치하였다.

(4) 그리하여 위 이○○은 같은 달 16. 09:20경(이하 이 1항에서의 시간은 위 같은 날의 시간을 의미하는 것으로 하고 날짜는 생략한다) 마취 시술 전 예비적 조치로 미다졸람Midazolam 2.5mg과 래니티다인Ranitidine 50mg을 투약한 후 10:00경 위 원고를 수술실로 옮겨 마취유도제인 펜토탈Pentothal 350mg을 정맥주사하여 위 원고를 잠들게 한 다음 근육이완제인 석시닐콜린Succinylcholine 70mg을 투여하였고, 산소(O_2), 아산화질소(N_2O), 엔프루란Enflurane으로 환기를 시킨 후 기관을 삽관한 후 근육이완제인 베큐로니움Vecuronium 6mg을 주사하고 마취기를 통해 산소, 아산화질소, 엔프루란의 양을 조절하여 인공호흡식으로 흡입마취를 시행하였으며, 수술중간에 베큐로니움 2mg을 추가로 주사하였다.

(5) 집도의사인 위 방○○은 위 원고가 위와 같이 마취가 되자 위 원고에 대하여 앞서 본 수술방법에 따라 수술을 시행하여 12:00경 그 수술을 종료하였고 이에 따라 위 이○○은 12:10경 피리도스티그마인Pyridostigmine 20mg과 그리코피로래이트Glycopyrrolate 0.4mg을 주사하고 근육길항제reverse drug 및 심

혈관 안정제인 리도케인Lidocaine 100mg을 주사한 후 기관튜브를 발관하고 12:15경 위 원고를 회복실로 보내었고 회복실에서는 안면마스크를 통하여 산소를 분당 5L로 투여하였으며 회복실에 도착시 위 원고의 상태는 움직임 1점, 호흡상태 1점, 순환상태 2점, 피부색 2점(위 지표는 각 2점이 만점이고 수술실에서 회복실로 옮기기 위하여는 합계 6내지 7점, 회복실에서 병실로 옮기려면 합계 10점 만점이 되어야 한다)으로 양호한 상태였다.

(6) 위 회복실의 간호사인 소외 김○○는 위 원고에 대한, 수술종료 후부터 혈압(mmHg) 및 맥박수 (1분당)를 측정하였는데 12:07경 혈압은 수축기가 125mmHg, 확장기가 60mmHg, 맥박수는 분당 80회, 12:15경 혈압은 수축기가 130mmHg, 확장기가 75mmHg, 맥박은 분당 60회, 12:22경 혈압은 수축기가 60mmHg, 확장기는 나타나지 않았고, 맥박은 분당 50회 정도 되었다.

(7) 위 김○○와 이○○은 회복실 환자들의 상태를 살피던 중 12:30경 위 원고에게 저산소증의 증후인 청색증이 나타나 있는 것을 발견하고 위 원고를 급히 진찰한 바, 미약한 맥박 및 호흡정지 또는 심정지 (갑제2호증의 1,2, 을제2호의 각 기재에 변론의 전취지를 종합하면, 위 이○○은 위 원고가 심정지 된 것으로 보고 심폐소생술(CPR)을 시행한 흔적을 엿볼 수 있어 위 원고는 당시 심정지 상태에까지 이른 것으로 보인다) 소견을 보여 위 이○○은 바로 기관삽관을 시행하고 호흡회로의 일종인 엔알비 백NRB Bag으로 양압을 환기하고 혈압상승제인 에피네프린Epinephrine을 분할용량으로 1.5mg을 정맥주사하여 12:35경에는 위 원고가 수축기의 혈압은 60mmHg 에서 160mmHg로 오르고 맥박수는 분당 110회가 되었으며 수액이 들어가는 좌측팔에 혈관홍조와 혈관주위의 우륜이 관찰되었고 기관튜브를 흡인하자 핑크빛 수액이 다량으로 쏟아져 나왔다. 이어 13:10경에는 삼투성 이뇨제인 만니톨Mannitol 300ml와 스테로이드인 솔루코테프Solucortef 100mg과 혈압상승제인 에피네프린 0.5mg을 주사하고 13:40경 인공호흡기를 장착하여 인공호흡을 하게 한 다음 15:30경 위 원고를 중환자실로 옮겼으나 위 원고는 그 후 의식을 회복하지 못하고 저산소혈증으로 인한 뇌손상으로 식물인간상태에 빠지게 되었다.

(8) 원고 이○○, 서○○는 원고 이○○의 부모이고 이○○은 그의 동생이다.

나. 당사자의 주장

원고들은 원고 이○○의 위 상해결과는 위 의사들의 의료과실에 기인한 것이므로 피고는 위 의사들의 사용자로서 위 원고가 위와 같은 상해를 입음으로 말미암아 원고들이 입은 손해를 배상할 책임이 있다고 주장하고, 이에 대하여 피고는 위 의사들이 원고 이○○에 대한 위 수술을 시행함에 있어 마취 및 수술전후의 조치를 현대의학의 수준에서 요구하는 바에 따라 최선을 다하였음에도 불가항력적으로 위 원고의 희귀한 약물과민반응 특이체질로 인하여 위 원고가 갑자기 쇼크상태에 빠졌고 위 의사들은 그 발견즉시 필요한 사후조치를 모두 취하였으나 앞서 본 바와 같이 위 원고가 식물인간상태가 된 것으로 이 사건 사고에 대하여 책임이 없다고 다툰다.

다. 판단

(1) 위 원고에게 실시한 이 사건 수술 자체는 환자의 생명이나 뇌손상에 영향을 미칠 가능성은 전혀 없는 수술이나 다만 이 사건 수술을 시행하는 과정에서 취한 전신마취는 그때 사용되는 마취제나 마취보조제에 의하여 환자의 중추신경계, 호흡기계, 순환기계 등에 큰 영향을 미치는 것으로서 환자에 따라 심각한 합병증이나 부작용이 올 수 있다.

(2) 위 원고의 식물인간상태의 원인인 저산소혈증은 이 사건에서 취한 전신마취가 끝난 직후 마취제나 근육이완제의 잔류효과에 의한 저환기 등으로 인하여 흔하게 발생할 우려가 있는 후유증이고, 뇌에 산소가 공급되던 환자도 뇌에 혈액이 공급되지 않으면 3 내지 4분(적어도 5분)안에 불가역적인 뇌손상이나 사망을 초래하게 되는 것이 의료계의 통례이다.

(3) 위 원고는 이 사건 수술전까지는 앞서 본 화상으로 인하여 양손 등에 장애가 있었을 뿐이고 이 사건 수술전의 검사에서 나타난 바와 같이 그밖의 건강상태에 대하여는 별문제가 없었으므로 (피고는 위 원고가 특정약물에 과민하게 반응하는 특이체질로 인하여 이 사건 상해의 결과에 이르게 되었다고 주장하나 증인 이○○의 증언 및 을제3호증의 7기재만으로는 이를 인정하기에 부족하고 달리 이를 인정할 만한 증거가 없다) 위 원고의 위 상해결과는 전신마취를 포함한 이 사건 수술행위상의 일정한 원인 외에 다른 원인이 있었을 가능성은 거의 없었다.

(4) 그런데 이 사건 수술후의 과정에는 위 의사들의 다음과 같은 진료상의 주의의무 위반이 있다.

즉 일반적으로 사람의 생명과 건강을 다루는 의사에게는 그 업무의 성질에 비추어 시술로 인하여 발생가능한 위험의 방지를 위하여 필요한 최선의 조치를 취할 업무상의 주의의무가 요구되며, 특히 이 사건에 있어서 전신마취가 끝난 직후에는 앞서본 바와 같이 흔하게 저산소혈증의 합병증이 발생할 우려가 있고 뇌의 산소공급은 3 내지 4분만 중단되더라도 불가역적인 뇌손상이나 사망을 초래하게 되므로 이를 담당하는 마취과 의사 및 집도의사는 수술중에 있어서는 물론 수술 후 회복실에서도 빨리 환자에 도달할 수 있는 거리에 있으면서 환자의 상태를 면밀히 관찰하여 저산소혈증의 증세가 나타나면 가능하면 빨리 심폐소생술을 시행하여야 하고, 나아가 산소투여, 기관삽관 등 기도유지기에 의한 기도확보, 폐환기 유지 등의 최선의 조치를 취할 주의의무가 요구된다할 것인데, 회복실의 간호사인 위 김○○가 위 원고의 맥박수와 혈압을 체크한 앞서 본 결과에 의하면 위 원고는 이미 12:22경에 그 전 혈압 및 맥박수 체크시인 12:07, 12:10, 12:15경의 수축기 혈압 125내지 130mmHg, 확장기 혈압 60내지 75mmHg, 맥박수 60내지 90회의 상태에 비추어 맥박수가 50회 수축기 혈압이 60mmHg, 확장기의 혈압은 나타나지 않을 정도로 현저히 떨어져 마취후 흔하게 발생하는 저산소혈증이 충분히 의심되는 상황이었음에도 위 이○○은 그 상태와 그 이후의 상태를 계속적으로 면밀히 관찰하여 즉시 앞서 본 바와 같은 조처를 취하지 아니하고 이를 소홀히 하다가 위 시간으로부터 8분여가 지난 12:30경에야 저산소혈증으로 인하여 청색증을 보이는 위 원고를 뒤늦게 발견하고 그때서야 심폐소생술 등을 시행하기에 이르른 잘못이 있을 뿐만 아니라 뇌의 산소공급중단은 3내지 4분안에 불가역적인 뇌손상이나 사망을 초래하게 되므로 적어도 3내지 4분 간격보다도 더 짧은 시간간격으로 혈압, 맥박수 등에 관한 체크를 하여 비정상적인 상태에 대비하여야 함에도 위 이○○은 위 김○○ 으로 하여금 위 12:22 이후 약 8분 후인 12:30경에 위 혈압, 맥박수 등을 체크하도록 함으로써 그 사이 위 원고에게 저산소혈증으로 인한 불가역적인 뇌손상이 초래되도록 하여 결국 위 원고를 식물인간상태에 이르게 한 잘못이 있다고 할 것이다.

그렇다면, 위 원고의 위 상해결과는 전신마취를 포함한 이 사건 수술과정 특히 위 의사 이○○의 전신마취 과정 및 마취가 끝난 후의 회복실에서 나타난 저산소혈증으로 인한 것으로서 위 원고는 이 사건 수술전에 위 저산소혈증의 원인이 될 만한 건강상의 결함이 없어 이 사건 수술과 위 저 산소혈증의 발생사이에는 다른 원인이 개재되었을 가능성은 찾아볼 수가 없으므로, 이 사건 사고는 전적으로 피고측의 지배하에 발생한 것이고 진료기록 등도 피고측이 전문적인 견지에서 작성한 것으로서 원고측에서 이 사건 수술상황을 파악하기가 극히 곤란하다는 점 등에 비추어 보면 이 사건 사고는 위 이○○의 앞서 지적된 과실로 인하여 발생 확대되었다고 추정할 수 밖에 없다고 할 것이다.

따라서 위 이○○이 위와 같은 과실이 없이 이 사건 수술의 전과정을 통하여 최선을 다하였다고 하더라도 이 사건 사고가 발생하였으리라는 점에 대한 반증을 제시하지 못하고 있는 피고는 위 이○○의 사용자로서 그의 앞서 본 의료과오로 인하여 원고 이○○이 위와 같은 상해를 입음으로 말미암아 발생된 원고들의 손해를 배상할 책임이 있다할 것이다.

2. 손해배상의 범위

가. 일실 수입금 : 153,070,084원

나. 향후 치료비 : 74,590,957원

다. 보조기 구입비 : 3,691,260원

라. 개호비 : 351,974,719원

마. 공제금(이미 수령한 금액) : 57,669,100원

계 : (가+나+다+라) - 공제금 = 583,327,020원 - 57,669,100원 = 525,657,920원

바. 위자료

원고 이○○ : 18,000,000원

원고 이○○, 서○○ : 각 9,000,000원

원고 이○○ : 2,000,000원

3. 결론

그렇다면 피고는 원고 이○○에게 금542,146,826원 (금524,146,826원 + 위자료 금 18,000,000원), 원고 이○○, 서○○에게 각 금 9,000,000원, 원고 이○○에게 금 2,000,000원 및 각 이에 대하여 원고들이 구하는 바에 따라 이 사건 사고발생일인 1995. 2. 16.부터 이 사건 판결선고일인 1997. 1. 10.까지는 민법 소정의 연5푼의, 그 다음날부터 완제일까지는 소송촉진 등에 관한 특례법 소정의 연2할5푼의 각 비율에 의한 지

연손해금을 지급할 의무가 있다고 할 것이므로 원고들의 이 사건 청구는 위 인정범위 내에서 이유 있어 이를 인용하고 나머지 청구는 각 이유 없어 이를 기각하기로 하여 주문과 같이 판결한다.

IV. 서울고등법원 제9민사부 조정기일 및 조정에 갈음하는 결정조서

■ 사건

98 머 2180 손해배상(의)(97 나 11029)

원심판결 : 수원지방법원 성남지원 1997. 1. 10 선고 95가합3219 판결

■ 당사자 사이에 합의 불성립

조정장 판사

조정위원회가 다음과 같이 조정에 갈음하는 결정을 하였음을 고지

■ 결정사항

1. 피고는 원고 이○○에게 1998. 4. 30.까지 금 230,000,000원을 지급한다. 만약 피고가 위 기일을 어길 때에는 1998. 5. 1.부터 완제일까지 연2할5푼의 비율에 의한 이자를 가산하여 지급한다.
2. 피고는 이 조정이 확정될 경우 1998. 4. 30.까지의 원고 이○○에 대한 치료비청구권을 포기하고 원고들은 1998. 5. 1.부터의 치료비는 피고에게 지급한다.
3. 원고 이○○, 서○○, 이○○의 청구는 각 이를 포기한다.
4. 소송비용 및 조정비용은 각자의 부담으로 한다.

참고사항

이 건은 수술전 검사소견과 전신상태에서는 특별한 이상이 없었던 환자가 손과 얼굴의 화상반흔에 대한 수술직후 회복실에서 저산소증의 소견을 보이고 이어 혈압하강, 심정지가 발생하여 소생술을 시행하였으나 환자는 뇌저산소증의 후유증으로 식물인간이 된 경우로 저산소증이나 심정지의 정확한 발생원인은 불명이나 1심 재판부는 환자의 상해결과가 의사의 진료상의 과실로 발생하였다고 판단하여 (판결문중 판단항목에서 "위 원고의 상해결과는 전신마취를 포함한 이 사건 수술과정 및 마취가 끝난 후의 회복실에서 나타난 저산소혈증으로 인한 것으로서 ——— 이 사건 사고는 위 이○○의 앞서 지적된 과실로 인하여 발생 확대되었다고 추정할 수 밖에 없다고 할 것이다" 참조) 원고(환자)측의 손해배상청구를 거의 받아 들였으나 2심 재판부(고등법원)에서는 양측간에 합의가 불성립하자 조정위원회가 조정에 갈음하는 결정을 내림. 배상액의 규모는 1심 판결 배상액의 절반 이하로 줄여 결정하였음.

이 건의 의료분쟁에서는 젊은 환자가 수술과 마취후 식물인간상태가 되어 그 책임이 의사에게 주어졌을 때 그 배상액의 규모가 매우 크다는 사실(원고측이 청구한 배상액과 1심판결에서의 배상명령액의 규모 참조)과 특히 개호비의 비중이 전체 배상액의 60%이상을 차지하고 있음에 유의할 필요가 있음.

▶ 사례 15(흉부외과)

I. 사건 개요

환자(6세 남)는 심실중격 결손증을 앓고 있다는 진단을 받은 뒤 1990. 3.7 진단병원 흉부외과에서 결손공의 봉합수술을 받았는데 수술 후에 의식을 회복하지 못하고 혼수상태에 빠졌으며 보호자들은 혼수상태가 3개월 가량 지속되자 소생하지 못할 것으로 여기고 퇴원하였음.

그런데 환자는 퇴원시의 예상과는 달리 사망하지 아니하고 조금씩 회복되어 갔고 현재는 혼자서 걸어다니는 정도임. 그러나 전혀 말을 하지 못하고 침을 삼키거나 뱉지 못하고 입으로 불거나 빨지 못하는 상태이고 음식물을 혀로 감아 삼키지 못하는 탓으로 보호자가 음식물을 목구멍 가까이 넣어 주어야만 삼킬 수 있는 실정이고 손으로 바지를 추슬러 올리지 못하고 걸음걸이가 불안정하고 발육이 더디고 성격의 변화징후를 보이고 있음.

II. 광주 지방법원으로부터의 감정요망 사항(마취과 부분)

문1 외래기록지에 의하면 초진의사는 "known C.H.D.(VSD)for operation" 이라고 진단하였는데

❶ CHD 와 VSD 는 어떤 질병이고 그 증상의 특성은 무엇인지

답 CHD 는 선천성 심장질환의 영문표기인 Congenital Heart Disease의 첫 글자를 딴 약자이고 VSD 는 심실중격결손증의 영문표기인 Ventricular Septal Defect의 약자로 CHD 는 모든 선천성 심장질환을 망라한 것이며 VSD 는 그중의 한가지 질환으로 CHD 의 20 - 30 % 를 차지함.

VSD 는 결손공의 크기와 좌우 심실의 압력관계에 따라 증상이 없는 경우에서부터 심한 울혈성 심부전까지 일으킬 수 있는 질환임.

❷ CHD 인지 VSD 인지 확신이 가지 않을 경우 어떤 방법으로 확진을 하는지

답 VSD 의 진단을 위해서는 심도관법, 심초음파, 심전도, 흉부X선 검사 등이 필요함.

문2 외래기록지에 의하면 초진의사는 피감정인에게 청색증이 있는 것으로 진단하였는데

❶ 청색증이란 어떤 증상인지

답 청색증이란 혈액내 혈색소hemoglobine의 5 gm% 이상이 산소와 결합하지 못하였을 때 (환원 혈색소) 입술 등의 피부점막이 청색으로 보이는 현상으로 혈액내 산소부족을 나타내는 소견임.

❷ 심실중격 결손증이 있는 환자에게 청색증이 있을 경우 그것은 마취과적 측면에서 어떤 의미를 갖는지

답 심실중격결손증의 환자에서 청색증은 폐동맥협착, 폐혈관 폐쇄성질환pulmonary vascular obstructive disease : PVOD)등으로 폐동맥으로 충분한 혈류가 가지 못하는 대신 우심실의 압력증가로 우심실에서 좌심실로 산소화 되지 못한(폐를 통한 가스교환에 참여치 못함으로) 혈액이 이동함으로 생기는 현상임. PVOD 는 큰 결손공을 가진 VSD 가 치료되지 않은 상태가 장기간 경과되면 나타날 수 있음. 이것은 마취과적으로 위험도가 높은 환자임을 의미하며 마취과적 고려사항은 결

손공의 크기, 울혈성심부전의 존재, 폐혈관저항의 정도 등 환자의 혈역학적 상태를 파악하고 마취약제와 방법을 선택하는 것이 중요함.

❸ 심실중격 결손증이 있는 환자에게 청색증이 있을 경우 개심술에 대한 수술적응증이 있는지 여부

답 이 환자에서 수술적응증 여부를 알기 위해서는 폐혈관저항의 정도, 폐혈관 폐쇄증의 발생정도, 결손공의 크기 등을 고려하여야 하는데 환자진료기록부상에 나타나는 자료만으로는 판단할 수 없으며 자세한 내용은 흉부외과학회에 문의하기 바랍니다.

문3 피감정인은 개심술을 시행한 1990. 3. 7 당시 키가 100 cm 정도이고 몸무게가 14 kg 정도였는데

❶ 그런 신체여건에 비추어 피감정인이 전신마취와 개심술이 동원되는 수술을 감당할 수 있는지 여부

답 심실중격결손증 환자는 결손공이 클 경우 생후 3년이내에 결손공을 봉합해주어야 하며 이 시기를 지나면 폐혈관저항의 증가와 폐성고혈압의 발생으로 수술의 위험도가 커짐. 이미 폐혈관저항이 증가된 경우엔 1세 전이라도 빨리 수술을 해줌. 키와 체중은 질환 자체에 의한 발육장애에 기인한 것으로 보여지나 수술 및 마취시 키나 체중보다는 환자의 혈역학적 상태(폐혈관저항, PVOD의 정도, 션트방향 등)가 예후에 더 큰 영향을 미침.

❷ 수술적응 능력 내지 수술감당 능력을 판별함에 있어 이용하는 의학적인 방법과 그 내용

답 수술전의 환자의 심폐기능이나 혈역학적상태를 주로 한 전신상태가 수술후 환자의 회복정도를 판단할 수 있는 자료가 될 수 있으므로 수술전 환자상태의 평가가 중요하나 구체적인 사항은 흉부외과학회에 문의하기 바랍니다.

❸ 수술감당 능력은 부족하나 수술을 해야만 생명을 건질 수 있다고 판단되는 경우에 위험을 최소화하기 위해 강구하는 조치가 무엇인지

답 수술전 환자의 혈역학적 상태를 충분히 파악하고 수술 및 마취중에 변화하는 환자상태의 관찰을 환자감시장치나 검사 등을 통해 철저히 하여 필요시 적절한 처치를 해주는 것이 중요함(전신혈관저항을 증가시키고 폐혈관저항을 감소시켜 우심실에서 좌심실로 가는 션트량을 줄여주는 방향으로 마취를 하는 것도 하나의 방법임). 수술후에도 환자의 안전한 관리를 위해서 지속적이고도 철저한 환자감시 및 필요한 경우 인공호흡기를 이용한 호흡관리 등을 실시함.

문4 선천적으로 뇌기능장애가 있는 환자가 심실중격 결손증을 앓고 있는 경우

❶ 전신마취와 개심술을 동원하여 결손공을 봉합하는 시술이 가능한지 여부와 불가능하다면 그 이유

답 선천적으로 뇌기능장애가 있을지라도 심실중격 결손증의 수술적응증이 되며 수술적교정을 하지 않으면 생명에 지장이 있을 경우 수술을 하는 것이 원칙이나 개심술자체가 수술후 병증으로 뇌기능장애를 유발시키거나 기존의 뇌기능장애를 악화시킬 수도 있다는 사실을 수술 및 마취시 고려하여야 할 것으로 사료됨.

❷ 의학적으로 통용되고 있는 치료방법은 무엇인지

답 심실중격 결손증의 현 상태가 수술의 적응증이 된다면 수술에 의한 교정이 가장 좋은 치료방법임.

문5 피감정인에 대해 개심술을 시행하기 직전에 내과의사는 피감정인을 검진한 후 별첨자료의 기재와 같

은 진단의견을 개진하였는데

❶ 내과의사가 그와 같은 진단의견을 개진할 경우 개심술을 시행하는 의사로서는 먼저 어떤 조치를 취해야 하는지

답 진료기록의 심초음파도상에서는 대동맥판역류 가능성과 심실및 심방 중격결손 가능성을 제시하면서 대동맥조영도 촬영을 추천하고 있음. 개심술시행 의사의 조치상황에 대해서는 흉부외과에 문의하는 것이 타당할 것으로 사료됨.

❷ 환자의 증상이 PDA 인지 VSD 인지를 확진하지 않고 개심술을 시행할 수 있는지 여부

답 병소의 부위와 상태를 확진후 수술을 시행하는 것이 원칙이나 검사상으로 정확한 진단이 이루어지지 않을 경우 수술중에 직접 병소를 보면서 확진을 하는 경우도 흔히 있음.

문6 마취담당 의사는 개심술을 시행하기 전날 피감정인을 진단하고 별첨자료의 기재와 같은 지시를 내렸는데

❶ 그 지시의 주요한 내용이 무엇인지

답 수술전 환자의 수술에 대한 불안을 감소시키고 마취중 발생할 수 있는 바람직하지 못한 반사반응을 차단시키고 기도분비물을 줄이기 위하여 통상 수술전 환자에게 사용하는 마취전 처치제의 내용임.

❷ 그 지시사항의 이행여부가 확인되었는지

답 이행된 것으로 보임.

❸ 마취과의사가 수술적응증을 의문없이 인정하였는지

답 환자상태의 수술적응증 여부에 대한 판단은 흉부외과 의사의 소관사항임. 다만 마취에 대한 판단은 마취전 처치를 한 것으로 보아 마취가 가능한 것으로 판단한 것 같음.

라. 지시한 조처의 내용이 피감정인에게 의학적으로 타당하고 피감정인이 적응할 수 있는 조처인지 여부

답 마취전 처치의 내용은 의학적으로 문제가 없는 것으로 보임.

문7 피감정인에 대한 수술과정에서는 수술전날 피감정인을 진단하고 지시를 내렸던 의사가 아닌 다른 의사가 수술에 참여하여 마취를 담당하였는데

❶ 그럴수도 있는 일인지

답 수술전 환자를 방문했던 의사와 마취를 시행한 의사가 반드시 동일인일 필요는 없음.

❷ 진단을 행하고 조처를 지시한 의사가 아닌 다른 의사가 참여함으로서 어떤 위험이 수반되는지

답 환자의 상태와 마취전처치 내용을 정확히 인계하면 의사가 바뀜으로서 생기는 위험은 없음.

❸ 다른 의사가 참여함으로서 수반되는 위험을 최소화하는 조처는 무엇인지

답 환자의 수술전상태와 처치내용에 대한 정확한 인계.

문8 별첨기록의 기재에 의하면 진단명은 VSD로 되어있고 수술절차는 직접봉합으로 되어 있는데

❶ 마취과적 측면에서 진단명과 수술절차는 어떤 의미를 갖는지

답 일반적으로 진단명과 수술방법은 수술전 환자의 질환상태, 수술의 범위, 수술시간을 예견할 수 있

게하여 마취약제와 방법의 선택 및 환자감시장비의 준비 등 마취중 환자관리에 대한 계획을 세우는데 주요 고려사항이 될 수 있음.

❷ 직접봉합술을 시행하는 경우와 헝겊을 부착하여 결손공을 봉합하는 경우의 사이에 마취과적 측면에서 차이가 있는지. 있다면 어떤 차이가 있는지

답 결손공의 크기에 따라 수술방법에 차이가 있을 수 있으며 수술시간에 약간의 차이가 있을 수 있으나 마취과적으로는 별 문제가 되지 않음.

❸ 결손공의 크기를 확인하지 않고 마취의 정도를 판단할 수 있는지 여부

답 결손공의 크기가 환자의 혈역학적 상태에 영향을 미치나 수술전 심장검사에서 이미 환자의 혈역학적 상태를 평가하고 그에 따른 마취계획을 세웠으면 결손공의 크기가 마취방법에 영향을 미치지는 않음.

문9 개심술을 시행하는 과정에서 인공심폐기 조작이 시작된 이후에 마취담당 의사는 어떤 역할을 수행하는지

답 인공심폐기가 정상적으로 작동되는지 여부와 환자상태를 파악하기 위해 인공심폐기 가동중에도 항상 환자의 혈압및 체온변화를 관찰하고 혈액 가스분석, 소변량, 혈액의 항응고작용정도, 전해질 균형, 혈액검사 등을 시행함.

문10 인공심폐기 조작과정에서는 flow sheet를 작성하도록 되어 있다는데

❶ 작성하는 이유와 목적이 무엇인지

답 인공심폐기 작동중에 각 장기나 조직으로 충분한 혈류가 보내어 지는지를 알기 위해 작성함.

❷ 누가 작성하고 구체적으로 어떤 내용을 기재하는지

답 일반적으로 인공심폐기 기사가 작성을 하고 내용은 대동맥쪽으로 보내는 혈류량(L/분/체표면적), 펌프압력, 대정맥을 통해 인공심폐기로 돌아오는 정맥혈류량, 그리고 심장을 정지시키기 위해 관상동맥쪽으로 보내는 심정지용액의 양과 압력을 측정 기록함.

❸ 작성하지 않았을 경우 어떠한 위험에 봉착하는지

답 작성하지 않을 경우 인공심폐기 작동중의 환자의 순환기능을 정확히 알 수 없게됨으로 인공심폐기에 의한 순환에서 환자자신의 심장기능에 의한 순환으로 전환시 환자의 심기능이 정상으로 돌아오지 못할 경우 정확한 원인을 밝히기 힘듬.

문11 위 별첨자료에 의하면 1990.3.7 10:35에 수술을 시작하였고 12:20에 인공심폐기 조작을 시작하여 13:08에 조작을 끝낸 것으로 기재되어 있는데

❶ 직접봉합술로 결손공을 봉합하는 경우에도 수술이 위와같이 장시간이 걸리는지

답 개심술에서의 주수술은 인공심폐기 가동중(48 분)에 실시되며 같은 종류의 수술이라도 환자의 병소위치에 따라 수술시간에 차이가 있을 수 있음.

❷ 결손공을 직접봉합술로 봉합하는 수술을 행하였다는 점에 비추어 볼 때 수술의 경과가 이상없이 진행되었다고 보여지는지 아니면 이상이 있었다고 보여지는지

답 환자진료기록상으로 볼 때 수술자체는 이상없이 진행되었다고 생각 됨.

❸ 이상이 있다고 사료된다면 그 이유와 근거가 무엇인지

답 나 항 참조바람

❹ 인공심폐기 조작중에는 혈압을 누가 어떤 방법으로 체크해야 하고 체크한 혈압은 어디에 기재하는지

답 혈압측정은 마취과 의사가 대부분 말초동맥(주로 요골동맥)에 거치한 카테터를 변환기transducer에 연결하여 환자감시장치기에 나타나는 수치로 측정하며 마취기록지에 기재함.

문12 위 별첨자료에 의하면 13:08에 인공심폐기 조작을 끝냈고 피감정인은 15:28 에야 회복실로 옮겨졌음을 알 수 있는데

❶ 통상 인공심폐기 조작을 끝낸 시점에서 회복실로 옮기기까지 사이에 누가 어떤 조치를 취하는지

답 수술의사는 인공심폐기의 작동을 단계적으로 서서히 중지시키면서 환자의 심장기능이 되돌아오도록 조치를 하고 심장기능이 정상으로 되돌아 온 것이 확인된후 인공심폐기를 작동키 위해 대정맥과 대동맥등에 거치하였던 카테터를 제거하고 출혈부위를 확인하여 지혈을 한후 흉곽을 닫으며 마취과의사는 심장기능이 정상으로 돌아오는지 여부와 환자의 전신상태를 평가하기 위해 문 9 항에 기술한 여러 종류의 검사를 하면서 환자의 상태를 감시기구를 통해 감시함.

❷ 피감정인은 인공심폐기 조작이 종료된 이후 무려 2시간 20분 동안이나 수술실에 그대로 있다가 회복실로 옮겨졌는데 회복과정에서 그 정도로 장시간이 경과하는 경우도 있는지

답 인공심폐기 작동종료후 회복실로 옮겨지기까지는 환자의 심장기능의 정상회복, 카테터의 제거, 충분한 지혈(heparin 효과의 가역 등으로), 심낭막및 흉곽의 봉합등에 대체로 상당한 시간이 소요되나 환자상태에 따라 소요시간이 다양함으로 일률적으로 이야기하기는 힘드며 경우에따라 더 많은 시간이 소요될 수도 있음. 인공심폐기 작동종료가 수술의 종료를 의미하는 것은 아님

❸ 회복과정에서 장시간이 경과된 것이 의학적으로 어떤 의미를 갖는지

답 장시간이 걸리는 경우는 심기능이 빨리 정상으로 돌아오지 않을 경우와 지혈에 어려움이 있는 경우가 대부분임.

문13 위 별첨자료에 의하면 피감정인은 마취에서 깨어나지 않은 상태에서 혈압이 체크되지 않은 채 혈압상승제가 혼합된 수액이 급속히 주입되고 인공호흡이 실시되고 있는 상태로 회복실로 옮겨졌음을 알 수 있는데

❶ 위 사실과 회복과정에서 무려 2시간 20분이 소요되었다는 사실을 종합하여 볼 때 피감정인은 이미 수술도중에 위험에 빠졌다고 보여지는데 그 여부

답 마취기록지상으로는 수술이 끝날 무렵에 혈압이 수축기압 90 torr, 확장기압 60 torr 을 유지했던 것으로 나타남. 따라서 이 기록으로 볼 때는 환자가 수술중에 위험한 상태에 빠졌다고는 단정하기 어려움.

❷ 피감정인이 회복실로 옮겨도 괜찮은 상태에서 옮겨졌는지 여부

답 마취기록상의 환자상태로 볼 때는 회복실로 환자를 옮길 때의 환자상태가 위험한 정도는 아니었

던 것으로 생각됨.

❸ 혈압도 체크되지 않은채 회복실로 옮길 수가 있는 일인지

답 수술실에서 회복실이나 중환자관리실로 환자를 옮길 때는 혈압은 계속 측정되어야 함.

❹ 혈압이 체크되고 있지 않다는 것은 어떤 상황을 의미하는지

답 환자간호 기록만으로는 이 시기에 혈압이 너무 낮아 측정이 불가능한 것이였는지 혹은 측정을 하지 않은 것인지 구별할 수 없음.

❺ 혈압상승제를 급속히 주입시키고 인공호흡을 실시하는 상태로 회복실로 옮길 수 있는지. 그런 경우 집도의사는 어떤 조처를 취하여야 하는지

답 개심술을 받은 환자는 다른 종류의 수술환자와는 달리 많은 경우에서 수술후에도 상당시간 인공호흡기로 호흡을 조절 내지 보조해주기 위해 의식을 회복시키거나 근이완상태를 가역시키지 않음. 이는 수술 직후의 환자의 심폐기능의 부담을 줄여주어 심폐기능의 회복을 촉진시키기 위한 것으로 의식이 없는 상태로 인공호흡을 실시하면서 환자를 회복실로 옮기는 것은 문제가 되지 않음. 그러나 혈압상승제가 혼합된 수액을 빨리 주입한 것으로 보아 회복실 도착 시 환자의 혈압이 낮은 상태에 있었던 것으로 추정됨. 이때 담당의사는 저혈압의 원인을 빨리 찾아 혈압을 회복시키는 처치를 해주면서 인공호흡기로 환자의 호흡을 도와주고 각종 검사를 시행하여 환자의 상태를 정확히 파악토록 하여야 함.

❻ 앞서 본 간호기록지의 기재내용에 비추어 볼 때 피감정인은 간호사에게 인계되기 전에 이미 위험에 빠져 있었다고 사료되는데 그 여부

답 마취기록지상의 수술이 끝날 무렵의 환자상태는 혈압이 90/60 torr을 유지한 것으로 되어 있는데 비해 환자간호기록지를 보아서는 이 시기에 혈압이 측정되지 않은 것으로 되어있음. 이것이 환자를 수술실에서 회복실로 운반도중 환자상태가 악화된 것을 의미하는 것인지 또는 어느 한쪽의 기록이 정확치 않은 것인지는 환자진료기록만으로는 구별을 할 수 없음.

문14 개심술을 시행하는 과정에서 혈압은 어떤 역할을 수행하고 적어도 몇 번마다 혈압을 체크하여야 하는지

답 혈압은 심장기능을 나타내는 주요 지표로서 체내 각 장기와 조직으로 충분한 혈류가 운반되고 있는지를 판단하는 주요 기준이 되며 인공심폐기가 작동하는 동안에도 심장대신 인공심폐기가 각조직과 장기(특히 뇌조직)로 충분한 혈류를 보내고 있는지를 감시할수 있는 주요지표임. 그러므로 개심술을 시행하는 동안에도 지속적으로 혈압을 측정하여야 함.

문15 위 별첨자료에 의하면 간호사는 피감정인을 인수하면서 혈압이 체크되고 있지 않음을 확인하였고 15:30에 혈압을 체크하니 50/40 torr 이었다고 기재하였는데

❶ 50/40 torr 혈압이 나타내는 징후는 무엇인지

답 이러한 혈압이 장시간 지속될 경우 조직관류량 감소로 인한 여러증상(조직 저산소증소견, 핍뇨 등)이 나타날 수 있음.

❷ 회복실로 옮긴 직후에 50/40 torr인 경우 이미 수술과정에서 위험이 발생하였다고 사료되는데 그

여부

답 수술후 혈압이 하강하는 이유는 지혈이 충분히 안되어 많은 출혈로 인해 체내 혈액량이 부족하거나 인공심폐기 작동 동안의 심근보전이 충분치 못해 심장기능이 정상으로 돌아오지 못하는 것이 가장 흔한 원인이며, 그외 마취제의 잔류효과, heparin 제독을 위해 사용한 protamine 의 효과 , 재가온시의 혈관확장효과로 인한 체내 수액부족등의 여러가지 원인이 있을 수 있음. 이 환자의 경우 인공심폐기 작동중지후 일정시간 낮은 상태의 혈압을 유지하였으나 수술이 끝날 무렵엔 다시 혈압이 상승한 것으로 보아 수술과정에서 위험이 발생하였다고 단정하기는 어려움.

❸ 위와 같이 혈압이 낮을 경우 간호사는 어떤 조치를 취하여야 하고 간호기록지에 기재된 조처의 내용이 타당한지 여부

답 담당의사에게 즉시 환자상태를 보고하여 환자처치에 대한 지시를 받아야 함. 간호기록지에 조치된 내용들이 구체적으로 기록되어 있지 는 않으나 20분후 혈압이 120/70 torr로 상승된 것으로 보아 혈압상승제의 투여와 수액공급을 계속한 것으로 추정됨.

❹ 혈압이 극히 낮을 경우 혈압상승제의 투여만으로 위험을 예방할 수 있는지 여부

답 대개의 경우 저혈압은 혈압상승제의 투여와 수액 및 혈액공급으로 치료되나 심한 심근기능장애로 인한 저혈압의 경우에는 순환기능 보조장치가 필요함.

문16 수술후 회복실로 옮기는 단계에서는 먼저 혈압이 정상상태를 유지해야 한다는데

❶ 정상상태는 어느 정도의 혈압을 의미하고 어느 정도의 시간동안 정상 혈압이 지속되어야 하는지

답 정상혈압이란 장기나 조직에 충분한 혈류를 보낼 수 있는 혈압의 범위를 말하며 수술전 환자가 유지하던 혈압의 20% 전후를 유지하면 대체로 정상범위라 말할수 있으며 계속적으로 정상혈압을 유지시키는 것이 가장 바람직하나 환자의 상태에 따라 허용범위가 달라질 수 도 있음.

❷ 혈압이 정상이 아닐 경우 어떤 조처를 취한 연후에 회복실로 옮겨야 하는지

답 먼저 원인을 찾아 원인 치료를 하여야 하나 원인의 발견에 시간이 소요될 경우 승압제 투여, 수액 및 혈액공급 등이 일반적인 처치방법임.

문17 피감정인에 대한 마취기록지의 기재내용과 관련하여

❶ 마취기록지는 마취가 시작된 이후 수술과정의 긴박한 상황 하에서 작성되므로 수술과정에서 작성되는 한 깨끗할 수가 없다고 하는데 그 점과 관련하여 이 건 마취기록지는 어떠한지

답 복사본이라 정확히 알 수는 없으나 새로 작성한 것 같지는 않음.

❷ 이 건 마취기록지에 통상 기재하여야 할 내용을 제대로 기재하였는지 여부

답 주요한 내용은 모두 기재되어 있음.

❸ 혈압의 체크와 기재가 제대로 되어 있는지 여부

답 인공심폐기 작동시기를 제외하고는 모든 기간에 걸쳐 기록되어 있음.

❹ 이건 마취기록지상에는 12:15 경부터 13:10 경까지 사이, 즉 인공심폐기 조작중에는 혈압의 체크가 이루어져 있지 않은데 그 점은 의학적으로 어떤 의미를 갖는지

답 마취기록지만으로 보아 그 기간 혈압을 측정하지 않은건지 그 기간내 혈압이 일정하여 선으로 표시한 것인지 구분이 안됨. 만일 기록을 하지 않았다면 말초동맥내에 카테터의 거치후 변환기를 통해 직접 혈압을 측정할 수 있는 환자감시장치기가 없어서인지 혹은 다른 이유가 있어서인지는 알 수 없음.

❺ 혈압을 체크하고 기록하지 않고서도 수술을 계속할 수 있는지 여부

답 수술중의 혈압측정은 환자상태파악을 위한 기본 환자감시방법임.

인공심폐기 작동중의 혈압측정은 뇌로 가는 혈류의 정도를 파악하기 위해 반드시 필요함.

문18 전신마취와 개심술을 시행하는 경우에 수술과정에 참여하여야 하는 의료진은 어떤 사람이고 각자 어떤 역할을 수행하는지

답 마취과 의사 : 수술중 마취전반에 대한 책임을 짐.

흉부외과 의사 : 수술전반에 대한 책임을 짐.

간호사 : 의사의 지시에 따라 수술 및 마취를 도움.

인공심폐기 기사 : 의사의 감독하에 인공심폐기의 작동책임을 짐.

문19 마취와 관련하여

❶ 개심술을 시행함에 있어 행하는 전신마취의 방법과 그 특징

답 개심술을 받는 환자는 대부분 심혈관기능과 그와 관련한 장기에 이상을 가지고 있기 때문에 마취약제와 마취방법의 선택에 있어서 상대적으로 심혈관기능에 영향을 적게 미치는 약제와 방법을 사용하며 수술 및 마취중에 환자의 상태(특히 심혈관계기능)의 변화를 지속적으로 정확하게 파악하기 위해 환자감시장치를 강화하며 동시에 여러 종류의 검사를 자주 시행하고 수술후에도 환자관리에 특별한 주의를 필요로 함.

❷ 전신마취를 독자적으로 수행하려면 최소한 어느 정도의 임상경험이 있어야 하는지

답 병원마다 전공의 교육방침이 다르므로 일률적으로 말할 수는 없으나 심장수술환자의 마취관리의 경우 대체로 마취과 전문의의 감독하에 고년차(3,4 년차)전공의들이 맡고 있으며 개심술을 많이 하는 병원에서는 개심술의 종류에 따라 그 이하의 전공의들이 맡을 수도 있음.

❸ 전신마취 과정에서 통상적으로 발생하는 위험의 내용과 위험발생 여부에 관한 판별방법

답 마취중에 발생할 수 있는 위험은 여러 가지가 있으나 그 가운데 가장 빈도가 높은 위험은 저산소혈증의 발생과 갑작스런 혈압하강 내지 심부정맥의 발생, 심정지 등이며 그 원인은 환자자신의 질환, 수술, 마취의 영향 등 다양함으로 환자의 저산소상태를 조기에 발견하기 위하여 맥박산소포화도계측기, 호기말 이산화탄소분압 측정기, 심전도등의 환자감시장치를 사용하며 말초동맥내 카테터를 삽입하여 지속적으로 동맥혈압을 측정하고 전해질, 혈액가스분석을 자주 시행하여야 함.

❹ 마취과정에서 위험이 발생한 경우 위험에 대한 대처방법

답 저산소혈증이 나타날때는 고농도의 산소를 투여하면서 저산소혈증 발생원인을 찾아 치료해줌. 특히 심폐기능의 회복이 중요함.

심한 혈압하강시에는 먼저 수액, 혈액의 공급과 혈압상승제를 사용하여 혈압을 정상상태로 유지하여야 하며 혈압하강의 원인을 찾아 치료하는 것이 중요함. 심부정맥 발생의 경우에는 원인 규명과 함께 항부정맥제의 사용이 필요하며 심정지가 발생하였을때는 응급 심폐소생술을 실시하여야 함.

❺ 개심술의 시행과정에서 마취의사가 관여하는 최초시점과 최후시점

답 일반적으로 수술전일 환자방문과 마취전처치를 시작하면서부터 참여하여 환자가 수술실로부터 중환자실에 인계될때까지 참여하며 병원의 특성에 따라서는 중환자실에서의 환자관리에 참여하는 경우도 있음.

❻ 피감정인의 경우 의학적으로 마취가 허용되는 최장시간과 허용시간이 제한되는 이유

답 마취가 허용될 수 있는 최장시간은 정해진 것이 없음. 수술의 난이도와 환자의 상태에따라 마취시간의 연장은 가능함.

문20 첨부한 자료를 종합적으로 검토하여 볼 때

❶ 피감정인에 대한 마취가 제대로 이루어졌는지 여부

답 마취기록지상으로 볼 때 마취유도 직후 혈압이 약간 떨어졌으나 수술이 끝날 무렵엔 혈압이 비교적 정상으로 유지되고 있고 마취중에도 특별한 문제가 발생한 기록이 없으며(인공심폐기 작동중에 혈압이 유지되었다면 : 문 17의 라항 참조) 사용한 약제의 용량이나 농도도 통상 사용량의 범위에 속하는 것으로 보아 수술과정중에 마취는 정상적으로 시행된 것으로 보임.

❷ 만약 제대로 이루어지지 않았다면 구체적으로 어떤 부분이 제대로 이루어지지 아니하였고 그 부분이 위험발생에 어떤 영향을 미쳤는지

답 다만 환자가 수술실에서 옮기기 직전의 혈압(마취기록지상)에 비해 회복실 도착시의 혈압(간호기록지상)이 현저히 떨어진 이유가 무엇인지, 이것이 환자가 회복실로 옮겨지는 과정에서의 문제 발생을 의미하는지에 관해서는 알아볼 필요가 있으나 보내온 진료기록만으로는 정확한 원인을 알 수 없음.

❸ 피감정인의 신체여건과 직접봉합술을 시행하였다는 점에 비추어 볼 때 마취시간이 적절한지 여부

답 마취시간의 연장이 환자의 상태에 특별한 영향을 미친 것으로는 생각되지 않음.

❹ 허용시간을 초과하여 마취가 이루어지는 경우 어떠한 위험이 발생하는지

답 마취 허용시간이란 개념은 없음. 수술시간에 따라 마취시간은 24 시간 이상도 연장될 수 있음.

문21 마취과정과 피감정인의 현 증상이 관련성이 있는지 여부, 있다면 관련의 내용과 근거가 무엇인지

답 개심술의 수술방법은 일반수술과는 달리 환자의 심폐기능을 일시적으로 정지시키고 인공심폐기를 작동시키는 동안 주수술이 이루어지는 특징을 갖고 있고 수술후에도 일정시간 인공호흡기로 조절내지 보조호흡을 필요로 하는 경우가 많음. 개심술후 심혈관및 폐기능과 의식의 회복에 대한 예후는 먼저 환자자신의 수술전 혈역학 및 전신상태, 수술면에서는 인공심폐기 작동기간중 심근의 보전이 충분하였는지 여부, 인공심폐기가 정상적으로 작동되었는지 여부, 수술이 잘 이루어졌는지 여부, 인공심폐기 작동중 공기나 혈전이 동맥내로 들어가지 않았는지 여부, 충분한 지혈여부

등이 중요한 인자로 작용하며 마취면에서는 마취약제와 산소가 정상적으로 투여되었는지 여부, 마취기나 환자감시기가 정상 작동되었는지 여부, 환자감시가 지속적으로 이루어졌는지 여부 등이 영향을 줄 수 있음.

진료기록부상으로는 환자의 현 상태와 마취를 직접적으로 연관시킬 수 있는 부분을 발견할 수 없음.

III. 광주지방법원의 판결(제6민사부 93가합 1062 손해배상청구건)

■ 주문

1. 피고는 원고 이○○에게 금80,916,936원, 원고 김○○에게 금 6,666,666원, 원고 이○○, 원고 이○○에게 각 금 1,111,111원 이에 대한 1990.3.7.부터 1995.12.15.까지는 연 5푼의, 그 다음날부터 완제일까지는 연 2할 5푼의 각 비율에 의한 금원을 지급하라.
2. 원고 김○○, 원고 이○○의 나머지 청구를 각 기각한다.
3. 소송비용 중 원고들에게 생긱 비용의 2분의 1 및 피고에게 생긴 비용은 피고의, 나머지는 원고들의 각 부담으로 한다.
4. 제1항은 가집행할 수 있다.

■ 청구취지

피고는 원고 김○○에게 금 7,941,666원, 원고 이○○에게 금 164,500,809원, 원고 이○○, 원고 이○○에게 각 금 1,111,111원 및 이에 대한 1990.3.7.부터 1995.12.15.까지는 연 5푼의, 그 다음날부터 완제일까지는 연 2할 5푼의 각 비율에 의한 금원을 지급하라.

■ 이유

1. 손해배상책임의 발생

가. 기초사실

(가) 원고 이○○의 수술 전 상태

원고 이○○은 1985. 10. 7.생의 남자로서 3세 무렵부터 숨이 가쁘고 성장이 더딘 증상이 나타나 1989. 7. 25. 피고 산하 ○○대학교부속병원 (이하 피고 병원이라 한다.) 흉부외과에서 초진을 받아본 결과, 선천성 심장질환 (C.H.D. Congenital Heart Disease)의 일종인 심실중격결손증 (V.S.D. Ventricular Septal Defect, 심장의 좌심실과 우심실 사이의 심근조직에 구멍(결손공)이 생기는 증상)을 앓고 있는 것으로 진단되었고, 당시 약간의 청색증(혈액내 헤모글로빈이 산소와 결합되지 않은 해리혈색소가 체내를 순환하여 피부나 피부점막이 청색을 띄게 되는 증상)이 있었다.

(나) 심실중격결손증의 일반적인 진단법과 수술법 및 수술후 조치

심실중격결손증(V.S.D.)은 심장의 좌 · 우심실 사이의 심근조직에 구멍(결손공, 缺損孔)이 있는 선천성 심장질환의 일종으로서, 수술적 치료를 하지 않고 방치하게 되면 결손공을 통하여 좌심실의 혈액이 우심실로 유입됨으로써 폐로 가는 혈액의 양이 증가되고 이에 따라 점차 폐혈관저항이 심하게 증대되어(이를 아이젠멩거(Eisenmenger' s) 증후군이라 한다) 단락이 역전(우심실의 혈액이 좌심실로 유입되는 현상)되게 되고, 산소화되지 못한 혈액이 체내를 순환하게 됨에 따라 청색증이 발생하고, 일반적으로 울혈성 심부전, 각혈, 세균성 감염 등에 의한 합병증으로 평균 35세에 사망하게 된다.

심실중격결손증은 자연폐쇄되기도 하나, 이의 근본적 치료를 위하여는 심장을 절개하여 결손공을 봉합하는 수술을 받아야 하고, 심실중격결손증에 대한 진단은 통상 심장초음파술로 진단할 수 있으나, 심장초음파만으로 심실중격결손증 또는 P.D.A.(Patent Ductus Arteriosus, 태아기에 존재하던 동맥관이 출생후 폐쇄되지 않고 그대로 남아 대동맥에서 폐동맥으로 비정상적인 혈액의 유입이 있는 병)인지 확진할 수 없거나, 환자가 청색증의 증상을 보이면 이미 폐혈관저항이 증가되어 단락의 방향이 바뀌는 아이젠멩거증후군의 소견을 나타내므로 심도자법 (심장내 심방 및 심실의 압력 및 산소포화도를 측정하는 방법) 및 심혈관조영술(심장에 조영제를 주사하여 심장의 이상유무를 살피는 방법)을 시행하여 결손공의 위치, 크기와 수 및 좌우단락의 양과 폐혈관저항이 10 units/m2이상으로 증가되어 있는지 여부 등을 확인한 후 수술을 시행하여야 한다.

통상 심실중격결손증에 대한 수술은 ① 전신마취, ② 개흉(開胸, 가슴을 절개하여 심장을 보이게 하는 과정), ③ 인공심폐기 (심장에 대한 수술시 인체의 폐와 심장의 역할을 대신하는 기기)의 연결. ④ 부분체외순환 (심장과 인공심폐기를 대동맥에 연결하여 혈액을 순환시키는 과정)의 실시 ⑤ 심정지액 투여, ⑥ 완전체외순환 (심장정지 후 인공심폐기만으로 혈액을 순환시키는 과정)의 실시, ⑦ 개심(開心, 심장을 절개하는 과정), ⑧ 결손공의 봉합의 순으로 이루어지고, 결손공 봉합 이후에는 정지된 심장을 세척하고 심장을 봉합한 후 심실내 공기를 제거하고, 심장을 맛사지하여 심장기능을 서서히 회복시킨 후 인공심폐기를 이용하여 부분체외순환을 실시하다가 인공심폐기를 분리한 후 가슴을 덮는 과정을 거친다.

심실중격결손증을 비롯한 심장수술에는 마취의사 및 인공심폐기사가 참여하여 마취의사는 인공심폐기가 정상적으로 가동되는지 여부 및 환자상태를 파악하기 위하여 계속적으로 환자의 혈압 및 체온변화를 관찰하고 혈액가스분석, 소변량, 혈액의 항응고작용정도, 전해질균형, 혈액분석 등을 시행하여 '마취기록지' 에 위 사항들을 기록하게 되고, 인공심폐기사는 펌프의 종류, 산화기, 필터, 각종 캐뉼라(인공심폐기와 대동맥, 대정맥을 연결하는 관)의 크기, 심폐기의 충전액의 구성 및 용량, 주요 수술 내용의 시간 및 수술의 종류, 대동맥결찰시간 및 심폐기 작동시간과 시간별체온 및 혈액의 관류량, 혈압 및 중심정맥압의 변화, 심정지액의 종류 및 양 등의 측정결과를 '인공폐기록지' 에 기록하게 되고, 집도의사는 마취의사 및 인공심폐기 기사로부터 환자의 혈압 등 제반 자료들을 수시로 보고받아 환자의 상태에 대처하게 된다.

심실중격결손증에 대한 수술 중에는 반드시 인공심폐기를 이용하여 체외순환을 실시하여야 하는데, 인공심폐기는 위 수술시 심장과 폐의 기능을 대신하여 주는 장치로서 정맥관(혈액을 인공심폐기로 보내는 관) 및 개심창 흡입환류장치, 정맥혈저장소, 혈산화기(정맥혈을 산소와 결합시키는 작용을 하는 기구),

열교환기(혈액의 온도를 높히거나 낮추는 장치), 펌프, 여과기(혈액내의 기포, 혈전 등을 여과하는 장치), 동맥관(인공심폐기에 의하여 산화된 혈액을 인체로 보내는 관)으로 구성되어 있으며, 인공심폐기로 완전 체외순환을 실시하는 시간에 환자의 혈압은 전적으로 펌프의 압력을 조절하는 인공심폐기사에 의하여 조절된다.

수술이 끝난 후 환자의 심장기능을 정상적으로 회복시켜 5세 환자의 경우 수축기혈압이 80mmHg이상 되면 마취에서 깨어나지 아니하는 상태로 회복실로 옮겨지고, 회복실에서 집중관리를 받게 된다.

(다) 이 사건 심장수술 전후의 과정

위 원고는 1990. 2. 12. 피고 병원에 입원하였는데, 피고 병원 의사 김○○은 위 원고에 대하여 '대동맥판막이 2개의 판엽으로 되어 있고 (정상은 3개), 대동맥판막을 통하여 혈류의 역류가 있고, 심실중격결손증 또는 P.D.A.의 의심이 있으나 심장초음파로는 확인할 수가 없었고, 심혈관조영술(또는 심도자술)이 필요하다.' 고 진단하였다.

피고 병원 흉부외과 과장인 소외 장○○는 이 사건 수술을 위하여 위 원고에 대한 심도자법 및 심혈관조영술을 시행하지 아니한 채 (소외 장○○에 대한 제2회 사실조회결과에서 위 장○○는 심도자법을 시행하였다고 하나, 이 법원의 문서검증결과에 의하면 위 원고에 대한 심도자법 및 심혈관조영술이 시행되었음을 인정할 자료가 없다.) 같은 해 3.7. 위 원고에 대한 이 사건 심장수술을 시행하기로 하였다.

같은 해 3.7. 08:00경 피고 병원 마취과 교수인 소외 유○○ 및 마취과 전공의 소○○은 위 원고에 대한 전신마취를 시작하였고, 같은 날 10:35경 위 장○○는 위 흉부외과 전공의들인 소외 최○○, 오○○, 심○○ 및 간호사 3인의 보조 아래 위 원고의 흉부피부절개를 시작하여 심장을 보이게 하고, 인공심폐기를 연결하여 (12:20경) 부분체외순환을 시작하였고, 심정지액을 투여한 후 완전체외순환을 실시하여 위 원고의 체내를 순환하는 혈액을 인공심폐기로 돌려 순환하게 하고 위원고의 심장부분을 절개하여 결손공을 직접 봉합(결손공을 실로 꿰매는 방법)하였다.

위 장○○는 위 결손공의 봉합을 마친 후 심장을 세척한 다음 절개된 심장을 꿰매고 심장내 공기를 제거한 후 심장기능을 서서히 회복시키고 나서 다시 부분 체외순환을 실시하다가 인공심폐기를 분리시킨 후 (13:08경, 인공심폐기 분리 직후 수술이 완료되기까지 위 원고의 혈압은 70/50mmHg에서 80/60mmHg 정도로 유지되었다.), 절개한 피부를 봉합하여 위원고에 대한 수술을 마쳤다. (15:00경에서 15:20경 사이, 이 때 위 원고의 혈압은 조금 상승하여 90/60mmHg 정도였던 것으로 기록되어 있다.)

수술을 마친 위 원고는 같은 날 15:28경 회복실로 옮겨졌는데, 이 당시 위 원고의 혈압은 측정되지 아니할 정도로 낮아 혈압상승제인 도파민Dopamine을 급속히 주입받는 상태 (피고소송대리인은 도파민은 혈압상승제가 아니라 이뇨제라 주장하나, 앞서 본 각 신체감정촉탁결과에 의하면 도파민은 주로 혈압상승을 위하여 사용되는 약물인 사실이 인정된다.)였고, 도파민을 급속히 주입받아 혈입이 15:30경에는 50/40mmHg, 15:36경에는 60/40mmHg으로 약간 상승하였고, 15:50경에는 120/70mmHg의 정상혈압으로 회복되었다.

위 원고는 회복실에 옮겨진 후에 의식을 회복하지 못한 채 마구 움직이면서 경련을 보여 진단결과 '저산소성 뇌손상Hypoxic Brain Damage' 의 소견을 보였고, 의식을 전혀 회복하지 못하고, 신체지표Vital Sign가 매우 불안정한 식물인간 상태Vegetable state가 계속되어 같은해 5.29. 자의퇴원 하였다.

위 원고는 퇴원후 자가치료 중 같은 해 6월 경에서야 차차 의식을 회복하였으나 목젖반사 저하, 혀의 운동장애 및 연하장애, 구간과 사지의 운동실조, 뇌조직위축 등의 후유장애가 남게 되었다.

(라) 위 원고의 현증상 및 그 원인

위 원고는 '저산소증에 의한 뇌손상' (또는 허혈성 뇌기질손상)으로 진단되었는 바, 위 저산소증에 의한 뇌손상의 원인으로는 선천성 뇌기질장애, 혈전 및 기포에 의한 색전증, 뇌혈류의 중단 내지는 감소, 초저체온하에서의 순환정지술 사용, 대동맥궁의 수술 등을 위한 고의적인 뇌혈류차단 등을 들 수 있는데, 위 원고에게 이 사건 수술 전부터 선천성 뇌기질장애가 있었음을 인정할 아무런 증거가 없고, 초저체온하에서의 순환정지술의 사용 및 대동맥궁의 수술 등을 위한 고의적인 뇌혈류 차단은 이 사건 수술에서 사용된 바 없으므로 그 가능성이 배제되며, 한편 변론의 전취지상 위 원고가 인공심폐기의 작동에 따라 발생하는 혈전 및 기포에 의한 색전증으로 뇌손상을 입게 되었을 가능성은 낮으므로 결국 위 원고의 뇌손상은 뇌혈류의 중단 내지는 감소(저혈압)로 인한 것으로 추정된다.

한편, 혈압은 조직의 혈액공급량을 나타내는 지표로서 장시간 낮은 상태의 혈압이 계속되면 저산소증에 의한 조직손상에 이르게 되는데,뇌혈류가 일정수준 (정상 뇌혈류가 55-60ml/min/100g인 사람의 경우를 기준으로 15ml/min/100g 이하)이하로 감소되거나 중단되어 약 4분 이상 지속되면 회복불능의 뇌기능장애가 발생하게 된다.

나. 판단

판자에게 수술을 행하는 의사로서는 반드시 그 환자를 완치시킬 의무는 없다 하더라도 그 환자의 위험방지에 필요한 최선의 조치를 다할 의무가 있다 할 것인 바, 위 인정사실에 의하면 소외 장ㅇㅇ 등은 원고 이ㅇㅇ에 대한 이 사건 수술을 시행하면서 지속적으로 위 원고의 혈압을 비롯한 신체지표Vital Sign 등을 살피고 위험한 상태에 이르지 않도록 모든 조치를 다할 의무가 있다 할 것인데, 위 원고의 혈압 등을 지속적으로 (적어도 2-3분 간격)으로 체크하지 아니하였고, 위 원고가 수술실을 나왔을 당시 혈압이 측정되지 아니할 정도로 위험한 상태임에도 이를 위한 적절한 조치를 취하지 않은 채 회복실로 옮기도록 하였고 (피고 대리인은 수술실에서 회복실로 옮길 동안에는 혈압체크가 불가능하다고 주장하나, 당시 EKG 모니터가 장착되어 있었던 사실에 비추어 이송도중에도 혈압을 체크할 수 있었던 것으로 보인다.), 위 원고에게 이러한 저혈압상태가 적어도 10분 이상 지속되도록 함으로써 이 사건 뇌손상에 이르도록 한 진료상의 의무위반(이 사건 수술시 작성된 마취기록지에 의하면 위 원고가 수술실에서 나올 당시 혈압이 90/60mmHg을 기록한 것으로 기재되어 있으나, 회복실 도착 당시 혈압이 체크되지 아니하였고, 급속히 도파민을 주입받는 상태였던 것으로 보아 위 기재부분은 믿기 어려울 뿐만 아니라 위 혈압은 15:20경 체크된 것으로 그후 8

분이 경과한 15:28경 회복실로 옮겨진 후 혈압이 체크되지 아니할 정도로 낮았고, 15:50경에 이르러 정상 혈압으로 회복된 점 등에 비추어 위 과실인정에 방해가 되지 아니한다.)이 있다 할 것이니, 피고는 위 장○○ 등의 사용자로서 동인들의 직무집행상의 과실로 인하여 위 원고가 위와 같이 뇌손상의 상해를 입음으로 말미암아 동인 및 동인의 부모인 소외 망 이○○, 원고 김○○이 입은 손해를 배상할 책임이 있다할 것이다.

다. 피고의 책임제한

다만, 심실중격결손증 등의 심장수술은 인공심폐기를 이용하여 체외순환을 실시하는 관계로 수술 자체가 뇌기능장애를 유발할 위험성이 항상 내재되어 있고, 위와 같은 이 사건 수술의 경위 및 원고 이○○이 이 사건 수술 당시 이미 아이젠맹거증후군의 소견을 보이고 있었던 점 등 위 원고의 선천적 소인 등에 비추어 볼 때 피고에게 일반의 불법행위와 동일한 책임을 지우는 것은 신의칙이나 형평의 원칙에 비추어 불합리하다고 보여 피고 손해배상의범위를 일부감축하기로 하되 위 감축비율은 위 사실관계에 비추어 전체의 30%정도로 봄이 상당하므로 피고의 책임을 나머지 70%로 제한한다.

2. 손해배상의 범위

생략

3. 결론

그렇다면, 피고는 원고 이○○에게 금80,916,936원(= 재산상손해 금 59,805,825원+위자료 금20,000,000원+위자료 승계분 금1,111,111원), 원고 김○○에게 금 6,666,666원(= 위자료 금5,000,000원+위자료 승계분 금1,666,666원), 원고 이○○, 원고 이○○에게 각 금 1,111,111원 및 이에 대한 이 사건 사고일인 1990. 3. 7.부터 이 판결선고일인 1995.12.15까지는 민법 소정의 연 5푼의, 그 다음날부터 완제일까지는 소송촉진 등에 관한 특례법 소정의 연 2할5푼의 각 비율에 의한 지연손해금을 지급할 의무가 있다할 것이므로, 원고들의 이 사건 청구는 위 인정범위 내에서 이유있어 이를 인용하고, 원고 김○○, 원고 이○○의 나머지 청구는 이유없어 이를 각 기각하기로 하며, 소송비용의 부담에 관하여는 민사소송법 제89조, 제92조, 제93조를 적용하고 가집행의 선고를 붙여 주문과 같이 판결한다.

참고사항

이 건은 심실중격 결손증을 가진 소아환자가 전신마취하에 개심술로 결손부위의 봉합술을 받은후 회복실로 옮겨지는 과정에서 발생한 심한 저혈압이 환자 뇌기능장애의 원인이라고 재판부가 판단하여 의사의 직무집행상의 과실을 인정하여 병원측에 손해배상책임을 물은 경우로 과거와는 달리 개심술의 경우에도 결과에 따라 의사나 병원측에 책임을 묻고 있음에 유의하여야 할 것으로 생각됨.

▶ 사례 16(비뇨기과)

I. 사건 개요

환자는 본건 수술당시 만 1세된 남자 유아로서 1994. 11. 9. 10:30부터 전신마취를 한후 비뇨기과에서 '간접서혜부탈장' 수술을 약 20분간 시행하였는바 수술 12시간 30분 후인 11. 9. 23:00부터 위 유아에게 경미한 경기증상이 나타나기 시작하여 즉시 주치의 관찰하에 30여분간 경과 후 지속성 경기가 발생되었으며status epilepticus 이를 조절하기 위하여 valium 3mg을 정맥주사 하였고 그 후 호흡부전증상 유발로 구강대구강호흡법, 기관삽관술 및 산소투여를 시행하였으며 지속적 경기로 인하여 항경련제를 투여하였음. 이후 환자는 중환자실로 즉시 이동시킨 후 소아과 및 신경과의 집중치료를 시행하였음. 지속경기는 기관삽관, 산소투여 및 최대용량의 항경련제 투여 후에도 조절이 되지 않고 24시간 이상 지속되었으며 신경과 및 소아과의 집중치료를 계속 실시하였으나 그 후 환자는 양측 대뇌경색증이 발생하였음.

II. 대전지방법원 사실조회 의뢰에 대한 회신

■ 마취과분야 질의에 대한 답변

A. 문항

문1 짧은 수술시간을 위한 전신마취시 이용되는 약물의 일반적인 작용시간과 배출시간은

답 짧은 시간의 전신마취를 위해 이용되는 마취제에는 흡입마취제와 정맥마취제(propofol 등)가 있으며 이들은 모두 단시간의 작용시간을 가졌고(특히 흡입마취제는 마취심도의 조절이 용이함) 투여중지 후엔 신속히 체외로 배설되나 구체적인 답변을 위해서는 이 환자에서 사용된 특정약제의 명기가 필요함.

문2 소아에서 전신흡입마취의 완전한 각성 후 12시간이 경과한 후에도 마취제가 체내에 잔류할 수 있는지

답 흡입마취제의 경우 마취약제 투여중지 후 30분 이내 환기를 통해 대부분 체외로 배설되며 소량이 체내에서 대사되나(enflurane 5%, isoflurane 2% 이내) 12시간 이내에는 대부분 배설됨으로 체내잔류량은 거의 없을 것으로 사료됨.

문3 전신마취 각성 후 충분한 시간이 경과한 후 경련이 발생되었을 때 마취제와 관련성이 있는지

답 마취제와는 관련이 없는 것으로 생각함.

문4 전신마취에서 완전히 각성되지 않았다면 유아가 계속적인 수면을 취하지 않고 정상적으로 활동할 수 있는지

답 마취에서의 회복은 환자의 의식과 자발호흡이 돌아오고 지각신경, 운동신경 및 반사작용이 회복됨을 의미함. 마취종료 후에도 환자가 완전히 의식이 돌아오지 않았다면 충분히 회복된 것으로 볼 수 없으며 정상적으로 활동할 수 없을 것으로 생각함.

문5 마취와 관련된 약물중 12시간 이상 경과된 후 경련을 유발시키는 약물이 있는지

답 마취후 12시간 경과뒤 경련을 유발하는 마취약제는 없음.

문6 일반적인 소아환자에서 마취전 경련 및 신경학적 이상의 과거력이 없는 환자에서 마취전에 시행해야 할 검사는 무엇인지

답 환자의 병력및 전신상태 평가(선천성 기형여부, 다른 질환의 합병여부 등 포함), 일반혈액검사, 흉부방사선검사가 기본검사이나 필요에 따라 혈액화학검사, 전해질검사, 요검사 등을 추가할 수 있음.

문7 전신마취후 회복실에서 소아환자에게 일반적으로 감시해야 될 사항은 ?

답 환자의 활력증후(맥박, 혈압, 호흡), 의식상태, 활동상태(움직임)등의 정상여부를 감시함.

B. 문항

문1 마취의 종류에는 어떠한 것이 있는지

답 마취의 종류는 크게 전신마취와 부분마취로 나눌 수 있음.

문2 만 1세된 유아의 우측서혜부에 직경 약 2cm 정도의 간접 탈낭장 소견이 있어 그 탈낭장을 결찰하는 방법으로 "우측 간접서혜부 탈장수술"을 하는 경우 적절한 마취방법은 전신마취인지 아니면 국소마취인지

답 만 1세 정도의 소아의 경우는 전신마취를 시행하는 것이 원칙임.

문3 전신마취의 경우 일반적으로 나타날 수 있는 부작용은 무엇이고 위와 같은 유아의 경우 특별히 나타날 수 있는 부작용은 무엇인지

답 환자상태의 정확한 파악, 마취방법과 사용약제 및 용량의 적절한 선택, 환자상태의 지속적 감시등으로 환자를 적절하게 관리할 경우 특별한 부작용은 발생하지 않으나 마취중의 기계적 환기부전에 의한 저산소혈증, 과이산화탄소혈증 등의 발생에 유의하여야 하며 유아나 소아의 경우는 약제의 용량관리와 수액공급, 전해질균형, 체온을 유지하는데 특히 유의하여야 함.

문4 위와 같이 유아에 대해 전신마취를 하는 경우 부작용을 막기 위해 마취전, 마취중, 마취각성 및 회복단계에서 특별히 유의해야 할 사항은 무엇인지

답 환자감시장치를 통해 환자상태(혈압, 맥박, 호흡, 맥박산소포화도 등)를 지속적으로 관찰하고 전해질 및 수액공급의 균형을 이루며 체온을 유지해 주는 것이 매우 중요함.

문5 위와 같은 유아에게 전신마취를 하고 탈장수술을 마친 후 마취각성 및 회복단계에서 유아에게 경기 또는 호흡부전 증세가 나타날 가능성이 있는 것인지 그 가능성이 있다면 마취각성 및 회복단계에서 유아에게 경기 또는 호흡부전 증세가 나타나는 것을 방지하기 위해 취해야 하는 조치는 무엇인지

답 수술전 특이한 신경성 질환이나 호흡기계 질환을 가진 경우나 수술중 환기방법의 잘못에 의한 것이 아니면 수술후 호흡부전이 일어날 가능성은 거의 없으며 수술중 고열이나 전해질 불균형, 탈수등의 현상이 발생하지 않으면 탈장수술후 경련이 일어날 가능성은 거의 없으나 만약의 경우를 위해서 환자의 의식이 완전히 회복되고 정상활동(움직임이나 울음)을 보일때까지 환자상태의 정밀

한 관찰이 필요함.

III. 대전지방법원 판결(95 가합 1839 손해배상건)

■ 주문

1. 피고는,

가. 원고 조○○, 같은 박○○에게 각 금 7,000,000원, 원고 조○○에게 금 172,369,248원 및 각 이에 대한 1994. 11. 13.부터 1998. 4. 30.까지는 연 5푼의, 그 다음날부터 완제일까지는 연 2할 5푼의 각 비율에 의한 금원을,

나. 원고 조○○에게, 위 원고의 생존을 조건으로, 1998. 5. 9.부터 매월 9.에 금 1,077,960원씩 및 위 각 금 원에 대하여 위 각 지급기일 다음날부터 완제일까지 연 2할5푼의 각 비율에 의한 금원을, 각 지급하라.

2. 원고들의 나머지 청구를 모두 기각한다.

3. 소송비용은 이를 4분하여 그 3은 피고의, 나머지는 원고들의 각 부담으로 한다.

4. 제1항은 기재 각 금원 중 각 2/3부분에 한하여 가집행할 수 있다.

■ 청구취지

원고 조○○, 같은 박○○에게 각 금 10,000,000원, 원고 조○○에게 금 737,509,143원 및 각 이에 대한 1994. 11. 13.부터 1998. 4. 30.까지는 연 5푼의, 그 다음날부터 완제일까지는 연 2할 5푼의 각 비율에 의한 금원을 지급하라.

■ 이유

1. 손해배상 책임의 발생

가. 인정사실

(1) 원고 조○○은 아래에서 보는 의료사고(이하 이 사건 사고라 한다)로 장해를 입은 피해자이고, 원고 조 ○○, 같은 박○○는 그의 부모이다.

(2) 원고 조○○은 1993. 10. 13. 생으로서 이 사건 사고 이전에는 특별한 질병이나 병력이 없는 건강한 남자 유아였는데, 1994. 10. 15. 경 소외 대한민국 산하 ○○대학교 의과대학 부속병원 (위 부속병원은 뒤에서 보는 바와 같이 1995. 8. 16. 독립법인으로 전환되었다. 이하 위 병원이라 한다) 비뇨기과 전문의인 소외 윤○○로부터 진단을 받은 결과 우측 간접 서혜부 탈장 증세가 있는 것으로 판명되어 같은 해 11. 8. 15:00경 우측 간접 서혜부 탈장 수술을 받기 위하여 위 병원에 입원하였다.

(3) 위 수술 이전에 위 병원 비뇨기과 전공의인 소외 황○○는 위 원고에 대하여 마취전의 검사를 시행

하였는데, 심장질환에 대한 검사로서 병력 청취와 이학적 검사(진찰), 단순 흉부 X선 검사를, 뇌질환, 근질환, 전신질환, 중추신경계 질환 등에 대한 검사로서 병력 청취와 이학적 검사를, 빈혈에 대한 검사로서 혈액(CBC)검사만을 각 시행한 결과 특별한 이상이 없는 것으로 나름대로 판단하였다 (그러나 혈액 화학 검사, 전해질 검사, 요검사 등은 하지 않았으며, 수술 후 발생할 수 있는 경기증세를 방지하기 위하여 사전에 항경련제를 투여하지도 않았다.)

(4) 이에 1994. 11. 9. 10:25경 위 병원의 마취전문의인 소외 신○○은 위 원고에 대하여 전신마취를 시술하였고, 위 원고가 마취상태에 빠진 후 같은 날 10:30경부터 위 윤○○는 약 20분간 위 원고에 대하여 내측 서혜부륜 위치에 피부절개를 시행하고 스카르파 근막과 외측 건막을 절개한 다음 정삭을 박리한 후 거고근을 분리하여 탈낭장을 노출시킨 후 복부쪽 개구부를 이중으로 묶은 다음 절제하여 음낭수종낭을 절개 후 내용물을 빼주고나서 지혈 후 봉합해 주는 방법으로 우측 간접 서혜부 탈장 수술을 시술하였다.

(5) 위 수술 직후 위 원고는 마취에서 회복되어 별다른 이상 증세를 보이지 않다가 약 12시간 후인 같은 날 23:00경 위 원고에게 최초로 경기증세(깜짝깜짝 놀람)와 함께 호흡부전 및 상하지를 떠는 증상이 나타나 위 황○○는 바륨valium 3mg을 정맥주사하였으나, 같은 날 23:30경부터 위 원고에게 흉부 함몰 및 불규칙한 호흡과 함께 간질 및 전신성 강직발작이 일어나기 시작하였다.

(6) 이에 황○○는 곧바로 위 원고의 혈액순환을 유지하기 위하여 5% D/W 수액공급을 하면서 혈액검사(CBC, 전해질검사, 혈당검사), 동맥혈 가스검사 등을 하였으며 다음 날인 11. 10. 00:30경 호흡 부전을 막기 위하여 구강 대 구강 인공호흡을 하고 분비물 제거를 위한 기도 흡인을 하였으나 위 원고가 간질 지속상태 및 경련에 의한 저산소성 뇌손상 증상을 보이자, 같은 날 02:30경 위 원고를 중환자실로 옮겨 기관내 삽관을 시행하여 기도확보를 하고 같은 날 09:00경부터 15:00경까지 valium, ativan, phenytoin, pentobarbital 등의 항경련제를 번갈아가며 주사하는 등의 조치를 취하였다 (그러나 경련증상을 막기 위하여 전신마취를 시행하지는 않았다).

(7) 위 원고는 위와 같은 치료로도 상태가 전혀 호전되지 않은 채 계속하여 의식불명의 혼수상태 속에서 전신 강직형의 간질 지속 증상을 보여 같은 해 11. 10. 위 병원 소아과로 전과되었고, 그 이후 1995. 5. 8. 피고 병원에서 퇴원할 때까지 (1994. 12. 31. 경까지는 중환자실에서 치료를 받았음) 위와 같은 증상의 원인 규명을 위하여 심전도검사, 뇌파검사, 두뇌 컴퓨터단층촬영검사 등의 검사 및 위와 같은 항경련제와 근이완제의 투여, 두개내 압력 조절, 바비튜레이트 혼수 치료 등의 가료를 받았으나 별다른 상태의 호전은 없었고, 현재 위 원고는 양측 대뇌반구와 중뇌에 뇌경색의 증세를 보이며 사지의 고도 경직, 비정상 반사, 심한 신체적 발달 지연, 모든 심리적 발달 영역이 생후 2-3개월 수준에 있는 심한 심리적 발달지체, 심한 뇌연화증 등의 소견을 보이고 있으며, 이로 인하여 도시일용근로자로서의 노동능력을 100% 상실하였고 모든 일상생활을 독립적으로 수행할 수 없는 영구장해 상태이다.

(8) 위 원고와 같은 유아에게 나타나는 경기 증세는 위와 같은 탈장 수술이나 그 수술을 위한 전신마취

가 직접 또는 간접적인 원인이 되어 발생할 수 있으며 또 그로 인한 호흡부전과 연관되어 뇌경색이 유발될 수 있으므로, 위 원고와 같은 유아에 대한 전신마취를 함에 있어서는 마취후의 부작용을 막기 위해 마취 전, 마취 중 및 마취 후 회복과정에서도 계속하여 환자감시 장치를 통하여 환자의 맥박, 혈압, 호흡 등 환자의 상태를 지속적으로 관찰하고 전해질 및 수액 공급의 균형을 이루는 것이 매우 중요하고, 한편 전신마취를 하고 탈장수술 중에 고열이나 전해질 불균형, 탈수 등의 현상이 발생하는 경우 수술 후 호흡부전이나 경련 증상이 일어날 수 있으므로 시술자는 그러한 증상의 예방을 위하여 수술중에 각별히 유의하여야 하며, 위와 같은 수술 후 환자에게 지속적인 경련 증상이 있는 경우 즉시 항경련제의 투여, 기도삽관술 등의 조치를 취하여야 하고, 그러한 조치를 취하였음에도 경기증세가 호전되지 않고 지속될 때에는 경기와 항경련제 사용에 따른 대뇌저산소증을 방지하기 위하여 신속하게 전신마취를 시술하여 경련을 조절함이 통상적인 치료방법이며, 신속한 시간 내에 경련 조절이 되지 않는 경우 뇌의 저산소증으로 인한 간질지속상태 및 뇌경색과 같은 뇌의 영구적 장애가 발생할 수 있고, 한편 항경련제 중 valium이나 pentobarbital은 호흡억제를 일으킬 수 있으므로 주의 깊은 관찰과 적절한 조절에 의한 투여가 이루어지지 않으면 뇌의 저산소증을 불러일으킬 수 있다.

(9) 한편, 위 병원은 이 사건 소송 계속 중이던 1995. 8. 16. 국립대학교병원설치법(1991. 3. 8. 법률 제4350호)에 의하여 독립 법인인 피고 ○○대학교 병원으로 되었고, 그에 따라 피고가 1996. 3. 8. 소송수계신청을 하여 원래의 피고인 소외 대한민국으로부터 이 사건 소송을 수계하였다.

나. 판단

일반적으로 의료행위는 고도의 전문적 지식을 필요로 하는 분야이고, 그 의료의 과정은 대개의 경우 이를 담당하는 의사만이 알 수 있을 뿐이며, 치료의 결과를 달성하기 위한 의료기법은 전적으로 의사의 재량에 달여있기 때문에 손해 발생의 직접적인 원인이 의료상의 과실로 말미암은 것인지 여부는 전문가인 의사가 아닌 일반인으로서는 도저히 밝혀낼 수 없는 특수성이 있어서 환자측이 의사의 의료행위상의 주의의무 위반과 손해의 발생과의 사이와의 인과관계를 의학적으로 완벽하게 입증한다는 것은 극히 어려우므로, 이 사건에 있어서와 같이 환자에게 치료 직후 뇌경색증이 발생한 경우에 있어서는 환자측에서 일응 일련의 의료행위 과정에서 저질러진 일반인의 상식에 바탕을 둔 의료상의 과실있는 행위를 입증하고 그 결과와의 사이에 일련의 의료행위 외에 다른 원인이 게재될 수 없다는 점, 이를테면 환자에게 의료행위 이전에 그러한 결과의 원인이 될만한 건강상의 결함이 없었다는 사정을 증명한 경우에 있어서는 의료행위를 한 측이 그 결과가 의료상의 과실로 말미암은 것이 아니라 전혀 다른 원인으로 인한 것이라는 입증을 하지 아니하는 이상 의료상의 과실과 결과 사이의 인과관계를 추정하여 손해배상책임을 지울 수 있도록 입증책임을 완화하는 것이 손해의 공평 타당한 부담을 지도원리로 하는 손해배상제도의 이상에 맞는다고 할 것이다. 살피건대, 위 인정사실에 의하면, 원고 조○○의 위와 같은 뇌경색 및 후유장해 증상은 피고 병원 의사들인 위 신○○, 윤○○ 등이 시행한 이 사건 마취 및 수술 직후에 나타난 제 증상으로서 위 원고의 경

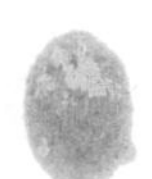

우 위 수술을 받기 이전에는 위와 같은 병변이 발생할 만한 특별한 원인 내지 별다른 임상소견이 없었음에도 위 수술 직후에 위와 같은 병변이 발생하였다는 것이고, 위 수술과 위 병변의 발현은 시간적으로 매우 근접되어 있어서 위와 같은 결과 발생에 있어서 다른 원인이 개재되었을 가능성은 특별히 찾아볼 수 없다.

한편, 마취환자의 마취 및 회복업무를 담당하는 의사로서는 마취전 철저한 검사를 통하여 향후 발생할 수도 있는 부작용을 예방하기 위한 조치를 하여야 하고, 마취 후에도 마취 환자가 수술 도중 특별한 이상이 있었는지를 확인하여 특별한 이상이 있는 경우에는 보통 환자보다 더욱 감시를 철저히 하여야 하며, 또 마취환자가 의식이 회복되기 전에는 호흡이 정지될 가능성이 적지않으므로 피해자의 의식이 완전히 회복되어 정상상태를 유지할 때까지 주위에서 관찰하는 등 환자의 상태를 계속 주시하여 만일 이상이 발생한 경우에는 즉시 응급조치를 통한 회복처치에 참가할 업무상의 주의의무가 있다고 할 것이며, 또 원고 조○○과 같은 유아에게 전신마취 후 탈장수술을 함에 있어서 그 수술을 담당하는 의사로서는 수술 후 환자의 호흡부전이나 경련증세 등의 발생에 대비하여 수술 전후를 통하여 전해질 및 수액 공급의 균형상태를 유지하며 환자의 상태를 지속적으로 관찰하여야 하고 만일 수술 후 환자에게 경련증세가 발생하는 경우에는 즉각적으로 기도삽관술, 항경련제의 투여 및 전신마취 등의 신속한 응급조치를 취하여 환자의 뇌경색 등을 방지하여야 할 업무상의 주의 의무가 있다고 할 것인데, 위 인정사실에 의하면, 만 1세 남짓된 유아인 원고 조○○에게 전신마취 전에 필요한 모든 검사가 충실히 이루어졌다고는 보기 어려운 사실, 위와 같은 검사가 마취전문의인 위 신○○이 아닌 비뇨기과 전공의 1년차에 불과한 위 황○○에 의하여 이루어진 사실, 위 원고의 최초의 경기 증세 발현 후 약 3시간 30분이나 경과한 후인 1994.11. 10. 02:30경에야 위 원고에게 기관내삽관 등의 응급조치가 취하여진 사실, 신속한 시간 내에 경련상태가 조절되지 않았음에도 위 원고에게 뇌의 저산소증으로 인한 뇌경색 등을 예방하기 위하여 전신마취가 이루어지지도 않은 사실, 또 위 원고의 간질 지속상태에서의 회복을 위한 치료 역시 마취를 담당한 위 신○○이나 수술을 담당한 위 윤○○에 의하여 이루어진 것이 아니라 위 황○○에 의하여 이루어진 사실 등을 알아볼 수 있는 바, 위와 같은 이 사건 마취 및 수술의 과정이나 수술결과, 수술 후의 조치 등에 비추어 보면 마취담당의사인 위 신○○이나 수술담당의사인 위 윤○○ 등에게 위와 같이 업무상 요구되는 의료시술상의 제반조치를 소홀히 하지 않았는가 하는 점을 짐작케 할 만한 여러 사정들을 엿볼 수 있다 할 것이다.

피고는 이에 대하여, 위 신○○, 윤○○ 등은 원고 조○○에 대한 마취와 수술 이전에 필요한 검사를 하여 이상 없음을 확인하였고, 경련 증세의 과거력도 없는 위 원고에게 예방적으로 항경련제를 투여할 필요도 없었으며, 위 원고의 경기 증세 발현 후에도 기도 확보, 호흡 유지 및 항경련제의 적절한 투여 등 적절한 응급조치와 치료를 하였고, 경기증세가 호전되지 않는다고 하여 전신마취를 하는 것은 임상에서는 흔히 볼 수 없는 것이므로 위 신○○, 윤○○ 등에게 이 사건 마취와 수술 및 치료과정에 있어서 과실이 있다고 할 수 없으며, 위 원고의 뇌경색은 이 사건과는 무관한 위 원고의 선천적인 중추신경계통의 이상에 기인하는 것이므로 원고들의 청구는 부당하다는 취지의 주장을 한다.

그러므로 살피건대, 원고 조○○의 뇌경색 증상이 이 사건 의료행위로 인한 것이 아니라는 점에 대하여 이에 부합하는 당원의 ○○대학교병원장에 대한 신체감정촉탁 일부결과는 이를 쉽사리 믿을 수 없고 달리 이를 뚜렷하게 인정할 증거가 없으며, 오히려 앞서 본 바와 같이 원고 조○○이 이 사건 의료사고 이전에는 간질 상태의 병력이나 소인을 보인 적이 전혀 없고 위와 같은 결과 발생에 있어 이 사건 수술 이외에 다른 원인이 개재될 수 없었던 점, 이 사건과 같은 마취 및 수술행위로도 앞서 인정한 바와 같이 경기 및 호흡부전으로 인한 뇌경색이 발생할 수 있으며, 위 원고에게 투여된 항경련제 중 일부는 적정량이 투여되지 않는 경우 뇌의 저산소증을 불러일으킬 수도 있는 점, 이 사건 수술 전후를 통하여 마취의 및 집도의에 의한 충분한 환자 상태의 관찰 및 경기 예방 조치의 시행이 이루어졌다고도 보여지지 않는 등 소홀한 점이 있었던 점, 수술 후 사후대처에 있어서도 위 원고에게 경련 증상이 발생한 이후 그 상태의 중단을 위한 신속하고도 충분한 조치가 이루어졌다고 보여지지 않는 점, 또 그러한 조치들이 위 마취의나 집도의에 의하여 이루어지지도 않은 점 등의 제반 사실에 비추어 볼 때, 의료전문기관인 피고 병원측에서 위 원고의 뇌경색 증상이 이 사건 의료행위로 인한 것이 아니라는 점과 이 사건 의료행위시에 요구되는 필요한 모든 조치를 취하였다고 하더라도 위와 같은 결과의 발생이 피할 수 없는 것이었다는 점에 대한 뚜렷한 입증을 하지 못하고 있는 이 사건에 있어서 결국 위 원고의 뇌경색과 그로 인한 후유장해는 앞서 본 바와 같이 위 신○○, 윤○○ 등의 이 사건 수술과정에서의 업무상 요구되는 제반 주의의무를 소홀히 한 잘못으로 인하여 야기된 것으로 추정함이 상당하다고 할 것이고, 의료전문가가 아닐 뿐 아니라 수술과정에 참여한 바도 없는 원고들이 피고 병원측의 과실을 정확하게 지적하고 전문적인 지식으로 위 원고의 위와 같은 증상의 원인을 정확하게 밝혀내지 못하였다고 하여 피고 병원측의 손해배상책임을 부정할 수는 없다고 할 것이므로 피고 병원의 위 주장은 이유 없다.

따라서, 피고는 위 신○○, 윤○○ 등의 사용자로서 이사건 사고로 인하여 원고 조○○ 및 그와 위에서 본 친족관계에 있는 나머지 원고들이 입은 모든 손해를 배상할 의무가 있다 할 것이다.

2. 손해배상의 범위

생략

3. 결론

그렇다면 피고는 원고 조○○, 같은 박○○에게 위자료로 각 금 7,000,000원, 원고 조○○에게 금 172,369,248원 (일실수입 119,773,450원+향후치료비 5,429,176원+기 개호비 32,166,622+위자료 금 15,000,000원) 및 각 이에 대하여 이 사건 사고일 이후로서 원고들이 구하는 1994. 11. 13.부터 피고가 그 지급의무의 존부 및 범위에 대하여 항쟁함이 상당하다고 인정되는 이 판결 선고일인 1998. 4. 30.까지는 민법 소정의 연 5푼의,그 다음날부터 완제일까지는 소송촉진등에 관한 특례법 소정의 연 2할 5푼의 각 비율에 의한 지연손해금을 지급할 의무가 있다 할 것이고, 한편 앞서 본 바와 같이 원고 조○○의 향후 개호비는 위 원고의 생존을 조건으로 정기금으로 지급함이 상당하므로 피고는 원고 조○○에게 향후개호비로서 1998. 5. 9.부터 매월 9.에 금 1,007,960원씩 및 위 각 금원에 대하여 위 각 지급기일 다음날부터 완제일까지 위 특례법 소정의 연 2할 5푼의 비율에 의한 지연손해금을 지급할 의무가 있다고 할 것이므로, 원고들의 이 사건 각 청구는 위 인정범위 내에서 이유 있어 이를 인용하고 나머지 청구는 이유 없어 이를 모두 기각하기로 하여 주문과 같이 판결한다.

참고사항

이 건은 재판부가 환자의 수술후 뇌경색증상의 발현에 대해 "의료전문기관인 병원측이 위 원고의 뇌경색증상이 이 사건 의료행위로 인한 것이 아니라는 점과 의료행위시에 요구되는 필요한 모든 조치를 취하였다고 하더라도 위와 같은 결과의 발생이 피할 수 없는 것이었다는 점을 뚜렷하게 입증하지 못하는 한 의사의 명백한 과실이 입증되지 않더라도 환자의 결과에 대해 의사와 병원측이 수술과정에서 업무상 요구되는 제반 주의의무를 소홀히 한 잘못이 있다"고 인정하여 환자측의 배상요구를 받아들인 사건으로 의사의 주의의무를 너무 넓게 해석한 감이 있으나 재판부가 "Res ipsa loquitur"의 원칙을 적용한 것으로 생각됨. 이 건의 1심 재판결과에 대하여 병원측에서 항소를 하였다면 그 결과를 지켜볼 필요가 있음.

▶ 사례 17 (이비인후과)

I. 사건 개요

변사자(남 4세)는 혀가 짧아 언어장애가 있어, 설소대절제술을 시술하면 정상적인 상태가 된다는 의사와의 상담 후 2002. 4. 14. 10:00경 마취전문의가 수술을 위한 전신마취를 하기 위하여 1차로 왼쪽 팔목 정맥에 마취제를 투여(펜토탈소디움 75mg, 케타민 20mg, 아트라큐리움 8mg)하고 2차로 흡입마취제인 엔플루란(산소 2리터, 아산화질소 2리터 포함)을 투여한 후 약 10분간에 걸쳐 이비인후과 전문의의 집도로 시술을 한 것임.

수술 후 회복실로 옮기자 환자의 얼굴이 갑자기 부어오르는 것을 발견하고 심전도를 부착하니 서맥이 발생하였고 동시에 피하기종이 발생하여 기관내 삽관을 하고 심폐소생술을 하며 흉부 방사선을 촬영하여 확인하니 양측 흉강에 기흉이 발생한 것이 발견되어 흉관을 삽입 후 다른 병원으로 후송하여 치료하였으나 의식을 회복하지 못하고 동년 5. 7. 에 사망한 것임.

국립과학수사연구소 부검감정서에 의하면 기흉의 원인을 찾기 위하여 노력을 하였으나 부검과정에서는 폐의 손상부위를 찾을 수 없어(폐의 손상부위가 치료되어 확인이 안되었을 가능성이 가장 높은 것으로 추정함) 해부학적으로는 원인을 밝힐 수가 없다는 감정결과임.

II. ○○경찰서 수사 61110-6884건의 자문의뢰에 대한 회신

■ 자문의뢰 사항

문1 소아에 대한 마취 전 검사항목

답 소아에서는 마취 전에 환자의 병력(대사성 장애, 환기장애 및 최근의 상기도감염 여부 등)을 확인하고, 이학적검사(선천성 기형 여부, 발육상태를 확인)를 하여 이상 유무를 판단하고 그 결과에 따라 혈액학적검사, 흉부 방사선검사, 생화학검사, 소변검사, 전해질검사, 출혈성소인검사, 심전도검사 등을 선택적으로 시행하여야하나 건강한 어린이가 간단한 수술을 받을 경우에는 모든 검사를 생략할 수도 있음.

문2 본건 환자에게 투여한 마취제가 적정하였는지 여부

답 환자의 체중이 17.5kg임(마취기록지상)을 고려할때 마취유도 목적으로 투여한 펜토탈소디움 75mg, ketamine 20mg과 근이완제인 atracurium 8mg은 모두 적정용량으로 판단함. 참고로 소아의 마취제 적정사용량은 정맥마취제로서 펜토탈소디움은 체중 kg당 5-6mg, ketamine은 1-2mg(정맥투여시), 기관내 삽관 목적으로의 atracurium은 0.5mg임.

마취유지 목적으로 엔플루란-산소-N_2O의 사용은 통상적인 전신마취 방법임.

문3 잘못된 마취로 인하여 발생할 수 있는 합병증 종류

답 마취에 따른 합병증은 교과서의 한 chapter나 한 권의 책으로 기술할 만큼 다양하고 광범위하여 답변하기가 매우 어려우나 간략하게 기술하면 다음과 같음.

1) 마취사고anesthetic accidents

가. 인지되지 못한 호흡기회로의 탈착

나. 마취약제의 부적절한 사용

다. 기도관리의 문제

라. 마취장비의 잘못 사용

마. 수액관리의 문제들로 인한 저산소증, 저혈압, 호흡정지, 순환정지 발생

2) 기도손상airway injury

3) 말초신경 손상peripheral nerve injury

4) 눈의 손상eye injury

5) 알러지 반응allergic reaction

가. 과민반응immediate hypersensitivity reaction

나. 아나피락틱 반응anaphylactic reaction

6) 위내용물의 흡인 등이 있으며 희귀합병증으로는 악성고열증, 공기색전증, 양수색전증 등이 발생할 수 있음.

문4 학회에 유사한 사례가 보고된 사실이 있는지

답 유아나 소아환자에서 폐포에 공기집bulla이나 혹은 폐공기종pulmonary emphysema을 가진 환자에서 기도를 통하여 갑자기 높은 압력이 폐포에 가해질 경우 폐포가 파열되어 기흉이 발생되는 사례들은 있음.

문5 본 건 사인을 밝히는데 도움이 되는 기타 학술적 자문

답 마취과학 교과서(3판 p 364. 여문각 1994)의 내용 중 마취합병증에서 폐손상과 관련된 부분을 요약하면 다음과 같으니 참고하시기 바랍니다.

제목 : 폐의 손상 : 압력상해

마취에 사용되는 가스는 마취기, 인공호흡기 등을 통하여 대기압보다 높은 압력으로 배출되기 때문에 과도한 압력에 의한 폐손상의 가능성은 언제나 존재한다. 폐에 안전하게 가할 수 있는 압력의 정확한 범위는 대체로 20-30cmH_2O 정도인 것으로 알려져 있으며 폐의 허탈을 팽창시킬때는 이 보다 더 높은 압력을 가할때도 있다. 같은 압력이 가해지더라도 압력이 높아지는 속도, 폐내공기 분포 양상, 흉곽의 개방여부, 기존 폐손상의 유무나 정도 등에 따라 다르게 나타날 수 있다. 기관내삽관이 되어 있고, 특히 PEEP나 CPAP을 사용할 때는 압력상해barotrauma가 자주 발생할 수 있다.

고압이 폐포에 전달되면 폐포가 파열되어 출혈과 모세관 공기색전증이 생기고, 폐의 간질조직이 찢어지면 간질조직내로 공기가 들어갈 수 있으며(폐간질 기종) , 폐간질 조직내로 들어간 공기는 흉막아래에 모이거나(흉막하 기포), 흉막이 찢어지면 흉막강내로 모이고(기흉), 폐문을 지나 종격

동 조직내로 공기가 들어가면(종격동 기흉) 심장박동시에 특이한 소리를 낸다. 종격동내의 공기는 후복막을 따라 하방으로 내려가서 복강내로 들어가 복강기종을 일으키기도 하며, 상종격동막이 파열되어 목의 피하조직내로 들어가 피하기종을 일으키기도 한다.

폐포파열은 흡입마취때와 같이 기관내삽관이 되어 있어서 고압이 폐포에 그대로 전달될 때 일어날 수 있으며 또한 기관내 삽관시 인두pharynx에 열상을 주었을 때에는 공기가 종격종으로 들어갈 수 있다. 피하기종이 있거나 그외 설명되지 않는 호흡곤란이나 저산소증이 있을 때는 기흉, 종격동기종, 폐간질기종, 모세혈관 공기색전증 등을 예상하여야 하며 즉시 치료를 시행하여야 한다.

참고사항

부검감정서의 의견은 해부학적 사인은 불명이며 환자의 상태가 수술 후 발생한 기흉으로 인하여 갑자기 나빠졌으므로 기흉을 일으킨 원인을 밝히는 것이 사인을 결정하는데 가장 중요한 요소라고 하였음.

▶ 사례 18(구강외과)

I. 사건 개요

구강악안면외과에서 이개교합 및 하악전돌증의 진단을 받고 전신마취하에 르 포르 I 절골술Le Fort I osteotomy 및 턱성형술을 받은 환자(19세 남자)가 수술 1시간 후 회복실에서 의식이 돌아오고 활력징후가 정상임이 확인되어 비기관삽관튜브를 발관하였으나 이후 환자의 활력징후에 변화(혈압하강, 빈맥발생, 호흡곤란 등)가 일어나 재삽관을 시행하였음. 활력징후가 다시 정상으로 회복되자 환자는 병실로 옮겨졌으나 수시간 후 환자의 구강내로부터 혈액과 분비물이 계속 흘러내렸으며 구강악안면 외과 의사들에 의해 구강내 흡인이 몇 차례 시행되었으나 환자는 호흡곤란을 호소하였음. 수술 다음날 아침 환자는 심정지를 일으켜 응급심폐소생술을 받았으며 심박동이 돌아오자 환자는 중환자실로 옮겨져 치료를 받았으나 의식장애와 폐렴의 합병증을 나타내었으며 저산소성 뇌증으로 인하여 정신기능의 현저한 감퇴, 양안 시각기능 소실, 사지의 강직마비로 인한 보행불능, 좌측하지의 근육위축 및 굴곡변형 등의 증세로 현재 보행장애와 언어장애를 가지고 있음.

II. 서울지방법원 제15민사부의 사실조회에 대한 회신(96가합2144 손해배상건)

문1 환자가 수술실로부터 회복실에 도착하면 각성때와 같이 환자를 평가하고 기록하여야 하는가 여부.

답 환자가 수술실로부터 회복실에 도착하면 사지의 운동정도, 호흡, 순환(혈압, 맥박), 의식, 피부색깔 등의 상태를 관찰하고 기록함(대부분의 경우 문제가 있는 사항만을 기록).

문2 회복실에서 환자를 평가하고 기록한다면 기록의 내용으로서 환자의 이름, 수술명, 의학적인 문제, 수술 전 투약, 알러지 유무, 마취제와 방법, 수액과 혈액보충, 근육이완제의 사용과 길항 유무, 실혈정도, 배출소변량, 위내용물량, 수술과 마취중의 합병증, 체온, 의식정도 등을 기록해야 하는지 여부.

답 환자가 수술실로부터 회복실로 옮겨올 때는 마취관련기록이 함께 오기때문 회복실기록지에는 마취기록지에 이미 기록되어 있는 사항 즉, 마취중에 발생한 사항들에 대한 기록(수술전 투약, 알러지 유무, 마취제와 방법, 수액과 혈액보충, 근이완제의 사용과 길항 유무, 실혈정도, 마취중 합병증 등)보다는 현재의 상태(1항 참조)에 대한 기록을 하는 것이 중요하나 마취중에 특별한 문제가 있었던 사항은 기록하여야함.

문3 회복실의 모든 환자는 산소를 주어야한다(기초 마취과학 1996.1.20 발행. 240면 참조)는데 그러한지

답 회복실에 도착직후는 전신마취를 받은 모든 환자에게 산소를 투여하는 것이 원칙임.

문4 회복실환자의 정도를 평가하는 몇가지 방법중 흔히 사용하는 방법으로 회복점수 평가표가 있다는데 이것은 팔다리의 운동정도, 호흡, 순환, 각성, 및 피부색깔로 점수를 주어 객관화하는 방법이라는데 그러한지(동 232면 참조)

답 문항에서 기술한 내용이 사실임 (1번항 참조).

문5 회복점수평가표의 단점으로는 전체적으로 점수가 좋더라도 하나의 항목에서 몹시 나쁘면 환자상태에 문제가 생기는 것을 반영하지 못한다는데 그러한지

답 전체적인 성적이 괜찮더라도 한가지 항목이 몹시 나쁘면 환자상태에 문제가 있음을 의미함.

문6 회복실에서 환자를 퇴원시킬때는 마취담당의사와 협의하는 것이 원칙인지(232면 참조)

답 회복실에서 환자를 퇴원시킬때는 마취과 의사와 상의하는 것이 원칙임.

문7 수술환자가 회복실에서 퇴실할 때의 퇴실기준으로서는

첫째, 환자가 적절하게 호흡을 하고 있고, 활력징후의 안정, 출혈이 없거나 조절될 때

둘째, 구토물이 흡인되는 것을 방지할 수 있을 정도의 반사능력이 충분히 회복 될 때

셋째, 침대에서 안정된 자세를 취할 수 있는 능력의 충분한 회복 즉, 기도폐쇄가 생기면 환자 자신이 회피할 수 잇는 체위를 할 수 있다거나 가슴부위 배액체위를 환자가 할 수 있을 때

넷째, 보호자를 알아보고 자기 병실을 이야기할 수 있을 정도이어야 한다는데 그러한지(동 232면 참조)

답 문항에서 기술한 내용이 사실임.

문8 마취로부터 회복에 관하여

❶ 수술후 환자를 각성시키기 시작해야 되는 시기는 상황에 따라 다르나 기도유지가 어렵거나 마취유도시 삽관이 어려웠던 경우는 가급적 신속히 그리고 완전히 각성시킴으로서 위 내용물 흡인이나 기도폐쇄를 예방할 수 있는데 인두반사가 완전히 돌아온후 삽관자체가 불편하여 튜브를 뽑으려고 환자의 손이 튜브로 갈때까지 회복시켜서 발관하는 것이 좋은지 여부

답 기도유지가 어렵다고 판단되거나 마취유도시 삽관이 어려웠던 경우는 환자의 의식이 완전히 돌아오고 호흡능력이 충분하다고 판단될 경우 발관을 하는 것이 원칙임.

❷ 인공기관지가 삽관된 상태로 환자가 회복실에 도착하는 것은 발관으로 인한 여러 문제들이 마취의사가 없는 시기에 발생될 위험성이 있고 인공기관지가 삽관된 환자가 회복실로 옮기는 도중 흥분기에 도달하여 여러 가지 문제들에 봉착되거나 발관을 시행해야되는 경우를 피할 수 있어 대부분의 경우는 수술실내에서 환자를 깨워 발관후 회복실로 옮기는 것을 원칙으로 하는지 여부

답 수술후 환자의 의식이 돌아오고 호흡능력이 충분하다고 판단되면 수술실내에서 발관하는 것이 원칙이나 가항에서 언급한 것처럼 기도유지에 어려움이 예상되는 환자들(특히 두경부 수술환자)이나 삽관이 매우 어려웠던 환자들은 의식이 돌아오고 호흡능력이 있더라도 삽관된 상태로 회복실로 나오는 경우가 드물지 않음.

문9 환자의 운반에 관하여

❶ 환자를 수술실에서 회복실 또는 중환자실로 옮기는 중에도 예상하지 못한 문제들이 자주 발생되는데 특히 저혈압 및 저산소증은 매우 자주 일어나는 문제들인지 여부

답 환자가 지니고 있는 원래의 질환(특히 심폐질환)이나 수술의 종류(심혈관수술이나 폐수술, 또는 많은 출혈을 동반하는 간절제술과 같은 대수술시)에 따라 차이가 있으나 저혈압 및 저산소증은 환자의 이송도중에도 발생할 수 있는 합병증임. 그러나 환자이송 중에도 환자감시와 관리를 계속하

기 때문에 실제적으로는 발생하는 예가 드묾.

❷ 환자를 수술대에서 이동침대로 옮기기 전에 혈압, 산소화, 기도등이 만족할 만 하여야 하며 차후 몇분 동안에 문제가 발생하지 않을지를 확인하여야 하고 환자를 이동침대로 옮긴 후 회복실로 옮기기 전에 다시 전신상태를 평가하여야 하는데 이런 경우 일반적으로 근력, 기도유지, 일회호흡량, 산소포화도, 혈압, 정맥수액로 등을 점검하는지 여부.

답 환자를 수술실로부터 회복실이나 중환자실로 옮기기전 환자의 상태(혈압, 호흡, 기도유지정도, 근력, 산소포화도)를 평가하고 또 정맥수액로를 점검하는것이 원칙임.

문10 회복실에서 환자관리

❶ 수술직후에는 환자의 상태가 매우 불안정하므로 회복실에서는 환자가 수술 및 마취에 의한 생리장애로부터 충분히 회복되어 병실로 옮겨갈 때까지 환자를 각성시키고 감시하며 중추신경계, 심혈관계, 호흡계, 신장계의 기능을 유지시키고 기능장애의 발생시 즉시 치료를 시행하여야 하며 환자를 회복실에 옮긴후 마취의사는 먼저 혈압, 맥박, 호흡 등 환자상태를 종합적으로 평가해본 후 회복실 담당의사나 간호사에게 환자를 인계하여야 하는지 여부

답 문항에 기술된 내용이 회복실에서 환자관리에 있어 원칙임.

❷ 이때는 환자상태를 함께 평가한 후 인수해야 하며 환자의 간단한 병력, 마취중에 발생되었던 문제들, 특히 관심을 갖고 관찰하고 있었던 문제와 발생될 것으로 예상되는 문제 등을 회복실 담당자에게 인계해야 하는지 여부

답 마취중의 환자의 모든 상태는 마취기록지를 보면 알 수 있으며 환자를 인계할때 마취중에 발생한 특별한 사항이 있거나 예상되는 문제점이 있으면 인수자에게 내용을 설명해주는 것이 원칙임.

❸ 회복실 근무자가 충분히 환자상태를 파악하고 환자를 인계받겠다고 하면 마취의사는 환자를 인계하고 다음 마취를 위하여 회복실을 떠날 수 있으나 기관내 튜브를 수술실에서 발관하지 못하고 회복실로 옮겨온 환자의 경우에는 발관에 따른 여러 가지 문제들이 마취의사가 없는 시기에 발생될 수 있다는 사실을 염두에 두어야 하고 대체로 회복실에는 마취의사가 상주하면서 환자를 전담하여 관리하는 것이 원칙이나 회복실 담당간호사가 환자를 관리할 때 발생되는 문제는 마취를 담당했던 의사에게 연락하고 서로 협의하여 처리해야 하도록 하는지 여부.

답 대부분의 병원에서 마취과 의사가 회복실에 상주하는 것은 인력의 효율적 운영이란 측면에서 현실적으로는 매우 어려운 일이며 대신 숙련된 간호사들이 상주하여 환자에게 문제가 발생하면 즉시 마취과의사나 해당 수술과의사들에게 연락하여 문제를 해결하는 것이 일반적인 상황임.

❹ 회복실 환자들은 상태가 시시각각으로 나빠질 수 있으므로 회복실 간호사들은 이러한 변화를 즉시 알아내고 그 정도를 정확히 파악하여야 함은 물론 신속한 처치를 할 수 있는 지식을 갖추어야 하고 회복실에서의 환자퇴실은 정해진 퇴실기준에 의함이 원칙이지만 마취담당의사와 협의한 후 결정함이 좋으며 대체로 활력징후의 안정, 출혈의 정지, 구토물의 흡인이 방지될 수 있을 정도의 충분한 반사회복, 침대에서의 안전한 자세를 유지할 수 있는 능력, 즉 기도폐쇄가 일어나지 않을 수 있는 적절한 체위나

흉부배액체위를 환자 자신이 취할 수 있는 능력이 있으면 환자를 퇴실시킬 수 있으며 병실로 환자를 운반할때도 환자가 충분히 각성되어 보호자를 알아볼 수 있고 자기병실을 이야기할 수 있으면 환자운반 담당자 책임하에 운반할 수 있으나 그렇지 못한 의식상태의 환자는 해당 외과의사와 같이 환자를 운반하는 것이 안전한지 여부

답 문항에 기술된 내용이 사실임.

문11 회복실에서 환자는 마취로부터 각성이 예상보다 느린 경우가 종종 있는데 가능성이 큰 원인들을 순서대로 살펴보면 1)과탄산혈증, 저산소혈증, 저혈압, 저혈당증, 전해질 불균형, 대사성장애 2) 마취전부터의 혼수 3) 마취전 투약의 잔류효과 4) 마취의사가 파악하지 못한 약제의 잔류효과 5) 흡입마취제의 잔류효과 6) 저체온, 7) 뇌손상 8) 각 개인의 체질적인 차이 등인지 여부

답 문항에 기술된 내용이 사실임.

문12 회복실에서 발생되는 저산소혈증의 가장 흔한 원인으로는 폐내 우좌션트이며 이는 대체로 무기폐가 원인이다. 분비물이나 혈액에 의한 기관지폐쇄가 무기폐의 흔한 원인인데 수술에 따른 통증때문에 환자들은 호흡이 빠르고 얕으며 깊은숨을 쉬지 못하고 효과적인 기침을 할 수 없으므로 기도분비물이 축적되어 무기폐가 발생된다는데 그러한지

답 전신마취하 상복부 수술이나 흉부수술(심폐수술)을 받은 환자에서는 문항에서 기술한 내용처럼 통증에따른 호흡의 어려움과 기침억제때문 기도내분비물이 축적되어 무기폐를 형성하여 저산소혈증을 일으킬 수 있음.

문13 회복실에서는 마취의사의 별도 지시가 없는 한 전신마취를 받은 모든 환자에게는 산소를 투여하여 수술후 초래될 수 있는 저산소혈증을 예방하여야 하는지 여부.

답 전신마취를 받은 환자에서는 대부분의 경우 회복실 도착직후 산소투여를 하는 것이 원칙임.

문14 수술후의 저환기는 주로 호흡중추의 억제와 호흡근력의 약화 및 기도의 폐쇄에 의하여 초래되는지 여부

답 문항에서의 기술내용이 사실임.

문15 전신마취후 회복중의 환자의 혈액분비물은 언제 어느 간격으로 제거해야 하는 것이 통상적인 처치인지

답 환자의 기도내 분비물이나 혈액의 존재가 호흡음 청진에서 들리고 구강내에 분비물이 존재할때는 언제나 흡인suction을 통해 기도내나 구강내의 분비물을 제거해 주어야함.

문16 마취가 끝난 직후 가장 흔한 합병증은 저산소혈증이라고 하는데 그러한지

답 호흡기계의 합병증으로 저산소혈증이 마취직후에 초래될 수 있는 가장 흔한 합병증임.

문17 저체온과 떨림은 마취중 열손실이 가장 큰 원인이라는데 그러한지

답 저체온은 마취중 열손실이 가장 큰 원인이며 떨림shivering의 원인은 열손실뿐 아니라 신경성인 경우도 있음.

문18 마취를 하는 경우 환자감시를 위하여 마취기록지를 작성하고 있으며 마취중의 환자감시의 목적은 환자의 생리학적 변수physiological variables를 측정하여 변화의 경향을 파악하고 좋지않은 상태를 미리 예방하여 치료방침을 결정하려는 것이며 감시에는 두가지 방법이 있는데 첫째는 마취과의사의 감각, 즉

촉각, 청각, 시각, 후각 등을 통한 감시가 있고 둘째는 기계장치를 이용하여 지속적, 또는 간헐적으로 특정한 측정을 함으로서 질적으로 환자싱태를 평가하는 것인지 여부.

답 문항에서 기술한 내용이 사실임.

문19 마취환자 또는 회복중의 환자에 대한 맥박, 말초산소포화도의 정상적인 수치는 어느 정도인지

답 맥박수는 60 - 100 회, 말초산소포화도는 95 % 이상이 정상임.

문20 마취환자에 대한 산소흡입농도는 어느 정도가 정상인지

답 마취중에는 50%로 산소농도를 유지하는 것이 일반적이며 회복실에서는 환자가 자발적 호흡을 할 경우 환자의 호흡상태와 혈액가스 결과에 따라 24 % 에서 40 % 사이에서 투여산소농도를 결정함.

문21 마취 및 수술조작은 환자의 심혈관계에 끊임없는 스트레스를 부과시키기 때문에 심장의 전기적 활동에 대한 지속적인 관찰은 필수적인 안전장치라고 하는데 그러한지

답 문항에서 기술한 내용이 사실임. 따라서 마취와 수술중에는 심전도에 의한 환자의 심장기능(리듬과 박동수)의 계속적 관찰이 필요함.

문22 마취중 호흡수와 호흡량은 항상 감시되어야 하며 여러 가지 감시법이 있으나 간단한 시진, 촉진법 외에도 복잡한 기구를 쓰거나 침습적인 방법을 쓰기도 하며 전신마취의 경우에는 흡입마취제가 호흡을 얕고 빠르게 하며 아편양제제opioids는 호흡심도는 정상으로 유지하나 호흡수를 감소시키는 특성이 있으므로 항상 호흡을 감시해야 하는지 여부

답 마취중의 환자는 환기의 방법(손으로 환기를 조절하거나 기계적 환기에 의함)이나 사용약제의 종류에 관계없이 호흡에 대한 감시(환기횟수와 환기량)는 필수적임.

문23 마취중 호흡수, 일회환기량, 분시환기량 및 기도압력은 항시 감시되어야 하는지 여부 및 정상인의 경우에는 호흡수, 일회환기량, 분시환기량, 기도압력의 정상수치는 어느 정도인지

답 마취중의 호흡수, 1회 환기량, 분시환기량 및 기도압력은 항시 감시되고 있으며 정상인의 호흡횟수는 분당 10-15회며, 1회 호흡량은 10-15cc/체중kg 이며 분시환기량(호흡수 × 1회 환기량)은 60kg 성인기준으로 6-12L이며 기도압력은 15-20 cmH_2O 가 정상임.

문24 대수술때 방광에 카테테르를 거치하는 목적은 방광의 과잉팽만을 피하고 수액과 수혈요법시 적정성의 기준을 얻기 위함이며 대개 시간당 30-40ml 이상이 배설되면 순환혈량이 충분한 것을 의미하나 핍뇨oliguria가 생기면 순환혈량의 부족, 마취제의 항이뇨효과, 수술에 따른 스트레스, 급성신부전의 임박 등을 의미할 수 있으므로 이때의 치료는 우선 수액이나 혈액을 공급하여 적절한 정도로 이루어지지 않으면 더 자세한 검사를 시행하여야 하며 먼저 카테테르가 막히지 않았나를 확인한 후에 울혈성 심부전이 의심되면 폐동맥에 카테테르를 넣어서 폐동맥 쐐기압을 측정하여야 하는지 여부

답 문항에서 기술한 내용이 사실임. 다만 울혈성 심부전이 의심될 경우라도 폐동맥 카테테르 삽입은 환자상태 측정의 한가지 방법일뿐 감시장비와 기구가 고가이고 시술에 따르는 위험성때문 반드시 시행하여야 하는 방법은 아님.

문25 체온은 열생산과 열소비의 균형을 조절하는 시상하부의 체온조절 기능에 의해 결정되는데 대개 전신

마취중에 대부분의 마취제가 체온조절기능을 억제하므로 체온이 조금 하강하는 일이 흔하나 때로는 매우 심한 정도로 하강되며 이는 1) 복강이나 흉강을 열었을 때 2) 냉방장치로 수술실 온도가 저하되어 있을 때 3) 차가운 수액이나 혈액을 다량 사용하였을 때 4)특히 소아에서는 체중에 비해 체표면적이 넓기 때문에 저체온이 될 가능성이 많고 노인, 화상환자, 척수손상환자에서도 쉽게 저체온이 발생할 수 있다. 반대로 항콜린성 약제나 마취제의 영향으로 체온조절 기능이 약화된 상태에서 수술실의 온도가 높은 경우, 수술포로 전신을 싸는 경우, 그리고 갑상선항진증 환자에서 체온이 상승하는 경우도 있다는데 사실인지 여부

답 문항에서 기술한 내용이 사실임.

문26 마취사고의 흔한 원인들은 breathing circuit disconnection, inadvertent gas flow change, syringe swap, gas supply problem, intravenous apparatus disconnection, laryngoscope malfunction, premature extubation, hypovolemia, tracheal airway device position change 인지 여부

답 문항에서 기술한 내용 중 호흡회로의 이탈breathing circuit disconnection이나 부주의한 가스유량 변화inadvertent gas flow change, 가스공급문제gas suply problem발생은 마취사고의 주요 원인이나 정맥혈관 투여장치의 분리intravenous apparatus disconnection, 후두경의 기능장애laryngoscope malfunction, 조기발관premature extubation은 매우 드물게 볼수 있는 마취사고의 원인이며 저혈량증hypovolemia은 주로 수술중 심한 출혈로 발생하는 경우가 많으므로 마취사고라기 보다는 수술에 따르는 문제임. 기관내 기도유지장치의 위치변화tracheal airway device position change란 기관내 삽관된 튜브의 위치변경을 말하는 것 같은데 튜브가 한쪽 주기관지내로 밀려들어가 한쪽 폐만 환기시킬때one lung ventilation나 튜브의 끝이 기관벽에 면할때도 저산소혈증이 초래될 수 있음.

문27 마취기록에는 수술전이나 수술중의 기록뿐만 아니라 수술후 환자상태도 관찰하여 정확한 기록을 하여야 하므로 환자의 병록지에 기록하는 것외에도 특별한 형식을 갖춘 마취기록지, 수술전후 기록지 및 회복실 기록지가 준비되어야 하는지 여부

답 마취와 관련된 기록으로는 마취기록지와 회복실기록지가 비치되어 있으며 수술전과 후의 기록은 마취기록지와 회복실 기록지에 함께 기록됨.

문28 수술중 마취기록내용으로서 '기도유지'에 관하여는 사용한 후두경의 종류, 튜브의 직경 및 삽입길이, 커프의 사용여부, 삽관의 용이도 등을 기재하여야 하며 '마취유지'에 관하여는 마취유지중 발생한 중요한 사항을 기록하는데 기본적으로 혈압, 맥박 및 호흡수를 5분 간격으로 측정기록하고 체온, 중심정맥압과 폐동맥폐쇄압, 기손실량과 한 공급량, 시간당 요배설량을 자주 측정하여 기록하며 마취제 투여량과 투여방법, 외과적 조작 및 체위변화에 따른 생리적인 변화와 마취에 미치는 효과등도 기록하고 '마취방법'에 관하여는 어떠한 마취방법을 사용하였는지 자발호흡, 보조호흡, 조절호흡을 하였는지 여부를 기재하고 마취중의 체위변화는 어떠하였는지 등을 기재하는지 여부

답 문항에서 기술한 내용이 사실임. 다만 환자에 대한 감시장치의 종류는 환자의 상태와 수술의 종류

에따라 마취과의사가 판단하여 선택하는것이 원칙임. 중심정맥압의 측정은 침습적 방법이기때문 환자의 치료를 위해 반드시 필요한 경우에만 시행하고 특히 폐동맥폐쇄압의 측정은 감시장비와 관련기구가 고가이고 시술상 심각한 합병증 발생의 위험이 큼으로 국내의 경우 심장수술이나 심장기능에 현저한 장애가 있는 환자의 경우에만 선택적으로 시행하고 일반적으로는 널리 사용하지 않는 방법임.

문29 마취기록지 후면에는 수술전 및 수술후 환자상태를 요약하여 기재하며 모든 환자는 수술후 24시간 동안 관찰되어야 하는지 여부 및 그 관찰자는 마취담당의사인지 여부

답 수술전 환자상태는 마취기록지에 기록하며 환자의 회복실 도착부터 병실로 이송할때 까지의 수술후 상태기록은 회복실기록지와 환자의 병록지에 기재함.

마취과의사가 수술후 24 시간동안 즉, 수술을 받은 환자가 병실로 이송된 후까지 환자를 계속 관찰하는 것은 현실적으로 불가능한 일임. 마취과의사의 환자관리 범위는 수술전 환자방문 및 환자상태 평가에서 시작하여 마취회복실에서 환자의 회복을 확인한 후 담당 수술과에 환자를 인계할때까지라고 보는 것이 타당할 것으로 생각함. 환자가 병실로 이송된 후부터의 환자관찰과 관리는 담당 수술과에서 맡아하는 것이 원칙임. 다만 담당수술과로부터 환자의 상태에 대해 마취과에 상의를 해오거나 도움을 청할 경우 마취과 의사는 즉시 이에 응하여 환자치료에 참여하여 협조를 하는 것이 일반적인 상황임.

문30 마취기록지의 형식은 다양하나 마취중이나 회복기간 동안에 반드시 기록하여야 할 원칙중 "호흡계"에 관하여는 상기도감염, 폐렴, 결핵 등의 폐질환 유무를 표시하고 기관내삽관에 따른 후유증으로 상기도 조직손상, 부종, 호흡기폐쇄, 감염, 기침, 쉰소리, 인후통등이 초래되고 그 외에도 폐수종, 기흉, 흡인성 폐렴 등이 발생할 수 있으므로 확인하여 기재하여야 하는지 여부.

답 수술전 환자의 상태에 문제가 있는 부분(예 : 호흡계의 경우 상기도 감염, 폐렴, 활동성 결핵 , 순환계는 고혈압, 심부정맥, 관상동맥질환, 색전증 등)은 마취기록지에 기록함. 기관내 삽관에 따르는 후유증으로는 증상, 소견이 확실하게 나타나는 경우는 기록하나 특별한 증상, 소견이 없는 경우는 기록하지 않는 것이 일반적임.

문31 인공기관지 튜브에 대한 안전한 발관기준은 순환기나 호흡부전이 없고 적절한 자발호흡이 회복되고 신경근차단제의 작용이 반전되며 의식의 회복후에 기관튜브를 잘 고정하고 반창고를 제거하고 환자의 폐를 산소로 팽창시켜 마취기내의 압력을 10-20mmHg 로 유지하고 커프의 바람을 빼면서 동시에 발관을 하는지

답 문항에서 기술한 내용이 사실임.

문32 마취직후에 초래될 수 있는 가장 흔한 합병증은 저산소혈증이며 그 원인으로는 기도폐쇄, 후두경련, 기도내 분비물저류, 흡입마취제 또는 근육이완제의 잔류효과 등에 의한 저환기, 환기-관류 불균형, 폐내우-좌션트, 심박출량의 감소, 산소소모량의 증가 등인지 여부

답 문항에서 기술한 내용이 사실임.

문33 기도가 완전히 폐쇄되면 $PaCO_2$가 첫 1분동안에는 6mmHg 정도 증가되고 그후에는 매 분당 3-4mmHg 정도 증가되며 동맥혈산소분압($PaCO_2$)은 지속적으로 하강된다. CO_2가 축적되면 대개 혈압이 상승되고 맥박이 증가되지만 노인에게는 이러한 현상이 현저하지 않는데 이는 CO_2 증가에 따른 생체반응이 약해져 있기 때문이라는데 그러한지

답 문항에서 기술한 내용이 사실임.

문34 전신마취하에 수술한 환자가 회복실에서 혈액양낭으로 50cc 정도 토해 냈다면 토해낸 양이 많은 것인지 통상적으로 있을 수 있는 양인지, 적은 양인지 여부

답 전신마취가 예정된 환자는 마취시작 8시간 전부터는 금식을 하는 것이 원칙이기때문 마취회복후 구토를 할경우 토해내는 위내용물은 대부분 위분비물(위산 등)이며 양은 일정치 않으나 50 cc 정도는 있을 수 있는 양으로 생각함.

문35 전신마취후 회복중의 환자에 있어서 깊은 호흡과 얕은 호흡과의 차이점은 무엇인지 및 깊은 호흡과 얕은 호흡은 각각 무엇을 의미하는지

답 호흡의 정도는 분시호흡량(1분당 호흡횟수 * 1회 호흡량)으로 평가하는데 호흡이 얕고 빠르면 깊은 호흡에 비해 같은 분시호흡량이라도 가스교환에 참여하는 폐포환기량이 감소하게되어 가스교환 효과가 저하됨으로 계속될 경우 체내 이산화탄소 축적과 산소부족을 초래할 수 있음. 얕고 빠른 호흡은 마취회복시 수술로 인한 통증(특히 흉부, 복부 수술의 경우) 때문에 오는 경우가 가장 많음.

문36 전신마취하에 수술환자의 수액이나 혈액의 온도는 몇도가 정상인지

답 환자에게 투여하는 수액이나 혈액의 온도는 환자의 체온에 따라 결정되나 정상체온의 환자일 경우 일반적으로 수액제제는 실온으로 투여하고 혈액은 정상체온 가까이로 만들어 투여함.

문37 마취기에 부착되는 감시장치중 중요한 것으로 흡입산소농도, 호기말탄산가스 분압 또는 농도, 마취가스 농도, 회로내 압력, 일회호흡량 또는 분시호흡량, 맥박산소계측pulse oximetry 등이 있는지 여부

답 고가의 최신 환자감시장비에는 문항에서 언급한 환자감시장치들이 모두 부착되어 있으나 모든 마취기마다 이러한 감시장치들이 부착되어 있는 것은 아님.

문38 마취과의사의 임무는 수술실에서 환자의 수술 및 마취가 종료되면 끝나는 것이 아니고 수술실에서 환자를 각성시키고 회복실로 운반하는 과정에서 심폐기능을 관리하며 회복실에서 완전히 각성시킨 후 병실로 보내도록 되어있을 뿐만 아니라 회복실에서 환자가 각성되어 병실로 옮겨진 후에도 병실로 환자를 방문하여 최종적으로 전신상태를 평가하고 처치하는 것인지 여부

답 문 29항에서 언급한 것처럼 마취과의사의 환자관리범위는 실재적으로 수술전 환자평가에서 시작하여 회복실에서 환자의 회복상태를 평가한 후 충분히 회복되었다고 판단되면 수술담당과에 환자상태를 알리고 병실로 환자를 이송하는 시기까지로 보는 것이 타당함. 병실로 옮겨진 후의 환자관리는 담당수술과에서 맡아 하는 것이 원칙이며 다만 환자상태에 이상이 있어 마취과의 도움이 필요할 경우 서로 협조하여 환자관리를 하는 것이 일반적임. 마취과의사가 병실로 옮겨진 환자까지 계속 관리하는 것은 현실적으로 불가능하다고 생각함.

문39 저산소혈증의 원인은 기도폐쇄, 후두경련, 기도내분비물이 고여있는 경우, 마취제 또는 근육이완제의 잔류효과에 의한 저환기, 환기-관류 불일치, 폐내 우좌단락(shunt), 외상, 폐색전증, 폐부종, 심박출량의 감소, 확산성 저산소증인지 여부(기초마취과학 232 면 참조)

답 문항 32와 동일한 질문임.

문40 저산소증은 일반적으로 혈압, 맥박, 호흡, 근육이완의 길항정도, 맥박산소측정기에 의하여 관찰하는 것이 보통인지 여부(232면 참조)

답 문항에서 기술한 내용이 사실임. 저산소증의 조기진단에는 맥박산소측정기의 사용이 효과적이나 저관류, 저체온상태에서는 오차가 심해 정확한 측정을 할수 없는 단점이 있음. 호기말 이산화탄소 분압 측정기를 사용하면 초기단계의 환기이상을 관찰할 수 있어 환기부전에 의한 저산소혈증의 예방에 매우 효과적임.

문41 저산소혈증을 관찰할때는 위 3항 이외에도 심전도, 동맥내혈압, 중심정맥압, 두개강내압 등을 지속적으로 보아야할 때도 있는지 여부

답 저산소증으로 인해 심전도의 변화와 두개강내압에 이상이 있는 경우는 이미 심장이나 뇌가 저산소증으로 인해 상당한 손상을 입은 단계임으로 저산소증의 조기 발견에는 큰 도움이 되지 못함. 동맥압과 중심정맥압의 변화(압력의 상승 혹은 하강)도 저산소증의 조기발견에는 큰 도움이 되지 못함.

문42 저산소증을 예방하기 위하여 모든 환자에게 산소투여, 기도확보, 폐환기유지가 원칙이라는데 그러한지 여부.

답 문항에 기술된 내용이 사실임.

문43 저체온에 의한 떨림은 산소소모량을 3-4배 증가시키므로 심박출량, 심박수의 증가가 생기며 심박출량이 산소소모량을 따라가지 못하면 저산소혈증이 생길 수 있다는데 그러한지

답 노인환자나 심장질환을 가진 환자에서는 떨림이 심할 경우 산소소모의 증가로 저산소혈증이 초래될 수 있으나 심폐기능이 정상인 젊은 환자의 경우는 심장의 보상기능이 작동함으로 떨림이 저산소혈증을 초래하는 경우는 매우 드뭄.

문44 인공기관지 삽관시 오는 합병증으로는 저산소증과 고탄산혈증, 기도주위 외상, 고혈압 및 빈맥, 뇌압상승, 기관지경련, 식도내 삽관, 흡인, 경추골절 및 아탈구 등인지

답 기관내 삽관시 발생할 수 있는 합병증으로는 문항에서 기술한 내용이 사실임.

문45 맥박산소측정기에 의한 저산소증은 어떻게 측정하며 저산소증의 가능성이 있을 때 맥박산소측정기상에 어떠한 현상이 나타나며 저산소증에 빠졌을 때 또한 맥박산소측정기상에 어떠한 현상이 나타나는지

답 맥박산소측정기의 산소감지기를 환자의 손가락이나 발가락에 부착하여 산소포화도를 측정함. 맥박산소측정기에서 산소포화도가 95 % 이상이면 정상, 90 - 95 % 사이일때는 경미한 저산소증, 90% 미만일때는 치료를 필요로하는 중등도의 저산소증으로 간주함.

문46 저산소증을 예방하기 위하여는 모든 환자에게 산소투여, 기도확보, 폐환기 유지가 원칙이라는데 그러한지(기초마취과학 233면 참조)

답 42번 문항과 동일함.

문47 호기말 이산화탄소분압, 동맥혈 이산화탄소분압, 폐포 이산화탄소분압, 동맥혈 산소포화도는 각각 저산소혈증과 어떠한 관계가 있으며 환자가 저산소혈증에 빠지는 경우 위의 각 상태는 어떠한지

답 호기말 이산화탄소분압, 동맥혈 이산화탄소분압, 폐포 이산화탄소분압(동맥혈 이산화탄소분압과 동일하게 사용)은 모두 환자의 환기상태를 측정하는 지표로 사용되며 동맥혈 산소포화도는 환기와 함께 환자의 체내산소화 정도를 측정하는 지표임. 환기가 불충분할 경우 저산소혈증이 발생할 수 있음.

환자가 환기불충분으로 저산소혈증에 빠지는 경우 모든 이산화탄소 분압치는 상승하고 동맥혈 산소포화도는 하강함.

문48 환기의 목적은 적절한 산소공급과 탄산가스(CO_2)제거로서 CO_2가 축적되면 생리적 변형이 서서히 초래되나 저산소증에 빠지면 중요장기가 수분내에 치명적인 손상을 받으므로 저산소증은 즉시 감지되어야 하는지

답 문항에서 기술한 내용이 사실임.

문49 수술후의 떨림으로 인해서 산소소모량이 3–4배가량 증가되기 때문에 저산소혈증이 초래되는데 특히 노인환자에게서 수술후 떨림이 동반되면 저산소혈증은 더욱 심해진다는데 그러한지

답 43번 문항의 대답과 동일함.

문50 저산소혈증은 매우 위험하므로 회복실에서는 기도확보와 폐환기 유지가 무엇보다 중요하다. 따라서 회복실 근무자는 항상 환자가까이에 위치하여 환자를 면밀히 관찰해야 하고 저산소혈증을 신속히 알아내기 위해서 하한 경고장치가 있는 맥박산소계측기를 사용하는 것이 매우 편리한지 여부 및 국내 대학병원급에서 맥박산소계측기를 사용하고 있는지 여부 및 저산소혈증의 가능성이 나타나는 경우 맥박산소 계측기상에는 어떠한 변화가 일어나는지

답 문항에서 기술한 내용이 사실이며 국내 대학병원급에서는 최근들어 수술실과 회복실, 중환자관리실등에서 맥박산소계측기를 사용하고 있음. 맥박산소 계측기상 산소포화도가 90 % 미만일 경우에는 적극적인 산소치료가 필요함.

문51 수술후 체온이 상승하는 경우는 어떠한 경우인지

답 환자 자신의 질환(감염, 독소, 갑상선 항진증, 면역반응 등), 주위온도의 상승, 수술중 환자를 지나치게 수술포로 감쌌을 경우 등이 원인임. 매우 드믈게는 악성고열증이 원인일 수도 있음.

문52 삽관후에 오는 합병증으로는 기관튜브의 폐쇄, 튜브의 위치변경, 흡인, 호흡곤란, 기관파열 등인지

답 문항에서 기술한 내용이 사실임.

문53 일반적으로 심박수의 변화는 심박출량의 변화를 초래하며 정상 성인의 심박수는 약 70–80회/분이며 나이가 많아짐에 따라 감소하는 경향이 있는지 여부

답 문항에서 기술한 내용이 사실임. 다만 정상치는 60 - 100 회/분 정도로 보는 것이 타당할 것임.

문54 인공기관내 튜브를 제거한 처음 순간 기도가 열려있는지 관찰하고 적절한 환기와 산소공급 여부 및

구토나 후두경련 등을 확인하면서 산소호흡을 시켜야 하는지 여부

답 문항에서 기술한 내용이 사실임.

문55 인공기관내 튜브를 발관시 주요한 합병증은 발관 후 기도의 폐쇄이다.

답 문항에서 기술한 내용이 사실임.

문56 위와 같은 환자의 처치는 무엇보다도 충분한 환기와 산소투여, 심박출량의 유지, 포도당투여, 그리고 전해질 및 대사성장애를 교정해야 하며 narcotics, anticholinergics, benzodiazepines 등의 투여가 원인으로 생각되면 그 길항제를 사용하는데 이에 따른 원치않는 후유증을 피하기 위하여 길항제는 가급적 소량을 사용해야 하며 길항제의 효과가 소실되면 다시 진정효과가 초래될 수 있으므로 길항제의 추가량 투여 및 지속적인 관찰이 요구되는지 여부.

답 위와 같이 인공기관내 튜브 발관 후 기도폐쇄 등의 합병증이 발생한 환자의 경우 먼저 기도를 확보하고 충분한 환기를 시키면서 산소를 투여하는 것이 가장 중요하며 문항에서 기술한 내용이 사실임.

문57 무기폐에 대한 처치로는 흡입가스의 충분한 가습, 기침, 심호흡, 체위배액 등이라는데 그러한지

답 문항에서 기술한 내용이 사실이나 이러한 방법으로 치료가 되지 않을 경우 기구를 이용한 양압호흡법이 필요함.

문58 호흡근력의 평가에는 자발호흡을 하고 있는 환자에서는 폐활량, 최대흡기력을 측정하는 것이 매우 좋은 지표가 되는데 폐활량은 최소한 10ml/kg 이상, 최대흡기력은 −20cm H_2O 이상이 되어야 하며 그렇지 못하면 보조호흡이나 조절호흡을 유지시켜 주어야 한다는데 그러한지

답 문항에서 기술한 내용이 사실임.

문59 전신상태가 불량한 환자에게는 흡입산소농도의 증가와 함께 IPPV나 PEEP를 시행하여 호흡노력을 줄이고 폐포환기량을 증기시켜 주는 것이 무엇보다도 중요하며 특히 폐기능장애의 위험성이 높은 환자에게는 5−10cmH_2O의 PEEP 을 예방적으로 사용하여 FRC를 정상치에 가깝게 유지시키므로서 폐합병증의 발생빈도를 줄일 수 있는지 여부.

답 문항에서 기술한 내용이 원칙적으로는 사실이나 환자의 폐기능장애 정도에따라 치료방법이 다양함으로 어떤 방법을 선택하는가는 담당의사가 판단할 것으로 생각함.

문60 19세 남아의 정상적인 심박수, 호흡수는 분당 몇회 정도인가

답 정상적인 심박수는 60-100회/분이고 호흡수는 10-15회/분 임.

문61 인공기관내 튜브내 내관의 수명은 어느정도(교체기간)이며 통상적으로 그 교체시기는 언제인지

답 최근 사용되고 있는 polyvinyl 제제의 저압력 cuff를 가진 기관내 튜브의 경우 한 주일 이상 사용할 수 있으나 튜브내 혈액이나 분비물로 인한 폐쇄가 있을 경우에는 사용기간에 상관없이 교체해 주어야함.

문62 정상인의 경우 동맥혈 가스분석검사시 결과는 어떠하게 검출되는지

답 동맥혈을 채취하여 혈액가스분석기를 통해 pH, PaO_2, $PaCO_2$, Base Excess 등을 측정함.

문63 적혈구 검사상 헤모글로빈은 정상인의 경우 어느 정도인지

답 헤모글로빈의 정상치는 12-16 gm % 임.

문64 만 19세 남아의 정상적인 혈압 및 맥박수는 얼마인지

답 정상혈압은 수축기압이 120-140 mmHg 정도이며 확장기압은 60-80 mmHg정도임.

문65 정상인의 경우 무호흡 상태가 몇분 정도 경과되면 뇌저산소혈증에 빠지게되는지

답 무호흡 상태가 5 분이상 지속되면 비가역적 뇌손상을 입을 수 있음.

문66 뇌저산소혈증은 급작스럽게 올 수도 있고 여러 시간을 두고 서서히 올 수 있는지 여부.

답 투여되던 산소가 갑자기 차단되거나 갑작스런 기도폐쇄나 호흡억제내지 호흡정지로 환기가 되지 않을 경우엔 뇌저산소혈증이 급작스럽게 나타날수 있으며 저산소혈증의 원인이 주로 환자의 심폐질환에 의한 경우에는 뇌저산소혈증이 시간을 두고 진행될 수 있음.

문67 정상적인 수술실의 온도는 몇 도인지

답 24°C~26°C가 정상임.

III. 서울지방법원 제15민사부 판결문(96가합 2144 손해배상건(의))

■ 주문

1. 피고는 원고 장ㅇㅇ에게 금 222,275,089원, 원고 장ㅇㅇ, 김ㅇㅇ에게 각 금 5,000,000,원 및 각 이에 대하여 1994. 2. 22.부터 1999. 7. 28.까지는 연 5%, 그 다음날부터 완제일까지는 연 25%의 각 비율에 의한 금원을 지급하라.
2. 원고들의 나머지 청구를 각 기각한다.
3. 소송비용은 이를 2분하여 그 1은 원고들의, 나머지는 피고의 각 부담으로 한다.
4. 제 1항은 가집행 할 수 있다.

■ 이유

1. 손해배상책임의 발생

가. 기초사실

(1) 원고 장ㅇㅇ는 아래에서 보는 이 사건 의료사고의 피해자이고 원고 장ㅇㅇ는 그의 아버지, 원고 김ㅇㅇ는 그의 어머니이며, 피고는 서울 ㅇㅇO구 ㅇㅇ동 소재 ㅇㅇ대학교 의과대학 부속병원(이하 '피고병원' 이라 한다)을 설립, 운영하는 법인이다.

(2) 원고 장ㅇㅇ는 평소 입을 다물 때 상악구(上顎口)와 하악구(下顎口) 중치부분 사이가 많이 벌어져 음식을 먹을 때 잘 씹지 못하고 발음에도 장애가 있어 1993. 12. 23.피고병원 치과에서 진단을 받은 결과 전면부 이개 교합(離開 교합, open bite) 증세로서 수술을 받아야 한다는 권유를 받고 1994. 1. 18. 피고병원 구강악안면외과에 찾아가 과장인 소외 김ㅇㅇ으로부터 이개교합 및 하악전돌증(下顎前突症) 진단을 받고 한 달 뒤 수술을 받기로 하였다.

(3) 원고 장○○는 같은 해 2. 18. 수술을 위해 피고병원에 입원하였고 수술 전 검사에서 아무런 이상이 없어 같은 달 21. 14:05경 전신마취 하에 산소공급을 위한 비기관삽관(鼻氣管挿管, nasotracheal intubation)을 한 상태에서 위 김○○의 집도로 입안으로 상악골과 하악골 4군데를 절단하였다가 새로운 위치에 고정시키는 수술을 받았다.{르 포르 I 절골술Le Fort I osteotomy 및 턱성형술}.

(4) 위 김○○는 수술 도중 원고 장○○의 입 주위 조직이 정상인에 비하여 현저하게 힘이 없음을 발견하고 수술이 끝난 다음 스스로 침이나 수술부위에 스며나오는 혈액 등의 배출물을 뱉어내는 힘이 약할 수 있다고 판단하여 같은 날 19:15경 수술을 종료한 다음 함께 수술에 참여하였던 당직의 레지던트 소외 오○○, 인턴 소외 신○○ 등에게 원고 장○○ 곁을 떠나지 말고 각별히 주의를 기울여 호흡상태를 유심히 관찰하면서 입안의 배출물을 흡인suction하라고 지시하였다.

(5) 원고 장○○는 수술 종료 후 같은 날 19:25경 회복실로 옮겨졌고 20:30경까지 활력징후가 대체로 정상적이어서 20:45경 마취과 수련의 소외 김○○가 코에 삽입되어 있던 인공기관튜브를 발관하자 원고 장○○의 수축기혈압이 100/95mmHg로 떨어지고 맥박이 분당 118회에서 130회로 증가하는 등 상태가 나빠지고 호흡곤란을 호소하여 산소마스크를 하여 주고 21:15경 재삽관을 하였는데도 혈압은 80/60mmHg로 계속 떨어진 상태에서 맥박은 분당 150회로 더욱 증가하였다.

(6) 원고 장○○는 같은 날 22:00경 묻는 말에 고개를 끄덕이기는 하나 반응이 빠르지는 않은 상태였고 혈압이 정상으로 회복되는 듯하다가 22:30경 다시 80/60mmHg로 떨어졌지만 22:45경 활력징후가 정상으로 회복되자 일반병실로 옮겨졌고 담당간호사로부터 심호흡과 기침을 하도록 교육받았다.

(7) 위 오○○, 신○○ 등은 같은 달 22. 00:30경 수술부위 내부에 고인 혈액 등을 제거하기 위하여 수술부위에 부착하여 두었던 미니플랩miniflap을 교체하고 원고 장○○의 기도 부위에 고여 있는 이물질에 대한 흡인을 하였다.

(8) 원고 장○○는 같은 날 02:00경 50cc 정도의 혈액 양상의 물질을 토하고 목에서 가래가 끓는 소리와 함께 호흡곤란을 호소하여 위 오○○가 흡인을 하려 하였으나 원고 장○○가 괴로워하는 것을 본 원고 김○○ 및 소외 조○○의 제지로 흡인을 하지 못하였고 같은 날 04:00경 다시 핏덩어리를 토하여 위 오○○가 흡인을 시행하였으나 여전히 호흡이 곤란하였다.

(9) 위 오○○는 같은 날 05:26경 원고 장○○의 동맥혈가스분석검사를 위하여 혈액을 채취하였는데 수소이온농도(pH)가 6.984로서 지나치게 낮게 나오자 정맥피를 잘못 채혈한 것이라 생각하고 다시 채혈을 하려 하였으나 채혈과정이 서툴러 환자를 지나치게 힘들게 한다는 원고 장○○ 등의 제지로 다시 채혈을 하지 못하였고 06:00경 원고 장○○는 힘들게 호흡을 하느라 흉통을 호소하였다.

(10) 원고 장○○은 같은 날 08:15경 심장이 멎어 위 오○○등이 응급 심폐소생술을 실시하여 다시 심장이 뛰기 시작하자 08:45경 중환자실로 옮겨 흡인을 한 결과 다량의 혈액분비물이 나왔고 계속하여 혼수상태를 보였기 때문에 같은 날 10:30경 신경외과로 옮겨졌고 20:43경에는 방사선촬영 결과 폐렴이 있는 것으로 밝혀졌다.

(11) 원고 장○○는 그후 피고병원 신경외과에서 치료를 받았으나 정상으로 회복되지 못하고 현재 저

산소성 뇌증hypoxic encephalopathy으로 인하여 정신기능의 현저한 감퇴, 양안 시각기능 소실, 사지의 강직마비로 인한 보행불능, 좌측 하지의 근육위축 및 굴곡 변형 등의 증세로 보행과 일상생활을 독립적으로 할 수 없으며 언어장애로 타인과의 의사소통이 거의 되지 않는 상태이다.

(12) 마취 직후에 초래될 수 있는 가장 흔한 합병증은 저산소혈증hypoxemia이며 전신 마취 하에 수술을 받은 환자는 통증에 따른 호흡의 어려움, 기침억제 때문에 기도내분비물이 축적되어 무기폐를 형성하여 저산소혈증을 일으킬 수 있고 투여되던 산소가 갑자기 차단되거나 갑작스런 기도폐쇄, 호흡억제, 호흡정지로 환기가 되지 않을 경우 뇌저산소혈증이 갑작스럽게 나타날 수 있다. 저산소혈증의 조기진단에는 맥박산소측정기pulse oximeter의 사용이 효과적이며 그 밖에 혈압, 맥박, 호흡 등의 측정과 동맥혈가스분석을 통하여 진단할 수 있다.

비기관삽관을 한 환자는 의식이 완전히 돌아오고 호흡능력이 충분하다고 판단될 때 발관하여야 하고 인공기관지튜브를 제거함에 있어서는 기도가 열려 있는지 관찰하고 적절한 환기와 산소공급 여부 및 구토나 후두경련 등을 확인하면서 산소호흡을 시켜야 한다.

나. 판단

생략

다. 책임의 제한

생략

2. 손해배상의 범위

생략

3. 결론

그렇다면 피고는 원고 장○○에게 합계 금 222,275,089원(일실수입 금 116,119,024원+개호비 금 85,926,960원+기왕치료비 금 5,280,100원+향후치료비 금 7,783,238원+보조구 구입비 금 2,994,147원+위자료 금 10,000,000원-미납진료비 공제금 5,828,380원), 원고 장○○, 김○○에게 각 위자료 금 5,000,000원 및 각 이에 대하여 이 사건 불법행위일인 1994. 2. 22부터 이 판결 선고일인 1999. 7. 28.까지는 민법 소정의 연 5%, 그 다음날부터 완제일까지는 소송촉진 등에 관한특례법 소정의 연 25%의 각 비율에 의한 지연손해금을 지급할 의무가 있다 할 것이므로, 원고들의 이 사건 청구는 위 인정범위 내에서 이유 있어 이를 각 인용하고 나머지 청구는 이유 없어 이를 각 기각하기로 하여 주문과 같이 판결한다.

IV. 서울고등법원 제9민사부 판결문(99나47572 손해배상건)

■ 제1심 판결

서울지방법원 1999. 7. 28. 선고 96가 합2144 판결(의)

■ 주문

1. 제1심 판결의 원고 장○○에 대한 부분 중 아래에서 지급을 명하는 금원에 해당하는 위 원고 패소부분을 취소한다.
   피고는 원고 장○○에게 금 91,576,148원과 이에 대한 1994. 2. 22.부터 2000. 5. 16.까지는 연 5%, 그 다음날부터 완제일 까지는 연 25%의 각 비율에 의한 금원을 지급하라.
2. 원고 장○○의 나머지 항소와 원고 장○○, 김○○의 항소 및 피고의 부대항소를 모두 기각한다.
3. 원고 장○○와 피고 사이에 발생한 소송 총 비용은 이를 3분하여 그 중 1은 위 원고의, 나머지는 피고의 각 부담으로 하고, 원고 장○○, 김○○와 피고 사이에 발생한 항소비용은 각자의 부담으로 한다.
4. 제 1항의 금원지급 부분은 가집행할 수 있다.

■ 청구취지(1심)

피고는 원고 장○○에게 금 467,571,440원, 원고 김○○에게는 금 10,000,000원 및 위 각 금원에 대하여 1994. 2. 21.부터 제1심판결 선고일까지는 연 5%, 그 다음날부터 완제일까지는 연 25%의 각 비율에 의한 금원을 지급하고 원고 장○○에게 금 30,000,000원 및 그 중 금 24,543,000원에 대하여는 1994. 2. 21.부터 제1심판결 선고일까지는 연 5%, 그 다음날부터 완제일까지는 연 25%의 각 비율에 의한, 금 5,457,000원에 대하여는 1994. 2. 22.부터 항소심판결 선고일까지는 연 5%, 그 다음날부터 완제일까지는 연 25%의 각 비율에 의한 금원을 지급하라(원고 장○○는 당심에서 청구취지를 확장하였다).

■ 청구취지(항소심)

원고들의 항소취지: 제1심판결 중 원고들 패소부분을 취소한다. 피고는 원고 장○○에게 금 170,000,000원, 원고 장○○에게 금 25,000,000원, 원고 김○○에게 금 5,000,000원 및 각 이에 대한 1994. 2. 22부터 항소심판결 선고일까지는 연 5%, 그 다음날부터 완제일까지는 연 25%의 각 비율에 의한 금원을 지급하라.

피고의 부대항소취지 : 제1심판결 중 피고 패소부분을 취소하고, 그 취소부분에 해당하는 원고들의 청구를 기각한다.

■ 이유

1. 손해배상책임의 발생

가. 기초사실

이 법원이 이 부분에서 설시할 이유는 원심판결과 같으므로 민사소송법 제390조에 의하여 이를 그대로 인용한다.

나. 판단

위 인정사실에 의하면, 원고 장○○는 수술 직후인 1994. 2. 21. 20:45경 코에 삽입되어 있던 인공기관튜브 를 발관 하였을 때 일차적인 호흡곤란을 겪다가 30여분 후에 재삽관 하였으나 혈액 등 이물질로 인공기관튜브가 막혀 이를 통한 산소 공급이 원활하지 아니함으로써 저산소뇌증이 발생한 것으로 추정되는 바, 피고 병원의 의사들로서는 원고 장○○에게 시행한 수술이 입안의 뼈를 4군데나 절제하는 대수술이어서 계속적인 출혈이 예상되었고 더구나 원고 장○○가 통상인의 경우보다 입주위 조직의 힘이 약하여 기도유지가 매우 중요하다는 사실을 인식하고 있었으므로 원고 장○○의 의식이 완전히 돌아오고 스스로 호흡할 능력이 충분하게 된 이후 세심한 주의를 기울여 인공기관튜브를 발관하였어야 하고 수시로 흡입을 하여 혈액 등 호흡을 방해할 수 있는 이물질을 제거하는 한편 맥박산소측정기와 동맥혈가스분석 등을 통하여 저산소증의 발현 여부를 지속적으로 관찰하였어야 할 것이다.

그러나 피고 병원 의사들은 원고 장○○의 의식이 완전히 돌아오고 스스로 호흡할 능력도 생기기 전에 성급하게 발관을 함으로써 일차적인 호흡곤란을 초래하게 하였고, 재삽관한 이후에도 원고 장○○가 지속적으로 호흡곤란을 호소하고 수술부위에서 스며나온 피를 토하는 등 인공기관튜브가 막힐 가능성이 상당히 높은 상황이었음에도 1994. 2. 22. 00:30경과 같은 날 04:00경 등 2차례 이외에는 흡입조치를 시행하지 아니하였으며(피고는 그 외에도 피고 병원 의사들이 직접 또는 원고 김○○ 등 보호자로 하여금 흡인조치를 하게 하였다고 주장하나 이에 부합하는 원심증인 김○○, 오○○의 각 증언은 믿기 어렵고 달리 이를 인정할 만한 증거가 없다), 수술이 종료된 후 심장이 정지될 때까지 단 1회 동맥혈가스분석을 시도하다 잘못 채혈하였음을 알고도 다시 채혈을 하지 않는 등 원고 장○○의 상태에 대한 관찰 및 처치를 소홀히 한 잘못으로 말미암아 수술부위 등으로부터 나온 혈액 등 분비물이 인공기관튜브 및 기도를 막아 산소의 공급이 원활히 이루어지지 못함으로써 심정지를 초래하고 그 결과 위 원고로 하여금 저산소 뇌증에 이르게 하였다고 할 것이다.

따라서 원고 장○○에게 이 사건 수술 후 발생한 저산소뇌증이 위와 같은 피고 병원 의사들의 시술 및 처치상의 잘못으로 인한 것이 아니라 전혀 다른 원인으로 말미암은 것이라는 입증을 다하지 못하는 이상 피고는 위 의사들의 사용자로서 그들의 위와 같은 불법행위로 인하여 원고들이 입은 손해를 배상할 책임이 있다.

다. 책임의 제한

다만, 앞서 든 각 증거에 의하면, 피고 병원에서 시술한 이 사건 수술은 구강악안면외과에서 가장 복잡한 수술에 속하는 것으로서 환자 스스로가 수술 받기를 강하게 원할 때에만 수술을 하게 되는데 이 사건 수술도 그와 같은 경위로 이루어진 점, 위 오○○ 등이 원고 장○○에 대한 치료 및 진단에 필수적이었던 흡인 또는 동맥혈가스분석을 위한 채혈을 시도함에 있어 원고 장○○, 김○○ 등은 원고 장○○가 고통스러워 한다는 등의 이유로 적극 협조하지 않고 오히려 이를 제지하여 원고 장○○에 대한 진단과 치료가 적절히 이루어지지 못하도록한 점 등이 인정되는바, 이러한 사정 등을 피고가 배상하여야 할 손해액을 산정함에 있어 참작하는 것이 손해의 공평, 타당한 분담을 그 지도원리로 하는 손해배상제도의 이념에 부합한다할 것인데, 그 비율은 위 사실관계에 비추어 30%로 정함이 상당하다 할 것이다.

2. 손해배상의 범위

생략

3. 결론

그렇다면 피고는 원고 장○○에게 합계 금 313,851,237원(재산상 손해 금 309,679,617원+위자료 금 10,000,000원-미납진료비 공제 금 5,828,380원) 및 그 중 제1심에서 인용된 금 222,275,089원에 대하여는 이 사건 불법행위일인 1994. 2. 22.부터 피고가 이행의무의 존부 및 범위에 관하여 항쟁함이 상당한 제1심판결 선고일인 1999. 7. 28.까지는 민법에서 정한 연 5%, 그 다음날부터 완제일까지는 소송촉진 등에 관한 특례법에 정한 연 25%의 각 비율에 의한 지연손해금을, 그 외에 당심에서 추가로 인용된 금 91,576,148원(= 금 313,851,237원 - 금 222,275,089원)에 대하여는 이 사건 불법행위일인 1994. 2. 22.부터 위 원고가 구하는 이 판결 선고일인 2000. 5. 16.까지는 민법에서 정한 연 5%, 그 다음날부터 완제일까지는 소송촉진 등에 관한 특례법에 정한 연25%의 각 비율에 의한 지연손해금을 각 지급할 의무가 있다 할 것이고, 원고 장○○, 김○○에게 각 위자료 금 5,000,000원 및 각 이에 대하여 이 사건 불법행위일인 1994. 2. 22.부터 피고가 이행의무의 존부 및 범위에 관하여 항쟁함이 상당한 제1심판결 선고일인 1999. 7. 28.까지는 민법에서 정한 연5%, 그 다음날부터 완제일까지는 소송촉진 등에 관한특례법에 정한 연 25%의 각 비율에 의한 지연 손해금을 지급할 의무가 있다 할 것이므로, 원고들의 이 사건 청구는 위 인정범위 내에서 이유 있어 이를 각 인용하고 나머지는 청구는 이유 없어 이를 각 기각할 것인바, 제1심판결의 원고 장○○에 대한 부분 중 위에서 추가로 지급을 명한 원고 패소부분은 이와 결론을 달리하여 부당하므로 이를 취소하여 피고에게 위 금원의 지급을 명하고 위 원고의 나머지 항소와 피고의 위 원고에 대한 부대항소는 이유없어 이를 각 기각하기로 하고 제1심판결의 원고 장○○, 김○○에 대한 부분은 이와 결론을 같이 하여 정당하므로 위 원고들의 항소와 피고의 위 원고들에 대한 부대항소는 이유 없어 이를 각 기각하기로 하여, 주문과 같이 판결한다.

참고사항

이 사건에서는 수술 후 회복실과 병실에서의 환자 기도관리와 호흡관리의 중요성을 다시 한번 확인할 수 있으며 재판부의 판결문 중에서 판단부분의 "따라서 원고 장○○에게 이 사건 수술 후 발생한 저산소뇌증이 위와 같은 피고 병원 의사들의 시술 및 처치상의 잘못으로 인한 것이 아니라 전혀 다른 원인으로 말미암은 것이라는 입증을 다하지 못하는 이상 피고는 위 의사들의 사용자로서 그들의 위와 같은 불법행위로 인하여 원고들이 입은 손해를 배상할 책임이 있다."는 내용에 대한 판단근거를 살펴보는 것이 중요할 것으로 생각함.

▶ 사례 19(구강외과)

I. 사건 개요

(1) 이○○(20세 남자)은 2000. 3. 19. 턱뼈를 다쳐 같은 날 ○○병원에 입원하였고, 진단결과에 의하여 같은 달 22. 13:00경 마취과장 유○○의 주재하에 전신마취를 한 상태에서 치과의사 이○○의 집도로 하악정중부 및 좌측하악 과두골절 고정수술을 받게 되었다.

(2) 이○○은 수술 이전에는 별다른 병력이 없었고, 2000. 3. 19. 수술 전 검사에서 혈압은 120/80mmHg로 정상이었고 간기능 검사수치인 GOT가 102로 정상 수치보다 높았으며, 심전도 검사상 가끔씩 조기 이소성 수축소견premature ectopic complex이 나타나는 이외에는 정상소견이었다. 이○○은 수술 전 턱뼈가 골절된 관계로 음식물을 씹지 못하여 3일 정도 식사를 하지 못하고 정맥으로 수액투여만 받았으나, 정상 활동에는 지장이 없었다.

(3) 유○○은 당시 이○○의 정상보다 높은 GOT수치는 환자가 골절상을 입은 상태에 기인한 것이고, 마취에 특별한 문제가 되지 않는다고 판단하고 2000. 3. 22. 13:45경 이○○에 대한 마취를 시행하였는데, 정맥마취제인 펜토탈pentothal 250mg, 근육이완제인 마이오블럭mioblock 4mg, 마약인 펜타닐fentanyl 100㎍ 등을 투여하고 비강을 통하여 기관내 삽관을 하고 산소와 흡입마취제인 이소포란isoflurane을 흡입시켜 전신마취를 시행하였고, 이○○은 14:00경부터 15:00경까지 환자의 골절된 턱 중앙부위 약 4-5cm의 뼈를 철판으로 고정하는 수술을 시행하였으며, 유○○은 수술중인 14:25경 부정맥치료제인 리도케인lidocaine을, 수술이 끝나갈 무렵인 14:45~15:00경 근육이완 길항제인 로비놀robinul 0.2mg, 피리놀pyrinol 10mg을 각 투여하였고, 15:00경 수술이 끝나자 마취제 투여를 중단하고, 환자를 부르면 희미하게 눈을 뜨는 정도의 반응이 있고 자발적 호흡을 하고는 있지만 호흡상태가 양호하지는 않다고 생각하여 15:15경 근육이완 길항제인 아트로핀atropine 0.5mg, 네오스티그민neostigmine 1mg을 추가 투여한 후 삽입된 기관내 튜브를 발관하고 산소호흡기를 제거하고 회복실로 옮겨 회복실의 담당간호사에게 환자를 인계하고는 다른 수술환자를 위하여 회복실을 떠났다.

(4) 당시 회복실 간호사가 측정한 이○○의 혈압은 95/60mmHg 이었고, 환자의 의식이 깨어났는지를 확인하기 위하여 환자를 자극을 했는데도 반응이 전혀 없었으나, 환자가 정상적인 자발호흡을 하고 있고 동맥혈산소포화도 수치가 98%로 나타나 호흡이 양호하다고 판단하고는 분당 5L의 산소를 공급하고 체온유지를 위하여 전기담요를 덮어 주고 나서 일정 시간 간격으로 이○○의 상태를 관찰·감시 하였다.

(5) 16:00경까지 이○○의 활력징후는 안정적이었으나 동맥혈산소포화도는 90-95% 범위로 낮게 유지되었고, 16:05경에는 혈압이 90/50mmHg, 맥박이 분당 65회로 저하되었으며 16:10경 이○○의 동맥혈산소포화도가 94%로 떨어지고 얼굴이 창백한 것을 확인한 간호사가 산소투여량을 1분당 10L로 올리고 관찰을 하였으나 산소포화도가 계속 떨어지므로 16:20경 마취과장인 유○○에게 이○○의

상태를 보고하였고, 환자의 동맥혈산소포화도가 90% 이하로 떨어지는 등 이상상태를 보고 호흡억제가 있다고 판단한 유○○이 산소호흡기 마스크를 씌우고 산소를 집중 공급하다가 16:25경 구강으로 기관내 삽관을 시행하였는데 그때 기도 내에서 혈성 분비물이 뿜어져 나와 계속하여 흡입기로 흡입 · 배출시키면서 심폐소생술을 하였는바, 그 분비물의 배출총량이 6-7L 정도에 달하였다. 그러나 환자는 심정지 상태에서 동맥혈산소포화도가 잡히지 아니하고 맥박도 없었으며 동공은 산대되어 있어 심장충격기로 충격을 가하고 심장마사지를 하는 심폐소생술을 실시하고 심장을 뛰게 하기 위하여 에피네프린, 리도케인, 아트로핀, 도파민 등의 응급약을 투여하였으나, 17:13경 혈액 검사상 고도의 대사성 산증, 저산소혈증, 고이산화탄소혈증 소견이 있었고 17:30경 일시적으로 혈압이 잡히다가 다시 심정지되어 회복실에서만 4시간 30분 가량 심폐소생술을 시행하다가 20:50경 환자를 중환자실로 옮겼다.

(6) 유○○은 중환자실에서도 계속하여 심폐소생술을 시행하였으나 결국 회복시키지 못하고 심정지 발생시부터 약 7시간 경과한 23:30경 심폐소생술을 중지하였고, 다음날인 2000. 3. 23. 14:30경 사망선언을 하였다.

II. 부산 ○○경찰서 제 836호 수사협조의뢰에 대한 회신(1)

■ 질의사항

문1 외과수술에 임하는 마취의사의 기본수칙

문2 수술전, 수술중, 수술후 마취과 의사가 행하여야 할 단계적 처치내용

답 수술 전 마취과 의사는 환자의 과거병력에 대한 문진, 이학적 검사physical examination와 기본 병리검사(혈액학적 검사, 흉부방사선 검사, 간기능 검사, 심전도 검사등)를 통해 환자의 전신상태를 파악하고 마취계획을 세우며, 수술 중에는 환자감시장치를 이용하여 생체활력징후를 포함한 환자상태의 변화를 면밀히 관찰하면서 마취의 깊이를 조절하여 환자를 수술에 적절한 마취상태(전신마취시에는 의식소실, 감각소실, 근육이완, 반사기능 소실 등)로 유지시키는 등의 환자의 안전한 마취관리에 유의하여야 하고 수술 후에는 환자가 마취로부터 회복될때까지, 즉 의식, 호흡, 순환상태와 반사능력이 수술 전의 상태로 회복될때까지 환자를 관리함.

문3 턱뼈골절 환자에 대한 정복수술시 치과의사와 마취과 의사 사이의 일반적인 임무

답 치과의사는 수술과 관련한 부분을, 마취과 의사는 수술직전 부터 수술 후 마취로부터 환자가 회복할때까지 환자의 전신상태를 관리함(2번 문항의 답을 참조하시기 바랍니다).

문4 마취제 종류와 각각의 효능과 부작용

답 질문의 내용이 너무 광범위하여 답변하기가 어려우나 간략하게 서술하면 마취제의 종류는 흡입마취제, 정맥마취제, 국소마취제로 분류할 수 있으며 흡입마취제중 국내에서 가장 많이 사용되는 마취제는 Nitrous Oxide, Enflurane (Ethrane), Isoflurane(Forane) 등이 있고, 정맥마취제로는

barbiturate 계열, benzodiazepine 계열, opioid 계열의 약제와 propofol, ketamine, etomidate 등이 있으며 국소마취제로는 amide 계열의 lidocaine, bupivacaine과 ester 계열의 procaine, tetracaine 등이 있음.

모든 마취약제는 약제의 종류에 따라 의식소실, 진정작용, 진통작용, 근육이완 등의 마취상태를 유지하는데 필수적인 효능을 가지고 있으나 과량 사용하거나 고농도를 사용할때는 호흡, 순환, 중추신경계 억제작용을 강하게 나타내어 호흡정지, 순환정지, 중추신경계 독성작용 등을 나타낼 수 있음.

문5 에스란과 포란의 상이점 및 각 사용상 유의사항

답 문 4에서 답한 것 처럼 에스란과 포란은 현재 임상마취에서 가장 많이 사용되고 있는 할로겐화 흡입마취제로서 모두 환자 감시장치 하에 환자의 상태와 관련하여 적정농도로 사용될때는 부작용 없이 수술에 적절한 마취효과를 나타내나 과용량이나 고농도로 투여시에는 호흡기계, 순환기계, 중추신경계에 심한 억제작용을 나타낼 수 있음.

에스란은 호흡기계와 심혈관계에 억제작용이 강하며 중추신경계에는 마취심도가 깊을 경우 이상뇌파 소견을 보이는 경우도 있으며 골격근계에 미치는 영향으로 근육이완 정도가 포란보다 강하고 과량사용시 신독성 작용을 나타낼 수도 있음.

포란의 호흡억제 작용은 에스란과 유사하나 심혈관계 억제작용이 에스란에 비해 경미하고, 뇌혈류에 미치는 영향은 마취유지 농도에서는 혈류가 유지되거나 증가의 정도가 다른 흡입마취제에 비해 비교적 적으며, 체내 대사량이 극히 적어(0.2%) 간, 신장에 미치는 독성작용이 거의 없으므로 선호되는 흡입마취제중 하나이나 가격이 비교적 높아 보험에서 사용이 제한되어 있음.

문6 GOT가 정상치(4–40)보다 높아지는 원인

답 GOT가 높아지는 원인은 간세포 기능장애를 가져오는 간질환의 경우가 가장 흔하며 담도가 폐쇄되거나 담즙울채cholestasis가 있을 경우에도 상승됨. SGOT는 간 이외 심장, 골격근, 신장에도 존재하는 효소이므로 심장질환, 신질환이나 근육손상 등을 받았을때도 상승할 수 있으며 더 자세한 내용은 내과학회에 문의 하시기 바랍니다.

문7 수술환자의 경우 GOT가 어느 정도 수치를 넘으면 이상상태로 판단하게 되는지

답 정상치를 넘으면 일단 이상상태로 판단하여 원인을 찾아야 함.

문8 GOT이상 현상을 보이는 환자에 대하여 수술전 요구되는 일반적인 처치

답 먼저 원인을 찾아야 하며 간기능에 이상이 있을 경우에는 간세포에 영향을 주지 않거나 비교적 적게 주며, 배설이 간을 통해 이루어지지 않는 마취약제를 선택하여야 함.

문9 GOT수치가 102로 측정된 경우 어떠한 이상을 의심할 수 있는지? 이 수치를 정상수준으로 낮추지 않은체 외과적 수술을 시행해도 무방한지

답 첨부자료가 없어 이 환자에서 GOT가 상승한 정확한 이유는 알 수 없으며 6번 문항의 답을 참조 하시기 바랍니다. GOT 상승원인이 급성으로 진행되는 간질환이 아니라면 마취약제의 선택과 수술중의 환자관리(저산소증과 혈압하강을 피하여야 함)에 유의하면서 수술을 시행해도 무방할 것으

로 생각함. 특히 응급을 요하는 수술일 경우에는 수술이 우선되어야 함.

문10 GOT 102로 측정된 수술환자에 대하여 마취시 요구되는 사항

답 마취약제의 선택시 간세포에 영향을 주지 않거나 적게 주는 약제를 선택하고 마취 중 환자관리에서 환자감시를 철저히 하여 환자를 저혈압이나 저산소증에 빠뜨리지 않토록 주의를 하여야 함.

문11 SpO_2의 의학상 개념 및 정상으로 분류되는 수준의 범위

답 SpO_2는 맥박의 산소포화도를 의미하며 혈액내 산소포화도의 정도를 맥박 산소포화도 측정기를 이용하여 간접 측정하는 방법으로 95% 이상은 정상으로, 90-95%는 경미한 저산소혈증으로, 75-89%는 중등도의 저산소혈증으로, 75% 이하는 심한 저산소혈증으로 분류함.

문12 수술직후 SpO_2가 98%에서 94%로 낮아졌을 경우 예상할 수 있는 원인, 원인별 증상과 이때 필요한 처치의 내용

답 수술직후에 초래될 수 있는 산소포화도의 감소 원인으로는 기도폐쇄, 후두경련, 기도내 분비물 저류, 흡입마취제 또는 근육이완제의 잔류효과 등에 의한 저환기, 환기관류 불균형, 폐내 우좌 션트, 심박출량의 감소, 산소소모량의 증가 등이 있으며 이때 필요한 처치는 기도를 유지해 주면서 기도 분비물을 제거하고, 충분한 산소를 공급하면서 필요에 따라 환기보조를 해주어야 함. 혈압의 하강 등 순환기능의 장애에 의한 저산소혈증때는 수액공급, 승압제의 투여 등으로 순환기능을 도와주는 치료가 병행되어야 함.

문13 회복실 근무자가 지켜야 할 수칙

- 환자상태 관찰 주기
- 이상 징후 발견시 조치요령 등

답 환자상태가 불안정 할 때는 5분 이내의 간격으로 환자상태를 관찰하고 생체활력징후들을 기록하여야 하나 환자상태가 비교적 안정되어 있을때는 10-15분마다 관찰하는 것이 상례이며 이상 징후 발견시에는 즉시 의사에게 연락을 함과 동시 의식 및 호흡과 순환상태에 따라 응급조치를 취하여야 함.

문14 심폐소생술 시행시기

답 환자가 심한 호흡곤란이나 호흡정지, 서맥, 심한 혈압하강, 심전도상에 심실빈맥이나 심실세동을 나타내거나 맥박 산소포화도가 75% 이하로 급격히 떨어질때는 심폐소생술을 즉시 시행하여야 함.

문15 사망선언의 시기를 결정하는 기준

답 심폐소생술을 시행받고 있는 환자에 대한 사망선언의 시기를 결정하는 기준은 환자에서 심정지나 호흡정지 발생의 원인, 발견시간, 소생술 시작시간, 소생술에 대한 환자반응의 정도, 소생술 시행기간, 환자의 원래 질환 등이며 이를 종합하여 심폐소생술팀의 책임자가 판단함.

문16 수술전 보호자에게 고지해야 할 사항

답 환자의 현재 상태와 마취와 수술의 목적, 마취와 수술중이나 후에 발생할 수도 있는 합병증 등에 관해 알려주어야 하나 수술이 응급을 요할 경우에는 일부 생략되는 경우도 있음.

III. 부산 ○○경찰서 형사 61110-1973건의 자문의뢰에 대한 회신(2)

■ 사건개요

위의 내용과 동일함

■ 질의내용

문1 본건 수술 전 심장 및 폐에 대한 검사결과에 대한 판독 및 이에 따른 마취의 적정성 여부

답 수술 전에 시행한 흉부 방사선검사 소견과 심전도 소견에서는 심장과 폐가 모두 정상소견을 보이고 있으며 환자상태는 마취의 시행에 문제가 없었던 것으로 추정되고 마취과정에서도 마취방법, 사용한 약제의 종류와 용량, 마취중의 환자상태 등에서 특별한 문제가 없었음.

문2 본건 수술환자의 경우 회복실에서 사실상 방치된 상태에 놓여져 1시간 가량 경과후 약 7,500cc의 혈성분비물이 생성되었는바

❶ 그 분비물의 생성 원인은 무엇인가

답 기도에서 붉은 색깔의 분비물이 다량 배출된 것으로 보아 급성 폐부종이 발생한 것으로 추정됨.

❷ 이와 같이 다량의 혈성분비물 생성시 환자의 활력징후 및 신체 상태에 어떠한 변화가 나타나는가

답 급성 폐부종 발생시에는 호흡곤란, 빈호흡, 빈맥, 불안, 청색증, 거품과 혈액이 섞인 객담을 뱉는 습성기침 등의 증상이 발현될 수 있으며 시간이 지남에 따라 폐포에서의 가스교환의 장애로 인해 저산소혈증이 심화될 수 있고 이것은 모든 장기에 저산소성 장기손상을 가져올 수 있음.

❸ 이와 같은 환자의 이상상태를 조기에 발견할 수 있는 방법은 무엇인가

답 환자의 의식상태, 호흡상태, 혈압, 맥박 등의 생체활력징후의 변화를 지속적으로 관찰하고 맥박 산소포화도 측정기를 사용하여 산소화의 정도를 계속 관찰하며 필요할 경우 동맥혈 가스분석을 시행하여 환자의 상태를 파악하는 것이 필요함.

❹ 마취환자가 의식이 깨어나지 않은 상태에서 다량의 구강분비물을 제거해 주지않고 방치하였을 때 환자에게 미치는 영향은 어떠한가

답 의식이 없는 환자에서는 구강내 분비물이 기도내로 들어갈 가능성이 크며 많은 분비물이 기도내로 들어가 폐흡인이 일어나면 기도폐쇄로 인한 호흡곤란, 분비물에 의한 폐렴aspiration pneumonia 등의 합병증이 발생할 수 있음.

❺ 본건과 같이 분비물 제거를 하지 않은 사실이 사망원인과는 어떠한 관련 점을 가지는가

답 이 환자에서의 사망원인은 갑자기 발생한 심폐부전에 의한 것으로 추정되나 급성 심폐부전의 발생원인을 모르는 상태에서 구강내 분비물과 사망과의 관계를 찾기는 어려움.

문3 전신마취 수술 환자를 회복실에 옮긴 이후

❶ 마취의사는 어떠한 조치를 해야 하는가

답 환자의 의식상태, 호흡상태, 순환상태(혈압, 맥박)등을 확인하고 이상이 없을 경우에는 회복실 간

호사에게 환자를 인계하는 것이 일반적인 조치이나 환자에게 특별한 이상이 있을 경우에는 담당 의사가 환자를 계속 관찰 할 필요가 있음.

❷ 회복실 근무 간호사는 어떠한 조치를 해야 하는가

답 회복실 간호사는 환자를 인계받은 후 자주 환자의 상태를 관찰하여 생체활력징후 변화를 기록하고 의사의 지시에 따른 처치를 함.

❸ 본건의 경우 누가 어떠한 조치를 다하지 못하였는가

답 진료기록부중 회복실기록지에서는 환자가 회복실에 도착한 15:15 경부터 호흡곤란과 창백함이 발견된 16:10 직전까지는 환자의 생체활력징후가 정상이였던 것으로 기록되어 있어 누가 어떤 조치를 다하지 못하였다고 볼 수는 없을 것 같음.

문4 본건의 경우 수술실에서 발관을 한 후 회복실에서도 의식이 회복되지 않고, 산소포화도가 비교적 낮은 상태로 유지되었으며, 구강내 분비물을 제거해 주지 않은 상태에서 갑자기 심정지가 발생하였는바

❶ 마취 후 회복기 중의 인식되지 못한 호흡억제와 관련되었을 가능성은

답 위 문항에서 답한 것처럼 16:10 전까지는 혈압, 맥박, 호흡수는 정상이였고 산소포화도는 90-95%로 경미한 저산소증을 보였으나 신속한 처치를 필요로 할 정도는 아니었던 것으로 보아 환자는 밝혀지지 않은 어떤 원인으로 갑자기 호흡부전과 심부전을 일으킨 것으로 보이나 회복기중에 발견되지 못한 호흡억제와의 관련여부에 대해서는 판단할 수 없음.

❷ 흡입마취 후 의식이 완전히 깨어나지 않은 상태에서 발관하였으며, 이후 회복실에서도 의식이 계속 회복되지 않았다면 적절치 못한 조기발관으로 볼 수 있는가

답 마취가 끝난 후 기관튜브의 발관시기는 환자의 의식상태, 호흡상태, 근육의 움직임(근육이완제의 가역상태), 순환기 상태 등을 고려하여 마취과의사가 결정하는 사항이므로 진료기록부만으로는 이 환자에서 조기발관의 적절성 여부에 대해 판단하기는 어려움. 의식이 충분히 돌아오지 않은 상태에서도 환자의 호흡이 충분하다면 발관을 하는 경우도 흔히 있음.

❸ 조기발관이 마취환자에게 미치는 영향은

답 뇌동맥류 수술환자나 고혈압환자 등 발관시의 자극이 환자의 상태에 해로울 수 있는 경우(혈압상승, 빈맥 등)에는 환자의 호흡이 어느 정도 돌아오면 의식이 회복되지 않은 상태에서도 발관을 하고 마스크로 산소를 투여하면서 환자의 호흡을 도와주나 이때에도 환자의 의식이 돌아올때까지 환자의 기도유지와 호흡양상을 계속 관찰하는 것은 필요함(무의식상태로 인한 기도폐쇄 등을 방지하기 위해).

문5 문헌상 마취 후 회복기의 심정지 발생은 주로 인식되지 못한 호흡억제와 관련이 있으며, 사망률이 높은 편이라고 하는바

❶ 마취 후 회복기의 심정지 발생을 방지하기 위하여는 의식회복, 호흡관리 등에 어떠한 주의 및 조치가 필요한가

답 환자의 의식이 회복되고 호흡, 순환, 반사반응 등이 정상으로 돌아올때까지 계속 환자상태 변화를

관찰하며 이상이 있을시에는 즉각적인 처치를 해주는 것이 필요함.

❷ 본건의 의료진이 필요한 조치를 다하였음에도 불가항력적으로 심정지가 발생한 것인가

답 이 환자에서 발생한 급성 폐부종과 심부전의 원인을 알 수 없어 정확한 답변을 하기는 어려우며 심폐부전 발생 후의 처치는 필요한 조치를 다 한 것으로 생각함.

문6 본 건의 경우 피리도스티그민은 14:45~15:00경 사이에 투여되었으며, 네오스티그민은 15:15경 투여되었고, 심정지는 16:20~16:25경 발생하였던바

❶ 피리도스티그민과 네오스티그민의 작용 지속시간은 각각 얼마인가

답 피리도스티그민pyridostigmine의 작용발현 시간은 10-15분이며 작용지속 시간은 2시간 이상이고 네오스티그민neostigmine의 작용발현 시간은 5-10분이며 작용지속 시간은 1시간 이상임.

❷ 갑자기 환자가 창백해지고 호흡이 얕아진 시기가 피리도스티그민이 투여된지 적어도 80분, 네오스티그민이 투여된지 약 64분 등이 경과한 후로서 이는 근육이완제 가역제의 효과가 사라지기 시작하는 시기와 비교적 일치한다고 볼 수 있는가

답 위 약제들의 작용지속 시간을 고려하면 약제들의 효과가 사라지는 시기와 비교적 일치한다고 볼 수 있음.

❸ 흡입마취제가 잔류된 상태에서 근육이완제 가역제의 작용 지속시간이 종료되는 시기에 즈음하여 호흡이 저하되었을 가능성이 있는가

답 피리도스티그민과 네오스티그민의 근육이완제에 대한 가역효과는 약제들의 작용발현 시간부터 나타나며 작용지속 시간이 종료될 쯤에는 근육이완제의 효과는 충분히 가역되었을 것으로 생각되므로 이 시기의 호흡저하와 위 약제들의 작용지속 시간의 종료시점을 연관시킬 수는 없을 것으로 추정함.

❹ 이와 같은 호흡억제 현상을 방지하기 위하여는 어떠한 조치가 필요한가

답 마취가 끝날 무렵 근육이완제는 항콜린에스테라제(네오스티그민, 피리도스티그민)를 사용하여 충분히 가역시키고, 흡입마취제는 100% 산소로 환자를 환기시키면서 체외로 배출시키므로 마취중 사용한 약제로 인한 호흡억제 효과는 기관튜브 발관 전 제거함. 일반적으로 환자의 호흡이 충분하지 못한 상태에서 튜브를 발관하는 경우는 없기때문 이 환자의 경우에도 의식의 회복과는 관계없이 튜브발관시 호흡은 충분하였을 것으로 추정함.

문7 문헌에 의하면 마취약의 과다투여시 회복이 지연되므로 인하여 부작용이 발생한다고 하는바

❶ 본건의 경우 마취제(N_2O, forane, fentanyl, mioblock 등)를 과다투여 하였는지 여부

답 fentanyl 100ug 과 mioblock 4mg 은 통상 사용하는 용량이며 N_2O는 항상 산소와 2:2의 비로 사용하기때문 과다용량을 사용할 수는 없으며 forane은 농도가 표시되어 있지 않으나 마취중의 환자의 혈압변화 추세로 보아 과다용량을 사용하였다고 보기는 어려움.

❷ 과다투여 여부를 알 수가 없다면 투여량을 정확히 기재하지 못할 특별한 사정이 존재하는가

답 문항 7-❶의 답을 참조하시기 바랍니다.

❸ 투여량을 정확히 기재 할 수 있음에도 이를 소홀히 기재한 것인가

답 문항 7-가의 답을 참조하시기 바라며 N_2O와 forane의 농도표시가 되어 있지 않은 이유는 정확히 알 수 없음.

문8 본건 수술 및 마취과정, 회복실에서의 조치 상황 등에 비추어 사망에 이르게 된 경위에 대한 종합적 소견은

답 환자의 수술 및 마취과정에서는 진료기록부상에서 특별한 문제점을 발견할 수가 없으며 회복실에서도 환자의 상태가 갑자기 악화되기 직전까지는 경미한 저산소증을 제외하고는 특별한 문제를 찾을 수가 없음. 그러나 환자가 갑자기 급성 심폐부전을 일으켜 상태가 급격히 악화되었고 심폐소생술에도 반응하지 않고 사망한 것으로 보아 급성 심폐부전을 일으킨 원인을 찾는 것이 중요할 것으로 생각함. 환자의 시신을 부검하였다면 부검소견이 사망원인(심폐부전 발생의 원인)규명에 도움을 줄 수 있을 것으로 생각함.

IV. 부산지방법원 제7민사부 2000가합 16131호 손해배상건의 사실조회에 대한 회신

■ 조회내용

문1 환자를 전신마취 시키기 전의 수술전 혈액검사상 간효소치(SGOT)가 정상수치인 5-40U/L보다 높은 102U/L이고, 흉부방사선 검사상 특기할 소견이 없고, 심전도 검사상 가끔씩 나타나는 조기 이소성 수축 소견 이외에는 정상 소견이되, 수술전 3일간 음식물 섭취없이 링거액만 주사받은 환자(남자, 19세, 체중 49kg)를 치과수술 전 전신마취 시킬 때 마취의사가 특히 유의할 사항이 무엇인지?

답 간효소치가 높고 심전도상에 조기 이소성 수축소견이 있을 때는 간기능과 심장기능에 영향을 적게 주는 마취제(흡입마취제로는 isoflurane, 정맥 마취제)를 선택하여 사용하고 마취와 수술 중에 지속적인 심전도 감시를 하는 것이 필요함. 환자가 수술 전 3일간 정맥으로 수액투여만을 받았을 경우에는 체내 전해질 균형을 알기 위한 전해질 검사와 체내 수액량의 적정성을 알아보기 위해 환자의 자세변화에 따른 혈압, 맥박수 변화의 측정과 의식상태 측정 및 호흡상태를 알기 위한 동맥혈가스 분석 등이 필요할 것으로 생각함.

문2 전신마취시킬 때 투여하는 정맥마취제인 2.5% 펜토탈과 마약인 펜타닐의 적정량을 결정하는 기준이 무엇이며, 적정 투여량은 어느 정도인지?

답 펜토탈과 펜타닐의 적정량을 정하는 기준은 기본적으로는 환자의 체중에 따라 용량을 정하나 체중 외에 고려하여야 할 사항으로는 펜토탈은 사용량에 비례하여 순환계와 호흡계에 억제작용을 가지고 있기 때문에 환자가 심혈관계 질환을 가졌는지 여부와 그 정도를 알아야 하고, 또 환자가 저혈량 상태(출혈이나 탈수에 의한)에 있는지 여부가 중요함. 환자가 심혈관계 질환을 가졌거나 저혈량 상태에 있을 때는 약제의 투여용량을 줄여야 함. 마취유도 목적으로의 일반적인 투여용량은 3-6mg/kg 임.

펜타닐은 뚜렷한 순환계 기능 억제작용은 없으나 다른 마약성 진통제와 마찬가지로 용량이 증가하면 호흡억제 작용을 가지기 때문 심한 폐질환을 가진 환자에서는 투여용량을 줄여야 함. 사용목적에 따라 단순한 진통목적으로 사용할 때는 0.5-1.5㎍/kg의 용량을 사용하나 마취유도나 마취유지 목적으로 사용할 때는 2-150㎍/kg의 범위에서 사용함.

문3 위 2.5% 펜토탈과 펜타닐을 투여하는 외에 흡입마취제인 아산화 질소(N_2O)와 이소프루란을 산소와 같이 투여하고, 근육이완제인 마이오 블록을 주사하는 것이 적절한 조치인지 여부

답 마취유도제로서 펜토탈과 펜타닐을 사용하고 마취유지 목적으로 산소-아산화 질소-이소프루란 isoflurane과 근육이완제를 사용하는 마취방법은 가장 일반적인 전신마취방법의 하나임.

문4 마취의 정도가 지나칠 때 환자에게 폐부종이 생길 수 있는지 여부

답 폐부종의 가장 흔한 원인은 좌심실 부전과 수액과잉 공급시 나타날 수 있는 모세혈관 내압 증가에 의한 고압성 폐부종(high pressure pulmonary edema 혹은 cardiogenic pulmonary edema)과 패혈증, 급성 외상후 폐부전 및 독성 가스흡입 후에 볼 수 있는 누수성 모세혈관에 의한 저압성 폐부종(low pressure pulmonary edema 혹은 noncardiogenic pulmonary edema)으로 나눌 수 있음. 따라서 마취중이나 마취후에 나타날 수 있는 폐부종의 원인은 이들 중 하나일 것으로 생각함. 지나친 마취심도로 인한 심근억제로 환자의 좌심실 박출기능이 현저히 저하된 상태(이때는 심한 저혈압이 동반됨)에서 과도한 수액이 투여될 경우에는 폐부종이 발생할 가능성이 있으나 단순히 마취깊이의 증가만으로 폐부종이 발생하는 경우는 생각하기 힘듬.

V. 부산지방법원 제7민사부 2000가합16131 손해배상건의 감정촉탁서에 대한 회신

■ 조회내용

1. ○○병원 수술실 및 회복실에서의 환자 이○○의 진료행위내용(경과)

(1) 병 명(진단명) : 하악 정중부 및 좌측 하악 과두골절상

(2) 담당의사

가. 치과 전문의 이○○의 간헐적 정복술

나. 마취과 전문의 유○○의 전신마취

(3) 환자 이○○(남 20세)이 3. 22. 간헐적 정복술에 따르는 수술전 검사결과는 AST(간효소치,SGOT)는 102 U/L, 심전도(EKG)에서 간헐적인 심실조기수축이 있었으나 흉부 X-선, 소변검사, 혈액검사, 생화학 검사상 특이한 소견이 없었고, 과기력(기왕증)도 특이한 소견이 없었음.

환자 이○○의 수술전 혈압은 120/80mmHg, 맥박은 100/분 정도였고, 마취과전문의 유○○의 환자에 대한 마취유도는 펜토탈 (마취제, pentothal) 250mg, 판큐로니움(근이완제, pancuronium, 상품명은 mioblock) 4mg, 펜타닐(마취제, fentanyl) 100mg을 정주한 후 기관내 튜브 삽관을 시행하였고, 마취유지는 아산화질소(N_2O)-O_2 2L/min과 이소프루란 (흡입마취제, isoflurane)을 사용하였으며 수술

후에는 환자에게 회복제로서 근육이완제의 길항제인 피리놀pyrinol 10mg, 스티그민stigmine 1mg, 로비눌robinul 0.2mg, 아트로핀atropine 0.5mg을 투여하고 환자의 자가(자발)호흡을 확인한 후 기관내 튜브 발관을 하였음.

따라서 환자 이○○에 대한 마취시작(기관내 튜브삽관)은 3.22. 13:45경이였고, 마취종료(기관내 튜브발관)는 3.22. 15:15경이였음.

(4) 환자 이○○이 3. 22. 15:15경 당시 환자 6명 내지 7명이 있는 마취과 회복실로 이동한 후 회복실 담당간호사 유○○이 환자의 체온저하를 막기 위하여 전기담요를 덮어 주고는 환자가 마취에서 회복(깨어날 때)될 때 까지 산소마스크로 산소를 5L/min 공급하였고, 이때 환자의 혈압은 100/60mmHg에서 90/60mmHg, 맥박은 70-80/분, SpO_2(동맥혈 산소포화도)는 98%정도로 유지되고 있었음.

3. 22. 16:10분경 환자의 SpO_2가 94%-95%로 떨어져서 산소마스크로 산소를 8L/min 공급하였고, 3. 22. 16:15경 환자의 SpO_2가 89%-90%로 떨어지고 혈압은 90/60mmHg라는 회복실 담당간호사 소외 유○○의 보고를 받고 즉시 마취과 전문의 유○○이 환자를 진찰하여 본바, 환자의 호흡은 약(shallow)하고 얼굴은 창백하였으며 SpO_2는 89%-90%였으므로 마스크 환기mask ventilalion를 하였으나 호전되지 않아서 즉시 환자에게 기관내 튜브 삽관을 시행하였음.

이때(16:25경) 기관내 튜브에서 분홍색reddish color의 거품으로 된 액foamy fluid이 나와 흡인을 시행하였고, 혈압은 측정할 수 없었으며 심전도상 flat(편평)하고 맥박은 잘 촉지되지 아니하여 환자에게 즉시 심폐소생술을 시행하였는데 계속되는 심폐소생술에도 SpO_2가 체크check되지 않았으며 혈압도 측정할 수 없었으며 심전도상 flat하며 맥박은 잘 촉지되지 않았고 동공은 확대되었음.

환자를 중환자실로 옮기고 3. 22. 23:30경까지 심폐소생술을 계속하다가 중지하고 인공호흡기로 유지하였음. 환자는 2000. 2. 23. 14:30 폐부종 및 심폐기능 부전증으로 사망선언 함.

2. 감정할 사항

○○병원 수술실에서의 환자 이○○에 대한 치과 전문의 이○○의 간헐적 정 복술 시행과 마취과 전문의 유○○의 마취유도와 마취유지 및 마취과 회복실에서의 진료행위를 환자 이○○의 진료기록(chart)에 의하여 다음 사항을 감정하고저 함

문1 치과 전문의 이○○의 간헐적 정복술시행이 환자에 대한 진료(수술)행위 로서 적정하였는지의 여부《수술을 시행하였음에 의료상의 과실이 있는지의 여부》

답 진료기록부를 살펴본 결과 하악골절 환자에서 간헐적 정복술 시행은 적정한 수술방법으로 생각되나 수술의 적정여부에 대한 더 자세한 사항은 구강외과학회에 문의하시기 바랍니다.

문2 마취과 전문의 유○○의 마취시술(마취유도 및 마취유지)이 진료 행위(마취시술)로서 적정하였는지의 여부《마취시술에 의료상의 과실이 있는지의 여부》

답 진료기록부 상으로 볼 때 마취유도시에 사용한 약제들(펜토탈 쏘디움, fentanyl, pancuronium)은 모두 마취유도를 위하여 통상적으로 사용하는 약제들이며 용량도 환자의 체중(49kg)에 대하여 모

두 적정용량의 범주에 속하며 마취유지를 위하여 사용한 흡입마취제들(N_2O-O_2-Isoflurane)도 전신 마취시에 통상적으로 사용되는 약제들입니다. 그리고 마취의 전 기간을 통하여 생체활력징후는 모두 정상범위내에서 안정된 상태를 유지하였고(혈압은100-125/60-80 mmHg, 맥박수는 90-110회/분), 마취기록지상에 특기할만한 상태변화에 대한 기록이 없는 것으로 볼 때 마취시술 방법은 적정하였던 것으로 판단합니다.

문3 **마취과 전문의 유○○의 마취시술(마취유도 및 마취유지)에 사용한 마취약제가 과다(용량적으로)한 것이였는지의 여부《참고 : 환자는 마취약제의 과다투여로 인한 사망한 것이라 주장하고 있음 》**

답 문 2항의 답변에서처럼 이 환자에서 사용한 마취제의 용량은 적정하였던 것으로 판단합니다.
참고로 마취제의 적정 사용량을 기술하면 펜토탈은 4-5mg/kg, 펜타닐은 마취용량은 2-150ug/kg, 수술 후 통증조절시에는 0.5-1.5ug/kg, 판큐로니움의 기관삽관 용량은 0.08-0.12mg/kg 이며 N_2O-O_2는 2L:2L, 아이소푸루란은 1-2% 농도로 투여함.

만약 마취약제가 과투여(용량적으로)된 경우라고 하여 환자의 사망의 원인(폐부종 및 심폐기능부전등의 발생)이 되는지의 여부

답 마취제(펜토탈 이나 이소프루란의 경우)의 과량 투여시에 나타나는 가장 큰 문제는 마취제에 의한 혈관확장과 심근억제 효과로 인해 심한 혈압하강이 발생할 수 있으며 진행될 경우 심정지까지 초래될 수도 있음. 그러나 수술중에 마취제가 과량 투여되었을 경우 환자감시장치상에 심혈관반응의 변화(혈압의 하강, 심박수의 감소, 심전도의 변화 등)가 나타나며 심한 혈압하강이 일어나더라도 즉시 100% 산소로 환기시켜 체내의 마취제를 제거하고 승압제, 수액투여 등으로 치료하면 회복하는 것이 상례임
이 환자의 경우에는 마취기록지상에 마취중에 심한 혈압하강이 발생하거나 심전도 변화 등의 생체활력징후에 특별한 변화를 나타낸 기록이 없음.

문4 **마취과 회복실에서 담당간호사 유○○의 처치행위와 마취과 전문의 유○○의 진료행위가 적정하였는지의 여부《회복실에서의 진료행위에 의료사의 과실이 있는지의 여부》**

답 진료기록부 상으로 볼 때 환자가 회복실에 도착하였을때의 상태는 정상이였고(혈압 100/60mmHg, 맥박 70회/분) 이때 체온보존과 산소투여를 해준 것은 적절한 처치였고 환자의 맥박산소포화도가 떨어지자(98%에서 94%, 89%) 즉시 마취과 전문의에게 보고를 한 것으로 보아 간호사의 처치행위는 적절하였다고 판단함. 마취과 전문의는 도착 즉시 마스크환기를 시행하고 이어 기관내 튜브삽관을 실시하였으며 많은 양의 기도내 분비물이 나오자 기도흡인을 시행하고 이어 혈압이 측정되지 않고 심전도상 심정지 소견이 보임에 따라 심폐소생술을 시행한 것으로 보임. 심폐소생술의 내용은 100% 산소투여, 약제의 사용(epinephrine, atropine, lidocaine, Bivon, calcium chloride, dopamine의 투여), 제세동기의 사용(DC shock 200-360 jule) 등의 CPR을 시행한 것으로 기록되어 있음. 이상으로 볼 때 환자의 상태가 악화되기 시작한 직후부터의 마취과 의사의 진료행위는 당시 상황에서 최선의 처치를 한 것으로 생각함.

VI. 부산지방법원 제 7민사부판결(2000가합16131손해배상)

■ 주문

1. 피고는 원고 이○○, 김○○에게 각 금77,473,600원, 원고 이○○에게 금3,000,000원, 원고 김○○에게 금4,000,000원 및 각 이에 대하여 2000. 3. 23.부터 2002. 3. 23.부터 2002. 7. 10. 까지 연5%의, 그 다음날부터 다 갚는 날까지 연 25%의 각 비율로 계산한 돈을 지급하라.
2. 원고들의 나머지 청구를 각 기각한다.
3. 소송비용 중 1/10은 원고들의, 나머지는 피고의 각 부담으로 한다.
4. 제1항은 가집행할 수 있다.

■ 청구취지

피고는 원고 이○○, 김○○에게 각 금85,473,600원, 원고 이○○에게 금8,000,000원 원고 김○○에게 금5,000,000원 및 각 이에 대하여 2000. 3. 23.부터 이 판결 선고일까지는 연 5%의, 그 다음날부터 다 갚는 날까지는 연 25%의 각 비율로 계산한 돈을 지급하라는 판결을 구함.

■ 이유

1. 손해배상책임의 발생

가. 사실관계

(1) 이○○은 현역병 입대를 기다리며 대학 1년을 마치고 휴학 중이던 2000. 3. 19. 친구들과 싸움을 하다가 턱뼈를 다쳐 같은 날 피고병원에 입원하였고, 피고병원 소속 치과 담당전문의 이○○의 진단결과에 의하여 그달 22일 13:00경 마취과장 유○○의 주재하에 전신마취를 한 상태에서 이○○의 집도로 하악정 중부 및 좌측하악과두골절 고정수술 수술을 받게 되었다.

(2) 원고 이○○, 김○○은 그의 부모, 원고 이○○은 그의 동생, 원고 김○○는 그의 조모이다.

(3) 이○○은 수술이전에는 급성 인후염 등 이외에는 별다른 병력이 없었고, 2000. 3. 19. 피고병원에 입원하여 수술전 검사에서 혈압은 120/80mmHg로 정상이었고 간기능 검사수치인 GOT가 102로 정상수치인 4-40보다 높았으나 GPT는 22로 정상수치였으며, 심전도 검사상 가끔씩 조기 이소성 수축소견 (premature ectopic complex)이 나타나는 이외에는 정상소견이었다. 이○○은 수술 전 턱뼈가 골절된 관계로 음식물을 씹지 못하여 3일 정도 식사를 하지 못하고 정맥으로 수액투여만 받았으나, 수술실에 들어가기 전에는 손수 머리를 감기까지 하였다.

(4) 위의 수술은 치과의사 이○○의 집도로 마취의사 유○○과 간호사 등이 참여하였는데, 유○○은 그날 참여해야 할 수술이 평소의 4-5건보다 많은 7-8건이나 되었고, 이○○의 수술을 마친 15:15경에 곧바로 다른 수술(15:00경 양○○에 대한 이비인후과 수술)이 잡혀 있었다.

(5) 유○○은 당시 이○○의 정상 수치보다 높은 GOT수치는 환자가 골절상을 입은 상태로 기인한 것이

고, GOT수치는 간내 독성물질을 제거하려는 효소의 수치를 의미하는 것이며 간 기능에 어떠한 질환이 있 다는 것을 의미하는 것은 아니기 때문에 마취에 특별한 문제가 되지 않는다고 판단하고 간에 미치는 독성이 보다 약한 흡입마취제를 사용하기로 하고 2000. 3. 22. 13:45경 이○○에 대한 마취를 시행하 였는데, 비강을 통하여 기관내 삽관을 하고 흡입마취제인 이소포란isoflurane을 흡입시키고 정맥마취제(보조마취제)인 펜토탈pentothal 250mg, 근육이완제인 마이오블럭mioblock 4mg, 마약인 펜타닐fentanyl 100㎍ 등을 투여하여 전신마취를 시행하였고, 이○○은 14:00경부터 15:00경까지 환자의 골절된 턱 중앙부위 약 4-5cm의 뼈를 철판으로 고정하는 수술을 시행하였으며, 유○○은 수술중인 14:25경 부정맥치료제인 리도케인lidocaine을, 수술이 끝나갈 무렵인 14:45~15:00경 근육이완 길항제인 로비널robinul 0.2mg, 피리놀pyrinol 10mg을 각 투여하였고, 15:00경 수술이 끝나자 마취제 투여를 중단하고, 환자를 부르면 희미하게 눈을 뜨는 정도의 반응이 있고 자발적 호흡을 하고는 있지만 호흡상태가 양호하지는 않다고 생각하여 15:15경 근육이완 길항제인 아트로핀atropine 0.5mg, 네오스티그민neostigmine 1mg을 추가 투여한 후 삽입된 기관내 튜브를 발관하고 산소호흡기를 제거하고 수술실로부터 약 30m 거리에 있는 회복실로 옮겨 회복실의 담당간호사 유○○에게 별다른 지시없이 환자를 인계하고는 다른 수술환자를 위하여 회복실을 떠났다.

(6) 당시 회복실에는 유○○이 혼자 근무하면서 6-7명의 수술을 마친 환자를 돌보고 있었고 그 주된 임무는 환자의 활력징후를 5분 간격으로 검사하고 환자들의 체온조절을 해주는 것인데, 유○○은 이○○의 혈압이 95/60mmHg로 조금 낮은 편이었고, 환자의 의식이 깨어났는지를 확인하기 위하여 환자의 유두를 꼬집고 손바닥으로 가슴을 치면서 이름을 부르는 등의 자극을 했는데도 반응이 전혀 없었으나, 환자가 정상적인 자발호흡을 하고 있고 호흡상태를 점검하기 위하여 우측시지 끝에 꽂아둔 동맥혈산 소포화도를 측정하는 기기의 수치가 98%로 나타나 호흡이 양호하다고 판단하고는 분당 5L의 산소를 공급하고 체온유지를 위하여 전기담요를 덮어 주고 나서 회복실에 있던 다른 환자와 마찬가지로 일정 시간 간격으로 이○○의 상태를 관찰 · 감시하였다.

(7) 그런데 16:00경까지 이○○의 활력징후는 안정적이었으나 동맥혈산소포화도는 90-95% 범위로 낮게 유지되었고, 16:05경에는 혈압이 90/50mmHg, 맥박이 분당 65회로 저하되었으며 16:10경 이○○의 동맥혈산소포화도가 94%로 떨어지고 얼굴이 창백한 것을 확인한 유○○이 산소투여량을 1분당 10L로 올리고 관찰을 하였으나 산소포화도가 계속 떨어지므로 16:20경 마침 수술이 끝난 다른 환자를 데리고 오는 유○○에게 이○○의 상태를 보고하였고, 환자의 동맥혈산소포화도가 90% 이하로 떨어지는 등 이상상태를 보고 호흡억제가 있다고 판단한 유○○이 산소호흡기 마스크를 씌우고 산소를 집중 공급하다가 안되자 16:25경 구강으로 기관내 삽관을 시행하였는데 그때 기도내에서 혈성분비물이 뿜어져 나와 계속하여 흡입기로 흡입 · 배출시키면서 심폐소생술을 하였는바, 그 분비물의 배출총량이 6-7L 정도에 달하였다. 그러나 환자는 심정지 상태에서 동맥혈산소포화도가 잡히지 아니하고 맥박도 없었으며 동공은 산대되어 있어 심장충격기로 충격을 가하고 심장마사지를 하는 심폐소생술을 실시하고 심장을 뛰게 하기 위하여 에피네프린, 리도케인, 아트로핀, 도파민 등의 응

급약을 투여하였으나, 17:13경 혈액 검사상 고도의 대사 성 산증, 저산소혈증, 고이산화탄소혈증 소견이 있었고 17:30경 일시적으로 혈압이 잡히다가 다시 심정지 되어 회복실에서만 4시간 30분 가량 심폐소생술을 시행하다가 20:50경 환자를 중환자실로 옮겼다.

(8) 유○○은 중환자실에서도 계속하여 심폐소생술을 시행하였으나 결국 회복시키지 못하고 심정지 발생시부터 약 7시간 경과한 23:30경 심폐소생술을 중지하였고, 다음날인 2000. 3. 23. 14:30경 사망선언을 하였다.

나. 판단

(1) 위에서 본 바와 같이 이○○은 현역병으로 군입대를 앞두고 있던 평소 비교적 건강한 학생으로 사망에 이르게 할 만한 기존의 특별한 병력이 없었던 점, 이 사건 치과적 수술 자체는 객관적으로 환자를 사망에 이르게 할 정도의 고도의 위험성이 있는 수술이 아니었고, 수술 후 마취에서 깨어나지 못하고 곧바로 사망하였기 때문에 이 사건 수술 전후의 일련의 의료행위 이외에는 다른 사망원인이 개재될 수 없었던 점등으로 미루어 이○○은 앞서 본 일련의 의료행위상의 과실로 사망한 것으로 추정된다.

(2) 이에 대하여, 피고는 집도의사인 이○○의 이 사건 수술행위나 유○○의 수술전 투약행위와 마취시술 등의 의료행위는 물론 수술후 회복실에서의 유○○과 담당간호사 유○○의 처치행위는 적정하였으므로 그에 어떠한 의료과실이 있었다고 할 수 없다고 주장하나, 갑7호증의 1 · 2, 을1호증의 각 기재와 대한의사협회에 대한 각 사실조회결과만으로는 위 (1)의 추정을 뒤집기에 부족하고 달리 이를 뒤집을 만한 증거가 없으며, 오히려 앞에서 든 증거에 의하여 인정되는 다음과 같은 사정, 즉, ① 마취과 의사의 임무는 수술실에서 환자의 수술 및 마취가 종료되면 끝나는 것이 아니라 수술실에서 환자를 각성시키고 회복실로 운반하는 과정에서 심폐기능을 관리하며 회복실에서 완전히 각성시킨 후 병실로 보내는 것인데(예컨대, 수술 후 환자를 각성시키기 시작하는 시기는 상황에 따라 다르나, 수술이 간단하고 당일 퇴원해야 되는 경우는 가급적 마취 종료와 함께 신속히 각성시켜야 하는 반면, 복합성 심장수술의 경우는 어느 정도 마취가 유지되는 상태로 중환자실로 운반하는 경우가 많기 때문에 완전히 각성시킬 필요가 없다), 대부분의 경우에는 수술실 내에서 환자를 깨워서 발관 후 회복실로 옮기는 것을 원칙으로 하고 있고, 또한 일반적으로 안전한 발관기준은 순환기나 호흡기의 부전이 없고 적절한 자발호흡이 회복되고 신경근 차단제의 작용이 반전되며 의식이 회복된 후에 발관을 하는 것이 원칙인데도, 유○○은 환자가 마취상태에서 충분히 깨어나지 않아 의식이 미약한 상태에서 삽입된 기관내 튜브를 발관하고 산소호흡기를 제거한 점(이는 당일 유○○이 참여해야 할 수술이 많아 서두른 탓으로 보인다), ② 수술실에서 회복실로 옮기는 중에도 예상치 못한 문제들이 자주 발생하고 매우 위험하며 수술직후에는 환자상태가 매우 불안정하므로 회복실에 옮긴 후 마취의사는 먼저 혈압, 맥박, 호흡 등 환자상태를 종합적으로 평가해본 후 회복실 담당의사나 간호사와 함께 환자를 평가한 후 인계해야 하고, 특히 전신마취의 경우 마취제의 약효 때문에 수술 후

회복 중에 호흡이 정지될 가능성이 있으므로 의식이 완전히 회복될 때까지 의사가 주위에서 관찰하거나 적어도 환자를 떠날 때는 담당 간호사를 특정하여 그로 하여금 환자의 상태를 계속 주시하도록 함으로써 만일 이상이 발생한 경우에는 즉시 응급조치가 가능하도록 하여야 하며, 본 수술은 구강 내에서 접근하여 수술을 시행한 경우로서 수술부위의 출혈이 구강 내로 흘러 들어갈 수 있으므로 마취제로부터 완전히 각성되지 않은 상태에서 발관을 한 경우에는 회복실에서 의식 및 호흡에 대한 보다 집중적인 관심이 기울여져야 하는데도, 유○○은 특별한 지시없이 회복실 간호사에게 이○○을 인계하고 다른 수술을 위하여 회복실을 곧바로 떠나 환자를 관찰하지도 않은 점, ③ 유○○도 혼자서 돌보아야 할 회복실의 환자가 6-7명이나 되므로 이○○의 상태를 지속적으로 감시하지 못하였으며, 이후 이○○이 계속 의식을 차리지 못한 상태에서 얕은 호흡이 지속되면 계속적인 자극을 주어 깊은 호흡을 하게 함으로써 흡입마취제의 각성을 도와야 하는데도 계속 자극을 주는 조치를 하지 아니하였고, 환자가 구강내 분비물을 뱉어 낼 수 없는 상태이고 이후 환자의 폐 등에서 혈성분비물이 상당량이 뿜어져 나왔는데도 주의를 소홀히 하여 그러한 분비물이 생기는 것을 몰라 분비물을 흡입 · 배출하여 주는 조치를 하지 않은 점(유○○은 경찰 조사에서, 회복실 기록지에는 5분 간격으로 환자의 활력징후를 체크한 것처럼 기재하고 있으나 사실은 혼자서 5분 간격으로 6-7명의 환자상태를 감시하는 것이 어려워 그렇게 하지 않았다고 진술하고 있고, 피고병원 측도 회복실의 간호사 혼자서 환자상태를 계속 관찰 · 감시하는 업무가 어렵다고 판단하여 이 사건 발생이후로는 간호사 1명을 추가로 배치하여 현재는 2명의 간호사가 그 업무를 보고 있다)등에 비추어보면, 마취 후 회복과정에서의 의사와 간호사의 과실 내지 피고병원 자체의 의료체계상의 잘못을 넉넉히 인정할 수 있고, 나아가서는 간효소치가 높고 심전도상에 조기 이소성 수축소견이 있을 때에는 마취와 수술중에 지속적인 심전도 검사를 하는 것이 필요하고, 환자가 수술전 3일간 아무것도 먹지 못하고 수액투여만을 받았을 경우에는 체내전해질 균형을 알기 위한 전해질 검사와 체내 수액량의 적정성을 알아보기 위한 환자의 자세변화에 따른 혈압 · 맥박수 변화의 측정과 의식상태 측정 및 호흡상태를 알기 위한 동맥혈가스분석 등이 필요한데도, 이를 제대로 이행하지 아니한 채 수술을 한 과실이 있어 보이고, 그러한 상태에서 정맥마취제인 펜토탈을 과다 사용한 것이 아닌가 하는 의심도 들므로, 피고의 위 주장은 이유없다.

2. 손해배상의 범위

생략

3. 결론

따라서, 피고는 원고 이○○, 김○○에게 각 금 77,473,600원(67,973,600원+10,000,000원), 원고 이○○에게 금 3,000,000원, 원고 김○○에게 금4,000,000원 및 각 이에 대하여 이 사건 사고일인 2000. 3. 23.부터 피고가 그 이행의무의 존부나 범위에 대하여 항쟁함이 상당하다고 인정되는 이 판결 선고일인 2002. 7. 10.

까지는 민법이 정한 연 5%의, 그 다음날부터 다 갚는 날까지는 소송촉진 등에 관한 특례법이 정한 연 25%의 각 비율로 계산한 지연손해금을 지급할 의무가 있다 할 것이므로, 원고들의 이 사건 청구는 위 인정범위 내에서 이유 있고 나머지 청구는 이유 없어 주문과 같이 판결한다.

참고사항

이 사건에서도 판결문에서 판단부분을 살펴보면 재판부가 의사들의 진료상 과실을 인정하고 손해배상책임을 물은 근거를 알 수 있음. 따라서 의료사고 발생시에 의사들이 과실책임을 면하기 위해서는 환자관리에 구체적으로 어떠한 주의가 필요한 것인가를 알려주는 사례라고 할 수 있음.

▶ 사례 20(성형외과)

I. 사건 개요

변사자(26세 여자)는 1999. 04. 06. 09:40경 하악골(턱뼈)돌출증에 대한 성형외과적 수술을 받기위해 ○○병원에 내원하였고, 내원 당시 생체활력징후는 정상이였으며(혈압110/70mmHg, 맥박수 분당 64회, 호흡수 분당 20회, 체온 36°C) 동일 10:00 경 전신마취하에 수술에 들어가서 동일 18:15분경 수술을 마치고 마취회복을 위해 중환자실로 옮겨짐. 동일 18:25 중환자실에서의 생체활력징후는 혈압 130/70mmHg, 맥박수 분당 88회, 호흡수 분당 16회. 체온 36.2°C 등으로 별다른 이상이 없었으나, 18:30 어깨와 다리의 신전(tremor)을 보여 경련, 발작을 의심하였고, 갑자기 호흡이 정지되었으며 혈압이 80/50mmHg로 떨어지는 등 상태가 악화되어 즉시 기도삽관을 하고 심폐소생술을 시행하였으며 동일 18:40 동맥혈 검사결과는 심한 산혈증을 보였고(pH 7.20, BE -14mEq/L), 19:10 다시 경련발작이 나타나고 혈압저하를 보이는 등 상태의 호전을 보이지 못하고 의식을 회복하지 못하다가 4. 14. 19:06경 사망에 이르게 되며 사망의 원인은 저산소성 뇌손상으로 인한 뇌부종, 뇌간기능 부전으로 진단됨.

부검감정서에서는 부검소견은 뇌의 부종 및 괴사를 보는 바, 이는 수술 후 마취회복과정에서 갑자기 발생한 호흡정지가 저산소성 뇌손상을 초래하여 사망에 이르렀다고 판단되나 호흡정지의 원인은 해부학적으로 입증할 수 없다고 하였음.

II. 광주 ○○경찰서 형사(강)61110-건의 의료사고 감정의뢰에 대한 회신

1. 사건 개요

위의 내용과 동일함

2. 진료챠트 및 부검회보에 의한 과실점 발견통보 요망

진료챠트와 부검기록의 내용에 따라 다음과 같이 회신합니다.

1) 환자의 수술전 신체상태 및 생체활력증후(혈압, 맥박, 호흡, 체온)와 흉부 방사선검사, 심전도검사, 혈액학적검사는 모두 정상이였던 것으로 판단됨.

2) 하악골 성형수술을 위한 마취방법으로 전신마취 방법을 택한 것과 마취유도를 위해 사용한 pentothal sodium, 마취유지를 위해 사용한 Ethrane-N_2O-O_2 등의 약제(모두 현재 전신마취시 가장 많이 사용되고 있는 마취약제들임)사용에는 전혀 문제가 없는 것으로 판단됨.

3) 수술이 끝날때까지의 마취유지 동안에는 혈압과 맥박이 모두 정상범위내에서 일정하게 유지되었고 특별한 기록이 없는 것으로 보아 수술중 마취관리에는 문제가 없었던 것으로 판단됨.

4) 수술실에서 회복실(중환자실)로 환자를 옮긴 직후인 1999. 04. 06. 18:25 경의 간호기록지에는 환자

의 활력증후(혈압, 체온, 맥박, 호흡)가 정상이고 의식상태도 안정되어 있다고 기록되어 있음.

5) 동일 18:30 경 환자가 어깨와 하지를 떨며tremor 이어 경련seizure을 일으키면서 갑자기 자발적 호흡이 멎은 것으로 기록되어 있으며 곧 마스크로 산소를 투여한 것Mask Ambu-bagging으로 기록되어 있음. 이 때 산소포화도는 85%로 저산소증을 보인 상태였고 혈압은 80/50mmHg 로 떨어져 있었음. 이어 의사들이 도착하여 기관삽관을 시행하고 소생술에 필요한 약제들(epinephrine, atropine, sodium bicarbonate)들을 투여하였고 18:40 경의 혈액가스 소견은 심한 대사성산증(BE ; -14mEq/L)을 보이고 있음. 18:47 경 심전도 소견은 심실빈맥을 보이고 있으며 19:10경 경련이 다시 일어난 것으로 기록되어 있고 이의 치료를 위해 valium을 투여하였음.

6) 환자는 이후 계속적인 치료에도 불구하고 의식을 회복하지 못한체 04. 14 19:06 경 사망하였고 부검소견에서는 저산소성 뇌손상을 입은 것으로 기록되어 있음.

7) 이상으로 볼 때 환자는 회복실 도착직후는 활력증후가 정상이였고 의식이 돌아왔으나 원인 불명의 경련과 함께 호흡정지가 초래되어 산소투여 등의 소생술에도 불구하고 이때 저산소성 뇌손상을 입은 것으로 추정됨.

8) 의료진의 과실여부는 갑작스런 경련과 호흡정지의 원인을 진료기록만으로는 알 수 없기때문 판단할 수 없음. 다만 환자가 마취에서 회복하는 과정에서 일어날 수 있는 합병증은 다음과 같으므로 참고하시기 바랍니다(마취과학 3판. 1994).

가. 회복의 지연

ㄱ. 과탄산혈증, 저산소혈증, 저혈압, 저혈당증, 전해질 불균형, 대사성장애

ㄴ. 마취전부터의 혼수

ㄷ. 마취 전투약의 잔류효과

ㄹ. 마취의사가 파악하고 있지 못한 약제의 잔류효과

ㅁ. 흡입마취제의 잔류효과

ㅂ. 저체온

ㅅ. 뇌손상

ㅇ. 각 개인의 체질적 차이 등임.

나. 호흡계의 합병증

ㄱ. 저산소혈증

마취 직후에 초래될 수 있는 가장 흔한 합병증은 저산소혈증이며 그 원인으로는 기도폐쇄, 후두경련, 기도 내 분비물 저류, 흡입마취제 또는 근육이완제의 잔류효과 등에 의한 저환기, 환기-관류 불균형, 폐내 우 좌션트, 심박출량의 감소, 산소소모량의 증가 등임.

ㄴ. 저환기

수술 후의 저환기는 주로 호흡중추의 억제와 호흡근력의 약화(흡입마취제 또는 근이완제의 잔류효과) 및 기 도의 폐쇄에 의하여 초래됨.

다. 순환계의 합병증

ㄱ. 저혈압

원인으로는 환자의 체위변동, 마취전 투약이나 마취제 또는 근육이완제의 잔류효과, 실혈의 불충분한 보충, 심부정맥, 저산소증, 전해질 이상, 대사성산증 등이 있고 심혈관계에 의한 저혈압의 원인으로는 심실전부하 의 감소, 심근수축력의 저하 또는 전신혈관저항의 감소 등이 있음.

ㄴ. 고혈압

ㄷ. 심부정맥

라. 그 외 흥분, 소란 및 통증, 구역, 구토, 저체온, 떨림 shivering 등이 있음.

▶ 사례 21 (산부인과)

I. 사건 개요

환자는 1999. 6. 3. 18:09경 ○○시 ○○구 ○○동 소재 ○○산부인과 분만실에서, 분만을 하고 질성형 수술을 받은 후 병실에서 간호사가 자궁을 소독하기 위하여 환자의 다리사이에 켜놓은 히트램프로 인하여 우측 슬관절부에 전치 6주의 치료를 요하는 3도 화상의 상해를 입음. 의사는 환자가 화상을 입지 않도록 주의의무를 기울였어야 함에도 불구하고, 위 간호사가 히트램프를 두고 가버리게 하여 환자가 우측 슬관절부에 3도 화상의 상해를 입었다며 의사를 고소한 사건.

II. 광주 ○○경찰서 수사 61110-1376건의 자문의뢰에 대한 회신

■ 사건내용　　　　　　위와 동일함

■ 의뢰내용

문1 마취약 투약시간, 양에 비추어 지속효과 시간

답 진료기록부에 의하면 환자는 1999. 6. 3. 11:30경 분만중의 진통효과를 위해fentanyl 50㎍ + bupivacaine 10mg을 경막외 마취방법으로 주입하고 fentanyl 50㎍ + bupivacaine 150 mg을 PCA(자가통증 조절장치)에 연결하여 환자에게 투여한 것으로 보임. 만일 환자가 분만후에도 PCA에 의한 지속적 통증조절을 받았다면 진통효과는 PCA 를 제거할때까지 지속되었을 것으로 추정함.

문2 위 마취약으로 인한 마취효과에 따라 화상의 고통을 느낄 수 있을는지와 느낀다면 그 느낄 수 있는 시간

답 PCA에 의한 진통효과가 지속되는 동안에는 화상의 고통을 느끼지 못하였을 가능성이 있으나 PCA를 제거한 후에는 화상에 의한 통증을 느낄 수 있었을 것으로 추정함.

문3 본건과 같은 히트램프로 인한 화상을 입은 동일 의료사고가 있었는지

답 히트램프로 인한 화상발생의 경우는 마취과 분야에서보다는 주로 병실입원 환자에서 치료중 발생하는 경우가 있으며 본 건의 경우에도 산부인과 분야에서 치료중 발생한 경우이므로 산부인과학회에 문의 바랍니다.

문4 본건 램프에 의한 화상을 입을 가능성 여부

답 실재 환자에게 쪼여진 히트램프의 열의 강도, 환자 치료부위와의 거리, 열의 조사시간 등을 정확히 알아야 답변할 수 있는 내용이므로 진료기록만으로는 답변하기 어려우나 간호기록지를 볼때 환자에게 화상의 징후(수포발생 등)가 나타난 후에도 화상치료와 함께 간헐적으로 계속하여 히트램프를 가해준 기록이 있는 것으로 보아 병원측에서는 화상의 원인을 히트램프에 의한 것으로 생각하지 않은 것으로 추정하며 치료부위의 화상발생에도 불구하고 히트램프를 계속 조사한 이유는 알

수 없습니다(간호기록지중 붉은 줄을 그어놓은 부분을 참고하시기 바랍니다).

III. 광주지방법원 민사 4부 99가합 11573 손해배상건의 사실조회 의뢰에 대한 회신

■ 사건개요

위와 동일함

■ 사실조회할 사항

문1 일반적인 분만과정에서 무통분만을 위하여 경막외마취를 시행하였다면 구체적 마취방법은 무엇인지

답 환자를 옆으로 누이고 저항소실법을 이용하여 경막외강을 확인하고 경막외강내 카테터를 주입하여 환자의 감각소실이 배꼽부위(척수신경 분포로 본다면 흉추 10번)까지 되거나 환자의 분만통이 소실될 때까지 낮은 농도의 국소마취제의 초회량을 분할 주입하고 보통 1시간내지 1시간 30분마다 또는 분만통이 재발될 때 이미 설치한 경막외강내 카테터를 이용하여 국소마취제를 추가 주입함. 근래에는 초회량을 주는 것은 위와 마찬가지이나 추가량은 경막외강내 카테터를 이용하여 일정한 속도로 소량의 국소마취제를 지속적으로 주입하면서 분만통이 재현되면 추가로 의사가 국소마취제를 주입하거나 컴퓨터 프로그램화된 용량을 환자가 주입하기도 함.

문2 무통분만을 위한 경막외 마취를 하였다면 마취가 되는 부위는 어디인지

답 위 항에서 언급하였듯이 피부 감각소실 범위가 배꼽부위 정도까지이며 이는 거의 배꼽아래 부위의 감각소실을 의미하나 워낙 낮은 용량을 사용하므로 이 부위 아래라도 감각이 남아 있는 경우가 있으며 운동신경의 차단은 환자의 개개인에 따라 차이가 많으나 대부분 운동신경차단은 경미하거나 거의 없음.

문3 경막외마취를 시행하였다면 양측 하지의 감각기능과 운동기능은 어떤 영향을 받는지

답 나항의 답을 참고하기 바랍니다.

문4 무통분만을 위한 경막외마취를 시행하였다면 양측 하지의 감각기능과 운동기능이 정상으로 돌아오는데 걸리는 시간은 얼마인지

답 개인의 차이가 심하므로 정해진 시간은 없으며 초회량만 주입하였다면 1.5-3시간 정도이나 분만통 제거를 위한 경막외마취였다면 초회량으로 해결되는 경우는 거의 없기 때문에 지속적으로 국소마취제를 주입한 경우 감각소실의 회복과 운동회복은 주입된 국소마취제의 용량에 의존하며 또한 삽입한 경막외강 카테터가 가는 신경을 누르게 되면 (이는 경막외강내를 육안으로 확인하면서 삽입하는 것이 아니므로 흔히 있는 현상임) 카테터를 제거한 후에도 환자는 하지에 저린 느낌을 오래 유지하게되며 이를 환자들은 감각이 없거나 움직이지 못한다고 표현하기도 함.

참고사항

이 건은 2000. 9. 20 환자가 소송을 취하하였음.

2 척추 및 경막외 마취하 수술 후 회복과정에서 발생한 사례들

▶ 사례 1 (외과)

I. 사건 개요

대학병원에서 척추마취하에 치질 수술을 받은 환자(40세, 여자)가 회복실에 옮겨진 후부터 오심, 구토를 호소하고 혈압상승을 보이다가 갑자기 의식이 소실되고 심한 경련과 발작을 일으키고 고열증상을 보여 산소투여와 항경련제의 사용 등 응급처치를 하였으나 경련이 지속되고 있는 사건.

II. 서울지방법원 민사 15부 98가합 90343 사실조회 의뢰에 대한 회신(1)

■ 조회할 사항

가. 치질 수술과 마취방법에 대하여

문1 치질 수술환자의 평균 수술시간은 얼마나 되는지.

답 수술부위의 심한 정도에 따라 수술시간에 차이가 있을 수 있으며 평균 1시간 정도 걸릴 것으로 생각되나 더 자세한 내용은 외과학회에 문의하시기 바랍니다.

문2 치질 수술환자에 있어서 일반적으로 쓰이는 마취방법은 무엇인지.

답 주로 척추마취 방법이 사용되며 때로는 경막외마취나 미추마취방법이 사용되기도 함.

문3 위의 마취방법을 일반적으로 선호하는 이유는 무엇인지.

답 시술이 비교적 간단하고 복잡한 마취장비가 필요하지 않으며 환자 마취관리가 비교적 용이하기 때문임(수술중 환자의 의식을 소실시키지 않고 자발적 호흡을 유지할 수 있음).

나. 척추마취에 대하여

문1 척추마취의 적응증은 무엇인지.

답 1) 회음부, 하복부, 하지의 수술

2) 기도확보가 어려운 경우

3) 질식분만, 제왕절개술

4) 대사성 질환

5) 간이나 신기능이 저하된 환자

6) 금식기간이 충분하지 못할 때

7) 통증관리의 진단 및 치료 등이 적응증이 됨.

문2 척추마취의 금기증은 무엇인지.

답 1) 중추신경계의 종양 및 질환

2) 뇌압상승

3) 중추신경계의 감염

4) 척추 및 천자부위의 감염

5) 출혈성 경향이 있는 환자

6) 중증 심부전증

7) 쇽 및 저혈압

8) 척추마취를 거부하는 환자 등이 금기대상임.

문3 척추마취 후 발생 가능한 합병증은 무엇인지.

답 척추마취 중에 발생할 수 있는 합병증으로는

1) 혈압하강

2) 호흡억제 및 정지

3) 오심, 구토

4) 전척추마취total spinal anesthesia 등이 있으며

척추마취 후에 나타날 수 있는 합병증으로는

1) 두통 2) 요배부통 3) 배뇨곤란

4) 신경성 후유증으로는

가) 무감각

나) 뇌신경장애(청각장애, 시각장애)

다) 매우 드물기는 하나 유착성 지주막염 등이 나타날 수 있음.

문4 위 3항의 질문과 관련하여 척추마취와 관련한 뇌혈관계의 합병증은 무엇인지.

답 척추마취 직후 혈압이 급격히 하강할 경우에는 뇌혈관 질환을 가진 환자는 뇌허혈을 일으켜 뇌경색 등을 초래할 가능성이 매우 크고 척추천자부위에 감염이 있을 경우에는 뇌막염 등을 일으킬 위험도 있음.

문5 척추마취에 일반적으로 사용하는 약물은 무엇인지.

답 척추마취에 사용되는 국소마취제로는 tetracaine이 가장 많이 사용되며 그외 lidocaine, procaine, bupivacaine 등이 사용됨.

문6 척추마취에 일반적으로 사용하는 약물 중 테트라카인의 용량과 부작용은 무엇인지.

답 tetracaine은 1% 용액 20mg을 동량(2ml)의 5% 포도당 용액과 혼합하여 척추마취의 높이에 따라 필요한 양을 사용하며 부작용은 다른 국소마취제와 마찬가지로 과량 투여되거나 혈관내로 주입될 경우 중추신경계와 심혈관계에 독성작용을 나타낼 수 있음.

문7 위 6항의 질문과 관련하여 테트라카인을 사용할 때 마취 도중이나 마취 후 환자에게 주의하여 관찰할

점은 무엇인지.

답 약제주입 후부터 약제의 효과가 완전히 소실될때까지 환자의 전신상태, 의식, 호흡, 순환상태(혈압, 맥박 등)를 지속적으로 면밀히 관찰하여야 함.

문8 척추마취의 구체적인 시술방법은 무엇인지.

답 별지를 참조하시기 바랍니다.

다. 척추마취 후 중추신경계 합병증에 대하여

문1 척추마취시 테트라카인을 사용할 때 중추신경계에 나타나는 부작용의 증상은 무엇인지.

답 테트라케인을 과용량 사용하였거나 많은 양이 혈관내로 흡수되었을 경우 어지러움 증상에서부터 심할 경우에는 경련, 의식소실, 중추신경계의 전반적인 억제, 호흡정지 등이 나타날 수 있으며 과용량의 사용으로 전척추마취나 고부위마취가 되었을 경우에도 호흡정지, 심한 혈압하강 등이 발생할 수 있음.

문2 테트라카인을 사용한 척추마취 후 경련 증상이 나타났다면 이에 대한 응급처치는 무엇인지.

답 경미한 증상을 보이는 환자는 기도를 유지해주면서 산소를 공급하고 소량의 pentothal sodium 혹은 benzodiazepine 계열의 약제(valium, midazolam)를 투여하고 환자의 생체활력징후의 변화를 관찰하는 것이 중요함. 그러나 지속적이고도 심한 경련이 계속될 경우 실제로 발작을 일으킨 환자에 준하여 치료함. 즉 기도유지를 하면서 필요할 경우 호흡관리를 위해 기관튜브를 삽관하고 보조환기를 시행하며 barbiturate 제제(pentothal sodium)나 benzodiazepine 계열의 약제(valium, midazolam)를 투여하여 경련을 진정시키고 혈압이 하강하였을 경우에는 혈압상승제를 투여해주어야 함.

문3 위 2항의 질문과 관련하여 응급처치는 어느 정도 시간이내에 이루어져야 하는지.

답 응급처치는 환자의 경련정도가 경미할 경우에는 상태를 관찰하면서 2항에 기술한 내용의 치료를 해주나 경련이 심하고 지속적일 경우에는 가능한한 빨리 발작에 준한 처치를 해주어 합병증을 방지하여야 함으로 응급처치의 시간은 환자의 경련정도에 달려있음.

문4 위 2항의 질문과 관련하여 응급처치가 늦어졌을 경우 나타날 수 있는 증상은 무엇인지.

답 응급처치가 늦어졌을 경우 심한 경련은 그 자체가 뇌산소 소모량을 증가시키기 때문 뇌저산소증을 초래할 위험이 있으며 기도확보나 환기에 문제가 있거나 심한 혈압상승이나 하강등이 동반될 경우에는 뇌를 포함한 각 주요장기에 손상을 줄 수 있음.

라. 척추마취를 사용한 수술후 상태에 대하여

문1 수술중 혈압이 정상 범위였으나, 수술직후 병실로 옮겨진 뒤 갑작스런 고혈압 증상이 나타났다면, 어떤 상태를 의미하는지.

답 국소마취제의 심혈관계에 미치는 독성작용은 초기에는 고혈압과 빈맥을 일으킬 수 있으며 경련이 일어날 경우 간접적으로 심박동수, 혈압, 심박출량이 증가할 수 있으나 고혈압과 빈맥의 발생은 마취약효의 소실에 따른 통증 때문에 발생할 수도 있으므로 고혈압 증상만으로 환자상태를 정확히 평가할 수는 없음.

문2 척추마취 후 병실로 옮겨진 환자가 오심, 구토 증상을 호소하고 고혈압 증상이 나타난다면 의심할 수 있는 상황은 무엇인지.

답 척추마취 후에 발생하는 오심, 구토는 그 원인이 혈압하강으로 오는 뇌허혈, 미주신경의 기능항진으로 오는 장의 분비 및 운동작용의 항진, 술중 내장의 견인 및 마취전 투약의 효과, 저산소증 등 다양함으로 진료기록만으로 상황을 정확하게 알기는 어려우며 고혈압 증상은 1번 문항의 답을 참조하시기 바랍니다.

문3 척추마취가 끝난 후 50분 정도에 급격한 대발작의 간질이 발생하였다면, 이의 원인으로 고려할 수 있는 것은 무엇인지.

답 투여한 국소마취제의 독성작용에 의한 발작이라면 약제투여 후 수분내에 증상이 나타나는 것이 일반적이며 마취 후 50분이나 지난 후 발작이 일어났다면 환자가 기존의 신경성질환이나 뇌질환을 가졌는지 여부를 조사하여 독성작용과 감별진단을 하는 것이 필요할 것으로 생각됨.

문4 대발작의 간질이 발생하였을 때 응급조치 방법은 무엇인지.

답 다항의 2번 문항의 답을 참조하시기 바라며 기도확보, 산소투여, 진정제와 항경련제의 투여, 환자의 활력징후 변화의 관찰과 그에 따른 처치 등이 응급조치의 기본임.

문5 대발작의 간질이 발생하였을 때 응급조치를 취해야 하는 시간은 어느 범위인지.

답 대발작이 발생하였을 경우는 가능한한 신속하게 위의 조치를 취해주는 것이 바람직함.

문6 대발작의 간질이 발생하였을 때 응급조치를 취하지 않고 방치하였을 때 나타날 수 있는 결과는 무엇인지.

답 다항의 4번 문항의 답을 참조하시기 바랍니다.

마. 악성고열증에 대하여

문1 악성고열증의 원인은 무엇인지.

답 악성고열증은 대부분 유전약리학적으로 발생되는데 유전방식은 상염색체성 우성유전autosomal dominant inheritance으로 유전되며 골격근 조직내 급성 과대사상태acute hypermetabolism에 의해 특징지워지는 증후군으로 주로 할로겐화 마취제 및 succinylcholine 등에 의하여 유발됨. 발생기전은 아직 확실히 규명되지는 않았으나 근형질내세망sarcoplasmic reticulum에서 과도한 calcium 이온분비로 인한 세포내의 calcium 이온 증가로 세포의 수축력이 항진되고 대사가 증가하여 근육강직, 고열, 저산소혈증, 과탄산혈증, 대사성산증, 빈맥, 부정맥, 혈압의 불안정, 과칼륨혈증, 혈액내 myoglobin 증가, 나아가 심정지 등을 초래할 수 있음.

문2 악성고열증의 치료방법은 무엇인지.

답 1) 먼저 수술과 마취를 중단

2) 100% 산소로 과환기를 시켜 저산소증과 과탄산증을 방지

3) 동맥혈 가스분석을 하여 대사성산증일 경우 sodium bicarbonate를 투여함

4) 체온하강 : 얼음으로 표면냉각, 위, 방강 및 개방된 체강내 냉각

5) dantrolene을 투여 : 2mg/kg을 5분간격으로 투여하며 전량이 10mg/kg 이내로 투여

6) 동맥삽관을 하여 수시로 가스분압을 측정하고 전해질, 혈당, BUN, creatinine, 혈액응고력, CPK 치, 혈액내 myoglobin치를 측정함.

7) 환자를 24시간 관찰하며 100% 산소로 환기를 시키고, 고열이 계속될 경우 체온하강을 계속 시도 하며, 검사결과에 따른 치료와 dantrolene 의 투여를 1일 이상 계속해주어야 함.

문3 악성고열증의 감별진단을 위하여 시행하는 검사방법은 무엇인지.

답 악성고열증의 감수성이 의심되는 환자에서는 가족력을 알아보아야 하고 혈청CPK 검사 등도 도움이 되나 정확한 진단을 위해서는 골격근의 생검조직으로 caffeine-halothane 수축검사를 하여야 함.

문4 악성고열증의 고열이 다른 감염증이나 체온중추의 손상으로 인한 고열과 비교할 때 나타내는 특징은 무엇인지.

답 악성고열증은 할로겐화 마취제와 succinylcholine을 사용하는 전신마취시에 발생빈도가 높으며 발생시 체온의 상승속도가 매우 빠르며 고열뿐만 아니라 근육강직, 심한 저산소혈증, 과탄산혈증, 빈맥, 부정맥, 혈압의 불안정, 대사성산증, 과칼륨혈증 등을 동반하여 신속한 치료가 이루어지지 않을 경우 사망률이 매우 높은 점이 감염이나 체온중추의 손상으로 인한 고열과 다름. dantrolene이 소개되기전까지는 사망률이 80%를 넘었음.

문5 이학적 검사상 혈청 LDH와 CPK가 정상보다 높을 경우, 악성고열증이라고 진단할 수 있는지.

답 혈청 LDH나 CPK 치의 상승은 악성고열증의 진단에 도움을 줄 수는 있으나 확실한 진단방법은 아님. 악성고열증의 환자에서도 LDH, CPK 치가 증가되지 않는 경우도 있음.

문6 전신마취와 척추마취를 비교할 때, 악성고열증의 발생빈도는 어떠한지.

답 악성고열증의 발생빈도는 전격성 악성고열증은 전체 마취건수 250,000건당 1, 흡입마취제와 succinylcholine을 사용하는 전신마취시에는 62,000건당 1의 비율로 발생하고 악성고열증으로 의심되는 경우는 전체 마취건수 16,000 건당 1, 흡입마취제와 .succinylcholine을 사용하는 전신마취시에는 4,200건당 1의 비율로 보고되고 있으나 보고자에 따라 약간의 차이가 있음. 따라서 전신마취때, 특히 할로겐화 흡입마취제와 succinylcholine을 사용하는 전신마취시의 악성 고열증 발생빈도가 척추마취시에 비해 훨신 높을것으로 사료됨.

III. 서울지방법원 민사15부 98가합 90343 진료기록 감정촉탁 의뢰에 대한 회신(2)

■ 감정할 사항

가. 수술 전 환자의 상태에 대하여

문1 1997. 6. 11경 입원 당시 김○○의 주 증상과 주 호소는 무엇인지

답 항문밖으로 종괴mass가 돌출된 상태였고 배변의 어려움을 호소하였음.

문2 1997. 6. 11경 입원 당시 김○○의 진단명은 무엇이고, 이는 구체적으로 어떤 상태인지.

답 진단명은 항문내외에 치핵이 있는 것으로(internal and external hemorrhoid) 기록되어 있으나 더 구체적인 내용은 외과학회에 문의하시기 바랍니다.

문3 피고병원은 수술을 위해 이학적 검사와 방사선 검사 등을 시행하였는데, 그 결과는 무엇인지.

답 이학적검사 소견은 수술부위를 제외하고는 특이사항이 없으며 흉부방사선검사는 시행된 것으로 기록되어 있으나 1997. 6. 11자의 결과지는 찾지 못했음.

문4 진료기록상 김○○의 과거력이나 기왕증이 있다면 무엇인지.

답 97년 5월 치핵제거술을 받은 것과 3년전 요추염좌의 과거력이 기록되어 있음.

문5 치질수술과 관련하여 피고병원의 설명 내용은 무엇인지.

답 갑제6호 49에 수술과 마취에 대한 동의서를 받으며 질환에 대해 설명한 기록이 있으나 체계적으로 기술되지 않아 정확한 설명내용은 알 수 없음.

나. 수술 중 환자의 상태에 대하여

문1 1997. 6. 12경 김○○는 피고병원에서 치질수술을 위해 척추마취를 시행한 바,

❶ 척추마취의 구체적인 방법은 무엇인지.

답 환자를 앉은 자세에 두고 0.5% tetracaine 6mg을 요추 3,4 부위 사이에 주입하였으며 진정제인 dormicum(midazolam) 2mg을 투여하였음.

❷ 척추마취의 일반적인 합병증은 무엇인지.

답 척추마취중에 발생할 수 있는 합병증으로는
1) 혈압하강, 2) 호흡억제 및 정지, 3) 오심, 구토, 4) 전척추마취 등이 있으며 척추마취후에 나타날 수 있는 합병증으로는 1) 두통, 2) 요배부통, 3) 배뇨곤란 등이 있으며 4) 신경성 후유증으로는 가) 무감각, 나) 뇌신경장애(청각장애, 시각장애), 다) 매우 드물기는 하나 유착성 지주막염 등이 나타날 수 있음.

❷ 위의 경우 척추마취에 사용된 마취약제는 무엇인지.

답 국소마취제인 tetracaine 0.5%용액 6mg을 사용하였음.

❸ 위의 마취약제의 부작용은 무엇인지.

답 약제를 과량 사용하거나 많은 양이 혈관내로 흡수되었을 경우 중추신경계, 호흡기계, 순환기계에 독성작용을 나타낼 수 있음.

문2 김○○는 피고병원에서 치질수술을 시행받은 바,

❶ 치질수술시 다른 일반 수술과 비교하여 주의할 점은 무엇인지.

답 수술과 관련한 사항은 일반외과학회에 문의하시기 바랍니다.

❷ 이 건에서 치질수술시 환자가 취했던 자세는 무엇인지.

답 환자는 수술중 수정된 Jack-knife 자세를 취한 것으로 기록되어 있음.

❸ 위의 자세로 인하여 환자에게 발생할 수 있는 문제점은 무엇인지.

답 1시간 이내의 짧은 수술에서는 특별한 문제점이 없음.

❹ 이 건에서 수술기록상 피고병원에서 시행한 수술방법은 무엇인지.

답 이 문항도 외과학회에 문의하시기 바랍니다.

❺ 일반적으로 의사가 수술기록지를 작성하는 시기는 언제인지.

답 수술직후에 작성하는 경우가 대부분임.

문3 수술 중 피고병원은 환자 상태에 대한 계속적인 관찰을 시행한 바,

❶ 수술중 환자의 혈압은 얼마인지.

답 수축기압은 100-130mmHg, 확장기압은 60-90mmHg 사이에서 유지하였음.

❷ 수술기록지상 수술중 환자상태는 어떠하였는지.

답 수술 중에는 특별한 문제가 없었던 것으로 기록되어 있음.

다. 수술 후 발생한 간질 발작에 대하여

문1 1997. 6. 12. 19:30경 김○○는 수술직후 오심과 혈압상승의 증상이 있었던 바,

❶ 척추마취 후 오심과 갑작스런 고혈압 증상(160/120mmHg)이 나타났다면, 이 증상의 원인은 무엇인지.

답 척추마취 후에 발생하는 오심, 구토는 그 원인이 혈압하강으로 오는 뇌허혈, 미주신경의 기능항진으로 오는 장의 분비 및 운동작용의 항진, 술중 내장의 견인 및 마취전투약, 저산소증 등 다양하며 혈압의 상승은 마취약효의 소실에 따른 통증의 발생때가 가장 흔하나 그외 경련이 일어날 경우 간접적으로 혈압, 심박동수가 증가할 수도 있으며 국소마취제로 인한 심혈관계 독성작용의 초기에도 고혈압과 빈맥이 일어날 수 있기때문 진료기록만으로 정확한 원인을 밝히기는 어려움.

❷ 위와 같은 증상에 대한 적절한 처치는 무엇인지.

답 오심과 고혈압이 발생한 경우에는 먼저 환자에게 산소를 투여하고 환자상태를 지속적으로 관찰하면서 원인을 찾아 치료를 해주는 것이 중요하나 오심이 심할 경우에는 항구토제를 투여하고 혈압의 상승이 심할 경우에는 진정제 혹은 항고혈압제를 투여하여 혈압을 조절해 주어야 함.

문2 1997. 6. 12. 20:10경 김○○는 오심과 고혈압 증상이 계속되다가 대발작성 간질 발작을 일으킨 바,

❶ 대발작성 간질 발작이라고 기록되어 있는 바, 이렇게 진단하게 된 근거는 무엇인지.

답 진료기록부에 의하면 환자는 그 시기에 지남력orientation이 소실되고 전혀 협조가 안되며 전신성 경련과 전신성 긴장성반응catatonic reaction을 일으킨 것으로 기록되어 있는데 이러한 환자의 상태를 근거로 한 것으로 추정함.

❷ 일반적으로 대발작성 간질의 임상적 특성과 응급처치는 무엇인지.

답 대발작성 간질grand mal seizure의 임상적 특성은 의식소실과 함께 전신근육의 경련이 일시적으로 나타나며 반복되거나 일회성일수 있음. 대발작자체는 의식이 1-10분내 회복됨으로 기도유지와 환자상태 관찰 외에는 특별한 조치가 필요치 않으나 재발생을 막기위해서는 항경련제의 지속적, 예방적 투여가 필수적임. 응급처치는 기도유지와 산소공급 및 필요에 따라 항경련제를 투여해 주는 것임.

❸ 일반적으로 대발작성 간질의 치료방법은 무엇인지.

답 응급처치로는 기도확보와 산소투여 및 항경련제(barbiturate, benzodiazepine, dilantin 등)의 투여로 경련, 발작을 멈추게 하여야 하며 재발생을 막기위하여 항경련제의 지속적인 투여가 필요함.

❹ 피고병원이 시행한 응급처치는 무엇인지.

답 환자의 기도유지를 하고 산소를 공급했으며 진정제(L-pam 이라 적혀있는데 이것이 Lorazepam의 약어인지는 확실치 않음)를 투여한 것으로 기록되어 있음.

❺ 위와 같은 상황에서 응급조치를 시행해야 할 시간은 어느 범위 이내인지.

답 기도유지와 산소투여 등의 처치는 경련이 발생한 후 빠른시간내에 해주는 것이 좋으며 가능한 경련, 발작으로 인해 저산소증을 초래하지 않는 시간내에 해주어야 함.

❻ 피고병원의 응급처치후 환자의 상태는 어떠하였는지.

답 응급처치후에도 환자의 경련이 멎지않아 환자를 중환자실로 이송하고 기관삽관을 시행하여 환기를 조절한 것으로 기록되어 있음.

문3 이 건의 경우 김○○의 수술전 혈액검사상 헤모글로빈 수치가 13.1에서, 수술후 2시간 후에 나간 혈액검사상 헤모글로빈 수치가 10.4로 감소하였는데,

❶ 헤모글로빈 수치의 감소원인은 무엇인지.

답 헤모글로빈 수치의 감소는 출혈이 있을 경우나 다량의 수액공급으로 체내혈액이 희석될 경우에 나타날 수 있음.

❷ 위의 검사결과에서 헤모글로빈 수치가 3.0정도 감소한 바, 이 결과상 예상되는 실혈양은 얼마인지.

답 3.0의 감소가 순수한 출혈에 의한 것인지 혹은 수액으로 희석된 결과인지를 정확하게 알 수 없기때문 실혈량을 측정할 수는 없으며 수술중에 일어나는 헤모글로빈 감소는 이 두가지가 모두 작용하는 것이 대부분임.

문4 이건 김○○의 1997. 6. 12. 20:00경 발생한 간질 발작시 검사한 동맥혈 가스검사의 결과가 7.34 – 24 – 228 – 99%라는 것은 어떤 상태를 의미하는지.

답 이것은 혈액의 pH가 7.34. 이산화탄소분압이 24 mmHg, 동맥혈분압이 228 mmHg, 산소포화도가 99% 라는 의미이며 이산화탄소분압이 정상범위(30-40mmHg)보다 낮은 것을 제외하고는 모두가 정상임. 이산화탄소분압이 낮은 이유는 환자의 과환기때문인 것으로 추정됨.

문5 1997. 6. 12경 발생한 김○○의 간질 발작은 이후에도 지속되었던 바,

❶ 이 건의 간질 발작시 평소에는 저혈압 상태였다가 간질 발작시 급격하게 혈압이 상승한 후 발작이 끝나면 다시 저혈압 상태로 되돌아오는 양상을 보이는데, 이 증상의 의미는 무엇인지.

답 발작후의 일시적인 혈압상승은 발작으로 인한 중추신경계와 자율신경계의 일시적인 흥분에 의한 것으로 생각됨.

❷ 피고병원에서 김○○의 간질발작에 대한 진단을 위하여 시행한 검사 방법은 무엇인지.

답 일반혈액검사, 전해질검사, 신장기능검사 등의 기본검사와 더불어 뇌파검사, 뇌자기공명영상 스캔brain MRI scan검사를 실시하였음.

❸ 위 검사의 결과는 무엇인지.

답 6. 15, 6. 19 의 뇌파검사에서는 경도내지 중등도의 대뇌피질의 기능장애를 보인다고 기록되어 있으나 7. 1 에는 많이 호전된 것으로 기록되어 있고 7. 1의 뇌자기공명영상 스캔에서는 뇌실질에는 특별한 문제가 없으며 뇌구조도 정상으로 되어있으나 양쪽에 유양돌기염mastoiditis과 좌측에 상악동염maxillary sinusitis이 있는 것으로 기록되어 있음.

❹ 위의 진단검사 결과로 보아 김○○의 간질 발작의 원인은 무엇인지.

답 간질발작의 정확한 원인은 알 수 없음.

문6 김○○는 1997. 6. 12경의 간질 발작직후부터 지속적인 고열증상이 나타난 바,

❶ 위의 고열의 원인은 무엇인지.

답 고열의 원인은 진료기록부상으로는 알 수 없음.

❷ 고열증상에 대한 피고병원의 치료내용은 무엇인지.

답 얼음주머니를 대어주고 해열제Novalgin 1/2 amp을 투여하였음.

문7 현재 김○○는 강직성 사지마비와 전두엽과 측두엽 피질의 뇌위축증의 손상이 있는데 수술 후 간질발작과 관련하여 그 원인은 무엇이라고 생각되는지.

답 진료기록부상으로는 원인을 알 수 없음.

IV. 서울지방법원 제15 민사부 98가합 90343 손해배상건의 사실조회 의뢰에 대한 회신(3)

■ 사실조회할 사항

귀 회에서 2000. 3. 27. 회신한 원고 김○○의 ○○대학교 ○○병원 마취과 진료기록 감정과 관련하여

– 악성고열증에 대하여

문1 현재 우리나라에서 악성고열증의 진단을 내릴 수 있는 가능한 방법은 무엇인지

답 악성 고열증의 진단에는 환자의 과거력, 가족력, 혈청내 CPK치의 측정 등도 도움이 되나 확진을 위해서는 골격근의 생검조직으로 caffein-halothane 수축검사를 하여야 하며 아직 국내에서는 이러한 검사를 하는 곳이 없으므로 국내에서의 진단은 환자의 병력, 가족력, CPK 검사 등에 의해 추정할 뿐임.

문2 피고병원에서 치질 수술 후 원고 김○○에게 나타난 증상들과 검사 소견은 어떠한지

답 증상은 회복실에서 병실 도착직후엔 약간의 오심을 호소하였고 40분 후부터 환자가 전신 경련을 일으키며 의식이 혼수상태가 되고 이어 40° C 이상의 고열이 발생한 것으로 기록되어 있음. 중요한 검사소견으로는 초기에 동맥혈가스 검사에서 대사성 산혈증이 나타났고 CPK 치와 LDH 수치가 현저히 증가되었으며(6. 13) 소변에서 myoglobin이 발견 되었음. 뇌단층 촬영 결과는 뇌종창(brain swelling)이 의심되는 것으로 기록되어 있고(6. 12) 뇌전도상에서는 경도에서 중등도의 대뇌피질 기능장애(cortical dysfunction)를 의심하고 있음(6. 15).

문3 소아가 아닌 성인의 경우 39° C 이상의 고열과 동반되는 경련이 있을 때 우선 의심할 수 있는 질환은 무엇인지

답 열성 경련febrile convulsion, 악성고열증, 패혈증, 비특이성 간질, 시상부위 뇌종양 등을 의심할 수 있으나 더 자세한 내용은 신경과에 문의 하시기 바랍니다.

문4 원고의 경우 첫 경련 이후 fever의 양상은 어떠했는지

답 첫날은 39° C 이상의 고열이 계속되었고 다음날부터는 체온이 37-38° C를 유지하였으나 2주 정도는 하루 한, 두 차례의 고열(39° C정도)을 보인 것으로 기록되어 있음.

문5 1998. 7. 1 자 감염내과의 회신에 의하면 위와 같은 fever의 원인을 무엇으로 판단했는지

답 고열이 감염과 관련된 증거는 없다고 하였음. 즉 원인은 패혈증의 양상을 보이지 않고 경련과 관련된 시상하부 손상에 의한 중추성 발열로 생각한 것으로 판단됨.

문6 피고병원에서는 원고의 악성고열증을 의심한 때는 언제인지

답 환자에게서 고열이 지속되고 LDH치가 2196단위로, CPK치가 3만 단위 이상으로 상승하고 소변에서 myoglobin이 나타났을시(6.13)에 악성고열증을 의심한 것으로 보임.

문7 1998년 당시 Caffein Halothane 수축검사를 우리나라에서 시행하는 곳이 있었는지

답 시행하는 곳이 없었음.

문8 우리나라에서 현재 악성고열증의 확진을 내릴 수 있는지

답 문항 1에서 답한 것처럼 우리나라에는 caffeine-halothane 수축검사를 시행하는 곳이 없기때문 악성고열증의 확진은 어려울 것으로 판단함.

문9 우리나라에서 현재 악성고열증의 치료는 표준화 되어 있는지

답 악성 고열증이 의심될 경우의 치료원칙은 있음. 즉, 마취중에 발생하였을 경우에는 마취와 수술을 즉시 중단하고 100% 산소로 과환기를 시키며 얼음으로 표면냉각을 시키거나 위, 방광 등을 세척하여 체온을 떨어뜨리고 산혈증이 있을 경우에는 sodium bicarbonate를 투여하고 치료약제로 dantrolene을 투여함.

문10 피고병원에서는 원고의 고열에 대하여 치료한 방법은 표준화된 치료방법과 비교하여 어떠했는지

답 산소를 투여하고 얼음주머니로 표면냉각을 하고 해열제를 투여하는 등의 체온을 떨어뜨리는 시술과 함께 sodium bicarbonate를 투여하는 등으로 치료원칙을 시행한 것으로 판단함.

문11 Dantrolene 약제는 1998년 당시 우리나라에 정식 절차를 거쳐 수입되어 있었는지

답 dantrolene은 가격이 상당히 비싸고 사용빈도가 매우 낮으며 보관기간에 제한이 있기때문 국내 한, 두 대학병원에서만 비상용으로 보유하고 있음. 정식 수입되고 있는지 여부는 정확히 알 수 없음.

– 경련과 관련하여

경련 시에는 기도확보, 산소투여, 진정제와 항경련제의 투여, 환자의 활력징후 변화의 관찰과 그에 따른 처치 등이 응급처치의 기본이라고 하였습니다.

문1 원고의 경련의 형태는 무엇인지

답 긴장성 반응을 동반한 전신 경련(generalized seizure with general catatonic reaction)을 보인 것으로 기록되어 있음.

문2 Generalized seizure(전신 경련)은 전구증상이 있는지

답 전구증상이 전혀 없이 전신 경련을 보이는 경우와 부분적 경련을 의심케 하는 전구증상을 갖는 전신성 경련의 두가지 형태가 모두 존재함.

문3 원고가 경련시작 후에 심정지나 호흡정지가 있었는지

답 심정지나 호흡정지가 발생한 기록은 없음.

문4 원고가 경련을 시작했을 때 피고병원 간호사가 원고에게 설압자를 대준 것은 상기에서 어느 처치에 해당하는지

답 기도유지를 위한 시술에 해당함.

문5 피고병원 간호사가 원고의 옷을 풀어주며 원고의 상태를 보호 관찰하면서 피고병원 일반외과 의사인 소외 김○○에게 연락한 후 즉시 항경련제를 정맥주사 하였는지

답 간호기록지에 위의 처치 내용이 모두 기록되어 있음.

문6 피고병원에서는 원고에게 항경련제를 준 후 바로 처치실로 옮기고 산소를 투여하였는지

답 간호기록지에 문항의 내용대로 기록되어 있음.

문7 원고의 경련은 상기 항경련제를 투여 받은 후 약 6분 정도 이완되는 듯하다가 다시 경련을 시작했는지

답 lorazepam 투여후 잠시 이완되는 듯하다가 다시 경련을 일으킨 것으로 기록되어 있음.

문8 원고의 경련 초기의 경련상태는 치료에 반응 한 것인지

답 로라제팜 투여후 반응한 것으로 보임.

문9 원고에게 투여한 항경련제(로라제팜)의 약효지속 시간을 참고로 하고 이와같은 항경련제의 투여에도 불구하고 경련의 급격한 진행으로 status epilepticus(경련의 지속 상태)에 이르렀으며 39도 C의 고열이 있었던 점등으로 보아 이는 경련의 일반적인 양상과 구별되는지

답 고열이 동반된 상황이 일반적 경련과는 다르다고 생각됨.

문10 수술이나 마취로 인해 경련이 발생한 사례가 보고된 바가 있는지

답 환자에서 악성 고열증이 발생하였거나, 환자가 원래 경련을 유발할 수 있는 뇌신경계 질환을 가졌거나, 통상 사용량 보다 훨씬 많은 량의 국소마취제가 혈액내로 주입되어 중추신경계 독성작용을

일으켰을 때나, 환자에서 심한 전해질 불균형이 있을 때, 환자가 저산소성 뇌손상을 받았을 때 등에서 경련이 발생하는 경우는 있으나 정상적인 마취나 수술과정에서 경련이 발생하는 경우는 없음.

– 기타

문1 테트라카인 약제에 의한 척추마취가 풀리는 소견으로 오심 및 다리감각의 이상을 느낄 수 있는지

답 오심 및 다리감각의 이상은 척추마취시에 흔히 나타나는 합병증으로 약제의 효과가 소실되면 정상으로 돌아옴.

참고사항

이 사건은 재판부에 의해 강제조정 되었으며 조정 결과를 얻지 못하여 재판부의 판단을 알 수 없었음.

▶ 사례 2(외과)

I. 사건개요

환자(40세 여자)는 1999. 3. 26. 10:15경부터 동일 10:45경 사이에 서울 ○○구 소재 ○○외과의원에서 척추마취하에 약 25분 동안 치질괄약근 절개수술을 하고 난 뒤 회복실에 옮긴 후 불안과 오심증상이 있다가 갑자기 구토를 일으키면서(수술 종료 후 약 25분) 경련발작 증세를 보여 산소투여와 함께 경련을 멈추기 위해 항경련제인 midazolam을 반복 투여하였으나 간질상태가 지속되어 ○○구 소재 ○○의료원으로 이송하였음. ○○의료원에서는 기관내 삽관을 하고 항경련제를 투여 하였으나 경련시작 약 1시간 후에 심정지가 발생하였으며 심폐소생술로 심장기능은 회복되었으나 뇌의 CT 소견상 미만성의 뇌부종이 보였고 임상적으로는 간질지속상태status epilepticus로 진단함. 이후 간질발작이 재발하고 저혈압 및 고열이 동반되는 경과를 보이면서 임상적으로는 파종성 혈관내 응고병증(DIC)을 의심함. 결국 환자는 쇼크증상 및 고열(41° C)을 나타내다가 당일 20:14경 사망함.

II. ○○경찰서 형사61110-수사협조의뢰에 대한 회신

■ 협조사항

문1 항문에 협착이 있어서 괄약조절 수술시 필요한 검사사항.

답 수술 전 환자상태를 평가하기 위해 통상적으로 시행하는 기본검사로는 일반혈액 검사, 흉부방사선 촬영, 심전도검사, 간기능검사, 소변검사 등이 있음.

문2 척추마취하 수술후 계속적인 발작과 쇼크시 120/80에서 130/90의 정상적인 혈압을 유지할 수 있는지 여부

답 발작이 일어날 경우에도 심혈관계의 이상이 없다면 혈압은 정상적으로 유지될 수 있으나 쇽(shock)은 그 정의를 주요장기의 기본기능을 유지하기에 불충분한 조직관류로 인한 증상이나 소견과 함께 전신혈압이 감소되는 것으로 규정하고 있으므로 쇽이 발생하였다면 혈압의 하강이 동반하였을 것임.

문3 평소 아무런 지병이 없이 척추마취하에 간단한 수술을 하는 경우에 수술후 갑자기 발작을 일으켜 의식을 잃는 등의 사례는 어떤 경우에 발병하는지

답 척추마취하 수술 후 갑자기 발작이나 의식소실 등이 일어나는 경우는 극히 드묾.

다만 척추마취시 과량의 국소마취제가 척수액내로 주입되어 고부위 마취가 되었을 경우 혈압하강, 호흡억제 및 정지, 오심, 구토, 등이 나타날 수 있으며 혈액내로 독성작용을 나타낼 정도의 많은 량이 흡수되었을 경우 약제의 독성작용으로 어지러움, 혼돈에서부터 경련, 의식소실, 중추신경계의 전반적인 억제현상, 호흡정지 등이 나타날 수 있음. 그러나 이 환자의 경우엔 마취방법도 척

추마취의 일종으로 수술부위만 마취시키는 방법인 saddle block법을 시행하였으며 사용한 약제의 용량도 소량이였고 환자의 증상이 나타난 시간도 수술이 끝난 후 였음을 볼 때 환자의 증상과 마취 약제나 방법과의 관련은 없는 것으로 추정됨.

문4 척추마취하에 항문괄약근 절개수술을 하는데 구토, 발작현상이 나타나는 것은 어떤 경우에 나타나는지

답 마취와의 관련부분은 3번 항의 답을 참조하기 바라며 항문괄약근의 수술과 구토, 발작증상과의 직접관련은 없을 것으로 사료됨.

문5 척추마취하에 항문괄약근 절개수술후 구토, 발작후 의식을 잃고서 범발성 혈관내응고가 일어나는 경우가 있는지

답 범발성 혈관내 응고병증(Disseminated Intravascular Coagulopathy: DIC)은 척추마취와는 직접적인 관련이 없는 것으로 생각하며 척추마취로 인해 범발성 혈관내 응고병증이 발생하였다는 보고는 아직 없는 것으로 사료됨.

문6 항문 괄약근 절개수술시 어떤 경우에 파종성 혈관내 응고병증이 일어나는지 여부

답 항문괄약근 수술과 파종성 혈관내 응고병증(DIC)과의 직접적인 관계는 없는 것으로 사료되나 자세한 내용은 외과학회에 문의하기 바랍니다.

문7 수술시 대장균 등이 혈관 등에 침투를 막기 위하여는 수술전 어떤 조치 등을 하여야 하는지 여부

답 장이나 항문 수술시에는 혈관을 통한 장내세균의 침투를 막기 위해 수술 수일전부터 항생제 투여와 함께 금식을 시키고 관장을 계속하여 장을 비움으로 수술직후 배변으로 인한 감염의 가능성을 줄여주고 수술직전에는 수술부위의 철저한 소독을 시행하는 등의 조치를 취하나 더 자세한 내용은 외과학회에 문의하기 바랍니다

문8 변사자가 수술전에 증상이 발현되지 않는 병원균이 내재된 감염이 있었다면 수술전에 어떤 검사 등의 조치를 하여야 하는지 여부

답 수술전 전신상태가 건강하였고 기본검사에서 세균감염을 의심할 수 있는 특이 소견이나 증상이 없었던 환자의 경우라면 수술전에 세균의 감염여부를 확인하기 위한 특별한 검사(혈액배양 등의 검사)를 하지는 않음. 따라서 어떤 조치를 취할 수는 없었을 것으로 생각함.

참고사항

1) 파종성 혈관내응고병증(Disseminated intravascular coagulation : DIC)은 대표적인 후천성 출혈성 질환으로서 예측 불가능하게 발생하며 산과적 질환, 감염질환, 각종 종양 및 과다한 조직손상 등의 2차적 합병증으로 발생하는 급성 혹은 만성 응고기전장애이며 미세혈전이나 색전 또는 응고인자의 소모와 이로 인한 응고장애를 특징으로 함. 진단과 치료가 어려운데 저혈소판증, 저피브린혈증 및 비정상적인 혈괴용해 시간 등으로 진단하며 상태가 호전될 때까지 적절한 혈액성분 요법과 지지요법 등이 해줄 수 있는 전부임.
2) 패혈증(sepsis)이란 흔히 감염에 대한 전신적인 염증반응을 말하는 것으로 패혈증 쇼크란 패혈증에 의해 저혈압이 발생하고, 적절한 수액투여로도 회복되지 않는 저관류(hypoperfusion)소견이 나타나는 것을 말하며 부적절한 조직내 혈액관류와 광범위한 세포기능 장애가 특징적임. 패혈증 쇼크 발생시에는 즉각적이고도 적극적인 치료를 요하는데, (1) 감염원을 제거하고, (2) 수액과 승압제의 투여로 적절한 관류를 유

지하고, (3) 합병증(ARDS, 신부전, 위장관 출혈 및 범발성 혈액응고장애 등)을 치료하여야 함.
3) 부검감정서의 의견
본 건은 비록 해부학적으로 감염원이 확인되지는 않았으나 부검소견, 병원진료기록사본, 관계자(의료인) 진술조서 및 의학적 이론 등을 종합할 때 치질수술 직후 비전형적으로 급격히 진행된 패혈증의 발생으로 사망한 건으로 추정됨.
패혈증의 전형적인 증상인 저혈압 및 발열의 증상 없이 반복적이고 치료에 반응하지 않는 경련발작으로 의식을 잃은 상태에서 심정지가 발생하면서 저혈압 및 고열이 발생하였고, 급격히 진행되었던 점으로 보아 (환자가 수술이전에 증상이 발현되지 않은 양상의 내재된 감염이 있었을 가능성을 추정해 볼 수 있으며 이러한 감염이 갑자기 악화되어 패혈증에 빠지고 이로 인한 경련성 발작 등으로 인하여 사망하였을 가능성을 고려해 볼 수 있을 것으로 생각함) 진단 및 치료상의 난이도 등이 인정되므로 의료행위상의 과오를 단정하기 곤란하다고 판단하였음.

▶ 사례 3(외과)

I. 사건 개요

환자(28세 여자)는 사건 발생일 하루 전에 경기 ㅇㅇ시 "ㅇㅇ외과의원" 에서 항문통증을 호소하여 내원, 당일 15:30경 tetracaine으로 척추마취하에 치질수술을 받고 15분후 회복실로 옮겨진 후, 동일 16:20-30까지 약 10분간 항문에 통증을 호소하던 중, 4차례에 걸쳐 대발작 증세를 보여 동일 17:10경 병원관계자가 119로 신고하여 ㅇㅇ대 ㅇㅇ병원으로 후송조치 된 후, 다음날 12:45경 사망하였음.

II. ㅇㅇ지방법원 ㅇㅇ지원 2008가합 327 손해배상건의 감정촉탁 의뢰에 대한 회신

■ 감정할 사항

문1 마취함에 있어 사용한 약품, 사용량, 마취시간 등에 과실이 있는지 유무

답 시술한 병원에서의 마취기록지가 첨부되지 않아(마취기록지를 작성하지 않은 것으로 추정됨) 정확한 내용은 알 수 없으나 마취와 관련한 단편적 기록과 시술한 의사와 환자가 전원된 ㅇㅇ대 ㅇㅇ병원 의사와의 통화기록에 의하면 척추마취를 위해 사용한 약제는 pantocaine sterile 용액(tetracaine HCL 용액) 이였음. Tetracaine 은 척추마취에 흔히 사용되는 국소마취제이며 사용량은 기록되어 있지 않으나 마취직후의 혈압변화로 보아 과량 투여된 것 같지는 않음. Tetracaine 사용시 마취효과는 통상 2시간 정도 지속되며 수술은 오후 3:15에 시작하여 3:45에 종료된 것으로 기록되어 있음. 보내온 진료기록부상으로는 의사의 과실여부를 판단하기 어려움.

문2 마취에 있어서 혈압관찰 및 혈압조절에 대한 주의의무 위반은 없는지

답 환자의 혈압은 마취와 수술중 네 차례 측정되었는데(오후 3:15, 3:30, 3:45, 수술 종료후) 수축기압 120-130mmHg, 확장기압 80mmHg로 모두 정상범위 내에 있었음.

문3 기타 마취전후에 있어서의 의사과실 여부

답 마취와 수술중에 특별한 이상소견이 없었던 것으로 보아 이 시기에 의사의 과실은 없었을 것으로 추정함.

문4 환자가 수술후 항문통증을 호소하게 된 원인이 무엇인지

답 환자가 항문통을 호소한 시간은 수술종료 35분 이후부터(마취시작으로부터는 1시간 정도)인데 이 시간대는 아직 척추마취의 효과가 남아있을 시기인데 마취효과가 소실되어 통증을 호소한 것인지 수술과의 관계가 있는 것인지는 명확하게 알 수 없음.

문5 수술중 4차례의 경련이 있었는데 그 의학적 의미와 원인 이러한 경우 어떤 조치를 하여야 하는지, 본건 수술병원에서 적절한 조치를 하였는지

답 이 환자에서 가장 문제가 되는 것은 오후 4:30 경부터 발생한 네 차례의 경련인데 지속적이고 심한

경련은 뇌의 산소소모량을 크게 증가시켜 뇌저산소증을 초래할 수 있으므로 신속한 처치가 필요함. 척추마취 후 중추신경계 합병증으로는 약제가 과용량 투여되었거나 혈관내로 많은 양이 흡수되었을 경우 경련, 의식소실, 중추신경계의 전반적인 억제, 호흡정지 등이 발생할 수 있으나 이러한 경우는 대부분 마취 후 15분 이내에 발생하는 것이 통상적임. 마취시작 1시간 이후에 발생한 경련의 경우는 환자가 기존의 신경근계 질환이나 뇌질환을 가졌는지를 조사하여 약제의 독성작용과 감별진단을 하는 것이 필요할 것으로 생각함.

경련발생시 필요한 조치는 경미한 증상을 보이는 환자는 기도를 유지해주면서 산소를 공급하고 소량의 pentothal sodium(수면진정제), 또는 benzodiazepine 계열의 약제(valium, midazolam 등)를 투여하고 환자의 생체활력징후의 변화를 관찰하는 것이 중요함. 그러나 지속적이고도 심한 경련이 계속될 경우에는 기도유지를 위해 필요할 경우 기관튜브를 삽관하고 보조환기 혹은 인공환기를 해주고(환자의 자발호흡이 없을 경우) 위에 언급한 약제와 항경련제(dilantin)를 투여하여 경련을 진정시키고 환자의 생체활력 징후를 면밀히 감시하여 상황에 따라 적절한 대처를 하여야 뇌저산소증의 발생을 방지할 수 있으나 수술병원에서 적절한 조치를 시행했는지 여부는 기록이 없어 판단할 수 없음.

문6 데메롤 1앰플 주사 후 4차례 경련이 발생하였다고 하는데 데메롤 투여의 적정성 여부와 경련과의 인과관계 유무

답 Demerol은 환자가 항문통증을 호소함으로 통증경감을 위해 투여한 것으로 추정함. Demerol은 그 부작용으로 섬망delirium이나 경련을 일으킬 수도 있으나 투여량(1amp= 25mg, 50mg)과 지속적 경련의 형태로 볼때 이 경우에는 Demerol 투여 자체가 경련을 유발하였다고 생각하기는 어려움

문7 환자후송에 있어서의 적절한 처치여부

답 기록에 의하면 환자는 수술의원에서 경련이 계속됨에 따라 오후 5:15 경에 ○○대 ○○병원으로 전원되었고 ○○병원 응급실 도착시간은 5:22 경이였음. 이때 환자상태는 심한 저혈압(60/40mmHg), 빈맥(148/분), 빈호흡(22회/분), 미열(38°C)이 있었고 의식은 무의식상태comatous mentality였던 것으로 기록되어 있음. 수술의원에서 대학병원으로의 전원은 신속하게 이루어진 것으로 보이나 사고발생 의원에서 환자후송시에 적절한 처치를 하였는지 여부는 보내온 진료기록부상으로는 알 수 없음.

문8 국립과학수사연구소의 맨 마지막 참고사항에 '기록상 사용된 판토카인스테릴주는 성분명이 Tetracaine HCL로서 국소마취제로 분류되며 쇼크, 혈압강하, 경련 등의 부작용이 있다고 알려져 있으므로 약물의 부작용으로 변사자가 사망하였을 가능성도 고려해 볼수 있다고 했는데 이에 대한 소견

답 Tetracaine은 과용량이 척수강내로 주입되거나 시술상의 부주의로 혈관내로 다량이 주입될 경우 중추신경계, 심혈관계에 부작용을 나타낼 수 있으며 그 증상은 중추신경계는 이명, 어지러움, 혼돈에서 경련, 무의식상태까지 나타날 수 있으며 심혈관계는 초기에는 고혈압, 빈맥에서부터 시작하여 증상이 심해지면 서맥, 심한 저혈압, 심실부정맥, 심정지까지 발생할 수 있음. 그러나 이 환자의

경우에는 약제 투여 후 1시간 이상이 경과될때 까지는 특이한 소견이 없다가 1시간 이후에야 경련이 시작되면서 초기에는 혈압상승이 나타났고 이어 혈압하강, 의식소실 등이 나타난 것으로 보아 경련의 발생이 투여약제의 독성작용으로 인한 것인지, 환자가 기존에 가진 신경근계 질환이나 뇌질환으로 인한 것인지 여부를 감별진단 할 필요가 있을 것으로 생각함.

문9 수술과정 및 수술전후, 후송 및 사망에 이르기 까지 일련의 조치에서 주의의무 위반은 없었는지, 사망에 미친 영향 등

답 보내온 진료기록부를 볼때 환자의 마취 및 수술과정에서는 특이한 소견이 없었던 것으로 추정되며 경련 발생 후 수술의원에서 적절한 처치를 하였는지 여부는 기록이 없어 판단할 수가 없음. 환자이송은 신속하게 이루어졌다고 생각되며 대학병원 응급실 도착시에 환자는 이미 뇌손상을 받은 것으로 추정됨.

문10 기타 참고사항

답 회신자는 지난 십수년간 마취 및 수술과 관련한 의료사고들에 대한 자문의뢰를 받으면서 이 사고와 유사한 두 건의 사례를 심의한 경험이 있음. 두 건 모두 척추마취하에 항문 수술을 받은 환자가 마취 및 수술과정에서는 특별한 문제가 없었으나 회복실에서 심한 경련을 일으켜 적극적인 치료에도 불구하고 결국 사망한 사례들이었음. 두 사례 모두 적정약제를 상용량으로 투여하였고 마취중에는 특별한 문제가 없다가 마취회복 과정에서 심한 경련이 발생한 정확한 원인을 밝히지 못하였고 다만 한 예는 악성고열증을, 다른 한 예는 급성패혈증과의 관계를 의심하였음.

수술과 관련한 사고사례들

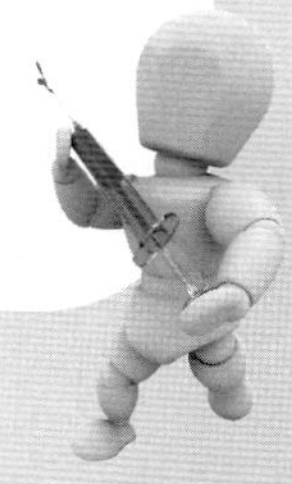

V

V

수술과 관련한 사고사례들

1 수술 중의 출혈

▶ 사례 1 (산부인과)

I. 사건 개요

분만을 위하여 산부인과의원에 내원한 임산부(31세 여)에게 분만촉진제인 피토신을 사용하여 자연분만을 유도하였으나 분만이 잘 되지 않아 흡인분만을 시도하였으나 역시 실패하고 초음파 검사기로 태아의 상태를 확인한바 이미 태아가 사망하였으므로 환자를 인근 종합병원인 ㅇㅇ병원으로 후송하였음.

환자는 같은 날 21:50경 위 ㅇㅇ병원에서 수술 중 자궁파열이 발생하여 심한 출혈로 인한 허혈성 쇼크로 사망한 사건.

II. 춘천 지방법원의 사실조회 내용

문1 전신마취하에 수술중 불가항력적인 마취사고로 인한 사망율은 얼마인지 여부.

답 미국 마취과학회의 통계(Beecher, Todd)에 의하면 1950년대까지는 마취와 관련한 환자사망률은 마취 10,000 건당 평균 3.7 명에 달했으나 그후 의학지식의 발전, 환자감시장치를 포함한 의료장비와 약제의 개발 및 의료기술의 발달로 1980년대 말에는 마취 사망률이 마취 10,000 건당 평균 0.9 명으로 급격히 감소된 것으로 발표되고 있음. 그러나 국내에서의 마취사망률과 관련한 정확한 통계는 아직 발표된 것이 없으나 미국의 통계와 유사할 것으로 추정함.

문2 응급으로 전신마취하에(사전 검사없이)수술중 마취사고로 인한 사망율은 얼마인지 여부.

답 환자의 전신상태에 대한 충분한 검사 및 준비없이 시행해야하는 응급수술의 경우 계획수술시보다는 사망률이 높을 것으로 추정되나 (이는 환자 자신의 상태 및 수술과 관련된 것이 많음) 응급수술 중 마취와 직접 관련된 사망률의 정확한 통계는 발표된 것이 없음.

문3 케타민, 리도케인, 에페드린, 에피네프린의 부작용으로 환자가 사망할 수 있는지 여부.

답 케타민ketamine은 해리성 정맥마취제로서 투여시 교감신경계를 자극하여 혈압상승, 빈맥 등을 일으킴으로 고혈압, 관상동맥 질환, 울혈성 심부전, 뇌동맥류 등을 가진 환자에서는 사용을 피해야 하며 이러한 환자에게 사용시에는 심기능의 악화나 혈압상승으로 인한 뇌출혈 등을 일으킬 가능성이 있음.

리도케인lidocaine은 국소마취제로서 국소마취시 또는 심부정맥 치료제로 사용되는 약제이며 과량 사용시 독성작용으로 드물게 호흡이나 순환억제작용이 나타날 수 있음.

에페드린ephedrine과 에피네프린epinephrine은 교감신경계의 알파와 베타 수용체에 작용하여 혈압상승, 빈맥, 심박출량 증가를 일으키는 승압제로서 고혈압 환자에게 사용시 급격한 혈압상승으로 뇌졸중을 일으킬 수 있음.

그러나 위의 약제들은 모두 혈압하강이 심하거나(쇽상태) 심부정맥을 가진 환자에서 치료목적으로 사용되는 소생술에 필요한 기본약제들임.

문4 마취제 케타민의 효능중 지속적인 혈압상승 작용을 가지고 있는지 여부, 아니면 혈압상승은 일과성이고 시간이 흐르면 혈압강하의 부작용도 있는지 여부.

답 일반적으로 케타민은 교감신경계를 자극함으로 혈압상승작용을 일으키는 것으로 알려져 있으나 다량 사용에 의한 직접적인 심근억제작용이 척추신경의 절단이나 심한 말기성 쇽상태에서 나타날 수도 있음.

문5 제왕절개술을 받아야 하는 산모의 상태가 자궁파열이 의심되고 혈압이 안 잡히고 반혼수일 정도로 응급한 상태일 경우(마취준비하에)마취하지 않고 긴급수술을 해도 무방한지 여부와 그 이유는 무엇인지 여부.

답 자궁파열로 인한 심한 출혈로 혈압과 맥박 측정이 불가능할 정도고 의식도 혼수상태인 응급상황이라면 이때는 먼저 환자의 기도확보와 산소투여, 수액 및 혈액의 공급, 승압제의 투여 등이 환자 처치의 기본임으로 산소이외의 마취약제를 투여할 필요는 없을 것으로 생각됨. 이는 대부분의 주마취제는 위와 같은 상태의 환자에게 투여시 순환과 호흡억제 작용을 더욱 강화시키기 때문임.

문6 전항의 경우 마취제로 주마취제인 할로테인이나 엔푸르란을 사용하면 혈압상승에 장애가 됨으로 가급적 사용하지 않는 것이 타당한지 여부.

답 위와 같은 상태의 환자에게 흡입마취제인 할로텐과 엔푸르렌을 사용하지 않는것은 문5)에서 기술한것과 같은 이유로 당연한 치료원칙임.

문7 별첨한 마취기록지의 Hartmann soln, Normal saline 등 수액을 주기 시작한 시각은 언제부터인지.

답 마취기록지를 볼때 수술장에 도착한 순간 환자는 이미 수액과 혈액공급을 받고 있었던 것으로 생각됨.

문8 의료법상 의사의 진료기록 및 수술기록을 반드시 작성해야 하는지 여부.

답 의사의 진료기록및 수술기록은 반드시 작성하여야함.

문9 환자를 진료하고 수술을 담당했던 의사가 수술도중 환자가 사망했는데도 쓸필요가 없다고 진료기록 및 수술기록을 안해도 되는지 여부.

답 환자의 사망직전까지의 상태에 대한 진료 및 수술기록은 작성하여야할 것으로 생각함.

문10 진료기록 및 수술기록이 없는데 진단서를 작성할 수 있는지 여부

답 진단서는 진료기록에 의해 작성되어야할 것으로 생각됨.

III. 춘천지방법원의 판결(94고단 263)

■ 주문

피고인을 금고 8월에 처한다

다만 이 판결 확정일로부터 2년간 위 형의 집행을 유예한다.

■ 이유

1. 범죄사실

피고인은 1984. 4. 4.산부인과전문의 자격을 취득하고 1987.2.14.경부터 ○○시 ○○동 소재 김○○산부인과의원을 개업하고 현재 그 원장으로 종사하고 있는 자인바, 1992.9.17. 12:00경 피고인 운영의 의원에서 임산부인 피해자 김○○(31세)가 분만을 위하여 내원하여 주기적인 진통을 호소하였으나 아직 충분히 자궁이 열리지 않았다고 판단하여 같은 날 14:40경 분만촉진제인 옥시토신 1cc를 5퍼센트 포도당 1,000cc에 혼합하여 주사하자 분만진통이 서서히 강하게 진행되므로 같은 날 18:15경 위 피해자를 분만실로 옮겨 자연분만을 유도하였으나 분만이 잘 되지 않자 흡인분만을 시도하고 위 의원 간호조무사들로 하여금 자궁에 압박을 가하도록 하였으나 계속 분만이 되지 않아 초음파 검사기로 태아의 상태를 확인한바 이미 태아가 사망하였으므로 위 피해자를 인근 종합병원인 ○○병원으로 후송하게 하였는바, 위와 같이 경산부인 위 피해자에게 옥시토신을 주사하고 분만촉진을 위하여 간호조무사 등으로 하여금 위 피해자의 자궁저부를 수회 압박하게 함으로써 그 당시 위 피해자가 격렬한 통증을 호소하는 등으로 자궁파열에 의한 자궁내출혈이 의심되는 상황이었으므로 피고인으로서는 위 피해자의 혈압, 맥박 등을 계속 점검하면서 자궁파열여부를 확인하고 만일 파열상태가 확인되면 파열부분을 봉합하는 등의 수술을 하거나 즉시 수혈 등의 응급조치를 한 다음 종합병원으로 후송하는 등의 적절한 조치를 취하여야 할 업무상의 주의의무가 있음에도 이를 게을리 하여 아무런 응급조치도 취하지 아니한 채 만연히 같은 시 ○○동 소재 위 ○○병원으로 전원하게 한 과실로 같은 날 21:50경 위 ○○병원에서 수술 중 자궁파열에 의한 허혈성 쇼크로 위 피해자를 사망에 이르게 하였다.

2. 증거의 요지

생략

3. 법령의 적용

1. 범죄사실에 대한 해당법조문

개정전 형법 (1988. 12. 31 법4040호) 제268조 (금고형 선택)

2. 집행유예

형법 제 62조 제1항(범죄사실 기재의 피고인의 과실 외에 위 ○○병원 측으로서도 피고인으로부터 응급환자인 위 임산부를 후송받았으면 그 임산부의 상태를 정확히 파악하여 그에 상응한 조치를 했어야 하고 특히 임산부의 상태에 비추어 자궁파열의 의심이 상당히 있어 자궁내 과다출혈의 위험성이 있는 상황이었다면 자궁적출술 등을 시행해서라도 임산부의 자궁내출혈을 방지하여 사망에까지 이르지 않도록 하여야 함에도 사망한 태아를 자궁에서 꺼내기 위한 제왕절개수술을 시행하여 달라는 피고인의 전화연락에 집착한 나머지 위와 같은 적절한 조치를 취하지 못한 과실이 있다고 인정되는 바, 피해 임산부의 사망이라는 중대한 결과는 위와 같은 피고인의 과실과 위 ○○병원 측의 과실이 경합되어 발생하였다고 아니할 수 없는 점과 피해 임산부 측에서 피고인과 ○○병원 측을 상대로 이 법원에 민사소송을 제기하여 피해배상을 받을 수 있는 길이 열려 있다는 점 등을 참작

참고사항

이 건은 의료분쟁사건으로는 드물게 형사사건으로 1심 재판부가 산모의 사망원인이 의사가 업무상 주의의무를 게을리한 데 있다고 판단하여 환자를 진료한 산부인과 의사에게 형사적 책임을 물어 유죄를 선고한 사건임. 이 판결에 대해 의사측의 항소가 있었을 것으로 짐작되나 상급심 재판기록을 구하지 못해 결과를 알 수 없음. 이 건은 형사건과는 별개로 민사소송도 진행되고 있어 진료의사에게 형사적, 민사적 책임을 동시에 묻고 있는 점에 유의하여야 할 것으로 생각함.

▶ 사례 2(산부인과)

I. 사건개요

환자(여 38세)는 임산부로서 98. 8. 26. 09:00경 ㅇㅇ구 ㅇㅇ동 소재 정ㅇㅇ산부인과에서 분만촉진제주사를 맞으며 장시간에 걸쳐 질식분만을 시도받다가 발작과 함께 의식을 잃어 동일 16:00경 ㅇㅇ대학병원으로 후송되어 제1차 수술(제왕절개술로 사망한 태아적출 및 자궁적출술)을 받았으나 계속되는 출혈로 익일 11:30 경 2차 수술후 16일간 중환자실에서 치료중 미만성 혈관내응고병증과 다발성 장기부전으로 사망함. 부검소견에서는 환자가 장시간의 유도분만 과정에서 자궁파열이 초래되었고 자궁파열로 미만성 혈관내응고병증이 발생하였으며 미만성 혈관내응고병증과 치료과정에서 발생한 저산소성 뇌손상 및 다발성 장기손상으로 환자가 사망한 것으로 추정하였음.

II. ㅇㅇㅇ경찰서 형사 61110-1078 업무협조의뢰에 대한 회신

1. 사건내용

위의 사건 개요와 동일함.

2. 수사의뢰 사항

문1 ㅇㅇ대학병원 진료기록부에 대한 검토와 특히 중환자실에서의 인공호흡기의 삽관을 제거한 후 다시 삽관할 때 까지의 진료기록부에 대한 검토

답 1. 진료기록부에 대한 검토

마취와 관련된 진료기록을 보면 환자는 전신마취하에 1차 수술(사산아를 분만하고 자궁적출술을 시행)을 받았으나 수술후 계속되는 출혈증상이 있어 다음날 역시 전신마취하에 재수술을 시행받았는데 이 과정에서 마취와 관련한 문제점은 없었던 것으로 사료됨.

2. 중환자실 진료기록 검토

1) 중환자실에서 환자는 98. 8. 29. 00:00 경 의식상태는 명료한 것으로 기록되어 있고 혈액가스검사 결과(7.394-37.5-94.6-97.4%)는 정상범위내에 있었음.

2) 동일 03:40경 환자가 스스로 기관삽관 튜브와 L-튜브를 뺍았으며 즉시 산소마스크로 인공호흡 Ambu bagging을 해주었으나 그때 산소포화도는 71%까지 떨어진 것으로 기록되어 있음.

3) 03:45 마취과 의사가 도착하여 기관삽관을 시도하였으나 기관입구의 부종이 심하여 기관삽관에 실패하고 Ambu bagging 을 계속하였으나 환자의 산소포화도는 30-50 % 까지 감소한 것으로 기록되어 있음.

4) 03:55 다른 마취과의사가 도착하여 기관삽관을 시행하였으며 그 때의 혈압은 50mmHg이였고

심박수는 43회/분으로 감소되어 있어 혈압상승제인 ephedrine, epinephrine 과 항콜린성 약제인 atropine 을 투여하였음. 맥박수는 일시 74회/분로 증가되었음.

5) 04:00경 dopamine을 점적 주입하였으나 혈압은 41/34mmHg 이였고 맥박수는 다시 37회/분으로 떨어지고 동공은 확장되었음. 이때 산소포화도는 70-80 %였음. 마취과의사가 다시 튜브를 뽑은 후 재삽관을 하였음. 재삽관후 산소포화도는 100%였고 심박수는 36회/분 이였음. 다시 epinephrine, atropine, dopamine을 주입하고 심장맛사지를 시행하였음.

6) 04:20경 심박수가 163회/분으로 증가되어 dopamine 투여를 중지하고 04:30경에는 190-200회/분까지 증가하여 베타 아드레날린성 차단제인 esmolol 을 투여하였음.

7) 04:45경 내과의사의 자문을 받아 인공호흡기를 부착하여 산소농도 100%, 호흡수 14회/분, 분당 환 기량 4000 cc로 조절호흡을 시행하였음.

참고사항 부검감정서 기록내용

1) 정○○ 산부인과에서의 본 변사자의 진료기록 :

본 변사자는 다산부로서 정○○산부인과에서 1998. 1. 30.부터 산전진찰을 받아왔으며, 산전진찰 과정에서의 이상소견은 없었고, 98. 8. 26. 유도분만을 위하여 입원하여 자궁수축제를 투여하기 시작하면서 동일 09:30경부터 분만을 유도하였음. 동일 15:10경 아기의 머리는 골반강의 중앙부위, 즉 골반강 입구와 출구의 중간부위까지 도달하여 있었으며, 자궁경부는 거의 완전히 열려있었으며, 아기의 심박동수는 분당 146회였음. 이때, 산모를 분만실로 옮겼으며 분만실로 옮긴 후 약 3분간 아기의 머리가 아래로 진행하지 않았으며, 자궁수축제의 투여를 중지하고 자궁수축제를 수액제와 섞어서 투여하였으며, 동일 15:20경 수액제와 섞어서 투여되던 자궁수축제도 투여를 중지하였으며, 당시 제왕절개술을 실시할지도 모른다고 이야기를 하였음. 동일 15:25경 산모가 갑자기 발작을 하면서 의식을 잃어 산소마스크로 산소를 흡입시키면서 ○○대학병원에 연락하여 동일 15:45경 119구급차로 산모를 대학병원으로 후송하였음. 후송직전의 활력증후는 혈압이 130/90mmHg, 맥박은 분당 80–90회, 태아심박동수는 분당 129–135회 였음.

2) ○○대학병원에서의 진료기록 :

산모는 1998. 8. 26. 16:05경에 ○○대학병원으로 후송되어 왔으며, 당시 혼미한 정신상태로서 혈압은 140/100mmHg, 맥박은 분당 167회, 호흡수는 분당 24회, 체온은 36° C이하였음. 그리고 태아의 심박동은 들리지 않았음. 동일 18:00경 수술이 시작되었으며, 18:25경 사산아를 분만하였고, 자궁적출 및 좌측 난소와 난관의 절제술이 22:45까지 실시되었으며, 수술소견상 우측의 자궁내막과 자궁근층이 약 6.0cm정도 파열되어 있었으며, 자궁 동맥의 분지가 파열된 소견을 보였으며, 복강내 약 3,000cc 정도의 혈병이 형성된 소견을 봄. 수술 및 수술 후에 계속적으로 전혈, 신성동결혈장 등을 수혈하였으며, 수술후 삽관이 된 상태로 중환자실로 옮겼으며, 혈압이 잡히지 않아 승압제를 투여하여 혈압은 131/96mmHg으로 유지되었음.

수술후 수술부위로 계속하여 삼출액이 배출되었으며, 복부의 팽만이 계속되었음.

1998. 8. 27. 06:00경 인공호흡기를 부착한 상태에서 맥박수는 분당 114회로 증가된 소견을 보였고, 동맥혈 가스분석결과 산증의 소견을 보였으며, 동일 지속적으로 복부팽만이 있었으며, 혈액학적 검사결과 혈액응고시간의 증가, fibrinogen의 감소, FDP의 증가 등의 소견을 보여, 미만성 혈관내응고병증으로 동일 11:00경 재수술을 실시하였음. 수술소견상 복강내 혈액이 저류되어 있었으며, 소장은 확장되어 있었고, 장막에서 출혈점이 형성된 소견을 보이며, 우측 난소 및 난관부위에서 삼출성 출혈이 계속되고

있었으며, 요관 박리후 천공정맥을 결찰하고서 지혈제로 출혈을 조절하였음.
재수술후 환자의 상태를 보면, 대사성 산증은 교정이 되었으나, 혈액학적 검사결과 미만성 혈관내응고병증은 교정되지 아니하였음. 1998. 8. 29. 00:00경 환자의 정신상태는 명료하였음. 동일 03:40경 환자가 스스로 삽관 및 위장에 삽입되어있던 L관을 발관하였으며, 당시 산소포화도가 71%로 감소하였으며, 동일 03:45경 마취과에서 삽관을 실시하였으나 실패하였으며, 당시 산소의 포화도는 30-50%로 감소하였고, 동일 03:55경 다른 마취과 의사에 의하여 삽관이 성공되었으며, 당시 혈압은 50정도로 감지되며, 맥박은 분당 43회로 감소하였으며, 강심제, 승압제등을 투여하였고, 동일 04:00경 혈압은 41/34 맥박은 분당 163회, 혈압은 122/79로 증가하였고, 동일 06:00경 환자의 정신상태는 반혼수상태였으며, 동맥혈 가스분석상 대사성 산증의 소견을 보였음. 동일 10:00경 신경과의사의 검진결과 저산소성 뇌손상의 소견이었으며, 그 이후의 환자의 상태를 보면, 환자는 이미 뇌간부의 반사가 모두 소실되었으며, 미만성 혈관내응고병증이 지속되었고, 간부전, 신부전이 병발하였으며, 이러한 실질장기의 부전은 검사결과에 의하면 지속적으로 악화되었고, 결국 1998. 9. 10. 22:31경 사망하였음.

3) 위의 사항 등을 종합할 때, 본건의 경우 분만중 자궁파열로 인하여 태아가 사망하였으며, 본 변사자는 자궁적출술을 시행받았으나, 미만성 혈관내응고병증이 병발되어 치료받던 중, 저산소증으로 인한 뇌손상, 간 및 신장의 부전이 발생하여 결국 이러한 상황을 견디지 못하고 다발성 장기부전으로 사망한 것으로 사료되며, 사망원인은 자궁파열로 사료됨.

4) 우선 자궁파열이 발생하는 원인중, 본 변사자의 경우에서처럼 분만중 자궁이 파열되는 원인은 자궁안에서 아기의 위치를 바꾸는 경우, 힘들게 겸자를 사용하여 분만하는 경우, 태아의 이상이 있는 경우, 분만중 매우 강하게 자궁압을 주는 경우, 무리하게 태반을 분만하는 경우 등이 있다. 그러나 본 건의 경우에 있어서는 분만중 자궁에 강한 압력이 가하여지면서 자궁파열이 생겼을 가능성이 있으며, 이외의 가능성은 모두 배제되어진다 하겠음. 대개의 경우, 임신이전에 손상, 즉 다시 말하면 이전에 자궁이 천공되었거나, 아니면 기타 여러 이유에서 자궁내막을 긁어내는 수술을 받은 과거력이 있는 자궁에 있어서 자궁의 파열이 잘 일어나며, 일반적으로 이전에 손상을 받지 않은 자궁은 자궁이 파열될 정도의 수축을 일으키지 않는다. 따라서 본 감정인은 본 산모가 이전에 정상적인 질식분만으로 아기를 분만하는 과거력이 있다는 것외에는 더 이상의 과거력을 알지 못하는 바, 이에 대하여서는 수사를 통하여 보충하기 바라며, 정○○ 산부인과에서 분만당시 자궁수축제를 얼마간 어느 정도의 양을 사용하였는지 아니면 분만시 복부압박을 너무 강하게 하지는 않았는지에 대하여서는 수사가 필요할 것으로 사료됨.

5) 본 변사자의 경우, 정○○ 산부인과에서 ○○대학병원으로 옮기는 과정에서 이미 태아는 저산소증으로 인하여 사망한 것으로 판단됨. 변사자는 자궁적출술을 시행받고, 지속적인 혈복강 및 미만성 혈관내응고병증으로 재수술을 시행받았으며, 수술후 미만성 혈관내응고병증은 호전되지 않았으나 정신상태 및 활력징후의 호전을 보이던 중, 중환자실에서 스스로 기도에 삽관된 튜브를 제거한 후 급격한 저산소증에 의하여 그 이후 저산소성 뇌손상, 간 및 신장의 부전이 병발되어 이러한 실질장기의 부전이 호전되지 않으면서 악화되어 결국 이를 회복하지 못하고 사망한 것으로 판단됨. 따라서 본건의 경우, 물론 미만성 혈관내응고병증 그 자체만으로도 매우 치명적이라고 할 수 있겠으나 중환자실에서 환자가 스스로 기도에 삽관된 튜브를 제거함으로서 저산소성 손상을 입고서 생존의 기회를 더욱더 빨리 상실한 것으로 사료됨. 본 건의 경우, 중환자실에서 철저히 환자를 관리하였어야 할 의무를 다하였다고 이야기하기에는 미흡한 점이 있음.

6) 본 변사자의 경우, 미만성 혈관내응고병증이 발생한 원인에 대하여 고찰하면, 우선 본 변사자의 경우, 분만중 태아가 사망한 사실이 인정되며 태아 사망후 경과된 시간은 약 2-3시간 정도임. 그러나 자궁내 태아사망의 경우, 문헌에 의하면 태아사망 후 약 1달정도의 시간이 경과하는 경우 이로 인한 미만성 혈관내응고병증이 발생하는 것으로 되어있어 분만중 태아 사망이 본 변사자의 미만성 혈관내응고병증을 유발하였다고 보기는 어려우며, 오히려 자궁의 파열로 인한 쇼크상태가 본 변사자의 혈관내응고병증을 유발한 원인일 것으로 추정됨. 따라서 본 변사자의 정확한 사망원인은 자궁파열로 보아야 할 것임.

▶ 사례 3(산부인과)

I. 사건 개요

거대아를 임신한 산모가 경막외 마취하에 무통분만과 질수축 수술을 받은 후 심한 자궁출혈을 일으킨 사건

II. 수원지방법원 제 7민사부 98 가합 18967 손해배상청구건의 사실조회서에 대한 회신

■ 조회할 사항

가. 산전진찰과 거대아에 대하여

나. 이완성 자궁출혈에 대하여

가. 나 항목의 질의내용들은 모두 산부인과 분야에 해당하는 사항이므로 산부인과학회에 문의하시기 바랍니다.

다. 질수축 수술과 경막외 마취에 대하여

문1 무통분만과 질수축수술을 위하여 경막외 마취를 한 경우, 경막외 마취에 의한 합병증은 무엇인지

답 경막외 마취의 합병증으로는

(1) 저혈압

(2) 국소마취제의 혈관내 주입이나 과량투여에 의한 경련

(3) 저혈압치료를 위한 승압제 사용에 의한 고혈압

(4) 전척추마취, 고위경막외 마취, 고위경막하 마취

(5) 출혈성 천자

(6) 경막 천자

(7) 부적절한 차단이나 미차단 분절

(8) 배부통

(9) 뇨저류

(10) 신경성 합병증 등이 발생할 수 있음.

문2 경막외 마취가 분만시 산모에게 미치는 영향은 무엇인가

답 (1) 환기에 미치는 영향

자궁수축에 의한 진통은 산모에게 과환기를 유발하고 자궁이 이완되면 환기가 감소하여 일시적인 저산소증을 유발하여 태아에게 불리하지만 경막외 마취에 의해 자궁수축은 유지한체 통증만이 감 소되면 이러한 과환기와 저산소증이 없으므로 산모와 태아에게 유리함.

(2) 심혈관계에 미치는 영향

통증에 의한 교감신경계의 항진작용을 억제할 수 있으므로 심박출량의 증가나 혈압의 증가를 막을 수 있음.

(3) 대사 및 내분비에의 영향

경막외 마취에 의한 통증제거로 산모의 총열량, 대사 및 산소소모량을 감소시켜 산모의 대사성 산 증을 감소시키고 태아의 산증을 감소시키는 이점이 있음.

(4) 정신적 영향

분만시 진통은 상당기간 정서적 장애를 유발하나 경막외 진통법에 의한 통증의 감소는 산모의 정신건강에 좋음.

(5) 자궁활동에 미치는 영향

분만중 진통은 산모의 혈중 카테콜라민과 코티솔의 증가로 자궁수축을 증가 또는 감소시켜 조화불능 자궁수축이 될 수 있으나 경막외 마취에 의해 이러한 점을 예방할 수 있음.

문3 분만시 경막외 마취의 금기증은 무엇인지

답 경막외 마취의 금기증은

(1) 환자의 거부나 협조가 되지 않을 때

(2) 혈액 응고기전의 이상

(3) 신경성 질환

(4) 저혈량증

(5) 국소마취제의 과민반응 등이 있음.

문4 경막외 마취를 한 경우 자궁의 수축력에 미치는 영향은 무엇인지

답 이에 대한 의견은 다양하지만 현재 분만시 적절한 시기에 적절한 정도의 경막외 마취는 자궁수축력에 영향을 주지 않으며 오히려 분만을 촉진한다는 설이 정설로 되어 있으며 국내의 많은 의료기관에서 이미 널리 사용되고 검증되었음.

참고사항

이 사건은 재판부에서 조정이 성립되었으나 배상금의 규모에 대해서는 알 수 없었음.

▶ 사례 4(산부인과)

I. 사건 개요

산모(31세 여)가 2001. 5. 8. ㅇㅇ시 소재 ㅇㅇ병원에서 진찰결과 전치태반으로 진단을 받고 입원 후 2001. 5.10. 13:30경 제왕절개술을 시행 받음. 동일 13:54경 남아를 출산한 후 자궁경부의 전치태반 부위에서 태반이 자궁 목부분에 심하게 유착되어 태반박리시 대량출혈로 전자궁적출술을 시행받고 대량 수혈을 받음. 동일 18:00경 회복실로 옮겨져 수혈을 하면서 상태를 체크하는 도중 산소포화도와 혈압이 계속 떨어지고 있어 동일 19:10경 재차 수술실로 환자를 옮겼으나 대량출혈에 의한 저혈량성 쇼크로 동일 19:30경 사망에 이르게 한 것임.

II. ㅇㅇ경찰서 수사 61110-1212건의 수사업무협조 의뢰에 대한 회신

■ 수사협조 의뢰사항

출혈에 비하여 수혈을 과소하게 하여 사망하지 않았나 의심되는바,

1. 주치의, 집도의는 수혈은 마취담당의사의 소관이라고 하므로 사망에 대한 책임관계여부.
2. 전치태반으로 인한 제왕절개술 후 출혈이 멈추지 않아 전자궁적출술을 시행한 본 건에 있어 수혈 등 수술 후의 필요한 조치를 적절하게 하였는지 여부

■ 회신

보내온 진료기록부를 열람한 결과 다음과 같이 회신합니다.

문1 출혈에 비하여 수혈을 과소하게 하여 사망하지 않았나 의심되는바, 주치의, 집도의는 수혈은 마취담당의사의 소관이라고 하므로 사망에 대한 책임관계여부

답 1) 마취기록지상에 마취중(수술중)에 환자의 혈압이 수차례 하강(70-80/ 40-50mmHg)하였고 빈맥이 발생하는 등(90-140회/분)의 생체활력징후가 불안정함을 보인 사실과 마취중 검사한 헤모글로빈치가 수술전의 11.2mg/dl에서 3.7mg/dl 까지 감소하였고, 수술중의 출혈량이 7,000cc로 기록된 것을 볼 때 수술로 인하여 대량출혈이 있었음을 알 수 있으며 이를 보충하기 위하여 마취과의사는 대량수혈(성분적혈구제제 4,000cc)과 많은 양의 수액투여(총 18,000cc 이상)를 시행하였고, 동시에 마취약제를 바꾸고(흡입마취제인 enflurane에서 정맥마취제인 midazolam으로), 승압제(ephedrine, dopamine)를 수차례 투여하는 등의 처치를 함으로 환자의 생체활력징후를 정상으로 유지시키기 위하여 최선의 노력을 한 것으로 판단합니다(회복실로 환자를 옮길 시점인 18:00시경 환자 혈압은 100/60mmHg, 맥박수는 100회/분으로 비교적 정상범위의 활력징후를 유지하였음).

회복실에서도 계속 산소투여하에 환자의 상태를 관찰하면서(혈압, 맥박, 맥박산소포화도) 2,000cc의 성분적혈구제제와 수액 3,000cc를 투여하였고 신선냉동혈장 2,000cc를 준비하였으며 환자가 심한 혈압하강에 이어 심정지를 초래하자 제세동기defibrillator의 사용, epinephrine, sodium bicarbonate(Bivon), atropine 등의 심폐소생술에 필요한 약제를 투여한 기록으로 보아 당시 상황에서 마취과의사는 환자에 대한 처치에 최선을 다한 것으로 보입니다.

2) 환자의 대량출혈의 원인은 제왕절개술에 따른 전치태반의 박리에 의한 것으로 생각되며 출혈을 막기 위하여 전자궁적출술을 시행하였으나 출혈이 계속되었고 수술중이나 수술 후의 적극적인 치료(수액투여, 수혈, 산소공급, 혈압상승제 투여 등)에도 불구하고 환자가 사망한 사실로 볼 때 환자의 사망은 수술에 따른 대량 출혈(출혈량이 너무 많아 혈액이나 수액 투여량이 출혈량을 대체하지 못한 것으로 보임)에 의한 것으로 추정되며 마취과의사의 과실이나 부적절한 처치로 초래된 것은 아니라고 생각합니다. 수술로 인한 대량출혈(이 경우 전치태반을 가진 환자에서 제왕절개술 후 발생하는 조절되지 않는 대량출혈)시에는 출혈량을 보상할 수 있는 량의 수혈과 수액의 공급도 중요하지만 출혈을 멈추게 하기 위한 수술적 시술도 중요합니다.
수술부위에서의 출혈이 멈추지 않는다면 수혈과 수액공급만으로는 환자의 생명을 구하기 힘들며 또한 대량수혈의 합병증으로서 발생할 수 있는 파종성 혈관응고장애disseminated intravascular coagulopathy : DIC에 의한 지속적 출혈도 환자의 생명을 위태롭게 할 수 있습니다. 그러므로 수술로 인한 대량출혈시의 환자치료에는 마취과의사만이 관여하는 것이 아니라 수술의사도 함께 참여하여야 합니다(특히 지혈에 있어) 진료기록을 볼 때 위의 상황에서 담당 마취과의사는 환자의 생명을 구하기 위해 최선을 다했다고 판단합니다.

문2 전치태반으로 인한 제왕절개술후 출혈이 멈추지 않아 전자궁적출술을 시행한 본 건에 있어 수혈 등 수술 후의 필요한 조치를 적절하게 하였는지 여부

답 보내온 진료기록부(마취기록지와 회복실기록지)를 볼 때 의사들은 환자의 출혈을 막기 위하여 전자궁적출술을 시행하고 혈액과 수액을 대량으로 투여하는 등 환자의 소생을 위하여 최선을 다한 것으로 생각되나 더 자세한 내용은 마취과의사와 관련된 사항은 1번 문항에 대한 회신내용을 참조하시기 바라며 산부인과의사와 관련한 내용은 담당 전문학회인 산부인과학회에 질의하시기 바랍니다.

참고사항 ❶

부검소견에서는 자궁경부에서 전치태반을 보이며, 자궁경부에 유착된 태반이 자궁 경부근층을 감입하고 일부는 경부를 뚫고 나간 천공태반의 형성을 보이는 바 이와 같이 태반이 유착된 부위에서 태반 박리시 대량출혈이 있었을 것으로 생각됨으로 환자의 사인은 전치태반 부위의 대량출혈에 의한 저혈량성 쇼크의 기전으로 사망하였을 가능성을 고려하여야 한다고 하였음.

참고사항 ❷

태반의 유착이란 태반 융모가 자궁근층에 직접 붙은 경우나 침범한 상태를 말하며, 상태에 따라 유착태반(placenta accreta), 감입 태반(placenta increta), 천공태반(placenta percreta) 등으로 나눔. 이러한 태반의 유착은 심한 산후 출혈, 자궁천공 및 감염의 원인이 될 수 있음. 자궁에 특별한 병변이 없거나 부태반이 있는 경우도 있으며, 탈락막의 전부 혹은 일부가 없거나 이상이 있어 자궁근과 태반의 융모가 유착된 유착태반이 가장 많음. 드물게 태반의 융모가 자궁근내로 침범하는 감입태반, 자궁근을 관통하는 천공태반 등도 있음. 자궁하부에 많아 전치태반과 동반되는 경우가 많으며, 과거의 제왕절개술이나 인공중절술의 반흔에서 잘 발생한다고 함. 태반분리 또는 용수분리전 무리한 태반견인은 불완전 제거와 자궁내번을 초래할 수 있다고 하며 유착태반으로 태반분리가 불가능하거나 강제 분리한 장소에서 출혈이 심한 경우는 자궁적출술을 시행하여야 함.

참고사항 ❸

이 사건은 병원측에서 환자보호자에게 3억3천만원의 배상금을 지불하였으나 환자측에서는 의사의 형사적 책임도 요구하고 있는 경우였음.

▶ 사례 5(산부인과)

I. 사건 개요

분만을 위하여 전신마취하에 제왕절개 수술을 받던 환자(28세 여)가 마취시작 후 20분경(분만직후) 갑자기 혈압이 측정되지 않고 심한 서맥(30-40회/분)이 발생하였으나 dopamine, epinephrine 등 혈압상승제와 혈액, 수액 등을 투여하여 혈압은 60-90 mmHg/30- 50 mmHg 정도로 유지되며 수술을 끝마쳤음. 그러나 1차 수술 후 6시간 정도 경과한 다음 환자는 다시 혈압이 측정되지 않는 상태로 재수술을 위해 수술실에 들어왔으며 진단명은 간열상 이였음. 환자는 수술초기에 계속 혈압측정이 불가능하다가 epinephrine, dopamine 등의 혈압상승제와 혈액, 수액의 대량 투여로 수술시작 1시간 째부터 수축기압 50-100 mmHg, 확장기압 40-70 mmHg 정도의 혈압을 유지했으나 수술이 끝날 무렵 다시 혈압이 측정되지 않는 상태가 되어 수술 후 환자는 중환자실로 옮겨져 집중치료를 받고서 소생함. 6개월 후 환자는 다른 사람의 부축하에 걸음을 걸을 수 있을 정도로 회복되었고 환자치료 중 발생한 척골신경 손상도 상당히 회복된 상태가 되어 퇴원하였음.

II. 대전지방법원 진료기록 감정촉탁 의뢰사항(95가함 5299 손해배상건)

가. 마취중 혈압하강에 관한 질의

문1 마취중 혈압하강이 일어나는 원인들로는 어떠한 것들이 있는지

답 마취중 혈압하강이 일어나는 원인들로는

ㄱ. 과도한 전처치제(진정제 혹은 마약성진통제등)의 투여.

ㄴ. 마취에 앞서 사용한 치료약제들(항고혈압제, 베타 아드레나린성 차단 제, calcium 차단제등)의 영향.

ㄷ. 전신마취약제의 과도한 투여.

ㄹ. 국소마취약제의 혈관내 흡수.

ㅁ. 척추마취와 경막외 마취.

ㅂ. 기도압의 상승.

ㅅ. 수술중의 출혈과 혈장 소실.

ㅇ. 수술조작에 의한 기계적 혹은 반사적 반응.

ㅈ. 환자자세의 변화.

ㅊ. 환자자신이 원래 지니고 있던 심혈관계 질환.

ㅋ. 부적합 수혈시.

ㅌ. 패혈성 쇽

ㅍ. 심한 저산소혈증 등이 있으며 이중에서도 전신마취시 갑자기 혈압하강이 일어날 경우에는 수술에 의한 출혈, 수술조작에 의한 기계적 반응, 저산소혈증의 초래, 마취약제의 과도한 투여, 환자자신이 지닌 심혈관계 질환의 악화 등을 먼저 고려하여야 함.

문2 이건의 경우와 같이 복강내 검은 혈액이 시야에 보이며 혈압하강이 일어날 수 있는 원인은 어떠한 것들이 있는지

답 개복시 이미 검은 색깔의 혈액이 복강내 고여있으면서 혈압하강이 동반하는 경우는 수술전부터 복강내 어떤 장기의 손상으로 출혈이 시작되고 있었으며 지금도 계속됨을 암시하며 수술도중에 출혈되는 혈액(특히 동맥혈)의 색깔이 갑자기 검게 변하고 혈압하강이 발생한다면 이는 저산소혈증이 출혈과 함께 발생했음을 의미함.

문3 마취중 혈압하강이 나타날 경우의 치료원칙은 어떠한지, 마취중 혈압이 잡히지 않고 검은색 혈액이 보이다가 심정지가 올 경우 의심 할 수 있는 상황은 무엇이며 그 원인으로는 어떠한 것들이 있는지

답 치료원칙은

ㄱ. 고농도의 산소투여와 마취제투여 중지

ㄴ. 충분한 수액 및 혈액공급

ㄷ. 혈압상승제의 사용이며

문항에서의 상황은 심한 출혈로 환자가 저혈량성 쇽에 빠진 것으로 추정할 수 있으며 검은색 혈액은 저산소혈증의 동반을 의심할 수 있음. 이 경우에는 신속한 처치가 이루어지지 않으면 환자는 심정지를 초래함. 출혈은 수술조작이나 복강내 장기의 손상에 의한 것으로 추정되고 저산소혈증은 이 환자의 경우 과도한 출혈에 의한 심박출량의 저하가 조직으로의 관류량을 현저히 감소시켰기 때문인 것으로 추정함.

참고로 수술중 저산소혈증발생의 원인을 열거하면

ㄱ. 산소공급의 중단 혹은 감소.

ㄴ. 환자의 저환기상태(호흡억제)

ㄷ. 기도폐쇄나 흉벽의 이상 등의 호흡기계의 기계적 장애로 인한 호흡곤란.

ㄹ. 심박출량 저하와 산소소모 증가 및 빈혈.

ㅁ. 환자의 폐질환으로 인한 폐션트의 증가, 폐환기-관류비의 불균형및 폐확산의 장애등이 있음.

문4 저혈량성 쇽이란 무엇을 말하는 것인지

답 체내에서 혈관내 혈액량의 부족으로 심장으로 회귀하는 혈액량이 줄어 심장박출량의 감소를 가져오고 이것은 조직으로 보내는 혈류량을 감소시켜 (즉 조직관류량의 감소) 조직이 충분한 산소와 영양을 공급받을수 없는 상태를 말함.

나. 간열상에 관한 질문

문1 이 건의 경우 수술전에 간열상이 있었다고 할 수 있는 근거가 있는지

답 첨부된 환자 진료기록으로 볼때 2차 수술의 마취기록지에 수술후 진단명이 간열상으로 기록되어 있고 수술시작시에는 혈압을 측정할 수 없는 상태였던 것으로 미루어 보아 환자는 2차 수술전에 이미 간열상에 의한 심한 출혈상태에 있었던 것으로 추정됨.

문2 수술중 간열상이 일어날 수 있는 경우는 어떠한 것이 있는지

답 수술 중 사용기구에 의해 간조직에 기계적 손상이 가해졌을때 간열상이 일어날 수 있으나 자세한 내용은 일반외과 학회에 문의바람.

문3 수술중 간열상이 일어났을 경우 시기에 따라 그 증상은 어떠한지

답 출혈의 정도에따라 증상은 빈맥, 혈압은 유지 내지 약간의 하강을 하는 초기반응부터 서맥, 심한 저혈압 및 저산소혈증의 소견에 이어 심정지까지 초래할수 있음.

문4 수술중 간열상이 일어났을 경우 이를 적절한 시기에 봉합하지 않으면 어떠한 문제가 발생할 수 있는지

답 출혈이 계속됨으로 저혈량성쇽 및 저산소혈증을 일으켜 심정지를 초래할수 있음.

문5 간열상의 경우 적절한 치료법은 어떠한 것이 있는지

답 우선 출혈부위를 봉합하거나 절제하여 출혈을 막고 혈액과 수액을 충분히 공급해 주는 것이 급선무나 외과적인 자세한 내용은 외과 학회에 문의 바람.

다. 척골신경 손상에 관하여

문1 오른쪽 팔에서 혈관노출술을 시행할 때 척골신경 손상이 올 수 있는 원인은 무엇이 있는지

답 척골신경에 직접적 기계적 손상을 가할 경우 척골신경 손상이 올수 있음.

문2 이 건의 경우 혈관노출술 시행시에 척골신경 손상이 있었다고 볼 수 있는지, 없다면 다른 원인은 무엇이라고 추정할 수 있는지

답 첨부된 환자 진료기록만으로는 혈관노출술 시행시에 척골신경의 손상을 초래했는지 여부를 판단할 수는 없으나 혈관노출술 이후 다른 원인 없이 척골신경 손상이 발생했다면 개연성은 추정할 수 있음.

문3 척골신경 손상을 복원할 경우 완전한 회복이 가능한지

답 이항은 신경외과분야의 사항임으로 신경외과 학회에 문의바람.

문4 이 건의 경우 척골신경이 완전하게 회복된 증거가 있는지. 있다면 그 증거는 무엇인지

답 첨부된 자료만으로는 환자의 척골신경 회복여부를 판단 할 수 없음.

참고사항

이 건은 1심재판부에서 심리중 환자측과 병원간에 보상에 대한 합의가 이루어져 환자측에서 소취하를 함으로 종결된 건이므로 분쟁에 대한 재판부의 판단을 알 수는 없으나 수술 후의 결과에 대해 병원측에서 환자에게 일정액(3000만원)의 위자료를 지급하였음.

▶ 사례 6(비뇨기과)

I. 사건 개요

1) 환자는 사고당시 28년 2개월된 신체 건장한 남자로서 택시 승용차 운전업무에 종사하는 사람으로 1993.11.23. 국도상 트럭과의 차량 충돌사고로 우측 신장손상과 늑골골절로 인하여 수술을 받던 중 사망함.

2) 트럭과의 충돌시간은 같은 해 11.23. 09:55 경이었고 10:40경 응급실로 내원하였으며 12:10 경 수술실로 옮겨 12:30 경 전신마취하에 수술(신장적출술)을 시작하였고 13:30 경 심정지가 와서 심폐소생술을 시행하였으나 16:20 경 사망하였으며 사인은 우측신장혈관 파열로 인한 복강내 과다 출혈로 판명되었음. 이 환자의 마취와 수술은 일반외과 전문의에 의해 시행 되었음.

II. 서울지방법원의 사실조회 의뢰사항(1)

가. 출혈에 관하여

문1 사람의 혈액량은 체중 1kg 당 약 80ml 인지 여부

답 평균 혈액량은 성인 남자의 경우는 약 75 ml/kg(체중의 7.5 %)이고 여자의 경우는 약 65 ml/kg(체중의 6.5 %) 임.

문2 500ml 정도의 혈액손실시 천천히 발생한 경우는 어떤 혈류역학적 변화는 나타나지 않으나 환자가 불안해 하거나 피부등이 축축해지는 등의 임상증상을 보이는지 여부

답 출혈에 따른 증상은 출혈량, 환자의 연령, 체중, 심폐질환의 존재유무 등에 따라 다양하게 나타날 수 있으며 500 ml의 출혈이 천천히 발생한 경우에는 건강하고 젊은 성인남자에서는 특별한 증상이 나타나지 않을 수 있으나 심폐질환을 가진 노인에서는 혈압하강, 빈맥 등의 증상이 나타날 수 있음. 의식이 있는 경우 정신적으로 불안할 수 있음.

문3 1.500-2,000ml 이상의 혈액이 급격히 손실된 경우에는 1단계(대사성단계) - 2단계(비대사성단계) - 3단계(비가역적 단계)로 발전되기 때문에 빨리 치료치 않으면 사망하게 되는지 여부

답 다량의 실혈이 급격히 발생하는 경우는 정맥회귀 혈액량의 감소로 인한 심박출량의 감소와 조직으로의 산소운반능력에 장애를 가져옴으로 신속히 치료하지 않으면 심정지를 일으키고 사망에 이를 수 있음.

문4 대량출혈시 혈압과 심박출량이 감소하고 각 장기의 혈액관류가 감소하여 순환계가 시간이 지나면서 부전증에 빠지게 되므로 지혈, 혈액공급 등 초기 치료가 매우 중요한지 여부

답 대량출혈시 지혈, 혈액및 수액공급 등의 신속한 처치가 매우 중요함.

문5 대량출혈시 신장에서는 혈액관류가 저하됨에 따라 사구체 여과율이 감소하여 핍뇨현상이 나타나고 만일 저혈량증이 계속되는 경우에는 세뇨관 괴사 및 급성신부전증을 초래하는지 여부

답 대량출혈로 인해 심한 저혈압과 저혈량증이 계속될 경우 세뇨관 괴사및 급성신부전증이 초래될 수 있음.

문6 출혈이 의심되는 환자의 경우 심부전이 합병되어 호흡곤란이 현저한 환자외에는 두부 및 상체를 낮게 하는 shock position 을 취하여야 하는지 여부

답 출혈로 인한 체내 혈액량감소로 혈압하강이 일어날 경우 심장이나 뇌로 가는 혈액량의 증가를 위해 하체를 올리고 머리를 낮게하는 자세를 취하는 것이 중요장기의 보호에 도움이 될 수 있음.

나. 신장및 신장혈관 파열에 관하여

문1 비뇨생식기 외상환자에서도 타장기 외상환자와 마찬가지로 과다 출혈에 대한 일반적 처치가 무엇보다 먼저 실시되어야 하는지 여부

답 외상에 의한 출혈의 정도와 환자의 상태에 따라 치료방법에 차이가 있으나 비뇨생식기 외상환자라도 심한 출혈이 있는 경우에는 출혈에 대한 처치가 우선되어야함.

문2 대부분의 비뇨생식기 외상환자에서는 정확한 사고기전과 검사소견만으로 외상장기를 측정할 수 있는지 여부

문3 교통사고로 인하여 자동차 핸들에 의해 우측 9번째 늑골골절 등의 소견이 있을시 신장손상 및 신장 동.정맥 손상이 많이 발생하는지 여부

문4 우측 신장 및 신장혈관 파열시 분당 일반적으로 몇 정도의 출혈이 있는지 여부

문 2-4) 문항은 비뇨기과 분야에서 답할 사항임으로 비뇨기과학회에 문의 하시기 바랍니다.

문5 신장 및 신장혈관 파열시의 임상증상은 어떠한지 여부. 이와같은 손상만으로 만 28세 된 건강한 성인 남자가 실혈로 사망할 수 있는지 여부

답 신장 및 신장혈관 파열시의 증상은 혈뇨와 출혈에 따르는 증상들(빈맥, 혈압하강, 발한등)이 나타날 수 있으며 단시간내 대량출혈이 있을 경우 즉시 충분한 량의 수혈을 해주지 못하면 저혈량성 쇽에 빠질 수 있고 나아가 심정지를 초래할 수 있으나 더 구체적인 내용은 비뇨기과학회에 문의 하시기 바랍니다.

문6 신장 및 신장혈관 파열시는 신장으로 가는 혈류량이 감소하여 핍뇨등이 발생할 가능성이 많으므로 이를 관찰하기 위하여 혈뇨, 핍뇨, 무뇨 등의 소변 체크와 혈압체크, 맥박체크 등을 수시로 하여야 하는지 여부(몇 분간격으로 하여야 하는지)

답 신장 및 신장혈관 파열이 의심될 경우에는 소변검사 및 혈압, 맥박, 호흡등 활력징후를 자주 측정하여(5-10 분마다) 환자상태의 변화를 주의깊게 관찰하고 특히 많은 출혈이 의심될시는 지혈과 수혈 등의 신속한 처치를 해주는 것이 매우 중요함.

문7 신장의 경우 좌,우측의 2개가 있으나 한쪽만의 손상시 이를 빠른 시간내에 적출하면 생명에는 지장이 없는지 여부

답 한쪽 신장만의 손상시 빨리 적출을 하고 충분한 지혈을 하면 생명에는 지장이 없을 것으로 생각함.

문8 신장 및 신장혈관 파열 등으로 혈뇨가 나오고 있다면 헤모글로빈 수치가 14.4g/dl(정상 15.4g/dl)인 경우 복부 대량출혈을 의심할 수 있는지 여부

답 14.4g/dl의 헤모글로빈치는 정상범위에 속하는 수치임으로 이것으로 복부대량출혈을 의심할 수는 없음.

문9 신장손상이 있는 경우 가장 중요한 것은 신장으로 가는 혈관의 손상여부를 확인하는 것인지 여부

답 신장손상의 경우 우선 신장으로 가는 혈관의 손상여부를 확인하는 것이 매우 중요할 것으로 생각되나 더 자세한 내용은 비뇨기과학회에 문의 하시기 바랍니다.

문10 신동맥이나 정맥이 파열되어 있다면 일측성 신손상이든 양측성 신손상이든 즉각적인 개복수술이 필요한지 여부. 기타 다른 지혈방법이 있는지 여부

답 신혈관의 파열로 인한 출혈시는 즉시 개복을 하여 지혈을 하는 방법과 환자의 상태변화를 관찰하면서 보존적 치료를 해주는 방법이 있으나 더 세부적인 사항은 비뇨기과학회에 문의 하시기 바랍니다.

문11 교통사고에 의하여 핸들로 복부를 강타 당한 경우 방사선 촬영, 혈압, 혈액, 맥박, 소변검사 등으로 신장 및 신장혈관 파열이 확인될 때 즉시 개복수술을 하여야 하는지 여부

답 문10항의 답과 동일함.

문12 위 11항에서 확진을 위하여는 컴퓨터 단층촬영보다 신우조영술이 더 정확한 확진방법인지 여부. 신우조영술로 그 결과를 아는데 소요되는 시간은 얼마나 걸리는지 여부. 확진을 위하여는 반드시 컴퓨터 단층촬영을 하여야 하는지 여부

답 이 항은 비뇨기과 분야에서 답할 사항임으로 비뇨기과학회에 문의 하시기 바랍니다.

문13 신장 및 신혈관 파열 환자에게도 출혈이 있을시는 수혈을 하여야 하는지 여부

답 출혈이 있을시는 일반적인 출혈환자의 처치기준을 따름. 즉 출혈량, 환자의 활력증후의 변화, 일반혈액검사 소견 등에 따라 수혈의 여부를 결정함.

다. 마취에 관하여

문1 SGOT, SGPT 가 200, 150 unit 인 경우 신장 및 신혈관 파열에 의한 개복수술시 0.5% 할로테인 마취가 복강내 출혈에 어떠한 영향을 미치는지 여부. 심장에는 어떠한 영향을 미치는지 여부

답 Halothane 0.5 %농도는 매우 낮은 마취농도로 복강내 출혈이 많지 않을시에는 환자의 심장기능에 별 영향을 주지 않을 것으로 생각함. 다만 복강내 출혈이 심하여 환자가 심한 저혈압상태에 있는 경우라면 마취제 투여는 중단하고 산소만 투여하는 것이 더 안전할 것으로 생각함.

문2 위 1항에서 28세된 건강한 남자가 거의 정상인 혈압이 위 수술중 갑자기 70/50mmHg로 떨어질 수 있는지 여부. 떨어진다면 마취 등 어떤 원인과 관련이 있다고 보여지는지 여부

답 전신마취중 저혈압을 일으킬수 있는 중요한 원인들에는 환자자신이 갖고 있는 심혈관계 질환, 수술중 발생한 대량출혈, 수술조작에 따른 반사반응, 전신마취제의 과도한 용량의 사용(흡입마취제

의 경우 고농도로 장시간 사용시)등이 있으나 일정한 심도의 마취하에 정상으로 유지되던 혈압이 어느 시점에서 갑자기 떨어졌다면 급격한 대량 출혈의 가능성 혹은 수술조작에 의한 반사반응일 가능성이 큰 것으로 생각됨.

문3 할로테인 마취제는 간기능이 나쁜 환자의 경우에는 치명적인 부작용이 있는 마취제로 알려진바 위와 같이 간기능이 나쁜 환자의 경우에는 할로테인 외에 다른 마취제를 사용할 수 있는지 여부. 부득이 수술을 하여야 할 경우 어떤 조치를 취하여야 하는지 여부. 할로테인 마취를 사용하더라도 간기능 수치를 고려하여 0.5% 보다 낮추어 사용할 수 있는지 여부.

답 간기능에 이상이 있는 환자의 마취시에는 halothane 대신 enflurane, isoflurane 같은 흡입마취제를 사용하거나 정맥마취제. 근이완제 등으로 균형마취를 하는것이 현재의 추세임. halothane 농도를 0.5% 이하로 낮출 경우에는 수술에 필요한 마취심도를 얻기 힘드므로 타 마취제의 추가 사용이 필요함.

III. 서울지방법원의 감정의뢰사항(2)

문1 1993.11.23. 검사기록지는 혈액가스분석을 한 기록지인바 채혈한 시간은 언제인지 여부

답 이 기록지는 혈액가스분석에 대한 기록지가 아니라 일반혈액학 검사. 요검사, 혈액화학 검사 기록지임. 정확한 채혈시간은 기록되어 있지 않으나 간호기록지를 볼때 환자가 수술실에 들어가기전 (10시 40분에서 12시 사이) 시행한 것으로 추정됨.

문2 위 1항의 검사한 결과가 나온 것은 언제인지 여부.

답 진료기록부상에서는 정확한 시간을 알 수 없음. 다만 수술전에 결과가 나오는 것이 상례임.

문3 위 검사기록지에 따르면 SGOT, SGPT 가 각각 200, 150 이라고 기록되어 있는데 SGOT, SGPT 의 정상범위는 얼마인지 여부

답 SGOT, SGPT 의 정상범위는 10 - 40 units 사이임.

문4 위 수치는 간기능이 좋지 않다는 것을 의미하는데 이렇게 간기능이 좋지 않아 SGOT, SGPT 가 높은 경우의 마취방법은 어떠한지 여부.

답 SGOT, SGPT 의 상승은 간기능이 저하된 환자에서도 나타나지만 다발성 손상을 받은 환자에서도 나타날 수 있으므로 이 환자에서 SGOT, SGPT 의 상승이 반드시 간기능의 저하에 의한 것이라고 단정하기는 힘듬.

간기능의 저하로 SGOT, SGPT 가 상승되어 있는 경우에는 간기능에 영향을 적게주는 마취방법과 마취약제를 이용하여 마취를 시행함. 이때는 부위마취방법을 많이 이용하나 반드시 전신마취가 필요한 경우에는 균형마취(정맥마취제, 근육이완제, 아산화질소와 산소를 이용한 마취방법)나 enflurane 이나 isoflurane 과 같은 간기능에 영향을 적게 주는 흡입마취제를 사용함.

문5 할로탄 마취의 경우 간기능이 좋지 못한 환자에게는 치명적인 바 이렇게 간기능이 좋지 못한 환자에게 할로탄 이외에 다른 마취제를 사용할 수는 없는지 여부.

답 간기능이 좋지않은 환자에서 전신마취를 해야할 경우에는 halothane사용을 피하고 4) 에서 언급한 것처럼 enflurane 이나 isoflurane을 사용하거나 균형마취방법을 이용하는 것이 일반적이나 급성간염에 의해 간효소치가 급격히 증가된 경우에는 응급수술이 필요한 경우가 아니라면 수술을 연기하는 것이 원칙임.

문6 SGOT, SGPT가 200, 150과 같이 상승할 경우 진정제 등의 투여와 산소투여만으로는 수술할 수는 없는지 여부.

답 전신마취시에는 의식소실, 근육이완, 통증제거, 반사작용 억제 등이 반드시 필요함으로 진정제와 산소투여만으로는 수술에 필요한 마취상태(심도)를 달성하기 힘듬.

문7 SGOT, SGPT의 수치가 높은 것이 출혈에는 어떤 영향을 미치는지 여부(예, 출혈을 잘 멎지 않게 한다).

답 SGOT, SGPT의 상승이 간기능의 저하에 의한 것일 경우 출혈성향을 증가시킬 수 있음.

문8 마취기록지에 대하여

❶ 마취한 기록은 마취기록지에 반드시 기재하여야 하는지 여부.

답 마취기록은 마취기록지에 반드시 기재하는 것이 원칙임.

❷ 마취기록에는 마취를 시작한 시간과 끝난 시간, 마취할 동안의 활력증후의 변화를 매 몇분 단위로 체크하여 기록하여야 하는지 여부.

답 마취시작에서 끝날때까지 5분 단위로 활력증후의 변화를 측정하는 것이 원칙임.

❸ 마취한 전문의와 마취에 보조로 참여한 의사와 간호사 등의 성명을 반드시 기재하여야 하는지 여부.

답 마취에 관여한 사람의 성명은 모두 마취기록지에 기록되어야함.

❹ 위 진료기록부 상에는 이러한 기록이 기재되어 있는지 여부. 마취할 동안의 체온, 맥박, 호흡 등의 변화를 기록하지 아니한 특별한 이유가 기재되어 있는지 여부.

답 이 진료기록부에서는 마취기록지를 사용하지않고 내용이 서술형으로 기술되어 있으며 5분단위의 환자상태 기록은 없으나 중요시기에 대한 환자상태는 기술되어 있음. 이러한 방법으로 기록한 이유는 알 수 없음.

문9 할로탄에 의한 간괴사 보고가 있고 카테코라민에 대한 심근감작을 잘 일으키므로 부정맥이 잘 발생할 수 있기 때문에 간, 심장기능장애 환자에서 잘 사용하지 않으려는 경향이 있는지 여부.

답 주 흡입마취제로서 halothane의 사용은 마취후 발생하는 드물지만 치명적인 간괴사와의 관련을 의심하는 많은 보고들때문 최근들어 사용빈도가 점차 줄어들고 있고 간기능장애가 있는 환자에서는 사용하지 않는 추세임. Halothane 이 cathcholamine에 대한 심근감작 발생의 역치를 낮추는 것은 사실이나 관상동맥질환을 가진 환자의 마취시에는 halothane 사용의 장점도 있으므로 심장질환을 가진 환자에서 halothane 의 사용이 금기는 아님.

문10 현재 우리나라에서는 할로탄의 부작용으로 인해 enflurane을 사용하는 경향이 있는지 여부.

답 현재 대부분의 대학병원급이나 대형병원에서는 halothane 대신 enflurane 이나 isoflurane 을 사용하는 추세이나 가격차이때문 중소병원이나 의원급에서는 아직도 halothane을 사용하는 병원들이 상당수 있는 것이 현실임.

Ⅳ. 서울지방법원 제 15 민사부의 판결(96 가합 13113 손해배상건)

■ 주문

1. 원고들의 피고들에 대한 이 사건 각 청구를 모두 기각한다.
2. 소송비용은 원고들의 부담으로 한다.

■ 청구취지

피고들은 연대하여 원고 오ㅇㅇ에게 금 80,439,304원, 원고 장ㅇㅇ, 안ㅇㅇ에게 각 금 5,000,000원, 원고 장ㅇㅇ, 장ㅇㅇ에게 각 금45,959,536원 및 각 이에 대하여 1992. 11. 23부터 이 사건 판결선고일까지는 연 5푼의, 그 다음날부터 완제일까지는 연 2할 5푼의 각 비율에 의한 금원을 지급하라는 판결

■ 이유

1. 기초사실

가. 피고 ㅇㅇ화재보험주식회사(이하 피고회사라 한다)는 대전 7더 8296호 2.5톤 트럭에 관하여 그 소유자인 소외 박ㅇㅇ와의 사이에 그가 위 트럭의 운행으로 인하여 제3자에 대하여 손해배상책임을 지게 되는 경우 피고 회사가 그 손해배상금을 보험금을 지급하기로 하는 내용의 자동차종합보험계약을 체결한 보험자이고 피고 장ㅇㅇ은 일반외과 전문의로서 ㅇㅇ병원을 경영하는 자이며, 소외 장ㅇㅇ(이하 소외인이라 한다)는 택시운전사로서 아래에서 보는 바와 같이 그 운전의 택시가 소외 김ㅇㅇ운전의 위 트럭과 충돌한 교통사고로 인하여 늑골골절, 우측신장파열 등의 상해를 입고 피고 병원에서 치료를 받던 중 사망한 자이고, 원고 오ㅇㅇ는 소외인의 처, 원고 장ㅇㅇ, 안ㅇㅇ는 그의 부모, 원고 장ㅇㅇ, 장ㅇㅇ은 그의 자녀들이다.

나. 소외인은 1993. 11. 23. 09:55경 충북 1바 7906 택시를 운전하여 왕복2차선 도로를 영동쪽에서 옥천쪽으로 시속 30km 로 진행함에 있어 당시 그곳은 눈이 내려 녹고 있는 상태로서 노면이 미끄러웠는데 진로 전방에서 앞서가던 경운기를 추돌하지 않으려고 급제동하다가 미끄러져 반대 차선으로 넘어가 바로 그때 반대 방향에서 진행하여 오던 위 트럭에 의해 위 택시의 오른쪽 옆(운전석 옆자리) 부분을 들이 받혀 그 충격으로 위 상해를 입고(운전석 옆자리에 탔던 승객은 그 자리에서 사망) 같은 날 10:40 경 응급의료 지정병원인 피고 병원으로 후송되었다.

다. 소외인은 28세의 남자로서 몸무게가 65kg 정도였는데 피고 병원에 후송되었을 당시 흉부등 좌상외에는 별다른 외부 상처는 없었으나 가슴과 복부의 통증을 호소하여 일반외과 전문의인 피고와 피고 병원 외과과장인 소외 노ㅇㅇ이 그를 진찰하고 각종 검사를 실시한 결과 소외인은 방사선 사진상 우측 9번 늑골골절 및 복부혈종이 나타나고 또한 그에게 삽입한 배뇨관을 통해 혈뇨가 나오는 것이

확인되어 위 사고로 위 늑골골절외에 신장손상에 의한 내출혈을 입은 것으로 진단되었으나 당시 소외인은 맥박이 분당 110회로 측정되고 간기능을 표시하는 혈청의 GOT 및 GPT의 수치가 200 및 150으로 정상범위보다 높게 나타나고 있기는 하였으나 혈압은 140/110mmHg, 헤모글로빈 수치는 14.4g/dl 로서 대량출혈이 의심될 정도는 아니고 담당경찰관에게 사고경위에 관해 진술하는 등 의식도 명료한 상태에 있어 소외인이 위급한 상태에 있는 것은 아닌 것으로 판단되어 피고는 그 신장손상의 정도와 정확한 부위, 혈관손상 여부, 다른 장기 손상여부 등을 확인하기 위해 피고 병원으로부터 자동차로 약 20분 정도의 거리에 있는 소외 김○○경영의 대전소재 방사선과의원에 컴퓨터단층촬영을 의뢰하였다.

라. 이에 위 김○○은 피고 병원으로 구급차를 보내어 소외인을 실어오게 하였고, 피고는 그날 11:40경 그를 위 구급차에 실어 보냈는데 당시 소외인은 배뇨관이 삽입되어 있었고 0.5% 포도당 수액 1,000cc를 주입받은 후 양쪽 팔의 정맥을 통하여 실혈로 인한 혈압저하를 방지하고 혈압상승작용을 하는 하트만수액(항생제 혼합) 1,000cc짜리 2병을 주입받고 있던 중이었으나 피고는 소외인에게 위 수액공급 등 장치만 부착하였을 뿐 의사나 간호사를 이에 동행시키지 아니한 채 그를 위 구급차 운전사에게 맡겨 후송하도록 하였고, 위 김○○은 그날 12:00경 소외인을 받아 약 40분간에 걸쳐 그에 대한 컴퓨터단층촬영을 하고 이를 판독하여 소외인에게 다른 장기의 손상은 없으나 우측 하부늑골들의 골절에 의한 혈흉, 폐좌상 및 우측 신장파열(4등급)에 의한 그 주위에의 출혈을 확인하는 한편 그외 의식이 당초 도착시보다 점차로 흐려지는 등 위급한 상태에 이르는 것을 발견하고 소외인을 다시 피고 병원으로 실어보내면서 전화로 피고에게 이러한 상황을 알리고 신장출혈에 대한 응급수술을 할 것을 권고하였다.

마. 이에 피고는 소외인이 피고 병원에 도착하는 대로 위 신장파열에 의한 출혈을 막기 위한 우측신장적출술을 시행하기로 하고 대전에 있는 혈액원에서 수혈용 혈액을 구입해 오도록 하는 수술팀을 구성하는 등 위 수술준비를 하였는바, 그날 13:00경 소외인이 다시 피고 병원에 도착하고, 그 무렵 위 수혈용혈액(400cc짜리 5봉지)도 도착하였다(진료기록에 기재된 그 이후의 시각은 모두 1시간씩 앞당겨져 있다).

바. 그리하여 피고는 그때까지 주입되지 않고 남아있던 하트만 수액 500cc를 계속 주입하는 한편 다른 한쪽 팔의 정맥을 통하여 역시 혈압상승작용을 하는 레오마크로덱스 수액 500cc를 주입하기 시작하였으며, 위 수혈용 혈액도 임상병리사의 교차반응검사 등을 거쳐 그날 13:10경 수술실에 전달되었는바, 당시 소외인의 의식은 상당히 흐려져 신음소리와 함께 신체자극에 반응하는 정도였고, 혈압은 150/60mmHg , 맥박은 분당 106회였으며, 피고가 소외인의 피부소독, 침대고정 등 준비를 거쳐 소외인에 대한 수술을 위해 마취를 시작할 때인 그날 13:30경 그의 혈압은 100/70mmHg, 맥박은 분당 110회였는바, 피고는 위 마취를 위해 먼저 마취유도제인 펜토탈소듐 14cc와 근육이완제인 썩시닐 콜린 3cc 등을 혈관주사하고, 기관삽관을 하여 0.5%의 저농도 할로테인(마취제)를 흡입시키는 한편(당시 소외인의 활력징후 상태가 약하여 마취제를 저농도로 사용) 인공호흡기에 의한 산소공

급을 함으로써 소외인을 전신마취시킨 후 피고 병원 산부인과 전문의인 소외 전○○에게 소외인의 심전도감시, 혈압점검, 호흡유지 등을 맡기고 위 레오마크로덱스수액의 주입이 끝난 팔의 정맥을 통하여 400cc짜리 혈액 1봉지를 점적 방법에 의하여 수혈하면서 피고 병원 외과과장인 소외 노○○의 보조하에 소외인에 대한 개복수술을 시작하였다.

사. 피고가 소외인의 우측 후복막 부위를 개복해 본 결과 그의 우측 신장 중간부분과 동맥혈관의 신장 연결 부위가 파열됨으로써 이를 통하여 출혈되어 나와 후복막에 고여있던 혈종이 쏟아져 나와 피고는 이를 흡입기로 흡입, 제거하면서 우측 신장으로 가는 동맥과 정맥을 지혈겸자로 찝고 그 혈관들과 요로관을 묶은 후 이를 잘라 우측 신장을 적출하는 수술을 시행하였는바, 위 적출 직전인 그날 14:20경 갑자기 소외인의 혈압이 70/50mmHg로 급격히 떨어지는 등 쇼크증상이 발생하자 피고는 즉시 위 할로테인의 흡입을 중단하고 위 노○○ 및 전○○ 등으로 하여금 인공호흡기에 의한 산소공급만으로 마취를 유지하도록 하는 한편 그때까지 점적 방법으로 약 200cc가 주입되어 약 200cc가 남아있던 혈액을 혈압기를 이용하여 펌핑수혈을 하고, 또한 에피네프린 등 혈압상승제를 투여하고 심장마사지를 하도록하여 심폐기능을 소생시키도록 하면서 위 신장적출술을 계속하였으나 약 10분 후 소외인은 심장박동이 정지되었고, 위 노○○ 등은 소외인의 양쪽 팔의 정맥에 새로이 혈액 400cc짜리 1봉지씩을 연결하여 계속 펌핑수혈을 하면서 심폐소생술을 계속하였고, 피고는 위 쇼크 발생 후 약 30분만에 위 우측 신장 적출 및 봉합을 끝냄으로써 수술을 마쳤으며 그후에도 소외인에 대한 심폐소생술을 계속하였으나 소외인은 끝내 심박동이 되돌아오지 아니하여 결국 그날 17:20경 사망하였다.

아. 일반적으로 인체의 혈액은 그 체중의 약 8%에 해당하는 것으로서(1kg당 80cc, 체중이 65kg인 경우 혈액은 약 5,200cc) 보통 성인 남자의 경우 1,000cc 정도의 출혈이 있을 때에는 그 출혈량의 3배 정도의 수액만을 공급하면 별도의 수혈을 하지 아니하여도 무방하나 1,500cc 이상의 출혈이 있을 때에는 수혈을 하여야 하는바, 소외인의 위 신장파열로 인한 출혈량은 1,500cc 내지 2,000cc인데 소외인에게 위 심장박동 정지시까지 수혈된 혈액량은 400cc에 불과하여(그 이후 심폐소생술 시행과정에서 400cc의 혈액이 더 주입되었으나 심박동 정지상태하에서의 수혈은 별 의미가 없다)그 전에 주입된 하트만 수액 및 레오마크로덱스 수액의 량(합계 2,500cc)을 고려하여도 그 실혈량에 비하여 공급 또는 수혈된 수액이나 혈액은 훨씬 부족한 상태였고, 소외인에게 발생한 위 쇼크 및 심정지의 원인도 다량의 실혈로 인한 순환혈액 부족(저혈량성, 허혈성)이다.

자. 교통사고 등 둔상에 의한 신장손상이나 신장혈관 파열시에는 다량의 실혈로 인한 쇼크증상이 나타날 수 있고 이러한 경우 개복하여 신장을 적출하거나 신장혈관을 봉합하는 외에는 달리 지혈방법이 없으며, 위 신장적출술 시행중에도 다량의 출혈로 사망에 이르는 경우가 상당수 있고 특히 신장혈관 파열시에는 신속한 조치에도 불구하고 실혈로 인한 사망률이 30내지 40%에 이른다.

2. 피고 회사에 대한 청구에 관한 판단

가. 원고들은 피고 회사에 대하여, 소외인의 사망으로 인한 망인의 일실수입손해 및 위자료, 원고 오○○의 장례비 손해 및 원고들의 위자료의 배상을 구하는바, 위 인정사실에 의하면 피고 회사는 위 트럭의 소유, 운행자인 소외 박○○의 보험자로서 자동차손해 배상보장법 제3조 및 상법 제724조 제2항에 의하여 위 트럭의 운행으로 인하여 발생한 이 사건 사고로 소외인 및 그와 가족관계에 있는 원고들이 입은 손해를 보상할 책임이 일단 있다 할 것이다.

나. 피고 회사는 이에 대하여 이 사건 사고는 소외인의 일방적인 과실로 인하여 발생한 것이므로 피고 회사는 위 사고로 인한 손해를 배상할 책임이 없다고 항변하므로 이에 대하여 살펴본다.

앞서 든 갑 제8호중의 6내지 10의 각 기재 또는 영상에 변론의 전취지를 종합하면 이 사건 사고 장소는 제한시속이 60km인 노폭 약 6.3m의 왕복 2차선 도로로서 그 중앙에 황색 실선이 그어져 있고, 위 트럭의 진로 전방 오른쪽으로 가풍리 마을로 통하는 진입로가 나 있어 그 부분에 중앙선이 끊어져 있고 각 차선에 정지선이 그어져 있는 사실, 소외인 운전의 위 택시는 위 가풍리 마을 진입로에 일부 진입한 상태에서 위 트럭에 의해 그 오른쪽(운전석 옆자리) 부분을 들이받혔으나, 이는 위 택시가 위 가풍리 마을로 들어가려다가 위 사고를 당한 것이 아니라 앞서가던 경운기를 발견하고 급제동하다가 눈길에 미끄러지면서 도로 중앙부분을 넘어 상대방 진로에 돌출함으로써 위 사고를 당한 것으로서, 당시 위 김○○는 시속 약 40km로 자기 차선을 따라 진행하던 중 약 15m 전방에서 위 택시가 위와 같이 갑자기 그의 차선으로 넘어들어오자 금제동하면서 오른쪽으로 방향을 틀었으나 거리 근접으로 미치지 못하여 위와 같이 위 택시를 들이받게 된 사실을 인정할 수 있는바, 그렇다면 황색 중앙선이 그어져 있는 도로에서 자기 차선을 따라 정상 운행하던 위 김○○에게 상대 차선에서 운행해 오던 위 택시가 갑자기 자기 차선으로 넘어들어올 경우까지 예상하여 이에 대비한 조치를 취하여야 할 주의의무가 있다고 할 수는 없고(당시 위 도로 상황이 원고들 주장과 같이 그 운행속도를 제한속도의 1/2인 시속 30km까지 감속하고, 바퀴에 체인을 감고 운행하여야 할 정도라고 볼 수 없을 뿐 아니라 설사 위 김○○에게 위와 같은 의무가 있다 하더라도 위 의무위반이 대향차선에서 갑자기 자기 차선으로 넘어 들어온 차량을 들이받은 이 사건 사고에 대한, 상당인과관계가 있는 원인이라고 볼 수는 없다 할 것이다). 따라서 이 사건 사고는 위 김○○의 어떠한 운전상의 과실없이 오로지 피해자인 소외인의 일방적인 과실에 의하여 발생한 것이라 할 것이며, 또한 위에서 본 사고 경위에 비추어 위 트럭에 어떠한 구조상의 결함이나 기능상의 장해도 없었던 것으로 인정되므로 결국 피고 회사는 위 사고로 인하여 소외인 및 원고들이 입은 손해를 배상할 책임이 없다 할 것인즉, 이 점을 지적하는 피고 회사의 위 면책항변은 이유있다 할 것이다.

3. 피고 (장○○)에 대한 청구에 관한 판단

원고들은, 소외인의 사망은 피고 및 피고 병원 의사들(이하 피고 등이라 한다)의 다음과 같은 잘못으로 인하여 발생한 것이므로 피고는 그 불법행위자 본인 겸 사용자 또는 소외인과의 진료계약에 따라 그에 대한 필요, 적절한 진료행위를 다하여야 할 의무를 이행하지 못한 계약당사자로서 위 사망으로 인하여 위 망인 자신 및 그와 가족관계에 있는 원고들이 입은, 피고 회사에 대하여 구한 바와 같은 손해를 배상할 의무가 있다고 주장하므로 차례로 살펴보기로 한다.

가. 원고들은 먼저, 소외인은 피고 병원에 내원할 당시 혈압이 비교적 정상이고, 맥박수가 올라가며 의식상태가 불안한 제1단계 대사성 쇼크상태에 있었고, 피고 및 피고 병원 외과 과장 소외 노○○도 소외인이 피고 병원에 후송된 후 그에 대한 검사와 진찰을 통해 그가 늑골골절과 신장손상을 입은 것으로 진단하였으며 또한 교통사고로 늑골이 골절된 경우 늑골이 골절되면서 신장동맥 등 내장동맥이 절단될 수 있음을 충분히 예상할 수 있는 것이므로 피고 등으로서는 소외인이 비가역적 쇼크상태에 빠지기 전에 수혈과 아울러 즉시 개복하여 출혈부위를 확인하고 파열된 신장혈관을 봉합하거나 파열된 신장을 절제하는 등 신속히 지혈조치를 취하여야 하고 그러한 시술이 불가능할 경우 응급조치 후 즉시 위와 같은 시술이 가능한 종합병원 등으로 전원시켜야 할 주의의무가 있음에도 불구하고 만연히 컴퓨터단층촬영을 한다는 이유로 소외인을 다른 병원에 싣고 갔다오는 등 시간을 소비하여 그 시술의 적기를 놓침으로써 결국 소외인으로 하여금 과다출혈로 인한 허혈성 쇼크로 사망에 이르게 하였다고 주장한다.

살피건대, 위에 나온 각 증거들에 의하면 교통사고 부상자에 대하여 신장손상 및 이로 인한 복막 내 출혈이 진단되었다 하더라도 개복수술 없이 고식적인 방법에 의하여 치료할 수 있는 경우가 있을 수 있고, 또한 개복수술이 필요한 경우에도 다른 장기의 손상이 있으면 이에 대한 수술적 처치도 함께 하여야 하며, 또한 그 적절한 수술범위도 미리 확인하여 결정하는 것이 필요하므로 혈압, 맥박 등 신체활력 징후상 아주 위급한 상태가 아닌 이상, 개복수술 여부의 결정, 다른 장기의 손상 여부 확인, 가장 적절한 개복부위 등 수술범위 및 대상의 결정을 하기 위하여 컴퓨터단층촬영 등을 통하여 그 정확한 손상 부위 및 정도 등을 확인하는 것이 의사로서 원칙적인 처치방법인 사실, 그리하여 피고도 위에서 인정한 바와 같이 그 신체활력 징후에 의하여 소외인이 아직 위급한 상태가 아닌 것으로 판단하고 즉각적인 개복수술에 앞서 그 수술 여부 또는 그 정확한 수술부위를 확정하기 위하여 컴퓨터단층촬영설비를 갖춘 병원 중 피고 병원에서 가장 가까운 거리에 있고 이를 판독할 수 있는 전문의가 상주하고 있어 가장 빨리 그 결과를 알 수 있는 소외 김○○의 엑스선과의원에 그 촬영을 의뢰한 사실, 위 김○○이 소외인에 대한 컴퓨터단층촬영을 하고 그 사진을 통해 위에서 본 바와 같은 우측 신장 등 장기의 손상 및 그 정도를 진단하는 동안 소외인은 신장파열에 의한 출혈이 계속 진행되어 그 상태가 현저히 악화하였으나, 위 김○○은 소외인을 인근 종합병원에 옮겨 새로이 입원절차를 밟게 하고, 또한 그 병원에서 보호자 확인, 수술의료진 구성, 수술준비를 하는데 시간을 보내게 하는 것보다는 응급의료지정병원으로서 그와 같은 수술에 적합한 장비와 인력을 갖추고 있을 뿐 아니라 이미 소외인을 진찰하여 그 상태를 잘 파악하고 있는 피고 병원에서 응급수술을 받게 하는 것이 더 신속하고 적절한 것이라고 판단하고 소외인을 피고 병원으로 다시 후송하였고, 피고도 소외인의 도착 전에 위 김○○으로부터 미리 그와 같은 전화연락을 받고 즉시 수혈 및 수술준비를 갖추고 있다가 소외인이 피고 병원에 도착하는 대로 별 시간지체없이 위 신장적출술을 개시한 사실

(도착후 30분 만에 수술개시), 수혈은 출혈부위에 대한 지혈조치와 아울러 시행하는 것이 바람직하고 근본적인 지혈조치 없이 수혈만 하면 그 손상부위로 출혈이 계속되어 오히려 부적절하고 수술직전이나 수술을 시작하면서 수혈을 하는 것이 더 적절한 조치인 사실을 엿볼 수 있는바, 그렇다면 피고가 소외인의 피고 병원 후송 즉시 그에 대하여 수혈 및 개복수술을 시행하지 아니하였다거나 그를 다른 종합병원으로 후송하지 아니하였다 하여 이를 잘못이라 할 수는 없다 할 것이고, 달리 이 점을 인정할 아무런 증거가 없으므로 원고들의 위 주장은 이유없다 할 것이다.

나. 원고들은 다음으로, 소외인은 복부 둔상으로 인하여 늑골골절과 신장손상을 입었는바, 이러한 경우 피고 등은 소외인에 대한 혈압, 맥박 등 활력징후를 지속적으로 점검하고 시진, 청진 등으로 복부팽만 여부를 살핌으로써 복강내출혈을 의심하고 전혈의 수혈전에 5% 혈청 알부민, 혈장 또는 500ml의 덱스트란을 투여하여야 하며, 구토시 토물의 기도흡입을 방지하기 위한 비위관Levin tube 및 혈뇨 여부를 확인하기 위한 배뇨관foley을 삽입하여야 하고, 복부에 대한 컴퓨터단층촬영보다는 복부천자를 통해 복강내출혈 여부를 검사하여 즉각적인 개복수술을 시행하여야 함에도 불구하고 이러한 조치를 취하지 아니한 잘못이 있다고 주장하므로 살피건대, 우선 피고 등이 소외인의 혈뇨 여부를 확인하기 위하여 배뇨관foley을 삽입하였음은 위에서 본 바와 같고, 또한, 위 인정과 같이 피고 등이 소외인의 혈압을 유지하기 위하여 하트만 수액 및 레오마크로덱스 수액을 계속적으로 투여하여 그 개복수술을 시작 당시 소외인의 혈압이 100/70mmHg, 맥박이 분당 110회로 유지되고 있었던 이상 원고들이 주장하는 위 활력징후의 지속적 점검 불이행이 소외인의 사망에 어떠한 원인이 되었다고 볼 수 없으며, 원고들 주장의 그 나머지 진료조치 또한 그것이 소외인의 당시 상태에 비추어 담당의사로서 당연히 시행하였어야 할 필수적인 것이라고 볼 증거가 없으므로 원고들의 위 주장도 이유없다 할 것이다.

다. 원고들은 다시, 피고 등은 소외인에 대한 신장적출술을 위한 마취에 있어 마취과 전문의에 의한 마취를 시행하지도 않았고, 나아가 소외인이 간기능 혈청수치(GOT, GPT)가 위 인정과 같이 정상 범위를 훨씬 넘고 있었음에도 불구하고 균형마취방법이나 엔플루레인enflurane또는 아이소플루레인isoflulane을 사용하는 마취방법을 택하지 아니하고 간기능저하 환자에게 피해야 할 할로테인halothane을 사용한 마취를 시행한 잘못이 있다고 주장한다.

그러므로 살피건대, 소외인에 대한 위 수술에 있어 마취과 전문의 아닌 피고가 그 마취를 시행한 사실은 위에서 인정한 바와 같으나, 그것이 금지되어 있는 것도 아니려니와, 이 사건 소외인 사망 사고가 마취과 전문의 아닌 피고의 마취로 인하여 발생하였다고 볼 증거도 없으며, 또한 ㅇㅇ대학교 의과대학 부속병원장에 대한 진료기록감정촉탁결과에 의하면 위 간기능 혈청수치의 상승은 간기능이 저하된 환자 외에도 소외인과 같은, 다발성 손상을 입은 환자에게서도 나타날 수 있는 것으로서 위 할로테인이 소외인에게 회피 되어야 할 마취제라고 보기 어려울 뿐 아니라 위 할로테인 사용이 허혈성 쇼크에 의하여 발생한 이 사건 소외인의 사망사고의 원인이 되었다고 볼 수도 없으므로 원고들의 위 주장도 이유없다 할 것이다.

라. 원고들은 다시, 피고는 원고 오○○에게 소외인의 상태와 응급처치후의 처치에 대하여 설명해 주고 조치를 하여야 함에도 이와 같은 설명의무를 다하지 아니한 잘못이 있다고 주장하나, 갑 제10호증의 10, 갑 제11호증의 2의 각 기재에 변론의 전취지를 종합하면 소외인의 후송 직후 그의 가족이 피고 병원에 나타나지 않고 있다가 그에 대한 위 신장적출수술을 시작할 무렵 그의 아버지인 원고 장○○이 병원에 도착하여 피고는 그에게 위와 같은 응급상황을 설명하고 그로부터 위 수술에 대한 서약서(갑 제10호증의 10)를 받은 사실을 엿볼 수 있고 달리 원고들 주장의 위 설명의무위반 사실을 인정할 아무런 증거가 없으므로 원고들의 위 주장 또한 이유없다 할 것이다.

마. 원고들은 끝으로, 피고는 위임사무인 진료계약상의 채무자로서 소외인에 대한 진단결과, 복강천자 등 출혈에 대한 검사를 소홀히 하게 된 이유, 소외인이 피고 병원에 내원한 즉시 그에 대한 개복수술을 시행하였더라도 소외인은 사망할 수 밖에 없었다거나 수술지연과 소외인의 사망 사이에는 아무런 인과관계 없다는 점 등에 대하여 원고들에게 자세한 사후보고를 하여야 할 의무가 있음에도 이를 이행하지 아니한 잘못이 있고, 이는 고의로 입증을 방해한 행위에 해당한다고 주장하나, 원고들 주장의 위 변명의무 불이행사실이 인정된다 할지라도 그것이 곧 피고의 입증방해행위에 해당한다거나 이로써 피고가 소외인의 사망으로 인한 손해를 배상할 책임이 있다고 할 수는 없으므로 원고들의 위 주장 역시 이유없다 할 것이다.

4. 결론

결국 원고들의 피고들에 대한 이 사건 각 손해배상청구는 더 나아가 판단할 필요없이 이유없다 할 것이므로 이를 모두 기각하기로 하고, 소송비용은 패소자인 원고들의 부담으로하여 주문과 같이 판결한다.

참고사항

이 건은 재판부가 원고(환자)측이 환자의 사망원인이 의사가 적절한 진료행위를 하지 않았음에 있으며 또 원고들에게 설명의무를 다하지 못하였다고 주장하며 병원측의 과실에 대한 손해배상청구를 한데 대하여 기각결정을 내림으로 피고(의사)측에 진료상에 과실이 없음을 인정한 건으로 재판부의 판결문 내용을 읽어보면 의사의 적절한 진료행위와 설명의무의 범위에 대한 재판부의 견해를 이해할 수 있음. 1심 재판부의 판결결과에 대해 환자측에서 항소를 하였는지 여부와 만일 하였다면 2심 재판부의 판결결과를 지켜볼 필요가 있음.

2 수술수기의 문제

▶ 사례 1 (외과)

I. 사건 개요

(1) 환자(19세 남)는 하복부 통증으로 1999. 5. 11. 개인의원에 입원하여 급성 충수돌기염의 진단하에 수술을 받았으나 수술의사가 S상 결장Sigmoid colon을 충수돌기로 오인하여 충수돌기 절제술 대신 S상 결장Sigmoid colon절제술을 시행함으로 수술 후 환자는 하복부 통증, 고열, 수술시 삽입된 배액관에서 이물질의 배출 등의 합병증이 발생함. 이러한 합병증으로 인하여 환자는 종합병원으로 전원됨.

(2) 종합병원에서 개복결과 환자에게 범발성 복막염과, S상결장의 천공, 충수돌기가 절제되지 않은 상태로 남아있음을 확인하였음. 의료진은 복벽의 농 제거 및 세척, 괴사 조직 절제, 위와 같이 천공된 부위 교정 등의 조치를 하고 S상결장 인공 항문의 설치 및 배농관 삽입 등을 마친 후 위 수술을 종료하였음.

(3) 이후 환자는 위 수술 후 중환자실 및 일반 병실에서 계속하여 치료를 받던 중 항생제 내성균MRSA 감염, 패혈증, 복막염, S상 결장 항문루, 괴사성 근막염, 복벽결손의 진단을 받았고, 이로 인하여 같은 해 5. 19.부터 7. 1. 사이에 음낭절개 배농술, 8회에 걸친 인공복벽 설치술 및 괴사조직 절제술 등의 수술적 치료와 기타 약물치료 등을 받았고, 약물 치료의 부작용으로 인하여 파킨슨씨병 등을 진단받는 등의 상태가 되어 치료를 받다가 같은 해 7. 31. 퇴원하였음.

(4) 환자는 퇴원 후에도 계속하여 괴사된 환부 조직 절제, 인공복벽 설치와 그로 인한 성형외과적 처치 등을 위하여 ㅇㅇ병원을 비롯한 몇몇 병원에서 9회 가량 입원하여 5회(앞서 본 10회의 수술까지 포함하면 총 15회이다)에 걸친 일반외과 수술 및 3회에 걸친 성형외과 수술을 받았음.

(5) 현재 환자는 인공복벽을 설치하고 대퇴부 근육을 복부에 이식하여 복부가 유지되고 있는 상태이지만, 복부 및 대퇴 근력이 저하되어 걷거나 운동하는데 제한이 있고 무거운 짐을 들거나 등산, 땅파기 등이 불가능한 상태이며, 위와 같은 장기간의 힘든 치료 과정에서 발생한 정신과적 질환인 우울장애가 동반된 외상후 자극장애로 인하여 정신과적 치료를 요하는 상태에 있음.

II. 서울지방법원 제15 민사부 99가합 70766 사실조회서에 대한 회신

1. 수술전 폐기능은 이상이 없었던 환자에게 9회 정도 시행된 전신마취에 대해

문 19살 성인의 분당 정상적인 호흡수는 몇 회이며, 분당 40-60회의 호흡수를 정상으로 볼 수 있는지?

답 성인의 정상 호흡수는 분당 15-20회이며 분당 40-60회의 호흡수는 빈호흡tachypnea으로서 1회 환기량tidal volume의 부족으로 폐포-폐모세혈관 사이의 가스교환에 참여하는 호흡량이 적어 가스교환에 장애를 가져올 수 있음.

문2 만약 2–3일 간격으로 9회에 걸쳐 환자에게 전신마취가 시행되었다면 환자에게 미칠 수 있는 영향은 어떤 것이 있는지?

답 구체적 상황(사용한 마취약제 종류, 마취방법, 마취시간, 마취후 환자상태, 수술의 종류 등)을 알 수 없어 정확한 답을 하기가 어려우나 2-3일 간격으로 9회나 전신마취가 시행되었다면 환자의 호흡기능, 순환기능 등에 억제영향을 주었을 가능성이 있음.

문3 위 환자의 가슴 X-ray에서 심한 atelectasis, pleural effusion, pulmonary edema가 있을 때 추측할 수 있는 원인 및 환자에게 나타날 수 있는 증상, 환자에게 미치는 영향은 무엇인지?

답 수술후에 발생하는 무기폐atelectasis는 기도내 분비물이나 혈액에 의한 기관지폐쇄가 가장 흔한 원인이며 환자가 수술에 따른 통증 때문에 숨을 깊이 쉬지 못하고 호흡이 빠르고 얕으며 효과적인 기침을 할 수 없으므로 기도분비물이 축적되어 무기폐가 발생하며 이것은 폐내 우좌션트를 일으켜 저산소혈증을 일으킬 수 있음.

폐부종pulmonary edema과 흉막 유출pleural effusion은 폐간질액의 생성속도가 임파계의 운반능력을 초과하여 폐간질에 액체축적이 일어나는 현상을 말하며 특히 폐부종은 폐모세혈관 정수압pulmonary capillary hydrostatic pressure의 상승, 혈장 교질 삼투압plasma oncotic pressure 감소와 모세혈관 투과성capillary permeability 증가 등이 원인임. 폐모세혈관 정수압의 상승은 좌심실 부전이나 수액의 과잉 공급시 볼 수 있는 현상으로 이를 고압성 폐부종이라 하며 폐모세혈관 투과성 증가는 패혈증, 급성 외상후 폐부전 및 독성가스 흡입후에 볼 수 있는 현상으로 저압성 폐부종이라 함. 폐부종이 발생시 환자는 호흡곤란, 빈호흡을 일으키며 적절한 치료를 하지않으면 폐포-폐모세혈관 가스교환에 심한 장애를 가져와 저산소혈증, 과탄산증을 일으킬 수 있으며 심정지를 초래할 수도 있음.

문4 전신마취 시술이 환자의 폐에 미칠 수 있는 영향은 어떤 것이 있는지?

답 전신마취후 환자의 회복과정에서 일어날 수 있는 가장 흔한 합병증이 저산소혈증인데 그 원인으로는 기도폐쇄, 후두경련, 기도내 분비물 저류, 흡입마취제 또는 근육이완제의 잔류효과 등에 의한 저환기, 무기폐에 의한 폐내 우좌션트 등이며 이 모두가 전신마취가 환자의 폐에 미칠 수 있는 영향임. 대부분의 흡입마취제와 정맥마취제는 호흡억제를 가져오고 마취중 근이완을 목적으로 사용한 근이완제는 마취후 충분히 가역되지 않을시 호흡장애를 가져 올 수 있으므로 마취후 회복과정에서 산소로 충분한 환기를 해주고 근이완제의 영향을 가역시켜 주어야 함.

문5 위 환자에게 전신마취 수술후 중환자실에서 기도삽관과 기계호흡을 시행하였다면 그 이유는 무엇으로 추측되는지?

답 환자가 회복과정에서 여러 원인으로 자발적 호흡이 불가능하거나 자발적 호흡만으로는 충분한 환기를 하지 못해 가스교환(산소의 섭취와 이산화탄소의 배출)에 장애를 초래하여 저산소혈증과 과탄산혈증을 나타낼 때, 즉 환기장애가 있을시 기도삽관을 하고 인공호흡기로 조절호흡내지 보조호흡을 해주어야 함.

III. 서울지방법원 제15민사부 99가합 70766 손해배상건의 감정촉탁 의뢰에 대한 회신(2)

■ 감정할 사항

- **5월 14일 첫 수술 이후의 환자의 상황에 관련한 질문 중 마취와 관련한 질문.**

문 3-4일 간격으로 9번의 전신마취가 시행된 경우 전신마취로 인해 환자에게 미친 영향이나 합병증이 있는지? 있다면 어떠한 것이 있는지?

답 진료기록부가 첨부되지 않아 9회의 전신마취시의 구체적 상황(사용한 마취약제 종류, 전신마취의 방법, 마취시간, 수술의 종류, 마취후 환자의 전신상태 등)을 알 수 없어 정확한 답변을 하기가 어려우나 3-4일 간격으로 9회나 전신마취가 시행되었다면 1회 마취한 환자에 비해 마취 후 발생할 수 있는 일반적인 합병증의 발생가능성이 더 커질 수 있음.

■ 참고로 전신마취 후에 발생할 수 있는 합병증에 대해 기술하면

1) 호흡계의 합병증

가) 저산소혈증

전신마취후 환자의 회복과정에서 일어날 수 있는 가장 흔한 합병증이 저산소혈증이며 그 원인으로는 기도폐쇄, 후두경련, 기도내 분비물 저류, 흡입마취제 또는 근육이완제의 잔류효과 등에 의한 저환기, 무기폐에 의한 폐내 우좌션트 등이며 이 모두가 전신마취가 환자의 폐에 미칠 수 있는 영향임. 대부분의 흡입마취제와 정맥마취제는 호흡억제를 가져오고 마취중 근이완을 목적으로 사용한 근이완제는 마취후 충분히 가역되지 않을시 호흡장애를 가져 올 수 있으므로 마취 후 회복과정에서 산소로 충분한 환기를 해주고 근이완제의 영향을 가역시켜 주어야 함.

나) 저환기

수술후의 저환기는 주로 호흡중추의 억제와 호흡근력의 약화 및 기도의 폐쇄에 의해 초래됨. 호흡억제는 흡입마취제보다 정맥마취제 사용 후 더 쉽게 초래되며 특히 마약제의 다량 투여시 흔히 발생함. 호흡근력의 약화는 횡격막의 기능을 억제시키는 상복부 수술시에 발생할 수 있으며 마취중 사용한 근육이완제의 잔류효과가 남아 있을시에도 발생함.

2) 순환계의 합병증

가) 저혈압

마취후에 유발되는 저혈압의 원인으로는 환자의 체위변동이나 이동, 마취제 또는 근육이완제의 잔류효과, 실혈의 불충분한 보충, 심부정맥, 저산소증, 전해질 이상, 대사성산증 등이며 심혈관계에 의한 저혈압의 원인으로는 심실 전부하의 감소, 심근 수축력의 저하 또는 전신혈관저항의 감소 등이 있음.

나) 고혈압

회복실에서 혈압상승의 원인은 통증, 저산소혈증, 과탄산혈증, 과도한 수액투여 , 흥분 및 소란, 기존의 고혈압 환자 등이 있음.

다) 심부정맥

수술 후에 유발되는 심부정맥의 원인으로는 전해질 불균형, 저산소혈증, 과탄산혈증, 대사성산증, 대사성알카리증, 기존의 심장질환 등이 있으며 회복실에서 나타나는 부정맥은 대부분이 대사성내지 관류상의 문제임.

3) 흥분 및 소란

회복실에서 일어나는 흥분이나 소란의 원인으로는 기도폐쇄, 저산소증, 통증, 방광팽창, 위팽창, 근육이완제의 불완전한 길항, alcohol이나 다른 약제로 부터의 금단증상, 중추성 항콜린성 증후군, 마취제 또는 진정제의 잔류효과 등이 있음.

4) 구역, 구토

구역, 구토는 마취유도시 유입된 가스에 의한 위팽창, 마취전 투약이나 마취중에 사용된 진통제등이 유발원인이며 젊은 여자환자에서 잘 일어나나 마취방법보다는 수술의 종류에 더 많은 영향을 받는데 사시수술, 후두경시술, 위장관 수술, 복강경시술 후에 잘 일어남.

5) 저체온, 떨림

마취중의 열손실 때문에 마취에서 깨어나면서 불안, 혈관수축, 떨림 등을 나타내는데 특히 저체온은 비재호흡법non-rebreathing method 마취방법후, 온도가 낮은 수액투여나 수혈후, 대수술시 오래동안 체강을 노출시켰을 때, 소아, 노인, 상태가 불량한 환자등에서 심하며, 수술실이나 회복실의 냉방기 사용이 가장 큰 원인임.

떨림은 신경성인 것과 체온조절에 관련된 것등 두가지 원인이 있으며 추체로 징후pyramidal tract signs는 얕은 전신마취로부터 깨어나는 환자에서 흔히 볼 수 있음. 떨림은 신체의 산소소모량을 3-4배 증가시키므로 노인에서는 심박출량의 증가가 산소소모량의 증가를 따라가지 못할때는 저산소혈증과 부정맥의 원인이 될 수 있음.

Ⅳ. 서울중앙지방법원 제15민사부 99가합 70766(의) 판결

■ 주문

1. 피고들은 연대하여 원고에게 72,777,140원 및 이에 대하여 199. 5.11.부터 2004. 6. 23.까지는 연 5%, 그 다음날부터 완제일가지는 연 20%의 각 비율에 의한 금원을 지급하라.

2. 원고의 나머지 청구를 기각한다.

3. 소송비용은 이를 5분하여 그 4는 원고의, 나머지는 피고들의 각 부담으로 한다.

4. 제1항은 가집행할 수 있다.

■ 청구취지

피고들은 연대하여 원고에게 392,998,599원 및 이에 대하여 1999. 5.11.부터 이 사건 소장부본 송달일까지는 연 5%, 그 다음날부터 완제일까지는 연 20%의 각 비율에 의한 금원을 지급하라.

■ 이유

1. 기초사실

가. 당사자의 신분관계

원고는 피고 국ㅇㅇ이 운영하는 ㅇㅇ클리닉(이하 '피고병원' 이라 한다)에서 충수돌기염을 진단받아 충수돌기를 절제하기 위한 수술(이하 '이 사건 수술' 이라 한다)을 받았다가 이 사건 사고를 당한 사람이고, 피고 국ㅇㅇ은 위 ㅇㅇ클리닉을 운영하는 내과 전문의의며, 피고 위ㅇㅇ은 피고 병원의 외과 과장으로 근무하면서 위 수술을 집도하였던 의사이고, 한편, 원고의 아버지 김ㅇㅇ은 피고 국ㅇㅇ과 8년여간 같은 건물에서 공동 개업하여 안과 의원을 운영하여 온 안과의사이다.

나. 이 사건 수술의 경위

(1) 원고는 1999. 5. 11. 09:30경 그보다 하루 전부터 하복부 통증이 있어 김ㅇㅇ과 함께 피고 병원에 내원하여 피고 국ㅇㅇ으로부터 진찰을 받았는데, 원고에 대하여 실시된 내과적 검진, 혈액검사(그 결과 백혈구는 11,500개/㎕였고, 참고치는 4,000~10,000개/㎕이다) 및 복부 단순방사선검사 등을 종합한 결과 급성 충수 돌기염이라는 진단을 내렸다. 이에 피고 국ㅇㅇ은 원고를 피고 위ㅇㅇ에게 보냈고, 피고 위ㅇㅇ 또한 같은 병명으로 진단을 내렸다. 한편, 김ㅇㅇ은 피고들로부터 위와 같은 진단을 듣고서 다시 원고를 인근의 ㅇㅇ의원으로 데려가 진찰받게 하였으나. 위 의원에서의 진단도 동일하였다.

(2) 피고 위ㅇㅇ은 같은 날 12:20부터 14:35까지 사이에 원고에 대하여 충수돌기Vermiform appendix를 절제하기 위한 이 사건 수술을 하면서, 충수돌기와는 다른 부위인 S상결장Sigmoid colon을 충수돌기로 오인하여 이를 절제하고 그 절제부위를 봉합한 다음, 수술부위에 배액관을 삽입하고 위 수술을 종료하였다.

다. 수술후 피고 병원에서의 경과

(1) 피고 병원에서는 수술후 원고에게 예방적 항생제를 투여하고, 수술부위를 소독하는 등의 처치를 하면서 회복 과정을 관찰하였는데, 원고는 수술 다음날인 5. 12. 하복부의 통증을 호소하기 시작하였

고, 15:00경 체온이 38.2°C로 상승되었으며, 혈액검사 결과 백혈구 수치가 11,700개/㎕로 참고치를 상회하였다.

(2) 그런데 5. 13. 09:00경 위 수술시 삽입된 배액관에서 통상 배출되는 것과는 다른 양상의 이물질이 배출되었고, 이 날 실시한 혈액검사 결과 백혈구 수치는 3,200개/㎕였고, 백혈구 중 중성구가 85%, 림파구가 12%, 단핵구가 3%였으며, 헤모글로빈 14.5g/dl, 헤마토크릿 42.1%, 혈소판 210만/mm^3의 수치를 보였는데, 피고 위○○은 김○○에게 배액된 이물질 때문에 상급병원에서 치료를 받는 것이 좋겠다고 하며 전원을 권유하였다.

(3) 김○○은 위와 같이 전원 권유를 받고, 자신이 개인적으로 알고 있는 외과의사 2인에게 연락하여 이들이 직접 피고 병원에 와서 원고의 상태를 살펴 보았는데, 위 외과의사들은 김○○에게, 원고에게 패혈증을 의심할 외부적 증상은 발견하지 못하였고, 원고의 상태가 반드시 수술해야 하는 상태는 아니지만, 정확히 판단하기 위하여 개복수술을 해 볼 수도 있다는 취지로 조언하였다.

(4) 김○○은 13:00경 원고를 ○○병원으로 전원시키기로 결정하여 이를 피고 병원 측에 알렸고, 피고 병원에서는 같은 날 14:00 원고를 ○○병원으로 전원하였는데, 전원 전 마지막으로 측정된 원고의 활력증후는 혈압이 130/100mmHg, 맥박이 62회/분, 체온이 35.7°C였다.

라. 전원 후 경과

(1) 원고는 ○○병원 응급실에 도착한 15:32경 발열과 복통이 있고, 정신은 뚜렷한 상태로 몹시 괴로워하고 있었으며, 혈압 92/47mmHg, 맥박 135회/분, 호흡수 24회/분, 체온 38°C의 상태였고, 혈액검사상 백혈구 수치는 2,000개/㎕였으며, 장음이 감소되어 있었다. ○○병원 의료진은 수술 후 농양을 의심하고 범발성 복막염으로 진단하여 응급수술을 계획하였다.

(2) 한편 16:40 실시한 복부 골반 CT검사 결과 소장이 폐쇄되고, 국소적 복막염이 있으며, S상결장벽의 비후가 있다는 소견이 나왔고, 18:45 혈압 90/50mmHg, 맥박 140회/분, 호흡수 24회/분의 상태로 혈압이 낮아 ○○병원 의료진이 원고에게 수액을 빠른 속도로 주입하였으며, 19:05에는 혈압이 110/70mmHg로 회복되었으나 체온은 38.5°C로 발열이 계속 있었다. ○○병원의료진은 20:00경 원고를 응급실에서 일반 병실로 옮겼는데, 이 때 혈압 100/60mmHg, 맥박 140회/분, 체온 38.1°C였다.

(3) ○○병원 의료진은 23:00부터 다음날인 5. 14. 06:50까지 약 7시간 50분에 걸쳐 원고에 대하여 응급수술을 실시하였는데, 수술에 들어가 복부를 절개하자 나쁜 냄새가 나는 가스가 분출되고, 500cc가 넘는 대변과 같은 내용물이 배출되었으며, 원고의 전복벽에 걸쳐 오염이 있고, 충수돌기는 절제되지 않은 채 그대로 남아있으며, 복강내에 나쁜 냄새가 나는 농양이 충수돌기 위치로 보이는 부근에 다량 고여 있고, 대신 원고의 복부 중앙에 위치한 S상결장이 0.6~0.7mm가량 천공되어 있음이 확인되었다. 위 의료진은 흡입기 등을 이용하여 복벽의 농 제거 및 세척, 괴사 조직 절제, 위와 같이 천공된 부위 교정 등의 조치를 하고 S상결장 인공 항문의 설치 및 배농관 삽입 등을 마친 후 위 수술을 종료하였다.

(4) 이후 원고는 위 수술 후 ㅇㅇ병원 중환자실 및 일반 병실에서 계속하여 치료를 받던 중 항생제 내성균(MRSA) 감염, 패혈증, 복막염, S상 결장 항문루, 괴사성 근막염, 복벽결손의 진단을 받았고, 이로 인하여 같은 해 5. 19. 음낭절개 배농술을, 같은 해 5. 22.부터 7. 1. 사이에 8회에 걸친 인공복벽 설치술 및 괴사조직 절제술 등의 수술적 치료와 기타 약물치료 등을 받았고, 약물 치료의 부작용으로 인하여 파킨슨씨병 등을 진단받는 등의 상태가 되어 치료를 받다가 같은 해 7. 31. 퇴원하였다.

(5) 원고는 ㅇㅇ병원에서 위와 같이 1999. 5. 13부터 1999. 7. 31.까지 80일간 치료받은 후에도 계속하여 괴사된 환부 조직 절제, 인공복벽 설치와 그로 인한 성형외과적 처치 등을 위하여 ㅇㅇ병원을 비롯한 몇몇 병원에서 9회 가량 입원하여 5회(앞서 본 10회의 수술까지 포함하면 총 15회이다)에 걸친 일반외과 수술 및 3회에 걸친 성형외과 수술을 받았다.

(6) 현재 원고는 인공복벽을 설치하고 대퇴부 근육을 복부에 이식하여 복부가 유지되고 있는 상태이지만, 복부 및 대퇴 근력이 저하되어 걷거나 운동하는데 제한이 있고 무거운 짐을 들거나 등산, 땅파기 등이 불가능한 상태이며, 위와 같은 장기간의 힘든 치료 과정에서 발생한 정신과적 질환인 우울장애가 동반된 외상후 자극장애로 인하여 정신과적 치료를 요하는 상태에 있다.

마. 피고 위○○에 대한 형사처벌

한편, 피고 위ㅇㅇ은 이 사건 수술상 과실과 관련하여, 수원지방법원 성남지원 99고단2369호로 업무상과실치상죄로 기소되어 위 법원으로부터 2001. 9. 7. 금고 8월, 집행유예 2년의 형을 선고받아 그 무렵 판결이 확정되었다.

바. 관련의학지식

(1) 충수돌기 및 S상결장의 해부학적 위치

우하복부 복강 내에 위치하여 대부분 후복막에 대장의 우측 최첨단부인 맹장이 고정되어있는데, 이 맹장으로부터 아래로 늘어져 있는 장기 부분이 충수돌기이고, 한편 S상결장은 이와는 반대 위치인 대장의 좌측 편에서 직장으로 이행되는 결장 부분을 말하는데 위치가 고정되어 있는 것은 아니어서 운동성이 있다.

(2) 충수돌기염

충수돌기에 염증성 변화가 생긴 경우를 말하는데, 그중 급성 충수돌기염이 대부분을 차지한다. 처음에는 경한 복부 동통으로 시작하여 복막 자극 증상까지 나타내는 급성 복부질환 중 외과적 수술을 요하는 것 중에 가장 흔한 질환이다. 조기에 진단하여 치료하면 합병증을 줄일 수 있고, 사망률이 극히 적은 질병으로, 충수돌기를 절제하는 방법으로 치료를 한다. 충수돌기염을 예방할 수 있는 특별한 방법은 없지만 사망률을 적게 하기 위해서는 천공되기 전에 충수절제술을 실시하여야 한다.

충수돌기 절제술시 충수돌기인지 다른 조직인지 여부는 직접 눈으로 보고 조작에 의하여 확인하나, 구별이 곤란하면 조직현미경상으로 구별이 가능하다. 충수돌기가 쉽게 발견되지 아니하는 경우에는 맹장의 앞쪽 결장유를 따라가면 충수돌기의 기저부에 도달할 수 있다.

충수돌기 절제술 후 감염 등에 의한 패혈증을 예방하기 위하여 통상 활력증후를 규칙적으로 측정하고, 복부의 압통이나 경직성, 통증의 이동 등을 면밀히 관찰한다.

(3) 복막염의 합병증

복막염은 응급수술이 필요한 경우라 할 수 있는데, 수술이 늦어져 적당한 시기를 놓치면 복막염의 염증이 진행되어 범발성 복막염, 탈수, 탈수로 인한 쇼크, 패혈증, 복강내 농양의 침투로 횡경막하 농양, 골반내 농양 등의 합병증이 발생할 수 있다. 그러나 증상만으로는 수술할 수는 없고, 합병증이 의심되면 수술에 필요한 확인 진단이 필요하고, 상태가 나쁘다면 수액요법, 항생제 요법 등을 실시한 후 활력증후를 안정시켜 수술하여야 환자의 상태가 호전될 수 있다.

(4) 괴사성 근막염

결체조직에 미생물의 감염으로 심각한 상태를 야기하는 염증으로, 특히 근육이나 근막에 감염될 때에는 더욱 심각해지는 질병이다. 발적, 부종, 발열 등의 증상이 있고, 삼출물 배액 등으로 진행되면 피부 감각도 없어지고 구리벽 같이 되며 출혈성 물집, 괴사, 피하에서 뽀골거리는 공기물집이 생기는 등 심각한 증상을 보인다. 치료로는 알맞은 항생제나 광범위 항생제의 사용, 수술적 방법에 의한 광범위한 괴사 감염 근육제거 등의 방법이 있다. 경우에 따라서는 팔다리를 절단할 수도 있다.

유발요인은 발생 부위에 따라 위장관계, 요로계와 피부 등의 병원균과 연관성이 있는 것으로 보이고, 유발 요인 없이도 발병할 수 있다. 당뇨병, 간경변, 임파종, 만성신부전, 악성 종양 등과 같은 소모성질환 및 비만증, 면역 억제 그리고 영양상태 불량 등이 이 질환의 소인으로 작용할 뿐 아니라 악화인자로도 작용하여 이와 같은 경우에 호발할 뿐 아니라 이런 질환이 동반될 경우 사망률도 증가한다.

복막염이 오래 지체되면 흔히 괴사성 근막염과 혼용되어 사용되는 진단명인 점진적 세균적 괴사가 발생할 수도 있는데, 이는 상처 주위의 비특이적인 봉와직염이나 패혈증에서 발생하는 것으로 복막염이 지속된 상태에서 발생하는 것이 가능하다.

(5) 패혈증

미생물 침범으로 인한 열, 저체온, 오한, 빈호흡, 빈맥 등의 전신적인 염증반응을 말한다. 위와 같은 증상 및 정신상태의 변화 등이 발생되면 쉽게 패혈증을 의심할 수 있다. 아직 확실한 검사법은 없고, 다만 의심할 수 있는 소견으로는 위와 같은 증상 및 백혈구의 증가 또는 감소, 혈소판 감소 등이 있으나, 패혈증 때 나타나는 소견은 매우 다양하게 나타난다. 패혈증은 급속히 사망할 수 있으므로 성공적인 치료를 위하여는 감염된 국소 부위에 대한 시급한 조치, 혈류 및 호흡기에 대한 치료, 침범된 미생물의 제거 등이 필요하다.

2. 손해배상책임의 발생

가. 충수돌기 대신 S상결장을 절제한 수술상의 과실

(1) 위 기초사실에 의하면, 피고 위○○은 원고에 대하여 이 사건 수술을 시행함에 있어서 충수돌기 및 S상결장 등의 해부학적 구조를 정확히 파악하여 염증이 발생하여 제거하여야 할 부위인 충수돌기

를 정확히 찾아내어 확인하고 절제한 후 절제된 부분을 제대로 봉합하여야 할 주의의무가 있음에도 이를 소홀히 하여 염증이 발생한 부위인 충수돌기를 찾아내지 못한 채 대신 S상결장을 충수돌기로 오인하여 이를 절제하고 그 부위를 봉합하여 이 사건 수술을 종료하였는데, 그 후 위 봉합부위가 천공되어 이를 통하여 대변 등의 내용물이 대장 외 복강 내로 유출되었고, 반면 충수돌기 부분 근처의 복강 내에는 농이 생겨 이로 인한 복막염 및 이에 병발한 괴사성 근막염 등이 발생하여 원고가 복부 근육의 상당 부분을 절제하고 현재와 같이 인조복벽을 설치하게 하여 그로 인한 후유증으로 현재의 장해를 겪게 하는 결과에 이르게 한 과실이 있다고 할 것이다(피고들은 이에 대하여 원고가 심한 비만 상태로 체지방이 많고 특히 복부 비만이 심하여 수술 중 시야 확보가 곤란하였고, 게다가 통상 S상결장이 좌측 하복부에 위치하는 것과는 달리 원고의 경우 우측 하복부에 위치하여 육안으로 구별이 어려운 두 부위를 혼동할 수 밖에 없었다고 하여 과실이 없다는 취지로 주장하므로 보건데, 앞서 본 증거 및 사실관계와 변론의 전취지를 종합하면 수술시 시야확보가 매우 중요하고, 복부 비만의 경우 시야확보에 어려움이 있거나 충수돌기의 확인이 곤란할 수도 있으며, 특히 S상결장이 우하복부에 위치하는 경우 충수돌기와 구별이 곤란할 수 있는 사실, 충수돌기를 절제할 때 다른 조직과의 구별은 육안으로 조작에 의해 확인하나 구별이 곤란하면 조직현미경상 구별한다는 사실은 인정할 수 있지만, 한편 S상결장은 운동성이 있어 한 부위에 고정되어 있는 것이 아닌 사실, 충수돌기는 결장유를 따라가면 발견할 수 있는 사실, ㅇㅇ병원에서 5. 13. 시행한 응급수술 당시 원고의 S상결장이 복부 중앙에 위치하고 있었던 사실 등에 비추어 보면 이 사건 수술 당시 원고의 S상결장이 통상의 위치가 아닌 우측 하복부에 위치하고 있는 기형적인 해부학적 구조를 가지고 있다고 단정할 수 없고, 가사 S상결장의 위치가 통상적인 경우와 달랐다고 하여도 이러한 점이 외과의로서 충수돌기의 정확한 위치를 파악하여 이를 절제하여야 할 외과의로서의 피고 위ㅇㅇ의 주의의무에 어떠한 영향을 준다고 할 수도 없으므로 피고들의 위 주장은 받아들일 수 없다).

(2) 따라서 피고 위ㅇㅇ은 불법행위자 본인으로서, 피고 국ㅇㅇ은 피고 위ㅇㅇ의 사용자로서 위와 같은 피고 위ㅇㅇ의 수술상 과실로 인하여 원고가 입은 손해를 연대하여 배상할 의무가 있다.

나. 그 외의 원고의 주장에 관한 판단

(1) 원고는, 피고들이 이 사건 수술 후 조직검사 결과를 제대로 확인하여 S상결장 절제 사실을 바로 확인하였다면 인공 항문루 설치등 적절한 응급조치를 할 수 있었음에도 위 검사 결과 확인을 소홀히 하여 복막염 발생을 막지 못하였다고 주장하나, 을제1호증의 6의 기재에 의하면 피고 병원에서 이 사건 수술 당시 절제한 부위에 대하여 의뢰한 조직검사 결과 절제된 부위가 충수돌기가 아닌 대장조직의 일부였음이 확인되기는 하였으나, 피고 병원이 이를 보고받은 것은 원고가 ㅇㅇ병원으로 전원된 이후인 1999. 5. 17.인 사실을 인정할 수 있어, 위검사결과를 토대로 복막염을 예방하는 조치를 취할 수 없었음이 명백하므로 피고 병원 의료진의 과실을 인정할 수 없어 원고의 위 주장은 이유없다.

(2) 원고는, 피고들이 이 사건 수술 이후 환자의 활력증후, 배액 상태, 통증 호소에 대한 관찰 및 조치를

소홀히 하여 원고의 패혈증 상태를 진단하지 못하고 적절한 처치를 하지 못하여 원고의 상태를 악화시켰다고 주장하나, 피고들이 원고의 수술 후 회복과정에 대한 경과관찰을 소홀히 하였다거나, 피고 병원에서 원고가 패혈증으로 진단 할 정도의 증상을 보였다는 점을 인정할 증거가 없고, 오히려 피고 병원에서 이 사건 수술 후 원고의 회복 과정에 대한 관찰을 실시하면서 수술 직후부터 항생제 투여 등의 조치를 하여 왔고, 그러던 중 5. 12. 백혈구 수치증가, 발열이 있었으나 다음날인 5. 13. 체온 등 활력증후가 정상이 되고, 백혈구 수치도 감소하여 특별히 패혈증을 의심할만한 증상이 없었던 사실, 전원 전 마지막으로 측정된 원고의 활력증후는 혈압이 130/100mmHg, 맥박이 62회/분, 체온이 35.7℃로서, 체온이 다소 낮은 외에 패혈증으로 의심할만한 주요 증상이 없었던 사실, 김○○이 개인적으로 자문을 구하여 원고의 상태를 진단하였던 외과의사들도 뚜렷한 패혈증 증상을 발견하지 못한 채 다만 정확한 진단을 위한 개복술 가능성만을 제기하였던 사실 등은 앞서 본 바와 같은바, 이와 같은 피고 병원에서의 원고의 경과 및 피고 병원의 대응태도 등에 비추어 보면 피고 병원에서는 수술 후 원고에 대하여 적절한 감시 및 처치를 하였다고 봄이 상당하고, 달리 피고 병원 의료진의 과실을 인정할 증거가 없어 원고의 위 주장은 이유 없다.

(3) 원고는 또한, 피고들이 원고의 상태 및 그 치료로서 충수돌기 절제술 시행에 관하여 충분한 설명을 하지 아니하고, 원고의 보호자인 김○○의 동의를 받지 아니한채 치료비를 지급받을 목적으로 서둘러 이 사건 수술을 시행하여 설명의무를 위반하였다고 주장하므로 보건대, 비록 피고들이 김○○으로부터 문서로 수술 동의를 받지 않았음은 당사자 사이에 다툼이 없으나 문서화된 동의가 없다는 이유만으로 설명의무 위반이 있다고 단정할 수 없고, 달리 원고 주장처럼 피고들이 원고나 김○○에게 아무런 설명없이 이 사건 수술에 들어갔다고 볼 증거가 없으며, 오히려 갑 제9호증의 11, 13, 을 제8호증의 각 기재와 변론의 전 취지를 종합하면 피고들이 원고에 대하여 충수돌기염으로 진단하여 이를 김○○에게 알렸고, 김○○은 피고 병원 이외의 병원에 다시 찾아가 위 진단의 당부를 확인하였으며, 그 후 자신이 직접 피고 병원의 원무과 직원에게 원고의 입원을 위한 모든 절차를 밟을 것을 요청하고 수술 준비를 부탁하였던 사실을 인정할 수 있는바, 이러한 경위에, 김○○또한 다년간의 임상 경험을 가진 의사로서 충수돌기염에 대한 충분한 의학적 지식이 있어 그 위험성 등에 대하여 충분히 인식 하고 있었을 것으로 보이는 점까지 고려하여 보면 김○○은 이 사건 수술에서 설명이 필요하였을 것으로 보이는 충수돌기염의 일반적인 진단 내용 및 그 수술에 따르는 위험성과 합병증에 대하여 알고 있었을 것으로 보이고, 따라서 이 사건 수술과 관련된 설명 의무의 대상은 환자 내지 그 보호자가 이미 알고 있는 사실이라고 할 것이어서 이는 설명의무의 범위를 벗어나는 것이라고 할 것이며, 따라서 피고들이 이를 설명하지 아니하였다고 하더라고 이 사건 수술에 있어 원고나 김○○의 자기결정권 행사에 어떠한 장애가 있었다고 볼 수 없으므로 원고의 위 주장은 이유없다.

다. 피고들의 주장에 관한 판단

(1) 피고들은, S상결장이 절제되어도 제대로 봉합되면 시간이 경과하면서 아물게되어 아무런 문제가

생기지 않고, 가사 그 부분이 천공되어 복막염까지 발생하더라도 적절한 치료를 받으면 곧 회복되어 그 후 아무런 후유증을 남기지 아니하는 것이 통상적인데, 이와 달리 원고는 비만 및 그로 인한 면역기능 이상 등 체질적인 소인으로 인하여 절제 후 봉합한 부위가 천공되어 복막염이 발생하고, 나아가 괴사성 근막염 등까지 발생하였고, 여기에, 피고 위ㅇㅇ이 5. 12. 09:00부터 상급병원으로 전원을 권유하였음에도 김ㅇㅇ이 개인적으로 자문 및 전원할 병원의 선정 등에 시간을 소요하여 전원 시간을 지체하였고, 그 후 전원된 ㅇㅇ병원에서도 인근 병원들의 파업으로 인한 환자수 증가 등의 이유로 원고에 대한 응급수술이 지연되었던 점, 위 응급수술 후 발견된 원고의 괴사성 근막염에 대하여 ㅇㅇ병원 의료진이 신속, 적절한 조치를 취하지 아니하였고, 병원내 환자 관리를 소홀히 하여 항생제 내성균 감염으로 인한 패혈증, 신경안정제인 할로페리돌 또는 항생제 등의 약물로 인한 파킨슨씨병, 혈관염, 맥관장애, 욕창 등까지 발생케 하였던 점 등까지 더하여져 복부조직 괴사 및 그 부분 절제로 인한 각종 후유증 발생 등 현재와 같이 원고의 상태가 악화된 것이므로, 피고들은 S상결장의 절제 및 천공과 관련되어 통상 발생하는 손해 외의 부분, 즉 원고의 체질적인 소인이나 복막염 처치의 지연, 그 후 원고에 대한 치료 과정에서의 다른 질병 발생 등에 의하여 확대된 원고의 손해는 피고 위ㅇㅇ의 과실과 인과관계가 없는 것이므로 이를 배상할 책임이 없다는 취지로 다툰다.

(2) 우선 원고의 체질적 소인에 인하여 현재의 상태와 같은 장해에 이른 것이라는 주장에 관하여 보건대, 앞서 본 사실관계에 의하면 원고가 이 사건 수술 당시 키 170cm, 몸무게 88kg으로서 비만한 체격이었다는 점, 비만증이나 면역 억제 등이 괴사성 근막염의 발병 소인 또는 악화 인자로 작용할 수 있고, 이러한 경우 자주 발생하는 점은 인정되나, 이러한 점만을 들어 바로 원고에게 비만으로 인한 면역력 저하 등의 면역기능 이상이 있어 통상적인 경우와는 달리 S상결장 천공 후 후유증이 확대되었다고 단정할 수 없고, 또한 ㅇㅇ병원 의료진이 원고에게 글로블린globlin을 투여하였다는 취지의 제2호증의 각 기재만으로 원고에게 면역 기능 이상이 있었다고 인정하기에 부족하여 달리 이를 인정할 증거가 없다.

(3) 또한 원고의 보호자인 김ㅇㅇ이 피고 위ㅇㅇ의 전원 권유에도 불구하고 전원 결정을 지체하여 그로 인한 시간적 경과 때문에 현 장애가 주로 발생하였다는 주장에 관하여 보면, 앞서 본 바와 같이 피고 위ㅇㅇ의 과실로 S상결장을 절제하고 대신 충수돌기를 남겨둔 과실이 근본적으로 원인이 되어 수술 부위의 천공 및 염증으로 인한 복막염, 장 조직의 괴사 등이 발생하였고, 그 치료를 위한 장기간의 수술적 치료와 약물치료 과정에서 합병증 내지 후유증 등이 발생하여 원고의 상태가 현재와 같이 악화되었음이 넉넉히 인정되는 이 사건에 있어서는 피고 병원에서의 전원 및 복막염과 괴사성 근막염에 대한 처치 지연이 없었다면 원고가 현재와 같은 장해를 얻지 않았을 것이라는 점을 피고들이 입증하여야 할 것인데, 이를 입증할 아무런 증거가 없으므로, 이를 책임제한의 사유로 참작하는 것과는 별론으로, 피고 위ㅇㅇ의 위 과실과 원고의 손해 사이의 인과관계를 배척할 사유로 볼 수는 없다고 할 것이다.

(4) 그리고, ㅇㅇ병원에서 환자 관리의 소홀로 인하여 확대된 원고의 손해 부분은 피고들에게 책임이

없다는 주장에 관하여 보건대, 원고의 현 장해 상태가 피고 위ㅇㅇ의 과실과 상당인과관계가 인정됨은 앞서 본 바와 같은 데다가, 피고들 주장과 같은 ㅇㅇ병원의 의료상 과실 여부에 대한 판단과는 별도로, 가사 ㅇㅇ병원에서 원고를 치료함에 과실이 있다고 하더라도 이는 피고들의 과실과 경합하는 경우로서 공동불법행위로 인정되므로 부진정연대책임을 지는 것이라 할 것이므로 원고와의 관계만이 문제되는 이 사건에 있어서 ㅇㅇ병원의 책임에 대한 부분을 들어 인과관계를 부정할 수도 없다고 할 것이므로 피고들의 주장은 모두 이유없다.

라. 책임의 제한

다만, 갑 제9호증의 12, 13을 제8호증의 각 기재, 이 법원의 ㅇㅇ대학교 의과대학 부속 ㅇㅇ병원장에 대한 신체감정촉탁결과, 위 신체감정촉탁결과와 변론의 전 취지를 종합하면, 피고 위ㅇㅇ이 1999. 5. 13. 09:00경 원고의 배액관에서 통상의 경우와는 다른 양상의 이물질이 나오자 김ㅇㅇ에게 상급병원으로 원고를 전원시킬 것을 권유하였음에도 김ㅇㅇ은 환자의 치료를 맡고 있는 의료진의 판단을 신뢰하지 못하고 자신이 개인적으로 친분이 있는 다른 외과의사들을 피고 병원으로 오도록 하여 이들로 하여금 원고의 상태를 다시 살피게 하는 한편, 전원할 병원을 알아보면서 전원결정을 지체하여 전원 권유시로부터 4시간 여가 지난 13:00경 전원을 결정하였으며, 그리하여 원고가 14:00경에야 전원되어 15:00가 지나 ㅇㅇ병원에 도착하게 된 점, 원고는 이 사건 수술 이전에도 김ㅇㅇ과 피고 국ㅇㅇ의 친분관계로 인하여 진료비 부담 없이 피고 병원에서 진료를 받아왔고, 이 사건 수술을 피고 병원에서 하게 된 경위도 김ㅇㅇ과 피고들 간의 이러한 친분관계 또는 신뢰관계에 기한 것으로 보이는 점, 한편 원고의 현재의 후유 장해는 정신과적 장해가 상당 부분을 차지하는데, 위 신체감정촉탁 결과에 의하면 원고는 위 신체감정을 실시하였던 2000. 1. 24.경 정신과적 치료의 필요성은 있으나 스스로 이를 거부하여 치료를 계속하고 있지 아니한 상태로, 당시로부터 약 2년간 향정신 약물요법과 지지정신치료가 필요할 것으로 예상되고, 그 외에 정신과적 문제로 인한 노동능력 상실은 없었는데, 그 후 2000. 3. 29.부터 2001. 6. 15.까지 정신과에서 치료를 받다가 이를 중단하였고, 그 후 다시 시행된 위 신체감정촉탁결과 아래에서 살펴볼 바와 같이 정신과적 문제로 인하여 노동능력이 감퇴되었다는 판단을 받게 되었는바, 이렇듯 원고 스스로 치료를 거부한 적이 있었던 점 또한 위 정신과적 장해발생 및 확대에 일정 부분을 기여하였을 것으로 보이는 위와 같은 사정들을 피고들이 배상하여야 할 손해액을 산정함에 있어서 참작하기로 하되, 위 사실관계에 비추어 피고들의 책임범위를 70%로 제한한다.

3. 손해배상 책임의 범위

생략

4. 결론

따라서 피고인들은 연대하여 원고에게 72,777,140원(=재산상 손해 62,777,140원 + 위자료 10,000,000

원) 및 이에 대하여 이 사건 사고일인 1999. 5. 11.부터 피고인들이 그 이행의무의 범위를 항쟁함이 상당하다고 인정되는 이 판결 선고일인 2004. 6. 23.까지는 민법 소정의 연 5%, 그 다음날부터 완제일까지는 소송촉진 등에 관한 특례법 소정의 연 20%의 각 비율에 의한 지연손해금을 지급할 의무가 있으므로, 원고의 이 사건 청구는 위 인정범위 내에서 이유 있어 이를 인용하고, 나머지 청구는 이유 없어 기각하기로 하여 주문과 같이 판결한다.

참고사항

이 사건은 수술의사의 판단잘못으로 인하여 급성 충수돌기염 환자에서 충수돌기절제술을 하지 않고 S상결장을 절제함으로 수술 후 심각한 합병증이 발생하였고 그 합병증으로 인하여 환자가 15회에 걸쳐 외과적 수술과 성형외과적 수술을 시행 받았으며 그 과정에서 환자는 신체의 운동기능장애와 더불어 정신과적 치료까지 받게 되었음. 그리고 시술의사는 수술상 과실과 관련하여 업무상 과실치상죄로 기소되어 금고 8월, 집행유예 2년의 형을 선고받았음.

이 사건을 통해 볼때 의사의 과실이 환자에게 엄청난 고통을 가져오게 하였을 뿐 아니라 의사자신도 형사처벌까지 받게 되는 어려움을 겪게 됨으로 환자의 관리나 시술에 있어서 정확한 판단과 세심한 주의가 필요함은 물론 의료분쟁에서 의사의 과실이 명맥하게 입증된 경우에는 의사가 민사상 책임뿐 아니라 형사상 책임도 질 수 있음을 다시 한번 일깨어 주는 사건이라 할 수 있음.

▶ 사례 2(정형외과)

I. 사건 개요

환자(48세 여자)는 1985.경부터 요통 및 양하지 방사통 등의 증상을 느껴오던 중 위 증상이 악화되자 1994. 11.경 ㅇㅇ의료원에 내원하여 정형외과에서 진찰을 받은 결과 제3-4 요추부 전방전위증, 제4-5 요추부 척추관협착증, 양측성 슬내장증 의증으로 진단되어 통원치료를 받아오다가 증상이 호전되지 않아 1995. 2. 21. 전신마취하에 제3, 4 요추 완전후궁절제술, 신경근감압술, 후방요추부 추체간 유합술, 기구삽입 및 고정술을 시행하였다. 위 수술 다음날인 같은 달 22. 환자에게 양측 하지의 근력 및 감각이 급격히 저하되고 족부신전이 안되며 제4, 5 요추신경절 및 제1천추 신경절이 지배하는 피부의 감각이 저하되는 등의 마비증상이 발생하였는바, 의사는 이를 마미증후군Cauda equina syndrome으로 진단한 다음 보존적 치료를 계속하였으나 감각신경과 운동신경이 회복이 되지 않고 그 정확한 원인을 알 수 없게 되자 같은 해 3. 18. 전신마취하에 2차 수술을 시행하였다. 그러나, 위 2차 수술에도 불구하고, 원고의 상태는 호전되지 아니하여 원고는 지속적으로 점액질의 대변을 배설하는 등 배뇨 및 배변 장애를 겪게 되었고, 1996. 9. 16.에서야 보조기를 착용하고 보행연습을 시작하는 등의 신체적 어려움을 겪고 있다.

II. 서울지방법원 의정부지원 제1 민사부 97가합 10526 손해배상건의 감정촉탁의뢰에 대한 회신(1)

■ 감정사항

피고가 원고 이ㅇㅇ에 대하여 1995. 2. 21. 제1차로, 같은 해 3. 8. 제2차로 위 이ㅇㅇ를 전신마취하여 수술을 각 시행하여 위 수술의 결과 이ㅇㅇ는 척추강 협착증, 척추신경마비 등으로 영원히 걸을 수 없는 불치의 병을 얻게 되었는바, 위 협회는 원고 이ㅇㅇ의 진료기록에 관한 문서감정촉탁에 대하여 원고의 증상이 수술 후 마미증후군이 발생한 것으로 판명하였는바, 이에 관하여 추가로 다음과 같은 사항을 감정하여 주시기 바랍니다.

문1 피고가 원고 이OO에게 전신마취하고 위 제1차, 제2차 수술을 시행하였는바, 마미증후군을 예방하기 위하여 마취전에 환자가 전신마취를 감당할 수 있는 충분한 신체적 조건을 갖추고 있었는지 여부를 판단하기 위하여, 환자의 간기능 검사, 폐기능 검사, 폐에 관한 방사선검사, 마취후 빈혈, 출혈소견 존재여부를 판명키 위한 혈액 검사, 심전도 검사, 소변 검사, 신장기능 검사를 실시해야 하는 것이 법적인 의무로 부과되어 있는지 여부

답 마취와 수술전에 환자의 전신상태를 평가하는데 필요한 검사항목에 관해 법적으로 규정된 것은 없으나 일반적으로 혈액학적 검사, 흉부방사선 검사, 간기능 검사, 심전도 검사, 소변검사, 전해질

검사는 종합병원 이상의 병원에서는 대부분 기본검사로 시행하고 있으며 개인의원에서는 환자의 상태에 따라 일부만 시행하는 경우도 있습니다. 폐기능 검사는 고령의 환자거나 폐질환이 있는 환자에서, 신장기능 검사는 신장질환을 의심하는 환자에서 선별적으로 시행하고 있습니다.

문2 위 각 검사외에 전신마취전 의사에 부과된 각종 검사여부

답 환자의 기본검사에서나 환자의 이학적 검사상, 그리고 병력이나 증상에서 이상소견이 발견될 경우 해당 부위에 대해 정밀검사를 실시함. 예를 들어 심전도상 이상소견이 보이거나 심한 고혈압이 있을 경우 운동부하 심전도 검사, 심장초음파 검사, 관상동맥 조영술 등 심장기능에 대한 정밀검사를 실시할 수 있음.

문3 피고소속 의사가 원고 이○○에 대한 전신마취전 위 1. 2항의 각 검사의무를 이행하였는지 여부

답 혈액학적 검사, 흉부방사선 검사, 간기능 검사, 소변검사, 심전도 검사, 신장기능 검사는 실시한 것으로 보이나 폐기능 검사 결과는 찾지 못하였음.

문4 검사의무를 이행치 아니하였다면 불이행한 검사(1차, 2차 시술로 나누어 구체적으로 적시해 주십시요).

답 기본검사는 1, 2차 수술전 모두 시행한 것으로 보이며 폐기능 검사는 가항에서 언급한 것처럼 고령이나 폐질환을 가진 환자에서 선택적으로 시행하는 검사이므로 반드시 할 필요는 없음. 참고로 1차 검사에서 이상소견이 없었고 환자가 진행되는 전신질환을 갖고 있지 않으면 기본검사 항목중 혈액학적 검사, 간기능 검사, 소변 검사는 3개월 정도, 흉부방사선 검사, 심전도 검사는 6개월 정도 유효한 것으로 보는 것이 상례임.

III. 서울지방법원 의정부지원 제1민사부 97가합 10526 손해배상건의 사실조회서에 대한 회신(2)

■ 조회사항

위 사건에 관하여 대한의사협회는 원고들의 1999. 6. 19 자 감정촉탁 신청에 기한 귀원의 감정촉탁에 대한 회신에서 피고는 1, 2차 수술 전 원고 이○○에 대한 혈액학적 검사, 흉부방사선 검사, 간기능 검사, 소변 검사, 심전도 검사, 신장기능 검사를 각 시행하였다고 감정하여 그 회신을 보낸 것 중

문1 위 각 검사를 실시했다고 감정한 근거(99. 6. 19 자 감정촉탁서에 첨부한 진료기록에 기초하여 그 각 검사내용을 기록한 페이지를 특정하여 주십시오)

답 보내주신 진료기록부를 상세히 검토하였으나 답변에 필요한 부분이 모두 누락되어 있어 검사내용을 기록한 페이지를 찾을 수 없었습니다. 1999. 6. 23 자로 보내온 감정촉탁서에 의하면 환자는 1995. 2. 21에 1차 수술을 받았고, 1995. 3. 8.에 2차 수술을 받은 것으로 기록되어 있었으나 이번에 보내준 진료기록부에는 1995. 2. 21경 부터 1995. 3. 8경 까지의 의사의 수술전 환자처치 명령지, 마취기록지, 수술기록지를 포함한 환자에 대한 제반 진료기록이 모두 포함되어 있지 않았습니다. 일반적으로 환자의 전신마취전 검사할 항목에 대한 지시내용과 검사결과는 대부분 수술 1-2 일전 의

사의 처치명령지와 검사결과지에 나와 있으며 마취기록지에도 검사결과가 기록되어 있을 수 있으므로 검사내용의 확인을 위해서는 1995. 2. 21경부터 1995. 3. 8경 까지의 수술과 마취전, 후의 의사의 처치 명령지, 마취기록지, 수술기록지, 검사결과지, 환자상태 진행기록지 등이 필요하나 이번에 보내준 진료기록부에서는 이러한 내용을 찾을 수 없었습니다. 참고로 지난 6. 23 자로 보내온 감정촉탁의뢰에 대한 회신에서는 당시에 함께 받은 진료기록부를 근거로 그 내용에 따라 답변을 하였으며 의사 처치명령지 또는 검사결과지에 표시를 해놓은 것으로 생각됨으로 지난번의 답변내용을 참고해 주시기 바랍니다.

문2 위 각 검사결과 위 1, 2항 모두 1, 2차 각 마취시술로 나누어 구체적으로 적어주십시오.

답 1)항의 답변내용을 참조해 주시기 바랍니다.

IV. 서울지방법원 의정부지원 제1민사부 97가합 10526 손해배상건의 사실조회에 대한 회신(3)

■ 사실조회 내용

위 사건에 대하여 대한의사협회는 원고들의 1999. 6. 19자 감정촉탁신청에 기한 이법원의 감정촉탁에 대한 회신에서 피고는 1, 2차 수술 전 원고 이○○에 대한 혈액학적 검사, 흉부방사선 검사, 간기능 검사, 소변 검사, 심전도 검사, 신장기능 검사를 각 시행하였다고 감정하여 그 회신을 보내와서 원고들은 1999. 9. 13. 추가사실조회를 신청하였으나 원고들이 제출한 진료기록에는 검사의 결과를 기록한 부분이 누락되어 있어 원고들의 조회에 답할 수 없다고 회신하였는바, 이에 별첨 진료기록 전부를 첨부하여 다음과 같이 사실조회를 신청합니다(대한의사협회는 6. 19자 사실조회에 대한 회신에서 다음 조회할 사항을 모두 표시하였다 하나, 표시내용이 불분명합니다)

가. 위 각 검사를 실시했다고 감정한 근거

회신

1) 진료기록부 123쪽의 입원명령지 5번항의 admission lab이란 의미는 입원시 필요한 기본검사를 시행하라는 의미이며 검사결과지는 897쪽 간염검사, 898쪽 소변검사, 899쪽 혈액형검사, 900쪽에 전해질검사, 신장기능검사, 901쪽에 일반혈액검사, 994쪽에 심전도검사, 1005쪽에 흉부방사선검사 기록이 첨부되어 있습니다.
2) 진료기록부 124쪽-128쪽에는 1차 수술후 계속 혈액학적 검사와 전해질검사, 동맥혈가스 검사를 시행한 기록이 있습니다.
3) 129쪽 1995. 3. 8 자 처치명령지에 혈액학적검사, 간기능검사, 신장기능검사, 전해질검사, 대변검사, 소변검사를 시행하라는 기록이 있습니다.

나. 위 각 검사의 결과

회신

검사 결과의 수치는 간염검사는 HBs Ag negative, Anti HBs negative, 소변검사는 소변내 적혈구와 백혈구가 occult(두번째는 2-3개)로, 혈액형검사는 B+형으로, 전해질검사는 Na 148 mEq/l, K 4.65 mEq/l 로 되어 있으며 신장기능검사와 일반혈액검사 결과는 보내온 진료기록부의 복사본이 너무 흐려 수치를 알아볼 수가 없습니다.

참고사항

1) 1차 회신서에서 언급했듯이 1차 검사에서 이상소견이 없었고 환자가 진행되는 전신질환을 갖고 있지 않으면 기본검사 항목중 혈액학적검사, 간기능검사, 소변검사는 3개월 정도, 흉부방사선검사, 심전도검사는 6개월 정도 유효한 것으로 보는 것이 상례입니다.
2) 수술후에 마취와 관련하여 발생할 수 있는 하반신마비 증세는 척수마취나 경막외마취 후 매우 드물게 나타나는 합병증의 하나인 마미총 증후군이 원인일 경우가 있을 수 있으나 전신마취와 하반신마비와는 전혀 관련이 없습니다. 이 환자의 경우에는 1, 2차 수술 모두 전신마취하에 시행되었으므로 환자의 하반신마비와 시행한 전신마취와는 아무런 관련이 없는 것으로 생각됩니다. 그리고 이 환자는 수술전 진단명이 척수강 협착증(spinal stenosis), 척추골 전전위증(spondylolisthesis) 이였고 수술전에 이미 이에 상응하는 증상이 나타났으며 정형외과에서 척추수술(요추 3, 4, 5번에 total laminectomy, wide decompression, Instrumentation, PLIF)을 받은 것으로 보아 수술후의 하반신마비는 환자의 질환이나 수술과의 관련한 문제이지 전신마취와는 무관한 것으로 생각됩니다.

V. 서울지방법원 의정부지원 제1민사부 판결(97가합10526 손해배상)

■ 주문

1. 피고는 원고 이○○에게 금 30,003,007원, 원고 윤○○에게 금 3,000,000원, 원고 윤○○, 윤○○, 윤○○에게 각 금 1,000,000원 및 이 각 금원에 대한 1995. 7. 1부터 2000. 9. 22.까지 연 5푼의, 그 다음날부터 완제일까지 연 2할 5푼의 각 비율에 의한 금원을 각 지급하라.
2. 원고들의 나머지 청구를 모두 기각한다.
3. 소송비용은 이를 2분하여 그 1은 원고들의 , 나머지는 피고의 각 부담으로 한다.
4. 제1항은 가집행할 수 있다.

■ 청구취지

피고는 원고 이○○에게 금 334,834,223원, 원고 윤○○에게 금 20,000,000언, 언고 윤○○, 윤○○, 윤○○, 윤○○에게 각 금 1,000,000언 및 이 각 금언에 대한 1995. 7. 1.부터 소장부본 송달일까지 연 5푼, 그 다음날부터 완제일까지 연 2할 5푼의 각 비율에 의한 금원을 각 지급하라.

■ 이유

1. 손해배상책임의 발생

가. 기초사실

(1) 원고 이○○는 1985.경부터 요통 및 양하지 방사통 등의 증상을 느껴오던 중 위 증상이 악화되자 1994. 11.경 피고 의료원에 내왕하여 피고 의료원의 정형외과 과장으로 재직하던 강○○으로부터 진 찰을 받은 결과 제3-4 요추부 전방전위증, 제4-5 요추부 척추관협착증, 양측성 슬내장증 의증으로 판명되어, 같은 해 12.경부터 통원치료를 받아왔다.

(2) 강○○은 원고 이○○의 증상을 근원적으로 치료하기 위하여, 1995. 2. 21. 원고 이○○에 대하여 전신 마취하에 그의 요추부에 약 15센티미터 정도의 정중피부절개를 하고 양측 후관절을 완전히 노출시킨 후 유착이 심한 황색인대를 척수경막 및 신경근으로부터 조심스럽게 박리 및 제거하면서 제3, 4 요추의 후궁을 절제하고(이를 '제3, 4 요추 완전후궁절제술' 이라 한다) 추간공을 절제하여 제 4, 5 신경근을 완전히 감압한 다음(이를 '신경근감압술' 이라 한다) 돌출된 추간판을 양측으로 제거하고 해면골이 노출될 때까지 척추연골판을 제거한 후 골편을 삽입하고(이를 '후방요추부 추체간 유합술' 이라 한다), 다시 수술후 척추의 불완정성을 방지하고 후방추체간의 유합이 잘 되도록 하기 위하여 척추경 나사못 및 시몬금속판을 삽입하여 고정한 다음(이를 '기구삽입 및 고정술' 이라 한다) 지혈하고 수술부위를 세척한 후 혈액이 수술부위에 고이는 것을 방지하기 위하여 헤모백(혈액배액 관)을 삽입하고 봉합하는 수술(이하, 본항 기재수술을 '이 사건 수술' 이라고만 한다)을 시행하였 다.

(3) 그런데 위 수술 다음날인 같은 달 22. 원고 이○○에게 양측 하지의 근력 및 감각이 급격히 저하되고 족부신전이 안되며 제4, 5 요추신경절 및 제1천추 신경절이 지배하는 피부의 감각이 저하되는 등의 마비증상이 발생하였는바, 의사 강○○은 이를 마미증후군Cauda equina syndrome으로 진단한 다음 보존적 치료를 계속하였으나 감각신경과 운동신경이 회복이 되지 않고 그 정확한 원인을 알 수 없게 되자 같은 해 3. 18. 원고 이○○에 대하여 전신마취하에 이 사건 수술의 수술부위를 다시 개방 한 후 이 사건 수술에서 삽입 및 고정한 척추경 나사못과 금속판을 제거하고, 이어 같은 수술에서 후방요추부 추체간에 삽입시킨 골편을 제거한 다음 골반 골편을 이용하여 골유합을 보강하는 후외 방고정술(이하, 본항 기재 수술을 '2차 수술' 이라고만 한다)을 시행하였다.

(4) 그러나, 위 2차 수술에도 불구하고, 원고의 상태는 호전되지 아니하여 원고는 지속적으로 점액질의 대변을 배설하는 등 배뇨 및 배변 장애를 겪게 되었고, 1996. 9. 16.에서야 보조기를 착용하고 보행연습을 시작하는 등의 신체적 어려움을 겪고 있다.

(5) 원고 윤○○은 원고 이○○의 남편, 원고 윤○○, 윤○○, 윤○○, 윤○○은 동인의 딸들이다.

나. 당사자들의 주장

(1) 원고들은 이 사건 청구원인으로서, 원고 이○○가 이 사건 수술 이후에 위 "가. 의 (3), (4)" 각 기 재와 같은 하반신 마비 증상(이하, '이 사건 마비증상' 이라고만 한다)을 보이는 것은 피고 의료원의

피용자인 강○○이 이 사건 수술을 시행함에 있어 척추경 나사못이나 기타 수술기구 등으로 원고 이○○의 척추신경을 손상시킨 잘못으로 말미암아 발생한 것으로 피고 의료원은 강○○의 사용자로서 원고들이 입게 된 모든 손해를 배상할 책임이 있다고 주장한다.

(2) 이에 대하여 피고는, 원고 이○○는 척추관협착증과 함께 마미증후군을 이미 약 10년전부터 앓아왔고 이 사건 이 사건 수술 3개월 전부터 그 증상이 악화되어 가던 중이었으므로, 원고 이○○의 이 사건 마비증상은 위 기왕증들이 진행된 결과이고 이 사건 수술과는 관련이 없을 뿐만 아니라, 위 마비증상은 척추관협착증 환자에 대한 수술을 하다보면 현대의료기술의 수준으로는 확률적으로 어쩔 수 없이 생기는 합병증에 불과하다고 다툰다.

다. 판단

(1) (가) 척추관 협착증이란 척추관, 신경근관 또는 추간공의 협착으로 인해 마미 혹은 신경근이 침범되어 다리의 통증, 저림, 근력 약화 등 간헐적 파행을 포함하는 여러 가지 신경증상을 일으키는 질환을 말하나, 위와 같은 증상 자체만으로는 영구적인 장애 특히 하반신마비 등으로까지 발전할 가능성은 극히 희박하다.

(나) 이 사건 수술에서와 같이 협착증 환자에 대하여 기구삽입 및 고정술을 시행하는 경우에는 수술에 고도의 경험이 요구되고, 만일 고정을 잘못할 경우 환자의 신경에 대한 손상을 가져올 가능성이 있 으며, 또 요추 감압술을 시행하는 경우에도 직간접적 손상에 의한 마미나 신경근의 장애 그리고 감염과 경막 파열에 의한 뇌척수액 누공 등의 합병증이 올 가능성이 있다.

(다) 원고 이○○는 이 사건 수술 이전에 피고 의료원에 의하여 이학적 검사를 받은 결과 감각신경 및 족 부 건반사 상태가 각 정상으로 판명되었고 일상 생활에도 큰 지장이 없었는데, 이 사건 수술을 받은 바로 다음날부터 이 사건 마비증상이 생기기 시작하였다.

(2) 이처럼 이 사건 수술 직후 원고 이○○에게 그 이전에는 없었던 마비증상이 나타난 것이고, 또한 이 사건 수술로 인한 합병증으로 위와 같은 마비증상이 발생할 가능성도 있다고 인정되는 이상 원고 이 ○○에게 발생한 이 사건 마비증상은 이 사건 수술로 인한 것으로 봄이 타당하다 할 것인바, 한편 앞 에서 본 증거들에 변론의 전취지를 종합하면, 위와 같은 수술 과정에서 이 사건 마비증상과 같은 증 상이 생기는 원인으로는 ① 외상성, 즉 수술기구 등 외과수술로 인한 경우, ② 수술 중에 삽입 고정 한 척추경 나사못에 의하여 신경근이 손상된 경우, ③ 수술 후 생기는 혈종에 의한 압박이 생긴 경 우, ④수술 중 척추체간에 이식 골편을 삽입하는 과정에서 어느 정도 척수경막의 견인이 필요하게 되 는데 그 견인이 과도하게 된 경우, ⑤ 수술 후 감염으로 인한 경우 및 ⑥ 전신마취의 잘못으로 인한 경우 등이 있을 수 있는데, 원고 이○○의 경우 이 중 ⑤의 증상은 전혀 나타나지 아니하였고, ⑥의 원인에도 해당하지 아니한 것으로 보이며(대한의사협회장의 1999. 4. 2.자 회보결과), 강○○이 2차 수술 당시 확인한 바에 의하면 ③에 기재된 혈종에 의한 압박소견도 관찰되지 않았다는 것인바, 그렇다면 결국 원고 이○○에게 발생한 이 사건 마비증상은 강○○이 이 사건 수술 과정에서 수

술기구 등으로 위 원고의 척추신경에 손상을 초래하였거나 또는 이 사건 수술 중에 척추경 나사못, 금속판 또는 골편을 삽입하는 과정에서 신경근 등을 손상시킨 시술상의 과오로 인하여 발생하였다고 봄이 상당하다 할 것이다(강○○은 2차 수술 경과기록지에 척수경막과 신경근이 정상이라고 기재하였으나 2차 수술에서 척추경 나사못, 금속판 및 골편을 제거한 것을 고려할 때, 위 기재만으로는 위 ②, ④ 원인을 종국적으로 배제하기에는 부족한 것으로 보인다).

따라서 피고 의료원은 강○○의 사용자로서 위와 같은 의료과오로 인하여 원고 이○○에게 신체적 장 애가 발생함으로써 원고들이 입게 된 모든 손해를 배상할 책임 있다 할 것이다.

(3) 책임의 제한

한편, 원고 이○○가 이미 약 10년 동안 척추관협착증으로 인한 요통, 하지통 등의 증상을 앓아 오다가 이 사건 수술을 하기 3개월 정도 이전부터는 그 증상이 악화되었으며, 또한 척추관협착증 자체가 이 사건 마비증상과 같은 정도는 아니더라도 어느 정도의 마미증상을 동반하는 질환인 사실은 앞에서 본 바와 같은바, 그렇다면 원고 이○○로서는 설사 이 사건 수술을 받지 아니하였다고 하더라도 장래 마미증후군으로 인하여 어느 정도 노동능력을 상실할 것임이 충분히 예상된다 할 것이고, 그 이외 에 역시 앞에서 본 바와 같이 이 사건 수술에 있어 비록 발생가능성이 적기는 하나 이 사건 마비증상과 같은 합병증이 일어날 가능성을 배제할 수 없으며, 또한 이 사건 각 사실조회 결과가 그 원인을 명확히 특정하지 못하는데서도 알 수 있듯이 그 명확한 원인 및 이에 대처할 수 있는 확실한 방법이 알려지지 않은 것으로 보이는 점 등을 종합하여 보면, 이 사건 사고로 인한 손해를 피고측에게 전부 부담하게 하는 것은 공평의 원칙상 부당하다고 보이고, 피고의 손해배상 책임을 전체의 60퍼센트 정도로 제한하여 인정함이 상당하다 할 것이다.

2. 손해배상책임의 범위

생략

3. 결론

그렇다면 피고는 원고 이○○에게 합계 금 30,003,007원(일실수입손해 금 24,059,248원+보조기 등 구입비 금 943,759원+위자료 금 5,000,000원), 원고 윤○○에게 위자료 금 3,000,000원, 원고 윤○○, 윤○○, 윤○○, 윤○○,에게 각 위자료 금 1,000,000원 및 위 각 금원에 대하여 이 사건 수술일 이후로서 원고들이 구하는 바에 따라 1995. 7. 1.부터 피고들이 그 이행의무의 존부 및 범위에 관하여 항쟁함이 상당하다고 인정되는 이 판결 선고일인 2000. 9. 22.까지는 민법 소정의 연 5푼, 그 다음날부터 완제일까지는 소송촉진 등에 관한 특례법 소정의 연 2할 5푼의 각 비율에 의한 지연손해금을 각 지급할 의무가 있다 할 것이므로 원고들의 이 사건 각 청구는 위 인정범위 내에서 이유 있어 이를 인용하고, 나머지 각 청구는 이유 없어 이를 모두 기각하기로 하여 주문과 같이 판결한다.

▶ 사례 3(신경외과)

I. 사건 개요

환자(45세 여자)는 시력장애를 주소로 종합병원에 내원하여 전신마취하에 신경외과에서 뇌수막종의 부분절제술을 시행받았음. 수술 직후 환자는 혼미상태stupor였으며 이후 계속 의식의 호전이 없는 상태로 중환자실에 있다가 수일 후 호흡정지가 발생하여 기관삽관술을 시행하였음. 이후 환자는 혼수상태에 빠졌으며 혈압하강에 이어 심정지가 발생하여 사망함. 부검소견에서 환자는 경도의 심장 관상동맥경화와 확장성 심근증을 보임.

II. ○○○경찰서 형사 61110-794건의 자문의뢰에 대한 회신

■ 감정사항

문1 변사자의 입원전 상태(사망에 이를 수 있었는지 여부)

답 진료기록부에 의하면 환자는 시력장애(좌측은 실명, 우측은 반맹증)와 두통을 주소로 입원하였으며 시력장애는 10년전부터 진행된 것으로 기록되어 있고 다른 부위에는 특이사항이 없고 의식은 명료한 것으로 되어 있음. 진단명은 뇌의 수막종meningioma과 말안장 결절tuberculum sellae로 기록되어 있음. 이를 볼 때 환자의 입원전 상태는 사망에 이를 수 있는 상태는 아니었던 것으로 생각됨.

문2 ○○병원 마취과 담당의사는 변사자의 수술시 마취약으로 아이소프루란(Isoflurane) 1–1.5맥(MAC)을 사용하였다고 진술하였으며 국립과학수사연구소에서 위 변사자의 부검결과 확장성 심근증이 발견되었다고 회보된바 확장성 심근증에도 위 아이소프루란 등의 마취제를 사용하여도 무방한지 여부(마취제 사용량의 적정성 여부)

답 Isoflurane은 현재 심장질환이나 뇌질환을 가진 환자의 수술시에 주마취제로 가장 많이 사용되는 흡입마취제이므로 위 환자에서 isoflurane을 사용한 것은 적절하였으며 1-1.5 MAC의 용량도 마취유지를 위해 통상 사용하는 마취농도임.

문3 국립과학수사연구소의 부검결과에 따르면 변사자가 수술중 불상의 원인으로 인해 뇌기능 장애가 발생한 것으로 추정하는바 변사자가 시행받은 수술의 후유장애 등으로 뇌기능의 장애가 올 수 있는지 여부(뇌기능 장애가 왔다면 구체적 원인은 무엇인지)

답 수술중 발생한 환자의 뇌기능 장애가 시행받은 수술의 후유증에 의한 것인지 여부는 신경외과분야에서 답할 사항이므로 신경외과학회에 문의하시기 바랍니다.

문4 위와 같은 뇌기능장애가 합병증으로 발생한다면 발생빈도는 어느 정도 되는지

답 문항 3과 마찬가지로 신경외과학회에 문의하시기 바랍니다.

문5 변사자에 대한 시술의 적정성 여부

답 마취와 관련된 부분은 사용한 마취방법, 약제의 종류나 사용량, 마취중의 환자상태(혈압, 맥박, 심전도, 맥박산소포화도 등) 변화 등을 볼 때 특별한 문제가 없었던 것으로 생각함.

문6 마취전 일반적으로 검사해야할 사항에 대한 검사 여부

답 진료기록부상에서 환자는 마취전 일반혈액검사, 생화학검사, 전해질검사, 혈액응고검사, 소변검사, 심전도검사, 흉부 방사선검사 등 필요한 검사를 모두 받았고 그 결과는 모두 정상범위내에 있는 것으로 기록되어 있음.

참고사항

부검감정서에서는 심장의 병변에 의하여 본 건과 같은 합병증이 발생한 것으로 보기는 어렵고 수술중 어떠한 원인인지는 알 수 없으나 뇌의 기능성장애가 발생하였을 것으로 추정되며, 이로 인하여 인체의 각성을 담당하는 뇌부위 및 뇌신경의 손상이 유발되어 마취후 의식이 돌아오지 않았을 것으로 추정하였음.

3 수술의 지연

▶ 사례 1(외과)

I. 사건 개요

하복부통증을 주소로 응급실로 내원한 환자(25세 남)가 진찰, 검사결과 충수돌기염으로 진단되어 입원을 권유하였으나 환자가 거절하고 귀가. 다음날(일요일) 환자가 같은 증상으로 다시 내원하여 입원시키고 항생제투여와 수액처치를 하였으나 수술은 그 다음날 시행되었고 수술소견은 국소적 복막염을 동반한 충수돌기염이였음. 수술후 환자는 치료(항생제투여, 수액, 혈액투여 등)에도 불구하고 계속 상태가 악화되다가 5일 후 호흡부전 및 심정지로 사망. 환자의 부검소견은 범발성 복막염이 사인으로 나왔음.

II. 감정사항

이 건은 질의내용과 진료기록부를 열람한 결과 이 환자에 대한 수술 전. 후의 관리는 외과에서 맡아 하였으며 사망일자도 수술 후 5일이 지난 후였고 마취 및 수술직후 환자는 마취로부터 충분히 회복되었음을 나타내는 징후들(의식의 명료, 활력증후의 정상, 보행의 가능 등)을 보인 것으로 보아 사망원인은 마취시술과는 전혀 무관한 것으로 생각되었고 질의내용도 대부분 외과분야와 관련된 것이라 이 건에 대한 진료기록 감정은 외과학회에 의뢰하였음.

III. 서울지방법원 제15민사부 95가합 31855호에 대한 판결문

■ 주문

1. 피고는 원고 김○○에게 금 76,169,918원, 원고 김○○에게 금 108,654,877원 및 각 이에 대하여 1993. 1. 18.부터 1997. 2. 19.까지는 연 5푼의, 그 다음날부터 완제일까지는 연 2할 5푼의 각 비율에 의한 금원을 지급하라.
2. 원고들의 그 나머지 각 청구를 기각한다.
3. 소송비용은 이를 4등분하여 그 3은 피고의, 그 나머지는 원고들의 각 부담으로 한다.
4. 제1항은 가집행할 수 있다.

■ 청구취지

피고는 원고 김○○에게 금 111,666,947원, 원고 김○○에게 금 158,000,420원 및 각 이에 대하여 1993. 1. 18.부터 이 판결 선고일까지는 연 5푼의, 그 다음날부터 완제일까지는 연 2할 5푼의 각 비율에 의한 금

원을 지급하라는 판결

■ 이유

1. 손해배상책임의 발생

가. 인정사실

(1) 소외 망 김○○(이하 소외인이라 한다)는 아래에서 보는 이 사건 의료사고로 인하여 사망한 자이고, 원고 김○○은 그의 아버지, 원고 김○○은 그의 처이며, 피고는 ○○시 소재 ○○○병원(이하 피고 병 원이라 한다)을 설립, 운영하는 법인이다.

(2) 소외인은 1993. 1. 16.(토요일) 21:30경 아랫배의 통증을 호소하며 피고 병원 응급실에 내원하여 당시 피고 병원 응급실 당직의사로 근무하고 있던 수련의(인턴) 소외 박 ○○로부터 진찰을 받게 되었는 바, 소외인은 위 박○○에게 그 전날 낮부터 배가 아프기 시작했는데 처음에는 윗배가 아프더니 그후에는 오른쪽 아랫배가 아파온다는 취지로 그간의 경과를 말해 주었고(갑 제9호증의 27 참조), 이에 위 박○○가 통증부위인 오른쪽 아랫배 부분을 눌러본즉 압통이 있었으며 혈액검사 및 복부 방사선촬영 등을 시행한 결과 백혈구수치가 17,100/mm³로 정상범위 보다 2배 이상 증가되어 어딘가에 염증이 있 음을 의심케하였고 복부 방사선검사 소견상으로도 장폐색 소견이 나타나 위 박○○는 소외인의 증상 이 충수염일지도 모른다는 판단하에 소외인에게 보다 정밀한 진단과 치료를 위해 입원할 것을 권유하였다.

(3) 그런데 소외인은 진통제를 맞고 난 뒤 통증이 다소 덜해지자 위 박○○의 입원권유를 거절하면서 일단 집으로 돌아가겠다고 하였고, 이에 박○○는 소외인으로 하여금 자의귀가서를 작성하게 하는 한편 나중에라도 다시 통증이 재발하면 피고 병원을 찾아 오거나 다른 병원이라도 속히 찾아가서 진찰을 받을 것을 당부하고 같은 날 22:50경 일단 귀가하도록 하였다.

(4) 소외인은 다음날(일요일)인 1993. 1. 17. 오전까지도 통증이 가라앉지 않자 그날 10:30경 통증이 더 심해졌다고 호소하면서 다시 피고 병원에 내원하였는바, 위 박○○는 소외인을 피고 병원 208호실로 입원시키는 한편 외과 1부장인 소외 이○○에게 전화연락을 통해 소외인의 증상에 대해 보고하고 진단과 처방에 관한 자문을 구한 즉 위 이○○는 소외인에게 일단 항생제 투여와 수액처치를 하고 수술은 그 다음날 오전에 시행하기로하여 그날 저녁부터 금식시키도록 지시하였다(위 이○○는 소외인이 흑변을 배변하였다는 점에 주목하여 충수염의 가능성을 배제하고 내과적 치료가 우선되는 장출혈 특히 위장관 출혈이라고 진단하게 되었다는 취지로 진술하면서도 위와 같이 자신이 출근하는 월요일 아침에 수술을 시행하기로 결정하여 수술준비를 지시한 점에 비추어 피고 병원 입원 당시 증상에 비추어 충수염의 가능성을 배제하였다는 위 진술은 쉽사리 믿을 수 없다).

(5) 소외인은 입원 직후인 1993. 1. 17. 10:45경 체온이 37.8°C로 상승하고 이어 14:00경에는 다시 38.2°C로 상승하여 피고 병원 간호사들이 소외인에게 얼음주머니를 올려 주었는데, 그후 체온이 약간 내려가는 듯하다가 다시 18:30경에는 38.7°C까지 상승하는 등 점차 염증의 확산에 따른 체온상승의 조

짐을 보였으나 피고 병원 의사들은 이를 그다지 중요하게 생각하지 아니한 채 일반적인 항생제 투여와 알코올 맛사지 등 외에는 별다른 조치를 취하지 아니하였다(그날은 마침 일요일이어서 피고 병원에는 수련의들인 당직의사외에는 개복수술을 시행할 전문의가 상주하지 않은 상태였다).

(6) 입원 다음날인 1993. 1. 18. 09:00경 위 이○○와 피고 병원 수련의 소외 권○○가 출근하여 소외인을 진찰한 결과 진행된 충수염(국소적 복막염)이라는 진단을 내리고 10:35경부터 소외인에 대한 충수절 제수술을 시작하였는바, 우선 소외인의 복막을 4cm 정도 절개하여 충수를 찾으려 하였으나 일반적인 위치에 있지 않아 잘 찾아내지 못하다가 다시 12cm정도까지 복막을 절개하여 보니 소외인의 충수는 후복막 뒤쪽 상부에 위치하고 있었고 이미 심하게 괴사된 상태로서 주위 장기와 유착되어 농양을 형성하고 있었고 복강 내에는 심한 악취가 나는 염증삼출물이 고여 있어 위 이○○는 소외인의 충수를 절제해 내는 한편 주변 장기에 펴져있는 농(고름)을 제거하고 배농관을 삽입한 후 수술시작 약 1시간 40분만인 12:15경 수술부위를 봉합하고 수술을 마쳤다.

「원고들은 위 인정과 달리, 소외인이 위 수술후 복대를 두르고 있었고 간호기록 등에는 당초부터 배농관을 삽입하였다는 기록이 없는 반면 1993. 1. 20.에 가서야 수술부위 봉합사를 제거하고 배농관을 삽입하였다는 기재가 있을 뿐이므로 위 이○○는 수술 당시 소외인에게 배농관도 삽입하지 않은 채 수술 을 마친 잘못이 있다고 주장하면서 따라서 수술당시부터 배농관이 삽입되어 있었다는 수술기록지는 그 가필되어 있는 내용에 비추어 볼 때 피고에게 유리한 내용으로 사후에 변작된 것이라는 취지의 주장을 하나, 위 수술에 관여한 위 권○○, 이○○의 각 진술과 위 수술시의 마취기록(갑 제10호증의 15, 'Ex-tubation' 이라는 기재부분) 및 간호기록 (갑 제10호증의 22, 수술부위 삼출액 배출여부를 관찰, 기재한 부분) 등에 비추어 보면 위 이○○는 농양을 제거하고 배농관을 삽입한 후 수술을 마친 것으로 봄이 상당하고, 수술 직후부터 복대를 두르고 있었다거나 진료기록부에 그후 다시 수술부위를 절개하 여 배농관을 삽입하였다는 기재가 있다 하더라도 위 수술기록지의 기재내용과 반드시 모순되는 것은 아니므로 위 수술기록지가 사후에 변작된 것이라고 단정할 수 없으며, 달리 위 수술기록지가 사후에 변작되었음을 인정할 증거가 없으므로 원고의 위 주장은 이유없다 할 것이다(따라서 위와 같이 동일한 내용의 수술기록지의 일부 기재가 추가된 것은 사실이나 이는 사후에 조작된 것이 아니라 수술에 참여 한 피고 병원 수련의 소외 송○○가 일단 위 수술기록지를 작성한 후 외과 1부장인 위 이○○가 수술내 용에 부합하도록 하기 위하여 당초 내용을 알아볼 수 있도록 정정하거나 추가부분을 처음 기재 부분과 대비되는 색깔의 필기구로 뚜렷이 기재한 것에 불과하다는 취지의 피고의 답변은 수긍할 수 있다 하겠다).」

(7) 위 이○○는 소외인의 충수돌기염이 복막염으로 악화될 것을 염려하여 고도의 항생제를 투여하면서 농(고름)의 배출 여부를 관찰하였던바, 소외인은 마취에서 회복된 직후부터 수술부위의 통증을 호소하고 수술 다음날인 1993. 1. 19. 06:00경에는 수술 부위보다 그 주변의 통증이 더 심하다는 호소를 하였고, 설사, 체온상승(그날 09:30경 38.7°C, 18:00경에는 37.4°C, 21:00경 38.3°C, 22:10경 37.8°C)이 계속되어 위 이○○는 1993. 1. 20. 10:00경 수술부위 봉합을 절개하고 재차 배농을 위한 삽관을

시행하였던 바(당시 체온은 38.4°C로 측정됨) 그날 18:00경부터 수술부위에서 고름 등의 분비물이 패드를 흥건히 적실 정도로 다량 배출되었다.

(8) 소외인은 피고 병원 의사들의 항생제 투여에도 증상이 호전되지 아니하여 1993. 1. 21. 04:00경부터는 부종과 발적증상이 수술부위뿐 아니라 음낭주위에까지 확대되어 나타났고 수술부위에서는 검은색의 분비물이 배출되었으며, 14:00경에는 수술부위가 단단해지면서 발적증상이 심해지는 등 점차 증세가 악화되어 갔고, 한편 위 권○○는 그날 18:50경 소외인의 수술부위를 치료한 후 그 다음날 배양검사를 시행하기로 하였는데 1993. 1. 22 01:30경부터 소외인에게 호흡곤란 증세가 나타나 분당 2L의 산소가 공급하였음에도 증상은 호전되지 아니한 채 04:00경 피가 섞인 객담이 나왔고 06:30경부터는 혈압이 급격히 떨어졌으며(06:30경 90-70mmHg, 08:30경 60-40mmHg로 떨어졌다가 혈압상승제인 도파민을 투여한 결과 09:30경 다소 회복되었음) 심한 악취가 나는 검은색 분비물이 계속 흘러나와(07:15경부 터 07:45경까지 200cc 가량의 검은색 분비물이 배출됨) 위 이○○는 18:30경 코를 통하여 L-tube를 삽입할 것을 지시하였다「이와 함께 도뇨관Foley catheter도 삽입되었으나 소외인의 상태가 불안정 하여 곧 제거되었다」.

(9) 1993. 1. 22. 19:20경 L-tube를 통하여 검붉은 색의 분비물 200cc 가량이 배출되고 의식이 혼미해지자 소외인을 침대에 묶은 다음 20:55경부터 농축혈액을 수혈하였으나(사망시까지 적혈구 농액 400cc 5병을 수혈함) 22:00경부터는 통증감각이 소실되고 다음날인 1993. 1. 23. 01:30경 부터 일시적으로 혈압과 호흡이 멎었다가 심폐소생술로 다시 회복되는 증상을 거듭한 끝에 결국 같은 날 11:28경 사망 하였는바, 그후 소외인에 대한 부검결과 소외인의 사인은 충수염 후의 범발성 복막염汎發性腹膜炎으로 확인되었고, 달리 패혈증에 부합하는 소견은 나타나지 않았다.

(10) 충수염(蟲垂染, 맹장염)은 충수에 염증이 생긴 질병으로서 그 치료방법은 항생제 투여와 아울러 근본적으로는 충수가 괴사, 천공되기 전에 충수절제술을 시행하거나 그후라도 적절한 복강세척 및 배농 관삽입이 필요하고 만약 그 절제술이 지연되어 충수가 괴사, 천공되면 염증이 복강 내로 광범위하게 퍼지는 복막염으로 진행되어 심한 경우 사망에까지 이를 수 있는바, 충수염은 일반적으로 초기에는 소화불량 및 심와부(상복부) 통증등으로 나타나다가 4-8시간 후에는 우하복부 통증으로 정착되는 경과를 보이고 그 임상증상으로서는 특히 우하복부 압통 및 반발통이 전형적으로 나타나는데「그 중 가장 통증이 심한 부분을 맥버니McBuny지점이라 함」방사선검사만으로는 충수염을 확정적으로 감별 진단하기는 어려우나 이와 아울러 염증이 진행되고 있음을 간접적으로 보여주는 체온상승, 백혈구 수치의 증가 등이 함께 나타나면 의사로서는 가장 먼저 급성 충수염을 의심하여 즉시 시험적 개복술을 시행하는 것이 바람직하다.

나. 판단

위 인정사실에 의하면 소외인이 피고 병원에 처음 내원할 당시부터 우측 하복부통증의 진행성 정착, 백혈구수치의 증가, 체온상승 등 급성 충수염의 전형적인 증상에 부합하는 소견을 보이고 있었던 점, 더구나 소외인이 입원권유를 거절하고 귀가하려하자 위 박○○는 그 위험성을 감지하고 자의귀가서를 받아두기까지 하였던 점 등에 비추어 보면 소외인의 진단 및 치료를 담당한 위 박○○, 이○○등 피고 병원 의사들로서는 그 다음날 증상이 더 악화되었음을 호소하며 다시 피고 병원에 내원한 소외인에 대하여 담당 전문의와의 협의를 거쳐 즉시 시험적 개복수술을 시행함으로써 소외인의 충수염이 복막염으로 진행되지 않도록 하여야 할 주의의무가 있음에도 불구하고 이를 게을리한 채 만연히 24시간 가량을 지체한 잘못이 있다 할 것이고, 소외인은 피고 병원 의사들의 위와 같은 잘못으로 인하여 결국 복막염에 의한 사망에까지 이르게 되었다 할 것이므로, 피고는 위 박○○, 이○○ 등 피고 병원 의사들의 사용자로서 그들의 위와 같은 불법행위로 인하여 소외인 및 그와 가족관계에 있는 원고들이 입게 된 모든 손해를 배상할 책임이 있다 할 것이다.

다. 책임의 면제 및 제한 여부

(1) 피고는 이에 대하여, 소외인은 내원 당시 이미 복막염으로 진행된 상태로서 복막염은 수술을 받더라도 사망율이 높고 나아가 복막염이 패혈증으로까지 진행된 경우에는 치명적인 결과를 피할 수 없으므로 피고는 아무런 책임이 없다는 취지로 항변하나, 소외인의 사인이 충수염의 괴사, 천공에 따른 범발성 복막염인 사실과 소외인은 충수염에 대한 충수절제술의 적기를 상실함으로써 범발성 복막염에까지 이른 사실 및 소외인에 대한 부검결과 패혈증 소견은 나타나지 아니한 사실은 앞서 인정한 바와 같고, 달리 소외인이 피고 병원 내원 당시부터 이미 불가역적인 복막염이나 패혈증으로 진행된 상태였음을 인정할 아무런 증거가 없으므로 피고의 위 항변은 이유 없다 할 것이다.

(2) 다만 소외인은 피고 병원 의사 소외 박○○의 입원권유에도 불구하고 이를 거절한 채 스스로 귀가함 으로써 피고 병원 의사들의 보다 신속한 진단 및 처치를 어렵게 한 잘못이 있다 할 것이고, 이러한 원고측의 잘못은 이 사건 손해의 발생 및 그 확대의 다른 한 원인이 되었다 할 것이므로 이는 피고 가 배상하여야 할 손해액을 산정함에 있어 참작되어야 할 것인바, 그 비율은 위 사실관계에 비추어 30%로 정함이 상당하다 할 것이다.

2. 손해배상책임의 범위

생략

3. 결론

그렇다면 피고는 원고 김○○에게 합계 금 76,169,918원(상속분 금 67,769,918원 + 장례비 손해 금 1,400,000원 + 위자료 금 7,000,000원), 원고 김○○에게 합계 금 108,654,877원(상속분 금 101,654,877원 + 위자료 금 7,000,000원) 및 각 이에 대하여 원고들이 구하는 위 불법행위일인 1993. 1. 18.부터 이 판결 선고일인 1997. 2. 19.까지는 민법소정의 연 5푼의, 그 다음날부터 완제일까지는 소송촉진 등에 관한 특례법 소정의 연 2할 5푼의 각 비율에 의한 지연손해금을 가산 지급할 의무가 있다 할 것인바, 원고들 이 사건 각 청구는 위 인정범위 내에서 이유있으므로 이를 각 인용하고, 그 나머지 각 청구는 이유없으므로 이를 각 기각하며, 소송비용의 부담에 관하여는 민사소송법 제89조, 제92조, 제93조를, 가집행선고에 관하여는 같은 법 제199조를 각 적용하여 주문과 같이 판결한다.

참고사항

이 사례는 휴일에 응급실을 통해 입원한 환자에게서 수술의 지연과 관련하여 발생한 사고 건으로서 환자 진료에 대한 의사의 주의의무의 범위에 대한 재판부의 판단을 유의해 볼 필요가 있음. 즉 재판부가 환자의 사망원인(충수돌기 절제술후 범발성 복막염에 의한 사망)이 의사와 병원측이 환자에 대한 주의의무를 다하지 못하였음에 있다고 인정(환자의 수술시기를 24시간 늦춤으로 환자의 사망원인인 범발성 복막염이 발생하였다고 판단함)하여 환자측의 배상청구를 받아들였으며 다만 1차 내원시 의사의 입원권유에도 거절하고 귀가한 환자측의 책임도 물어 30% 과실상계를 한 예임.

4 수술합병증

1) 폐색전증, 양수색전증

▶ 사례 1 (산부인과)

I. 사건 개요

임산부인 김○○(29세 여자)은 1997. 10. 20.부터 임신으로 인한 산전관리를 위해 ○○○산부인과의원에 내원하여 정기검진을 받아오던 중, 태아의 위치가 계속 둔위를 보여 1998. 6. 12(임신 39주) 09:10경에 제왕절개술을 시행하여 3.15kg의 정상남아를 분만하였으며, 이후 병실로 옮겨져 수술후 처치를 받았음. 환자는 이후 병실에서 수 차례 왼쪽하지가 저리다고 하여 간호사로부터 마사지를 받고 자세변경을 권유받았으며 안정을 취하였음. 환자는 같은 달 14일 6:10경 옥시토신을 섞은 수액을 정맥으로 점적주입 받았으며 같은 날 06:15경 갑자기 환자의 입술이 창백해지고 의식이 혼미해지는 증상을 보여 산소호흡기를 달고 응급조치를 시작하였고, 이어 약 5분 후 산부인과 전문의가 도착하여 인공 심폐소생술을 시행하였고, 그로부터 약 5분 후 또 다른 산부인과 의사 1명과 마취과 의사 2명이 거의 동시에 도착하여 인공 심폐소생술을 함께 시행하였으나, 같은 날 08:50경 환자가 회복하지 못한 채 동공이 확장되고 무호흡 및 심박동정지를 보여 사망한 것으로 확인되었음. 부검소견에서는 양측 폐동맥과 그 분지에서 다량의 혈전이 폐동맥의 내강을 막고 있는 폐색전증의 소견과 하지의 심부정맥에서 폐색전증을 유발한 원인으로 판단되는 다수의 혈전을 보였으며 이러한 소견으로 보아 환자의 사인은 갑작스런 폐색전증에 의한 것으로 판단하였음.

II. 울산지방법원 제2민사부 99가합8458 손해배상건의 감정촉탁 의뢰에 대한 회신

■ 감정촉탁사항

위 환자 김○○의 사망 원인 및 그 사망에 기여된 의료기관의 과실의 존부에 관하여 다음 사항에 대한 감정을 촉탁하오니 첨부된 의무기록을 참조하시어 회신을 바랍니다.

문1 의무기록에 의하면 1998. 3. 9. 산전 검진시 태아의 위치가 둔위여서 정상위 회복운동을 권유한 사실 및 그후로도 계속 둔위를 보인 것이 사실인지 여하

답 보내온 진료기록부상에서 1998. 3. 9. 자 진료기록을 보면 태아의 위치가 둔위로 기록되어 있으며 98. 4. 27자 진료기록에도 둔위를 보이고 있다고 기록되어 있음.

문2 둔위의 경우 질식분만(자연분만)을 하게 될 경우 합병증이 많은 탓으로 제왕절개분만술을 택하는 것이 일반적인 통례인지 여하

답 문항의 기술내용이 사실인 것으로 생각되나 더 자세한 내용은 산부인과학회에 문의 하시기 바랍니다.

문3 위 환자가 1998. 6. 13. 23:30경부터 왼쪽 하지가 저리다고 하여 간호사가 마사지를 해주고 자세변경을 권유한 것이 사실인지 여하

답 간호기록지에 위에 기술한 내용대로 기록되어 있음.

문4 그 후 위 환자가 잠깐씩 잠을 잤으며, 환자의 집에서 안마기를 가져와 사용하게 한 것이 사실인지 여하

답 간호기록지에 기술한 내용대로 기록되어 있음.

문5 1998. 6. 14. 04:00경 위 환자가 간혹 다리가 저리다고 하여 다리마시지를 해주고 안정을 취하도록 조치한 것이 사실인지 여하

답 환자가 왼쪽다리 경련을 느낀 것으로 기록되어 있음

문6 그 당시의 생명표(호흡, 혈압, 체온, 맥박 등)에 별다른 이상이 없는 것으로 나타나는지 여하

답 04:00경의 환자활력 징후는 간호기록지에서 찾지 못했으나 6:10경의 환자 혈압(130/80mmHg)과 맥박수(74회/분)가 정상인 것으로 보아 환자가 이 시간까지는 활력징후가 정상이였을 것으로 추정됨.

문7 동일(1998. 6. 14) 06:00경 유방마사지 및 배뇨훈련을 시켰고, 이어 06:10경 링겔에 자궁수축제인 옥시토신을 섞어 정맥점적시키고 천천히 움직이도록 조기운동을 교육한 것이 사실인지 여하

답 문항에서 기술된 내용이 모두 사실임.

문8 그 당시에도 역시 생명표 현상은 정상이었고, 위 환자에게 특별한 불편한 증상이 나타나지 않은 것으로 의무기록에 기록되어 있는지 여하

답 위에 기술한 내용대로 기록되어 있음.

문9 동일 06:15경 간호사가 간호일지를 기록하고 있던 중 환자의 보호자가 간호사를 찾았기에 간호사가 즉시 위 환자의 병실로 갔던 것으로 의무기록에 기록되어 있는지 여하

답 간호기록지에 위에 기술한 내용대로 기록되어 있음.

문10 그때 환자의 상황은 입술이 창백하고 의식이 혼미해 지는 것으로 판단하여 간호사가 의사에게 즉시 전화보고를 하고 동시에 산소호흡기를 달고 응급조치를 시작한 것이 사실인지 여하

답 위에 기술한 내용이 사실임.

문11 이어 약 5분 후인 동일 06:20경 의사 최○○이 병실에 도착하여 급히 심폐소생술을 시행하기 시작하였는지 여하

답 원장(최○○)이 심폐소생술을 시행한 것으로 기록되어 있음.

문12 위 심폐소생술 시행 당시 위 환자의 자가호흡이 어려워 구강 대 구강 호흡을 하고 기관내 삽관을 시행하고 양압의 산소를 주입하고 심장마사지 및 솔루코텝 250mg을 투여한 것이 사실인지 여하

답 문항의 기술내용대로 기록되어 있음.

문13 위와 같은 심폐소생술의 시술 방법이 현대의학상 적절한 조치였는지, 아니면 부적절한 조치였는지 여하(만약 부적절한 조치였다면 의료진에게 어떤 의료상 과실이 있는 것으로 보이는지 여하)

답 환자에게 시행한 심폐소생술은 적절하였던 것으로 판단됨.

문14 그러던 중인 동일 06:25경 의사 이○○(제2산부인과 과장), 의사 김○○(마취과 의사), 의사인 마취과장 하○○이 거의 동시에 병실에 도착하여 위 최○○ 의사의 심폐소생술을 도운 것이 사실인지 여하

답 06:20 이후의 간호기록지 기술 내용은 찾지 못했음. 보내온 진료기록부에서 06:20 이후의 처치내용이 기록된 간호기록지가 누락된 것으로 생각됨.

문15 위 의사 4인이 함께 심박동 정지시 심장수축 작용을 하는 솔루코텝 500mg, 에피네프린 5앰플, 소디움 바이카보네이트 3앰플, 리도카인 60mg 등을 위 환자의 상태를 보아가며 정맥 및 심실에 주입하여 심폐소생술을 계속 시행한 것이 사실인지 여하

답 의사 4인이 함께 심폐소생술에 참여하였는지 여부는 문항 14의 답에서 언급한 것처럼 06:20 이후의 간호기록지를 찾지 못해 확인할 수 없으나 환자에게 심폐소생술을 위해 사용한 약제들의 종류와 용량은 모두 위에 기술한 내용대로 기록되어 있음.

문16 위와 같은 의사 4인의 심폐소생술의 시술 방법이 현대의학상 적절한 조치였는지, 아니면 부적절한 조치였는지 여하(만약 부적절한 조치였다면 의료진에게 어떤 의료상 과실이 있는 것으로 보이는지 여하)

답 환자에게 시행한 심폐소생술은 적절하였던 것으로 판단됨.

문17 일반적으로 심층정맥혈전의 빈도는 임산모 2000명 중 1-2명 정도로 희소하며 점차 감소추세인 것이 사실인지 여하(산과학 제3판 775쪽)

답 문항의 기술내용이 사실인 것으로 판단되나 더 상세한 내용은 산부인과학회에 문의하시기 바랍니다.

문18 하지의 심층정맥혈전의 증상이나 징후는 매우 다양하므로, 단순히 하지의 저림 현상이 있다는 사유만으로 그 환자에게 심층정맥혈전이 발생하였다고 판단하기는 무리인 것이 사실인지 여하

답 심층정맥혈전의 증상으로는 발생부위(주로 하지)의 통증, 부종, 압통 등이 있으나 증상만으로 진단을 하기는 어려울 것으로 생각함. 특히 다리의 저림현상만으로 심층정맥혈전의 발생을 판단하기는 무리인 것이 사실임.

문19 흔히 밀크레그라고 불리는 산욕유통성 백고종은 산욕기 혈전성 정맥염으로서, 갑자기 발생하여 하지나 대퇴부위에 심한 통증과 부종을 나타내는 것이 사실인지 여하

답 문항의 내용은 사실인 것으로 생각되나 자세한 내용은 산과분야에서 답할 사항이므로 산부인과학회에 문의하시기 바랍니다.

문20 위 병명의 경우 특징적으로 발로부터 장골대퇴부위까지의 심층정맥을 침범하며 반사성 동맥경련에 의해 맥동이 소실되고 창백하고 냉한 하지를 나타내기도 하는 것이 사실인지 여하

답 이 문항의 내용도 사실인 것으로 생각되나 자세한 내용은 산부인과학회에 문의하시기 바랍니다.

문21 그러나 보통의 심층정맥혈전시 이 정도의 증상은 일으키지 않으며 상당량의 혈괴라도 통증, 열 혹은 부종을 거의 나타내지 않는 경우가 많은 것이 사실인지 여하

답 문항에서 기술한 내용이 사실임.

문22 또한 하지가 저림현상은 어떤 질병 때문이 아니라, 수술 후 자연적으로 특별한 원인 없이 나타나거나, 아킬레스건을 압박한 때문에 나타나거나, 다리를 길게 뻗게 되면 자연적으로 나타나거나 하는 경우도 있는데, 이러한 경우의 저림현상은 근육의 긴장이나 좌상에 기인한 것인지 여하

답 문항에서 기술한 내용이 사실임.

문23 마취시에 사용되는 썩시닐 콜린이라는 약제는 근육이완제로서, 통상적으로 사용되는 것이며 위 환자의 경우에도 위 썩시닐 콜린이 사용된 것이 사실인지 여하

답 썩시닐 콜린succinylcholine은 마취유도시에 기관삽관을 용이하게 하기 위하여 사용하는 탈분극성 근육이완제로 대부분의 전신마취시에 사용되는 약제임. 보내온 마취기록부가 너무 흐려 내용을 알아볼 수가 없으나 전신마취를 하였다면 썩시닐 콜린을 사용하였을 것으로 추정함.

문24 썩시닐 콜린의 투여로 인해 하지저림과 같은 근육통이 발생하는 경우가 있는데, 그 빈도는 조사자에 따라 0.2% 내지 80%로 매우 큰 편차를 보이고 있는 것이 사실인지 여하 및 귀 협회에서는 평균적으로 그 발생빈도가 몇% 정도라고 보고있는지 여하(Anesthesia, 5th Edition, Volume 2,424쪽)

답 썩시닐 콜린 투여후에 발생하는 근육통은 주로 젊고 건강한 사람에서 소수술이나 외래수술후에, 특히 젊은 여자에게서 비교적 발생빈도가 높은 것으로 보고되고 있음. 발생빈도는 0.2% - 89%로 큰 편차를 보이고 있음.

문25 특히 여성의 경우에 있어서 썩시닐 콜린을 투여하고 수술한 경우에 있어 수술후 남성의 경우보다 더 빈번하게 발생하는 것이 사실인지 여하

답 여자에게서 발생빈도가 높은 것이 사실임.

문26 위와 같은 썩시닐 콜린 투여로 인한 근육통은 환자의 생명에 영향을 미치거나 또는 중대한 신체적 손상을 일으킬 수 있는 것이 아니라 단순히 환자가 불편을 느끼는 정도에 불과한 증상인 것인지 여하

답 문항에서 기술한 내용이 사실임.

문27 제왕절개술 뿐만 아니라 일반적으로 모든 수술 후 환자가 근육통을 느끼게 되는 경우가 흔히 있는 것이 사실인지 여하

답 문항 24에서 답한 것처럼 썩시닐 콜린 사용후의 근육통은 젊은 환자, 여자환자에서 외래수술이나 소수술을 받은 후에 흔히 나타나는 현상임.

문28 따라서 다리저림과 같은 통증현상은 보편적으로 모든 수술후의 환자에게서 흔히 수반되는 것이며, 위 다리저림과 같은 통증현상이 하복부 수술에서 나타나는 심부정맥혈전증 초기의 대표적 증상은 아닌 것이 사실인지 여하

답 수술후의 다리저림 현상이나 통증의 원인은 다양함으로 위 증상만으로 심부정맥혈전증을 의심하기는 어려울 것으로 생각함.

문29 오히려 심부정맥혈전증 초기의 대표적 증상은 심한 통증과 부종을 수반하며, 창백하고 냉한 하지, 맥동소실이며, 어떤 경우에는 염증이 발생하여 열을 수반하기도 하는 것인지 여하

답 문항 18의 답을 참조하시기 바라며 더 상세한 내용은 산부인과학회에 문의하시기 바랍니다.

문30 위 환자 김○○의 경우 심부정맥혈전증의 대표적 전구증상인 하지의 부종과 맥동소실이 전혀 없었고, 다리저림 현상은 있었으나 그것이 심부정맥 혈전증(deep vein thrombosis)의 대표적 전구증상 중 하나인 "심한 통증"에 해당되는 정도가 아니었던 것으로 보이는지 여하

답 통증의 느낌정도는 환자의 주관적인 느낌이기 때문에 다리저림의 정도가 심한 통증에 해당되는 정도였는지 여부는 진료기록만으로는 알 수 없음.

문31 따라서 환자 김○○이 수술 후 1병일째에 다리저림 현상을 호소했다고하여 그가능성이 아주 희박한 심부정맥 혈전증까지 의심하여 거동이 불편한 환자를 상대로 정맥촬영술을 시행하는 것은 부적절한 것이며, 통상 의료관행에 의하더라도 위 환자에 대하여 당시 심부정맥 혈전증을 의심하여 정맥촬영술을 시행하지 않은 것이 잘못이라고 볼 수 없는 것인지 여하

답 일반적으로 수술후에 나타난 환자의 다리저림 현상만으로 심부정맥 혈전증을 의심하여 정맥촬영술을 시행하는 경우는 드물 것으로 생각함. 따라서 이 경우 정맥촬영술을 시행하지 않은 것을 잘못이라고 할 수는 없다고 생각함.

문32 폐색전증은 일반인에 비하여 임산모의 경우에 더 많이 발생하는 것으로 보고되어 있는 것인지 여하

답 폐색전증은 혈괴, 지방, 종양세포, 공기, 양수, 이물질이 정맥계내로 들어감으로 발생하나 하지, 골반정맥, 때로는 우심으로부터의 혈괴의 폐동맥내 유입이 주요 원인이며 하지의 정맥이 눌려 혈류가 정체상태 venous stasis에 있고 임신과 관련하여 과응고상태 hypercoagulability인 임산부에서 더 많이 발생하는 것이 사실임.

문33 임산모의 경우 임신으로 자궁이 확대되면 복강속을 지나는 하대정맥을 누르게 되어 골반강이나 다리의 정맥에서 혈류장애가 생기고, 이러한 장애가 더불어 산모가 가진 여러 가지 원인 때문에 골반강이나 다리의 정맥에 혈전이 생기는 경우가 자주 있는지 여하

답 문항의 기술내용이 사실임.

문34 위 혈전은 환자에 따라 저절로 흡수되기도 하고 또 새로 생기기도 하는데, 혈전이 생겼다 하더라도 반드시 그것이 치명적인 폐색전증 등으로 발전하는 예는 극히 드물며, 거의 대부분의 경우 그 혈전이 생겼다가 저절로 흡수되거나 사라지는 것인지 여하

답 문항의 기술내용이 사실임.

문35 따라서 임산모에 대하여 제왕절개술을 시술하였다고 하여 그 환자에 대하여 혈전을 의심하여 그에 대한 조사방법인 정맥조영술을 전부 시행하지는 않는 것이 통상적인 예이고, 정맥조영술을 시행하는 경우는 극히 드문 예인지 여하

답 문항의 기술내용이 사실임.

문36 폐색전증은 "급성사"의 주된 원인질환 중 하나인 것이 사실인지 여하

답 폐색전증은 대량의 혈전이 폐동맥과 폐모세혈관을 막을 경우 심한 호흡곤란, 빈맥, 빈호흡, 흉부통증, 객혈, 혈액가스교환의 장애에 따른 저산소혈증을 일으키며 순환계에는 폐성 고혈압, 우심부전, 순환허탈을 일으켜 사망할 수도 있는 무서운 합병증임.

문37 폐색전증의 원인 중 하나인 하지의 심부정맥에서 발생하는 혈전증 환자의 경우 그 약 40 내지 60% 정도에서는 특이한 전구증상이 없이 폐색전증이 나타나는 것이 사실인지 여하

답 문항의 기술내용이 사실임.

문38 임상적으로 폐색전증의 전구증상은 심한 호흡곤란, 객혈(피를 토하는 것), 흉막성 흉통(폐를 덮고 있는 막에 압박이 가해지면서 가슴에 느끼는 통증)이 가장 대표적인 것인지 여하

답 위 기술내용은 사실이며 문항 36)의 답을 참조하시기 바랍니다.

문39 그런데 위와 같은 폐색전증의 대표적 전구증상을 미리 나타내는 환자는 약 20%정도에 불과하고, 나머지 약 80%의 경우에는 대표적 전구증상이 없이 일반적인 임상적 증후만으로는 폐색전증인지 여부를 판별할 수 없는 것이 사실인지 여하

답 문항에서 기술한 내용이 사실임

문40 위 환자 김○○의 경우 1998. 6. 14. 06:15경 이전까지는 위와 같은 폐색전증의 대표적 전구증상을 나타내지 않았음은 물론이고, 그외 특별히 폐색전증을 의심할만한 임상적 증후를 나타내지 않았던 것이 사실인지 여하

답 진료기록부상으로 보면 환자는 6. 14. 06:15경 이전까지는 다리저림과 통증이외에는 특별한 증상이 없었던 것으로 보아 폐색전증을 의심할만한 증상(호흡곤란, 심한 흉통, 객혈등)은 나타나지 않았던 것으로 보임.

문41 폐색전증이 발생하면 이를 적절하게 치료한다 하여도 결국 사망에 이르는 비율이 몇 % 정도로 알려져 있는지 여하

답 치료받지 않은 급성폐색전증 환자의 사망율은 약 30% 정도이고 치료를 받은 환자에서는 사망율이 3% 정도이며 이들 사망자의 대부분은 첫 1주 이내에 사망하는 것으로 보고됨(Williams Obstetrics 20th edition 1113).

임신중의 혈전색전증thromboembolism 발생빈도는 1,000명당 0.5-3명이고 이중 폐색전증의 발생빈도는 24% 이상이며 폐색전증 발생환자의 사망율은 15% 정도로 알려져 있음(Complications in Anesthesia 1st edition 824)

문42 위 환자 김○○의 경우처럼 1998. 6. 14. 06:15경에 폐색전증의 이상적 징후를 나타내기 시작하여 그 후 동일 08:50경에 사망한 사안에 있어서, 의료진이 최선을 다하였다고 하더라도 위 김○○이 결국 사망에 이를 수밖에 없을 것으로 보이는 확률은 몇 %인지 여하

답 진료기록으로 볼 때 이 환자의 경우는 폐색전증이 갑자기 발생하였으며 심폐소생술에도 전혀 반응하지 않고 사망한 점으로 보아 갑자기 대량의 혈전이 우심내로 들어와 폐동맥을 포함한 폐순환계를 거의 폐쇄시킨 것으로 보이며(부검소견에서 확인됨) 이 경우에는 즉시 인공심폐기를 이용한 체외순환을 시행하면서 폐색전 제거술을 시행하지 않으면 환자의 생명을 구하기가 매우 어려울 것으로 생각함. 인공심폐기를 사용한 폐색전 제거술을 시행하려면 흉부외과 전문의가 상주하고 항시 개심술을 시행할 수 있는 능력을 가진 병원이어야 하므로 울산지역에서는 수술이 불가능 하

였을 것으로 생각함.

문43 위 환자 김○○의 경우 06:15경 폐색전증의 이상적 징후를 나타낸 후 08:50경 사망할 때까지 심장은 박동을 계속하고 있었으나, 이미 그 이전에 심폐기능이 소실되어 심폐소생술을 아무리 시행하여도 어차피 심폐기능의 소실로 인해 소행할 수 없는 상태에 놓여 있었을 가능성이 있다고 하는데, 그럴 가능성이 있는 것이 사실인지 여하

답 문항 42)에서 답한 것처럼 이 환자는 갑자기 대량의 혈전이 폐동맥등 주요 폐혈관을 폐쇄하여 폐순환을 정지시킨 이후부터는 통상적인 심폐소생술로는 심폐기능을 회복시킬 수 없었을 것으로 생각함.

문44 분만 말기의 산모는 대개 하지에 부종이 동반되는 경우가 흔히 있는데, 심부정맥혈전증의 경우도 부종이 주 증상 중 하나이므로 임산모에게서 하지에 부종이 생겼다고 하더라도 그 원인이 혈전으로 인한 것으로 판단하기는 어려운 것인지 여하

답 문항의 기술내용이 사실인 것으로 생각되나 더 자세한 내용은 산부인과학회에 문의 하시기 바랍니다.

문45 산과적인 폐색전증의 발생은 대개 혈전증이 발생되기 전까지는 아무런 증세가 없으며, 심지어 두 폐엽의 동맥이 폐쇄되어도 폐색전증의 특징적 세가지 징후(객혈, 심한 호흡곤란, 흉막성 흉통)를 보이는 경우는 20% 정도에 불과한 것이 사실인지 여하

답 심부 골반정맥으로부터 발생하는 폐색전증은 색전embolization의 증상이 나타날때까지는 아무런 증상이 없는 것으로 산과학 교과서에 기술되어 있으나 더 자세한 내용은 산부인과학회에 문의 하시기 바랍니다.

문46 그러므로 위 환자 김○○의 경우 폐색전증이 발병할 것으로 사전에 예측하는 것이 사실상 불가능한 상태였던 것이 사실인지 여하

답 위 환자에서 폐색전증의 발현을 사전에 예측하기는 어려웠을 것으로 판단함.

문47 폐색전증의 치료제로 사용되는 헤파린과 같은 혈전용해제를 투여한다고 하여 폐색전증이 치료되어 사망율을 감소시킨다는 확실한 통계는 없으며, 어떤 경우(예컨대, 위괴양, 뇌일혈, 수술 또는 외상으로 인한 국소적인 혈관병변을 가진 환자의 경우)에는 오히려 위험성을 더욱 증가킨다고 보고되어 있는지 여하

답 헤파린은 혈전용해제라기 보다는 항혈액응고제임. 임신중에 심부정맥 혈전증이나 폐색전증의 과거력을 가졌거나 경구용 피임약을 복용해온 환자들에게는 다음 임신에서 폐색전증을 유발할 가능성이 크므로 예방목적으로 헤파린을 투여하고 폐색전증이 발생했을 경우에는 더 이상 색전의 확산을 방지하거나 치료목적으로 헤파린이나 혈전용해제(streptokinase, urokinase 등)를 투여하나 최근에 수술을 받거나 출혈이 있는 환자들에서는 출혈위험성의 증가때문에 헤파린이나 혈전용해제의 사용이 금기인 것이 사실임. 참고로 폐색전증으로 사망하는 환자들의 2/3는 증상발현후 30분 이내에 사망하는 것으로 보고되고 있으므로 이러한 환자들의 경우에는 헤파린이나 혈전용해제의 사용이 환자의 생명을 구하는데 효과가 있을 것인지 여부가 의문시됨.

문48 혈전의 발생을 사전에 예방할 수 있는 방법은 현대의학 수준으로는 없는 것으로 알려져 있으며, 다만 수술후 조기운동을 시키게 되면 혈전이 비교적 적게 발생한다고 알려져 있어 수술 후 조기운동을 권장하고 있는 것이 현대의학의 보편적인 예방방법인지 여하

답 심부정맥 혈전증의 과거력이 있거나 과혈액응고상태hypercoagulable state인 환자의 경우에는 폐색전증을 예방하기 위하여 수술전 헤파린으로 치료하면 수술후 폐색전 발생빈도를 감소시킬 수 있는 것으로 알려져 있음. 수술후의 조기운동도 혈전의 예방에 도움이 됨으로 수술후 조기운동을 권장하는 것은 폐색전증의 예방방법이 될 수 있음.

문49 특히 혈전용해제(예: 헤파린)를 사용하여 심부정맥의 혈전을 치료하려 하여도 그 치료에는 최소한 7일 내지 10일 정도의 관해기가 소요되므로, 위 환자 김○○과 같이 급성으로 폐색전증이 발병하는 경우에는 혈전용해제의 투여로써 위 환자의 사망을 방지하는 것이 불가능한 것인지 여하

답 헤파린은 항혈액응고제이고 혈전용해제로는 streptokinase나 urokinase 같은 약제가 있으며 문항 47)의 답을 참고하시기 바랍니다.

문50 귀 협회에서 발간한 의료사안 질의 회신집(1995년 1월~12월) 제58면에 의하면 미국의 파클랜드 병원의 통계에서 4만명의 임산부 당 4예에서만 폐색전증이 발생하였고, 그 중 2예는 출산전에 발생하였으며, 나머지 2예는 출산 후에 발생하였는데, 그중 1예는 출산 후 즉시 발생하였고, 1예는 출산 4주 후에 발생하였다고 보고되었다고 기재되어 있는데, 위와 같이 보고된 것이 사실인지 여하

답 이 내용은 산부인과학 교과서Williams Obstetrics에 수록되어 있음.

문51 위와 같은 보고 내용에 비추어 보면 폐색전증은 제왕절개술과 같은 수술을 하지 아니한 출산 이전 임신중에도 발생한 예가 있었다는 것인데, 그렇다면 위 환자 김○○에게 발생한 폐색전증이 제왕절개술 또는 출산에 기인된 것으로 보기는 어려운 것이 사실인지 여하

답 폐색전증은 출산전과 출산후의 발생빈도가 거의 같은 것으로 보고되어 있으며 제왕절개술이 폐색전증을 유발하는 여러 위험인자중 하나이기는 하나 위 환자에게 발생한 폐색전증이 제왕절개술에 기인한 것이라고 단언할 수는 없음.

문52 환자 김○○의 의식상태가 악화되고 혼수상태에 빠져가고 있었으므로 위 ○○○산부인과의원의 의료진은 그 상태에서 혈전용해제를 투여하는 것이 급한 것이 아니라 우선 병의 원인규명에 앞서 기도를 확보하고 호흡을 유지하며 순환장애를 교정하는 것을 우선적으로 실시하였다고 하는데, 이러한 의료진의 의료처치방법이 통상적인 중환자 치료의 원칙과 순서에 부합하는 것이 사실인지 여하

답 이 환자의 경우처럼 원인을 모르는 상황에서 의식상태가 악화되고 호흡과 순환에 장애가 발생하였을 경우에는 우선적으로 심폐소생술(기도유지, 산소투여와 환기관리, 순환관리)을 시행하여 환자의 체내 조직에 충분한 산소의 공급과 혈류를 유지시켜 주는 것이 가장 중요함. 이 환자에 대한 처치방법은 적절하였다고 생각함.

문53 산부인과 영역에서의 급성사에 이르게되는 양수색전증이나 폐색전증의 경우, 이를 사전에 예방하거나 또는 발병즉시 완치시킬 수 있는 마땅한 방법이 현재까지 개발되어 있지 아니한 것이 사실인지 여하

답 임산부에서 발생하는 합병증중 양수색전증의 경우는 예방방법이나 발병 즉시 완치시킬 수 있는 적절한 치료방법이 없기 때문에 사망율이 매우 높은 것으로 보고되고 있음. 폐색전증의 경우는 발생가능성을 예상할 수만 있다면 항응고제인 헤파린을 사용하여 발생빈도를 감소시킬 수 있으며 대량의 폐색전증 발생의 경우에도 혈전용해제를 사용하여 치료할 수도 있으나 환자가 수술직후 또는 출혈로 혈전용해제를 사용할 수 없거나 순환허탈이 있는 경우에는 인공심폐기를 사용하여 폐색전 절제술을 시행하는 것이 적절한 치료방법이라고 생각함. 위 환자의 경우는 수술직후였고 예상치 못한 갑작스런 대량의 폐색전으로 호흡과 순환장애가 동시에 온 것으로 생각되기 때문 혈전용해제에 의한 치료는 어려웠을 것으로 판단함.

문54 위 환자 김○○의 경우에는 심한 호흡곤란 등 증세를 보이기 시작한 06:15경부터 아주 짧은 시간내에 사실상 소생곤란한 심폐기능소실, 의식불명 및 심폐정지 상태가 초래되었으므로, 이러한 아주 짧은 시간내에 의료진이 그 증상의 원인이 무엇인지 여부를 검사하여 확진하기는 불가능한 상태였던 것이 사실인지 여하

답 문항의 기술내용이 사실임.

문55 위 김○○ 환자에 대하여 혈전증 치료를 한다는 이유로 혈전용해제를 투여할 경우, 수술후의 환자에게 있어 아직 수술로 인한 상처부위가 치유되지 않아(즉 아물지 않아) 혈전용해제의 투여로 인해 오히려 과다출혈을 유발함으로써 환자를 위험한 상태에 빠뜨리게 될 것인지 여하

답 환자가 수술직후였고 진료기록부상에 환자에게 질출혈이 있었던 것으로 보아 혈전용해제를 투여했을 경우 과다출혈을 유발할 가능성은 있었을 것으로 생각함

문56 다만 수술후의 어떤 환자에게 위 김○○과 유사한 증상이 발생하였고, 그 증상이 혈전으로 인해 발생한 것이라는 확진이 되었을 경우에는, 어차피 혈전용해제를 사용하더라도 과다출혈로 위험하고 그렇다고 혈전용해제를 사용하지 않더라도 여전히 위험하므로, 의료진으로서는 선택적으로 혈전용해제를 투여하기도 하는 것인지 여하

답 이 환자와 유사한 증상이 발생하였고 폐색전증의 진단이 내렸을 경우에 혈전용해재의 사용여부는 당시 환자의 전신상태, 수술여부, 출혈상태 등을 고려하여 담당의사가 판단할 사항으로 생각함.

문57 그러나 위 환자 김○○의 경우에는 그 증상의 원인이 무엇인지 밝혀낼 시간적 여유가 없이 사망하였는데, 위 김○○에게 발생한 증상의 원인이 혈전으로 인한 것이라는 확진이 없는 상태에서 의료진이 김○○에게 혈전용해제를 투여하여야만 하는 것인지, 아니면 이를 투여하지 않는 것이 통상적인 처치방법인지 여하

답 이 환자에서 폐색전증의 증상이 발현된 이후 사망까지의 짧은 시간동안에는 혈전용해제의 투여보다 환자를 소생시키기 위한 심폐소생술이 더 시급하였을 것으로 생각되며 또한 환자가 수술직후의 상태이고 출혈이 있었으며 증상의 원인이 폐색전이라고 확진되지 않은 상태에서 혈전용해제를 투여하기는 어려웠을 것으로 판단함.

문58 종합적으로 살펴보건대, 환자 김○○에 대하여 ○○○산부인과의원의 의료진이 제공한 치료방법이 현

대의학의 수준에 비추어 의료상 과실이 없었다고 보이는지, 아니면 의료상 과실이 있었다고 보이는지 여하(만약 의료상 과실이 있었다고 보인다면 그 과실의 구체적 내용은 무엇인지 여하)

답 폐색전증은 초기의 증상만으로는 진단이 어려우며(폐환기/관류 스캔이 진단에 도움을 주나 확진을 위해서는 폐혈관 촬영술이 필요함) 이 환자의 경우는 특히 증상발현 후 갑자기 상태가 악화되면서 심폐소생술에 반응하지 않고 사망한 것으로 보아 대량의 혈전이 폐혈관을 갑자기 막은 것으로 보이며 이때 환자에게 시행한 심폐소생술은 적절하였다고 생각되며 혈전용해제를 투여하지 않은 것을 의사의 의료상의 과실로 볼 수는 없다고 판단함.

참고사항

1. 폐색전증(pulmonary embolism) : 폐색전증은 색전에 의하여 폐동맥의 순환이 폐색되는 것으로 치명적일 수 있다. 원인의 약 95%는 슬와정맥, 대퇴정맥 및 장골정맥 등 하지의 심부정맥에서 형성된 혈전에 의하며, 이러한 정맥혈전이 떨어지면 우심을 거쳐 폐동맥계로 들어간다. 정맥혈전은 혈행이 지체될 때 잘 발생하기 때문에 대부분 좌우심 심부전을 초래하는 심장질환, 만성 폐질환, 암과 같은 질병을 앓고 있거나 골절, 수술 등으로 오랫동안 움직이지 않는 환자 또는 비만자에서 합병증으로 잘 오며, 하복부 수술, 골반 및 하지의 손상, 골절 또는 정맥염에서도 혈전이 생기기 쉽다. 이와 같은 고위험 환자가 일어선 직후 가슴의 통증과 호흡곤란을 호소하면서 급사하면 폐색전증이 강력하게 의심된다.
2. 모성사망에서 보는 폐색전증의 약 1/3은 임신중에, 약 2/3는 산욕기에 발생하며 산욕기에 발생하는 것 중 약 반수가 2주(특히 1주)내에 나타나지만 드물게는 6주 후에 나타나는 경우도 있다. 위험인자로는 노령, 다산, 비만, 제왕절개에 의한 출산 등을 들 수 있다. 산욕기에 난관결찰과 같은 외과적 처치를 받은 경우와 유즙분비를 억제하기 위하여 estrogen을 투여받은 경우에서도 잘 발생한다.

III. 울산지방법원 제1민사부 99가합8458 손해배상(의) 판결

■ 주문

1. 피고는 원고 하○○에게 금 46,234,757원, 원고 하○○, 하○○에게 각 금 29,623,172원 및 위 각 금원에 대한 1999. 6. 14부터 2003. 7. 31까지는 연 5%, 그 다음날부터 완제일까지는 연 20%의 각 비율에 의한 금원을 각 지급하라.
2. 원고들의 나머지 청구를 각 기각한다.
3. 소송비용은 이를 3분하여 그 1은 피고의, 나머지는 원고들의 각 부담으로 한다.
4. 제1항은 가집행할 수 있다.

■ 청구취지

피고는 원고 하○○에게 금 127,149,421원, 원고 하○○, 하○○에게 각 83,099,614원 및 이 각 금원에 대한 1998. 6. 14.부터 이 판결 선고일까지는 연 5%, 그 다음날부터 완제일까지는 연 25%의 각 비율에 의한 각 금원을 지급하라.

■ 이유

1. 손해배상책임의 발생

가. 인정사실

(1) 당사자들의 지위

(가) 망 김○○(이하 '망인' 이라 한다)은 1998. 6. 11. 14:00 울산 ○구 ○동 소재 ○○○의원에 입원하여 제왕절개수술을 받아 원고 하○○을 출산한 후 사망하였고, 원고 하○○은 위 망인의 남편, 나머지 원고 들은 그의 자녀들이다.

(나) 피고 최○○은 위 ○○○의원의 원장으로 소외 김○○의 주치의이다.

(2) 출산전 진료

(가) 망인은 원고 하○○을 임신하여1997. 10. 20.부터 피고가 운영하는 위 병원에서 피고로부터 정기적으로 진찰을 받았는데, 망인을 진찰한 피고는 망인의 출산일이 다가오자 망인에게 태아가 둔위(정상적인 태아는 자궁 내에서 머리가 아래로 내려가는 자세로 자리잡고 있는데, 둔위자세란 그 자세가 거꾸로 되어 태아의 엉덩이 부위가 자궁입구 쪽으로 향해있는 자세)를 취하고 있어 정상분만이 어려우므로 안전하게 제왕절개술을 받기를 권유하여(피고는 태아가 둔위인 사실을 알고 망인에게 정상위로 돌릴 수 있는 체조를 하기를 권유하였으나 출산일이 임박하여도 태위가 바뀌지 않았다) 망인의 동의를 받은 다음 협의하여 1998. 6. 12.에 망인에 대한 제왕절개술을 시행하기로 하고 수술전 검사를 시행하였는데, 프로트롬빈 시간(혈장의 응고기능을 측정하기 위한 검사의 하나, 이하 PT라 한다)이 정상수치인 12-14초보다 단축된 10초로 나타난 것을 제외하고 특별한 이상은 발견되지 아니 하였다.

(나) 피고는 망인에게 제왕절개술을 권유할 때는 물론 망인과 원고 하○○으로부터 수술에 관한 동의를 받을 때에도 제왕절개술로 인하여 심부정맥혈전증이나 폐색전증이 발병할 수 있다는 사실과 그 증 상 및 발병시 예상할 수 있는 결과에 대하여 설명하지 않았다.

(3) 망인의 제왕절개수술 및 수술 후 경과

(가) 망인은 예정대로 1998. 6. 12. 09:10경 피고로부터 제왕절개술을 받아 원고 하○○을 출산하였고 제왕절개술을 하는 기회에 충수절제술을 같이 받았으며, 이후 일반 병실로 옮겨 산후 치료를 받았는데 당시 망인에게 별다른 증세는 나타나지 않았으며 최○○은 다음날인 1998. 6. 13. 17:00경 회진시 간 호사에게 생명표 측정, 심폐호흡 권고, 빈번한 체위변경, 피검사 및 소변검사 등을 지시한 후 19:00 경 퇴근하였다.

(나) 망인은 같은 달 13. 23:30경 왼쪽 종아리가 저리고 경련이 일어나는 증세가 나타나 간호사에게 그

와 같은 증세를 호소하였으나 간호사는 마사지를 해주고 자세변경을 권유하는 외에 별다른 처치를 하지 않았고, 그 다음날인 같은 달 14. 04:00경 망인은 간호사의 허락을 받아 집에서 사용하던 다리 안마 기를 가져다가 사용하였다.

(다) 망인은 수술 당일인 1998. 6. 12. 16시에서 17시 사이에 질출혈이 있었으나 20시 이후로는 질출혈이 없다가 다음날인 6. 13. 08시경부터 17시 30분경까지 질출혈이 다시 있었고, 같은 날 20:00경부터는 질출혈이 멈춘 상태였으며, 사망 당일인 6. 14. 06시 간호조무사인 최○○이 확인한 바에 의하면 패드를 1/4정도 적시는 정도의 질출혈이 있는 상태였다(질출혈 외에 수술부위인 자궁경부의 출혈이 있었는지 여부는 기록상 나타나지 않는다).

(4) 사망의 경위

(가) 망인은 위와 같이 왼쪽 종아리가 저리는 증세를 호소하는 외에는 별다른 이상을 보이지 아니하던 중, 같은 달 14. 06:15경 입원실에서 원고 하○○과 대화를 나누다가 갑자기 얼굴이 창백해지면서 의식이 혼미해졌고, 원고 하○○은 그 즉시 간호조무사 최○○을 불렀는데 당시 최○○이 달려왔을 때 망인은 입술이 창백하고 의식이 혼미하여 최○○은 산소호흡기를 환자의 코에 꽂고 기도가 막히지 않도록 고개를 옆으로 제낀 뒤 피고에게 연락을 취하였다.

(나) 연락을 받은 피고는 06:20경 병원에 도착하여 망인의 상태를 확인하였는데, 당시 망인은 자가호흡이 불가능한 상태여서 구강 대 구강호흡, 기관내 삽관, 양압의 산소 주입, 5% 포도당 1L를 주사하면서 심폐소생술을 계속 시행하였으나 망인은 회복되지 못하고 결국 같은 날 08:50경 사망하였다.

(다) 망인의 사망 당시 피고는 망인의 사망원인을 양수색전증으로 추정하였다.

(5) 부검 결과

그 후 망인에 대한 부검이 실시되었는데, 그 결과 ① 망인의 양측 폐동맥의 내강을 색전이 막고 있고, 폐동맥의 분지에서도 다수의 색전이 내강을 막고 있는 폐색전증의 소견을 보이는 점, ② 하지의 심부정맥 내에서 폐색전증을 유발한 원인으로 판단되는 다수의 혈전이 보이는 점, ③ 제왕절개술을 시행한 복벽 및 자궁에서 사인이 될 만한 특기할 병변이나 손상을 보지 못하는 점, ④ 그 외 사인이 될만한 특기할 질병이나 손상을 보지 못하는 점 등에 비추어 망인의 사인은 폐색전증pulmonary embolism으로 판명되었다.

나. 망인의 증상에 관련된 의학적 지식

(1) 모성사망과 폐색전증

임산부의 경우 임신기간에 복부압력으로 대정맥이 눌리는 등 특히 골반과 다리에 있는 정맥의 혈액순환이 원활하지 못하여 혈액이 정체되므로 혈관 안에서 혈액이 응고되어 혈전이 생기기 쉽고, 또 임신 말기에는 활발하게 움직이지 못하므로 더욱 혈전이 생길 우려가 높은데, 이와 같은 상태에서의 출산, 특히 제왕절개 수술 후에 일정한 기간 누워 있다가 움직이기 시작하는 경우 다리나 골반정맥에 생겼던 혈전이 원래의 자리에서 떨어져 정맥혈류를 따라 심장을 거쳐 폐동맥에 걸리게 되면 폐색전증이 발생하게 된다. 혈전 색전증은 모성사망의 산과적 원인 중 으뜸이 되는 것으로, 모성사망에서 보는 폐색전증의 약 1/3은 임신 중에, 약 2/3는 산욕기에 발생하며 산욕기에 발생하는 것 중 약 반수가 2주(특히 1주) 내에 나타난다. 위험인자로는 노령, 다산, 비만, 제왕절개에 의한 출산 등을 들 수 있다. 다리의 정맥혈전증은 산전보다 산후에서 3-5배 이상 많고 제왕절개로 분만했을 경우에는 16배 이상 많다. 산후 심부정맥 혈전증은 분만 후 2-3일째 가장 자주 발생한다.

(2) 폐색전증과 심부정맥혈전증

(가) 폐색전증(색전증은 색전에 의한 혈관의 폐쇄를 의미)은 색전(혈액속에서 순환하는 비지방물질 : 응고, 혈소판, 세균성 침전물)에 의하여 폐동맥의 순환이 폐색되는 것으로 치명적일 수 있고, 원인의 약 95%는 슬와정맥, 대퇴정맥 및 장골정맥 등 하지의 심부정맥에서 형성된 혈전에 의하며, 이러한 정맥혈전이 떨어지면 우심을 걸쳐 폐동맥계로 들어간다. 정맥혈전은 혈행이 지체될 때 잘 발생하기 때문에 대부분 좌우심실부전을 초래하는 심장질환, 만성폐질환, 암과 같은 질병을 앓고 있으나 골절, 수술 등으로 오랫동안 움직이지 않는 환자 또는 비만자에서 합병증으로 잘 오며, 하복부수술, 골반 및 하지의 손상 및 골절 또는 정맥염에서도 혈전이 생기기 쉽다.

(나) 색전증은 하지정맥의 심부정맥혈전증(DVT: deep vein thrombosis / 혈전증은 혈액응고 형성 환경과 독립적인 순환계통의 구성물질들의 혈관 내 응고형성을 의미)의 합병증으로 보아야 한다. 폐색전으로 인한 사망의 90%는 진단적, 치료적 계획이 결정되기 전인 발병 1-2시간 내에 일어난다. 이러한 사실은 폐혈전색전증에서 중요한 의미를 갖는데 그것은 ① 심부정맥혈전증의 예방이 폐색전증 및 그로 인한 사망을 예방하는 가장 효과적인 방법이라는 것, ② 심부정맥혈전증의 즉각적인 치료는 폐색전증의 빈도를 낮출 수 있다는 점, ③ 심부정맥혈전증의 고위험환자를 찾아 빨리 진단하는 것이 색전의 위험을 줄이는 첩경이라는 점이다.

(다) 폐색전증의 발생은 심부정맥 혈전증의 치료가 적절하게 되었느냐의 여부에 달려 있다. 치료되지 않았다면 심부정맥 혈전증을 가진 24%의 환자들에게서 폐색전증이 발생하고 거의 15%가 사망하는 결과를 낳는다. 환자가 항응고제로 치료를 받았을 때 폐색전증은 단지 4.5%에서만 발생하고 1% 이하로 사망하게 된다. 시기적 진단과 치료의 중요성은 명백히 존재한다. 마찬가지로 폐색전증은 제왕절개 분만한 후의 환자에서 가장 많다.

(3) 심부정맥혈전증의 효과적인 예방법

조기보행과 발 운동, 탄력스타킹 착용, 저용량 헤파린, 와파린, 간헐적 정맥 압박장치, 항응고 약제와 압박장치의 병합 이용이 심부정맥혈전증의 예방법으로 이용되고 있으며, 저위험군과 중등도 위험군의 환자는 저용량 헤파린(매 12시간마다 5000단위 피하주사)이나 간헐적 정맥압박(1분마다 장딴지 또는 장딴지와 허벅지를 압박하는 장치)을 해야 한다. 이 카테고리에 해당하는 환자는 major surgery(30분 이상의 전신마취를 필요로 하는)를 받은 환자, 어떤 이유로든 거동할 수 없는 환자, 심근경색 및 울혈성 심부전 환자, 제왕절개로 분만한 산모(제왕절개술에 소요되는 시간은 대체적으로 1시간에서 1시간 30분 가량이다) 등이다. 단계적 압력 스타킹Graduated compression stockings은 혈류 지체를 감소시켜주며 현재까지 가장 단순한 예방법이고 제대로 사용하기만 하면 부작용도 없고 사용하기 편리한 이점이 있다.

(4) 심부정맥혈전증과 폐색전증의 진단 및 치료법

(가) 심부정맥혈전증을 발생시키는 세가지 요소는 혈액저류stasis, 혈관벽의 이상, 혈액응고계통의 이상 등이고, 기저 질환에 상관없이 고정이 정맥혈전증의 주요한 소인이다. 정맥혈전증의 발병률은 임신, 특히 임신 제3기와 산후 첫날에 증가된다. 심부정맥혈전증의 가장 중요한 결과는 폐색전증과 만성 정맥부전 증후군이다. 장골정맥, 대퇴정맥, 또는 슬와정맥의 심부혈전증은 일측성 다리 거상, 온열감, 그리고 홍반에 의해 의심되고, 심부정맥 혈전증의 가장 흔한 증상은 통증과 종창으로 가장 흔한 주소는 장딴지 통증인데, 이학적 검사상 장단지 후부 압통, 온열감, 조직 긴장감의 증가나 중등도의 부종을 보인다. 하지만, 심부정맥 혈전증은 치명적인 폐색전증이 발생하기 전 환자의 단지 10%에서 진단되어진다. 정맥혈전증의 고위험상태는 30분 이상 전신마취를 요하는 모든 외과적 시술, 산후기간, 좌심 또는 우심부전, 하지의 골절 또는 손상이나 수술, 만성적인 다리의 심부정맥부전, 장기간의 침상안정, 암, 비만, 에스트로겐estrogen제제 사용 등이다.

(나) 폐색전증을 의심할 수 있는 최초 임상 증상은 호흡곤란과 빈맥이다. 폐색전증을 가진 환자의 90%에서 심전도 결과는 비정상으로 나온다. 이와 같은 증상이 나타나서 폐색전증이 의심될 경우 혈량측정법이나 폐동맥조영술, 폐관류검사 등을 시행하여 폐색전증인지 여부를 먼저 정확히 진단하여야 하고 위 질환으로 판명되면 산소공급, 헤파린, 와파린과 같은 항응고제 또는 혈전용해제 등의 투여, 색전제거술 등의 적절한 치료를 시행하여 사망률을 감소시킬 수 있다.

(다) 장딴지 혈전의 약 20%가 대퇴부로 전파되어 폐색전증의 위험성을 증가시킨다. 장딴지 심부정맥 혈전 등이 있는 환자에서 폐색전증의 발생률은 5 내지 20%이다. 그러므로 장딴지 정맥혈전증이 있는 환자에서는 항응고제를 투여하거나 또는 근위부로 진행하는가를 알아보기 위해 일련의 비관혈적 검사로 추적 관찰해야 한다.

(라) 심부정맥 혈전증을 치료하는 가장 중요한 이유는 폐색전증의 예방이다. 환자는 반드시 침상에 누워 있어야 하고, 이환된 사지는 부종과 압통이 없어질 때가지 심장보다 더 높은 위치로 거상시켜야 한다. 고탄력 스타킹의 착용은 하지의 혈류속도를 증가시킨다. 처음에는 헤파린을 정주하는 것이 가장 좋은 치료법이다. 임상 상황과 일반 검사실 소견에서 폐색전이 강하게 의심되면 위험성이 높은 환자(최근이나 현재 출혈이 있거나 혈액응고장애가 있는 환자 등)가 아니라면 확진 과정을 기다리지 말고 치료를 바로 시작해야 한다(헤파린이 출혈 위험을 증가시키는 것이 심하다고 예견되지 않는 상태에서 한차례 투여한 5,000단위 정도의 헤파린의 위험은 크지 않고, 폐색전증 예방은 가능한 일찍 시작하는 것이 좋기 때문이며, 헤파린을 확진 전에 투여하는 것이 최근 경향이다). 침

상안정은 심폐나 다리의 증상이 없어질 때까지만 한다. 탄력스타킹은 정맥혈류를 촉진하기 위해 다리통증이 없어지고 환자가 거동하기 시작하면 가능하면 빨리 사용한다. 만약 출혈 소인이나 출혈의 위험 때문에 항응고제가 금기인 경우라면, 폐색전증의 예방은 하대정맥을 통한 혈류를 기계적으로 차단 시킴으로서 이루어질 수 있다.

(마) 폐혈전색전증이 발병하더라도, 치료가 빨리 시작된 폐색전증 환자의 예후는 좋아 조기에 적절한 치료를 하는 경우 90%는 사망하지 않을 수 있다. 사망의 대부분은 갑자기 일어나므로 예방만이 이를 막을 수 있다. 나머지 일부는 색전의 진행이나 재발에 의하므로 치료가 개입될 수 있다. 따라서 초기에 살아 남아서 진단이 되고 헤파린을 투여받은 환자의 결과는 좋다.

(바) 폐색전증의 치료방법으로는 혈전용해제인 유로키나제나 항응고제인 헤파린, 와파린을 투여하고, 혈전용해제나 항응고제를 사용할 수 없는 경우에는 정맥필터술(하지정맥에 생긴 혈전 등이 심장 등 주요장기로 확산되는 것을 막기 위해 일종의 여과장치격인 필터를 복부내의 하대정액에 설치하는 것), 색전제거술(이는 위험한 수술로 수술 도중 사망하는 경우가 많아 혈전용해요법 등을 사용하는 것이 사망률이 낮다)을 시행한다.

(사) 헤파린의 투여 금지 대상은 헤파린에 대한 과민반응이 입증된 경우, 심한 혈소판 감소증, 저용량 헤파린 외의 투여를 요하는데 혈액응고에 대한 혈액검사를 할 수 없을 경우, 파종성 혈관내 응고병증 이외의 조절할 수 없는 상태의 출혈 등이고, 헤파린 사용시 출혈에 주의를 요하는 상황으로 아급성 세균성 심내막염, 심한 고혈압, 척수 천자나 척수 마취, 혹은 큰 수술 특히 뇌, 척수, 눈 수술 등을 하는 동안 및 그 직후, 출혈성 경향(혈우병, 심한 혈소판 감소증). 소화기(위나 장)에 궤양 및 지속적으로 경관 배액, 지혈 장애가 있는 영양 실조 및 간질환이 있는 경우 등이다.

(5) PT치를 초(second)로 표기하는 경우에는 2초 이상 차이를 보이는 경우를 이상이라고 하고, PT치는 성차, 연령차는 없으나 신생아에서 연장되고 임산부에서는 단축된다.

(6) 태위가 둔위인 경우, 질식분만으로 인한 산모 및 태아 손상 가능성이 증가하므로 제왕절개술을 선택하는 것이 통례이다.

다. 당사자들의 주장 및 책임의 근거에 관한 판단

(1) 당사자들의 주장

원고들은 이 사건 사고가 첫째, 피고가 망인의 심부정맥 혈전증의 발병사실을 조속히 진단하지 못하여 적절한 치료를 하지 못함으로써 폐색전증을 발생하게 하고, 그 이후에도 응급상태에서 폐색전증의 가능성을 의심하여 그에 적절한 검사 및 응급조치를 하지 못한 의료상의 과실에 의하여 발생하였으며, 둘째, 피고는 망인에게 제왕절개술의 부작용인 심부정맥혈전증 및 폐색전증의 발병 가능성 및 그 위험성에 대한 설명의무를 다하지 않았다고 주장하고, 이에 대해 피고는 첫째, 망인은 심부정맥 혈전증의 증상을 보이지 않았을 뿐 아니라 응급상태에서 피고가 망인에 대하여 취한 조치는 적절하였고, 폐색전증을 진단하고 그에 대한 치료를 하기에는 망인의 증상발생과 사망까지의 시간이 너무 짧아서 망인의 사망은 불가항력적인 것이었으며, 둘째, 심부정맥혈전증과 폐색전증은 그 발생 가능성이 아주 낮으므로 의사의 설명의무의 범위에서 벗어난 것이며, 망인은 태아가 횡위로 자리하고 있어 자연분만이 불가능하였으므로 설명을 들었다고 하더라도 제왕절개술을 받을 수밖에 없었을 것이므로 그에 관한 설명을 하지 않은 잘못이 없다고 주장한다.

(2) 피고의 심부정맥혈전증, 폐색전증의 진단 및 치료상의 과실여부에 관한 판단

위 인정사실에 의하면, 망인은 수술 제2일째 밤에 심부정맥혈전증의 증상 중 하나인 왼쪽 다리의 불편함(의료기록 상에는 다리 저림이라고 표시되어 있으나 이러한 표현이 정확히 다리 저림의 증상이었는지는 명백하지 않다)을 호소하였으나 적절한 검사나 처치를 받지 못한 상태로 있다가 그로부터 약 7시간이 경과한 후 폐혈전색전증에 의해 호흡곤란, 의식소실이 발병하였고 피고의 심폐소생술에도 불구하고 의식을 회복하지 못한 상태에서 사망에 이르게 된 바, 피고의 의료상의 과실로 말미암아 망인이 이와 같이 사망에 이르게 되었는지에 관하여 살피건대, ① 망인은 위에서 살핀 바와 같이 제왕절개술로 출산한 산모로 심부정맥혈전증 혹은 폐색전증의 위험성이 높아진 상태였던 점, ② 망인이 수술 2일째 밤부터 왼쪽 종아리가 저리는 증세를 호소하였고, 망인이 집에서 사용하던 다리 안마기를 가져다가 사용하기까지 하였다면 그 통증의 정도가 무시할 수 있을 정도에 머물지는 않았던 것으로 보이는 점과 수술전 실시한 검사에서 망인의 PT치가 정상치보다 단축되어 나타났으며, 장딴지 통증은 심부정맥혈전증의 주요한 증상 중의 하나인 점에 비추어 볼 때 피고는 망인의 종아리에 심부정맥혈전증이 발생할 가능성에 대하여 충분히 의심할 수 있었던 점, ③ 심부정맥혈전증의 증상을 조기에 진단하였다면 그에 대한 적절한 조치를 통하여 조치를 취하지 않는 경우 24%에 이르는 폐색전증 발생가능성을 4.5%로 낮출 수 있고, 사망률 역시 15%에서 1%로 줄일 수 있어, 심부정맥혈전증의 조기 진단과 치료는 폐색전증으로 인한 사망을 막을 수 있는 가장 최선의 조치인 점, ④ 위와 같은 상황에서 피고는 심부정맥혈전증 혹은 폐색전증의 발생가능성이 높지 않더라도 그러한 가능성에 대비하여 망인의 수술 후 상태를 지켜보거나 자신이 자리를 비우는 경우에는 망인을 돌보는 간호사에게 심부정맥혈전증이나 폐색전증의 증상이 보이는 경우 취해야 할 조치에 관하여 지시하여 그러한 증상이 나타나는 경우 망인에 대하여 적절한 검사를 통한 진단 및 처치가 이루어지도록 하였어야 함에도 그러한 조치없이 퇴근한 점, ⑤ 망인이 사망 당일 새벽에 의식을 잃고 쓰러진 뒤 응급조치를 함에 있어 피고는 위와 같은 망인의 왼쪽 종아리가 저리는 증상과 PT치의 검사결과를 간과하여 폐색전증을 의심하거나 그에 관한 응급조치를 제대로 하지 못하였을 뿐 아니라 흉부방사선, 폐스캔 등 폐혈전색전증의 진단에 필요한 최소한의 검사도 실시하지 아니한 점, ⑥ 망인과 같은 환자에게 헤파린의 사용이 절대적으로 금지된 것은 아니며, 망인이 심부정맥혈전증의 증상으로 보이는 왼쪽 다리의 저림을 호소하고, 폐색전증으로 호흡곤란을 겪을 당시 상황은 약간의 질출혈이 간헐적으로 있었으나 자궁경부의 출혈에 관한 기록이 없는 점에 비추어 망인에 대하여 헤파린을 투여하는 것이 불가능할 정도의 출혈이 있었다

고 보여지지는 않는 점 등에 비추어 보면, 심부정맥혈전증 혹은 폐혈전색전증은 그 발생빈도가 낮고, 그 진단이나 사전예방이 용이하지 않다고 하더라도 피고가 신속하게 망인의 심부정맥혈전증의 가능성을 감지하여 그에 대한 조속한 진단 및 응급치료를 하였더라면 망인의 증상이 폐혈전색전증으로 발전되지 않았거나 적어도 그에 대한 적절한 치료가 가능하여 망인이 사망에 이르지 않았을 것임에도 불구하고 피고에게는 그에 대한 진단, 검사, 치료를 전혀 하지 아니하고 그에 대한 조속한 진단 및 응급치료의 시기를 놓친 의료상의 과실이 있다고 할 것이다.

(3) 설명의무위반 주장에 관한 판단

(가) 일반적으로 의사는 환자에게 수술 등 침습을 가하는 과정 및 그 후에 나쁜 결과 발생의 개연성이 있는 의료행위를 하는 경우 또는 사망 등의 중대한 결과 발생이 예측되는 의료행위를 하는 경우에 있어서 응급환자의 경우나 그 밖에 특단의 사정이 없는 한 진료계약상의 의무 내지 침습 등에 대한 승낙을 얻기 위한 전제로서 당해 환자나 그 법정대리인에게 질병의 증상, 치료방법의 내용 및 필요성, 발생이 예상되는 위험 등에 관하여 당시의 의료수준에 비추어 상당하다고 생각되는 사항을 설명하여 당해 환자가 그 필요성이나 위험성을 충분히 비교해 보고 그 의료행위를 받을 것인가의 여부를 선택할 수 있도록 할 의무가 있다. 이러한 의사의 설명의무는 그 의료행위에 따르는 후유증이나 부작용 등의 위험발생 가능성이 희소하다는 사정만으로 면제 될 수 없으며, 그 후유증이나 부작용이 당해 치료행위에 전형적으로 발생하는 위험이거나 회복할 수 없는 중대한 것인 경우에는 그 발생가능성의 희소성에도 불구하고 설명의 대상이 된다고 보아야 할 것이다.

(나) 위 인정사실에 나타난 바와 같이 제왕절개술 후 나타날 수 있는 심부정맥혈전증 및 폐색전증의 후유증은 그 발생빈도가 크지는 아니하여도 제왕절개술에 따르는 전형적인 부작용의 하나이고, 환자가 실제로 수술의 결과 그로 인하여 사망하게 된 것이어서 그 위험의 정도도 회복하기 어려운 중대한 것이라면, 이와 같은 후유증 발생의 위험은 그 수술을 받지 않을 경우에 생길 것으로 예견되는 결과와 대체 가능한 차선의 치료방법 등과 함께 환자 본인에게 진지하고 자세하게 설명해 주었어야 할 사항이라고 보지 않을 수 없다.

(다) 환자가 의사로부터 올바른 설명을 들었더라도 수술에 동의하였을 것이라는 이른바 가정적 승낙에 의한 의사의 면책은 의사 측의 항변사항으로서 환자의 승낙이 명백히 예상되는 경우에만 허용된다 할 것인데, 망인이 둔위로 자리한 태아의 출산을 위하여는 제왕절개술을 시행하는 것이 통례라는 사유만으로는 환자가 수술에 수반 될 지도 모르는 부작용까지 고려하여 여러 가지로 대처할 선택의 가능성을 모두 배제하고 그 수술을 승낙했을 것이 명백하다고 추정하여 환자의 자기결정권의 침해를 부정할 수는 없다.

(라) 의사가 설명의무를 위반한 채 수술 등을 하여 환자에게 사망 등의 중대한 결과가 발생한 경우에 있어서 환자측에서 선택의 기회를 잃고 자기결정권을 행사할 수 없게 된데 대한 위자료만을 청구하는 경우에는 의사의 설명 결여 내지 부족으로 선택의 기회를 상실하였다는 사실만을 입증함으로

써 족하고, 설명을 받았더라면 사망 등의 결과는 생기지 않았을 것이라는 관계까지 입증할 필요는 없다고 할 것이지만, 그 결과로 인한 모든 손해를 청구하는 경우에는 그 중대한 결과와 의사의 설명의무위반 내지 승낙취득 과정에서의 잘못과의 사이에 상당인과관계가 존재하여야 하며, 그 경우 의사의 설명의무위반은 환자의 자기결정권 내지 치료행위에 대한 선택의 기회를 보호하기 위한 점에 비추어 환자의 생명과 신체에 대한 의료적 침습과정에서 요구되는 의사의 주의의무위반과 동일시할 정도의 것이어야 한다. 그런데 이 사건의 경우, 피고가 태아가 둔위로 있음을 확인하고 망인에게 태위를 정상위로 돌리기 위한 체조를 지시하였음에도 출산 직전까지 태아의 자세가 변경되지 아니하였으며, 피고는 산모와 태아의 안전을 고려하여 산부인과 전문의로서 망인을 위 병원에서 제왕절개수술을 시행할 수밖에 없다고 결론을 내리고 수술 전 최선을 다하여 가능한 한 모든 검사를 하였고 그 결과에서 수술을 시행할 수 없는 이상 소견이 발견되지 아니하여 제왕절개수술을 시행하였다고 할 것이고, 망인에게 나타난 폐색전증의 후유증은 제왕절개술에 따르는 전형적인 부작용의 하나이기는 하나 그 발생빈도가 크지는 아니한 점 등에 비추어 피고가 위 제왕절개술에 앞서 망인에게 설명의무를 다하였다 하더라도 망인이 반드시 그 수술을 거부하였을 것이라고 단정할 수도 없는 점을 더하여 보면, 피고의 위 설명의무 위반과 그 수술 후에 나타난 폐색전증에 의한 망인의 사망 사이에는 상당인과관계가 있다고 보기는 어렵다 할 것이다.

(마) 결국, 망인이 피고의 설명의무 위반으로 수술 여부에 대한 승낙권을 침해당하였다면 그 위법행위 때문에 정신적 고통을 입었다 할 것이고, 또한 그 가족들도 위 고통을 함께 입었다 할 것이므로, 이러한 경우 피고는 설명의무 위반을 이유로 위 피해자에게 재산적 손해를 배상할 책임은 없다 하더라도 위 피해자와 그의 가족들에게 위 정신적 고통에 대한 위자료는 지급할 책임이 있다.

(4) 소결론

따라서, 피고의 위와 같은 의료상의 과실에 의하여 망인이 사망하였다고 할 것이므로, 피고는 망인 및 그 가족들인 원고들이 입은 손해를 각 배상할 책임이 있다.

라. 책임의 제한 여부

가해행위와 피해자측의 요인이 경합하여 손해가 발생하거나 확대된 경우 그 피해자측의 요인이 체질적인 소인 또는 질병의 위험도와 같이 피해자측의 귀책사유와 무관한 것이라고 할지라도, 그 질환의 태양 · 정도 등에 비추어 가해자에게 손해의 전부를 배상하게 하는 것이 공평의 이념에 반하는 때에는, 법원은 손해배상액을 정하면서 과실상계의 법리를 유추적용하여 그 손해의 발생 또는 확대에 기여한 피해자측의 요인을 참작할 수 있는데, 이 사건에서 제왕절개수술 자체의 위험도, 심부정맥혈전증 및 폐색전증의 진단의 어려움, 망인의 발병이 갑자기 진행되어 피고가 이를 예상하거나 방지하는데 어려움이 있었던 점 등 제반 사정에 비추어 위와 같은 피해자측의 요인을 60%로 봄이 상당하므로, 피고가 배상해야 할 책임의 범위를 40%로 제한한다.

2. 손해배상의 범위

생략

3. 결론

그렇다면, 피고는 손해배상금으로 원고 하○○에게 금 46,234,757원, 원고 하○○, 하○○에게 각 금 29,623,172원 및 각 이에 대하여 이 사건 사고일 인 1998. 6. 14.부터 피고가 그 의무의 존부와 범위에 관하여 항쟁함이 상당한 이 판결선고일인 2003. 7. 31.까지는 민법이 정한 연 5%, 그 다음날부터 완제일까지는 소송촉진 등에 관한 특례법이 정한 연 20%의 각 비율에 의한 지연손해금을 지급할 의무가 있으므로 「원고들은 이 판결 선고일 다음날부터 완제일까지의 기간에 대하여 구 소송촉진 등에 관한특례법(2003. 5. 10. 법률 제 6868호로 개정되기 전의 것)이 정한 연 25%의 비율에 의한 지연 손해금의 지급을 구하나 구 소송촉진 등에 관한 특례법이 헌법재판소 2003. 4. 24. 선고 2002헌가15호로 위헌결정되어 이를 적용할 수 없으므로, 이 부분에 대한 원고들의 청구는 이유 없다」, 원고들의 이 사건 청구는 위 각 인정범위 내에서 이유 있어 이를 각 인용하고, 나머지 청구는 이유 없어 이를 각 기각하기로 하여 주문과 같이 판결한다.

Ⅳ. 부산고등법원 제2민사부 2003나 10667 손해배상(의) 결정

■ 청구취지

피고는 원고 하○○에게 금 123,149,421원, 원고 하○○, 하○○에게 각 금 83,099,614원 및 각 이에 대하여 1988. 6. 14.부터 제 1심 판결 선고일까지는 연 5%, 그 다음날부터 완제일까지는 연 25%의 각 비율에 위한 금원을 각 지급하라.

■ 청구원인, 쟁점 및 결정이유

1. 원고들의 주장

생략

2. 피고의 주장

생략

3. 결정이유

제왕절개술에 의한 분만이 불가피하였던 점, 심부정맥혈전증 및 폐색전증의 진단의 어려움, 폐색전증의 발병 확률, 망인의 발병이 갑자기 진행되어 피고가 이를 예상하거나 방지하는 데 어려움이 있었던 점 등을 감안하여 아래와 같이 결정한다.

■ 결정사항

1. 피고는 2004. 5. 20.까지 원고 하○○에게 금 50,000,000원을 지급한다.
   피고가 위 금원의 지급을 지체할 경우, 2004. 5. 21.부터 완제일까지 연 20%의 비율에 의한 지연손해금 을 가산하여 지급한다.
2. 피고는, 아래와 같은 사항을 확인한다.
   가. 이 사건 의료사고에 진료상의 주의의무위반이 있었다.
   나. 위 1항 기재 금원은. 원고 하○○이 이 사건 의료사고로 인하여 국민연금관리공단으로부터 수령한 유족연금 16,238,760원과 별도로 피고가 지급할 금원이다.
3. 원고 하○○의 나머지 청구와 원고 하○○, 하○○의 청구는 각 포기한다.
4. 소송총비용 및 조정비용은 각자 부담한다.

참고사항

이 건은 임산부가 제왕절개술로 태아를 분만한 후 병실에서 4일째 심부정맥혈전에 의한 대량 폐색전의 발생으로 심폐정지가 발생하여 응급 심폐소생술을 시행하였으나 사망한 사고에 대하여 1심 재판부는 의사가 진단 및 치료상에 과실이 있고 설명의무위반을 이유로 유족에게 정신적 고통에 대한 위자료를 지급할 책임이 있다고 판단하였음. 그리고 의사의 책임범위를 40% 이하로 제한하였음에도 불구하고 고액(1억원 이상)의 배상금을 지급할 것을 판결하였으나 2심 재판부는 의사측의 주장을 일부 받아들여 배상액을 1심의 절반정도로 줄여 조정 결정 하였음. 의사의 입장에서 볼 때는 제왕절개술로 태아를 분만하는 중에나 분만 후에 갑자기 발생하는 대량 폐색전증이나 양수색전증 등에 의한 산모의 사망은 불가항력적인 것으로 생각되나 법원의 판단은 의사의 책임범위를 상당히 넓게 해석하고 있음에 유의하여야 할 것으로 생각함. 법원의 판결문을 읽어보면 의사에게 진료과정의 어떤 부분에서 어떠한 책임을 묻고 있는지를 알 수 있음.

▶ 사례 2(산부인과)

I. 사건 개요

환자(여자, 39세)는 2005. 11. 26 ○○병원에서 자궁에 근종이 있다는 진단을 받고 외래 추적관찰을 하던 중, 2009. 2. 21. ○○산부인과에서 자궁근종이 2개가 있고 크기도 계속 커지므로 자궁근종을 절제하는 것이 좋겠다는 담당 의사의 권유를 받았음. 이에 환자는 2009. 3. 21. 산본○○병원에서 초진을 받고 자궁근종절제술을 받기로 하였음.

환자는 같은 해 4. 10. 수술을 위해 산본○○병원에 입원하였고, 병원에서 수술 전 조치를 받고 오전 11시에 수술실로 들어갔으나 12시경 의사는 수술실에서 나와 환자의 기도확보가 어려워 수술을 시작하지 못하였다고 말하였음. 그러나 이후 수술은 진행되었으며 수술을 마친 환자는 오후 5시 37분경 병실로 올라왔으며 오후 7시 4분경 간호사가 라운딩 도중 환자의 전신이 창백해지고, 혈압이 잡히지 않고, 맥박이 미약한 것을 발견하고 7시 6분경 의사에게 전화를 하였고, 의사는 7시 13분경에 도착하여 이후에 심폐소생술을 시작하였음.

심폐소생술 시행 이후 환자의 심장기능은 회복되었고, 의료진들은 이어 7시 30분경 환자를 근처 ○○대학교 ○○병원으로 이송하였으나 ○○대학교 ○○병원에서도 특별한 처치가 불가능하여 당일 오후 11시 30분경에 서울에 소재한 ○○○대학교 서울○○병원으로 전원하였음.

환자는 심폐소생술로 심장기능은 회복되었으나 심장이 멈추어진 시간이 오래되어 뇌가 저산소증에 의한 손상을 받아 뇌의 대부분이 괴사에 이르러 의식회복을 못하다가 2009. 4. 15. 14:00경 사망하였음.

II. ○○○○지방법원 제12민사부 진료기록 감정촉탁 의뢰에 대한 회신(I) (2009가합 9546 손해배상(의))

■ 마취과 감정 및 사실조회 사항

1. 기초사실

사건개요와 동일함

2. 진료기록 감정 사항

문1 김○○의 자궁근종 절제술을 위해 시행한 마취방법은 무엇이고, 그 마취방법은 어떻게 시행하는 것인지요

답 시행한 마취방법은 척추마취와 경막외마취를 병행한 부위마취였으며 마취방법은 3, 4 번요추 사이에 경막외 카테터와 척추카테터를 통해 각각 국소마취제를 주입하였습니다.

문2 김○○에게 주입한 병행마취제는 무엇이고, 용량은 얼마인지요

답 경막외마취를 위해서 경막외강으로 2% lidocaine 6ml(120mg)를 주입하였고 척추마취를 위해서는 척추내로 0.5% marcaine (bupivacaine) 10mg을 주입하였습니다.

문3 병행마취에 사용한 마취제의 용량은 적정했는지요

답 마취제의 용량은 적정하였다고 생각합니다. 참고로 척추마취를 시행 할 경우 마취제 용량은 하복부 수술땐 bupivacaine은 12-14mg, lidocaine은 50-75mg을, 상복부 수술시에는 bupivacaine은 12-18mg, lidocaine은 75-100mg을 사용합니다

문4 김○○의 병행마취에 있어서 사용한 마취제는 한 번에 주입하고 수술에 임하는 것인지 아니면 수술이 종료될 때까지 계속 카테터 등으로 계속 주입하는 것인지요

답 병행마취에서 척추마취를 위해서는 국소마취제를 1회 주입하고 자침needle을 뽑으나 경막외마취는 1회 주입 후에도 카테터를 경막외강내에 남겨두어 수술시간이 길어질 경우나 수술 후 통증조절을 위하여 간헐적으로 약제를 투여하는 경우가 많습니다. 이 환자의 경우에는 마취 중에 약제를 추가 투여한 기록이 없는 것으로 보아 경막외로도 1회 투여한 것으로 추정됩니다.

문5 김○○가 수술 종료 후 병실로 온 시간이 언제인지요

답 마취기록부 상으로 오후 6:15경에 병실로 옮겨진 것으로 기록되어 있습니다.

문6 김○○의 심장이 멈춰 간호사가 의사를 호출(notify)한 시간과 의사가 도착한 시간은 언제인지요

답 보내온 진료기록부내 사실조회 사항의 기초사실 부분에 의하면 의사를 호출한 시간은 오후 7시 6분이었고 의사가 도착한 시간은 7시 13분으로 기록되어 있습니다(원 진료기록부에서는 글씨가 너무 흐려 정확한 호출시간과 의사도착 시간을 알기 어렵습니다).

문7 김○○는 수술을 마친 후 병실에 도착하였을 당시에는 병행마취여서 의식이 있었으나 서서히 의식이 사라지면서 전신이 창백해지고 혈압이 잡히지 않으며 맥박이 미약하게 되었는바(호흡곤란은 없었습니다), 이 같은 현상은 어떤 경우에 발생할 수 있는지요

답 진료기록부 만으로는 갑자기 상태가 악화된 정확한 원인을 알 수 없으나 마취와 수술 중에는 환자 상태가 매우 안정되어 있었고 병실로 옮겨진 후에도 7시경 까지는 환자상태가 안정되었던 것으로 보아 마취의 방법이나 투여된 국소마취제 때문에 상태가 갑자기 악화되었을 가능성은 매우 낮습니다. 다만 환자가 병실로 옮겨진 후부터 상태가 악화된 시점 사이에 심혈관 기능에 영향을 미쳤을 어떤 원인이 있었을 것으로 추정할 뿐입니다.

문8 김○○에게 수술 전 또는 수술 후 혈액학적 이상(지혈장애, 빈혈 등)이 있는지요

답 지혈장애나 빈혈의 기록은 찾지 못하였습니다.

3. 사실조회할 사항

가. 마취시술에 관하여

문1 척추마취시 차단 높이에 영향을 미칠 수 있는 인자로는 무엇이 있고, 그 중 환자에게 강하게 영향을 미치는 인자는 무엇인지요

답 척추마취의 범위에 영향을 주는 인자들은 다음과 같습니다.

1) 국소마취제의 특징

(1) 뇌척수액에 대한 국소마취제의 비중

(2) 국소마취제의 농도와 양(전체적인 주입량)

2) 환자의 특성

(1) 신장 : 키가 클수록 척수의 길이도 길어지므로 더 많은 국소마취제가 요구됨

(2) 복강내압 : 복강내 압력이 높을수록 마취제의 양을 줄여야 함

(3) 환자의 자세 : 주입되는 국소마취제의 비중과 함께 고려하여야 함

고비중액을 주입한 후 두부하강 체위(head down position)를 취하면 마취의 높이가 올라가고 두부거상 체위(head up position)를 취하면 마취의 높이가 낮아짐

3) 수기

(1) 천자부위 : 천자부위가 높을수록 마취의 높이가 올라감

(2) 주입속도 : 주입속도가 빠를수록 마취의 높이가 올라감

1), 2) 항에서 기술된 인자들이 마취높이에 더 큰 영향을 미칩니다.

문2 김○○에게 사용한 척추마취제와 경막외 마취제의 비중은 어떠한지요

답 마취기록지에 의하면 사용한 척추마취제는 0.5% marcaine(bupivacaine) 10mg 이었고 경막외마취제는 2% lidocaine 6ml를 경막외강내로 투여한 것으로 기록되어 있습니다. 기록만으로 볼때는 포도당 용액과 섞어 사용하였는지 여부를 확실히 알 수 없으나 척추마취나 경막외마취시 이러한 국소마취제는 대부분 5% 포도당 용액과 섞어 고비중 용액으로 만들어 사용하는 것이 일반적이며 약제자체가 고비중 용액으로 상품화 되어 있는 경우가 많으므로 기록지 상에서는 나타나 있지 않으나 고비중 용액으로 만들어 사용하였을 것으로 추정됩니다.

문3 병행마취시 경막외마취에 사용되는 마취제의 용량은 척추마취에 사용되는 용량의 몇배인지요

답 척추마취나 경막외마취를 각각 단독으로 시행할 경우에는 경막외강이 넓기때문 척추마취에 비해 경막외마취시에 더 많은 용량의 마취제가 필요하나 경막외마취는 마취유지시간이나 마취범위(높이)에 따라 추가투여가 가능하기 때문에 용량을 일률적으로 말하기는 어렵습니다. 병행마취시에는(이때는 척추마취가 주 마취방법이고 경막외마취는 보조마취 또는 수술시간이 오래 걸리거나 수술 후 통증관리를 목적으로 사용하는 경우가 많음) 척추마취제의 사용량과 그에 따른 척추마취에 의한 마취효과, 수술시간에 따라 경막외마취의 투여량이 조절되기 때문 역시 일률적으로 말하기는 어렵습니다.

문4 척추마취와 경막외마취의 경우 마취제의 밀도를 주의 깊게 조절하여 사용하는 이유가 무엇인지요

답 마취제의 밀도는 마취제의 농도나 비중을 말하는 것인데 질문 내용이 무엇을 의미하는지를 정확하게 알 수 없습니다. 마취제의 비중은 환자의 자세변화에 따라 마취의 범위(높이)에 큰 영향을 주며, 농도는 마취범위, 마취유지 시간, 마취제에 의한 합병증(독성 등) 발생에 영향을 줄 수 있기 때

문 주의 깊게 조절하여 사용하여야 합니다.

문5 고비중 마취제로 요추에 병행마취를 시행하고 수술대에서 환자의 머리를 내리고 다리부분을 올리는 경우 전척추마취로 이행할 가능성이 있는지요

답 마취시행 후 마취의 범위가 일정한 높이에서 고정될 때까지 충분한 시간(15분에서 30분 정도)을 기다린 후 마취의 높이가 고정된 것을 확인하고 환자자세 변화(머리부위를 내리는 자세포함)를 취하면 전척추마취로 이행될 가능성은 거의 없습니다. 그러나 과량과 고비중의 국소마취제를 투여 후 마취범위가 고정되기 전에 급격히 머리를 떨어뜨리는 자세를 취할 경우에는 전척추마취의 발생가능성을 배제할 수 없습니다.

문6 경막외마취를 하였으나 술기를 시행한 의사의 경험부족으로 경막외마취 주사침이 척수강내에 들어가 척추마취에 이를 가능성이 있는지요

답 경막외마취시 경막이 천자되어 척수강내로 국소마취제가 들어가 척추마취가 될 가능성은 드물기는 하지만 항상 존재합니다.

문7 경막외마취에 사용되는 마취제가 척수강내로 들어가 척추마취에 이르는 경우 어떠한 증상이 발생되는지요, 전척추마취의 증상은 어떠한지요

답 경막외마취시 경막이 천자되어 척수강내로 국소마취제가 들어가는 경우에는 투여된 약제의 용량에 따라 척추마취시에 발생하는 합병증의 여러 증상(혈압하강, 호흡억제, 구역 및 구토, 두통 등)이 나타날 수 있으며 가장 주의하여야 할 합병증은 전척추마취의 발생입니다. 전척추마취의 증상은 척수신경이 모두 차단되어 혈압하강, 서맥, 호흡정지와 심한 경우에는 의식소실이 나타날 수 있습니다.

문8 척추마취의 경우 마취된 범위가 흉추 1번 또는 그 이상 올라가게 되면 어떤 생리적 변화가 생기고, 순환계 및 호흡계는 어떤 변화가 발생하는지

답 척추마취에서 마취높이가 흉추 1번 이상으로 올라가면 순환계는 교감신경차단에 의한 말초혈관 확장에 따른 정맥환류의 저하로 혈압하강이, 미주신경 긴장의 항진으로 서맥이 발생하고 호흡계는 호흡에 관여하는 늑간근intercostal muscle과 횡격막신경이 마비되어 호흡억제 내지 호흡정지가 나타나고 심한 경우에는 의식소실이 나타날 수 있습니다.

문9 전척추마취 증상이 발생하는 경우 환자에 대해 어떠한 조치를 취해야 하는지요

답 혈압하강에 대해서는 충분한 수액투여와 혈압상승제를 투여하여 혈압을 유지시키고 서맥에 대해서는 항콜린성 약제인 atropine을 투여하며 호흡억제시에는 마스크로 산소를 투여하며 보조호흡을 해주며 호흡정지가 나타날때는 즉시 기관내삽관을 하고 산소로 인공환기를 시행해 주어야 합니다.

문10 경막외마취에 사용되는 마취제가 척수강내로 들어갔어도 수술받는 환자의 위치가 바로누운 자세(supine position)인 경우 바로 전척추마취 증상이 나타나는지요, 아니면 마취제가 척수강을 타고 위쪽(호흡근과 심장근을 지배하는 부위)으로 올라가는 경우 그 마취제가 올라오는 속도에 따라 천천히

호흡근과 심장근을 지배하는 신경에 영향을 미쳐 전척추마취가 발생하는지요

답 경막외마취에 사용되는 마취제가 척수강내로 들어갔을 경우에도 바로 전척추마취가 일어나는 것은 아닙니다. 투여된 약제의 용량, 비중, 환자의 자세가 주로 전척추마취의 발생에 영향을 주기 때문에 고비중 약제를 과량투여하거나 빨리 두부하강 자세를 취했을 경우에는 전척추마취를 유발할 가능성이 있으며 따라서 전척수마취 증상이 나타날 수도 있습니다. 척추마취는 대부분 15분 이내에 생리적 변화가 발생하고 경막외마취의 경우에도 20분 이내 약제의 효과가 나타나기 때문에 마취제 투여 후 30분 정도까지는 전척추마취의 발생여부를 알기 위해 환자상태 변화를 면밀히 관찰하는 것이 중요합니다. 문항에서 언급한 것처럼 마취제가 척수강을 타고 위쪽(호흡근과 심장근을 지배하는 부위)으로 올라가 그 마취제가 올라오는 속도에 따라 천천히 호흡근과 심장근을 지배하는 신경에 영향을 미쳐 늦게(약제주입 2-3시간 후) 전척추마취가 발생하는 경우는 매우 드뭅니다.

문11 전척추마취 증상이 마취가 종료된 후 병실에 온 이후에도 발생할 수 있는지요

답 위의 문항에서 답한 것처럼 국소마취제를 적절한 농도와 용량으로 적정부위에 투여하고 마취시행 후 마취의 범위가 일정한 높이에서 고정될 때까지 충분한 시간(15분에서 30분 정도)을 기다린 후 마취의 높이가 고정된 것을 확인하고 환자자세 변화(머리부위를 내리는 자세포함)를 취하면 전척추마취로 이행될 가능성은 매우 낮습니다. 간혹 드물게 수술시작 후에 발생할 가능성은 있으나 수술이 끝나고 병실로 환자가 옮겨온 이후 시간(이 환자의 경우 약제주입 후 3시간 경과)에 전척추마취가 발생하였을 가능성은 매우 낮다고 생각합니다.

문12 전척추마취 증상이 발생한 경우 어떠한 조치를 취해야 하고, 조치를 취하기 위해서는 어떠한 의료기기 등이 있어야 하는지요

답 혈압하강에 대해서는 충분한 수액과 혈압상승제를 투여하여 혈압을 유지시키고, 서맥에 대해서는 항콜린성 약제인 atropine을 투여하며, 호흡억제시에는 마스크로 산소를 투여하면서 보조호흡을 해주어야하고, 호흡정지가 나타날 때는 즉시 기관내삽관을 하고 산소로 인공환기를 시행해 주어야 합니다. 필요한 조치를 해주기 위해서는 각종 수액제제들, 혈압상승제, 항콜린성약제, 산소 등 약제들과 의료기로는 먼저 산소를 투여할 수 있는 장비(산소탱크, 마스크, Ambu bag, 기관튜브, 후두경 등)가 필요합니다.

문13 전척추마취를 방지하기 위해서는 환자의 머리쪽을 올려줘야 하는지요, 아니면 반대로 내려줘야 하는지요

답 고비중의 국소마취제를 사용하였을 경우에는 상체쪽으로의 마취제의 이동을 막기 위해 머리쪽을 올려주어야 하고 저비중의 마취제를 사용하였을 경우에는 머리쪽을 내려주는 것이 고부위 마취를 피할 수 있는 방법입니다.

문14 일반적으로 수술 중 환자의 수술테이블의 높이나 기울기 등은 누가 조작 하는지요

답 대부분 수술의사의 요청에 의해 마취과의사나 수술실 간호사가 조작합니다.

문15 복강경으로 자궁근종 절제술을 시행시 산부인과 의사들이 복강의 구조물로 인해 자궁의 시야확보를

위해 환자의 머리를 아래 내리도록(head down, 수술대의 환자머리 쪽을 아래로 내리고 자궁쪽을 올려 시야를 확보하는 방법) 수술테이블의 위치 조절을 마취과 의사 등에게 요구하는지요

답 수술 중 수술시야 확보를 위해 수술의사가 수술테이블의 위치조절을 마취의사에게 요구하는 경우가 있습니다.

문16 김○○에게 사용한 마취제의 작용시간은 어느 정도인지요

답 척추마취때는 lidocaine은 2% 용액을 3.5-5ml(75-100mg)을 투여하였을 경우 작용지속시간이 1시간 정도이고 bupivacaine은 0.5% 용액을 2.4-3.6ml(12-18mg) 투여하였을 경우 1.5-2시간 정도이며 경막외마취때는 lidocaine은 2% 용액을 20-30ml 투여시 80분-2시간, bupivacaine은 0.5-0.75% 용액을 20-30ml 투여시 2-4시간 정도 유지됩니다. 따라서 이 환자의 경우는 척수강내로 투여한 bupivacaine(0.5% 10mg)은 작용시간이 1시간 이내이고 경막외로 투여한 lidocaine(2% 6ml)도 2시간 이내였을 것으로 추정합니다.

문17 병행마취(경막외마취 + 척추마취)로 인한 수술종료 후 사용한 마취제의 작용시간까지 환자에게 마취제의 잔류효과에 의한 증상이 발생하는지 여부를 관찰하여야 하는지요

답 환자가 수술 후 회복실에 머물 때까지는 마취의사가 환자상태 변화를 관찰하나 환자가 병실로 옮겨간 후에는 수술의사가 환자상태를 관찰하는 것이 일반적입니다. 그러나 수술직후에나 회복실에서 환자상태에 이상이 있을 경우에는 마취의사와 수술의사가 함께 환자관리를 하여야 합니다.

나. 심폐소생술에 관하여

문 사람이 뇌에 몇분 정도 산소가 공급되지 않는 경우 뇌에 비가역적인 손상이 올 수 있는지요

답 정상인에서 산소가 공급되지 않는 경우 뇌에 비가역적인 손상이 올 수 있는 시간은 약간의 개인별 차이는 있으나 대략 4 - 5분 정도이며 이 시간 이상 산소공급이 중단되면 비가역적 뇌손상을 받을 수 있습니다.

다. 기타

문1 정상 성인의 정상 심박동수(heart rate) 의 횟수는 몇 번인지요

답 정상 성인의 분당 심박동수는 연령과 개인에 따라 약간의 차이가 있으나 분당 60 - 100회 정도의 범위(80 ± 20회/분)내의 심박수는 대부분 정상으로 간주합니다

문2 김○○의 경우 38세 1개월의 젊은 나이이고, 신체에 장애가 없는 젊은 여성이며, 수술시간이 1시간 30분에 불과하였고, 전신마취가 아닌 요추부위에서의 척추마취로 수술을 받은 사람임에도 수술 후 점차 호흡억제와 혈압하강 및 그로 인한 저산소증의 발현이 있었는바, 심장과 폐에 아무런 이상이 없는 경우 마취제의 잔류로 인하여 위와 같은 결과가 발생할 수 있는지요

답 이 환자의 경우는 여러 상황들(사용한 국소마취제의 농도와 용량, 투여부위, 마취 및 수술 중의 환자상태, 환자의 상태가 악화된 시간)을 종합해 볼 때 마취제의 잔류효과로 위와 같은 결과가 발생

하였을 가능성은 매우 낮을 것으로 생각합니다.

III. ○○○○지방법원 제12민사부 진료기록 감정촉탁 의뢰에 대한 회신(II) (2009가합 9546 손해배상(의))

■ 진료기록감정 촉탁사항

1. 진료경위

1. 39세의 여자환자는 4. 10. 16:15경 병합마취(척추마취, 경막외마취)로 자궁근종 절제술을 시작하여 17:37경 수술을 종료하고 병실로 이송하였고, 18:15경 혈압 110/60mmHg, 맥박 78회/분으로 확인되었습니다. 환자의 침대는 간호사실에서 2m 정도 떨어져 있는 근접한 거리에 있고 병실문이 항상 열린 상태로 있어서 18:48경 간호사 인계중 환자에게 별다른 문제가 없음을 확인하였고, 18:56경 퇴근하던 간호사가 병실에 있는 환자에게 상태가 괜찮은지 확인하였는데, 위 당시 환자는 별다른 이상증세 없이 명료한 상태로 침상에서 안정중 이었습니다.
2. 피고병원 간호사는 19:04경 간호사실에서 환자를 보는데 갑자기 청색증 소견을 보여, 병실에 들어가서 환자를 확인한 결과 전신에 청색증이 있고 맥박이 미약하여 산소공급, 심장마사지 등 심폐소생술을 시행하여 19:20경 혈압 140/80, 맥박 104회, 피부색이 분홍색으로 회복되었으나 의식이 회복되지 않고, 심폐정지에 대한 정밀 검사 및 집중치료가 필요하여 ○○대병원으로 전원하였습니다.
3. 이후 환자는 ○○대병원에서 ○○○대 서울○○병원으로 전원하여 심폐소생술후 증후군으로 진단받고 인공호흡기 치료를 하던 중 4.15 14:00경 다발성 장기부전으로 사망하였습니다.
4. 부검감정서(별첨)에 의하면, "환자는 종아리 깊은 정맥에 형성된 혈전이 자궁근종 수술후 떨어져 나와 허파동맥의 내강을 폐쇄하는 혈전색전증이 발생하여 4. 10. 전신 청색증과 의식소실이 나타났을 가능성이 있고, 심장동맥 내강의 고도협착(80% 가량 좁아짐)이 크지 않은 혈전색전증으로 인한 사망 가능성을 높였을 가능성이 추정되며, 경막외 및 척수혼합마취와 관련된 의료사고 가능성은 사후 평가할 단서가 없고, 사망 전에 앓고 있던 하시모토씨 갑상샘염은 그 자체가 사망에 이를만한 질병이 아니며, 허파동맥 및 오른쪽 심실에 형성된 혈전은 기형성되었던 것이 치료기간 중 악화되었을 또는 커졌을 가능성이 배제되지 않음" 이라고 하면서 "허파동맥 혈전색전 가능성이 있음" 이라고 하였습니다.

2. 감정사항

1. 피고병원 진료기록에 대하여

문1 ❶ 폐색전증의 임상증상은 호흡곤란, 흉막성 통증, 기침 등이고, 증후로는 빈호흡, 빈맥, 수포음 등이 동반될 수 있다고 하는데, 이 사건 수술 전에 환자에게 위와 같은 증상이 전혀 없었다면, 환자에게 폐색전증이 있다고 볼 수 있는지.

답 이 환자의 수술 전 증상이나 증후로 보아 수술 전에는 폐색전증이 존재하지 않았을 것으로 생각합니다.

❷ 피고병원은 환자에게 자궁근종 절제술을 시행하였는데, 이러한 자궁근종 절제술이 폐색전증을 유발하거나 촉진 또는 악화시키는 인자로 작용할 수 있는지(즉, 39세된 환자에 대하여 자궁근종 절제술을 시행하는 경우 폐색전증 발생가능성이 높은지).

답 정상 환자에서는 자궁근종 절제술 자체가 폐색전증을 유발하거나 촉진 또는 악화시키는 인자로 작용하지는 않을 것으로 생각하나 심부 정맥혈전증deep vein thrombosis을 가진 환자에서는 수술자체가 폐혈전증을 유발하는 요인이 될 수 있습니다.

참고로 심부 정맥혈전증 및 폐색전증과 관련된 인자들은 다음과 같습니다.

1) 장기간 침대에 누워 지내는 경우

2) 출산 직후의 산모

3) 하지골절 혹은 하지수술(정형외과 수술 등)

4) 심부전 환자(심박출량의 감소)

5) 비만

6) 장시간이 소요되는 수술

7) 환자가 응고항진성hypercoagulability을 가진 경우

❸ 통상적으로 자궁근종 절제술을 시행함에 있어 폐색전증의 가능성에 대비하여 수술을 하지 않거나, 수술방법을 달리하는 경우가 있는지.

답 수술 전 환자평가에서 특별한 폐색전증 유발위험성이 없는 환자에서는 자궁근종 절제술을 시행함에 있어 폐색전증의 가능성에 대비하여 수술을 하지 않거나, 수술방법을 달리하는 경우는 없습니다. 그러나 수술 전 환자가 폐색전증 발생 위험요인(심부 정맥혈전의 존재)을 가진 것을 알았다면 예방을 하는 것이 가장 중요합니다. 예방을 위해서는 고위험군 환자에서는 수술 전이나 수술 직후 heparin을 투여하고, 수술 직후에는 경구용 항응고제인 warfarin, aspirin의 복용과 함께 조기보행을 하면 수술 후 폐혈전증 발생의 위험을 감소시킬 수 있습니다.

❹ 자궁근종 절제술을 시행함에 있어 폐색전증의 발생가능성에 대비하여 취하여야 할 조치가 있는지.

답 위 문항에서 답한 것처럼 수술 전 환자가 폐색전증 발생 위험요인을 가진 것을 알았다면 예방을 하는 것이 가장 중요합니다. 예방을 위해서는 고위험군 환자에서는 수술 전이나 수술 직후 heparin을 투여하고, 수술 직후에는 경구용 항응고제인 warfarin, aspirin의 복용과 함께 조기보행을 하면 수술 후 폐혈전증 발생의 위험을 감소시킬 수 있습니다.

문2 ❶ 피고병원은 환자에게 자궁근종절제술을 시행함에 있어, 병합마취로 척추마취와 경막외마취 방법을 선택하고 마취제로는 척추마취제인 0.5% 부피바케인 10mg, 경막외마취로 2% 리도카인 6ml(120mg)을 투여하였는데, 위와 같은 마취방법이나 마취제가 환자에게 폐색전증을 유발하거나 악화시키는 요인으로 작용할 수 있는지.

답 마취방법이나 사용된 국소마취제가 환자에게 폐색전증을 유발하거나 악화시키는 요인으로 작용할 가능성은 없습니다.

❷ 피고병원은 16:00경에 마취를 한 후 16:15경에 수술을 시행하였고, 17:37경 수술을 종료하였으며, 위 수술시간 내내 5분 간격으로 혈압과 맥박을 측정한 결과 마취시행 전후의 혈압이 120/60mmHg였고(수술종료시 혈압은 110/60mmHg이였음), 수술시간 내내 혈압이 110/60mmHg로 유지하고 있었는데, 위 수술도중에 환자에게 폐색전증이 발생하였다고 볼 수 있는지.

답 마취 및 수술 중의 환자 생체활력증후vital signs의 변화를 볼 때 수술 중에 폐색전증이 발생하지는 않았을 것으로 추정합니다.

❸ 위와 같은 활력증후로 볼 때, 환자가 이 사건 수술종료 후에 폐색전증이 발생하리라고 예견할 수 있는지.

답 이 환자에서는 수술종료 후에 폐색전증이 발생하리라고 예상하기는 힘들었을 것으로 생각합니다.

❹ 부검감정서에 의하면 "경막외마취 및 혼합마취와 관련된 의료사고 가능성은 사후에 평가할 단서가 없고, ..."라고 하였는데, 위와 같은 마취방법, 마취용량, 마취도중 환자의 상태, 마취 후의 환자의 상태 등에 비추어 보았을 때, 경막외마취 및 혼합마취가 환자의 폐색전증 또는 환자의 사망에 기여하였다고 볼만한 근거가 있는지.

답 경막외마취 및 혼합마취가 환자의 폐색전증 또는 환자의 사망에 기여하였다고 볼만한 근거는 없습니다. 폐색전증 발생 위험군 환자의 일부 수술에서는 전신마취에 비해 부위마취 방법(특히 경막외마취)이 심부 정맥혈전deep vein thrombosis이나 폐색전증 발생위험을 감소시킨다는 보고도 있습니다. 그러나 부위마취는 항응고제의 잔류효과가 있거나 출혈시간이 연장되는 환자에서는 금기입니다.

문3 환자는 17:37경에 수술 후 병실로 옮겨간 후, 18:15경까지 혈압이 정상을 유지하고 있다가, 갑자기 19:04경에 청색증 소견이 있고, 맥박이 미약하였는데, 수술시간 및 수술이후의 회복과정에서의 활력증후 등에 비추어 볼 때 환자에게 갑자기 폐색전증이 발생하리라 예견할 수 있는지.

답 환자의 생체활력증후가 정상을 유지하고 있는 상황에서 폐색전증 발생가능성을 예견하기는 힘들었을 것으로 생각합니다.

문4 ❶ 부검감정서에 의하면 '허파동맥 혈전색전증 가능성이 있음'이라고 기재되어 있는데, 이 사건 수술 전, 후의 상황에 비추어 위 폐색전증이 이 사건 자궁근종 및 자궁근종 절제술과 관련하여 발생한 것으로 볼 수 있는지.

답 이 환자에서 폐색전증의 발생이 자궁근종 및 자궁근종 절제술 자체와 직접 관련되었을 가능성은 낮을 것으로 생각합니다. 그러나 수술 전 발견되지 않았던 하지의 심부 정맥혈전(부검감정서 소견)이 어떤 원인으로 떨어져 나와 폐동맥을 막아 폐혈전색전증이 발생하였을 가능성은 있습니다.

❷ (폐색전증이 자궁근종 등과 관련이 있다면) 이는 피고병원이 수술 전, 후에 환자에 대한 관리를 소홀히 하였기 때문에 발생한 것으로 볼 수 있는지.

답 위 문항에서 답변한 것처럼 이 환자에서 폐색전증의 발생이 자궁근종 및 자궁근종 절제술 자체와 직접 관련되었다고 보기는 어려우나 환자 부검소견에서 하지의 심부정맥에서 혈전이 발견된 것으로 볼 때 다른 수술을 시행하였더라도 폐색전증이 발생하였을 가능성은 있습니다. 이 환자에서 폐색전증의 발생원인이 환자관리 소홀이라고 볼 수 는 없을 것으로 생각합니다.

❸ 피고병원이 전신마취를 하였다면 폐색전증이 발생하지 않았을 것이라고 보이는지.

답 마취방법이 폐색전증의 발생에 미치는 영향은 거의 없기 때문에 이 환자에서 부위마취 대신 전신마취를 시행하였다고 하더라도 폐색전증이 발생하지 않았을 것이라고 생각하기는 어렵습니다. 폐색전증 발생 위험군 환자의 수술에서는 전신마취에 비해 부위마취 방법이 심부 정맥혈전deep vein thrombosis이나 폐색전증 발생위험을 감소시킨다는 보고도 있습니다. 그러나 부위마취는 항응고제의 잔류효과가 있거나 출혈시간이 연장되는 환자에서는 금기입니다.

2. 부검소견상 심장동맥 앞심실사이가지의 내강이 동맥경화로 인해 최대 80% 가량 좁아진 소견을 보였는데,

문1 심장동맥경화로 내강이 최대 80%가량 좁아진 경우 그 예후는 어떠한지.

답 좌측심장의 앞심실 사이가지(left anterior descending coronary artery : LADCA)는 좌측 주 관상동맥left main coronary artery의 주요 가지로서 주로 좌측 심실의 앞쪽 벽anterion wall과 심실중격interventricular septum에 산소와 영양분을 공급하는 혈관으로 80% 정도 좁아진 경우 좌심실의 심근경색 발생가능성을 높힐 수 있으며 더 악화되어 혈류의 흐름이 막힐 경우 심정지까지 초래할 수 있습니다.

문2 위 상태일 경우 혈전색전증으로 인한 사망 가능성은 어떠한지.

답 이러한 상태에서 혈전이 심장이나 하지의 심부정맥으로부터 떨어져 나와 폐동맥이나 주요 관상동맥 혈관(앞심실 사이가지 포함)을 막을 경우 혈전색전증으로 인한 심정지 내지 사망 가능성은 항시 존재할 수 있습니다.

문3 위 상태일 경우 심전도 검사에서 별다른 이상이 없이 나타날 수 있는지, 즉, 심장동맥경화로 내강이 좁아지더라도 별다른 임상증상이 나타나지 않고, 심전도상 정상소견을 보이기도 하는지(이 사건 수술과정에서 별다른 문제가 없었다는 것은 수술 전 검사 또는 수술중의 심전도가 정상이었다는 것인지, 즉 수술의 금기증이 아니라는 것을 의미하는 것인지).

답 기본 심전도검사에서는 관상동맥질환을 가진 환자들(앞서 심근경색의 병력을 가지지 않았던 환자들)의 25-50%에서 정상 심전도소견을 보이는 것으로 되어 있습니다. 따라서 심장질환의 병력이나 증상이 없었던 환자에서는 기본 심전도검사만으로 심장(관상)동맥경화의 존재와 심한 정도 여부를 알기는 힘들며 관상동맥질환이 의심되는 환자의 경우에는 더 정밀한 심장검사가 필요합니다.

문4 부검시 혈전색전증 소견을 볼 때, 자궁근종 절제술을 시행하지 않았다면 폐색전증이 발생하지 않았을 것으로 보는지.

답 이 환자에서 자궁근종 절제술이 폐색전증 발생에 직접적인 영향을 마쳤을 것으로는 생각되지 않으나 이 환자처럼 하지에 심한 정맥혈전증을 가진 경우에는 수술을 받지 않더라도 어떤 움직임이

나 운동만으로도 갑자기 혈전이 떨어져 나가 폐동맥이나 관상동맥을 폐쇄 시켜 심정지 내지 사망을 초래할 수 있습니다. 따라서 수술을 하지 않았을 경우, 이 환자에서 폐색전증이 발생하지 않았을 것인가에 대해서는 판단하기가 어렵습니다.

IV ○○○○지방법원 제12민사부 진료기록 감정결과 보완촉탁에 대한 회신(III) (2009가합 9546 손해배상(의))

■ 사실조회 사항

1. 기초사실

사건개요와 동일함

2. 사실조회 할 사항

문1 경막외마취시 사용하는 리도케인의 상용량(mg)은 얼마이고 위 상용량을 사용하였을 시 효과발현시간 및 작용시간은 얼마나 되는지요

답 경막외마취에 사용하는 리도케인lidocaine의 용량은 1-2% 농도로 15-30cc를 투여하며 최대용량은 150-500mg 사이이며 작용발현시간은 5-15분이고 작용시간은 30-90분 정도입니다.

문2 척추마취시 사용하는 bupivacaine의 상용량(mg)과 최대용량(mg)은 얼마이고 위상용량을 투여하였을 시 효과발현시간 및 작용시간은 얼마나 되는지요

답 척추마취시 사용하는 bupivacaine의 상용량(mg)은 0.5% 용액은 3-4cc, 0.75% 용액은 2-3cc를 주입하며 최대용량은 15-20mg 사이이고 작용시간은 90-200분 정도입니다.

문3 척추마취나 경막외마취시 마취제 주입 후 수술시간이 길어지는 경우 마취제의 추가투입은 마취과의사가 전적으로 알아서 주입하는지, 아니면 수술집도의가 요구하여 주입하는지요

답 수술시간이 길어지는 경우 어느 정도 길어질 것인가에 대한 판단을 하기 위하여서는 수술의사와 마취의사간에 의견교환이 있을 수 있으나 마취제의 추가투여 여부는 마취의사가 결정하는 것이 원칙입니다.

문4 경막외마취시 마취제 투입은 예상 마취 지속시간 유지를 위한 마취용량을 1회에 모두 주입하는지, 아니면 예상 마취 지속시간의 2/3 정도에서 초회 용량의 1/2정도를 추가로 투여하는 등 수차례에 나누어 투입하는지요

답 경막외마취시 국소마취제의 투여방법은 1회에 마취지속용량을 모두 투여할 수도 있고 경막외강에 카테터를 삽입한 경우에는 수술이 연장되거나 수술 후의 통증조절을 위하여 여러 차례 간헐적으로 나누어 투여할 수도 있습니다. 즉, 수술이 연장될 경우에는 적절한 마취높이를 유지하기 위해 추가용량을 주입하는데 대개 마취높이가 1-2 피부분절 정도 떨어질 때 또는 예상 마취 지속시간의 2/3 정도에서 초회 용량의 1/2정도를 추가로 투여합니다. 그러나 나누어 투여할 경우에도 초회 투여는 마취지속용량을 투여하는 경우가 대부분이고 반복적인 주입은 내성이나 속성내성을 유발할

수 있습니다.

문5 수술이 길어질 경우 마취과의사가 경막외마취제를 추가로 투입할 수 있는지요

답 수술이 길어져 예상했던 마취약제의 효과가 사라질 경우 경막외 카테터를 통해 약제를 추가로 투여할 수 있습니다.

문6 망 김○○에게 주입한 경막외마취제인 lidocaine 6ml(120mg)이 척수마취제인 bupivacaine 10mg와 별도로 용량이 척수강내로 들어갔을 경우 어떤 일이 발생하는지요

답 lidocaine 120mg이 척수강내로 들어갔을 경우 마취부위가 좀 더 위로 올라가 혈압이나 호흡상태에 영향을 미칠 가능성도 있으나 환자의 생체활력증후 변화를 면밀히 관찰한다면 큰 위험이 초래될 가능성은 적다고 생각합니다.

문7 망 김○○의 경우처럼 자궁근종절제술시 척추마취와 경막외마취를 위해 주입하는 주사부위는 요추 몇 번 사이인지요

답 대부분 요추 3, 4번 사이나 4, 5번 사이에 국소마취제를 주입합니다.

문8 자궁근종절제술시 척추마취에 사용한 bupivacaine의 마취부위에 따른 교과서적인 용량과 지속시간은 얼마인지요

답 하지나 회음부(perineum) 수술시에는 4-10mg, 하복부 수술시에는 12-14mg, 상복부 수술시에는 12-18mg을 주입하며 bupivacaine 단독사용 시에는 작용지속시간이 90-120분이며 epinephrine을 첨가하였을 시에는 100-150분으로 연장됩니다. 자궁근종절제술은 하복부 수술에 해당됩니다.

문9 경막외마취제가 척수강내로 주입될 경우 마취시간이 연장될 수 있는지요

답 일반적으로 척추마취는 경막외마취에 비해 작용발현시간은 빠르나 작용지속시간은 짧은 것이 특징입니다. 그러나 약제가 추가로 척수강내로 주입될 경우 작용시간이 연장 될 가능성은 있습니다.

문10 자궁근종절제를 위해 경막외마취와 척추마취의 병행마취를 하는 경우, 마취종료 직후 마취가 풀려 정상으로 돌아오는지, 아니면 어느 정도의 시간이 지나야 마취가 풀려 정상으로 돌아오는지, 정상으로 돌아오는 시간은 얼마나 걸리는지요

답 척추마취나 경막외마취하 수술의 경우 수술이 종료될 때 바로 국소마취제의 효과가 사라지는 경우도 있고 수술 후 어느 정도 시간이 지나서야 약효가 사라지는 경우도 있습니다. 이론적으로는 수술종료와 동시에 약효도 사라지도록 하는 것이 바람직하나 수술 후 통증조절의 측면에서는 약효가 좀 더 지속되는 것이 유리한 경우도 있습니다. 그러나 투여된 대부분의 국소마취제는 최대작용시간 이후에는 마취약제의 효과가 사라지고 감각신경이나 운동신경이 정상으로 회복되기 때문에 수술 후 어느 정도 시간까지 약효가 지속되더라도 큰 문제가 되지는 않습니다.

문11 김○○의 자궁근종절제를 위한 마취기록에 의하면 17시 40분에 수술이 종료된 것으로 기재되어 있고, 환자가 위 수술 종료직후 바로 병실로 이송된 것으로 기재되어 있습니다. 환자가 병실에 왔을 때 국소마취 부위가 모두 마취가 풀려 감각이 정상으로 돌아온 상태인지, 아니면 어느 정도의 시간이 경과되어야 마취가 회복되는지요

답 이 환자의 경우 마취시작 시간(16:00)에서 수술종료 시간(17:40) 까지 100분이 걸렸으나 사용한 bupivacaine의 작용지속시간의 범위가 넓어(90-200분) 진료기록부의 내용만으로는 환자가 병실로 이송되었을시 마취제의 효과가 사라지고 감각이 정상으로 돌아왔는지 여부는 판단하기가 어렵습니다.

문12 김○○에 대한 국소마취가 정상적으로 이루어진 경우 김○○가 수술 중 의식이 소실될 가능성이 있는지요

답 척추마취나 경막외마취는 부위마취이기 때문 마취자체만으로는 의식소실이 일어나지 않습니다. 따라서 척추마취나 경막외마취가 정상적으로 이루어졌다면 수술 중 의식이 소실될 가능성은 없습니다.

문13 김○○에 대한 자궁근종절제술의 마취방법이 국소마취임에도 불구하고 수술 중에 김○○가 의식이 없어 수술 후 회복실에서 의식을 회복하였다면 수술 중 전척추마취로 인하여 의식이 소실된 것이라고 볼 수 있는지요

답 위의 문항에서 답한 것처럼 부위마취 자체만으로는 의식이 소실되지 않으나 부위마취의 경우에도 환자의 불안을 해소시키기 위하여 부위마취 후 수면.진정제를 투여하는 경우가 가끔 있습니다. 이 환자의 경우는 마취기록상에 수면.진정제의 투여기록은 없기 때문에 수술 중 의식소실이 있었다면 그 이유를 알 수는 없습니다. 그러나 마취기록지를 볼 때 마취 후 수술이 끝날 때까지 1시간 40분 동안 환자의 혈압, 심박수, 호흡이 안정되어 있었고(혈압은 계속 95-120mmHg/ 50-60mmHg를 유지하였고 심박수는 60-70회/분, 호흡수는 10회/분의 자발호흡을 유지한 것으로 기록되어 있음), 전척추마취가 일어난 경우는 약제주입 후 20-30분 내에는 증상이 발현되는 것이 대부분이므로 이 환자에서 전척추마취가 의식소실의 원인이라고 보기는 어려울 것 같습니다. 참고로 전척추마취는 과량의 국소마취제가 투여되거나 고비중의 국소마취제를 투여한 후 두부하강자세를 취하는 등의 원인으로 인해 마취높이가 너무 높아지면서 척수신경이 모두 차단되어 혈압하강, 서맥, 호흡정지와 심한 경우에는 의식소실까지 나타날 수 있는 척추마취의 심각한 합병증입니다.

▶ 사례 3(산부인과)

I. 사건 개요

환자(32세 여자)는 산모로서 개인 산부인과의원에서 2000. 6. 12. 05:12경 분만을 위하여 제왕절개수술을 받던 중, 갑자기 심정지가 발생하였고, 곧바로 심폐소생술을 시행하여 약 1분 이내에 혈압, 맥박 등이 정상으로 돌아 왔으나, 수술이 끝난 후에도 계속해서 환자는 마취에서 깨어나지 못하고, 의식이 돌아오지 않아 관내 대학병원으로 후송되었음. 동 대학병원에서는 위 환자가 저산소증 뇌손상을 받아 현재 의식이 없는 것이라 하고, 환자의 병명은 '폐색전증' 과 '저산소뇌증' 이라 함.

II. ○○구 보건소 의약 65500-1212 의료과실여부 검토의뢰에 대한 회신

■ 사건 개요

위와 같으며 보호자는 수술실 입구 대기중 마취과의사의 수술실 입장을 목격하지 못하였다고 주장함.

■ 회신

진료기록부를 검토한 결과 환자는 마취과의사가 시행한 전신마취하에 제왕절개술을 받았으며 태아분만 직후 발생한 심정지로 인해 심장마사지를 시행받았고 1분후 환자의 혈압, 맥박은 정상으로 돌아왔으나 수술이 끝난 후에도 의식이 돌아오지 않아 대학병원으로 후송되었으며 뇌전도(EEG) 검사결과 저산소성 뇌손상을 받은 것으로 기록되어 있음. 마취기록으로 볼 때 마취과의사가 직접 마취를 시행한 것은 분명하며 마취방법 및 사용한 마취제의 종류나 용량에는 문제가 없었던 것으로 판단됨. 환자가 저산소성 뇌손상을 받은 원인은 분만직후의 심정지 때문인 것으로 추정되며 심정지가 발생한 정확한 원인은 알 수 없으나 대학병원의 소견서에 의하면 폐색전증에 의한 것으로 기록되어 있음. 폐색전증은 양수색전증과 더불어 임산부에서 분만중이나 분만직후에 발생할 수 있는 무서운 합병증으로서 발생빈도가 드물기는 하나 발생할 경우 치명적일 수 있기 때문에 개인의원에서의 치료는 매우 어려울 것으로 생각함.

참고사항

폐색전증에 대해 좀더 상세히 기술하면 폐색전증은 혈괴, 지방, 공기, 양수, 이물질이 폐혈관내로 유입되어 폐동맥의 순환이 폐쇄되는 치명적인 합병증으로 원인의 95%는 슬와정맥, 대퇴정맥 및 장골정맥등 하지의 심부정맥에서 형성된 혈전에 의하며, 이러한 정맥혈전이 떨어지면 우심을 거쳐 페동맥계로 들어감. 정맥혈전은 혈행이 지체될 때 잘 발생하기 때문에 대부분 좌우심부전을 초래하는 심장질환, 만성 폐질환을 앓고 있거나 골절, 수술 등으로 오랫동안 움직이지 못하는 환자, 임산부 또는 비만자에서 합병증으로 잘 오며 하복부 수술, 골반 및 하지의 손상, 정맥염에서도 혈전이 생기기 쉬움. 이와같은 고위험 환자가 흉통과 호흡곤란을 호소하면서 급사하면 폐색전증이 강력하게 의심됨. 임산부에서 발생하는 폐색전증은 약 1/3은 임신중에, 2/3는 산욕기에 발생하며 산욕기에 발생하는 것중 1-2주내에 발생하는 경우가 절반임. 위험인자로는 노령, 다산, 비만, 제왕절개에 의한 출산 등을 들 수 있음.

III. ○○경찰서 수사 61110-7455 수사협조 의뢰건에 대한 회신

■ 사건개요

위와 동일함

■ 의뢰사항

문1 위 환자에 대한 마취기록지가 수술당시, 마취과장이 직접 마취를 시행하며 기록한 것인지 여부.

답 마취기록지는 환자의 마취에 관여하였던 마취과의사가 직접 마취를 시행하며 기록했던 것으로 판단함.

문2 위 환자의 수술을 담당했던 마취과의사는 수술당시 환자에게 마취유도제인 펜토탈소디움 250미리그렘과 근이완제인 '썩시닐 콜린' 70미리그램을 주사기로 수액라인에 연결된 고무를 통해서 직접 정맥으로 주사하고, 환자의 기관내에 삽관을 한 후, 마취가스인 '아산화질소'를 분당 2리터, 산소를 분당 2리터, '엔푸루란' 1볼륨 퍼센트를 환자의 기관내의 튜브를 통해서 동시에 환자에게 투여 하는데, 위와 같이 제왕절개수술을 할 경우 마취유도제를 투여한 후, 태아가 분만된 것을 확인한 후, '옥시토신'을 수액에 20IU 섞고, 근이완제인 '베카론'을 4미리그렘을 수액라인에 연결된 고무를 통해서 직접 정맥으로 주사하여 마취를 계속 유지 시켰으며, 수술이 끝나고 마취를 각성 시킬 때, 마취가스인 '아산화질소'와 '엔푸르란'을 끄고, 100퍼센트 산소를 분당 4리터를 투여 하면서 '로비눌' 0.4미리그렘, '피그민' 10미리그렘을 동시에 수액라인에 연결된 고무를 통해서 정맥에 직접 주사하여, 근이완을 회복시키고, 환자의 회복과 호흡회복을 보면서 마취를 각성시켰다고 진술하고 있는 바, 위와 같은 마취방법이 위 수술에서 일반적인지 여부와 위 환자에게 투여한 마취제의 용량등이 수술당시 환자에게 적합했는지, 마취기록지와 피의자의 진술이 일치하는지 여부.

답 위에 기술된 마취방법은 제왕절개술을 위한 일반적인 전신마취방법이며 위 환자에게 투여한 마취약제의 종류와 사용한 용량은 모두 적절하였던 것으로 판단함. 마취기록지의 기록내용은 모두 위에 기술한 내용과 일치함.

문3 환자를 수술함에 있어, 수술을 하기 약 2-3일전에 환자를 상대로 진료한 임상병리검사 결과에 의존하고, 수술당일 달리 환자에 대해서 수술전 검사를 하지 않고 위와 같은 수술을 시행할 수 있는지 여부.

답 마취와 수술을 위한 일반검사(흉부 방사선검사, 심전도검사, 일반혈액검사, 뇨검사, 간기능검사, 혈액응고검사 등)는 수술시행 수일 전에 하는 것이 일반적임. 환자의 질환이 빠르게 진행되어 환자의 전신상태가 급격히 변화하는 경우가 아니라면 흉부 방사선검사와 심전도검사는 검사일로부터 6개월 이내, 일반혈액검사와 생화학검사는 3개월 이내까지는 유효한 것으로 받아들여지고 있음.

문4 진료기록부에 기재된 내용상으로 위 환자를 수술을 하는데 있어 당시 응급을 요하는 수술이었는지, 아니면 일반 수술이었는지와 위 수술을 하는데 있어, 전혀 무리가 없었는지, 또한 수술방법 등이 일반적이었는지 여부

답 임산부에서 분만진통이 시작되고 분만방법이 제왕절개술을 필요로 한다면 응급으로 제왕절개술을 하는 것이 원칙인 것으로 알고 있으나 응급수술여부에 대한 판단은 산부인과의사가 하는 것임. 수술 방법의 적절성 여부에 대해서는 산부인과학회에 문의하시기 바랍니다.

문5 '저산소뇌증'과 '폐색전증'이란 병명이 무엇이며, 어떠한 환자에게 발병률이 높으며, 왜 발병하는지와 위 환자의 경우 어떠한지 여부.

답 저산소뇌증이란 뇌의 조직에 정상적인 대사를 위한 충분한 량의 산소가 공급되지 않아 뇌세포가 손상을 받아 뇌기능의 일부 혹은 전부가 장애를 일으키는 증후를 말하며 환자의 호흡정지나 심정지상태가 지속되거나 외부로부터 산소공급의 차단, 기타 저산소증을 일으킬 수 있는 여러 원인들로 인하여 뇌조직으로 산소공급이 중단되거나 충분치 못할 경우 발생할 수 있음. 이 환자의 경우에는 수술중에 발생한 일시적인 심정지와 저산소증과의 관련을 의심할 수는 있으나 정확한 원인은 알 수 없음.

폐색전증은 혈괴, 지방, 공기, 양수, 이물질이 폐혈관내로 유입되어 폐동맥의 순환이 폐쇄되는 치명적인 합병증으로 원인의 95%는 슬와정맥, 대퇴정맥 및 장골정맥등 하지의 심부정맥에서 형성된 혈전에 의하며, 이러한 정맥혈전이 떨어져 나가면 우심을 거쳐 폐동맥계로 들어감. 정맥혈전은 혈행이 지체될 때 잘 발생하기 때문에 대부분 좌우심부전을 초래하는 심장질환, 만성폐질환을 앓고 있거나 골절, 수술등으로 오랫동안 움직이지 못하는 환자, 임산부 또는 비만자에서 합병증으로 잘 오며 하복부 수술, 골반 및 하지의 손상, 정맥염에서도 혈전이 생기기 쉬움. 이와 같은 고위험 환자가 흉통과 호흡곤란을 호소하면서 급사하면 폐색전증이 강력하게 의심됨. 치료받지 않은 급성 폐색전증 환자의 사망률은 약 30% 정도이고 치료를 받은 환자에서는 3% 정도임. 임산부에서 발생하는 폐색전증은 약 1/3은 임신중에, 2/3는 산욕기에 발생하며 산욕기에 발생하는 것중 1-2주내에 발생하는 경우가 절반임. 위험인자로는 노령, 다산, 비만, 제왕절개에 의한 출산 등을 들 수 있음. 위 환자도 폐색전증 발생의 고위험군에 속한다고 볼 수 있음.

문6 위 산부인과 수술집도의 등 당시 수술에 참관했던 피의자들의 진술에 의하면 05:12경 수술을 시작하고, 환자의 배를 절개하여 태아를 꺼내고, 태반을 들어내고, 잠시후 환자의 심정지가 있었고, 심장마사지를 하자 약 1분 이내에 환자의 혈압, 맥박등이 정상으로 돌아 왔으며 그 이후 수술을 진행하여 대학병원으로 후송할 때 까지 위 환자의 심정지는 없이 대학병원으로 이송하였다고 하나, 이송된 대학병원에서는 환자가 이미 '저산소뇌증'이 발병한 상태에서 이송되었다고 주장하고 있어, 위 산부인과의원의 진료기록부와 대학병원 진료기록부를 면밀히 비교 검토하여 위 환자의 경우 위와 같은 질병이 언제 발병 했는지, 또한 어느 병원측의 주장이 진실인지 여부

답 진료기록부만으로 뇌저산소증이 발생한 시기를 정확하게 판단하기는 어려우나 대학병원 응급실

기록에 의하면 응급실 도착 당시 환자의 의식상태가 혼미상태(stupor)로 기록되어 있고 그 이후 환자의 의식이 돌아온 시기가 없는 것으로 보아 응급실 도착시 이미 환자는 어느 정도의 뇌손상을 받은 것으로 추정됨

문7 '저산소뇌증'은 환자의 심정지가 약 1분 이내에서도 발병 할 수 있는지 여부

답 일반적으로 심정지로 인하여 산소공급이 일시 중단되더라도 4-5분 정도내에 심기능이 회복되어 산소공급이 재개되면 뇌의 비가역적 손상은 일어나지 않는 것으로 되어 있으나 환자의 심정지전의 체내 산소화상태(심폐질환 혹은 산소공급의 부족 등에 의한 만성 저산소혈증 상태)와 뇌세포의 저산소증에 대한 감수성의 개인간의 차이 등에 따라 더 짧은 시간내에도 비가역적 손상이 일어날 수 있음. 그러나 1분 이내의 산소공급 중단으로 뇌손상이 일어난 경우는 매우 드물 것으로 생각함.

문8 대학병원에서 위 환자를 진료한 피의자의 진술에 의하면, 위 환자의 경우 뇌에 산소가 약 5분이상 공급되지 않아 위와 같은 증세가 발병했다고 하는데 위와 같은 진술이 사실이라면, 환자의 수술을 했던 개인 산부인과의원에서는 수술도중 환자의 심정지가 있을 당시 환자에 대하여 위와 같은 증세를 의심할 수 없었는지와 심정지가 약 1분간 있었고, 곧 바로 환자의 맥박, 호흡 등이 정상으로 돌아 왔다고 하여, 수술을 계속 진행했다고 하는데, 당시 합리적인 판단이었는지 여부

답 산부인과의원의 마취기록지에는 심정지 발생 즉시 심장마사지를 시행하여 50초 후 순환기능이 회복된 것으로 기록되어 있음. 전신마취중에는 환자의 의식상태를 확인할 수 없기때문에 심정지에 의한 뇌손상여부를 알 수 없음. 그리고 환자는 개복상태였기때문에 복부를 닫는 시술은 진행될 수 밖에 없었을 것으로 판단되며 따라서 심정지 발생후의 의사들의 처치방법에는 잘못이 없었다고 생각함.

문9 일반적인 환자의 마취각성시간이 어느정도이며, 위 환자의 경우 약1시간 뒤 대학병원으로 후송했다고 하는데, 당시 수술이 끝난 뒤 환자를 곧바로 가까운 대학병원으로 후송하지 않고, 환자가 단지 마취에서 깨어나지 않는 것으로 생각하고, 계속해서 100퍼센트 산소를 투입하면서 환자가 깨어날 때 까지 기다렸다면 위와 같은 조치가 합리적이었는지 여부와 위와 같은 환자의 증세와 어떠한 인과관계가 있는지 여부

답 마취로부터의 각성시간은 수술의 종류와 시간에 따른 마취시간과 마취유지농도, 사용한 약제의 종류, 환자의 수술전 상태 등에 따라 차이가 있으나 제왕절개술의 경우에는 평균적으로 흡입마취제의 중단과 근이완제의 길항후 20분 이내에는 의식과 호흡이 회복됨. 그러나 의식의 회복에 장시간이 걸리는 경우도 있으므로 100% 산소를 투여하면서 환자의 의식이 회복되기를 기다린 것은 문제가 되지 않으며 양쪽 진료기록부를 볼 때 대학병원으로의 이송도 비교적 신속하게 이루어진 것으로 생각함. 100% 산소의 투여는 저산소증의 예방과 치료를 위한 일차적인 처치방법임.

문10 대학병원에서는 위 환자에 대해 '양수폐색전증'으로 초진을 하고, 치료를 한 후, 며칠 뒤 '폐색전증'으로 진단을 내렸던바, '양수폐색전증'으로 판단하고 시행한 치료가 '폐색전증'의 치료와 어떻게 다른 것이며, 위 환자에게 어떠한 영향이 있는지 여부

답 양수색전증이나 폐색전증 모두 임산부에서 발생할 수 있는 매우 위험한 합병증이며 증상이 유사하기때문 감별진단이 쉽지 않음.

양수색전증은 분만중이거나 분만직후에 찢어진 태반막이나 자궁정맥, 자궁경부 점막을 통해 태아의 양수가 모체 혈액순환계로 들어감으로써 유발되는 합병증이며 전형적인 증후는 호흡곤란, 청색증, 갑작스런 심한 저혈압, 심혈관계의 허탈로 나타나며 환자의 20%에서는 경련이, 40%에서는 심한 출혈과 함께 혈액응고장애가 발생할 수 있음. 진단은 주로 임상증상에 의해 이루어지고 흉부방사선소견(심비대, 폐부종, 삼출액), 폐스캔에서 다발성 관류장애소견 등이 진단에 도움이 됨. 치료는 대증요법과 산소공급, 혈액공급, 심박출량의 유지, 혈액응고장애의 교정 등이 있으나 예방방법이나 발병 즉시 완치시킬 수 있는 적절한 치료방법이 없기때문에 사망률이 매우 높아 산모사망률은 86%나 되며 첫 1시간내에 50%가 사망하는 무서운 합병증임.

폐색전증은 발생가능성을 예상할 수만 있다면 항응고제인 헤파린을 사용하여 발생빈도를 감소시킬 수 있으며 대량의 폐색전증 발생의 경우에도 혈전용해제를 사용하여 치료할 수도 있으나 환자가 출혈로 혈전용해제를 사용할 수 없거나 순환허탈이 있는 경우에는 인공심폐기를 이용한 폐색전 절제술을 시행하는 것이 치료방법임. 양수색전증이나 폐색전증 모두 산소의 공급, 혈액량의 유지, 심박출량의 유지 등의 응급치료 및 대증요법은 유사함으로 이미 뇌손상을 받은 환자에게 치료방법의 차이가 미치는 영향은 크지 않았을 것으로 생각함.

문11 마취기록지와 진료기록지 등에 기재된 위와 같은 일련의 시술이 수술도중 환자의 심정지가 발생할만한 인과관계가 있었는지 여부

답 산부인과의원에서 제왕절개술 시행과정에서의 마취 및 수술시술이 환자의 심정지 발생의 원인이라고 보기는 어려우며 오히려 예상하지 못했던 환자의 심부정맥 혈전이 대량으로 폐순환계로 들어가 폐색전을 일으켜 심정지가 발생한 것으로 추정함.

문12 위와 같은 환자의 심정지 원인이 어디에서 비롯되었는지 여부와 산부인과의원에서의 수술(마취포함)에 관한 일련의 과정 등과, 대학병원에서 치료한 일련의 과정등이 위 환자의 위와 같은 증세의 발병 여부와 인과관계가 있는지 여부

답 환자의 심정지 발생원인을 진료기록부만으로는 정확하게 알 수 없으나 진단이 폐색전증으로 되어있는 것으로 보아 순간적으로 환자의 심부정맥에 있던 대량의 혈전이 폐동맥내로 유입되어 폐색전을 일으킴으로써 심정지의 원인이 된 것으로 추정하며 마취 및 수술과는 관련이 없을 것으로 생각함. 대학병원에서의 치료과정은 폐색전증을 치료하기 위한 과정이였음.

▶ 사례 4(산부인과)

I. 사건 개요

2002. 7. 2. 08:10경 대전시 유성구 ㅇㅇ동 ㅇㅇ산부인과 수술실에서 임산부인 변사자 임ㅇㅇ(32세 여)이 척추마취하에 제왕절개수술을 시행받아 아기를 출산 하였으나 출산 직후 갑작스런 호흡곤란, 청색증, 심정지를 일으킴. 즉시 소생술을 시행하여 심장기능은 회복하였으나 의식이 회복되지 않으면서 경련 및 정신혼미 증상을 보여 수술의사인 ㅇㅇ산부인과원장 박ㅇㅇ이 119 구급차를 이용 동년 동일 10:00경 대전시 중구 ㅇ동 ㅇㅇ의과대학 부속병원으로 후송하여 치료를 받던 중 동일 14:50경 사망한 것임

II. 대전ㅇㅇ경찰서 수사 61110-3789 수사협조 의뢰 건에 대한 회신

■ 의뢰사항에 대한 회신 : 보내온 진료기록부를 살펴본 결과 다음과 같이 회신합니다.

문1 부검결과 간괴사 소견에 대한 의견

답 수술전 환자검사 소견에서 간질환의 소견이 없었고 간기능검사 수치도 정상이였던 것으로 보아 부검에서 나타난 간괴사는 부검감정서에 기록된 것처럼 환자가 심한 저혈압에 이어 심정지가 초래된 상태에서 간으로 공급되는 혈류의 정지로 인해 발생한 저산소증으로 간괴사가 일어난 것으로 추정합니다.

문2 변사자가 양수색전증에 의한 사망인지 또는 척추마취에 관련된 쇼크 혹은 사망, 산과적 출혈에 의한 사망인지 여부

답 가. 먼저 척추마취와 관련한 내용을 보면 환자의 척추마취를 위해 국소마취제인 0.5% 부피바케인 bupivacaine 10mg(이 용량은 하지, 회음부, 하복부수술을 위한 척추마취시의 적정사용량임)이 척수내로 주입된 이후 태아가 분만될때까지 상당시간 환자의 상태가 비교적 안정되었던 것으로 보아 분만직후에 발생된 갑작스런 저혈압과 심정지가 척추마취와 관련된 것으로 생각되지는 않습니다.

나. 산과적 출혈과 관련한 문제는 태아의 분만 직후부터 환자를 이송할 때 까지는 다량의 출혈에 대한 기록이 없고 환자가 대학병원으로 이송된 이후부터 출혈이 심하여 다량의 수혈을 한 것으로 보아 산과적 출혈이 분만직후의 호흡곤란, 청색증, 심정지 등을 일으킨 것으로 보기는 어렵습니다. 즉 출혈로 인하여 환자에게서 위와 같은 증상(호흡곤란, 저혈압, 심정지 등)이 나타난 것이 아니라 부검소견에서 적시된 파종성 혈관내응고병증에 의해 다량의 출혈이 2차적으로 발생된 것으로 추정합니다.

다. 환자의 임상증상과 부검소견을 볼 때 환자는 분만시 발생한 양수색전증으로 인해 위와 같은 증상(호흡곤란, 청색증, 심정지 등)이 나타나고 사망에 이르렀을 가능성이 가장 큰 것으로 추정

됨. 산모에서 발생하는 양수색전증은 발생빈도는 매우 낮으나 발생시 사망률은 80% 이상이나 되는 치명적인 합병증으로 보고되고 있으며 예방은 불가능 한 것으로 알려져 있음. 양수색전증에 관한 자세한 사항은 부검감정서에 기술된 내용을 참조하시기 바라며 양수색전증의 가장 중요한 소견은 호흡곤란, 청색증, 심한 저혈압, 경련, 심혈관계 허탈(심정지), 대량 출혈을 동반한 혈관내 응고병증 입니다.

문3 마취전문의가 사용한 마취약물의 선택이 적정했는지 여부

답 0.5% 부피바케인은 척추마취, 경막외마취 등 부위마취시에 흔히 사용되는 국소마취제이며 이 환자에서의 사용량도 적정범위내였고, barbiturate 계열의 수면, 진정제인 펜토탈소디움은 전신마취 유도 목적으로 자주 사용되는 정맥마취제로서 사용량 250mg도 적정용량이라 할 수 있으므로 마취약제의 선택은 적정하였던 것으로 판단합니다.

문4 변사자가 이상증세를 보일 때 ○○산부인과 의사의 조치는 적절했는지 여부

답 환자에게 기도폐쇄 증세와 입술에 청색증이 나타나고 심정지가 발생하자 즉시 기관삽관을 실시하여 100% 산소로 환기를 시키면서 심장마사지를 실시하고 혈압상승제인 ephedrine, epinephrine을 투여하여 환자의 심장기능이 돌아오게 한 것으로 볼 때 당시 상황에서의 환자에 대한 조치는 적절하였다고 판단합니다. 이후 다시 심정지가 발생하였을 때 역시 소생술을 실시하여 심장기능은 돌아왔으나 환자가 의식이 회복되지 않고 경련을 일으키며 상태가 악화되자 즉시 대학병원으로 후송조치를 한 것으로 보아 환자에게 이상증세 발생 후의 의사들의 조치에는 문제가 없는 것으로 보입니다.

문5 기타 제왕절개수술에 참여한 의사들의 과실유무

답 진료기록부 상으로 볼 때 수술은 산부인과 전문의의 책임하에 시행되었고 마취는 마취과 전문의의 책임하에 시행되었으며 의사들의 특별한 과실은 보내온 진료기록부 상으로는 발견할 수가 없습니다.

참고사항 부검감정서 소견

본 변사자는 해부학적으로 분만 및 수술 중 그 원인을 단정하기 곤란한 병인에 의하여 파종성 혈관내 응고병증(DIC : disseminated intravascular coagulopathy)이 병발하여 사망하였을 것으로 판단되었으며 따라서 법의해부학적으로는 파종성 혈관내 응고병증의 원인을 규명하는 것이 매우 중요한데 본건의 경우 사건개요, 산부인과적 이론등을 고려할 때, 1) 양수색전증, 2) 척추마취에 관련된 쇼크 혹은 사망, 3) 산과적 출혈에 의한 사망 등을 포함한 몇 가지 가능성을 우선 고려해 보아야 할 것임.

1. 먼저 양수색전증의 가능성을 고려함에 있어

가. 양수색전증이란, 분만중이나 분만직후에 찢어진 태반막이나 자궁정맥, 자궁경부 정맥을 통해 양수가 모체 혈액순환에 들어감으로써 유발되는 분만과 관련된 지극히 심각한 합병증으로 최근 모성사망의 주요 원인이 됨. 발생빈도는 약 30,000분만당 1건에서 50,000분만당 1건 까지 다양하게 보고되어 있으며(국내에서는 22,400건당 1건으로 보고됨) 치사율은 61%에서 86%로 극히 높아 일단 발생하면 거의 사망하게 되며, 현대의학으로 아직까지 이에 대한 예견이나 예방이 불가능하다고 함. 임상 증상으

로 가끔 오한, 오심, 구토, 불안 및 동요 등의 예고 증상이 나타날 수 있으나 대부분은 갑작스럽게 청색증과 심혈관성 쇼크를 동반하는 심한 호흡곤란을 보이며, 어떤 경우에는 경련과 혼수상태를 보임. 또한 산후출혈의 원인이 됨. 양수색전증의 유인을 산모가 나이가 많은 경우, 경산부, 난산 등을 들 수 있으며, 양수색전증은 유산이나 제왕절개시에도 발생할 수 있음. 양수색전증amniotic fluid embolism의 확진은 사후 폐조직(폐의 작은 혈관)에서 현미경적 검사로 양수 물질(태아의 피부세포, 건락성 가칠, 점액 등 입상파편)을 관찰함으로써 가능하다고 함.

그러나 최근 Clark 등의 연구에 의하면 양수색전증 환자에서 나타나는 임상양상이 우리가 알고있는 색전증에 의한 것이 아닌 아나필락시스와 유사한 기전으로 발생하는 것이라고 보고하였으며 Fineschi 등도 폐조직에서 면역화학적검사법을 이용한 연구에서 양수색전증은 태아항원에 대한 아나필락시형 반응에 의한 것이라고 보고함. 지금까지 양수색전증을 확실하게 진단할 수 있는 방법은 밝혀지지 않았으며, 병리조직학적 검사에서 태아에서 유래된 편평세포나 조직파편을 발견하는 것이 양수색전증의 진단에 필수적인 것은 아니며 근래에는 다른 원인을 배제한 후에 전형적인 임상증상과 징후를 통해 진단하는 것이 보통이며 보조적인 진단방법으로 병리조직학적 검사를 실시하게 된다.

나. 따라서, 주어진 자료만을 놓고 볼 때, 본건의 경우는 양수색전증을 사인으로 충분히 고려해 보아야 할 것으로 판단되어, 부검 이후 폐 조직에서 양수색전증의 증거를 확보하기 위하여 집중적인 검사를 하였으나 본 진단을 하기 위한 어떠한 소견들도 보지 못하므로, 본 예를 양수색전증으로 단정하여 진단하기는 곤란하였음. 그럼에도 불구하고 사망력상 양수색전의 가능성이 충분히 예견되고, 통상 양수색전의 경우에라도 조직검사에서도 모든 예가 증명되는 것은 아니므로, 양수색전증의 가능성을 단정적으로 배제하기는 어려움.

2. 척추마취에 의한 합병증으로 사망하였을 가능성을 고려함에 있어,

가. 척추마취의 합병증으로는 혈압하강, 호흡억제 및 정지, 오심, 구토, 전척추마취 등이 있으며, 심한 경우 혈압하강과 호흡정지를 초래하고 의식까지 상실할 수 있음.

나. 한편, 진술조서(마취과의사 이○○)에 의하면 '척추마취를 하고 다음 잠을 재우기 위하여 전신마취약제 중 펜토탈쏘디움 250미리그램을 주사하여 잠을 재운 다음 박○○원장이 수술을 시작하여 제왕절개하여 남자아기를 출산시키고, 곧바로 산모가 기도가 막히고 숨이 안 쉬는 것 같아 맥박을 만져보니 맥박이 멈추었던 것을 느껴(심장이 정지) 심폐소생술을 실시 강심제를 투여 순간적으로 맥박이 소생되어...' 라는 기록을 보는 바, 해부학적으로 증명하기 곤란한 마취사의 가능성을 반드시 검토하여야 할 것으로 판단되었음.

다. 그러나 척추마취에 따른 검사결과도 변사자를 옮기거나 약물 자체의 확산으로 인하여 척수강내 약물 부위별 존재 자체에 의미를 부여하기 곤란하고, 주어진 자료의 한계성과 우리나라 법의 현실상 마취술기에 대한 적극적인 검토는 현실상 불가능하기 때문에 부검으로는 증명하기 어려운 이러한 부위마취에 병발될 수 있는 저혈압 또는 중추신경자극 증상 등에 의한 사망의 가능성을 단정하거나 배제하기는 어려웠음.

3. 산과적 과다출혈에 의한 사망의 가능성을 고려함에 있어.

가. 부검소견상 시반이 중등도 형성된 소견이나 각 장기에서 빈혈상인 소견을 보지 못하는 등, 법의해부학적으로는 출혈에 의한 실혈사의 근거를 제시하기는 어려우나, ○○의과대학병원의 진료기록부에 의하면 상당량의 수혈을 하였다고 하는 바, 다량의 실혈이 있었을 가능성도 배제하기 어려움.

나. 다만, 사망력상 마취를 실시하고 제왕절개를 실시한지 얼마 되지 않아 전신상태가 나빠진 점으로 보아 DIC에 의한 이차적 출혈양상에 의한 빈혈 가능성이 보다 높아 보이는 바, 본 건의 경우 순수한 의미의 산과적 출혈이 사인으로 작용하였을 가능성은 낮아 보임.

따라서, 이상의 검토된 여러 상황을 종합하여 볼 때, 법의해부적으로는 부검만으로 증명하기 어려운 척추마취 합병증의 가능성이 배제된다면 조직학적으로 확인되지는 않았으나 양수색전증으로 인한 전신 파종성 혈관내 응고병증으로 사망하였을 가능성이 우선 사인으로 고려될 수 있다고 생각됨.

▶ 사례 5(산부인과)

I. 사건개요

환자(27세 여)는 2002. 6. 20. 17:00에서 18:30경 사이 ㅇㅇ시 ㅇㅇ로 소재 ㅇㅇ산부인과의원에서 경막외마취 후(마취는 마취간호사에 의해 시행되었음) 제왕절개수술을 통하여 태아를 분만하였으나 태아분만 직후 갑자기 혈압하강과 서맥발생 등의 이상이 생겨 동 병원 의사가 심폐소생술을 시행하며 제천 ㅇㅇ병원을 경유하여 원주 ㅇㅇㅇ병원으로 후송하였으나 사망한 사건임.

II. ㅇㅇ경찰서 수사 61110-1442건의 의견조회에 대한 회신

■ 협조의뢰 사항

본건과 관련 국립과학수사연구소의 회보에 의하면 경막외마취 합병증의 가능성이 배제되면 사망력상 양수색전증으로 전신파종성 혈관내 응고병증에 빠졌을 가능성이 농후하다는 부검의 소견인바

문1 경막외마취 합병증으로 사망하였는지 여부

답 보내온 진료기록부와 관련자료(마취기록지, 의사의 진술조서 등)에 의하면 환자는 제왕절개술을 위해 경막외마취를 시술받았으며(마취과전문의가 아닌 마취간호사가 시술) 시술방법은 2% lidocaine 20cc, 비본(sodium bicarbonate) 2cc, epinephrine 0.01cc를 요추3-4번의 경막외강내로 투여한 것으로 기록되어 있음. 경막외마취 후 20분경 까지는 환자의 생체활력징후의 변화가 혈압은 수축기압 100-120 mmHg, 확장기압 70-80mmHg, 맥박수 120회/분 정도를 유지하다가 태아분만 직후부터 혈압이 하강하고(수축기압 80mmHg 이하), 맥박수가 감소하였음(60회분 이하)

경막외마취의 합병증으로는 약제가 과량으로 주입되거나 부주의로 혈관내 주입될 경우, 혹은 지주막하강내로 주입될 경우에는 혈압하강, 서맥, 호흡억제 및 호흡정지, 오심, 구토 등의 증상이 나타날 수 있으며 드물게 국소마취제의 독성증상으로 경련, 의식소실 같은 전신증상이 나타나는 경우도 있음.

이 환자에서 투여된 2% 리도케인은 경막외마취를 목적으로 흔히 사용되는 약제이며 투여한 용량(20ml)도 일반적인 사용량(20-30ml)의 범주내에 들어감. 함께 투여한 비본과 에피네프린은 작용시간을 연장시키기 위해 흔히 사용하는 약제이므로 약제의 선택과 사용량에는 문제가 없었던 것으로 판단함. 마취수기와 관련한 문제는 경막외마취의 시술이 마취과전문의가 아닌 마취간호사에 의해 행하여진 것으로 시술에 잘못이 있었는지 여부는 마취기록만으로는 판단할 수 없음. 다만 환자의 혈압하강과 서맥의 발생이 경막외마취 합병증으로 발생한 것이라면 즉각적인 소생술(기관튜브 삽관과 100% 산소투여, 에피네프린과 Bivon의 투여 등)에 반응하였을 것이나 환자가 결국 심정

지가 초래되고 사망한 것으로 보아 본 환자의 사망원인이 마취와 직접적인 관련은 없을 것으로 추정함.

문2 경막외마취 합병증으로 사망하였다면 이로 인한 사망확률과 이에 따른 응급조치는 적정하였는지 여부

답 경막외마취는 비교적 안전한 마취방법으로 약제와 용량의 선택에 주의하고, 시술시의 수기에 문제가 없고, 환자의 상태변화를 지속적으로 관찰하여 생체활력징후 변화시에 적절한 처치를 한다면 합병증 발생은 예방할 수 있으며 발생하였더라도 적절한 처치만 해주면 사망에 이르는 경우는 거의 없음. 이 환자의 경우도 사망의 원인을 경막외마취 합병증으로 보기는 어려우며 환자상태가 악화된 직후부터의 응급조치는 적정하였다고 판단함.

문3 기타 수사에 필요한 사항을 회보하여 주시기 바랍니다.

답 제왕절개술을 하는 중 태아분만 직후 갑작스럽게 발생하는 호흡곤란, 저산소증(청색증), 저혈압, 경련, 심혈관계 허탈(심정지)과 2차적으로 대량출혈을 동반하는 파종성혈관내 응고병증 발생의 중요원인은 양수색전증인 경우가 많음.

산모에서 발생하는 양수색전증은 발생빈도는 매우 낮으나 발생시 사망률은 80% 이상이나 되는 치명적인 합병증으로 보고되고 있으며 예방은 불가능한 것으로 알려져 있음. 양수색전증의 진단은 임상소견과 사후 폐조직에서 현미경적 검사로 양수물질(태아의 피부세포 등)을 관찰함으로 가능하다고 하나 이러한 물질이 발견되지 않는다고 하여 양수색전증의 가능성을 배제할 수는 없음.

추가로 대한마취과학회에서는 환자의 안전한 마취관리를 위하여 전문적인 의학지식과 많은 임상경험을 필요로 하는 마취시술은 마취분야를 전공한 의사나 마취과전문의가 직접 시행하는 것을 원칙으로 하고 있으며 마취간호사는 마취과전문의의 지도, 감독하에 보조업무만을 맡도록 하고 있음.

참고사항 부검감정서 소견

본 변사자는 해부학적으로 분만 및 수술 중 그 원인을 단정하기 곤란한 병인에 의하여 파종성 혈관내 응고병증(DIC : disseminated intravascular coagulopathy)이 병발하여 사망하였을 것으로 판단되었으며 따라서 법의해부학적으로는 파종성 혈관내 응고병증의 원인을 규명하는 것이 매우 중요한데 본건의 경우 사건개요, 산부인과적 이론등을 고려할 때, 1) 양수색전증, 2) 척추마취에 관련된 쇼크 혹은 사망, 3) 산과적 출혈에 의한 사망 등을 포함한 몇 가지 가능성을 우선 고려해 보아야 할 것임.

1. 먼저 양수색전증의 가능성을 고려함에 있어

사례 4와 동일 내용임

2. 경막외마취에 의한 합병증으로 사망하였을 가능성을 고려함에 있어,

가. 통상 부위마취(경막외마취)중에 국소마취제의 혈관으로의 잘못된 주입으로 국소마취제의 독작용으로 경련, 저산소증 및 심혈관허탈 등이 일어날 수 있으며, 국소마취제가 지주막하강으로 주입됨으로써 전척추마취가 되어 심한 혈압하강 및 호흡정지를 초래하고 의식까지 상실할 수 있음.

나. 한편, 진술조서(마취과의사 이○○)에 의하면 ‘경막외마취를 하고 20분 후 (18:05경)에 수술을 시작하였으며, 마취간호사가 18:10경 산모의 맥박과 심전도, 혈압을 체크하였다고 하며 18:12-3경 약 400cc 정도가 출혈되었는데 혈액이 맑지 못하고 약간 검은색을 띄고 있었다는 말을 들었다고 하고, 18:15경

심전도 모니터에 경보음이 울리면서 맥박이 분당 59회로 측정되었다' 는 기록을 보는 바 해부학적으로 증명하기 곤란한 마취사의 가능성을 반드시 검토하여야 할 것으로 판단되었음.

다. 그러나, 주어진 자료의 한계성과 우리나라 법의 현실상 마취술기에 대한 적극적인 검토는 현실상 불가능하기 때문에 부검으로는 증명하기 어려운 이러한 부위마취에 병발될 수 있는 저혈압 또는 중추신경 자극 증상 등에 의한 사망의 가능성을 단정하거나 배제하기는 어려웠음.

3. 산과적 과다출혈에 의한 사망의 가능성을 고려함에 있어.

가. 부검소견상 시반이 중등도 형성된 소견이나 각 장기에서 빈혈상인 소견을 보지 못하는 등, 법의해부학적으로는 출혈에 의한 실혈사의 근거를 제시하기는 어려우나, 안검결막과 뇌에서 빈혈양상의 소견을 보고 진술조서에서 400cc의 출혈을 하였다고 하며, OOO병원의 진료기록부에 의하면 상당량의 수혈(농축적혈구 8단위, 신선동결혈장 2단위)을 하였다고 하는 바, 다량의 실혈이 있었을 가능성도 배제하기 어려움.

나. 다만, 사망력상 마취를 실시하고 제왕절개를 실시한지 얼마 되지 않아 전신상태가 나빠진 점으로 보아 다량출혈로 인하여 사망하였을 가능성은 상대적으로 낮다고 생각되며, 부검소견으로 보아 DIC에 의한 이차적 출혈양상에 의한 빈혈 가능성이 보다 높아 보이는 바, 본 건의 경우 순수한 의미의 산과적 출혈이 사인으로 작용하였을 가능성은 낮아 보임.

따라서, 이상의 검토된 여러 상황을 종합하여 볼 때, 법의해부적으로는 부검만으로 증명하기 어려운 경막외마취 합병증의 가능성이 배제된다면 조직학적으로 확인되지는 않았으나 양수색전증으로 인한 전신 파종성 혈관내 응고병증으로 사망하였을 가능성이 우선 사인으로 고려될 수 있다고 생각됨.

▶ 사례 6(산부인과)

I. 사건개요

변사자(여 25세)는 2001. 12. 11. 12:10경 경기도 ○○○시 소재 신○○ 산부인과에서 경막외마취하에 제왕절개술을 시행하여 태아를 출산한 직후 급격한 혈압하강에 이어 심폐정지가 발생함. 즉시 기관삽관을 하고 심폐소생술을 시행하여 혈압은 회복되었으나 의식이 돌아오질 않았음. 환자는 서울 ○○구 소재 ○○대학병원으로 후송되었으며 저산소성 뇌손상의 진단을 받음. 이후 환자는 뇌손상으로 인한 대발작, 허혈성 심근손상, 폐부종, 성인성 호흡곤란 증후군 등의 합병증이 발생하여 15일간 치료를 받던 중 사망한 것임.

II. 서울 ○○경찰서 형사 61110-774 건의 업무협조 의뢰에 대한 회신

■ 의뢰내용

문1 마취의사의 행위가 사망한 산모에 대하여 무통분만 주사를 꼭 시행해야 했는지 여부

답 보내온 진료기록부의 내용을 볼 때 마취과의사는 산모에게 분만시의 진통을 경감시키고 이어 제왕절개술을 위해 경막외마취를 시행하였음.

경막외마취는 분만진통중의 임산부에게 통증제거의 목적으로 흔히 사용될 뿐 아니라 제왕절개술을 포함한 하복부 수술, 하지나 회음부 수술시, 수술후의 통증조절 목적으로 자주 시행되는 마취방법임. 요즈음 산과에서 분만시에 산모의 진통을 경감시키거나 제왕절개술을 위한 목적으로 경막외마취를 시행하는 것은 일반화되어 있음.

문2 꼭 시행하여야 했다면 그 시기와 방법이 적정하였는지 여부

답 진료기록부를 살펴볼 때 무통분만을 위하여 경막외마취를 시행한 시기와 경막외마취의 시행방법(경막외강에 카테터 삽입, 주입된 약제의 선택과 약제의 사용량) 및 제왕절개술을 위한 약제의 투여(2% lidocaine 20cc 주입)에는 문제가 없었던 것으로 판단함.

문3 마취의사의 주사행위로 산모가 사망에 이르게 되었는지 여부

답 임산부에서 척추마취나 경막외마취하에 제왕절개술을 시행하여 태아를 분만한 직후 갑작스런 혈압하강, 호흡곤란, 청색증에 이어 심폐정지가 발생하여 응급으로 심폐소생술을 시행하였으나 환자가 소생하지 않는 의료사고의 발생빈도가 증가하고 있으나 심폐정지가 발생하는 원인을 정확하게 찾기가 매우 어려움. 산모에서 분만직후 갑자기 발생하는 혈압하강, 호흡곤란, 청색증 및 심폐정지의 원인으로는 양수색전증amniotic fluid embolism이 가장 많이 의심되고 있으며 척추마취나 경막외마취의 합병증도 유사한 증상을 나타낼 수 있기 때문에 의심할 수 있으나 환자의 임상증상만으로는 구별하기가 쉽지 않음. 양수색전증의 경우 조직학검사로 산모의 폐모세혈관에서 태아의 피

부세포가 관찰되면 진단할 수 있으나 관찰되지 않는 경우도 있기 때문에 태아의 피부세포가 관찰되지 않는다 하여 양수색전증을 배제할 수는 없음. 그리고 경막외마취에 따른 합병증의 경우에도 시술의 잘못에 의한 합병증의 경우에는 진료기록부의 내용만으로는 판단하기가 매우 어려움. 따라서 이 환자에서 태아분만 직후 심폐정지가 발생한 원인이 양수색전증에 의한 것인지 경막외마취의 합병증에 의한 것인지를 보내온 진료기록부의 내용만으로 판단하기는 어려움.

참고로 양수색전증과 경막외마취의 합병증에 대해 간략히 기술하면 다음과 같음.

1) 양수색전증은 분만 도중 혹은 분만직후에 양수가 산모의 순환계로 들어가 일어나며 융막의 파열, 자궁 혹은 자궁경부의 정맥파열 및 양수가 혈액내로 유입될 수 있는 충분한 압력이 있을 때 발생함. 병리학적기전은 아직 확실하게 밝혀지지 않고 있으나 양수내의 구성물질인 태아의 피부세포, 솜털, 점액이나 태변 등이 혈관내로 유입되어 파종성 혈관내응고병증disseminated intravascular coagulopathy이 발생하고 섬유소혈전에 의해 폐의 미세혈관이 폐쇄되어 폐성심을 유발하는 기전이거나 혹은 양수내의 어떤 인자가 폐의 혈관수축 및 심장의 수축을 방해하는 것으로 일종의 과민반응 기전으로 추정되고 있음. 양수색전증은 예견이나 예방이 불가능하며 급작스런 호흡곤란, 혈압하강, 청색증에 이은 호흡부전 및 순환기 허탈로 사망하게 되며 사망률은 80% 이상임. 진단은 위의 임상증상과 함께 사망 후에 조직학적으로 폐의 모세혈관에서 양수성분(태아의 피부세포, 점액 등)을 관찰하면 되나 통상 양수색전증의 경우라도 조직검사에서 모든 예에서 양수성분이 관찰되는 것은 아니므로 양수성분을 관찰하지 못한다 하여 양수색전증을 배제할 수는 없음.

2) 경막외마취는 비교적 안전한 마취방법으로 약제와 용량의 선택에 주의하고 시술시의 수기에 문제가 없고(카테터나 주사침의 정확한 경막외강내 거치), 환자의 상태변화를 지속적으로 관찰하여 생체활력징후(혈압, 맥박, 호흡) 변화시에 적절한 처치를 해준다면 합병증 발생을 예방할 수 있음.

   경막외마취의 합병증은 과다한 양의 국소마취제가 주입되거나 혈관내 주입될 경우, 혹은 지주막하강내로 주입될 경우에는 혈압하강, 서맥, 호흡억제 및 정지, 오심, 구토 등의 증상이 나타날 수 있음. 국소마취제 자체의 독성증상으로는 중추신경계 독성으로는 어지러움, 경련, 의식소실, 호흡정지 같은 전신증상이 나타날 수 있고, 심혈관계 독성증상으로는 저혈압, 서맥, 심정지 같은 증상이 나타나는 경우도 있음.

▶ 사례 7 (산부인과)

I. 사건 개요

환자 민○○(34세 여)은 산모로서 ○○병원에 입원, 1996. 6.3.09:00 경 제왕절개 수술을 받은 후 회복실을 거쳐 일반병실에서 치료를 받던 중 상태가 악화(호흡곤란, 저산소혈증, 심한 대사성산증, 호흡부전, 순환장애를 보임)되어 중환자실로 옮겨 치료중 사망한 것임.

II. ○○경찰서 수사협조 의뢰사항(61110-808)

문1 환자의 건강상태 등을 고려한 마취의 적정성.

답 마취기록지상으로 볼 때 사용한 약제들은 모두 전신마취시 기본으로 사용하는 약제들이며 사용한 용량도 모두 통상 사용량 이내의 범위였고 마취중 환자의 혈압, 맥박도 정상범위를 유지하였던 것으로 보아 마취의 과정에서는 특별한 문제가 없었던 것으로 사료됨.

문2 병실로 이송된 직후 호흡장애 등이 나타난 이유.

답 진료기록부를 볼 때 환자는 수술직후 회복실에서는 구토증상만을 보였고 혈압은 정상이였으나 병실로 이송된 후부터 호흡곤란을 보이다가 빠른 속도로 상태가 악화되면서 호흡부전과 순환장애의 증상을 보임. 즉 중증의 동맥혈 저산소혈증 (PaO_2 : 43 mmHg) 과 동시 심한 대사성산증 (Base Excess : - 27mmol/l)을 보이면서 치료에 전혀 반응하지 않은 것으로 보아 호흡기능과 순환기능에 급격한 장애가 발생한 것으로 생각되나 정확한 원인은 알 수 없음.

문3 국립과학수사연구소의 부검결과 "마취종료 후 마취로부터 완전히 회복되지 않은 상태에서의 이송 및 기도내 분비물의 제거가 완전하지 않았을 가능성 등 마취후 회복단계가 불완전하였을 가능성" 의 의견에 대한 귀 학회의 의견

답 수술직후 회복실에서는 환자가 의식을 회복하고 혈압이 정상범위(120/70 mmHg)를 유지하였으며 호흡곤란을 보이지 않은 점과 병실로 이송 후 호흡장애와 분비물의 증가가 나타났을 때 산소투여와 기도내 흡인 등의 치료를 하였으나 치료에 제대로 반응하지 않고 환자의 상태가 급격히 악화된 점등을 고려할 때 마취에서의 회복이 불충분하였거나 기도내 분비물의 제거가 완전하지 않아 환자가 호흡부전과 순환부전을 일으킨 것으로 보기는 어려움.

문4 위 다항을 긍정한다면 의사 및 간호사 등의 과실여부에 대한 의견.

답 진료기록부상에서 의사와 간호사의 특별한 과실을 찾을 수는 없음.

문5 수사서류 및 부검결과 등을 종합한 귀 학회의 의견

답 환자가 마취중(수술중)에는 특별한 이상소견을 보이지 않았고 수술이 끝난 직후에는 의식이 돌아오고 구토증상을 제외하고는 활력증후가 정상을 보이다가 1 시간 이후부터 갑자기 호흡장애와 순환장애로 인한 조직 저관류상태를 보였고 모든 치료에 반응하지 않은 채 호흡과 순환부전으로 사

망한 것을 볼 때 마취로부터의 회복과 분비물제거가 불충분하여 환자가 호흡부전과 순환부전을 일으켜 사망에 이르렀다고 보기는 어려움. 오히려 부검감정서에서 언급한 것처럼 제왕절개술시 산모의 주요 사망원인이 되고있는 양수색전증amniotic fluid embolism과 발현양상(호흡장애, 심한 저혈압, 동맥혈 저산소혈증) 및 경과가 유사한 소견을 보이는 점으로 보아 양수색전증의 가능성이 높으나 진료기록만으로는 정확한 원인을 알 수 없음.

참고사항

임산부에서 제왕절개술중이나 수술 후에 갑작스런 호흡곤란과 혈압하강, 동맥혈 저산소혈증 등의 증상이 나타날 경우는 그 원인을 규명하기가 쉽지 않으며 특히 수술직후 회복과정에서 이러한 증상이 나타날 경우에는 마취약제의 잔류효과에 의한 증상(호흡억제와 혈압하강 및 그로 인한 저산소혈증의 발현 등이 유사할 수 있음)으로 의심받을 수도 있기 때문에 제왕절개술후 마취회복과정에서는 더욱 세심한 환자상태의 관찰과 정확한 기록이 필요함.

▶ 사례 8(산부인과)

I. 사건 개요

환자 김○○(30세 여자)은 1996. 4.10. 새벽에 분만실에서 분만을 시도하다 난산으로 응급제왕절개술을 받기 위해 당일 03:40 경 수술실로 들어옴. 응급검사소견상 특별한 이상소견은 발견되지 않았고 혈압 100/60mmHg, 맥박 120회/분 이였으며 전처치는 로비놀 0.2mg을 정맥주사하고 마취유도는 펜토탈소디움 250mg, 썩시닐 콜린 60mg을 정주하고 기관내삽관 후 산소와 아산화질소를 투여하였고 03:55부터 수술을 시작하였음. 04:00 경 태아가 만출되어 주마취제인 엔푸르란 1.0 vol%를 투여하면서 자궁수축제인 옥시토신(15국제단위)과 메덜진(0.2mg)을 정주하였고 신생아의 상태가 나빠 신생아 소생술을 실시하였음. 4:10 경 갑자기 환자의 심박수가 현저히 감소하고 혈압이 측정되지 않아 전신마취제의 투여를 중지하고 아트로핀과 에피네프린을 투여하였으나 반응이 없었고 심전도상 심정지가 초래됨. 곧 심폐소생술(에피네프린, 중탄산나트륨, 솔루코테프, 염화칼슘 투여 및 제세동기 사용 등)을 시작하였고 심폐소생술 후 느리게 심박동이 나타났으나 말초맥박은 촉지되지 않아 중환자실로 환자를 옮겼으며 중환자실에서도 상태가 호전되지 않아 소생술을 시도하였으나 환자는 06:00 경 사망하였음.

II. ○○경찰서 업무협조 의뢰내용(61110-1173)

문1 마취의사가 별첨 진료카드상에 마취전 사전조치는 완벽했으며 마취절차는 제대로 했는지 여부.

답 진료기록부상으로 볼때 환자의 수술전검사(심전도검사, 흉부방사선검사, 일반혈액검사, 소변검사, 매독반응검사, 간기능검사)에 대한 지시내용은 기록되어 있고 시행한 마취방법이나 사용한 약제들에는 특별한 문제점이 없음. 그러나 보내준 진료기록부에 일반혈액검사를 제외하고는 검사결과가 첨부되어 있지 않아 환자의 수술전 검사소견에 대해서는 정확하게 알 수 없음.

문2 마취약 투여량과 약의 종류는 적합한지 여부.

답 마취전 처치제로 사용한 robinul 0.2mg, 마취유도시 사용한 pentothal sodium 250mg, succinylcholine chloride 60mg 은 모두 적정범위내의 용량이였고 주마취제인 enflurane(1.0%) 및 산소(O_2:50%)와 아산화질소(N_2O:50%)의 사용은 적절하였음.

문3 마취약중 부작용이 심한 것은 없었는지 여부.

답 사용약제중 pentothal sodium 은 과량투여시 자발적 호흡을 하는 환자에서는 호흡억제를 일으킬 수 있으나 전신마취하에서는 호흡이 조절되기때문 문제가 되지 않으며 심장질환이 있거나 체내 세포외수액량이 부족한 환자(심한 출혈이나 탈수로)에서는 순환기능이 억제될 수 있으나 이 환자에서 사용한 양으로는 정상 심폐기능을 가진 환자에서는 순환억제가 일어나지 않음.

사용된 다른 마취약제도 이 환자에서 투여된 양으로는 특별한 부작용을 일으키지 않음.

문4 마취상태에서 깨어날때까지 조치와 깨어나게 하는 조치는 제대로 했는지 여부.

답 마취중 환자의 순환상태가 악화된 것(맥박의 현저한 감소, 혈압측정 불가, 심전도상 심정지 소견)을 발견한 후부터 시행한 심폐소생술의 방법(100% 산소 투여, atropine, epinephrine 주입, 심실제세동기 사용, 중탄산나트륨 사용 등)은 적절하였으며 이 환자에서는 심폐소생술이 마취로부터 환자를 회복시키는 조치라 할 수 있음.

문5 마취의사의 미흡했던 점은 어떤 것인지

답 보내온 진료기록부상에서는 마취과의사의 진료행위에서 특별한 문제점을 찾을 수 없음. 다만 신생아 출산직후 신생아 소생술 시행에서부터 환자의 순환상태가 악화된 것을 발견할때까지(4시에서 4시 10분 사이) 환자의 상태변화에 대한 기록이 마취기록지에 나와있지 않음으로 환자의 순환기능이 악화된 시점과 발견 및 심폐소생술 시작시간 사이에 어느 정도의 시간간격이 있었는지에 대해서는 알 수 없음(마취과의사가 신생아의 소생술을 시행하는 동안 산모의 상태관찰과 마취관리는 누가 하였는지?)

문6 과학수사연구소에서는 부검결과 해부학적으로는 불명이나 양수색전증 사망가능성과 마취중 사망하였을 가능성을 들고 있는데 둘중 어느 것인지 여부.

답 과학수사연구소의 부검기록이 첨부되지 않아 구체적 내용을 알 수 없으나 환자의 상태변화과정(급속한 순환상태 악화와 심폐소생술에 전혀 반응하지 않은 점)을 볼때 신생아의 소생술 시작시간과 환자의 순환이 정지된 것을 발견한 시간사이에 저산소혈증을 초래할 수 있는 특별한 사건이 없었다면 마취중 저산소혈증의 발현에 의한 심정지의 가능성보다는 자연분만이나 제왕절개술시 발생할수 있는 가장 심각한 합병증의 하나인 양수색전증amniotic fluid embolism에 의한 심정지 가능성이 더 클 것으로 추정함.

▶ 사례 9(정형외과)

I. 사건 개요

환자(51세 여)는 척추수술(요추 3-4, 4-5, 요추5-천추1 양측 추간판 절제술과 추간공천개 절제술, 요추 3,4,5, 천추1 후측방 융합 SSE, 추간골 자가골 이식 및 헤모백 2개 삽입술)을 받기 위하여 서울 ○○병원에 1999. 12. 17 입원하여 수술을 위한 기초검사를 받고, 동년 동월 20일 오후 12시 30분부터 위의 수술을 시행받던 중 오후 7시경에 이르러 갑자기 혈압저하와 동성서맥(심박동 30회/분)을 보이다가 심장이 멈추게 되어 심폐소생술과 약물투여로 가까스로 생명은 건졌으나 위 원인으로 인한 저산소성 뇌 위축과 시각피질 병변으로 두 눈의 시력을 완전히 상실함.

환자에서 발생한 갑작스런 혈압저하, 서맥, 심혈관 허탈 상태는 폐색전증이 원인인 것으로 추정되었음.

II. 서울지방법원 북부지원 제1민사부 2001가합 189 손해배상건의 감정촉탁 의뢰에 대한 회신

■ 기초사실

위와 동일함

■ 감정사항

99. 12. 17에 시행한 환자의 수술 전 검사결과와 관련하여 질의합니다.

(진료기록부 및 진료기록 번역문 각 1, 45-50페이지 참조)

문1 환자의 수술을 준비하기 위하여 위 일자에 시행한 검사에 의하면 혈압이

99. 12. 17.	오후 2시 혈압	160/120
	오후 2시30분	160/120
	오후 10시30분	150/90
12. 18.	자정	160/100
	오전 2시	150/90
	오후 10시	160/100
12. 19.	오후 2시	190/130
	오후 5시40분	150/100
12. 20.	오후 10시30분	140/100
	정오	150/100 이었고,

혈액검사를 통한 콜레스테롤 수치는 380mg/dl(정상150-250mg/dl) 이었으며 복부초음파검사에서는 중증도의 지방간 소견이 있음을 확인하였습니다. (진료기록부 및 진료기록 번역문 각 28, 41페이

지 참조)

❶ 위의 환자는 만성고혈압을 가진 환자로서 입원이후 계속적인 두통과 오심을 호소하자 피고는 혈압강하제인 아달라트 6회, 두통약 4회, 항구토제(멕소롱)1회 경구 처방을 내렸으나 고혈압의 호전이 없었습니다. 이런 중증 고혈압 환자의 혈압을 조정하지 않은 상태에서 전신마취를 하고 약 7시간이 소요되는 대수술을 시행함에 있어 무리가 없습니까? (진료기록부 및 진료기록 번역문 각1, 45-50페이지 참조)

답 장기간 조절되지 않은 고혈압은 심장, 뇌, 신장 등의 주요 장기에 합병증을 가져올 수 있으므로 고혈압환자는 수술 전 환자상태 평가를 통하여 합병증의 존재여부를 확인하고 항고혈압제를 투여하여 혈압을 조절한 후 수술을 시행하는 것이 원칙이나 고혈압환자에서 혈압을 정상범위내로 유지하는 것이 항상 가능한 것도 아니고 변화된 뇌혈류 자가조절기능 때문에 반드시 바람직한 것도 아닙니다. 그리고 혈압이 잘 조절되고 있지 않은 경우라도 수술의 중요성이 더 클때는(특히 응급수술의 경우) 수술을 시행할 수 있습니다. 이 환자의 경우에는 입원후 지속적으로 항고혈압제를 투여하여 혈압조절을 시도한 것으로 보입니다. 19일 오후 2시 측정 혈압이 190/130mmHg까지 상승한 것을 제외하고는 비교적 혈압이 조절된 것 같습니다(그 이후 측정치는 140-150/100 mmHg 정도에서 유지되었음). 이 환자의 경우 수술의 시행여부는 수술 전 혈압상승의 심한 정도, 심근허혈 동반 가능성, 심실기능 장애 혹은 뇌혈관이나 신장의 합병증 그리고 수술의 종류를 고려하여 더 이상의 혈압조절의 필요성과 수술의 시급성중 어느 쪽이 더 중요한지에 따라 마취과의사와 정형외과의사가 상의하여 결정할 문제이므로 진료기록부의 내용만으로는 무리여부를 판단할 수가 없습니다.

❷ 수술전 환자의 혈압을 조절하는 것이 좋다면 통상 어느 정도까지 조정하는 것이 안전하며, 조정되지 않은 고혈압 상태는 수술시 출혈과 관련이 있습니까?

답 고혈압의 경계에 있는 환자들(수축기압이 140-159mmHg, 확장기압이 85-89mmhg)은 정상혈압을 가진 환자와 마찬가지로 관리될 수 있으며(평소 활동시 혈압의 ±20%에서 유지해줌), 장기간의 고혈압을 가진 환자들은 뇌혈류의 자율조정기능이 변하여 정상보다 더 높은 혈압이 충분한 뇌혈류를 유지하기 위해 필요할 수 있습니다. 출혈이 있을 경우 고혈압 상태는 정상이나 낮은 혈압상태에 비해 출혈을 촉진시킬 수 있을 것으로 생각합니다.

❸ 위와 같은 고혈압환자의 혈압을 조정하지 않은 상태에서 장시간 척추체 수술을 시행 할 때 어떤 위험이 예상됩니까?

답 잘 조절되지 않는 고혈압은 수술 중 혈압의 심한 변화를 일으킬 수 있으며(고혈압과 저혈압을 오갈 수 있음), 고혈압에 따르는 합병증(심근허혈증, 울혈성 심부전, 뇌졸중, 신부전, 말초혈관 폐쇄질환 등) 발생 가능성이 있고 출혈시에 출혈의 정도를 증가시킬 수 있습니다.

❹ 환자가 수술당일까지 수일간 두통과 오심을 호소하고 지속적인 고혈압 상태에 있다면 어떤 조처를 취하는 것이 좋습니까?

답 먼저 고혈압과 관련하여 주요 장기(특히 심장과 뇌)에 합병증을 가졌는지 여부를 검사하고 두통과 오심의 원인을 찾는 것이 필요할 것으로 생각합니다. 그리고 항고혈압제의 투여로 혈압을 조절하고 두통과 오심에 대한 치료를 병행하여야 할 것으로 생각합니다.

❺ 환자가 고콜레스테롤[380mg/dl(정상150-250mg/dl)]과 중증도의 지방간 소견이 있는 환자가 위 수술을 받는데 아무런 어려움이 없습니까? 위험 요인이 있다면 무엇이며, 수술전과 수술중에 위험을 줄이기 위하여 어떤 처치를 받는 것이 안전합니까?

답 고지혈증과 고혈압은 허혈성 심장질환(관상동맥질환)의 위험인자이므로 수술 전 환자에게서 관상동맥질환의 유무와 그 정도를 알아보는 것이 중요할 것으로 생각하며 지방간을 동반하는 경우에는 간기능 검사가 필요합니다. 각각의 검사결과에 따라 마취와 수술에 따르는 환자의 위험도를 평가하고 환자에게 위험을 가장 줄일 수 있는 마취방법과 마취제를 선택하고 지속적인 환자감시를 통해 환자관리를 하는 것이 중요합니다.

❻ 환자와 같이 만성고혈압과, 고콜레스테롤, 중증도의 지방간이 있는 환자에게 이러한 검사결과를 무시하고 수술을 시행해도 안전한 상태입니까? 아니면 수술시기를 늦추더라도 위 증상들을 완화시키고 수술하는 것이 마땅합니까?

답 만성고혈압과 고콜레스테롤증, 중등도의 지방간은 모두 만성질환군에 속하는 소견이므로 단기간의 치료로 정상으로 회복되거나 크게 완화될 수 있는 증상이 아닙니다. 따라서 수술이 필요한 환자에게서 위 증상들이 치료될 때까지 수술을 연기하는 것은 현실적으로 어려울 것으로 판단합니다. 마취와 수술에 따르는 위험도가 높은 질환을 가진 환자에서는 수술의 긴급성 및 중요성과 환자의 위험도를 비교하여 수술의 시행여부는 담당 의사들이 판단하여야 할 사항이므로 일률적으로 말할 수는 없다고 생각합니다.

문2 수술시 수술기록지가 작성되지 않았으므로 기록된 마취기록지와 내과기록지와 관련하여(진료기록부 및 진료기록 번역문 각 4, 37-40페이지 참조)

❶ 통상수술시 환자의 생명징후를 표시하는 마취 기록지에 마취과 의사는 어떤 내용들을 기재합니까?

답 마취기록지에는 다음과 같은 내용을 기록합니다.

1) 환자의 성명, 연령, 주소, 성별, 병록번호, 병실번호
2) 환자의 체중, 신장
3) 환자의 상태분류 및 공복시간 기록
4) 기왕증에 대한 자료
5) 마취 및 수술승낙서
6) 수술전 약물 사용여부
7) 마취전 처치 및 환자감시장치 종류
8) 마취유도 및 유지에 사용한 약제의 종류, 투여방법 및 용량에 대한 모든 기록
9) 마취유도 및 마취유지시의 환자상태 변화와 처치에 관한 모든 기록(혈압, 맥박, 체온, 호흡수 및 형태, 맥박산소포화도 및 호기말 이산화탄소분압측정치, 수액 및 혈액공급량, 시간당 요배설량, 혈액손실량 등)

10) 마취방법과 수술에 따르는 외과적 조작 및 자세변화에 대한 기록

11) 마취와 수술에 관여한 의사 및 간호사의 이름

❷ 마취기록지에 수술중 환자의 맥박과 실혈량과 배설량을 기록하여야 합니까? 그 이유는 무엇입니까?

답 환자의 맥박은 혈압과 더불어 환자의 심혈관기능을 평가하는 중요한 기준이고 실혈량과 배설량은 환자의 체내 수액과 혈액균형을 맞추기 위한 중요지표이므로 기록하여야 합니다.

❸ 수술을 시작한지 6시간 30분이 경과한 오후 7시경에 환자의 심장이 멈추어 심폐소생술과 제세동기 충격을 하여 소생시켰는데 이 당시 상황을 기록한 내과 기록지에는 환자의 심장이 멈추어 혈압 측정이 되지 않는다고 하였던 반면 수술실에서 환자를 지켜보고 기록했다는 마취기록지에는 혈압이 112/72로 표시되어 있고 그 이후에도 혈압이 52/24이하로 내려간 기록이 없습니다. 심장이 멈추어도 혈압은 52/24이상으로 유지됩니까? 내과기록지와 마취기록지 중 신뢰할만한 기록은 어느 것입니까?

답 마취기록지에 의하면 오후 7시반경부터 혈압이 하강하기 시작하여 8시경에는 수축기압이 50-60 mmHg, 확장기압이 20-30mmHg 까지 하강한 것으로 기록되어 있고 이때 치료목적으로 atropine, bivon, epinephrine을 투여하였으며 이후 혈압이 다시 상승된 것으로 보입니다. 내과기록지에는 오후 7시 이후에 혈압이 측정되지 않아 심폐소생술을 시행하였다고 기록되어 있습니다. 마취기록지는 마취과의사가 지속적으로 환자를 관찰하면서 5분마다 활력징후를 기록하기때문 환자의 상태변화에 대한 가장 정확한 기록이며 내과의사의 기록은 대부분 문제가 발생한 후 수술실에 도착하여 마취과의사, 수술의사, 간호사들의 말에따라 기술하므로 마취기록지가 더 정확하다고 보는 것이 일반적입니다. 그리고 마취기록지는 5분마다 기록을 하게 만들어져 있기때문 순간적으로(1-2분이내) 혈압측정이 되지 않았다가 다시 혈압이 측정되었을 경우 기록되지 않았을 가능성도 있습니다. 심장이 멈추면 물론 혈압은 측정되지 않습니다만 심한 혈압하강이 있을때도 혈압측정이 어려울 수 있으므로 심정지의 발생여부는 혈압측정여부 보다는 심전도의 모양(심실세동, 무수축)이 더 정확한 정보를 제공합니다.

문3 수술시 환자의 심장이 멈춘 원인과 관련하여 (진료기록부 및 진료기록 번역문 각 37~40, 51~60, 65페이지 참조)

❶ 환자에게 요추 3-4, 4-5, 요추5-천추1 양측 추간판절제술과 추간공천개절제술, 요추3-4, 4-5, 5-6, 천추1 후측방 융합 SSE, 추간골 자가골이식, 헤모박 2개 삽입술의 수술을 시행함에 있어 가슴부위를 바닥으로 향하고 등쪽을 절개하여 수술할 때 추체신경다발 위쪽의 상경막 정맥이나, 척수를 따라 있는 대동맥이나 대정맥을 만나게 됩니까? 수술시 노출되는 혈관들을 알려주십시오.

❷ 위의 수술을 시행할 때 대정맥과 대동맥 외 기타혈관들 때문에 어려움을 겪는 경우가 많습니까? 또한 위 혈관들의 손상으로 대량의 실혈을 경험하기도 합니까?

❸ 이건 사고의 환자인 조○○과 같은 입장에 있는 환자가 같은 수술을 받게 될 때 통상 대동맥이나, 대정맥을 손상하지 않은 상태에서 성공적으로 수술을 받게 되면 얼마의 수술시간이 소요되며 수술시 실혈량과 수혈량은 어느 정도 됩니까?

답 위의 세 문항의 질의 내용은 모두 수술에 관한 사항이므로 정형외과학회에 질의하시기 바랍니다.

❹ 마취기록지와 내과기록지의 기록에 의하면 환자가 심장이 멈춘 이후 심폐소생술을 시행하고 연이어 다량의 아트로핀과 유로키나제, 비본(산혈증치료제), 에피네프린(심박항진제), 헤파린이 투여되었는데 위의 약품들은 어떤 증상이 있는 환자들에게 투여되는 약물입니까?

답 아트로핀은 항콜린성 약제로 서맥이 심할 경우 심박동을 빠르게 하기 위하여 투여하며 에피네프린은 심한 저혈압, 서맥, 심정지시에 심장수축을 촉진하여 순환을 회복시키기 위해 사용하는 약제이며 비본(sodium bicarbonate)은 혐기성대사시에 발생한 대사성산증을 교정하기 위해 사용하는 약제이며 유로키나제는 혈전용해제로, 헤파린은 항응고제로서 중요 혈관이 혈전에 의해 막혔을 때 치료제로 사용하는 약제입니다.

❺ 환자가 심정지 상태에서 회복되자 ㄹ)항의 약품들과 함께 다량의 수혈을 시행하였는데 그 기록을 보면

12월 20일 오후	12:30	수술시작
	3:30	농축적혈구 3파인트 주입(오후 9:00까지)
	9:00	농축적혈구 4파인트 주입(오후 10:20까지)
	10:20	농축적혈구 4파인트 주입(오후 10:40까지)
		신선동결혈장 2파인트 주입
	10:48	신선동결혈장 1파인트 주입
	10:55	신선동결혈장 1파인트 주입
	11:15	신선동결혈장 1파인트 주입
	11:40	농축적혈구 1파인트 주입
	자정 12:00	농축적혈구 2파인트 주입
12월 21일 오전	3:00	농축적혈구 1파인트 주입
	3:20	농축적혈구 5파인트 신청
	오후 6:20	농축적혈구 1파인트 주입
	9:00	농축적혈구 1파인트 주입

위와 같이 긴급히 수혈을 시작한 오후 9시부터 자정인 12시까지 농축적혈구 14파인트와 신선동결혈장 5파인트가 생리식염수 1000ml, 5%포도당 500ml등과 함께 엄청난 유동액을 약3시간(오후9시부터 자정12시까지)에 걸쳐 투여하였는데 환자가 수술시 과다 출혈 없이 정상적인 수술상태에서 위의 유동액을 필요로 하며, 또한 받아들일 수 있습니까? (진료기록부 및 진료기록 번역문 각 37-40, 51-60, 65페이지 참조)

답 마취기록지에 의하면 수술은 12시 30분부터 오후 7시경까지 시행된 것으로 보이며 수술동안은 농축혈액 3 units가 투여된 것으로 기록되어 있습니다. 그리고 오후 9시 이후부터 많은 량의 수혈이 이루어진 것으로 보아 수술중에는 대량 출혈이 발생하지 않았으나 수술이 끝난 후부터 계속 출혈

이 있었던 것으로 추정됩니다. 수술이 끝난 후부터 출혈이 많았다면 농축적혈구와 신선동결혈장 fresh frozen plasma의 수혈은 필요하였을 것으로 생각합니다.

❻ 수술당일 활력증후 흐름지에 의하면 환자는 10:40분경 수술부위에 박아 놓은 헤모박에서 1,020cc(800cc+220cc)의 출혈과 다음날인 21일 오전 6시에 수술부위에 심어놓은 헤모박에서 총 6,530cc(1,215cc+1540cc+2015cc+1760cc)의 출혈이 있었으므로 약 8시간사이[20일 오후 10시 40분경(1,020cc)부터 다음날 오전 6시(6,530cc)까지 7,550cc의 혈액이 수술부위에서 실혈 되었습니다. 이렇게 다량의 출혈과 수혈이 있게 된 원인은 무엇이라 여겨집니까?

답 진료기록부상의 내용만으로는 정확한 출혈 원인을 판단하기 어렵습니다. 다만 수술동안에는 큰 출혈이 없다가 수술 후부터 시작하여 출혈이 계속된 것으로 보아 폐혈전색전증의 치료목적으로 투여한 혈전용해제 urokinase와 항응고제의 영향으로 출혈성 경향이 증가되었을 가능성을 추정할 뿐입니다.

❼ 만일 환자가 폐색전증에 의해 심정지가 되었다면 위와 같은 다량의 출혈이 있게 되고 따라서 수혈이 필요하게 됩니까?

답 폐색전증은 하부정맥에서의 혈전이나 수술부위에서의 지방, 공기 혹은 이물질이 정맥내로 들어가 폐동맥을 막아 폐순환에 장애를 초래하는 증후군으로 임상증상은 빈호흡, 호흡곤란, 흉통, 혈담 등으로 나타나나 수술중에는 진단이 어려우며 빈맥, 저혈압, 중심정맥압의 상승, 동맥혈가스 분석에서 호흡성 알카리증과 저산소혈증을 보일 수 있습니다. 폐색전증 자체가 대량출혈을 일으키지는 않으나 폐색전증의 치료목적으로 사용한 혈전용해제와 항응고제가 다량출혈의 원인이 될 수는 있으며 이 경우에는 수혈이 필요합니다.

❽ 폐색전증에 의해 심정지가 된 환자에게 ❺항에서 기술한 다량의 혈액을 수혈시키면 어떤 부작용을 예상할 수 있습니까?

답 실혈량보다도 훨신 많은 양의 혈액이 공급되었을 때 나타나는 부작용은 환자의 심폐혈관 상태에 따라 차이가 많으며 환자의 심폐혈관 기능이 저하되어 있을 때는 폐부종이 가장 흔히 나타날 수 있고 심하면 우심실부전 현상도 나타날 수 있습니다.

❾ 환자가 위의 수술을 하면서 대동맥이나 대정맥 혹은 다른 혈관의 손상으로 인하여 다량의 실혈을 하게 되어 갑자기 서맥을 보이다가 심정지에 이르렀다면, 표준치료법으로 심폐소생술 후 위 ❹항에 기술된 심인성 쇼크에 사용하는 약품을 사용한 뒤 소생하면 다량의 실혈을 보충코자 긴급히 다량의 수혈과 수액을 공급하여 치료하는 것이 합당한 표준치료법이라 할 수 있겠습니까?

답 수술중에 대동맥이나 대정맥의 손상으로 출혈이 되면 순식간에 대량실혈을 가져와 신속한 수혈을 해주지 않으면 생명이 위험할 수 있으므로 수액, 혈액의 신속한 공급과 혈압상승제의 투여가 중요합니다. 일단 심정지가 발생하면 epinephrine, atrpoine, bivon의 투여, 제세동기의 사용등 심폐소생술의 일반 치료원칙을 시행하는 것은 합당한 방법입니다.

❿ 환자가 다량의 실혈로 심정지 상태가 되었다가 위 ❾항의 치료법으로 회복되었다 하더라도 저산소

성 뇌손상으로 인하여 양안을 실명할 가능성이 있겠습니까?

답 환자가 심정지로부터 회복되었다 하더라도 심정지기간 동안 이미 저산소성 뇌손상을 받았다면 양안을 실명할 가능성은 있습니다.

⓫ 통상 인체의 혈액량은 얼마나 되며 위 환자의 경우 얼마나 되는 것으로 추정할 수 있겠습니까?

답 인체의 혈액량은 성인을 기준으로 남자는 체중 kg당 평균 75ml, 여자는 체중 kg당 평균 65ml 입니다

문4 기타

❶ 30분간 이상의 전신마취 상태에서의 수술시 심부정맥 혈전증의 예방책으로 헤파린을 사용하거나 그것을 사용할 수 없었다면 압박장치나 항색전 스타킹을 사용하여야 합니까? 그렇지 않으면 하지 심부정맥 혈전이 유발되어 폐색전으로 발전할 수 있습니까? 헤파린 사용시 그 부작용과 빈도는 어떠합니까?

답 심부정맥 혈전증 발생의 위험성이 높은 환자들(장기간 침대에 누워있는 환자, 임산부, 하지골절 환자, 하지수술 환자, 심부전 환자, 비만환자, 과혈액응고질환을 가진 환자 등)에서는 예방목적으로 헤파린을 사용하거나 항색전 스타킹을 사용하면 폐색전증의 예방에 도움이 될 수 있으나 실제 대량의 폐색전으로 생명을 위협할 정도의 폐색전증 발생은 드물기 때문 환자들 모두에서 항응고제나 스타킹을 사용하지는 않습니다. 헤파린 사용시의 부작용은 수술직후의 환자나 능동적 출혈이 있는 환자에서는 출혈을 촉진시킬 수 있다는 점입니다.

❷ 위 환자의 경우처럼 수술전 지방간, 고콜레스테롤, 수술 후 혼수, 빈호흡, 서맥, 혈소판 감소, 반상출혈 등은 비혈전성 색전증의 가장 흔한 증상입니까? 그렇다면 이 증상들을 예의 관찰하였다면 폐색전으로 이행되는 것을 막을 수 있습니까?

답 비혈전성 색전증으로는 공기색전증과 지방색전증을 들 수 있는데 공기색전증은 열린 정맥내의 압력이 대기압보다 낮을 때 발생하며 앉은 자세에서 심장위쪽 부위(주로 두개골)를 수술받는 환자에서 잘 발생합니다. 증상은 폐동맥으로 들어간 공기량에 의존하며 소량일 경우에는 증상없이 지나가나 대량 공기색전증의 경우에는 동맥혈 탄산가스 분압의 증가, 갑작스런 저혈압, 저산소혈증을 일으키며 우심실 배출로가 막히면 순환정지까지 발생할 수 있습니다.

지방색전증은 주로 장골이나 골반골절시에 72시간내에 발생하며 주 증상은 호흡곤란, 혼수, 반상출혈, 혈액응고장애 소견(혈소판 감소, 응고시간의 연장)을 보이기도 합니다. 전신마취 중에는 이러한 증상들이 가리어지지 때문에 진단이 쉽지 않으며 갑작스런 설명할 수 없는 저혈압, 저산소혈증, 기관지경련의 발생, 호기말 이산화탄소 분압의 감소시에는 의심을 하고 산소만으로 양압환기, 수액투여, 변력제 투여 등의 대증요법을 시행하나 갑작스런 대량 색전 발생의 경우에는 예후가 불량합니다. 폐색전의 증상들이 나타났을 경우에는 이미 다량의 폐색전이 일어난 상태이므로 증상의 관찰만으로 폐색전으로의 이행을 방지하는 것은 어렵다고 생각합니다.

❸ 1999. 12. 20. 오후 9시 15분 시점에서 환자의 상태를 무엇이라고 진단할 수 있습니까?

답 진료기록부에 의하면 수술이 끝난 직후에 환자에게서 설명할 수 없는 갑작스런 혈압하강과 서맥

및 심혈관 허탈상태가 발생하여 소생술에 따른 치료를 하였으나 일시적인 호전 후 다시 혈압이 떨어졌으며 그 이후 혈전용해제와 항응고제를 투여 후 혈압이 호전된 것으로 기록되어 있습니다. 중환자실에서의 기록을 볼 때 맥박산소포화도가 상당시간 떨어져 있었고 호흡은 보조호흡을 받은 것으로 보입니다. 이러한 내용을 볼때 환자의 일시적인 심혈관 허탈의 원인은 담당의사들이 판단한 것과 같이 대량의 폐색전증 발생때문인 것으로 추정됩니다.

❹ 그 시점에서 혈압상승이 안 된다고 하여 폐색전증으로 밖에 판단할 수 없습니까?

답 환자의 혈압이 갑자기 떨어진 시점을 볼 때(수술과 마취제의 투여가 끝나고 산소만을 공급한지 약 40분 후) 수술중의 출혈이나 마취제의 효과에 의한 것은 아닌 것으로 판단되며 혈압상승제의 투여 후 일시적으로 상승했던 혈압이 다시 하강하였으나 혈전용해제의 투여로 호전된 것으로 보아 폐색전증의 가능성이 높다고 생각합니다.

❺ 위 환자의 고콜레스테롤 수치라면 혈액의 흐름에 이상이 생기고 혈관벽의 기능에 이상을 초래하여 심부정맥혈전을 유발하여 폐색전에 이를 수도 있습니까?

답 콜레스테롤치가 정상인 환자에 비해서 고콜레스테롤 환자는 고혈압이나 허혈성 심장질환의 유병율이 높고 혈전에 의한 색전증의 발생가능성도 높습니다.

❻ 위 환자의 고혈압 및 고콜레스테롤 수치라면 허혈성 심장질환이나 심근경색등 심장병을 유발할 수 있습니까? 그렇다면 그것이 저산소성 뇌손상을 유발할 수 있습니까?

답 고혈압이나 고지혈증은 모두 허혈성 심장질환의 발생율을 높이는 위험인자입니다. 저산소성 뇌손상은 뇌혈관 장애나 혈류의 공급부족으로 뇌로 공급되는 산소가 부족할 때 생기는 현상으로 심근경색으로 심장이 충분한 양의 혈액을 박출하지 못할 때 각종 장기(특히 뇌)에 충분한 산소를 공급하지 못하여 저산소성 뇌손상을 일으킬 수 있습니다.

❼ 본 건 의료사고의 발생원인은 어떠한 것들이며 그중 가장 가능성이 높은 것은 무엇입니까?

답 진료기록부를 볼 때 수술이 끝난 직후 갑작스런 대량 폐색전증이 발생하였을 가능성이 가장 높을 것으로 추정합니다.

III. 서울지방법원북부지원 제2민사부판결 2001가합189 손해배상(의)

■ 주문

1. 원고들의 피고들에 대한 청구를 모두 기각한다.
2. 소송비용은 원고들의 부담으로 한다.

■ 청구취지

피고들은 연대하여 원고 조○○에게 361,361,800원 및 원고 방○○, 방○○, 방○○, 방○○에게 각 5,000,000원 및 각 이에 대하여 1999. 12. 20.부터 이 사건 소장 부본이 피고들에게 송달된 날까지는 연 5%,

그 다음날부터 다 갚는 날까지는 연 25%의 각 비율로 계산한 돈을 지급하라.

■ 이유

1. 기초사실

가. 원고 조○○은 10여년 전부터 요통과 양측다리 방산통을 앓아 오다가 1999. 12. 15.경 피고 이O이 병원장으로 있는 서울 ○○○구 ○○○동 소재 ○○○○병원(이하 '○○병원' 이라 한다)에 척추관련 통증을 호소하면서 찾아와 아래에서 보는 바와 같이 ○○병원의 정형외과 과장인 피고 안○○에게 치료를 받은 자이고, 원고 방○○은 그의 남편, 원고 방○○, 방○○, 방○○은 그의 자녀들이다

나. 조○○이 ○○병원에 진료를 받으러 와 위와 같은 통증을 호소하자 피고 이○은 이학적 검사와 방사선 검사 및 MRI(자기공명영상)검사를 실시하였는데, 조○○에게서 심한 요추부 척추신경강 협착증이 관찰되자 수술적 치료를 권유하여 조○○은 1999. 12. 17. ○○병원에 입원한 후 피고 안○○로부터 그 치료 및 수술을 받기로 하였고, 한편 피고 안○○는 수술을 위해 필요한 여러 가지 신체검사를 하였는데, 조○○에게서는 약한 고혈압과 고콜레스테롤혈증, 지방간이 발견되는 외에는 특별한 이상은 발견되지 아니하였고, 수술 시에 고혈압, 고콜레스테롤혈증 등으로 발생할 수 있는 심장 및 폐질환 등의 검사를 위해 심장초음파 검사 및 심전도 검사, 흉부방사선 검사를 시행하였으나 수술에 큰 무리는 없을 것으로 진단되어, 피고 안○○는 조○○에게 혈압강하제, 항고혈압제를 투여하는 방법으로 수술에 대비하였고, 조○○의 혈압은 1999. 12. 19. 2시경 190/130mmHg까지 상승하였던 것을 제외하고는 수술에 들어가기 직전인 1999. 12. 20. 오후 12시 30분경의 혈압이 140/90mmHg인 것을 비롯하여 수술 전까지 약물치료 요법으로 수술에 별다른 지장이 없을 정도로 비교적 혈압이 잘 조절되었으며, 또한 조○○이 입원 후 두통, 오심 등도 호소하였으나 피고 안○○가 경구약을 투여하는 등으로 치료하여 수술 전에는 두통, 오심 증상도 호전되었다.

다. 한편 피고 안○○는 1999. 12. 20. 오후 12시 30분경 수술(이하 '이 사건 수술' 이라 한다)을 시작하여 제3-4, 제4-5, 제5요추-천추1의 양측 추간판절제술 및 신경공감압술, 제3, 4, 5 요추 및 천추간 후외측 척추고정술, 자가골 이식술을 시행하고, 같은 날 오후 7시경 수술창을 봉합하였는데, 그 직후에 조○○에게서 갑작스런 혈압하강 및 서맥, 심혈관 허탈상태가 발견되면서 오후 7시 50분경에는 혈압이 52/24mmHg까지 떨어지게 되자(마취기록지에는 위와 같이 혈압이 기재되어 있고, 내과기록지에는 혈압측정이 안 되었던 것으로 기재되어 있다) 피고 안○○는 즉시 비개방적 심장마사지 closed chest cardiac massage와 산소흡입 등 심폐기능유지를 위한 요법을 취하는 외에, 심장수축제인 에피네프린 및 혈압상승제인 아트로핀, 비본 등을 투여하는 등으로 혈압을 상승시키려 하였으나 일시적 상승의 효과만 있었을 뿐 혈압이 상승할 기미가 보이지 않게 되었고, 이에 피고 안○○는 조○○의 상태를 급성 폐색전증으로 인한 저혈압으로 판단하고, 오후 9시 10분경 혈전용해제인 유로키나제, 항응고제인 헤파린 등을 에피네프린, 아트로핀 등과 함께 투여하였는데 그 직후부터 조○○의 혈압은 지속적으로 상승하여 오후 10시 5분경에는 110/72mmHg 정도를 유지하게 되었고 그 후 조

○○을 수술실에서 중환자실로 옮겨 그 상태를 지켜보았다.

라. 조○○은 1999. 12. 21. 오전 6시경 생명에는 지장이 없는 것으로 판단되었고, 1999. 12. 22. 오후 10시경 그 의식을 회복하였으나, 이후 1999. 12. 23.에 조○○의 양쪽 눈이 모두 실명된 사실이 발견되었고, 그 실명의 원인에 대하여 ○○병원에서는 2000. 2. 18.경 뇌 MRI검사결과에 의할 때 폐색전증 후의 저산소성 뇌손상으로 인한 피질맹으로 보인다고 진단하였고, 이 법원의 대한의사협회장에 대한 진료기록 감정촉탁결과에서는 그 원인을 위와 같은 수술 경과에 비추어 볼 때 폐색전증으로 인한 저산소성 뇌손상으로 제시하였다. 한편 조○○에게는 이 사건 수술로 인한 다른 후유증은 나타나지 않았다.

마. 폐색전증은 주로 정맥에서 생성된 혈전이 폐동맥을 부분적으로 혹은 완전히 막아 폐로 들어가는 혈류가 감소함으로써 발생하는 질환인데, 주로 슬와정맥, 대퇴정맥 등 하지 심부정맥에서 형성된 혈전에 의하고, 그 발생의 확실한 원인은 밝혀지지 않고 있으며, 유발요인으로는 오랜 침상생활, 비만증, 악성종양, 폐색전증의 기왕력 등을 들수 있고, 일반적으로 폐색전증은 돌발적으로 일어나기 때문에 그 예측 및 예방이 어려우며, 폐색전증이 발생하면 혈압저하, 저산소증, 호흡곤란 등의 증상이 나타나고, 저산소증으로 인한 뇌손상으로 실명이 오는 경우도 있으며, 폐색전증으로 추정되는 경우 중증의 경우에는 확진이 되기 전에 사망하는 경우가 많아 즉시 헤파린 등 항응고제 또는 유로키나제 등 혈전용해제의 투여 및 혈전제거술 등의 치료를 시행함으로써 높은 사망률을 감소시킬 수 있는 것으로 알려져 있다. 한편 갑작스런 폐색전증을 치료하기 위해 혈전용해제 및 항응고제 등을 투여하는 경우에는 다량의 출혈을 경험하기도 한다.

2. 원고들의 주장 및 판단

생략

3. 결론

그렇다면 원고들의 피고들에 대한 이 사건 청구는 더 나아가 판단할 필요 없이 이유없어 이를 모두 기각하기로 하여 주문과 같이 판결한다

IV. 서울고등법원 제9민사부 2002나 25985 손해배상건의 사실조회에 대한 회신

■ 사실조회 내용

1. 3항 ❹의 답변과 관련하여

문1 서맥은 폐색전증의 증세인가?

답 폐색전증의 증상으로는 서맥보다는 빈맥이 더 흔히 나타남.

문2 비본이 혐기성대사시에 발생한 대사성산증을 교정하기 위해 사용하는 약제라고 하였는데 무슨 뜻인가?

답 환자가 호흡이나 순환기능의 장애 혹은 정지로 중요 조직에 산소공급이 충분치 못하여 환자에게 저산소증이 나타날 경우 체내에서 혐기성대사(anaerobic metabolic pathway를 거쳐 체내에 lactic acid가 축적됨)가 일어나 대사성산증metabolic acidosis이 발생함. 비본sodium bicarbonate을 투여하면 bicarbonate ion(HCO_3^-) 이 혈액내의 hydrogen ion(H+) 과 결합하여 CO_2 와 H_2O를 생성함으로 H+ 농도를 감소시켜 대사성 산증을 교정해주는 작용을 가짐.

문3 폐색전증의 임상증상은 빈호흡, 빈맥, 저혈압이라고 하였는데(마취과 3항의 ❼ 답변 참조) 환자에게 사용된 약품은 서맥이 심할 경우 심박동을 빠르게 하기위해 사용하는 아트로핀, 심한 저혈압과 서맥시 심장수축을 촉진하고 순환을 회복시키는 에피네프린이 사용되었는데 폐색전증에 의해 빈맥이 있는 환자에게 빈맥을 촉진시키는 위 약품의 사용이 이치적이라 할 수 있는가?

답 ❹의 원 질문내용을 보면 환자가 심장이 멈춘 이후 심폐소생술의 일환으로 atropine과 epinephrine을 투여한 것으로 기록되어 있음. 즉, 이 환자에게 아트로핀과 에피네프린을 투여한 것은 환자에게 심정지(혹은 심한 혈압하강)가 발생하였기 때문임. 심정지가 발생한 환자에게 소생술의 목적으로 에피네프린과 아트로핀(모두 소생술에 필요한 약제임)를 투여한 것은 당연한 치료행위이며 폐색전증의 증상을 경감시키거나 폐색전증의 치료목적으로 아트로핀을 투여한 것은 아님.

2. 3항 ❻의 답변과 관련하여

문1 정형외과는 과다출혈 및 수혈의 원인으로 혈관손상, 혈액응고기전의 이상, 잘려진 뼈로부터의 지속적인 출혈 등으로 보는데 어떻게 생각하는가?

답 진료기록부에 기록된 내용을 근거로 추정되는 소견을 기술하였음. 즉 그 근거는 만일 수술 중에 혈관손상으로 다량의 출혈이 있었다면 수술동안에 심혈관계의 활력징후변화(혈압하강, 빈맥, 서맥)가 심하였을 것이고 그에 따른 처치가 이루어졌을 것인데(다량의 수액과 혈액투여 및 혈관수축제의 사용 등) 이 환자의 경우 수술 중에는 특이한 활력징후 변화가 관찰되지 않았으며 수술이 끝난 후 오후 9시까지 다만 3unit의 농축적혈구만 투여되었고 대량 수혈은 그 이후부터 이루어졌기 때문임. 정형외과의 의견 중 혈액응고기전의 이상이나 잘려진 뼈로부터의 지속적 출혈이 수술 후 대량출혈의 원인이었을 가능성은 있음.

3. 3항 ❼의 답변과 관련하여

문1 정형외과는 폐색전증에 의한 심정지로 인하여 다량의 출혈이 있을 수 없다고 하는데 어떻게 생각하는가?

답 폐색전증 자체로 인하여 다량의 출혈이 발생하지는 않는다는 사실은 앞서의 답변에서 이미 기술하였음. 수술 후에 발생한 다량 출혈은 폐색전증 때문이 아니라 폐색전증의 치료목적으로 사용한 혈전용해제(유로키나제)와 항응고제(헤파린)의 효과로 인한 출혈성소인의 증가로 발생하였을 가능성을 언급한 것임.

문2 혈전용해제인 유로키나제와 항응고제인 헤파린이 환자의 경우와 같이 다량의 출혈을 일으키는 약품이라면 위 약품들의 사용시 주의사항에 출혈경향에 대한 설명이 있거나 부작용에 대한 설명이 있을 것이라 사료되는데 그러한 것이 있다면 그 자료와 해설을 부탁합니다.

답 혈전용해제나 항응고제는 뇌혈전증, 관상동맥혈전증, 폐색전증 등을 가진 환자에서 질환의 예방이나 치료를 목적으로 사용하거나 심장판막 치환술을 받은 환자에서 합병증을 예방하기 위해 사용되는 약제로서 출혈성 소인을 증가시키는 작용을 가지고 있음. 질환의 예방이나 치료목적으로 사용할 때는 출혈성 경향을 검사하면서(PT, PTT의 측정) 적정용량을 사용하면 큰 문제가 되지 않으나 대수술 직후에나 현재 능동적 출혈이 진행되고 있는 환자에서는 사용이 금기임. 이들 약제의 기전이나 부작용(출혈의 증가)에 대한 자세한 설명은 이러한 약제를 자주 사용하는 신경과학회나 심장내과학회에 질의하시기 바랍니다

문3 출혈경향이 있다면 어느 정도인가? 본 건 환자의 경우 그에 해당하는가?

답 출혈을 동반하는 대수술 직후에나 능동적 출혈active bleeding이 있는 환자에게 사용할 경우에는 대량출혈을 야기할 수도 있음. 본 건 환자의 해당여부는 수술과 관련한 사항이므로 정형외과학회에 질의하시기 바랍니다.

4. 3항 ❾의 답변과 관련하여

문1 수술 중 대동맥이나 대정맥 외에 요동맥, 척수동맥, 신경근동맥, 정맥총, 척추정맥, 추간정맥 등이 손상되는 경우에도 다량의 출혈이 있을 수 있는가? 이어서 심정지에 이를 수 있는가?

답 수술 중에 동맥혈관은 물론 정맥혈관이 손상을 받을 경우에도 빨리 외과적 지혈을 하지 않으면 대량 출혈이 발생할 수 있음. 출혈량이 일정 수준(성인의 경우 전체 혈액량의 30% 이상)을 넘고 혈액이나 수액이 즉시 보충되지 않으면 뇌기능(의식)이나 심혈관 기능에 심각한 장애를 가져올 수 있고 출혈이 계속될 경우(전체 혈액량의 40-50% 이상) 심정지를 초래할 수도 있음.

문2 환자의 경우와 같은 수술에 임하면서 중요한 혈관손상에 의해 과도한 출혈이 발생하고 3항 ❹에 기술된 약품들을 사용하여 회복시킨 경험이 있는가? 있다면 소개해 주시기 바랍니다.

답 직접 경험은 없으나 척추수술 중 혈관이 손상을 입어 대량 출혈이 발생하는 경우는 드물지만 있을 수 있으며 수액과 혈액의 긴급 투여, 소생술 약제의 사용 등으로 회복하는 경우가 대부분임.

5. 4항 ❸의 답변과 관련하여

문1 정형외과는 저혈량성 쇼크에 의한 심부정맥상태로 추정하는데 어떻게 생각하는가?

답 진료기록부상의 내용만으로 환자상태(심한 혈압하강 혹은 심정지)의 발생원인을 정확하게 판단하는 것은 매우 어려운 일임. 이 환자에서 7시 이후 심혈관 허탈이 발생한 이유가 수술 중에 발생한 대량 출혈때문인지 수술 직후 갑자기 발생한 폐색전증 때문인지를 정확하게 판별하는 것은 쉽지 않으나 앞의 2-문1항에서 기술한 것처럼 수술에 의한 대량 출혈이 원인이였다면 수술 중(마취 중)

에 대량출혈에 따른 생체활력 징후변화(심한 혈압하강, 빈맥, 이어 서맥)가 나타났을 것이고 당연히 그에 따른 처치(대량 수혈 등)를 하였을 터인데 그러한 기록을 찾을 수 없었으며 또한 심혈관 허탈의 발생시기가 수술과 마취과 끝나고 산소만을 투여한지 40분 후인 것으로 볼 때 심혈관 허탈의 원인을 마취약제의 영향이나 수술 중의 대량출혈에 의한 것으로 생각하기는 어려울 것으로 판단하였음. 그리고 소생술 시행으로 심장기능이 회복된 이후 혈전용해제(유로키나제)와 항응고제를 사용하여 증상이 호전된 것으로 보아 심혈관 허탈의 원인을 폐색전증으로 추정한 것임. 정형외과의 의견에 대해서는 나름대로 근거가 있을 것으로 생각하나 구체적인 근거를 알 수 없어 답변하기 어려움.

문2 심정지 되었을 때 이미 혈관손상으로 인하여 다량의 실혈이 있었다고 볼 수 있는가?

답 위 항의 답변을 참조하시기 바랍니다.

6. 4항 ❹의 답변과 관련하여

문 정형외과는 12. 20. 21:15 당시 혈압상승이 안 되었다고 하더라도 폐색전증 외에 여러 가능성이 있다고 하는데 어떻게 생각하는가

답 지난번 답변에서처럼 환자에게 심혈관 허탈이 발생된 시점이 수술과 마취가 끝나고 40분간 산소만을 투여하던 시기였으므로 자연히 마취약제의 영향은 배제하였고 수술에 의한 대량출혈도 원인으로 보기 힘들었으며 혈전용해제의 투여로 환자의 상태가 호전된 것으로 보아 심혈관 허탈의 원인이 폐색전증일 가능성을 언급한 것임. 정형외과의 의견에 대해서는 폐색전증 외의 가능성이 구체적으로 무엇인지에 대해서 알 수 없으므로 답변하기 어려움.

7. 4항 ❺, ❻의 답변과 관련하여 예방책은 무엇인가요

답 고혈압과 고콜레스테롤증은 만성 질환에 속하며 내과분야에서 치료할 질환이므로 자세한 예방책은 내과학회에 질의하시기 바랍니다.

8. 4항 ❼의 답변과 관련하여

문 정형외과는 과도한 출혈, 장시간의 수술, 내과적 위험성 등이 가장 큰 원인이라고 하는데 어떻게 생각하는가?

답 심혈관 허탈의 발생원인을 찾기 위한 자료인 진료기록부의 내용을 해석하는데 차이가 있을 수 있으므로 위의 가능성도 전혀 배제할 수는 없다고 생각함.

9. 기타

문1 일반적으로 심정지의 원인은 무엇인가?

답 마취와 수술 중에 발생할 수 있는 심정지의 원인으로는

가. 환자에게 저산소혈증을 일으킬 수 있는 모든 요인들(기관튜브 삽관과 유지문제, 호흡회로의 유지문제, 산소투여 농도 등)

나. 환자가 원래 가진 심폐질환(특히, 관상동맥질환이나 심부전 등)

다. 수술과 관련한 문제(갑작스런 자세변화, 심한 출혈, 수술시 기계적 장애에 의한 심혈관억제 및 반사반응 등)

라. 갑작스런 대량 색전증의 발생(양수색전증, 폐색전증 등)이 있음.

문2 본건 환자의 경우 심정지의 원인은 무엇인가

답 위 문항들의 답변내용을 참조하시기 바랍니다.

문3 심정지의 일반적인 예방책은? 본건 환자의 경우 심정지의 예방책은 무엇이었는가?

답 일반적인 예방책은 마취와 수술 중 혹은 직후에는 환자감시장치를 사용하여 환자의 상태변화를 지속적으로 관찰하면서 이상징후의 발생(저산소증, 저혈압, 빈맥, 서맥 등)을 조기에 발견하여 그 원인에 따라 신속히 적절한 처치를 해주는 것이 매우 중요함. 본 건 환자의 경우에는 원인에 따라 예방책이 다를 수 있음. 폐색전증이 원인이였다면 예방은 어려웠을 것이나 이상징후가 나타났을 때 즉시 적절한 처치를 해주는 것이 필요하며 대량출혈이 원인이였다면 상태가 악화되기 전 충분한 수액과 혈액의 투여가 필요하였을 것임.

V. 서울고등법원 제9민사부 판결2002나25985 손해배상(의)

■ 주문

1. 원고들의 항소를 기각한다.
2. 항소비용은 원고들의 부담으로 한다.

■ 청구취지 및 항소취지

제 1심 판결을 취소한다.

피고들은 연대하여 원고 조○○에게 금 361,361,800원, 원고 방○○, 방○○, 방○○, 방○○에게 각 금 5,000,000원 및 각 이에 대하여 1999. 12. 20.부터 이 사건 소장 부본송달일까지는 연 5%, 그 다음날부터 완제일까지는 연 25%의 각 비율에 의한 금원을 지급하라.

■ 이유

1. 기초사실

이 부분에 관하여 당원이 실시할 이유는 제1심 판결의 이유 중 제2면의 밑에서 7번째 줄의 '이 법원의'를 '원심 법원의' 로 고치는 외에는 제1심 판결의 이유 제1항 기재와 같으므로 민사소송법 제420조에 의하여 이를 그대로 인용한다.

2. 손해배상책임의 존부

원고들은 피고 안○○에 다음과 같은 의료상의 과실이 있으므로 피고 안○○및 그 사용자인 피고 이○은 연대하여 그들의 불법행위 또는 의료계약상의 채무불이행으로 인하여 원고들이 입은 손해를 배상할 의무가 있다고 주장하는바, 이에 대하여 먼저 피고들에게 손해배상책임이 있는지에 관하여 원고들의 주장에 따라 차례로 살펴본다.

가. 다량의 출혈에 의한 심근경색 등 심장질환의 유발

(1) 원고들은 원고 조○○에게서 수술 전에 고혈압, 고콜레스테롤혈증 등의 증상이 발견되었고, 위 원고가 두통, 오심 등을 자주 호소하는 등으로 심장질환을 의심해 볼 수 있는 명백한 징후가 있었음에도 불구하고 피고 안○○는 이러한 사실을 간과하거나 무시한 채 장시간에 걸쳐서 이 사건 수술을 감행하여 수술 도중 위 원고에게 심각한 혈관 손상 등을 입혔을 가능성이 높고, 위와 같은 혈관손상 등으로 수술 부위에서 다량의 출혈이 야기되어 심인성 쇼크 내지 심근경색등의 심장질환이 발생함으로써 심정지에까지 이르게 되었으며 이로 인한 저산소성 뇌손상을 일으켜 위 원고의 양쪽 눈을 실명하게 한 과실이 있다고 주장한다.

(2) 그러므로 살피건데, 원고 조○○에게서 1999. 12. 20. 오후 7시경 갑작스런 혈압하강 및 서맥, 심혈관 허탈 상태가 발생하여 오후 7시 50분경에는 혈압이 52/24mmHg까지 떨어지게 되는 등으로 상황이 급박하게 되자 피고 안○○가 즉시 비개방적 심장마사지와 산소흡입 등 심폐기능유지를 위한 요법을 취하고 에피네프린 및 아트로핀, 비본 등을 위 원고에게 투여하였던 사실은 앞서 본바와 같으나, 나아가 위 원고에게 심장질환이 의심됨에도 불구하고 피고 안○○가 이러한 사실을 간과하거나 무시한 채 수술을 시행한 것이라거나 위 피고의 과실로 수술 중 다량의 출혈을 발생시켜 위 원고에게 심인성 쇼크내지 심근경색을 유발하였다고 인정할 만한 아무런 증거가 없고(원고들은 위 피고가 위 원고에게 에피네프린, 아트로핀 등을 투여한 것을 두고 위 약물들은 심근경색이 있을때에 투여하는 약물로서 당시 위 원고가 심근경색 상태에 있었다고 주장하나, 원심 법원의 대한의사협회장에 대한 진료기록감정촉탁결과와 당원의 대한의사협회장에 대한 사실조회 결과에 의하면 에피네프린, 아트로핀 등은 심정지가 발생하였을때 심폐소생을 위하여 일반적으로 투여하는 약물로서 이를 투여하였다고 하여 위 원고가 심근경색 상태에 있었다고 단정하기 어려우며, 원고들은 또한 피고들 측이 자신들의 과실로 수술 중 다량의 출혈이 있게 되었음에도 이를 감추기 위해 마취기록지 상에 실혈량, 배설량 등의 기재를 일부러 누락시켰다고 주장하나 이를 인정할 아무런 증거가 없다), 오히려 피고 안○○는 수술 전에 위 원고에게서 고혈압, 고콜레스테롤혈증 등의 증상이 발견된 후, 심장초음파 검사 및 심전도 검사, 흉부방사선 검사 등을 시행하여 검사결과 수술에 큰 무리가 없을 것으로 판명되자 혈압강하제, 항고혈압제를 투여하는 식으로 치료하여 위 원고의 혈압이 수술 직전까지 비교적 잘 조절되었고, 위 원고가 수술 전 에 호소하였던 두통, 오심 등에 대하여 경구약 등을 투여하여 그 증상도 호전되어 수술을 시행한 사실, 또한 피고 안○○는 이 사건 수술 직후 혈압이 갑작스

럽게 떨어지자 바로 위 원고의 상태를 폐색전증으로 판단하고, 1999. 12. 20. 오후 9시 10분경 혈전용해제인 유로키나제, 항응고제인 헤파린등을 투여하였는데 위 원고가 이에 즉각 반응하여 그 혈압이 정상적으로 상승, 유지되었던 사실, 원심 법원의 대한의사협회장에 대한 진료기록 감정촉탁결과에서는 위 원고의 실명 원인은 폐색전증으로 인한 저산소성 뇌손상이라는 의견을 제시하였던 사실은 앞서 본바와 같으므로 위 원고의 실명 원인은 일응 폐색전증에 기인한 것으로 보이고, 또한 다량의 출혈과 관련하여 갑 제8호증의 1,3, 갑 제 11호증의 1,2의 각 기재와 원심 법원의 대한의사협회장에 대한 진료기록감정촉탁결과에 변론 전체의 취지를 종합하면 피고 안○○는 1999. 12. 20. 낮 12시 30분경에 수술을 시작하여 오후 7시경에 수술창을 봉합하여 수술을 끝냈고, 오후 9시경까지는 농축적혈구 3 파인트 만을 주입하여 위 원고에게 행해진 수술과 관련하여 적정량을 수혈하였으나, 오후 9시부터 자정까지는 농축적혈구 14파인트 및 신선동결혈장 5파인트를 수혈하는 등으로 비교적 다량의 수혈을 하였고, 오후 10시 40분경에는 수술 부위에 박아 놓은 헤모박에서 1,020cc의 출혈과 다음날인 21일 오전 6시경에는 6,530cc의 출혈이 있었던 사실을 인정할 수 있어 이 사건 수술과 관련하여 혈전용해제 및 항고응제를 투여하였던 오후 9시 이후에 이르러서야 비교적 다량의 출혈이 있었던 것으로 보이고, 폐색전증을 치료하기 위해서 혈전용해제 및 항응고제 등을 투여하는 경우에는 다량의 출혈을 경험하는 사실은 앞서 본 바와 같으며 을 제10호증의 1,2의 각 기재와 당원의 대한의사협회장에 대한 사실조회결과에 변론 전체의 취지를 종합하면, 위 원고의 수술 후에 시행한 혈청심근효소 검사 결과 심근 경색증에서 보이는 전형적인 형태가 아니어서 위 원고의 증세를 심근경색증으로 진단할 수 없는 사실, 이 사건 척추수술은 환자가 엎드린 상태에서 시행한 후방수술로서 대혈관을 노출시키지 않으므로 혈관손상의 가능성은 적은 사실 등을 인정할 수 있으므로 원고 조○○의 다량출혈은 위 원고가 수술직후 갑작스런 혈압강하 및 심정지상태에 빠지자 피고 안○○가 그 원인으로 판단한 폐색전증을 치료하기 위하여 혈전용해제와 항응고제를 투여하는 과정에서 발생한 결과로 볼 수 있을 것이고, 따라서 피고 안○○의 과실로 수술 도중 혈관을 손상시켜 다량의 출혈을 발생케 함으로써 심근경색을 유발하였다는 원고들의 위 주장은 이유 없다.

나. 수술전 폐색전증을 예방하기 위한 처치 소홀

(1) 원고들은 다시, 가사 원고 조○○의 실명원인이 폐색전증에 의한 저산소성 뇌손상이라 하더라도 피고 안○○는 위 원고가 수술 전 고혈압, 고콜레스테롤혈증, 중증도의 지방간을 가진 환자로 정맥혈전증의 고위험군에 속하는 환자이므로 수술전에 미리 혈전 용해제나 항응고제를 사용하거나 수술시 압박장치 또는 항색전스타킹을 사용하는 등으로 폐색전증을 예방하여야 함에도 위 원고의 내과적 위험성을 무시한 채 특별한 조치없이 대수술을 시행하여 위 원고를 폐색전증에 이르게 함으로써 실명하게 한 과실이 있다고 주장한다

(2) 그러므로 살피건데 앞서 든 증거들에 의하면 피고 안○○가 이 사건 수술 시행전후에 걸쳐서 폐색전증을 예방하기 위한 특별한 조치를 취하지 아니한 사실은 인정되나 한편, 고혈압, 고콜레스테롤

혈증이 폐색전증의 유발원인이 된다는 점에 관하여는 갑제19호증의 기재만으로는 이를 인정하기에 부족하고 그 밖에 이를 인정할 만한 증거가 없으며 한편 원고 조○○에게는 폐색전증을 유발할 만한 다른 특별한 요인은 없었고, 일반적으로 폐색전증의 확실한 원인은 밝혀져 있지는 않고 돌발적으로 일어나기 때문에 미리 예측하고 이를 예방하는 것은 어렵고 폐색전증으로 추정되는 경우 중증의 경우에는 확진이 되기 전에 사망하는 경우가 많아 즉시 헤파린 등 항응고제 및 유로키나제 등 혈전용해제를 투여하면서 사망률을 감소시킬 수 있다는 사실 피고 안○○는 원고 조○○이 갑작스럽게 폐색전증의 상태를 보이는 것으로 판단되자 즉시 헤파린, 유로키나제를 투입하였고 위 원고가 즉시 이에 반응하여 사망에 이른 것을 방지하였던 사실은 앞서 본 바와 같고 당원의 대한의사협회 회장에 대한 사실 조회결과에 의하면 폐색전증의 예방이나 치료를 목적으로 사용되는 혈전용해제나 항응고제는 출혈을 증가시키는 부작용을 가지고 있으므로 대수술 직후에나 현재 출혈이 진행되고 있는 환자에게는 사용이 금지되고 있는 바 예상할 수 없는 돌발적인 폐색전증의 예방을 위하여 위와 같은 부작용을 가지고 있는 약제를 수술 전에 폐색전증의 특별한 유발소인을 나타내지 않는 한 위 원고의 척추수술시에 사용하는 것은 적절한 조치라고 보기 어려우므로 결국 피고 안○○가 위 원고의 폐색전증을 미리 예상하고 이를 막기 위한 조치를 하였어야 한다는 원고들의 위의 주장도 이유 없다.

다. 설명의무 위반

(1) 마지막으로 원고들은 피고들이 위 사건 수술 전에 원고 조○○이 수술 후에 발생할지도 모르는 부작용 등을 설명하고 수술동의서를 작성시켰어야 하나 피고들은 이 원고 및 그 가족들은 나머지 원고들에게 부작용 등을 설명하지 않고 수술동의서를 작성시키는 등으로 설명의무를 위반하였으므로 그로 인한 원고들의 손해를 배상할 의무가 있다고 주장한다.

(2) 살피건데, 일반적으로 의사는 환자에게 수술 등 침습을 가하는 과정 및 그 후에 나쁜 결과 발생의 개연성이 있는 의료행위를 하는 경우, 또는 사망 등의 중대한 결과 발생이 예측되는 의료행위를 하는 경우에 있어서 응급환자의 경우나 그밖에 특단의 사정이 없는 한, 진료계약상의 의무내지 및 침습 등에 대한 승낙을 얻기 위한 전제로서 당해 환자나 그 법정대리인에게 질병의 증상 치료방법의 내용 및 필요성 발생이 예상되는 위험 등에 관하여 당시의 의료수준에 비추어 상당하다고 생각되는 사항을 설명하여 당해 환자가 그 필요성이나 위험성을 충분히 비교해 보고 그 의료행위를 받을 것인가의 여부를 선택할 수 있도록 할 의무가 있고 의사의 설명의무는 그 의료행위에 따른 후유증이나 부작용 등에 위험발생 가능성이 희소하다는 사정만으로 면제될 수 없으며 그 후유증이나 부작용이 당해 치료에 전형적으로 발생하는 위험의 경우에는 그 발생 가능성이 희소성에도 불구하고 설명의 대상이 되는 것인 바, (대법원 2002. 10. 25. 송고 2002 다 484434 판결 참조) 앞서 본 바와 같이 원고 조○○에게 발병된 실명의 원인이 폐색전증이 위 사건 수술로 인하여 전형적으로 발생할 수 있는 후유증 내지 부작용이라고는 할 수 없는 이상 피고들에게 원고들의 주장과 같은 설명의무가 있

다고 할 수는 없다 할 것이므로 원고들의 이 부분 주장도 이유 없다.

라. 소결론

결국 원고 조○○에 대한 이 사건 수술과정에서 피고들에게 일반인의 상식에 바탕을 둔 어떠한 의료상의 과실행위는 있다고 할 수 없고 (원고 조○○에게는 이사건 수술로 인한 다른 후유증은 없다는 사실은 앞서 본 바와 같다) 오히려 피고 안○○로서는 수술과정에서 당시의 환자상태와 현재의 의료수준에 비추어 통상 의사들에게 요구되는 주의의무를 다하였다고 보일 뿐이므로 이 사건 수술결과에 대하여 피고들의 불법행위(과실) 책임 또는 진료계약에 따른 채무불이행 책임을 인정할 수 없다고 할 것이다.

3. 결론

그렇다면 원고들의 이 사건 청구는 피고들의 손해배상책임이 인정되지 아니하므로 더 나아가 살펴볼 필요 없이 이유없어 이를 모두 기각할 것인 바, 재1심 판결은 결론을 같이 하여 정당하므로 원고들의 항소 이유 없어 이를 기각하기로 하여 주문과 같이 판결한다.

참고사항

폐색전증(pulmonary embolism)은 주로 정맥에서 생성된 혈전이 폐동맥의 순환을 부분적으로 혹은 완전히 막아 폐로 들어가는 혈류가 감소함으로써 발생하는 질환인데, 주로 슬와정맥, 대퇴정맥 및 장골정맥 등 하지의 심부정맥에서 형성된 혈전에 의하고, 그 발생의 확실한 원인은 밝혀지지 않고 있으며, 유발요인으로는 좌우심 심부전을 초래하는 심장질환, 골절, 수술 등으로 인한 오랜 침상생활, 비만증, 악성종양, 폐색전증의 기왕력 등을 들 수 있고, 하복부 수술, 골반 및 하지의 손상, 골절 또는 정맥염에서도 혈전이 생기기 쉽다. 이와 같은 고위험군 환자가 일어선 직후 가슴의 통증과 호흡곤란을 호소하면서 급사할 경우 폐색전증이 강력하게 의심된다.

일반적으로 폐색전증은 돌발적으로 일어나기 때문에 그 예측 및 예방이 어려우며, 폐색전증이 발생하면 혈압저하, 저산소증, 호흡곤란 등의 증상이 나타나고, 저산소증으로 인한 뇌손상으로 실명이 오는 경우도 있으며, 폐색전증으로 추정되는 경우 중증의 경우에는 확진이 되기 전에 사망하는 경우가 많아 즉시 헤파린 등 항응고제 또는 유로키나제 등 혈전용해제의 투여 및 혈전제거술 등의 치료를 시행함으로써 높은 사망률을 감소시킬 수 있는 것으로 알려져 있다. 한편 갑작스런 폐색전증을 치료하기 위해 혈전용해제 및 항응고제 등을 투여하는 경우에는 다량의 출혈을 경험하기도 한다.

▶ 사례 10(정형외과)

I. 사건 개요

1) 환자(62세 남자)는 1998. 10월경 모래사장에서 넘어진 이후 대퇴골 부위 등에 통증이 있자, 개인의원을 거쳐 1998. 11. 5.경 ○○병원에 내원하여 정형외과 전문의로 부터 좌측대퇴골두 골절left femur head fracture 및 대퇴골두의 무혈성괴사증avascular necrosis으로 진단받았으며 ○○병원은 수술을 시행하기에 앞서 혈액검사, 폐기능검사, 초음파검사 등을 시행하였는데, 검사 결과 특별한 이상 소견은 없었으나, 환자의 지병인 지방간 및 폐기종이 관찰되어 소화기내과, 호흡기내과에 협진을 의뢰하여 각 과로부터 수술에는 특별한 문제가 없다는 회신을 받았다.

2) 병원에서는 환자의 수술일자를 같은 해 11. 10으로 잡고, 환자가 수술 전 검사를 위하여 입원하고 있는 동안 수술 후의 폐합병증을 예방하기 위하여 호흡기inspirometer를 사용하여 깊은 호흡을 하는 훈련을 시켰으며 수술 전날 가족에게 수술의 방법 및 후유증 등에 대하여 설명을 하고 수술동의서를 받았고 마취과 전문의는 폐질환과 마취방법과의 상관관계와 폐와 관련한 합병증을 줄이기 위하여 경막외마취를 시행한다고 설명하였다.

3) 수술 당일인 11. 10. 마취과의사는 08:30경부터 경막외마취를 위한 카테터를 경막외강 내에 삽입 후 이상 유무를 관찰하기 위하여 마취제 3cc를 주입시키고 약 5분간 관찰한 후 이상이 없자 0.5%의 부피바카인과 2%의 리도카인을 주사하였으며 수술집도의사는 08:55부터 11:05까지 좌측 고관절치환술을 시행하였고, 수술 후 환자는 마취에서 깨어나 11:20경 회복실로 이동하였는데, 마취과의사는 회복실에서 환자의 혈압과 심전도를 검사하고 무통치료제를 연결한 후 11:30경 회복실을 떠났다.

4) 12:20경 환자가 회복실에서 호흡곤란을 호소한다는 보호자의 연락을 받고 마취과의사가 회복실로 와서 무통 치료제가 호흡곤란을 유발한 것으로 의심하고 무통치료제의 연결을 차단하고 산소마스크를 착용시켰으나, 증세가 호전되지 아니하였고, 이에 12:45경 동맥혈 가스분석 및 흉부방사선촬영을 시행한 결과 산소분압이 49.7(정상수치 80~90)로 심한 저산소증이 발견되었고, 산소포화도 또한 88%(정상수치 95~98%)로 매우 낮게 나오자, 13:30경 내과에 연락을 하고, 수분공급이 많아 폐부종이 발생한 것을 의심하여 이뇨제 라식스를 투여하였으나 상태가 악화되자, 13:35경 펜토탈소디움 150mg, 썩시닐 콜린 60mg을 투여하여 기관내 삽관을 하고 인공호흡ambu bagging을 실시하였는데 혈압이 200/108mmHg까지 상승하고, 심박수가 분당 150-170회에 이르는 등 증세의 호전이 없자, 14:20경 환자를 중환자실로 옮겼고, 심박수가 분당 30회 이하로 떨어지자 15:05경부터 에피네프린epinephrine, 아트로핀atropine 등을 투여하며 심폐소생술을 시행하였으나, 환자가 계속하여 호흡곤란, 빈호흡, 저산소혈증 등의 증상을 보이자 비로소 "폐색전증"을 의심하여 항응고제인 헤파린heparine을 투여하였다.

5) 계속된 치료에도 환자의 증세는 호전되지 아니하였고, 같은 날 16:20경 혈압이 체크되지 않고, 심전

도상 심작동이 계속해서 없으며, 동공이 6mm로 완전히 확대되어 계속하여 심장마사지술을 시행하였으나, 결국 18:10경 사망하였다.

II. 서울지방법원 북부지원 감정촉탁에 대한 회신(2001가단 38002 손해배상건)

■ 감정사항

문1 진료기록에 나타난 환자 이○○(360413-1221123)의 제반 상황이 수술을 하지 않으면 안 되는 응급상황인지 여부

답 진료기록부에 의하면 환자는 좌측대퇴골두 골절left femur head fracture과 대퇴골두의 무혈성괴사avascular necrosis 의증으로 진단되어 있음. 대퇴골두 골절은 반드시 수술로 치료하여야 하며 수술을 하지 않을 경우 환자는 심한 보행장애를 가져오고 결국 움직일 수가 없게 되어 폐렴, 욕창궤양decubitus ulcer 등의 심각한 합병증의 초래로 사망할 수 있음. 고령의 경우에는 합병증 발생의 빈도가 높음.

문2 수술 후 혈압이 계속 올라가고 있었던 망 이○○의 사망원인을 폐색전증이라고 확진할 수 있는지 여부

답 이 환자의 경우에는 수술부위(좌측 대퇴부), 수술 후 회복실에서 갑작스런 혈압상승, 빈맥, 호흡곤란 증상의 발현, 맥박산소포화도의 저하 등의 소견 및 응급으로 시행한 심초음파상에서 우심실 고혈압과 우심실 벽 운동저하 소견 등을 보이는 점을 고려할 때 폐색전증이 발생하였을 가능성이 매우 큼. 폐색전증을 의심하여 혈전 용해제인 tPAtissue plasminogen activator를 투여하였고 다시 시행한 심초음파 검사에서는 우심실압력은 계속 높아져 있으나 우심실 벽 운동과 좌심실 벽 운동은 정상으로 기록되어 있는 것도 폐색전 가능성을 말해주고 있다고 생각함.

폐색전증의 확진을 위해서는 폐혈관 조영술pulmonary angiography이 가장 정확한 진단방법이고 비침습적 방법으로는 폐관류/환기 scan이 진단에 큰 도움을 줄 수 있을 것이나 이 환자의 경우에는 이러한 검사를 시행할 수 있는 상황이 아니었던 것으로 기록되어 있음. 따라서 환자의 증상과 심초음파 소견을 통해 폐색전증이 발생하였을 가능성을 추정할 뿐임. 환자가 사망한 후 부검을 시행하였더라면 혈괴blood clot나 혈전thrombus에 의한 폐색전증은 확진될 수 있었을 것으로 생각함.

❶ 폐색전증이 아니라면 사망원인이 환자의 폐기종으로 인한 호흡능력 감소와 수술시 마취제 등이 복합적으로 작용하였거나 수술의 잘못으로 인한 것으로 볼 수는 없는지

답 수술 전 환자의 동맥혈가스분석 소견과 호흡기내과에서 시행한 폐기능 검사 결과, 호흡기내과 전문의의 의견, 그리고 환자에게 심폐소생술을 시행하는 중에도 양쪽 폐의 호흡음은 대칭적symmetric이었고 긴장성 기흉은 발생하지 않은 것으로 보아 환자의 폐기종이 수술 후 발생한 제 증상들(혈압상승, 빈맥, 호흡곤란)의 원인이 되었을 것으로는 생각되지 않음.

마취는 부분마취의 한 방법인 경막외마취를 시행하였으며 경막외마취는 전신마취에 비해 환자의 호흡에 미치는 영향이 적으며 사용한 약제의 종류나 용량, 마취중의 환자의 활력징후들을 고려할

때 수술 후 환자에서 발생한 합병증(사망원인)과 마취와는 관련이 없을 것으로 생각함.

이 환자의 경우 수술의 잘못으로 인하여 환자가 사망하였을 가능성은 없을 것으로 생각함. 다만 하지(특히 무릎 윗부분) 수술시에는 다른 부위수술에 비해 폐색전증의 발생빈도가 높은 것으로 알려져 있음.

❷ ❶에서 든 예가 적절하지 않다면 사망원인으로 추정할 수 있는 것은 무엇인지

답 2의 문항에서 답한 것처럼 이 환자의 경우 수술 후 회복과정에서 갑자기 발생한 폐색전증이 사망원인일 가능성이 가장 큰 것으로 추정함.

문3 폐색전증이라면 폐색전증이 나타난 후에 응급조치가 있었는지와 있다면 무엇이었는지 또 그 조치가 적절하였는지 여부

답 환자가 호흡곤란을 호소하고 산소포화도가 떨어지면서는 100% 산소로 인공환기를 시작하였고 폐색전증의 발생가능성을 의심한 후에는 진단을 위하여 심초음파검사, 흉부방사선검사, 동맥혈가스검사를 시행하였고 폐색전증의 치료를 위하여 tPA와 heparin을 투여하였음. 환자의 상태가 악화되자 심폐소생술(epinephrine, atropine, sodium bicarbonate 투여, 흉곽 마사지, 심실제세동기의 사용 등)을 시행하고 aminophylline을 투여한 것으로 기록되어 있음. 위의 조치는 적절하였다고 생각함.

문4 수술 전 11월 5일부터 11월 9일까지의 혈압이 150/90, 120/90, 130/80. 140/70, 150/80, 110/70이 맞는지

답 임상관찰 기록지에 문항의 내용대로 기록되어 있음.

❶ 이렇게 혈압이 불규칙하고 이전에 폐기종까지 앓은 전력이 있는 환자에 대하여 혈압이 정상으로 돌아오도록 아무런 조치도 취하지 않고 호흡상태를 개선하지 않은 채 마취 및 수술을 하는 것이 일반적인 조치인지의 여부

답 환자의 혈압변화 폭은 수축기압이 110-150mmHg, 확장기압이 70-90mmHg 사이인데 이 정도의 혈압변화는 혈압을 측정하는 시점이나 감정상태에 따라 정상인에서도 나타날 수 있는 변화의 폭으로 생각함.

폐기종에 대해서는 수술 전 호흡기내과에 자문한 결과 폐기능 검사상 FVC, FEV1은 정상이었고 FEF25-75%가 감소되어 있었으나 호흡기내과 의사가 수술에 특별한 문제가 없다는 의견을 개진하였음. 이러한 경우 환자의 호흡상태를 더 개선시키기 위해 수술을 연기할 것인지, 혹은 환자의 수술이 더 시급한 것인지에 대한 결정은 마취와 수술을 담당한 의사들의 판단에 따른 문제라고 생각함. 그러나 폐기종은 수일간의 치료로 증상이 개선되기 힘들며 대퇴골두 골절 수술은 장기간 연기하기는 어려울 것으로 생각함.

❷ 만약 일반적인 조치가 아니라면 위와 같은 상태에 있는 환자에 대하여는 어떠한 치료나 처방을 거쳐 마취 및 수술을 하여야 하는지

답 환자의 혈압측정치중 가장 높게 측정된 150/90mmHg의 혈압은 환자의 연령(당시 63세)을 고려할 때 정상과 경한 고혈압의 경계선상에 있기 때문에 과거나 최근 들어 고혈압의 병력(치료 포함)이

있었던 경우를 제외하고는 특별한 치료는 필요치 않을 것으로 생각하며 다만 마취전이나 마취와 수술 중에 환자의 혈압변화를 지속적으로 관찰하고 필요한 경우 혈압하강제를 사용할 수 있음. 경미한 폐첨부의 기종성 변화는 연령의 증가에 따른 것이며 심한 기종은 항상 흡연과 관계가 있음. 따라서 폐기종의 치료는 금연을 시키고 증상에 따라 기관지확장 요법 등을 사용하는 것이 치료방법임.

❸ 본 진료기록에서 만약 혈압을 정상적으로 돌아오도록 하는 치료나 폐역학을 정상적으로 하고자 한 처방이 있었다면 그것은 무엇인지

답 수술 전 환자에게 수술부위의 통증조절을 위해 진통, 소염제를 투여한 것으로 기록되어 있으며 수술 후 회복실에서 고혈압이 발생하자 항고혈압제adalat를 투여한 것으로 기록되어 있음. 폐기능을 개선시키기 위한 방법으로는 병실에서 간호사들이 inspirometer를 사용하여 깊은 호흡deep breathing을 하는 훈련을 시켰고 수술 후의 폐합병증을 예방하기 위하여 능동적인 기침, 깊은 호흡을 하는 교육을 시킨 것으로 간호기록지에 기록되어 있음.

문5 환자의 상태가 비정상적이었던 12시 30분경부터 오후 1시 30분경까지 병원에서의 환자에 대한 어떠한 조치가 있었는지

답 마취과의사가 환자의 동맥혈가스검사와 흉부방사선 촬영을 지시 및 시행하였고, 동맥혈가스검사에서 산소분압이 낮아 다시 기관내삽관을 하고 100% 산소로 인위적 환기를 시행하였으며 내과에 연락을 한 것으로 기록되어 있음.

문6 이 사건에서 마취의사의 과실은 무엇인지

답 진료기록부에서는 마취과의사의 과실을 찾을 수 없었음.

문7 또한 수술의사의 잘못은 무엇인지

답 진료기록부에서는 수술의사의 과실을 찾을 수 없었음.

문8 이 사건에 대한 수술 전 충분한 설명이 있었는지

답 수술. 검사. 마취동의서에 환자보호자의 서명이 있고 그 다음 장에 수술 후의 출혈, 통증, 감염 등의 합병증 발생가능성과 수술 후 물리치료에 대한 설명(기침, 다리운동 등)이 기록되어 있음.

참고사항

폐색전증(pulmonary embolism) : 폐색전증은 색전에 의하여 폐동맥의 순환이 폐색되는 것으로 치명적일 수 있다. 원인의 약 95%는 슬와정맥, 대퇴정맥 및 장골정맥 등 하지의 심부정맥에서 형성된 혈전에 의하며, 이러한 정맥혈전이 떨어지면 우심을 거쳐 폐동맥계로 들어간다. 정맥혈전은 혈행이 지체될 때 잘 발생하기 때문에 대부분 좌우심 심부전을 초래하는 심장질환, 만성 폐질환, 암과 같은 질병을 앓고 있거나 골절, 수술 등으로 오랫동안 움직이지 않는 환자 또는 비만자에서 합병증으로 잘 오며, 하복부 수술, 골반 및 하지의 손상, 골절 또는 정맥염에서도 혈전이 생기기 쉽다. 이와 같은 고위험 환자가 일어선 직후 가슴의 통증과 호흡곤란을 호소하면서 급사하면 폐색전증이 강력하게 의심된다.

III. 서울북부지방법원 2001가단38002 손해배상(기) 판결

■ 주문

1. 피고들은 각자 원고에게 1,000만원 및 이에 대하여 2003. 11. 4.부터 2004. 10. 26.까지는 연 5%의, 그 다음날부터 다 갚는 날까지는 연 20%의 각 비율에 의한 금원을 지급하라.
2. 원고의 피고들에 대한 각 나머지 청구를 모두 기각한다.
3. 소송비용은 2분 하여 그 1은 원고의, 나머지는 피고들의 각 부담으로 한다.
4. 제1항은 가집행할 수 있다.

■ 청구 취지

피고들은 각자 원고에게 2,400만원 이에 대하여 이 사건 2003. 10. 27.자 청구취지변경서 부본 송달일 다음날부터 다 갚는 날까지 연 20%의 비율에 의한 금원을 지급하라. 소송비용은 피고들의 부담으로 한다는 판결 및 가집행선고

■ 이유

1. 기초사실

가. 원고는 서울 ㅇㅇ구 ㅇㅇ동 소재 ㅇㅇ재단 서울ㅇㅇ병원(이하 'ㅇㅇ병원' 이라 한다.)에서 고관절 치환술을 받고 사망한 소외 망 이ㅇㅇ(이하 '망인' 이라 한다.)의 배우자이고, 피고 양ㅇㅇ은 위 수술 시행시 마취를 담당했던 ㅇㅇ병원의 마취과 전문의이고, 피고 이ㅇㅇ는 위 수술을 집도했던 정형외과 전문의이며, 피고 권ㅇㅇ는 위 수술 집도를 보조한 정형외과 보조의사이다.

나. 망인은 1998. 10월경 모래사장에서 넘어진 이후 대퇴골 부위 등에 통증이 있자, 개인의원에서 견인치료를 받았으나, 통증이 지속되고 보행에도 곤란을 겪게되자 1998. 11. 5.경 피고들이 근무하는 ㅇㅇ병원에 내원하였다.

다. ㅇㅇ병원 정형외과 전문의인 피고 이ㅇㅇ가 1998. 11. 5. 망인을 진찰한 결과 좌측대퇴골두 골절left femur head fracture 및 대퇴골두의 무혈성괴사증avascularnecrosis으로 진단하였고, 위 증상에 대하여 인공고관절치환술을 시행하기로 결정하였다.

라. ㅇㅇ병원은 망인의 수술을 시행하기에 앞서 혈액검사, 폐기능검사, 초음파검사등을 시행하였는데, 검사 결과 수술에 부적응성을 보이는 이상 소견은 없었으나, 망인의 지병인 폐기종 및 지방간 증상이 관찰되어, 피고 이ㅇㅇ는 위 병원의 소화기내과, 호흡기 내과에 협진을 의뢰하였고, 소화기내과 의사 소외 최ㅇㅇ은 '망인의 상태는 명확한 지방간의 상태는 아니며, 그렇다고 하더라도 수술에는 지장이 없다' 라는 내용의, 호흡기내과 의사 소외 심ㅇㅇ은 "폐기종이 있으나, 수술에는 특별한 문제는 없으며, 수술 전후로 호흡재활치료에 힘써 달라" 는 내용의 회신을 해왔다.

마. 이에 피고 이ㅇㅇ는 1998. 11. 10.을 수술일자로 잡고, 정형외과 레지던트로서 보조의사인 피고 권

○○가 1998. 11. 9. 망인의 사위인 소외 지○○에게 수술의 방법 및 후유증 등에 대하여 설명을 하고 수술동의서를 받았다.

바. 한편, 망인은 위와 가은 수술 전 검사 및 요양을 위하여 1998. 11. 5.부터 1998. 11. 9.까지 위 병원에 입원하여 있었는데, 위 입원기간 동안 간호사들이 수술 후의 폐합병증을 예방하기 위하여 수시로 망인에게 호흡기inspirometer를 사용하여 깊은 호흡을 하는 훈련을 시켰다.

사. 한편, 수술 전날인 1998. 11. 9. 위 병원의 마취과 전문의인 피고 양○○은 망인의 병실에 들러 망인의 상태를 체크하였는데 폐기종, 진구성 폐결핵 등의 기왕의 증상이 확인되자, 망인에게 위와 같은 폐질환과 마취방법과의 상관관계에 대하여 설명하고 폐와 관련한 합병증을 줄이기 위하여 경막외마취를 하기로 결정하였다.

아. 수술 당일인 1998. 11. 10. 08:00경 망인이 수술을 위하여 수술실에 도착하였고, 피고 양○○은 08:30경부터 경막외마취를 위한 카테터를 경막외강 내에 삽입 후 이상 유무를 관찰하기 위하여 마취제 3cc를 주입시키고 약 5분간 관찰한 후 이상이 없자 0.5%의 부피바카인과 2%의 리도카인을 주사하였다.

자. 수술집도의사인 피고 이○○는 보조의사인 피고 권○○와 함께 같은 날 08:55부터 11:05까지 망인에 대하여 좌측 고관절치환술을 시행하였고, 수술 후 망인은 마취에서 깨어나 11:20경 회복실로 이동하였는데, 피고 양○○이 회복실에서 망인의 혈압과 심전도를 검사하고 무통치료제를 연결한 후 11:30경 회복실을 떠났다.

차. 그런데 같은 날 12:20경 원고가 회복실에 들어갔을 당시 주위에 의사나 간호사 등은 없는 상태에서 망인 혼자 호흡곤란을 호소하며 누워 있었고, 이에 보호자인 원고가 급히 의사를 부르자 수술시 마취를 담당하였던 피고 양○○이 회복실로 와서 무통 치료제가 호흡곤란을 유발한 것으로 의심하고 무통치료제의 연결을 차단하고 산소마스크를 착용시켰으나, 증세가 호전되지 아니하였고, 이에 피고 양○○이 12:30경 동맥혈 가스분석 및 흉부방사선촬영을 지시하여 12:45경 시행한 결과 산소분압이 49.7(정상수치 80~90)로 심한 저산소증이 발견되었고, 산소포화도 또한 88%(정상수치 95~98%)로 매우 낮게 나오자, 13:30경 내과에 연락을 하고, 수분공급이 많아 폐부종이 발생한 것을 의심하여 이뇨제 라식스를 투여하였으나 상태가 악화되자, 13:35경 펜토탈소디움 150mg, 썩시닐콜린 60mg을 투여하고 기관내 삽관을 한 후 인공호흡ambu bagging을 실시하였다.

카. 같은 날 14:00경 연락을 받은 피고 권○○가 회복실로 왔을 때 환자는 혈압이 200/108 mmHg까지 상승하고, 심박수가 분당 150-170회에 이르는 등 증세의 호전이 없자, 14:20경 망인을 중환자실로 옮겼고, 심박수가 분당 30회 이하로 떨어지자 15:05경부터 에피네프린epinephrine, 아트로핀atropine 등을 투여하며 심폐소생술을 시행하였으나, 망인이 계속하여 호흡곤란, 빈호흡, 저산소혈증 등의 증상을 보이자 비로소 "폐색전증"을 의심하여 15:34 항응고제인 헤파린heparine을 투여하였다.

타. 그러나 망인의 증세는 호전되지 아니하였고, 같은 날 16:20경 혈압이 체크되지 않고, 심전도상 심작동이 계속해서 없으며, 동공이 6mm로 완전히 확대되어 계속하여 심장마사지술을 시행하였으나,

결국 18:10경 사망하였다.

파. 폐색전증에 대한 의학지식

(1) 폐색전증pulmonary embolism은 혈관 벽에 상처가 있든지, 혈액의 흐름에 이상이 있든지, 혈액 응고 기전에 이상이 있어 혈관 속에서 혈액이 응고한 혈전thrombus이 생성부위에서 떨어져 혈류를 타고 흘러 결국 폐동맥이나 폐모세혈관에서 걸려 혈관을 폐색閉塞하는 현상을 말하는데, 이러한 폐색전증이 발생하면 저산소증, 호흡곤란, 맥박증가, 흉통 등의 증상이 나타난다.

(2) 폐색전증의 95% 이상이 하지 심부정맥 혈전에서 기원하는 것으로 알려져 있는데, 특히 임상적으로 의미가 있는 폐색전증의 근원지는 큰 하지정맥(슬와정맥 이상)이 대부분이며, 그 외에 우측 심장이나 다른 정맥에서 생기는 혈전에서 기원하는 경우도 있으나, 잔류카테터와 페이싱와이어pacing wire 등 호발요인이 없으면 많지 않으므로, 하지정맥의 심부정맥혈전증DVT ; deep vein thrombosis의 합병증으로 보아야 하고, 또한, 정맥혈전증의 고위험상태는 30분 이상 전신마취를 요하는 모든 외과적 시술, 좌심 또는 우심부전, 하지의 골절 또는 손상이나 수술, 만성적인 다리의 심부정맥부전, 장기간의 침상안정 등인데, 고위험군환자는 골반 또는 하지의 손상이나 고관절 또는 슬관절 치환수술 등을 받은 환자들이다.

(3) 폐색전증이 의심되면 폐동위원소 검사lung scan로 관류결손perfusion defect을 확인하고 폐동맥조영술로 확실하게 진단할 수 있지만 이러한 장비를 갖춘 대형 병원이 아니면 검사하기 어려우며, 폐색전증이 진단되었거나 의심되면 환자의 상태에 따른 대증對症 치료와 함께 혈관 내 항응고제요법(혈전이 더 커지는 것을 방지하고 생성된 혈전을 용해하며 재발을 방지하기 위하여 항응고제인 헤파린이나 혈전용해제를 투여하는 방법)을 시행함으로써 부작용을 줄일 수는 있으나, 폐색전증 진단이 내려진 환자의 11%에서는 증상 발생 1시간 이내에 사망할 수 있고, 나머지 환자의 8%에서는 적절한 항응고요법을 시행하여도 사망에 이르고, 진단이 내려지지 않는 경우에는 사망률이 30% 정도로 증가한다.

(4) 폐색전증으로 인한 사망의 90%는 진단 및 치료 계획이 결정되기 전인 발병 1~2시간 내에 일어나므로, 심부정맥혈전증의 예방이 폐색전증 및 그로 인한 사망을 예방하는 가장 효과적인 방법이다.

2. 원고 및 피고들의 각 주장

가. 원고의 주장

(1) 원고는, 망인은 폐색전증으로 사망한 것이 아니라, 망인은 입원 당시 62세의 고령으로 혈압도 높았고, 165cm, 50kg의 왜소한 체격으로 허약체질이었으며, 흡연경력이 40-50년 이상 되는 폐기종 등 만성폐질환자였는바, 고관절치환술은 응급을 요하는 수술이 아니므로, 망인의 혈압과 폐에 대하여 시간을 두고 세심한 검사와 관찰을 한 후 수술에 임하여야 함에도 서둘러 수술을 한 과실로 마취제의 중독작용 등이 폐기종으로 인한 호흡능력 감소와 복합적으로 작용하여 호흡정지가 일어남으로써 망인이 사망한 것이라고 주장하고,

(2) 가사 망인이 폐색전증으로 사망한 것이라고 하더라도, 망인은 고령의 고관절치환술을 받은 환자로서 폐색전증의 고위험군에 속하는 바, 수술 전 폐색전증을 예방하기 위한 조치를 취하고, 수술 후 환자가 호흡곤란이 발생하면 신속히 폐색전증으로 추정하거나 신속한 검사를 통하여 이를 확인한 후에 신속히 산소를 공급하고 항응고제인 헤파린 등을 투여하여 적절한 조치를 취하여야 함에도, 피고들은 수술 후 1시간 여 동안 환자를 홀로 방치하였다가 망인에게 호흡곤란 증세가 있다는 것을 뒤늦게 발견하였고, 그로부터 3시간 가량 경과하여 망인이 절명의 순간에 이른 때에야 비로소 헤파린을 투여하는 등 피고들의 폐색전증의 예방, 진단 및 사후조치 미흡하여 망인이 사망하였다고 주장하며,

(3) 나아가 원고는 망인의 배우자로서 망인의 폐에 대한 문제와 체력의 허약함을 이유로 수술에 반대하고 있었는데, 피고 권○○는 원고에게는 이 사건 수술의 내용, 방법 및 폐색전증 등 후유증에 대하여 아무런 설명도 없이, 직계가족도 아닌 사위 지○○으로부터 수술, 검사, 마취 동의서를 받았는바, 피고들은 고지·설명의무 위반하였다고 주장하면서, 이 사건 마취 및 수술을 담당한 피고들은 손해배상으로서 청구취지 기재와 같이 각자 원고에게, 원고 지출의 망인에 대한 장례비 400만원과 원고에 대한 위자료 2,000만원 합계 2,400만원 및 이에 대한 청구취지 기재와 같은 지연손해금을 지급할 의무가 있다고 주장한다.

나. 피고들의 주장

(1) 이에 대하여 피고들은 망인에 대하여 수술 전 검사를 시행한바 특별한 수술 부적응증이 발견되지 아니하였고, 망인의 기왕의 지방간 및 폐기종 증상에 대하여는 소화기내과 및 호흡기내과에 협진을 의뢰한바 수술에 문제가 없다는 회신을 받아 수술을 시행하였으며, 수술도 아무런 문제가 없이 시행되었고 수술 후 피고들이 경과관찰을 시행하던 중 폐색전증이 갑자기 발병함으로써 망인이 사망하게 된 것인바, 폐색전증은 발생가능성이 희소하여 예측이 불가능하고, 발생한다 하더라도 진단이나 예방이 용이하지 아니하며, 일단 발병하면 치사율이 높은 병으로서 피고들의 응급처치에 어떠한 과실이 있다 할 수 없고,

(2) 나아가 피고들은 피고 권○○가 수술 전날인 1998. 9. 10. 망인과 그 사위인 지○○에게 좌측 고관절치환술 및 마취의 방법, 마취와 수술로 인하여 발생할 수 있는 합병증에 대하여 설명을 하고 수술동의서를 받았는바, 피고들은 수술과 관련한 고지·설명의무를 다했으므로 원고의 피고들에 대한 이 사건 각 청구는 모두 기각되어야 한다고 다툰다.

3. 판단

가. 손해배상책임의 발생

(1) 망인이 폐색전증으로 사망한 것인지 여부

① 대퇴골두 골절의 경우에 노령 환자로서 함몰이 심하고 퇴행성 변화까지 있는 경우 고관절치환술

을 행하는 것이 보통이다.

② 정형외과 수술(주로 무릎 이상의 하지 혹은 골반부) 특히 고령자의 경우에는 폐색전증의 고위험군이고, 폐색전증의 주증상은 호흡곤란, 빈호흡, 저산소혈증, 빈맥 등 인바, 폐색전증이 진행되어 폐혈관 저항이 증가되고 지속적인 폐동맥고혈압이 발생하면 우심실부전을 촉진한다.

③ 망인은 이 사건 고관절치환술 후 12:20경 호흡곤란상태로 발견되어 피고 양○○, 권○○가 산소공급, 기관삽관, 앰부배깅 등의 응급조치를 취하였으나 호전되지 아니하였고, 12:45경 동맥혈가스분석 및 흉부방사선촬영을 시행한 결과, 산소분압이 49.7(정상수치 80~90)로 심한 저산소증이 발견되었고, 산소포화도 또한 88%(정상수치 95~98%)로 매우 낮았으며, 심초음파 검사에서도 우심실 혈압 및 우심실벽 운동력이 떨어지는 급성우심실 기능부전이 발견되었다.

위 인정사실에 의하면, 망인은 고관절치환술을 받은 고령의 환자로서 폐색전증의 고위험군에 속하는 환자이고, 수술 직후 호흡곤란, 저산소증, 우심실부전 등 폐색전증의 주증상을 보이다가 끝내 사망하였는바, 위와 같은 이 사건 의료사고의 발생경위 및 진행과정에 비추어 볼 때 망인은 고관절치환술 시행 직후 발병한 폐색전증으로 인하여 사망하였다고 볼 것이다.

이에 대하여 원고는 폐색전증은 저혈압증세를 동반하는데 망인은 수술을 전후하여 혈압이 높았으므로 폐색전증이 아니라 고혈압 및 마취제 급성중독으로 인한 호흡부전으로 사망한 것이라는 취지로 주장하나, 위에서 든 증거들 및 그에 비추어 인정되는 다음과 같은 사정 즉, 1998. 11. 5.부터 1998. 11. 9.까지 망인의 혈압은 150/90mmHg, 120/90mmHg, 130/80mmHg, 140/70mmHg, 150/80mmHg, 110/70mmHg이었는데, 망인의 나이 등을 고려하면, 위와 같은 수치는 정상혈압과 경한 고혈압의 경계선에 있다고 볼 수 있어 특별한 치료가 필요하다거나 수술에 지장이 있다고 볼 수 없고, 위와 같은 변화 폭은 혈압을 측정하는 시점이나 감정상태에 따라 정상인에게도 나탈날 수 있는 변화의 폭이며, 폐색전증의 주요 증상인 빈맥, 호흡곤란 등으로 인하여 저산소혈증이 발생할 경우에는 교감감신경계의 자극으로 인하여 일시적으로 혈압이 상승할 수도 있어 망인의 혈압이 다소 높았다는 점만으로 망인의 증세가 폐색전증이 아니라고 단정하기는 어려운 점, 이 사건 의료사고가 마취약제의 독성작용에 의한 것이라면 약제투여 후 30분 이내에 증상이 발현되어야 하는 바, 망인은 마취약제 투여가 시작된 08:30부터 수술이 끝나고 회복실로 이동한 11:20경까지 약 3시간 동안 망인의 상태가 안정적인 점등에 비추어 보면 망인은 고혈압 및 마취제 급성 중독으로 인하여 사망하였다고 볼 수 없고, 피고들의 주장과 같이 폐색전증으로 사망하였다고 볼 것이므로, 원고의 위와 같은 주장은 이유 없어 이를 받아들이지 아니한다.

(2) 피고들의 과실

일반적으로 사람의 생명과 건강을 다루는 의사에게는 그 업무의 성질에 비추어 시술로 인하여 발생 가능한 위험의 방지를 위하여 필요한 최선의 조치를 취할 업무상의 주의의무가 요구되고, 더욱이 다소 노령의 허약체질이며, 고혈압과 폐기종 등 만성폐질환자이며, 수일간 침상안정을 한 폐색전증이 발병할 수 있는 고위험군에 속한 환자인 망인에 대하여 고관절치환술을 담당한 피고들로서는 수술 시행 전에 만약 망인에 대하여 발병할지도 모르는 폐색전증을 예방하는 조치를 취하거나, 적어도 수술 직후 직접 또는 사정이 여의치 않을 경우에는 다른 의사나 간호사 등으로 하여금 망인의 상태를 계속 관찰하게 함으로써 수술 후 발병할 수 있는 폐색전증 등 돌발 상황에 대비하고, 망인에게 이와 같은 돌발상황이 발생할 경우 신속하고 정확한 진단을 하여 폐색전증의 의심이 들면 항응고제인 헤파린 등을 주사하는 등의 응급조치를 취할 의무가 있다고 할 것이다.

그런데 앞서 든 증거들 및 그에 의하여 인정되는 다음과 같은 사정 즉, 11:30경 피고 양○○이 회복실을 떠난 후 12:20경 원고가 이미 호흡곤란 상태에 있는 망인을 발견하기까지 수술을 집도 내지 참여한 의사들인 피고들은 물론 다른 의사나 간호사가 망인의 상태를 전혀 관찰하지 아니하였고, 망인은 홀로 회복실에 방치된 점, 피고 이○○, 권○○는 위 시간 동안 망인에 대한 사후 조치를 전혀 취하지 아니하고 다른 환자의 수술에 참여하고 있었던 점, 피고 양○○이 12:30경 회복실로 찾아와 각종 검사 및 약물투여를 하였으나 망인의 상태가 계속 악화되자, 약 2시간 정도가 경과한 후인 14:00에야 피고 권○○가 왔고, 망인이 호흡곤란, 저산소증, 빈맥 등 폐색전증의 전형적인 증상을 계속 보이고 있음에도 상황이 급박하게 진행되자 전혀 폐색전증을 의심하지 못한 채 일반적인 응급조치인 기관내 삽관, 앰부배깅, 심폐소생술 등만을 시행한 점, 피고 권○○는 그 후로도 1시간 30분이 경과한 15:30경에야 비로소 폐색전증을 의심하고 아미노필린, 헤파린 등을 투여하였으나, 망인은 이미 혈압이 나타나지 아니하고, 심전도상 심박동이 없는 등 절명의 상태에 이르렀던 점 등에 비추어 보면, 피고들은 망인에 대한 수술 직후 1시간 가량 망인을 홀로 방치하였다가 망인이 호흡곤란, 빈호흡 등의 증상을 나타내는데도 폐색전증을 전혀 의심하지 못하고 15:30경까지 3시간 여 동안 일반적인 인공호흡, 심폐소생술만을 시행하다가 상황이 급박하게 진행되어 망인이 절명의 즈음에 이르자 비로소 폐색전증을 의심하고 뒤늦게 항응고제인 헤파린 등을 주사하였으나 결국 호전되지 못하고 사망에 이르렀음을 인정할 수 있으므로, 피고들이 폐색전증에 대한 충분한 사전대비와 신속하고도 적절한 조치를 취하지 못한 잘못으로 인하여 결국 망인으로 하여금 사망에 이르게 하였다고 추정할 수 있다고 할 것이다.

(3) 소결론

따라서, 피고들은 공동불법행위자로서 각자 원고에게 이 사건 의료사고로 인하여 원고가 입은 손해를 배상할 책임이 있다.

(4) 피고들의 고지 · 설명의무 위반 여부

나아가, 원고는 피고들이 망인에 대한 수술에 따른 위험 및 부작용 등에 대한 설명 · 고지의무를 위반하였다고 주장하므로 보건대, 위에서 든 증거들에 의하면, 피고 권○○는 망인 및 그 사위인 지○○에게 이 사건 수술의 내용, 방법 및 후유증에 대하여 그림을 그려가며 설명하였고, 망인 스스로 이 사건 수술을 받기를 원하여 사위인 지○○에게 수술동의서에 서명 · 날인할 것을 종용하여 지○○이 수술, 검사, 마취 동의서를 작성한 사실, 원고 또한 그 자리에는 참여하지 않았으나 이 사건 수술시 사위인 지○○이 위와 같은 동의서를 작성하여 준 사실을 알고 있었던 사실, 원고는 이를 알고도 병원으로 찾아와 수술을 반대하는 등의 적극적인 행동은 하지 아니한 사실, 폐색전증은 이 사건 수술에 따르는 전형적인 부작용은 아닌 사실을 인정할 수 있는바, 위 인정 사실에 의하면, 피고 권○○는 이 사건 수술과 관련하여 일반적으로 필요한 설명을 다하였으며, 원고는 망인이 이 사건 수술을 받는 것을 용인함으로써 적어도 묵시적으로는 이 사건 수술에 동의한 것으로 볼 수 있으므로, 원고의 위와 같은 주장은 이유 없어 이를 받아들이지 아니한다.

나. 손해배상책임의 제한

한편, 폐색전증은 드물게 나타나는 병인 점, 그 진단이나 사전예방이 용이하지 아니하고 일단 발병하면 치사율이 높은 점, 다소 시기가 늦은 감이 있으나 피고들의 응급처치의 방법에 큰 잘못은 없는 점, 피고들이 망인의 폐색전증을 조기에 발견하였다고 하더라도 망인이 사망하였을 가능성을 배제할 수 없는 점 등을 감안하면, 이 사건 의료사고로 인한 손해를 피고들에게 전부 부담하게 하는 것은 공평의 원칙상 부당하다고 할 것이므로(대법원 2000. 1. 21. 선고 98다50586 판결 등 참조), 이를 피고들이 배상하여야 할 손해액을 산정함에 있어 참작하기로 하되, 그 비율은 위와 같은 사실관계에 비추어 50%로 봄이 상당하므로, 피고들의 책임을 나머지 50%로 제한한다.

다. 손해배상의 범위

생략

4. 결론

그렇다면, 피고들은 각자 원고에게 1,000만원(= 장례비 150만원 + 위자료 850만원) 및 이에 대하여 이 사건 의료사고일 이후로서 원고가 구하는 바에 따라 이 사건 2003. 10. 27.자 청구취지 변경서 부본 송달일 다음날인 2003. 11. 4.부터 이 사건 판결 선고일인 2004. 10. 26.까지는 민법에 정한 연 5%의(피고들은 이 사건 판결 선고일까지는 이행의무의 존부 및 범위에 관하여 항쟁함이 상당하다.), 그 다음날부터 다 갚는 날까지는 소송촉진 등에 관한 특례법에 정한 연 20%의 각 비율에 의한 지연손해금을 지급 할 의무가 있다고 할 것이므로, 원고의 피고들에 대한 이 사건 각 청구는 각 위 인정범위 내에서 이유 있어 이를 인용하고, 각 나머지 청구는 이유 없어 이를 모두 기각하며, 소송비용의 부담에 관하여는 민사소송법 제98조, 제 101조 본문, 제102조를 적용하여 주문과 같이 판결한다.

▶ 사례 11 (정형외과)

I. 사건 개요

1) 환자는 사망당시 만 35세 6개월된 신체건장한 남자로서 1996. 5. 19. 05:50 경 서울 동대문구 ○○○동 ○○아파트앞 교차로상에서 교통사고를 당하여 좌측 대퇴골 간부골절, 좌측 경골원위부 분쇄골절, 우측 쇄골 간부골절, 제4,5 늑골골절 등의 부상을 입고 ○○병원으로 후송되었음.
2) 환자는 1996. 5. 23. 09:00 경부터 같은 날 16:30경까지 위 병원에서 좌측대퇴골 골수강내 금속고정술, 좌측경골의 금속판 고정술, 우측 족관절의 금속나사 고정술 등의 수술을 받은 후 위 병원에서 치료를 받다가 상태가 악화되어 1996. 5. 25. 13:30 경 ○○대학병원으로 옮겨졌으나 같은 날 15:50 경 사망하였음.
3) 사인은 다발성골절과 그에 따른 수술로 인하여 발생된 지방색전증 및 치료중 병발된 호흡곤란 증후군임.

II. 서울지방법원 제15민사부 97가합 99398 손해배상건의 진료기록 감정 촉탁서에 대한 회신 (1차)

■ 감정촉탁 사항

문1 진료기록상 환자의 수술전 상태에서 지방색전증이나 성인성 호흡곤란증후군의 발생을 예상할 수 있는지 여부

답 진료기록부상 환자의 수술전 상태에서 지방색전증이나 성인성 호흡곤란증후군의 소견이나 증상은 기록되어 있지않고 수술전 전신상태가 비교적 좋은 것으로 기록되어 있는 것으로 보아 발생을 예상하지 못했던 것으로 사료됨. 지방색전증은 다발성골절상, 특히 대퇴부등 장골 골절의 경우 수술전, 중, 후에 드물게 나타나는 합병증이며 이로 인해 성인성 호흡부전증의 발생도 가능함.

문2 예상할 수 있다면 이를 예방하기 위해 어떤 처치를 하였는지

답 소견이나 증상이 없는 경우 위의 합병증이 나타날 것으로 예상하여 어떠한 처치를 할 수는 없으나 만일 예상을 했다면 지속적 양압호흡법continuous positive airway pressure으로 산소를 투여하는 전신마취 방법하에 조기에 골절정복술을 시행하는 것이 예방에 도움이 될 수 있었을 것으로 생각함.

문3 이 사건 환자와 같은 경우 지방색전증이나 성인성 호흡곤란증후군이 발생할 가능성은 얼마나 되는지

답 임상적으로 의미있는 지방색전증 발생가능성은 전체환자의 10-15% 정도 되는 것으로 알려져 있으나 성인성 호흡곤란 증후군은 발생원인들이 매우 다양하기때문(패혈증, 직접 흉부손상, 기도내 흡인, 뇌손상, 지방색전증, 대량수혈 등) 발생빈도를 예측하기는 힘듬.

문4 이 사건 환자와 같은 경우 지방색전증이나 성인성 호흡곤란증후군을 예방할 수 있는 방법은 있는지

여부

답 발생을 예상한 경우 2)항에서 언급한 것과 같은 방법으로 발생빈도를 줄일 수는 있으나 완전한 예방은 불가능함.

문5 마취할 때 사용한 약품의 종류와 사용량은

답 부피바케인 10cc(50mg), 리도케인 10cc(200mg), 에피네프린 0.1cc (0.1mg), 비본(sodium bicarbonate) 1cc 를 혼합하여 간헐적으로 경막외에 주입하였음.

문6 마취할 때 사용한 약품의 종류와 양은 환자의 상태에 비하여 적정하였는지 여부

답 약품의 종류와 용량은 적정하였던 것으로 사료됨.

문7 이 사건 환자는 전신마취를 하고 수술을 하였나, 아니면 하반신 마취를 한 상태에서 수술을 하였나

답 마취기록부상 부위마취의 한 방법인 경막외마취를 시행한 것으로 기록되어 있음.

문8 환자의 상태에 따른 마취방법은 적정하였는지 여부

답 이 환자의 경우 전신마취와 부위마취(척수마취 혹은 경막외마취)모두 선택될 수 있는 마취방법으로서 이러한 종류의 수술을 위한 마취방법의 선택은 수술전 환자의 상태, 수술시간, 마취과의사의 경험, 환자와 수술의사의 선호도에 따라 마취과의사가 결정하는 것이 원칙임. 이 환자에서 수술전 환자의 상태와 수술부위, 그리고 수술후 통증관리를 위해 경막외 마취방법을 선택한 담당마취의사의 판단은 타당하였다고 생각되나 수술시간(8시간)을 고려할때는 나중에 전신마취를 결합한 마취방법으로 전환하는 것이 환자의 불편을 해소하는데 더 좋지 않았을까 생각함.

문9 일반적으로 하반신 마취를 하였을 때 환자의 의식은 있는지

답 수면.진정제를 사용하여 환자의 의식소실을 유도하지 않는 한 경막외마취하에서 환자의 의식은 유지됨.

문10 이 사건 환자의 경우 수술후 의식상태는 어떠하였는지

답 진료기록부에 의하면 수술후 환자상태는 좋지 않았고 의식은 혼미하였던 것(stuporous state)으로 되어있음.

문11 만약 이 사건 환자가 하반신 마취상태에서 수술을 하였는데 수술후 의식이 없었다면 왜 그런 현상이 나타났는지

답 정확한 원인은 알 수 없으나 진료기록부와 담당마취의사의 진술에 의하면 3차 수술시작 30분후 환자가 호흡이 빨라지고 가쁜 것(아마 호흡곤란을 의미하는 것)을 발견함과 동시 맥박산소계측기상 이상수치(아마 맥박 산소포화도의 저하로 추정)를 발견하였다고 하는데 이때의 환자상태와 관련이 있을 것으로 추정함.

문12 위 환자의 마취를 담당하였던 ○○○의 진술, 진료기록, 진료비명세서상의 사용한 마취약 및 마취방법은 동일한지 여부.

답 동일함

문13 상이하다면 어떤 점이 어떻게 상이한지

답 상이한 점은 없음.

문14 위 환자에게 지방색전증이 발생한 것은 언제쯤인지

답 마취중 지방색전증의 소견과 증상은 호기말 이산화탄소분압의 하강, 저산소혈증, 폐동맥압 상승과 빈맥, 호흡곤란, 의식의 변화 및 눈, 겨드랑이, 가슴 등에 점상출혈 등이 나타나는 것으로 되어 있는데 이 환자에서의 발생시기는 11항에서 언급한 것처럼 3차 수술시작 후 30분경 부터로 추정됨.

문15 지방색전증의 발생후에 위 병원측에서는 어떤 치료를 하였는지

답 산소마스크를 통하여 환자에게 보조호흡을 실시한 것으로 되어있음.

문16 그 치료방법은 적정하였는지

답 당시의 상황에서는 환자의 환기를 도와 체내 산소포화도의 유지하는 것이 가장 중요함으로 치료방법은 적정하였다고 할 수 있음.

문17 위 환자는 3차 수술 시작 30분 후부터 호흡이 빨라지면서 가빠졌고 맥박산소계측기상 수치가 이상소견을 보였다고 하는데(마취담당의사 이○○의 진술) 위와 같은 증상이 지방색전증의 증상은 아니었는지

답 14 문항에서 이미 서술한대로 이때 지방색전증이 발생한 것으로 추정됨.

문18 위와 같은 이상소견 발견 후에도 위 환자에게 산소마스크를 통하여 보조호흡을 실시한 후 계속하여 수술을 하였다는데 그와 같이 수술을 계속한 것이 적절하였는지

답 당시의 상황이 정확하게 진료기록부에 기록되어 있질 않기때문에 추정하여 답변하기는 곤란함. 다만 수술을 중단할 수 없는 상황이였거나 산소마스크를 통한 보조호흡만으로 환자의 체내 산소포화도를 유지할 수 있었다면 수술의 계속이 문제가 되지는 않는다고 생각함.

문19 위와 같이 수술중 환자의 상태가 이상소견을 보이면 수술을 멈춘후 환자의 상태에따라 재수술을 하는 등 다른 조치를 취할 수는 없는지

답 18항에서 언급한 것처럼 당시의 상황을 진료기록부만으로는 정확히 알 수 없기때문에 정확한 답변을 하기 곤란하나 산소마스크에 의한 보조호흡만으로 환자의 상태를 호전시킬 수 없었고 환자상태가 계속 악화되었다면 수술을 중지하고 지방색전증과 그에 따를 수 있는 성인성 호흡부전증에 대한 치료를 시작하는 것이 원칙임.

문20 지방색전증이나 폐부종등이 의심되는 상황인 1996. 5. 25. 01:45 경부터 07:30경까지 사이에 위 환자에게 몰핀을 집중적으로 주사하였는데 이러한 몰핀주사가 적정한 치료방법이었는지

답 이때는 환자가 인공호흡기에 의해 호흡을 유지하던 시기로서 몰핀의 투여는 환자를 진정시킴으로 환자가 인공호흡기에 저항하여 산소소모를 증가시키는 것을 방지하고 몰핀의 혈관확장 효과를 이용하여 심장으로 돌아오는 혈액의 정맥회귀량을 줄여줌으로 폐부종을 치료할 목적으로 사용한 것으로 생각되며 이는 적절한 치료방법이라 할 수 있음.

문21 위와 같은 상태에서의 몰핀주사가 위 환자의 상태를 악화시키지는 않았는지

답 인공호흡기로 호흡을 조절하는 시기의 몰핀의 다량 사용은 환자의 상태악화에 영향을 주지는 않았을 것으로 생각함.

문22 위 병원에서 행한 치료방법외에 위 환자의 지방색전증에 대한 다른 치료방법은 있는지

답 지방색전증의 치료원칙은 조기발견, 충분한 환기와 산소투여에 의한 저산소혈증의 방지, 적절한 수액관리, 필요에 따른 스테로이드제제의 다량사용으로서 위 병원에서는 치료원칙대로 환자를 치료한 것으로 보임.

문23 있다면 다른 치료방법으로 위 환자를 치료했어도 위 환자가 반드시 사망했을 수밖에 없었는지

답 위 환자는 지방색전증과 그로 인한 성인성 호흡곤란증후군을 가진 환자로서 성인성 호흡곤란증후군은 다발성 손상을 가진 환자에서 발생하는 심각한 호흡기계 합병증(그 원인은 3 항에서 서술하였음)으로 환자의 사망율은 50 %에 달하는 것으로 되어 있음. 위 환자는 비교적 원칙대로 치료를 받은 것으로 보아 치료의 잘못으로 사망하였다고 보기는 힘듬.

문24 그 이유는 무엇인지

답 23번 문항과 같음.

문25 위 환자는 1996. 5.25. 13:30 경 전원하여 같은 날 15:50 경 사망하였는데 그렇다면 진료기록상의 위 환자의 상태와 관련하여 전원조치가 너무 늦은 것은 아닌지.

답 위 환자가 수술직후부터 전원될때까지 위 병원에서의 호흡관련 치료에 잘 반응하지 않고 계속 상태가 악화되어간 것은 사실이나 위 병원에서의 치료방법에 뚜렷한 잘못이 있었던 것은 아니므로 문 22, 23 항에서 서술한 것과 같은 이유로 이 환자가 빨리 전원되었더라면 회복될 수 있었을 것이라는 명확한 증거가 없는 한 전원조치의 시기와 환자의 사망과의 관계를 추정하기는 곤란함.

III. 서울지방법원 제15민사부 97가합 99398 손해배상건의 진료기록감정 촉탁서에 대한 회신 (2차)

1. 진료기록 감정의 목적

첨부한 진료기록 및 진단서 등에서 보는바와 같이 국립과학수사연구소의 검사결과 사고당시 혈중 알콜농도 0.14%로 음주운전하던 망 ○○○(남, 1960. 11. 2. 생, 사고당시 만 35세)이 1996. 5. 19. 05:50경 교통사고로 인한 다발성골절로 위 병원으로 후송되어 치료중 지방색전증의 발생으로 인한 성인성 호흡곤란증이 병발되어 ○○대학병원으로 전원된 후 사망에 이른 사고와 관련하여 다음과 같이 질의하오니 응신바랍니다.

참조 : 귀 협회 문서번호 대의협 제720-918, 시행일자 1996. 7.22로 된 ○○○경찰서에 대한 변사사건 관련 질의회신과 관련된 내용입니다.

2. 감정할 사항

문1 지방색전증은 수술과 관련하여 시행되는 마취방법, 마취시에 사용되는 마취약등 수술시의 마취행위로 인하여 발생될 수 있는지, 있다면 그 구체적인 발병원인이 무엇인지 여부.

답 지방색전증은 마취방법이나 사용한 약제들때문 발생하는 것이 아니라 장골골절long bone fracture 시 많은 양의 골수지방bone marrow fat이 순환혈액내로 들어가 이동하여 이것이 폐혈관내로 모임으로 폐모세혈관-폐포막에 독성작용을 일으켜 저산소성 호흡부전(성인성 호흡부전증후군)을 일으키는 것으로 알려져 있으나 지방색전증은 장골골절뿐 아니라 다발성 손상, 췌장염, 화상, 만성 스테로이드 치료시에도 발생하는 것으로 보아 지방색전증의 병태생리는 순환혈액내로의 골수지방의 유리뿐 아니라 주요조직의 손상에 대한 기본적인 반응때문일 수도 있는 것으로 추정되고 있음.

문2 위 망인의 경우처럼 다발성골절로 인한 수술중 마취에 지방색전증이 발생할 확률은 어느정도이며, 이를 현재의 의료기술 수준으로 볼 때 사전에 예측하여 예방할 수 있는지, 있다면 그 예방방법으로는 무엇이 있는지 여부.

답 임상적으로 중요한 지방색전증 발생가능성은 전체 다발성 골절환자의 10 - 15% 정도 되는 것으로 알려져 있으며 마취와 수술전 지방색전증을 의심하는 소견이나 증상(호흡곤란, 정신착란, 점상출혈등)이 없는 경우 발생가능성을 예측하기는 쉽지않으나 만일 예측한다면 지속적 양압호흡법continuous positive pressure ventilation으로 산소를 투여하는 전신마취방법하에 조기에 골절정복술을 시행하는 것이 예방에 도움이 될것으로 생각함. 그러나 장골 골절환자에서 부위마취(척추, 경막외마취)가 하지의 혈류를 증가시켜 혈전색전증의 발생가능성을 감소시킴으로 전신마취보다 유리하다는 주장도 있음.

문3 위 망인에 대한 마취방법 및 투여된 마취약제등은 적정하였는지, 아니면 하자가 있었는지 여부. 하자가 있었다면 위 하자가 지방색전증의 발생원인이 되는지 여부.

답 수술환자에서 어떠한 마취방법을 선택하는가는 환자의 상태, 수술부위와 방법, 마취과의사의 경험과 선호도에 따라 마취과의사가 결정하는 것이 원칙이며 위 환자에서 경막외 마취방법을 시행한 자체는 문제가 되지 않으며 마취시 사용한 약제의 종류와 용량은 적정하였던 것으로 생각함(1999. 1. 25 자 1차 회신내용을 참조해주시기 바랍니다).

문4 교통사고후 수술전의 진단서상에 나타난 병명에 비추어 볼 때 치료종결후 남게될 장애로는 무엇이 예상되며 그 장애률은 몇 %나 될 것인지 여부.

답 이 문항의 질문은 정형외과분야에서 답할 내용으로 생각함.

참고사항

이 사건은 재판부에 의하여 조정성립 되었음.

▶ 사례 12(정형외과)

I. 사건 개요

변사자인 조ㅇㅇ(59세 여)가 1994, 12, 9. 14:00 경 ㅇㅇ시 ㅇㅇ구 ㅇㅇ동 소재 시장 골목길을 걸어가다가 넘어져 우측발목 부위에 골절상을 입고 같은 동에 있는 ㅇㅇ의원에 입원하여 치료를 받다가 동 월 23. 20:30 경 동 병원 수술실에서 일반외과 전문의인 김ㅇㅇ 집도로 위 조ㅇㅇ가 전신마취하에 부러진 다리부위에 대해 수술을 받다가 깨어나지 못하고 사망한 것임. 환자의 부검소견에서는 폐색전증을 사망원인으로 추정하였음.

II. ○○경찰서 수사협조 의뢰사항(61110-175)

문1 일반외과 전문의인 김○○가 변사자인 조○○의 전신마취를 할 수 있는지 유무(김○○는 마취전문의 자격이 없는 자로 마취를 할 수 있는 범위).

답 의사면허를 가진 사람이면 모든 종류(마취를 포함)의 의료(진료)행위를 할 수 있으므로 외과전문의가 마취를 한 것이 의료법상 문제가 되지는 않으나 진료행위를 한 의사는 진료행위의 결과에 대한 책임을 질 수 있어야 하기때문 대부분의 의사들은 자신의 능력범위 내에서의 진료행위를 하는 것을 원칙으로 하고 있음.

문2 위 조○○를 국립과학수사연구소에서 부검 사인규명한바 폐색전증으로 사망한 것으로 확인이 되었는데 폐색전증이란 병명에 대해서 알고싶으며 일반외과 전문의 김○○가 수술하기전 위변사자가 폐색전증을 앓고 있는 환자임을 알 수 있는지 여부, 폐색전증 환자에게 전신마취를 하여 수술을 할 수 있는지 여부에 대해서 회신하여 주시기 바랍니다.

답 ㄱ. 폐색전증pulmonary embolism은 정맥혈관내로 혈괴blood clot, 지방, 공기, 종양세포등의 이물질이 들어가 폐혈관을 막음으로 폐순환을 차단시켜 호흡곤란, 빈호흡, 흉통, 객혈, 빈맥, 중심정맥압의 상승을 동반한 저혈압, 폐성 고혈압, 그리고 우심부전증을 일으킬 수 있는 질환임. 이것은 주로 하지, 골반정맥 혹은 우심방, 우심실로부터의 혈괴가 원인임.

지방에 의한 폐색전증은 주로 골절환자에서 자주 발생하며 이것은 지방세포로부터 떨어져 나온 지방구fat granule들이 폐혈관을 막아 폐순환을 차단함으로 위에 언급한 여러 증상을 나타낼 수 있는데 대량의 지방구가 폐순환을 차단할 경우 폐부전이나 순환부전으로 심정지까지 초래할 수 있음.

공기air에 의한 폐색전증은 좌위sitting position에서 뇌수술을 받는 환자에서 주로 발생하며 다량의 공기가 폐순환을 차단할 경우 갑작스런 저혈압, 부정맥발생 및 나아가 순환정지를 일으킬 수도 있음.

ㄴ. 진료기록이 없어 정확한 내용을 파악하기 힘드나 폐색전증은 폐순환차단이 부분적일 경우 중

상이 경미하며 확진을 위해서는 폐혈관조영술을 실시해야 하기때문 개인의원에서 이를 진단하기는 매우 어려울 것으로 생각함. 만일 환자가 수술전 폐색전증이 있는 것을 알았다면 개인의원에서 이러한 수술을 시도하지는 않았을 것으로 생각됨. 이 환자의 경우는 수술전 이미 폐색전증을 가졌을 가능성보다는 수술중 골절부위로부터 유리된 지방구fat granule에 의해 폐색전증이 발생했을 가능성이 더 큰 것으로 추정됨.

ㄷ. 폐색전증의 증상을 가진 환자의 수술시에 특별한 마취방법이 추천되지는 않으나 전신마취에 비해 부위마취가 수술후의 정맥혈전증이나 폐색전증 발생가능성을 줄인다는 보고들이 나와있음. 그러나 부위마취는 항응고약제의 효과가 남아있거나 출혈성향이 있는 환자에서는 금기사항임.

참고사항

이 환자의 경우는 분쟁이 어떻게 종결되었는지는 알 수 없으나 마취과 전문의가 아닌 의사가 전신마취와 정형외과적 수술을 모두 시행한 것이 의료법상으로는 문제가 없으나 과연 능력의 범위내에서 진료행위를 한 것인지가 문제이며 정형외과의 하지 골절환자 수술시에는 폐색전증의 발생가능성을 항상 염두에 두고 환자의 마취중 상태를 지속적으로 감시하는 것이 중요함을 보여주는 사건임.

2) 항생제 사용에 의한 전격성 간염

▶ 사례 1 (정형외과)

I. 사건 개요

1997. 3. 10 프레스기계에 좌측 제 2,3,4 손가락 압궤상을 입은 망 김○○(여. 사망당시 만 21세)가 사고 당일 서울 ○○○구 소재 ○○○병원에서 수술에 필요한 각종 검사를 거쳐 좌측팔 겨드랑이에 국소마취 axillary block를 한 후 제1차 수술을 받았으나 다시 같은 해 4. 8 에스란으로 전신마취 후 제2차 수술을 받았음. 그런데 같은 달 16.부터 황달증세를 보여 같은 달 18. ○○의료원에 응급 후송하였으나 같은 해 5. 6. 19:34 경 선행사인 급성간염, 중간선행사인 전격성 간염, 직접사인 간성혼수로 사망하였음.

II. 서울지방법원 북부지원의 사실조회에 대한 회신

문1 마취방법과 마취약의 종류 및 주입량은 누가 어떻게 어떠한 판단으로 결정하는 것인지.

답 마취라 함은 환자에게 수술로 인한 통증에 대한 감각의 소실을 일으키면서 동시에 이로 인하여 발생할 수 있는 환자의 생리반응들이나 활력증후를 정상범위내로 유지하여 주어 마취로 인한 수술 중, 후에 발생할 수 있는 합병증을 예방하면서 순조롭게 수술이 진행될 수 있도록 하는 목적을 가지고 실시하는 것이다.

마취방법은 크게 나누어 전신마취와 부위마취로 나누며 전신마취는 다시 전신흡입마취와 정맥마취제를 사용하는 정맥마취로 분류할 수 있다. 부위마취는 척추마취 및 경막외마취와 국소마취로 나눌 수 있으며 통상 병원에서 실시하는 전신마취는 마취과에서 관여하며, 부위마취의 한 방법인 국소마취는 환자의 주치의인 외과의사들이 자체 판단하여 약의 선택 및 용량을 결정한다.

전신마취를 실시 할 때는 외과에서 마취에 관한 모든 사항을 마취과 의사에게 위임한 상태하에서 마취를 시행하므로 마취 전 중 후의 마취과적 처치, 마취방법, 마취약의 종류 및 주입량의 선택은 마취과 의사가 환자를 평가한 후 실시하는 것이며 그 결과 또한 마취과의 책임하에 있다. 마취과적 처치과정에서 외과적인 관점과 마취과적 관점이 다를 경우나 마취를 실시하기 위한 마취과의 선택에 이의가 있을 때는 외과계 주치의가 마취과에게 의견을 제시하여 토론한 후 결정한다. 국소마취를 실시 할 때는 방법, 종류, 주입량의 결정은 외과계 주치의가 결정한다. 물론 이때 결과의 책임은 외과에 있다.

문2 위 망 김○○와 같은 환자의 경우 전신마취를 함에 있어서 가장 안전한 마취약의 종류와 방법으로는 각 어떠한 것이 있는지

답 문 1항에서 언급한바 전신마취는 흡입마취제를 주마취제로 사용하는 전신 흡입마취 방법과 국소마취제를 주마취제로 사용하는 부위마취 방법으로 나뉘어 진다. 이 방법들중 어떠한 방법이 더 안

전하다고 단언적으로 언급할 수는 없다. 예를 들면 전신상태가 나쁜 환자에서는 오히려 부위마취보다는 전신 흡입마취 방법이 안전하다는 주장이 많다. 그 이유는 전신 흡입마취시는 언제든지 필요시에 100% 산소로 환자의 소생술을 즉시 시행할 수 있고 전신 흡입마취제는 마취중 환자의 증상에 이상이 있는 경우 투여를 중지하면서 즉시 100% 산소를 투여하면 흡입마취제의 효과로부터 회복할수 있기 때문이다.

흡입마취제로 현재 국내에서 일반적으로 사용되는 것으로는 할로탄, 엔후르란(에스란), 아이소후르란이 있다. 그러나 이 세가지 각각의 흡입마취제도 특유의 장단점이 있다. 즉 할로탄도 국내에서는 간독성이 있다는 판단에 의하여 임상에서 사용하지 못하고 있으나 다른 흡입마취제보다 기관지 확장기능은 훨씬 우수하여 기관지천식이 있는 환자에서는 가장 좋은 마취제로 선택할 수 있는 마취제이다.

국소마취제이건 흡입마취제이건 일단 환자에게 투여되면 심폐혈관 그리고 중추신경계에 영향을 나타내므로 어떠한 약제가 어떠한 환자에게는 가장 안전하다고 단정할 수는 없다. 예로서 마취로부터 회복시 전신흡입 마취제는 투여를 중지한 후 100% 산소를 투여하면 즉시 회복이 이루어지나 부위마취에서나 정맥마취제는 일단 환자에게 투여되면 약제 효과의 회복은 약제가 대사가 완전히 이루어져서 배설이 끝날 때까지 기다리는 방법이외에 빠른 회복방법이 없기 때문이다. 즉 조절능력이 나쁘다고 말할 수 있는 방법이다.

그러므로 환자에 따라 마취를 담당하는 전문의사가 환자상태나 수술방법 수술시간 등을 고려한 후 결정하는 것이 가장 이상적인 선택이라고 사료된다.

문3 위 망 김○○에게 2차 수술당시 사용한 마스크 홀딩방법에 의한 전신마취는 위 김○○에 대한 수술검사, 병상생활, 신체적인 조건 등에 비추어 볼 때 가장 안전한 마취방법 이었는지.

답 진료기록상에 의하면 3월 10일 외상을 당한 후 응급수술을 시행한 것으로 되어 있다. 마취하 수술을 하는 종류는 응급수술과 계획수술로 구분하므로 계획 수술은 마취하 수술을 시행하기 위하여 충분한 시간적 여유를 가지고 환자의 전신상태나 검사소견, 환자의 수술에 대한 정신적인 준비 등을 완비한 후 수술하는 것으로서 계획수술이 응급수술보다 훨씬 예후가 좋은 것으로 보고되므로 가능한한 모든 수술을 계획수술로 시행하는 것이 좋다고 보고되고 있다. 응급수술이란 마취를 시행하기 위한 이러한 여러 시행 단계를 실시하기보다 수술을 빨리 시행하지 않으면 생명이 위급한 상황이거나 환자의 수술이 빨리 시행되어져야 환자의 예후가 유리하다는 판단이 될 때 시행하는 것이다.

응급수술에서는 응급상황이 갑자기 초래된 것이므로 환자는 8시간의 금식이 안된 상태이며 또 심리적으로도 마취 및 수술에 대한 준비가 안된 상태이다. 이 때문에 응급수술에서는 일반 계획수술보다 훨씬 수술 및 마취에 의한 사망률과 이환률이 높고 예후도 나쁜 것으로 보고되고 있다. 본사건의 환자에서도 1997년 3월 10일 응급수술을 실시할 때 금식이 안되어 있었을 것으로 사료되는 상태하에서는 손가락 수술이므로 국소마취제를 사용한 신경차단이나 상완신경총 차단법중 액와

차단법을 시행하였던 것으로 사료되며 이때 수술시간을 1시간 15분으로 마취 기록지상 기록되어 있다.

응급수술에서 마취전 8시간 금식이 시행되지 않으면 생명이 위협받는 화급한 수술이 아니면 마취시 위내용물의 폐내 흡인의 가능성이 높으므로 전신마취는 금식시간이 8시간 경과될 때까지 시행하지 않는다. 그러므로 3월 10일의 상완신경총 차단법에 의한 수술은 적절하다고 사료된다. 그후 1997년 4월 8일 2차 수술시에는 기록지상 수술시간이 15분으로 되어 있다.

전신 흡입마취제를 사용하여 전신마취를 시행하는 방법에는 2가지 방법이 있으며 기관내 삽관을 시행한 후 전신 흡입마취제를 투여하는 방법과 마스크홀딩에 의해 전신 흡입마취제를 투여하는 방법이 있다. 기관내 삽관에 의하여 전신 흡입마취제를 투여 할 때는 정확한 농도를 투여할 수 있으며 위 내용물의 폐흡입을 방지할 수 있고 기도를 자유로이 조절할 수 있으며 환자를 어떤 체위로도 할 수 있다는 장점이 있으나 수술후 인후통이라던지 마취중 환자의 활력증후의 변화가 커질 수 있다. 그러므로 단시간 수술에서 금식이 확실히 시행된 환자라면 마스크홀딩에 의한 전신 흡입마취제의 투여가 환자의 활력증후의 변화도 적고 마취 후에도 인후통과 같은 경미한 합병증이 없으므로 단시간 수술에서는 좋은 선택이 될 수 있다. 부위마취는 한 번 시행하였던 방법을 같은 장소에 시간간격이 없이 다시 시행하는 것과 단시간 수술환자에게 시행하는 것은 좋은 선택이 아니라고 사료되며 환자가 부위마취를 시행함에 있어 정신적으로 불안해 하거나 특히 거절하는데 다시 부위마취를 시행하는 것은 정당한 적용증이 없으면 금기로 되어 있다. 그러므로 4월 8일 20분의 수술을 위하여 마스크홀딩에 의한 전신 흡입마취의 투여는 올바른 선택으로 사료된다.

문4 마취약 에스란을 사용하는 마스크홀딩방법에 의한 전신마취의 안전 또는 다른 마취약을 사용하는 전신마취와 비교할 때 어느 정도인지.

답 문1, 2, 3의 회신을 참조하시기 바람.

문5 구획 마취와 마스크홀딩방법에 의한 마취의 장단점과 기관내 삽관 등을 포함하는 전신마취와 위 마스크홀딩방법에 의한 마취의 장단점.

답 문1, 2, 3의 회신을 참조하시기 바람.

문6 간기능검사 등 수술에 필요한 각종검사에서 정상소견을 보인 위망 김○○에게 1차 수술시 실시된지 28일만에 마스크홀딩방법에 의한 전신마취를 하였는데 전신마취 당시 또는 그 후에 간기능에는 어떠한 영향이 미칠 수 있는지.

답 전신마취는 마취나 수술자체에 의하여 야기되는 스트레스 반응을 억제하지 못하므로 내장 혈관을 수축시키어 간으로의 혈류를 감소시킨다. 또한 전신마취제는 심근억제 및 말초혈관의 이완으로 심박출량을 감소시켜 혈압의 감소와 자율신경계의 평형의 균형에 이상을 초래하여 저혈압을 초래하게 된다. 이 저혈압에 의하여 장으로의 혈류는 더욱 감소하게 된다. 물론 이때 혈압의 감소 폭보다 내장 혈류의 감소가 더욱 커져서 결국은 간으로의 혈류도 감소가 초래된다. 그러나 흡입마취제중 할로탄은 혈류의 감소가 초래될 때에 간에 저산소가 초래되면 마취제가 환원반응이 초래되고 생체내에서 대사에서 변화가 초래 되어 간에 나쁜 영향을 미치는 물질로 변화되는 것으로 보고되고 있다. 그러나 에스란이나 아이소후르란은 이와 같은 영향이나 대상의 변화는 없는 것으로 보고되고 있다. 할로탄은 그 외에 할로탄이 대사된 부산물이 간세포에 영향을 주거나 면역학적으로 할로탄의 대사산물이 간세포와 반응하여 항원반응을 유도하고 항원이 형성되어 다시 항체를 생성하므로 항원항체 반응을 유도하여 간독성을 유발한다고 보고되고 있다. 그러나 에스란이나 아이소후르란은 이와같은 대사나 항원항체반응 등의 증거는 없다고 보고되고 있다.

또한 할로탄은 전신마취후 간독성를 나타내는 확률이 35,000예중 1예이며 엔후루란은 800,000예중 1예이며 아이소후루란은 1,000,000예중 1예로 보고되고 있으나 엔후루란이나 아이소후루란의 낮은 확률만 가지고는 이두가지 흡입마취제 자체가 간독성이 있다고 말할 수 없다고 사료된다.

문7 위 1차 수술에 필요한 각종검사에서 나타난 정상소견의 유효기간은 어느 정도되며 1차 수술시 나타난 위 정상소견으로 2차 수술시 그 검사를 생략한 것은 시간경과(약1달)적으로 볼 때 타당한 것인지.

답 각종 검사결과의 유효기간을 일률적으로 결정하는 것은 무리라고 사료된다. 예를 들어 간경변이 심한 환자에서 1주일전 수술시의 간기능검사 결과를 1차 수술후 1주일만에 다시 2차 수술을 하게 된다면 그대로 그 결과를 믿고 마취를 할 수는 없다. 또한 출혈이 심한 환자의 혈색소치를 일정기간내의 결과라고 그대로 믿고 할 수 없다. 즉 병변의 변화가 1주일 내에도 변동이 가능하다고 사료되면 1주일 아닌 매일 매시간이라도 검사를 재검사하여야 한다고 사료된다. 즉 본 사건에 연루된 환자는 손가락 끝의 작은 상처를 입은 환자로서 1차 수술후 특히 1차 수술에서는 상완신경총차단법으로 부위마취하에 수술한 환자로서 수술후 활력증후가 변동되거나 혈액 기타 신체상태에 영향을 미칠 수 있을 정도의 병변은 아니었다고 사료된다. 그러므로 이와 같은 환자에서 규정된 기간이 초과되었다고 같은 검사를 되풀이하는 것은 환자에게도 귀찮은 일이 될 수도 있으며 재정적으로도 손실이라고 사료된다. 그러나 규정된 기간이 초과되어 검사결과에 영향을 줄 수 있는 요인이 없었다고 가정하였을 때 다시 검사하여 양성반응이 나오는 확율이 10만, 100만 예중 1예라고 통계상 나왔다면 이 통계를 근거로 그 많은 환자에서 검사를 해야 할 것인지도 고려해 볼만한 일이라고 사료된다. 물론 검사결과에 영향을 미칠 수 있는 병인이 있다고 사료될 때는 시간에 구애 없이 언제라도 몇 번이라도 환자의 안전을 위하여 반복되야 한다고 사료된다.

문8 마취약 에스란을 사용하는 마스크홀딩 방법에 의한 전신마취를 했을 경우 수술검사 1개월된 정상환자에게 전격성 간염에 의한 간성혼수를 가져올 수 있는지.

답 교과서에 의하면 할로탄 사용후 간기능 장애의 발생율은 35,000예중 1예, 에스란은 800,000예중 1예, 아이소후루란은 0.00032%라고 보고되었다. 특히 문6)에서 언급한 대로 에스란이나 아이소후르란은 대사과정이나 배설과정중 할로탄에서 간기능 장애의 원인이 되는 대사산물이나 반응이 없는 것으로 보고돼 있다. 또 에스란이나 아이소후르란을 사용하여 마취후 간기능 장애가 나타나는 것은 수술 없이 건강한 사람이 생활 중 간염에 이완될 수 있는 확율보다 낮은 발생율인 것이다. 그리고 800,000예중 1예 이하의 발생률은 부작용의 발생확률로서 인정하기 어려운 숫자이며 이 확율만 가지고 간독성 유무를 판단하는 것은 무리라고 사료되며 에스란이나 아이소후르란으로 전신마취 후 간기능 장애가 발생하였다는 확률만 가지고 마취제가 간독성이 있다고 말하는 것은 무리라고 사료된다.

문9 전격성 간염에 의한 간성혼수 등 간독성을 일으키는 마취약의 종류와 마취방법으로는 어떠한 것이 있으며 그 정도는 어떻게 되는지.

답 문 1항부터 8항까지의 회신을 참조하시기 바람.

문10 위 망 김○○의 경우처럼 1차 수술 당시 검사한 간기능검사 등 수술에 필요한 검사에서 정상소견을 보인 환자에게 마스크홀딩 방법에 의한 전신마취를 시행하기 직전 간독성을 유발 할 수 있다고 사전에 알 수 있는 검사방법이나 예측할 수 있는 방법이 있다면 그것은 무엇인지.

답 간독성을 예측할 수 있는 검사 방법은 없다. 단 간기능검사상 간기능에 이상이 초래된 환자에서는 마취나 수술에 의하여 기존의 간기능이 더 악화될 수도 있으나 악화된다고 결론적으로 말할 수도 없다. 그 예로서 간경변이 심하거나 간경변이 병발된 간암환자에서 간의 일부를 절제하는 수술에서도 흡입마취제중 간독성이 뚜렷하게 증명된 것은 없으며 단지 마취수술 후 다른 수술보다 사망률이 높아질 수 있으며 간기능이 악화될 수 있다고 보고되므로 조심하여 마취하는 것이 최상의 방법인 것이다.

그러나 간독성을 유발할 수 있다고 가정할 수 있는 경우로 할로탄을 사용하여 1차 수술시 수술 후 원인 없이 미열이 있었거나 호산구가 증가되어 있을 때나 재차 할로탄을 투여하거나, 뚱뚱한 여자 특히 40대 여자, 가족중에 할로탄 투여 후 원인 없이 황달이 있었던 환자가 있거나, 할로탄 투여후 혈액중 호산구증이 나타난 과거력이 있는 경우에는 재차 투여시 조심할 것을 권유하고 있다.

문11 위 망 김○○의 사망원인이 된 전격성 간염에 의한 간성 혼수는 위와 같은 마취방법 외에 다른 원인으로 발생할 수 있는지 있다면 그 원인은 무엇인지

답 문6의 회신을 참조하시기 바람.

그 외에 전신마취후 간성 혼수 즉 간기능의 장애가 초래될 수 있는 원인은 많다. 교과서에 기록된 것을 보면 마취제 자체의 간독성 이외에 첫째 수술전 이미 환자가 간염에 감염돼 있는 경우이다. 간염의 종류중 B형 간염이 잠복기에 해당하는 경우 혈청검사나 항원 항체검사에서 정상으로 나타날 수 있다. 이때 마취제나 수술자체의 스트레스, 수술자체의 조작 등의 원인으로 기왕의 간염이 악화 되어 간성혼수의 원인이 될 수도 있다.

둘째 A형 간염이 감염된 경우나 특히 C형 간염이 감염된 경우에는 혈청검사로 C형간염을 확진하기 어려운 것으로 보고돼 있다. C형 간염이 진행된 상태에서도 검사결과상 음성으로 나올 수 있으며 이때 간염 검사 결과가 정상이라하여 수술마취를 실시할 경우 여러 원인으로 간성 혼수에 이를 수 있다.

특히 본 환자에서는 손가락수술로 수술부위가 복부수술과는 거리가 먼 말초조직의 수술이었다는 점을 고려한다면 수술에 의한 간기능장애의 요인도 원인으로 보기가 어렵다. 교과서에 의하면 말

초조직 수술에 의한 간기능 장애는 거의 없는 것으로 보고되어 있으며 마취기록에 의하면 마취제가 투여된 시간은 20분으로 기록돼 있는바 이와 같은 짧은 투여에서는 간기능 장애가 마취제 자체에 의하여 초래되는 것은 상당히 드물다고 보고돼 있다.

또한 많은 교과서에서는 투여된 마취제보다는 수술의 type이 수술후 간기능 장애에 영향이 더 큰 것으로 보고돼 있으나 본 환자에서는 간기능 장애의 원인이라고 예측이 가능한 원인이 없다.

문12 첨부한 진료기록을 종합 검토해 볼 때 마취과의사가 시행 한 위 망 김○○에 대한 마취방법이 마취과 전문의로서 보편 타당성이 있는 마취방법 이었는지.

답 현재 국내에서 흡입마취제중 할로탄은 간독성 때문에 거의 사용되지 않고 있다. 그러므로 흡입마취제로서 1차로 환자를 위하여 선택 사용할 수 있는 마취제는 에스란이다. 아이소후르란은 간기능 장애가 뚜렷하거나 뇌수술, 심장수술 이외에서는 의료보험에서 인정되지 않고 있다. 그리고 본 환자에서 3월 10일 상완신경총차단 즉 부위마취에 의하여 수술을 받은 경력이 있다. 1차 수술시 부위마취를 시행한 환자를 2차 수술에서 흡입마취제로 에스란을 선택한 것은 문제가 없다고 사료된다. 그리고 수술이 20분이내의 짧은 수술이었던 점으로 미루어 기관내 삽관에 의한 수술이 꼭 필요한 적응중이 될 수 없으며 4월 8일의 수술은 계획수술이었던 바 수술전 처치가 완비되었을 것이므로 마스크홀딩시 위 내용물의 흡인의 위험도 적으므로 마스크홀딩에 의한 에스란 투여로 전신마취를 시행한 것은 타당성 있는 선택이라고 사료된다.

III. 서울고등법원 사실조회에 대한 회신

문1 국내에서 엔프루란(에스란)을 사용한 마취 후 이로 인하여 급성 전격성 간염을 일으켜 사망한 예가 있는지

답 국내에서는 지금까지 엔프루란을 사용한 전신마취후 엔프루란에 의한 전격성간염으로 사망한 예가 보고된 적이 없음.

문2 엔프루란이 간수술이나 담도질환 수술, 짧은 시간내에 반복되는 재수술등 간과 연관된 수술시, 간기능에 가장 부담을 주지 않는다 하여 수술을 위한 마취제로 사용되어 왔고, 특히 현재는 가장 광범위하게 쓰이고 있는 마취제인 것이 사실인지.

답 엔프루란은 과거에 주흡입마취제로 사용되었던 할로탄에 비해 체내 대사율이 매우 낮아 대사산물이 각 장기에 미치는 영향이 매우 적은 것(간기능 포함)으로 알려져 있어 현재 전신마취시 가장 많이 사용되고 있는 흡입마취제임. 또 다른 흡입마취제인 아이소프루렌Isoflurane은 높은 가격으로 인하여 의료보험에서 뇌수술, 심장수술환자, 수술전 간기능이 현저히 저하되어 있는 환자 등에서만 제한적으로 사용을 허용하기때문 이 환자의 경우 전신흡입마취제로서는 에스란이 유일한 선택약제였을 것으로 생각함.

문3 구획마취로 수술이 가능하지만 수술환자의 요구에 따라 마취의사가 의무기록을 점검한 후 마스크 홀

딩방법에 의한 전신마취를 하였을 경우 이에 의학적인 잘못이 있다고 할 수 있는지, 잘못이 있다면 그 내용은.

답 마취방법의 선택은 마취과의사가 자신의 지식, 기술, 경험과 환자의 전신상태, 수술부위, 수술시간, 환자의 요구 등을 고려하여 결정하는 것이 원칙임으로 구획마취(부위마취)로 가능한 수술을 환자의 요구에 따라 마스크 홀딩에 의한 방법으로 전신마취를 한 것은 전혀 의학적으로 문제가 되지않음.

문4 수술전 모든 검사가 정상범위임이 밝혀져 액와마취를 통한 제1차 수술을 받은 환자가 그로부터 28일 후 제2차 수술을 받게될 경우, 마취의사가 의무기록을 점검하여 모든 검사결과가 정상범위이고 또 환자의 병상생활에 문제가 없었으며 검사시행일자가 한 달도 되지않았기 때문에 제1차 수술시의 검사결과를 신뢰하여 마스크 홀딩방법으로 제2차 수술을 위한 마취를 하였다면, 이는 정당한 것인지 또 만약 정당하지 않았다면 그 이유는.

답 1차 수술직전 검사결과가 모두 정상범위였고 부위마취방법이 시행된 환자에서 28일후 2차 수술을 시행할 경우 환자가 그동안 재검사를 필요로 할만한 증상이나 상태변화를 나타내지 않았다면 1차 수술시의 검사결과를 신뢰하여 재검사를 하지 않고 마취를 시행한 것은 문제가 되지 않는다고 생각함. 참고로 환자의 검사결과는 진행되는 질환을 가지지 않은 정상인에서는 혈액학적검사, 전해질검사, 간기능검사 등 혈액검사는 검사후 3개월간을 유효기간으로 보는 것이 상례이며 흉부방사선검사, 심전도 검사는 6개월간을 유효기간으로 볼수 있음.

문5 항생제 세파트렉스(세파피린나트륨), 아미킨(아미카신), 소염진통제 센티펜, 소염제 로시덴정의 장기간 투여로 인하여 황달증세를 동반한 전격성 간염증세의 환자에 대하여 엔프루란을 마취제로 사용하여 수술한 경우에도 엔프루란이 광범위한 간괴사 등의 간기능장애를 일으키지 아니할 정도로 간에 영향을 주지 아니하는 성분인지 여부.

답 엔프루란은 간기능에 거의 영향을 주지 않는 흡입마취제로 알려져 왔으나 전세계적인 통계에 의하면 1: 600,000 - 800,000 의 비로 간기능 장애를 일으킨다는 보고가 있는 것을 볼 때 엔프루란이 간기능에 전혀 영향을 주지 않는다고 할 수는 없으나 위에 인용한 발생비는 너무나 낮은 빈도(0.0002% 이하)이기때문 이러한 빈도까지 고려하여 수술전 간기능검사에서 이상소견이 나타나지 않는 환자에게 엔프루란 사용을 금지하는 것은 현실적으로 어려운 일로 생각함(실제 임상에서 사용하는 대부분의 약제는 간을 통하여 대사, 배설되기 때문 간에 전혀 영향을 주지 않는 약제는 거의 없다고 볼 수 있음). 그러나 만일 수술전 환자에게서 황달을 동반한 전격성간염의 증세가 있었다면 이때는 어떠한 종류의 수술이나 마취방법, 약제투여도 금기사항임으로 수술을 연기하는 것이 원칙일 것임.

문6 엔프루란을 마취제로 사용한 수술로 인하여 환자가 사망한 경우 종전에 사용한 위 5항의 세파트렉스 등 항생제 및 소염제 등에 의한 간기능장애로 인한 광범위 간괴사일뿐 엔프루란과 사망사이에는 아무런 인과관계가 없다고 보아야 하는지 여부.

답 이 환자에 있어 엔프루란의 사용과 전격성간염으로 인한 사망과의 인과관계는 보내준 자료만으로는 알 수 없으나 위 마항에서 언급한 것처럼 엔프루란에 의한 간기능장애의 매우 낮은 발생빈도(0.0002%)로 볼 때 전격성 간염으로 인한 사망빈도는 더욱 낮을 것으로 추정되기때문 사망의 원인을 엔프루란때문인 것으로 보기는 어려움.

Ⅳ. 서울지방법원 북부지원 제 2민사부 98가합 714 손해배상건의 판결

■ 주문

1. 피고 이○○, 채○○는 각자 원고 김○○에게 금 80,969,344원, 원고 오○○에게 금 76,362,587원, 나머지 원고들에게 각 금 2,000,000원 및 각 이에 대하여 1997. 5. 5부터 1998. 10. 15까지 연5푼의, 그 다음날부터 다 갚는 날까지는 연 2할 5푼의 각 비율에 의한 금원을 지급하라.
2. 원고 김○○, 오○○의 위 피고들에 대한 나머지 청구 및 원고들의 피고 이○열에 대한 청구를 모두 기각한다.
3. 소송비용은 원고 오○○, 김○○와 피고 이○석, 채○○ 사이에 생긴 부분은 이를 10분하여 그 3은 위 원고들의, 나머지는 위 피고들의, 나머지 원고들과 위 피고들 사이에 생긴 부분은 위 피고들의, 원고들과 피고 이○열 사이에 생긴 부분은 원고들의 각 부담으로 한다.
4. 제1항 중 원고 김○○, 오○○에 대한 각 금원의 지급에 한하여 가집행할 수 있다.

■ 청구취지

피고들은 연대하여 원고 김○○에게 금 98,874,063원, 원고 오○○에게 금91,362,946원, 원고 김○○, 김○○, 김○○, 김○○, 김○○에게 각 금 2,000,000원 및 각 이에 대하여 1997. 5. 6부터 이 사건 판결선고일까지는 연 5푼의, 그 다음날부터 다 갚는 날까지는 연 2할 5푼의 각 비율에 의한 금원을 지급하라는 판결.

■ 이유

1. 손해배상책임의 발생여부

가. 인정되는 사실

(1) 소외 망 김○○는 1997. 3. 10. 21:00경부터 피고 이○○ 경영의 ○○병원에서 입원 치료를 받다가, 같은 해 4. 18. 소외 ○○대학교 의과대학 부속병원으로 전원되어 치료를 받던 중 같은 5. 5. 19:34경 사망하였는데, 원고 김○○, 오○○는 그녀의 부모, 원고 김○○, 김○○, 김○○, 김○○, 김○○는 그녀의 형제, 자매들이며, 피고 채○○는 위 ○○병원의 정형외과 과장, 피고 이○○은 위 병원의 마취과 과장으로 근무하는 의사이다.

(2) 위 망인은 1997. 3. 10. 15:00경 서울 ○○○구 ○○동 255의 53 소재 소외 ○○주식회사 편집작업실에서 핫코팅기를 이용하여 앨범사진 코팅작업을 하던 중, 왼손, 제2, 3, 4 수지압궤상을 입어 소외

○○○병원 응급실에서 응급처치를 받고, 같은 날 21:00경 위 ○○병원으로 전원되어 피고 채○○로부터 입원치료를 받았다.

(3) 위 피고는 같은 날 위 망인에 대한 신체리듬검사, 뇨검사, 흉부X선검사, 심전도검사를 하고 출혈 및 응고시간, 간기능, 간염, 전해질 검사 등을 위한 혈액검사를 의뢰한 후, 세파트렉스(CTC) 1g, 아미킨 250mg을 주사하고, 같은 날 22:00경 위 병원 마취과 전문의 김○○가 위 망인에게 리도케인을 사용하여 국소마취를 한 상태에서 같은 날 24:00까지 위 망인의 압궤절단된 손가락에 대한 변연절제술 및 조갑성형술과 봉합수술(이하 '1차수술' 이라고만 한다)을 시행하였는데, 같은 달 11자의 위 망인에 대한 혈액검사결과는 간기능은 G.O.T/G.P.T 수치 21/15로 정상이었다.

(4) 위 피고는 1차 수술일부터 1997. 3. 28까지 위 망인에게 위 세파트렉스를 8시간마다 1g, 아미킨을 12시간마다 250mg, 센디펜(SDP)을 12시간마다 1앰플씩 각 주사하고, 로시텐(RCD)정 2알, 데뷰(DV)정 2알을 1일 2회로 나누어 경구투여하도록 하였고, 같은 달 29. 위 센디펜을 12시간마다 1앰플씩 주사하고 위 로시덴정 2알, 데뷰정 2알, 올타젠(ATZ)정 4알을 1일 3회로 나누어 경구투여 하도록 하였다.

(5) 위 피고는 1997. 4. 8. 11:00경 위 망인을 국소마취하여 왼손 상처부위의 돌출된 골조직을 절제후 단단성형술을 시행하기로 하고, 금식조치 및 리도케인반응검사를 하고, 위 세파트렉스 1g, 아미킨 250mg을 주사하고, 피고 이○○에게 위 망인에 대한 마취를 의뢰하였는데, 피고 이○○은 위 망인으로부터 수술이 무서우니 자신 모르게 수술해달라는 의뢰를 받고 위 망인에 대한 1차수술시의 간기능검사 결과 등을 열람하고, 피고 채○○의 의견을 들은 후 정상이라고 판단하여 전신마취를 하기로 결정하고, 위 망인에게 마취제인 에스란(엔푸르란)과 아산화질소, 산소를 혼합하여 마스크흡입방식으로 위 망인에게 전신마취를 시행한 후, 피고 채○○는 위 망인에 대한 단단성형술(이하 '2차 수술' 이라고만 한다)을 시행하였다.

(6) 피고 채○○는 위 2차 수술후 1997. 4. 9.부터 같은 달 15까지 위 망인에게 12시간마다 위 세파트렉스 1g, 아미킨 250mg, 센디펜 1앰플을 각 주사하고, 위 로시덴정 2알, 데뷰정 2알, 올타젠정 4알을 1일 2회로 나누어 경구투여 하도록 하였다.

(7) 위 피고는 1차 수술이후 1997. 4. 15까지 사이에 위 망인에 대한 간기능검사 등을 시행한 사실은 없었는데, 같은 달 16 회진시 위 망인에게 황달증세가 있는 것을 발견하고, 위 세파트렉스 및 아미킨과 센디펜의 주사를 중단시키고, 위 병원 내과의사에게 위 망인에 대한 간기능검사를 의뢰한 결과, 간의 G.O.T/G.P.T 수치가 409/678 로 나오고, 같은 달 18 재검사결과도 479/793으로 나오자, 위 병원 내과의사인 소외 윤○○은 위 피고에게 위 망인은 전격성 간염으로서 간성혼수에 빠질 우려가 있다면서 위 망인을 대학병원으로 전원시킬 것을 건의하였고, 위 피고는 같은 날 위 망인을 위 ○○대학병원으로 전원시켰다.

(8) 위 ○○대학병원 의사인 소외 황○○는 1997. 4. 18위 망인의 증상을 약물로 인한 간염으로 진단하고, 이에 대한 치료를 하였는데, 위 망인에 대한 간기능검사 결과의 G.O.T/G.P.T 수치는 위 4. 18에는 608/644, 같은 달 21에는 1053/366, 같은 달 23에는 1501/539, 같은 달 26에는 1294/767, 같은 달

28에는 716/650, 같은 달 29에는 313/376, 같은 해 5. 1에는 168/246, 같은 달 2에는 129/198, 같은 달 4에는 101/107로 나타났는데, 위 망인은 위 전원 당시부터 전신 황달증상이 보였을 뿐만 아니라, 위 병원에서 전원된 다음날 실시한 위 망인에 대한 초음파검사결과 간염으로 인하여 담낭이 위축되어 있는 것으로 나타났고, 위 망인은 위 병원에서의 처치에도 불구하고 같은 해 4. 28부터는 가수면상태에, 같은 해 5. 3부터는 반혼수상태에 이르렀다가 같은 해 5. 5 19:34경 사망하였는데, 위 병원에서는 그 사인을 전격성 간염에 의한 간성혼수로 판단하였고, 위 병원이 위 망인에 대하여 A,B,C 형 간염바이러스검사를 한 결과는 음성이었다.

(9) 국립과학수사연구소 소속의사인 소외 강○○이 위 망인의 사체를 부검한 결과, 전신고도의 황달과, 간 전체에 걸쳐 간세포의 괴사 및 염증세포의 침윤이 관찰되고, 복강내에 약 1,500cc의 복수가 있었는 바, 위 강○○은 위 망인의 사인을 광범위 간괴사로 보고 이러한 간괴사는 약제, 특히 마취제에 의해 유발 또는 악화되었을 가능성이 있는 것으로 추정하였다.

(10) 피고 채○○가 1차 수술시부터 위 망인에게 부여한 셉타신은 세파피린나트륨 성분의 항생제, 아미킨은 아미카신 성분의 항생제로서 모두 간의 G.O.T 및 G.P.T, AL-P수치의 상승 등 간기능 검사치의 이상을 유발할 수 있고, 샌티펜은 디클로페낙나트륨 성분의 소염진통제, 로시덴정은 피복시캄 성분의 소염제로서 모두 심한 간장애 환자에게는 투여가 금지되어 있고 드물게 간염, 황달, 간장애, 간의 G.O.T/G.P.T 수치의 상승이 나타날 수 있으며, 데뷰정은 소염제로서 심한 간장애 환자에게의 투여가 금지되어 있다.

(11) 위 망인에 대한 2차 수술시 사용한 마취제인 에스란은 간기능장애 발생율이 800,000예 중 1건 정도로서, 대사과정이나 배설과정 중 간기능 장애의 원인이 되는 대사산물이나 반응은 없는 것으로 알려져 있고, 위 간기능장애 발생율은 수술없이 건강한 사람이 생활 중 간염에 이완될 수 있는 확률보다도 낮은 것이다.

나. 판단

(1) 피고 이○○, 채○○의 책임에 관한 판단

위 인정사실에 의하면, 위 망인의 사인은 약물 특히 마취제에 의해 유발 또는 악화된 것으로 추정되는 광범위 간괴사인데, 위 망인에 대한 2차 수술시 마취제로 쓰인 에스란은 간기능장애를 일으키는 경우가 800,000예 중 1에 불과하여 위 에스란이 위 망인의 광범위한 간괴사의 원인이 되었다고 보기 어렵고, 피고 채○○가 위 망인을 진료, 수술, 치료함에 있어서 그녀에게 투여한 위 세파트렉스, 아미킨, 센디펜, 로시덴정, 데뷰정 등은 모두 간의 G.O.T/G.P.T 수치의 상승을 가져오거나 간장애 환자에게 투여가 금지되어 있는 등 부작용으로 간기능장애를 일으킬 수 있고, 위 망인이 피고 채○○로부터 진료받기 시작할 즈음인 위 망인에 대한 1차 수술 당시 간기능 검사결과는 정상이었을 뿐만 아니라, 위 망인에 대한 사망직전의 A, B, C형 간염바이러스 검사결과 음성반응이 나타났으나, 피고 채○○가 1997. 4. 16. 위 망인에게서 황달증세를 발견하고 간기능 검사를 하였을 때 간의

G.O.T/G.P.T수치가 높게 나타나 전격성 간염의 증세를 보였으며, 또 위 망인의 위 ○○대학병원으로 전원된 뒤 계속 황달증상을 보이고 간의 G.O.T/G.P.T수치가 1997. 4. 26까지 계속 상승하였던 점 등에 비추어 보면, 위 망인의 사인이 된 광범위 간괴사는 피고 채○○가 위 망인의 특이체질 등 위 피고의 치료과정 이외의 사유에 기인한 것이라는 점을 입증하지 못하는 이상, 위 피고가 위 망인을 수술 및 치료하는 과정에서 간기능 장애를 일으킬 수 있는 위 세파트렉스 등의 약제를 장기간 계속적으로 투여하여 발생한 것으로 추정된다고 할 것이고, 한편, 피고 채○○는 위 망인에게 위 세파트렉스 등을 장기간 계속 투여함에 있어서는 위 망인의 간기능을 검사하여 위 약들로 인한 부작용으로서 간기능의 이상이 나타나는지 여부 등을 파악하면서 위 약들의 양과 투여시기를 조절하여 투약하여야 함에도 불구하고, 위와 같은 검사 등을 시행하지 아니한 채 1997. 3. 10부터 같은 해 4. 15까지 위 약들을 같은 방법으로 계속 투여(다만, 을 제1호증의 2의 기재에 의하면, 세파트렉스 및 아미킨은 같은 해 4. 1부터 같은 달 7. 까지는 투여되지 않은 사실이 인정됨)한 과실이 있다고 할 것이므로 피고 채○○는 불법행위자로서, 피고 이○○은 피고 채○○ 의 사용자로서 각자 위 김○○ 및 원고들이 입은 손해를 배상할 의무가 있다.

(2) 피고 이○○의 책임여부에 관한 판단

원고들은 피고 이○○에 대하여, 위 피고는 피고 채○○가 위 망인에 대한 2차 수술을 시행할 당시 피고 채○○로부터 국소마취를 의뢰받고도 위 망인에 대한 간기능검사 등 제반검사도 실시되지 아니한 상태에서 에스란을 사용한 전신흡입마취를 실시한 과실이 있고, 위와 같은 과실이 위 망인의 사망원인이 되었다고 주장하므로 살피건대, 위 피고는 피고 채○○로부터 위 망인에 대한 2차 수술을 하기 위한 국소마취를 의뢰받았으나, 위 망인으로부터 자신 모르게 수술하여 달라는 의뢰를 받고 위 망인에 대한 1차 수술시의 간기능 검사결과만을 보고 피고 채○○에게 의견을 물은 후 정상이라고 판단하여 에스란을 사용하여 전신흡입마취를 실시한 사실, 위 망인의 사체에 대한 부검결과 광범위한 간괴사가 그녀의 사인이 되었고, 위와 같은 광범위 간괴사는 약물 특히 마취제에 의해 유발 또는 악화되었을 가능성이 있는 사실은 앞서 본 바와 같으나, 한편, 위 에스란은 간기능 장애를 발생시키는 경우가 800,000예중 1건에 불과한 사실 역시 앞서 본 바와 같아서 위 에스란을 사용한 전신흡입마취가 위 망인의 사인인 광범위 간괴사의 원인이 되었다고 보기 어려우므로 피고 이○○이 비록 위 망인에 대한 에스란을 사용한 전신흡입마취를 실시하기 전에 간기능검사 등을 하지 아니하였다고 하더라도 이러한 과실이 위 망인의 사망원인이 되었다고 볼 수 없으므로 원고들의 위 주장은 이유 없다.

2. 손해배상의 범위

생략

3. 결론

그렇다면, 피고 이○석, 채○○는 각자 원고 김○○에게 금 80,969,344(상속분71,362,987원+치료비 2,097,357원+장례비 2,500,000원+위자료 5,000,000원), 원고 오○○에 금76,362,587(상속분 71,362,587원+위자료 5,000,000), 나머지 원고들에게 각 금 2,000,000원 및 이에 대하여 이 사건 불법행위일인 1997. 5. 5부터 이 사건 판결선고일인 1998. 10. 15까지는 민법 소정의 연 5푼의 그 다음날부터 다 갚는 날까지는 소송촉진 등에 관한 특례법 소정의 연 2할 5푼의 각 비율에 의한 지연손해금을 지급할 의무가 있으므로 원고 김○○, 오○○의 피고 이○○, 채○○에 대한 청구는 위 인정범위 내에서, 나머지 원고들의 위 피고들에 대한 청구는 모두 이유 있어 이를 인용하고, 원고 김○○, 오○○의 위 피고들에 대한 나머지 청구 및 원고들의 피고 이○○에 대한 청구는 모두 이유없어 이를 기각하기로 하여 주문과 같이 판결한다.

V. 서울고등법원 제 17 민사부 판결(98나 59714 손해배상건)

■ 원심판결

서울지방법원 북부지원 1998. 10. 15. 선고 98가합714 판결

■ 주문

1. 원심판결중 피고 이○석, 채○○에 대하여 원고 김○○에게 금 45,806,664원, 원고 오○○에게 금 44,338,515원, 나머지 원고들에게 각 금 1,500,000원 및 이에 대한 1997. 5. 6부터 1999. 10. 7.까지 연 5푼, 다음날부터 완제일까지 연 2할 5푼의 비율에 의한 금원을 초과하여 지급을 명한 위 피고들의 패소부분을 취소하고, 그 부분에 대한 원고들의 청구를 기각한다.
2. 피고 이○석, 채○○의 나머지 항소와 원고 김○○, 오○○의 항소를 모두 기각한다.
3. 소송비용중 원고 김○○, 오○○와 피고 이○열사이의 항소비용은 위 원고들의 부담으로하고, 원고들과 피고 이○석, 채○○ 사이에 생긴 부분은 제1, 2심 모두 이를 2분하여 그 1은 원고들의, 나머지는 위 피고들의 부담으로 한다.
4. 제 1항의 인용금원 중 제1심판결에서 가집행선고가 붙지 아니한 부분은 가집행 할 수 있다.

■ 청구취지

피고들은 각자 원고 김○○에게 금89,425,370원, 원고 오○○에게 금87,328,014원, 나머지 원고들에게 각 금2,000,000원 및 이에 대한 1997. 5. 6부터 이 판결 선고일까지 연 5푼, 다음날부터 완제일까지 연 2할 5푼의 비율에 의한 금원을 지급하라(원고 김○○, 오○○는 당심에서 청구취지를 감축하였다).

■ 항소취지

생략

■ 이유

1. 손해배상책임의 발생여부

이부분에서 당원이 설시할 이유는 원심판결 이유의 "1. 가. 인정되는 사실" 부분 중 일부를 정정하고, 아래에서 보는 바와 같이 "다. 책임의 제한" 을 추가하는 외에는 원심판결의 기재와 같으므로 민사소송법 제390조에 의하여 그대로 인용한다.

다. 책임의 제한

김○○가 왼손 제2, 3, 4 수지 압궤상을 입은 후 2차례에 걸친 수술을 받고 완쾌되었다 하더라도 왼손 제2, 3, 4 수지 끝부분이 절단됨으로써 디자이너로서의 노동 능력 일부를 상실하였을 것이라고 보여지는 점, 1997. 4. 8 제2차 수술 후 황달증세가 발견된 1997. 4. 16까지 사이에 김○○에게 아무런 자각증세가 없었다고 볼 수는 없는바, 김○○가 자각증세를 느꼈다면 주치의나 간호원에게 자신의 증세에 대하여 호소하였어야 함에도 이를 하지 아니함으로써 김○○에게도 자신의 병을 악화시킨 잘못이 있는 점, 채○○가 김○○에게 투여한 항생제나 소염제 등은 간기능검사치에 이상을 유발할 수 있거나 심한 간장애 환자에게는 투여가 금지된 약이기는 하나 1997. 3. 11. 김○○에 대한 혈액검사결과 G.O.T/G.P.T 수치가 정상이었는데 위 약물로 인하여 그로부터 불과 1개월여만에 G.O.T/G.P.T 수치가 479/793까지 상승하리라고는 예측하기가 쉽지 아니하였다고 보여지는 점 등을 감안한다면 피고 이○○, 채○○가 배상하여야 할 손해액을 산정함에 있어 이러한 사정을 참작하는 것이 손해의 공평, 타당한 부담을 지도원리로 하는 손해배상제도의 이념에 부합한다 할 것인 바, 김○○의 부담 비율은 위 사실관계에 비추어 30%로 정함이 상당하다.

2. 손해배상책임의 범위

생략

3. 결론

그렇다면 피고 이○석, 채○○는 각자 원고 김○○에게 금 45,806,664원(상속분금39,338,515원 + 치료비 금 1,468,149원 + 위자료 금5,000,000), 원고 오○○에게 금44,338,515원(상속분 금39,338,515원 + 위자료 금5,000,000원), 나머지 원고들에게 각 금1,500,000원 및 이에 대하여 이 사건 불법행위일 이후로 원고들이 구하는 1997. 5. 6부터 이 판결 선고일인 1999. 10.7까지는 민법 소정의 연 5푼, 그 다음날부터 완제일까지는 소송촉진 등에 관한 특례법 소정의 연 2할 5푼의 비율에 의한 지연손해금을 지급할 의무가 있다 할 것이므로 원고들의 피고 이○석, 채○○에 대한 청구는 위 인정범위 내에서 이유 있어 이를 인용하고 같은 피고들에 대한 나머지 청구와 피고 이○열에 대한 청구는 이유 없어 이를 모두 기각할 것인 바, 이와 일부 결론을 달리한 원심판결은 부당하므로 피고 이○석, 채○○의 항소를 일부 받아들여 원심판결 중 같은 피고들에 대하여 위 인정금액을 초과하여 지급을 명한 같은 피고들의 패소 부분을 취소하고, 그 부분에 대한 원고들의 청구를 기각하며, 같은 피고들의 나머지 항소와 원고 김○○, 오○○의 항소는 이유 없어 이를 기각하기로 하여 주문과 같이 판결한다.

참고사항

이 건은 젊고 건강했던 환자가 2차에 걸쳐 압궤상을 입은 손가락 수술을 받은 후 1개월만에 전격성 간염으로 인한 간성혼수로 사망함으로 전격성 간염을 초래한 원인이 치료과정에서 사용한 항생제때문인지, 2차 마취시에 사용한 에스란에 의한 것인지를 두고 책임소재에 대한 재판부의 판결결과가 주목된 사건임. 1심 판결에서는 환자가 전격성간염으로 사망한 원인이 마취시 사용한 흡입마취제인 에스란에 의한 것으로 볼 수 없다는 판결을 하였고 2심 판결에서도 역시 1심 판결에서와 같이 환자가 전격성간염으로 사망한 원인이 마취시 사용한 흡입마취제인 에스란과는 관련이 없음을 인정하였음. 그리고 2심 판결에서는 1심 판결 내용중 손해배상액의 산정에서 책임의 제한을 추가하여 원고측의 일부 책임을 인정하고 전체 배상액의 30%를 경감하도록 하였음. 에스란과 수술후 전격성간염 발생과의 관계는 법원의 질의에 대한 답변조항을 참조하기 바람.

환자가 수술 전부터 가진 전신질환이나 수술 전 환자상태와 관련한 사고사례들

VI

VI

환자가 수술 전부터 가진 전신질환이나 수술 전 환자상태와 관련한 사고사례들

1 심혈관 질환

▶ 사례 1 (정형외과)

I. 사건 개요

환자 최○○(44세 남)는 1996. 2. 7. 자신이 운영하는 문방구 간판을 고정하기 위하여 지상 3미터 높이의 사다리에서 작업도중 떨어져 좌측 발목골절상을 입고 동인천 ○○병원에서 치료중 같은 해 2. 15 발목골절 부분에 대한 정복수술을 받기 위한 전신마취유도 과정에서 정맥마취제pentothal sodium와 근육이완제succinylcholine를 투여하고 기관내 삽관을 한 직후 환자가 갑자기 기관지경련을 일으키고 이에 따른 기관지협착으로 인하여 저산소증에 빠지고 심한 혈압하강, 서맥, 심정지가 발생함. 즉시 심폐소생술을 시행하여 순환기능은 돌아왔으나 환자는 뇌저산소증에 빠짐. 그후 중환자실에서 치료도중 같은 해 2. 22 21:25경 환자는 사망하였음. 이 환자는 부검에서 고도의 심비대(590gm), 좌측 관상동맥 및 그 분지의 이상주행 및 저형성hypoplasia, 심근에서 다발성 지방변성, 상행대동맥에서 죽종의 소견을 보였음.

II. 인천 ○○경찰서 협조사항(61110-903): 부검감정서 및 진료기록 등의 결과에 따른 변사자의 정확한 사인규명을 협조 의뢰합니다.

■ 의뢰사항에 대한 회신

마취 중이나 마취직후에 심정지(또는 호흡정지)로 사망한 환자의 死因을 정확하게 규명하기는 매우 어려우며 이것은 마취 중 또는 마취직후 심정지(호흡정지)를 초래할수 있는 인자들이 매우 다양하기 때문에(환자의 질환 자체, 마취 및 수술의 영향)으로 직접 환자의 마취관리에 참여치 않은 상태에서 진료기록만으로 환자의 정확한 死因을 명백하게 밝히는데는 한계가 있으므로 진료기록과 부검소견을 통해 다만 환자의 死因을 추정할 뿐입니다(참고사항 참조).

이 환자의 진료기록과 부검감정서를 살펴본 결과 다음과 같은 사항을 추정할 수 있음.

1. 마취기록지상으로 볼 때 환자의 마취유도를 위해 사용된 약제의 종류는 통상 사용하는 약제들이고 사용량은 적정량의 범위였음.
2. 마취유도와 기관삽관 직후 원인불명의 기관지경련이 발생하여 호흡장애와 이에 따른 저산소혈증의 발생, 혈압하강 그리고 심실세동(심정지의 한 형태)이 일어난 것으로 추정함. 이때 환자에 대한 처치(사용약제와 기구, 용량 및 사용방법)는 적절했던 것으로 판단됨.
3. 환자는 일단 심폐소생술에 반응하여 순환기능은 회복되었으나 호흡장애와 심정지기간 중 심한 저산소성 뇌손상을 받은 것으로 추정됨.
4. 부검소견상 환자는 심장에서 고도의 심비대, 좌측관상동맥의 이상주행 및 저형성hypoplasia, 심근에서 다발성의 지방변성소견을 보이고 상행대동맥에서 죽종atheroma의 소견을 보인 것으로 볼 때 환자가 가지고 있던 심장질환이 환자의 死因과 밀접한 관계를 가진 것으로 추정함(심장기능이 정상인 환자에 비해 심장질환을 가진 환자의 경우에는 짧은 시간의 저산소증에도 심정지가 쉽게 발생하며 심정지 발생시에도 심폐소생술에 잘 반응하지 않으므로 사망에 이를 가능성이 비교적 큼).
5. 이 환자의 추정死因은 기관지경련에 따른 호흡장애에 의한 저산소증으로 심정지가 초래(심정지 초래의 주요원인은 환자자신의 심장질환때문으로 추정됨)되고 이어 뇌손상을 가져와 사망에 이른 것으로 생각됨.

참고사항 ❶ 전신마취하 수술 중 혈압하강의 원인

❶ 마취 중 저산소혈증의 발생
❷ 수술에 의한 출혈
❸ 외과적 시술에 따른 기계적 장애에 의한 심혈관계 억제나 반사반응
❹ 환자가 원래 갖고 있던 심혈관계 질환
❺ 마취제의 과용량 사용
❻ 과도한 전처치제의 사용
❼ 마취에 앞서 사용한 치료약제들의 영향
❽ 환자의 갑작스런 자세변화
❾ 부적합 수혈
❿ 전해질 불균형 및 대사성산증 등이 있음.

참고사항 ② 전신마취 중 저산소증을 일으킬 수 있는 원인

❶ 흡입산소농도의 저하
❷ 기관내관 튜브의 일부폐쇄(분비물이나 꼬임으로)
❸ 기관지내 삽관이나 식도내 삽관
❹ 삽관시나 발관시의 자극에 의한 기관지 경련 혹은 후두 경련
❺ 마취 중 호흡회로의 분리 및 이탈
❻ 기관내관 튜브의 우발적 발관
❼ 삽관시나 발관시의 자극에 의한 기관지 경련 혹은 후두 경련
❽ 환자가 가지고 있던 심혈관 질환이나 폐질환
❾ 수술 중 심한 출혈에 의한 혈압하강
❿ 체내대사의 증가(고열)등이 있음.

참고사항 ③ 마취와 관련한 사망의 원인

❶ 마취제의 영향 : 악성고열증, 간괴사(할로탄)
❷ 마취과정:
가. 후두 및 기관지 경련
나. 식도내 삽관 및 기관지내 삽관으로 인한 저산소증
다. 삽관튜브의 폐쇄
라. 실수에 의한 발관
마. 마취회로와의 이탈
바. 산소가 연결되지 않은 경우
❸ 합병증 : 위내용물의 흡인
❹ 질병 : 마취와 관련된 사망의 대부분은 질병이며, 수술을 받는 원인질병이거나 수술에 부담을 주 는 또 다른 심한 질병(허혈성 심질환, 뇌혈관질환 등)이 원인이 될 수 있으며 이는 예상치 못하 는 경우가 많음.
❺ 국소마취제에 의한 전신중독(부분마취시)

III. 서울고등법원 제9민사부 97나 54309손해배상건의 판결 제1심 판결 인천지방법원 1997. 10. 22. 선고 96가합8761 판결

■ 주문

1. 원고들의 항소를 모두 기각한다.
2. 항소비용은 원고들의 부담으로 한다.

■ 결론

피고병원 소속 의료진들에게 위 최○○의 수술 및 마취를 전후한 의료상의 과실이 있음을 전제로 한 원고들의 이 사건 청구는 모두 이유없어 이를 기각할 것인바, 이와 결론을 같이한 제1심 판결은 정당하고, 따라서 원고들의 항소를 기각하기로 하여 주문과 같이 판결한다.

Ⅳ. 대법원 제 3부 판결 {사건 99다 48221 손해배상(의)}

■ 원심판결

서울고등법원 1999. 7. 20. 선고 97나 54309 판결

■ 주문

원심판결을 파기하고 사건을 서울고등법원으로 환송한다.

1. 원심판단의 요지

원심은 먼저 그 판시와 같이 1996. 2. 7. 15:30 경 최○○가 2층 높이의 사다리에 올라가 작업을 하다가 바닥에 떨어져 좌측 발목 경골골절상을 입고 피고가 운영하는 동인천 ○병원(이하 피고병원이라고 한다)에 후송된 후 좌측 발목경골골절 정복치환 수술을 받기 위하여 입원한 사실, 같은 해 2. 15. 09:30경 피고병원 소속 마취과 전문의인 오○○가 위 최○○에 대한 수술에 앞서 전신마취를 하기 위하여 그에게 마취제를 투여한 후 기관내에 삽관을 하고 호흡낭을 조작하던 중 최○○가 갑자기 기관지 경련을 일으켜 이에 따른 기관지 협착으로 인하여 위 호흡낭이 딱딱해지면서 조작이 불가능하게 되어 그에게 더 이상 산소를 공급해 줄 수 없게 되었고 혈압도 떨어지게 되었던 바, 약 7분간에 걸친 심폐소생술 등의 응급조치를 실시하여 심장박동 및 혈압은 정상으로 돌아왔으나 위 호흡중지 기간의 장기화에 따른 저산소증으로 심정지가 초래되고 이에 따른 뇌손상으로 인하여 의식이 회복되지 아니하자 같은 날 15:40경 위 뇌손상에 대한 보다 전문적인 치료를 위하여 피고가 운영하는 다른 병원인 중앙 ○병원으로 최○○를 이송, 치료하였으나 결국 같은 해 2. 22. 21:26경 위 병원에서 허혈성 뇌손상으로 사망한 사실, 위 망인에 대한 부검을 실시한 결과 망인의 심장은 정상인보다 상당히 비대해 있었고(일반인의 경우에는 심장이 300 내지 350g인데 반하여 망인의 경우는 590g이었다), 좌측 관상동맥 및 그 분지의 이상 주행 및 저형성이 관찰되었으며, 관상동맥이 경화되어 있었고 심근에서는 다발성의 지방변성이 나타났으며, 상행 대동맥에서는 죽종이 나타났다는 기초사실을 인정하였다.

이어 원심은, 피고 병원이 환자의 동의를 얻지 아니한 채 임의로 위 수술을 위한 마취를 시행하였을 뿐 아니라, 입원 후 위 수술을 위한 마취가 시행될 때까지 최○○나 그 보호자 등에게 앞으로 시행할 의료방법과 의료수단(위 수술치료 및 전신마취), 그러한 의료를 시행하지 않고 방치하는 경우의 위험성, 그 의료방법에 부수되는 위험성 등에 관한 아무런 설명 등을 하지 아니한 것으로써 환자 측의 승낙이 없거나 또는 형식적인 승낙이 기인한 것으로 불법행위를 구성한다는 원고들의 첫 번째 주장에 대하여, 배척하는 증거를 제외하고는 달리 이를 인정할 아무런 증거가 없고, 오히려 그 내세운 증거를 종합하여, 피고 병원의 담당의사를 비롯한 의료진들은 위 입원 당시인 1996. 2. 7.경 이미 최○○에게 위 수술이 필요하다는 진단을 하면서 그 내용과 이에 따라 예상되는 합병증 및 후유증, 그 수술 및 마취로 인하여 야기될 수 있는 불가항력적인 사고의 개연성 등에 관한 설명을 한 후 과거의 병력이나 체질상의 특이점 여부를 물어 해당사항이

없음을 확인하였고, 수술 전날인 같은 달 14.에도 위 수술과 관련한 위와 같은 내용에 대한 자세한 설명을 하였으며, 수술 당일에도 최○○에 대한 수술 전 검사를 통하여 과거 병력이나 수술 및 마취와 관련하여 문제가 될 수 있는 건강상의 문제점은 없는지를 알아내기 위하여 재차 간단한 혈압검사와 문진問診을 실시한 사실을 인정할 수 있다고 하여, 원고들의 위 주장을 배척하였다.

또 피고 병원은 전신마취를 하기에 앞서 사전에 철저한 검사를 실시하지 않았을 뿐만 아니라, 1996. 2. 9. 실시한 심전도 검사 결과 'V1-4 ST 분절의 상승'이라는 이상 소견이 나타났으므로, 이러한 경우 피고 병원은 마땅히 심초음파 검사, 심혈관조영술 등을 실시하여 심장의 이상 유무를 철저히 확인하여 전신마취를 하여도 되는지 여부를 판단하여야 함에도 이러한 검사를 전혀 실시하지 않은 채 만연히 전신마취를 강행함으로써 이 사건 사고를 일으킨 의료상의 과실이 있다는 원고들의 두 번째 주장에 대하여는, 내세운 증거를 종합하여, 피고 병원은 마취 전에 하는 일반 검사로 망인에 대하여 흉부 엑스선검사, 심전도검사, 혈액검사(빈혈검사, 간기능검사, 출혈소인검사, 전해질검사, 전염병 감염 여부 검사 등) 및 소변검사 등을 실시하였는데, 1996. 2. 8. 실시한 심전도 검사에서 '불완전 우각 차단 및 V2-4 ST 분절의 상승'이 있다고 판단되었고, 그 다음날 실시한 심전도 검사에서는 'V1-4 ST 분절의 상승'이 있는 것으로 판단되었을 뿐, 그 외의 검사에서는 아무런 이상이 나타나지 아니하였는데, 마취과 전문의인 위 오○○는 위 심전도 검사 결과가 전신마취를 하는 데 문제가 되는지 여부를 확인하기 위하여 피고 병원 내과 전문의인 황○○에게 문의한 결과, 위 심전도 검사결과에 나타난 증상 중 '우각 차단right bundle branch block'이란 심장을 뛰게 하는 전기 흥분이 우심방에서 우심실로 가는 것이 차단되었다는 뜻으로, 우각이 차단되어도 위 전기 흥분이 좌심실로 전달되는 데에는 전혀 지장이 없어서 심장의 수축 및 이완에는 아무 문제가 없는 데다가 위 망인의 경우는 그나마도 불완전한 우각 차단으로 나타났고, 'ST 분절'이란 심전도상 QRS에서 T파로 이어지는 평탄한 부분으로 탈분극(동결절에서 발생한 흥분이 좌우의 심방으로 전달되어 심방이 흥분되는 과정)과 재분극(심실 흥분이 끝나 다음의 심실 흥분이 회복되기가지의 과정)을 행하는 중간의 정지기를 의미하는 것으로, 그 범위는 V1-3에서 0nm부터 3nm까지를 정상으로 보는데, 망인의 경우는 1nm에서 2nm 정도 상승하였기 때문에 황○○는 위 심전도 검사결과는 임상적으로는 정상의 범위에 속한다고 회답한 사실, 또한 심비대는 비후성 심비대와 확장성 심비대의 두 가지로 나눌 수 있는데 위 망인에 대한 검시소견에 의하면 비후성 심비대로 추정되며, 비후성 심비대의 경우에는 심실의 내강이 늘어나 있지 않기 때문에 엑스선 검사상 심장의 외각 음영은 정상범위에 속하고 있어 흉부 엑스선 촬영으로는 이를 판별할 수 없으며, 통상 심비대의 진단은 심전도 검사를 통하여 알 수 있고 심전도 검사상 의심되는 소견이 발견되면 심에코도 검사를 통하여 이를 확인하는바, 위 최○○에 대한 위 심전도 검사결과에는 위 부검결과에서 나타난 심비대를 의심할 만한 아무런 징후가 엿보이지 않았으며, 또한 위 부검결과에서 나타난 좌측 관상동맥의 이상 주행 및 저형성등의 소견은 위 심전도 검사결과로는 알 수 없으며, 이를 판별하기 위하여는 우선 24시간 홀터모니터링검사(단시간의 심전도 검사에서는 일과성으로 출현하는 부정맥이나 발작성 허혈성 변화를 포착하기 어려우므로 장시간 연속되는 심전도기록장치를 환자에 부착하여 24시간에 걸쳐 심전도를 기록한 후 이를 해석하는 검사방법) 또는 심초음파 검사를 실시하고 나아가 보다 정확한 방법으로 심혈관조영술을 통하여만 이를 알 수 있는데, 임상적으로 정상의 범위 안에 드는 심전도 검사결과가 나온 환자에 대하여는 굳이 많은 비용과 시간을 들여서 추가로 위와 같은 검사를 하지는 않고 있으며, 특히 심혈관 조영술의 경우에는 그 검사 자체가 몹시 위험하고 비용이 많이 들기 때문에 심전도 검사에서 허혈 소견이나, 심방세동, 심실 조기수축 등의 양성반응이 나타나거나 일상 생활에서 그와 같은 증상이 나타날 때에만 극히 제한적으로 시행하는 것인 사실을 인정할 수 있다고 한 다음, 그 인정 사실에 의하면 황○○가 망인에 대한 심전도 검사결과를 정상범위에 속하는 것으로 판단한 조치에 어떠한 잘못이 없고, 또한 위와 같이 임상적으로 정상의 범위 안에 드는 심전도 검사결과가 나온 위 최○○에 대하여는 굳이 많은 비용과 시간을 들여 심초음파검사 또는 심혈관조영술 등의 추가적인 검사를 하여야 할 필요성이 있었다고 볼 수도 없고, 따라서 위와 같은 상황에서 오○○가 망인에 대하여 심초음파검사 또는 심혈관조영술 등의 추가적인 검사를 하지 않고 곧바로 전신마취를 하기로 결정한 데에도 의료상의 과실이 있다고 할 수는 없다고 판단하였다.

마지막으로, 오○○가 위 망인을 마취하는 과정에서의 의료상 과실로 기관지 협착이 일어났거나, 가사 그렇지는 않다고 하더라도 오○○는 최○○에게 기관지 경련이나 기관지 협착이 오지 않도록 필요한 약제를 준비하지 않았고, 기관지 삽관시 호흡 통로를 확보해 놓지 아니한 채 마취를 한 잘못이 있다는 원고들의 주장에 대하여는, 그 내세운 증거를 종합하여, 오○○는 위 최○○를 마취하기에 앞선 처치로서 병동에서 부교감신경계 항진차단제가 투여된 사실과 동인의 혈압이 정상임을 확인한 후 마취 유도제와 근육이완제를 주사하고, 마스크로 산소를 공급하면서 근육이완이 충분히 된 것을 확인하고 기관내에 삽관을 하였으나, 그 후 1분 가량 지나서 갑자기 호흡낭이 딱딱해지고 조작이 불가능해졌고, 이에 오○○는 기관지 경련으로 인한 기관지 협착으로 판단하고 위 기관지 협착을 풀기 위하여 근육이완제와 부교감신경계 항진차단제 및 혈압 상승제 등을 주사였으며, 삽관을 하는 자극 자체에 의하여 부교삼신경이 항진되는 경우도 있으므로 이에 대비하여 기관내에 삽관된 튜브를 일시 발관하였다가 재차 삽관하기도 하고, 기관지 확장제를 다시 주사하였으나 기관지 경련이 풀리지 않았으며, 경련이 시작된 지 7분 정도 지난 후에는 심전도에 심실세동(심장이 멈추는 상태)이 보이며 혈압이 계속 떨어지자 심폐소생술을 함으로써 기관지 경련이 풀리고 심장 리듬이 정상으로 돌아왔으나, 그 동안 산소 공급이 중단되어 저산소증으로 위 최○○의 의식은 회복되지 못한 사실, 한편 오○○는 위 기관지 경련시 호흡 통로를 만들기 위한 기관절개 조치를 취하지는 아니하였으나 기관절개술 자체가 상부 기도의 폐쇄시에 기도유지를 목적으로 시행하는 것이고, 소기관지 이하의 하부 기도에서 발생하는 위와 같은 기관지 경련에 대한 유효 적절한 대응책이 될 수는 없는 사실을 인정할 수 있다고 하고, 그 인정 사실에 비추어 보면 오○○가 그 판시와 같이 최○○의 마취 유도를 위하여 사용한 약제의 종류 및 사용량, 사용방법과 기관 삽관 후에 나타난 기관지 경련에 대한 처치(사용 약제, 기구, 용량 및 방법)는 적절하였다고 판단하였다.

2. 설명의무 위반 등의 점에 대하여

기록에 의하여 살펴보면, 위에서 본 원고들의 첫 번째 주장에 관한 원심의 증거취사와 사실인정은 정당한 것으로 수긍되고, 거기에 상고이유에서 주장하는 바와 같은 채증법칙 위반 등의 위법이 있다고 할 수 없다.

3. 의료과실의 점에 대하여

일반적으로 사람의 생명과 건강을 다루는 의사에게는 그 업무의 성질에 비추어 시술로 인하여 발생 가능한 위험의 방지를 위하여 필요한 최선의 조치를 취할 업무상의 주의 의무가 요구되고, 특히 이 사건과 같은 전신마취는 환자의 중추신경계, 호흡기계 또는 순환기계 등에 큰 영향을 미치는 것으로서 환자의 건강상태에 따라 마취방법이나 마취제 등에 의한 심각한 부작용이 올 수 있고, 그 시술상의 과오가 환자의 사망 등의 중대한 결과를 가져올 위험성이 있으므로, 이를 담당하는 의사는 마취 시술에 앞서 마취 시술의 전 과정을 통하여 발생할 수 있는 모든 위험에 대비하여 환자의 신체구조나 상태를 면밀히 관찰하여야 할 뿐 아니라, 여러 가지 마취방법에 있어서 그 장단점과 부작용을 충분히 비교 · 검토하여 환자에게 가장 적절하고 안전한 방법을 선택하여야 할 주의의무가 요구된다고 할 것이다.

그리고 이러한 의료행위에 있어서 주의 의무 위반으로 인한 불법행위 또는 채무불이행으로 인한 책임이 있다고 하기 위하여는, 다른 경우에 있어서와 마찬가지로, 의료행위상의 주의 의무의 위반, 손해의 발생 및 주의 의무의 위반과 손해의 발생 사이의 인과관계의 존재가 전제되어야 한다고 할 것이나, 의료행위가 고도의 전문적 지식을 필요로 하는 분야이고 그 의료의 과정은 대개의 경우 환자 본인이 그 일부를 알 수 있는 외에 의사만이 알 수 있을 뿐이며 치료의 결과를 달성하기 위한 의료상의 과실로 말미암은 것인지의 여부는 전문가인 의사가 아닌 보통인으로서는 도저히 밝혀낼 수 없는 특수성이 있어서 환자 측이 의사의 의료행위상의 주의 의무 위반과 손해의 발생과의 사이의 인과관계를 의학적으로 완벽하게 입증한다는 것은 극히 어려운 일이므로, 이 사건에 있어서와 같이 환자가 전신마취 도중에 갑작스런 기관지 경련이 일어나고 이로 인한 심정지가 발생하여 뇌손상으로 인하여 결국 사망에 이른 경우에 있어서는 피해자 측에서 일련의 의료행위과정에 있어 저질러진 일반인의 상식에 바탕을 둔 의료상의 과실 있는 행위를 입증하고 그 결과와의 사이에 일련의 의료행위 외에 다른 원인이 개재될 수 없다는 점, 이를테면 환자에게 의료행위 이전에 그러한 결과의 원인이 될 만한 건강상의 결함이 없었다는 사정을 증명한 경우에 있어서는 의료행위를 한 측이 그 결과가 의료상의 과실로 말미암은 것이 아니라 환자의 특이체질 등 전혀 다른 원인으로 말미암은 것이라는 입증을 하지 아니하는 이상, 의료상 과실과 결과 사이의 인과관계를 추정하여 손해배상책임을 지울 수 있도록 입증책임을 완화하는 것이 손해의 공평 · 타당한 부담을 그 지도원리로 하는 손해배상제도의 이상에 맞는 다고 할 것이다(대법원 1996. 6. 11. 선고 95다41079 판결, 1995. 3. 10. 선고 94다39567 판결, 1995. 2. 10. 선고 93다52402 판결 등 참조).나. 이러한 법리를 전제로 원심이 그 판시와 같은 판단에 이른 심리과정을 기록에 비추어 살펴보면, 원심이 의료과오소송에 있어서의 의사의 주의의무 위반 여부를 판단함에 있어 그 심리를 다하였다고 보기에는 아래에서 보는 바와 같이 선뜻 수긍하기 어려운 점이 있다.

먼저 기록에 의하여 위 최○○가 사망에 이르게 된 원인을 살펴보면, 피고 병원의 마취과 전문의사인 오○○가 최○○에 대한 좌측 발목 경골골절 정복치환 수술에 앞서 전신마취를 하기 위하여 그에게 마취제를 투여한 후 기관 내에 삽관을 하고 호흡낭을 조작하던 중 갑자기 망인이 기관지 경련을 일으키고 이에 따른 기관지 협착이 생겨 호흡낭이 딱딱해지면서 조작이 불가능하게 되어 더 이상 산소를 공급해 줄 수 없게 되면서 저산소증으로 인한 심정지가 초래되고 결국 허혈성 뇌손상이 발생하여 최○○가 사망에 이르게 되었다는 것이다. 따라서 최○○가 사망에 이르게 된 최초의 원인은 마취 시술 도중 갑작스런 기관지 경련의 발생이라고 할 것인데, 원심은 오○○가 최○○의 마취 유도를 위하여 취한 투약조치와 기관지 경련 발생 후에 취한 처치가 일반적인 기준에 비추어 적절하였다고 판단하였을 뿐, 통상 발생이 예견되지 아니하는 기관지경련이 위 환자의 경우에 왜 일어났으며 이를 미리 막을 방법이 없었던 것인지에 대하여 심리?판단하지 아니하였으며, 기록에 의하더라도 망인의 사망을 초래한 이러한 기관지 경련의 발생이 환자의 특이체질 등 전혀 예상할 수 없었던 다른 원인으로 말미암은 것이라는 점을 납득할 만한 사정은 찾아볼 수 없다.

나아가 망인에 대한 부검결과와 대한마취과학회의 인천 ○○경찰서장에 대한 회신(기록 196면)에 의하면, 망인의 심장은 거의 정상인의 2배 가까울 정도로 비대하고, 이러한 심장질환이 망인의 사인과 밀접한 관련을 가진 것으로 추정된다는 것이고 한편, 망인에 대한 심전도 검사결과 비록 임상적으로는 정상의 범위에 속한다고 하더라도 어느 정도의 이상이 나타났다는 점은 분명한바, 그렇다면 과연 원심이 판시한 것처럼 망인의 심장에 이상이 있는지 여부를 마취 시술 전 도저히 확인할 수 없었던 것인지에 대하여 쉽사리 의문을 떨쳐 버릴 수 없다. 더구나 제1심의 ○○대학교병원장의 진료기록 감정촉탁에 대한 회신에서 망인의 심장이 엑스선 촬영으로도 그 외각음영이 나타나지 아니하는 비후성 심비대로 추정된다고 한 것은, 일반적인 소견으로 감정한 것일 뿐, 망인의 흉부 엑스선 촬영 사진을 가지고 직접 판독하였음에도 그 이상을 찾을 수 없었기 때문에 위와 같이 추정한 것으로 보이지는 아니한다(제1심이 피고측의 요청에 의하여 위 진료기록에 대한 감정을 촉탁할 때 망인의 흉부에 대한 엑스선 촬영 사진을 함께 보내지 않은 것으로 보인다. 기록 413면). 그리고 원심 판시에 의하더라도 망인의 경우 심전도 검사 외에 심초음파 검사나 심혈관조영술 등 추가검사를 하였더라면 망인의 사인과 관련된 심장의 이상을 확인할 수 있었을 것으로 보이고, 심혈관조영술은 그 자체가 몹시 위험하고 비용이 많이 들기 때문에 극히 제한적으로 시행할 수밖에 없는 것이나, 심초음파 검사는 상대적으로 적은 비용으로 간단하게 시행할 수 있는 것으로 보이는 바(피고 병원의 내과 전문의인 황○○의 진술에 의하더라도 심비대증상은 심초음파 검사에 의하여 즉시 확인이 된다는 것이다. 기록 302면), 환자에게 전신마취 시술을 하는 의사로서는 현재의 의료 상황에 비추어 전신마취를 실시하는 모든 환자들에게 심전도 검사 외에 심초음파 검사를 시행하는 것은 적절하지 아니하다고 할지라도, 전신마취 시술에 부수되는 중대한 부작용의 결과를 감안한다면, 심전도 검사나 기타 사전 검사과정에서 조금이라도 심장 이상의 의문을 품을 만한 사정이 발견된 때에는 심초음파 검사 등을 통하여 심장 이상의 유무를 확인할 주의의무가 있다고 할 것이고 그렇다면 원심으로서는 이 사건의 경우 오○○가 위 망인에 대하여 심전도 검사외에 심초음파 검사 등 추가검사의 필요가 없는 것으로 단정하여 이를 시행하지 아니한 과정에 의무위반이 없었는지의 점에 대하여도 더 심리 · 판단하여야 했을 것이다.

따라서 앞서 본 바와 같은 사정에서라면, 원심으로서는 전신마취 시술 도중 위 망인에게 갑작스러운 기관지 경련이 왜 일어났으며 피고 병원 의료진들이 모든 주의의무를 다하였더라도 이와 같은 경련을 예상하고 방지할 방법이 없었던 것인지 여부와 망인의 심장이 전신마취 시술에 지장이 없을 정도로 정상인지 여부를 확인하는 과정에서 피고측 의료진이 심장의 이상 유무를 발견하지 못하고 더 이상의 조치를 취하지 아니한 데 대하여 어떠한 잘못이 있었는지 여부 등에 대하여 더 나아가 심리하여야 했을 것임에도 불구하고, 원심은 이 점 등에 대하여 심리함이 없이 그 판시와 같은 사정만을 들어 바로 마취시술행위 전후 피고측 의료진들에게 어떠한 주의의무를 위반한 잘못이 없었다고 단정해 버렸으니, 원심에는 심리를 다하지 아니하였거나 의료과오소송에 있어 과실과 인과관계의 입증책임에 대한 법리를 오해한 등의 위법이 있다고 보지 않을 수 없다.

4. 그러므로 원심판결을 파기하고 사건을 다시 심리 · 판단하도록 원심법원에 환송하기로 하여 관여 법관의 일치된 의견으로 주문과 같이 판결한다.

V. 서울고등법원 제17민사부 2001나합 18935 손해배상건의 사실조회에 대한 회신

■ 조회할 사항

1. 기관지 경련과 관련하여

문1 전신마취를 위하여 마취제와 근육이완제를 투여하고 기관내 삽관을 한 직후에 기관지경련이 일어날 수 있는 원인으로 어떠한 것이 있는지.

답 i. 마취유도시의 기관지경련의 발생은 기관튜브 삽관시 자극에 대한 반사반응으로 일어날 수 있으며 특히 기관지 천식같은 폐쇄성 폐질환을 가진 환자에서 발생하기 쉬우나 천식을 갖지 않은 환자에서 도 발생할 수 있음.

ii. thiopental에 의한 마취유도에 이어 기관지경련이 발생할 수 있는데 이것은 콜린성 신경자극, histamine 분비, 직접적인 기관지 평활근의 자극에 의한 것일 수 있음.

iii. 근육이완제중 tubocurarine 이나 atracurium 같은 근이완제의 사용시에도 기관지경련이 발생할 수 있으며 이 두약제는 모두 histamine 분비를 증가시킨다.

문2 위 기관지경련의 원인이 될 수 있는 것 중 사전 진단을 통하여 그 발생가능성을 예측할 수 있는 것과 이를 전혀 예측할 수 없는 것은 어떤 것인지.

답 천식과 같은 폐쇄성 폐질환을 가진 환자는 일반환자에 비해 마취유도시 기관지경련 발생비가 높기 때문에 사전진단과 폐기능검사를 통해 발생가능성을 예측할 수 있으나 폐질환이 없는 환자에서도 기관지경련이 마취유도시에 발생할 수 있으며 이러한 경우는 사전에 예측할 수 있는 방법이 없음.

문3 위 발생가능성을 예측할 수 있는 사전 진단 방법으로는 어떤 방법이 사용되며, 그 진단 결과 발생가능성이 있다고 진단된 경우에는 어떠한 조치를 취하여야 하는지.

답 천식을 가진 환자는 수술 전에 질환의 최근증상(호흡곤란, 기침, 쌕쌕거림)을 알아보고 폐기능검사 즉, FEV1(1초간 강제호기량 측정), 최대 호기유속PEFR을 측정하고 흉부 방사선검사, 동맥혈가스검사 등을 시행하여 천식의 심한 정도를 알아보는 것이 중요함. 천식의 정도가 심할 경우에는 산소투여, 기관지확장제와 스테로이드 사용, 분무용 기관지확장제 사용 등으로 천식을 치료하거나 완화시키고 마취유도시에는 가장 기관지경련 발생 가능성이 적은 마취약제를 사용하며 기관삽관시에도 자극에 대한 반응을 최소화 하기 위하여 충분한 마취깊이를 유지하여야 하며, lidocaine, 항콜린성 약제 등의 투여가 필요할 수도 있음.

문4 사전 진단을 통하여 발생가능성을 예측할 수는 없더라도 그 발생가능성을 고려하여 예방조치를 미리 취하여야 할 필요가 있는 경우가 있는지 여부 및 이 때 필요한 예방조치로는 어떠한 것이 있는지.

답 발생가능성을 예측할 수 없는 경우에는 사전에 특별한 예방조치를 취할 수는 없으나 마취유도시에 가능한 자극을 최소화하는 마취유도smooth induction를 하고 튜브삽관 직전에 lidocaine 투여, 흡입마취제에 의한 마취농도의 증가, 항콜린성 약제의 투여 등으로 삽관에 의한 자극을 최소화 할 수 있는 방법을 사용하는 것이 기관지경련 발생의 예방조치일 수 있음.

문5 부교감신경 항진증이란 무엇이며, 환자에게 이 증상이 있으면 전신마취를 위한 기관지삽관 직후 기관지경련의 원인이 될 수 있는지.

답 부교감신경 항진증은 체내 자율신경계중 부교감신경계가 자극을 받아 신경전달 물질인 acetylcholine 의 분비가 증가되는 것을 말하며 증상으로는 동공 축소, 심박수의 감소, 혈압하강, 기도내 분비물의 증가, 기관지수축 등이 나타남. 환자가 기관삽관시 자극에 대한 반응으로 부교감신경계가 항진되면 acetylcholine의 분비가 증가되어 기관지경련의 발생가능성을 증가시킬 수 있음.

문6 부교감신경 항진증으로 인하여 기관지경련이 일어나는 경우가 임상적으로 어느 정도의 빈도로 발생하는지.

답 마취유도시 기관지경련의 발생원인의 하나가 기관삽관시의 자극에 의한 부교감신경계 항진때문이나 부교감신경 항진증으로 기관지경련이 발생하는 빈도는 알지 못하며 자세한 내용은 내과학회에 질의하시기 바랍니다.

마취유도시 기관지경련의 발생은 정상인에서는 매우 드물며 천식을 포함한 폐쇄성 폐질환을 가진 환자의 경우에도 발생빈도는 높지 않으나 정확한 발생빈도는 보고된 것이 없음.

문7 환자에게 부교감신경 항진증이 있는지 여부를 알려면 어떠한 진단방법을 이용하는지.

답 부교감신경 항진증은 특정 질환을 뜻하기보다는 질환이나 어떤 자극(기계적 자극, 약제 투여 등)에 의하여 부교감신경계의 신경전달 물질인 acetylcholine의 분비가 증가되어 나타나는 증상을 말하는 것으로 축동, 서맥, 혈압하강, 기도분비물 증가, 기관지수축 등의 증상이 진단에 도움이 될 것으로 생각되나 진단방법에 대한 더 자세한 내용은 내과학회에 질의하시기 바랍니다.

문8 전신마취 전에 부교감신경 항진차단제robinul를 투여하였다면 기관내 삽관시 기관지경련이 완전히 예방되는지 여부, 그렇지 않다면 부교감신경항진을 예방하기 위하여 추가로 취할 조치에는 어떠한 것이 있는지.

답 robinul은 마취유도시 타액분비와 기도내 분비물의 발생을 감소시키고 미주신경반사를 차단시키기 위해 마취 전 투약제로 주로 사용되는 항콜린성 약제이나 robinul의 투여로 기관지경련을 완전히 예방할 수는 없으며 앞서의 문항에서 답한 것처럼 부교감신경계를 자극하지 않는 마취약제의 선택, smooth induction, 충분한 마취깊이하에 기관튜브 삽관, lidocaine 의 투여, atropine (서맥방지와 기관지확장효과)이나 scopolamine(진정효과) 같은 항콜린성 약제의 사용이 도움이 될 수 있음.

2. 심장 이상과 관련하여

문1 기관지경련으로 인하여 산소공급이 중단되어 저산소증이 생긴 상황에서, 망인과 같이 심비대, 좌측 관상동맥 및 그 분지의 이상 주행bridging 및 저 형성hypoplasia, 심근의 다발성 지방변성multifocal fatty degeneration of myocardium, 상행대동맥의 죽종atheroma등의 이상 증상이 있다면, 그로 인하여 정상인에 비하여 쉽게 심정지가 초래될 수 있는지 여부.

답 위에 열거된 심장질환을 가진 환자들은 저산소증 발생시 정상인에 비하여 훨씬 쉽게 심정지가 초래될 수 있음.

문2 저산소증과 심장의 위와 같은 이상 증상은 어떤 경로를 통하여 서로 영향을 미칠 수 있는 것인지.

답 인체내 모든 조직으로 혈류를 공급하는 심장의 박출기능 pumping action은 심근의 수축력, 전부하, 후부하 등에 의하여 영향을 받으며 특히 심근의 수축력이 중요한데 심비대, 심근의 다발성 지방변성이 있을 때는 심근의 수축을 위하여 정상인의 심장에 비해 더 많은 산소소모가 필요하고, 관상동맥질환은 심근으로 가는 산소공급에 장애를 가져오므로 허혈성 심장질환의 가장 흔한 원인이 되고 있음. 따라서 이 환자에서 저산소증이 초래되면 심근의 산소소모는 증가되고 산소공급은 급격히 감소되어 심근의 산소소모와 공급균형이 급속히 깨어지므로 허혈상태는 급속히 악화되어 쉽게 심정지를 초래하게됨.

문3 전신마취를 하기에 앞서 환자의 심장기능에 이상이 있는지를 알기 위한 검사에 심전도검사와 심초음파검사, 심혈관조영술 등이 있고, 그 중 심혈관조영술은 그 자체가 매우 위험한 검사방법이라고 하는바, 그렇다면 통상의 경우에 심전도검사와 심초음파 검사는 모두 실시하는지 아니면 그 중 한 방법만을 선택하여 실시하는지.

답 수술 전 환자가 심장질환을 의심하는 증상(호흡곤란이나 흉통 등)이 없는 경우에는 심전도검사만 하는 것이 일반적이며 심장질환을 의심할때는 심초음파 검사를 병행함.

문4 통상 한 방법만을 실시한다면 그 검사방법을 선택하는 기준이 무엇이며, 주로 어떤 방법이 쓰이는지.

답 심전도 검사는 심장질환의 증상유무에 관계없이 대부분의 성인환자에서 기본검사 screening test로 실시하며 심초음파 검사는 심장질환의 의심이 있을 경우 질환을 더 자세히 평가하기 위해 실시함.

문5 통상 한 방법만을 실시하다가 특히 심전도검사와 심초음파 검사를 모두 실시하는 경우가 있다면 이는 어떤 경우인지.

답 환자가 심장질환을 가졌음을 의심할 경우임.

문6 심전도검사에 비하여 심초음파 검사가 가지는 장점은 무엇인지(예컨대, 진단 효과 면에서)

답 심전도 검사는 일종의 screening test로서 심장질환(관상동맥질환)이 있는 환자에서도 25-50%에서는 정상으로 나타날 수 있으므로 정확한 진단방법이라고 하기 힘드나 심초음파 검사는 부분적이거나 전체적인 심실기능에 대한 중요한 정보를 제공하며 부분적인 심실벽 운동장애의 발견이나 좌심실 박출비의 계산은 심혈관 조영소견과 밀접한 관계가 있어 진단에 큰 도움이 될 수 있음.

문7 심전도검사에 비하여 심초음파 검사가 가지는 단점은 무엇인지(예컨대, 검사에 따른 부작용이나 위험성 유무, 검사에 소요되는 시간과 비용 등의 면에 관하여 구체적으로 설명할 것)

답 심초음파 검사는 심전도 검사에 비하여 위험성이나 부작용은 없으나 비용이 많이 들고 검사시간이 더 소요되는 것이 단점이라고 할 수 있음.

VI. 서울고등법원 제17민사부판결 2001나18935 손해배상(의)

■ 원심판결

인천지방법원 1997.10.22. 선고 96가합8761 판결

■ 환송판결

대법원 2001. 3. 23. 선고 99다48221 판결

■ 주문

1. 원심판결 중 다음에서 지급을 명하는 금원에 해당하는 원고들 패소 부분을 취소한다.
   피고는 원고 김○○에게 61,138,816원, 원고 최○○에게 41,092,511원 및 위 각 금원에 대한 1996. 2. 22. 부터 2002. 7. 25.까지 연 5%의, 2002. 7. 26.부터 완제일까지 연25%의 각 비율로 계산한 금원을 지급 하라.
2. 원고들의 나머지 항소를 기각한다.
3. 소송총비용은 이를 2분하여 그 중 1은 원고의, 나머지는 피고의 각 부담으로 한다.

■ 청구취지 및 항소취지

원심판결을 취소한다. 피고는 원고 김○○에게 127,078,824원, 원고 최○○에게 84,719,216원 및 위 각 금원에 대한 1996. 2. 22.부터 원심판결 선고일까지는 연 5%의, 그 다음날부터 완제일까지는 연 25%의 각 비율로 계산한 금원을 판결하라.

■ 이유

1. 손해배상책임의 발생

가. 인정사실

(1) 소외 최○○는 1951년생의 남자로서 피고가 운영하는 병원에서 치료를 받던 중 사망한 사람이고, 원 고 김○○는 위 망인의 처이며, 원고 최○○은 위 망인의 아들이다.

(2) 최○○는 1996. 2. 7. 15:30경 자신이 운영하는 ○○전기설비의 간판을 고치기 위하여 2층 높이의 사다리에 올라가 작업을 하다가 바닥에 떨어져 좌측 발목 경골골절상을 입고 같은 날 16:00경 피고가 운영하는 동인천 ○병원(이하 피고병원이라 한다)의 응급실로 후송된 후, 좌측 발목 경골골절 정복치환 수술을 받기 위해 피고 병원에 입원하였다. 당시 최○○는 좌측 발목 골절을 제외하고는 신체적으로 별다른 이상이 없었다.

(3) 피고병원의 정형외과 의사는 최○○의 좌측 발목 골절부위의 통증을 완화시키면서 부종이 빠질 때까지 기다렸는데 1996. 2. 9. 심전도검사 결과에서 불완전 우각 차단, 불특정한 ST 분절 상승 소견 이 나오자 내과에 수술 가능성 여부를 문의하였다. 1996. 2. 10. 피고 병원의 내과전문의 황○○는 우각이 차단되어도 좌심실에서 발생한 자극이 심실근으로 전달되어 심장의 수축, 이완에 문제를 유발하지 아니하고 불특정한 ST 분절 상승(1mm~2mm)도 정상범위(0mm~3mm)내라는 이유로 '임상적인 의의 없습니다(이 정도는 정상범위에 속함)' 이라는 내용의 회신을 보내왔다. 그 후에 최 ○○는 심장질환에 대한 추가 검사를 받지 않았고 1996. 2. 14. 부종이 국소적으로 가라앉기 시작하여 1996. 2. 15. 수술을 받게 되었다. 1996. 2. 15. 09:30경 피고병원 소속 마취과 전문의 오○○는 수술에 앞서 전신마취를 하기 위하여 최○○에게 마취제를 투여한 후 기관내에 삽관을 하고 호흡 낭을 조작하였는데, 최○○가 갑자기 기관지 경련을 일으키면서 기관지 협착으로 호흡낭이 딱딱해서 산소를 공급해 줄 수 없게 되고 혈압도 떨어졌고 약 7분간에 걸친 심폐소생술 등의 응급처치를 받아 심장박동 및 혈압은 겨우 정상으로 돌아왔으나 위 호흡정지기간의 장기화에 따른 저산소증으로 심정지가 초래되면서 이에 따른 뇌손상으로 인하여 의식이 회복되지 않았다. 최○○는 같은 날 15:40경 뇌손상에 대한 보다 전문적인 치료를 위해 피고가 운영하는 다른 병원인 인천 남동구 구월 동 소재 ○○병원으로 이송되어 치료를 받았으나, 1996. 2. 22. 21:26경 위 병원에서 허혈성 뇌손상 으로 사망하였다.

(4) 위 망인에 대한 사인을 명확히 하기 위하여 부검을 실시한 결과 당시 망인은 사고 당시 만 44세(1951년생)에 신장 174cm, 몸무게 84kg으로 정상인보다 몸이 비대한 편이었고 심장은 통상적인 경우보다 상당히 비대하였으며(일반인의 경우에는 심장이 300gm~350gm에 불과하나 위 망인의 경우에는 590gm이었다), 좌측 관상동맥 및 그 분지의 이상주행 및 저형성이 관찰되었다. 또 관상동맥 이 경화되어 있었고, 심근에서는 다발성의 지방변성이 나타났고, 상행 대동맥에서는 죽종(粥腫, 퇴 행변성을 일으킨 비후된 동맥내막의 반점덩어리)이 나타났으며, 심장에서의 병변을 제외하고는 사인과 연관된 질병 및 손상을 볼 수 없는 점, 마취 중 호흡부전 및 저혈압의 소견 등에 비추어 심장 질환에 의한 마취 중 사망의 가능성이 높을 것으로 추정되었다.

(5) 망인의 경우 부교감신경 항진 때문에 마취 중 기관지 협착이 발생하였고 기관지 협착의 발생원인은 부교감신경 항진 또는 기관지 이상이 있으나, 기관지 이상은 흉부 엑스레이사진 등으로 미리 알 수 있는데 망인의 마취 전 흉부엑스레이사진에 기관지 이상 소견이 없었던 점에 비추어, 위 원인은 부교감신경 항진인 것으로 보인다. 부교감신경 항진은 질환이나 어떤 자극(기계적 자극, 약제투여 등)에 의하여 부교감신경계의 신경전달물질인 아세틸콜린acety1choline의 분비가 증가되어 나타난다. 그 후 5분 내지 10분 동안 산소공급이 차단되어 저산소증이 발생하면서 기왕의 심장질환 때문에 심근의 산소공급과 소모의 균형이 급속히 깨어져 허혈상태가 악화됨으로써 정상인보다 쉽게 심정지가 초래된 결과 허혈성 뇌손상으로 사망에 이르게 되었다. 위와 같은 심장 질환을 발견하기 위한 방법으로는 24시간 홀터모니터링검사(단시간의 심전도검사에서는 일과성으로 출현하는 부정맥이나 발작성 허혈성 변화를 포착하기 어려우므로 장시간 연속되는 심전도 기록장치를 환자에 부착하여 24시간에 걸쳐 심전도를 기록한 후 이를 해석하는 검사방법), 심초음파검사 등이 있고 더 정확한 검사방법으로는 심혈관조영술이 있다. 심혈관조영술은 그 자체가 위험하고 비용이 많이 들 기 때문에 제한적으로 시행할 수밖에 없으나, 24시간 홀터모니터링검사 및 심초음파검사는 검사비용 및 시간이 심전도검사 보다 더 소요되기는 하여도 심혈관조영술보다 상대적으로 적은 비용으로 시행할 수 있고 위험성이나 부작용도 없으며, 특히 심초음파검사는 부분적이거나 전체적인 심실기능에 대한 중요한 정보를 제공하여 심장질환의 진단에 큰 도움이 될 수 있다.

나. 판단

이 사건과 같은 전신마취는 환자의 중추신경계, 호흡기계 또는 순환기계 등에 큰 영향을 미치는 것으로서 환자의 건강상태에 따라 마취방법이나 마취제 등에 의하여 심각한 부작용이 올 수 있고, 그 시술상의 과오가 환자의 사망 등의 중대한 결과를 가져올 위험성이 있으므로, 이를 담당하는 의사는 마취 시술에 앞서 마취 시술의 전 과정을 통하여 발생할 수 있는 모든 위험에 대비하여 환자의 신체구조나 상태를 면밀히 관찰하여야 할 뿐 아니라, 여러 가지 마취방법에 있어서 그 장단점과 부작용을 충분히 비교 · 검토하여 환자에게 가장 적절하고 안전한 방법을 선택하여야 할 주의의무가 있다. 한편, 의료행위의 전문성, 밀행성, 재량성 등으로 인하여 손해발생의 직접적인 원인이 의료상의 과실로 말미암은 것인지 여부는 보통인으로서는 도저히 밝혀낼 수 없는 특수성이 있으므로, 이 사건에 있어서와 같이 환자가 전신마취 도중에 갑작스런 기관지 경련이 일어나고 이로 인한 심정지가 발생하여 뇌손상으로 인하여 결국 사망에 이른 경우에 있어서는, 피해자측에서 일련의 의료행위과정에 있어 저질러진 일반인의 상식에 바탕을 둔 의료상의 과실 있는 행위를 입증하고 그 결과와의 사이에 일련의 의료행위 외에 다른 원인이 개재될 수 없다는 점, 이를테면 환자에게 의료행위 이전에 그러한 결과의 원인이 될 만한 건강상의 결함이 없었다는 사정을 증명한 경우에 있어서는, 의료행위를 한 측이 그 결과가 의료상의 과실로 말미암은 것이 아니라 환자의 특이체질 등 전혀 다른 원인으로 말미암은 것이라는 입증을 하지 아니하는 이상, 의료상 과실과 결과 사이의 인과관계를 추정하여 손해배상책임을 지울 수 있도록 입증책임을 완화하는 것이 손해의 공평 타당한 부담을 그 지도원리로 하는 손해배상제도의 이상에 맞는다고 할 것이다.

이 사건에 관하여 보건대 최○○가 사망에 이르게 된 원인은 마취 시술 도중 갑작스런 기관지 경련의 발생과 기왕의 심장질환에서 비롯된 저산소증으로 인한 뇌손상인데, 망인은 비만한 체격의 40대 중년남자로 심장이 정상인의 거의 2배에 가까울 정도로 비대한 상태로 관상동맥경화, 심근의 다발성 지방변성 등의 심장질환이 있었고 이러한 심장질환은 망인의 사인과 밀접한 관련을 가진 것으로 추정되는 점, 한편 망인에 대한 심전도검사 결과 비록 임상적으로는 정상의 범위에 속한다고 하더라도 어느 정도의 이상이 나타났고 위와 같은 심전도검사 결과가 나온 1996. 2. 9.부터 실제 수술이 이루어진 같은 달 15.경까지 6일간의 시간적 간격이 있는 데다가 최○○에 대한 수술이 급박한 상황에 이루어진 것도 아닌 점, 전신마취 시술에 부수되는 부작용의 중대함 등을 고려하면, 피고측 의료진으로서는 최○○의 심전도검사나 기타 사전 검사과정에서 조금이라도 심장 이상의 의문을 품을만한 사정이 발견된 때에는 심초음파검사 등을 통하여 망인의 심장이 전신마취 시술에 지장이 없을 정도로 정상인지 여부를 확인할 주의의무가 있음에도 불구하고 이를 게을리한 잘못이 있었다 할 것이고, 나아가 이러한 잘못으로 인하여 최○○의 심장질환을 전혀 알지 못한 채 전신마취를 시행하여 최○○로 하여금 호흡정지로 인한 저산소증, 이어 저산소증으로 인한 심정지를 일으켜 허혈성 뇌손상으로 사망에 이르게 하였다고 할 것이다.

따라서 피고는 피고병원 의료진의 사용자로서 위와 같은 진료상의 과실로 인하여 망인 및 원고들이 입게 된 재산적, 정신적 손해를 배상할 책임이 있다.

다. 책임의 제한

다만 의료행위는 의사가 전문적 지식과 숙련된 처치행위를 통하여 환자의 질병 등을 치료하는 것으로 환자의 증상들이 시시각각으로 변하고 그에 따라 취하여야 할 처치 등도 매번 달라질뿐더러 그에 대한 판단은 풍부한 임상경험 및 고도의 의학전문지식이 바탕이 되어 내려지므로 의사에게 폭넓은 재량이 부여되어 있는 점과 피고병원의 의사들로서는 최○○의 심전도검사 결과를 포함한 혈압, 맥박, 흉부엑스레이검사 결과 등이 정상 또는 정상에 가까운 것으로 나와 기왕의 심장질환을 예견하기는 쉽지 않았던 점, 마취 전 부교감신경차단제를 투여하였고 이 사건 의료사고 발생 후에도 최○○를 소생시키기 위한 최선의 조치를 다한 점 등에 비추어, 피고에게 일반의 불법행위와 동일한 책임을 지우는 것은 신의칙이나 형평의 원칙에 반한다고 할 것이다. 따라서 피고가 배상하여야 할 손해액을 산정함에 있어 위 사정을 참작하기로 하되, 그 비율은 위 사실관계에 비추어 20%로 정함이 타당하여, 피고의 책임 범위를 나머지 80%로 제한한다.

2. 결론

그렇다면, 피고는 원고 김○○에게 61,138,816원(=상속분 54,138,816원 + 위자료 7,000,000원), 원고 최○○에게 41,092,544원(=상속분 36,092,544원 + 위자료 5,000,000원) 및 위 각 금원에 대해 1996. 2. 22.부터 이 사건 판결 선고일인 2002. 7. 25.(피고는 이 판결 선고일까지 이행의무의 존부와 범위에 관하여 항쟁함이 상당하다)까지 민법이 정한 연 5%의, 2002. 7. 26부터 완제일까지 소송촉진 등에 관한 특례법이 정한 연

25%의 각 비율로 계산한 지연 손해금을 지급할 의무가 있다고 할 것이다.

따라서 원고들의 이 사건 청구는 위 인정범위 내에서 이유 있어 인용하고, 나머지 청구는 이유 없어 이를 기각할 것이다.

원심판결은 이와 결론을 달리 하여 부당하므로 원고들의 항소를 받아들여 원심판결 중 원고들 패소부분을 일부 취소하여 그 지급을 명하고 위 취소부분을 제외한 나머지 부분에 관한 원심판결은 당심과 결론을 같이 하여 정당하므로 이에 대한 원고들의 항소는 이유 없어 이를 기각한다.

참고사항

이 사례는 환자의 마취유도중 발생한 기관지 경련으로 인해 각종 처치에도 불구하고 환기가 충분히 이루어지지 않은 저산소상태에서 기존의 관상동맥질환을 가진 환자에게서 심정지가 발생하여 심폐소생술에도 불구하고 환자가 뇌저산소증에 빠져 중환자실에서 치료를 받다가 수일 후 사망한 사건으로 1심 재판부와 2심 재판부 모두 의사가 수술 전 수술과 마취의 위험에 대한 설명과 환자상태평가를 충분히 시행하였음을 인정하였고 마취상에서도 의사의 과실이 없음을 인정하여 원고패소 판결을 내림. 그러나 이 건은 환자 측이 대법원까지 상고하여 대법원에서 파기환송판결이 내려져 고등법원에서 다시 심리한 결과 의사 측의 잘못을 일부 인정하고 환자측에 부분 배상판결을 내렸음.

이 사건은 1심(지방법원) 2심(고등법원)에서 모두 마취유도 과정에서 심정지가 발생하여 환자가 사망에 이르렀으나 의사가 진료과정(마취 전, 마취 중)에서 최선을 다하였다는 사실과 환자의 사인이 부검을 통하여 환자가 원래 갖고 있던 심장질환에 기인한 것이라는 사실이 재판부에 의해 받아들여져 환자의 사망에 대해 의료진에게 책임을 묻지 않은 판례를 보여준 것으로 생각되었으나 대법원에서는 원심에서는 심리를 다하지 아니하였거나 의료과오소송에 있어 과실과 인과관계의 입증책임에 대한 법리를 오해한 등의 위법이 있다고 보지 않을 수 없다며 법리적용의 잘못을 지적하고 파기환송하여 의사의 책임 일부를 물으므로 앞으로의 의료소송에 있어 중요한 판례가 될 것으로 생각함. 그러나 파기환송심에서도 환자가 수술 전 발견이 어려운 심장질환을 가지고 있었던 사실을 고려하여 의사측의 과실비율을 80%만 인정한 것으로 볼 때 마취 중 원인불명의 심정지가 초래되고 적절히 시행한 심폐소생술에도 환자가 반응하지 않아 사망했을 경우에는 사망원인을 밝히기 위해 반드시 부검을 하는 것이 필요할 것으로 생각함.

▶ 사례 2(정형외과)

I. 사건 개요

변사자(남 47세)는 2000. 8. 14. 14:00경 술에 취한 상태로 의왕시 ○○동 소재 ○○기계에서 김○○이 조종하는 지게차에 부딪혀 우측 발목부위가 골절되어 같은 날 14:45경 안양시 ○○동 소재 ○○병원 응급실에 내원함. 환자는 우측 족관절의 골절로 진단되어 수술을 하기로 결정하였으며, 심전도상 부정맥을 동반한 빈맥(맥박수 114회/분)소견을 보이고 흉부방사선상 좌측 폐의 상엽에서 폐결핵의 소견을 보이며 일반혈액검사에서는 정상범위의 소견을 보였고 일반 생화학검사상 LDH lactate dehydrogenase치가 748units로 증가한 소견을 보였으며, 16:00경 병실에 입원시 혈압 160/110mmHg, 맥박수 92회/분, 호흡수 20회/분, 체온은 정상이였고, 17:50경 수술실로 이송하였음. 18:00경부터 18:45경 사이 흡입마취제로 전신마취하에 발목골절부위의 내고정술을 받았으며 당시 혈압은 110-120/70-80 mmHg로 유지되는 등 수술시 이상소견은 보이지 않았으며, 18:45경 수술을 마치고 회복실로 옮겼음. 회복실을 거쳐 18:50경 병실로 이송시 혈압 140/90mmhg, 맥박수 84회/분, 호흡수 20회/분이고 의식은 졸리운 상태로 불안정하고 숨을 가쁘게 쉬는 증세를 보여 경과를 관찰하였고, 19:15경, 19:30 경까지는 위의 상태를 지속하였으나 20:10경 간호사가 활력징후 검사를 위해 변사자를 확인한바 의식상태가 이상하여 당직의사에게 연락하여 당직의사가 상태를 확인한 후 응급실로 이송하였고, 20:15경 응급실에 도착시 혼수상태로 혈압, 맥박 및 호흡이 없어 기관내 삽관 및 심폐소생술을 시행하였으나 상태가 회복되지 않아 21:32경 사망을 선언하였음.

환자의 부검소견에서는 우측 관상동맥에서 석회화를 동반한 고도의 관상동맥경화 소견이 보이며, 좌측 관상동맥에서 경도의 관상동맥경화 소견이 보이고, 조직학적 검사상 심근세포가 비후된 소견이 보인다고 하였음.

II. ○○경찰서 수사 61110-4295건의 수사협조 요청에 대한 회신

■ 협조의뢰 사항

진료기록부를 살펴본 결과 다음과 같이 회신합니다.

문1 변사자를 담당하였던 의사들의 진찰, 수술 및 보호. 설명의무 등이 적절하였는지 여부

진료기록부 내용

1) 수술 전에 마취와 수술의 위험성에 관한 설명은 환자의 동반자에게는 하였던 것(수술승낙서 참조)으로 보이나 보호자가 없는 상태여서 다른 가족에게는 하지 못하였던 것으로 생각함.
2) 마취와 수술 전에 환자의 상태를 알기 위해 필요한 검사인 일반혈액 검사, 출혈성소인 검사, 흉부방사선 검사, 심전도 검사, 혈액생화학 검사(간기능, 혈당검사)는 모두 마취 전에 시행되었으며 일반혈액검사, 흉부방사선 검사(결핵소견), 심전도 검사결과(부정맥을 동반한 빈맥)는 마취

시작 전에 의사들이 확인하였으나 간기능 검사(알콜성 간기능저하)와 혈당검사(혈당치의 상승)의 결과는 수술 후 확인한 것으로 보임.

3) 마취를 위해 사용한 약제종류, 용량 및 마취방법은 모두 통상적으로 사용되는 약제와 용량, 마취방법(전신마취)이었고 마취 중의 환자 활력징후(혈압, 맥박, 호흡)에 특이한 변화가 없었던 점으로 보아 마취관리상의 문제는 없었던 것으로 생각함.

4) 수술도 발목부위의 비교적 간단한 수술로서 비교적 짧은 시간(50분)동안 시행되었고 수술 중에 출혈 등의 특이소견도 없었던 것으로 보아 수술에도 문제는 없었던 것으로 보임.

5) 수술 후 환자가 병실로 이송되었을 당시 환자의 의식이 명료하지 못하였던 점(간호기록)으로 보아 환자의 상태를 계속 관찰, 측정하고 적절한 처치(기도확보, 산소투여)를 해줄 필요가 있었을 것으로 생각됨. 간호기록지상에는 환자의 생체활력징후를 15분 간격으로 측정하였고 환자의 의식상태가 악화되자 의사에게 연락하고 즉시 응급실로 환자를 옮긴 것으로 기록되어 있음. 응급실로 환자가 옮겨졌을 때는 이미 환자의 의식이 소실되고 혈압이 측정되지 않았으며 즉시 심폐소생술을 시행하였으나 환자는 사망한 것으로 보임.

6) 환자는 부검소견에 기록된 것처럼 원래 지니고 있던 심장병변(관상동맥질환)에 의해 심정지가 발생되었고 심폐소생술의 실시에도 불구하고 사망한 것으로 추정함.

이상의 진료기록 내용을 근거로 의사들의 환자에 대한 진료 및 처치행위(진찰, 수술, 설명의무 포함)가 적절하였는지에 대해 다음과 같이 답변합니다

답 1) 환자의 수술 전 심전도검사에서 부정맥을 동반한 빈맥이 나타났을 경우 수술을 응급으로 시행할 필요가 없는 경우라면 환자의 심장병변의 유무와 종류, 심한 정도를 알기 위하여 추가적인 검사(운동부하 심전도검사, 심장초음파 검사 등)를 하는 것이 환자의 수술 전 상태파악에 도움이 되었을 것으로 생각하나 응급수술을 필요로 하는 상황이였다면 추가검사를 할 수가 없었을 것임. 따라서 환자의 수술 전 상태가 응급수술을 요하는 상황이었는지 여부에 따라 판단이 달라질 수 있으며 수술의 응급성 여부는 수술담당의사가 판단할 문제입니다.

2) 환자가 마취와 수술이 끝난 직후(18:50)부터 병실에서 상태가 악화된 것을 발견하고(20:10경) 응급실로 옮겨 처치를 하기까지의 환자관리가 어떻게 이루어졌는지가 중요합니다. 간호기록지에 의하면 환자의 의식상태가 수술 직후(18:50) 졸립고 흥분한 상태drowsy and irritable state로 숨을 가쁘게 쉬는 것으로 기술되어 있고 부검소견서에도 같은 내용이 기록되어 있습니다만 의사들의 진술조서에는 수술직후 의식이 완전히 회복되었던 것으로 기록되어 있습니다. 만일 환자가 계속 졸리운 상태였고 호흡곤란이 있었다면 환자를 바로 병실로 이송하지 말고 회복실에서 환자의 상태를 지속적으로 관찰하면서 필요한 처치(기도확보, 산소투여 및 환기보조, 심혈관기능의 정상유지를 위한 수액제제, 승압제 등의 투여)를 해주는 것이 필요합니다. 다만 이 병원에 회복실이 따로 설치되어 있지 않다면 병실에서 이와 같은 환자관리가 필요하였을 것으로 생각합니다.

3) 환자의 심정지 발생은 환자가 원래 지니고 있던 관상동맥질환(좌우측 관상동맥의 심한 경화)이

원인이었을 것으로 생각되며 심폐소생술의 시행에 반응하지 않고 환자가 사망한 이유도 관상동맥질환에 의한 심장병변 때문인 것으로 판단합니다. 즉 환자의 사인은 부검소견과 같은 고도의 관상동맥경화에 의한 급성 심장사로 판단됩니다.

문2 진료기록중 '마취 전 방문 기록지'의 작성근거와 작성 후에는 어떻게 처리하는 것이 원칙이며 동 기록지를 의사가 확인하지 않은 채 마취를 하여도 괜찮은 것인지 여부

답 마취 전 환자방문은 일반적으로 선택수술을 하는 환자에 대하여 수술 전일 환자를 방문하여 환자의 신체상태, 각종 검사결과를 평가하고 환자의 평가결과와 수술종류에 따라 마취방법과 마취약제를 선택하는 데 도움이 되게하며 또한 환자의 불안해소, 마취유도시의 편안함을 위하여 마취 전 처치를 하기 위함이 목적이며 이에 대한 기록이 환자방문 기록지 입니다. 그러나 응급수술의 경우에는 이러한 환자방문을 할 수가 없으므로 대신 수술실에서 환자의 진찰기록(신체상태와 각종 검사에 대한 기록)을 보는 경우가 대부분이며 이러한 기록은 마취 전에 마취과의사에 의해 확인되어야 합니다.

참고사항 부검감정서 소견

본 건의 부검소견상 심각한 기존의 심장병변에 의해 급사하였을 가능성외에 달리 사인으로 고려할만한 소견이 인정되지 않는 바 본시의 사인은 고도의 관상동맥경화에 의한 급성 심장사로 판단됨

1. 급성 심장사(sudden cardiac death)는 '해부학적으로 증명되는 심장의 질병 유무와 관계없이 사망시간이나 양상을 전혀 예상하지 못하는 상태에서 급성증상이 발생하여 짧은 시간(1시간)내에 의식소실과 함께 심장의 이상으로 사망하는 것'으로 정의되고 있으며, 심장성 돌연사라고도 함. 급성심장사의 원인 질환중 80% 정도가 관상동맥질환이며, 심근비대, 심근질환(심근염, 심근증), 심전도계 장애, 심장판막질환, 선천성 심질환 등 거의 모든 심장질환이 원인이 됨.
2. 급성심장사와 같은 내인성 급사는 안정시 보다는 어떠한 자극이 가해졌을 때 잘 일어나므로 이러한 자극을 사인과 대비하여 유인이라고 하는데, 1) 중노동 등의 육체적 자극, 2) 분노, 공포, 언쟁 등의 정신적 자극, 3) 기후의 격변, 4) 마취, 수술 등의 의료 행위, 5) 과음, 과식, 구타와 같은 외력 등을 들 수 있음. 이러한 유인은 실제적으로는 경미한 것으로서, 정상인이라면 해부학적인 변화를 초래하지 않고 단지 일과성으로 그치며 안정을 되찾으면 회복되는 것이 상례이므로 전혀 문제가 되지 않으나 기존의 질환이 있는 경우 이를 급격히 악화시키거나 이차적 변화를 초래하여 사망에 이르게 함. 유인이란 결국 일시적으로 심장에 과도한 부담을 주거나 혈압을 상승시키는 것이므로 심혈관계, 특히 심장과 뇌혈관의 질환이 가장 큰 영향을 받으며, 심장에서는 기질적 질환, 특히 관상동맥질환 및 고혈압성 질환이 있는 경우 이러한 유인에 의하여 쉽게 사망에 이르게 됨. 본건의 경우 의무기록의 검토상 마취 및 수술이 이루어진 시점(18:00~18:45경)과 의식 상태의 이상을 보인 시점(20:10경) 사이에는 시간적으로 거리가 있다고 판단되는바 의료행위(마취, 수술 등) 자체가 기존의 심장병변을 악화시키는 유인이 된 것으로 보기는 어려움.
3. 마취 회복기의 환자는 상태가 시시각각으로 나빠질 수 있으므로 면밀한 감시가 필요한데 일반병동에서는 환자의 변화를 즉시 알아내고 그 정도를 정확히 파악하여 신속한 처치를 하기 어렵기 때문에 회복실에서 환자가 수술 및 마취에 의한 생리장애로부터 충분히 회복되어 병실로 옮겨갈 때까지 환자를 각성시키고 감시해야 함. 본건의 경우 1) 검사소견상 혈중 알콜농도가 0.13%로 검출되는 점(치료과정에서 여러 차례 수액이 투여된 상태인바 수술 당시에는 혈중 알콜 농도가 더 높았을 것으로 생각됨) 2) 음주

상태에서 마취를 하는 경우 알콜의 영향으로 인해 전신마취제의 효과가 증진될 수 있는 점, 3) 의무기록상 18:50경 병실로 이송시 의식이 졸리운 상태이며 불안정하고 숨을 가쁘게 쉬는 증세를 보였고 19:30경에도 졸리운 상태가 지속되었다고 하는바 변사자가 마취에서 완전히 회복되지 않은 상태였던 것으로 판단되는 점 등으로 미루어 볼 때 병실로 이송된 후 음주로 인해 마취의 회복이 지연되는 상황에서 기능적인 장애가 발생하여 기존의 심장병변을 급격히 악화시켰을 가능성을 추정해 볼 수 있으나, 부검소견으로 증명하기 곤란한바 단정할 수는 없음.

4. 본 건의 경우 심전도검사상 심장의 이상을 보이는 환자에 대해 주의의무를 다하였는지, 응급을 요하지 않는 상황에서 음주 상태인 환자에 대한 마취 및 수술이 적절하였는지, 수술 후 마취의 회복 정도를 정확히 파악하고 환자를 병실로 이송하였는지, 병실에서 환자 상태에 대한 면밀한 감시가 이루어졌는지 등에 대한 검토가 있어야 할 것으로 생각되나, 이러한 임상적인 부분에 대해서는 감정인이 논단하기 어려운바, 전문적인 의견이 필요한 경우 본 감정서와 의무기록 등을 자료로 해당(마취과 등) 전문의 또는 학회에 자문을 구하기 바람.

III. 수원지방법원 제9민사부 2001가합4340 손해배상건의 사실조회 의뢰에 대한 회신

■ 사실조회 사항

가. 전신마취 전 준비에 대하여

문1 수술시 마취방법의 선택의 기준은 무엇인지

답 마취방법의 선택은 환자의 수술 전 전신상태, 과거 병력, 수술종류 및 수술부위, 환자의 선호도 등을 고려하여 마취과의사가 판단하여 결정하는 것이 원칙임.

문2 전신마취의 적응증은 무엇인지

답 대부분의 수술이 전신마취의 적응증이 될 수 있음. 다만 환자의 질환, 수술부위, 수술방법, 환자의 선호도, 마취과의사의 판단에 따라 부분마취로 대체할 수 있는 경우도 있음.

문3 전신마취 전 실시해야 될 검사는 무엇이 있는지

답 일반적인 검사로는 흉부방사선 검사, 심전도 검사, 혈액학적 검사, 간기능 검사, 뇨검사 등을 수술 전에 시행하며 필요할 경우 전해질 검사, 신기능 검사, 혈액형 검사 등을 추가할 수 있음.

문4 전신마취 전 검사는 왜 중요한지

답 전신마취 전 시행한 검사 결과는 수술 전 환자의 전신상태와 주요 장기의 기능을 정확하게 평가할 수 있게 하여 마취의 방법과 마취제의 선택에 도움을 주고, 마취 중이나 마취 직후의 환자의 상태를 안전하게 관리할 수 있는 지표가 됨으로 중요함.

문5 전신마취 전 검사를 확인하지 않고 전신마취를 하였을 경우 발생될 문제는 무엇이 있는지

답 검사결과 상에서 이상 소견이 있는데도 이를 확인하지 않고 마취를 시행할 경우 이상소견과 관련하여 마취약제나 방법에 의한 부작용 또는 합병증이 발생할 가능성도 있음.

문6 전신마취 전 검사중 심전도에 이상소견이 있다면 어떻게 해야 하는지, 추가적으로 어떠한 검사가 더 필요한지

답 심전도상의 이상소견이 무엇이냐에 따라 추가적인 검사의 필요성과 종류가 결정될 수 있음. 즉, 5회/분 이내의 심부정맥이 발생했을 경우에는 추가적인 검사없이 마취와 수술중에 환자의 심전도, 혈역학적 변화 등의 감시만 철저히 하면되나 허혈성 심장질환이나, 울혈성 심부전을 나타내는 소견 혹은 심근경색을 암시하는 소견이 있을 경우에는 환자의 심장기능을 정확하게 평가할 수 있는 여러 종류의 특수 심장검사가 필요함. 이러한 심장검사의 종류로는 Holter 감시장치, 운동부하성 심전도 검사, 섬광 촬영술(Thallium 상), 심초음파, 방사성 핵종 심혈관 조영술, 관상동맥 조영술 등이 있음.

문7 전신마취제의 용량은 무엇을 기준으로 결정하는지

답 정맥마취제의 경우에는 환자의 체중을 기준으로 용량을 정하는 것이 원칙이나 반드시 환자의 전신상태(저혈량 상태, 탈수상태, 심폐혈관 질환을 가진 경우 등)를 고려하여야 함. 흡입마취제는 마취 전의 환자상태, 마취 중 환자의 혈역학적 상태 변화와 마취심도의 변화에 따라 농도를 조절해 줌.

문8 전신마취 전 금식을 하는 이유는 무엇인지

답 마취약제가 투여되어 환자가 의식을 소실하고 근이완이 발생하면 환자는 자신의 기도의 방어적 반사능력을 소실하게 되어 마취유도 과정에서 위내용물이 기도로 들어가 기도폐쇄, 폐염 등의 합병증이 발생할 가능성이 있기때문 마취 전 금식이 필요함.

문9 음주상태(과음상태)시 전신마취를 시행했을 경우 초래될 수 있는 위험은 무엇인지. 이를 예방하기 위한 의료적인 처치는 무엇인지.

답 가장 중요한 것은 환자가 금식상태가 아니기 때문 위내용물의 기도내 흡인 위험성이라고 할 수 있음. 이 경우에는 환자의 구토 가능성에 대비하여 흡인기를 준비하고 입안에 이물질이 있을 경우에는 이를 제거해줌과 동시 빠른 마취유도 방법을 사용하여 기도내 기관삽관을 함으로 위내용물의 기도흡인을 방지하는 것이 중요함. 마취 중에는 환자의 혈역학적 상태변화를 면밀하게 관찰하면서 마취의 농도를 조절하여야 함.

문10 마취 전 과거력에 대한 사정은 왜 필요한지. 이런 과거력에 대한 사정은 통상적으로 누가 하는지

답 환자의 마취와 관련한 특이한 과거력이나 잦은 마취시행의 과거력은 마취제와 마취방법의 선택에 매우 중요한 정보가 될 수 있음. 즉, 앞서의 마취에서 악성고열증을 의심하는 소견이 있었을 경우에는 마취방법과 사용약제의 선택에 신중하여야 하며, 앞서 마취시행이 잦았을 경우에는 환자의 간기능 보호에 역점을 두고 마취제를 선택하여야 함.

과거력에 대한 조사는 담당 외과의사와 마취과 의사가 모두 할 수 있음.

문11 마취 전 보호자와 환자의 동의를 받을 의무가 있는지

답 마취와 수술 전에 환자나 보호자의 동의를 받는 것이 원칙임. 동의는 수술과와 마취과에서 각각으로 받을 수도 있으나 동시에 받는 경우도 있음.

나. 전신마취 시 주의의무에 대하여

문1 마취시 마취기록지에 사용한 마취제의 용량과 농도를 기록해야 하는지, 이런 기록은 왜 중요한지

답 기록하여야 함. 마취 중에 사용한 마취약제의 종류, 용량 및 농도의 기록은 환자의 상태와 관련하여 마취과 의사가 시행한 마취내용의 객관적인 기록의 일부임으로 환자에게 문제가 발생하였을시 마취과 의사가 자신의 시술이 적정하였음을 입증하는 중요한 자료가 될 수 있음.

문2 저칼륨혈증시 근이완제의 투여용량을 감소시켜 투여하는데 이론적 이유가 무엇인지

답 potassium은 신경근 접합부에서 접합전 및 후막효과가 있기때문 고농도하에서는 근수축이 일어나며 저농도하에서는 근이완 작용이 강화됨. 따라서 급성 및 만성 저칼륨혈증 상태에서 근이완을 일으킬때는 근이완제 용량을 감량시켜야 함.

다. 마취회복환자의 관찰처치에 대하여

문1 수술 후 환자가 마취에서 완전히 회복될 때까지 회복실에서 관찰해야 되는 이유는 무엇인지, 마취상태에서 각성되는 과정시 관찰해야 될 사항은 무엇이 있는지

답 환자가 의사나 간호사의 지속적인 관찰 하에 있을 수 있는 회복실에서 완전한 회복을 확인하여야 안전하게 병실로 옮겨갈 수 있기 때문임.

환자가 마취로부터 완전히 회복되었음을 알리는 지표로는 의식, 호흡, 순환상태, 반사반응이 있으며 이 네가지가 회복실에서 관찰하여야 할 사항임.

문2 수술 후 회복실에서 일반병실로 환자를 옮길 수 있는 조건은 무엇인지. 어떠한 의식상태일 때 일반병실로 옮길 수 있는지

답 환자의 의식이 명료해지고, 자발적 호흡이 충분하며 순환상태가 정상임을 나타내는 생체활력징후를 보이고 반사반응이 충분할 때 병실로 옮겨갈 수 있음.

의식상태는 의사의 지시에 반응하고 대화가 가능하면 옮길 수 있음.

문3 마취에서 회복되는 과정에서 발생하는 호흡곤란의 의미는 무엇인지. 이 호흡곤란 발생시 적절한 처치는 무엇인지

답 마취에서 회복되는 과정에서 발생하는 호흡곤란의 원인으로는 흡입마취제 또는 근이완제의 잔류효과가 가장 흔하며 기도의 일부 폐쇄, 후두 경련, 수술시 발생한 기흉, 폐부종 등도 호흡곤란을 일으킬 수 있음. 처치방법으로는 우선 기도를 확보하고 고농도의 산소를 투여하면서 환자의 자발적 환기가 불충분하면 보조호흡을 해주면서 원인을 제거해 주는 것이 중요함.

문4 마취에서 각성될 때 의식이 지속적으로 drowsy 상태이면서 호흡곤란이 있을 때, 이 원인이 될 수 있는 것은 무엇이며, 어떠한 관찰처치가 필요한지

답 호흡곤란의 원인과 치료방법으로는 위 3번 문항의 답을 참조하시기 바라며 의식의 회복이 느린 원인으로는 과탄산혈증, 저산소혈증, 저혈압, 저혈당증, 전해질 불균형, 흡입마취제의 잔류 효과, 저체온, 뇌손상, 마취 전 투약의 잔류효과, 각 개인의 체질적인 차이 등이 있음. 환자에 대한 처치는

먼저 고농도의 산소로 충분한 환기를 시켜 과탄산혈증이나 저산소혈증을 교정해 주고 생체활력 징후(혈압, 맥박, 호흡)를 정상으로 유지시키면서 저혈당증의 교정(포도당투여) 및 전해질 및 대사성 장애를 교정해 주어야 함.

문5 문4의 상태를 방치하였을 경우 발생되는 위험은 무엇인지

답 위와 같은 상태를 방치하면 환자는 저산소혈증 상태에 들어가게 되며 저산소혈증 상태가 지속되면 환자는 뇌를 포함한 중요 장기의 손상을 받게 됨. 따라서 이러한 손상을 받기 전에 적절한 치료가 이루어지지 않으면 환자는 식물인간 상태가 되거나 사망할 수도 있음.

IV. 수원지방법원 제9민사부 2001가합4340 손해배상(의) 판결

■ 주문

1. 피고는 원고 김○○에게 23,753,748원 원고 김○○, 김○○에게 각 22,353,748원 씩, 원고 박○○에게 4,070,749원, 원고 김○○, 김○○, 김○○, 김○○에게 각 2,713,833원 씩 및 이 각 금액에 대하여 2000. 8. 14부터 2003. 7. 29.까지는 연 5%의, 그 다음날부터 다 갚는 날까지는 연 20%의 각 비율에 의한 금액을 각 지급하라.
2. 원고들의 나머지 청구를 기각한다.
3. 소송비용 중 30%는 원고들의, 70%는 피고의 각 부담으로 한다.
4. 제1항은 가집행할 수 있다.

■ 청구취지

피고는 원고 김○○에게 32,872,326원, 원고 김○○, 김○○에게 각 30,872,326원씩, 원고 박○○에게 8,056,088원, 원고 김○○, 김○○, 김○○, 김○○에게 각 5,704,058원 및 위 각 금액에 대하여 2000.8.14.부터 이 사건 소장 송달일까지는 연 5%의, 그 다음날부터 다 갚는 날까지는 연 25%의 각 비율에 의한 금액을 각 지급하라.

■ 이유

1. 인정사실

가. 김○주(1955. 10. 21. 생)를 중심으로 김남○(사망), 원고 김달○, 김덕○는 형, 원고 김문○은 누나이고, 김남○(1980. 7. 18. 사망)를 중심으로 원고 박○○는 처, 김○○, 김○○, 원고 김○○, 김○○, 김○○, 김○○은 자녀들이며, 피고는 ○○병원을 운영하는 자이고, 아래의 의사 및 간호사들(이하 ○○병원측이라고 한다)은 모두 ○○병원에 소속되어 있는 피고의 피용자들이다.

나. 김○주는 2000. 8. 14. 13:00경 자신이 일하던 ○○기계의 하도급업자인 김○환을 찾아가 밀린 임금을 달라고 요구하던 중 김○환이 운전하는 지게차에 오른 발을 부딪쳐 우측 족관절 골절상을 입은

상태로 같은 날 14:45경 김○환과 함께 걸어서 ○○병원 응급실에 내원하였다.

다. 김○주는 내원 당시 술에 취하여 간호사 김○○가 과거의 병력을 묻자 횡설수설하면서 제대로 대답을 하지 못하였고, 간호사 박○○(갑 8호증의 17등에는 박○○이라고 기재되어 있다)가 수술 및 마취 경험, 현재의 건강 상태와 과거의 병력 등에 관한 마취 전 방문기록지의 작성을 여러 번에 걸쳐 요구하였음에도 그 작성을 거부하였다.

라. 김○○는 16:00경 집중관리 치료실(입원 환자 중 증상이 중한 환자, 특수질환자, 수술 전 · 후의 환자 등을 의사 및 간호사가 자주 방문하여 집중 관찰하기 위한 입원실로서 간호사실 바로 옆에 위치함)인 610호 병실에 입원한 후 보호자에게 연락을 한다며 침대에서 내려와 왔다 갔다 하다가 병실 밖에 있는 공중전화로 걸어가서 형수에게 전화를 하였다.

마. ○○병원측은 심전도 검사 등을 통하여 김○○에게 고혈압(160/100mmHg), 빈맥 및 부정맥(맥박수 114회/분)이 있는 심장질환 증상이 있음을 발견하였으나, 뇨 검사는 하지 않았고 신장과 체중을 측정하지도 않았다.

바. 김○○에 대한 혈액학적 검사(간기능 검사)는 2000. 8. 14. 시행되었으나 그 결과는 다음 날에서야 ○○병원측에 보고되었는데, 위 혈액학적 검사 결과에는 김○○에게 칼륨 수치 2.8mEg/L의 저칼륨증상(정상범위 3.5~5.3mEg/L)이 있는 것으로 나타났다.

사. 김○○에 대한 진료기록에는 김○○의 혈중알콜농도와 관상동맥경화 증상에 대한 아무런 기재가 없다.

아. 정형외과 의사 배○○는 김○주와 김○환에게 이 사건 수술이 나사못 고정방식에 의한 간단한 수술이나, 김○주의 심장이 나쁘고 혈압이 높아 마취시에 위험하다고 설명하고 김○주와 김○환으로부터 수술 승낙서에 각 서명 날인을 받았다.

자. 마취과장 최○○은 18:00경 김○○가 미국마취과학회(ASA)가 채택하여 사용하는 신체상태 분류법상 제1등급(전신질환이 없는 건강한 상태)에 해당된다고 판단하고 외견상 보통 체격으로 보인다는 이유로 김○○에게 보통 성인 용량의 근이완제(60mg) 등의 마취보조제 및 흡입마취제를 투여하여 전신마취를 시행하였고, 배○○는 그 무렵부터 18:45경까지 금속강선과 나사를 이용하여 김○○의 우측 족관절의 골절부위를 내고정하는 수술을 하였다.

차. 수술이 끝난 후 김○○는 일단 회복실로 이송되었고, 최○○은 18:50경 김○○가 마취에서 회복된 것으로 판단하여 김○○를 610호 병실로 이송하였는데 당시 김○○는 의식이 졸리우면서 불안정하고, 숨을 가쁘게 쉬고 있는 상태였다.

카. 간호사 박○○는 19:15경 김○○의 의식 상태에 변화가 없음을 확인하고 맥박, 혈압, 호흡 수치를 측정하였으며, 19:30경 김○○의 의식이 졸리운 상태임을 확인하였고, 맥박, 혈압 호흡 수치를 측정하였으며, 20:10경 주사 처치 및 활력징후 검사를 위하여 김○○의 상태를 확인하였는데 김○○의 의식에 이상이 있어 당직 의사에게 연락하였고, 당직의사는 김○○의 상태를 확인한 후 20:15경 응급실로 이송하였다.

타. 김○○는 응급실에서 도착하였을 당시 맥박, 혈압, 호흡 수치가 모두 측정되지 않는 상태였고, 당직 의사가 기관내 삽입을 통한 기도유지, 산소호흡, 약물 투여, 심폐소생술, 전기충격 등의 조치를 취하였으며, 20:40경 최○○과 정형외과장, 신경외과장, 방사선과장이 응급실에 도착하여 약물 투여, 전기 충격, 심폐소생술 등의 조치를 취하였으나 회생하지 못하고 21:32경 사망하였다.

파. 김○○에 대한 부검 결과 심장 우측 관상동맥에서는 석회화를 동반한 고도의 관상동맥경화 증상이, 심장 좌측 관상동맥에서는 경도의 관상동맥증상이 발견되었고, 부검 당시의 혈중알콜농도는 0.13%로 측정되었으며, 사인은 급성심장사로 밝혀졌다.

2. 이 사건과 관련된 의학적 소견

가. 알콜은 중추신경계 억제제 등 약제와 상승작용을 하고, 뇌와 심장 등의 기능을 억제하면서 전신마취제의 효과를 증진시킨다.

나. 저칼륨혈증은 근이완 작용을 증강시키고 근이완 회복을 둔화시켜 전신마취 시 호흡곤란을 야기할 수 있으므로, 급성 및 만성 저칼륨증에서 근이완을 일으킬 때에는 근이완제 용량을 감량시켜야 한다.

다. 환자의 과거 병력은 마취의 선택 및 관리에 영향을 미치고(특히 환자의 마취와 관련된 특이한 과거력이나 잦은 마취 시행의 과거력은 마취제와 마취 방법의 선택에 매우 중요한 정보가 될 수 있다), 체중과 신장은 마취제 투여량 결정의 기준이 된다.

라. 전신마취 전에는 일반적으로 혈액학적 검사, 간기능 검사, 뇨 검사 등을 시행하여야 한다.

마. 환자의 수술 전 심전도 검사에서 부정맥을 동반한 빈맥이 나타났을 경우, 수술을 응급으로 시행할 필요가 없는 경우에는 환자의 심장 병변의 유무, 종류, 정도를 알기 위하여 추가적인 검사(운동부하 심전도 검사, 심장초음파 검사 등)를 하는 것이 환자의 수술 전 상태 파악에 도움이 된다.

바. 전신마취 전에 시행한 검사는 수술 전 환자의 전신 상태와 주요 장기의 기능을 정확하게 평가할 수 있게 하여 마취의 방법과 마취제의 선택에 도움을 주고, 마취 중이나 마취 직후의 환자의 상태를 안전하게 관리할 수 있는 지표가 되며, 위 검사 결과 이상 소견이 있는데도 이를 확인하지 않은 채 전신마취를 시행한 경우에는 이상 소견과 관련하여 마취 약제나 방법에 의한 부작용 또는 합병증이 발생할 가능성이 있다.

사. 일반 성인의 경우 전신마취를 하기 전에 8시간 정도의 금식을 요하는데, 그 이유는 마취제가 투여되는 환자가 의식을 소실하고 근이완이 발생하면 기도의 방어적 반사능력을 소실하게 되어 마취유도 과정에서 위 속의 내용물이 기도로 들어가 기도폐쇄, 폐렴 등의 합병증이 발생할 가능성이 있기 때문이다.

아. 급성심장사는 해부학적으로 증명되는 심장의 질병 유무와 관계없이 사망 시간이나 양상을 전혀 예상하지 못하는 상태에서 급성증상이 발생하여 짧은 시간(1시간)내에 의식 소실과 함께 심장의 이상으로 사망하는 것으로서 심장성 돌연사라고도 한다.

자. 급성심장사의 원인 중 80% 정도가 관상동맥 질환이고, 심근비대, 심근질환(심근염, 심근증), 심전

도계 장애, 심장판막 질환, 선천성 심질환 등 거의 모든 심장 질환이 원인이 된다.

차. 급성심장사와 같은 내인성 급사는 안정시보다는 어떠한 자극이 가해졌을 때 잘 일어나는바, 이러한 자극을 사인과 대비하여 유인이라고 하고, 마취, 수술 등의 의료행위도 급성심장사의 유인 중 하나이다.

카. 유인은 일시적으로 심장에 과도한 부담을 주거나 혈압을 상승시키는 것이므로 심혈관계, 특히 심장과 뇌혈관의 질환이 가장 큰 영향을 받고, 심장에서는 기질적 질환, 특히 관상동맥 질환 및 고혈압성 질환이 있는 경우 유인에 의하여 쉽게 사망에 이르게 된다.

타. 이 사건에 있어 마취 및 수술이 이루어진 시점(18:00~18:45)과 의식상태의 이상을 보인 시점(20:10) 사이에 시간적으로 거리가 있는 점에 비추어 볼 때 마취 및 수술 자체가 기존의 심장병변을 악화시키는 유인이 된 것으로는 보기 어려우나, 부검 당시의 김○○의 혈중알콜농도가 0.13%로 측정되었는데 주취 상태에서 전신마취를 하는 경우 알콜의 영향으로 마취제의 효과가 증진될 수 있는 점, 의무 기록에 의하면 김○○가 수술 후 사망할 때까지 마취에서 완전히 회복되지 않은 상태였던 것으로 판단되는 점에 비추어 보면 김○○가 610호 병실로 이송된 후 음주로 인하여 마취의 회복이 지연되는 상황에서 기능적인 장애가 발생하여 기존의 심장 병변을 급격히 악화시켰을 가능성이 있다.

파. 마취 회복기의 환자는 상태가 시시각각으로 나빠질 수 있으므로 면밀한 감시가 필요한데, 일반 병동에서는 환자의 변화를 즉시 알아내고 그 정도를 정확히 파악하여 신속한 처치를 하기 어렵기 때문에 회복실에서 환자가 수술 및 마취에 의한 생리장애로부터 충분히 회복되어 일반 병실로 옮겨갈 때까지 환자를 각성시키고 감시하여야 한다.

하. 환자의 의식이 명료해지고, 자발적 호흡이 충분하며, 순환 상태가 정상임을 나타내는 생체활력 징후를 보이고, 반사 반응이 충분한 상태가 되어야만 환자를 회복실에서 일반 병실로 옮길 수 있다.

거. 마취에서 회복되는 과정에서 호흡곤란이 발생하면 기도를 확보하고, 고농도의 산소를 투여하며, 환자의 자발적 환기가 불충분하면 보조호흡을 해 주면서 원인 인자를 제거하는 것이 필요하고, 의식의 회복이 느린 경우에는 기도를 확보하고, 고농도의 산소로 충분한 환기를 시키면서 심박출량을 유지시키고, 포도당 투여, 전해질 및 대사성 장애를 교정해 주어야 한다.

너. 일반적으로 골절상은 통증이 심하고 시간이 경과될수록 골절 부위의 출혈 내지는 종창이 심해지기 때문에 수술 후 합병증 내지 여러 병발증 발생의 빈도가 많아진다.

3. 손해배상 책임의 발생

가. ○○병원측의 과실

위 인정사실 및 의학적 소견에 의하면 마취과장 최○○, 정형외과 의사 배○○, 간호사 박○○에게는 아래와 같은 과실이 있다고 할 것이다.

(1) 최○○의 과실

(가) 일반적으로 사람의 생명과 건강을 다루는 의사에게는 그 업무의 성질에 비추어 시술로 인하여 발

생 가능한 위험의 방지를 위하여 필요한 최선의 조치를 취할 업무상의 주의의무가 요구되고, 특히 전 신마취는 환자의 중추신경계, 호흡기계, 순환기계 등에 큰 영향을 미치는 것으로 환자의 건강 상태 에 따라 마취제나 마취보조제에 의한 심각한 합병증이나 부작용이 올 수 있으며, 그 시술상의 과오 가 환자의 사망 등의 중대한 결과를 가져 올 위험성이 있으므로, 이를 담당하는 의사는 수술 중에 있어서는 물론 수술 전?후의 전 과정을 통하여 발생할 수 있는 모든 위험에 대비하여 환자의 상 태를 면밀히 관찰하는 것을 포함하여 최선의 조치를 취할 주의의무가 요구된다고 할 것이다.

(나) 부검 당시 김○○의 혈중알콜농도가 0.13%로 측정되었는데 치료과정에서 여러 차례 수액이 투여된 점을 고려하면 전신마취를 하기 전에는 혈중알콜농도가 더 높았을 것으로 봄이 상당한 점, 김○○는 내원 다시 술에 취하여 과거의 병력을 묻는 질문에 제대로 대답을 하지 못하였고, 수술 및 마취경 험, 현재의 건강 상태와 과거의 병력 등에 관한 마취 전 방문기록지의 작성도 거부하였는바, 환자 의 수술 및 마취 경험, 현재의 건강 상태와 과거의 병력은 마취의 선택 및 관리에 영향을 미치는 점, 알콜은 중추신경계 억제제 등 약재와 상승작용을 하고, 뇌와 심장 등의 기능을 억제하면서 전신 마취제의 효과를 증진시키기 때문에 환자가 알콜을 섭취하였다면 더욱 신중하게 수술시기를 결정하 여야 하는 점, 김○○가 걸어서 ○○병원에 내원하였고 610호 병실에 입원한 후에도 침대에서 내려와 왔다 갔다 하다가 병실밖에 있는 공중전화까지 걸어간 점에 비추어 보면 김○○의 우측 족관절 골절 상이 응급 수술을 요하는 정도는 아닌 것으로 보이는 점 등을 종합하여 보면, 최○○으로서는 전신마 취를 시행하기 전에 김○○가 주취 상태에서 회복되기를 기다려 수술 및 마취 경험, 현재의 건강 상 태와 과거의 병력 등에 관한 문진을 하고 그 결과를 검토하였어야 함에도 불구하고, 김○○가 혈중알 콜농도 0.13% 이상의 술에 취한 상태에서 성급하게 전신마취를 하였다(뿐만아니라 김○○에 대한 진 료기록에 혈중알콜농도에 관한 기재가 없는 점에 비추어 보면 최○○은 전신마취 전에 김○○의 혈중 알콜농도를 측정조차 하지 않은 것으로 봄이 상당하다).

(다) 전신마취 전에는 일반적으로 혈액학적 검사, 간기능 검사, 뇨 검사 등을 시행하여야 하고, 전신마취 전에 시행한 검사는 수술 전 환자의 전신 상태와 주요 장기의 기능을 정확하게 평가할 수 있게 하 여 마취의 방법과 마취제의 선택에 도움을 줄뿐만 아니라 마취 중이나 마취 직후의 환자의 상태를 안전하게 관리할 수 있는 지표가 되는 점, 위 검사 결과 이상 소견이 있는데도 이를 확인하지 않은 채 전신마취를 시행한 경우에는 이상 소견과 관련하여 마취약제나 방법에 의한 부작용 또는 합병 증이 발생할 가능성이 있는 점, 환자의 체중과 신장은 마취제 투여량 결정에 기준이 되는 점등에 비추어 보면 최○○ 으로서는 전신마취 전에 김○○에 대한 혈액학적 검사(간기능 검사), 뇨 검사, 신 장과 체중 측정을 시행하여 그 결과를 검토하였어야 함에도 불구하고, 뇨 검사, 신장과 체중 측정 은 전혀 시행하지 아니하고, 혈액학적 검사(간기능 검사)는 시행하기는 하였으나 그 결과를 확인하 지 아니한 채 전신 마취를 하였다.

(라) 환자의 수술 전 심전도 검사에서 부정맥을 동반한 빈맥이 나타났을 경우, 수술을 응급으로 시행할 필요가 없는 경우에는 환자의 심장 병변의 유무, 종류, 정도를 알기 위하여 추가적인 검사(운동부

하 심전도 검사, 심장 초음파 검사 등)를 하는 것이 환자의 수술 전 상태 파악에 도움이 되고, 급성 심장사는 거의 모든 심장 질환이 원인이 되며, 환자의 심장에 기질적 질환, 특히 관상동맥 질환 및 고혈압성 질환이 있는 경우 유인에 의하여 쉽게 급성심장사에 이르게 되고, 알콜은 뇌와 심장 등의 기능을 억제하면서 전신마취제의 효과를 증진시키는 바, 김○○의 우측 족관절 골절상이 응급 수술 을 요하는 정도가 아니라는 점은 위에서 판단한 바와 같으므로, 최○○으로서는 심전도 등의 검사에 서 김○○에게 고혈압, 빈맥 및 부정맥이 있는 심장 질환 증상이 있음을 발견하였으면 김○○가 주 취상태에서의 전신마취로 인하여 심장 질환이 악화되고 심장기능이 억제되어 급성심장사에 이를 수 있다는 가능성을 예견하고, 이러한 결과를 방지하기 위하여 심장 질환에 대한 추가적인 검사를 한 후 그 결과를 검토하여 전신마취의 시기, 방법 등을 신중하게 결정하였어야 함에도 불구하고, 심장 질환에 대한 추가적인 검사를 하지 아니하고 급성심장사를 방지하기 위한 특별한 조치도 취하지 아니한채 전신마취를 시행하였다.

(마) 마취 회복기의 환자는 상태가 시시각각으로 나빠질 수 있으므로 면밀한 감시가 필요한데 일반 병동 에서는 환자의 변화를 즉시 알아내고 그 정도를 정확히 파악하여 신속한 처치를 하기 어렵기 때문에, 회복실에서 환자가 수술 및 마취에 의한 생리장애로부터 충분히 회복되어 일반 병실로 옮겨갈 때까지 환자를 각성시키고 감시하여야 하며, 환자의 의식이 명료해지고, 자발적 호흡이 충분하며, 순환 상태가 정상임을 나타내는 생체활력 징후를 보이고, 반사 반응이 충분한 상태가 되어야만 환자를 회복실에서 일반 병실로 옮길 수 있는바, 최○○은 김○○가 의식이 졸리우면서 불안정하고, 숨을 가쁘게 쉬고 있어 전신마취에서 충분히 회복되었다고 볼 수 없는 상태였음에도 불구하고 김○○를 610호 병실로 이송하였다(610호 병실이 수술 전·후의 환자 등을 의사 및 간호사가 자주 방문하여 집중 관찰하기 위한 입원실로서 간호사실 바로 옆에 위치하고 있다는 사정만으로는 이를 회복실과 동일하게 볼 수 없다).

(바) 김○○는 수술 후 마취에서 회복되는 과정에서 숨을 가쁘게 내쉬는 호흡곤란 증상을 보이고, 의식이 충분히 회복되지 않는 상태가 계속되고 있었으므로, 최○○으로서는 김○○의 위와 같은 증상을 세밀하게 관찰하여 기도를 확보하면서 고농도의 산소를 투여하는 등 적절한 조치를 취하였어야 함에도 불구하고, 김○○의 상태가 악화된 이후인 20:40경에 이르러서야 응급실에 도착하여 응급조치를 취하였다.

(2) 배○○의 설명의무 위반

의사는 환자에게 수술 등 침습을 가하는 과정 및 그 후에 나쁜 결과가 발생할 개연성이 있는 의료행위를 하는 경우에는 환자나 그 법정대리인에게 질병의 증상, 치료 방법의 내용 및 필요성, 발생이 예상되는 위험 등에 관하여 당시의 의료수준에 비추어 상당하다고 생각되는 사항을 설명하여 당해 환자가 그 필요성이나 위험성을 충분히 비교해 보고 그 의료행위를 받을 것인가의 여부를 선택할 수 있도록 할 의무가 있는바, 김○주는 혈중알콜농도 0.13% 이상의 술에 취한 상태였고, 김○환은 김○주가 일하던 ○○기계의 하도급업자에 불과한 점에 비추어 보면, 의사 배○○가 김○주와 김○환에게 이 사건 수술이 나사못 고정 방식에 의한 간단한 수술이나 김○주의 심장이 나쁘고 혈압이 높아 마취시에 위험하다고 설명하고 김○주와 김○환으로부터 수술 승낙서에 각 서명 날인을 받았다는 점만으로는 설명의무를 다하였다고 볼 수 없다(더욱이 만일 김○주가 주취상태에서 회복된 후에 위와 같은 설명을 들었다면 배○○에게 자신의 심장 질환 등 건강 상태에 관한 진술을 하였을 가능성을 배제할 수 없다).

(3) 박○○의 과실

김○○가 수술 후 마취에서 회복되는 과정에서 숨을 가쁘게 내쉬는 호흡 곤란증상을 보이고, 의식이 충분히 회복되지 않는 상태가 계속되고 있었으므로, 박○○로서는 김○○의 상태를 좀더 세밀하게 관찰하여 최○○ 등 의사에게 김○○의 증상을 보고함으로써 의사로 하여금 적절한 조치를 취하도록 하였어야 함에도 불구하고, 19:30경 김○○의 의식이 계속 졸리운 상태임을 확인한 후에도 40분간이나 김○○를 방치하다가 20:10경에서야 김○○의 의식에 이상이 있음을 뒤늦게 발견하고 당직 의사에게 연락함으로써 김○○가 적시에 응급조치를 받을 수 없도록 하였다.

나. 금식과 관련된 주장 및 판단

원고들은 전신마취를 위하여 통상 6~8시간 정도의 금식이 필요한데, 김○○가 수술 시간 2시간 전에 음식을 먹어 금식이 되지 않은 상태였음에도 ○○병원측이 전신마취하에 수술을 한 과실이 김○○가 사망에 이르게 된 원인 중 하나라고 주장하므로 살피건대, 위 의학적 소견에 따르면 통상 성인 환자들은 전신마취를 하기 전에 8시간 정도 금식 상태에 있는 것이 필요하기는 하나, 김○○가 수술 시간 2시간 전에 음식을 먹었다는 점을 인정할 아무런 증거가 없을 뿐 아니라, 설령 김○○가 금식 시간을 지키지 않았다고 하더라도 위 의학적 소견에 따르면 전신마취 전에 금식을 하여야 하는 이유는 마취유도 과정에서 위 속의 내용물이 기도로 들어가 기도폐쇄, 폐렴 등의 합병증이 발생할 가능성이 있기 때문인바, 이 사건 수술과정에서 위 속의 내용물이 기도로 들어가는 상황은 발생하지 않았으니 피고측이 김○○에게 금식을 시키지 않은 과실과 김○○의 사망 사이에는 인과관계가 없다고 봄이 상당하므로 원고들의 위 주장은 이유가 없다.

(1) ○○병원측은 심전도 검사를 통하여 김○○에게 고혈압, 빈맥 및 부정맥이 있는 심장질환 증상이 있음을 발견하였으나 김○○에 대한 진료기록에는 관상동맥경화증상에 대한 아무런 기재가 없는 사실, 혈액학적 검사 결과 김○○에게 칼륨 수치 2.8mEq/L의 저칼륨증(정상범위 3.5~5.3mEq/L)이 있는 것으로 나타난 사실, 최○○은 18:00경 김○○가 미국마취과학회(ASA)가 채택하여 사용하는 신체상태 분류법상 제1등급(전신질환이 없는 건강한 상태)에 해당된다고 판단하고 외견상 보통 체격으로 보인다는 이유로 김○○에게 보통 성인 용량의 근이완제(60mg) 등의 마취보조제 및 흡입마취제를 투여하여 전신마취를 시행한 사실, 김○○에 대한 부검 결과 심장 부위에 석회화를 동반한 고도의 관상동맥경화 증상이 발견되었고, 사인이 급성심장사로 밝혀진 사실은 위에서 인정한 바와 같다.

(2) 위 의학적 소견에 따르면 급성심장사의 원인 중 80%정도가 관상동맥 질환이고, 마취 · 수술 등의 의료행위는 급성심장사의 유인 중 하나이며, 관상동맥 질환 및 고혈압성 질환이 있는 경우 유인에 의하여 쉽게 사망에 이르게 되는바, 이 사건에 있어 마취 및 수술이 이루어진 시점(18:00~18:45)과 의식상태의 이상을 보인 시점(20:10) 사이에 시간적으로 거리가 있는 점에 비추어 볼 때 마취 및 수술 자체가 기존의 심장병변을 악화시키는 유인이 된 것으로는 보기 어려우나, 김○○가 610호 병실로 이송된 후 음주로 인하여 마취의 회복이 지연되는 상황에서 기능적인 장애가 발생하여 기존의 심장 병변을 급격히 악화시켰을 가능성이 있다.

(3) 이러한 점들을 종합적으로 고려하여 볼 때, 최○○이 문진, 뇨 검사, 추가적인 심장질환 검사(운동부하 심전도 검사, 심장초음파 검사 등)나 신장과 체중 측정을 시행하지 아니하고 혈액학적 검사(간기능 검사)의 결과를 확인하지 아니한 채 혈중알콜농도 0.13% 이상의 주취상태에 있었을 뿐 아니라 저칼륨 증상 및 고혈압, 심장 관상동맥경화 증상이 있는 김○○에게 보통 성인 용량의 마취보조제 및 전신마취제를 투여하면서 급성심장사의 방지를 위한 특별한 조치를 취하지 아니하고, 김○○가 전신마취에서 충분히 회복되었다고 볼 수 없는 상황이었음에도 김○○를 회복실에서 병실로 이송한 과실, 배○○가 설명의무를 다하지 않은 과실, 최○○과 박○○가 김○○의 상태를 좀더 세밀하게 관찰하여 적절한 조치를 취하지 않은 과실로 인하여 김○○가 마취의 회복이 지연되는 상황에서 기능적인 장애가 발생하여 기존의 관상동맥경화 증상이 급격히 악화됨으로써 사망에 이르렀다고 추정함이 상당하다.

(4) 따라서 최○○, 배○○, 박○○의 사용자인 피고는 김○○의 사망으로 인한 원고들의 손해를 배상할 의무가 있다.

4. 책임의 제한

위 의학적 소견에 따르면 일반적으로 골절상은 통증이 심하고 시간이 경과될수록 골절 부위 출혈 내지 종창이 심해지기 때문에 수술 후 합병증 내지 여러 병발증 발생의 빈도가 높아지므로 최○○으로서는 김○○에 대한 전신마취를 서두를 만한 이유가 어느 정도 인정되는 점, 김○○에게도 마취 전 방문기록지의 작성을 거부하고 과거 병력을 묻는 간호사의 질문에 제대로 응하지 않은 과실이 있는 점등을 고려하면 김○○의 사망으로 인한 손해를 피고에게 전부 부담하게 하는 것은 공평의 원칙상 부당하므로, 이 사건 변론에 나타난 여러 가지 사정을 참작하여 피고의 책임을 70%로 제한함이 상당하다.

5. 손해배상액의 산정

생략

6. 결론

그렇다면 피고는 원고 김○○에게 23,753,748원(상속액 20,353,748원+장례비 1,400,000원+위자료

2,000,000원), 원고 김○○, 김○○에게 각 22,353,748원(상속액 20,353,748 + 위자료 2,000,000원)씩, 박○○에게 4,070,749원(대습상속액), 원고 김○○, 김○○, 김○○, 김○○에게 각 2,713,833원(대습상속액)씩 및 위 각 금액에 대하여 2000. 8. 14.(이 사건 사고 발생일)부터 2003. 7. 29.(이 판결 선고일)까지는 연 5%(민법)의, 그 다음날부터 다 갚는 날까지는 연 20%(소송촉진 등에 관한 특례법)의 각 비율에 의한 지연 손해금을 각 지급할 의무가 있으므로, 원고들의 청구는 위 인정범위 내에서 이유 있어 이를 각 인용하고 나머지 청구는 이유 없으므로 이를 각 기각하기로 하여 주문과 같이 판결한다.

참고사항

이 건은 술에 취한 상태에서 수술을 시행받은 후 사망한 환자의 부검소견에서 환자가 수술 전에 이미 고도의 관상동맥질환을 가지고 있었던 사실이 밝혀졌으나 재판부는 병원측(마취과의사, 정형외과의사, 간호사)에 상당한 과실책임(진료상의 과실과 설명의무 위반)을 묻고 있음. 재판부의 판결문 중 손해배상책임의 발생 부분에 관한 판시내용을 보면 재판부가 요구하는 의사의 책임범위를 알 수 있음. 이 사례를 볼 때 환자의 상태가 즉시 응급수술을 하여야 할 정도의 급박한 상황이 아니라면 환자의 의식상태가 명료하지 못할 경우 책임있는 보호자가 나타날때까지 기다려 보호자에게 마취와 수술의 위험성에 대한 충분한 설명을 해주어야 하며 수술 전 검사소견에서 이상이 발견되었을 경우에는 추가적인 검사를 하여 기존질환의 유무를 판단하는 등의 충분한 환자평가 후에 수술을 시행하는 것이 중요함을 강조하고 있음.

▶ 사례 3(정형외과)

I. 사건 개요

환자(48세 남자) 김ㅇㅇ는 군무원으로 1999. 4.16 07:00 경 서울시 ㅇㅇ구 소재 행정학교 내에서 동료와 운동을 하다가 땅에 떨어져 동일 17:50 경 성남시 ㅇㅇ구 소재 'ㅇㅇ정형외과 병원'에서 엑스레이 촬영결과 우측 견갑골 골절 및 인대파열로 진단을 받아 입원치료 중 1999. 4.19 11:15 경 금속고정물 삽입수술을 위하여 전신마취를 시행하는 과정에서 서맥과 저혈압이 발생하였고 승압제 등 약제의 투여에도 불구하고 상태가 악화되면서 심정지가 발생함. 계속 심폐소생술(약제의 투여, 심장맛사지, 전기충격요법 등)을 시행하였으나 의식을 회복하지 못하여 같은 날 12:23경 서울 ㅇㅇ구에 있는 ㅇㅇ병원으로 옮겼으나 같은 날 13:05경 위 병원 응급의료센터에서 사망하였음. 환자는 부검소견에서 뇌동맥에서는 동맥경화의 소견, 심장은 고도의 심비대, 고도의 관상동맥경화, 간질섬유화 및 심근세포 비후 소견을 보였음.

II. 성남 ㅇㅇ경찰서 형사 61110-852 수사협조의뢰에 대한 회신

1. 발생 개요

위와 동일함.

2. 질의 내용

문1 골절상 등을 당한 후 수술받기 전 마취제는 통상 어떤 약제를 투여하는지 여부?

답 질문의 내용이 구체적이지 못하여 정확한 답을 하기가 힘드나 일반적으로 이 환자의 경우처럼 우측 견갑골 골절 및 인대파열에 대한 수술시 마취방법으로는 전신마취방법이 선택될 수 있으며 전신마취를 위한 약제로는 다음과 같은 약제들이 사용됨.

가. 마취 유도시에는 thiopental, diazepam, midazolam, propofol, ketamine같은 정맥마취제가 주로 사용되고 있으며 기관삽관을 위해서는 succinylcholine chloride, vecuronium 같은 근육이완제가 사용될 수 있음.

나. 마취유지를 위해서는 흡입마취제인 enflurane, isoflurane 등의 약제가 주로 사용되나 정맥마취제인 propofol등도 사용될 수 있으며 근육이완제로는 vecuronium, pancuronium bromide등이 주로 사용됨.

문2 환자가 과거에 고혈압약을 장기 복용하였다는 것을 인지한 의사는 수술을 받기 전이나 마취를 시행하기전 어떤 조치를 취하여야 하는지 여부?

답 가. 먼저 문진을 통하여 고혈압의 기간과 정도, 환자가 복용한 약제의 종류와 그 약제에 의한 혈압조 절의 적정여부를 판단.

나. 신체검사와 수술 전 혈압을 포함한 생체 활력징후검사를 하고 고혈압과 관련된 합병증(허혈성

심근 질환, 심실기능장애, 뇌혈관질환, 신장질환 등)의 존재유무를 확인.

다. 기본검사로서 심전도검사, 흉부방사선검사, 신장기능검사, 전해질검사, 혈액검사, 혈액응고검사를 시행하고 필요에 따라 심초음파검사, 안저검사opthalmoscopy 등을 시행할 수 있음.

문3 마취제로 사용하였다는 페토린(수면제), 썩시닐 콜린(근육이완제)을 73kg의 환자에게 어느 정도의 양을 투여할 수 있는지.

답 페토린이 어떤 약제를 의미하는지 알 수 없음. 만일 thiopental을 의미한다면 마취유도 용량으로 3-6mg/kg을 투여하며, 썩시닐 콜린은 1-1.5mg/kg을 투여함.

문4 전신마취제 주사 후 혈압하강, 서맥 등의 증상이 나타날 수 있는지 여부?

답 사용한 정맥마취제의 종류에 따라 다르며 자주 사용되는 정맥마취제의 심혈관에 미치는 영향은 다음과 같음.

가. thiopental 은 투여후 심근수축력억제, 혈관확장 등의 작용으로 어느 정도의 혈압하강을 가져올 수 있으나 심혈관기능이 정상인 경우에는 큰 문제가 되지 않으며 심박수는 증가시킴.

나. benzodiazepine계열의 약제(diazepam, midazolam)는 마취유도용량에서 경미한 심근억제작용으로 혈압을 하강시키거나 심박수는 증가시킴.

다. ketamine은 중추교감신경계를 자극하여 동맥압, 심박수를 증가시킴.

라. propofol은 심근억제작용과 혈관확장으로 혈압하강을 일으킴.

문5 1차 기관삽관 실패후 2차삽관을 실시할 때 마취 전문의가 썩시닐 콜린을 30mg을 더 투여하였다고 하는데 투여량을 늘릴 수 있으며 삽관은 몇회까지 실시할 수 있는지 여부?

답 기관삽관을 위해 succinylcholine의 추가 투여가 필요하다고 마취 전문의가 판단할 경우 추가량을 투여하는 것은 전혀 문제가 되지 않으며 기관삽관 시행전에 충분한 환자의 기도유지와 산소투여가 가능하다면 기관삽관은 성공할때까지 계속 시행할 수 있음.

문6 기관삽관은 실패 후 어느 정도 시간이 흐른 후 재시도 하여야 하는지 여부

답 환자가 다시 100% 산소로 충분히 환기되고 의식소실, 근육이완 등 기관삽관을 시도하기에 적절한 상태가 되면 언제나 재시도할 수 있음.

문7 환자에게 기존질환(간질환, 폐질환)이 있는 경우 쇼크 사망에 이를 수 있다고 하는데 사망한 김○○에게서 흉부사진 촬영결과 폐석회 침착 등을 발견하였다고 하는데 수술을 시행하여도 되는지 여부?

답 진료기록부상 흉부방사선검사 결과는 정상으로 기록되어 있는 것으로 보아 폐석회화침착이 수술의 연기사유는 되지 않는다고 생각함.

문8 여타 다른 의료기관에서도 기관내 삽관을 시행하여 전신마취 시행도중 환자가 쇽크사망(심장마비)할 수 있는지, 사망하였다면 주로 무슨 요인으로 발생하는지 여부?

답 전신마취 도중 심정지가 발생하는 경우는 매우 드문 일이나 발생할 경우 그 원인은 다음과 같음

가. 마취 중 호흡회로의 분리

나. 기관내관의 폐쇄(튜브의 꼬임, 꺾임, 분비물 축적)

다. 기관내관의 우발적 발관후 재삽관의 실패

라. 식도내 삽관

마. 저산소농도의 흡입

바. 약제에 반응 않는 기관지 경련 등의 저산소증을 유발하는 원인들과 그외

사. 수술중의 조절되지 않는 심한 출혈

아. 마취약제의 과량 혹은 고농도 투여

자. 마취기나 호흡기계의 기능불량

차. 환자의 기존의 질환(심한 관상동맥질환, 뇌동맥류, 폐질환등)의 악화 등.

문9 혈압하강, 서맥 등의 증상을 보일 때 에피네프린과 아트로핀이라는 약제를 반복투여하여도 쇽크 사망의 원인이 될 수 있는지 여부?

답 에피네프린과 아트로핀은 심한 혈압하강이나 서맥, 심정지발생시 치료목적으로 사용하는 약제들이며 반복투여가 쇽크 사망의 원인이 될 수는 없음.

문10 전신마취를 받기 전 통상적으로 어떠한 검사를 시행하는지?

답 환자의 신체검사와 함께 혈액검사, 흉부방사선검사, 심전도검사, 간기능검사, 혈액응고검사, 전해질검사 등이 마취를 위한 기본적 검사이며 환자의 질환에 따라 분야별 세부검사를 추가할 수 있음.

III. 서울지방법원 제13민사부 99가합 86013건의 사실조회 의뢰에 대한 회신

■ 사건 개요

위와 동일함.

■ 사실조회할 사항

문1 골절로 인한 심한 부종상태에서 마취를 했을 때 일시적으로 심한 관상동맥경화가 올 수 있는지 여부

답 골절부위가 어느 부위인지, 어떠한 종류의 마취를 시행했는지를 모르는 상황에서 정확한 답변을 하기는 어려움. 다만 심한 부종상태가 골절부위의 부종을 말하는 것이라면 일반적으로 환자가 원래 관상동맥질환을 갖고 있지 않을 경우에는 마취와 관상동맥경화와는 직접적인 관련이 없을 것으로 생각함.

문2 골절로 인한 부종상태에서 마취를 시도할 시 환자의 신체의 부종상태가 어느 정도여야 마취에 적합한 상태인지 여부 및 절대로 부종상태에서 마취를 해서는 안되는 경우가 있는지의 여부

답 가항과 마찬가지로 어떤 종류의 마취를 시도했는지를 모르는 상황에서 답변을 하기가 어려우나 전신마취의 경우에는 골절주위 조직의 부종은 마취에서의 큰 위험인자가 아니며 환자의 전신상태가 마취시에 고려하여야 할 중요한 사항임. 다만 장골이나 골반의 골절시에는 마취 중 지방색전증의 발생가능성에 유의하여야 함.

문3 **마취도중 10분 이내에 청색증이 나타날 수 있는 요인은 무엇이며 각 요인별 청색반응이 나타나는 시간은 얼마나 되는지**

답 청색증의 발현은 혈액내 헤모글로빈의 5gm% 이상이 산소와 결합하지 못하였을때(환원Hb) 피부나 입술 등의 점막이 청색으로 보이는 현상으로 청색증이 나타나면 일단 저산소혈증을 의심할 수 있으며 마취 중 저산소혈증을 일으킬 수 있는 원인들은 다음과 같음.

1) 흡입산소농도의 저하

2) 마취 중 호흡회로의 분리(산소공급의 중단)

3) 식도내 삽관(산소공급의 중단)

4) 기관내관의 일부 폐쇄(폐포 환기량의 감소)

5) 기관지내 삽관(폐션트의 증가)

6) 기관내관 튜브의 우발적 발관후 환자의 환기관리 실패(산소공급의 중단)

7) 환자의 기존의 심폐질환(폐포환기/관류비의 불균형)

8) 기관지 경련

9) 심한 혈압하강(심박출량의 저하) 내지 심정지

10) 고열등으로 인한 체내 대사율의 증가

11) 심한 빈혈 등이 있음.

청색증이 발현되는 시간은 환자의 혈액내 Hb농도에 따라 다르며 농도가 높은 환자polycythemia vera 에서는 경미한 저산소증이 있을때도 청색증이 나타날 수 있으나 빈혈이 있는 환자에서는 심한 저산소증 상태에서도 청색증이 나타나지 않을 수 있음.

문4 **마취도중 1차 삽관 실패후 마스크를 통해 환자의 환기가 계속되더라도 2차 삽관은 얼마이내에 재시도 해야 하는지**

답 1차 기도삽관에 실패하더라도 마스크와 호흡낭bag으로 고농도의 산소로 환자의 폐를 적절히 환기시켜 체내 조직에 충분한 산소공급을 유지할 수만 있다면 2차 삽관시도까지의 시간은 문제가 되지 않을 것으로 판단함. 그러나 마스크와 bag만으로 충분한 환기가 이루어지지 않는다는 판단이 서면 가능한 빨리 2차 삽관을 시도하여야 함.

문5 **고혈압 증상이 마취 및 삽관실시에 환자의 심장에 미칠 수 있는 영향의 정도**

답 약제나 식이요법으로 혈압이 잘 조절되고 있고 합병증을 동반하지 않은 고혈압 환자의 경우에는 기관내 삽관시에 삽관직후의 혈압의 과도한 상승만 방지하여주면 심장에 큰 영향을 미치지 않을 것으로 생각함. 그러나 장기간 지속되고 잘 조절되지 않은 고혈압은 동맥경화를 악화시키고 주요 장기에 손상을 가져올 수 있으며 심장질환, 뇌혈관질환, 신장질환, 혈관질환의 주요 위험인자임. 조절되지 않은 고혈압의 합병증으로는 심근경색증, 울혈성 심부전, 뇌졸중, 신장부전, 말초혈관 폐쇄질환, 대동맥 박리등이 있으며 특히 고혈압 환자에서 좌심실비대가 있는 경우는 심장질환으로 인한 사망의 중요한 예고지표임. 이러한 조절되지 않는 심한 고혈압을 가진 환자에서의 기관삽관은 교감신경계를 자극하여 과도한 혈압상승을 초래하고 심장기능의 장애를 유발할 수 있으며 마취 중에도 혈압의 변동이 심하므로 이러한 환자의 마취시에는 많은 주의가 필요함.

문6 과거력상 고혈압을 앓았던 환자가 골절로 인한 마취 및 수술을 위해 심전도상 문제가 없는 것으로 나타났을 경우 담당의사, 내과의사, 마취의사가 고혈압 증상이 마취, 삽관, 수술시 환자의 심장에 미칠 수 있는 영향에 대해 사전논의를 해야하는 고도의 주의의무가 있는지 여부

답 고혈압은 위에 기술한 것처럼 조절되지 않은 심한 고혈압의 경우는 마취와 수술시에 합병증 발생의 위험이 크나 식이요법이나 약물로 잘 조절되어 혈압이 적정범위에서 잘 유지되고 있는 경우에는 합병증 발생의 위험도가 매우 낮으므로 수술 전 환자의 고혈압 상태가 사전논의 여부를 판단할 중요한 기준이 될 것으로 생각함. 따라서 내과의사나 마취과의사와의 사전논의 문제는 담당의사의 환자평가 결과에 달려 있다고 생각함.

문7 허혈성 심장병변으로 인한 급성심장사의 요인으로는 관상동맥경화를 제외하고 무엇이 있는지

답 허혈성 심장질환이란 심근으로 공급되는 산소량보다 심근에서 소모되는 산소량이 더 많을때 나타나는 현상으로 그 원인은 심한 고혈압과 빈맥, 관상동맥의 해부학적폐쇄나 경련, 저산소혈증, 심한 저혈압, 빈혈, 심한 대동맥 협착이나 역류 등이며 이중 가장 흔한 원인이 관상동맥경화(coronary artery atherosclerosis)임. 관상동맥경화 외의 급성심장사의 원인으로는 갑작스런 심한 심부정맥cardiac arrhythmia의 발생, 심실기능 부전ventricular dysfunction, 관상동맥 형성부전, 심한 저산소혈증 등을 들 수 있음.

IV. 서울지방법원 제13민사부 판결(99가합 86013 보험금)

■ 주문

1. 피고는 원고 손○○에게 금 18,845,888원, 원고 김○○, 김○○에게 각 금 12,563,926원 및 위 각 금원에 대하여 2000. 4. 26부터 2000. 4. 29까지는 연 6%, 그 다음날부터 다 갚는 날까지는 연 25%의 각 비율에 의한 금원을 지급하라.
2. 원고들의 주위적 청구 및 나머지 예비적 청구를 각 기각한다.
3. 소송비용 중 50%는 원고들이, 50%는 피고가 부담한다.
4. 제1항은 가집행할 수 있다.

■ 청구취지

주위적 청구취지 : 피고는 원고 손○○에게 금 39,857,144원, 원고 김○○, 김○○에게 각 금 26,571,428원 및 각 금원에 대하여 1999. 4. 19.부터 이 사건 소장부본 송달일까지는 연 6%, 그 다음날부터 다 갚는 날까지는 연 25%의 각 비율에 의한 금원을 지급하라.

예비적 청구취지 : 피고는 원고 손○○에게 금 18,845,888원, 원고 김○○, 김○○에게 각 금 12,563,927

원 및 위 각 금원에 대하여 2000. 4. 26부터 다 갚는 날까지 연 25%의 비율에 의한 금원을 지급하라.

■ 이유

1. 기초사실

가. 원고 손○○는 피고 회사와 사이에, 피보험자를 김○○, 사망시 수익자를 상속인, 보험기간을 계약체결일로부터 20년간으로 하는 아래 4개의 각 보험계약을 체결하고, 그 보험료를 납입하여 왔다

(1) 정특부 신종 동방 에이스 20년 보험(이하 제1보험이라 한다)

(2) 가족안심보험(동일보장형)(이하 제2보험이라 한다)

(3) 새생활암보험(가족만기환급형)(이하 제3보험이라 한다)

(4) 퍼펙트교통상해보험(이하 제4보험이라 한다)

나. 위 각 보험계약에 의하면 '재해' 는 우발적인 외래의 사고(다만, 질병 또는 체질적 요인이 있는 자로서 외부요인에 의하여 발병하거나 그 증상이 더욱 악화되었을 때에는 그 경미한 외부요인은 우발적인 외래의 사고로 보지 아니함)로서 분류표에 따른 사고를 말하는 것이고, 그 분류표에 따르면 '외과적 및 내과적 치료 중 환자의 재난' 도 재해의 한 항목에 속하는데, '외과적 및 내과적 치료 중 환자의 재난' 중 진료기관의 고의 또는 과실이 없는 사고는 재해사고로 보지 아니한다고 되어 있다.

다. 위 김○○는 1999. 4. 16. 16:45경 서울 ○○구에 있는 육군행정학교 내에서 교육훈련을 받던 도중 몸을 풀기 위해 동료와 등을 맞대고 뒤로 젖히는 동작을 취하다가 넘어져 어깨골절상 및 인대파열 등의 상해를 입고 성남시 ○○구에 있는 ○○정형외과병원에 입원하였는데, 1999. 4. 19, 11:00경 수술을 받기 위해 마취주사를 맞고 의식을 잃은 뒤 심폐소생술에도 불구하고 깨어나지 못하여 같은 날 12:23경 서울 ○○구에 있는 ○○서울병원으로 옮겼으나 같은 날 13:05경 위 병원 응급의료센터에서 사망하였다.

라. 김○○는 원고 손○○의 남편이자, 원고 김○○, 김○○의 아버지였다.

2. 주위적 청구에 대한 판단

가. 당사자들의 주장

원고들은, 김○○가 ○정형외과병원에서 외과적 치료를 받던 중 위 병원 마취담당의사 길○○의 마취과정에서의 과실로 인하여 사망에 이른 것이므로 재해사망에 해당되고, 따라서 피고는 위 각 보험계약의 수익자인 원고들에게 그 상속지분비율에 따른 재해사망보험금을 지급할 의무가 있다고 주장한다.

이에 대하여 피고는, 김○○는 평소 고도의 관상동맥경화를 앓고 있었는데 마취라는 유인이 작용함으로써 순간적으로 심장의 혈류공급이 부족하게 되어 허혈성 심장병변을 일으켜 급사하게 된 것일 뿐 마취과정에서 담당의사의 과실은 없었던 것이므로 김○○의 사망은 재해사망에 해당되지 아니한다고 주장한다.

나. 마취과정에서 이루어진 의료행위 및 김○○의 기존 병력 등

(1) 김○○가 19999. 4. 16. 우측견갑골 골절상을 입고 ○정형외과병원에 입원하였을 당시, 그는 과거에 고혈압이 있어 간헐적인 약물치료를 받은 적이 있으나 그 무렵에는 약물치료를 중단하였고 약 7년 전에 디스크수술을 받은 적이 있다고 진술하였고, 혈압은 150/90mmHg로 측정되었으며, 1999. 4. 17. 시행한 심전도 및 흉부 방사선 검사에서는 정상으로 판독되어, 위 병원에서는 1999. 4. 19. 김○○의 위 골절부위 수술을 예정하였다.

(2) 1999. 4. 19. 11:00경 전신마취를 위해 김○○를 수술실로 옮길 당시 그의 혈압은 140/90mmHg이었고, 수술실 도착시에는 혈압이 140/100mmHg, 맥박수가 분당 60회였다.

(3) 위 병원 마취담당의사 길○○는 같은 날 11:15경 전신마취를 위하여 김○○에게 펜토탈소디움(정맥마취제) 350mg, 썩시닐 콜린(근육이완제) 70mg을 정맥주사한 후 11:18경 기관내 삽관을 시도하였으나 실패하자, 즉시 튜브(관)를 빼낸 다음 산소마스크 호흡을 시켜 산소를 공급하였는데도, 약 20~30초가 지난 11:20경 김○○가 서맥(분당 50회) 및 저혈압(100/80mmHg) 증세를 보이므로 에피네프린(혈압상승제) 0.5mg, 아트로핀(서맥치료제) 1mg등을 주사한 다음, 위 병원 내과전문의 허○○을 불러 그가 도착하자 김○○의 심장을 보아달라고 부탁한 뒤 11:23경 썩시닐 콜린 30mg을 주사하고 다시 기관내 삽관을 시도하여 성공하였다.

(4) 그럼에도 불구하고 김○○의 위 증세는 호전되지 아니하므로, 길○○는 에피네프린, 아트로핀을 반복 주사하였으나 2~3분이 지난 뒤에도 서맥(분당45회) 및 저혈압(60/25mmHg) 증세가 더욱 악화되었는바, 이후 계속적으로 에피네프린을 주사하였음에도 혈압이 잡히지 않으면서 서맥이 지속되어 11:25 내지 11:30경 심율동전환기(전기충격)를 사용하였으나 별다른 효과가 없었고, 이후 에피네프린, 아트로핀 투여 및 심율동전환기 충격을 반복하여 12:20경 맥박이 분당 60회 이상으로 다소 호전되자 12:23경 인공호흡을 시키면서 김○○를 서울○○병원으로 후송하였다.

(5) 12:35경 서울○○병원 응급실에 도착할 당시 김○○는 의식이 둔화된 상태에서 혈압, 맥박, 호흡이 잡히지 않았고, 12:38경 연속적으로 심율동전환기 충격 및 심장마사지 등 심폐소생술을 시행하였으나 반응이 없어 13:05경 사망하기에 이르렀다.

(6) 국립과학수사연구소 법의학과 의사 김○○는 망 김○○를 부검하였는바, 김○○의 뇌는 고도의 부종상 및 울혈상으로 뇌동맥에서 동맥경화의 소견을 보인 점, 심장은 고도의 심비대, 고도의 관상동맥경화, 간질섬유화 및 심근세포 비후 소견을 보인 점, 심혈이 암적색 유통혈로서 폐외표면에서 일혈점을 보고 각 실질장기는 울혈상인 소견을 보인 점, 혈액 및 위의 내용물에서 일반독물 및 약성분이 검출되지는 아니하였다는 점 및 김○○에 대한 마취과정에서 이루어진 위 의료행위 등을 근거로 하여, 김○○의 사인을 허혈성 심장병변에 의한 급성심장사sudden cardiac death로 판단하였다.

(7) 한편, 고도의 관상동맥경화는 경우에 따라 고도로 치명적일 수 있는 질환이기는 하나, 법의학적 측면에서 볼 때 질병 자체의 정도가 심하더라도 특별한 증상을 느끼지 못하고 살아갈 때가 많은(심전도 검사에서도 정상으로 나타나는 경우가 많다) 반면 어느 순간 유인이 작용하여 일시적으로라도

심관상동맥의 혈류장애로 심장의 박출이 정지되면 그 순간 급사할 수 있어 사망을 예측하기 어렵다는 특수성이 있고, 또한 정도가 심하지 않다고 하더라도 사망에 이를 수 있다고 알려져 있다.

다. 김○○의 사인(死因) 및 마취과정에서의 담당의사의 과실유무에 대한 판단

(1) 위 사실관계에 의하면, 김○○는 평소에 느끼지 못하는 고도의 관상동맥경화를 앓고 있었는데 마취라는 스트레스적 유인이 작용함으로써 심장의 혈류공급이 순간적으로 부족하게 되어 허혈성 심장장애가 초래되었고 이로 인하여 심장이 정지되어 급사한 것으로 보인다.

(2) 한편, 김○○는 ○○정형외과병원에 입원하였을 당시 과거에 고혈압이 있어 약물치료를 한 적이 있었으나 현재는 약물치료를 중단하였다고 말하였다는 점, 그에 대한 심전도 및 흉부 방사선검사가 정상으로 나왔다는 점에 비추어 보면, 마취담당의사인 길○○가 김○○의 심장질환을 예측하여 보다 정밀한 검사를 시행하지 아니한 것을 가리켜 마취담당의사로서의 주의의무를 위반한 것이라고 할 수 없다.

(3) 또한, 길○○가 김○○에 대한 마취과정에서 1차 기관내 삽관이 실패하였다 하더라도 김○○에게 서맥치료제를 즉시 투여하였고, 산소마스크 호흡을 통하여 산소를 충분히 공급하였으며, 5분 이내에 재삽관에 성공하였던 점에 비추어 보면, 길○○의 마취와 관련한 의료행위에 어떠한 과실이 있었다고 할 수도 없다.

(4) 결국, 김○○는 외과적 치료를 받던 중(마취 도중) 재난으로 사망하기는 하였으나 그에 관한 진료기관(마취담당의사)의 과실이 없다고 할 것이어서, 김○○의 사망은 위 각 보험계약에서 정한 재해사망에 해당되지 아니한다.

라. 소결론

그렇다면, 김○○의 사망이 재해사망에 해당됨을 전제로 하는 원고들의 주위적 청구에 관한 위 주장은 더 나아가 살필 필요 없이 이유 없다.

3. 예비적 청구에 대한 판단

가. 원고들의 주장

원고들은, 김○○의 사망이 재해사망에 해당되지 않는다면 일반사망에 해당되는 것이므로, 피고는 위 각 보험계약의 수익자인 원고들에게 그 상속지분비율에 따른 일반사망보험금을 지급할 의무가 있다고 주장한다.

나. 인정사실(다툼 없음)

(1) 위 각 보험계약에 의하면 일반사망은 재해 이외의 원인으로 사망한 경우를 말하는 것으로 규정되어 있다.

(2) 위 각 보험계약에 따라 계산한 일반사망보험금(선납보험금 포함) 및 이에 대한 1999. 7. 30.부터 2000. 4. 25.까지의 확정지연 손해금의 합계액은 43,973,742원이다.

다. 소결론

위에서 인정한 사실관계를 종합하면, 김○○의 사망이 일반사망에 해당된다 할 것이므로, 결국 피고는 원고 손○○에게 18,845,888원{43,973,742원 × 3/7(위 원고의 상속지분) = 18,845,888원이나 위 원고가 구하는 바에 따름, 원 미만은 편의상 버림, 이하 같음}, 원고 김○○, 김○○에게 각 12,563,926원{= 43,973,742원 × 2/7(위 원고들의 각 상속지분)} 및 위 각 금원에 대하여 위 일반사망보험금에 대한 확정지연손해금 계산 최종일 다음날인 2000. 4. 26.부터 이 사건 소변경신청서 부본이 피고에게 송달되었음이 기록상 명백한 2000. 4. 29.까지는 상법이 정한 연 6%, 그 다음날부터 다 갚는 날까지는 소송촉진 등에 관한 특례법이 정한 연 25%의 각 비율에 의한 지연손해금을 지급할 의무가 있다.

4. 결론

그렇다면, 원고들의 주위적 청구는 이유 없어 이를 모두 기각하고, 예비적 청구는 위 각 인정범위 내에서 이유 있어 이를 인용하며, 나머지 예비적 청구는 이유 없어 이를 기각하기로 하여 주문과 같이 판결한다.

▶ 사례 4(정형외과)

I. 사건 개요

환자(60세 남)는 2001. 1. 16. 서울 ㅇㅇ병원을 방문하여 양 무릎 인공관절 수술을 받기 위한 진료와 검사를 받은 후, 2. 4. 14:00 경 ㅇㅇ병원에 입원함. 환자는 수술 전 검사에서 조절되지 않는 심한 당뇨질환을 가진 것으로 진단되었음. 같은 달 5. 12:00 경 수술을 하기 위해 경막외마취를 받은 직후 심정지가 초래되어 소생술을 시행 받았으나 혼수상태에 빠져 중환자실로 옮겨져 치료를 받다가 같은 달 6. 18:30 경 ㅇㅇ대학병원 중환자실로 후송하여 치료중 심정지로 사망한 것임. 부검소견에서 환자는 고도의 심장병변과 당뇨병 소견을 보였음.

II. ㅇㅇ경찰서 형사 61110-835건의 질의의뢰에 대한 회신(1)

■ 질의내용

문1 수술을 하기 위해 마취를 할때 환자에게 후유증 등을 예방하기 위해 사전에 어떠한 조치를 하는지

답 환자에게 마취 전 문진(과거 병력과 현재의 증상 등)과 이학적 검사를 하고 흉부 방사선 검사, 심전도 검사, 혈액학적 검사, 간기능 검사, 소변 겸사 등의 기본검사를 통해 환자의 전신상태를 평가한 후 환자의 상태와 수술의 종류에 따라 적절한 마취방법과 마취제 및 용량을 선택하여 사용하므로 마취에 따른 후유증을 최소화 함.

문2 본 사건의 피해자는 당뇨가 있는 환자로 마취 주의사항 또는 적절한 조치를 한후 마취를 하였는지

답 환자는 수술 전에 흉부 방사선 검사, 심전도 검사, 혈액학적 검사, 간기능 검사와 혈당검사를 받았고 담당의사가 환자와 보호자에게 수술 및 마취에 따른 합병증발생의 위험성에 대해 설명을 한 것으로 보아 적절한 조치를 하였다고 판단함.

문3 피해자의 경우 만 60세로 고령이므로 사용한 마취제의 종류 및 마취주사량, 주사시간, 마취방법, 주사위치의 적정 여부

답 경막외 마취시에 0.5% bupivacaine은 흔히 사용하는 국소마취제이며 사용한 용량(10 cc)과 마취방법은 적정하였다고 생각함. 주사시간과 주사위치는 마취기록지에는 기록되어 있지 않으나 진술기록으로 볼 때 정확한 위치에 거치한 것으로 보임.

문4 마취주사를 투약하고서 주의의무를 다 했는지

답 경막외강으로 bupivacaine을 투여한 후 계속 환자상태를 감시하고 마스크로 산소를 공급하고 충분한 수액공급 및 마취된 범위level을 측정한 것으로 보아 주의의무를 다 한 것으로 판단함.

문5 마취약 투약후 산소포화도가 떨어진 후 적절한 조치를 하였는지

답 산소포화도가 떨어진 직후 즉시 기관내 삽관을 하고 산소공급을 해준 기록으로 볼 때 적절한 조치

를 하였다고 생각함.

문6 경막외 마취(0.5% 부피바케인)를 할 경우 환자의 위험률은 어느 정도인지(귀협회 또는 학회에 보고된 사항 중)

답 0.5% bupivacaine은 경막외 마취시에 흔히 사용되는 국소마취제로 경막외강내로 정확히 카테터를 삽입하고 통상 사용량을 주입한다면 위험은 거의 없으나 용량을 과도하게 사용하거나 경막외마취 시술 중 경막을 천자하여 약제가 지주막하강subarachnoid space내로 들어가는 경우에는 bupivacaine 의 독성작용(순환계나 중추신경계의 억제작용)이 나타날 수 있음. 정확한 발생빈도는 보고된 바가 없음.

문7 본건 기록상(차트, 진술내용) 의사의 과실은 없었는지, 과실이 있으면 어떠한 과실점이 있는지

답 보내준 진료기록부 상에서는 의사의 과실부분을 찾을 수 없음.

문8 그 당시 환자를 ○○병원에서 ○○대학병원으로 옮겨 치료를 받게 한 것이 적당한 것인지 그 적정성 여부

답 진료기록부에 의하면 ○○대학병원으로의 이송은 환자가족의 요청에 의한 것으로 보임. 환자가 무의식 상태로 인공호흡을 받고 있고 예후를 예상할 수 없는 중태인 상황에서 보호자들의 요청에 의해 더 큰 병원으로 환자를 이송하는 것은 흔히 있는 일이므로 환자의 이송자체가 문제가 있다고 생각되지는 않음.

III. ○○경찰서 형사 61110-2066건의 질의의뢰에 대한 회신(2)

■ 사건내용

위와 동일함.

■ 질의내용

1) 당시 당뇨병자인 환자(60세 여)에게 무릎인공관절 수술을 하기 위해 경막외마취를 함에 있어 그로 인한 환자의 후유증 등을 예방하기 위해 첨부된 기록과 같이 취했던 의사의 조처가 적절했는지 여부
2) 만 60세의 고령환자에게 마취주사를 투약한 후 취했던 담당의사(마취의사)의 주의의무 등 그 절차가 적절하였는지 여부
3) 본건 첨부된 의료기록(챠트, 진술내용) 등을 검토하시고 귀 학회에서 판단할 때 담당의사의 과실점은 없는지 여부.
4) 국립과학수사연구소 부검결과 사인으로 고도의 심장병변과 당뇨병을 가지고 있는 상태에서 경막외마취 행위가 유인으로 작용하여 심부전이 발생하여 사망한 것으로 나타났는데 귀학회에서 볼 때 심장이 좋지않고 당뇨병이 심한 환자에게 경막외마취를 하였던 의사의 행위가 적절하였는지 또 위와 같은 환자에게 경막외 마취를 하여 사망의 우려를 초래할 수 있었던 사안임을 미리 예측하여 사전에 조치할 수는 없었는지 여부 등.

■ 회신내용

보내온 진료기록부를 검토한 결과, 질의사항에 대하여 다음과 같이 회신합니다

1. 환자는 수술 전일 입원하여 각종 수술 전 검사(흉부방사선 검사, 심전도 검사, 혈액학적 검사, 간기능 검사, 혈당 검사, 출혈성 소인 검사, HbA1c 검사)를 받았으며 조절되지 않는 당뇨병을 가진 것으로 진단되어 담당의사가 환자의 보호자에게 수술 및 마취에 따른 합병증 발생의 위험성에 대해 설명을 한 것으로 보아 마취 및 수술 전의 조치는 적절하였다고 판단됩니다.
2. 마취과의사는 환자가 잘 조절되지 않는 심한 당뇨를 가진 것을 고려하여 마취에 따른 위험성을 줄이기 위해 전신마취 대신 경막외 마취를 시행한 것으로 보이며 경막외 마취시에 사용한 0.5% bupivacaine은 흔히 사용하는 마취제이며 사용량도 적정범위내였고 수기상의 문제도 없었던 것으로 보여지며 경막외강으로 bupivacaine을 투여한 후 계속 환자상태를 감시하면서 마스크로 산소를 공급하고 충분한 수액공급 및 마취된 범위를 측정한 것으로 보아 마취관리상의 문제는 없었던 것으로 판단됩니다.
3. 마취 후 20분경 환자에게 호흡곤란과 청색증이 나타나고 맥박 산소포화도가 떨어짐에 따라 산소마스크로 인공호흡하에 기관삽관을 시행하였고 이어 환자에게 심실세동이 발생하여 심폐소생술을 시행하였는데 시행한 처치(ephedrine, atropine, epinephrine, Bivon의 정맥 주입 및 흉부 압박법과 심실제세동기의 사용, dopamine의 정맥주입)내용은 심폐소생술의 원칙을 지킨 것으로 판단됩니다.
4. 환자의 부검소견상에서 고도의 심장질환이 나타난 것으로 보아 환자는 조절되지 않는 심한 당뇨병으로 수술 전에 이미 심장등 관련 장기에 심각한 합병증이 와 있었던 것으로 추정되어 수술이나 마취의 가장 큰 위험군에 속하였던 상태로 판단됩니다.
5. 수술 전의 심전도 검사에서 심장질환의 존재를 의심하는 심전도 변화가 나타나지 않는 경우 사전에 심장질환의 존재를 파악하는 것은 어려우며 특히 이 환자는 심초음파 검사를 실시하였으나 정상으로 나와 수술 전에 심장질환이 동반되었음을 알기가 어려웠을 것으로 생각합니다.
6. 이상의 상황을 종합할 때 이 환자의 진료과정상에서 마취과 의사의 과실은 없는 것으로 판단합니다.

IV. 서울지방검찰청 동부지청 형사 61100-196의 질의의뢰에 대한 회신

■ 사건내용

위와 동일함.

■ 질의내용

피해자 우ㅇㅇ에 대한 국립과학수사연구소 부검결과 사인으로 고도의 심장병변과 당뇨병을 가지고 있는 상태에서 경막외마취가 유인으로 작용해 심부전이 발생하여 사망한 것으로 나타났는데, 귀 학회에서 볼 때 위 환자에 대하여 수술 전에 실시한 심장기능에 대한 심초음파 검사에서 심비대 등 이상소견을 관찰해

서 경막외마취를 할 경우 사망결과를 초래할 위험이 있었던 사항임을 미리 예측할 수 있었는지 여부 및 당시 심장내과의사의 과실점은 없었는지 여부에 대하여, 본건 첨부된 자료(심초음파검사 촬영사진 및 저장 플로피디스크, 진료차트, 국립과학수사연구소의 부검감정서)등을 검토하여 결과를 회시하여 주시기 바람.

■ 회신

보내온 자료들(진료기록부, 부검감정서, 심초음파검사 촬영사진 및 플로피디스크)을 살펴본 결과 다음과 같이 회신합니다.

1) 수술 전에 실시한 심초음파검사의 소견은 정상 심장크기와 두께, 정상 좌심실 수축, 정상 판막모양과 기능, 심막삼출이나 심근종양의 소견은 없으므로 심초음파상으로는 정상 심장소견을 보인 것으로 기록되어 있습니다. 그러나 환자의 부검소견에서는 환자가 고도의 심비대, 우관상동맥에서 국소적으로 형성된 경도의 동맥경화, 좌우 심실의 확장, 좌우 심실의 심근과 심내막쪽으로 지방이 침윤된 소견 및 좌우 심실이 얇아진 소견을 보이는 것으로 기록되어 있어 심초음파상의 소견과 큰 차이를 보이고 있습니다. 이러한 차이가 심초음파 검사를 실시한 담당의사가 심초음파 소견을 잘못 판독한 것인지 혹은 생존시 심장이 박동할때의 심초음파 소견과 사망 후 경직된 상태에서의 심장부검소견이 이러한 차이를 보일 수 있는 것인지 여부와 심초음파를 판독한 심장내과의사의 과실여부에 대해서는 심장내과학회나 진단방사선과학회에 질의하시기 바랍니다.
2) 마취기록지, 수술실 간호기록지, 경과기록지와 마취과의사의 진술조서를 살펴볼 때 이 환자의 수술 전 상태(무릎의 골관절염, 당뇨병과 기관지염)를 평가하여 마취방법으로 경막외마취를 선택한 것과 마취시술시의 수기 및 약제와 용량(0.5% bupivacaine 10ml)의 사용에는 문제가 없었고(수술부위에 필요한 최소한의 용량을 사용한 것으로 보임) 환자의 상태변화는 지속적으로 감시되었던 것으로 보아 마취관리상에서는 문제가 없었던 것으로 판단합니다.
3) 마취 전에 환자가 부검소견과 같은 심장병변을 가지고 있었던 사실을 알았을 경우에는 마취와 수술에 따르는 위험이 크다는 사실은 예측할 수 있었을 것이나 사망까지 예측할 수 있었는지 여부는 판단하기가 어려웠을 것으로 생각합니다.

   실제 임상에서 수술이 응급을 요할 경우(급격히 뇌압이 상승하는 환자, 급성출혈이 있는 환자, 대동맥류 파열 등)거나 수술의 중요성이 수술과 마취에 따르는 위험도보다 클 경우에는 심한 심장병변을 가진 환자의 경우에도 수술을 시행하며 이러한 경우에 환자가 회복될 가능성도 적지 않습니다.

V. 서울지방법원 동부지원 2001가단 37874 손해배상건의 감정촉탁서에 대한 회신

■ 사건내용

위와 동일함

■ 감정촉탁할 사항

첨부한 진료기록 및 그 번역본, 사망진단서, 부검소견서, 심초음파 사진 및 방사선 필름 내용에 의하면

문1 환자에 대한 입원 전 진료기록 내용에 비추어 보아 입원 무렵 환자의 건강상태 중 이상 소견을 보인 내용(문제목록)은 무엇이 있었는지

답 환자의 입.퇴원기록에서 입원시의 기록은 최종 진단명에 우측 무릎에 골관절염(osteoarthritis)이 있으며 무릎관절 전치환술(total knee replacement)을 받은 좌측 무릎에는 무균성으로 관절에 헐거움(aseptic loosening)이 존재한다고 기록되어 있음.

치료와 수술항목에서는 경막외마취와 심폐소생술을 시행한 것으로 기록되어 있고 결과에서는 환자를 타 병원으로 이송한 것으로 기록되어 있음.

문2 위와 같은 이상소견에도 불구하고 환자가 이 사건 경막외마취나 수술을 받아야 할 의학상 긴급하거나 불가피한 사정이 있었는지 여부

답 입.퇴원기록에는 환자의 전신상태에 대한 기록은 없으며 다만 정형외과적 상태만 기록되어 있으므로 이 기록만으로는 이상소견이 무엇을 의미하는지를 알 수 없음. 이 환자가 받을 예정이었던 정형외과적 수술(무릎관절 치환술)이 의학상 긴급하거나 불가피한 사정에 해당되었는지 여부는 정형외과학회에 문의 하기바람.

문3 피고병원에서는 환자자신에 대하여 이 사건 수술이나 마취의 필요성, 부작용이나 합병증 등에 대한 설명을 하였는지, 하였다면 진료기록부 중 어느 지면에 위치하고 있는지

답 보내온 진료기록부에서는 간호기록지에 외래에서 수술승낙서를 받은 것으로 기록되어 있으나 수술이나 마취의 필요성, 부작용이나 합병증에 대해 설명을 한 기록은 찾을 수 없음. 다만 부검감정서 내용 중 의사의 진술조서에 의하면 환자에게 마취의 위험에 대해 설명하였고 수술 전 동의서도 받았다고 기록되어 있음. 그리고 동일한 사건으로 서울지방검찰청 동부지청에서 질의서와 함께 보내온 진료기록부에는 수술의 부작용이나 합병증에 대한 설명기록이 있는 것으로 보아 본 진료기록부에 설명내용이 있는 page가 누락된 것으로 보임.

문4 피고병원에서 환자가 아닌 보호자에게 설명을 하였다면 그 설명내용 및 위와 같은 설명을 할 당시에 환자가 직접 설명을 듣거나 시술에 관한 동의서를 작성하는데 장애가 될만한 특별한 사정(의식의 장애나 필기의 곤란 등)이 있었는지

답 설명의 내용은 인공무릎관절 수술의 합병증과 후유증에 대해 설명하였음.

일반적으로 수술 전에 수술이나 마취의 필요성, 부작용이나 합병증에 관한 설명은 환자뿐 아니라 보호자에게도 해주는 것이 원칙임. 이 환자의 경우 환자가 직접 설명을 듣거나 동의서를 작성하는데 장애가 될만한 의식장애는 없었을 것으로 추정함.

문5 환자가 입원할 무렵 환자에 대한 마취 전 검사결과는 제대로 시행이 되었는지 및 시행이 되었다면 그 결과는 어떤 식으로 나왔는지

답 환자는 2001. 1. 16 에 동맥혈가스검사, 혈액학적 검사, 생화학검사(간기능, 신장기능 포함), 간염검

사 AIDS 검사, 출혈성소인 검사, 소변검사, 흉부방사선검사, 심전도검사, 폐기능검사를 받았음. 결과중 이상소견으로는 혈당치가 204mg/dl로, HbA1 C치가 9.2%로 높았으며 소변에서도 당이 높게 나와 당뇨병을 가진 것으로 진단되었음.

흉부방사선검사에서는 기관지염의 소견을 보였고 심초음파검사는 정상 심장크기와 두께를 가졌고 정상 좌심실 수축력, 정상 판막모양과 기능, 심막삼출이나 종양은 보이지 않으며 전체 소견은 정상 심초음파 소견으로 기록되어 있음.

문6 위 마취 전 검사결과에 비추어 보아 이 사건 마취를 금하거나 연기해야 하는 상황은 아니었는지. 기타 이 사건 마취의 유도 및 유지과정에서 가장 주의를 기울여야 할 점이 무엇이었는지

답 위의 소견으로 볼 때 환자가 당뇨병과 기관지염을 가진 것을 제외하고는 특별한 소견이 없었음. 따라서 이 환자의 상태가 마취를 연기하거나 금지할 상태는 아니었다고 생각함. 마취유도 및 유지과정에서의 주의사항은 마취 중 환자의 생체활력징후의 변화에 대한 지속적 관찰과 더불어 환자가 당뇨병을 가지고 있으므로 마취 중 혈당치의 조절에 유의하여야 하며 기관지염의 소견에 대해서는 경막외마취가 시행되었으므로 특히 환자의 호흡상태의 유지에 주의가 필요하다고 생각함.

문7 통상 마취기록지는 누가 작성하며, 마취기록지의 내용은 주로 어떻게 구성되어 있는지.

답 마취기록지는 마취를 시행한 마취과의사가 작성하며 기록내용은 다음과 같습니다.

1) 환자의 성명, 연령, 주소, 병록번호 등 인적사항과 체중, 신장 등을 기록
2) 수술 전 평가한 환자상태와 병력(기왕증) 및 사용한 약제에 대해 기록
3) 시행한 마취종류에 따라 전신마취와 부위마취로 나누어 사용한 약제, 사용량, 시술방법 등을 상세하게 기록
4) 마취 중 환자의 생체활력징후(혈압, 맥박, 호흡양상, 체온) 및 심전도, 맥박산소포화도 등의 변화 를 자세하고 지속적으로 관찰하여 5분 간격으로 기록
5) 마취시작시간, 수술시작시간과 종료시간을 정확하게 기록
6) 마취 중에 투여한 수액, 혈액량을 정확하게 기록
7) 마취 중에 발생한 특별한 사건에 대하여 기록
8) 마취와 수술에 관여한 의사와 간호사들의 이름을 기록

문8 이 사건 진료기록부에는 마취기록지가 제대로 구비되어 있는지.

답 보내온 진료기록부에는 마취기록지가 첨부되지 않았음. 수술실 간호기록이나 경과기록, 의사의 진술내용을 볼 때 마취기록지가 있을 것으로 생각되나 복사과정에서 누락된 것으로 추정됨.

문9 경막외 마취는 주로 어떤 경우에 시행하며 주된 마취 원리나 특징은 무엇인지.

답 경막외마취는 주로 하지수술이나, 회음부수술, 하복부수술시에 선택되는 마취방법으로 국소마취제를 척추관내의 경막외강에 주입하면 국소마취제가 분포되는 부위의 신경섬유에 작용하여 운동신경, 감각신경, 교감신경을 일정시간 차단시키는 부위마취의 일종임. 경막외마취는 전신마취와 달리 환자가 자신의 의식을 유지하고 자발적 호흡을 할 수 있다는 점에서 전신상태가 불량한 환자

의 마취방법으로 선호되기도 하나 마취부위가 높을 경우나 환자가 저혈량상태 혹은 심폐질환을 가졌을 경우에는 혈압하강, 호흡억제 등의 부작용이 발생할 수 있으므로 환자관리에 주의하여야 하며 약제가 과량 투여되거나 지주막하 혹은 혈관내로 투여될 경우 합병증을 일으킬 수 있는 점을 주의하여야함.

문10 경막외 마취의 부작용이나 주의사항은 무엇인지. 특히 이 사건 환자의 경막외 마취에서 가장 주의를 기울여야 할 부분 및 그 이유는 각 무엇인지.

답 경막외마취의 부작용은 위에 기술한 것처럼 환자가 저혈량상태거나 심폐질환을 가졌을 경우 혈압하강, 호흡곤란 등이 발생할 수 있고 국소마취제가 부주의로 과량 투여되거나 지주막하강내로 투여되어 고부위 척추마취가 일어나면 호흡마비와 순환장애가 초래되며, 혈관내로 주입되었을 경우에는 국소마취제의 전신독성 증상인 경련, 의식소실 등이 초래될 수 있음.

문11 경막외마취 도중 갑작스럽게 청색증이 발생하는 경우가 있는지. 있다면 주로 어떤 이유에서 발생하는지. 이 사건에서 환자의 청색증이나 심정지가 발생하게 된 가장 구체적인 원인으로 추정할 수 있는 사항은 무엇인지.

답 일반적으로 청색증의 발현은 저산소증이 원인이며 마취 중 저산소증을 가져오는 원인은 매우 다양함. 경막외마취 중 청색증의 발생원인은 위에 기술한 부작용이나 합병증이 원인일 가능성이 큼. 이 환자에서 청색증과 심정지가 발생한 정확한 이유는 알 수 없으나 환자가 지닌 원래의 질환(심장질환, 당뇨)과 관련이 있을 수 있으며 마취와의 관련여부는 수술실 간호기록지와 경과기록지 및 마취과의사의 진술조서를 참조할 때 경맥외마취를 시행하는 과정(약제와 용량의 선택, 마취수기 등)과 마취 후 환자관리과정에서는 특별한 문제점을 찾을 수 없는 것으로 보아 마취가 청색증이나 심정지 발생의 직접적인 원인은 아닐 것으로 판단함.

문12 마취 유도 및 유지 과정에서 환자의 용태 변화는 주로 (의사나 간호사등 의료진 중에) 누가 관찰하고 어떤 방식으로 (어떤 제목의 서류로) 작성하게 되는지.

답 마취유도 및 유지과정에서 환자상태의 변화에 대한 관찰은 마취를 시행한 의사가 주로 하며 간호사가 보조업무를 수행할 수는 있음. 마취 중의 상태변화에 대한 모든 기록과 처치기록은 마취기록지에 기록함.

문13 통상적으로 마취기록이나 경과관찰 기록지에서, 마취유도 과정 중 환자의 청색증 발생 등 급격한 용태 변화가 발생한 시각은 어느 정도로 정확성을 가지고 기록하는지(예를 들어 11시경, 11시 20분경, 11시 23분경과 같이 시간 단위, 10분 단위, 1분 단위 중에서 대략 어느 정도 시간 간격으로 기재하는지).

답 일반적으로 마취유도나 유지 중에는 5분 간격으로 환자상태 변화를 기록하며 상태가 급격하게 변할시에는 더 자주 기록하는 경우도 있음(예를 들어 호흡정지나 심정지가 초래된 경우).

문14 이 사건 진료기록부에는 위와 같은 원칙에 따라 마취 과정 중에 환자의 용태에 어떤 이상 소견이 발생하였는지에 관하여 어떤 식으로 기록하고 있는지.

답 마취기록지가 첨부되지 않아 정확하게는 알 수 없으나 환자의 수술실 간호기록지를 참조할때 환자는 12:40경 경막외마취를 시행받았고 mask로 산소가 투여되었으며 이때 혈압은 120/70mmHg, 맥박수 72회/분, 호흡수 20회/분, 체온은 36.7°C로 기록되어 있음.

12:55경 환자가 청색증을 보이고 질문에 대답이 없자(의식소실이 발생한 것으로 추정됨) 즉시 기관삽관을 하고 100% 산소를 투여하면서 심폐소생술을 시행한 것(소생술에 필요한 약제의 투여포함)으로 기록되어 있음.

문15 위 용태 변화가 발생한 시각 각각 언제라고 기재되어 있으며 왜 각 기록에 따라 차이가 나는 것으로 판단되는지.

답 마취기록지가 없어 정확한 답변은 불가능하나 수술실 간호기록지와 경과기록지상에 약간의 시간 차이가 나는 것(간호기록지에는 마취시간 12:40, 청색증 발견시간 12:55으로 경과기록지에는 마취시간 12:15, 청색증 발견시간 12:35로 기록되어 있음)은 기록자중 한쪽이 시간을 잘못 알았을 가능성이 있음.

문16 이 사건 마취 유도 과정에서 마취과 의사가 시종일관 환자의 곁에서 세심하게 마취과정을 관찰하고 필요한 조치를 하였는지. 하였다면 그 근거와 구체적 조치 내용은 무엇인지.

답 마취유도와 유지과정에서 시술한 마취과의사가 환자의 곁에서 상태변화를 지속적으로 관찰하고 이상이 있을 경우 필요한 조치를 취하는 것은 너무나 당연한 업무이므로 하였을 것으로 판단함. 마취과의사의 진술조서를 보면 환자의 마취 전 상태를 평가하고 환자의 상태에 적합한 마취방법과 약제, 용량을 선택하여 마취를 시행하였고 그후에도 계속 환자상태를 관찰하였고 환자에게 청색증, 의식소실, 심정지가 발생하자 즉시 심폐소생술을 시행한 것으로 기록되어 있음.

첨부되면 더 자세한 내용을 알 수 있을 것으로 생각함

문17 이 사건 마취 과정에서 부족하거나 부적절한 조치가 있었다면 어떤 내용이 있었는지.

답 수술실 간호기록지와 마취과의사의 진술내용을 볼 때는 특별히 문제가 되거나 부적절한 조치를 한 부분은 없었다고 판단함.

문18 이 사건 마취 전 환자에 대한 가슴 방사선이나 심장초음파 촬영을 한 기록이 있는지 여부 및 그 촬영 결과인 심초음파 사진이나 가슴방사선필름이 감정 당시의 기록에 첨부되었는지.

답 환자는 수술 전에(2001. 1. 16) 흉부방사선촬영과 심초음파검사를 받은 기록이 있으며 심초음파사진은 진료기록부에 첨부되어 있으며 흉부방사선검사는 결과가 기록되어 있음.

문19 통상 정상인의 심장보다 두배 이상 비대한 심장을 가진 환자의 경우 고관절 치환술이나 경막외 마취과정이 어느 정도로 금기로 되어 있는지 여부 및 금기가 아니라면 다른 환자에 비하여 특히 주의할 점이 무엇인지.

답 비대한 심장을 가진 환자는 고혈압이나, 관상동맥질환, 좌심실기능장애에 의한 심부전 등을 동반하는 경우가 많으므로 추가적인 심장기능 검사를 하여 허혈성 심장질환, 심근경색, 심부전의 유무와 정도를 평가한 후 수술과 마취의 금기여부를 결정하여야 함. 검사결과가 수술과 마취를 시행할 수 있을 경우에도 혈압의 요동, 갑작스런 심정지의 발생에 대비하여 충분한 환자감시장비(심전도,

혈압측정을 위한 동맥카테터의 거치, 중심정맥압의 측정 등)를 사용하여 환자의 활력징후변화를 지속적으로 관찰하고 응급처치를 할 수 있는 준비를 하여야함.

문20 통상적으로 심장비대증은 어떤 검사로 확인하는지.

답 흉부방사선검사도 심장비대증의 발견에 도움이 되나 심초음파검사가 특히 유용함. 더 상세한 내용은 심장내과에 문의하시기 바랍니다.

문21 이 사건 환자의 경우 심장비대증이 마취 전에 확인되었는지.

답 마취 전의 흉부방사선검사나 심초음파검사에서는 심비대증이 발견되지 않은 것으로 보임.

문22 피고 병원의 심초음파 및 가슴방사선 사진 내용에 비추어 환자의 심장비대증을 진단할 수 없었는지 및 없었다면 그 이유는 무엇인지.

답 진료기록부상의 심초음파 판독내용은 정상으로 기록되어 있고 흉부방사선검사 소견에도 심비대증에 대한 언급이 없는 것으로 보아 수술 전에 심장비대증을 진단하지 못하였던 것으로 보이나 그 이유는 심장내과학회나 진단방사선과 학회에 문의하시기 바랍니다.

문23 피고병원에서 심초음파 사진 결과는 누가 판독하였으며 제대로 판독되었는지.

답 심장내과에서 판독하였던 것으로 보이며 판독결과가 부검소견과 맞지 않으나 이것이 판독의 잘못 때문인지 혹은 생존상태에서 박동하는 심장의 초음파 소견과 사망 후 부검소견과의 차이에서 오는 것인지는 정확하게 알 수 없음. 더 자세한 사항은 심장내과학회에 질의하시기 바람.

문24 이 사건 시술 및 마취 전에 환자의 심장비대증이 정확히 진단되었다면 이 사건 사고(마취 유도 중 청색증 및 심정지 발생 등)는 피할 수 있었는지.

답 수술 전에 환자가 심한 심장병변을 가진 사실을 알았을 경우에는 마취와 수술에 따르는 위험이 크다는 것은 예측할 수 있으나 사망까지 예측할 수 있기는 어려우며 또 환자의 심장비대증이 수술 전에 진단되었더라도 수술과 마취의 시행여부에 대한 결정은 담당 의사들(정형외과와 마취과)이 판단하는 것이므로 이 사건, 사고를 피할 수 있었을지는 판단하기 어려움.

일반적으로 환자의 전신상태가 불량할 경우 수술에 대한 결정은 수술의 중요성과 수술과 마취에 따르는 위험성을 비교하여 수술의사와 마취의사가 의논하여 결정하는 것이 원칙임.

문25 경막외 마취 도중 청색증이나 심정지가 발생한 경우에는 어떤 조치를 취하는지. 위와 같은 조치는 대개 어느 정도 시각 내에 이루어져야 하는지.

답 즉시 기관튜브를 삽관하고 100% 산소를 투여하면서 흉부맛사지를 시행하고 소생술에 필요한 약제들(epinephrine, sodium bicarbonate, lidocaine 등)을 투여하고 필요하면 제세동기를 사용하는 등의 심폐소생술을 시행하여야함.

심정지시 심폐소생술은 가능한한 빨리 시행하는 것이 원칙이며 늦어도 4-5분 이내에는 이루어져야함.

문26 위와 같은 적절한 시각 내에 조치가 취하여지면 청색증이나 심정지에 따른 저산소성 뇌손상의 가능성을 피하거나 최소화시킬 수 있는지. 이런 경우 환자의 상태는 대개 어떻게 되는지.

답 심정지의 원인이 환자의 심한 심폐질환이나 원래의 불량한 전신상태(악성종양의 말기나 심한 합병증을 가진 당뇨병)에 의한 것이 아니라면 빠른 시간내에 효과적인 소생술을 시행할 경우 소생(의식회복과 호흡기능, 순환기능의 회복)의 가능성이 높으나 원래의 질환에 의한 것일 경우에는 소생가능성이 매우 낮음.

소생술이 성공할 경우에는 환자의 완전 회복이 가능하나 그렇지 못할 경우에는 환자가 사망 혹은 식물인간 상태가 되거나 뇌손상의 후유증을 갖게됨.

문27 이 사건에서 환자에 대한 청색증이나 심정지 발생시에 적절한 조치가 적절한 시간 내에 이루어졌다고 볼 수 있는지. 있다면 그 근거는 무엇인지.

답 수술실 간호기록지와 경과기록지, 마취과의사의 진술조서 내용을 볼 때 환자에게서 청색증과 심정지가 발생한 즉시 적절한 조치(심폐소생술)가 이루어졌던 것으로 판단함.

문28 이 사건 진료기록부 및 부검 소견서, 방사선 검사 결과 등에 비추어 보아 환자가 사망한 원인으로 가능성이 가장 높은 것은 구체적으로 무엇인지.

답 위의 관련자료들을 살펴본 결과 환자가 사망한 원인으로는 수술 전에 발견되지 않았으나 환자가 원래 가진 심장병변(고도의 심비대, 국소적으로 형성된 경도의 관상동맥경화, 좌우심실의 확장, 좌우심실의 심근과 심내막쪽으로 지방침윤 소견 및 좌우심실벽이 얇아진 소견)과 당뇨병을 가진 상태에서 수술을 위하여 시행한 경막외마취가 병변을 악화시키는 요인으로 작용하여 심정지가 발생하여 사망하였을 가능성이 가장 클 것으로 판단함(부검감정서의 사인에 대한 판단과 의견을 같이 합니다). 그리고 마취과의사의 진술조서를 참조할 때 경막외마취를 시행하는 과정(약제와 용량의 선택, 마취수기 등)과 마취 후 환자관리과정에서 마취과의사의 과실은 없는 것으로 판단함.

참고사항 ❶ 부검감정서 소견

본 건은 무릎 수술을 위해 경막외마취를 하는 과정 중 심정지가 와서 심폐소생술을 시행하였으나 혼수상태에 빠져서 사망한 것으로, 부검 소견과 진료 기록을 종합하여 보면, 1) 심장병변에 의한 사망, 2) 당뇨병과 연관된 사망, 3) 경막외 마취와 관련된 사망의 가능성을 고려할 수 있음.

1) 심장 병변과 관련한 사망의 가능성을 고려하여 보면, 부검 소견상 심장에서 충분히 사망에 이를 만한 고도의 병변을 보는 바, 심장 병변에 의하여 사망하였을 가능성을 고려할 수 있음. 한편, 진료기록상 입원 당시 혈압이 정상 범위였고, 수술 전 시행한 심전도 검사 결과도 정상이었으며, 경막외 마취제 투여 후 심정지가 발생하였으나, 심폐소생술 후 약 10분만에 혈압이 140/90mmHg로 회복되었다가 곧 약 10분 동안 심실세동이 동반되었던 점으로 보아 본 변사자는 고도의 심장 병변을 가지고 있는 상태에서 평소에 별다른 증상 없이 지내다가 무릎 수술을 위한 경막외 마취 과정이 유인으로 작용하여 심정지가 발생하여 사망에 이르게 된 것으로 생각됨.
2) 당뇨병과 연관된 사망의 가능성을 고려하여 보면, 변사자는 당뇨병을 약 6년전부터 가지고 있었던 자로서 당뇨병이 있는 경우 합병증의 하나로 당뇨병성 자율신경계 신경병증이 발생할 수 있다고 알려져 있고, 경막외 마취를 시행하는데 있어서 저혈압이 동반될 수 있는 것으로 알려져 있는데, 본 건의 경우 경막외마취 과정에서 동반될 수 있는 저혈압(자율신경계 마취에 의한 혈관 확장에 의함)이 발생한 상태

에서 본 변사자의 당뇨병에 합병된 자율신경계의 기능 실조로 인하여 심정지로 이어졌을 가능성을 추정할 수 있음. 그러나, 당뇨병성 자율신경계 신경병증의 경우 해부학적으로 증명하기가 어려우며 변사자의 진료기록 등을 참고할 때 당뇨병성 자율신경계 신경병증이 있었다는 확정적인 검사 소견 및 임상적 증상에 대한 내용이 기재되어 있지 않은 상황에서 단정하기는 어려움.

3) 경막외 마취와 관련하여 보면, 경막외 마취를 시행하는 경우 마취제의 과량 투여로 인하여 수술을 위한 적절한 수준보다 높게 마취가 되어 심장 및 호흡 기능의 마비 등에 의한 사망과 혈관 내로 경막외 마취에 사용하는 국소마취제가 잘못 투여되는 경우 전신적인 과민 반응에 의해 경련이 발생하면서 사망할 수 있는 것으로 되어 있음. 그러나, 본 건의 경우 본 변사자의 지병인 당뇨병과 고령인 점을 고려하여 마취제의 양을 정상인의 경우보다 적은 용량으로 분할투여(2ml + 8ml)하였으며 마취 수준은 변사자의 무릎수술을 시행할 수 있을 정도(흉추 12번 수준)였던 점, 경막외 마취를 시작한지 약 15분이 경과한 후부터 혈압과 맥박이 떨어졌으며 약 20분이 경과하여 심정지가 발생한 점 및 마취제 투여 및 심정지 발생 전후로 하여 경련 발생이 없는 등의 증상으로 보아 마취제의 과다 투여 및 마취제가 혈관내로 투여되어 과민 반응이 발생하여 사망하였을 가능성은 배제될 수 있을 것으로 생각됨.

따라서, 본 변사자의 사인은 고도의 심장병변(고도의 심비대, 국소적으로 형성된 경도의 관상동맥 경화, 좌우 심실의 확장, 좌우 심실의 심근과 심내막쪽으로 지방이 간질에 침윤된 소견 및 좌우 심실벽이 얇아진 소견)과 당뇨병을 가지고 있는 상태에서 수술을 위하여 시행한 경막외 마취 행위가 유인으로 작용하여 심부전이 발생하여 사망한 것으로 생각됨.

참고사항 ❷

1) 본 건은 변사자가 고령인 점과 당뇨병을 가지고 있는 상태인 점을 고려하여 경막외 마취를 시행할 다시 마취제의 양을 정상인의 경우보다 적은 용량으로 분할투여(2ml + 8ml)하였으며, 마취 수준은 변사자의 무릎수술을 시행할 수 있을 정도(흉추 12번 수준)였으나, 마취 과정 중 저혈압과 함께 심정지가 발생한 것으로 부검 소견 및 주어진 자료만 가지고 본 의료행위상의 과오가 있었다고 단정적으로 말하기는 어려움.

2) 경막외 마취는 척추관(spinal canal)내에 있는 경막외강(epidural space)에 국소마취제를 주입하는 방법으로 국소마취제가 척추간공을 통하여 확산되어 신경근과 후근 신경절을 차단하는 것임. 척추마취와 경막외마취의 생리적 결과는 동일한데 심혈관계에 미치는 영향을 보면 교감신경이 차단되는 것은 마취의 수준(level)의 높이에 비례하는 것으로 알려져 있으며, 전체 교감신경의 차단을 위해서는 높은 위치의 척추가 마취되어야 함. 기타 약제가 투여되지 않은 건강한 사람의 경우 15–20%에서 평균 동맥압, 중심 정맥압 그리고 총 말초혈관의 저항이 감소되나, 심박출량과 심박동수는 경미하게 감소되며, 이러한 변화들은 신체적 상태가 좋지 않은 노인에서 더욱 현저하게 나타나는 것으로 알려져 있음. 국소마취제를 투여한 후 에피네프린 등의 혈관수축을 일으키는 약제를 투여하여도 전신적인 혈관수축의 효과는 일어나지 않으며 신경이 차단된 수준의 상방에서 보상작용으로 혈관수축이 발생함. 경막외 마취의 합병증으로는 사고에 의한 경막의 천공, 혈관내 마취제의 주입, 저혈압, 고위척추마취, 경막외 농양 및 혈종의 형성 등이 알려져 있음. 특히 저혈압은 교감신경이 차단되는 마취의 수준 및 환자 체액의 부피에 따라서 그 정도가 결정되는 것으로 알려져 있음. 마취관리는 정상적인 순환 및 호흡을 유지하는 것이며, 합병증으로 부주의한 지주막하강 주입으로 고위척추마취가 일어나면 호흡마비와 순환장애가 초래되므로 즉시 처치하여야 하며, 혈관내 주입으로 국소마취제에 의한 전신중독반응(경련, 저혈압, 의식소실)이 발생하면 특별한 처치(경련 발생시에는 진정제 및 항경련제 등을 정맥내 투여하면서 산소를 투여하여 뇌저산소증 및 그에 따른 호흡 및 심정지를 방지하여야 하고, 저혈압 및 약한 맥박시 수액 투여 및 승압제를 투여하며, 심정지시에는 심폐소생술을 시행하여야 함)가 필요함.

3) 당뇨병성 신경병증(diabetic neuropathy)은 뇌를 제외한 신경계 어디나 영향을 줄 수 있으며, 직접적인 사망의 원인 되는 경우는 드물지만 당뇨병에 의한 이환률(morbidity)의 주된 원인이 되고 있음. 가장 흔한 형태로는 말초성 다발성 신경병증(peripheral polyneuropathy : 저림증, 이상감각, 심한 지각과민, 통증)이 있으며, 그 밖에 단일신경병증(Mononeuropathy : 갑작스러운 손목 혹은 발목의 하수증), 신경근병증(radiculopathy : 척수신경 분포부위를 따라 생기는 통증을 동반하는 감각성 증후군) 및 자율신경계 신경병증(autonomic neuropathy) 등이 있음. 자율신경계 신경병증(autonomic neuropathy)은 자율신경계의 장애가 여러 형태로 나타나는 것으로서 연하 장애, 위내용물 배출시간의 연장, 변비, 설사, 기립성 저혈압, 실신 등이 있으며, 임상적인 진단법으로는 Valsalva 수기나 기립시에 심박동수의 반응을 관찰하는 방법이 있음. 기립성 저혈압이 발생하는 기본적인 기전은 당뇨병 환자의 경우 교감신경계의 기능이상에 의해 혈관수축에 장애가 생기는 것으로 되어 있음. 당뇨병 환자가 아닌 이들과 비교할 때, 당뇨병 환자에서의 자율신경계 신경병증의 증거의 하나로서 atropine이나 propranolol 등을 투여하여도 심박동수가 적게 나타나는 것을 들 수 있으며, 심장의 서맥이 비탈분극성 근육이완제 사용 후나 신부전이 동반되었을 경우 발생하여 atropine 투여에 반응하지 않는 경우 이는 심장의 미주신경의 기능이상을 시사하는 소견일 수 있음. 또한, 자율신경계의 이상에 의해서 약물의 호흡억제효과에 대해 당뇨병 환자들은 더욱 민감하여 호흡조절에 있어서 어려움을 초래할 수도 있음. 당뇨병성 자율신경계 신경병증이 있는 경우 흉통을 동반하지 않는 심근경색증이나 설명이 되지 않는 예측 불허의 심폐정지가 발생할 수 있으며, 심폐정지가 발생하는 시점에서 심근경색, 심부정맥, 저혈당증이 없었던 이들에서 심폐정지가 발생하여 사망하는 경우들이 있는데, 이러한 경우 대부분 마취, 약물의 투여, 기관지폐렴 등에 의해서 호흡기능에 어느정도 장애가 있었던 이들이었고 일 부 예에서는 마취 중 또는 마취가 시작되고 얼마 지나지 않아서 이러한 증세가 발생하였으며 이러한 소견들은 심혈관계 보다는 호흡기계의 반사작용의 이상에 의한 것으로 생각된다는 보고도 있음.

4) 내인성 급사는 수면이나 휴식과 같은 안정시 보다는 어떠한 자극이 가해졌을 때 잘 일어나고, 이러한 자극을 사인과 대비하여 유인이라고 함. 그러나 유인이 명백하지 않을 때도 많으며 안정시 또는 수면 중에도 적지 않게 발생함. 유인으로는 1) 육체적 자극 : 중노동, 질주, 계단의 승강, 등산과 같은 과격하고 갑작스런 운동으로 육체적 부담이 가하여지는 경우, 2) 정신적 자극 : 통증, 기쁨, 슬픔, 분노, 경악, 불만, 걱정, 두려움, 공포, 언쟁, 성교 등 정신적 부담이 가하여지는 경우, 3) 기후의 격변 : 기압, 온도(특히 냉온), 습도의 급격한 변화, 4) 의료행위 : 마취, 수술, 주사약제의 투여, 5) 기타 : 배변, 입욕, 과음, 과식, 구타와 같은 외력 등을 들 수 있음. 이러한 유인은 실제적으로는 경미한 것으로서, 정상인이라면 해부학적인 변화를 초래하지 않고 단지 일과성으로 그치며 안정을 되찾으면 회복되는 것이 상례이므로 전혀 문제가 되지 않으나 기존의 질환이 있는 경우 이를 급격히 악화시키거나 이차적 변화를 초래하여 사망에 이르게 함. 유인이란 결국 일시적으로 심장에 과도한 부담을 주거나 혈압을 상승시키는 것이므로 심혈관계, 특히 심장과 뇌혈관의 질환이 가장 큰 영향을 받으며, 심장에서는 기질적 질환, 특히 관상동맥질환 및 고혈압성 질환이 있는 경우 이러한 유인에 의하여 쉽게 사망에 이르게 됨.

VI. 서울지방법원 동부지원 2001가단 37874 손해배상건(의) 판결

■ 주문

1. 피고들은 연대하여 원고 전○○에게 5,454,545원, 원고 전○○, 전○○, 전○○, 전○○에게 각 3,636,363원 및 각 이에 대하여 2001. 2. 8.부터 2003. 5. 31.까지는 연 5%, 2003. 6. 1.부터 갚는 날까지 연 20%의 비율로 계산한 돈을 지급하라.

2. 원고들의 피고들에 대한 나머지 청구를 각 기각한다.

3. 소송비용 중 7/10은 원고들이, 3/10은 피고들이 각각 부담한다.

4. 제1항은 가집행할 수 있다.

■ 청구취지

피고들은 연대하여 원고 전○○에게 24,987,338원, 원고 전○○, 전○○, 전○○, 전○○에게 각 10,454,545원 및 각 이에 대하여 2001. 2. 8.부터 이 사건 소장 송달일까지 연 5%, 그 다음날부터 완제일까지 연 25%의 지연손해금을 지급하라.

■ 이유

1. 기초사실

가. 당사자의 신분

원고 전○○은 망 우○○의 남편, 원고 전○○, 전○○, 전○○, 전○○은 망인의 자녀들이고, 피고 김○○는 피고병원에서 근무하는 의사로 망인의 인공관절 치환수술을 담당한 주치의, 피고 김○○은 피고병원에서 근무하는 마취과 의사이며, 피고병원은 피고 김○○, 김○○의 사용자이다.

나. 내원 당시 망인의 상태

망인은 2001. 2월경 무릎관절의 통증으로 인하여 목발에 의지한 채 20m정도 혼자 걸을 수 있는 정도였고, 5,6년 전부터 당뇨병으로 약물치료를 받고 있던 상태였는데, 1992년 인공무릎관절 치환수술을 받은 전력이 있다.

다. 수술 전 검사

망인은 2001. 2. 4. 약물치료, 관절 내시경 수술 등 일반적 치료로 호전되지 않을 정도로 무릎관절염이 심하게 악화된 환자들에게 시술하는 인공관절 치환수술을 받기 위하여 피고병원에 입원하였고, 피고병원은 망인에 대하여 혈액가스검사, 혈액검사, 혈당검사, 간기능검사, 콩팥기능검사, 전해질검사, 혈액출혈 및 응고검사, 혈소판검사, 혈액형검사, 소변검사, 폐기능검사, 심전도검사, 심초음파검사, 흉부 방사선 촬영 등 수술하기 위한 검사를 실시하였다.

라. 경막외 마취의 부작용 및 시술시 유의점

(1) 경막외 마취는 척추관 내에 있는 경막외강에 국소마취제를 주입하여 국소마취제가 척추간공을 통하여 확산됨으로써 신경근과 후근 신경절을 차단하여 마취효과가 발생하는 국소마취의 일종을 말하는데, 마취제의 과량 투여로 인하여 수술을 위한 적절한 수준보다 높게 마취가 되면 심장 및 호흡기능의 마비 등으로 사망하는 경우가 있는데, 마취제의 적정 투여 용량에 관하여는 척추분절당

1.5~2ml이고, 하지수술을 위한 경막외 마취에는 보통 10~15 척수분절의 마취가 필요하므로 10~25ml 정도가 적정 투여 용량인 것으로 알려져 있다. 과다 투여를 막기 위하여 1초당 1ml의 속도로 주입하고, 3ml 정도의 마취제를 먼저 시험적으로 투여한 후 경과를 보면서 나머지 용량을 투여하는 것이 표준적인 방법으로 알려져 있다.

(2) 특히 경막외 마취는 전신마취와 달리 환자가 자신의 의식을 유지하고 자발적 호흡을 할 수 있다는 점에서 전신상태가 불량한 환자가 저혈량 상태 혹은 심폐질환을 가졌을 경우에는 혈압하강, 호흡억제 등의 부작용이 발생할 수 있으므로 환자관리에 주의하여야 한다.

(3) 한편 경막외 마취 과정에서 마취제가 지주막하강 내로 투여되어 고부위 척추마취가 일어나면 호흡마비와 혈압하강 등 순환장애가 발생하고, 마취제가 혈관 내로 투여되는 경우 전신적인 과민반응으로 경련, 의식소실 등이 발생하여 사망하는 경우까지 있으므로 이 점을 유의하여 마취시술을 하여야 하고, 부주의한 지주막하강 내 주입을 막기 위하여 보통 공기, 증류수 혹은 생리식염수를 주사기에 넣고, 피스톤에 부드럽게 압력을 가하면서 바늘을 삽입해 들어가다가 황인대가 뚫어지면서 갑자기 저항이 소실되는 것을 느낄 수 있을 때 이를 경막외강임을 확인하고, 마취제를 투여하는 방법(소위 저항소실법)이 표준적인 투여방법으로 알려져 있고, 혈관 내 주입을 막기 위하여는 경막외강에 바늘이 들어갔을 때 주사기를 돌리면서 피스톤을 뒤로 흡인하여 척수액 및 혈액이 배출되는지 확인하는 방법을 사용하고 있다.

마. 이 사건 경막외 마취과정

피고 김○○은 2001. 2. 5. 12:40경부터 망인에게 심전도, 혈압계, 산소포화도 계측기 등 감시장치를 부착한 후 망인으로 하여금 측와위 자세를 취하게 한 후 천자할 부위의 피부를 중심으로 소독한 후 소공포로 덮은 다음 피부와 피부조직에 망인에 대하여 국소마취제 부피바케인Bupivacaine 2ml를 전항에 기재한 유의사항을 잘 지켜 가면서 먼저 1초당 1ml의 속도로 주입하고, 8ml를 추가로 같은 속도로 주입한 후 산소마스크를 통하여 분당 5l의 산소를 투여하면서 망인의 상태 및 마취 여부를 확인하였고, 13:13경 수술 중 필요한 도뇨관을 삽입하며 망인에게 질문을 하였으나, 대답이 없고 얼굴에 청색증을 보여 감시장치를 보니 산소포화도가 90%이하로 떨어지는 응급상황이 발생하였다.

바. 응급상황 발생 이후 피고의 조치

피고 김○○은 심폐소생술의 일환으로 즉시 기관내 삽관 및 인공호흡을 실시하고, 심폐소생을 위한 약명 에페드린을 투여하였으나, 13:15경 망인의 맥박이 분당 50회 이하로 떨어지자 바로 흉곽을 압박하여 인공순환을 시키는 폐흉심장압박법을 실시하고, 약명 에피네프린과 아트로핀을 주사로 투여한 후 제세동기를 준비시켜 심폐소생 참여 의료팀으로 하여금 심폐소생술을 실시하게 한 결과 13:30경 혈압 140/90, 맥박 분당 48회, 산소포화도 99로 호전 증세를 보였으나, 13:32경 망인의 맥박이 다시 떨어지기 시작하여 약명 에피네프린과 아트로핀을 주사로 투여하고, 심폐소생술을 계속하였는데, 13:40경 심전도상 심실세동 현상이 보여 제세동기를 이용, 전기충격을 가한 결과 망인의 맥박과 리듬이 회복되기 시작하였고, 14:15경부터 망인의 상태가 안정되어 14:40경 집중적인 치료와 감시를 위하여 망인을 중환자실로 이송하였다.

사. 망인의 전원 및 사망

망인은 2001. 2. 6 18:40경 가족인 원고들의 요구에 따라 ○○구 ○○동 소재 ○○병원으로 전원되어 치료를 받던 중 2001. 2. 8. 08:40경 저산소성 뇌손상으로 사망하였다.

아. 원고들의 형사고소 및 부검 결과

원고들은 2001. 2. 8. 피고 김○○, 김○○을 업무상과실치사 혐의로 형사고소하였고(을5), 그에 따라 개시된 수사절차에서 부검을 실시한 결과 부검의는 망인의 심장의 중량은 565mg으로 성인 여자의 보통 심장 중량 250~300mg에 비하여 고도의 심장비대 현상이 있고, 우관상동맥에서 경도의 동맥경화 증세를 확인할 수 있으며 좌우심실의 심근과 심내막쪽으로 지방이 간질에 침윤된 소견(소위 지방심) 등이 보인다는 취지의 부검감정서를 작성하였다.

한편 부검의는 망인의 사인에 관하여, ① 심장병변, ② 당뇨병, ③ 경막외 마취제를 거론할 수 있는데, 그 중 ③ 경막외 마취로 인한 사망 가능성과 관련하여 망인의 혈액 및 뇌척수액에서 검출된 마취제 부피바케인의 양이 적정 투여 용량보다 적게 검출된 점, 인공관절치환수술에 필요한 마취수준에 비추어 망인에게 마취제가 과다 투여되었다고 보기 어렵고, 망인에 대하여 경막외 마취를 시작한 지 약 15분이 경과한 후부터 망인의 혈압과 맥박이 떨어졌고, 약 20분여 경과하여 심정지가 발생한 점, 마취제 투여 및 심정지 발생 전후로 경련 등의 발생이 없었던 점으로 보아 마취제가 혈관 내로 투여된 것이 직접 원인이 되어 사망하였을 가능성은 배제될 수 있고, 결국 망인이 생전에 고도의 심장병변과 당뇨병을 가지고 있는 상태에서 경막외 마취행위가 유인으로 작용하여 심부전이 발생함으로써 사망한 것으로 추정된다는 취지의 소견을 위 부검감정서에 기재했다.

자. 심장비대증의 진단방법 및 피고병원의 망인에 대한 심장관련검사 결과

(1) 심장비대증 진단에는 심초음파검사가 가장 유용한 것으로 알려져 있고, 심초음파검사에 의한 심장비대증의 진단 방법에는 이차원적인 육안관찰방법과 일차원적인 M-모드방법이 있는데, 그 중 육안관찰방법은 검사자의 주관에 따라 판단이 달라질 수 있어 객관적 방법으로 인식되지 못하고 있는 반면 M-모드방법은 객관적인 수치로 측정되므로 주관성을 배제할 수 있어 현재의 의료수준에서 가장 널리 심장비대증 진단방법으로 쓰이고 있다. M-모드 방법은 좌심실의 지름과 좌심실벽의 두께를 측정하여 심장의 중량을 추정하는 방법이다.

(2) 피고병원이 망인에 대하여 촬영한 심초음파사진(을6-37, 을10-1~5)에 의하여 측정된 수치를 M-모드 방법에 적용하여 계산한 결과 망인의 심장 중량은 250~300g정도로 추정되었고(○○○○검찰청에 대한 문서송부촉탁결과), 망인에 대한 수술 전 흉부방사선 촬영 및 심전도검사 결과도 별다른 이상

이 없는 것으로 나왔다.

2. 원고들의 주장

가. 마취 전 망인의 심비대 증상에 대한 진단상의 과실

망인에 대한 부검소견서상 망인의 평소 심장비대증 등 심장 이상이 사망의 중요한 원인이 되었다고 볼 수 있는데, 피고 김○○은 망인의 심장초음파 사진 촬영 결과를 잘못 판독하여 심장에 아무런 이상이 없는 것으로 진단하고, 또한 망인에 대한 마취당시 혈당 수치가 마취시술을 받기에 부적합할 정도(204mg/dl)였음에도 이를 간과한채 이 사건 수술을 감행함으로써 이 사건 의료사고가 발생하였으므로 피고 김○○, 김○○에게 의료상 과실이 있다.

나. 마취시술상의 과실로 망인이 사망하게 되었다는 주장

원고들은 피고 김○○이 마취시술을 하는 과정에서 망인이 당뇨병, 심장질환이 있었기 때문에 다른 환자에 비하여 마취의 부작용이 더 심하게 나타날 수 있으므로 망인에 대하여 주의 깊은 관찰을 하면서 마취제의 용량을 적절히 사용하고, 마취제를 정확한 위치에 주입하여야 할 주의의무가 있음에도 마취제를 부적절하게 투여한 과실로 이 사건 의료사고가 발생하게 된 것이다.

다. 마취 후 주의의무 위반으로 망인이 사망하게 되었다는 주장

망인의 활력징후 측정을 마취 직후부터 시행하지 않았고, 마취로 인한 저산소증을 예방하기 위하여 마취 유도 직전부터 산소마스크를 통하여 산소를 공급하지 아니한 과실과 망인에게 호흡곤란 및 전신 청색증을 발생한 직후 신속한 기관 삽관 등 적절한 응급조치를 취하지 못한 과실로 망인이 사망에 이르게 되었다.

라. 설명의무 위반 주장

피고 김○○, 피고 김○○을 비롯한 피고병원 의료진은 망인에게 경막외 마취의 부작용 및 그로 인한 위험성에 관하여 환자 본인인 망인에게 상세히 설명하지 않음으로써 설명의무를 위반하였다.

3. 판단

가. 원고들의 전항 가. 내지 다.항 주장에 대하여

먼저 을3-1, 변론의 전취지에 의하면, 2001. 1. 16. 망인의 혈당수치가 204mg/dl 이었으나, 수술 당일인 2001. 2. 5. 망인의 혈당 수치는 86mg/dl로서 정상적이었던 사실, 피고 김○○은 망인에 대하여 마취를 시작하면서 동인의 맥박, 혈압, 산소포화도 등 활력징후를 측정한 사실을 인정할 수 있어 이 부분 원고 주장은 이유 없고, 위에서 인정한 사실관계를 종합하여 보면, 피고 김○○가 망인에 대하여 실시한 심장관련검사 결과 망인이 이 사건 수술을 받는데 별문제가 없다고 판단하고 수술을 시작한 것은 망인의 구체적인 증상이나 당시의 임상의학의 실천으로서의 의료수준에 비추어 보더라도 타당하였다고 판단되고, 그 당시 망인의 심장비대증을 발견하지 못한 것에 의료상 과실이 있다고 볼 수 없고, 피고 김○○의 이 사건 마취 과정 및 그 후 망인에 대한 관찰 및 응급조치 시행과정에서도 당시 임상의학의 실천으로서의 의학수준에서 최선의 조치를 취하였다고 보여지고, 어떤 의료상 과실 있는 행위를 하였다는 점을 찾을 수 없으므로 원고들의 나머지 주장 역시 받아들이지 아니한다.

나. 설명의무 위반 주장에 대하여

(1) 을1에 의하면, 피고 김○○와 피고병원의 소속된 의료진 오○○은 2001. 2. 4. 원고 전○○에게 이 사건 인공관절 치환수술의 필요성, 그 수술 및 수술준비로서의 마취시술 후 감염, 혈전증 등 부작용이 발생할 가능성이 있고, 망인의 경우 고령 및 당뇨병으로 심장기능이 저하되어 있어 마취의 부작용 발생 가능성 및 그로 인한 사망 위험성이 다른 환자들로보다 높아질 수 있다는 취지의 설명을 하고, 동인으로부터 그와 같은 취지가 기재된 수술승락서(을1)에 서명을 받은 사실을 인정할 수 있으나, 갑7, 을6-44, 진료기록감정결과, 변론의 전취지에 의하면, 정작 망인 본인에게는 이 사건 수술이 불가피한 것인지, 다른 치료법이 있는지의 여부, 망인과 같이 오랜 당뇨병력을 가진 고령의 환자에 대하여 경막외 마취를 하였을 경우 발생할 수 있는 부작용의 내용, 그 발생 가능성, 그러한 부작용으로 생길 수 있는 구체적인 위험의 내용, 망인의 경우 다른 마취방법과 비교하여 볼 때 경막외 마취의 장단점 등 마취방법의 선택과 관련된 정보에 관하여 사전에 상세히 설명해 준 바 없는 사실, 이 사건 당시 망인에게 스스로 의사들로부터 직접 설명을 듣거나 수술승락서 등 서류에 자필 서명을 할 수 없을 정도의 의식장애나 활동장애는 없었던 사실을 인정할 수 있다.

(2) 위에서 인정한 사실관계를 종합하여 보면, 당뇨병과 고령으로 인하여 심장기능이 저하되어 있는 망인에게 경막외 마취를 할 경우 혈압하강, 호흡억제 등의 부작용이 발생할 가능성이 있다는 것은 피고 김○○, 김○○으로서도 충분히 예견할 수 있었던 것으로 보여지는 바, 망인이 이 사건 경막외 마취가 유인행위로 작용하여 사망함으로써 마취 부작용으로 발생한 결과가 생명을 침해하는 것으로서 회복할 수 없는 중대한 손해인 점에 비추어 볼 때, 피고가 제출한 모든 증거에 의하더라도 망인이 이 사건 경막외 마취의 부작용 등을 미리 인식하고 있었다거나, 의사로부터 그에 관한 설명을 받는 것을 묵시적으로 포기하였다는 점을 인정할만한 증거를 찾을 수 없는 이상, 피고병원측이 망인의 남편인 원고 전○○으로부터 위 수술승락서(을1)를 받은 것만으로는 피고 김○○가 망인의 주치의로서, 피고 김○○이 마취의로서 망인에 대한 설명의무를 다하였다고 볼 수 없고, 위 피고들이 망인에게 이러한 설명의무를 위반한 채 이 사건 수술을 시행하여 망인의 치료여부 및 마취방법의 선택에 관한 자기결정권의 온전한 행사를 방해함으로써 망인에게 정신적 손해를 입혔다 할 것이고(원고들은, 설명의무 위반으로 인한 정신적 손해 이외에도 그로 인하여 발생한 중대한 결과, 즉 망인의 사망으로 인하여 원고들이 입은 모든 손해를 배상할 책임이 있다는 취지로 주장하나, 그러기 위해서는 중대한 결과와 설명의무 위반 내지 승낙 취득 과정에서의 잘못 사이에 상당 인과관계가 존재하

여야 하며, 그 경우 의사의 설명의무의 위반은 환자의 생명신체에 대한 의료적 침습 과정에서 요구되는 의사의 주의의무 위반과 동일시할 정도의 것이어야 할 것인데, 이 사건 설명의무 위반이 그 정도에 이르렀다고는 보기 어려우므로 원고들의 위 주장은 이유 없다), 설명의무 위반의 대상이 된 부작용의 중요성, 망인이 입은 피해의 정도 및 망인의 나이를 감안할 때 망인에 대한 위자료는 2,000만원이라고 봄이 상당하고, 그렇다면, 피고 김○○, 김○○은 설명의무 위반으로 인한 불법행위 책임으로서, 피고병원은 피고 김○○, 김○○의 사용자 책임으로서 연대하여 망인에게 2,000만원을 위자료로 지급할 책임이 있다.

4. 결론

망인의 피고들에 대한 손해배상청구권은 망인의 사망으로 원고들이 각자 상속지분 비율로 상속하였다 할 것이므로, 피고들은 연대하여 원고 전○○에게 5,454,545원(=20,000,000 * 3/11, 원 미만 버림, 이하 같다), 원고 전○○, 전○○, 전○○, 전○○에게 각 3,636,363원(= 20,000,000 * 2/11) 및 이에 대하여 2001. 2. 8.부터 2003. 5. 31.까지 연 5%, 그 다음날부터 완제일까지 연 20%비율에 의한 지연손해금을 지급할 의무가 있다(원고는 소장 송달 다음 날부터 2003. 5. 31.까지도 연 20%의 비율로 계산한 지연손해금을 구하나 구 소송촉진 등에 관한 특례법 제3조 제1항은 2003. 4. 24. 헌법재판소의 결정(2002헌가15)으로 그 효력이 상실되어 더 이상 이 사건에 적용할 수 없고 그 후 개정된 소송촉진 등에 관한 특례법중 개정법률(2003. 5. 10. 법률 제6868호)은 2003. 6. 1.부터 시행되므로 이 부분 청구는 이유 없다).

따라서 원고들의 이 사건 청구를 일부 인용한다.

VII. 서울고등법원 제9민사부 2004나52035 손해배상(의) 판결

■ 주문

1. 제1심 판결의 피고 김○○에 대한 부분 중 다음에서 추가로 지급을 명하는 금액에 해당하는 원고들 패소부분을 취소한다.
   피고 김○○는 원고 전○○에게 3,496,228원, 원고 전○○, 전○○, 전○○숙, 전○○용에게 각 90,909원 및 위 각 금원에 대한 2001. 2. 8.부터 2006. 1. 24.까지는 연 5%의 그 다음날부터 다 갚는 날까지는 연 20%의 각 비율에 의한 금원을 지급하라.
2. 제 1심 판결 중 피고 김○○, 김○○의 패소부분을 취소하고, 그 부분에 해당하는 원고들의 청구를 기각한다.
3. 원고들의 피고 김○○에 대한 나머지 부대항소, 피고 김○○, 김○○에 대한 부대항소 및 피고 김○○의 원고들에 대한 항소를 모두 기각한다.
4. 소송비용 중 원고들과 피고 김○○ 사이에 생긴 부분 중 그 3/5은 원고들의, 나머지는 피고 김○○의 각 부담으로 하고, 원고들과 피고 김○○, 김○○ 사이에 생긴 부분은 원고들의 부담으로 한다.

5. 제1항은 가집행할 수 있다.

■ 청구취지, 항소취지 및 부대항소 취지

1. 청구취지

피고들은 연대하여 원고 전○○에게 24,987,338원, 원고 전○○, 전○○, 전○○, 전○○에게 각 10,454,545원 및 위 각 금원에 대하여 2001. 2. 8.부터 이 사건 소장부본 송달일까지는 연 5%의, 그 다음날부터 다 갚는 날까지는 연 25%의 각 비율에 의한 금원을 지급하라.

2. 항소취지

제 1심 판결 중 피고들 패소부분을 취소하고, 그 부분에 해당하는 원고들 청구를 기각한다.

3. 부대항소취지

제1심 판결 중 다음에서 지급을 구하는 금액에 해당하는 원고들 패소부분을 취소한다. 피고들은 연대하여 원고 전○○에게 16,812,793원, 원고 전○○, 전○○, 전○○, 전○○에게 각 4,318,182원 및 위 각 금원에 대한 2001. 2. 8.부터 이 건 부대항소장 부본 송달일까지는 연 5%의, 그 다음날부터 다 갚는 날까지는 연 20%의 각 비율에 의한 금원을 지급하라.

■ 이유

1. 기초사실

가. 당사자의 신분

1심 판결문 내용과 동일함.

나. 피고 병원의 내원 및 검사

(1) 망인은 2001. 1. 16. 피고 병원에 외래 방문하였는데, 당시 관절의 통증으로 인하여 목발로 의지한 채 20m 정도 혼자 걸을 수 있었고, 5, 6년 전부터 당뇨병으로 약물치료를 받아 왔었으며, 1992년경 인공무릎관절치환수술을 받은 바 있다.

(2) 피고 김○○는 같은 날 망인을 진찰한 후 2001. 2. 5. 인공관절치환수술을 하기로 결정하였다. 피고 병원의 의료진은 같은 날 망인에 대하여 동맥혈가스검사, 혈액학적 검사, 생화학검사(간기능, 신장기능 포함). 간염검사, AIDS 검사, 출혈성소인 검사, 소변검사, 흉부 방사선 검사, 심전도 검사, 폐기능 검사 등을 하였는데, 그 검사결과 혈당치는 204mg/*dl*(정상치 : 60~120mg/*dl*), HbA1 C수치가 9.2%(정상치 : 4.5~6.3%)로 높고, 소변에서는 당이 높게 나와 당뇨병을 가진 것으로 진단된 이외에 이상 소견은 발견되지 아니하였다.

(3) 한편 피고 병원 심장내과 전문의인 조○○는 같은 날 망인에 대하여 심장 초음파 검사도 실시하였

는데, 좌심실의 내강지름과 좌심실벽 두께를 M-모드 방식에 따라 측정한 결과 수축기 좌심실 지름은 31mm, 확장기 좌심실 지름은 49mm(정상 : 35~60mm), 확장기 좌심실 후벽 두께는 10mm(정상 : 8~11mm), 확장기 심실 중벽 두께는 11mm(정상 : 8~11mm)이었고, 초기 좌심실 이완에 따른 승모판 혈류의 최고속도는 47.8cm/sec, 후기좌심방 수축에 따른 혈류의 최고속도는 79.5cm/sec이었다. 그 후 조○○는 피고 김○○, 김○○ 등 피고 병원의 의료진에게 심장지름과 두께는 보통인과 다름없는 정상수치, 좌심실 수축기능은 정상, 심장판막의 형태와 운동은 정상, 심낭삼출이나 비정상 구조물은 보이지 않는다는 심장초음파 소견을 통보하였다.

다. 망인의 입원 및 그 후 경과

(1) 망인은 2001. 2. 4. 16:00경 피고 병원에 입원하여 2. 5. 07:00경 혈당검사결과가 86mg/*dl*이 나오자 수술실로 이동하였다. 피고 김○○은 같은 날 12:40경 망인에게 심전도, 혈압계, 산소포화도 계측기 등 감시장치를 부착하여 망인의 상태가 혈압 120/70mmHg, 맥박 72회/분, 산소포화도 97%로 정상임을 확인하였다.

(2) 이에 피고 김○○은 경막외 마취를 위하여 망인에게 측와위 자세를 취하게 하고, 천자할 부위의 피부를 중심으로 소독한 후 소공포로 덮은 다음 국소마취제인 부피바케인Bupivacaine 2ml를 먼저 1초당 1ml의 속도로 주입하고, 8ml를 추가로 같은 속도로 주입한 후 산소마스크를 통하여 분당 5*l*의 산소를 투입하면서 망인의 상태 및 마취 여부를 확인하였고, 13:13경 수술 중 필요한 도뇨관을 삽입하며 망인에게 질문을 하였으나, 대답이 없고 얼굴에 청색증을 보이며 감시장치상 산소포화도가 92%→90%→70%로 떨어지는 응급상황이 발생하였다.

라. 응급상황 발생 이후 피고들의 조치

(1) 위와 같은 응급상황이 발생하자 피고 김○○은 심폐소생술의 일환으로 즉시 기관내 삽관 및 인공호흡을 실시하며 심폐소생을 위하여 에페드린을 투여한 결과, 산소포화도는 회복하였으나 맥박은 13:15경 분당 50회 이하로 떨어졌고, 이에 바로 흉곽을 압박하여 인공순환을 시키는 폐흉심장압박법을 실시하고, 에피네프린과 아트로핀을 주사한 후 제세동기를 준비시켜 심폐소생 참여의료팀으로 하여금 심폐소생술을 실시한 결과 13:30경 혈압 140/90mmHg, 맥박 48회/분, 산소포화도 99%로 호전 증세를 보였다.

(2) 그러나 13:32경 망인의 맥박이 다시 떨어지기 시작하여 에피네프린과 아트로핀을 주사하고 심폐소생술을 계속하였으며, 13:40경 심전도상 심실세동현상(심장이 매우 미약하게 뛰는 상태로 심정지의 일종이다)이 보여 제세동기를 이용, 전기충격을 가한 결과 망인의 맥박과 리듬이 회복되어 비본을 주사하였다.

(3) 13:45경 망인의 상태는 혈압 190/110mgHg, 맥박 155회/분, 산소포화도 90%→98%이었고, 14:15경부터 망인의 상태가 안정되자 14:40경 집중적인 치료와 감시를 위하여 중환자실로 이송하였다.

마. 망인의 전원 및 사망

망인은 2001. 2. 6. 18:40경 원고들의 요구에 따라 서울 ○○구 ○○동에 있는 ○○○병원으로 전원되어 치료를 받던 중 2001. 2. 8. 08:40경 저산소성뇌손상으로 사망하였다.

바. 원고들의 형사고소 및 부검 결과

원고들은 2001. 2. 8. 피고 김○○, 김○○을 업무상과실치사 혐의로 형사고소하였고, 그에 따라 개시된 수사절차에서 부검을 실시한 결과 부검의는 망인의 심장의 중량은 565g으로 성인 여자의 보통 심장 중량 250~300g에 비하여 고도의 심장비대 현상이있고, 우관상동맥에서 경도의 동맥경화 증세를 확인할 수 있으며 좌우심실의 심근과 심내막쪽으로 지방이 간질에 침윤된 소견(소위 지방심) 등이 보인다는 취지의 부검감정서를 작성하였다.

한편 부검의는 망인의 사인에 관하여, ① 심장병변, ② 당뇨병, ③ 경막외 마취제를 거론할 수 있는데, 그중 ③ 경막외 마취로 인한 사망 가능성과 관련하여 망인의 혈액 및 뇌척수액에서 검출된 마취제 부피바케인의 양이 적정 투여 용량보다 적게 검출된 점, 인공관절치환수술에 필요한 마취수준에 비추어 망인에게 마취제가 과다 투여되었다고 보기 어렵고, 망인에 대하여 경막외 마취를 시작한 지 약 15분이 경과한 후부터 망인의 혈압과 맥박이 떨어졌고, 약 20분여 경과하여 심정지가 발생한 점, 마취제 투여 및 심정지 발생 전후로 경련 등의 발생이 없었던 점으로 보아 마취제가 혈관 내로 투여된 것이 직접 원인이 되어 사망하였을 가능성은 배제될 수 있고, 결국 망인이 생전에 고도의 심장병변과 당뇨병을 가지고 있는 상태에서 경막외 마취행위가 유인으로 작용하여 심부전이 발생함으로써 사망한 것으로 추정된다는 취지의 소견을 위 부검감정서에 기재했다.

사. 관련 의학지식

(1) 경막외 마취의 부작용 및 시술시 유의점

(가) 경막외 마취는 척추관 내에 있는 경막외강에 국소마취제를 주입하여 국소마취제가 척추간공을 통하여 확산됨으로써 신경근과 후근 신경절을 차단하여 마취효과가 발생하는 국소마취의 일종을 말하는데, 마취제의 과량 투여로 인하여 수술을 위한 적절한 수준보다 높게 마취가 되면 심장 및 호흡기능의 마비 등으로 사망하는 경우가 있는데, 마취제의 적정 투여 용량에 관하여는 척추분절당 1.5~2ml이고, 하지수술을 위한 경막외 마취에는 보통 10~15 척수분절의 마취가 필요하므로 10~25ml 정도가 적정 투여 용량인 것으로 알려져 있다. 과다 투여를 막기 위하여 1초당 1ml의 속도로 주입하고, 3ml 정도의 마취제를 먼저 시험적으로 투여한 후 경과를 보면서 나머지 용량을 투여하는 것이 표준적인 방법으로 알려져 있다.

(나) 경막외 마취는 전신마취와 달리 환자가 자신의 의식을 유지하고 자발적 호흡을 할 수 있다는 점에서 전신상태가 불량한 환자가 저혈량 상태 혹은 심폐질환을 가졌을 경우에는 혈압하강, 호흡억제 들의 부작용이 발생할 수 있으므로 환자관리에 주의하여야 한다.

(다) 한편 경막외 마취 과정에서 마취제가 지주막하강 내로 투여되어 고부위 척추마취가 일어나면 호흡마비와 혈압하강 등 순환장애가 발생하고, 마취제가 혈관 내로 투여되는 경우 전신의 과민반응으로 경련, 의식소실 등이 발생하여 사망하는 경우까지 있으므로 이 점을 유의하여 마취시술을 하여야 하고, 부주의한 지주막하강 내 주입을 막기 위하여 보통 공기, 증류수 혹은 생리식염수를 주사기에 넣고, 피스톤에 부드럽게 압력을 가하면서 바늘을 삽입해 들어가다가 황인대가 뚫어지면서 갑자기 저항이 소실되는 것을 느낄 수 있을 때 경막외강임을 확인하고, 마취제를 투여하는 방법(소위 저항소실법)이 표준적인 투여방법으로 알려져 있고, 혈관 내 주입을 막기 위하여는 경막외강에 바늘이 들어갔을 때 주사기를 돌리면서 피스톤을 뒤로 흡인하여 척수액 및 혈액이 배출되는지 확인하는 방법을 사용하고 있다.

(2) 심장비대증 및 그의 진단방법

(가) 심장비대증을 가진 환자는 고관절치환술 · 경막외 마취 과정에서 고혈압이나, 관상동맥질환, 좌심실기능장애에 의한 심부전 등을 동반하는 경우가 많으므로 추가적인 심장기능 검사를 하여 허혈성 심장질환, 심근경색, 심부전의 유무와 정도를 평가한 후 수술과 마취의 금기 여부를 결정하여야 한다. 검사결과 수술과 마취를 시행할 수 있을 경우라도 혈압의 요동, 갑작스런 심정지의 발생에 대비하여 충분한 환자감시장비를 사용하여 환자의 활력징후변화를 지속적으로 관찰하고 응급처치를 할 수 있는 준비를 하여야 한다.

(나) 심장비대증 진단에는 심전도, 흉부 엑스선 검사, 심장 초음파 검사 등이 있는데, 심초음파검사가 가장 유용한 것으로 알려져 잇다. 심초음파검사에 의한 심장비대증의 진단 방법에는 이차원적인 육안관찰방법과 일차원적인 M-모드 방식이 있는데, 그 중 육안관찰방법은 검사자의 주관에 따라 판단이 달라질 수 있어 객관적 방법으로 인식되지 못하고 있는 반면 M-모드 방식은 객관적인 수치로 측정되므로 주관성을 배제 할 수 있어 현재의 의료수준에서 가장 널리 심장비대증 진단 방법으로 쓰이고 있다.

(다) 전체 심장 중 좌심실 중량이 60~80%를 차지하고 있다. M-모드 방식은 모니터 화면상에 나타나는 커서를 컴퓨터의 마우스와 같은 트랙볼로 이동시켜 좌심실의 측정하고자 하는 부위를 클릭하는 방법으로 좌심실의 지름과 좌심실벽의 두께를 측정한 후 Devereux 공식이나 변형세제곱 공식에 대입하여 좌심실의 중량을 계산한 다음, 심장의 중량을 추정하는 방식이다. 따라서 좌심실의 지름과 좌심실벽의 두께를 측정할 때에는 적절한 위치를 선정하는 것이 가장 중요하다.

(라) 피고 병원이 망인에 대하여 촬영한 심초음파사진에 의하여 측정된 수치를 위방식에 따라 계산하면 망인의 심장 중량은 250~300g 정도로 추정되고, 망인에 대한 수술 전 흉부방사선촬영 및 심전도검사 결과도 별다른 이상이 없는 것으로 나왔다.

2. 손해발생의 책임

가. 마취 전 망인의 심비대증상 등에 대한 진단상의 과실

(1) 원고들은, 피고들은 망인에게 심장비대증이 있었음에도 불구하고 망인의 심장초음파 검사를 잘못 시행하였거나 그 결과를 잘못 판독하였고, 또한 망인의 경우 초기 좌심실 이완에 따른 승모판 혈류의 최고속도(E)는 47.8㎝/sec, 후기 좌심방 수축에 따른 혈류의 최고속도(A)는 79.5㎝/sec로 E/A 비가 1보다 상당히 작으므로 허혈성 심질환이나 심근비후를 의심하여야 함에도 이를 간과하여 결국 심장에 아무런 이상이 없는 것으로 진단하였고, 또한 방인에 대한 마취 당시 혈당 수치가 마취시술을 받기에 부적합할 정도(204mg/㎗)였음에도 이를 간과한 채 이 사건 수술을 감행한 과실이 있다고 주장한다.

(2) 살피건대, 피고 병원 심장내과 전문의인 조○○는 2001. 1. 16. 심장 초음파 검사를 실시하였는데, 좌심실의 내강지름과 좌심실벽 두께를 M-모드 방식에 따라 측정한 결과 수축기 좌심실 지름은 31mm, 확장기 좌심실 지름은 49mm, 확장기 좌심실 후벽 두께는 10mm, 확장기 심실 중벽 두께는 11mm이었던 사실, 위와 같이 측정된 좌심실의 지름과 좌심실벽의 두께를 기초로 추정되는 망인의 심장 중량은 250~300g 정도인 사실, 그러나 망인이 사망한 날로부터 이틀 후인 2001. 2. 10. 이루어진 부검결과에 의하면 망인의 심장중량은 565g으로 성인 여자의 보통 심장 중량인 250~300g에 비하여 고도의 심장비대 현상이 있었던 사실, 위와 같은 심장초음파 검사에 의한 심실의 지름 등의 측정은 모니터 화면상에 나타나는 커서를 컴퓨터의 마우스와 같은 트랙볼로 이동시켜 좌심실의 측정하고자 하는 부위를 클릭하여 이루어지므로 적절한 위치를 선정하는 것이 가장 중요한 사실은 앞서 본 바와 같고, 위 인정사실에 망인의 심장 중량이 위 조○○의 위와 같은 심장 초음파 검사 후 부검 시까지 급속도로 증가하였을만한 사정은 보이지 않는 점을 종합하여 보면, 위 조○○가 망인에 대한 심장초음파 검사를 잘못 시행하였거나 그 결과를 잘못 판독하여 망인의 심장비대증을 발견하지 못한 것으로 봄이 상당하고, 한편 심장비대증을 가진 환자는 고관절치환술 · 경막외 마취 과정에서 고혈압이나 관상동맥질환, 좌심실기능장애에 의한 심부전 등을 동반하는 경우가 많은 점, 망인에게 당뇨병이 있음을 진단한 피고 병원의 의료진이 경막외 마취를 시행한 것에 비추어 보면 망인의 당뇨병만으로는 경막외 마취를 금지할 정도에 이르지 아니하였던 것으로 판단되는 점을 종합하면 보면, 망인은 고도의 심장병변을 가지고 있는 상태에서(내지는 당뇨병과 더불어) 경막외 마취행위가 유인으로 작용하여 심부전이 발생함으로써 사망하였다고 추정함이 상당하므로, 위와 같은 위 조○○의 과실과 망인의 사망사이에는 인과관계도 있다고 할 것이다.

(3) 이에 대하여 피고들은 을 제 9호증의 3(2001. 7. 18.자 대한의사협회 자문의뢰 회신), 을 제9호증의 5(○○○○병원 심장내과 과장인 정○○에 대한 수사보고)의 각 기재에 의하면, 위 대한의사협회의 자문의는 수술 전 심전도 검사에서 심장질환의 존재를 의심케 하는 심전도의 변화가 나타나지 않는 경우에는 사전에 심장질환의 존재를 파악하는 것이 어려우며, 특히 망인은 심초음파 검사를 실시하였으나 정상으로 나와 수술 전 심장질환이 동반되었음을 알기 어려웠을 것이라고 판단하였고, 위

정○○은 망인에 대한 심장초음파 검사결과지를 보고 망인의 심장크기나 수치의 측정에는 이상이 없다고 판단하고 있는바, 그렇다면 피고 병원의 의료진이 망인의 심장비대증을 발견하지 못한 것에 어떠한 과실이 없다고 주장한다. 살피건대, 을 제9호증의 3, 5의 각 기재에 의하면 대한의사협회의 자문의와 위 정○○이 피고 주장과 같은 자문회신 등을 보낸 사실을 인정할 수 있으나, 위 대한의사협회의 자문의와 위 정○○은 2001. 1. 16. 이루어진 심장 초음파 검사시 촬영된 심장 초음파 필름을 직접 검토한 것이 아니어서, 위을 제9호증의 3, 5의 각 기재만으로 망인에 대한 심장 초음파 검사 및 그 검사결과의 판독이 적절하였다고 보기는 어려우므로(설령 위 정○○등이 초음파 필름을 직접 검토하였다고 하더라도, 위 증거들만으로 피고 병원의 의료진에 과실이 없다고 단정할 수 있는 것도 아니다), 피고들의 위 주장은 이유 없다.

(4) 피고들은 또, 비록 피고 병원의 의료진에게 망인의 심장비대증을 발견하지 못한 과실이 있다고 하더라도 피고 병원의 의료진으로서는 망인이 이로 인하여 사망에 이를 것이라고는 예견할 수 없었다고 주장한다. 그러나 제1심 법원의 대한의사협회장에 대한 2002. 10. 14.자 진료기록감정촉탁결과에 변론 전체의 취지를 종합하여 인정할 수 있는 바와 같이, 이 사건 수술 전 망인에게 심한 심장병변이 있는 사실을 알았을 경우 마취와 수술에 따른 위험이 크다는 것은 예견될 수 있을 뿐 아니라, 여기에 앞서 본 바와 같이 비대한 심장을 가진 환자는 고혈압이나, 관상동맥질환, 좌심실기능장애에 의한 심부전 등을 동반하는 경우가 많은 점 등에 비추어 보면, 피고 병원의 의료진으로서는 망인에게 고도의 심장비대증이 있음을 진단하였다면 이러한 고도의 심장비대증에 경막외 마취행위가 유인으로 작용하여 심부전이 발생함으로써 망인이 사망에 이를 수 있음을 예견할 수 있었다고 봄이 상당하므로, 비록 위 진료기록감정촉탁결과에 피고 병원 의료진이 망인의 사망 가능성을 예견하기 어려웠을 것이라는 기재가 있다고 하더라도 그 점만으로 피고들의 위 주장을 받아들일 수 없다.

(5) 다만 피고 김○○, 김○○의 경우, 망인의 심장초음파 검사를 잘못 시행하였거나 그 결과를 잘못 판독하였고, E/A/ 비율이 1보다 작은 경우 허혈성 심질환이나 심근비후를 의심해 보아야 함에도 이를 간과하여 심장에 아무런 이상이 없는 것으로 진단하였음을 인정할 아무런 증거가 없고, 오히려 심장 초음파 검사는 피고 병원 심장내과 전문의인 조○○에 의하여 이루어졌고, 조○○는 위 피고들에게 심장지름과 두께는 보통인과 다름없는 정상수치, 좌심실 수축기능은 정상, 심장판막의 형태와 운동은 정상, 심낭삼출이나 비정상 구조물은 보이지 않는다는 심장초음파 소견을 통보한 사실은 앞서 본 바와 같으며, 한편 2001. 1. 16. 실시된 혈당검사결과 혈당치는 204mg/*dl*으로 정상치인 60~120mg/*dl*을 초과하였고, HbA1 C수치 역시 9.2%로 정상치인 4.5~6.3%을 초과한 사실은 앞서 본 바와 같으나, 망인의 위 상태가 마취를 연기하거나 금지할 상태는 아니었고, 또한 수술 당일인 2001. 2. 5. 망인의 혈당 수치는 86mg/*dl*으로 정상범위 내이었던 사실은 앞서 본 바와 같거나 제1심 법원의 대한의사협회장에 대한 2002. 10. 14.자 진료기록감정촉탁결과에 의하여 인정할 수 있으므로, 결국 위 피고들에게 마취 전 망인을 진단함에 있어 과실이 있다는 원고들의 위 주장은 이유 없다.

나. 마취시술 및 응급처치 상의 과실

(1) 원고들은, 피고 김○○이 마취시술을 하는 과정에서 망인에게 당뇨병, 심장질환이 있었기 때문에 다른 환자에 비하여 마취의 부작용이 더 심하게 나타날 수 있으므로 망인에 대하여 주의 깊은 관찰을 하면서 마취제의 용량을 적절히 사용하고, 마취제를 정확한 위치에 주입하여야 할 주의의무가 있음에도 마취제를 부적절하게 투여하였다고 주장한다.

그러나 원고들의 위 주장사실을 인정할 아무런 증거가 없고, 오히려 피고 김○○은 마취 전 기록지에 망인에게 고령 및 당뇨가 있으나, 심전도 검사결과가 정상이고, 심초음파 검사도 정상이며, 심박출계수도 65%로 양호한 반면, 환자의 신체상태는 크레스상태Ⅲ으로 좋은 상태는 아니라고 기재되어 있는 것을 확인한 사실, 마취 전 망인의 활력징후 역시 정상이었던 사실, 이에 피고 김○○은 망인에게 측와위 자세를 취하게 하고, 천자할 부위의 피부를 중심으로 소독한 후 소공포로 덮은 다음 국소마취제인 부피바케인를 투여한 사실, 하지수술을 위한 경막외 마취에는 보통 10~15 척수분절의 마취가 필요하므로 10~25ml 정도가 적정 투여 용량이고, 과다 투여를 막기 위하여 1초당 1ml의 속도로 주입하고, 3ml 정도의 마취제를 먼저 시험적으로 투여한 후 경과를 보면서 나머지 용량을 투여하는 것이 표준적인 방법으로 알려져 있는데, 피고 김○○은 망인이 고령이고 당뇨병 환자인 관계로 적정 투여 용량의 최소치인 10ml를 투여하였고, 그 방법 역시 먼저 2ml를 1초당 1ml의 속도로 주입하고, 그 후 8ml를 추가로 같은 속도로 주입한 사실은 앞서 본 바와 같거나 을 제12호증의 기재와 제1심 법원의 대한의사협회장에 대한 2002. 10. 14.자 진료기록감정촉탁결과, 제 1심 법원의 대한의사협회장에 대한 2003. 5. 19.자 진료기록추가감정촉탁결과를 종합하면 인정할 수 있다. 따라서, 원고들의 위 주장은 이유 없다.

(2) 원고들은 또, 경막외 마취 시행 후에는 활력징후는 물론 심전도, 맥박산소포화도 등의 변화를 자세하고 지속적으로 관찰하고 5분 간격으로 기록하여야 함에도 피고 병원의 마취기록지에는 경막외 마취를 시행한 시각부터가 아닌 13:00경부터의 내용만이 기재되어 있고, 또한 망인이 수술실에 도착하여 마취를 시작한 시각에 대하여 피고 김○○이 작성한 경과노트 및 피고 병원의 간호기록지에는 2001. 2. 5. 12:40으로 기재되어 있으나, 피고 병원의 경과기록지에는 12:15경으로 되어 있고, 망인에게 청색증이 발생한 시각에 대하여 피고 김○○이 작성한 경과노트에는 13:13경, 피고 병원의 간호기록에는 12:55경, 피고 병원의 경과기록지에는 12:35경으로 되어 있는 바, 이러한 기록의 오류는 피고 병원이 망인의 경막외 마취시술 및 시술 이후 상태를 확인하여 청색증을 발견하고 그 조치를 취함에 있어 부적절하였기 때문에 발생한 것이라 주장한다.

그러나 원고들 주장과 같이 피고 병원의 진료기록부상에 일부 오류가 있다고 하여 피고 병원 의료진이 행한 마취시술 및 그 이후 응급조치에 어떠한 과실이 있다고 인정하기에는 부족하고(이 법원의 ○○○대학교 ○○○○병원장에 대한 진료기록감정촉탁 결과에 변론 전체의 취지를 종합하면, 통상적으로 응급 상황이 발생할 경우 의사는 환자에 대한 처치가 더 급하기 때문에 이에 대한 기록은 간호사가 담당하게 되면, 따라서 일반적으로 의사는 응급처치가 이루어진 후에 경과기록지를 작성하게 되는데, 이때 수술기록지나 간호기록지를 참조하지 않고 기억에 의존하는 경우 시간 기록상의 오류가 발생할 수 있는 사실을 인정할 수 있다). 달리 이를 인정할 아무런 증거가 없으며, 오히려 망인의 혈액 및 뇌척수액에서 검출된 마취제 부피바케인의 양이 적정 투여용량보다 적게 검출된 점, 인공관절치환수술에 필요한 마취수준에 비추어 망인에게 마취제가 과다 투여되었다고 보기 어렵고, 망인에 대하여 경막외 마취를 시작한 지 약 15분이 경과한 후부터 망인의 혈압과 맥박이 떨어졌고, 약 20분여 경과하여 심정지가 발생한 점, 마취제 투여 및 심정지 발생 전후로 경련 등의 발생이 없었던 점으로 보아 마취제가 혈관 내로 투여된 것이 직접 원인이 되어 망인이 사망하였을 가능성은 배제 될 수 있음은 앞서 본 바와 같으므로, 원고들의 위 주장도 이유 없다.

(3) 나아가 원고들은, 피고 병원의 의료진이 망인에게 호흡곤란 및 전신 청색증이 발생한 직후 신속한 기관 삽관 등 적절한 응급조치를 취하지 못한 과실이 있다고 주장하나, 망인에게 호흡곤란 및 전신 청색증이 발생하자 피고 김○○이 심폐소생술의 일환으로 즉시 기관내 삽관 및 인공호흡을 실시하며 심폐소생을 위한 에페드린을 투여하는 등의 응급조치를 취하였음은 앞서 본 바와 같으므로, 원고들의 위 주장도 이유 없다.

다. 설명의무 위반

원고들은, 피고 김○○, 김○○을 비롯한 피고 병원의 의료진은 망인에게 경막외 마취의 부작용 및 그로 인한 위험성에 관하여 상세히 설명하지 않았다고 주장한다. 그러므로 살피건대, 을 제1, 3, 12호증을——증언, 제1심 법원의 2002. 10. 14.자 진료기록감정촉탁결과에 변론 전체의 취지를 종합하면, 피고 김○○는 2001. 1. 16. 피고 병원에 내원한 망인 및 보호자에게 망인의 신체상태, 인공관절 치환수술 등 망인에게 가능한 치료방법 및 각 치료방법의 효과, 인공관절 치환수술의 필요성, 인공관절 치환수술의 내용, 치료 전망, 수술시 위험의 내용, 정도 및 방지가능성 등에 대하여 상세한 설명을 하였고, 망인이 고령에다가 당뇨로 수술 및 마취의 위험성이 높아 가능한 한 부분마취를 시행함이 바람직하다고 설명한 사실, 또한 피고 병원의 오○○ 의사는 망인이 입원하여 수술을 받기 전 원고 전○○에게 이 사건 인공관절 치환수술의 필요성은 물론, 그 수술 및 수술준비로서의 마취시술 후 감염, 혈전증 등 부작용이 발생할 가능성이 있고, 망인의 경우 고령 및 당뇨병으로 심장기능이 저하되어 있어 마취의 부작용 발생 가능성 및 그로 인한 사망 위험성이 다른 환자들보다 높아질 수 있다는 취지의 설명을 하고, 그로부터 위와 같은 취지가 기재된 수술승낙서에 서명을 받은 사실, 그리고 이 사건 수술 당일 마취시술을 하기에 앞서 피고 김○○도 망인이 고령이고, 당뇨병 등을 앓고 있어 위험성이 높다는 점을 예측하여 망인에게 마취 위험성에 대해 설명하고, 장시간에 걸친 하지수술, 수술 후 통증관리로 인하여 전신마취보다는 경막외 마취가 적당한 마취방법임을 설명한 후 마취 시술에 들어간 사실을 인정할 수 있으므로, 피고 병원의 의료진은 망인에게 경막외 마취의 부작용 및 그로 인한 위험성에 대한 충분한 설명을 하였다 할 것이어서, 원고들의 위 주장도 이유 없다.

라. 소결론

그렇다면, 마취 전 망인의 심비대증상 등에 대한 진단상의 과실이 한 원인이 되어 망인이 사망에 이르게 되었다고 할 것이므로, 피고 김○○는 위와 같은 과실이 있는 의료진의 사용자로서 망인 및 원고들이 입은 재산적, 정신적 손해를 배상할 책임이 있다고 할 것이나, 피고 김○○, 김○○의 경우 그들에게 망인의 사망과 관련하여 어떠한 과실이 있다고 할 수 없으므로, 원고들의 위 피고들에 대한 청구는 받아들일 수 없다.

3. 손해배상책임의 범위

가. 원고 전○○의 재산상 손해

(1) 재산상 손해

생략

(2) 피고 김○○의 책임범위

(가) 책임제한

비록 피고 병원의 의료진에게 진단상의 과실이 있다고 할지라도, 망인이 사망에 이르게 된 데에는 심장비대증 등 망인의 신체적 소인에 기인하는 면도 큰 점, 망인에게 청색증이 발생한 것을 발견한 즉시 피고 병원의 의료진은 심폐소생술의 일환으로 즉시 기관내 삽관 및 인공호흡을 실시하며 심폐소생을 위한 에페드린을 투여하는 등 적절한 응급조치를 취한 점 등 이 사건 변론에 나타난 여러 가지 사정을 피고 김○○가 배상하여야 할 손해액을 산정함에 있어 참작하기로 하되, 그 참작비율은 피고 병원의 과실과 위에서 본 여러 사정을 비교하여 고려하면 30%로 정함이 타당하며, 따라서 김○○의 책임범위를 70%로 제한한다.

(나) 계산

생략

나. 위자료

생략

다. 각 원고들에 대한 배상액

생략

라. 소결론

그렇다면, 피고 김○○는 원고 전○○에게 8,950,773원 및 그 중 제 1심 인용금액인 5,454,545원에 대하여는 이 사건 불법행위일인 2001. 2. 8.부터 이 건 제 1심 판결선고일인 2004. 6. 18.까지는 민법 소정의 연 5%의, 그 다음날부터 다 갚는 날까지는 소송촉진 등에 관한 특례법 소정의 연 20%의 각 비율에 의한 지연손해금을, 나머지 3,496,228원에 대하여는 2001. 2. 8.부터 위 피고가 그 의무의 범위에 관하여 항쟁함이 상당하다고 인정되는 이 건 판결선고일인 2006. 1. 24.까지는 연 5%의, 그 다음날부터 다 갚는 날까지는 연 20%의 각 비율에 의한 지연손해금을, 원고 전ㅇㅇ, 전ㅇㅇ, 전ㅇㅇ, 전ㅇㅇ에게 각 3,727,272원 및 그중 3,636,363원에 대하여는 2001. 2. 8.부터 2004. 6. 18.까지는 연 5%의, 그 다음 날부터 다 갚는 날까지는 연 20%의 각 비율에 의한 지연손해금을, 나머지 90,909원에 대하여는 2001. 2. 8.부터 2006. 1. 24.까지는 연 5%의, 그 다음날부터 다 갚는 날 까지는 연 20%의 각 비율에 의한 지연손해금을 각 지급할 의무가 있다.

4. 결론

결국, 원고들의 피고 김ㅇㅇ에 대한 청구는 위 인정범위 내에서 이유 있어 이를 인용하고, 나머지 청구는 이유 없어 이를 기각하여야 하고, 원고들의 피고 김ㅇㅇ, 김ㅇㅇ에 대한 청구는 이유 없어 기각하여야 할 것인바, 제1심 판결 중 위에서 추가로 지급을 명할 부분에 관한 피고 김ㅇㅇ에 대한 원고들의 패소부분은 취소하여 위 금원의 지급을 추가로 명하고, 피고 김ㅇㅇ, 김ㅇㅇ 패소부분을 취소하여 그 부분에 해당하는 원고들의 청구를 기각하기로 하며, 원고들의 피고 김ㅇㅇ에 대한 나머지 부대항소, 피고 김ㅇㅇ, 김ㅇㅇ에 대한 부대항소 및 피고 김ㅇㅇ의 원고들에 대한 항소를 모두 기각하기로 하여 주문과 같이 판결한다.

참고사항

1심 재판부는 이 사건의 판결에서 원고들의 주장 중 마취 전 망인의 심비대 증상에 대한 진단상의 과실, 마취시술상의 과실로 망인이 사망하게 되었다는 주장, 마취 후 주의의무 위반으로 망인이 사망하게 되었다는 주장은 모두 인정하지 않았으나 설명의무 위반 주장에 대해서는 "피고 김OO가 망인의 주치의로서, 피고 김OO이 마취의로서 망인에 대한 설명의무를 다하였다고 볼 수 없고, 위 피고들이 망인에게 이러한 설명의무를 위반한 채 이 사건 수술을 시행하여 망인의 치료여부 및 마취방법의 선택에 관한 자기결정권의 온전한 행사를 방해함으로써 망인에게 정신적 손해를 입혔다 할 것이고 설명의무 위반의 대상이 된 부작용의 중요성, 망인의 입은 피해의 정도 및 망인의 나이를 감안할 때 망인에 대한 위자료는 2,000만원이라고 봄이 상당하고, 그렇다면, 피고 김OO, 김OO은 설명의무 위반으로 인한 불법행위 책임으로서, 피고병원은 피고 김OO, 김OO의 사용자책임으로서 연대하여 망인에게 2,000만원을 위자료로 지급할 책임이 있다."고 판시하였음. 이로 볼 때 중증 심장질환이나 당뇨병과 같은 기존의 질환을 가진 환자의 수술 및 마취시에 진단, 시술(수술과 마취) 및 수술 후 환자관리에 의사가 최선을 다 하였더라도 환자 및 보호자에게 시술에 따른 위험에 대한 설명을 충분히 하지 않았을 경우에는 그 결과가 나쁠 경우 설명의무위반의 책임을 묻고 있음. 따라서 기존의 중증질환을 가진 환자에서는 특히, 시술(수술이나 마취)전 환자 및 보호자들에 대해 시술에 따른 위험에 대한 충분한 설명이 얼마나 중요한지를 알려주고 있음.

그러나 2심(항소심) 재판부는 1심 재판부와 달리 병원측의 진단상의 과실에 대해서는 인정하였으나 설명의무위반에 대해서는 의료진 모두(정형외과의사, 마취과의사)가 환자와 보호자에게 충분한 설명을 하였다고 판단하여 의료진에게는 과실이 없음을 인정하고 병원사용자에게만 진단상의 과실에대한 배상책임을 물었으며 배상액은 1심 판결때보다 약간 증가되었음(390만원 정도).

▶ 사례 5(정형외과)

I. 사건 개요

환자(70세, 남자)는 99. 1. 29 눈길에 미끄러져, 고관절 골절상(우측 대퇴경부골절)을 입어 ○○시 소재 ○○정형외과에서 치료를 하던 중 지병인 당뇨병으로 수술이 어려워 ○○대학병원으로 옮겨 약 10일간 내과에서 당뇨치료를 한 후 같은 해 2. 10. 09:00 경 대퇴부골절 수술을 받기 위해 수술실로 들어가 경막외 마취를 한 후 의식불명 및 호흡곤란증세를 보여 소생술을 시행하였으나 익일 13:00 경 사망한 것임.

환자의 부검감정서에서 심장에 관한 소견을 보면 심비대와 좌전방 하행관상동맥(left anterior descending coronary artery)에서 고도의 관상동맥경화소견으로 동맥의 내강이 대부분 막혀 있었고 좌측 휘돌이 관상동맥(left circumflex coronary artery)에서 중등도의 관상동맥 경화소견을 보였으며 대동맥의 검사상 동맥경화에 의한 변화로 동맥의 내강이 불규칙하게 좁아지고 석회화되어 있었음.

II. ○○경찰서 형사 61110-1032 변사사건과 관련한 질의에 대한 회신

1. 변사자 사망경위

위의 사건 개요와 동일함

2. 질의 내용

문1 변사자가 심장질환 등 지병이 있었음에도 불구하고 수술을 시도했어야 했는지 여부.

답 대퇴부 골절은 수술을 하지 않을 경우 환자가 보행이 불가능함은 물론 통증으로 전혀 움직일 수 없는 상태로서 장기간 누워있을 경우 폐렴, 골절부위의 감염이나 욕창등으로 인해 패혈증과 같은 합병증 발생 가능성이 매우 높으며 이로 인해 사망할 수도 있기 때문에 수술과 마취에 따르는 위험이 크더라도 수술을 하는 것이 일반적인 추세임.

문2 변사자의 대퇴부 골절수술이 첨부된 진료기록과 같이 적절한 응급치료와 함께 수술 전 경막외마취가 적정했는지 여부.

답 환자의 진료기록을 보면 환자는 병원도착 당시 대퇴부골절 외에 고혈압과 당뇨를 동반하고 있는 것으로 진단받았으며 고혈압과 당뇨의 조절을 위하여 10일간 내과에서 항고혈압제와 인슐린으로 치료를 받아 수술당시에는 혈압은 입원시의 160/100mmHg 로부터 120/80mmHg로 조절되었고 혈당치는 2. 3 16:40 393mg/dl, 2. 6 16:00경 423mg/dl이였으나, 2. 10. 경에는 192mg/dl 까지 내려간 것으로 보아 적절한 치료를 받은 것으로 볼 수 있음.

경막외마취를 위하여 0.5% 부피바케인 6ml, 2% 리도케인 6ml, 에피네프린 0.05 ml를 혼합하여 요추 경막외강에 주입한 마취방법은 적정했던 것으로 판단됨.

문3 위와 같이 변사자의 당뇨 및 심장질환 등의 지병과 함께 경막외마취로 부피바케인, 리도케인의 사용으로 인하여 부검결과와 같이 부검감정서 참고사항중 4) 항목에 "본건의 심정지 발생에 있어 경막외 마취과정이 여러 요인들 중의 하나로 작용하였을 가능성을 완전히 배제할 수 없다"고 하는바 사망과 직접적인 관련이 있는지 여부.

답 환자의 부검감정서에서 심장에 관한 소견을 보면 심비대와 좌전방 하행관상동맥(left anterior descending coronary artery)에서 고도의 관상동맥경화소견으로 동맥의 내강이 대부분 막혀 있었고 좌측 휘돌이 관상동맥(left circumflex coronary artery)에서 중등도의 관상동맥 경화소견을 보였으며 대동맥의 검사상 동맥경화에 의한 변화로 동맥의 내강이 불규칙하게 좁아지고 석회화되어 있었던 점으로 볼 때 환자는 위에서 언급한 고혈압과 당뇨 외에 심한 관상동맥질환(허혈성 심근질환)을 가졌던 것으로 볼 수 있음. 따라서 이 환자는 부검감정서에서 밝힌 것처럼 당뇨병, 고혈압 및 고도의 관상동맥경화로 인한 허혈성 심질환이 있는 상태에서 경막외마취 중 갑자기 사망한 건으로 사인은 허혈성 심장병변에 의한 것으로 생각된다는 부검감정인의 의견에 동의하며 이러한 중증의 허혈성 심질환을 가진 환자는 외부의 경미한 자극(보행중이나 계단을 오르는 경우)이나 자극 없이도 (수면중이나 휴식 상태) 심정지가 초래될 수 있는 상태임. 경막외마취시 사용한 국소마취제의 영향 및 환자의 자세이동에 의해 발생한 저혈압과 서맥이 이미 좁아져 있던 관상동맥의 혈액관류에 영향을 미쳐 심정지발생의 여러 유인들 중 하나로 작용했을 가능성이 전혀 없다고 할 수는 없으나 이 환자의 사망의 주원인은 환자 자신의 질환에 의한 것으로 보는 것이 더 타당할 것으로 생각함.

문4 본건 진정인의 진정서내용과 같이 담당의사의 과실유무 등

답 1) 항에서 언급한 것처럼 대퇴부골절은 수술만이 환자의 생명을 구하는 치료방법이며 수술 전 환자의 질환에 대해 충분한 시간을 두고 치료를 하였고 마취방법도 환자의 상태를 고려하여 안전한 경막외마취 방법을 사용하였으며 환자에게서 저혈압, 서맥이 나타난 후의 치료과정과 심정지발생 후의 심폐소생술의 시행과정도 적절하였던 것으로 보아 환자의 사인이 의사의 과실에 있었다고 볼 수는 없음.

▶ 사례 6(정형외과)

I. 사건 개요

환자(67세 남)는 99. 6. 10. 08:30경 ○○시 ○○면 ○○리 소재 아파트 공사현장에서 교통사고로 좌측 다리 골절상으로 인하여 강릉 ○○병원에 입원하여 동일 14:25경 가족의 동의하에 동 병원 의사 박○○의 집도로 전신마취하에 수술을 시작하여 동일 16:00경에 수술종료 후 일반병실로 이송. 동일 16:20경 담당간호사가 환자의 호흡곤란을 목격하고 담당의사에게 연락하여 인공호흡 등 심폐소생술을 시행하였으나 계속 의식불명상태로서 99. 6. 11 09:30 경 사망한 것임(산소호흡기를 제거하여 사망). 수술직전까지는 환자의 의식이 명료한 상태였다고 함. 환자의 부검소견에서는 심비대, 중등도의 관상동맥경화 및 석회화 소견과 심근세포비후 소견을 보였음.

II. ○○경찰서 수사 61110-1890 업무협조 의뢰에 대한 회신

■ 마취과실여부에 대한 질의

환자의 진료기록과 부검감정서를 살펴본 결과 다음과 같이 회신합니다.

1) 환자는 좌측 경골과 비골의 골절로 전신마취하에 응급수술을 받았으며 수술 전 시행한 흉부방사선 검사, 심전도 검사, 혈액학검사, 혈액화학검사 소견은 모두 정상범위내에 있었음.
2) 환자의 수술을 위해 시행한 전신마취에서 마취방법 및 약제의 선택(pentothal sodium 275mg. succinylcholine 75mg으로 마취유도, enflurane-N_2O-O_2로 마취유지)은 적절하였으며 사용한 약제의 용량은 모두 통상 사용량의 범위였고 마취 중 환자의 순환상태도 비교적 안정된 상태(혈압 140-100/100-60 mmHg, 맥박수 90-120회/분)를 보였음. 수술 및 마취종료 후 환자는 자발호흡이 돌아왔으며 혈압 155 mmHg, 맥박수 105회/분으로 정상범위를 유지하였으나 병실도착 직후(16:20)엔 혈압 100/60 mmHg, 맥박수 64회/분으로 약간의 감소를 보였으며 산소를 투여하였음(3l/분). 5분 후 간호사의 관찰시엔 자극에 대한 반응이 없어지고 얼굴이 창백하고 혈압이 측정되지 않은 것으로 기록되어 있음. 곧 마취과 의사에게 연락하여 기관내 삽관을 하고 Ambu bag으로 산소를 투여하며, 심장맛사지, atropine, epinephrine, Bivon(sodium bicarbonate)등 약제의 사용과 심실제세동기의 사용 등으로 심폐소생술을 시행하였으나 환자는 소생술에 반응하지 않은채 다음날 사망하였음.
3) 부검감정서에 의하면 심장에서 심비대소견과 중등도의 관상동맥 경화 및 석회화 소견을 보이며, 국소적인 심근경색흔 및 심근세포 비후 소견을 보이며, 폐는 고도의 부종 및 울혈상으로 폐지방 색전증의 소견을 보인 것으로 기록되어 있음.
4) 수술과 마취종료 후 환자의 회복까지는 원래 환자를 회복실에 두고 환자가 의식, 순환, 호흡, 반사능력, 피부색깔 등이 완전히 정상으로 돌아오는 것을 확인한 후 환자를 병실로 옮기는 것이 원칙임. 이

것은 마취후 회복과정에서 저산소혈증, 과탄산혈증, 저혈압, 전해질 불균형, 저혈당증, 대사성 장애와 마취 전투약, 전신 흡입마취제 및 근육이완제의 잔류효과, 저체온, 뇌손상 등이 환자의 회복을 지연시키는 요인이 되며 특히 마취직후에 초래될 수 있는 가장 흔한 호흡기계 합병증인 저산소혈증은 환자가 의식을 완전히 회복하지 못한 상태에서 기도폐쇄, 후두경련, 저환기, 저혈압 등에 의해 발생할 수 있으며 순환기계 합병증으로 저혈압, 심부정맥 등의 발생이 우려되기 때문임.

5) 이 환자의 경우에는 마취의 과정에서는 아무런 문제가 없었던 것으로 판단되며 다만 환자를 회복실을 거치지 않고 바로 병실로 이송한 것이 문제가 될 수 있으나 개인의원이나 소규모 병원급에서는 회복실을 따로 갖추질 못하고 수술실에서 환자의 회복상태를 확인한 후 바로 병실로 환자를 옮기는 것이 현실임. 이때도 수술실에서나 병실에서 환자가 완전히 회복될 때까지는 의사 혹은 간호사가 계속 환자의 상태변화를 관찰하는 것이 매우 중요하며 이러한 원칙을 지켰다면 마취에서의 과실이 있었다고 볼 수는 없음. 본 환자의 경우에는 5분 간격으로 활력징후를 측정한 것으로 보아 정상적인 감시가 이루어진 것으로 볼 수 있음.

이 환자는 수술실에서 자발호흡이 돌아왔고 병실도착 직후에도 간호사의 지시에 반응하다가 5분후 갑자기 호흡과 순환이 정지된 사실과 심폐소생술의 계속 시행에도 호흡과 순환이 돌아오지 않은 점으로 볼 때 환자의 사인은 부검감정서에서 언급한 것처럼 환자의 원래의 심장병변으로 인한 급성심장사의 가능성이 가장 크며 골절환자에서 흔히 발생하는 폐지방색전증도 사망에 기여했을 가능성을 배제할 수 없음. 심장질환이 있을 경우에도 환자의 25 - 50%에서는 수술 전 심전도 소견이 정상으로 나타나기 때문 심전도만으로는 수술 전에 심장질환의 존재유무를 판단하기는 어려움. 다만 4번 항에 언급한 것처럼 환자가 마취약제의 잔류효과에 의한 저환기나 무의식 상태에서의 기도폐쇄, 후두경련, 저혈압 등에 의해 저산소혈증을 일으켜 심정지를 초래했을 가능성은 이 환자의 경우엔 매우 낮으나 이러한 가능성을 배제하기 위해서는 병실도착 직후부터 환자가 심폐정지를 일으킬 때까지 환자의 상태변화에 대한 지속적인 환자감시 및 관찰이 이루어졌는지가 매우 중요할 것으로 사료됨.

참고사항 ❶ 마취회복기의 환자관리

가. 마취과 의사의 임무는 수술실에서 환자의 수술 및 마취가 종료되면 끝나는 것이 아니고 수술실에서 환자를 각성시키고, 회복실로 운반하는 과정에서 심폐기능을 관리하며, 회복실에서 완전히 각성시킨 후 병실로 보내는 것임. 수술 후 환자를 각성시키기 시작하는 시기는 상황에 따라 다른데, 수술이 간단하고 당일 퇴원해야 되는 경우는 가급적 마취 종료와 함께 신속히 각성시켜야하는 반면, 복합성 심장수술의 경우는 어느 정도 마취가 유지되는 상태로 중환자실로 운반하는 경우가 많기 때문에 완전히 각성시킬 필요가 없음. 대부분의 경우는 수술실내에서 환자를 깨워서 발관 후 회복실로 옮기는 것을 원칙으로 함.

나. 환자를 수술실에서 회복실 또는 중환자실로 옮기는 중에도 예상치 못한 문제들이 자주 발생되는데 특히 저혈압 및 저산소혈증은 매우 자주 일어나는 문제들이며, 또한 매우 위험함. 수술직후에는 환자 상태가 매우 불안정하므로 회복실까지 옮긴 후 마취의사는 먼저 혈압, 맥박, 호흡 등 환자 상태를 종합적으로 평가해본 후 회복실 담당의사나 간호사와 환자를 함께 평가한 후 인계하고, 환자가 수술 및 마취

에 의한 생리장애로부터 충분히 회복되어 병실로 옮길 때까지 환자를 각성시키고 감시해야함.

다. 회복실에서 환자의 회복 정도를 신속히 판단하기 위해 사지의 운동정도, 호흡, 순환, 각성 및 피부색깔 등으로 평가(PAR score)하는데, 단점으로는 전체적인 성적은 괜찮은 편이지만 한가지 항목이 몹시 나쁘면 환자상태에 문제가 있다는 점임. 회복실 환자들은 상태가 시시각각으로 나빠질 수 있으므로 회복실 간호사들은 이러한 변화를 즉시 알아내고 그 정도를 정확히 파악해야함은 물론 신속한 처치를 할 수 있는 지식을 갖추어야하며, 모든 환자들을 계속 감시할 수 있는 위치에 있어야함. 회복실에서의 환자 퇴실은 정해진 퇴실 기준에 의함이 원칙이지만 마취담당의사와 협의한 후 결정함이 좋음. 병실로 환자를 운반할 때에도 환자가 충분히 각성되어 보호자를 알아볼 수 있고, 자기 병실을 이야기할 수 있으면 환자 운반담당자 책임하에 운반할 수 있다.

라. 회복의 지연 : 마취로부터의 각성이 예상보다 느린 경우로는 과탄산혈증, 저산소혈증, 저혈압, 저혈당증, 전해질 불균형, 대사성 장애, 마취 전부터의 혼수, 마취 전 투약의 잔류효과, 흡입마취제의 잔류효과, 마취의사가 파악하지 못한 약제의 잔류효과, 저체온, 뇌손상, 각 개인의 체질적인 차이 등임.

마. 근육이완제에 대한 길항 : 근육이완제의 길항제(antcholinesterase)로 네오스티그민(neostigmine)과 피리도스티그민(pyridostigmine)이 사용되며, 네오스티그민은 작용 지속시간이 37-58분으로 근이완제의 작용보다 빨리 끝나기 때문에 근이완작용이 다시 나타날 가능성(근이완 재현, re-curarization)이 있고, 피리도스티그민은 최대 효과가 나타나는 시간이 12-15분이며, 작용지속 시간은 51-83분임. 같은 양의 길항제라도 투여시기에 따라(근이완 상태에 따라 길항효과가 다르게 나타나기 때문에 길항제의 투여량을 일률적으로 말할 수 없음) 또는 동일한 근이완상태에서는 길항제의 종류에 따라 길항작용이 다르게 나타나며, 흡입마취제(엔플르렌, 아이소플루렌)는 근육이완제의 효과를 강화시키므로 길항작용에 영향을 미침.

바. 본 건의 경우는 길항제(피리도스티그민)가 수술 종료 전인 15:40경 투여되었고 16:25경 호흡 및 심정지가 발견되었던 바, 이는 근육이완제 길항제 투여 후 약 45분이 경과된 시점임.

* 참고문헌 : 대한마취과학회 및 교과서 편집위원회 편저. 마취과학. 여문각. 1994.

참고사항 ❷ 지방색전증(fat embolism)

가. 혈류내에 지방적(fat globule)이 존재하는 것으로 폐에 국한된 경우에는 폐지방색전증(pulmonary fat embolism), 전신에 분포된 경우를 전신성 지방색전증(systemic fat embolism)이라 함. 지방색전증이 가장 흔한 원인은 골절과 지방조직의 기계적인 손상이며 지방간에 경미한 외력이 가해지는 때도 볼 수 있음.

나. 보고에 의하면 장골이 골절되었을 때는 거의 80-100 %에서 지방색전이 발생하나 이중 1-2%에서만 임상적으로 의미있는 증상을 보이며 전신적 지방색전증이 일어나면 10-15%에서 사망에 이른다고 함. 따라서 외상을 받은 시체에서 단순히 지방적이 증명되는 경우에도 이로 인한 사망은 신중히 감별하여야 함. 성인에서는 12-120ml정도의 지방이 색전화되어야 사망에 이를 수 있으며 이는 대퇴골이나 골반골과 같은 커다란 골의 골절 또는 피하지방을 비롯한 지방조직의 심대한 손실이 있을 때 가능한 양임.

다. 지방색전증으로 인한 증상을 소위 지방색전 증후군(fat embolism syndrome)이라고 하며 수상후 24-72 시간에 나타남. 특징적인 증상으로 호흡곤란, 빈맥, 발열, 흉통 및 점진적인 호흡부전을 보이며 점차 혼수상태에 빠져 사망함. 그러나 폐지방색전만으로 사망할 수 있는가는 아직 논란의 여지가 있으며 어떤 보고에 따르면 폐지방색전증의 임상증상을 보인 예중 99.2%에서 회복되었다고 함. 그러나 이는 외상 후 쇼크로 사망하는데 중요한 역할을 하는 것으로 보임. 폐의 지방적은 가래, 식균작용 및 용해(lipolysis)에 의하여 하루에 15%씩 제거되며 7-10일 이면 거의 사라짐.

* 참고문헌 : 윤중진 저 법의학. 고려의학 1995.

▶ 사례 7 (정형외과)

I. 사건 개요

환자(44세 남자)는 1999. 6. 14. 16:00경 포항시 ㅇ구 ㅇㅇ동에 있는 양ㅇㅇ정형외과에서 요추 4, 5번의 추간판 탈출로 인해 디스크 수술을 받기 위하여 전신마취 정맥주사(포도당 1,000cc에 펜토탈 쏘디움 500mg, 썩시닐 콜린 50mg, 마이오블럭 4mg을 차례로 투약)를 투여받은 후 기관삽관을 시행하던 도중 갑자기 맥박과 혈압이 떨어지며 후두경련(혹은 기관지 경련)을 일으키는 증세를 보임. 기관삽관을 시도하였으나 실패하여 2차적으로 기도절개술을 시행하였음. 집도의사인 양ㅇㅇ와 마취 간호원인 손ㅇㅇ이 환자에게 심폐소생술을 시행하였으나 차도가 없어 종합병원인 포항 ㅇㅇ병원으로 후송하였으나 동일 18:50경 사망한 것임. 환자는 부검소견에서 고도의 심비대 및 관상동맥경화 소견을 보임.

II. 포항 ㅇㅇ경찰서 수사 61110-18810건의 자문의뢰에 대한 회신(1차)

■ 질의내용

문1 위 환자가 사망하기전의 진료챠트와 국립과학수사연구소에서 사망한 환자를 부검한 부검결과서를 검토하여 마취로 인하여 사망에 이를 수 있는 여러 가지 사례 및 위 의사의 과실이 무엇인지 여부

답 1. 환자의 진료챠트와 부검감정서를 검토한 결과 환자는 수술 전 혈액검사, 요검사, 간기능검사, 출혈성 소인검사, 심전도검사를 시행받았으며 콜레스테롤치의 증가를 제외하고는 검사소견에서 이상소견은 보이지 않았으나 부검 소견에서 심장에서 심비대와 좌우측 심관상동맥에서 중등도의 관상동맥경화 소견을 나타낸 것으로 보아 환자는 관상동맥질환을 가졌던 것으로 추정됨.

2. 부검소견서에 기록된 환자의 진료기록 및 진술서에 의하면 집도의사가 마취제를 투여후 기관삽관술을 시행하던 도중 후두경련으로 인하여 기도내 튜브를 삽관하지 못하였다는 진술 및 2차적으로 기도절개술을 시행하였다는 점으로 볼 때 마취유도를 위한 마취약제 투여후 환자의 기관삽관에 실패하였음을 추정할 수 있음.

3. 마취 중 심한 혈압하강이나 심정지가 발생할 수 있는 원인들을 보면

1) 전신마취 중 환자에서 저산소혈증을 일으킬 수 있는 모든 원인들

가) 흡입산소농도의 저하

나) 기관내관의 일부 폐쇄(폐포환기량의 감소)

다) 식도내 삽관(산소공급의 중단)

라) 마취유도 약제 투여후 기관삽관의 실패와 부적절한 환기관리

마) 마취 중 호흡회로의 분리(산소공급의 중단)

바) 기관내관 튜브의 우발적 발관(산소공급의 중단)

사) 기관지내 삽관(폐션트율의 증가)

아) 기관지 경련

2) 전신마취제의 과용량 사용

3) 수술에 의한 심한 출혈

4) 외과적 시술에 따른 기계적 장애에 의한 심혈관 억제나 반사반응

5) 과도한 전처치제(진정제, 마약성 진통제등)의 사용

6) 환자가 원래 갖고 있던 심혈관계 질환

7) 환자의 갑작스런 자세변화

8) 부적합 수혈 등을 들 수 있음.

4. 위와 같은 내용을 종합해 볼 때 환자는 마취유도 과정에서 기도삽관에 실패함으로 저산소증에 빠졌을 가능성(3-1항)이 있고 이어 환자가 원래 가지고 있던 관상동맥질환으로 인하여 심정지가 빨리 발생되었을 가능성(3-6항)이 높으며 심폐질환이 없는 환자에 비해 심폐소생술에 잘 반응하지 않았을 것으로 추정됨. 즉 환자의 혈압하강과 심정지 발생원인은 초기의 기도삽관 실패에 따른 저산소증과 기존의 관상동맥질환에 의한 것으로 추정됨. 관상동맥질환을 가진 환자는 저산소증 발생시 쉽게 심정지를 일으킬 수 있음.

그러나 진료기록부와 마취기록지에 마취와 관련한 상세한 내용이 기록되어 있질 않아 환자가 마취유도제와 근이완제 주입 후 기관지 경련을 일으켰는지 후두경련을 일으켰는지를 알 수 없고(자문 의뢰내용중 일부에는 기관지 경련으로 부검감정서에는 후두경련으로 기록되어 있음) 기관삽관에 실패한 정확한 원인이 기도의 해부학적 구조의 어려움 때문이였는지 여부를 알 수 없으며 환자의 호흡정지 후부터(펜토탈 쏘디움과 썩시닐 콜린의 주입 후엔 바로 호흡정지가 초래됨) 기관절개를 하여 다시 산소를 공급해줄 때까지의 시간이 얼마나 걸렸으며 그 동안 산소공급은 어떻게 해주었는지에 대한 기록과 환자의 상태변화에 대한 기록(맥박 산소포화도 등)이 없어 저산소혈증의 발생여부와 정도를 정확히 판단할 수는 없음.

따라서 이 환자에서 심정지가 초래된 과정에 의사의 과실이 있었는지 여부는 보내준 자료만으로는 판단할 수 없음.

III. 포항 ○○경찰서 수사 61110-20483건의 질의에 대한 회신(2차)

■ 질의내용

양○○정형외과의원에서 발생한 의료사고에 대해 관련자들의 진술조서를 토대로 집도의사의 과실점이 무엇인지 여부를 회신바랍니다.

■ 회신내용

1차 회신에서도 언급하였지만 환자의 진료기록부와 부검소견만을 근거로 의사의 진료상의 과실여부를 명확하게 밝히기는 매우 어려운 일이며 다만 가능성이 있는 상황을 추정할 뿐이니 양지하시기 바랍니다.

이 환자의 경우 진료기록부와 마취기록지에 마취와 관련한 상세한 내용이 기록되어 있질 않아 관련자들의 진술기록에만 의존하여 다음과 같이 회신합니다.

1. 집도의사와 마취간호사의 마취의료 행위의 타당성 문제

이 환자의 마취는 집도의사(정형외과 전문의로 생각됨)의 지시하에 마취간호사가 시행한 것으로 되어 있으며 이것은 현행 의료법상 위법은 아니나 의사는 자신이 행한 의료행위의 결과에 대해 책임을 져야하기 때문에 자기 전문분야가 아닌 경우의 의료행위는 그 분야 전문의에게 자문을 구하거나 위임하는 것이 적절한 조치라 생각합니다.

마취를 위해 사용되는 대부분의 약제는 적절하게 투여되지 못할 경우 환자의 순환이나 호흡에 심각한 영향을 줄 수 있기때문(주로 억제 작용) 마취 중이나 마취후의 환자의 안전한 마취관리를 위해서는 의사가 마취약제에 대한 충분한 지식과 경험 및 숙달된 수기를 지녀야 하고 환자감시장비와 소생술에 필요한 약제, 기구, 장비를 필요로 합니다. 따라서 사용약제에 대한 충분한 지식과 경험, 마취수기의 숙달, 지속적이고도 철저한 환자상태감시, 문제발생시의 해결능력 및 필요한 약제 및 기구의 준비 등이 되어있지 않으면 언제나 사고의 위험을 내포하고 있으므로 마취분야에 대한 충분한 지식을 갖고 있지 않은 비전문의에게는 마취(특히 전신마취)가 매우 위험도가 높은 의료행위라고 생각합니다.

2. 수술 전 검사에 대하여

이 환자에 대한 수술 전 기본검사(심전도검사, 혈액학검사, 흉부방사선검사, 뇨검사, 간기능검사)는 모두 시행되었고 결과는 정상이었던 것으로 판단됩니다.

3. 마취약제의 사용에 대해

이 환자에서 사용한 약제용량은 환자의 체중이 기록되어 있질 않으므로 적정량의 사용여부는 일반적인 사용량을 참조하시어 판단하시기 바랍니다.

펜토탈 소디움pentothal sodium은 3-6mg/kg , 썩시닐 콜린succinylcholine은 1-1.5mg/kg, 마이오블럭mioblock은 0.08-0.12mg/kg을 사용하는 것이 일반적인 사용량입니다.

4. 마취유도 과정에 대하여

마취유도의 일반적인 순서는 처음 3-4분간 100% 산소로 환자를 충분히 환기시키면서 마취유도제인 펜토탈 소디움을 주입하여 환자의 의식을 소실시키고 이어 근육이완제인 썩시닐 콜린(작용시간이 3-4분)을 투여하여 환자의 근이완이 이루어진후 튜브를 기도내 삽입하고 양쪽 가슴의 호흡음을 들어(종합병원이상에서는 호기말 이산화탄소 분압측정기를 사용함) 튜브의 삽관이 정확하게 이루어졌다고 판단되면 주마취제(주로 흡입마취제)와 근이완제인 마이오블럭(작용시간이 40분 정도)을 투여하는 것인데 이 환자의 경우는 기관삽관전에 이미 마이오블럭을 투여한 이유가 무엇인지 궁금합니다. 참고로 마취유도과정에서 여러 원인으로 기관삽관에 실패하였을 경우 썩시닐 콜린만 투여한 경우는 수분내 환자자신의 호흡이 회복될 수도 있으나 마이오블럭을 사용한 경우는 오랜시간 호흡이 회복되질 않아 길항제인 스티그민stigmine과 아트로핀atropine을 사용하여야 합니다. 이 환자에서 사용한 스티그민과 아트로핀도 마이오블럭에 의한 근이완작용을 길항시켜 호흡을 회복시키기 위해 사용되었던 것으로 보입니다.

5. 후두경련과 기관지 경련에 대하여

후두경련과 기관지 경련은 발생시 모두 환자의 환기를 어렵게하는 공통점을 가졌으나 엄밀한 의미에서는 구분하여 사용되는 의학용어입니다. 일반적으로 후두경련은 기도의 상부에 있는 후두larynx에서 발생하는 경련으로 마스크로 100% 산소를 양압환기 시키거나 리도케인lidocaine, 썩시닐 콜린 같은 약제의 투여로 치료가 가능하며 자연적으로도 풀릴 수 있으나 기관지 경련은 기도의 하부에 위치한 기관지의 말단부위에서 발생하는 경련으로 약제(aminophylline, steroid, lidocaine, beta-adrenergic agonist 등)의 치료에 쉽게 반응하지 않을 수 있으며 이로 인한 환기부전이 계속되면 저산소혈증으로 심정지가 초래되고 사망할 수도 있습니다. 그러므로 이 환자에서 발생한 것이 후두경련인지 기관지 경련인지는 구별되어야 할 것으로 생각합니다.

6. 환자의 사망 원인에 대하여

전체적으로 볼 때 이 환자는 마취유도 과정에서 1차로 기도삽관에 실패하고 이어 기관절개술도 실패한 것으로 보이며 그 이후 기도삽관에 성공하였으나(집도의사와 수간호사의 진술) 그동안 환기의 불충분으로(후두경련에 의해서든 기관지경련에 의해서든) 환자가 저산소증에 빠졌을 가능성이 크며 그와 함께 환자가 원래 지니고 있던 관상동맥 질환으로 인하여 곧 혈압하강, 심정지가 발생하였으며 심폐소생술에도 잘 반응하지 않아 결국 환자는 심한 저산소증에 의한 뇌손상과 심정지로 사망하였을 것으로 추정됩니다. 이 환자에서 기도삽관의 실패와 불충분한 환기의 원인이 후두경련이였다면 5번 항에서 언급한 처치를 해주는 것이 마이오블럭에 의한 근이완작용을 길항시키는 것보다 우선되었어야 할 것으로 생각되며 원인이 기관지경련이였다면 개인의원에서는 응급처치가 힘들었을 것으로 사료됩니다.

참고사항 부검감정서 소견

1. 환자의 사인 판단
환자에게 마취주사를 놓은 후 후두경련으로 기도삽관술을 시행하지 못하였다는 진술 및 이로 인한 호흡정지로 인하여 저산소증 상태가 유발되었다고 판단되며, 특히 변사자의 경우 기존의 심장병변으로 인하여 이러한 상태가 더욱 악화되어 사망한 것으로 판단되며, 마취 중 호흡부전 및 저혈압의 소견이 인정되는 점 등을 고려하면, 본 건의 사인은 마취 중 사망으로 판단함.

2. 마취 중 사망(痲醉中 死亡, death during occurring anesthesia)

마취사고는 대부분 병원에서 발생하나 드물게 치과의원 또는 무면허 의료시 발생하며, 마취 중 사망 예를 해부하여 보면 그 소견이 사인을 설명하지 못하는 경우를 자주 보게 된다. 그 이유는 해부만으로 알 수 없는 여러 인자가 작용하기 때문이다. 따라서 적절한 검체를 적절한 양으로 채취하여 이화학적 검사를 시행하는 것은 물론 마취 과정을 철저히 파악하여야 한다. 마취에 참여한 마취의사나 임상의사와 토의하는 것이 도움이 된다. 이러한 마취 중 사망(痲醉中 死亡, death during occurring anesthesia)의 경우 다음의 것을 검토하여야 한다.

가. 마취제의 영향 : 악성 고열증, 간괴사

나. 마취과정

1) 손상 : 기관삽관시 기계적 손상 및 파열로 인한 출혈로 인하여 종격동기종 또는 기흉

2) 미주신경 자극

3) 인공호흡기의 압력과도로 인한 폐포파열로 인한 출혈 및 공기 색전증 및 기흉

4) 기타 : 후두 및 기관지 경련, 기관지내삽관 및 식도내 삽관에 의한 저산소증, 삽관의 폐쇄, 실수에 의한 발관(拔管), 마취회로와의 이탈, 산소가 연결되지 않는 경우.

다. 합병증

위내용물의 흡인

라. 질병

마취와 관련된 사망의 대부분은 질병이며, 수술을 받은 원인 질병 일수도 있으며, 원인 질병이 아니면 수술에 부담을 주는 또 다른 심한 질병, 즉 허혈성 심질환과 같은 것이 원인이 될 수 있다.

마. 국소마취제에 의한 전신 중독

3. 마취 중 또는 마취후에 유발되는 저혈압의 원인으로는 1) 환자의 체위변동이나 이동, 2) 마취 전투약이나 마취제 또는 근육이완제의 잔류효과 및 실혈의 불충분한 보충, 3) 심부정맥, 4) 저산소증, 5) 전해질 불균형, 6) 대사성 7) 심실 전부하의 감소, 8) 심근 수축력의 저하, 9) 전신혈관저항의 감소 등이 있음.

4. 본건의 경우 진료기록 및 부검소견을 근거로 하여 위 참고사항 1항에 대해서 검토하면, 마취과정에 의한 마취 중 사망(痲醉中 死亡, death during occurring anesthesia)의 가능성이 높을 것으로 판단되며, 따라서 진료의 적정성여부(즉 수술 전 심장에 대한 검사, 결과의 판독 및 마취의 적정성 여부)에 대해서 검토가 필요할 것으로 판단됨.

▶ 사례 8(정형외과)

I. 사건 개요

변사자(43세 남자)는 2000. 2. 1. 00:30경 고속도로상에서의 교통사고로 하악부 골절상 등의 상처를 입게되어 마산시 소재 ○○○병원으로 후송하여 15:00부터 18:00까지 수술을 시행받은 후 회복과정에서 혈압상승과 빈맥이 발생하여 esmolol로 조정하던 중 갑자기 혈압하강과 서맥에 이어 심정지가 초래되어 심폐소생술을 시행하였으나 소생치 못하고 20:20 경 사망함. 환자의 부검소견에서 중등도의 관상동맥 질환과 고도의 심장비대가 발견되었음.

II. 마산 ○○경찰서 수사 61110-1174건의 감정의뢰에 대한 회신

■ 감정의뢰 내용

■ 마취과의사의 과실 유무 및 소견

진료기록부와 부검감정서를 검토한 결과 다음과 같이 회신합니다

1. 환자는 교통사고로 인하여 하악골골절, 비골골절, 흉부좌상, 다발성 안면부좌상 및 열창, 손의 열창을 입었으며 기존 질환으로 고혈압 및 당뇨병 의증, 지방간 등이 있었던 것으로 기록되어 있음.
2. 환자의 수술 전 상태평가 및 검사는 모두 시행된 것으로 기록되어 있음, 즉 혈액학적 검사, 출혈성소인 검사, 혈액형 검사, 간기능 검사, 혈당검사, 전해질 검사, 신기능 검사, 소변검사, 대변검사, 간염검사, 심전도, 흉부 방사선검사 등을 시행한 것으로 기록되어 있음. 수술 전 검사소견에서는 심전도상에서는 심근허혈증과 심장비대 등의 소견이 있어 심장초음파검사를 시행하였으나 특기할 소견은 보지 못하였다고 기록되어 있고 기타 검사에서는 간기능 수치의 상승외에는 특기할 소견은 없었다고 기록되어 있음.
3. 마취기록지상으로 볼 때 마취는 isoflurane을 주마취제로 한 전신마취를 시행하였으며 마취 중 환자 상태는 마취유도 직후에는 혈압이 160/100mmHg, 맥박수 100회/분으로 혈압이 약간 상승하였으나 이후 혈압은 100-120/60-80mmHg, 맥박수는 80-90회/분으로 유지됨. 수술이 끝난 후 마취회복과정인 18:30경부터 혈압과 맥박이 상승하여 교감신경 베타수용체 차단제인 esmolol 10mg을 투여하여 혈압과 맥박을 조절하던 중 18:45경부터 혈압과 맥박이 갑자기 떨어지고 심전도에 이상소견이 나타났으며 19:00경에 심정지가 초래되었음(마취기록지에는 이 시간에도 혈압과 맥박이 기록되어 있으나 담당 마취과의사의 진술내용이 더 정확할 것 같습니다). 이후 심폐소생술을 시행하였으나 환자는 회복되지 못하고 20:20경 사망하였음.
4. 부검감정서에 의하면 변사자의 심장은 고도의 심장비대와 육안 및 조직검사상 좌우측 심관상동맥에

서 중등도의 심동맥경화 소견을 보이고 있음.

5. 이상의 사실을 종합할 때 마취과의사의 수술 전 환자상태 평가와 검사는 적절하게 시행되었고 마취 방법이나 약제의 선택도 적절하였고 약제의 사용용량도 적정범위내 였으므로 마취시행 과정에서의 과실은 발견할 수 없었습니다.
6. 마취회복과정에서 환자의 혈압과 맥박상승을 조절하기 위하여 투여한 esmolol은 교감신경계의 베타 수용체 차단제로서 통상 1회 사용량은 0.2-0.5mg/kg 이므로 이 환자에서 사용한 용량(10mg)은 소량으로서 정상 심기능을 가진 환자에서는 고혈압이나 빈맥을 치료하는 이상으로 심한 혈압하강이나 서맥은 일으키지 않는 용량입니다만 심장질환을 가진 환자에서는 혈압하강이나 서맥의 발생가능성을 배제할 수 없습니다.
7. 환자가 심한 혈압하강, 서맥에 이어 심정지를 일으키는 과정에서 시행한 심폐소생술(100% 산소투여, epinephrine, atropine, bivon 투여, 심장맛사지, 제세동기 사용등)은 그 상황에서 최선을 다한 것으로 보입니다.
8. 이 환자에서 마취의 회복과정에서 발생한 심정지의 원인은 심정지 발생 후 즉시 적극적인 치료를 해주었음에도 불구하고 호전되지 못한 체 환자가 사망한 점과 부검소견에서 고도의 심장비대와 중등도의 관상동맥질환을 보이는 등 심장에서의 심한 병변이 인정되는 점으로 보아 마취나 수술의 영향보다는 환자가 원래 지니고 있던 심장질환에 기인한 것으로 추정됩니다. 따라서 보내준 진료기록부와 부검감정서 상에서는 마취과의사의 과실을 발견할 수 없습니다.
9. 참고로 전신마취하 수술중 혈압하강이 발생하는 원인들은 다음과 같습니다.
   1) 마취 중 저산소혈증의 발생
   2) 수술에 의한 출혈
   3) 환자가 원래 지니고 있던 심혈관계 질환
   4) 마취제의 과용량 사용
   5) 외과적 시술에 따른 기계적 장애에 의한 심혈관계 억제나 반사반응
   6) 마취에 앞서 사용한 치료약제들의 영향
   7) 환자의 갑작스런 자세변화
   8) 부적합 수혈
   9) 전해질 불균형이나 대사성산증 등.

▶ 사례 9(정형외과)

I. 사건 개요

집에서 넘어져 우측 대퇴골 전자간부 분쇄골절상을 입은 환자(83세 여)가 전신마취하에 폐쇄적 정복 후 내고정술을 시행받고서 마취에서 회복되는 과정에서 갑자기 혈압하강과 서맥이 발생하여 atropine, ephedrine 등으로 처치를 하였으나 약제에 반응하지 않고 이어 심실빈맥과 심실세동이 발생하여 40-50분간 심폐소생술을 시행하였으나 환자는 소생하지 못하고 사망함. 환자는 수술 전 검사에서 심장판막 역류 소견과 폐쇄성 폐질환을 가지고 있었음.

II. ○○경찰서 수사 61110-5218건의 수사협조의뢰에 대한 회신

1. 사고내용

피해자 김○○(83세 여)은 2001. 4. 27. 07:00경 집에서 넘어져 "우측 대퇴골 전자간부 분쇄골절상" 을 입은 후 같은 달 30. 목포 ○○병원 정형외과에 입원함.

■ **정형외과 주치의는 위 병명으로 수술을 필요로 하여 사전 '생명 징후상태' 를 검사한바**

- 맥박 분당 90회 정도, 혈압 110-70, 호흡회수 분당 20회 가량이고 고관절부 동통 및 압통, 부종을 보였고.
- 심장초음파 검사에서 심장판막의 혈액 역류소견을 보였고, 폐기능은 정상범위의 75% 정도였고, 산소포화도는 88.75% 상태로서 위 환자에 대한 '폐쇄적 정복 후 내 고정수술' 을 시술하고저 마취과 의사에게 수술예정 통보를 함.

■ **마취과 의사는 위 환자에 대하여 전신마취를 하기위해 2001. 5. 3. 14:15경 위 병원 수술실에서 위 환 자의 생명징후상태를 점검한 바 심전도 파형-정상, 혈압 80-130, 맥박수 70-90회 가량, 산소포화도 95-100%의 정상이므로 정맥마취제인 펜토탈 6씨씨, 석씨닐콜린 50미리그램, 로비눌 0.5미리그램, 날부 핀 7미리그램, 라베타놀 5미리그램, 노큐론 4미리그램을 각 주사하여 전신마취유도를 하고 기도삽관 후 산소와 엔플루란(휘발성 마취제) 약 1-2 볼륨퍼센트(VOL%)가량씩을 흡입시켜 마취를 유지함.**

■ **다시 정형외과 의사는**

- 5. 3. 14:45경부터 환자의 우측 무릎 상방 내측부를 약7cm 가량 절개 후 급속성 엔더레일(핀) 3개를 고관절부위로 삽입하는 방법으로 시술을 실시함.
- 동일 16:20경 내 고정수술 완료 후 퇴실

■ **다시 마취과 의사는**

- 동일 16:20경 엔플루란 흡입마취제를 중단하고 산소만을 공급
- 동일 16:23경 환자가 마취상태에서 갑자기 혈압이 50mmHg이하로 저하, 맥박수 50회/분로 떨어지고 산소포화도가 체크되지 않고 심전도에서 50회/분 이하의 서맥 양상을 보이자 즉시 에페드린과 아트로 핀을 정맥주사 하였으나 반응하지 않고 16:25경 심실빈맥상태와 심실세동상태에 이르기 시작하여 약 40-50여분간에 걸쳐 심폐소생술 실시하였으나 회생치 않음. 18:46경 심폐정지로 사망함.

2. 감정의뢰 내용

- 환자(사망자) 유족들은 환자가 고령이고 다른 질병은 없었으나 노쇄하여 허약한 상태임에도 마취의 농도를 깊게하여 마취에서 깨어나지 못하여 사망한 것이라고 주장하고
- 각 집도의사 및 마취의사는 환자의 '대퇴골 골절부위 내 고정수술' 은 이상없이 종료되었으나 환자 가 마취에서 회복되는 중에 갑자기 심장기능에서 이상증후가 발생하여 소생술을 시술하였으나 환자의 원래 심폐질환으로 인해 심폐기능이 회복되지 않은 것으로 의료진들은 불가항력상태라고 주장하는 등 상반된 진술인 바

 송부한 각 진료부, 검사기록부, 마취기록부, 사진, 위 사고내용 등으로 보아

■ **마취과 의사에 대한**

문1 위 환자는 당시 83세 고령이고 체중 약 40키로 정도의 허약체격이고 심전도상 심장판막에 혈액의 역류소견이 있었음에도 전신마취를 시행하여도 되는지 여부

답 고령의 환자가 심장판막질환(삼천판막 역류소선)과 폐쇄성 폐질환을 가진 경우에는 환자상태에 따른 마취의 위험등급이 매우 높은 군에 속하므로(미국마취과학회 환자상태 분류상 3등급에 해당) 이 환자에서는 전신마취나 부분마취 중 어떤 마취방법을 선택할지라도 위험이 따릅니다. 따라서 이 환자에서 마취방법의 선택은 환자의 마취관리를 담당한 의사가 수술의 종류와 자신의 지식, 경험 및 숙련도 등을 고려하여 결정하는 것이 가장 중요하므로 이 환자에서 전신마취방법을 선택한 것은 문제가 되지 않으며 일반적으로 고관절 부위 수술시에는 수술중의 자세 등의 이유로 전신마취 방법이 가장 많이 사용되고 있습니다.

문2 고령의 환자에게 마취의사가 마취한 정맥 마취주사와 흡입마취제의 사용량이 과다한지, 아니면 적정한지 여부

답 기록상으로 볼 때 사용한 마취약제들(펜토탈 쏘디움, 썩시닐 콜린, 로비눌, 날부핀, 노큐론, 엔푸루란)의 용량과 사용농도는 모두 통상 사용량의 범주에 들어갑니다.

문3 마취가 깨지 않은 상태에서 어떤 이유로 심장의 이상증후(심실빈맥 및 심실세동상태)가 발생하였는지 여부

답 보내온 진료기록부의 내용만으로는 환자에서 마취가 끝날 무렵 발생한 심실빈맥과 심실세동의 정

확한 원인을 알 수 없으나 환자가 원래 가지고 있던 심폐질환으로 인한 심장기능의 장애가 마취회복시의 심실빈맥과 심실세동의 발생에 큰 영향을 미쳤을 것으로 추정합니다.

문4 위 환자의 사망원인이 마취제의 과다투여인지 여부

답 마취과정에서 환자에게 투여한 마취제의 농도가 통상 사용량의 범위내였고 또 환자를 마취로부터 회복시키는 과정(즉 주 마취제의 투여를 모두 중단하고 산소만을 투여하는 시기)에서 심정지가 발생한 것으로 보아 마취제의 과다투여가 환자의 사망원인으로 생각되지는 않습니다.

문5 마취과 의사의 과실유무

답 보내온 진료기록부와 마취기록지 상에서는 의사의 특별한 과실을 찾을 수가 없습니다.

문6 기타 참고사항.

답 환자의 부검을 시행하였다면 부검소견이 사망원인을 찾는데 어느 정도 도움이 될 수 있을 것으로 생각합니다.

▶ 사례 10(정형외과)

I. 사건 개요

환자(만81세 여)는 2001. 9. 29. 12:30경 천안시 ○○면 ○○리 노상에서 차량에 의해 충돌하여 같은 날 15:00경 천안시 소재 ○○대학교병원 응급실에서 좌측 하퇴골 골절 및 좌측 8번 늑골골절로 진단 받고 응급처치 후 입원 치료 중, 같은 해 10. 5. 08:30경 동 병원 수술실에서 전신마취 하에 다리 골절수술을 받던 중 같은 날 09:15경 혈압이 떨어지고 이어 심폐정지가 발생함에 따라 심폐소생술을 실시하였으나 14:00경 사망한 사건임.

환자는 부검에서 심장에서 심비대, 관상동맥에서 고도의 동맥경화 및 석회화 소견을 보이고, 심내면에서 섬유화 소견을 보이는 등, 허혈성 심장병변 소견을 보였으며 부검감정서에서는 환자의 사인을 심장병변에 의한 급성 심장사로 추정하였음.

II. ○○경찰서 수사 61110-11369건의 수사협조의뢰에 대한 회신

■ 수사협조 의뢰내용

문1 변사자의 유족들은 변사자가 평소 건강하고 발목 부분골절로 입원, 수술한 것이며 수술동의서에 부분마취를 하기로 되어있는데 전신마취를 한 것이 이상하며 전신마취를 하게되면 전일 금식을 하여야 하는데 저녁식사와 야식을 하였다는 진술로 마취하기 전 음식을 섭취할 수 있는지 섭취한 음식물로 인하여 사망한 것인지 여부

답 일반적으로 부분마취나 전신마취를 막론하고 마취시작 전 8시간 정도 환자를 금식시키는 것은 마취유도시 환자의 위내용물이 역류하여 기도내로 흡인될 위험을 방지하기 위함임. 아침수술일 경우 대부분 환자들에게 전날 밤 12시부터 금식을 시키는 것이 원칙임. 따라서 이 환자의 경우에도 저녁식사와 야식을 하였더라도 밤 12시 이후부터 금식을 하였다면 문제는 없을 것으로 생각하며 이 환자의 사망원인은 위내용물의 기도흡인에 의한 것이 아니기 때문에 금식과는 전혀 관계가 없는 것으로 판단함.

문2 변사자에 대하여 정형외과 담당의사 정○○은 검사상 아무런 문제가 없어 전신마취를 하였다는 진술이며 마취과의사 윤○○는 정량의 마취제를 사용하였다는 진술이나 마취제 성분상의 문제는 없는지 여부.

답 진료기록부를 열람한 결과 환자는 마취와 수술 전에 필요한 기본검사(혈액검사, 심전도검사, 흉부방사선검사, 소변검사, 전해질검사, 간기능검사, 폐기능검사, 골절부위촬영)를 모두 받았으며 특기할 소견은 발견되지 않은 것으로 기록되어 있음. 마취를 위해 투여한 마취제의 종류와 용량(펜토탈 소디움 200mg, nocurone 6mg, fentanyl 50ug, lidocaine 40mg)은 모두 마취유도를 위해 일반적

으로 사용하는 약제이며 용량은 모두 정상 사용량 범위내였음.

문3 마취를 하면서 고령의 환자에게 전신마취를 하여 발생한 것은 아닌지 여부

답 현재 국민들의 평균수명이 계속 늘어나고 의료시설의 이용이 증가됨에 따라 고령의 환자가 수술을 받게되는 빈도가 증가되고 있으나 마취와 수술에 따르는 위험은 연령보다는 환자의 전신상태(기존의 질환여부 등)가 더 중요하게 작용하므로 이 환자의 경우에도 환자가 갖고 있던 질환이 사망원인이 되었을 것으로 추정함.

문4 수술, 검사, 마취신청서 상에 부분마취로 하고 전신마취 한 부분에 대하여 의사과실은 아닌지 여부

답 마취의 방법을 결정하는 것은 마취과의사가 환자의 상태, 수술부위, 자신의 지식과 경험에 따라 결정하는 것이므로 부분마취를 전신마취로 바꾼 것이 의사의 과실일 수는 없음. 이 환자는 수술부위가 하지이기 때문에 부분마취로도 수술이 가능하다고 판단하였다가 환자가 심한 골다공증과 척추골절을 가졌음을 알고 부분마취가 어렵다고 판단하여 전신마취로 바꾼 것으로 보임.

문5 국립과학수사연구소 중부분소 부검감정결과 회시에 변사자가 고도의 관상동맥경화 등의 심장질환을 지니고 있었다고 하는데 수술 전 병원에서 검사를 하면서 관상동맥경화를 발견할 수 없었는지 여부.

답 관상동맥질환을 가진 환자들이라도 과거에 심근경색의 병력이나 흉부통증, 호흡곤란 등의 증상이 없었던 환자들에서는 25-50%에서 심전도가 정상으로 나올 수 있음. 따라서 이 환자에서 관상동맥질환을 의심하고 정밀 심장검사를 하지 않은 것을 의사의 과실이라고 볼 수는 없을 것으로 판단함. 참고로 관상동맥질환이 의심되는 환자에서는 정확한 진단(관상동맥의 폐쇄부위와 정도)을 위하여 정밀 심장검사(심장초음파검사, 관상동맥 조영술, Thallium 영상 검사 등)가 필요함 .

문6 국립과학수사연구소 중부분소 부검감정결과상 심장질환에 마취 등이 유인으로 작용하여 변사자가 급성 심장사 하였을 것을 추정한다 하는데 마취로 인하여 사망한 것인지 여부

답 국립과학수사연구소의 부검감정결과가 이 환자의 사망원인에 대하여 정확하게 기술한 것으로 생각함, 즉 이 환자는 기존에 지니고 있던 심한 관상동맥질환(심비대, 관상동맥 좌전하행지에서 고도의 동맥경화 및 석회화 소견, 심내면에서 섬유화 소견)에 마취, 수술이 유인으로 작용하여 환자가 급성 심장사 하였을 것으로 추정하는 것이 합리적이라는 부검소견에 동의함. 그리고 이러한 유인은 실제적으로는 경미한 것으로서 정상인이라면 해부학적인 변화를 초래하지 않고 일과성으로 그치므로 전혀 문제가 되지 않으나 심장이나 뇌혈관에 심한 질환이 있다면 이를 급격히 악화시키거나 2차적 변화를 초래하여 사망에 이르게 할 수 있다는 부검소견서를 참고하시기 바랍니다.

결론적으로 이 환자의 경우처럼 관상동맥의 좌전하행지가 고도의 동맥경화 및 석회화가 되어있을 경우에는 배변, 입욕등 매우 가벼운 자극이나 심지어는 휴식이나 수면중에도 심정지가 초래되어 사망할 수 있으므로 이 환자의 사인을 마취나 수술과 결부시킬 수는 없을 것으로 판단합니다.

문7 국립과학수사연구소 중부분소 부검감정결과 참고설명서를 보면 '마취등이 본 변사자가 기존에 지니고 있는 고도의 심장질환에 유인으로 작용하여 사망하였을 가능성이 있음' 이라고 하는데 수술 및 마취의 적정성 및 적시성 여부에 관한 임상적인 내용애 대하여 회시하여 주시기 바랍니다.

답 진료기록부를 열람한 결과 마취와 수술과정에서의 문제점은 발견하지 못하였습니다. 마취의 경우 마취방법이나 마취약제의 선택, 마취제 사용량은 모두 적정하였다고 판단되며 환자에서 심한 혈압하강에 이어 발생한 심정지시에 의사들이 시행한 소생술은 적절하였으며 신속하고도 적절한 소생술의 실시에도 불구하고 환자가 전혀 반응하지 않고 사망한 것과 환자의 부검소견을 볼 때 환자의 사망원인은 환자가 원래 지니고 있던 관상동맥질환에 의한 것으로 추정합니다.

참고사항 부검 감정서 소견

1. 심장성 돌연사(sudden cardiac death)란 해부학적인 심장의 병변유무와 관계없이 사망시간이나 양상을 전혀 예상하지 못하고 있는 상태에서 급성 증상이 발생하여 1시간내에 의식소실과 함께 외부 원인이 없이 심장의 이상으로 사망하는 경우를 말한다. 돌연사의 원인 중 80%는 관상동맥질환과 이에 따른 결과로 알려져 있음. 관상동맥질환 중에서 죽상경화증이 가장 흔한 원인으로서 협심증, 심근경색증, 심부정맥 및 심부전을 동반하면서 20-25%는 돌연사로 사망함. 이외에 1) 심실근의 비대, 2) 감염성, 침윤성, 종양성, 퇴행성 심장병, 3) 심장판막질환, 4) 선천성 시망병, 5) 전기생리적 병변 등도 돌연사의 원인이 될 수 있음.
2. 심관상동맥경화는 심장 자체에 혈액을 공급하는 관상동맥에 동맥경화가 발생되어 혈관의 내강이 좁아짐에 따라 심장에 적절한 혈액을 공급하지 못하여 심장근육에 허혈성 병변을 유발하는 허혈성 심장질환의 하나로 법의부검에서 보는 내인성 급사의 가장 흔한 원인임.
3. 본건의 경우도 법의학적 측면에서는 내인성 급사의 범주에 해당된다고 볼 수 있음. 한편 이러한 내인성 급사는 안정시 보다는 어떠한 자극이 가하여졌을 때 비교적 잘 일어남. 이러한 자극은 외부와 내부 모두에서 가해지며 법의학에서는 이를 사인에 대비하여 유인(inducing factors 혹은 precipitating factors)이라 함. 그러나 유인이 명백하지 않을 때도 많으며 안정시 또는 수면 중에도 적지 않게 발생함. 유인으로는
   1) 육체적 자극 : 중노동, 질주, 계단의 승강, 등산과 같은 과격하고 갑작스런 운동으로 육체적 부담이 가하여지는 경우
   2) 정신적 자극 : 통증, 기쁨, 슬픔 및 분노와 경악, 불만, 걱정, 두려움, 공포, 언쟁, 성교 등 정신적 부담이 가하여지는 경우.
   3) 기후의 격변 : 기압, 온도(특히 냉온), 습도의 급격한 변화.
   4) 의료행위 : 마취, 수술, 주사, 약제의 투여.
   5) 기타 : 배변, 입욕, 과음, 과식, 분만, 구타와 같은 외력 등을 들 수 있음. 이러한 유인은 실제적으로는 경미한 것으로서, 정상인이라면 해부학적인 변화를 초래하지 않고 단지 일과성으로 그치며 안정을 되찾으면 회복되는 것이 상례이므로 전혀 문제가 되지 않지만 기존 질환이 있다면 이를 급격히 악화시키거나 2차적 변화를 초래하여 사망에 이르게 함. 유인이란 결국 일시적으로 심장에 과도한 부담을 주거나 혈압을 상승시키는 것으로 심혈관계, 특히 심장과 뇌혈관의 질환이 가장 큰 영향을 받는데, 유인이 가하여지면 심박동과 심박출량이 증가되어 혈압이 상승함. 이에 따라 심장의 산소요구가 증대되므로 이미 손상되어 있는 심장은 그 기능을 급격히 상실하고 심부전상태에 빠지게 됨.
4. 따라서 본 변사자의 경우 정상인에게는 치명적인 문제가 되지 않았을 수술이나 마취 등이 본 변사자가 기존에 지니고 있는 고도의 심장질환에 유인으로 작용하여 사망하였을 가능성이 있음.

▶ 사례 11 (정형외과)

I. 사건 개요

1) 환자는 사고 당시 만 67세 된 남자로 수술 3일전 혈압이 200/120mmHg- 160/100mmHg 을 보이는 고혈압환자로 3년 전부터 고혈압 증세가 있었음.

2) 환자는 1992.11.18경 교통사고를 당하였는데 그 진단명은 ㄱ. 뇌좌상, ㄴ. 좌 제 2,3,4 요추횡돌기 골절 ㄷ. 우 경.비골 분쇄골절 등으로 1992 11.21. 09:30에서 13:10까지 ㅇㅇ병원에서 관혈적 정복술을 받았으며 관혈적 정복술 후 3-4분 뒤 환자가 갑자기 혈압이 60-70mmHg로 떨어지고 이어 혈압이 측정되지 않아 심폐소생술을 시행하였으나 19:00경 사망하였음.

3) 수술 전 환자의 활력증후는

1992. 11. 18	혈압 200/100mmHg	맥박 72회/분, 체온 36.8°C
11. 19	140/90mmHg	74회/분
11. 20	120/80mmHg	70회/분 36.5°C
11. 21	160/110mmHg	60회/분 36.5°C

4) 위 환자는 간기능에는 이상이 없음.

II. 서울지방법원으로 부터의 감정촉탁 의뢰 내용(1)

문1 우리나라에서 임상에 사용되고 있는 마취제의 종류, 그 효능 및 부작용(의료보험 적용대상 품목여부도 포함)

답 국내에서 임상에 사용되고있는 마취약제는 그 종류가 매우 다양하므로 그중 가장 많이 사용되고 있는 약제들을 그 약리학적 효능에 따라 분류하면

1. 흡입 마취제

Halothane, Ethrane, Isoflurane은 모두 halogen화 화합물로 전신마취 시 가장 흔히 주 마취제로 사용되는 약제로 적절한 마취농도하에서 의식소실, 감각 및 운동신경 소실, 그리고 반사반응을 차단시킴.

부작용은 고농도로 장시간 투여시 심혈관계 억제작용을 일으켜 혈압하강을 초래할수 있고 특히 halothane 은 catecholamine 에 대한 심장의 과민성을 증가시켜 부정맥을 유발 할 수 있다.

Nitrous Oxide(N_2O)는 전신마취 시 주로 보조마취제로 사용되며 주마취제 와 동시에 투여시 주마취제의 마취유지농도를 감소시킬 수 있다. 상용의 마취농도하에서는 심혈관계 억제작용은 거의 일으키지 않는다.

2. 진정, 수면제

Thiopental sodium : barbiturate 계열의 약제로 신속히 의식소실을 일으키는 작용을 갖고 있어 주로 마취유도제로 사용됨. 고농도로 과량 사용할 때에는 심혈관계 억제작용으로 혈압하강을 일으킬 수 있고 호흡계에는 호흡중추를 억제시켜 호흡억제 내지 호흡정지를 초래할 수 있다.

Propofol : phenol 계열의 약제로 약리작용이나 부작용은 thiopental sodium 과 거의 유사하나 마취로부터의 회복이 빠르다는 장점을 갖고 있음.

Diazepam, Midazolam : benzodiazepine 계열의 약제로 주로 수면, 진정효과를 일으킴으로 마취 전 투약제나 마취유도제로 사용되고 있으며 의식소실발현시간은 위의 두 약제에 비해 늦으며 심혈관계나 호흡계에 미치는 영향은 비교적 경미하다.

3. 마약성 진통제

Morphine, Fentanyl, Meperidine 등은 강력한 진통작용을 가진 마약성 진통제로 마취 전 투약제나 전신 혹은 부분마취 중 보조마취제로 사용되며 심장마취시에는 주마취제로 사용될 수도 있다. 부작용은 호흡억제, 근육경직, 오심 등을 일으킬수 있는데 자발호흡을 하고있는 환자에게 투여할 경우는 특히 호흡억제의 위험성을 주의하여야 한다.

4. 근육 이완제

Succinylcholine : 탈분극성 근육이완제로 작용발현 시간이 빠르고 작용지속 시간이 짧아 주로 마취유도시 기관내 튜브삽관시의 근이완목적으로 사용된다.

Pancuronium, Vecuronium : 비탈분극성 근육이완제로 succinylcholine에 비해 작용발현 시간은 늦으나 지속시간이 길어 주로 마취유지 중의 근육이완 지속을 목적으로 사용됨.

근육이완제는 호흡근도 마비시키기 때문에 마취 중 계속적인 호흡조절을 필요로 하나 약제자체의 대사 또는 anticholinesterase 에 의해 쉽게 가역되기 때문 다량을 사용하더라도 전신상태가 양호하고 기존의 근기능이 정상인 환자에서는 심혈관계에 미치는 영향은 경미하다.

문2 위 망인과 같이 만성 고혈압환자인 경우에 수술 당시 마취약제를 할로탄Halothane 대신에 에스란Ethrane을 사용한 경우 그 의료조치의 적절성 여부

답 Halothane과 Ethrane은 유사한 약리작용을 갖고 있기때문에 만성고혈압 환자에서 어느 약제를 선택하는가는 전적으로 담당 마취과 의사의 판단에 달렸음.

문3 위 망인과 같이 요추 2,3,4 횡돌기 골절상을 입은 교통사고환자인 경우에 수술 당시 마취방법을 전신마취방법이 아닌 척추마취 방법을 선택할 수 있는지, 그 경우의 위험성 정도

답 요추 2,3,4 골절상을 입은 경우 척추마취는 마취수기상의 어려움과 수술 후의 합병증과 연계될 수 있기 때문에 이 경우에는 전신마취를 하는 것이 원칙으로 사료됨.

문4 위 망인이 교통사고 응급환자로 내원할 당시 200/120mmHg-160/100mmHg의 고혈압 소견을 보였다가 혈압조절 후 150/60mmHg으로 혈압이 하강하여 전신마취 하에 수술을 행하게 되었는데 전신마취 자체만으로 직접적으로 혈압에 영향을 미치는지 여부

답 전신마취제를 고농도로 장시간 투여할 경우 혈압하강을 일으킬 수 있음.

문5 위 망인의 수술에 있어서 에스란 약제의 통상 사용농도인 1.0 vol% 내지 2.0 vol% 보다도 약제를 적게 투여하는 방법으로 안전을 기하였는데 그 적절성 여부

답 전신마취제는 고농도의 투여가 항상 문제가 되며 다른 보조마취제를 함께 사용하여 저농도의 Ethrane으로도 마취유지가 가능하였다면 이는 적절한 마취방법으로 생각됨.

문6 위 망인과 같이 만성고혈압 환자인 경우에 관상동맥질환이나 심근경색증이 동반되는지 여부

답 만성고혈압 환자인 경우 고혈압의 합병증으로 관상동맥질환이나 심근경색증이 동반되는 빈도가 일반환자에 비해 훨씬 높으며 의심이 가는 증상이나 소견이 있을 경우 정밀한 심장기능검사를 하여야 함.

문7 위 망인과 같이 만성고혈압 환자인 경우에 폐색전증이나 지방색전증 등이 심근경색증 등을 유발할 수 있는지

답 만성고혈압 환자에서 폐색전증이나 지방색전증이 심근경색증을 유발할 가능성은 있으나 더 자세한 내용은 심장내과 전문의에게 질의하는 것이 타당할 것으로 사료됨.

문8 위와 같이 망인에 대한 고혈압을 조절한 이후에 위 망인에게 지혈대를 착용한 후 우측 경비골 분쇄골절에 대하여 관혈적 정복술 및 Brooker 금속정으로 내고정술을 시행하였는데 폐색전증이나 지방색전증으로 위 망인이 사망할 수 있는지 여부

답 장골이나 골반이 골절되었을 때는 대부분의 경우(80-100%)에서 지방색전증이 발생하나 임상적으로 의미있는 증상을 보이는 지방색전 증후군(호흡곤란, 의식장애, 점상출혈)을 나타내는 경우는 흔치 않음. 그러나 이중 10-20%에서는 치명적일 수 있으며 골절 후 72시간 내에 증상이 나타남. 위 환자에서 처럼 경비골골절의 경우엔 장골골절에 비해 지방색전 증후군의 발생빈도는 낮을 것으로 추정하나 수술중 폐색전증이나 지방색전증의 발현가능성을 배제할 수는 없음.

문9 만약 위 망인이 폐색전증이나 지방색전증으로 사망하였다면 이는 전신마취의 잘못에 의하여 사망하였다고 볼 수 있는지 여부

답 폐색전증이나 지방 색전증의 발생이 전신마취와 직접 관련이 있다고 볼 수는 없음.

III. 서울지방법원으로 부터의 사실조회 내용(2)

1. 마취의 종류

문1 마취는 전신마취와 부위마취로 분류되는지 여부

답 마취는 전신마취와 부위마취로 분류함.

문2 전신마취는 흡입마취, 정맥마취, 직장마취로 나뉘고 흡입마취는 기관내 삽관 또는 마스크 흡입으로 실시하는지 여부

답 전신마취는 흡입마취, 정맥마취, 직장마취로 나눌 수 있고 흡입마취는 대부분 기관내 삽관으로 실시하나 수술시간이 매우 짧을 경우 마스크 흡입으로 실시하기도 함.

문3 부위마취는 국소 침윤마취, 경관주위 차단마취, 외음부 신경차단, 요부 경막외마취, 미추마취, 척추마취 등의 종류가 있는지 여부

답 부위마취에는 문항에서 기술한 종류의 마취방법들이 있음.

2. 노인 마취

문1 노인은 각 장기기능의 저하와 부수적으로 상반되는 질환의 발생률이 증가하기 때문에 다른 일반적 수술의 마취보다 어려운지 여부

답 노인의 경우는 젊은 연령군에 비해 마취와 수술에 따른 합병증의 발생가능성이 높기 때문에 더 많은 지식과 경험을 필요로 함.

문2 노인마취시 의사는 감소된 기초대사량과 체온조절장애, 중추신경계 기능저하, 기도반사감소, 심혈관계 기능저하, 간, 신장, 기타 내분비계 기능저하, 약물 상호작용의 증가 등이 우려되므로 마취감시를 적극적으로 해야 되는지 여부

답 적극적인 환자감시가 필요함.

문3 따라서 응급수술이 아닌 선택수술의 경우는 각 장기의 기능저하와 부수적으로 상반되는 질환 특히 심혈관계통의 이상에 대하여 철저히 대비하여 마취에 임해야 하는지 여부

답 선택수술의 경우는 마취 전 환자상태의 평가가 반드시 필요하며 동반하는 질환(특히 뇌, 심혈관계 질환)이 있는 경우 이에 대한 대비가 필요함.

문4 노인마취는 마취 중 뿐 아니라 수술 후 수술에 의한 스트레스, 수술 중의 저산소증, 저혈압, 약물의 지속적인 작용 등으로 의식상태의 불규칙한 변화 내지 황폐화가 우려되므로 회복단계에서도 마취감시에 임해야 하는지 여부

답 회복단계에서도 환자상태의 정밀한 감시가 필요함.

3. 노인마취에 영향을 미치는 생리적 변화에 관하여

문1 기초대사량은 30세 이후부터 매년 1% 씩 감소하기 때문에 노인에게 있어서는 모든 마취약제의 대사와 배설이 늦어지는지 여부

답 대부분 마취약제의 대사와 배설이 늦어짐.

문2 특히 전신마취 시에 체온조절기능의 변화와 떨림(shivering)에 의한 열손실, 그리고 말초혈관확장 등으로 인한 열손실이 심화되어서 수술중에 저체온증이 유발될 수 있는지 여부

답 수술중 저체온증이 유발될 수 있음(특히 개복, 개흉술의 경우)

문3 회복실에서 저체온증과 떨림의 관계는 아직 정립되지 않았지만 떨림시에 산소소모량이 400 – 500% 정도까지 증가되어 저산소증을 유발하기도 하며 심근경색증을 유발하기도 하고 심근경색증과 혐기성 대사, 유산산증(lactic acidosis)이 일어날 수도 있으므로 주의를 해야 하는지 여부

답 회복실에서 환자체온의 하강상태가 계속될 시 심할 경우 문항에서 기술한 현상들이 일어날 수 있으므로 환자체온유지에 주의를 요함.

문4 이러한 이유로 노인에서는 수술 중 체온유지에 각별한 주의를 기울여야 하며 수액을 데워서 투여한다든가 따뜻하고 습도가 유지된 가스의 투여, 가온담요(thermo-blanket)등에 의한 열손실 감소와 실온을 적당하게 유지시키는 등으로 체온을 유지시켜 심근경색 등을 방지하여야 하는지 여부

답 특히 심혈관계 질환을 가진 노인환자의 경우는 수술 중의 환자의 적정체온유지를 위해 문항에서 기술한 사항들이 필요함.

문5 노인에게 뇌혈류량의 감소와 중추신경계 활동력의 감소로 인한 수면양상의 변화와 착란, 기억력 소실, 망상, 정서불안 및 어린아이와 같은 행동 등의 치매현상이 흔히 나타나며 이런 이유로 많은 환자에서 정신과적 약물들을 사용하고 있을 수 있으므로 수술 전, 수술 후의 투여약물 중 아편제제, 진정제 및 최면제 등을 가급적 사용치 않는 것이 좋고 사용할 때에는 적은 양을 사용하여야 하는지 여부

답 노인환자에서도 수술이나 마취의 필요에 따라 아편제제, 진정제, 수면제 등을 사용할 수 있으나 사용할 때에는 연령, 환자의 상태, 마취 전 복용하고 있던 약물과의 관계 등을 고려하여 용량을 조절하는 것이 필요함.

문6 이러한 중추신경계 기능저하와 순환, 호흡의 억제효과가 젊은이에 비하여 크므로 국소마취 및 전신마취제의 요구량이 감소되는지 여부

답 노인환자에서는 평균적으로 전신마취제 및 국소마취제의 요구량이 감소됨.

문7 중추신경계 기능저하는 뇌에서 호르몬과 약물작용을 위한 수용체수의 감소(B-adrenergic agonist나 antagonist에 대한 반응감소, 아트로핀에 의한 빈맥효과 감소)와 신경전달물질(neurotransmitter)의 합성감소에 기인하며 이러한 결과 젊은이에 비하여 MAC이 감소하고 국소마취제, 마약(narcotics) 및 barbiturate의 요구량도 감소하는지 여부

답 30세 이상부터는 연령이 증가함에 따라 MAC이 감소하고 모든 중추신경 억제 약물의 요구량도 감소됨.

문8 기도반사는 30세 이후에 점차 감소하며 이물질 유입의 방어력을 저하시켜서 폐흡인이 쉽게 일어날 수 있는지 여부

답 폐흡인의 발생 가능성이 젊은 환자군에 비해 높음.

문9 신체의 근육비가 10%정도 감소하고 지방이 젊은이에 비하여 높은 비율을 차지하므로 마취시 지방속에 저장된 마취제가 상대적으로 증가되므로 회복시에 각성이 늦어지며 마취제가 대사되는 시간이 길어지므로 유독한 대사산물이 축적될 가능성이 커서 대사가 가장 적은 마취제를 사용하여야 하는지 여부

답 환자의 안전한 마취관리와 회복, 그리고 수술의 목적을 위해 선택할 수 있는 약제중에는 가급적 대

사량이 적은 마취제를 사용하는 것이 바람직함.

문10 노인은 최대 관상동맥혈류, 심박출지수(cardiac index), 안정시 심박수, 최대심박수, 심박출량, 동맥팽창력 등의 감소와 말초혈관저항, 좌심박출에 대한 저항, 수축기혈압 등의 증가와 같은 나이에 따른 심장의 펌프기능장애와 혈관계의 탄력성이 감소되며 심박출지수는 30세 이후에 1% 씩 감소하여 체순환시간이 늦어지기 때문에 약물의 약동학적 작용을 지연시키는 반면 흡입마취제의 빠른 도입을 유발하는지 여부

답 문항에서 기술한 내용대로 약물의 대사, 배설작용은 지연될 수 있고 심박출량의 감소 등은 흡입마취제의 폐포농도 상승을 촉진시켜 마취제의 빠른 유입을 유발함.

문11 나이에 따라 탄력조직이 섬유결합조직(fibrous connective tissue)으로 대치됨에 따라서 관상동맥의 직경과 탄력성이 감소되어서 최대 관상동맥 혈류량이 감소되고 비슷한 이유로 말초혈관저항이 증가되고 수축성 고혈압, 좌심실박출저항의 증가, 마취동안 순환보상의 저하 등이 나타날 우려가 높은지 여부

답 문항에서 기술한 내용과 같은 이유로 마취 중 순환보상circulatory compensation저하 등이 일어날 수 있음.

4. 마취방법의 선택

문1 마취방법의 선택은 환자의 상태와 수술에 따라 정해지고 일반적으로 노인마취는 조심스럽게 시행하여야 하며 마취의 유지는 가능한 한 단순한 것이 좋고 노인은 전신마취보다 국소마취를 시행하면 예후가 더욱 좋은지 여부

답 마취방법의 선택은 환자의 상태와 수술의 종류에 따라 정하는 것이 원칙이며 국소마취가 항상 전신마취보다 안전한 것은 아님. 즉 국소마취 중 주입한 약제의 영향으로 갑작스런 순환기나 호흡기 장애가 발생하였을 경우는 환자의 순환관리, 호흡관리를 위해 오히려 전신마취로 바꾸어야 할 경우도 있음.

문2 부위마취는 수술 후 음성 질소평형negative nitrogen balance을 감소시키고 수술로 인한 내분비계의 자극반응을 경감시키며 출혈이 적고 수술 후 혈전과 색전 등의 합병증 빈도가 감소되기 때문에 노인마취에 많이 사용되는지 여부

답 부위마취는 전신마취에 비해 환자에게 미치는 영향이 적기 때문에 그 적응증이 되는 수술의 경우 안전하다고 할 수 있으나 반드시 환자의 협조가 필요하기 때문에 시행에 어느 정도의 제한이 있음.

문3 경막외 마취와 척추마취를 시행하면 척추마취 후의 두통이 젊은이 보다 적은데 이것은 추간공intervertebral foramen이 뇌척수액의 유출을 억제할 수 있게 변화되었을 뿐 아니라 신경성분의 감소와 두개내의 동통에 민감한 혈관의 팽창성 감소 등에 의한 때문인지 여부

답 문항에 기술한 내용이 사실임.

문4 노인마취 시 부위마취를 할 수 없는 경우는 어떤 때인지 여부

답 수술의 종류, 수술부위가 부위마취에 적합치 않을 때와 환자의 협조를 얻기 어려울 때 등임.

문5 노인마취 시 전신마취를 꼭 해야할 경우는 어떤 때인지 여부

답 위의 문항에서처럼 수술종류와 수술부위 및 수술시간이 부위마취에 적합하지 않거나 환자의 협조를 얻기 어려울 때(환자의 거절 혹은 의사소통이 어려운 경우) 등과 같은 경우임.

문6 노인에서는 만약 전신흡입마취를 실시하더라도 기초대사량의 저하, 신장과 간의 배설기능 저하 등에 의한 약물대사 저하와 수술중의 심한 혈압변동 등을 고려하여 적절한 마취제를 선택하여야 하는지 여부

답 모든 환자의 마취 시에는 환자의 상태와 수술종류를 고려하여 가장 적절한 마취제와 마취방법을 선택하는 것은 기본적 원칙임.

문7 그리고 노인환자는 중추신경계 기능이 저하되기 때문에 모든 전신 흡입마취제의 농도가 낮게 사용되어야 하는지 여부

답 환자의 마취 중 상태에 따라 마취제의 농도를 조절하는 것이 원칙이며 평균적으로 노인환자에서는 흡입마취제의 농도를 낮게 사용함.

문8 수술중 마취감시시 노인에게는 모든 vital organ system 의 안전역이 좁으므로 여러 환자감시장치를 이용하여 환자상태 파악에 철저하여야 하는지 여부

답 환자상태를 정확히 파악하기 위하여 사용 가능한 모든 환자감시장치를 이용하는 것이 환자의 안전을 높이는데 도움이 됨.

문9 노인에서는 근육량의 감소와 약물대사와 배설이 길어져 근이완제의 사용량을 감소시켜서 사용하여야 하는지 여부

답 수술의 종류와 시간, 환자의 상태 등에 따라 사용량을 결정하는 것이 원칙이며 평균적으로 노인환자에서는 사용량을 감소시킴.

문10 노인에게는 기계적 순환기능과 가스교환 기능이 나이의 증가에 따라 악화되므로 흉곽의 견고성, 척추후만, 호흡근육의 소모 등에 의하여 최대호흡량(MBC)과 폐용량(TLC), 폐활량(VC)이 감소되는지 여부

답 감소됨

문11 이러한 pulmonary reserve 의 감소로 인하여 수술 후 기침과 기도분비물 제거능력의 약화, 저산소혈증에 대한 예방기능의 저하 등으로 수술 후에 고농도 산소흡입과 주의 깊은 관찰이 요구되는지 여부

답 수술 후 폐기능의 변화에 대한 주의 깊은 관찰과 적절한 처치가 필요함.

문12 노인에게는 부신의 교감신경섬유의 감소, 중추성 향상성 유지부위의 감수성 감소와 장기의 자율신경말단의 수용체의 친화력 감소로 심혈관계 및 호흡의 향상성을 유지하기 힘들므로 매우 조심해서 마취를 해야 하는지 여부

답 노인마취 시에는 여러상황을 고려하여 많은 주의가 필요함.

문13 고혈압환자는 선택수술의 경우 혈압이 조절될 때까지 수술을 연기하는 것이 좋으며 술 후 폐합병증이 많으므로 술 전 incentive spirometer와 기관지확장제의 사용과 물리치료를 시행하여야 하는지 여부

답 고혈압환자에서 선택수술의 경우는 문항의 기술내용이 사실이며 술 후 폐합병증의 발생가능성이 높은 환자에서는 문항에서와 같은 기구와 약제의 사용, 그리고 물리치료를 하는 것이 술후 폐합병

증을 줄이는데 도움이 될 수 있음.

문14 많은 연구와 실험을 통하여 관찰할 때 부위마취가 전신마취보다 장점이 있고 합병증이 훨신 더 적을 것으로 예상되는지 여부

답 부위마취는 전신마취에 비해 시술이 간편하고 환자에게 미치는 영향이 적다는 점에서 적응증이 되는 경우는 전신마취에 비해 안전하다고 할 수 있으나 부위마취시에도 사용약제의 종류와 용량 및 시술수기에 따라 심각한 합병증이 발생할 가능성은 항상 존재하기 때문에 환자감시 등 환자관리는 전신마취에 준하여 시행하여야 함.

문15 수술 후의 질병이환율 및 사망률에 밀접한 영향을 주는 인자들은 나이, 수술 후의 폐기능의 후유증(무기폐, 폐염, 폐동맥 색전증 및 위내용물 흡인 등), 뇌혈류를 포함하는 심장과 혈관에 관계되는 합병증, 쉽게 발견되지 않는 감염 그리고 다발 장기손상 등을 들수 있으므로 이러한 인자들이 신체에 이상이 미치는지 여부 등을 감시해야 하는지 여부

답 문항에서 기술한 인자들이 신체에 이상을 미치는지 여부에 대한 감시가 필요함.

IV. 서울지방법원으로 부터의 감정촉탁 의뢰내용(3)

■ 감정사항

1. 마취 전 환자의 평가

문1 위 환자의 경우 의무기록에 의하면 수술 전에 마취과전문의로부터 마취의 후유증, 합병증 등에 대하여 설명을 들은 기록이 있는지 여부.

답 수술, 마취청약서에 수술, 마취로 예상되는 후유증, 합병증에 대해 의사로부터 자세한 설명을 들었다는 내용이 있고 환자보호자의 자필서명이 있는 것으로 보아 설명을 들은 기록이 있음.

문2 환자에게 마취에 대한 과거력에 대해 문진을 하였다는 기록이 있었는지 여부.

답 환자가 고혈압을 가지고 있는 사실이 기록된 것으로 보아 과거력에 대한 문진 기록이 있음.

문3 폐기능검사(ex, breath holding test, match test), 심장기능검사 등은 마취 전에 시행되었는지 여부. 시행되었다면 그 결과는

답 폐기능검사와 심장기능검사의 기록은 진료기록부상 나타나있지 않으나 청진소견과 흉부방사선 촬영소견을 볼때에 폐병변은 없었던 것으로 생각되며 심장은 고혈압을 가진 환자의 특징적 소견인 심장비대와 대동맥 융기소견을 보이고 있음.

문4 미국 마취과학회가 채택 사용하는 신체상태 분류법상 위 환자의 경우 몇 등급에 해당되며 그 등급의 기록이 표시되어 있는지 여부.

답 이 환자는 미국마취과학회 신체등급분류상 Class III 에 해당하는 것으로 생각함. 마취기록지에서 등급을 표시하는 난을 찾지 못했음.

2. 환자상태의 감시

문1 마취환자상태의 감시에 있어서 감시할 사항에는 심혈관계 감시로서 동맥혈압, 심전도, 중심정맥압, 폐동맥쐐기압, 심박출량, 혼합정맥혈 산소포화도 등과 호흡기계감시, 요배설, 체온, 중추신경계감시 등이 있는바 위 진료챠트에서 위의 검사중 검사를 실시한 항목은 무엇이 있는지?

답 마취기록지에서는 동맥혈압과 심전도(심박수, 심리듬의 측정)를 감시한 것으로 나타나 있음. 폐동맥 쐐기압, 심박출량, 혼합정맥혈 산소포화도의 측정, 중추신경계의 감시 등은 심장수술이나 심부전(heart failure)을 가진 환자의 마취시 극히 제한적으로 사용하는 검사 및 환자감시방법으로 고가의 환자감시 장비가 필요하고 비용이 많이 들며 이러한 감시를 위한 특수카테터 (Swan-Ganz catheter)의 삽입자체가 환자에게 위험을 초래할 수 있기때문에 국내에서는 대학병원이나 심장수술 전문병원에서만 이용하고 있는 실정임.

문2 고혈압, 노인환자인 위 환자의 경우 반드시 마취 중 감시하여야 할 검사는 무엇이 있는지?

답 동맥압, 심전도(심박수, 심박동 리듬의 측정), 맥박산소포화도측정 등이 기본감시 항목이며 환자의 수술 전 상태에 따라 중심정맥압, 호기말 탄산가스 농도측정 등을 추가할 수 있음.

문3 노인환자의 경우 모든 vital organ system의 안전역이 좁으므로 여러 감시장치를 이용하여 마취 중 환자상태 파악을 철저히 하여야 하는데 이와 같은 조치로서 위 진료기록에 구체적으로 몇시 몇 분에 어떻게 변화되었다고 기록되어 있는지? 있다면 의사, 간호사 중에서 누가 작성하였는지 여부

답 환자의 활력증후(동맥압, 심박수)는 5분 간격으로 측정되어 있으며 수술의 전과정을 통해 수축기 혈압은 140-160 mmHg , 확장기혈압은 80-100 mmHg로 비교적 안정되게 유지되다가 오후 1시 15분경 갑작스런 혈압하강에 이어 심정지가 초래된 것으로 기록되어 있음. 기록은 마취과 의사가 작성한 것으로 보임 .

3. 마취방법의 선택

문1 위 환자의 진단명을 참고하여 수술을 하는데 있어서 전신마취 외에 국소마취법은 무엇이 고려될 수 있는지?

답 이 환자에서 국소마취는 환자의 손상부위(좌 2,3,4 요추 횡돌기 골절)때문에 선택될 수 없음.

문2 위 환자의 경우 좌 제 2,3,4 요추 횡돌기 골절이 있으면 척추마취가 전혀 불가능한지 여부?

답 척추부위에 골절이 있을 경우 척추마취를 하지않는 것이 원칙임.

문3 미추마취의 경우 상대적으로 안전한 것으로 평가되는데 위 환자에게 미추마취는 가능한지 여부. 불가능하다면 그 이유는 무엇인지?

답 미추마취로는 이 환자에서 수술을 시행할 수 없음. 참고로 미추마취는 주로 회음부 수술시에 적용되는 마취방법임.

문4 위 환자는 1992.11.21. 09:30 경 관혈적정복술 후 13:10 경에 수술이 종료되고 3-4분 후 혈압이 60-70mmHg 로 떨어지고 눈을 감고 축 늘어져 사망한 경우 마취로 인한 심혈관계에 의한 사망으로 볼

수 있을 가능성이 있는지 여부. 혹은 마취와는 전혀 관계없이 사망하였다고 할 수 있는지 여부.

답 이 환자의 사인은 부검소견이 없어 정확히 알 수는 없으나 환자의 중증 고혈압과 그에 따른 심비대 및 대동맥 융기 등의 소견과 갑작스런 혈압하강과 심정지, 그리고 심폐소생술에 제대로 반응하지 않고 사망한 것으로 보아 원래 관상동맥 질환을 갖고 있던 환자에서 순간적으로 관상동맥이 폐쇄되어 심장으로 가는 혈류의 차단으로 인해 발생한 심근경색증이 주요 사인이 아닌가 생각됨, 유사한 병력을 가진 환자들의 부검소견에서 심한 관상동맥질환을 가진 경우가 많이 발견되고 있음. 관상동맥폐쇄에 의한 심근경색이 주요 원인이라면 마취와는 직접 관계가 없을 것으로 생각함.

문5 위 환자의 경우 골절상만으로는 사망에 이를 이유가 없다는 것이 이 건에 대한 대한의학협회의 사실조회 회신인 바 얼마간의 혈압에 대한 치료후에 정복술을 고려하였다면 생명을 잃지 않을 수도 있었는지 여부.

답 고혈압치료의 적정기간을 단정적으로 말하기는 힘드나 이 환자의 경우 항고혈압제의 투여로 수술전 혈압은 어느 정도 조절되고 있었던 것으로 보아 혈압조절이 되지 않아 사망한 것은 아닐 것으로 생각함.

4. 마취제

문1 마취제 enflurane은 심박수를 증가시키고 심근수축력의 감소와 말초혈관저항이 감소되어 동맥압이 감소되므로 위 환자와 같은 고령의 고혈압환자의 경우에 현재 시판중인 약품보다 안전한 다른 마취제는 사용할 수 없는지? 사용 가능하다면 마취제의 이름은?

답 Enflurane은 현재 가장 널리 사용되고 있는 흡입마취제로 고혈압환자의 마취를 위한 주마취제로서의 문제점은 없는 것으로 생각함.

Enflurane을 대체할 수 있는 마취제로는 isoflurane, sevoflurane, desflurane이 있음.

문2 Isoflurane은 enflurane과 같은 휘발성 마취제이나 enflurane 보다 심혈관계의 안정성이 높고 부정맥의 발생가능성이 거의 없으므로 위 환자와 같이 고혈압, 심비대소견이 있는 고령환자의 경우 isoflurane 마취제가 보다 적당한지 여부. (참고. Isoflurane은 고농도 투여시 뇌혈류량이 증가하나 그 정도는 enflurane 보다 적으며 기타 장기, 간, 신장 등의 장기에 혈류량이 enflurane 보다 잘 유지된다)

답 Isoflurane은 enflurane보다 심혈관계의 안정성이 높은 것은 사실이나 마취에 있어 가장 중요한 것은 마취를 담당한 의사의 마취수기와 약제에 대한 지식과 경험 등이며 이 환자의 경우 마취제의 선택과 환자의 예후와는 무관한 것으로 생각됨, 현재 isoflurane은 높은 가격 때문에 보험에서 뇌신경마취나 심장수술 마취에서만 사용하도록 제한되어 있음.

문3 Enflurane의 표준 규정농도는 1.0 VOL% – 2.0 VOL% 인 바 위 환자의 경우 1.0 VOL%를 사용하였는데 노인인 점을 감안하여 1.0 VOL% 이하로는 마취가 불가능한지 여부.

마취가 가능하다면 어느 정도까지 낮추어 사용할 수 있는지?

답 Enflurane 마취농도는 환자의 상태에 따라 조절하는 것이 원칙이나 대부분의 환자에서는 1.0 vol %

- 2.0 vol % 사이에서 농도를 유지하고 있음. 그러나 혈압이 많이 상승될 경우에는 마취농도를 2.0 vol% 이상으로 증가시킬 수 있고 혈압하강시에는 농도를 1.0 vol% 이하로 낮추어 사용함. 마취기록지를 볼때 환자에서 갑작스런 혈압하강 발생 전까지는 혈압이 적절하게 유지되었던 것으로 보아 마취유지농도에는 문제가 없었을 것으로 생각됨.

문4 위 환자는 수술당시 고령의 환자로 수술 중 체온유지 등으로 심근경색 등을 예방하기 위하여 수액을 데워서 투여한다든지 따뜻하고 습도가 유지된 가스의 투여, 가온, 담요 등에 의한 열손실 방지나 실온의 적당한 유지 등의 조치는 진료챠트상 있는지?

답 체온유지를 위해 어떠한 조치를 하였는가는 진료기록에 나와있지 않음.

5. 기타

문1 위 환자는 혈압이 1992.11.18. 200/120mmHg-160/100mmHg, 11.20. 150/90mmhg, 11.21. 160/90mmHg인 바 고혈압으로 3년간 혈압약을 복용한 사실도 있는데 수술을 위해서는 혈압의 안정이 우선이라고 생각되는데 특히 교통사고까지 당하여 극히 흥분된 상태라는 것을 참고하여 혈압의 안정을 위하여 며칠이 소요되는지?

답 고혈압치료의 적정기간을 단정적으로 말하기는 힘들며 환자가 입원 전에도 계속 고혈압 치료를 받아왔다면 3 - 4일간의 기간이면 혈압조절에는 문제가 없었을 것으로 생각함.

문2 위 환자의 진단명과 같은 부상의 경우 만일 환자의 혈압이 계속하여 불안정한 경우 얼마까지 수술연기를 할 수 있는지?

답 가능한 환자의 혈압이 조절된 후 수술을 시행하는 것이 바람직하나 수술적기가 있으므로 이에 관해서는 해당 수술과에 문의하기 바람.

문3 위 환자의 경우 수술 중 마취 시 몇 시간마다 vital sign 을 체크하였는지?

답 5분마다 vital sign 을 기록한 것으로 되어있음.

문4 수술 후 3-4 분 뒤 혈압의 하강 등이 있고 축 늘어져 심장소생술을 시행하였으나 사망한 본건의 경우 수술 중에는 이와 같은 사망에 이르는 전구증세는 없는지?

진료챠트상에는 수술 중 심실성 조기수축이 2-3회 나타났다고 기록되어 있는데 이와 같은 심실성 조기수축은 위 환자사망의 전구증세는 아닌지?

심실성 조기수축이 전구증세라면 사망을 방지하기 위하여 어떠한 조치를 취해야 하는지?

답 심실 조기수축은 분당 5회 이내는 임상적 의미가 크지 않은 것으로 알려져 있으며 2-3회의 심실 조기수축의 발현은 심근경색의 전구증이라 할 수 없음. 다만 지속적 심실 조기수축이 심정지 직전까지 계속되었다면 이는 심정지의 전구증세라 할 수 있음. 지속적 심실 조기수축의 치료방법은 모든 마취제의 투여를 중지하고 100 % 산소만으로 환기를 시키면서 lidocaine 을 주입함. 환자가 이러한 처치에도 반응하지 않고 심실빈맥 내지 심실세동으로 진행되면 심폐소생술 때에 준하는 치료가 필요함.

문5 심비대, 고혈압 증세가 있는 고령환자의 경우 반드시 마취 시에는 동맥혈압을 측정하여야 하는데 동맥혈압 측정방법에는 간접측정법과 직접측정법이 있는데 위 환자의 경우 어느 방법에 의해서 측정했는지?

답 마취기록만으로는 직, 간접 측정법중 어느 방법을 사용했는지 알 수 없음.

V. 서울지방법원의 구상금건의 결정(94가단 103343)

■ **청구취지**

피고는 원고에게 금 12,113,230원 및 이에 대한 1992. 12. 25부터 이 사건 판결 선고일까지 연 5푼의 그 다음날부터 완제일까지 연 2할 5푼의 각 비율에 의한 금원을 지급하라는 판결.

■ **청구원인**

1. 당사자관계

원고는 자동차보험업무를 목적으로 설립된 보험회사로서, 소외 이○○소유의 차량에 대한 보험자이고, 피고는 위 주소지에 ○○병원을 설치 운영하는 의사로서 이 건 의료사고를 일으킨 소외 이○○, 황○○, 조○○의 사용자이다.

2. 채권의 발생

가. 보험사고 발생경위

소외 김○○은 위 차량의 운전업무에 종사하는 자인바, 1992. 11. 18. 14:00 경 위 차량을 운전하여 서울 ○○구 ○○동 앞길에 이르렀는바, 그곳은 주위에 아파트상가 등이 밀집되어 있고 횡단보도가 설치된 곳이여서 운전자로서는 일단 정지하거나 서행하면서 횡단하는 사람이 있는지 여부를 확인한 후 진행하여야 할 업무상 주의의무가 있음에도 불구하고 이를 게을리하여 진행한 과실로 갑자기 뛰어든 소외 망 이○○을 뒤늦게 발견하고 급제동하였으나 미치지 못하여 위 망인을 치어 약 12주간의 치료를 요하는 뇌좌상, 좌측 제2, 3, 4 요추부 횡돌기골절, 우측 경골, 비골분쇄골절, 경추부염좌, 다발성좌상, 안면부 열창 및 좌상 등의 상해를 입게한 것이다.

나. 의료과오 경위

위 망인은 사고 즉시 피고가 경영하는 ○○병원으로 옮겨져 입원 치료를 받았던바, 위 이○○, 황○○, 조○○ 등은 1992. 11.21.09:30경 위 병원 정형외과 수술실에서 위 망인의 우측 경골, 비골 분쇄골절 부위에 대하여 관혈적 정복술 및 금속정 내고정술을 시술하고자 우선 전신마취를 실시함에 있어, 이러한 경우 의사들로서는 고혈압이나 관상동맥질환이 있는 환자에게 마취제는 일반적으로 심혈관계 억제작용이 있어 심근수축력과 심박출량을 감소시키며, 중심정맥압이 증가되고 혈압의 상승, 부정맥, 빈맥 등이 나타나 심근허혈이나 심근경색증으로 사망할 수 있으므로 우선은 환자의 혈압을 낮추면서 환자가 마취를 받을 수 있는지 여부를 살피고 마취방법을 적절히 선택하고, 마취도중 환자의 상태에 대하여 예의 주시하면서 마취에 임했어야 함에도 불구하고 만연히 기관내삽관으로 에스란에 의한 전신마취를 시행한 과실로 인하여 67세의 고령으로 혈압이 200/100mmHg 내지 160/100mmHg으로 악성고혈압에 시달리고 있는 위 망인으로 하여금 급성 심근경색으로 사망에 이르게 한 것이다.

다. 의료과오에 따른 책임 근거

첫째, 피고는 ㅇㅇ병원의 설치 운영자로서 위 이ㅇㅇ과 진료계약을 체결하였으면 선량한 관리자로서의 주의의무를 다하여(대법원 88. 12. 13 선고 85다카 1491호판결참조) '진료 당시의 소위 임상의학의 실천에 있어서의 의료수준(일본 최고재판소 1982. 3. 30선고 판시 1039호 66쪽 참조)' 에 맞도록 치료해 주어야 할 채무가 있음에도 불구하고 피고의 이행보조자인 위 이ㅇㅇ, 황ㅇㅇ, 조ㅇㅇ의 부주의로 인하여 이를 다하지 못했음으로 채무의 불완전이행(적극적 채권 침해)에 따른 책임을 져야 할 것이다.

둘째, 피고는 적절한 인원 보충, 재교육, 의료장비 설치 등을 통하여 위 이ㅇㅇ등이 제대로 의무를 이행할 수 있도록 했어야 함에도 불구하고 이를 게을리 하였음으로 이에 대하여 민법 제 750조의 불법행위 책임이 있다.

셋째, 피고는 피용자인 위 이ㅇㅇ 등의 위와 같은 의료과오에 대하여 민법 제 756조의 사용자 책임을 져야 할 것이다.

넷째, 피고는 위 망인에 대하여 수술에 따른 후유증, 합병증 등을 충분히 설명하고 이를 완전히 이해한 위 망인으로부터 실질적인 승낙을 얻은 후에 위 수술을 시행했어야 함에도 불구하고 이를 게을리 하였는바, 설명의무 위반에 따른 책임도 아울러 있다 할 것이다.

3. 구상채권의 발생

원고는 1992. 12. 24 위 망인의 상속인 이ㅇㅇ, 신ㅇㅇ, 이ㅇㅇ 등에게 보험료 12,113,230을 대위 지급하고 합의하였는데 위 망인의 사망은 피고의 과실에 의하여 발생한 손해로서 피고는 원고에게 위 대위변제금을 반환할 의무가 있다 할 것이다.

■ 결정 사항

1. 가. 피고는 원고에게 금 1,500,000원을 1997. 3. 28 까지 지급한다.
   나. 피고가 위 금원을 위 기일까지 지급하지 않을때에는 위 금원에 대하여 그다음 날부터 다 갚는 날까 지 연 2할5푼의 비율에 의한 금원을 가산하여 지급한다.
2. 원고의 나머지 청구는 포기한다.
3. 소송비용 및 조정비용은 각자의 부담으로 한다.

참고사항

이 건은 교통사고로 수술 중 심정지를 일으켜 사망한 환자에 대하여 보험금을 지급한 보험회사가 환자를 진료한 병원을 상대로 구상금을 청구한 건으로 재판부는 환자가 원래 갖고 있던 질환, 마취와 수술 중의 환자관리에 대한 의사들의 주의의무 시행 여부 등을 고려하여 원고(보험회사)측의 배상청구액의 일부만을 인정한 결정을 내림. 이 환자의 경우 부검을 하였더라면 사망원인을 밝히는데 도움이 되었을 것으로 생각하며 결정문에서 청구취지부터 결정사항 전까지의 내용은 원고 측의 주장을 기록한 것이며 재판부의 판단은 결정사항의 내용임.

▶ 사례 12(정형외과)

I. 사건 개요

환자(73세 여자)는 2005. 11. 7 이래 허리통증으로 TPItrigger point injection 및 물리치료를 받아왔던 환자로 기왕력으로 당뇨, 고혈압을 가졌고 심근경색을 일으킨 과거병력이 있음.

환자는 2010. 2. 4 10:30 ○○○ 정형외과의원에서 허리통증으로 TPI주사(리도카인 2cc+스테로이드 0.5cc) 직후 호흡곤란, 심한 혈압하강, 강직발생으로 기관삽관을 하여 산소를 투여하고 epinephrine을 주사하였음. 10:42 경 계속 산소를 투여하면서 119 엠블런스로 ○○대학병원으로 환자를 이송하였음.

○○대학병원 응급실 도착시(11:00 경) 환자는 혼수상태였고 혈압 60/30mmHg, 맥박 98회/분 이였으나 직후 심실세동이 발생하여 심폐소생술을 시행함. 환자는 과거 심근경색증으로 심정지가 초래되었으나 심폐소생술을 시행하여 소생한 과거력이 있었고 합병증을 동반한 인슐린 비의존 당뇨병, 본태성 고혈압 진단하에 중환자실로 입원함

2010. 2. 6 환자는 보호자의 요청으로 다른 종합병원으로 이송되었으나 2:10 01:05 경 사망함. 환자의 선행사인은 심정지, 중간 선행사인은 패혈성 쇽, 심장쇽, 직접사인은 다발성 장기부전으로 진단되었음.

II. 의사협회공제회의 심사소견

1. TPI 시행 직후 발생한 증상(호흡곤란, 심한 혈압하강, 강직 등)의 주요 원인은 TPI 시술 자체보다는 환자의 기존질환(관상동맥질환, 당뇨합병증, 고혈압)에 의한 것으로 추정되었음. 환자는 이미 수년 전 급성 심근경색이 발생하여 응급으로 심폐소생술을 받고 소생하여 입원치료를 받은 병력이 있었음.
2. 의사의 과실범위는 담당의사가 시술 전 환자의 심근경색 발생 병력을 모르고 있었다는 점(수술 전 환자평가의 부실)이나 환자나 보호자가 과거 병력을 묻는 질문에서 이 사실을 알리지 않았다면 진료의사가 알 수 없었을 것으로 판단하였음.
3. 의사와 환자 보호자 측의 보상금 협상과정에서 보호자측의 강력한 요구로 담당의사는 5,000만원의 보상금을 지급하기로 합의하였음.
4. 보상금 심사에서 심사위원들은 배상액으로 환자의 진료비+장례비용(총 520만원 정도)에 의사과실율(10-20%)을 적용하고 추가로 위자료 지급(1,000만원)을 권고하였음.
5. 이 사건은 초기대응에서 환자보호자의 요구가 무리하였다고 생각되었다면 의료분쟁에 대한 합리적인 사고처리 절차를 거쳐 법원의 판단을 구하여 보는 것도 한 방법이였을 것으로 생각되었음.

▶ 사례 13(산부인과)

I. 사건 개요

1. 환자는 사고 당시 30년 10개월된 경산부로서 첫 번째 출산에서는 정상분만, 두 번째 출산에서는 제왕절개를 한 출산력이 있으며 세 번째 출산에서 제왕절개에 의한 분만을 실시하다가 사망하였음.
2. 사망의 원인은 부검소견상 '해부학적으로는 불명이나 심관상동맥 형성부전에 의한 심정지'로 추정되었고 사망전의 환자의 증상에는 특이한 소견이 없었으며 제왕절개 수술 후 태아는 출생하였으나 급격히 혈압이 떨어져 ○○○대학병원으로 이송 후 사망하였음.
3. 제왕절개술 전 환자에게 한 검사는 1)초음파검사, 2)혈액학적검사 3)소변검사 4)매독검사 5)간염검사 6)간기능검사 7)심전도 검사 등 이였으며 제왕절개 수술을 할 때 할로테인에 의한 전신마취를 실시하였음.

II. 서울지법 동부지원의 진료기록 감정의뢰사항 (93가합 5619 손해배상건)

1. 용인 ○○의원 기록에서

문1 환자의 마취방법, 마취 시 그 부작용 등과 분만방법, 수술방법, 수술의 합병증 등에 대하여 수술동의서를 받았다는 기록은 있는지 여부

답 환자입원 시의 의사 지시사항 6번 항에서 수술동의서를 받으라는 내용은 기록되어 있으나 보내온 진료기록 사본에는 수술동의서가 첨부되어 있지 않음.

문2 초음파검사, 혈액학적검사, 소변검사, 매독검사, 간염검사, 간기능검사 등이 정상인 위 환자의 경우 제왕절개 수술의 산과 마취방법으로 부위마취가 전혀 고려되지 못할 제한요소가 있는지 및 있다면 구체적으로 어떤 사유가 있는지 여부

답 산과마취 시 마취방법에는 전신마취와 부위마취(척수마취, 경막외마취)가 있으며 환자의 전신상태와 기본검사소견이 정상인 경우 마취방법의 선택은 담당 마취과의사가 자신의 지식, 숙련도, 경험에따라 결정할 수 있는 사항임. 전신마취와 부위마취는 각각 장단점을 가지고 있으므로 어느 방법이 더 좋다고는 말할 수 없음. 이 환자에서 부위마취를 시행하지 못할 이유는 없었을 것으로 생각됨.

문3 이 건에서 부위마취는 신생아의 신경억제를 거의 일으키지 않고 폐흡인의 위험이 적기 때문에 시행될 수 있는지 여부

답 부위마취의 이점이 환자의 의식소실을 일으키지 않기 때문에 전신마취에 비해 폐흡인의 위험은 줄일 수 있으나 태아에 대한 약제의 영향은 정상 사용량의 범위에서는 전신마취나 부위마취 시 모두 문제가 되지 않음.

문4 위와 같은 검사(초음파검사, 혈액학적검사, 소변검사, 매독검사, 간염검사, 간기능검사, 심전도검사) 등이 정상인 경우 다른 마취방법에 대한 고려없이 0.5% 할로테인 마취를 무조건 실시하는 것이 의사에게 과실이 전혀 없다고 할 수 있는지 여부

답 수술 전 환자상태와 기본검사소견이 정상인 산모에서 마취방법의 선택은 마취과의사 자신의 판단으로 결정될 수 있는 사항이며 0.5 % halothane 을 사용한 전신마취방법이 과실일 수는 없음.

문5 위 환자는 마취제를 할로테인으로 사용하였는데 할로테인은 심근수축력과 심박출량을 감소시키며 중심정맥압이 증가되고 심박수와 혈압이 감소할 위험이 있는지 여부

답 halothane 은 정상 심혈관기능을 가진 환자에서는 마취유지농도(1-1.5 %)에서 심근수축력의 억제와 심박출량의 감소가 크지 않음. 다만 환자가 심질환으로 심기능이 심히 억제되어 있거나 출혈, 수액부족 등으로 혈압이 많이 떨어져 있는 경우에는 halothane 의 심근억제 영향으로 혈압하강이 촉진될 수 있기때문 halothane 마취를 피해야함.

문6 위 환자의 경우 심관상동맥 형성부전이 있는 경우로서 이때에는 강력히 심근수축력과 심박출량을 감소시키며 중심정맥압이 증가되고 심박수와 혈압이 감소되는 할로테인 보다 enflurane 과 isoflurane 을 사용하는 것을 고려할 수 있는지 여부

답 환자가 관상동맥질환을 가진 것을 수술 전 인지하였다면 마취 시 가장 주의하여야 할 사항은 심근의 산소공급과 소모의 균형을 맞추어 주는 것임. 즉, 혈압의 급속한 상승이나 하강과 심박수의 증가를 방지하고 충분한 산소의 공급, 혈색소의 유지 등으로 심근으로 가는 산소를 최대로 하고 소모를 줄여주는 것이 매우 중요함. 이러한 환자의 마취 시에는 마취제의 종류보다는 수술 전 환자의 상태파악과 사용하는 마취약제들에 대한 충분한 지식, 그리고 마취 중 환자상태변화의 면밀한 관찰등이 더욱 중요함. 만일 수술 전 환자의 심혈관기능이 심히 억제되어 있다고 판단될 경우에는 비교적 심혈관계 영향이 적은 마취약제(isoflurane 이나 마약성 진통제인 fentanyl 등)를 선택하여야 함. Enflurane은 동일한 마취심도를 일으키는 농도에서 halothane과 유사한 심근억제작용과 혈압하강 효과를 가짐.

문7 이 건에서 심장의 이상을 파악하기 위하여 심전도 검사 외에 다른 검사를 실시한 것은 있는지 여부

답 진료기록부상에 다른 심장기능검사를 한 기록은 없음

문8 심장기능의 검사에는 크레아틴산(C.P.K). 유산 탈수효소(L.D.H) 등의 검사가 필수적인 바 이와 같은 검사를 제왕절개 수술 전 전신마취 시에 검사하는 것은 과잉진료에 해당하는지 여부

답 증상이 없고 기본검사(심전도 포함) 소견이 정상인 환자에서 심근손상의 정도를 알아보기 위한 CPK, LDH 등의 검사를 하는 경우는 없음.

문9 위와 같은 검사법 외에 또 다른 심혈관계 이상을 체크할 수 있는 검사법이 있는지 여부

답 심혈관계 이상을 더 정밀하게 진단하는 방법으로는 24시간 심전도검사(Halter monitoring), 운동중 심전도검사(exercise EKG), 관상동맥조영술, 심초음파도 등의 검사 방법이 있음.

문10 위 의원시설에 심전도 외에 심장기능검사에 대한 시설이 없다면 마취제의 선택에 있어서 심혈관계에

보다 안전한 마취제인 enflurane 이나 isoflurane 을 선택하는 것이 보다 바람직한지 아닌지 여부

답 환자가 심장질환을 가진 사실을 수술 전에 알았다면 isoflurane 이 halothane, enflurane에 비해 심혈관계 억제작용이 적으므로 이 환자에서 선택될 수 있었으나 수술 전 검사소견이 모두 정상인 상태에서 isoflurane 의 사용은 의료보험에서 인정이 되지 않는 것으로 알고 있음.

문11 위 환자의 경우 1회의 제왕절개와 1회의 정상분만 출산력을 가지고 있는바 한번의 제왕절개 수술경험이 반드시 다음번 출산시에는 질식분만 유도가 불가능한지 여부

답 이 문항은 산과분야에서 대답할 사항임으로 산부인과학회에 문의 하시기 바랍니다.

문12 최근 할로테인에 의한 전신마취의 부작용으로 인하여 enflurane 과 isoflurane 의 사용이 늘어나는지 여부

답 halothane 보다 enflurane 과 isoflurane 의 사용이 증가되고 있는 것은 사실이며 그 주요 이유는 아직까지 halothane 이 수술 후 간기능에 이상을 초래한다는 확실한 증거는 없으나(현재까지도 학문적으로 논란의 대상이 되고 있음) 간기능이상을 가진 환자에서 halothane 사용 후 드물게 나타나는 간기능저하 내지 간부전의 발생위험을 피하기 위해서임.

문13 제왕절개술의 전신마취 시에는 마취 전 충분한 100% 산소를 산모에게 주어 충분히 산소화 시켜야 하는데 위 기록에는 이러한 조치를 취한 기록이 있는지 및 있다면 언제부터 언제까지 몇 리터의 산소를 공급하였는지 여부.

답 마취기록지에서 볼때 수술시작 전부터 수술이 끝날때까지 1시간 정도 산소를 투여하였음. 투여용량은 기록되어 있지않으나 전신마취 유도시 100 % 산소를 투여한 것으로 보이며 수술시작부터 30분간 N_2O 와 halothane을 산소와 함께 투여하였으나 혈압이 하강하면서 흡입마취제의 투여를 중지하고 100% 산소만을 투여 하였음.

문14 혈액학검사, 소변검사, 매독검사, 간염검사, 간기능검사 등이 정상인 환자에게는 거의 예외없이 0.5%의 할로테인이 정형화 되어있는지 여부 및 따라서 마취기록에는 몇 % 라고 기록하지 않아도 되는지 여부.

답 전신마취 시 일반적으로 halothane 의 마취유지농도는 1 - 1.5 % 이나 산모의 경우에는 분만 전까지 태아에게 미치는 마취제의 영향을 줄이고 halothane 에 의한 자궁근 이완작용을 감소시키기 위해 저농도를 사용함. 마취기록지에는 통상적으로 주마취제의 사용농도를 기록함.

문15 실제 임상에서 특히 초보자에게 과량투여의 위험성이 항상 존재하여 전신마취에 대한 개별차가 많아 전신마취제를 mg/kg으로 줄일 수 없는 것이고 특히 태아에 영향이 큰 위 환자에게 과량이 될 수 있어 전문마취의의 자문을 받아 마취를 시행하는 것이 바람직한바 이 건에서 마취 전문의의 자문을 받은 기록이 있는지 여부.

답 마취기록지상으로 볼때 오○○의 감독하에 정○○이 마취를 한 것으로 되어있는데 두 사람이 모두 마취 전문의가 아니라면 마취 전문의의 자문을 받지는 않은 것 같음.

문16 본 건과 같은 응급분만이 아닌 계획분만의 경우 경기도 용인읍 소재 의원에서 마취 전문의의 도움을

받기가 현실적으로 불가능한지 여부

답 용인에 위치한 개인의원에서 반드시 마취과 전문의의 도움을 필요로 한다면 도움을 받는 데는 문제가 없을 것으로 생각함.

문17 마취 중 활력징후의 체크가 필수적인바 마취간호사 한 사람으로서 마취유도와 활력징후의 체크가 가능한지 및 이 건에 마취감시 기록이 구체적으로 누가 몇 분 단위로 어떤 내용을 측정하여 기록하였는지 여부.

답 마취수행 중 환자의 상태가 안정되어 있을 경우에는 혼자서도 마취수행과 환자상태의 측정 기록이 가능함. 마취기록지상으로 볼 때는 정○○이 5분마다 혈압, 심박수, 호흡양상을 기록하였음.

문18 이 건에서 atropine 및 succinylcholine 등이 위 환자의 심혈관계에는 어떤 영향을 미쳤다고 보여지는지

답 atropine은 항콜린성 약제로 심박수의 증가를 가져오며 succinylcholine 은 탈분극성 근이완제로 심박수를 증가 혹은 감소시키는 작용을 가졌으나 이 환자에서 심혈관계에 특별한 영향을 미친것 같지는 않음.

문19 이 건 환자에 대한 제왕절개술의 실행에 있어서 혈압하강에 대비하여 의사는 술 전, 술 중, 술 후 어떠한 조치를 하였는지 여부

답 수술 전 수액(Hartman 용액)투여를 시작하였고 수술 중 혈압하강이 시작되자 처음엔 승압제인 ephedrine 20 mg을 정주하였고 이어 더 강력한 승압제인 epinephrine 을 두 번에 걸쳐 각각 1 ample 씩 정주한 것으로 기록되어 있음.

문20 위와 같은 환자에게 제왕절개술에 의한 분만에서 심혈관계 이상에 대하여 대비하지 않았다면 의사에게 과실이 전혀 없다고 할 수 있는지 여부

답 수술 전 환자평가에서 환자가 심혈관계질환을 의심할만한 증상이 전혀 없었고 기본검사소견이 모두 정상이였다면 젊은 산모에서 심혈관계질환이 있을 것을 예상하고 대비할 수는 없음.

문21 이 건의 경우 마취간호사가 주도적으로 마취만하고 나머지 활력징후 등의 추적관찰을 간호보조사가 하는 것이 정당한 마취간호라고 할 수 있는지 여부(의료법위반 포함)

답 의사의 감독하에 마취간호사가 마취를 시행하는 것은 현 의료법상 문제가 되지는 않으나 마취과 전문의의 감독하에 마취를 시행하는 것과 마취과 전문의가 아닌 의사의 감독하에 시행하는 것은 응급상황 발생 시 처치에 많은 차이를 가져올 수 있음.

간호보조사가 수술 중 환자의 활력증후 상태를 관찰, 기록하는 것은 개인의원에서 흔히 있는 일이나 이것이 의료법 위반사항이 되는지 여부는 알 수 없음.

문22 위 환자에게 제왕절개술 시 할로테인에 의한 전신마취 외에 부분마취를 시행하더라도 반드시 사망할 수밖에 없었다고 단정할 수 있는지 여부. 그렇다면 그 이유는 무엇인지 여부

답 환자의 정확한 사망원인을 알 수 없어 답하기 어려움, 다만 마취가 정상적으로 수행되었다면 환자의 수술결과에 마취약제나 마취방법이 영향을 미치는 경우는 거의 없음. 부언하면 특정 수술에 가

장 안전하고 좋은 단 한가지의 마취약제와 방법은 없으며 이 환자에서 부분마취가 전신마취보다 더 안전한 마취방법이라고 말할 수는 없음.

2. ○○ 대학병원 진료기록

문1 혼수상태로 입원하여 1992, 8.6 23:05 경 사망할 때까지 치료한 것은 계속적인 혈압하강에 대한 심폐소생술의 범위를 벗어나지 않는지 여부.

답 환자가 응급실에 도착하였을때 이미 의식은 혼수상태였고 혈압은 측정되지 않은 것으로 기록되어 있으며 사망 시까지는 인공호흡, 산소 및 승압제의 투여 심장맛사지 등의 심폐소생술에 관련한 모든 처치를 한 것으로 보임.

III. 서울지방법원 동부지원 조정에 갈음하는 결정조서 사건 95머2370(93가합5619) 손해배상

■ 다음과 같이 조정에 갈음하는 결정

■ 청구취지

피고는 원고 정○○에게 금45,949,902원, 원고 정○○, 같은 정○○, 같은 정○○에게 각 금25,299,934원 및 이에 대하여 1992.8.7부터 이 사건 판결선고일까지는 연5푼의, 그 다음날부터 완제일까지는 연 2할5푼의 비율에 의한 금원을 지급하라. 소송비용은 피고의 부담으로 한다는 판결.

■ 청구원인

1. 원고 정○○은 이건 사고로 사망한 소의 망 노○○의 남편, 원고 정○○, 정○○, 정○○ 등은 위 소의 망 노○○의 자식들이고 피고는 경기도 ○○군 ○○○리 소재에 ○○의원이란 상호를 개설하여 산부인과 및 소아과를 영리목적으로 경영하면서 이건 사고를 야기케한 소의 정○○(간호사)의 사용자이다.
2. 피고는 1992.8.6.18:30경 위 의원에서 소외 망 노○○에 대하여 전신마취를 하고 제왕절개술의 방법으로 원고 정○○을 분만케하는 시술을 하였던 바, 이러한 경우 산부인과 전문의로서는 마취 전에 위 망인의 상태를 정밀검사하게 하고 그에 따른 적절한 마취방법과 마취량을 결정하도록 의뢰하거나 또는 위 의뢰가 불가능할 경우 최소한 위와 같은 검사 후 그에 따라 적절한 마취를 시술했어야 함에도 불구하고 이를 게을리한 채 심관상동맥 형성부전 등 심장질환이 있는 환자에게는 그 약리 부작용으로 부교감신경을 자극하게 되어 서맥 또는 빈맥증상이 발생하여 심정지의 위험이 있는 근육이완제인 석씨니콜린succinylcholine을 사용하였고, 특히 심박출량과 전신말초저항이 감소하여 저혈압을 유발하여 심근허혈이나 심근경색을 초래할 수 있어 심장질환 환자에게는 사용상 주의를 요하는 강력한 마취제인 할로테인(halothane, 또는 fluothane 이라 함)을 전문지식이 없는 간호사 소의 정○○에

게 투여케 함으로써 그 부작용으로 위 망인으로 하여금 같은 날 23:05경 심관상동맥 형성부전에 의한 심부전으로 사망케 한 것이다.

3. 피고는 위 망 노○○와 체결한 수술계약에 따라 성실히 치료했어야 함에도 불구하고 위 망인을 사망케하였으므로 계약위배에 따른 책임과 주의의무를 다하지 못한 잘못에 대한 불법행위 책임과 아울러 위 정○○에 대한 사용자로서 사용자 책임을 져야 할 의무가 있다.
4. 이에 소의 망 노○○의 남편과 자녀들인 원고들은 손해배상으로 피고에 대하여 원고 정○○은 소의 망 노○○의 일실수익금 중 상속지분 금34,949,902원, 장례비 금3,000,000원, 위자료 금8,000,000원 등 합계 금 45,949,902원과 원고 정○○, 같은 정○○, 같은 정○○은 위 상속지분 각 금 23,999,934원, 위자료 각 금 2,000,000원등 합계 각 금25,299,934원씩 및 각 이에 대하여 이 건 불법행위 날인 1992.8.7부터 이 사건 판결선고일까지는 연 5푼의, 그 다음날부터 완제일까지는 연 2할5푼의 비율에 의한 지연손해금을 청구한다.

■ 결정사항

1. 피고는 원고 정○○, 정○○, 정○○, 정○○에게 각 금10,000,000원을 1995.6.30까지 지급한다.
2. 만일 위 변제기를 초과할 경우, 피고는 원고들에게 지체된 금원에 대하여 1995.7.1부터 완제일까지 연 2할5푼의 비율에 의한 지연손해금을 가산 지급한다.
3. 원고들의 나머지 청구는 포기한다.
4. 소송비용 및 조정비용은 각자의 부담으로 한다.

참고사항

이 건은 재판부의 조정으로 원고(환자)측과 피고(의사)측이 손해배상액을 합의하고 재판부가 이를 받아들여 조정으로 사건을 종결하였음. 이 건의 특기사항은 마취는 마취과전문의가 아니라 산부인과의사의 감독하에 마취간호사가 시행하였으며 임산부가 전신마취하 제왕절개술을 받은 후 산모와 태아 모두가 사망한 경우이나 유사한 제왕절개술 후 발생한 의료분쟁에 비하여 손해배상액이 비교적 낮게 조정된 것은 산모의 사망원인이 부검결과 심관상동맥의 형성부전에 의한 것으로 추정됨에 따라 의사의 과실책임이 현저히 줄어든 때문인 것으로 생각되며 환자의 사망과 관련된 의료분쟁시 사망원인의 추정에 부검의 중요성을 다시 한 번 일깨워주는 사례라 할 수 있음. 조정조서에서 청구취지부터 결정사항 전까지의 전 내용은 원고측(환자측)의 주장을 기록한 것임.

▶ 사례 14(산부인과)

I. 사건 개요

산모(37세 여)가 종합병원에서 전신마취 하에 제왕절개술을 받던 중 태아분만 후 혈압하강에 이어 심정지가 발생하여 심폐소생술을 시행하였으나 환자는 회복되지 못하고 사망함. 부검소견에서 환자는 심비대와 중증의 관상동맥협착 및 관상동맥경화 소견을 보였음.

II. 서울지방법원 동부지원 제1민사부 97가합 16082 손해배상건의 사살조회서에 대한 회신

1. 기초사실

망 김○○(37세 여)은 1994. 9. 5 황○○가 운영하는 서울 ○○구 ○○동 소재 ○○병원에서 한○○ 및 송○○ 등으로부터 제왕절개수술을 받다가 지병인 허혈성 심질환으로 사망하였음.

2. 사실조회 사항

1) 양수색전증에 대하여

문1 양수색전증amniotic embolism은 출산 시 양수가 혈관으로 들어가서 이물질이 혈관을 막는 증상으로서, 임산부에 대하여 제왕절개수술을 할 때 뿐 아니라 자연분만 시에도 발생할 수 있는지 여부

문2 양수색전증은 일반적으로 자궁의 태반을 박리한 자리에 피가 나와 그 압력으로 양수가 혈관으로 들어갈 수 없지만 특이하게 역류하여 양수가 혈관으로 들어감으로써 발병하는 것으로 알려져 있는데, 그 자세한 원인은 아직까지 밝혀지지 않고 있는지 여부.

문3 양수색전증의 경우 그 증상으로 혈압이 떨어지고, 출혈량이 많아지며 창백해지고, 갑자기 심정지 상태가 올 수 있는데, 출산 시 뚜렷한 원인이 없이 혈압이 떨어지고 출혈량이 많아지는 경우에 양수색전증을 의심할 수 있지만, 정확한 진단은 부검을 통해서 알 수 있는지 여부.

문4 양수색전증에 대하여 예방방법이 없으며, 근본적인 치료방법도 없고, 부수적으로 증상치료를 위하여 수액이나 수혈을 하는지 여부

답 문1)에서 문4)까지의 질문사항은 문항의 기술내용이 모두 사실임. 다만 양수색전증의 진단은 부검에서도 밝혀지지 않는 경우가 많이 있는 것으로 생각되니 더 자세한 내용은 산부인과학회에 문의하시기 바랍니다.

2) 허혈성 심질환에 대하여

문1 허혈성 심질환ischemic heart disease의 정의 및 그 유형은 무엇인지

답 허혈성 심질환은 심근으로 공급되는 산소량이 심근의 대사에 필요한 산소량(산소요구량)보다 적을 때 즉, 심근의 산소공급과 필요량에 불균형이 있을 때 발생하는 심질환을 말하며 그 유형은 심근경색증myocardial infarction, 불안정한 협심증unstable angina, 안정된 협심증stable angina으로 나눌 수 있음.

문2 관상동맥협착증에 의한 허혈성 심질환은 심장에 혈액을 공급하는 혈관이 막혀 심장이 제대로 박동되지 않는 증상을 의미하는지 여부.

답 질문내용이 사실임. 관상동맥에 심한 협착이 있을 경우 심근에 공급되는 혈류의 부족(산소공급의 부족)으로 심근에 괴사가 일어날 수 있으며 이 경우 심근수축기능이 현저히 떨어지거나 심정지가 발생할 수 있음.

문3 그 원인으로는 동맥경화, 고혈압, 당뇨병, 고지혈증, 비만이 있는 경우에 발생할 가능성이 있고 특히 환자가 심한 스트레스를 받거나 과식 후 갑자기 심한 체온변환에 발병하는지 여부

답 질문내용과 같이 고혈압, 당뇨병, 고지혈증, 동맥경화, 비만 및 흡연은 관상동맥질환의 주요 위험인자임.

문4 일반적으로 관상동맥에 의한 허혈성 심질환은 심전도 검사를 통하여 진단하게 되나 예외적으로 심전도검사로 발견되지 않은 채 관상동맥이 심각할 정도로 막혀 있는 경우도 있는지 여부

답 관상동맥질환을 가진 환자의 25-50%에서는 기본 심전도 검사소견이 정상으로 나올 수 있으며 관상동맥의 50-75%가 막혔을 경우에도 증상이 나타나지 않을 수 있음.

문5 이러한 예외적인 경우의 관상동맥에 의한 허혈성 심질환은 정말 심혈관 촬영검사를 통해서만 진단할 수 있는지 여부

답 관상동맥질환을 의심하나 기본 심전도 검사로는 진단이 어려울 경우 세부적 검사로는 24시간 심전도 검사Holter monitoring, 심장 초음파 검사echocardiography, 관상동맥조영술coronary angiography 등의 정밀 검사를 실시함.

3) 제왕절개술 및 자궁적출술에 관하여

이 부분은 산부인과분야에 해당하는 사항임으로 산부인과학회에 자문을 구하는 것이 타당할 것으로 생각합니다.

4) 진료기록 작성에 관하여

문1 수술 시에 있어서 어떠한 진료기록이 작성되는지

답 가. 마취과의사에 의한 마취기록지

환자의 마취 전, 마취 중 활력징후(혈압, 심박수 등), 비정상적이거나 특이한 수술 전 환자의 임상검사소견, 출혈량, 사용한 마취약제의 이름과 용량, 투여한 수액 및 혈액의 이름과 용량, 수술의와 마취의의 이름 등을 기재하며 이는 의료기관에 따라 다소 차이가 있음

나. 수술의에 의한 수술기록지

수술명과 수술방법 및 과정 등을 기록함.

다. 간호기록지

마취의와 수술의 및 관여 간호사의 이름, 수술명, 사용한 수술 기구 및 용품 등을 기록함

개인 의료기관에서는 마취기록지로 대신하는 경우가 많음

문2 마취의사가 수술 중 마취기록지에 작성하는 내용은 무엇이며 어떤 방식으로 기재하는지

답 환자의 마취 전, 마취 중 활력징후(혈압, 심박수등), 비정상적이거나 특이한 수술 전 환자의 임상검사 소견, 출혈양, 사용한 마취약제의 이름과 용량, 투여한 수액 및 혈액의 이름과 용량, 수술의와 마취의의 이름 등을 기재하며 이는 의료기관에 따라 다소 차이가 있음

기재 방법 또한 의료기관에 따라 다소 차이가 있으므로 각 의료기관이 정한 양식지에 기록하며 마취 전과 마취 중 5분 간격으로 환자의 활력징후를 기록하고 특이 사항이 발생 시 여백에 기록함.

문3 특히 마취의사가 마취기록지에 수혈량에 대해 기재하면서 출혈상황, 수혈시기 등을 구체적으로 기재하여야 하는지 여부

답 마취 중 환자에게 투여하는 모든 약제와 수액 및 혈액제재는 투여용량을 모두 마취기록지에 시간대별로 번호를 붙여 기재함. 출혈상황은 대량출혈의 경우에는 수술부위의 관찰, 흡인병suction bottle에 고이는 출혈량, 거즈에 묻혀 나오는 혈액량 등을 통해 출혈상황을 쉽게 알 수 있으나 깊은 부위에서 수술의만이 알 수 있는 출혈이 있을 경우에는 마취의사는 정확한 출혈상황을 파악하기 힘듬. 따라서 출혈상황은 상황에 따라 구체적으로 기록하지 않는 경우도 많으나 수혈량과 환자의 생체활력징후를 통해 출혈상황을 추정할 수는 있음.

문4 마취의사는 일반적으로 마취기록지에 수시로 기재하지만 응급상황이 발생하여 환자를 소생시키는데 전념하는 경우에는 그 이후에 마취기록지를 작성하게 될 수 있는지 여부.

답 긴박한 상황으로 환자 소생에 전념해야하고 소생술에 필요한 인력이 부족한 경우에는 환자상태가 호전된 후 소생술에 사용된 약제, 수액, 혈액제제의 종류와 용량, 소생기기의 사용 등에 관해 사용한 시간에 맞추어 기록하는 것은 흔히 있는 일임.

문5 한편 일반적으로 간호일지는 환자가 응급실이든 일반병실이든 간호사가 간호할 경우에 작성하게 되는지 여부.

답 대부분의 병원에서 간호사가 환자를 간호 시에는 기록을 일지에 남김.

문6 환자가 수술을 위하여 수술실에 있는 경우에는 간호일지를 작성하지 않고 통상 마취일지에 그러한 상황을 기재하게 되는지 여부

답 수술실에서 간호일지는 간호사가 직접 환자를 간호하는 것이 아니므로 타부서에서 환자 간호일지와 약간 다른 개념으로 주로 행정적인 면을(보험처리를 위한 수술에 사용한 용품, 수술의와 마취의의 이름, 수술 및 마취 시작과 종료시간 등) 기록하며 의료기관에 따라 따로 기록하지 않는 경우가 있음

5) 망인의 사망원인에 관하여

문1 망인에 대한 사망진단서에 따르면 선행사인이 양수색전증의증으로 중간선행사인이 혈압저하 및 심폐기능저하, 직접사인이 심폐정지로 진단되어 있는지 여부

답 사망진단서에 위에 기술한 내용대로 기재되어 있음.

문2 망인에 대한 부검감정서에 따르면 망인은 좌측관상동맥의 고도 경화에 의하여 혈관내강의 95% 이상이 협착되어 심장이 수혈한 피를 각 기관에 보내지 못하였고 그로 인하여 혈압저하로 인해 사망한 것으로 추정되는지 여부

답 기술한 내용이 사실임.

문3 망인에 대한 진료기록만으로 망인에게 위와 같은 심관상동맥의 경화 및 협착이 있다는 사실을 쉽게 진단할 수 있는지 여부

답 진료기록부상으로 볼 때 환자가 심한 관상동맥질환을 가진 사실을 증명하는 검사소견이 없음. 따라서 수술의사나 마취의사가 수술 전 환자가 관상동맥질환을 가진 사실을 몰랐을 것으로 추정하며 증상이 없고 일반검사상(심전도검사 포함) 특이한 소견이 나오지 않을 경우 젊은 환자에게서 심질환을 진단하기가 매우 힘들 것으로 생각함.

6) 조회대상자와 관련하여

문1 수술과정에서 12:30경 망인의 혈압이 80/60mmHg 으로 떨어지기 시작하여 송○○은 즉시 망인에게 혈액을 수혈하기 시작하였는지의 여부.

답 마취기록지상 수혈을 시작한 것으로 되어있음.

문2 그럼에도 혈압이 정상화되지 아니하여 같은날 13:00경 도파민, 에피네프린을 비롯한 약물을 투여하고 같은 날 13:15경 심정지가 발생하여 인공소생술을 시행하고 계속적으로 수혈하였는지 여부.

답 마취기록지상 질문의 내용대로 기재되어 있음.

문3 하지만 망인은 처음에 자궁이 수축하는 듯하다가 다시 이완되면서 지혈이 되지 아니하여 2,000cc 이상의 혈액을 손실하였고 수술과정에서 5파인트, 심정지 이후부터 사망시까지 4파인트의 혈액을 각 수혈 받았는지 여부.

답 마취기록지상에서 자궁수축 여부는 알 수 없으나 9 units 의 혈액을 수혈한 것으로 기록되어 있음.

문4 그 후 같은 날 15:40경 망인은 이미 의식이 없고 동공이 열린 상태이며 혈압이 측정되지 않는 상태였고 같은 날 16:20경 심폐정지로 사망하였는지 여부.

답 간호기록지에 위의 질의내용대로 기록되어 있음.

문5 당시 수술의사들은 망인의 출혈에 대하여 즉각적인 수혈을 시작하였고 실혈량을 감안할 때 충분한 수혈을 한 것으로 볼 수 있는지 여부.

답 진료기록부상에서는 환자의 정확한 실혈량을 알 수 없으나 즉각적인 수혈을 한 것은 사실이며 8항의 질의내용처럼 2,000cc 정도의 출혈이 있었다면 9units (1unit=400cc 정도)의 수혈로 충분한 보상

이 되었을 것으로 생각함.

문6 그렇다면 망인이 실혈사한 것이라기 보다는 중증의 동맥경화 및 협착으로 인하여 수술도중 허혈성 심질환이 발병하여 혈압이 하강하여 사망한 것으로 보는 것이 더 개연성이 있는지 여부.

답 부검소견상 주관상동맥의 95%가 막혀 있었던 것으로 보아 본 환자는 수술 중의 심한 실혈에 의해 심정지가 발생했을 가능성보다는 관상동맥의 갑작스런 완전 폐쇄로 심정지가 발생하였을 가능성이 훨씬 큰 것으로 사료됨.

III. 서울지방법원 동부지원 제1민사부 판결(97가합16082 손해배상)

■ 주문

1. 원고들의 청구를 모두 기각한다
2. 소송비용은 원고들의 부담으로 한다.

■ 청구취지

피고들은 연대하여 원고 정○○에게 금 14,000,000 원, 원고 정○○에게 금 142,702,928원 및 각 이에 대하여 1994. 9. 5부터 2002. 3. 22까지 연 5%, 그 다음날부터 다 갚는 날까지 연 25%의 각 비율에 의한 금원을 지급하라.

■ 이유

1. 기초사실

가. 원고 정○○은 망 김○○(이하 '망인' 이라 한다)과 사실혼 관계에 있는 남편이고, 원고 정○○은 원고 정○○과 망인 사이에서 출생한 자(子)로서 원고 정○○이 인지한 자이며, 피고 한○○는 서울 ○○구 ○○동에 있는 ○○병원 산부인과 과장으로서 망인이 원고 정○○을 출산할 때 제왕절개술(이하 '이 사건 수술' 이라 한다)을 집도한 의사이고, 피고 송○○은 위 수술에서 마취를담당한 의사이며, 피고 황○○는 위 피고들이 근무하던 ○○병원 원장으로서 피고 한○○와 송○○의 사용자이다.

나. 산모인 망인은 1994. 9. 5. ○○병원에서 제왕절개수술을 받던 중 같은 날 13:15경 심장박동이 정지된 후 심폐소생술을 받다가 16:20경 사망하였다.

2. 원고들의 주장

가. 피고들의 과실

피고들은 망인에 대한 제왕절개수술 과정에서 다음과 같은 과실로 망인을 사망에 이르게 하였다.

(1) 피고 한○○는 레지던트 과정의 수련의이므로 산부인과 과장으로 근무를 할 자격이 없을 뿐아니라 수술경험이 부족하여 제왕절개술을 집도할 능력이 없음에도 불구하고 이 사건 수술을 집도하면서

망인의 태반을 무리하게 박리하는 등 시술상의 잘못으로 망인에게 과다한 출혈을 발생시켰고, 피고 한○○와 송○○은 수술 도중 망인에게 과다한 출혈이 발생하였음에도 적기에 적절한 수혈조치를 취하지 아니하였을 뿐아니라, 이상증세가 양수색전증에 의한 것으로 오진하고 자궁적출술등 필요한 조치를 취하지 아니하였으며, 응급상황에서 인공소생술을 실시하는 경우 치밀하고 세심하게 소생술을 실시하여야 함에도 손으로만 간단히 소생술을 시행하는 등의 과실로 산모인 망인이 과다출혈로 인하여 사망에 이르게 하였으며, 피고 황○○는 자격이 없는 피고 한○○로 하여금 위 수술을 담당하게 한 과실이 있다.

(2) 망인이 과다출혈이 아닌 허혈성 심질환에 의하여 사망하였다고 하더라도, 망인은 관상동맥이 95% 이상 협착된 허혈성 심장질환 환자였고 수술 전에 가슴에 통증을 호소한 바도 있으므로, 수술을 집도하는 피고 한○○로서는 사전에 검사를 통하여 이를 발견하고 필요한 조치를 취할 의무가 있음에도 이러한 조치없이 수술을 강행하여 망인이 수술도중 허혈성 심질환으로 사망에 이르게 한 과실이 있다.

(3) 피고 한○○는 수술 전에 환자인 망인에게 수술의 의미와 결과에 대한 득실을 이해하여 수술여부를 결정할 수 있도록 미리 충분히 설명을 한 후 수술승낙을 받아야 함에도 이러한 설명의무를 다하지 않아 망인의 수술승낙권을 침해한 잘못이 있다.

나. 손해배상청구

따라서, 피고 한○○와 송○○은 의료계약상의 채무불이행내지 불법행위에 기하여, 피고 황○○는 위 피고인들에 대한 사용자책임에 기하여, 망인의 자(子)로서 상속인인 정○○과 사실상의 부(夫)인 원고 정○○에게 망인의 사망에 따른 손해배상금 및 위자료를 지급할 의무가 있다.

3. 판단

우선, 피고들에게 의료상의 과실이 있는지에 관하여 본다.

가. 인정사실

1) 수술 전 상황

(1) 망인은 1994. 1. 경 임신사실을 알고 1994. 4. 20.부터 ○○병원에서 정기적으로 내원, 진료를 받아왔으나 진료과정에서 특별한 이상은 발견되지 않았고, 임신 20주 무렵에 '어제부터 가슴이 아파 식사를 못했다' 고 말한 이외에 특별한 이상을 호소한 사실도 없었다.

(2) 피고 한○○ 이전의 전임 산부인과 과장은 1994. 8. 29. 마지막 검진때 망인에게 고령에 초산임을 이유로 제왕절개수술을 권유하였고 망인과 보호자인 원고 정○○은 이에 응해 1994. 9. 4. 09:00에 수술을 받기로 하였다.

(3) 망인은 수술 전 검사로 1994. 8. 29. 간염검사, 매독검사, 에이즈검사, 간기능검사, 흉부엑스레이 촬

영, 심전도검사, 초음파검사 등을 실시하였으나 경미한 빈혈증세(헤모글로빈 수치 9.0, 정상수치는 10.0이상)가 있을 뿐 별다른 이상증세는 발견되지 않았다.

(4) 1994. 9. 1. 산부인과 과장으로 부임한 피고 한○○는 위 수술예정일에 망인이 금식규정을 지키지 않고 식사를 한 상태로 내원하여 수술일정을 1994. 9. 5. 11:30으로 변경하였다.

(5) 수술 당일에 망인이 보호자인 원고 정○○은 수술과 마취의 필요성, 내용, 예상되는 합병증과 후유증에 대한 설명을 듣고 수술청약서와 서약서, 입원서약서 등을 작성하여 제출하였다.

(6) 수술직전인 1994. 9. 5. 11:00경 망인은 체온 36°C, 맥박수 분당 76회, 호흡 분당 19회, 혈압 120/70mmHg로 모두 정상적인 상태였다.

(7) 피고 한○○는 산부인과 전공의과정 3년차로서 의료법상 제왕절개 수술을 집도할 자격이 있는 자이며, 망인에 대한 이 사건 수술 이전에도 30여 차례의 제왕절개수술을 집도한 바 있다.

2) 수술준비 및 진행상황

(1) 망인에 대한 수술은 1994. 9. 5. 12:00경에 시작되었는데, 산부인과 과장인 피고 한○○가 집도를, 마취과장인 피고 송○○이 마취를 각 담당하고 수술집도 보조의사 김○○, 수술보조 간호사 강○○, 마취보조 간호사 장○○, 수술장비 등 운반간호사 김○○ 등 6명이 참여하였다.

(2) 수술 당시 ○○병원에는 충분한 양의 수혈용 혈액이 보관되어 있었고, 이 사건 수술실에도 2파인트의 혈액이 미리 준비되어 있었다.

(3) 마취과장인 피고 송○○은 전신마취제인 팬토달쏘디움 250mg을 주사기에 담아 망인 왼팔정맥에 주사한 후 근육이완제인 썩씨닐콜린 70mg을 정맥주사하였고, 근육이 이완된 후에 기관튜브를 삽관하고, 장기간 근육이완제인 마이오블락 4mg을 정맥주사하고, 삽관한 기관튜브에 산소와 이산화질소(마취제)를 투입하여 마취과정을 마쳤으며, 수술 시작 후에도 주마취제인 아이소프로란 0.5볼륨%(정상인의 경우에는 1.25볼륨%를 투여하나 산모의 경우에는 0.5볼륨%만 사용함)를 투여하였다.

(4) 피고 한○○는 마취 후, 망인의 치골에서부터 약 2-3cm 윗쪽 부분에 가로 10cm 정도 크기로 피부, 지방, 건막(근육을 덮어주는 막), 근육, 복막(장을 덮어주는 막)을 순차 절개한 뒤 자궁복막(자궁을 싸고 있는 막)을 절개하고, 이어서 방광과 자궁이 붙은 부분을 절개하여 방광을 박리한 후 자궁근육을 절개하고, 양수를 수술 집게로 터뜨린 후 12:15경 태아를 꺼내고 태아에 대한 응급처치를 한 후 태아를 분만간호사에게 건네주었다.

(5) 태아 분만 후 피고 송○○은 자궁수축제인 옥시토신 20유니트를 수액 1,000cc에 혼합하여 분당 15 내지 20방울씩 투여하고 자궁수축제인 메털진 1앰플을 정맥주사 한 후 진통제 팬타조신 30mg을 정맥주사하였으며, 당시까지 망인의 상태는 정상이었다.

(6) 피고 한○○는 12:20경 태아 분만 후 태반을 제거하려 하였으나 망인의 태반이 자궁 속에 깊히 박혀 있고 자연반출이 되지 않은 상태여서 왼손으로 탯줄을 잡고 태반을 오른손으로 박리(손으로 떼어 냄)하였으나 완전히 제거되지 않고 태반의 뿌리 부분이 자궁벽에 약 0.5cm가량 크기로 약간 량이

잔류하여, 이 부분을 거즈로 닦아 낸 후 망인의 자궁에 수축이 일어나고 있음을 확인한 다음 절개의 역순으로 절개부분 봉합을 실시하였다.

3) 수술 중 출혈과 혈압강하 및 심폐소생술 시행

(1) 1차로 자궁봉합수술을 시행할 무렵인 12:25경 망인의 맥박이 분당 110 내지 120회(정상인의 맥박은 80 내지 100회)로 올라가고 혈압이 하강하기 시작하자 피고 송○○은 출혈이 있는 것으로 판단하고 수혈을 시작하였으며, 수혈을 시작한 이후에도 혈압이 계속 떨어져 12:35경에 80/60mmHg(정상인은 120/80 내지 110/70mmHg)으로, 13:05경에는 70/50mmHg로 떨어졌다.

(2) 피고 송○○은 혈압이 떨어지기 시작하자 13:00경 심장박동 촉진제인 도파민 200mg을 수액 500cc에 섞어 투여하면서 13:15경까지 5파인트 2,000cc(1파인트는 340cc이나 60cc는 혈액응고 방지제인 시.피.디이므로 통상 1파인트를 400cc라고 함)를 수혈하였으나 혈압은 계속하여 떨어졌고 13:15경에 심정지 상태에 이르렀다.

(3) 피고 한○○와 송○○은 13:15경 망인이 심정지에 이르자 심폐소생술로서 심장수축촉진제인 에피네프린 1mg을 정맥주사하고 심장마사지를 실시하였고, 13:30경에는 맥박은 약간 뛰는 상태였으나 혈압은 돌아오지 않아 솔루코테프 2앰플을 정맥투여하고 심장마비에 따른 대사성산증(몸이 산성화되는 것)을 방지하기 위하여 중탄산나트륨 ($NaHCO_3$) 4앰플을 정맥주사하고, 13:45경 다시 심장마비가 와서 심장마사지를 실시하고 강심제인 칼슘크로라이드($CaCl_2$) 1,000mg을 정맥주사하자 다시 맥박은 약간 뛰었다가 심정지 상태가 유지되었으며, 15:40경 망인을 중환자실로 옮겨 심폐소생술을 계속하였으나 16:20경 심장박동이 완전히 멈추어 소생불능 상태에 이르렀다.

(4) 태반박리 이후 심정지가 시작된 13:15경까지 망인의 출혈량은 약 2,000cc(태반의 강제 박리시 일부 태반이 잔류하는 환자의 경우 통상 약 1,000 내지 1,500cc 정도의 출혈이 있다) 정도였고 당시까지의 수혈량은 5파인트(2,000cc)이었으며, 심정지가 온 이후에도 망인에게 계속적인 하혈이 있어 소생술을 중단한 16:20경까지 약 4파인트(1,600cc)를 더 수혈하였다.

4) 망인의 심질환

망인은 심비대(心肥大) 및 지방침착(脂肪沈着) 증세가 있고 이 사건 수술 이전에 이미 좌측 관상동맥 좌전하지에서 경화(硬化)가 생겨 95%이상의 관상동맥이 막혀 있는 중증의 관상동맥 협착 및 경화 질환을 가지고 있었다.

5) 산과에서의 태반박리와 출혈에 대한 일반적 대처

(1) 산부인과에서는 일반적으로 태반 박리시 태반이 잘 떨어지지 않는 경우 태반과 자궁벽 사이로 손을 밀어넣어 태반을 강제 박리하는 방법을 사용하고 있는데, 한 손을 자궁과 태반사이에 밀어 넣고 다른 손으로 탯줄을 잡고 힘을 가하여 태반을 박리하더라도 특별한 사정이 없는 한 산모에게는 특별

한 무리가 생기거나 이상 출혈이 일어날 가능성은 없는 것으로 보고되어 있다.

(2) 태반을 강제 박리하였음에도 태반이 잔류하는 경우 자궁소파기구로 소파하거나 잔류태반이 큰 경우 겸자 등으로 뜯어내는 경우도 있으나 태반유착증의 경우 완전한 태반제거가 매우 어려워 출혈이 심하지 않은 잔류태반은 산욕기 후 다시 자궁소파술등으로 제거하는 방법을 사용하고 있다.

(3) 수술 중에는 질구를 통한 출혈량을 정확히 판단하기 어려운 경우가 많은데, 출혈이 계속되는 경우에는 자궁수축제를 투여하고 자궁마사지를 실시하면서 수혈을 하면 정상으로 돌아오게 되나, 처치 이후에도 자궁수축이 전혀 일어나지 않으면서 2,000cc 이상의 출혈이 계속되는 경우에는 다른 사정들을 종합적으로 고려하여 자궁적출술을 실시할지 여부를 고려하게 된다.

6) 허혈성 심장질환

(1) 허혈성 심장질환이란 산소의 수요와 공급에 불균형이 생겨 초래되는 심장기능의 이상으로서 가장 많은 원인은 관상동맥의 협착 등 질환에 기인하고, 관상동맥협착증에 의한 허혈성 심질환은 심장에 혈액을 공급하는 혈관이 막혀 심장이 제대로 박동되지 않는 증상으로서 심한 관상동맥협착증의 경우 심근의 수축기능이 떨어지고 심정지가 일어나 사망에 이르게 된다.

(2) 수술 시 투여되는 마취제와 수술시술 자체는 심장의 부담을 증가시키게 되는데 이러한 경우 수술 전 소량의 혈류 공급으로 지내던 중증의 관상동맥질환자는 사망할 가능성이 약 2.4%에 이르며 스트레스 역시 관상동맥질환을 악화시키는 원인으로 작용한다.

(3) 관상동맥 환자는 기본 심전도검사를 하더라도 약 25~50%가 정상으로 나타날 수 있고 관상동맥이 50~75% 정도로 막혀 있는 경우에도 증상이 나타나지 않을 수 있어 이러한 경우에는 24시간 심전도검사, 심장초음파검사, 관상동맥조영술 등 정밀검사를 하여야만 이를 발견할 수 있다.

7) 분만 중 출혈 및 처치

(1) 분만 3기가 끝난 후의 출혈을 분만 후 출혈이라 하는데 제왕절개로 분만하는 대부분의 산모는 약 500 내지 1,000cc의 출혈을 보이나 임신 동안 약 30 내지 60%의 혈액이 자연증가되므로 이와 같은 출혈로 산모에게 특별한 문제가 발생하지는 않는 것으로 보고되어 있다.

(2) 산모가 질에서 과도한 혈액손실(실혈)이 의심되는 경우 의사는 자궁이완, 잔류 태반의 절편, 생식로 열상 유무를 확인하고, 명백히 출혈이 확인되면 정맥을 확보하여 혈액과 전해질 용액을 투여하는 조치를 취하여야 한다.

(3) 일반적으로 사람의 몸속에는 약 5,000 내지 6,000cc의 혈액이 있고 이 중 절반 정도인 약 2,500 내지 3,000cc가 출혈 등으로 소실되면 사망하는 것으로 보고되고 있다.

나. 과실 여부에 대한 판단

1) 망인의 사인

위 인정사실에 의하면, 태반이 자궁벽에 유착되어 있어 태반박리 후에도 잔류태반이 있는 경우 과다한 출혈이 일어날 가능성이 있고, 망인의 경우에도 일부 태반이 잔류한 상태였으며, 망인이 이 사건 수술 당시 보통의 제왕절개수술 환자보다 약 500 내지 1,000cc 정도 많은 출혈을 한 것으로 추측되기는 하나, 피고 한○○와 송○○은 혈압과 맥박수의 변화를 통하여 출혈 징후를 발견하고 곧바로 수혈을 시작하여 심정지가 있은 시점까지 2,000cc의 혈액을 수혈하였으므로 망인이 사망할 무렵 망인에게 사망에 이를 정도의 실혈이 있지는 않았던 것으로 보이고, 따라서 망인이 과다출혈(실혈)에 의하여 사망하였다고 보기는 어렵다.

오히려, (1) 망인은 관상동맥의 95%가 협착, 경화된 중증의 관상동맥질환자였고, (2) 이러한 관상동맥질환자의 경우 임신으로 인한 스트레스나 수술을 위한 마취제 투여, 수술 자체로 인한 스트레스 등에 의하여 허혈성 심질환으로 진행될 가능성이 높으며, (3) 중증의 관상동맥환자의 경우 수술과정에서 사망률이 매우 높고, (4) 일반적으로 제왕절개수술 중에 출혈이 있는 경우에는 수혈을 통하여 피를 심장에 공급하면 정상으로 회복될 수 있으나, 동맥경화로 인하여 허혈성 심질환이 진행되는 경우에는 혈관이 막혀있어 수혈한 피가 심장으로 공급되지 않고 심장박동이 제대로 이루어지지 않으므로 수혈로 정상회복이 될 수 없는데, 망인의 경우 지속적으로 수혈을 하였음에도 계속 혈압이 떨어지는 등 정상회복이 되지 않았는 바, 이러한 사정들에 비추어 볼 때 망인은 관상동맥이 심하게 협착되어 있어 수혈된 혈액이 심장으로 전달되지 않고 모두 다시 출혈되었던 것으로 보이므로 과다출혈(실혈)에 의한 쇼크사가 아닌 중증의 관상동맥협착에 의한 허혈성 심질환으로 사망한 것으로 판단된다.

2) 수술과정에서의 과실 여부

(가) 과실에 의한 과다출혈 유발 여부

위 인정사실에 비추어 볼 때, 원고들이 제출한 증거들만으로는 피고 한○○가 이 사건 수술을 집도할 자격이 없다거나 수술상의 과실로 과다출혈을 유발시켰음을 인정하기에 부족하고 달리 증거가 없으며, 오히려 태반박리가 어려운 환자의 경우 손을 이용하여 강제로 이를 박리하는 것은 일상적인 처치방법이고 피고 한○○는 이 사건 수술을 집도할 자격을 갖춘 의사로서 이러한 시술 원칙에 따라 적절히 시술한 것으로 인정되므로 원고들의 위 과실 주장은 이유 없다.

(나) 적기에 수혈이 이루어지지 않았는지 여부

망인의 혈압이 떨어지고 맥박이 상승하기 시작하자 피고 송○○은 곧바로 수혈을 시작하여 13:15까지 약 2,000cc, 16:20까지 추가로 약 1,600cc를 수혈하였고, 당시는 망인의 혈압이 급격히 떨어지고 있어 소생술을 실시하고 있던 급박한 시점이었으며, 피고 한○○와 송○○은 출혈과정 내내 환자 옆에서 대기하고 있었고, ○○병원은 미리 수혈을 위한 혈액을 충분히 확보하고 있었던 사실은 앞서 본 바와 같다.

이러한 사정에 비추어 볼 때, 피고 송○○이 수혈 시간과 수혈량에 대하여 진료기록을 작성하지 아니하였다는 사정만으로 적기에 수혈이 이루어지지 않은 과실이 있음을 추인하기에는 부족하고 달리 이를 인정할 증거가 없어, 원고들의 위 과실 주장 역시 이유 없다.

(다) 과다출혈에 대하여 자궁적출술 등 필요한 조치를 취하지 않은 과실이 있는 지 여부

망인의 사인이 허혈성 심질환이었음은 앞서 본 바와 같고, 망인에게 다소의 출혈이 있었다 하더라도 위 피고들은 망인 옆에 대기하면서 망인에게 수혈과 소생술 등 응급조치를 취하였으며, 자궁적출술은 자궁 수축이 일어나지 않고 대량의 출혈이 있는 경우 최종적으로 고려할 수 있는 처치법인데 당시 망인은 정상적으로 자궁의 수축이 이루어지고 있었으므로, 위와 같은 상황에서 위 피고들이 자궁적출술을 시행하지 아니 하였다 하여 어떠한 과실이 있다고 볼 수도 없다 할 것이므로 원고들의 위 과실 주장도 이유 없다.

3) 허혈성 심질환을 미리 발견하고 필요한 조치를 취하지 아니한 채 수술한 과실이 있는지 여부

망인은 임신 20주 무렵에 가슴에 통증을 호소한 이외에 특별히 동맥 질환의 의심이 있는 증세를 보인 바가 없고, 동맥 질환으로 치료를 받은 병력도 없으며, 수술 전 통상적인 심전도검사에서도 정상으로 판정되었음은 앞서 본 바와 같다.

그렇다면, 이러한 상황에서 제왕절개수술을 담당하게 될 의사가 산모에게 24시간 심전도검사 등정밀검사까지 실시하여 관상동맥의 이상 유무 등을 미리 확인할 의무가 있다고 볼 수는 없으므로 원고들의 위와 같은 과실 주장도 이유 없다.

4) 설명의무를 위반하여 망인의 수술승낙권을 침해하였는지 여부

앞서 인정한 사실과 갑 제4호증의 1, 2, 4의 각 기재에 비추어 볼 때, 원고들이 제출한 증거들만으로는 피고 한○○가 망인에 대하여 수술과 관련한 설명의무를 위반하였음을 인정하기에 부족하고 달리 이를 인정할 증거가 없으므로 원고들의 위 주장 역시 이유 없다.

다. 소결

그렇다면, 피고들의 과실에 의하여 망인이 사망하였음을 인정할 수 없으므로 이점을 전제로 한 원고들의 불법행위 내지 채무불이행에 기한 손해배상 주장은 더 나아가 살펴 볼 필요 없이 이유 없다.

4. 결론

따라서, 원고들의 피고들에 대한 청구는 이유 없으므로 이를 모두 기각한다.

참고사항

이 사건은 산모가 전신마취하에 제왕절개술을 받고 태아를 분만한 직후 심정지가 발생하여 사망한 경우로 부검결과 중증의 관상동맥협착 및 관상동맥경화 소견을 보였음. 재판부는 환자의 사망은 중증의 관상동맥협착에 의한 허혈성 심장질환으로 인한 것이며 수술 중 의사의 과실은 없다고 판단하여 의사승소 판결을 내림. 환자의 사망과 관련한 의료분쟁 시 부검소견이 사망원인의 추정에 큰 역할을 함을 알려주는 사례였음.

▶ 사례 15(산부인과)

I. 사건 개요

환자(47세 여)는 2002. 6. 11. 14:00경부터 서울 ○○구 소재 오○○산부인과에서 질성형 수술을 받기 위해 diazepam 10mg, demerol 50mg을 정맥투여 받았는데 당시 혈압은 110/70mmHg, 맥박은 분당 70회였으며, 수술 중 환자가 움직이면 담당의사가 리도카인을 국소적으로 외음부 피하에 주입하면서 질성형 수술을 시행하였음. 동일 14:18경 수술을 마친 직후 환자에게서 호흡곤란, 청색증, 혈압하강이 발생하여 기도삽관을 시행하고 산소 투여, 심장맛사지, 에피네프린 투여 등의 심폐소생술을 시행하면서 강남 ○○병원으로 후송하였으나 환자는 후송 도중에 사망하였음.

환자의 부검소견에서는 심비대, 국소적으로 형성된 경도의 관상동맥경화 및 심근의 조직학적 검사에서 심근세포의 비후 소견을 보였음.

II. 서울 ○○경찰서 형사 61110-1694 수사협조 의뢰 건에 대한 회신

문1 이쁜이 수술(질성형술) 시에 심비대 및 심관상동맥경화 등에 기인하여 약물을 사용하여 사망한 사례가 있는지 여부와 있으면 그 원인이 무엇인지

답 심비대와 관상동맥경화 등의 심장병변을 가진 환자에서는 질성형술과 같은 비교적 간단한 수술의 경우에도 마취유도 과정이나 마취 중 혹은 마취에서 회복될 무렵에도 갑작스런 혈압하강, 서맥 등의 심혈관계변화에 이어 심정지가 발생하여 환자가 사망하는 사례들은 있으며 원인은 주로 기존의 심장질환에 마취약제가 유인으로 작용하여 질환을 급격히 악화시키거나 이차적 변화를 초래하여 사망케 한 경우가 다수였음.

참고로 이 환자에게 투여된 약제와 심장질환을 가진 환자의 마취관리에 대한 원칙에 대해 약술하면 다음과 같습니다.

1. diazepam은 benzodiazepine 계열의 수면, 진정제로서 마취유도나 유지를 위한 보조약제로 임상 마취분야에서 자주 사용되고 있으며 통상 사용량에서는 순환이나 호흡에 대한 억제 작용은 경미한 것으로 알려져 있음.
2. demerol은 opioid계의 마약성 진통제로서 마취 전투약이나 수술 중 또는 수술 후의 진통목적으로 사용되며 호흡억제 작용과 심근수축력 억제, 빈맥, histamine 분비에 의한 혈압하강, 전신혈관저항의 감소 등을 일으킬 수 있음.

   그리고 두 약제를 동시에 투여할 경우에는 두 약제의 효과가 상승작용 synergistic effect을 일으켜 호흡억제나 순환억제 효과를 강화시킬 수 있기 때문 동시 투여 시에는 특별한 주의가 필요함.
3. lidocaine 은 amide 계열의 국소마취제로 국소마취와 항부정맥 치료제로 널리 쓰이고 있는 약제임. 즉, 척추마취, 경막외마취, 미추마취, 말초신경 차단술, 국소 침윤마취 등에 사용되며 사용량

은 최대용량이 4.5mg/kg이나 epinephrine을 함께 사용할 경우에는 7mg/kg 까지 사용할 수 있음. 그러나 과용량을 사용할 경우에는 중추신경계와 심혈관계에 독성작용을 나타내어 어지러운 증상에서부터 경련, 호흡정지, 무의식, 심한 저혈압, 서맥, 순환정지까지 초래할 수 있음.

4. 심비대나 관상동맥질환 등 심장병변을 가진 환자는 정상인과 달리 마취약제의 투여와 마취관리 과정에서의 자극에 대한 반응으로 심한 심혈관계 불안정(저혈압, 고혈압, 서맥, 빈맥, 부정맥의 발생 등)을 초래할 가능성이 크고 이러한 증상이 환자의 심혈관상태를 더욱 악화시켜 순환허탈이나 순환정지를 일으킬 수 있음. 따라서 심혈관계 질환을 가진 환자의 마취시에는 사용하는 약제가 호흡계와 순환계에 미치는 영향과 환자의 질환상태(병태생리와 치료여부 등)에 대하여 충분한 지식을 갖고 마취방법, 약제의 선택이나 용량에 주의를 하여야 하며 마취 중에는 환자감시장비를 이용하여 지속적으로 환자상태 변화를 관찰하고 응급처치의 필요성에 대비한 약제와 기구 및 장비를 갖추는 것이 중요함.

문2 당시 진료기록부에 담당의사가 주의를 다하였는지 여부와 과실 등 문제점이 있는지 여부

답 마취기록지가 첨부되어 있질 않아(별도로 작성하지는 않은 것으로 보임) 마취 중 환자상태 변화를 정확하게 알 수는 없으나 진료기록부상으로 볼 때 환자는 수술 전 atropine 1amp을 근육주사 받았고 이어 정맥마취제인 diazepam 10mg과 마약성 진통제인 demerol 50mg을 정주 받았음. 수술 중의 환자감시는 혈압과 맥박측정만을 한 것으로 보임. 혈압은 110/70mmHg로 맥박은 70회/분으로 유지되었으나 수술 직후 갑자기 환자에게서 호흡곤란과 청색증이 발생하여 기관삽관을 하고 산소투여, 심장마사지, epinephrine 투여 등 심폐소생술을 시행하면서 환자를 대학병원으로 후송하였으나 환자는 도중 사망한 것으로 보임.

진료기록부의 내용만으로는 수술 전에 환자가 심장병변을 가졌는지를 알았는지(심전도, 흉부방사선검사 시행여부), 마취 중에 혈압과 맥박측정 외에 다른 생체활력징후(특히 호흡) 변화를 지속적으로 감시하였는지 여부를 알 수 없어 담당의사의 과실여부에 대하여 판단하기는 어려움. 호흡곤란과 청색증 발현 후의 응급조치는 적절하였다고 판단함.

문3 이때 의사의 과실을 인정할 수 있는지 여부를 질의하오니 참고자료가 있으시면 같이 회보하여 주시기 바랍니다.

답 위 문항들의 답변내용을 참조하기 바랍니다.

참고문헌으로는 Morgan GE: Clinical anesthesiology 3rd edition. 2002 의 비흡입성 마취제(p160-169)와 심혈관질환을 가진 환자의 마취관리(p386-405)장을 참고하시기 바랍니다.

참고사항

부검감정서의 소견에서는 환자의 사인을 심비대 및 심관상동맥경화 등에 기인한 급성 심장사로 추정하였음. 급성 심장사(sudden cardiac death)는 해부학적인 심장의 병변유무와 관계없이 사망시간이나 양상을 전혀 예상하지 못하고 있는 상태에서 급성 증상이 발생하여 1시간 내에 의식소실과 함께 외부 원인이 없이 심장의 이상으로 사망한 경우를 말함. 비록 본 변사자의 심장에서 보는 병변(심비대, 국소적으로 형성된 경도의 관상동맥경화 및 심근의 조직학적 검사에서 심근세포의 비후소견을 보는 점)이 직접사인으로 고려할 수 있을 정도로 심각한 정도는 아니지만 심비대가 있는 경우 심전도계의 불안정성 등으로 인하여 기능적인 이상(부정맥 등)이 발생하여 사망에 이를 수 있다고 알려져 있는 바, 사건 개요 및 부검소견을 종합하여 볼 때 본 변사자의 사인은 급성 심장사의 가능성을 우선적으로 고려할 수 있으나 수술을 하기위해 투여한 마취약제들(diazepam, demerol, lidocaine)의 호흡억제 작용이 환자의 증상발현에 유발요인으로 작용하였을 가능성도 배제할 수 없다고 하였음.

▶ 사례 16(신경외과)

I. 사건 개요

교통사고로 인하여 뇌경막하수종이 발생된 환자(44세 남자)가 뇌수술을 받기 위한 마취유도중 환자의 목의 기형(사경 : torticollis)으로 기관내 삽관에 실패하고 즉시 기관절개술을 시행하여 호흡을 유지하였으나 심정지가 발생함. 즉시 심폐소생술을 시행하였으나 환자는 사망함. 부검소견에서 환자는 심비대, 고도의 관상동맥경화 및 협착소견을 보였음.

II. 청주지방법원 제2민사부 99나5058 구상금건의 사실조회 의뢰에 대한 회신

■ 조회할 사항

다음의 시술은 교통사고로 인한 뇌경막하수종으로 뇌천두술을 시행하는 과정에서 필요한 마취의 방법 중 기관삽입술과 기관절개술과 관련한 것입니다.

문1 기관삽입술과 기관절개술의 시술 시 위험도를 구체적인 수치로 나타낼 수 있으면 그 수치는

답 기관삽입술(기관삽관술)은 전신마취 시행 시 환자의 호흡을 인위적으로 조절하기 위하여 환자의 기관내에 튜브를 삽입하는 것을 말하며 이것은 마취의 한 과정임. 상기도의 해부학적 구조가 정상인 환자에서는 큰 어려움 없이 기관내 삽관을 할 수 있으나 후두경검사 시 혀를 충분히 비키게 할 수 없는 경우, 후두경의 삽입이나 성문의 노출이 어려운 경우, 입을 벌리기가 어려운 경우, 경추의 운동제한이 있는 경우에는 기관내 삽관이 매우 어려울 수 있으며 그 위험도는 Cormack 과 Lehane의 후두경 소견에 따른 분류(Grade I- IV)와 Mallampati의 개구시에 인두와 혀의 크기의 소견에 따른 분류(Class I-IV)에 따라 Grade와 Class가 증가할수록 기관내 삽관의 어려움이 커짐. 기관삽관과 마스크에 의한 환기의 유지가 불가능하여 환자가 뇌손상을 받거나 사망할 확률은 보고자들마다 차이가 있으나 J L Benumof는 기관내 삽관이 불가능한 경우는 5-35명/10,000명이고 환기마저 불가능한 경우는 0.01-2.0명/10,000명 으로 보고함.

기관절개술은 기관내 삽관이 불가능할 때 응급으로 기도확보를 위해 시행하거나 중환자의 호흡관리 시에 장기간의 기계적 환기를 필요로 하는 경우 시행하는 방법으로 가장 확실한 기도확보 방법이나 시술의 어려움이 기관내 삽관보다 크며 합병증의 발생 가능성이 기관내 삽관에 비해 높음. 기관절개술과 관련한 사망률은 0.9-5.2%로 보고됨.

문2 위 수치에 기준하여 기관삽입술과 기관절개술의 선호도 및 기관삽입술이 선호되는 이유는

답 기관삽관술은 전신마취 시에 통상적으로 시행하는 마취의 한 과정이며 기관절개술은 기관내 삽관이 불가능할 경우 응급으로 시행하는 기도확보 방법이므로 당연히 기관삽관술이 선호됨.

문3 별첨 감정서상의 마취사고(호흡장애에 의한 저산소증)와 관련하여

❶ 이것이 불가피하게 발생하였는지

답 환자가 사경Torticollis을 가진 것으로 보아 기관내 삽관이 힘들었을 것으로 추정되며 빨리 기관절개술을 시행하여 기도를 확보한 것은 적절한 처치로 생각함. 환자는 원래 지니고 있던 고도의 관상동맥 경화 및 협착으로 인해 짧은 기간의 저산소증에도 견디지 못하고 심정지가 초래된 것 같으며 계속된 심폐소생술에도 불구하고 심장기능이 돌아오지 않아 사망한 것으로 추정함.

❷ 불가피하다면 이후의 처치는 적절하였는지

답 가항에서 답한 것처럼 처치는 적절하였다고 생각함

❸ 본건 발생이 의료기술상의 문제에 해당하는지

답 환자가 정상 심장기능을 가졌다면 기관내 삽관 실패와 기관절개술 사이의 저산소증은 견디어 낼 수 있었을 것으로 추정하며 심정지가 일시 초래되었더라도 즉시 시행된 심폐소생술에 반응하였을 것이나 환자는 기존의 심장질환으로 인해 쉽게 심정지가 초래되었고 또한 심폐소생술에도 반응하지 않은 것으로 보여지므로 의료기술상의 문제는 없는 것으로 생각됩니다.

III. 청주지방법원 제 2 민사부판결(99나 5058 구상금) 제1심 판결 청주지방법원 1999.11.3. 선고 98가단 10137 판결

■ 주문

1. 제1심 판결 중 원고에 대하여 금 23,166,000원 및 이에 대한 1998.5.20.부터 2000.8.24.까지는 연 5%의, 그 다음날부터 완제일까지는 연 25%의 각 비율에 의한 금원을 초과하여 지급을 명한 피고 패소부분을 취소하고, 위 취소부분에 해당하는 원고의 청구를 기각한다.
2. 피고의 나머지 항소를 기각한다.
3. 소송 총비용은 이를 5분하여 그 중 2는 원고의, 나머지는 피고의 각 부담으로 한다.

■ 청구취지

피고는 원고에게 금 41,580,000원 및 이에 대한 1998. 5. 20.부터 제 1심판결 선고일까지는 연 5%의 그 다음날부터 완제일 까지는 연 25%의 각 비용에 의한 금원을 지급하라.

■ 항소취지

제 1심판결을 취소한다. 원고의 청구를 기각한다.

■ 이유

1. 구상권의 발생

가. 인정사실

(1) 김○○은 1996. 3. 24. 14:40경 원고의 피보험차량인 경남 2버 ○○○○호 아반떼 승용차를 운전하여 충북 보은읍 ○○리 앞 노폭 4.2m 가량의 도로상을 보은읍 쪽에서 ○○리 쪽으로 시속 약 50km의 속력으로 진행 중, 때마침 앞서 가던 유○○ 운전의 충북 보은 나 ○○○○○호 오토바이를 추월하다가 맞은 편에서 오는 차량을 발견하고 급히 도로 우측으로 진입한 잘못으로 위 오토바이의 좌측 뒷부분을 위 승용차의 우측 휀다 뒷부분으로 들이 받아 그 충격으로 위 오토바이의 뒷좌석에 타고 있던 박○○으로 하여금 뇌좌상, 뇌경막하수종 등의 상해를 입게 하였다.

(2) 위 박○○은 이 사건 사고 후 즉시 청주시 ○○구 ○○동에 있는 피고 의료법인 ○○재단 ○○병원(이하 피고 병원이라 한다)에 입원하여 진단을 받고, 뇌전산화 단층촬영을 한 결과 외상으로 인하여 뇌막이 찢어짐으로써 뇌척수액이 흘러 나와 뇌조직을 압박하는 상태인 소위 뇌경막하 수낭종의 증상이 나타났으나 특이한 외상도 없고 머리에 약간의 통증이 있는 정도에 불과하자 같은 달 26. 퇴원하였다.

(3) 피고 병원 신경외과 의사 강○○는 같은 달 27. 두통 및 현기증 증세를 호소하며 다시 찾아 온 위 박○○을 입원시키고, 같은 해 4. 1. 뇌전산화 단층촬영을 실시한 결과 뇌수낭종이 증가된 증세를 보여 위 박○○에 대하여 뇌척수액을 빼내는 수술을 시행하기로 결정하였다.

(4) 피고 병원 마취과 의사 노○○은 같은 날 21:00경 위 수술 전에 위 박○○에 대해 실시한 혈액검사, 간기능검사, 심전도검사, 소변검사, 흉부 방사선검사 등을 검토한 결과 나머지는 모두 정상이나 흉부 방사선검사상 '약간의 심비대' 증상이 있다는 것과 위 박○○이 선천적으로 머리와 기도(목)가 좌측으로 15 내지 20도 정도 돌아가 있는 사경斜頸 증세를 보이고 있는 것을 확인하였고, 또한 위 박○○의 좌측 복부에 약 8cm 정도의 수술자국이 있어 위 박○○의 부인에게 확인한 결과 그 전에 탈장 수술을 하였고 그 당시에도 마취가 어려워 2~3회 실시하였다는 사실을 전해 들었으며, 위 수술에 앞서 전신마취 시행시 환자의 호흡을 인위적으로 조절하기 위하여 환자의 기관내에 내경의 지름이 7.5cm인 관(튜브)을 삽입하는 기관삽관술을 약 1분동안 2회에 걸쳐 시도하였으나 위 박○○의 입안을 통하여 기도를 찾는 것이 어려워 실패하였고, 그 무렵 위 박○○이 갑자기 호흡곤란 증세를 보여 위 노○○은 위 박○○에게 인공호흡을 시켰으나 위 박○○이 깨어나지 않고 자발호흡을 하지도 못하여 유심히 살펴보니 위 박○○의 기관지에 경련이 일어나고 있었고 심전도상 이상이 확인되었으며, 그로 말미암아 인공호흡조차 제대로 이뤄지지 않았고, 옆에서 이를 지켜보고 있던 위 강○○는 위 박○○에게 수면제 및 근육이완제를 투여한 다음 응급처치로서 약 2분 동안에 걸쳐 기관절개술을 시행하였으나 호흡곤란 및 안면부 창백 증세가 계속되었으며, 그 후 심폐소생술 시행에도 불구하고 위 박○○은 같은 날 22:40경 심장마비로 사망하였다.

(5) 망 박○○에 대한 국립과학수사연구소의 부검결과에 의하면, 망 박○○의 직접적인 사인은 심각한 기존의 심장병변(심비대 및 고도의 관상동맥경화) 및 이의 악화에 중요한 영향을 미친 것으로 여겨지는 마취과정 중 발생한 저산소증으로 인한 급성 심장사이고, 망 박○○과 같이 상당히 진행된 심

장병변이 있는 예에서도 증상이 별로 없는 경우가 많아 진단이 쉽지 않으며, 수술 전 시행하는 통상의 심전도검사에서도 진단되지 않는 경우가 흔히 있다고 한다.

(6) 망 박○○의 유족들은 원고를 상대로 청주지방법원 96가합6421호로 이 사건 사망사고로 인한 손해배상청구소송을 제기하였고, 그 후 원고가 대전고등법원 97나7330호로 항소를 제기하여 1998. 4. 16. '원고는 망 박○○의 유족들에게 합계 금 65,765,697원 및 이에 대하여 1996. 3. 24.부터 1998. 4. 16 까지는 연 5%의, 그 다음날부터 완제일까지는 연 25%의 각 비율에 의한 금원을 지급하라' 는 판결이 선고되었으며 그 무렵 위 판결은 확정되었는데, 원고는 망 박○○의 유족들에게 1997. 10. 21. 1심판결금에 대한 가지급금으로 합계 금 70,200,000원(금 50,000,000원 + 금 20,200,000원)을 지급하였고, 또한 원고는 위 소송에 관한 원고의 소송대리인인 오○○에게 변호사보수금으로 1심에 관하여 1998. 1. 22. 금 3,880,000원을, 2심에 관하여 1998. 4. 30. 금 2,000,000원 및 같은 해 5. 19. 금 1,140,000원을 각 지급하여 합계 금 7,020,000원(금 3,880,000원 + 금 2,000,000원 + 금 1,140,000원)을 지급하였다.

나. 판단

(1) 위 인정사실에 의하면, 망 박○○의 사망은 원고의 피보험차량을 운전한 위 김○○의 교통사고로 인한 과실과, 망 박○○에게 있었던 심각한 기존의 심장병변(심비대와 고도의 관상동맥경화) 및 기도구조의 이상과, 망 박○○에게 뇌척수액을 빼내는 수술 전에 이미 흉부 방사선검사 및 육안, 문진을 통하여 망 박○○에게 '약간의 심비대' 증상과 사경斜頸증세가 있고, 과거 탈장 수술시 마취에 어려움이 있었다는 사실을 확인하였으므로 의학상 선택할 수 있는 여러 가지 삽관법의 장단점과 부작용을 충분히 비교, 검토하여 망 박○○에게 가장 적절하고 안전한 삽관법을 선택하여야 함에도 불구하고, 통상 중증의 심비대의 경우가 아니면 별다른 조치를 취하지 않는다거나 중증의 심장질환을 확인하려면 심장조영술 등을 시행하여야 하는데 망 박○○은 응급환자였기 때문에 그렇게 하지 못했다는 이유로, 기도가 전혀 보이지 않아 사실상 관(튜브)를 사용할 형편이 아니었던 망 박○○에게 기도의 해부학적 구조가 정상인 환자에게나 사용하는 내경의 지름이 7.5mm인 관(튜브)를 사용하여 약 1분 동안 기관내 삽관술을 2회에 걸쳐 시도하다가 그 과정에서 자력으로 호흡이 불가능한 망 박○○에게 정상적인 호흡상태보다 적은 양의 산소가 공급되도록 함으로써 망 박○○의 사망원인인 마취과정 중에 발생한 저산소증의 발생에 기여한 위 노○○의 과실이 경합하여 발생한 것이다.

(2) 따라서, 위 노○○은 망 박○○의 사망에 대한 공동불법행위자로서 망 박○○의 사망 사고로 인하여 손해를 입은 망 박○○ 및 그의 유족들에게 그 손해를 배상할 책임이 있으므로 피고 병원은 위 노○○의 사용자로서 위 노○○의 사무집행에 관하여 망 박○○ 및 그의 유족들에게 발생한 손해를 배상할 책임이 있고, 또한 원고는 위 김○○의 보험자로서 망 박○○의 사망 사고로 인하여 손해를 입은 망 박○○ 및 그의 유족들에게 손해를 보상할 책임이 있으며, 피고 병원과 원고는 망 박○○ 및 그의 유족들에 대한 관계에 있어서 부진정연대채무관계가 성립한다 할 것인데, 부진정연대채무관

계에 있는 당사자간의 내부관계에 있어서는 형평의 원칙상 그 과실비율에 따라 손해배상책임을 분담하여야 하고, 피고 병원과 원고 중 1인이 자기 또는 그 피보험자의 부담부분 이상의 손해배상금 또는 보험금을 지급하여 공동면책 되었을 때에는 상대방에 대하여 그 부담부분의 비율에 따라 구상권을 취득한다고 할 것이므로, 원고는 위 김○○의 보험자로서 망 박○○ 및 그의 유족들에게 손해배상금을 전액 지급함으로써 공동면책 시킨 것이어서 피고 병원에 대하여 그 부담비율에 따라 구상권을 취득하였다고 할 것이다.

2. 구상권의 범위

가. 나아가 원고의 구상권의 범위에 관하여 보건대, 우선 앞서 인정한 바와 같은 이 사건 교통사고 및 사망사고의 발생경위, 망 박○○의 심각한 기존의 심장병변(심비대 및 고도의 관상동맥경화)에 대한 사전 진단의 가능성 여부 및 그 정도(망 박○○과 같이 상당히 진행된 심장병변이 있는 예에서도 증상이 별로 없는 경우가 많아 진단이 쉽지 않으며, 수술 전 시행한 통상의 심전도 검사에서도 진단되지 않는 경우가 흔히 있으나, 수술 전에 이미 흉부방사선 검사 및 육안, 문진을 통하여 망 박○○에게 '약간의 심비대' 증상과 사경斜頸증세가 있고, 과거 탈장 수술 시 마취에 어려움이 있었다는 사실을 확인하였음은 앞서 인정한 바와 같고, 사정이 이러하다면 비록 심장조영술 등을 통하여 망 박○○의 위와 같은 심각한 심장병변을 확진하지는 못하였다고 하더라도 마취과정 중 발생할 수 있는 저산소증을 의심해 보거나 예상할 수는 있었던 것으로 보여진다), 선택한 삽관술의 적정성, 망 박○○의 호흡곤란 후 처치의 적정성(다만, 이 법원의 대한의사협회장에 대한 사실조회결과에 의하면 망 박○○이 정상 심장기능을 가졌다면 기관삽관 실패와 기관절개술 사이의 저산소증은 견디어 낼 수 있었을 것으로 추정하며 심정지가 일시 초래되었더라도 즉시 시행된 심폐소생술에 반응하였을 것이나 망 박○○은 기존의 심장질환으로 인해 쉽게 심정지가 초래되었고 또한 심폐소생술에도 반응하지 않은 것으로 보여진다고 한다) 등 여러 가지 사정에 비추어 보면, 망 박○○의 사망에 기여한 위 노○○의 과실은 이 사건 교통사고로 망 박○○에게 뇌경막하 수낭종의 상해를 입게 하고 위와 같은 수술에 이르게 한 위 김○○의 과실보다는 적다고 판단되고, 상호 간에 있어서 그 과실비율은 위 김○○의 70%, 위 노○○ 30%로 봄이 상당하다 할 것이고, 따라서 원고가 피고 병원에게 구상할 수 있는 범위는 원고가 위와 같이 손해배상금을 지급함으로써 공동면책된 금액 중 피고병원의 위 부담비율에 해당하는 30% 상당액과 그에 대한 공동 면책일 이후의 법정이자 및 피할 수 없는 비용 기타 손해배상이다.

나. 원고가 망 박○○의 유족들에게 판결금(손해배상금)으로 합계 금 70,200,000원을 지급하였음은 앞서 인정한 바와 같고, 이로써 피고 병원의 망 박○○ 및 그의 유족들에 대한 손해배상책임도 위 금액만큼 공동 면책되었다고 할 것이므로, 원고는 피고병원에게 위 금액 중 피고 병원의 부담비율에 해당하는 30%상당액인 금 21,060,000원(금70,200,000원 × 30%)을 구상할 수 있다.

다. 공동불법행위자 중 1인이 피해자로부터 손해배상청구소송을 제기당하여 부득이 소송비용을 지출하고 그 종국적인 부담자로 결정된 경우에는 그 비용지출이 상당하다고 인정되는 한 이에 대하여 따로 소송비용 확정절차를 거치지 않았더라도 그 종국적인 부담액을 공동면책을 위하여 피할 수 없는 비용 기타 손해로 보아 다른 공동불법행위자에게 그 부담비율만큼 구상할 수 있고, 특히 변호사 보수의 경우에는 피해자의 손해배상청구소송에 대하여 응소함이 상당한 이상 피할 수 없는 비용으로서 구상권의 범위에 포함된다고 할 것이며, 그 수액에 있어서도 소송물가액, 사건의 난이도, 소송 진행과정, 판결결과 등 제반사정을 참작하여 상당하다고 인정되는 범위 내의 금원은 구상권의 범위 내에 포함된다고 봄이 상당하다고 할 것인바, 원고가 변호사보수금으로 합계 금 7,020,000원을 지출하였음은 앞에서 인정한 바와 같고, 위와 같은 여러 가지 사정을 참작하면 그 수액은 상당하다고 인정되므로, 원고는 피고 병원에게 위 금액 중 피고 병원의 부담비율에 해당하는 30% 상당액인 금 2,106,000원(금 7,020,000원 30%)을 구상할 수 있다.

3. 결론

그렇다면, 피고는 원고에게 구상금으로서 금 23,166,000원(위 판결금 중 구상해 주어야 할 금 21,060,000원 + 위 변호사보수금 중 구상해 주어야 할 금 2,106,000원) 및 이에 대하여 원고가 구하는 바에 따라 최종적으로 공동면책된 다음날인 1998. 5. 20.부터 피고가 그 이행의무의 존부 및 범위에 관하여 항쟁함이 상당하다고 인정되는 당심판결 선고일인 2000. 8. 24.까지는 민법에 정한 연5%의, 그 다음날부터 완제일까지는 소송촉진 등에 관한 특례법에 정한 연 25%의 각 비율에 의한 지연손해금을 지급할 의무가 있으므로 원고의 이 사건 청구는 위 인정범위 내에서 이유 있어 이를 인용하고 나머지 청구는 이유 없어 이를 기각할 것인바, 제1심판결은 이와 결론을 일부 달리하여 피고에게 위 인용 범위를 초과하여 지급을 명한 것이어서 그 부분에 해당하는 제1심판결의 피고 패소부분은 부당하므로 피고의 항소를 일부 받아들여 위 부분을 취소하고 위 취소부분에 해당하는 원고의 청구를 기각하며 피고의 나머지 항소는 이유 없어 이를 기각하기로 하여 주문과 같이 판결한다.

참고사항

이 사건은 환자의 기도구조의 특이성(기관내삽관이 어려운 해부구조)으로 인해 기관삽관에 실패하여 초래된 저산소증과 환자가 원래 가지고 있었으나 수술 전 검사에서 발견하지 못하였던 기존의 질환(고도의 관상동맥질환)의 병합으로 심정지가 초래되고 환자가 사망한 사례로서 이러한 경우 의사의 책임범위에 관한 재판부의 판단과 그 판단의 배경을 자세히 살펴보는 것이 중요할 것으로 생각함.

▶ 사례 17(신경외과)

I. 사건 개요

환자 강○○(56세 남)은 1995.12.2. ○○구 ○○동 소재 최○○ 신경외과에 허리디스크 증세로 입원하여 치료를 받아오다가 같은 달 19.13:30 경 동 병원 수술실에서 허리디스크 수술을 받고 마취에서 깨어나던 중 같은 날 15:10 경 갑자기 호흡억제, 심한 혈압하강과 함께 피부색갈이 검게 변하면서 혼수상태에 빠져 심폐소생술을 시행했으나 반응하지 않아 종합병원인 부평동 소재 ○○병원으로 후송하였으나 같은 날 16:45 경 사망함. 환자는 부검소견에서 심비대, 중등도의 관상동맥 경화, 심근조직에서 지방변성을 보였음.

II. 인천 ○○경찰서 61110-902건의 업무협조 요청사항(1)

변사자의 진료기록 및 부검감정서를 토대로 정확한 사인을 규명코져 마취과 전문의 소견을 받고저 함.

■ 업무협조 요청사항에 대한 회신

마취 중이나 마취 직후에 발생한 심정지(또는 호흡정지)와 그에 따른 사망의 경우 일반적으로 그 원인이 모두 마취와 관련된 것으로 잘못 알고 있으나 실제로는 마취 중이나 직후에 발생하는 심한 저산소증, 저혈압 및 심정지는 그 원인 인자가 너무 다양하여(환자자신이 가지고 있는 질환, 마취와 수술의 영향 등) 정확한 死因을 규명하기가 매우 어려우며 더우기 환자의 진료기록만으로 환자의 정확한 死因을 밝히는데는 한계가 있으므로 다만 추정할 뿐입니다(참고사항 참조).

이 환자의 경우는 진료기록부를 살펴본 결과 마취유도와 유지를 위해 사용한 마취방법과 사용한 마취약제의 종류나 용량에는 전혀 문제가 없었으며 수술이 끝날 무렵 갑자기 환자의 혈압이 하강할때(80mmHg/50mmHg)까지는 환자의 마취 중 상태가 비교적 안정되어 있었고 갑작스런 심정지 발생후에는 심폐소생술의 시행에도 전혀 반응하지 않고 곧 사망한 점, 그리고 가장 중요한 것은 부검소견상 환자에게서 심비대(cardiomegaly), 석회화를 동반한 중등도의 관상동맥경화와 심근조직 검사에서 다발성의 지방변성이 보이는 등 심장에서의 심한 병변이 인정되는 점으로 보아 이 환자는 마취나 수술의 영향보다는 환자가 가지고 있던 원래의 심장질환(관상동맥 질환)으로 인해 주요 관상동맥이 갑자기 폐쇄되어 심장으로 가는 혈류공급이 중단됨으로 심정지가 발생하여 사망한 것으로 추정됩니다.

참고사항 ❶ 전신마취하 수술 중 혈압하강의 원인

❶ 마취 중 저산소혈증의 발생
❷ 수술에 의한 출혈
❸ 외과적 시술에 따른 기계적 장애에 의한 심혈관계 억제나 반사반응
❹ 환자가 원래 갖고 있던 심혈관계 질환
❺ 마취제의 과용량 사용
❻ 과도한 전처치제의 사용
❼ 마취에 앞서 사용한 치료약제들의 영향
❽ 환자의 갑작스런 자세변화
❾ 부적합 수혈
❿ 전해질 불균형 및 대사성산증 등이 있음.

참고사항 ❷ 전신마취 중 저산소증을 일으킬 수 있는 원인

❶ 흡입산소농도의 저하
❷ 기관내관 튜브의 일부폐쇄(분비물이나 꼬임으로)
❸ 기관지내 삽관이나 식도내 삽관
❹ 삽관시나 발관시의 자극에 의한 기관지 경련 혹은 후두 경련
❺ 마취 중 호흡회로의 분리 및 이탈
❻ 기관내관 튜브의 우발적 발관
❼ 삽관 시나 발관 시의 자극에 의한 기관지 경련 혹은 후두 경련
❽ 환자가 가지고 있던 심혈관 질환이나 폐질환
❾ 수술 중 심한 출혈에 의한 혈압하강
❿ 체내대사의 증가(고열)등이 있음.

참고사항 ❸ 마취와 관련한 사망의 원인

❶ 마취제의 영향 : 악성고열증, 간괴사(할로탄)
❷ 마취과정 :
가. 후두 및 기관지 경련
나. 식도내삽관 및 기관지내 삽관으로 인한 저산소증
다. 삽관튜브의 폐쇄
라. 실수에 의한 발관
마. 마취회로와의 이탈
바. 산소가 연결되지 않은 경우
❸ 합병증 : 위내용물의 흡인
❹ 질병 : 마취와 관련된 사망의 대부분은 질병이며, 수술을 받는 원인질병이거나 수술에 부담을 주는 또 다른 심한 질병(허혈성 심질환, 뇌혈관질환 등)이 원인이 될 수 있으며 이는 예기치 못하는 경우가 많음.
❺ 국소마취제에 의한 전신중독(부분마취시)

III. 인천 ○○경찰서 61110-902건의 업무협조 의뢰사항(2)

문1 본 건과 같은 수술을 시행함에 있어 수술 전 검사로 어떤 것을 실시하며 첨부된 진료기록의 검사내용과 비교 잘못된 점이 있는지 여부.

답 수술 전 검사로는 일반혈액검사, 흉부방사선검사, 심전도검사, 간기능검사가 있으며 진료기록부상에 모두 시행한 것으로 기록되어 있음.

문2 위 검사결과가 이상이 없다면 첨부된 부검결과와 같은 심질환이 있으면 검사상 나타날 수 있는지 여부.

답 관상동맥질환을 가졌으나 심근경색을 일으킨 병력이 없는 환자에서는 심전도상에 이상소견이 나타나는 경우가 50 - 75% 정도이며 이 환자의 경우처럼 심비대와 중등도의 관상동맥경화가 있어도 심전도상 특이한 소견이 나타나지 않는 경우가 25 - 50%에 달함.

문3 첨부된 부검결과와 같은 심질환을 발견하려면 어떠한 검사를 실시하여야 하며 본 건 발생장소와 같은 신경외과에서 수술 전 그 같은 검사를 실시해야 하는지 여부.

답 마취 전에 환자가 심비대 및 중등도의 관상동맥경화를 가진 사실을 알았다면 심장기능의 정도를 알기위해 위에 언급한 기본검사에 추가하여 운동부하 심전도검사, 관상동맥 조영술, 심장초음파, 혈장내 심근효소측정(creatine kinase, lactate dehydrogenase) 등의 검사가 필요하나 개인의원에서 이러한 검사를 하는것은 어려울 것으로 생각함.

문4 만약 최○○ 신경외과에서 검사상 문제가 없었다면 수술 전 검사상 심질환이 나타나지 않은 이유는 무엇인지?

답 수술 전 기본검사 중 심장질환과 관련된 검사는 흉부 방사선검사와 심전도 검사인데 2 항에서 언급한 것처럼 중등도의 심장질환이 있더라도 심전도상 특이 소견이 나타나지 않는 경우가 있음. 그 이유는 관상동맥을 통한 심장으로의 혈류공급이 심근의 산소공급-소모의 균형myocardial oxygen supply-demand balance을 어느 한계점critical point까지는 유지하여 정상 심박동을 하는 경우 심전도상에는 이상 소견이 나타나지 않을 수 있으나 수술, 마취 중에 여러 요인으로 이러한 한계점을 넘으면서 심근의 산소공급-소모의 균형이 급격히 깨어져 심장기능이 현저히 떨어지거나 심정지가 초래될 수 있음.

문5 본건으로 보았을 때 대사성산증의 소견이 있는지 여부와 있으면 그 원인과 치료절차, 대사성산증에 이르게된 경위를 설명하여 주시고

답 진료기록부상에는 혈액가스 결과가 나와있질 않아 환자에서 대사성산증 발생여부를 확인할 수는 없으나 대사성산증metabolic acidosis발생의 주요 원인 중 하나가 조직에 산소공급이 충분치 못할때이기 때문 심폐기능이 현저히 떨어지거나 정지되었을 때 대사성산증의 발현은 당연히 나타나는 현상임. 발생기전은 정상적으로는 체내에 저장된 포도당이 대사과정Krebs cycle을 거쳐 주요 에너지원인 고에너지 포스페이트Adenosine Triphosphate를 생성하나 조직에 산소가 부족할 경우 에너지의 생성은 정상의 5% 에 불과하며 대신 유산lactic acid을 생성하여 체내에 수소이온(H+)을 증가시킴으로 대사성산증을 일으킴.

문6 대사성산증에 이르렀을 때 치료제는 무엇인지

답 5항과 같은 원인으로 대사성산증이 발생했을 경우 가장 중요한 치료방법은 조직에 충분한 산소공급을 해주는 것이나 여기에 관여하는 인자가 매우 다양하기때문 여러치료 방법이 필요함. 즉 첫째, 충분한 산소공급과 환기를 통하여 혈액내 산소분압과 산소포화도를 정상으로 유지시켜주고(호흡기능 유지) 둘째, 헤모글로빈의 농도를 정상으로 유지시켜주고(필요할 경우 혈액투여) 세째, 심박출량을 증가시켜 조직에 충분한 산소가 도달하도록 해주어야함(순환기능 유지). 그리고 대사성산증의 직접치료를 위해서는 sodium bicarbonate를 투여함.

문7 '비본'이라는 약품의 설명과 사용절차, 수술시 병원에 꼭 비치하여야 하는지 여부.

답 비본은 sodium bicarbonate 의 약어로서 체내에서 발생한 수소이온과 결합하여 물과 탄산가스를 만들어 수소이온의 농도를 떨어뜨려 줌으로 대사성산증을 치료하는 약제임. 이것은 원인치료보다는 현재 존재하는 산증 자체를 치료하는 약제임. 대부분의 병원이나 의원에서는 비치하고 있는 것으로 알고 있음.

문8 마취의사가 의료출장을 한다면 '비본'과 같은 약품을 휴대하고 마취에 임해야 할 의무와 비상시를 대비하여 약품이 있는지 확인하고 마취에 임해야 하는 것은 아닌지 여부.

답 비본은 병원에서 비치하는 약제이지 출장 마취과 의사가 가지고 다니는 약제는 아니며 대부분의 병원에서 비치하고 있는 것이 일반적이므로 마취할 때마다 약품의 존재를 확인하지는 않을 것으로 생각함. 비본은 심폐소생술 시 대사성산증을 치료하는 주요약제이나 산증자체의 치료보다는 원인치료가 더 중요함.

참고사항

이 건의 경우는 마취로부터 회복 중 환자에서 원인불명의 호흡억제, 혈압하강, 심정지가 발생하여 심폐소생술을 시행하였으나 환자는 사망한 사건으로 부검소견에서 환자가 중등도의 관상동맥 질환과 심근조직의 변성을 가졌던 것으로 밝혀짐에 따라 환자의 사망에 대한 신경외과 의사와 마취과 의사의 진료상의 과실책임 여부를 가리는데 부검결과가 중요한 영향을 주었을 것으로 추정되며 환자사망의 경우 부검소견의 중요성을 말해주고 있음.

▶ 사례 18(신경외과)

I. 사건 개요

변사자 박ㅇㅇ(43세 남자)은 1996. 4.1. 21:00 경 전신마취하에 뇌수술을 받던 중 저산소증의 발생으로 심정지가 초래되어 소생술을 시행하였으나 동일 22:40 경 사망하였음. 동인은 부검에서 심장병변(심비대 및 고도의 관상동맥경화)의 소견을 보였음.

II. 청주 ㅇㅇ경찰서 수사협조의뢰 내용(61110-1211)

문1 마취의사로서 위와 같은 환자일 경우 마취 전 어떤 예방조치를 취하여야 하는지?

답 심비대 및 고도의 관상동맥경화를 가진 환자는 미국 마취과학회의 신체분류에서 4 등급에 속하는 위험도가 매우 높은 환자 군임. 따라서 마취 전 환자의 질환을 알고 있었을 경우에는 환자의 심장기능의 정도를 정확히 알기 위해 흉부방사선검사, 운동부하 심전도검사, 관상동맥 조영술, 심장초음파 등의 검사가 필요하며 마취약제도 가능한 심장기능에 영향을 적게 주는 약제를 선택하여 사용하여야 하고 마취 중 환자상태변화를 면밀하게 감시하기 위하여서는 맥박산소분압 계측기, 호기말 이산화탄소분압 측정기의 사용, 동맥압의 계속적 측정을 위한 동맥 카테터의 삽입, 심전도 부착, 체온, 요량, 혈액가스, 전해질의 측정, 중심정맥압 측정을 위한 중심정맥 카테터의 삽입이 필요하며 필요에 따라 Swan-Ganz 카테터를 삽입하여 좌심기능과 심박출량을 측정하기도 함.

문2 마취 중 호흡장애(저산소증)가 발생하면 이후 어떻게 처치하여야 적절한 처치방법인지의 여부.

답 마취 중에 저산소증이 발생하였을때는 저산소증발생의 원인을 신속히 찾아 교정해주는 것이 가장 중요하나 그 원인들이 매우 다양함으로 원인발견이 쉽지 않을 때는 먼저 모든 마취약제의 투여를 중지하고 100% 산소만으로 충분한 환기를 시키면서 환자의 혈역학적 상태(심박수, 동맥압, 중심정맥압, 심박출량 등)를 정상으로 유지시키고 대사성산증을 교정해주는 등, 저산소증의 악화를 예방하기 위한 일반적인 처치와 함께 저산소증 발생의 원인을 찾아 치료해 주어야 함. 참고로 마취 중 발생할 수 있는 저산소증의 원인들은

1) 마취유도약제 투여 후 기관삽관의 실패와 기도유지의 실패
2) 삽관 시의 자극에 의한 후두 혹은 기관지경련에 따른 환기부전
3) 식도 및 일측 기관지내 삽관
4) 기관내 분비물이나 이물질에 의한 삽관튜브의 폐쇄 혹은 튜브의 꼬임
5) 마취회로의 분리 및 이탈
6) 산소공급에 문제가 있을 경우(산소가 연결되지 않거나 다른 가스의 주입)
7) 실수에 의한 발관후 재삽관의 실패
8) 환자의 기존의 심혈관 질환으로 인한 혈압하강 및 심정지 발생시나 폐질환으로 인해 션트의 중

가, 환기/관류비의 불균형, 폐확산의 장애가 존재 시

9) 수술 중 심한 출혈에 의한 혈압하강 등이 있음.

참고사항

이 건의 경우는 보내온 자료에 진료기록부와 마취기록지가 첨부되지 않아 사건의 상세한 내용을 알 수 없었으나 환자가 전신마취하에 수술 중 갑자기 심정지가 발생하였을 경우에는 그 정확한 원인을 찾기가 쉽지 않으므로 심정지 발생 전후의 환자의 상태변화와 처치에 대한 정확한 기록을 하는 것이 의료분쟁 발생 시 의사의 책임유무를 가리는데 큰 도움이 되며 환자가 사망하였을 경우에는 부검소견이 매우 중요함. 이 경우에도 부검소견에서 고도의 관상동맥질환을 가진 것으로 나타나 사인이 밝혀짐으로 집도의사와 마취과 의사의 책임부담이 경감되었을 것으로 생각함.

▶ 사례 19(재활의학과)

I. 사건 개요

허리통증으로 재활의학과에 내원하여 근막통증후군의 진단하에 1% 리도케인 2cc 를 통증유발점에 국소주입 받은 환자(48세 남)가 귀가 후 팔다리와 상복부의 통증으로 응급실로 다시 내원하여 치료와 검사를 받고 정밀검사를 위하여 내과로 입원할 것을 권유받았으나 거절하고 귀가한지 1 일후 다시 상태가 악화(양측전완부의 통증과 호흡곤란)되어 3차 내원하여 치료와 검사후 재차 입원할 것을 권유하였으나 거절 후 귀가하였다가 상태가 더 악화되자 타병원을 거쳐 다시 응급실로 왔으며 이때는 저혈압, 빈맥, 빈호흡, 저체온, 청색증 등 증상이 극히 악화된 상태여서 응급처치를 한 후 내과 중환자실에서 치료하였으나 사망한 사건. 이 환자는 부검소견에서 심장관상동맥의 우관상동맥과 좌전하행지가 동맥경화에 의해 완전히 막힌 상태였음.

II. 서울지방법원으로 부터의 조회사항

문1 근막통증증후군이란 무엇이며 어떠한 경우 근막통증증후군으로 진단할 수 있는지

답 근육과 근육을 싸고 있는 근막의 병소에서 기인하는 통증증후군의 일종임. 임상적으로 골격근내에 발통점trigger point이라고 하는 자극에 대한 과민부위가 생기고 발통점이 자극되었을 때 각 발통점의 위치에 따라 특정부위에 재현되는 연관통refered pain을 특징으로 함. 발통점은 단단한띠taut band중에서 발견되며 자극하면 압통이 가장 심하게 나타나고 환자가 호소하던 연관통이 재현되는 부분을 말함.

연축반응twitch point도 발통점을 자극할 때 가장 뚜렷하게 나타나는데 발통점을 압박할 때 갑작스런 통증을 피하기 위하여 환자가 몸을 뒤트는 경우가 많음. 단단한 띠와 연축반응은 근막통증증후군의 특유한 현상으로 간주함.

문2 근막통증증후군시 통증의 발생부위는 어떠한지.

답 후두, 어깨, 상흉부, 요부, 엉덩이, 대퇴부, 다리

문3 근막통증증후군이 의심될 경우 적절한 검사와 치료법은 무엇인지

답 근막통증증후군은 근골격계의 다른 질환과는 달리 X-ray, CT, MRI 또는 EMG 등의 객관적인 진단장비의 도움을 받을 수 없기 때문에 진단은 이학적 소견, 특히 거의 전적으로 촉진palpitaion에 의존하여야 함. 치료법은 발통점 주사trigger point injection, 운동요법, 온습포hot pack, 전기 자극electric stimulation등으로 크게 나눌 수 있음.

문4 근막통증증후군에 대한 통증치료로 리도케인을 주사하는 경우 리도케인 주사방법은 구체적으로 어떠한지(리도케인 주사부위, 투여량 등)

답 발통점주사는 근막통증증후군의 치료에 사용되는 특이한 방법으로 발통점과 주변의 이상조직을

파괴 또는 제거하는 것이 발통점 주사의 목적임.

주사하는 방법은

1) Travell' s technique ; 발통점에 1-2ml 정도로 소량의 0.5% procaine을 주사함. 이 방법은 발통점을 정확하게 천자하는 것이 요점임.

2) Fischer' technique ; 2-12ml 정도로 비교적 많은 양의 0.5% procaine 또는 1% lidocaine을 사용하여 발통점뿐만 아니라 단단한 띠 전체를 주사하는 방법임.

투여량: 리도케인의 최대용량은 4mg/kg정도 됨.

문5 48세 남자가 견갑부와 상요부 등에 통증을 호소하는 경우

❶ 이때 어떠한 질환을 의심해 볼 수 있는지.

답 충돌 증후군impingement syndrome, 유착성 관절낭염adhesive capsulitis, 회전 근개 퇴행rotatory cuff degeneration 반사성 교감신경 이영양증reflex sympathetic dystrophy, 섬유조직염, 고립성 압통 유발점 isolated tender trigger point들, 자세에 기인하는 근질환들, 류마치스 , 경추질환, 심근경색증, 담낭염

❷ 심장질환에 의한 통증가능성을 고려할 필요가 있는지, 그렇다면 원인을 확인하기 위한 적절한 검사는 무엇인지

답 위와 같이 견갑부와 상요부의 통증을 호소하는 경우 먼저 환자의 다른 자각증상이나 과거 병력 청취, 심전도검사 등으로 환자의 심장질환유무를 판단할 필요가 있음.

심장질환의 의심이 있을 경우 질환의 부위와 정도를 확인하기 위해서 24시간 심전도 검사Halter monitoring, 심장초음파검사Echocardiogram, 관상동맥 조영술coronary angiography, 심근 일탈 효소 측정(CK, CK-MB, myoglobin) 등의 검사를 할 수 있음.

문6 견갑부와 상요부 등에 대한 통증치료를 위하여 리도케인 주사투여를 시행할 경우 심근허혈이 원인일 가능성에 따른 주의사항은 무엇인지.

답 심근허혈에 의한 통증일 경우 전체적으로는 환자 심근의 산소섭취량과 소모량의 균형을 맞추어 주기 위하여 산소 투여, 빈맥이나 혈압의 심한 상승이나 하강의 방지등으로 순환과 호흡을 정상적으로 유지해 주는 것이 중요하며 리도케인 주사시에 혈관내 주입이 되지 않도록 계속 혈액의 역류여부를 확인하면서 천천히 간헐적으로 국소 마취제를 주입하고 약물의 농도와 용량을 정상범위내에서 사용하는 것이 필요함.

문7 견갑부 등의 통증이 심근허혈의 원인일 경우 리도케인 주사투여의 위험은 어떠한지.

답 견갑부 등의 통증은 심근허혈의 원인이 아니라 한 증상이며 리도케인을 허용량의 범위내에서 사용할 때는 심근허혈에 별다른 영향을 주지 않기 때문에 특별한 위험은 없다고 생각함. 오히려 심장질환자에서 심부정맥 발생 시에는 리도케인이 치료제로 사용되고 있음.

III. 서울지방법원 제 15 민사부 판결(97가합 77220 손해배상건)

■ 주문

1. 원고들의 청구를 모두 기각한다.
2. 소송비용은 원고들의 부담으로 한다.

■ 청구취지

피고는 원고 김ㅇㅇ에게 금 62,683,562원, 원고 한ㅇㅇ, 한ㅇㅇ에게 각 금 37,122,375원 및 위 각 금원에 대하여 1997. 3. 25.부터 이 사건 소장부본 송달일까지는 연 5%, 그 다음날부터 완제일까지는 연 25%의 각 비율에 의한 금원을 지급하라.

■ 이유

1. 기초사실

가. 소외 망 한ㅇㅇ(이하 '소외인' 이라 한다)은 아래에서 보는 이 사건 의료사고로 사망한 사람이고, 원고 김ㅇㅇ는 그의 처, 원고 한ㅇㅇ, 한 ㅇㅇ은 그의 아들들이며, 피고는 서울 ㅇㅇㅇ구 ㅇㅇ동 소재 ㅇㅇ대학교 의과대학 부속병원(이하 '피고병원' 이라 한다)을 설립, 운영하는 법인이다.

나. 소외인은 약 10일간 허리에 통증이 있어 1997. 3. 22. 10:00경 피고병원에서 재활 의학과 전공의 3년차 의사 소외 김ㅇㅇ으로부터 이학적 검사를 받은 결과 양측 무지 족배굴력과 족저굴력에 경미한 감소가 의심되고 일부 요추부 근육 유발통을 호소하는 것 이외에는 특이 질환을 의심할 만한 소견이 없자 위 김ㅇㅇ은 소외인의 증세를 근막통증후군(의증)으로 판단하고 동통유발점 차단을 위해 직접 국소마취제인 리도카인Lidocaine 2cc를 요추부 근육 4군데에 나누어 주사하고 진통제인 피록시캄Piroxicam을 주사하도록 처방한 후 근이완제, 소염진통제 등을 조제하여 주고 일반혈액검사, 뇨검사, 일반생화학검사, 요추부방사선검사를 실시한 후 1주일 후 다시 병원에 오도록 조치하였다(1차 내원).

다. 소외인은 치료를 받고 귀가하던 중 왼쪽허벅지에 마비증세와 통증이 왔고 귀가 후 팔다리와 상복부의 통증이 심해지자 같은 날 22:45경 원고 김ㅇㅇ, 소외인의 동생인 소외 한ㅇㅇ과 함께 휠체어를 타고 피고 병원 응급실로 와서 당직의사 소외 박ㅇㅇ으로부터 진찰을 받은 결과 39.5°C로 체온이 높은 외에 혈압, 맥박, 호흡 등은 정상이었는데, 소외인 및 보호자들이 그날 낮에 맞은 주사의 부작용이라고 주장하며 재활의학과에서 진료할 것을 요구하여 같은 날 23:20경 재활의학과 당직의사 소외 김ㅇㅇ이 진찰한 결과 양측대퇴부, 좌측전완부, 상복부에 복통과 압통을 호소하여 응급으로 혈액검사, 동맥혈가스검사, 심전도검사, 흉부방사선검사 등을 시행한 결과 혈당이 295mg/*dl*으로 상당히 높았고(공복시 정상의 경우 76 - 110mg/*dl*), 동맥혈에 산소가 부족한 것 외에 별다른 이상소견이 없어 산소 2l/min를 경비관으로 투여하고 생리식염수 1l를 정맥주사한 후 소외인과 보호자들에게 단순한 요통이나 사지관절통이 아닌 것 같은데 응급실의 응급처치만으로는 정확한 병인을 알 수 없으니 입원하여 내과적 정밀진단을 받아야 한다고 수차 설명하였으나 소외인과 보호자들은 낮에 주사를 잘못 맞아서 그렇게 되었다며 별 것 아니니 진통제나 놓아 달라고 하여 같은 달 23. 00:50경 진통제를 주사하여 주자 같은 날 01:40경 더 이상의 치료를 거부하며 경비관과 정맥주사를 제거해 달라고 요청한 다음 귀가하였다(2차 내원).

라. 소외인은 같은 달 24. 04:20경 원고 김○○, 위 한○○과 함께 다시 피고병원 응급실로 내원하였는데 소외인과 보호자들이 주사부작용이라고 주장하며 재활의학과에서 진찰할 것을 요구하여 재활의학과 당직의사 소외 윤○○이 진찰한 결과 양측전완부의 동통과 호흡곤란을 호소하였고 이학적 검사결과 양측 상완부 및 대퇴부에서 국소적인 부종이 관찰되는 등 소외인의 상태가 심상치 않은 것으로 보아 응급검사를 하고 내과에서 진찰하도록 하였는데, 보호자들은 재활의학과 의사들이 책임을 회피하기 위해 내과로 떠넘기려 한다고 주장하며 검사를 거부하는 등 소란을 피웠고 의사들이 1시간 가량 설득하여 같은 날 05:30경 간신히 응급검사를 시행하였고, 생리식염수를 주사하려 하였으나 보호자들이 또 다시 거부하는 것을 설득하여 같은 날 06:25경 생리식염수 1l를 정맥주사 하였다.

응급검사결과 소외인은 혈당이 580mg/dl으로 매우 높았고 그외 간수치가 약간 상승되어 있어 간질환이 의심되는 등 상태가 좋지 않다고 판단한 의사들이 입원을 권유하자 보호자들은 피고병원의 과실로 소외인의 상태가 악화되었으니 병원비를 부담할 수 없다며 입원약정서에 서명날인을 거부하였고, 소외인의 상태가 악화된 책임이 모두 피고병원에 있으며 치료비를 모두 피고병원에서 책임지겠다는 각서를 요구하며 소란을 피우다 거절당하자 다른 병원으로 가겠다며 그 동안의 진료기록을 복사해 줄 것을 요구하여 피고병원이 이를 복사해 주자 같은 날 12:30경 피고병원을 나갔다(3차 내원).

마. 피고병원을 나온 소외인과 보호자들은 귀가하였다가 상태가 악화되자 적십자병원으로 갔는데 호흡마비 등 소외인의 증세가 악화되어 같은 날 17:35경 적십자병원의 구급차로 다시 피고병원 응급실로 실려왔으며 내원 당시 저혈압, 빈맥, 빈호흡, 저체온, 청색증 등 증상이 극히 악화된 상태여서 피고병원 의사들이 혈압상승제와 산소를 투여하고 긴급으로 쇄골하삽관술을 시행하는 등 응급처치를 한 후(이 때 심전도상 특이한 이상소견은 보이지 않았다) 내과 중환자실에서 치료하였으나 같은 달 25. 08:40경 사망하였다(4차 내원).

바. 소외인이 사망한 후 피고병원에서 내린 최종추정 진단명은 폐혈성 쇼크, 급성신부전, 당뇨성 케토산증 등이었으나 부검결과 사인은 고도의 심관상동맥경화 및 심비대로 인한 급성 심장마비로 밝혀졌다.

사. 근막통증후군이란 좁은 의미로는 근육내의 동통유발점Trigger Point을 의미하며 넓은 의미로는 그외 근육의 통증을 유발할 수 있는 여러 상황 등을 모두 포괄하는 임상증후군으로서 근골격계의 다른 질환들과는 달리 X-ray, CT, MRI, EMG 등의 객관적인 진단장비의 도움을 받을 수 없기 때문에 이학적소견 특히 거의 촉진에 의해 진단하게 되고, 치료방법은 한냉치료의 일종인 플루오로메탄fluoromethan을 분사한 후 근육을 신장시키는 방법, 리도카인 등의 국소마취제를 동통유발점에 주사

하여 기계적으로 동통유발점을 분쇄한 후 신장운동을 시켜주는 방법, 정도가 가벼운 경우에는 손가락으로 동통유발점을 압박시켜 허혈상태로 만든 후 신장과 관절운동을 하는 방법 등이 있고 근막통증후군에 대한 치료로 리도카인을 주사하는 경우 .허용최대용량은 4mg/kg 정도이다.

아. 급성심장사急性心臟死란 심장병 유무와 관계없이 사망시간이나 양상을 전혀 예상하지 못하고 있는 상태에서 급성 증상이 발생하여 1시간 내에 의식소실과 함께 외부원인이 없이 심장의 이상으로 사망으로 경우를 뜻하며 그 원인 중 약 80% 이상은 심장관상동맥질환으로 그 외 협심증, 허혈성 심질환, 심근비후, 판막질환, 심근질환, 부정맥 등에 의해서도 이러한 형태의 급사가 초래될 수 있다.

자. 심관상동맥경화心冠狀動脈硬化란 심장 자체에 혈액을 공급하는 관상동맥에 형성된 경화성 병변으로 이에 의해 혈관의 내강이 좁아지고 심장에 적절한 혈액공급을 할수 없게 됨에 따라 결과적으로 심장근육에 허혈성 병변을 유발하는 허혈성 심장질환의 하나로 협심증과 심근경색증을 통칭하여 이르는 말로서 전형적인 통증의 양상은 전흉부에 예리한 통증보다는 둔통으로 발현되고 관상동맥조영술, 심전도검사, 심장초음파검사, 심근일탈효소측정(CK, CK-MB, myoglobin) 등의 방법으로 일차적인 진단이 가능하다.

차. 리도카인은 아미노아마드 계통의 국소마취제로서 이상감각이나 정신이 혼미해지는 것과 같은 중추신경계의 부작용이 있을 수 있으나 극히 드물며 허용량의 범위에서 사용할 경우 심근허혈에 별다른 영향을 주지 않기 때문에 심혈관계에 특별한 위험은 없고 오히려 심장질환자에서 심부정맥 발생시에는 치료제로 사용되기도 하고 부작용 여부의 검사방법은 피부에 직접 주사하여 보는 방법과 혈액검사법이 있으며, 일반적으로 주사약제에 의한 과민성쇼크Anaphylactic Shock는 주사 직후 또는 수분 이내에 급작스런 증상 발현과 함께 쇼크 상태에 빠지는 것이 특징이며 항원에 노출된 후 수초 혹은 수분 내에 가려움, 두드러기, 피부발적, 폐의 세기관지의 수축, 후두 부종 등의 증상을 보인다.

2. 원고들의 청구에 관한 판단

원고들은 이 사건 청구원인으로, 위 김○○ 등 피고병원 의사들에게 다음과 같은 진료상의 과실이 있어 피고병원 사용자로서 그들의 불법행위로 인하여 소외인 및 원고들이 입게 된 재산적, 정신적 손해의 배상으로서 청구취지 기재 각 금원을 지급할 의무가 있다고 주장하므로 차례로 이에 대하여 살펴본다.

가. 원고들은 먼저, 소외인과 같이 48세의 남자가 견갑부와 상요부의 통증을 호소하는 경우 관상동맥질환의 가능성을 고려해야 하므로 심전도검사, 심장초음파검사, 관상동맥조영술, 심근일탈효소측정 등의 검사를 하였어야 하나 1차 내원시 위 김○○은 이러한 검사를 시행하지도 않은 채 근막통증후군으로 오진하여 호흡곤란, 혈압강하, 맥박이상, 부종 등의 부작용이 있는 리도카인을 투여하여 소외인의 심장질환을 악화시켰고, 2차 내원시 소외인이 부종과 통증을 호소하고 있었으므로 피고병원 의사들이 조금만 주의하여 살펴보았어도 관상동맥질환의 가능성이 있음을 충분히 의심할 수 있었는데도 이를 진단 할 수 있는 심전도검사를 하지 않고 만연히 근막통증후군으로만 생각하여 잘못된 처치를 계속하는 바람에 소외인을 사망에 이르게 한 과실이 있다고 주장한다.

살피건대, 당원의 대한의사협회장에 대한 각 사실조회결과에 의하면 특별한 병력이 없는 소외인과 같은 48세의 남자가 10일간 견갑부와 상요부에 통증을 호소할 경우 통증부위나 통증의 지속시간으로 보아 관상동맥질환의 가능성은 거의 생각할 수 없고 일반적으로 내부장기보다는 근골격계의 이상일 가능성이 높은 사실이 인정되는바, 소외인의 1차 내원시 재활의학과 의사였던 위 김○○이 이학적 검사를 통하여 소외인의 증세를 근막통증후군으로 판단하고 그에 대한 치료방법으로서 리도카인을 소량 주사한 다음 일반혈액검사, 요추부방사선검사 등을 시행하였던 것은 적절한 진단 및 치료방법이었던 것으로 보이고, 한편 앞서 채택한 증거들을 종합하면 소외인의 2차 내원 및 4차 내원시 각 심전도 검사를 시행하였으나 별다른 이상소견이 없었고 3차 내원시 CK(근육 및 간파괴지수), LD(심장 및 간파괴지수)검사수치가 약간 상승하였으나 근괴사가 활동적으로 진행되고 있다고 판단하기는 어려운 정도의 미약한 변화에 그쳤던 사실을 인정할 수 있으며 소외인의 사인이 된 급성 심장사의 경우 사망시간이나 양상을 전혀 예상하지 못하고 있는 상태에서 급성 증상이 발생하여 1시간 내에 의식소실과 함께 외부 원인이 없이 심장의 이상으로 사망할 수도 있는 것이라 함은 앞서 본 바와 같으므로 이러한 사정을 종합하여 보면 피고병원 의사들이 소외인의 심관상동맥경화 증세를 진단하지 못하였다하여 이에 대하여 책임을 묻기는 어렵다고 판단된다.

또한 위에서 본 바와 같이 일반적으로 주사약제에 의한 과민성쇼크는 주사 직후 또는 수분 이내에 가려움, 두드러기, 피부발적, 폐의 세기관지의 수축, 후두 부종 등 급작스런 증상을 보이는 것인데 소외인은 리도카인 주사를 맞고 나서 12시간 이상 지난 2차 내원시에도 고열 외에는 별다른 이상징후가 없었으며, 리도카인은 허용량의 범위에서 사용하는 경우 심혈관계에 특별한 위험은 없고 오히려 심부정맥의 치료제로 사용되기도 하는 것일 뿐만 아니라, 주사된 양이 2cc정도로 소량이었음에 비추어 본다면 리도카인을 주사한 것이 소외인의 심장질환을 악화시킨 것으로 보기도 어렵고 달리 이를 인정할 만한 증거가 없으므로 원고들의 위 주장은 이유 없다.

나. 원고들은 또한, 리도카인은 혈관이 많은 부위에 주사할 때는 신중히 투여해야 하고 주사시 주사침이 혈관에 들어가지 않도록 조심하여야 하는데 위 김○○이 리도카인을 주사할 때 주사침이 혈관에 들어가게 한 과실이 있다고 주장하나, 이를 인정할 아무런 증거가 없으므로 위 주장은 이유 없다.

다. 원고들은 마지막으로, 소외인의 2차 내원 시 피고병원 의사들이 즉시 적절한 조치를 취하지 않고 오랜 시간 응급실에 소외인을 방치하여 두었고, 3차 내원시 소외인의 상태가 훨씬 악화되어 있었음에도 즉시 중환자실로 입원시키는 등 적절히 조치를 취하지 않고 9시간 이상이나 응급실에 방치하여 두어 전담 주치의로 하여금 수시로 환자의 상태를 점검하여 적절한 조치를 취하게 하지 아니한 과실이 있다고 주장한다.

그러나 증인 한○○의 증언만으로는 위 주장사실을 인정하기에 부족하고 달리 이를 인정할 만한 증거가 없을 뿐만 아니라, 위에서 인정한 바와 같이 소외인의 2차 내원시 피고병원 의사들은 응급으로 혈액검사, 동맥혈가스검사, 심전도검사, 흉부방사선검사 등을 시행한 다음 산소 투여, 생리식염수 정맥주사 등의 조치를 취하였고 소외인과 보호자들에게 정확한 병인을 파악하기 위해 입원하여 내과적 정밀진단을 받아야 한다고 수차 설명하였으나 소외인과 보호자들이 더 이상의 치료와 입원을 거부하며 피고병원을 나갔고, 3차 내원시에도 피고병원 의사들이 응급검사를 하고 내과에서 진찰하려 하였는데 보호자들이 검사와 진료를 거부하며 소란을 피우는 것을 설득하는 과정에서 상당한 시간이 경과하였고 의사들의 거듭된 입원권유을 뿌리치고 다른 병원으로 가겠다며 소외인과 보호자들이 스스로 병원을 나갔던 것이므로 소외인에 대한 진료가 일부 지연된 것은 소외인과 보호자들의 진료거부에 의한 것이지 피고병원 의사들의 환자를 방치한 결과 발생한 것은 아니라 할 것이므로 위 주장 역시 이유 없다.

3. 결론

그렇다면 피고병원 의사들에게 소외인에 대한 진료 및 처치상의 잘못이 있음을 전제로 한 원고들의 이 사건 각 청구는 더 나아가 판단할 필요 없이 이유 없으므로 이를 모두 기각하기로 하여 주문과 같이 판결한다.

참고사항

이 건은 재활의학과에서의 통증치료와 관계없이 환자가 원래 지니고 있던 관상동맥질환이 악화되어 사망한 사건이나 수차례의 내원 치료과정에서 환자측의 이해부족과 비협조로 분쟁화된 건임. 그러나 환자의 사망원인이 부검결과 심한 심장관상동맥질환에 의한 것임이 밝혀짐에 따라 환자의 사망이 의사측의 진료상의 과실때문이라는 환자측의 무리한 주장과 손해배상청구를 재판부가 모두 이유없다고 기각함으로 의사의 과실이 없음을 밝힌 분쟁예로서 마취와 직접 관련된 사건은 아니나 진료과정에서 환자의 사망에 따른 의료분쟁 시 원인규명에 부검의 중요함을 보여주는 사건임.

▶ 사례 20 (외과)

I. 사건 개요

변사자 임○○(51세 남자)는 1998. 7. 19 10:10 경 ○○시 ○○병원에 입원, 담당의사로부터 맹장염(충수돌기염)이라는 진단을 받은 후 동일 11:00경 수술실에서 전신마취하에 맹장염 수술(충수돌기 절제술)을 받은 후 중환자실에서 치료중 심정지가 발생하여 소생술을 시행하였으나 변사일시까지 의식을 회복하지 못하고 혼수상태로 있다가 1998. 9. 5. 14:00 경 동 병원 중환자실에서 급성 출혈성 췌장염 및 폐렴으로 사망한 것임. 환자는 부검소견에서 췌장염의 소견과 중등도 및 고도의 관상동맥 경화소견을 보임.

II. ○○경찰서 수사 61110-278 변사사건의 사망원인 질의에 대한 회신(1)

1. 사건 내용

위의 사건개요와 동일함

2. 사체부검 및 사인

○○지방검찰청 ○○지청 검사 박○○의 지휘에 의거 국립과학수사연구소 남부지소 ○○법의학감정위원회 부검실내에서 법의학박사 김○○의 집도로 1998. 9. 9 11:20부터 같은 날 11:50 까지 사체부검결과 사인은 급성 췌장염 및 심장병변에 기인한 사망(심장성 돌연사) 의 가능성이 높은 것으로 판단됨.

3. 집도의사 및 마취의사 진료의 적정성여부(즉, 수술 전 심장에 대한 검사, 검사결과의 판독, 및 마취의 적정성 여부) 등.

진료기록사본과 수사기록사본을 검토한 결과 다음과 같이 답신합니다.

1) 마취의사의 진료적정성 여부

진료기록부에 수술 전 기본검사인 혈액검사(헤모글로빈 측정등), 소변검사, 흉부 방사선검사, 전해질검사, 간기능검사, 혈액응고 검사, 심전도 검사를 실시한 것으로 기록되어 있고, 검사결과가 정상으로 판단되었다면 마취시행에는 문제가 없다고 생각합니다.

2) 마취간호사가 시행한 마취유도 및 유지방법(흡입마취제를 주 마취제로 사용한 전신마취)과 마취제의 선택(주 마취제로 사용한 enflulane, 마취유도를 위해 사용한 pentothal sodium, 기관내 튜브삽관을 위해 사용한 근육이완제인 Succinylcholine 등)은 특별한 문제가 없으며 투여된 마취제의 용량은 통상 사용량의 범위에 속합니다.

3) 마취 중 환자의 생명 활력증후(혈압, 맥박수)는 마취기록지상 정상범위를 유지한 것으로 나타나 있고 특이 상황이 기록된 것이 없는 것으로 보아 마취 중에는 특별한 문제가 없었던 것으로 판단됩니다.

4) 마취 후 환자가 회복실로 옮겨간 직후 환자가 일시 의식을 회복하였다면 (마취간호사들의 진술) 이

것은 마취로부터의 회복을 의미하며 이후에 발생한 환자의 의식소실은 중환자실에서 환자가 심정지를 일으키고 이에 대한 소생술 시행과정에서 뇌손상을 받은 때문인 것으로 추정됩니다. 심정지 발생의 원인은 원래 환자가 가진 질환(중등도 및 고도의 관상동맥질환, 당뇨, 알콜성 간질환, 출혈성 췌장염 등)때문이었을 것으로 추정됩니다.

5) 부검소견상 췌장염으로 판단되는 소견과 조직검사에서 좌, 우측 관상동맥 및 그 분지에 석회화를 동반한 중등도 내지 고도의 심관상동맥경화의 소견을 보며 이로 인한 심장성 돌연사의 가능성이 있다는 점과 수술 소견에서도 환자가 급성 출혈성 췌장염의 소견을 보인 점, 그리고 환자가 오랫동안 당뇨병을 알아왔던 점, 그리고 마취유도와 유지, 회복과정을 볼 때 환자사인을 마취와 관련시킬 수는 없을 것으로 생각합니다.

6) 따라서 환자의 사인은 원래의 질환 (중등도 및 고도의 관상동맥경화, 당뇨, 알콜성 간질환, 출혈성 췌장염 등)과 장기간의 무의식상태에서 병발한 폐렴이 주요 원인일 가능성이 높을 것으로 추정됩니다.

7) 참고 사항으로 심관상동맥질환은 관상동맥의 75%가 막혔을 때도 증상이 나타나지 않을 수 있으며 관상동맥질환을 가진 환자의 25-50% 에서는 기본 심전도 검사상 이상소견이 나타나지 않을 수 있으므로 마취 전 환자평가 시 발견하기가 매우 힘들며 의심이 있을 시에는 정밀 심장검사를 필요로 합니다.

III. ○○경찰서 수사 61110-2363 변사사건 사망원인 질의에 대한 회신(2)

1. 사건 내용

위의 사건개요와 동일함

2. 질의내용

문1 처음 맹장염으로 판단하여 개복 후 췌장염을 발견한데 대해, 맹장염과 췌장염에 대한 판단의 가능 여부와 맹장염에 대한 수술과 췌장염에 대한 시술방법이 동일한지와 다를시 췌장염수술 준비미비에 대한 위법여부

답 이 문항은 일반외과 분야에 속하는 사항임으로 일반외과학회에서 답변하는 것이 타당할 것으로 생각하며 일반외과학회에서 보내온 회신내용을 참조하기 바랍니다.

문2 췌장염 수술에 대한 적정여부 : 맹장염에 대한 수술중 췌장염을 발견 식염수 및 항생제로 세척한데 대하여 적정여부와 통상적인 췌장염에 대한 수술방법.

답 문1)항과 마찬가지로 일반외과학회의 회신내용을 참조하기 바랍니다.

문3 수술 전 마취시 전문의사의 마취시술없이 단지 간호사의 지시에 의거 마취간호사가 마취를 시행한데 대해 위법여부.

답 간호사의 지시에 의하여 마취간호사가 마취를 시행하였다는 것이 무엇을 말하는지 이해가 되지 않으나(수술의사의 지시를 잘못 기록한 것이 아닌지?) 의료법에 의하면 마취시술 행위를 마취간호

사가 시행할 경우엔 반드시 의사의 지시, 감독하에 하도록 되어있으므로 간호사 단독으로 한 마취 행위는 위법인 것으로 사료됨.

문4 수술 후 호흡정지와 심장정지로 인하여 심폐소생술을 시행하였는데 환자의 관리부실에 의해 호흡정지 발생가능 여부와 호흡정지 및 심장정지로 인한 뇌손상 등으로 인한 환자상태의 악화에 대한 위법성 여부

답 이 환자에서 호흡정지와 심정지 발생원인은 환자가 원래 가진 질환(중등도 및 고도의 관상동맥질환, 당뇨, 알콜성 간질환, 출혈성 췌장염 등)이 주요 원인이었을 것으로 추정되며 이러한 질환을 가진 환자의 경우엔 심폐소생술에 대한 반응(호흡, 순환의 회복)도 늦어 뇌손상을 받을 가능성이 크기 때문에 환자의 상태악화가 환자에 대한 관리부실에 의한 것으로 보기는 어려움.

문5 맹장염과 췌장염으로 인한 수술 후 호흡정지와 장기간 입원으로 폐렴이 발생한데 대하여 병원의 관리부실로 인한 폐렴발생 여부

답 장기간 호흡관리를 받는 환자에서 가장 빈발하는 합병증이 폐렴인데 이것은 환자자신이 기침을 하여 기도내 분비물을 제거할 능력이 없으므로 기관지내에 분비물이 축적되고 또 흡인카테터를 사용하여 인위적으로 기도내 분비물을 제거해주는 과정에서 주의를 하더라도 기도감염의 기회가 증가되기 때문이며 특히 이 환자의 경우처럼 여러 종류의 질환으로 저항력이 떨어져 있을 경우 폐렴발생의 위험도는 훨씬 증가함으로 환자의 폐렴발생을 병원의 관리부실 때문인 것으로 보기는 어려움.

문6 환자의 혼수상태가 45일간이나 지속되었는데도 다른 치료방법을 강구하지 않고 계속 방치한데 대한 병원의 위법여부

답 진료기록부상으로 볼 때 환자가 혼수상태에 있는 동안 병원에서는 신경외과 및 내과의사와 의논하여 여러 치료 방법을 시도한 것으로 보임. 따라서 환자를 치료하지 않고 방치하였다고 볼 수는 없음. 그러나 뇌는 일단 저산소성 손상을 받으면 회복이 불가능 하기때문 치료에 반응하지 않은 것으로 사료됨.

▶ 사례 21 (외과)

I. 사건 개요

변사자(남 42세)는 99. 8. 1. 03:00경 경북 ○○시 ○○동 소재 광명교상에서 승용차를 운전하여 가던 중 마주오던 승용차와 충돌하는 사고로 인하여 경주 ○○병원으로 후송, 치료하였으며 진찰결과 특별한 증상이 발견되지 않아 계속 관찰하던 중 환자가 복통을 호소하여 2차 방사선 촬영 등 재진찰 결과 내장파열 등의 증세가 보여 8. 02 04:30 경 동병원에서 수술을 실시하였으나 수술시작 직후에 갑자기 심정지가 발생하여 수술을 중단하고 응급심폐소생술을 시행하였으며 이후 환자의 심장박동이 돌아와 수술을 끝내었으나 의식이 돌아오질 않아 대구 ○○병원으로 후송 치료 중 동년 8. 3 06:17경 사망한 것임. 변사자는 부검소견에서 고도의 심비대와 중등도의 관상동맥경화를 보임.

II. ○○경찰서 수사 61110-1244 업무협조 의뢰에 대한 회신

1. 사건 내용

위와 동일함.

2. 질의회시 내용

별지기록과 같이 변사자(남 42세)가 수술중 사망한 의료사고로 사료되므로 의료과실사로 인한 사망판단 여부를 결정하기 위하여 질의하오니 협조하여 주시기 바랍니다 (치료, 수술기록 일체와 사망한 경위 및 국립 과학수사연구소 부검결과 회시를 참조).

■ 회신내용

환자진료기록부와 국립과학수사연구소 부검감정서, 진술조서 등을 열람한 결과 다음과 같이 회신합니다.

1) 환자가 병원에 도착하여 수술을 시작할 때까지의 환자진료 과정에 대한 의사의 과실여부에 대하여
환자가 응급실 도착 직후 환자의 이학적 소견에 대한 진찰과 제반 검사「일반혈액검사, 혈액화학검사, 심전도검사, 각종 방사선검사(흉부, 척추, 두개골, 복부), 복부단층 전산화(CT)검사」는 모두 시행한 것으로 보이며 1차 검사에서 복강내 출혈이나 삼출물저류, 유리가스 음영 등 장기손상을 의심하는 소견이 보이지 않아 계속 환자를 관찰, 치료하다가 환자의 복통호소에 따라 2차 복부 방사선검사와 이학적검사 결과 복막염을 의심하여 수술을 시작한 것으로 판단됨. 이와 같은 환자 진료과정을 볼때 환자진료에서 의사의 태만이나 과실이 있었다고 보기는 어려움. 그리고 수술시기를 결정하는 문제는 환자에 대한 진찰결과와 제반 검사결과 및 환자의 상태변화를 고려하여 담당외과의사가 자

신의 의학적인 판단에 따라 결정할 문제이기 때문 수술시기가 적절했는지 여부에 관해서는 외과학회에 문의하는 것이 타당할 것으로 생각됩니다.

2) 수술시작부터 대구 ○○병원으로 후송까지

수술시작 직후 심정지가 발생하여 심폐소생술을 시행하였으며 심박동이 돌아온 후 수술을 마쳤으나 환자의 의식이 돌아오질 않아 대구 ○○병원으로 후송한 것으로 판단됨. 수술시작 후 환자가 심정지를 일으킨 원인은 원래 환자가 지니고 있던 심장질환(고도의 심장비대, 중등도의 관상동맥 질환)과 관련이 있을 것으로 추정되며 교통사고로 인한 환자의 장기손상에 의한 범발성 복막염도 심정지의 또 다른 원인이 되었을 가능성이 큼으로 사용한 마취약제의 종류와 용량에 문제가 없었다면 마취와의 관련은 없을 것으로 추정함. 첨부된 마취기록지의 복사상태가 매우 흐려 수술중 환자의 활력증후 변화, 심정지 발생시간, 심폐소생술의 방법, 마취의 구체적 내용에 관해서는 정확한 답을 하기 어려우나 사용한 마취방법은 전신마취를 시행한 것으로 판단되며 더 구체적인 답변을 원하시면 내용을 알아볼 수 있는 기록지 원본을 보내주시기 바랍니다. 마취시술자는 마취과 전문의가 아니라 외과의사의 감독하에 마취간호사가 시행한 것으로 보입니다.

3) 참고사항으로 심관상동맥질환을 가진 환자라도 평소에 심질환을 의심하는 증상(흉통, 호흡곤란, 부종 등)이 없고 심전도상으로도 심질환 소견이 나타나지 않을 경우(중등도의 관상동맥경화를 가진 경우에도 25% 정도의 환자에서는 심전도에 이상 소견이 나타나지 않음) 마취와 수술 전 환자평가에서 이를 알아내기는 매우 어려울 것으로 생각됨으로 이 환자에서 심장질환이 있을 것을 예견하여 수술이나 마취에 임할 수는 없었을 것으로 생각합니다.

4) 따라서 위 환자는 소장천공에 의한 범발성 복막염과 기존의 심장질환이 심정지 발생의 주요 원인으로 추정되고 심정지로 인해 저산소성 뇌손상을 받아 의식이 회복되지 않았으며 사망의 원인도 심폐부전에 의한 것으로 생각되므로 보내온 각종 기록상에서는 환자의 사망원인을 의사의 태만이나 진료상의 과실로 인한 것으로 보기는 어려울 것으로 판단합니다.

참고사항 부검감정서 소견

변사자는 소장천공에 의한 복막염으로 전신마취하에 개복술 시행중 갑작스런 심기능 부전으로 인한 사망으로 판단. 해부소견상 심비대 및 심관상동맥경화 소견(기존의 심장질환소견)을 보는 등 본시의 사인을 판단함에 있어 마취주사를 놓은 후 갑작스런 심정지로 인해 저산소증상태가 유발되었다고 판단되며, 특히 심장병변으로 인하여 이러한 상태가 더욱 악화되어 사망한 것으로 판단되고, 마취 중 호흡부전 및 저혈압의 소견이 인정되는 점을 고려하면 사인은 외상성 소장천공에 의한 범발성 복막염 및 기존의 질병인 심장병변에 기인한 마취 중 사망으로 판단됨.

▶ 사례 22(성형외과)

I. 사건 개요

환자(57세 여자)는 2009. 1. 5 17:00 성형외과의원에서 전신마취하에 안면주름 제거술, 복부에서 지방흡입(10cc) 후 안면에 지방이식술을 시행받음. 18:15 수술종료 후 환자는 의식을 회복하고 걸어서 회복실로 이동하였고 남편과 전화통화까지 한 후 회복실에서 누워 취침하였고 의사는 타 환자 수술을 시행하고 있었음.

20:00 타 환자 수술종료 후 회복실에 들린 의사는 환자상태가 이상함(이미 사망한 것으로 추정되었음)을 확인하고 즉시 심폐소생술을 실시하고 기관내삽관을 하였으나 환자의 생체활력징후vital signs은 회복되지 않았음.

20:30 119 구급차로 부근 ㅇㅇ대학병원으로 이송하였으나 이미 환자는 사망한 상태여서 심폐소생술은 시행하지 않았으며 환자는 영안실로 옮겨졌음.

환자의 부검소견에서 사인은 중등도의 심장동맥경화 및 심장동맥의 심근내 이상 주행 등에 의한 급성 심장사sudden cardiac death의 가능성이 가장 클 것으로 추정된다고 하였음.

II. 의사협회공제회의 심사소견

1. 환자의 사인은 수술이나 마취와는 무관하며 부검소견서에 기록된 것처럼 사인은 중등도의 심장동맥경화 및 심장동맥의 심근내 이상 주행 등 환자가 가지고 있던 기존의 심장질환에 의한 급성 심장사sudden cardiac death의 가능성이 가장 클 것으로 추정된다고 판단하였음.
2. 의사의 과실여부
   가. 수술 전에 심전도검사 등으로 환자의 심장질환의 존재를 확인하였으면 환자에 대한 수술 전.후의 관리에 더 철저하였을 것으로 생각되나 심전도검사만으로는 관상동맥질환을 가진 환자라도 심전도상에 이상소견이 발견되지 않을 가능성이 25-50%나 된다는 점이 고려사항이 될 수 있었음.
   나. 전신마취하에 수술을 시행받은 환자를 의식이 회복되었고 환자가 전화통화를 하였다고 하여 회복실에서 계속 환자상태를 감시하지 않고 방치해둔 것은 의사의 과실로 판단하였음.
3. 이 사고건에 대한 배상액의 산출은 57세 가정주부 사망시 상실수익과 장례비를 포함하여 총 4,000만원으로 계산하였고 의사의 과실률(50-60%)과 위자료를 모두 합하여 4,000만원을 배상하는 것으로 결정하였음.
4. 사고를 당한 의사는 부검감정서 발급에 거의 1년(11개월 10일)이 소요되는 동안 환자보호자들의 거듭되는 강력한 요구로 1억 4,000만원의 보상액에 합의를 하고 모두 지불하였음.
5. 부검감정서가 좀 더 일찍 발급되었고 의사가 의료와 법조계의 전문가들과 의논하여 환자의 사인을

객관적으로 분석할 여유를 가지고 합리적인 사고처리 절차를 밟았거나 법원의 판단을 구하였으면 다른 결과를 가져올 가능성도 있었던 건으로 판단되었음.

▶ 사례 23(통증치료실)

I. 사건 개요

저혈압, 심장비대, 흉통, 및 호흡곤란이 있는 환자(50세, 여자)가 어깨의 근막통 치료를 위하여 0.5% 리도카인을 근육주사 받은 후 shock 에 빠진 건.

II. 대구지방법원 ○○지원 민사부 2001가합 30 손해배상건의 사실조회에 대한 회신

■ 조회사항

문1 저혈압 및 심장비대증이 있는 환자가 어깨의 근막동통을 호소할 경우 근육통치료를 위해 0.5%, 3-4cc 리도카인(국소마취제)을 주사할 경우 부작용인 쇼크가 발생할 가능성이 있는지 여부

답 0.5% 리도카인 3-4cc(15-20mg)의 근육주사로 shock 등의 부작용이 발생할 가능성은 거의 없음. 참고로 리도카인은 1-2% 범위내의 농도로 주로 사용되며 최대 사용허용량은 epinephrine과 함께 투여할 시에는 체중 kg당 7mg까지, 단독으로 투여할시에는 체중 kg당 4.5mg까지 사용할 수 있음.

문2 저혈압 및 심장비대, 흉통, 미약한 호흡곤란, 경부 및 어깨의 압통, 만성비염 등이 있는 환자에게 0.5%, 3-4cc 리도카인을 주사할 경우 의사로서 사전에 실시할 검사 및 주의할 점

답 저혈압, 심장비대, 흉통, 호흡곤란, 경부 및 어깨의 통증 등의 증상은 환자가 심장질환을 가졌음(특히 협심증을 포함한 허혈성 심장질환)을 암시하며 심장질환의 종류와 심한 정도 등을 평가하기 위한 검사로는 기본 심전도검사, 홀터 심전도 감시장치(지속적인 보행 심전도 감시), 운동부하성 심전도 검사, 2차원 심초음파 검사가 필요하며 더 정확한 진단을 위한 검사로는 섬광촬영술, 관상동맥 조영술 등이 있음.

심장질환을 가진 환자의 수술을 위한 마취관리 시에는 환자의 심장기능의 변화와 전신상태를 관찰하기 위하여 지속적인 심전도 변화감시와 직접적인 동맥압의 측정 및 맥박산소포화도, 중심정맥압, 호기말 이산화탄소분압의 측정 등으로 생체활력징후의 변화에 대한 철저한 감시가 필요함. 그러나 위의 환자에서처럼 단순히 소량의 국소마취제를 근육에 주입하는 간단한 시술의 경우에는 심전도 감시, 생체활력증후 변화를 관찰하기 위한 간접 혈압측정 등의 비침습적 방법에 의한 기본 감시가 필요하며 환자의 상태에 따라 산소투여를 위한 준비도 필요할 수 있음.

참고사항

이 사건은 보내온 자료가 충분하지 못하여 환자의 예후를 알 수 없었으나 재판부에 의해 2003. 1. 14 화해권고 결정되었음.

2 뇌혈관 질환

▶ 사례 1 (정형외과)

I. 사건 개요

(1) 환자(65세, 여자)는 약 28년전부터 뇌졸중과 고혈압의 기왕력을 가지고 혈류개선제 및 혈압약을 복용하면서 지내던 중 1999. 12. 26. 오전 10시경 눈길을 걷다가 미끄러지면서 왼쪽 손목에 부상을 입게 되었고 그 다음날인 12. 27. 오전 11시경 ○○병원에서 진찰 및 X-ray 촬영후 왼쪽 손목의 골절이 확인되어, ○○대학교병원 정형외과로 입원하였음.

(2) 12. 29. 오후 4시경 환자는 전신마취하에 수술을 받았고 수술이 끝난 오후 5:30-6:00경 회복실로 나왔다가 10분 후 입원실로 내려왔는데, 입원실 도착 후 환자는 가슴이 답답함을 호소하다가(호흡곤란으로 추정됨) 약 15분쯤 되어 혼수상태에 빠져 중환자실로 옮겨졌음.

(3) 환자는 중환자실에서 치료 후 2000. 1. 9. 일반병실로 옮겨져 치료를 받다가 같은 해 3. 2 퇴원하였고, 현재는 기관절개술 상태이고, 코줄로 식이를 하며, 완전 마비상태에서 타인의 조력을 받으며 생활하고 있음.

II. 서울지방법원 서부지원 제4민사부 2001가합5319 손해배상건의 진료기록 감정촉탁에 대한 회신

1. 사고의 개요

(1) 원고 성○○(이하 원고라 함)은 약 28년전부터 뇌졸중과 고혈압의 기왕력을 가지고 혈류개선제 및 혈압약을 복용하면서 비교적 건강하게 생활하였습니다.(우측다리만 약간 절뚝거렸을 뿐 왼쪽다리와 팔은 정상적이었고, 스스로 보행이 가능하였고, 오른손으로 식사도 하고 집안 일도 도와주었음)

(2) 1999. 12. 26. 오전 10시경 원고는 눈길을 걷다가 미끄러지면서 왼쪽 손을 디디는 바람에 왼쪽 손목에 부상을 입게 되었습니다.

(3) 원고는 그 다음날인 12. 27. 오전 11시경 ○○병원에서 진찰 및 X-ray 촬영후 왼쪽 손목의 골절이 확인되어, 피고 병원인 ○○시 ○○구 ○○○○병원(이하 피고 병원이라 함) 정형외과 전문의 강○○(이하 주치의라 함)에게 진료를 의뢰하게 되었습니다.

(4) 그래서 원고는 12. 28. 오전 10:40경 위 주치의의 진찰을 받았는바, 주치의는 '손목뼈의 골절이 심하여 기브스로는 잘 붙지 않으니 핀으로 고정합시다' 라고 하여서 원고의 가족들은 원고의 지병인 뇌졸중과 고혈압에 대하여 주치의에게 이야기 하였고, 주치의는 "신경과와 합의해서 하겠습니다" 라

고 하면서 입원하라고 하여 오후 2시경 피고 병원에 입원하였습니다.

(5) (가) 12. 29. 오후 2시경 소외 성명불상 간호사가 와서 '검사결과 환자는 간이 좋지 않고 혈압이 높으니 좀 더 검사를 해보아야겠습니다"라고 말하며 검사대기 중이던 오후 3:40경 간호사가 들어와 원고 왕○○(원고 성○○의 남편)에게 수술동의서를 주면서 "이것 좀 써주세요" 하고 나가길래 위 왕○○은 수술방법 및 수술위험성, 마취방법에 대하여 어느 누구로부터도 아무런 설명을 듣지 못한 상태에서 당연히 써주는 것으로만 알고 위 수술동의서에 날인하였고, 오후 3:50경 간호사가 혈압수치 측정이 180이라고 하여서 원고의 가족들은 걱정이 된 나머지 "이 정도면 괜찮나요"라고 물었으나 간호사는 "괜찮아요"라고 대답하면서 수술시간은 30분 정도라고 하였습니다.

(6) 오후 4시경 원고는 예정시간보다 다소 늦게 수술실로 들어갔고, 수술이 끝난 오후 5:30-6:00경 회복실 전광판에 원고의 이름이 나오고 약 10분후 원고는 입원실로 내려왔는데, 입원실 도착후 원고는 가족에게 "가슴이 답답하다"라고 하였고, 입실 후 약 15분쯤 되어 원고는 비명을 지른 후 혼수상태에 빠져 중환자실로 옮겨지게 되었습니다.

(7) 위 중환자실 치료후 2000. 1. 9. 일반병실로 옮겨서 치료 중 같은 해 3. 2 퇴원하였고, 현재 원고는 기관절개술 상태이고, 코줄로 식이를 하며, 완전 마비상태에서 타인의 조력을 받으며 생활하고 있습니다.

2. 질의 내용

문1 위 환자의 경우 마취의 부적응증 및 마취방법에는 어떠한 것이 있나요

답 이 환자의 경우는 과거력에서 뇌졸중과 고혈압의 병력이 있어 계속 혈류개선제와 항고혈압제를 복용해 오고 있는 사실에 유념하여 마취에 대한 계획을 세우고 마취를 시행하여야 하는 것이 원칙입니다.

이러한 환자를 마취함에 있어서 가장 중요한 것은 어떤 특정한 마취방법이나 특정한 약제의 사용보다도 마취유도와 마취유지 및 마취로부터의 회복과정에서 환자의 생체활력징후(혈압, 맥박, 호흡 등)의 변화를 지속적으로 면밀하게 관찰하면서 변화에 따른 적절한 처치를 해주는 것입니다. 이 환자의 경우에는 심근경색, 울혈성 심부전, 뇌졸중, 신부전 등의 합병증을 방지하기 위하여 혈압의 과도한 상승이나 하강, 맥박의 과도한 빠름이나 느림 등을 피할 수 있는 마취시술이 중요하고 추가적으로 간기능에 영향을 주지 않는 마취약제를 사용하는 것이 필요하며 이러한 원칙을 지킨다면 특별한 부적응증은 없을 것으로 생각합니다. 마취방법으로는 부위마취와 전신마취가 있으며 어떤 마취방법을 사용하느냐 보다는 어떻게 마취를 하느냐가 중요합니다.

문2 위 환자의 경우 수술 전 사전검사 및 마취선택은 적당하였는지요.

답 환자는 마취 및 수술 전에 일반혈액검사, 출혈성 소인검사, 흉부 방사선검사(경도의 심비대 소견을 보임), 심전도검사(동성빈맥 소견을 보임), 소변검사, 간기능검사(간효소치의 증가), 간염검사, 복부 초음파검사(지방간 소견)를 받은 것으로 기록되어 있으며 마취 및 수술 전 검사는 적절하였던

것으로 판단합니다.

마취방법은 전신마취를 선택하였고 마취유도를 위해 fentanyl 100ug, 2% lidocaine 60mg, propofol 100mg을 투여하였으며(마취유도 시의 혈압상승을 방지하기 위해 여러 약제를 병합 사용한 것으로 보임), 마취유지를 위해서는 정맥마취제인 propofol을 지속적으로 정맥주입 하였고 산소와 N_2O를 병행 투여하였으며(환자의 간기능에 미치는 영향을 최소화하기 위해 사용한 마취방법으로 생각됨), 마취 중의 생체활력징후는 비교적 잘 유지된 것(혈압 140-190/80-120 mmHg, 맥박수 80-100회/분, 맥박산소포화도 97-99%, 호기말 이산화탄소분압 36-38 torr)으로 보아 마취약제나 마취방법의 선택에는 문제가 없었던 것으로 판단합니다.

III. 서울지방법원서부지원 제4민사부판결 (2001가합5319 손해배상(의))

■ 주문

1. 원고들의 청구를 모두 기각한다.
2. 소송비용은 원고들이 부담한다.

■ 청구취지

피고는 원고 성ㅇㅇ에게 290,970,401원, 원고 왕ㅇㅇ, 왕ㅇㅇ, 왕ㅇㅇ에게 각 10,000,000원 및 위 각 금원에 대하여 1999. 12. 29.부터 이 사건 소장 송달일까지는 연 5%, 그 다음날부터 다 갚는 날까지는 연 25%의 각 비율로 계산한 돈을 지급하라.

■ 이유

1. 기초사실

가. 원고 성ㅇㅇ(이하 환자라고 한다)은 약 28년전부터 뇌졸중을 앓고 약 2년전부터 고혈압이 있는 등의 병력을 가지고 혈류개선제 및 혈압약을 복용하면서 우측다리만 약간 절뚝거렸을 뿐 왼쪽 다리와 팔은 정상적인 상태로 생활하고 있었는데 1999. 12. 26. 눈길에 미끄러져 넘어지면서 왼쪽 손목을 다쳐 1999. 12 . 27. 서울 ㅇㅇ구 ㅇㅇ동 소재 ㅇㅇ병원에 내원하였다.

나. ㅇㅇ병원은 환자에 대한 진찰 및 엑스레이 촬영 결과 좌측 손목의 원위 요골 분쇄골절(Colles Fracture, 수근 관절 상방 2cm 이내의 원위 요골 골간단 골절로 원위 골절편이 후방 굴곡되어 포크 양상 변형을 특징으로 한다)로 진단하고, 도수정복(손으로 탈구를 복원시키는 것) 및 석고고정을 이용한 조치를 시도하였으나 분쇄정도가 심하여 수술을 권하였고, 이에 환자는 1999. 12. 27. 피고가 운영하는 ㅇㅇ병원(이하 피고 병원이라고 한다)으로 전원하였다.

다. 피고 병원의 정형외과 의사 강ㅇㅇ은 환자의 부상부위에 대한 엑스레이 촬영 결과 분쇄 정도가 심하여 수술적 방법에 따른 치료를 하기로 하여 1999. 12. 28. 환자 및 그 남편인 망 왕ㅇㅇ에게 수술 및 마취의 필요성, 내용, 예상되는 합병증과 후유증에 대하여 자세한 설명을 하였고, 환자는 이에 동의하고 피고 병원에 입원하였다.

라. 강○○은 1999. 12. 28. 환자로부터 뇌졸중 및 고혈압의 기왕병력을 듣고 신경학적 검사, 혈액 검사, 출혈성 소인 검사, 소변검사, 간기능 검사, 간염 검사, 심전도 검사, 흉부 엑스레이 검사 등을 시행하였는바, 신경학적으로 별 다른 이상이 없었고, 간기능 검사상 간효소수치가 SGOT가 79(정상 12~37), SGPT가 92(정상 7~43)로 높았고, 심전도 검사상 정상 평균치보다 느린 빈맥이 있었으며, 흉부 엑스레이 검사상 경도의 심비대 소견이 나왔다. 이에 강○○은 1999. 12. 29. 오전경 간효소수치 이상에 대한 추가검사로 복부초음파 검사를 하였는데 지방간 소견이 나와 소화기 내과에 협의진료를 의뢰하여 수술에는 별 문제 없다는 회신을 받는 등 그 외 수술 전에 수술과 관련하여 마취과, 심장내과 등에 협의진료를 하였다.

마. 피고 병원의 마취과 의사 이○○은 1999. 12. 29. 15:30경 수술을 위해 환자에 대해 전신마취를 하였는바, 마취 유도를 위해 propofol 100mg을 투여하였으며, 마취 유도 후 기도 유지를 위해 자극이 적은 후두마스크laryngeal mask를 구강내 거치하였고, 마취를 유지하기 위해 회복이 빠르고 부드러운 정맥주사제인 propofol을 지속적으로 투여하면서 산소와 N_2O를 병행하여 사용하였다. 한편, 마취 전 환자의 혈압은 170/110mmHg, 맥박수 76회/분이었고, 마취 중 환자의 혈압은 140~190/80~120mmHg, 맥박수 80~100회/분으로 비교적 잘 유지되었다.

바. 환자는 1999. 12. 29. 15:45경부터 약 1시간에 걸쳐 방사선 투시기계를 이용한 도수정복 및 경피적 핀고정과 외고정 장치를 이용한 추가고정수술(이하 이 사건 수술이라고 한다)을 받고, 16:45경 마취에서 깨어나 회복실로 이동하였는데 혈압이 일시적으로 200/100mmHg로 상승하였다가 혈압강하제인 hydralazine 8mmg을 투여받고 180/100mmHg로 떨어졌고, 의사소통이 가능할 뿐 아니라 혈압 등 활력징후가 안정적이어서 18:00경 일반병실로 옮겼다.

사. 그런데 환자는 19:00경부터 호흡곤란을 호소하고, 19:20경부터는 좌측 상하지 운동 마비 소견 및 의식상태 저하 소견을 보여 피고 병원은 기관내 삽관 및 산소백을 이용한 인공호흡을 시도하였으나 상태가 호전되지 않자 20:00경 뇌 전산화단층촬영(C.T.)을 시행한 결과 뇌혈액 순환장애에 의한 것으로 추정되는 소견과 함께 기존의 뇌경색 부분이 관찰되어 중환자실로 이동시켜 기관개구술 및 집중치료를 시행하였다.

아. 그 후 환자는 2000. 1. 4. 뇌자기공명촬영(M.R.I.) 결과 경부에서 뇌로 가는 양측의 내경동맥이 좁아지고 이로 인한 뇌경색 등의 소견을 보여 2000. 1. 8. 신경내과로 전원하여 항생제 투입 등의 보존적 치료를 받은 후 2000. 3. 2. 퇴원하였다.

자. 환자는 현재 우측 중뇌동맥 경색 등으로 인한 경직성 사지마비 상태이고, 남편인 망 왕○○은 이 사건 소송 계속 중인 2001. 4. 13. 사망하였으며, 원고 왕○○, 왕○○, 왕○○은 그 자녀들이다.

차. 관련 의학지식

(1) 원위 요골 골절은 상지 골절 중 가장 흔한 골절로 대부분 도수정복과 고정으로 합병증 없이 비교

적 용이하게 치료될 수 있다. 그 중 가장 흔한 것이 Colles골절로 그 치료방법에는 크게 비수술적 방법과 수술적 방법으로 나눌 수 있으며 비수술적 방법은 골절을 손이나 견인으로 골절을 정복한 다음 석고고정이나 골외고정기를 사용하여 정복을 유지하는 방법이고, 수술적 방법으로는 폐쇄성 정복과 경피성 핀 고정, 폐쇄성 정복과 외고정, 폐쇄성 정복과 외고정 및 경피성 핀 고정 등이 있다. 일차적 정복 및 석고 고정하였는데도 재전위가 발생하면 불안정성 골절로 판단하여 치료해야 하고, 불안정성 골절의 경우는 정복이 되어도 재전위가 잘 발생하여 수술적 방법에 의할 수밖에 없다. 수술적 방법의 부적응증은 전위가 없는 단순골절 및 안정골절과 같이 비수술적 방법으로도 치료가 충분한 경우와 일반적 전신마취의 부적응증인 경우를 들 수 있고, 사전 검사로는 골절부의 방사선 검사를 포함한 전신마취를 위한 통상적인 검사가 필요하다.

(2) 뇌졸중과 고혈압의 병력이 있는 환자를 마취함에 있어서 가장 중요한 점은 어떤 특정한 마취방법이나 특정한 약제의 사용보다도 마취 유도와 마취 유지 및 마취로부터의 회복과정에서 환자의 생체활력징후(혈압, 맥박, 호흡 등)의 변화를 지속적으로 면밀하게 관찰하면서 변화에 따른 적절한 처치를 하는 것이다. 환자의 심근경색, 울혈성 심부전, 뇌졸중, 신부전 등의 합병증을 방지하기 위하여 혈압의 과도한 상승이나 하강, 맥박의 과도한 빠름이나 느림 등을 피할 수 있는 마취시술이 중요하고 추가적으로 간기능에 영향을 주지 않는 마취약제를 사용하는 것이 필요하며 이에 대한 특별한 부적응증은 없고, 마취방법으로는 부위마취와 전신마취가 있는데 어떤 마취방법을 사용할 것인가 보다는 어떻게 마취를 할 것인지가 중요하다.

2. 원고들의 주장

원고들은 이 사건 청구원인으로 피고 병원 정형외과 의사 강○○, 마취과 의사 이○○에게 다음과 같은 과실이 있어 환자가 사지마비 상태에 이르게 되었는바, 따라서 피고로서는 사용자로서 이로 인해 원고들이 입은 모든 재산적, 정신적 손해인 청구취지 기재 각 금원을 배상할 의무가 있다고 주장한다.

가. 환자에게 뇌졸중, 고혈압 등 기존의 병력이 있었음을 알고 있던 강○○으로서는 신경과에 협의진료를 의뢰하고, 환자에 대해 뇌 전산화단층촬영이나 자기공명촬영 등을 시행하여 환자의 상태를 확인하고 이 사건 수술을 하였어야 함에도 불구하고 이러한 조치를 전혀 취하지 않음으로써 수술 방법, 시기 등을 잘못 선택하였다.

나. 환자에 대한 마취를 시행함에 있어 뇌졸중, 고혈압 등 기존 병력을 전혀 고려하지 않은 채 당초의 설명과 달리 부분마취를 하지 않고 전신마취를 하는 등 마취방법을 잘못 선택하였고, 회복실에서 마취에서 깬 환자의 혈압 등 생체활력징후를 보다 면밀히 살펴 이를 안정시킨 뒤 일반병실에 이동시키는 등의 조치를 취하지 않았다.

다. 환자 및 가족들에게 수술방법 및 수술의 위험성, 마취방법 등에 대해 어떠한 설명도 하지 않았다.

3. 판단

가. 수술 전 검사 태만 여부

살피건대 앞서 믿는 증거들에 의하면 강○○이 이 사건 수술 시행에 앞서 환자에 대해 뇌졸중, 고혈압 등 기존 병력이 있음을 알고도 신경과에 협의진료를 의뢰하거나 뇌 전산화단층촬영, 자기공명촬영을 시행하지 않은 사실을 인정할 수 있으나, 한편 환자의 왼쪽 손목 원위 요골 분쇄골절에 대해 1차 진료를 실시한 ○○병원에서 시술한 비수술적 방법인 도수정복 및 석고고정이 적합하지 않아 환자가 피고 병원에 내원하게 되었고, 강○○도 엑스레이 촬영결과 분쇄상이 심하여 비수술적 방법으로는 완치될 수 없다고 판단하고, 신경학적 검사를 비롯한 혈액 검사, 심전도 검사 등 각종 사전 검사를 한 후에 수술에는 이상이 없다는 소견을 거친 후 그 적절한 치료를 위해 이 사건 수술을 하게 된 사실, 원위 요골 골절 중 Colles 골절의 경우 그 치료방법으로는 비수술적 방법과 수술적 방법이 있는데 분쇄가 심한 불안정성 골절의 경우 정복이 되어도 재전위가 발생하는 관계로 수술적 방법에 의하여 치료할 수밖에 없는 사실, 이 사건 수술의 부적응증으로는 일반적 전신마취에 있어서의 부적응증 외에는 별다른 증상이 없는 사실 등은 앞에서 본 바와 같은바, 이 사건 수술에 이르게 된 경위, 환자에 대한 각종 사전검사의 시행, 이 사건 수술의 필요성 및 위험성 등에 비추어 볼 때 원고들 주장의 위와 같은 사정만으로는 강○○이 환자에 대한 수술 전 검사를 태만히 하여 수술방법, 시기 등을 잘못 선택하였다고 인정하기에는 부족하고, 달리 이를 인정할 만한 증거가 없으므로 원고들의 주장은 이유 없다.

나. 마취과정에 있어서의 잘못 여부

살피건대, 이○○이 이 사건 수술에 있어 환자에 대해 전신마취를 시행한 사실은 앞에서 본 바와 같으나, 한편 이 사건 수술에 있어 전신마취와 부분마취 중 어떤 방법을 사용할 것인지 보다는 어떻게 마취를 하는지가 중요한 바, 이○○은 환자의 혈압상승을 방지하기 위해 fentanyl, 2% lidocaine, propofol 등 여러 약재를 병합하여 투여함으로써 마취를 유도하였고, 환자의 간기능에 미치는 영향을 최소화하기 위해 마취 유지에 있어 propofol, 산소 및 N_2O를 병행투여한 사실, 마취 중 환자의 혈압은 140~190/80~120mmHg, 맥박수 80~100회/분 등 생체활력징후가 비교적 잘 유지된 사실, 환자가 회복실에서 마취로부터 깨어난 후 순간적으로 혈압이 상승하자 혈압강하제인 hydralazine을 투여하여 이를 안정시킨 사실, 그 후 환자는 일반병실로 이동하여 19:00경 호흡곤란을 호소할 때까지 약 2시간 30분 동안 의사소통이 가능하고, 활력징후가 양호하였던 사실 등은 앞에서 본 바와 같은 바, 위 인정사실을 종합하면 이○○이 환자에 대해 부분마취가 아닌 전신마취의 방법을 사용하였다는 것만으로는 마취과정에 있어 어떤 잘못이 있다고 인정하기에 부족하고, 달리 마취 및 회복과정에 있어 어떤 잘못이 있다고 인정할 만한 증거가 없을 뿐만 아니라 오히려 이○○은 혈압상승 등 환자에게 일어날 수 있는 위험을 방지하기 위해 적절한 조치를 취하였다고 인정될 뿐이므로 원고의 위 주장 또한 이유 없다.

다. 설명의무 위반 여부

살피건대, 을 제1호증의 32, 을 제3호증의 2의 각 기재에 변론의 전취지를 종합하면, 피고 병원에서 이 사건 수술 시행 하루 전인 1999. 12. 28. 환자 및 그 남편인 망 왕○○에게 수술 및 마취의 필요성, 내용, 예상되는 합병증과 후유증에 대하여 자세한 설명을 하고 수술에 대한 동의를 받은 사실을 인정할 수 있고, 이에 반하는 증인 백○○의 증인은 이를 믿지 아니하며, 달리 반증 없으므로 원고의 위 주장도 이유 없다.

라. 소결론

따라서 피고 병원 의사 강○○, 이○○에게 환자에 대한 진료 및 처치에 있어 일반인의 상식에 바탕을 둔 의료상의 과실이 있음을 전제로 한 원고들의 주장은 더 나아가 살필 필요 없이 이유 없다.

4. 결론

그렇다면, 원고들의 이 사건 청구는 모두 이유 없어 이를 각 기각한다.

참고사항

수술 전 뇌졸중과 고혈압의 기왕력을 가진 환자(65세 여)가 왼쪽 손목골절 수술을 받은 후 회복과정에서 호흡곤란을 호소하다가 혼수상태에 빠져 중환자실에서 치료를 받았으나 우측 중뇌동맥 경색 등으로 경직성 사지마비 상태가 되었음. 이에 대해 환자보호자들이 낸 민사소송에서 재판부는 수술 전 검사 태만 여부, 마취과정에서의 잘못 여부, 설명의무 위반 여부에 대한 판단에서 의사측의 과실이 없는 것으로 결론을 내렸음. 이 사례의 경우 적절한 수술 전 검사와 결과기록지의 확보, 마취관리와 회복과정에서 시술한 내용들에 대한 정확하고 상세한 기록, 수술 전 환자와 보호자들에게 기존질환이 마취와 수술의 위험성을 증가시킬 수 있다는 점에 대해 충분한 설명을 하고 동의서를 받아두는 것이 의료분쟁 발생시에 얼마나 중요한 역할을 하는지를 알려 주는 사례라 할 수 있음.

▶ 사례 2(정형외과)

I. 사건 개요

대학병원 정형외과에서 허리디스크 수술을 받은 환자(60세, 남자)에서 수술 후 발생한 뇌경색에 대하여 환자보호자가 수술 중의 과도한 출혈과 마취약제(국소마취제 리도카인)의 부작용 및 병원측이 환자에게 준 과도한 스트레스에 의한 것이라고 주장하며 수술한 정형외과의사를 고소한 사건. 환자는 자기공명혈관촬영MRI에서 환자의 좌측 내경동맥internal carotid artery과 중대뇌동맥middle cerebral artery이 거의 막혀있는 것으로 기록되어 있고, 우측 내경동맥과 중대뇌동맥도 죽상경화성변화atherosclerotic change가 심한 것으로 보아 환자의 뇌경색증은 환자의 원래 가지고 있던 뇌동맥 질환에 의해 유발되었을 가능성이 큰 것으로 추정되었음.

II. ○○경찰서 수사 61110-1241호 업무상 과실치사상 사건의 자문의뢰에 한 회신

1. 감정의뢰 내용

본건 고소인의 부친 라○○은 ○○시 ○○구 소재 ○○대학병원에서 허리디스크로 98. 12. 7 입원하여 다음날인 12. 8 정형외과 의사 하○○의 집도하에 허리디스크 수술을 받았는바

1. 환자가 수술 중 피를 너무 많이 흘렸는데 담당의사가 환자에게 사후조치를 제대로 하지 않았고,
2. 병원측에서 환자에게 과다하게 스트레스를 주었으며
3. 허리디스크 수술을 위해 환자에게 마취제를 사용하였는데 그 마취제가 리도카인으로 추정되며 그 부작용이 널리 알려진 마취제인데도 불구하고 이를 소홀히 하여 뇌경색을 초래케 했다고 주장하고 있고, 수술을 하였던 하○○ 등 의사는 수술 중 환자에게 충분하게 수혈을 했으며 리도카인이라는 마취제는 국소마취를 위해서 사용했고, 전신마취를 위해서 사용하지 않았으므로 그 부작용으로 뇌경색이 발생한 것이 아니라고 주장하고 있는 바, 동 환자의 병명 및 수술과정이 적합하게 이루어졌으며 고소인이 위에서 주장하는 것처럼 의사의 부주의로 뇌경색이 발생한 것인지 여부에 대하여 알고자 함.

2. 감정의뢰에 대한 답변

1) 환자 마취기록지상 수술 전기간(6시간)을 통하여 환자는 5unit (약 2000cc)의 적혈구농축액을 투여받았고 4,000 cc이상의 수액(생리식염수, 하트만 용액, 5% 포도당용액, pentaspan 등)이 주입된 것으로 기록되어 있음. 수술 중 3차례의 혈액가스검사를 시행하였는데 Hb 과 Hct수치가 모두 정상범위내에 있는 것으로 보아 출혈에 대한 처치에는 문제가 없었을 것으로 추정함.
2) 병원측에서 환자에게 어떠한 형태의 과다한 스트레스를 주었는지는 진료기록부상에서는 알 수 없으며, 따라서 이러한 스트레스가 환자 뇌경색증의 유발에 어떠한 영향을 미쳤는지는 알 수 없음.

3) 환자에게 투여한 1% 리도카인은 마취분야에서 국소마취용이나 심실부정맥의 치료목적으로 자주 사용하는 약제로서 과량 사용할 때(최대 사용량은 4.5mg/kg)를 제외하고는 거의 부작용이 없는 약제임으로 리도카인의 사용과 뇌경색증의 유발을 연관지을 수는 없을 것으로 생각함.
4) 참고로 자기공명혈관촬영MRI에서 환자의 좌측 내경동맥internal carotid artery과 중대뇌동맥middle cerebral artery이 거의 막혀있는 것으로 기록되어 있고, 우측 내경동맥과 중대뇌동맥도 죽상경화성변화atherosclerotic change가 심한 것으로 보아 환자의 뇌경색증은 환자의 원래 가지고 있던 뇌동맥 질환에 의해 유발되었을 가능성이 큰 것으로 추정함.

▶ 사례 3(외과)

I. 사건 개요

변사자는 인천 ○○초등학교 학생(10세 남자)으로 99. 10. 8. 21:00경 자가에서 저녁식사를 한 후 배가 아프다고 하면서 2번에 걸쳐 토한 후 잠이 들었다가 같은 달 9. 07:00경 일어나 배를 만지면서 맹장부위가 아프다고 하여 동일 08:30경 인천○○병원에 입원하여 동일 12:30경 수술을 마친 후 마취에서 깨어나지 않은 상태에서 일반 병실로 옮겨 치료를 받던 중, 같은 달 10. 02:00경 갑자기 호흡이 거칠어지다가 멈추어 동 병원 중환자실로 옮겨 치료를 받던 중 사망한 것임. 국립과학수사연구소의 소견은 소뇌출혈로 사망한 것으로 추정된다는 부검결과 회시임.

II. 인천 ○○경찰서 형사 61110-511건의 수사협조의뢰에 대한 회신(1)

■ 질의사항

문1 호흡이 정지된 환자에서 산소마스크만을 씌운후 bagging을 하였을 경우 식도로 산소가 흡입될 수 있는지 여부, 있다면 기도와 식도로 공급되는 산소의 비율, 또한 위 bagging을 하면서 식도로 산소가 공급되었을 경우 복부팽창이 있는지 여부, 있다면 그 지속시간.

답 호흡이 정지된 환자에게 마스크를 씌우고 충분한 산소의 공급하에 연결된 환기 bag으로 인공환기를 시키는 것은 응급 시에 환자의 환기를 유지하기 위한 가장 중요하고도 기본적인 치료방법임. 이때 환자의 기도가 충분히 유지된다면 산소가 식도내로 들어가는 경우는 거의 없으나 기도유지가 충분치 않을 경우엔 식도내로 산소가 들어갈 수 있으며 들어가는 비는 기도유지의 정도에 달려있음. 식도내로 많은 양의 공기가 들어가면 복부팽창이 일어날 수 있으며 그 지속시간은 환자가 자발적으로 가스를 체외로 배출시키거나 또는 인위적으로 외부로 배출시킬 때까지라고 할 수 있음.

문2 기관삽관술로 산소를 공급하는 것과 단지 산소마스크만을 착용하게 한 후 bagging 하였을 경우의 산소공급량 및 차이가 있다면 그 차이.

답 기도내에 삽관된 튜브를 통하여 환자의 환기관리를 시행할 경우가 마스크와 bag으로 환기를 시킬 때보다 더 적은 양의 산소로도 고농도의 산소를 투여할 수 있고 환기관리가 더 용이한 것은 사실이나 마스크-bag에 의한 환기방법으로도 환자의 생명유지에 필요한 충분한 산소공급을 해줄 수 있음.

문3 마취에서 완전히 회복되지 않은 수술환자가 나타낼 수 있는 증상과 뇌출혈을 일으킨 환자가 나타내는 증상을 구별할 수 있는지 여부, 구별할 수 있다면 그 징후는 어떤 것이 있는지 여부.

답 마취에서의 회복을 의미하는 지표로는 의식상태, 호흡, 순환, 반사능력의 회복 등이 있는데 환자가 수술 중에 발생한 뇌출혈로 의식소실이 계속되고 호흡이나 순환장애가 있고 반사능력이 없을 경우에는 마취로부터의 불완전한 회복과 구별이 어려움. 수술이 끝난 후에도 환자의 의식회복이 장시간 지연될 경우에는 뇌전산화 단층촬영(brain CT)을 하여 마취로부터의 회복지연과 뇌출혈에 의한 의식소실을 구별하는 것이 중요할 것으로 생각함.

문4 호흡이 정지된 환자에게 기도로 기관삽관이 되어 정상적으로 산소공급이 되었을 경우 자가호흡이 가능한지 여부 및 기도가 아닌 식도로 기관삽관이 되어 약 30분간 지체되었다면 호흡이 정지된 환자가 소생할 수 있는지 여부

답 호흡이 정지된 환자에게 기도내 삽관을 하여 계속 산소공급을 해줄 경우 환자의 호흡정지 원인이 가역적이라면(마취약제의 잔류효과에 의한 일시적인 호흡정지) 자가호흡이 돌아올 수 있으나 원인이 비가역적이라면(뇌손상 등에 의한 호흡중추의 마비 등) 환자의 자발적 호흡이 돌아오기는 힘들 것으로 생각함.

식도로 삽관이 되었을 경우는 체내 각 조직으로의 산소공급이 전혀 안된다고 보아야 하기 때문에(무호흡 상태) 5분 이상이 지나면 비가역적 저산소성 뇌손상을 입을 수 있으며 30분간 산소공급이 중단될 경우 환자는 사망함.

문5 통상의 경우 급성충수돌기염 제거수술을 받은 환자가 마취에서 깨어나는 시간

답 전신마취에서 환자가 깨어나는 시간은 마취유지를 위해 투여한 마취약제들(흡입마취제, 정맥마취제, 근육이완제 등)의 용량이나 농도, 마취유지시간 등에 따라 약간의 차이가 있으나 충수돌기절제술의 경우 수술 후 10-20분 이내에 환자가 깨어나는 것이 보통임.

문6 흡입마취제(에스란)의 경우 그 흡입량을 기재하지 않는 이유

답 흡입마취제의 투여는 대부분 일정한 용량의 O_2, N_2O(각 2l씩)와 함께 투여되며 투여농도가 마취심도를 결정하기 때문에 투여 농도를 기록하는 것이 중요함.

III. 인천 ○○경찰서 형사 61110-1247건의 수사협조의뢰에 대한 회신(2)

■ 질의사항

문1 사망한 김○○는 평소 소뇌출혈이 일어날 수 있는 지병을 가지고 있었는지

답 부검결과에 의하면 사망한 김○○는 소뇌출혈을 일으킬 수 있는 원인(동정맥 혈관기형)을 가지고 있었음.

문2 사망한 김 ○○의 소뇌출혈이 발생한 시기는 언제인지

답 부검감정서에 의하면 소뇌출혈량이 김○○를 사망에 이르게 할 정도로 컸다고 함. 대부분의 뇌출혈의 경우 출혈은 진행성으로 이루어지는 것이 아니고 단 한번에 혈관에서 터져 나오므로 출혈이 발생하였을 때 의식의 변화나 신경학적 이상소견이 즉시 동반되는 것으로 알려져 있음. 따라서 진료기록부와 진술조서의 관련자료를 참조하여 출혈의 시기를 추정하여 본다면 수술 중에 발생한 것이라기 보다는 환자가 병실로 옮겨진 후에 발생하였을 가능성이 높음. 더 자세한 시간의 추정은 불확실하나 보호자의 진술로는 21시에 의식이 나빴다고 되어있고, 간호사의 진료기록상에는 저녁

10시에 의식이 맑지 않았다고 되어 있고 김○○ 의사에 의하면 마지막 방문시에 의식이 있었다고 하여 종합하여 추정하면 저녁 9시에서 익일 새벽 1시 사이에 출혈이 발생하였을 가능성이 높으나 정확한 추정은 어려움.

문3 맹장수술을 하면서 소뇌출혈이 발생할 수 있는지

답 소뇌출혈의 소인이 없는 환자에서는 맹장수술을 하면서 소뇌출혈이 발생하는 경우는 없음.

문4 마취로 인하여 소뇌출혈이 발생할 수 있는지

답 소뇌출혈의 소인이 없는 환자에선 마취로 인해 소뇌출혈이 발생하는 경우는 없음.

문5 마취로부터 의식이 깨어나지 않는 상태에서 소뇌출혈이 일어날 수 있는지

답 문 3, 4와 마찬가지로 출혈의 소인이 없는 사람에서는 소뇌출혈이 일어나는 경우는 없다고 생각함.

문6 소뇌출혈은 어떠한 경우에 일어나는지

답 소뇌출혈 뿐만 아니라 뇌출혈의 가장 흔한 원인은 고혈압성 뇌출혈이며 또한 외상으로 인한 출혈이 사고로 인한 뇌출혈의 흔한 원인임. 상기 환자에서와 같은 동정맥 기형의 경우는 모든 소뇌출혈의 10-15%에 달하는 원인 중의 하나임. 이 밖에도 항혈전제와 같은 약물, 소뇌 종양 등의 원인이 있을 수 있음. 상기환자의 경우에는 의심의 여지없이 동정맥기형에 의한 소뇌출혈이 부검검사에서 입증된 상태임.

문7 맹장수술을 마친 후 환자에 대한 사후조치를 하지 못하여 소뇌출혈이 발생할 수 있는지

답 이 환자에서의 소뇌출혈은 환자에 대한 사후조치와 무관한 것으로 생각하며 출혈의 소인이 없는 한 수술 후의 조치와 관련하여 소뇌출혈이 발생할 가능성은 극히 적을 것으로 사료됨.

문8 소뇌출혈을 막을 수 있는 의사의 치료는 무엇인지

답 상기 환자의 경우에는 무증상의 동정맥기형 잠재를 알 수 없으므로 특별한 예방조치는 없으며 만일 우연히 확인이 되었다면 수술적인 제거가 출혈을 막을 수 있는 유일한 방법이었을 것으로 사료됨.

문9 사망한 김OO의 수술 전후에 소뇌출혈이 발생하였을 시 담당의사가 이를 발견할 수 있는 자각증상이 있는지 여부

답 소뇌출혈의 자각 증상으로는 출혈의 양과 위치에 따라 조금씩 다를 수가 있지만 대부분의 환자에서(50% 이상에서) 두통이 발생함. 또한 소뇌 실조현상이 65%의 환자에서 발견되고 걸음걸이의 이상이 78%에서 발견됨. 언어장애와 안구진탕도 반수가량(54%)에서 나타날 수 있으나 이 환자의 경우 수술 전 후에 이를 발견하지는 못하였던 것으로 생각함.

문10 소뇌출혈이 발생할 수 있는 원인 및 발생동기

답 소아에서 고혈압이나 외상없이 소뇌출혈이 발생할 수 있는 원인은 환자에서와 같이 동정맥기형이 있거나 동맥류와 같은 질환이 있는 경우, 또한 출혈성 소인(예를 들면 백혈병, 혈소판 감소)이 있거나 소뇌에 종양과 같은 질환이 있는 경우임.

▶ 사례 4(비뇨기과)

I. 사건 개요

뇌졸증으로 인한 언어장애 및 고혈압 등의 기왕증이 있던 환자(54세 남)가 신장결석에 대한 치료를 받기 위해 초음파에 의한 신장결석 제거술을 시행하였으나 실패하여 전신마취하 좌측신우 결석제거술을 받은 후 의식이 돌아오질 않아 뇌전산화 단층촬영을 한 결과 중대뇌동맥의 경색과 전대뇌동맥의 경색 등 다발성 뇌경색이 발생. 이후 뇌경색에 대한 치료(산소요법, 응혈에 대한 용해치료 및 기관지 절개술)를 계속하였으나 환자는 수일 후 사망한 사건.

II. 서울지방법원 동부지원으로부터의 사실조회 사항

문1 풍, 고혈압, 언어장애의 증세가 있는 54세의 신장결석환자(남)를 복부절제를 통한 수술을 할 경우 사전 주의 조치 사항으로는 무엇이 있는지

답 풍, 언어장애는 뇌혈관질환의 하나인 뇌졸증의 후유증으로 나타나는 소견이며 고혈압이나 당뇨를 갖고 있는 환자에서는 특히 뇌혈관 질환의 발현 위험도가 높음. 따라서 이러한 환자의 전신마취 시에는 뇌혈관질환의 재발을 방지하기 위한 방법으로 고혈압환자의 경우 수술 전 고혈압의 정도를 검사하고 적정수준으로의 혈압의 조절을 위한 치료가 필요하고 당뇨를 가진 환자에서는 수술 전 혈당의 조절이 매우 중요함.

문2 위 환자를 전신마취하는 경우 주의하여야 할 사항은 어떤 것이 있는지

답 전신마취 시의 시술(마취유도, 기관삽관 등) 이나 약제의 사용에 따라 혈압의 과도한 상승 또는 하강이 나타날 수 있으며 이것은 뇌졸증 재발의 원인이 되므로 마취의 전과정을 통해 적절한 혈압의 유지를 위한 혈압조절이 필요함.

문3 일반인의 경우 위 신장결석 수술 중 또는 그 후유증으로서 뇌경색증이 발생할 수 있는지

답 일반인(뇌.심혈관계 질환을 갖지 않은 환자군)에서는 전신마취하 신장결석 수술 또는 그 후유증으로 인해 뇌경색증이 발생하는 예는 매우 드묾.

문4 위 환자의 경우 위 신장결석 수술 중 또는 그 후유증으로서 뇌경색증이 발생할 수 있는지. 만일 발생할 수 있다면 임상학적 보고서 등의 기록상 몇 퍼센트나 되는지

답 위의 환자처럼 이미 뇌졸증의 병력과 후유증을 가졌고 또 고혈압을 갖고 있는 경우에는 수술 중 뇌경색증의 발생가능성이 일반 환자군에 비해 매우 높으나 임상적으로 정확한 통계는 나와있지 않음.

문5 일반인의 경우 전신마취로 인한 후유증으로 뇌경색증이 발생할 수 있는지

답 일반인의 경우 마취 중 장시간의 심한 저혈압 상태 또는 심정지의 상황이 없었다면 마취와 관련하여 뇌경색증이 발생하는 경우는 거의 없음.

문6 위 환자의 경우 전신마취로 인한 후유증으로 뇌경색증이 발생할 수 있는지. 만일 발생할 수 있다면 임

상학적 보고서 등이 기록상 몇 퍼센트나 되는지

답 문항 4에서와 마찬가지로 위의 환자와 같은 병력과 소견을 가진 환자군에서는 마취시 뇌경색증의 발현 가능성은 일반 환자군에 비해 매우 높으나 임상적으로 정확한 통계는 나와있지 않음.

문7 위 6항의 경우 사전 예방조치는 취할 수 있는지

답 사전 뇌졸중 재발을 방지하기 위해서는

가) 마취 전 환자의 상태를 정확하게 평가(이 환자의 경우 현재 고혈압의 정도, 적절한 치료를 받고 있는지 여부, 약제에 대한 환자의 반응 등)하고

나) 마취 및 수술 중 마취제나 항고혈압제 또는 승압제등으로 과도한 혈압상승이나 하강을 방지하여 혈압을 적절한 범위내로 조절 하며

다) 마취 중 계속적으로 환자상태를 감시(호흡, 순환계등의 기능을 측정)하는 등 여러가지 조치들을 취하나 이러한 조치들에도 불구하고 고혈압, 당뇨 등의 전신질환을 가진 환자에서는 마취나 수술 중의 뇌경색 발생가능성이 일반 환자군보다는 매우 높음.

III. 서울지방법원 동부지원의 판결(제 5 단독 94 가단 21956 손해배상)

■ 주문

1. 피고는 원고 지○○, 이○○, 이○○, 이○○에게 각 금 1,500,000원 및 이에 대한 1992.12.26.부터 1995.11.22.까지는 연 5푼의, 그 다음 날부터 완제일까지 연 2할5푼의 각 비율에 의한 금원을 지급하라.
2. 원고 이○○의 청구 및 원고 지○○, 이○○, 이○○, 이○○의 각 나머지 청구를 모두 기각한다.
3. 소송비용 중 원고 이○○과 피고 사이에 생긴 부분은 원고 이○○의 부담으로 하고, 원고 지○○, 이○○, 이○○, 이○○과 피고 사이에 생긴 부분은 이를 2분하여 그 1은 원고 지○○, 이○○, 이○○, 이○○의, 나머지는 피고의 각 부담으로 한다.
4. 제1항은 가집행할 수 있다.

■ 청구취지

피고는 원고 지○○에게 금 10,000,000원, 원고 이○○, 이○○, 이○○, 이○○에게 각 금 5,000,000원 및 각 이에 대한 1992.12.26.부터 이 사건 소장부본 송달일까지는 연5푼의, 그 다음날부터 각 비율에 이해 완제일까지는 연 2할5푼의 각 비율에 의한 금원을 지급하라는 판결을 구함

■ 이유

1. 기본적인 사실관계

(1) 소의 이○○(1939.9.26.생)는 뇌졸중으로 인한 중풍과 언어장애 및 고혈압 등의 기왕증이 있던 중 1992.11.경 ○○종합건강센터에서 종합건강진단을 받은 결과, 신장결석, 신장수종, 고혈압 등의 진

단이 나오자 피고가 경영하는 서울 ㅇㅇ병원에서 치료를 받으라는 추천을 받고, 신장결석에 대한 치료를 받기 위해 1992.11.30. 위 ㅇㅇ병원에 입원하면서 위 이ㅇㅇ와 가족들인 원고들은 위 이ㅇㅇ에게 중풍과 고혈압 등의 기왕증이 있으니 초음파에 의한 신장결석제거술 이외에 수술에 의한 치료는 가능한 한 바라지 않는다는 의사를 표시하였다.

그런데 위 병원에서는 위 이ㅇㅇ에 대하여 1992.12.4.과 12.6. 두 번에 걸쳐 초음파로 신장결석제거술을 하였으나 큰 결석이 그대로 남아 있는 등 결과가 만족스럽지 못하자, 위 병원 소속인 성명불상의 수련의가 같은 해 12.10. 위 이ㅇㅇ의 병실에 찾아와 원고들에게 위와 같은 경위로 인해 신우절석술을 받아야 할 필요성과 방법 및 그로 인한 일반적인 부작용 등에 관하여 의례적인 설명을 하여 동의를 받은 후, 위 병원 소속 비뇨기과의사인 소외 최ㅇㅇ이 같은 해 12.11. 09:30경부터 같은 날 12:30경까지 전신마취하에 좌측신우절석술을 시행하였는데, 위 이ㅇㅇ가 수술 후 예상시간이 지나도록 깨어나지 아니하자 마취상태가 길어지는 줄 여기고 있다가 같은 날 17:20 경 위 병원 소속 신경외과 의사인 소외 이ㅇㅇ가 뇌손상여부를 의심하여 뇌전산화단층촬영을 해 본 결과 위 이ㅇㅇ에게 위 수술도중에 중대뇌동맥의 경색과 전대뇌동맥의 경색 등 다발성 뇌경색이 이미 발생한 것이 발견되었다.

(2) 뇌경색증이란 현재의 치료법으로도 사망율이 높은 치명적인 급성질환의 하나인데, 위 이ㅇㅇ와 같이 뇌졸중의 후유증인 풍, 언어장애 등과 고혈압 증세가 있는 고령의 환자인 경우에는 그렇지 아니한 일반인에 비하여 전신마취하에 신장결석제거술을 받을 때 뇌경색이 발생할 가능성이 20배 정도 높고, 그러한 경우 수술 전 혈압을 조절하는 등의 사전조치와 마취도중 적절한 혈압을 유지하여야 할 조치가 필요하나 뇌경색의 발생을 사전에 완전하게 예방할 방법은 없다. 그리고 위 이ㅇㅇ의 경우처럼 전신마취상태에서 뇌경색이 발생한다면 그 증세가 혈압기능 등의 반응에 영향이 있는 경우가 아닌한 마취상태에서 깨어나지 않는 것인지 혹은 뇌경색으로 인한 의식불명인지 여부를 즉시 구별하기 어려워 뇌경색의 발생여부를 확인하기가 곤란하며, 나아가 위 이ㅇㅇ의 경우엔 중대뇌동맥의 경색과 그 앞쪽의 전대뇌동맥의 경색이 있었기 때문에 비록 조기에 뇌경색이 발견되었다 하더라도 소생할 가능성이 거의 없었다.

(3) 위 병원 소속의사들은 위 이ㅇㅇ의 뇌경색을 발견한 후 산소호흡과 함께 응혈에 대한 용해치료 및 기관지 절제술 등의 치료를 하였으나 결국 이ㅇㅇ는 같은 해 12.26. 사망하였다.

(4) 위 망인을 중심으로 원고 지ㅇㅇ은 처, 나머지 원고들은 자녀들이다.

2. 손해배상책임의 발생

가. 의료과실여부

원고들 소송대리인은, 위 병원 소속 의사들이 위 수술도중에 뇌경색이 발생한 것을 쉽게 알 수 있었음에도 불구하고 이를 발견하지 못한 채 위 수술을 그대로 진행하고 뒤늦게야 비로소 뇌경색이 발생한 것을 알아차렸으며, 그 이후에도 위 망인에 대한 사후조처를 태만히 한 채 방치하여 적절한 치료를 하지 못한 과실이 있어 위 망인이 사망에 이르게 되었다고 주장한다.

그러나 위 인정사실에 비추어 보건대, 피고 소속 의사들이 위 망인에게 위 수술도중 뇌경색이 발생한 것을 수술이 끝난 후 뒤늦게 발견하였다 하더라도 그것이 과실이라 하기엔 어렵고, 또한 피고 소속 의사들이 위 망인에게 뇌경색이 발생한 것을 발견한 후 적절한 사후조치를 하였다고 보여지고 달리 이를 게을리 하였다고 인정할 아무런 증거가 없다.

따라서 피고 소속 의사들의 과실로 인하여 위 망인이 사망하였다는 원고들 소송대리인의 위 주장은 이유없다.

나. 설명의무 위반여부

그러나 위 인정사실에 의하면, 이 사건과 같이 신장결석제거술 도중에 뇌경색이 발생하는 것은 그 빈도가 비록 크지는 않다 하더라도 위 망인과 같은 뇌졸중의 후유증과 고혈압이 있는 환자가 전신마취하에 위 수술을 받게 되는 경우에는 전형적으로 일어날 수 있는 부작용의 하나이고 또 실제로 위 망인은 그로 인하여 사망하기에 이른 것이어서 그 위험의 정도가 회복하기 어려운 중대한 것이므로, 피고 소속 의사들로서는 특별한 사정이 없는 한 위 망인이나 그 가족인 원고들에게 위와 같은 뇌경색 발생의 위험과 위 신장결석제거술을 받지 않은 경우에 생길 것으로 예견되는 결과 및 그 대체가능한 차선의 치료방법 등 환자의 의사결정을 위하여 중요한 사항을 사전에 진지하고 성의있게 자세한 설명을 함으로써 환자로 하여금 수술의 필요성과 위험성을 충분히 비교해 보고 그 수술을 받을 것인가의 여부를 스스로 결정할 기회를 가지도록 할 의무가 있음에도 불구하고, 이를 게을리 한 채 단지 의례적이고 통상적인 수준에서 신장결석제거술 자체의 일반적인 후유증 등에 관해서만 설명한 사실을 인정할 수 있고 반증이 없다.

따라서 피고는 그 소속 의사인 위 최○○ 등의 사용자로서 위 의사들이 위 망인 및 원고들에게 뇌경색의 발생가능성 등 이 사건 수술의 위험성에 관하여 설명의무를 다하지 아니하여 환자의 승낙권을 침해함으로써 환자가 선택의 기회를 잃고 자기결정권을 행사할 수 없게 된 데 대하여 원고들이 입은 정신적 고통에 대한 위자료를 지급하여야 할 책임이 있다 할 것이다.

다. 피고의 합의주장에 관하여

(1) 피고는, 원고들을 대표한 원고 이○○과의 사이에 피고가 위 망인의 치료비청구를 포기하고 위로금 2,000,000원을 지급하는 대신 원고들은 이 사건 사고로 인한 모든 손해배상청구권을 포기하기로 합의한 후 위 2,000,000원을 지급하였다고 주장한다.

(2) 살피건대 을 제1호증의 기재에 변론의 전취지를 종합하면, 원고 이○○이 위 망인의 사망 후인 1993.2. 17. 피고와의 사이에 위 망인에 대한 치료비 2,566,654원을 면제 받고 위자료조로 2,000,000원을 지급받은 후 피고에 대한 민사상 책임을 묻지 않기로 합의한 사실을 인정할 수 있고 반증이 없다.

(3) 그러나 원고 이○○이 나머지 원고들로부터 위와 같은 합의에 대하여 위임 내지 대리권을 수여받은

사실을 인정할 아무런 근거가 없는 이 사건에 있어서, 단지 원고 이○○이 이와 같이 피고와 합의하였다는 사실만으로 그 나머지 원고들이 피고에 대한 이 사건 손해배상청구권을 포기하였다고 단정할 수는 없고, 달리 이를 인정할 아무런 증거가 없다.

그러므로 피고의 위 주장은 원고 이○○에 관한 한 이유있으나, 나머지 원고들에 대한 부분은 이유없다.

3. 손해배상의 범위 (위자료)

따라서 이 사건 변론에 나타난 위 망인과 원고 지○○, 이○○, 이○○, 이○○의 나이와 가족관계, 재산 및 교육정도, 이 사건 사고의 발생경위와 결과 등 여러 사정을 참작하면, 피고는 위 원고들에게 위자료로 각 1,500,000원씩을 지급함이 상당하다 할 것이다.

4. 결론

그렇다면 피고는 원고 지○○, 이○○, 이○○, 이○○에게 각 1,500,000원 및 각 이에 대한 위 망인의 사망일인 1992.12.26.부터 이 판결선고일인 1995. 11.22.까지는 민법 소정의 연 5푼의, 그 다음날부터 완제일까지는 소송촉진 등에 관한 특례법 소정의 연 2할5푼의 각 비율에 의한 지연손해금을 지급할 의무가 있다 할 것이다.

따라서 원고 지○○, 이○○, 이○○, 이○○의 이 사건 청구는 위 인정범위안에서 이유있어 이를 각 인용하고, 각 그 나머지 청구 및 원고 이○○의 청구는 이유없어 이를 모두 기각한다.

참고사항

이 건은 재판부가 의사의 의료과실부분에 대해서는 "의사들이 위 환자에게 수술도중 뇌경색이 발생한 것을 수술이 끝난 후 뒤늦게 발견하였다 하더라도 그것이 과실이라 하기엔 어렵고, 또한 의사들이 뇌경색이 발생한 것을 발견한 후 적절한 사후조치를 하였다고 보여지고 이를 게을리 하였다고 인정할 증거가 없다"고 판시하여 의사의 과실이 없음을 인정하였으나 설명의무에 대해서는 "의사들이 위 환자 및 원고들에게 이 사건 수술의 위험성에 관하여 설명의무를 다하지 아니하여 환자의 승낙권을 침해함으로써 환자가 선택의 기회를 잃고 자기결정권을 행사할 수 없게된데 대하여 원고들이 입은 정신적 고통에 대한 위자료를 지급하여야 할 책임이 있다 할 것이다"며 설명의무 위반을 인정하여 원고들의 손해배상 청구액중 일부를 병원측이 원고들의 정신적 고통에 대한 위자료로 지급하도록 판결하였음. 이 사례에서는 수술 전 환자에 대한 의사의 설명의무에 관한 재판부의 판단기준을 살펴볼 필요가 있음.
이 사례는 앞서의 사례 1과 유사하나 설명의무 부분에서 의사가 보호자들에게 충분한 설명을 하고 동의를 구하였는지, 그리고 그 기록을 남겼는지의 여부에 따라 재판부의 판단기준이 다를 수 있음을 보여주는 사례라고 생각함.

▶ 사례 5(이비인후과)

I. 사건 개요

ㅇㅇ대학병원 이비인후과에서 전신마취하에 5시간에 걸쳐 유양동삭개술 및 고실성형술을 받은 환자(30세 여)가 수술을 마친 후 의식이 회복되지 않아 뇌전산화단층촬영을 한 결과 뇌동맥류의 파열 소견을 보였으며 환자는 그 후 중환자실로 옮겨 계속 혼수상태에서 뇌동맥류의 파열로 인한 뇌지주막하 출혈의 치료를 12일간 받았으나 결국 사망함. 환자는 수술 전 검사에서는 뇌동맥류의 증상이나 소견을 전혀 보이지 않았음.

II. ㅇㅇ경찰서 업무협조 의뢰사항(61110-331)

문1-3) 신경외과 분야에서 답할 사항임

문4 뇌동맥류 파열이 마취과정 및 만성중이염 수술과 직접적인 연관성 여부

답 뇌동맥류를 가진 환자라 할지라도 수술 전 전혀 증상이 없을 경우 사전에 이를 알기는 매우 어려우며 뇌동맥류 파열은 외부적 자극에 의한 갑작스런 혈압의 과도한 상승에 의해 발생할 수도 있으나 자연적으로 파열될 수도 있으므로 마취과정 및 수술과의 직접적인 연관성을 말하기는 힘듬.

문5 뇌동맥류가 파열된 환자의 상태 및 치료방법

답 신경외과 분야에서 답할 사항임으로 신경외과학회에 문의하시기 바랍니다.

문6 전신마취에 필요한 사전검사의 종류

답 전신마취 시행 전 환자에게 필요한 검사는 마취 전 환자의 병력청취(마취경험, 갖고있는 질환여부 등), 신체상태에 대한 이학적 검사와 기본적 검사로는 흉부방사선검사, 일반혈액검사, 간기능검사, 소변검사, 심전도검사, 혈액응고검사가 있음.

문7 정맥마취제인 펜토탈, 근육이완제 썩시닐 콜린, 판스란, 흡입마취제 엔플루란의 적량 및 부작용.

답 펜토탈thiopental sodium은 일반적으로 환자 체중 kg 당 4-5 mg 을 투여하며 과량투여 시 심근수축력의 억제로 인한 심박출량의 저하로 혈압하강이 발생 할 수 있으며 호흡억제를 일으킬 수도 있음.

썩시닐 콜린succinylcholine chloride은 탈분극성 근이완제로 체중 kg당 1-1.5 mg 을 사용하며 판스란(마이오브록)은 비탈분극성 근이완제로 체중 kg당 0.08 mg 을 사용하며 필요 시 추가 사용함. 근이완제는 많은 양의 사용 시 근이완효과의 연장을 가져옴.

엔프루렌enflurane은 흡입마취제로서 마취유지농도는 1 - 2 vol % 며 고농도로 투여 시에는 혈압하강을 일으킬 수 있음.

문8 전신마취를 할 때 사전에 뇌파검사를 하는지 여부와 하는 경우는.

답 대부분의 환자에서는 전신마취 전 환자평가의 일환으로 뇌파검사를 시행하지는 않음. 다만 경동

맥 내막절제술carotid endarterectomy, 인공심폐기cardiopulmonary bypass를 필요로 하는 심장수술, 그리고 간질환자의 치료를 위한 뇌수술 시에는 수술방법이 환자의 뇌기능에 영향을 미칠 수 있으므로 수술 중 환자의 뇌기능의 평가를 위해 뇌파검사를 하는 경우도 있음.

III. 서울고등법원으로부터의 조회사항

문1 유양동삭개술 및 고실성형술의 시술 시에 현재의 의학수준으로 수술의 위험성을 어느 정도 설명하여야 하는지를 그 구체적인 범위를 정하여 주시기 바랍니다.

답 이 내용은 이비인후과 영역에 속하는 사항임으로 이비인후과학회에 문의하는 것이 타당할 것으로 생각됩니다.

문2 이 사건의 담당의사는 청력의 약화, 안면신경마비, 뇌막염 등에 대하여 설명을 하였다고 하는 바 현재의 의학수준으로는 그러한 범위 내에서만 설명을 하여야 하는 것인지 아니면 더 나아가 뇌동맥류의 파열 등으로 인한 사망의 경우까지 예견하여 설명을 하여야 하는 것인지

답 유양동삭개술 및 고실성형술은 수술에 앞서 환자와 보호자에게 수술과 관련하여 발생할 수 있는 합병증내지 후유증(문항의 기술내용)을 설명해주는 것으로 환자에 대한 설명은 충분하다고 생각합니다. 수술 전 뇌동맥류의 증상이나 소견이 전혀 없는 환자에서 수술 중 뇌동맥류파열의 가능성까지를 예상하는 것은 불가능함.

문3 유양동삭개술 및 고실성형술의 시술 시 전신마취는 반드시 필요한 것인지 아니면 부분마취로도 가능한 것인지

답 이러한 종류의 수술은 대부분 전신마취하에서 시행하는 것이 원칙임.

문4 위 유양동삭개술 및 고실성형술의 시술을 위하여 전신마취를 하게 되는 경우 전신마취로 인한 부작용 등에 대하여는 현재의 의학수준에서 환자에게 어느 범위까지 설명을 하여 주어야 하는 것인지를 그 구체적인 범위를 정하여 주시기 바랍니다.

답 환자의 당시의 신체적 상태나 수술종류, 그리고 병존하는 전신질환의 존재여부와 정도에 따라 설명의 내용이 다르기 때문에 첨부된 자료만으로는 구체적 범위를 정하기 어려우나 이 수술을 받는 환자의 경우 수술 전 신체적 전신상태가 건강하였고 병존하는 다른 질환이 없었다면(수술부위를 제외하고) 수술자체는 전신마취에 큰 영향을 주지 않을 것으로 생각됨으로 마취 후에 나타날 수 있는 일반적 문제점(통증, 오한, 오심, 일시적인 어지러움 등)만을 설명해주는 것으로 충분하다고 생각합니다.

문5 이 사건 담당의사는 전신마취로 인한 예측하기 어려운 합병증의 발생이 가능하며 특히 전신마취 시 늦게 깨어날 수 있다는 것과 마취로 인한 현훈 등이 있을 수 있다는 사실 등을 설명하여 주었는 바 그 외에도 더 필요한 설명은 무엇이 있는지. 특히 뇌동맥류의 파열로 인한 사망의 가능성 등을 설명하여 주어야 하는 것인지.

답 담당마취과 의사는 환자에게 충분한 설명을 해준 것으로 생각되며 수술 전 증상이나 소견에서 전

혀 발견되지 않은 질환(이 경우 뇌동맥류의 존재)까지 예상하여 그 합병증에 대해 설명하는 것은 현실적으로 불가능한 것으로 사료됩니다.

문6 현재 각 병원의 이비인후과 전문의가 일반적으로 유양동삭개술 및 고실성형술의 시술 시(전신마취를 포함)환자에게 설명하여 주는 위험성은 구체적으로 어떠한 내용인지

답 이 문항은 이비인후과 영역에서 답변할 내용으로 사료됨으로 이비인후과학회에 문의하는 것이 타당할 것입니다.

IV. 수원지방법원 제 9 민사부 판결(95가합 6352 손해배상건)

■ 주문

1. 원고들의 청구를 모두 기각한다.
2. 소송비용은 원고들의 부담으로 한다.

■ 청구취지

피고는 원고 문ㅇㅇ에게 금 60,166,023원. 원고 문ㅇㅇ, 문ㅇㅇ에게 각 금 38,444,015원 및 각 이에 대하여 이 사건 소장송달 익일부터 완제일까지 연 2할 5푼의 비율에 의한 금원을 지급하라는 판결

■ 이유

1. 기초사실

가. 소외 망 김ㅇㅇ는 어릴 때부터 양측 귀에서 이루(耳漏, 귀에서 고름이나 진물이 나오는 것)와 청력장애가 있어 자가치료를 하여 오다가 1988 경 ㅇㅇ시 소재 ㅇㅇ병원에서 중이염 진단을 받아 그 곳에서 우측 귀에 대한 수술을 받았고, 1994. 11. 7. 피고 학교법인 ㅇㅇ학원이 경영하는 ㅇㅇ대학교병원(이하 피고 병원이라 한다)에서 국소마취를 한 후 우측 귀의 이소골 성형술을 받았다.

나. 위 수술 후 경과가 좋자 위 망인은 다른 쪽 귀도 치료를 받기로 하였고 이에 1994. 12. 8. 12:45부터 14:50경까지 피고 병원에서 이비인후과 전문의 소의 박ㅇㅇ의 집도로 좌측 귀에 대하여 유약동삭개술(귀 주변에 있는 뼈의 염증을 제거하는 수술), 고실성형술(귀쪽에 있는 근막을 떼 내어 고막이 녹아 없어진 자리에 고막 대신 집어 놓는 수술)을 받았는데 수술 전 위 망인에 대한 전신마취는 마취과 전문의 서ㅇㅇ과 레지던트 홍ㅇㅇ이 담당하였다.

다. 그러나 위 수술 종료 후 같은 날 19:00 회복실로 옮겨진 다음 같은 날 20:15이 되었는데도 위 망인의 의식이 회복되지 않자 위 박ㅇㅇ등은 망인을 피고 병원 중환자실로 옮겨 신경외과 전문의 조ㅇㅇ의 주도 아래 보존적 치료(conservative care, 안정요법, 항섬유소 용해제, 뇌혈관연축 방지제 등을 사용하여 현상을 유지하는 치료법)를 하였으나 위 망인은 의식을 회복하지 못한 채 1995. 1. 9, 10:45경 사망하였다.

라. 위 망인을 부검한 결과 대뇌반구, 소뇌, 뇌간부 등 뇌의 대부분이 괴사(壞死, necrosis)상태이었고, 양측 측두엽(側頭葉) 측면 및 뇌저부에서 지주막하 출혈이 보였으며 우측 중뇌동맥 기시부위에서 0.5 0.4cm 가량의 꽈리동맥류(動脈流, berry aneurysm)가 발견되었는바, 이에 비추어 위 망인의 사인은 뇌기저 동맥의 동맥류가 파열(aneurysm rupture)되어 지주막하 출혈이 유발되고 이에 의해 뇌의 괴사가 초래된 것으로 추정되었다.

2. 원고들의 주장에 대한 판단

원고들은 피고의 피용자 내지 그 이행보조자인 위 박○○ 등이 아래에서 보는 바와 같이 적절한 치료조치를 다하지 못함으로 인하여 위 망인이 사망한 것이므로 피고는 그 사용자로서 그로 인한 손해를 배상할 책임이 있다고 주장하므로 살펴본다.

가. 시술 준비단계에서의 과실이 있었다는 주장

원고들은 위 박○○이 위 수술을 실시함에 있어 환자가 그 수술을 받을 수 있는 건강상태에 있는지, 다른 질병이 있는지, 망인의 뇌에 뇌동맥류 등이 있는지에 관하여 제반 검사를 하여 이상이 없음을 확인한 후 그 수술에 들어가야 함에도 불구하고, 정밀검사를 하지 아니한 채 수술에 바로 들어간 과실로 인하여 망인이 사망한 것이고, 또한 마취과 전문의인 위 서○○도 망인의 건강상태를 검사하여 마취를 할 수 있는 적절한 양의 마취제를 투여하지 않은 과실 등이 있다고 주장하므로 보건대, 각 증거(부검감정서, 각 진술조서, 질의문답서, 업무협조 의뢰에 대한 회신, 수술 및 마취검사 신청서, 수술 전 간호수행지, 사망환자관련 의견송부요청에 대한 회신)의 각 기재와 감정증인 김○○의 증언에 변론의 전취지를 종합하면 (1) 일반적으로 뇌동맥류는 혈압이 급격하게 상승하거나 정맥혈압 또는 뇌 척수압의 급격한 변동 또는 뇌 구조물의 전이 등이 발생할 수 있는 행동이 그 파열의 촉발요인이고, 통계분석한 자료에 의하면 허리를 굽히거나(12%), 정서적 충격(4%), 대변(4%), 성교(4%), 외상(3%), 기침(2%), 배뇨(2%), 분만(0.35%)이 그 파열의 원인으로 나타났으며, (2) 파열되기 전에는 증상이 없는 것이 대부분이고, (3) 검사하는 방법은 요추천자(뇌척수액 및 뇌 척수압을 측정하는 것으로 현재는 행해지지 않고 있다), 뇌 CT, 혈관조영술(뇌 CT로 발견이 되지 않는 경우 2-3주 후 다시 촬영하여 검사하는 것으로 가장 정확한 검사 방법이다)을 시행하는데 뇌동맥류를 CT로 발견하려면 그 크기가 1cm 이상이 되어야 하고, 그 보다 정확하게 파악하려면 혈관조영술을 사용하여야 하나 혈관조영술을 시행할 경우 부작용이 발생할 가능성이 오히려 뇌동맥류 파열 가능성 보다 더 크기 때문에 대부분의 환자에게는 혈관조영술을 실시하지 않고 있으며, 특히 위 망인이 받은 수술의 경우에는 수술자체가 뇌에 영향을 미치지 않기 때문에 뇌와 관련된 일반적인 검사를 할 필요가 없고, (4) 뇌파검사도 경동맥내막 절제술, 인공심폐기를 사용하는 심장수술, 간질 환자의 치료를 위한 뇌수술과 같이 수술방법이 환자의 뇌기능에 영향을 미칠 수 있는 경우에 한하여 예외적으로 시행 하기도 하지만 일반적으로는 시행하지 않는데, (5) 피고 병원의 의사인 소의 공○○은 망인에 대한 수술을 하기 전에 전신마취 시 일반적으로 시행하는 흉부촬영, 심전도, 간기능 검사, 일반 혈액검사, 소변검사, 혈액응고 검사를 하여 그 당시 망인 체온 36.67도, 맥박 84, 호흡 20, 혈압 110/70로서 정상이라는 것을 확인하였고, (6) 위 홍○○은 전신마취를 할 때 마취과 의사가 환자에게 일반적으로 물어보는 고혈압, 당뇨병, 결핵 등 기왕 병력을 위 망인에게 질문하여 망인에게 그 이전에 중이염 외에 특별한 질병을 앓은 사실이 없다는 것을 확인한 사실을 인정할 수 있는바, 위 인정 각 사실에 비추어 볼 때 위 망인을 수술함에 있어 뇌에 직접 영향을 미치지 않는 중이염 수술을 시행하는 이비인후과 전문의 위 박○○으로서는 위 망인의 뇌에 뇌동맥류가 있을 지도 모른다는 것을 예상하여 뇌CT(특히 혈관조영술)까지 사전에 이를 시행하여야 할 의무가 있다고는 볼 수 없으므로 위 망인을 수술하기 전에 뇌동맥류를 진단할 수 있는 검사를 심사하지 아니한 위 박○○ 등에게 과실이 있다 할 수 없어 결국 원고의 위 주장은 이유 없다.

나. 마취제 투입과정에 과실이 있다는 주장

원고들은 위 마취과 전문의 서○○이 마취를 할 때 자기 책임 아래 적정량의 마취제를 투여함으로써 마취로 인하여 뇌동맥류가 파열되는 것을 방지하여야 할 의무가 있음에도 불구하고 자기가 먼저 마취제를 투입하다가 레지던트인 위 홍○○으로 하여금 마취제를 마저 투입하게 하여 결과적으로 적정량의 마취제를 투여하지 못함으로써 위 망인으로 하여금 사망케 한 과실이 있다고 주장하므로 보건대, 각 증거(각 진술조서, 질의 문답서, 각 피의자 신문조서, 수술 및 마취검사 신청서, 각 마취기록)를 종합하면 일반적으로 전신마취를 할 때에는 처음에 펜토탈을 몸무게 1kg당 4.5mg씩 계산하여 정맥주사하고, 그 다음에 근육이완제인 썩씨콜린을 몸무게 1kg당 1mg씩 1회, 판스란을 몸무게 1kg당 0.07mg씩 몇 차례 주사하며, 다음에 흡입마취제인 엔플루란을 처음에 3-3.5% 농도로 흡입시키다가 수술이 시작되면 약 1-2% 농도를 유지하면서 지속적으로 흡입시키는바, 위 수술 당시 위 망인의 체중은 58.8kg이었고 위 서○○은 위 망인을 마취할 때 펜토탈은 300mg, 썩씨콜린은 62.5mg. 판스란은 처음에 4mg, 1시간 30분 경과 후 1mg, 2시간 30분 경과 후 1mg, 3시간 30분 경과후 1mg을 각 투입하였고, 엔플루란은 처음 5분 정도는 4%, 그 후 1분 정도는 2%, 수술 중에는 계속 0.8-1% 정도를 유지하면서 흡입시킨 사실, 위 각 마취제가 과량 또는 과농도로 투입되면 혈압 상승은 일어나지 아니하고 다만 심근수축력의 억제로 인한 심장박출량의 저하로 혈압 하강이 발생 할 수 있는 사실을 각 인정할 수 있는바, 위 인정 사실에 의하면 위 서, 홍○○은 위 망인의 수술을 위하여 전신마취를 실행함에 있어 전신마취 시 일반적으로 행하여지는 적정한 의료상의 조치를 다하였다 할 것이고 여기에 어떠한 과실이 있다 할 수 없으며 가사 원고 주장대로 이들이 마취제를 과량투입 하였다 하더라도 위에서 본 바와 같이 그 것은 혈압강하를 일으키는 것일뿐 혈압상승이 그 원인으로 지적되고 있는 뇌동맥류파열을 초래한다고는 할 수 없으므로 결국 원고의 위 주장은 어느 모로 보나 이유 없다.

다. 수술과정에서 응급조치를 지연한 과실이 있다는 주장

원고들은 주장하기를, 위 수술도중 위 망인의 혈압수치가 갑자기 160으로 상승되었던 점, 수술 후 이미 동공이 확대되어 있었고 뇌 씨티(CT)에 의하여 지주막하 출혈을 쉽게 확인 할 수 있었던 점에 비추어 볼 때 위 수술도중 이미 뇌동맥류가 파열되었으리라는 것은 넉넉히 짐작할 수 있는데, 위 서○○은 항상 그 위험이 내포되어 있는 전신마취를 시행할 때에는 수시로 그 징후를 측정하거나, 수술의 전 과정에 주의를 기울이면서 환자의 혈색, 근육이완 정도를 주시하는 등하여 만일의 사태에 대비하였어야 함에도 불구하고, 이러한 주의의무를 게을리 한 채 여러 수술실을 오가면서 수술실을 자주 비워 그 때마다 경험이 부족한 레지던트 홍○○으로 하여금 흡입마취제를 조절하게 하였으며, 위 홍○○마저 때로는 자리를 비움으로써 위 망인의 상태를 제대로 관찰하지 아니하여 위와 같이 위 마취과 의사 서○○, 홍○○등이 수술과정에서 환자의 상태를 제대로 관찰하지 아니하여 결국 수술도중 발생한 위 망인의 뇌동맥류 파열을 즉각적으로 발견하지 못하여 그 응급조치를 제때에 취하지 못함으로써 위 망인이 사망하게 되었다고 주장하므로 보건대, 각 증거(각 진술조서, 회신문, 각 피의자신문조서, 마취기록)의 각 기재에 의하면 뇌동맥류는 파열되더라고 두통, 경부통, 광선공포증, 고혈압 등의 증상밖에 나타나지 않을 뿐만 아니라 마취제는 그 특성상 혈압을 저하시키고 근육을 이완시키는 것이어서 뇌동맥류 파열의 직접적인 원인이 된다고 할 수는 없고 다만 환자가 수술에 대한 긴장, 마취에 대한 두려움, 흡입관이 기도를 통과 할 때 갑작스런 혈압상승이 올 수 있고 그 것이 뇌동맥류 파열의 원인이 될 수는 있으나 위 망인의 혈압은 수술초기에는 105/99이었고 최고 160/90까지 2회 정도 상승하다가 곧 안정되어 평균 105/60을 유지한 사실을 인정할 수 있어 이러한 사실에 비추어 볼 때 원고 주장의 위 사유들은 위 망인의 사망과 인과관계가 있는 것이라고는 할 수 없으므로 원고의 주장은 이유 없다.

라. 수술 후 신경외과 조처에 과실이 있다는 주장

원고들은 1995. 1. 12. 부검 당시에 이미 위 망인의 뇌 전부가 괴사상태에 이르렀던 점에 비추어 볼 때 혼수상태인 위 망인을 피고 병원의 신경외과 전문의 위 조○○가 치료함에 있어서 적절한 시기에 수술 등 조치를 취하지 않고 약물투여 등 보존적인 치료만 함으로써 12일간 진행된 환자의 상태를 파악하지 못한 과실이 있다고 주장하므로 보건대, 각 증거들(각 진술조서, 진료경과기록, 각 협의진료의뢰, 신경학적 검사기록, 임상병리적 검사보고, 간호기록, 업무협조의뢰에 대한 회신)의 각 기재에 감정증인 김○○의 증언에 변론의 전취지를 종합하면 뇌동맥류 파열에 대한 치료방법은 보존적 치료(항섬유소 융해제 사용법, 뇌혈관 연축방지제 사용법 등의 안정요법)와 수술적 치료(경부폐색, 뇌동맥류 강화, 근위동맥 결찰 등)가 있는데, 위 망인이 중환자실로 옮겨져 신경외과 치료를 받기 시작하였을 때 이미 위 망인의 양측 동공은 6mm 가량 산대(散大)되어 있었고 통증에 대한 반응이 없어, 중추신경제의 이상을 의심한 위 조○○가 위 망인의 뇌 CT를 시행한 결과 뇌전반에 걸쳐 출혈이 보이고, 거대 동맥류가 발견되어 뇌동맥류가 파열되었다고 진단하였으나 그 수술을 하려면 파열된 뇌동맥을 찾아야 하고 또 위 망인이 의식이 있어야 하는데 당시 망인의 상태로 보아서는 뇌동맥류가 파열되면서 뇌가 심하게 부어 뇌골 사이가 틈이 전혀 생기지 않아 뇌동맥을 찾을 수 없었고, 또 의식도 전혀 없는 상태이어서 그 수술을 하지 못하고 안정을 찾을 때까지 보존적 치료만을 한 사실, 그러한 보존적 치료로서는 동맥혈중의 이산화탄소 농도를 낮추기 위하여 인공호흡기를 사용하고, 혈압을 유지하기 위하여 혈압상승제인 dopamin을 주사하였고, 2차적인 뇌손상을 막기 위하여 혈류개선제인 naloxone을, 뇌혈관 수축방지를 위하여 nimodipine을 각 투여하였으며, 수시로 혈중 전해질 불균형을 교정하고, 뇌세포 손상 방지 및 스트레스의 극복을 위하여 부신피질 호르몬을 투여하는 등, 위 조○○로서는 뇌동맥류 파열 환자를 치료하는 데 있어서 요구되는 제반 조치를 전부 취한 사실을 인정할 수 있으므로 위 조○○에게 과실이 있었다는 원고의 위 주장은 이유 없다.

3. 결론

그러므로 위 망인의 위 수술 또는 치료에 관여하였던 피고 병원의 의사들인 위 박○○, 서○○, 홍○○, 조○○ 등에게 어떠한 과실이 있었다는 점에 관하여 이를 인정할 증거가 없으므로 원고들의 이 사건 청구는 그 손해배상액 등 나머지 점에 관하여 더 나아가 살펴볼 필요 없이 이유 없어 이를 기각하기로 하여 주문과 같이 판결한다.

V. 서울고등법원 96머 2285 손해배상의 조정조서(95나 29477) (1심 판결 수원지방법원 1995. 7. 11선고 95 가합6352 판결)

■ 다음과 같이 조정 성립

■ 조정 조항

1. 원고들은 피고 경영의 ○○대학교병원에 보관 되어있는 망 김○○(1964.12.27생,여)의 사체를 즉시 인수한다.
2. 피고는 원고들이 위 망 김○○의 사체를 인수하는 즉시 원고들에게 금 30,000,000원을 장례비로서 지급한다.
3. 원고들의 나머지 청구는 이를 각 포기한다.
4. 피고는 원고들이 피고에게 지급하여야 할 위 망 김○○에 대한 치료비 및 사체보관료 등을 포기한다.
5. 소송비용은 각자의 부담으로 한다.

참고사항

이 건은 1심 판결에서는 재판부가 환자진료 과정에서 의사들의 과실이 전혀 없음을 인정하여 원고들의 청구를 모두 기각하고 소송비용은 원고들의 부담으로 한다는 원고패소 판결을 내렸으나 항소심인 고등법원에서는 원고측에게 장례비로 30,000,000원을 지급하라는 조정결정을 내림. 이것은 2심 재판부가 의사들의 과실을 인정해서라기 보다는 환자측의 정신적 고통을 감안하여 병원측에 일부 보상을 해주도록 조정한 것으로 생각함.

▶ 사례 6(소아청소년과)

I. 사건개요

생후 15개월(11kg)의 여아가 1998. 5. 18. 11:00경 발열과 경련으로 인하여 개인의원에서 열성경련으로 진단을 받고 해열제와 산소를 공급받는 치료를 받았으나 치료 중 구토와 경련을 시작하자 같은 날 15:10경 ○○대 병원 응급실로 전원됨. 환자는 병원 도착 시 생체활력 징후는 대체로 정상범위에 속하였고 산소공급을 계속함. 환자는 15:55경 다시 구토와 경련을 하자 산소공급량을 늘리고 바리움 0.8cc(1cc=5mg)를 정맥주사함. 16:55경 다시 경련을 하자 바리움 0.7cc를 정맥주사함. 환자에 대하여 18:24경부터 18:28경 조영제 없는 CT사진을 촬영함(사진 판독 결과 지주막하 출혈과 심한 뇌부종이 관찰됨). 다시 조영제를 주사한 상태의 CT사진을 촬영하고자 준비하던 중 호흡정지가 발생하여 산소투여를 하면서 응급실로 이송하여 18:30경 응급실에 도착하여 마스크 및 기관삽관 튜브에 의한 조절호흡 등으로 호흡관리를 받았으나 혼수상태에 빠져 보호자의 요구에 의하여 1998. 5. 19. 00:45경 ○○대 ○○병원으로 환자를 후송함. ○○대 ○○병원에서 뇌사상태로 판정받고 같은 해 6. 2. 자의 퇴원하여 15:30경 사망함.

II. ○○○경찰서 수사 61110-6609 건의 수사협조의뢰에 대한 회신

■ 회신내용

마취과분야와 관련된 사항에 대하여 다음과 같이 회신합니다.

1. 환자에게 투여된 디아제팜diazepam의 과량 사용여부에 대한 의견

가. 작용기전

디아제팜은 benzodiazepine 계열의 약제로서 중추신경계 특히 대뇌피질(cerebral cortex) 에 존재하는 특수 수용체와 상호작용하며 약제와 수용체의 결합은 여러 종류의 신경전달물질의 억제효과를 강화시키는 작용을 가짐.

나. 디아제팜이 각 주요장기에 미치는 영향

ㄱ. 심혈관계 : 마취유도 용량(0.3-0.6mg/kg)에서도 경미한 심혈관 억제작용을 가짐. 동맥혈압, 심박출량, 말초혈관저항은 약간 감소시키나 심박수는 때로 증가시킴.

ㄴ. 호흡기계 : 이산화탄소에 대한 환기반응(ventilatory response to CO_2)을 억제하나 이것은 약제가 혈관으로 주입될 때나 다른 호흡억제 제제와 함께 사용할 때 나타나는 현상임. 무호흡증은 barbiturate 계열의 약제에 비해 매우 드믈게 나타나는 현상이나 혈관으로 주입 시에는 소량의 투여 시에도 나타나는 경우가 있음. 따라서 이 약제를 정맥으로 투여할 경우에는 환자의 호흡상태가 감시 되어야

하고 응급소생술에 필요한 장비나 기구가 준비되어야 함.

ㄷ. 뇌신경계 : 뇌산소소모량, 뇌혈류량, 뇌압을 감소시키고 경련(grand mal seizure)의 예방과 치료에 매우 효과적임. 소량에서는 항불안작용, 선행성건망증, 진정작용을 가지고 있으나 다량 투여시에는 혼미, 무의식상태까지 초래할 수 있음.

다. 사용량

ㄱ. 마취 전 처치 시에는 구강으로 0.2-0.5mg/kg을 투여함.

ㄴ. 진정효과를 위해서는 0.04-0.2mg/kg을 정맥으로 주입함.

ㄷ. 마취유도를 위해서는 0.3-0.6 mg/kg을 정맥으로 주입함.

다만 간질 발작이나 경련의 치료목적으로 사용할 때는 더 많은 양을 투여할 수도 있음. 따라서 이 환자에게 경련의 치료목적으로 투여된 디아제팜의 사용량(4mg+3.5mg)을 과용량이라고 할 수는 없음.

2. 디아제팜 사용 후 환자의 호흡관리의 적절성 여부에 대한 의견

보내준 자료에서 병원측과 보호자측의 주장이 달라(진료기록부상으로는 담당의사가 환자에게 상황에 따른 적절한 치료를 해준 것으로 되어 있고 보호자의 치료거부로 환자를 타 병원으로 후송한 것으로 되어 있으나 보호자측은 진술서에서 이 진료기록자체를 불신하고 의사의 치료가 적절치 못했음을 주장하고 있음) 환자의 호흡억제 상태에 대한 발견 및 치료시기와 치료방법의 적절성 여부에 대해서는 판단하기 곤란함. 일반적으로 약제의 호흡억제 작용에 의한 저산소성 뇌손상의 초래는 약제의 사용량이나 투여방법 보다는 약제투여 후의 환자호흡상태의 감시 및 관리가 더 중요한 영향을 미침.

III. 서울지방법원 의정부지원 형사 3단독 99 고단 4989건의 사실조회 촉탁서에 대한 회신

■ 사건개요

위와 동일함

■ 조회사항

문1 환자(안○○)에 대한 바리움valium 투여의 시간과 투여량은 적절한 것인지

답 앞서의 질의에 대한 회신에서 답한 것처럼 단순한 진정목적으로 사용할때는 0.04-0.2mg/kg(정맥투여시)의 용량범위내에서 사용하는 것이 원칙이나 간질 발작이나 경련의 치료목적으로 사용할때는 더 많은 양의 투여가 필요하므로 이 환자에서 투여된 용량(4mg+3.5mg)이 경련의 치료목적으로 사용한 용량으로는 적절한 용량이라고 할 수 있음.

문2 호흡정지(마비)전 촬영한 CT 사진에 의하여 뇌부종과 지주막하 출혈이 관찰되었는 바, 그런 뇌병증들에 의하여 호흡정지현상이 발생할 수 있는지

답 뇌부종이나 지주막하 출혈시에는 뇌의 호흡중추가 억제되어 심한 호흡억제내지 호흡정지 현상이 나타날 수 있습니다.

문3 바리움의 정맥주사 후 혈중농도는 그 반감기에 비추어 최고치에 달하는 것은 언제인지(대강 몇 분 정도의 시간이 경과된 때인지)

답 교과서마다 약간의 차이가 있으므로 두 종류 교과서의 내용을 소개합니다.

1) 바리움 정맥주사 후 작용발현 시간은 45-60 초 이내이며 작용시간은 15-30분 정도임(마취과학 교과서 3판).

2) 바리움 정맥주사 후 최고혈중 농도에 도달하는 시간은 midazolam 투여때(2-3분)보다는 약간 연장됨 (Anesthesia, Miller 5판).

문4 임상적으로 정맥주사한 바리움의 부작용이 발생되는 확률이 가장 높은 시기는 주사후 얼마나 경과해서인지

답 부작용 발생의 확률이 가장 높은 시기는 투여 후 약제가 최대효과를 나타내는 시기와 관계가 있을 것으로 생각하나 약제투여 후 약제의 효과가 유지되는 기간내에서는 항상 부작용의 발생가능성이 있으므로 바리움도 투여후 15-30분 후 까지는 환자의 상태관찰에 유의하여야 할 것으로 생각함.

문5 임상적으로 바리움을 정맥주사한 후 그 부작용을 염려하여 인공호흡기 등 심폐소생용 기구를 준비하고 호흡감시를 하는 것이 필요한데 그 관찰 시간은 정해진 원칙이 있는지 아니면 환자의 상태에 근거한 담당의사의 판단에 의존하는지

답 바리움 같은 진정작용이나 수면작용을 가진 약제의 투여 후에는 일정시간 환자의 호흡상태를 관찰하여야 한다는 원칙은 있으나 더 중요한 것은 부작용의 발생정도는 투여한 약제의 용량, 환자의 약제에 대한 반응, 약제의 대사와 배설에 미치는 환자의 질환여부 등에 따라 달라질 수 있으므로 관찰시간은 환자의 상태에 근거한 담당의사의 판단이 가장 중요할 것으로 생각함.

문6 임상적으로 바리움 0.7cc를 정맥주사한 후 약 1시간 30분 후에 호흡정지현상이 발생하는 경우가 많은지

답 문항 5에서 언급한 것처럼 같은 용량의 약제를 투여하더라도 여러 요인에 의해 환자의 반응에 차이가 있을 수 있으므로 일률적으로 말하기는 어려움. 그러나 환자가 병존하는 다른 질환을 갖지 않고 다른 마취약제(마약성 진통제 포함)와 동반투여되지 않았을 시에는 이 용량(3.5mg)을 정맥주사한지 1시간 30분 후에 호흡정지가 오는 경우는 거의 없을 것으로 판단함.

문7 환자에 대한 안과검사 결과에서 양측 망막 출혈의 소견을 보고 있는바, 지주막하 출혈, 뇌부종이 있는 환자에서 양측망막 출혈 소견이 나타나고 있음은 Terson증후군의 징표라고 하는데 그러한지

답 문항의 서술내용이 사실이나 더 자세한 사항은 소아과학회에 문의하시기 바랍니다.

IV. 서울지방법원 의정부지원 판결(99고단4989 업무상과실치사)

■ 주문

피고인들은 각 무죄

■ 이유

1. 공소사실의 요지

피고인들은 각 ○○대학교 ○○병원 의사인 바, 공동하여 1998. 5. 18. 15:10경 ○○시 ○○동 소재 ○○대학교 ○○병원에서, 심한 열과 경기증상으로 ○○○시 소재 ○○의원에서 전원되어 온 피해자 안○○(여, 1세)에게 피고인 구○○이 같은 날 15:55경 항경련제인 발륨VALIUM을 4mg을 투여하였고, 피고인 김○○은 같은 날 16:55경 재차 발륨 3.5mg을 투여하였던바, 위 발륨은 정맥주사 시 소용량에서도 의식저하, 호흡억제 및 호흡정지가 나타날 수 있고 고용량을 주사할수록 그 부작용이 증폭되며 특히 소아는 기도폐쇄가 쉽게 유발되고 기도유지가 어려우므로 소아에게 투여할 때에는 더욱 주의를 요하는 약품이므로 환자에게 발륨을 투여한 의사로서는 발륨의 약리작용 기간인 15분에서 3시간동안은 환자의 호흡상태를 잘 감시하면서 인공심폐소생술기구를 비치하여 호흡정지 등의 만일의 사태에 대비하여야 할 업무상 주의의무가 있음에도, 같은 날 18:15경 위 피해자의 씨.티(C.T) 촬영을 하기 위하여 지하 1층에 있는 씨.티 촬영실로 위 피해자를 옮김에 있어서 응급실에서 씨.티 촬영실까지 가는 약 10여분간 이동침대에 산소통만 부착하고 위 피해자의 코에 산소호흡기를 꽂지 아니한 상태로 이동하는 바람에 씨.티 촬영실에 도착한 직후 위 피해자의 입술이 파랗게 변하는 청색증이 발현되었는 바, 청색증은 저산소증의 중요한 징후이므로 이러한 경우 환자에게 발륨을 주사한 의사로서는 발륨의 부작용인 호흡억제로 인한 저산소증이 초래되었는지를 의심하고 즉시 씨.티 활영을 중지한 다음 환자의 호흡상태를 더욱 면밀히 관찰하면서 인공심폐소생술기구를 준비하여 만일의 사태에 대비하여야 함에도 피고인 구○○은 피고인 김○○에게 계속하여 씨.티 촬영할 것을 지시하고 이에 따라 피고인 김○○이 씨.티 촬영을 계속하다가 위 피해자의 어머니인 공소외 허○○이 피해자의 호흡이 정지된 것을 발견하였음에도 인공 심폐소생기구를 준비하지 아니한 과실로, 피해자에게 즉시 인공호흡을 시키지 못하고 재차 위 피해자를 인공심폐소생기구가 비치되어 있는 응급실로 옮기는 과정에서 또다시 산소호흡기를 환자에게 부착하지 아니하여 피해자의 저산소증을 더욱 악화시키고, 피해자를 응급실로 후송한 다음 피고인 구○○이 피해자의 기도에 삽관을 실시함에 있어서 기도삽관은 통산 20-30초만에 시술에 성공하는 것임에도 제대로 시술하지 못하여 수회에 걸쳐 기도삽관 실패 후 공소외 염○○이 삽관에 성공할 때까지 약 13분이 소요됨으로써 저산소증이 유발된 피해자에게 더욱 산소 부족을 가중시켜 위 피해자로 하여금 저산소혈증, 고이산화탄소혈증, 대사성산증을 초래케 하여 다음날인 19. 00:45경 ○○대학교 ○○병원으로 전원, 치료를 받았으나 위 증상이 호전되지 아니함으로써 같은 해 6. 2. 15:30경 ○○○시 ○○읍 ○○리 ○○아파트에서 저산소성 뇌손상으로 사망에 이르게 하였다.

2. 피고인들의 주장

이에 대하여 피고인들은 수사기관 이래 이 법정에 이르기까지 일관하여, 자신들은 환자인 위 안ㅇㅇ를 치료함에 있어 공소사실 기재와 같은 잘못을 저지른 바 없고, 안ㅇㅇ는 ㅇㅇ대학교 ㅇㅇ병원으로 전원되기 전 이미 원인불명의 뇌지주막하 출혈과 뇌부종이 발생하여 발열과 경련, 구토증이 시작되었고, 그 병증이 진행되어 양측 안구출혈이 발생하는 터손(Terson)증후군에 빠지게 되었으며, 나아가 뇌허탈이 발생하여 호흡중추에 장애를 주어 호흡이 정지됨으로써 결국 뇌사상태를 거쳐 사망에 이르게 된 것으로 피고인들의 업무상과실이 없다고 변소하고 있다.

3. 판단

가. 기초사실

(1) 안ㅇㅇ(여, 1세2개월 남짓, 체중 11kg)는 1998. 5. 18. 11:00경 갑자기 발열 및 경련증상을 보여 같은 날 11:20경 119 구급차량에 의하여 의사 전ㅇㅇ 경영의 ㅇㅇ의원에 내원하게 되었다.

(2) 전ㅇㅇ은 내원 당시 안ㅇㅇ의 체온이 38.4°C, 혈압이 100/60mmHg에 이르고 경련까지 수반되자, 안ㅇㅇ의 증상을 열성 경련으로 진단한 후 해열제인 범피린 0.4cc를 근육주사하고 수액 500cc를 투여하는 외에 산소공급 및 얼음물찜질 등을 시행하면서 경과를 지켜보았으나 증상이 호전되는 듯하던 안ㅇㅇ가 다시 구토와 경련증상을 보이자 같은 날 15:02경 위 ㅇㅇ의원 차량에 의하여 안ㅇㅇ를 ㅇㅇ대 학교 ㅇㅇ병원으로 전원하였다.

(3) 안ㅇㅇ는 ㅇㅇ병원 도착 당시인 같은 날 15:10경 경련 후 상태로 약간 늘어져 있었고, 활력징후는 체온 36.2°C, 맥박 126/분, 호흡 35회/분 등으로 정상 범주에 속하고 있었는 바, 응급실 간호사인 이ㅇㅇ은 Airway(통기기구)를 안ㅇㅇ의 구강내에 고정시켜 기도를 유지하면서 산소마스크로 분당 2L의 산소를 공급하기 시작하였다.

(4) ㅇㅇ대학교 ㅇㅇ병원 소아과 레지던트 2년차 의사로 근무하던 피고인 구ㅇㅇ은 같은 날 15:30경 안ㅇㅇ를 진찰한 후 안ㅇㅇ의 증세를 특발성 간질, 열성 경련, 뇌병변 등으로 추정 진단하였는데, 같은 날 15:55경 안ㅇㅇ가 다시 구토와 함께 전신 간대성의 경련을 일으키자 항경련제인 발륨 0.8cc를 정맥주 사하고, 산소를 분당 6L로 배가 공급하는 외에 구강 내의 분비물에 대한 흡인술을 시행하였고, 같은 날 15:58경 경련이 진정되지 산소마스크를 제거하고 카테터catheter로 산소를 분당 1L로 줄여 공급 하기 시작하였다.

(5) 그런데 안ㅇㅇ가 같은 날 16:55경 다시 국소성의 경련을 일으키자 같은 병원 소아과 레지던트 1년차 의사로 근무하던 피고인 김ㅇㅇ은 발륨 0.7cc를 정맥주사하였고, 그러자 같은 날 16:58경 경련이 진정되었으며, 한편 같은 날 17:10경 시행된 동맥혈 가스검사결과상 pH 7.32, 산소분압 223, 이산화탄소분압 36 등으로 나타났다.

(6) 같은 날 18:15경 안ㅇㅇ는 씨.티 촬영을 하기 위하여 응급실에서 지하 1층에 있는 씨.티 촬영실로 옮겨졌는데, 피고인 김ㅇㅇ이 1차 촬영을 마치고 같은 병원 인턴으로 근무하던 의사 채ㅇㅇ이 2차 촬

영 을 위한 조영제의 주사를 위하여 촬영실 내에 들어간 직후인 같은 날 18:28경 촬영실로 따라 들어간 안○○의 어머니 허○○에 의하여 안○○의 호흡정지상태가 발견되었다.

(7) 안○○는 같은 날 18:30경 다시 응급실로 옮겨졌고, 당시 심박동수는 분당 116회였다. 피고인 구○○은 안○○에 대하여 앰뷰백ambubag으로 인공호흡을 시행하고 산소공급을 분당 5L로 증가시키면서 같은 날 18:35경부터 수회에 걸쳐 기도삽관을 실시하였으나 실패 후 같은 병원 소아과 과장인 의사 염○○이 같은 날 18:43경 기도삽관에 성공하였는데, 기도삽관술 시행중이던 같은 날 18:36경 시행된 동맥혈 가스검사결과상 산소분압은 63이었다.

(8) 한편 1차 촬영된 안○○의 씨.티 사진상 뇌지주막하 출혈 및 중한 상태의 뇌부종이 관찰되었고, 같은 날 20:25경 같은 병원 안과 의사 한○○에 의하여 실시된 안저검사 결과 정맥의 울혈과 유두 및 망막 에 복수의 점상 출혈이 관찰되었다.

(9) 안○○는 자발호흡과 의식이 회복되지 아니한 상태에서 다음날인 19. 00:45경 부모인 안○○, 허○○의 요구로 ○○대학교 ○○병원으로 전원, 치료를 받았으나 위 증상이 호전되지 아니함으로써 같은 해 6. 2. 15:30경 자택에서 사망하였다.

나. 이 사건의 쟁점

그렇다면 이 사건의 쟁점은, (1) 안○○에게 발륨의 호흡억제 부작용이 남아 있는 상태에서 피고인들이 응급실에서 지하 1층에 있는 씨.티 촬영실로 위 피해자를 옮기면서 이동침대에 산소통만 부착하고 안○○의 코에 산소호흡기를 꽂지 아니한 상태로 이동하여 저산소증이 유발되었는가의 문제와, (2) 당시 발현된 청색증은 저산소증의 중요한 징후임에도 씨.티 촬영을 강행하여 안○○의 호흡정지를 초래한 과실이 있는가, 또한 호흡정지 발견 후 인공심폐소생기구가 있는 응급실로 옮기는 과정에서 또다시 산소호흡기를 부착하지 아니하였으며, 응급실 후송 후 피고인 구○○이 기도삽관을 제대로 시술하지 못한 잘못 등으로 안○○의 저산소증이 더욱 악화된 것인가의 문제 및 (3) 과연 위와 같은 피고인들의 과실로 인하여 안○○가 사망하였는가의 문제 등으로 대별해 볼 수 있다.

(1) 그러므로 먼저 피고인들이 응급실에서 지하 1층에 있는 씨.티 촬영실로 안○○를 옮기면서 이동침대에 산소통만 부착하고 안○○의 코에 산소호흡기를 꽂지 아니한 상태로 이동한 잘못이 있는지에 관하여 살피건대, 이에 부합하는 증거로는 안○○, 허○○의 수사기관 및 이 법원에서의 각 일부 진술이 있으나, 이는 당시 같은 병원응급실 간호사인 이○○이 경찰에서 안○○를 옮기기 전 이동식 산소통을 침대 옆에 달아주고 호스를 연결하여 주었다고 진술하고 있고, 그가 작성한 응급실 임상기록에도 안○○에게 산소공급을 하면서 씨.티 촬영하러 갔다고 기재되어 있는 점, 또한 응급실에서 씨.티 촬영하러 갔다고 기재되어 있는 점, 또한 응급실에서 씨.티 촬영실까지 동행한 의사 채○○ 역시 경찰에서 동일한 취지로 진술하고 있는 점등에 비추어 믿기 어렵고, 달리 이를 인정할 만한 증거가 없다. 다만 피고인 김○○과 채○○, 한○○의 수사기관 또는 이 법원에서의 각 진술 및 ○○대학교병원 소아과 의사 김○○ 작성의 진료기록 감정 및 질의, 조회답변서의 기재에 의하면, 발륨은

벤조다이아제팜계에 속하는 최면 및 진정제로서 정맥주사시 평균 최고혈중농도 도달시간은 3-15분이고, 분포반감기는 평균 1-2시간, 배설반감기는 소아에 있어 약 17시간이며, 부작용으로 호흡억제 및 심혈관계 억제 등이 나타날 수 있는 사실, 그런데 이 사건 당시 안○○의 이동침대를 응급실에서 지하 1층 씨.티 촬영실로 옮기기 위하여 엘리베이터를 기다리던 중 피고인 김○○이 안○○의 코 안에 삽입한 카테터가 빠져 있음을 발견하고 이를 다시 삽입한 사실, 또한 씨.티 촬영실 도착 후 피고인 김○○과 위 병원 용원 한○○이 씨.티 기계 위로 안○○를 옮기는 순간 산소통과 호스의 연결부위가 빠져 한○○이 이를 다시 연결하였고, 그 과정에서 일시적으로나마 산소 공급이 중단된 사실 등을 인정할 수 있으므로, 나아가 발륨의 부작용으로 안○○의 호흡이 억제된 상태에서 위와 같은 산소 공급 중단이 일어났기 때문에 안○○에게 저산소증이 초래되었는지 여부에 관하여 보면, 국립과학수사연구소 법의학부 의사 조○○, 김○○, 김○○ 작성의 시체부검 의뢰회보, 질의회시에 대한 회보의 각 기재, ○○대학교병원 신경외과 의사 황○○ 작성의 2001. 11. 1.자 사실조회서에 관한 회신의 일부 기재, 조○○의 이 법정에서의 진술 및 한○의 이 법정에서의 일부 진술만으로는 이를 인정하기 부족하고, 달리 이를 인정할 만한 아무런 증거가 없으며, 오히려 피고인들과 채○○의 수사기관 및 이 법원에서 각 진술, 위 김○○ 작성의 진료기록 감정 및 질의, 조회 답변서, ○○대학교 의과대학 소아과 교수 김○○ 작성의 진료기록감정 및 사실조회서, 공판기록에 편철된 ○○병원 마취과 전문의 차○○ 작성의 사실조회서, 대한의사협회장 작성의 사실조회회신의 각 기재, 위 황○○ 작성의 각 사실조회에 관한 회신의 각 일부 기재 등에 의하면, 정맥 투여시 발륨이 뇌에 작용하기 시작하는 시간은 1분 이내이고, 체내 재분포에 따라 수분 이내에 뇌내의 농도는 급격히 감소하기 시작하는 사실, 더욱이 안○○는 마지막 발륨 주사 후 약 1시간 20분간 정상적인 호흡을 유지하고 있었고, 위 산소공급 중단 당시에도 정상적인 자발호흡상태에 있었던 사실 등을 인정할 수 있고, 한편 이 사건 당일 17:10경 시행된 안○○의 동맥혈 가스검사결과상 pH 7.32, 산소분압 223, 이산화탄소분압 36 등으로 나타난 점은 위 가항에서 인정한 바와 같으므로 이를 종합하여 보면, 위 동맥혈 가스검사결과에 비추어 당시 안○○에게 산소공급이 필수적인 것은 아니었던 것으로 보이고, 또한 그와 같은 발륨의 부작용이 발생한 상태에서 일시적으로 산소공급이 중단되어 저산소증이 초래되었다고 보기는 어렵다고 할 것이다.

(2) 다음으로 피고인 김○○이 안○○에게 청색증이 발현되었음을 발견하고도 발륨의 부작용인 호흡억제로 인한 저산소증이 초래되었는지를 의심하고 즉시 씨.티 촬영을 중지한 다음 환자의 호흡상태를 더욱 면밀히 관찰하면서 인공심폐소생기구를 준비하여 만일의 사태에 대비하여야 함에도 피고인 구○○의 지시에 따라 씨.티 촬영을 계속하다가 호흡정지를 초래하였고, 또한 당시 허○○이 안○○의 호흡이 정지된 것을 발견하였음에도 인공심폐소생기구를 준비하지 아니한 과실로, 즉시 인공호흡을 시키지 못한 잘못이 있는지에 관하여 살피건대, 앞서 채택한 증거들에 의하면 피고인 김○○이 안○○를 씨.티 기계 위로 옮긴 직후 허○○의 지적으로 안○○의 입술이 보라색으로 변해 있는 것을 발견하여 이를 청색증으로 추정 진단하였음에도, 피고인 구○○의 지시에 따라 씨.티 촬

영을 계속하여 1차 촬영을 마쳤고, 이어 채○○이 2차 촬영을 위한 조영제의 주사를 위하여 촬영실 내에 들어간 직후인 같은 날 18:28경 촬영실로 따라 들어간 허○○이 안○○의 호흡이 정지되었음을 발견한 사실, 그러나 피고인들은 씨.티 촬영실에 인공심폐소생기구를 준비하여 가지 않은 관계로 즉시 인공호흡을 시키지는 못한 사실을 인정할 수 있으므로, 나아가 이와 같은 피고인들의 의료조치에 통상의 능력을 갖춘 의사로서 주의의무를 다하지 못한 과실이 있었는지에 관하여 보면, 이에 부합하는 증거로는 위 조○○ 등 작성의 시체부검의뢰회보, 질의 회시에 대한 회보의 각 기재, 수사기록에 편철된 국립○○병원 마취과 전문의 차○○ 작성의 수사협조회신, 위 황○○ 작성의 2001.10.25.자 사실조회서에 관한 회신의 각 일부 기재 및 조○○의 이 법원에서의 진술 등이 있으나, 그 중 위 차○○ 작성의 수사협조회신의 일부 기재는 피고인들이 증거로 함에 동의한 바 없고, 나머지 증거들만으로는 위와 같은 점을 인정하기에 부족하며, 달리 이를 인정할 만한 증거가 없고, 오히려 앞서 채택한 증거들에 의하면 피고인 김○○은 안○○에게 청색증이 발현되었음을 보고 즉시 청진기로 그 호흡음과 호흡운동을 확인하였으나 이는 정상상태에 있었으므로 산소공급을 분당 1L에서 5L로 증가시킨 후 전화로 피고인 구○○에게 이와 같은 사실을 알렸고, 그러자 피고인 구○○은 산소 농도를 분당 2L로 줄이고 나머지 씨.티를 촬영한 후 응급실로 돌아와 동맥혈 가스검사를 실시할 것을 지시한 사실, 이 때 안○○는 계속 씨.티 촬영중에 있었는데, 피고인 구○○의 지시대로 산소농도를 분당 2L로 조절하였는 바, 그러자 잠시 후 안○○의 입술 색이 정상으로 돌아 온 사실 등을 인정할 수 있는 바, 그렇다면 위(1)항에서 본 바와 같이 안○○가 마지막 발륨 주사 후 약 1시간 20분간 정상적인 호흡을 유지하고 있었고, 위 청색증 발현 당시에도 정상적인 호흡운동을 계속하고 있는 상태에서 피고인들이 발륨의 부작용인 호흡억제로 인한 저산소증이 초래되었는지를 의심하고 즉시 씨.티 촬영을 강행하였다거나, 또는 위와 같이 마지막 발륨 주사 후 약 1시간 20분이 경과한 상태에서 씨.티 촬영실로 이동함에 있어 인공심폐소생기구를 준비하여 가지 않았고, 청색증 발현 직후 이를 준비하지 않았다 하여 피고인들에게 통상의 능력을 갖춘 의사로서 주의의무를 다하지 못한 과실이 있었다고 볼 수 없다.

(3) 다음으로 안○○의 호흡이 정지된 후 안○○를 응급실로 옮기는 과정에서 또 다시 산소호흡기를 안○○에게 부착하지 아니한 잘못이 있는지에 관하여 살피건대, 이에 부합하는 증거로는 허○○, 안○○의 수사기관 및 이 법원에서의 각 일부 진술이 있을 뿐이나, 피고인 김○○○은 검찰에서 안○○의 호흡이 정지된 후 응급방송을 실시하고 안○○를 응급실로 급히 후송하는 과정에서 분명이 산소를 공급하였고 자신이 엘리베이터 앞까지 왔을 때 확인한 결과 안○○의 코 안에 호흡기가 꽂혀 있었다고 진술하고 있고, 당시 인공심폐소생기구를 가지러 응급실로 갔다가 씨.티 촬영실로 돌아가던 중 엘리베이터 앞에서 안○○의 이동침대를 발견한 채○○ 역시 같은 취지로 진술하고 있는 점 등에 비추어 이를 믿기 어렵고, 달리 이를 인정할 만한 증거가 없다. 다만 안○○가 다시 응급실로 옮겨진 후 피고인 구○○이 수회에 걸쳐 기도삽관을 실시하였으나 실패 후 같은 병원 소아과 과장인 의사 염○○이 호흡정지 후 약 15분이 경과한 시점에서 기도삽관에 성공하게 된 사실은 위 가항

에서 인정한 바와 같으므로, 피고인 구○○의 그와 같은 잘못으로 인하여 저산소증이 유발된 안○○에게 더욱 산소부족을 가중시키게 된 것인지에 관하여 나아가 살펴보면, 이에 부합하는 위 차○○ 작성의 수사협조회신의 일부 기재는 위 (2)항에서 본 바와 같이 증거능력이 없고, 위 조○○ 등 작성의 시체부검의뢰 회보 및 질의 회신에 대한 회보의 각 기재, 위 황○○ 작성의 2001. 10. 25.자 사실조회서에 관한 회신의 일부 기재와 위 조○○의 이 법원에서의 진술만으로는 이를 인정하기에 부족하며, 달리 이를 인정할 만한 증거가 없고, 오히려 앞서 채택한 증거들에 염○○의 이 법원에서의 진술 등을 종합하여 보면, 일반적으로 호흡이 정지될 경우 기도 삽관은 10분 이내에 성공하나 더 늦는 경우는 구강 대 구강 호흡 소생술, 앰부 배깅 등을 시행하면서 삽관을 계속 시도할 수 있는 사실, 그런데 피고인 구○○은 안○○의 호흡이 정지되었다는 응급방송을 듣고 응급실로 달려갔다가 지하 1층 엘리베이터 앞에서 안○○를 옮겼고, 위 기도삽관술 시행 당시에도 앰부백으로 계속 인공호흡을 시행하고 있었던 사실, 더욱이 위 호흡정지 당시에도 안○○의 심장은 분당 116회 정도로 박동하고 있었고, 또한 위 기도삽관술 시행 중이던 같은 날 18:36경 시행된 동맥혈 가스검사결과상 안○○의 산소분압은 63으로 나타났는데, 산소부족으로 인한 뇌손상은 통상 산소분압이 52 이하에서 시작할 가능성이 있으며, 60 이상에서는 발생하기 어려운 사실 등을 인정할 수 있는바, 위 인정사실에 의하면 기도삽관 과정에서 피고인 구○○에게 통상의 능력을 갖춘 의사로서 주위위무를 위반한 어떠한 잘못이 있었다거나 그로 인하여 안○○의 저산소증이 더욱 악화되었다고 보기는 어렵다.

(4) 나아가 과연 안○○가 공소사실과 같이 피고인들이 투여한 발륨의 호흡억제로 인한 저산소성 뇌손상으로 사망에 이르게 된 것인가의 점에 관하여 살피건대, 이에 부합하는 수사기록에 편철된 대한의사협회장 작성의 자문의뢰에 대한 회신은 피고인들이 증거로 함에 동의한 바 없고, 원작성자의 진술에 의하여 성립의 진정이 인정되지도 아니하였으므로 증거능력이 없고, 위 조○○ 등 작성의 시체부검의뢰 회보 및 질의회신에 대한 회보의 각 기재와 위 조○○의 이 법원에서의 일부 진술은 안○○의 호흡정지 전 촬영된 씨.티 사진상에 나타난 뇌지주막하 출혈을 뇌사에 합병된 소견일 가능성으로만 고려하고 있을 뿐 아니라 안구 부검을 누락시키는 등 안구 출혈에 관하여는 검토조차 하지 아니한 점 등에 비추어 믿기 어려우며, 그 밖에 위 황○○ 작성의 2001. 10. 25.자 사실조회서에 관한 회신의 일부 기재만으로는 이를 인정하기에 부족하고, 달리 이를 인정할 만한 증거가 없으며, 오히려 안○○의 호흡이 정지되기 전 촬영된 씨.티 사진상 뇌지주막하 출혈 및 중한 상태의 뇌부종이 관찰되었고, 같은 날 20:25경 위 한○○에 의하여 실시된 안저검사 결과 정맥의 울혈과 유두 및 망막에 복수의 점상 출혈이 관찰되었던 사실은 위 가항에서 인정한 바와 같고, 또한 앞서 채택한 증거들에 의하면 통상 뇌지주막하 출혈로 인하여 뇌압이 상승하면 구토를 할 수 있고, 뇌지주막하 출혈만으로도 재출혈, 뇌연축 등으로 사망률이 높은 질환인데, 뇌부종이 동반된 경우 그렇지 않은 경우에 비하여 사망위험성이 증대되는 사실, 그런데 지주막하출혈, 뇌부종에 동반하여 안구출혈이 발생하는 경우를 일반적으로 터손Terson증후군으로 칭하고 있고, 터손증후군의 경우 뇌압상승에 의한 뇌간압박으로 호흡마비 또는 호흡정지가 가능하여, 뇌압상승을 유발한 원인 질환에 따라 차이가 있

을 수 있지만 뇌압상승에 의한 사망률이 높은 질환인 사실 등을 인정할 수 있는바, 이에 비추어 보면 안○○가 피고인들이 투여한 발륨의 호흡억제 부작용으로 인한 저산소증으로 사망에 이르게 되었다고 보기는 어렵다고 할 것이다.

4. 결론

그렇다면 피고인들에 대한 이 사건 공소사실은 범죄의 증명이 없는 경우에 해당하여 형사소송법 제325조 후단에 의하여 각 무죄를 선고하기로 한다.

참고사항

이 사건은 형사사건으로 소아환자의 진료과정에서 발생한 호흡정지의 원인에 대하여 환자측은 경련의 치료 목적으로 투여한 약제(valium)에 의해 호흡정지가 발생하였다고 주장하며 진료의사를 고소하였으나 의사측은 환자가 원래 가졌던 질환(Terson 증후군)으로 인해 뇌압상승이 발생하여 호흡중추에 장애를 주어 호흡이 정지됨으로써 결국 뇌사 상태를 거쳐 사망에 이르게 되었다고 주장함. 재판부는 의사측의 의견을 받아들여 무죄를 선고 하였음.

3 기타 질환(당뇨병, 폐질환)

▶ 사례 1(안과)

I. 사건 개요

중증의 당뇨병을 가진 환자(38세, 남자)가 그 합병증으로 인한 시력장애로 두 차례에 걸쳐 안과수술을 받았는데 2차 수술 후 회복실에서 호흡정지가 발생하여 즉시 기관내 삽관을 하고 환기를 시켜주었으나 환자는 저산소성 뇌손상을 받음.

II. 광주지방법원 제6민사부 98가합12913건의 감정촉탁 의뢰에 대한 회신

■ 사실조회 내용

문1 별지 감정촉탁회신(안과 회신임)에 의하면 환자 이○○에 대하여 1998. 3. 9. 우안 유리체절제술이 시행되었고, 같은 해 3. 18. 우안 유리체절제술 및 추가 레이저 광응고술, 좌안 유리체절제술 및 레이저 광응고술이 시행되었으며, 같은 날 회복실에서 호흡정지가 발생하여 신경과로 전과되었다고 되어 있는바, 진료기록부에 의거하여,

❶ 1998. 3. 18. 위 환자가 안과수술을 위하여 수술실에 들어간 후부터 호흡정지가 발생하여 신경과로 전과될 때까지의 모든 시술과 처치행위의 구체적 내용(사용된 약품과 기구 등을 적시해 가면서 각 행위의 구체적 과정까지, 시각 내지 계속된 시간을 명시하여)을, 각 행위의 시간순서로, 기술하여 주시기 바라고,

답 1) 수술장 : 환자는 3. 18. 9:15경에 마취가 시작되었고 마취유도를 위한 약제로는 pentothal sodium 390mg, succinylcholine 78mg, pancuronium 4mg, fentanyl 100ug, lidocaine 1cc가 투여되었고 마취방법은 기관내 삽관을 한 전신마취를 시행하였으며 주마취제는 Enflurane-N_2O-O_2를 사용하였음. 수술은 12:00경에 끝났으며 수술 중 환자의 상태는 혈압은 100-120mmHg/50-70mmHg, 맥박은 80-100회/분로 안정된 상태를 보였고 마취 중 glucometer를 사용하여 혈당을 측정한 것으로 기록되어 있음.

2) 회복실 : 환자는 12:10경 회복실에 도착하였으며 의식은 몽롱한 상태drowsy였고 혈압은 200/120mmHg로 상승되어 있었고 맥박은 110회/분, 호흡수 16회/분 이였음. 수액은 H/S 900cc와 5% D/W 670cc가 정맥으로 투여되고 있음. 환자는 앙와위 자세로 산소 3l/분를 투여 받았음. 목을 굴전시키고 구강내 분비물 제거함.

12:25경 환자는 계속 고혈압상태를 지속하며 허리통증을 호소. 혈압은 200/120 mmHg, 맥박 94

회/분, 호흡수 18회/분 이였음. 혈압하강제인 adalat 10mg을 설하투여하였으나(정○○ 선생) 혈압은 210/120 mmHg. 환자는 깨어난 상태였고 소변은 정상 색갈이였음.

12:55경 갑자기 호흡이 멎어 다시 기관내 삽관을 하고(신경외과 최○○ 선생) 인공호흡을 해주었음. 심전도와 맥박산소 측정기를 부착하였음.

12:58 마취과 문○○, 박○○ 선생이 방문. epinephrine 1 ample을 정맥으로 투여함(최○○ 선생). 심전도상 맥박수 70회/분.

오후 1:00 epinephrine 1 ample IV side, atropine 1 amp IV side, epinephrine 1 amp IV side로 투여되었음. 정○○ 선생, 최○○ 교수가 방문.

오후 1:05경 환자의 호흡이 돌아왔음. 심전도상 맥박은 규칙적으로 됨. 마취과 정○○ 교수가 방문함. glucometer check(133). 혈압은 220/120mmHg, 맥박수 150/분, 호흡수 14회/분. 분비물 제거해줌. 인공호흡 멈춤. 혈뇨양상 보임. MPS 500mg IV side(정○○ 교수).

Na-K-glu, ABGA(동맥혈 가스검사), CBC 검사물을 검사실에 보냄

오후 1:15 glucometer check(245)

오후 1:20 Na-K-glu 검사물 검사실에 보냄. 혈압 200/110mmHg, 맥박 120회/분, 호흡수 16회/분.

오후 1:45 혈압 180/110mmHg, 맥박수 110회/분, H/S 1L 투여 시작(우측 다리)

오후 1:50 RI 10unit+KCL 10meq를 5% D/W 500cc에 섞음(문○○ 선생)

오후 2:10 Brain CT checked. 산소탱크를 유지한 상태로 마취과 박○○ 선생이 환자를 지킴.

오후 2:20 회복실로 돌아옴. 남아있는 수액 H/S 700ml(우측 다리), 5%D/W 500ml(우측 팔). 기관튜브로 기도유지. 산소 5L/분 시작. 혈압 150/90mmHg, 맥박 102회/분 .

환자는 호흡이 얕으며(shallow) 의식은 반 혼수상태(semicoma mentation)임. 환자를 정밀 관찰함(close observation). 마취과 유○○ 교수 방문

오후 3:00 Neocholine 2 amp을 H/S 900ml에 섞어 투여함. Cerol 200cc, Naloxone 2mg, curan 1 amp IV side. 뇌파검사, 흉부 방사선검사 접수시킴. cefazoline skin test 시행(R:negative). 필요성, 중요성에 대해 설명함.

오후 3:30 혈액검사, 혈액응고검사, 소변검사, 동맥혈가스분석, 간기능검사, 전해질검사, 뇌파검사 시행함.

오후 5:00 oradexon 1 amp 주사

오후 5:10 serum osmolarity, ammonia, CBC, PT/aPTT, ABGA, urine analysis, urine-osmolarity를 위한 각각의 sample을 보냄 .

오후 5:15 신경과로 챠트를 포함하여 전과됨.

❷ 위 과정에 있어서 관여한 모든 의료진(의사, 보조의사, 간호사, 간호보조사 등)의 성명을 관여한 일과 더불어, 관여한 시간순서로, 기술하여 주시기 바라고,

답 수술장에서는 안과수술은 최○○ 교수가 집도하였고 수술 중 마취관리는 정○○ 교수에 의해 시

행되었으며 회복실에서의 환자관리는 안과, 마취과, 신경외과 전공의들에 의해 수행된 것으로 보임(문항 1의 답을 참조하기 바람). 간호사, 간호보조사가 관여한 일은 구체적으로 알 수 없음.

❸ 위 과정에 있어서 위 환자에게 나타난 모든 용태를, 시간순서로, 기술하여 주시기 바라고,

답 문항 1의 답을 참고하시기 바랍니다.

❹ 1998. 3. 18.자 수술에 관하여, 1998. 3. 9.자 수술과 비교하여, 모든 시술과 처치행위(사용된 약품과 기구등 및 구체적 과정 포함), 관여한 의료진, 환자에게 나타난 모든 용태 등에 있어서, 차이점을 기술하여 주시기 바랍니다.

답 3. 9. 자 수술은 우안 유리체절제술을 시행하였고 3. 18.에는 우안의 유리체절제술과 추가 레이져 광응고술을, 좌안의 유리체 절제술과 레이져 광응고술을 시행함.

마취방법은 두차례 모두 기관삽관을 한 전신마취방법을 시행하였으며 사용약제는 거의 동일하였음(근육이완제는 1차는 atracurium을, 2차에는 pancuronium을 사용하였으나 모두 비탈분극성 근육이완제로 작용기전은 유사함).

관여한 의료진은 수술은 1, 2차 모두 최○○ 교수가 시술하였고 마취관리는 1차는 유○○ 교수가, 2차는 정○○ 교수가 시행하였음.

환자상태의 차이점은 1차 수술 후엔 회복실에서 특별한 문제 발생없이 병실로 옮겨갔으나 2차 수술 후엔 호흡정지가 발생하여 기관삽관을 다시하고 인공호흡을 해준 기록이 있으며 각종 검사를 시행하였고 환자의 의식이 명료하지 않아 계속적인 치료를 위해 신경과로 전과하였음..

문2 별지 감정촉탁회신 다-(1)-(2)항에 의하면 환자 이○○에 대한 진료기록부상 원고 이○○에 대하여 수술 전 시행한 혈액학적 검사에서 혈액학적으로 당뇨병에서 흔히 보이는 정도의 소견을 보였고, 심근허혈이 있었으나 마취가능한 정도였다고 기술되어 있다고 하는 바,

❶ '혈액학적으로 당뇨병에서 흔히 보이는 정도의 소견'이라 함은 구체적으로 어떠한 상태를 의미하는지

답 환자의 혈액검사 결과를 볼 때 신기능검사에서 BUN/Creatinine치와 fasting blood sugar(glucose)치가 정상보다 높고 소변검사에서 glucose가 3+ 나타나는 소견을 보아 당뇨병에서 흔히 보이는 정도의 소견이라 한 것 같으나 더 정확한 답을 원하시면 앞서 질의를 한 학회에 재질의 하시기 바랍니다.

❷ '심근허혈'의 의미는 무엇인지

답 심근허혈myocardial ischemia이란 심근에 공급되는 산소보다 심근에서 소모되는 산소가 더 많아 심근 산소공급-소모 균형myocardial oxygen supply-demand balance이 깨어진 상태, 즉 심근의 저산소상태를 말함.

❸ 위 환자에게 나타난 '심근허혈'의 정도는 수치상으로 얼마나 되는지(% 등으로 표시하여 주시기 바랍니다)

답 심근허혈의 정도를 수치상으로 표시하기 위해서는 관상동맥조영술을 시행하여 관상동맥이 막혀있는 정도를 알아야 하나 진료기록부 상에서는 관상동맥 조영술의 결과를 찾지 못하였음. 심근허혈

의 분류는 환자의 증상과 관상동맥과 심근의 병변정도에 따라 불안정성 협심증unstable angina, 만성 안정성 협심증chronic stable angina, 심근경색증myocardial infarction 등으로 나눔. 심근허혈의 가장 흔한 원인은 관상동맥의 죽상변화atherosclerotic change인데 당뇨병, 고혈압, 고지혈증, 흡연, 고령의 남자, 가족력 등이 관상동맥질환의 중요한 위험인자임. 이 환자의 경우는 심장 초음파검사 소견에서 좌심비대와 핵의학검사에서 좌심 하부관상동맥에서 관류장애를 보인다는 기록이 있으나 좌심기능은 정상인 것으로 판명된 것으로 보아 협심증을 가진 정도로 추정함

문3 별지 감정촉탁회신 라-(3)-(나)항에 의하면 원고 이○○에 대한 진료기록부상 마취 전에 심장기능, 간기능, 호흡기기능, 신장기능검사 및 당뇨에 관계된 혈액검사를 시행하였고, 심장기능 검사상 위험도가 3%라고 적혀있으며 이에 대해 주의하면서 마취를 시행하면 별 문제가 없을 것이라고 판단된다고 되어 있는 바,

❶ '심장기능 검사상 위험도 3%'라 함은 그 구체적인 의미가 무엇인지

답 심장기능 검사상 위험도가 3%라 하는 것은 마취와 수술 중 이 환자에서 생명을 위협할 정도로 심장기능이 저하될 수 있는 상황(급성 심근경색이나 심정지 등)이 발생할 확률이 3%라는 의미일 것으로 생각함.

❷ 위 심장기능 검사상 위험도 3%의 환자에게 마취시행시 주의해야 할 구체적인 사항은 무엇인지

답 마취 전 환자의 심장기능에 대한 검사와 정확한 평가, 수술과 마취 중 심근의 산소공급을 늘리고(고농도의 산소투여, 혈압과 맥박의 적정범위 유지), 산소소모를 줄이는(과도한 혈압상승과 빈맥의 발생을 방지) 원칙하에 심장기능에 영향을 적게 주는 마취방법과 약제의 선택, 마취 중이나 회복과정에서 환자상태(혈압, 맥박, 심전도변화)에 대한 철저한 감시 등이 필요함.

문4 별지 감정촉탁회신에 의하면 환자 이○○ 에 대해 시행된 마취는 전신마취(흡입)이었다고 하는 바,

❶ 일반적으로 전신마취(흡입)의 구체적인 과정 및 방법(사용되는 약품, 기구 등을 구체적으로 적시해가면서 기술 요합니다)

답 전신흡입마취는 먼저 환자에게 마스크로 충분한 산소를 공급하면서 마취유도제인 pentothal sodium, propofol, benzodiazepine 제제 등을 주입하여 의식을 소실시키고 근육이완제를 사용하여 근육이완을 시킨 후 기관튜브를 기도내 삽관하고 주마취제인 흡입마취제와 산소, N_2O를 병행투여하여 환자를 수술할 수 있는 적정상태로 마취심도를 유지시키면서 환자상태를 관리하는 것을 말함. 이때는 항상 환자감시장비를 이용한 철저한 환자상태감시가 필요함.

❷ 위와 같은 전신마취(흡입)과정에서 기관지, 식도, 폐 또는 횡경막에 손상을 가하거나 기관지나 폐 등에 과도한 압력을 가할 수 있는지 여부

답 마취유도와 기관삽관 과정에서 삽관이 정상으로 이루어지고 기관튜브가 정상위치에 거치된다면 기관지, 폐, 식도, 횡격막에 손상을 초래하는 경우는 거의 없다고 볼 수 있으나 드물게 폐포에 높은 압력이 가해질 경우 기흉이나 폐간질 기종이 생기는 경우가 있음.

❸ 위와 같이 손상을 가하거나 과도한 압력을 가한 경우 마취도중이나 마취회복시에 호흡정지가 발생

할 수 있는지 여부

답 매우 드물지만 과도한 압력으로 폐포파열이 일어나 기흉이나 폐간질기종이 발생하더라도 바로 호흡정지가 발생하는 것은 아니며 호흡곤란, 저산소증, 저혈압이 유발될 경우 즉시 적절한 처치를 하면 증상을 호전시킬 수 있음. 기관튜브의 발관시에 드물게 발생하는 후두경련laryngeal spasm때 과도한 흉곽내 음압negative intrathoracic pressure의 전달이 폐부종을 초래할 수 있다는 보고는 있음. 폐부종의 발생은 호흡곤란을 일으킬 수 있으나 바로 호흡정지로 이어지지는 않음.

문5 '기관'과 '기도', '기흉'의 구체적인 의미는 무엇인지(일반인도 쉽게 이해할 수 있도록 기술 요합니다)

답 기도airway는 상기도와 하기도로 나누며 상기도는 입, 코, 인두, 후두로 구성되어 있고 하기도는 기관trachea, 기관지bronchia, 세기관지bronchioles, 폐포alveoli로 구성되어 있음, 즉 기관은 기도의 일부임. 기흉pneumothorax은 폐의 벽측 흉막parietal pleura과 폐측 흉막visceral pleura 사이에 공기가 축적되어 폐조직의 허탈을 가져오는 상태를 말함.

문6 별지 감정촉탁회신 마-(11)항에 의하면 마취후 회복기의 호흡마비의 원인의 하나로, 기관내 분비물에 의한 기도폐쇄를 들고 있는 바, 위 '기관내 분비물'이란 안과수술 전 이미 발생해 있던 분비물인지 아니면 안과수술로 인하여 발생한 분비물인지 또 아니면 마취시술로 인하여 발생한 분비물인지

답 기도내 분비물은 폐의 생리작용의 일환으로 생성되며 기도자극시에 항시 발생될 수 있으므로 마취 중이나 회복과정에서 항상 발생할 수 있으며 환자가 의식이 있고 자발적 호흡을 할때는 환자자신이 기도밖으로 분비물을 뱉어낼 수 있으나 기관내 삽관상태에 있을때는 인위적으로 제거해 주어야 함.

문7 별지 감정촉탁회신 마-(11)항에 의하면 회복기의 호흡마비의 원인의 하나로, 마취 중 사용한 근육이완제의 작용이 남은 경우를 들고 있는바,

❶ 마취시술시 사용되는 근육이완제는 구체적으로 어떤 약품을 의미하는지

답 마취시술시 사용되는 근육이완제는 탈분극성 근육이완제와 비탈분극성 근육이완제가 있으며 탈분극성 근육이완제로는 주로 succinylcholine 이 사용되고 있고 비탈분극성 근육이완제로는 d-tubocurarine, pancuronium, vecuronium, atracurium, pipecuronium 등이 주로 사용되고 있음.

❷ 마취시술시 근육이완제를 환자의 몸에 구체적으로 어떻게 사용하는지

답 투여방법은 모두 정맥로를 통해 투여하며 succinylcholine은 마취유도시 기관삽관을 목적으로 한 근이완을 위해 사용되고 비탈분극성 근육이완제는 마취유지동안의 근이완을 목적으로 사용되나 간혹 기관내 삽관을 목적으로 사용되기도 함.

❸ 근육이완제는 구체적으로 어떠한 작용을 하는지

답 탈분극성 근육이완제의 작용기전 : acetylcholine의 작용과 유사하여 acetylcholine 수용체와 결합하면 Na+ 통로가 열리게 된다. 이때 이온이동으로 접합후막postsynaptic membrane에 국소적으로 탈분극을 일으키고 점차 주위로 확산되어 Na+ 통로를 차례로 열리게 하면 근세포막 활성전위membrane action potential를 발생시켜 근수축이 일어난다. 이때의 근수축은 acetylcholine때와 달리 일과성 근섬

유의 불규칙수축으로 나타나는데 이것을 속상수축fasciculation이라 한다. 그러나 acetylcholine과 달리 수용체에서 acetylcholinesterase에 의해 쉽게 분해되지 않아 수용체에 머물러 있기 때문에 신경근전달이 차단되어 접합후막에 탈분극상태가 지속되고 Na+ 통로는 열려있으므로 근세포내로 전류는 계속 들어가게 된다. 탈분극성 근이완제가 접합후막에 탈분극을 일으키면 일차적으로 속상수축을 일으켰다가 이차적으로 근이완을 일으킨다.

비탈분극성 근육이완제의 작용기전 : 접합후막에 있는 nicotine성 수용체에 acetylcholine과 경쟁적으로 결합하여 신경근 전달과정을 차단한다. 따라서 신경자극으로 신경말단에서 유리된 acetylcholine과 수용체의 접촉을 방해하기 때문에 수용체의 이온통로가 열리지 않아 탈분극이 일어나지 않은 상태에서 신경근전달이 차단된다.

❹ 근육이완제의 작용이 어떻게 남아 호흡마비가 발생하는지

답 succinylcholine은 혈장 cholinesterase에 의해 신속히 분해되므로 소변을 통해 배설되는 양이 거의 없으나 d-tubocurarine, pancuronium 은 60-80%가 신장을 통해 배설되며 vecuronium 10-20%, atracurium은 5%가 신장을 통해 배설됨. 따라서 succinylcholine은 선천성이거나 후천성으로 혈장 cholinesterase가 부족할 때 작용이 오래가며 비탈분극성 근육이완제는 신장질환 등이 있을 때 체내에 오래 잔류할 수 있음. 그리고 마취 중 사용하는 흡입마취제, 국소마취제, 항생제 등 다른 약제와의 약물상호작용으로 근육이완제의 효과가 강화되거나 오래 지속되기도 한다. 이러한 경우 호흡마비현상이 지속될 수 있음.

❺ 어떠한 경우 근육이완제의 작용이 남는지, 즉 근육이완제의 작용이 남지 않도록 하려면 사전에 어떠한 주의를 하여야 하는지

답 먼저 마취 중 환자에게 적정용량의 근이완제를 사용하여야 하고 환자를 마취로부터 회복시킬때는 환자의 호흡능력, 몸의 움직임, 의사의 명령에 대한 반응 등을 잘 관찰하여 환자에게 투여한 근이완제가 완전히 제거되었는지 여부를 판단하여야 하며 불충분한 경우에는 비탈분극성 근이완제의 효과를 가역시키기 위해 길항제인 항 cholinesterase(neostigmine, pyridostigmine)를 사용한다.

문8 별지 감정촉탁회신 바항에 의하면 환자 이○○은 당뇨병성신증을 앓고 있었기에 마취회복이 늦을 가능성이 있었다고 되어 있는 바,

❶ 당뇨병성신증으로 인하여 마취회복이 늦을 가능성은 몇 %나 되는지

답 환자가 중증의 당뇨병성 신장질환(diabetic nephropathy IV)를 가졌으므로 일반환자에 비해 약제의 배설 등에 지장을 가져와 마취회복이 일반환자에 비해 늦을 가능성은 매우 높으나 이를 %로 표시할 수는 없음.

❷ 마취회복이 늦을 경우 그로 인하여 호흡정지 및 저산소성뇌증이 발생할 수 있는지 여부, 발생할 수 있다면 그 가능성은 몇 %나 되는지

답 일반환자에서는 마취회복이 늦더라도 환자의 회복상태(의식, 호흡, 순환상태, 반사반응 등)를 계속 관찰하면서 증상에 따라 적절한 조치를 취해준다면 호흡정지가 발생할 가능성은 매우 낮으며

호흡정지가 발생하더라도 즉각적인 처치를 해주면 저산소성뇌증이 발생할 가능성 역시 매우 낮으나 이 환자의 경우엔 환자가 장기간의 당뇨병으로 인한 여러 합병증(신장, 망막질환, 허혈성 심질환, 고혈압)을 가졌기 때문에 짧은 기간의 호흡정지라도 저산소성 뇌손상을 초래할 가능성이 매우 크다고 할 수 있음.

문9 별지 감정촉탁회신 마(9)항에 의하면 환자 이○○에 대하여(1998. 3. 18.) 12시 40분 vital sign 이 기록되어 있고, 12시 55분에 vital sign이 기록되어 있지 않고, 13시 5분 다시 vital sign이 기록되어 있다고 기재되어 있는바,

❶ vital sign은 구체적으로 무엇을 의미하는지

답 vital sign은 생체활력징후를 말하는 것으로 환자의 분당 호흡수, 혈압, 맥박, 체온 등을 가르킴.

❷ 일반적으로 vital sign은 기계로 계속적 자동적으로 기록하는지 아니면 간호사가 직접 측정하여 측정할 때마다 기록하는지

답 수술실에서는 환자감시장치를 이용하여 환자의 분당 호흡수, 혈압, 맥박, 체온 등을 자동으로 측정하나 마취기록지에 기록은 의사가 하며 회복실에서는 혈압, 맥박을 간호사가 직접 측정하는 경우도 있고 자동혈압측정기를 이용하는 경우도 있으나 기록은 간호사가 직접 함.

❸ 위 환자에 대해 기록된 vital sign은 기계로 기록된 것이었는지 아니면 간호사가 기록한 것이었는지

답 진료기록부상으로는 측정방법은 정확하게 알 수 없으나 기록은 간호사가 한 것으로 보임.

❹ 12시 55분에 vital sign이 기록되지 않은 이유는 무엇인지

답 12시 55분에는 환자의 호흡정지가 초래되어 기관삽관을 하고 호흡낭으로 환자를 환기시키고 epinephrine, atropine 등의 약제를 투여하는 등의 소생술을 시행하고 심전도, 맥박산소측정기를 부착하는데 신경을 집중하느라 vital sign이 기록이 되지 않은 것 같음. 그러나 심전도상으로 심박수는 관찰된 것으로 보임.

III. 광주지방법원 제6민사부 98가합12913 손해배상건의 사실조회에 대한 회신

■ 사실조회 내용

문1 별지 감정촉탁회신 가항에 의하면 환자 이○○은 회복실에서 계속 고혈압상태를 지속하였다고 되어 있는바, 위 고혈압상태의 지속이 위 환자의 심장기능이나 호흡상태에 영향을 미칠 수 있는 것인지 여부.

답 일반적으로 조절되지 않는 장기간의 고혈압은 심장, 뇌, 신장, 혈관질환의 주요 위험인자로서 고혈압의 합병증으로 심근경색증, 울혈성 심부전, 뇌졸증, 신부전, 말초혈관질환, 대동맥박리 등이 초래될 수 있으나 정상 심장기능을 가진 환자에서의 일시적인 혈압상승은 특별한 문제를 일으키지 않을 것으로 생각함. 그러나 환자가 심근허혈증을 가졌거나 뇌동맥류를 가졌을 경우에는 심근경색이나 뇌동맥류 파열로 인한 뇌출혈을 일으킬 가능성이 있으며 이 환자의 경우에는 고혈압상태의 지속이 심장기능에 부담을 주었을 가능성(심근 산소 소모량의 증가로 인한 심근 산소공급과 소

모의 불균형 초래)은 있음. 호흡에 미치는 영향은 심정지가 초래되지 않은 이상 고혈압으로 인한 직접적인 영향은 없을 것으로 생각함.

문2 별지 감정촉탁회신 가항에 의하면 환자 이○○의 회복실에 도착하였을 때 의식이 몽롱한 상태이었다고 되어 있는 바,

❶ 마취회복과정에는 누구나 의식이 몽롱한 것이 아닌지 여부.

답 환자가 마취로부터 깨어날 때는 의식이 명료하지 않은 상태를 거쳐 완전히 회복되는 상태로 가기 때문 회복과정에서는 일시적으로 누구나 의식이 몽롱한 상태에 있을 수 있음.

❷ 마취회복과정에는 누구나 의식이 몽롱한 것이라면 위 환자에 대하여 특별히 진료기록부에 의식이 몽롱한 상태라고 기재한 이유는 무엇인지.

답 정확한 이유는 알 수 없으나 회복실 도착당시의 의식상태를 사실대로 기록한 것으로 추정됨.

문3 별지 감정촉탁회신 가항에 의하면 환자 이○○이 회복실에서 호흡이 멎어 12:55경 기관내 삽관과 인공호흡을 하고 13:05경 호흡이 돌아와 인공호흡을 멈추었는데, 14:20경 '기관튜브로 기도유지' 라고 되어 있는 바, 인공호흡을 멈추었을 때 기관튜브를 발관하지 않았는지 여부, 기관발관을 하였다면 위 '기관튜브로 기도유지' 는 무엇을 의미하는 것인지.

답 인공호흡을 멈추었을 당시 기관튜브를 발관하지 않은 것으로 보임.

문4 환자 이○○에 대한 진료기록부에 의하면 위 환자는 '심근허혈이 있었으나 마취가능한 정도' '심장기능검사상 위험도 3%' 라고 되어 있고, 별지 감정촉탁회신 나-(3)항에 의하면 '협심증을 가진 것으로 추정' 이라고 되어 있는바, 위와 같은 심근허혈, 심장위험도 3% 내지 협심증은 마취와 수술 중 심근경색이나 심정지 외에 호흡정지를 발생시킬 수도 있는 것인지 여부와 그 확률이 역시 3% 정도 인지 여부

답 협심증 자체가 호흡정지를 일으키지는 않으나 급성 심근경색이나 심정지가 발생하여 뇌혈류의 공급이 중단될 경우에는 호흡부전이나 호흡정지가 뒤따라 발생함.

문5 별지 감정촉탁회신 다-(2)항에 의하면 심장기능 검사상 위험도 3%의 환자에게 마취시행시 심장기능에 영향을 적게 주는 마취방법과 약제를 선택하여야 한다고 되어 있는 바, 심장기능에 영향을 적게 주는 마취방법과 약제를 구체적으로 기술하여 주십시오.

답 이것은 심근허혈증을 가진 환자를 마취할 경우 심장기능에 영향을 적게 주는 특수한 마취방법이나 약제가 있다는 의미라기 보다는 마취의 전과정에서 약제의 농도나 용량을 환자의 상태에 맞추어 적절하게 사용하므로 마취심도를 적정하게 유지하고 가능한 한 환자에게 심한 자극(특히 기관삽관시)을 피하여 혈압과 맥박의 과도한 상승을 막고 사용하는 마취약제에 의한 과도한 혈압하강이나 심근억제를 피하여 혈압과 맥박을 정상범위내에서 유지하도록 하는 마취관리상의 중요함을 말한 것임.

문6 별지 감정촉탁회신 바항에 의하면 기관삽관상태에 있을 때는 기도내 분비물을 인위적으로 제거해 주어야 한다고 되어 있는 바,

❶ 일반적으로 수술을 마친 후에는 바로 전신마취를 위한 기관튜브를 발관하는 것인지 여부.

답 수술이 끝난 직후 기관튜브의 발관시기는 환자의 의식상태, 호흡상태, 혈압, 맥박 등의 생체활력징후와 근육이완제의 가역정도를 고려하여 담당 마취과의사가 결정하는 것이 일반적인 원칙임.

❷ 위 환자의 이 사건 수술시에도 바로 전신마취를 위한 기관튜브를 발관하였는지 여부

답 회복실에서 다시 기관내 삽관을 한 것으로 보아 환자는 수술실에서 기관튜브를 발관한 것으로 생각됨.

❸ 마취회복과정에 있으나 기관튜브를 발관한 후인 경우에는 기도내 분비물을 인위적으로 제거해 줄 필요가 없는 것인지 여부.

답 기관튜브를 발관한 후에도 구강내 분비물은 인위적으로 제거해줄 수 있으며 기도내 분비물은 환자가 기침 등으로 스스로 제거하여야 함.

❹ 기도내 분비물을 인위적으로 제거해 줄 필요가 있는 경우에 있어서, 어느 정도로 제거해 주어야 하는지(계속 지켜서서? 수시로? 간헐적으로?)

답 환자가 의식이 명료한 경우에는 기도내 분비물 제거를 위해 기침을 하고 가래를 뱉도록 환자에게 교육을 시켜야 하며 의식이 명료하지 않은 경우에는 수시로 구강내 분비물은 인위적으로 제거시켜줄 수 있으나 기도내 분비물의 제거는 쉽지 않을 것으로 생각함.

참고사항

이 사건은 2001. 8. 14. 재판부에 의해 강제조정 되었음.

▶ 사례 2(통증크리닉)

I. 사건 개요

개인 신경통증 크리닉에서 어깨통증치료를 받던 환자(42세, 여자)가 의사의 권고로 시력개선을 위하여 국소마취제인 메피바케인으로 여러 차례 성상신경절 차단 시술을 받은 후, 시력이 떨어지자 약제의 독성 작용으로 인해 시력이 악화되었다며 담당의사를 고소한 사건. 환자는 성상신경절 차단술 이전에 이미 안과에서 당뇨로 인한 증식성 당뇨망막병증의 진단하에 범안저 레이저 광응고술을 수차례 받았으나 우안에 유리체 출혈과 망막에 망막전막이 보였으며 이후 견인성 망막박리를 보인 점으로 볼 때 환자의 시력의 악화는 당뇨병에 의한 합병증의 진행때문인 것으로 추정됨.

II. ○○경찰서 수사 61110-3275 업무협조의뢰에 대한 회신

1. 사건 내용

고소인(김○○)은 1998. 4. 22부터 피고소인(이○○)으로부터 3회 어깨 통증 치료를 마치고 난후 눈신경을 좋게하는 방법이 있다는 말을 듣고 이후 18회 주사약 치료를 받고 1998. 5. 19일 ○○대학병원 안과에서 진료결과 평균 양안 0.5이상인 시력이 0.2로 떨어졌으며 갑자기 상태가 나빠 1998. 6. 12 일과 19일에 서울 ○○대학병원에서 양안 수술을 했으나 회복이 되지않아 이○○ 신경통증 크리닉에서 진료한 진료기록을 확인한 결과 주사한 약품이 S.G.B 메피바카인으로 독성이 있는 마취제라는 사실을 알았으며 마취제를 사용할 때에 환자의 상태와 체질검사를 하여야 하는데도 아무 검진도 없이 많은 주사약을 매일 같이 놓아 독성이 있는 마취제로 인하여 실명하였다고 주장하며 피고소인을 처벌하여 달라는 것임.

2. 의뢰내용

문1 피고소인의 경우에 국소마취제인 메피바케인을 투여한 것이 적정한 것인지 여부

답 메피바케인은 아마이드 계열의 국소마취제로서 척수마취, 경막외 마취, 국소침윤, 말초신경차단을 위해 널리 사용되는 약제이며 이 환자의 경우에 성상신경절 차단(SGB: stellate ganglion block)을 위해 메피바케인을 사용한 것은 적절했던 것으로 판단됨. 성상신경절 차단술은 교감신경 긴장도를 떨어뜨려 머리, 목, 팔, 상흉부의 통증치료나 상지의 혈관경련성 질환의 치료목적으로 이용되고 있으며 차단부위로 가는 혈류를 증가시키는 효과가 있음. S.G.B는 약제의 이름이 아니라 Stellate Ganglion Block 의 머릿글 약자임.

문2 위 국소마취로 인하여 고소인의 시력이 실명에 이를 수가 있는지 여부

답 위 환자는 성상신경절 차단술 이전에 이미 안과에서 당뇨로 인한 증식성 당뇨망막병증의 진단하에 범안저 레이저 광응고술을 수차례 받았으나 우안에 유리체 출혈과 망막에 망막전막이 보였으

며 이후 견인성 망막박리를 보인 점으로 볼 때 환자의 시력의 악화는 당뇨병에 의한 합병증의 진행 때문인 것으로 추정됩니다. 성상신경절 차단술은 허혈성 안질환(당뇨포함)의 치료를 위한 방법의 하나로 시력악화와는 무관한 것으로 사료됨.

▶ 사례 3(외과)

I. 사건 개요

망 양ㅇㅇ(25세 여자)은 폐결핵을 앓던 중, 1998. 3. 25부터 복통이 있어 같은 달 26. 10:00경 경기 연천군 ㅇㅇ면 소재 ㅇㅇ외과의원에 내원하였는데, 위 병원에서는 망 양ㅇㅇ에 대하여 충수돌기염으로 진단한 후 수술을 할 것을 결정하였으나 마취과 전문의가 상주하지 않아 18:00경에야 수술을 시행하였는데, 수술시간의 지연으로 수술 당시 복막염이 발생한 상태에 있었고, 망 양ㅇㅇ과 같은 활동성 폐결핵 환자에게 척추마취나 경막외마취가 아닌 기도내 삽관에 의한 전신마취를 하여 충수돌기염 수술을 시행하였고, 수술 6일후 환자에게 갑자기 호흡곤란 증세가 발생하여 같은 해 4. 1. ㅇㅇ대학병원으로 전원하였으나 다음 날 패혈증과 폐렴에 의한 급성호흡부전증으로 사망하였음.

II. 서울지방법원 북부지원 제2민사부 2000가합 366 손해배상건의 사실 조회서에 대한 회신

■ 조회사항

문1 OO 외과의원에서는 이건 수술당시 폐결핵을 앓고 있었던 망 양OO에 대하여 ASA 분류표상 Class 2 라고 판단하였습니다. 이와 관련하여 마취 전 시행하여야 하는 기본조사사항 및 모든 마취분야에서 빼놓을 수 없는 상습테스트Routine laboratory에는 어떠한 것들이 있나요.

답 마취와 수술 전 기본 조사사항은 환자에 대한 문진을 통하여 환자의 병력과 가족력, 주 증상 등을 알아보고 이학적 검사(시진, 청진, 촉진 및 생체활력징후 측정)를 통해 현재 환자의 상태를 평가하며 통상으로 시행하는 검사에는 흉부 방사선검사, 심전도검사, 혈액학적검사, 간기능검사 등이 있으며 증상의 정도에 따라 추가적인 검사를 할 수 있습니다.

문2 마취 전 위와 같은 검사들을 하는 이유는 무엇인가요.

답 수술 전부터 수술 중, 수술 후까지 환자의 안전한 마취관리를 위하여 환자의 신체상태와 현 질환상태를 정확하게 평가하고자 함이 검사의 목적입니다.

문3 특히 망 양OO 같은 폐결핵 환자에 있어 호흡기계와 관련하여 기능 검사 등 시행하여야 하는 각종 검사에는 어떠한 것들이 있는가요.

답 환자의 호흡기능을 더 정확하게 측정하기 위하여는 각종 폐기능 검사(1회 환기용량, 호흡수, 폐활량, 1초 강제 호기량(FEV1), 강제 폐활량(FVC), FEV1/FVC 등)와 동맥혈 가스 검사 등이 있으나 환자상태의 심한 정도(폐기능의 장애정도)가 검사의 필요성을 결정하는 중요한 인자임. 즉, 환자가 심한 호흡곤란, 기침, 객혈 등의 진행된 폐결핵의 증상을 보일 때는 이러한 검사가 필요하나 경미한 증상을 가졌을 때는 반드시 이러한 검사를 필요로 하는 것은 아닙니다.

문4 그와 같은 검사를 하는 이유는 무엇인가요.

답 환자의 현재 폐기능 상태를 정확히 평가하고 그에 대한 준비를 하여 수술 전, 중, 후 동안 안전한 마취관리를 하기 위함입니다.

문5 대한의학협회지 제36권 제6호 '마취 전 환자의 평가 및 전처치' 에 의하면 '결핵이 있을 때, 기관삽관에 의한 전신마취를 하면 결핵이 더 악화될 수 있으며 마취기의 오염으로 다른 환자에게 감염시킬 수 있고,—— 수술 후 폐합병증이 생기기 쉽다' 로 기록되어 있는 바, 이와 관련하여, 마취방법의 종류에는 무엇이 있으며 마취방법의 선택시 고려되는 사항들에는 어떠한 것들이 있나요.

답 마취의 종류는 크게 전신마취와 부위마취로 나누며 부위마취에는 척추마취, 경막외 마취, 국소마취가 있으며 마취방법의 선택시 고려사항은 우선 마취 시작 전부터 마취로부터 회복될때까지 환자의 안전한 마취관리에 주안점을 두어 수술 중에는 환자의 전신상태에 가장 영향을 적게 미치고 수술 후에는 신속하게 회복 될 수 있는 마취방법을 사용하는 것이 마취방법을 선택하는 원칙입니다.

문6 충수돌기염 수술시 기도내 삽관에 의한 전신마취가 아닌 경막외마취나 척수마취로도 수술이 가능하지요.

답 가능합니다.

문7 만일 그렇다면 활동성 폐결핵 또는 폐결핵을 앓고 있는 환자의 충수돌기염 수술시 어느 마취방법을 사용하여야 하나요.

답 당시의 환자의 전신 상태나 호흡기능을 정확히 모르는 상황에서 단정적으로 어떠한 마취방법이 더 좋다고는 말할 수 없습니다. 전신마취나 부위마취 모두 장.단점을 가지고 있기 때문에 마취제와 마취방법의 선택은 환자의 상태를 가장 잘 알 수 있는 담당 마취과 의사가 결정할 문제입니다. 그러나 만일 환자가 활동성 폐결핵을 가진 것이 확실하다면 전신마취보다는 부위마취가 더 적절할 것으로 생각합니다.

문8 폐결핵 환자에게 기관삽관에 의한 전신마취 시행시 예상되는 폐합병증에는 폐결핵의 악화이외에 어떠한 것들이 있나요.

답 환자가 활동성 폐결핵으로 감염성이 높을 경우(활동성 폐결핵도 2주 이상 항결핵 치료를 하면 감염성은 현저히 줄어든다고 함)에는 전신마취 시의 양압 인공환기가 폐결핵을 악화시킬 소지가 있으나 전신마취 후에 발생할 수 있는 호흡기 합병증(기도폐쇄, 후두 경련, 기도내 분비물 저류, 마취제의 잔류효과, 환기-관류 불균형 등에 의한 저산소혈증, 호흡중추 억제와 호흡근력의 약화 및 기도폐쇄에 의한 저환기 등)은 폐결핵이 있는 경우만이 아니라 마취 중이나 마취후의 환자의 기도와 환기관리에 문제가 있을 때 발생할 수 있는 합병증입니다.

III. 서울지방법원 북부지원 제2민사부 판결 2000가합366 손해배상(의)

■ 주문

1. 피고는 원고 이○○에게 30,319,735원, 원고 이○○에게 21,213,157원, 원고 양○○에게 2,900,000원, 원고 고○○에게 2,000,000원 및 위 각 금원에 대하여 1998. 4. 2.부터 2001. 12. 20.까지는 연 5%,

2001. 12. 21.부터 완제일까지는 연 25%의 각 비율에 의한 금원을 지급하라.

2. 원고들의 피고에 대한 각 나머지 청구를 모두 기각한다.

3. 소송비용 중 70%는 원고들의, 30%는 피고의 각 부담으로 한다.

4. 제1항은 가집행할 수 있다.

■ 청구취지

피고는 원고 이○○에게 109,065,787원, 원고 이○○에게 70,043,858원, 원고 양○○에게 6,000,000원, 원고 고○○에게 3,000,000원 및 위 각 금원에 대하여 1998. 4. 2.부터 이 사건 판결 선고일까지는 연 5%, 그 다음날부터 완제일까지는 연 25%의 각 비율에 의한 금원을 지급하라는 판결

■ 이유

1. 기초사실

가. 소외 망 양○○(이하 망인이라고 한다)은 아래에서 보는 바와 같이 이 사건 의료사고로 사망한 자이고, 피고는 경기 연천군 ○○읍에 소재 했던 한○○외과의원 원장이며, 이○○은 망인의 남편이고, 원고 이○○는 망인의 딸이며, 원고 양○○, 고○○는 망인의 부모이다.

나. 망인은 1998. 3. 26. 10:55경 원고 고○○와 함께 ○○외과의원에 내원하여 같은 날 11:00경 피고로부터 진찰을 받게 되었는 바, 망인은 일반외과 전문의인 피고에게 약 1주일 전부터 배가 아팠다는 증상을 이야기하였다. 이에 피고는 망인을 촉진한 결과 우측하복부에 반사통 증상이 있는 것을 확인한 후 충수돌기염으로 진단하였고 망인에게 과거병력에 대해 질문하였는 바, 망인은 1996.경부터 폐결핵을 앓아 오고 있다고 말하였다. 또한 망인에 대한 혈액검사 결과 백혈구수치는 18,400이었고, 흉부 X-ray 검사결과 망인에게는 좌측 폐는 거의 못 쓸 정도이고, 우측 폐 역시 1/2정도는 쓸 수 없을 정도인 중중 폐결핵을 앓고 있음이 확인되었다.

다. 피고는 망인으로부터 충수돌기 절제술에 대한 동의를 얻어 수술을 하기 위해 망인에게 입원하도록 지시하였으나, ○○외과의원에는 마취 전문의가 없어 통상 수술을 할 경우 외부에서 마취 전문의인 소외 유○○에게 연락하였으나, 유○○은 다른 병원에서 수술할 환자가 많아 같은 날 18:00경에야 ○○외과의원에 올 수 있다고 하였다. 그러자, 피고는 망인에 대한 문진 당시 망인이 1주일 전부터 오른쪽 복부가 아팠다고 말한 것으로 보아 망인에게 발병한 충수돌기염은 급성충수돌기염 중에서도 충수주위농양으로 판단하고서 수술을 지연하여도 별다른 문제가 없을 것으로 생각하여 유○○이 ○○외과의원으로 와 수술을 시작하게 된 같은 날 18:00경까지 약 7시간 정도 망인에게 별다른 처치를 하지 않은 채 입원실에서 대기하도록 하였다. 이에 원고 고○○가 같은 날 16:00경 피고에게 아무런 조치 없이 수술을 지연해도 되느냐고 하면서 항의하기도 하였다.

라. 피고는 같은 날 18:00경 마취과전문의 유○○이 도착하자 동인에게 망인이 폐결핵환자라는 것을 알려주었고, 유○○ 역시 마취를 하면 망인에게 폐렴이 발병할 위험성이 있음을 예상하고서도 수술을

위해 부득이 기도내 삽관 방법에 의한 전신마취를 하였다. 마취후 피고가 망인의 우측 하복부를 개복한 결과, 망인에게는 이미 충수가 천공되어 충수 주위에 고름이 생긴 사실을 확인할 수 있었고, 이에 피고는 충수돌기를 절제하고 고무호스를 이용하여 배농하는 방법으로 망인을 수술하였는 바, 망인에 대한 수술은 같은 날 19:40경 끝났고, 망인은 수술 종료 후 20분 정도 경과한 후 마취에서 깨어났다.

마. 망인이 마취에서 깨어나자 피고는 망인과 원고 고○○에게 수술로 인한 합병증으로 폐렴이 발병할 수 있고, 폐렴이 발병할 경우 사망할 수도 있으며, 폐렴 이외에도 복강내 농약, 상처농양, 장유착 등의 합병증이 생길 수도 있다는 사실을 설명하였고, 같은 해 4. 1. 호흡곤란으로 ○○병원으로 전원할 때까지 망인에게 항생제를 투여하면서 결핵약은 망인이 기존에 복용하던 것을 그대로 복용하게 하였으며, 같은 해 27.과 같은 달 28. 및 30.에는 망인에 대한 흉부 X-ray 검사를 실시하였으나 폐렴 등 합병증이 발병한 것으로 보이지 않고, 같은 달 30. 망인이 가스를 배출하게 되자 망인에게 물만 마시라고 지시하였다. 그러나 망인은 위와 같은 피고의 지시에도 불구하고 병원 밖에서 꽃게탕을 사먹고 들어왔고, 피고는 이에 대해 망인을 질책하였다.

바. 그런데 같은 해 4. 1. 17:00경 망인이 갑자기 호흡곤란 증세를 호소하여, 피고가 망인에 대해 흉부 X-ray 검사를 실시한 결과, 망인에게 폐렴이 발병한 것을 확인하고서 망인을 응급실로 옮긴 뒤 코 줄에 의한 산소공급을 실시하면서 원고 고○○에게 중환자실이 있는 병원으로서 ○○외과의원에서 가장 가까운 의정부시 소재 ○○병원으로 망인을 전원할 것을 권유하였으나, 원고 고○○는 서울 중구 을지로 소재 ○○병원으로 전원하여 달라고 강력히 요구하였다. 이에 피고는 망인을 구급차에 태우고 산소공급을 계속하면서 위 ○○병원을 지나 서울 중구 을지로 소재 ○○병원으로 후송하던 중 망인의 상태가 더 악화되자 부득이 같은 날 19:15경 서울 노원구 ○○동 소재 ○○병원 응급실로 망인을 전원하였는 바, 망인은 구급차 안에서 계속 말을 하는 등 의식이 있었으나 ○○병원에 도착해서 구급차에 고정된 산소호흡기를 탈착한 후 ○○응급실에 들어간 당시에는 혈압은 90/50mmHg, 맥박은 분당 36회, 호흡수는 얕게 내쉬면서 분당 8회, 의식은 혼수상태였고, 동공은 완전히 열려 있었으며 빛에 대한 반사는 없는 상태였다.

사. 망인은 같은 날 22:00경 인공호흡기가 부착된 상태로 ○○병원 내과 중환자실로 옮겨졌으나, 당시 망인은 자신의 호흡만으로는 체내산소포화도가 유지되지 않았고, 흉부 X-ray 검사결과 좌측 폐 전체 및 우측 중엽까지 폐결핵이 심하게 번졌을 뿐만 아니라, 우측 폐 하엽에 폐렴이 동반된 상황으로 급성호흡 부전증이 발생한 상태였는바, 응급실에서 검사한 혈액검사 결과 백혈구 수치는 38,500으로 증가한 상태에서 혈압이 떨어지는 양상을 보이는 것으로 볼 때, 전체적으로 망인은 급성호흡부전증 및 패혈성 쇼크가 동반된 상황이었다. 그 후 망인은 인공호흡기(100%산소, 호기말 양압호흡 실시)를 부착한 상태에서도 체내산소 포화도가 오르지 않았다.

아. 같은 달 2. ○○병원 일반외과 의사들이 망인을 진찰한 결과 복부에 특이한 소견은 보이지 않았으나, 같은 날 12:00경부터 망인은 혈압이 떨어지다가 20:00경에는 심장박동이 정지하였고, 그 후 망

인에게 약 1시간 정도 심폐소생술을 실시하였음에도 불구하고 망인은 결국 사망하였는 바, 망인의 직접사인은 패혈성 쇼크이고, 선행 및 중간 선행사인은 폐렴 및 패혈증으로 진단되었다.

자. 한편, 충수돌기염은 이로 인한 이병률 및 사망률을 적게 하기 위해서는 천공되기 전에 충수절제술을 시행해야 하고, 이를 방치할 경우에는 충수가 천공되어 염증이 복막내로 번지는 복막염으로 발전하면서 세균이 온몸에 번지는 패혈증으로 인해 사망할 수도 있고, 또한 기도 내 삽관방법으로 전신마취를 하고 수술을 할 경우에는 수술 후 일시적으로 폐용적이 감소하고, 수술 부위의 통증과 수술에 의한 후유증 때문에 심호흡을 잘 하지 못할 뿐만 아니라, 기침이나 운동을 통해 가래를 배출하는 능력과 폐의 방어기전이 저하되기 때문에 가래를 뱉지 못해서 생기는 무기폐나 감염에 의한 폐렴 등 합병증이 발생할 위험이 있는 바, 수술 받은 환자가 폐결핵과 같은 호흡기 질환으로 인해 폐기능이 저하되어 있는 경우에는 위와 같은 합병증 발병 위험성이 증가할 수 있다.

차. 이러한 폐합병증을 예방하기 위해서는 ① 수술 중 가능한 마취 시간을 줄이고, ② 흡인이 되는 것을 예방하며, ③ 감염을 줄이기 위해 항생제를 사용하고, ④ 기도 분비물의 효과적인 배출을 위해 필요에 따라 기관지 확장제를 사용하고, 수술 후 가능한 빨리 자리에서 일어나 움직이도록 해야 하며, 수술부위가 아프더라도 가능한 한 환자가 기침을 하여 가래를 잘 뱉을 수 있도록 권유하고 심호흡을 하도록 해야 한다.

2. 손해배상책임의 발생

가. 위 인정사실에 의하면 망인을 초진한 피고로서는 망인이 1주일 전부터 배가 아파왔다는 증상을 호소하였고, 혈액검사 결과 백혈구 수치가 정상보다 증가한 상태였으며, 촉진 결과 우측 하복부에 반사통이 있어 망인의 증세를 충수돌기염으로 판단하였으면 즉시 충수돌기 절제술을 시행하거나, 마취 전문의가 늦게 도착하여 즉시 수술할 수 없는 사정이었다면 다른 병원으로 전원시켜 망인으로 하여금 즉시 수술을 받게 할 의무가 있었음에도 불구하고, 충수돌기염 진단 후 수술할 때까지 약 7시간 정도 특별한 조치 없이 망인을 입원실에서 대기하게 함으로써 망인으로 하여금 적절한 시기에 수술을 받을 수 없게 한 과실로, 충수돌기에 천공이 생겨 염증이 복막내로 일부 퍼지게 하여 망인으로 하여금 패혈증의 발병 가능성을 높게 하였을 뿐만 아니라, 수술 전 흉부 X-ray 검사 등을 통해 망인이 중증의 폐결핵환자라는 사실을 알고 있었으면 수술 후 폐렴 등 폐합병증의 발병을 막기 위하여 망인을 지속적으로 관찰하면서 망인으로 하여금 자리에서 일어나 움직이고, 기침을 하도록 하여 가래를 뱉을 수 있도록 권유하고, 심호흡을 하도록 했어야 함에도 불구하고, 이를 게을리 한 채 막연히 항생제만을 투여하는 등의 과실로 인해 망인을 사망에 이르게 하였다고 할 것이므로, 피고는 망인의 사망으로 인한 손해를 배상할 책임이 있다고 할 것이다.

나. 다만 망인으로서도 내원 당시 중증의 폐결핵을 앓고 있어 수술을 한 경우 일반인에 비해 폐렴 등 폐합병증 발병 가능성이 높았던 점, 망인이 충수절제술 이후 별다른 이상 증세 없이 마취에서 회복되고 가스를 배출함에 따라 피고가 망인에게 물만 먹으라고 지시하였음에도 불구하고, 망인은 병원

밖에서 꽃게탕을 먹고 오는 등 의사인 피고의 지시를 위반하였던 점, 급성호흡부전이 발병할 경우 적절한 산소 공급이 이루어지지 않을 경우 전신적인 장기, 특히 뇌의 산소부족 상태가 발생하여 기능저하에 의해 심한 경우에는 사망할 수도 있는 바, 피고는 망인에게 급성호흡부전 증상이 나타나자 망인을 ㅇㅇ외과의원에서 가까운 의정부시 소재 ㅇㅇ병원으로 전원시키려고 하였으나 망인의 모인 원고 고ㅇㅇ는 위 ㅇㅇ병원보다 전원하는데 더 많은 시간이 소요되는 서울 중구 을지로 소재 ㅇㅇ병원으로 전원시킬 것을 고집함으로써 망인으로 하여금 적기에 치료를 받지 못하게 하였던 점 등에 비추어 볼 때, 이러한 원고측의 잘못은 이 사건 손해의 발생 및 그 확대의 다른 한 원인이 되었다 할 것이고, 다만 피고의 책임을 면책시킬 정도에는 이르지 아니하므로 피고가 배상하여야 할 손해액을 산정함에 있어 이를 참작하되, 피고의 책임비율은 위 사실관계에 비추어 30%로 제한함이 상당하다.

3. 손해배상책임의 범위

생략

4. 결론

그렇다면 피고는 원고 이ㅇㅇ에게 30,319,735(상속금 27,319,735원 + 위자료 3,000,000원), 원고 이ㅇㅇ에게 21,213,157원(상속금 18,213,125원 + 위자료 3,000,000원), 원고 양ㅇㅇ에게 2,900,000원(장례비 900,000원 + 위자료 2,000,000원), 원고 고ㅇㅇ에게 2,000,000원 및 위 각 금원에 대하여 1998. 4. 2.부터 이 판결 선고일인 2001. 12. 20.까지는 연 5%(민법), 2001. 12. 21.부터 완제일까지는 연 25%(소송촉진 등에 관한 특례법)의 각 비율에 의한 금원을 지급할 의무가 있으므로 원고들의 이 사건 청구는 위 인정범위 내에서 이유 있어 이를 각 인용하고, 나머지 청구는 이유 없어 이를 각 기각하기로 하여 주문과 같이 이를 판결한다.

Ⅳ. 서울고등법원 제 17민사부 화해권고결정 2002나7857 손해배상(의)
제1심 : 서울지방법원 북부지원 2001. 12. 20. 선고 2000가합 366판결

1. 청구취지 및 항소취지

■ 청구취지

생략

■ 항소취지

생략

2. 청구원인

생략

■ 결정 사항

1. 피고는 2003. 4. 30.까지 원고 양○ ○에게 4,000,000원, 원고 고○ ○에게 3,000,000원을 지급한다. 피고가 위 원고들에게 위 지급기일까지 위 금원을 지급하지 아니하는 경우 위 지급기일 다음날부터 갚는 날까지 연 25%의 비율로 계산한 돈을 가산하여 지급한다.
2. 원고 이○ ○, 이○ ○는 이 사건 청구를, 원고 양○ ○, 고○ ○는 나머지 청구를 각 포기한다.
3. 소송총비용은 각자가 부담한다.

참고사항

서울고등법원 17민사부는 이 사건의 2003. 3. 27. 자 화해권고 결정사항에 대한 원고의 이의신청을 2003. 4. 21 결정으로 각하하였음.

4 수술 전 환자의 불량한 상태

▶ 사례 1 (산부인과)

I. 사건 개요

쌍태아를 임신한 자간전증preeclampsia을 가진 산모(29세 여자)가 양막 조기파수로 인해 제왕 절개술에 의한 조기분만(34주)을 권유받고 1999. 2. 13일 대전 ㅇㅇ병원에 입원하여 17:02경 제왕절개 수술을 받아 쌍둥이를 분만하였고 18:15분경 입원실로 옮겨짐. 다음날인 2. 14일 9시경 의사들이 산모가 호흡곤란 및 청색증 상태에 빠져 있는 것을 발견하고 중환자실로 급히 옮겨 산소공급, 이뇨제 투입, 기관삽관술 등의 조치를 취하였으나 산모는 다음날인 2. 15일 03:25분경 고혈압, 폐부종 등의 합병증에 의한 심정지로 사망한 사건.

II. 대전지방법원 99가합 11926 손해배상건의 사실조회 의뢰에 대한 회신

■ 조회사항

가. 자간전증에 대하여

답 자간전증은 임신후반기에 주로 나타나며 주증상으로는 고혈압과 단백뇨, 부종 등을 보이고 그밖에도 병의 경중에 따라서는 두통, 시력장애, 호흡곤란 등을 보이는 임신성 고혈압(전체 임산부 중 약 5%의 임산부에 있어서 이러한 임신중독증이 나타난다)으로 아직 경련, 발작을 일으키지 않은 상태를 말하는 것인데, 자간전증을 진단함에 있어서는 고혈압, 단백뇨의 존재는 필수적이나, 부종은 전 임산부의 80%에서 나타나는 비특이적 증세이므로 그 진단에 필수적인 것은 아니고, 자간전증의 임상적 양상으로는 혈압증가, 갑작스런 체중증가, 단백뇨, 두통, 상복부통증, 시력장애 등을 들 수 있다.

나. 산과수술 및 마취에 대하여

문1 산과 수술시 효율적인 환자 관리를 위해 마취유도 및 수술시 일반적인 주의 사항은 무엇인지

답 산과 수술시의 특수성인 두 생명체의 관리, 생리적 진통, 임신 주수에 따른 환자의 생리적 변화, 임신과 병발 가능한 질환 등에 대한 의학 지식을 갖고 산과의와 마취의 간의 긴밀한 협조가 필요하다.

문2 자간 전증 산모의 마취 및 제왕 절개술시 일반적인 주의 사항과 합병증은 구체적으로 무엇인지

답 자간전증인 환자는 자간증으로 빠지지 않도록 하는 것이 치료의 기본이며 이는 산과적으로 매우 응급한 상황이므로 수술 전 금식시간을 제대로 지키지 않고 수술을 하는 경우가 많으므로 주수술

기 동안 위내 내용물의 폐흡인의 가능성이 높으며 전자간증 자체가 교감신경계의 항진으로 혈압이 높으므로 생리적인 진통조차도 교감신경계 항진을 더욱 부채질하여 뇌혈관의 파열 등 치명적인 합병증뿐만 아니라 크고 작은 많은 부작용을 유발할 수 있으며 온 몸이 부어있지만 이런 환자의 대부분은 실제로 혈관내 용적이 떨어져 있으므로 정확한 감시 체제아래 수액요법을 시행하여야 한다.

문3 위 항의 합병증을 예방하기 위한 추후 관리는 구체적으로 무엇인지

답 교감신경계의 항진을 유발하는 생리적 진통을 완화시켜주고 항고혈압제를 주사하여 혈압을 정상으로 유지하며 자간증으로 진행하지 않도록 필요하다면 진정제의 투여 까지 고려하여야 한다.

문4 자간 전증 산모의 마취시에는 수분, 전해질의 불균형을 시정하고 폐수종을 일으키지 않도록 중심정맥압 등을 모니터 하면서 순환혈액량을 개선하여야 한다고 하는 바

❶ 폐부종이 발생하는 기전은 무엇인지

답 여러 가지 원인이 있으며 일반적으로 자간 전증시에 혈관의 손상으로 혈관벽이 얇아져 이를 통해 단백질이 혈관 밖으로 빠져나가게 되면 혈관밖의 교질 농도가 높게되어 혈관내 수분이 삼투압에 의해 혈관 밖으로 이동하게 되며 이러한 기전이 폐혈관에서도 그대로 적용되며 이 외에 교감신경계의 항진으로 폐혈관이 수축되면 상대적으로 혈관내 수압의 상승에 의해 혈관내 수분이 폐실질내로 이동하게 되어 폐부종이 발생하게된다.

❷ 수술 중 적절한 수분 균형이란 무엇을 의미하는지

답 적절히 수분을 제공하여 각 장기의 혈류량의 감소로 인해 수술 중이나 후에 발생할 수 있는 장기의 손상을 방지하기 위한 조치로서 중심정맥압을 측정하면서 수분을 공급하여야 하나 중심정맥압 측정을 위한 수기 자체가 합병증을 유발할 수 있으며 대부분의 수술이 1시간 내외로 종료되며 대부분 태아가 배출되면 임부의 상태가 극적으로 호전되므로 국내의 대부분 의료기관에서 자간전증 환자에게 중심정맥압의 측정은 하지 않고 있으며 활력징후와 소변관을 통한 소변의 량을 측정하여 경험적으로 수분을 투여한다.

문5 자간전증 산모로 마취 및 수술이 시작되고 바로 갑자기 빈맥 및 혈압이 상승하는 경우,

❶ 혈압이 상승하는 원인 요인에는 어떤 것들이 있는지

답 산과마취 뿐만 아니라 일반 마취에서도 학문적으로나 임상적으로 마취 유도의 최고 관심사는 활력 징후의 변동이 적은 부드러운 마취에 중점을 두고 여러 가지 방법을 시도하고 있으나 이러한 혈압의 상승과 빈맥을 완전히 차단할 수 있는 방법은 없는 실정이며 이러한 활력징후를 너무 변화 없이 하려고 시도하면 다른 합병증 등을 유발할 수 있으므로 예방이 매우 어려운 문제임. 전신마취인 경우 여러 노력에도 불구하고 일반의사들 조차 놀랄 정도로 혈압 및 심박수가 증가하는 경우도 있으나 대부분 5분내에 마취 전 활력징후로 복귀하기 때문에 대부분 임상적으로 문제가 없으며 산모의 경우 태아에게 마취제의 영향을 최소화하기 위해 마취 유도와 동시에 수술이 시작되므로 마취유도에 의한 것과 불완전 마취시 수술 자극에 의한 교감신경계의 항진으로 추론할 수 있다.

❷ 혈압상승시의 적절한 처치는 무엇인지

답 일단 혈압이 상승되면 활력징후를 더욱 자주 관찰하면서 환자가 견딜 수 있는 범위내이고 짧은 기간이라면 특별한 조치가 필요하지 않으며 세심히 환자의 활력징후를 관찰하며 기다리지만 범위가 벗어나고 시간이 오래 지속되면 항고혈압제를 사용한다.

❸ 위 증상과 자궁수축부전과의 상관관계는 어떠한지

답 아직 자궁수축부전의 정확한 기전이 밝혀지지 않은 상황에서 무어라고 대답하기 곤란하나 수술 중 자궁수축부전은 혈압 및 심박수의 변동보다는 산과적인 문제인 경우가 더 많다.

III. 대전고등법원 제1민사부 판결 2002나1558 손해배상(의) 제1심 판결 대전지방법원 2002. 1. 17. 선고 99가합 11926판결

■ 주문

1. 제1심 판결 중 다음에서 지급을 명하는 금원을 초과하여 지급을 명한 피고 패소 부분을 취소하고 위 취소 부분에 해당하는 원고들의 청구를 각 기각한다. 피고는 원고 김○○에게 금 100,389,445원, 원고 김○○, 김○○에게 각 금 66,992,963원 및 각 이에 대한 1999. 2. 15부터 2002. 10. 11까지는 연 5%, 그 다음 날부터 완제일까지는 연 25%의 각 비율에 의한 금원을 지급하라.
2. 피고의 원고들에 대한 나머지 항소를 각 기각한다.
3. 소송비용은 제 1, 2심을 통하여 이를 5분하여 그 2는 원고들의 나머지는 피고의 각 부담으로 한다.

■ 청구취지

피고는 원고 김○○에게 금 170,729,619원, 원고 김○○, 김○○에게 각 금 100,819,746원 및 각 이에 대한 1999. 2. 15부터 이 사건 소장부분 송달일까지는 연 5%, 그 다음부터 완제일 까지는 연 25%의 각 비율에 의한 금원을 지급하라

■ 항소취지

제1심 판결 중 피고 패소부분을 취소하고, 위 취소 부분에 해당하는 원고들의 청구를 모두 기각한다.

■ 이유

1. 기초사실

가. 소외 이○○는 1998. 7경 쌍태아 임신 사실을 확인하고 대전 ○○병원에서 진료를 받던 중 임신 34주 무렵인 1999. 2. 9일 4시경 양막이 조기 파수되어 위 병원에 입원하였다.

나. 대전 ○○병원은 이○○의 양막 조기파수로 인해 제왕 절개술에 의한 조기분만을 결정하였는데 당시 조산에 필요한 인큐베이터가 부족하여 같은 달 13일 14:30경 이○○를 피고가 운영하는 대전 중

구 소재 대전 ○병원으로 전원 조치하였다.

다. 이○○는 피고 병원으로 전원한 뒤 같은 날 17:02경 피고 병원의 전문의 오○○, 전공의 이○○, 김○○, 최○○로부터 제왕절개 수술을 받아 쌍둥이(원고 김○○, 김○○)을 분만하였고 18:15분경 입원실로 옮겼다.

라. 전공의 이○○ 등은 다음날인 2.14일 9시경 정규회진을 하던 중 이○○가 호흡곤란 및 청색증 상태에 빠져 있는 것을 발견하고 중환자실로 급히 옮겨 산소 공급 이뇨제 투입 기관 삽관술 등의 조치를 취하였으나 이○○는 다음날인 2,15일 03:25분경 폐부종에 의한 심정지로 사망하였다.

마. 원고 김○○은 위 망 이○○의 남편이었고 원고 김○○, 김○○은 원고 김○○의 누나인 김○○의 그 남편인 김○○의 자녀로 출생신고 되어 현재 호적상 동인들의 딸로 등재되어 있다.

2. 손해배상 책임의 발생

가. 당사자들의 주장

원고들은 ①수술직후 이○○에게 호흡곤란 증상이 나타나 마취의 김○○가 산소공급을 지시하였음에도 피고 병원의 담당 간호사 송○○은 빈 산소통을 교체하면서 이○○에게 산소 투여를 임의로 중단하여 청색증의 증상이 나타나도록 상태를 악화시켰고 ②자간전증의 증상을 보이던 이○○에 대하여 수술 전후 과도한 수액을 공급하여 폐부종을 유발시켰으며 ③원고 김○○이 보호자로서 수 차례에 걸쳐 피고 병원의 간호사에게 이○○의 호흡곤란 증세와 청색증을 호소하였음에도 피고 병원의 간호사 및 의사가 이를 가볍게 여겨 1999년 2. 13 자정 무렵부터 다음날 9:00경가지 단 한번도 이○○를 직접 찾아와 진료하지 아니하고 그대로 방치함으로서 치료의 기회를 상실하여 결국 이○○가 사망에 이르게 된 것이므로 피고 병원은 위 의료진들의 사용자로서 이○○ 및 그 유족인 원고들이 입게된 재산적 정신적 손해에 대한 배상으로 청구 취지기재 각 금원을 배상할 의무가 있다고 주장함에 대하여 피고는 ① 이○○는 수술 후 호흡곤란이나 청색증 증세를 보인 바가 없고 따라서 피고 병원으로서는 동인에게 산소공급을 계속하여야 함에도 이를 중단한 잘못이 없고 ②이○○가 전원한 당시에도 자간 전증에 대하여 특별한 관리를 요할 상태가 아니었으며 ③폐부종은 1999년 2. 14일 9시 경에야 발생하여 이에 대하여 피고 병원 의료진이 즉시 적절한 치료를 계속하였음에도 불구하고 사망에 이르게 된 것으로서 위 의료진에게 어떠한 과실이 있다고 볼수 없다고 다툰다

나. 인정사실

일부 생략

(1) 이○○는 과거에 당뇨, 고혈압, 폐결핵, 간염 등의 질환을 겪은 바 없고 1999. 2. 13 피고 병원으로 전원할 당시 빈혈, 의증 전자간증(일명 임신중독증의 하나)을 진단받았으며, 생체활력 징후 검사 결과 수축기 및 확장기 혈압110/70mmHg, 맥박수 분당 80회, 호흡수 분당 20회, 체온 36.7도로 측정되었고 비수축 검사 결과 태아에 이상이 없으며 심전도 검사, 간기능 검사 및 전해질검사에도 특이 소견

은 없었으나 일반 혈액검사 결과 헤모글로빈 농도가 7.16(정상12~13)으로 빈혈이 상당히 심하고 백혈구 수치가 14,500개(정상인은 약 8000개)로서 약간의 감염이 있었던 것으로 각 검사되었으며 뇨검사결과 약간의 단백뇨가 발견되었다.

(2) 이○○는 제왕절개수술을 마친 후 마취에서 깨어나던 중 잠시 호흡을 거칠게 쉬면서 혈중 산소농도가 90% 정도로 일시적으로 감소하였고 이에 이○○의 전신 마취를 담당하였던 피고 병원의 마취의 김○○가 담당 전공의 최○○에게 '다른 문제는 없지만 병실에서 산소 좀 주시죠' 라고 말하였다

(3) 그후 병실의 담당 간호사 송○○은 최○○의 지시에 따라 같은 날 18:15경부터 이○○의 비강으로 분당 5리터의 산소를 주입하는 한편 수액과 농축 적혈구 1봉지를 주입하기 시작하였는데, 그 당시 산소통에는 산소가 거의 남아 있지 않았다.

(4) 그후 송○○은 이○○가 같은 날 20:40경 농축 적혈구의 수혈이 끝날 무렵까지 기침, 호흡곤란, 객담배출 등의 증상을 보이자 객담배출, 체위변경, 자궁 저부 마사지를 권장하였고, 같은 날 21:20경 산소가 떨어지자 산소 공급을 중단한 다음 약 20여분 후에 전공의 이○○에게 이 사실을 보고하였으며, 21:40분경 이○○의 생체 활력 징후를 측정한 결과 혈압 우측 160/100mmHg 좌측 140/100mmHg, 체온 38°C로 측정되자 원고 김○○으로 하여금 미온수 마사지를 해주도록 하는 한편 농축 적혈구 1 봉지를 더 수혈하기 시작하였다.

(5) 송○○으로부터 이○○의 간호 업무를 인수 인계받은 장○○는 이○○가 22:00경에도 여전히 심하게 기침을 하고 체온이 39°C로 오한 증세를 보이자 객담배출을 권장하는 한편 같은 날 22:30경 간호사 대기실에서 담당 전공의 최○○을 만나 이○○에 대한 산소 공급여부를 문의하였는데 위 최○○은 직접 이○○의 상태를 살피지는 아니한 채 그 자리에서 "별다른 문제 없으면 그만 두시죠" 라고 말하여 산소 공급의 중단을 지시하였다.

(6) 그런데 이○○는 같은 날 자정 무렵부터 계속하여 기침을 하고 피가 섞인 가래를 뱉으면서 호흡곤란 증세를 보이며 불안해 하면서 그 무렵부터는 입술이 보라색으로 변하는 청색증 증세까지 보였고 이에 원고 김○○은 간호사 대기실로 찾아가 장○○에게 이○○의 위와 같은 증상을 호소하였으나 장○○는 이○○가 기침을 많이 하여 호흡을 못하는 것으로서 산모에게 일반적으로 나타나는 증상일 뿐 다른 이상은 없다고 말하면서 별다른 조치를 취하지 아니 하였고 담당 전공의 에게도 이러한 사실을 알리지 아니하였다.

(7) 그후 간호사 장○○는 다음날인 2. 14(이 날은 일요일인데다가 설명절 연휴기간이었다)00:00경 수혈이 끝나고 생체 활력 징후를 측정한 결과 혈압 170/130mmHg 체온 40.3도로 측정되자 얼음 주머니를 이마에 대어주고 미온 마사지를 하도록 한 다음 그때서야 당직실로 전화를 걸어 담당 전공의 최○○에게 이러한 사실을 알려 주었으나 위 최○○은 직접 이○○의 상태를 확인하지 아니한 채 위 장○○로 하여금 이○○에게 혈압 강하제(하이드랄라진) 10밀리그램을 정맥 주사하고 해열 진통제(디클로페낙) 1엠플을 근육주사 하도록 하였다.

(8) 위 장○○는 같은 날 00:30경 이○○의 생체 활력 징후를 다시 측정한 결과 혈압 150/90mmHg, 맥박

수 분당 100회, 호흡수는 분당 25회, 체온 40도로 측정되고 하지부종 3+(부종의 단계는 1+부터 4+까지로 숫자가 높을수록 심함을 나타낸다)으로 관찰되자 당직실로 전화를 걸어 전공의 김○○에게 이를 알리면서 수혈 필요 여부를 물어보았는데 위 김○○ 역시 직접 이○○의 상태를 확인하지 아니한 채 이○○의 체온이 내릴 때가지 수혈은 보류하고 얼음찜질을 하도록 지시하였다.

(9) 위 장○○는 같은 날 02:00경 이○○의 생체활력징후를 측정한 결과 혈압 150/100mmHg, 맥박수 분당 120회, 호흡수 분당 25회, 체온 39도이고 기침을 심하게 하며 객담을 하자, 다시 담당전공의 최○○에게 전화를 걸어 이○○의 상태를 알려주었는데, 위 최○○은 이○○의 혈압이 높은 것은 수혈에 따르는 부작용으로 기침을 하는 것은 전신마취를 받았기 때문에 발생하는 증상으로 판단하여 직접 이○○를 찾아가 상태를 관찰하지는 아니하고 전화상으로 위 장○○로 하여금 이○○에게 진해거담제(솔프란) 1개를 정맥주사 하도록 하였다.

(10) 같은 날 04:00경 이○○의 생체활력징후를 측정한 결과 혈압 130/100mmHg이었고 그후 간호사 장○○는 같은 날 06:00경 이를 다시 측정한 결과 혈압 120/90mmHg 맥박수 분당 100회 호흡수 분당 20회 체온 40°C이고 다리가 많이 부은 상태인 것을 확인하고 이○○에게 얼음주머니를 대어주고 미온수 마사지를 권유하였다.

(11) 한편, 이○○가 위 제왕절개 수술을 받을 때부터 그녀에게 투여된 포도당 식염수 등 수액과 혈액의 투여량과 배출한 수액의 양을 보면 이 사건 제왕절개 수술 당시의 투여량은 1100ml 배출량은 1300ml 이고 수술 후부터 그 다음날 07:00까지 투여량은 3390ml, 요배설량은 2100ml 이었다.

(12) 위 장○○의 뒤를 이은 담당간호사 박○○은 같은 날 07:00경 인수인계를 받을 당시 장○○로부터 이○○의 체온이 높다는 이야기를 들었으나 같은 날, 08:10경부터 각 병실의 환자를 돌아보기 시작하여 09:00경에 이르러서야 이○○의 병실을 찾아갔는데 당시 이○○는 심하게 기침을 하면서 호흡곤란을 호소하고 청색증을 보였으며 생체활력징후 측정결과 혈압 130/90mmHg, 체온 40.9° C였고 병실에는 이○○가 밤새 뱉어 놓은 피가래가 묻은 휴지가 수북히 쌓여있었다.

(13) 이에 박○○은 간호사 대기실 앞에서 만난 전공의 이○○에게 이○○의 상태를 보고하였으나, 위 이○○은 곧바로 조치를 취하지 아니하고, 분만실회진을 하여야 하니 그 후에 환자를 보고나서 조치하겠다고 말한 다음 분만실 회진을 돌기 시작하였고, 그 후 전공의 이○○, 김○○, 최○○은 09:20경 분만실 회진을 마치고 정규회진을 들어와 이○○가 호흡곤란 및 청색증 증세를 보이고 있는 것을 발견하고는 이○○를 분만실로 옮겨 수액공급을 전면중단하고 산소호흡기를 부착하여 산소를 공급하는 한편 이뇨제를 투여하는 등의 긴급처치를 하였으나, 이○○는 계속하여 호흡곤란을 호소하는 등 상태가 호전되지 아니하였고, 이에 전공의 이○○ 등은 같은 날 10:00경 이○○를 중환자실 처치를 하였으나, 이○○는 그 후 혈압이 점차 떨어지고, 체온이 40°C 이상의 고열을 유지하다가 같은 날 23:15경 호흡이 중단되기에 이르렀고, 이에 위 김○○ 등은 이○○를 상대로 심폐소생술 등의 응급조치를 수차례 실시하였으나, 소생하지 못하고 결국 다음날인 2. 15. 03:25경 폐부종에 의한 심폐정지로 사망하였다.

(14) 그런데 위 폐부종의 직접적인 원인은 자간전증이고, 다만 쌍태임신으로 인해 정상적으로 혈액량이 과다하게 증가하기 때문에 심혈관계의 부담이 이미 증가한 상태이고 자궁수축부전에 의한 산후출혈로 인해 혈액 및 수액이 많이 투여되는 등의 일련의 상황이 악화요인으로 작용한 것으로 밝혀졌다.

(15) 한편 폐부종은 일반적으로 울혈성 심부전이나 수분과잉으로 폐혈관압이 증가했을때 또는 폐포중격의 적접적인 손상이 있을 때 발생할 수 있고, 이러한 폐포중격의 손상을 유발하는 원인에는 감염성질환, 양수색전증, 자간증 등이 있는 것으로 알려져 있으며, 폐부종의 증세는 원인, 나이, 동반질환 및 발생속도 등에 따라 달라 일률적으로 판단하기는 어려우나 일반적으로 초기에는 기침으로 시작하여 호흡곤란이 나타나고 점점 심해져서 그 밖에 불안감, 객담 등을 들 수 있다.

(16) 또한 자간전증은 임신 후반기에 주로 나타나는데 주증상으로는 고혈압과 단백뇨, 부종 등을 보이고 그밖에도 병의 경중에 따라서는 두통, 시력장애, 호흡곤란 등을 보이는 심신성 고혈압(전체 임산부 중 약 5%의 임산부에 있어서 이러한 임신중독증이 나타난다)으로 아직 경련, 발작을 일으키지 않은 상태를 말하는 것인데, 자간전증을 진단함에 있어서는 고혈압, 단백뇨의 존재는 필수적이나, 부종은 전 임산부의 80%에서 나타나는 비특이적 증세이므로 그 진단에 필수적인 것은 아니고, 자간전증의 임상적 양상으로는 혈압증가, 갑작스런 체중증가(일주일에 0.9kg이상 또는 한달에 2.7kg 이상 증가한 경우 자간전증을 의심하여 볼 수 있다) 단백뇨, 두통, 상복부통, 시력장애 등을 들 수 있다.

(17) 일반적으로 자간전증은 분만 후에 증상이 호전되는 경우가 보통이긴 하나 분만 후 24시간동안 그 증상이 악화되는 경우도 통계상 전체의 1/3이나 되므로 이러한 자간전증의 증상을 보이고 있는 산모에 대하여 제왕절개수술을 할 때에는 생체 활력징후를 감시하여 혈압상승, 자궁수축 및 산후출혈, 소변량 감소 등을 꾸준히 관찰하여 산후자간증 등으로 악화되지 않도록 주의하여 그 예방 등의 조치를 취하여야 하는 바, 즉 자간전증으로 인해 부종, 저단백질혈증이 있는 경우에는 시간당 배출되는 소변량 기타 배액량 등을 관찰하고 폐음을 주기적으로 청진하는 상태에서 시간당 수액을 60ml투여하고 125ml 이상을 투여하지 않는 것을 원칙으로 하며 경련, 발작을 예방하기 위하여 MgSO4를 투여하여 환자를 안정시키고 특히 수술 후 부종이 심해지고 혈압이 상승하는 것은 자간전증이 악화되는 징후이므로 산후 자간증에 주의하여 혈압강하제, 이뇨제 등을 투여하여야 하며 이러한 조치를 취하였는데도 불구하고 자간전증이 악화되어 폐부종의 증상이 발생한 경우에는 수액제한, 이뇨제 투여, 산소공급, 폐동맥압 또는 중심정맥압 모니터, 기관내삽관 및 인공호흡기 치료 등의 필요한 모든 조치를 취하여야 한다.

다. 판단

위 인정사실에 비추어 보면 이○○는 피고 병원으로 전원될 당시에는 자간전증이 경증이었으나 그밖에 조기 양막파열, 쌍태임신, 빈혈, 감염 등 여러 가지 심각한 임신 합병증들을 갖고 있었으므로 제왕절개

수술 후에 그 증상이 악화될 소지가 충분히 있었고, 그에 따라 분만 후 폐부종, 신부전, 심부전, 자간증, 뇌출혈 등 매우 많은 합병증이 나타날 수 있었으며, 더욱이 실제로도 위 제왕절개수술 후 이○○는 호흡에 곤란을 느끼고 있었을 뿐만 아니라 혈중 산소농도 역시 일반인 보다 낮게 측정되어 마취의 김○○가 일반 산모들과 달리 병실에서도 산소를 공급하도록 지시까지 한 상황이었으므로, 피고 병원의 의사 및 간호사로서는 이○○에 대하여 제왕절개수술을 마친 후에도 생체활력징후를 꾸준히 감시하면서 혈압상승, 자궁수축 및 산후 출혈, 소변량 등을 관찰하여 자간전증이 악화되지는 않는지 충분히 주의를 기울였어야 하고, 또한 이○○는 제왕절개수술 후부터 혈압이 상승하며 고열 및 빈맥증세 등 자간전증이 악화된 증상을 보이고 있었으며 적어도 1999. 2. 13. 자정무렵에는 폐부종의 일반적인 증세인 호흡곤란, 호흡수 증가, 불안감, 객담 등의 증세까지 보이고 부종 역시 심하였으므로, 시간당 배출되는 소변량과 기타 배액량을 관찰하고 폐음을 주기적으로 청진하여 수액을 조절하는 한편, 산후 자간증에 주의하여 혈압강하제, 이뇨제 등을 투여하여 폐부종의 발생을 막기 위한 적절한 조치를 취하였어야 할 것이다.

그런데 담당 간호사 장○○는 원고 김○○으로부터 이○○의 심한 기침, 호흡곤란증세, 청색증 등에 대한 호소를 듣고서도 만연히 일반적인 산모에게서 나타나는 증상으로 잘못 판단하여 이○○를 제대로 살피지 아니하고, 별다른 조치를 취하지 아니한 채, 다만 이○○의 생체활력징후만을 2-3시간 간격으로 측정하여 그 결과를 전공의 김○○, 최○○에게 보고하였을 뿐이며 위 김○○, 최○○로서는 이○○가 수술 전부터 자간전증의 증세를 보이고 있었고, 더욱이 쌍태아를 출산하여 그 증세가 악화될 소지가 충분히 있었으므로 망인의 상태를 예의 주시하고 더구나 위 장○○로부터 이○○의 증세를 밤사이 수 차례에 걸쳐 전해들었으면 이○○의 자간전증이 악화되어 폐부종이 발병할 수도 있다는 의심을 가지고 적어도 병실을 직접 방문하여 이○○의 상태를 확인하고 그에 따른 적절한 조치를 취하였어야 함에도 불구하고 만연히 수혈 및 전신 마취로 인한 부작용이 나타나고 있는 것으로 잘못 판단하여 혈압강하제, 해열진통제 및 진해거담제의 투여만을 지시하는 잘못을 범하였다 할 것이고, 이러한 잘못으로 인하여 오전 회진시간에 이르러서야 이○○에게 청색증이 나타나 있고, 심한 호흡곤란을 겪는 등으로 폐부종의 임상적 징후가 나타난 것을 뒤늦게 발견하고 응급조치를 취하였으나 결국 치료시기를 놓쳐 이○○로 하여금 자간전증이 선행사인이 되어 폐부종으로 인한 심폐정지로 사망에 이르게 하였다고 봄이 상당하고, 그 밖에 다른 원인으로 인하여 이○○가 사망하였다고 인정할 만한 아무런 자료가 없는 이 사건에 있어서 이○○의 사망은 피고 병원 의료진의 이 사건 제왕절개수술 후의 조치상의 잘못으로 인하여 발생한 것으로 추정할 수 밖에 없다.

따라서 피고는 피고 병원의료진의 사용자로서 이○○의 사망으로 인하여 원고들이 입은 손해를 배상할 책임이 있다.

라. 책임의 제한

다만 앞서 본 바와 같이 이○○의 피고 병원으로 전원될 때부터 자간전증의 증상을 보였고, 그 밖에 조기 양막파열, 쌍태임신, 빈혈, 감염 등 여러 가지 심각한 임신 합병증들을 갖고 있었으므로 제왕절개 수술 후에 그 증상이 악화될 소지가 충분히 있었고 실제로 위 합병증들이 폐부종의 원인이 되거나 이를 악화시키는 요인이 되었던 점, 산모의 경우에는 기침, 호흡곤란 등의 일반적인 증세만으로는 자간전증이나 폐부종으로 단정짓기가 용이하지 아니한 점, 피고 병원의 의료진은 뒤늦게라도 폐부종을 발견한 후에는 여러 가지 조치를 취한 점 등을 감안하여 보면 손해의 공평한 부담이라는 견지에서 피고의 책임을 30% 감액함이 상당하다.

3. 손해배상의 범위

생략

4. 결론

그렇다면 피고는 원고 김○○에게 금 102,389,445원, 원고 김○○, 김○○에게 각 66,992,963원 및 각 이에 대한 이○○의 사망일인 1999. 2. 15.일부터 피고가 이 사건 이행의무의 존부와 범위에 관하여 항쟁함이 상당한 이 사건 판결 선고일인 2002. 10. 11.까지는 민법이 정한 연 5%, 그 다음날부터 완제일까지는 소송촉진 등에 관한 특례법이 정한 연 25%의 각 비율에 의한 지연손해금을 지급할 의무가 있다 할 것이므로 이 사건 원고들의 청구는 위 인정범위 내에서 이유 있어 이를 인용하고, 나머지 청구는 이유 없어 이를 기각할 것인 바 제 1심 판결은 이와 일부 결론을 달리하여 부당하므로 피고의 원고들에 대한 항소를 각 일부 받아들여 제1심판결중 위에서 지급을 명하는 금원을 초과하여 지급을 명한 피고 패소부분을 취소하고 위 취소부분에 해당하는 원고들의 청구를 각 기각하고, 피고의 원고들에 대한 나머지 항소는 이유 없어 이를 각 기각하기로 하여 주문과 같이 판결한다.

참고사항

이 사례는 자간전증을 가진 산모가 제왕절개술로 태아분만 후 회복과정에서 자간전증에 따른 합병증의 발생으로 사망한 경우였음. 재판부는 환자의 사망은 제왕절개수술 후 회복과정에서 병원의료진이 환자의 처치에 관한 주의의무를 소홀히 하여 환자에 대한 조치를 잘못함으로 인하여 발생한 것으로 판단하여 병원 측에 환자의 사망으로 인하여 환자가족들이 입은 손해를 배상할 책임이 있다고 판결하였음.
수술 전에 이미 환자가 질환과 관련한 합병증을 가지고 있거나 전신상태가 불량한 경우에는 수술 후 회복과정에서 환자상태에 대한 지속적인 감시와 적절한 처치가 얼마나 중요한지를 보여주는 사례라고 할 수 있음.

▶ 사례 2(정형외과, 신경외과)

I. 사건 개요

환자(43세 남자)는 교통사고로 부상을 입은 후 개인 의원에서 응급조치를 받고, 의정부 ○○ 병원으로 전원됨. ○○ 병원에서 뇌좌상 및 지주막하 출혈, 좌측 대퇴골 간부골절, 우측 근위경비골 개방성 분쇄골절, 좌측 견갑골 골절 등 다발성 장기손상으로 진단받고 1차 수술 후 연고지 관계로 서울 ○○ 종합병원으로 이송되어 치료 중 정형외과와 신경외과에서 2차에 걸쳐 수술을 받았으며 2차 수술 직후 상태가 악화되어 심정지가 발생하여 소생술을 시행하였으나 사망한 사건.

환자의 부검소견에서 死因은 파종성 혈관내 응고병증(disseminated intravascular coagulopathy : DIC)으로 판명되었음.

II. 서울지방법원 제15민사부 98가합 3516 구상금건의 감정촉탁서에 대한 회신(1)

1. 의정부 ○○병원 진료기록에 대하여

문1 당시 위 환자의 수상상태는 구체적으로 어떠한지

답 환자는 뇌좌상 및 지주막하 출혈, 좌측 대퇴골 간부골절, 우측 근위경비골 개방성 분쇄골절, 좌견갑골 골절, 다발성 열상(안면부, 둔부등) 등을 받은 것으로 기록되어 있음.

문2 1996년 11월 1일경 의정부 ○○병원에서는 관혈적 정복술 및 내부고정술, 절개 및 배농술 등이 시행되었는바,

❶ 마취방법 및 수술의 구체적 내용은 무엇인지

답 마취방법은 N_2O-O_2-Enflurane을 사용한 전신마취를 시행하였고 수술은 상처부위를 세척하고 경골의 관혈적 정복술 및 내부고정술과 절개 및 배농술, 슬와부 피부봉합을 시행하였음.

❷ 수술 소요시간 및 수술 중 위 환자의 상태변화는 어떠한지

답 수술시간은 19:25에서 20:15까지 50분 소요되었고 수술 중 환자의 상태는 비교적 안정되어 있었음.

❸ 위 수술 후 발생될 수 있는 수술 후 합병증은 무엇인지

답 수술부위의 감염위험과 그에 따른 패혈증 발생위험 등이 있을 것으로 생각하나 자세한 내용은 정형외과학회에 문의 바랍니다.

❹ 수술합병증 예방 및 수술 후 회복을 위한 적절한 관찰 및 처치는 무엇인지

답 수술과 관련한 합병증 예방을 위해서는 항생제의 사용, 수술부위 소독 등이 필요할 것으로 생각되나 자세한 사항은 정형외과학회에 문의 바랍니다.

수술 후 회복시 까지는 환자의 생체활력증후(혈압, 맥박, 호흡상태)와 의식상태를 지속적으로 면밀히 관찰하면서 환자가 저산소증에 빠지지 않도록 충분한 산소투여와 함께 환기와 순환관리를

해주는 것이 중요함.

문3 11월 1일 경 수술이후 위 환자의 수술부위 상태변화는 어떠한지

답 이 문항은 정형외과 분야에 관한 사항임으로 정형외과학회에 문의바랍니다

문4 의정부 ○○병원에서의 주요 치료내용은 무엇인지

답 수술 후 상처부위의 감염을 막기 위하여 항생제를 투여하고 수액, 혈액, 혈장을 투여하였으며 환자의 안전한 기도관리를 위해 기관절개술을 시행하였음.

문5 11월 4일경 서울 ○○병원으로 전원할 당시 환자의 상태는 어떠한지

답 환자는 기관절개된 상태로 의식은 혼미한 상태였고 Hb치는 7.3 gm%로 수혈이 필요한 상태였고 우측 경골은 개방성 손상으로 인해 근육이 노출되어 있었으며 검사소견상 신장, 간, 폐 등에 장애를 보이고 있는 등 전반적인 상태가 좋지 않았던 것으로 기록되어 있음..

2. 서울○○병원 진료기록을 토대로

문1 수술 전 상태에 대하여

❶ 수술 전 진료기록을 살펴보면 의식상태가 약간 호전된 듯하고 발열증상도 없으며, 전신상태가 호전되는 것 같다고 되어 있는바 수술 전 전신상태는 점차 호전되고 있었는지, 구체적 상태변화는 어떠한지.

답 환자가 전원된 후 한 주간 전신상태에 대한 치료 결과 생체활력증후는 안정되었고 요량도 3800 cc/일로 충분하였고 Hb치도 11.8 gm%로 증가되었으나 BUN(26.8), SGOT(112), SGPT(287)가 증가되어 신장과 간에 문제가 있음을 보여주었음.

❷ 11월 13일 수술 전 위 병원에서의 주요 치료내용은 무엇인지

답 11. 7 이비인후과에서 압궤손상을 받은 귀부분의 괴사조직을 제거하고 1차 봉합술을 시행하였음. 그리고 계속적으로 환자에게 항생제를 투여하고 수액과 혈액을 공급하면서 전신상태를 호전시키려고 하였음.

❸ 1월 13일 수술적 치료를 결정한 이유는 무엇이며 신경외과 수술과 정형외과 수술의 치료목적은 각 무엇인지

답 신경외과 수술은 뇌단층촬영에서 경막하 수활액낭종subdural hygroma이 보여 이를 제거하기 위한 것으로 생각되며 정형외과 수술은 앞서의 수술(관혈적 정복술 및 내부고정술)을 보강하고 수술부위의 감염으로 인한 패혈증 발생위험을 방지하기 위해 손상부위의 괴사조직을 제거하려한 것으로 추정되나 더 자세한 내용은 정형외과학회에 문의 바랍니다.

문2 11월 13일 수술당시 상태에 대하여

❶ 수술당일 09:10경부터 10:20경까지 약 1시간 10분간 신경외과적 시술이 있었는바

- 그 구체적 시술과정 및 내용은 어떠한지

답 환자에게 관상거수술trephination을 시행한 것으로 기록되어 있음

- 수술당시 위 환자는 수축기 혈압 120mmHg, 분당 맥박이 80회 전후로 비교적 안정된 상태를 유지

하였는지

답 수축기혈압이 120-140mmHg, 맥박이 80회/분 전후로 안정된 상태를 유지하였음.

– 위 신경외과적 수술의 수술직후 합병증으로 어떠한 것들이 있을 수 있으며 합병증에 의한 증상변화는 어떠한지

답 이 문항은 신경외과 분야에서 답할 사항으로 생각함.

❷ 수술 중 활력증상의 정상범위는 어떠한지

답 환자의 수술 전 활력증후가 안정되어 있었다면 수술 중에도 수술 전의 활력증후 범위를 정상범위라 할 수 있음.

❸ 10:30경 정형외과적 시술이 시작된 이후부터 혈압과 맥박이 상승하기 시작하여 11:20경 분당 130회까지 상승하고 이후 빈맥상태가 계속되었는바

– 이와 같이 수술 중 활력증후에 이상변화가 나타난 경우 어떠한 주의 관찰이 필요한지

답 환자상태변화를 계속 감시하면서 빈맥발생의 원인을 찾는 것이 중요함.

– 이때 맥박상승의 원인으로 어떠한 것들을 의심해 볼 수 있는지

답 첫째 마취심도가 낮아 환자의 교감신경계가 자극될 때, 둘째 체내 수액량이 부족하거나 수술에 의한 출혈로 체내 혈액량이 부족할 경우, 셋째 저산소증의 초기단계를 의심할 수 있음.

– 이때 맥박상승의 원인 및 상태를 확인하기 위해 시행해야 하는 검사는 무엇인지

답 동맥혈가스분석을 하여 환자의 환기상태와 산-염기 평형상태를 알아보아야 하고, 혈액검사(Hemoglobin, Hematocrit 등)를 하여 혈액소실의 정도를 판단하고 그외 전해질검사, 요량 검사 등을 시행 할 수 있음.

– 위와 같은 경우 적절한 처치는 무엇인지

답 환자상태 변화와 검사결과를 보면서 환자에게 충분한 산소를 투여하고 수액과 혈액을 공급해주며 마취심도가 얕을 경우에는 심도를 깊게 하고 빈맥과 함께 혈압이 상승되어 있거나 유지되고 있다면 esmolol 같은 베타 차단제를 사용할 수도 있음.

❹ 14:00경 전후로 혈압이 급격히 저하하여 14:10경 수축기 혈압이 75mmHg까지 저하되고 이후 저혈압상태가 계속되었는바

– 당시 위 상태변화의 발생원인은 무엇이라고 할 수 있는지 당시 상태로 보아 위급한 상태라고 할 수 있는지, 이때 적절한 검사와 처치는 무엇인지

답 수술 중 혈압하강의 원인은 매우 다양하나 먼저 수술에 의한 과다출혈, 환자자신이 갖고 있던 심혈관계 질환, 마취제의 과량투여, 외과적 조작에 따른 기계적 장애에 의한 심혈관계 억제나 반사반응, 부적합 수혈, 저산소혈증 등을 의심할 수 있음. 이러한 현상이 위급한 상태인지의 판단은 당시 수술의 진행과정과 환자상태의 변화를 가장 잘 알고 있는 마취과 의사의 판단에 달린 것이기 때문에 마취기록지만으로서는 판단 할 수 없음. 검사는 동맥혈 가스분석과 혈액검사, 전해질 검사, 소변량 측정 등을 하며 처치는 수액과 혈액을 투여하고 검사결과에 따라 환자상태를 교정(산혈증이

나 전해질 불균형을 교정)해주면서 마취심도를 낮추거나 마취제 투여를 중단하고 100% 산소로 환기시키면서 필요할 경우 혈압상승제를 투여할 수 있음.

– 이 경우 가능한 수술을 중단하는 것이 적절한지

답 저혈압 상태가 계속되고 원인이 밝혀지지 않을 경우에는 일단 수술을 중단하고 지혈을 하면서 마취약제의 투여를 중지하고 100% 산소로 환기를 유지하는 것도 한 방법이나 수술이 환자의 소생을 위해 필수적이라면 수술의 중단 여부는 수술의사와 마취과의사의 판단에 달려 있음

– 위 상태변화로 보아 어떠한 위험이 있다고 할 수 있는지

답 저혈압상태가 장시간 계속될 경우 주요 장기(뇌, 심장, 폐, 신장)로 가는 혈류공급의 부족으로 각 장기의 저산소상태와 기능저하를 가져올 수 있음.

❺ 15:00경 혈압이 완전히 안정되지 않은 채 맥박저하와 함께 또 다시 혈압이 80mmHg 상태로 저하되었는바

– 그 원인은 무엇인지

답 ❹번항 첫 문항에서의 답과 같음.

– 이때 적절한 검사와 처치는 무엇인지

답 ❹번항 첫 문항의 답을 참조바람.

– 이 경우 수술을 중단할 필요가 있는지

답 ❹번항 둘째 문항의 답 참조바람.

❻ 15:00경 검사결과 동맥혈 가스검사상 7.189–53.8–131.7, BE=–8.4로 심한 산혈증 상태였는바

– 이때 검사결과로 보아 산혈증의 원인은 무엇이라고 할 수 있는지

답 가스결과를 볼 때 호흡성산증과 대사성산증이 결합되어 있으며 호흡성산증의 원인은 환기의 적절성 여부와 관련이 있고 대사성산증의 원인은 혈압하강의 지속에 따른 조직관류의 감소와 관련이 있을 수 있음.

– 이때 적절한 검사와 처치는 무엇인지, 전해질검사가 필요한지(얼마간의 간격으로 어떠한 검사가 필요한지)

답 검사는 동맥혈 가스검사를 자주하여 환자상태 변화를 보는 것이 중요하며 혈액검사, 전해질 검사도 필요함. 처치는 고농도의 산소로 충분한 환기를 해주면서 수액, 혈액을 투여하고 혈압상승제를 사용하여 혈압을 정상범위로 유지시키고 대사성산증의 교정을 위해 sodium bicarbonate를 투여함.

❼ 16:35경 칼륨수치가 7.070이고 동맥혈 가스분석 결과 7.247–54.6–137.8, BE=–4.3으로 산혈증상태가 계속되는 바

– 칼륨수치의 정상범위는 무엇인지, 7.07은 상당히 증가된 상태라고 할 수 있는지

답 칼륨의 혈장내 정상범위는 3.5 - 5.5 mEq/l 임. 7.07은 매우 증가된 상태로서 심정지를 초래할 수 있는 수치임.

– 칼륨수치의 상승에 따른 위험은 어떠한지

답 고칼륨의 경우 골격근과 심장근에 중요한 영향을 미치는데 특히 심장의 경우 부정맥을 유발하고 심할 경우 심정지도 초래할 수 있음.

– 수술 중 칼륨 수치가 상승하는 경우 심장모니터 확인이 가능한지

답 수술 중 칼륨수치가 상승할 경우 심전도의 관찰이 매우 중요함.

– 칼륨수치 상승에 따른 변화는 어떠한지

답 심장소견은 주로 탈분극의 지연에 의해 나타나며 심전도의 변화는 peak T-wave, QRS complex의 확장, PR 간격의 연장, P wave 의 소실, ST분절의 억제에 이어 심실빈맥, 심정지가 초래될 수 있음.

– 위 환자에서 칼륨수치가 상승한 원인은 무엇이며 이때 적절한 검사와 처치는 무엇인지

답 일반적 원인으로는 산혈증, 신부전, 의인성(칼륨과다 투여)등이 있으며 이 환자의 경우엔 진료기록부상으로 볼 때 산혈증과 신부전과의 관련성이 의심되나 정확한 원인은 알 수 없음. 검사로는 심전도상의 변화를 계속 관찰하고 전해질 검사를 자주 시행하는 것이 중요함.

치료는 가) Calcium 투여(10% calcium chloride 3-5ml, 10% calcium gluconate 5-10ml),

나) Sodium bicarbonate(45mEq) 투여,

다) β2-adrenergic agonist(epinephrine 0.5-2ug/min) 투여,

라) Glucose and insulin(30-50g of glucose/10units of insulin) 투여

마) furosemide 투여

바) hemodialysis 등의 방법이 있음.

❽ 수술 중 위 환자의 상태변화로 보아 언제쯤 심장기능부전의 위험상태에 이르렀다고 할 수 있는지

답 환자의 저혈압이 치료에 반응하지 않고 혈액가스검사 소견이 산혈증을 보이고 칼륨치가 상승한 17:00 이후부터로 추정되나 정확한 시기는 알 수 없음.

❾ 위 환자의 정형외과 수술과정의 구체적 내용은 어떠한지

답 이 문항은 정형외과 분야에서 답할 내용임으로 정형외과학회에 문의 바람

❿ 11월 1일자 의정부 ○○병원에서 시행한 정형외과 수술과의 차이점은 무엇인지

답 문 ❾항의 답과 동일함.

⓫ 수술직후 중환자실 도착당시 환자의 상태는 구체적으로 어떠한지, 당시 이미 사망상태에 이르렀다고 할 수 있는지

답 수술실에서 나올때(17:30 경) 환자의 수축기 혈압은 80mmHg 였고 환자는 산혈증과 고칼륨상태였으며 중환자실에 도착 즉시 심정지가 초래되고 심폐소생술을 시행하였으나 환자는 19:00 경 사망한 것으로 기록되어 있음.

III. 서울지방법원 제 15민사부 98가합 3516 구상금건의 사실조회에 대한 회신(2)

■ 사건내용

위 망인(43세 남)은 1996. 11. 1. 11:00경 교통사고로 부상을 입은 후 경기도 소재 개인 외과의원에서 응급조치를 받고, 의정부 ○○병원으로 전원되어 4일간의 입원치료를 받은 다음 연고지 관계로 1996. 11. 4. 경 피고병원인 서울○○병원으로 전원하여 치료중 1996. 11. 13. 09:00부터 18:00까지 수술을 받고 수술 직후인 같은 날 18:30경에 사망하였음.

■ 조회내용

1. 패혈증 치료에 대하여

문1 피고 ○○병원에서 수술을 시행한 이유가 패혈증이 염려되어 시행하였다면 ○○병원에 입원시부터 수술하기 전까지 환자에게서 패혈증을 의심할 증세가 있었는지 여부.

답 진료기록에 의하면 환자는 ○○병원에 입원당시 의식이 혼미상태(stuporous)였고 검사소견상 빈혈, 신장, 간, 폐 등에 각각 이상소견을 보였으며 특히 우측 경골이 개방성손상으로 조직이 압궤상태였고 근육이 노출되어 있었음. 한 주간의 치료후 환자의 의식상태나 활력증후 등은 호전되었으나 검사소견상 백혈구수치가 증가되어 있었고 신장이나 간기능은 여전히 저하되어 있었으며 주요 손상부위인 경골주위조직의 상처에서 심한 냄새가 났었다는 기록으로 보아 이 환자는 패혈증의 속발 가능성이 매우 높았던 것으로 사료됨. 개방성 골절상을 입은 환자의 경우에는 상처부위의 세척, 괴사된 조직의 제거, 항생제의 사용 등의 신속한 조치가 취해지지 않으면 패혈증의 병발 가능성이 매우 높습니다.

문2 동환자의 상병명을 보아 패혈증 증세가 없었더라도 패혈증을 염려하여 적절한 조치를 취하여야 하는지 여부.

답 위와 같이 개방성 골절상을 입은 환자의 경우에는 상처부위의 세척, 괴사된 조직의 제거, 항생제의 사용 등의 신속한 조치가 취해지지 않으면 패혈증의 병발 가능성이 매우 높으므로 패혈증의 증세가 없더라도 예방차원에서의 적절한 치료가 필요함.

문3 패혈증이 염려되거나 의심될 경우 치료를 위하여 어떠한 검사와 치료가 필요한지.

답 패혈증이 의심될 경우는 먼저 환자의 활력증후와 의식상태의 변화를 면밀히 관찰하고 검사로는 일반혈액학검사, 혈액 생화학검사, 흉부방사선 검사, 혈액배양검사, 간기능검사, 신기능검사, 심전도검사 등을 시행하며 치료는 1) 감염부위의 세척과 괴사된 주위조직의 제거, 2) 항생제의 투여, 3) 충분한 수액공급과 승압제로 혈압과 조직관류의 유지, 4) 성인성 호흡부전증후군이나 신부전, 파종성 혈관내응고병증 등의 합병증을 방지하기 위한 치료가 필요함.

문4 피고 병원에서는 패혈증 치료를 위하여 어떠한 검사와 치료를 몇회 정도 시행 하였는지.

답 진료기록으로 볼 때 환자의 활력증후와 의식상태는 계속 측정되었으며 필요한 각종 검사(3번항 참조)도 2회 이상 시행되었고 압궤손상을 받은 귀부분의 괴사조직을 제거하고 환자에게 항생제를 계속 투여하였으며 수액과 혈액을 공급하면서 환자의 전신상태를 호전시키려고 하였음.

문5 환자의 상태를 보아 ○○병원의 검사와 치료는 적절한 조치였는지 여부.

답 적절한 조치였다고 생각함.

문6 회신서에 기록된 '뇌압의 조절 및 전신상태의 회복을 위한 고식적 치료(수혈, 전해질균형 등)'가 패혈증을 치료하기 위한 것인지 여부.

답 의식상태의 회복과 활력징후의 안정을 위한 뇌압의 조절, 수혈, 수액투여와 전해질균형의 유지 등은 패혈증에 대한 지지적 치료(supportive therapy)방법임

2. 수술당일 11:30경 맥박이 130회로 상승한 사실에 대하여

문1 회신서에 의하면 맥박상승의 원인, 검사 및 조치내용을 보면 환자의 상태가 상당히 악화된 것으로 예견되어짐에도 마취과 의사가 작성한 사망기록지에 의하면 수술 중 상태에 대하여 '수술 중 별다른 활력 징후의 변화없이 수술이 진행되던 중 14시경부터 혈압이 떨어짐'이라고 판단한 이유는.

답 마취과의사가 14시경 이전의 환자상태에 대해 빈맥이 지속됨에도 불구하고 별다른 활력징후의 변화가 없었다고 판단한 이유는 빈맥의 정도가 심하지 않았고 14시경 까지는 혈압이 비교적 잘 유지되고 있었기 때문으로 추정함.

문2 ○○병원에서 맥박상승의 원인을 찾기 위한 검사를 실시했는지 여부.

답 마취기록지상에서 14시 이후에 혈액검사, 동맥혈 가스검사와 요량 검사를 한 기록은 있으나 그 이전에 어떤 검사를 시행한 기록은 찾을 수 없음.

문3 위 맥박상승의 원인을 찾기 위한 검사를 하였다면 검사결과는 어떠하였는지. 그리고 맥박상승의 원인은 규명되었는지.

답 마취기록지만으로는 14시 이전에 어떤 검사를 시행하였는지 여부를 알 수 없음.

문4 위 검사결과에 맞는 어떠한 조치를 취하였는지 여부.

문5 조치가 환자의 상태에 맞게 취해졌는지 여부(조치시기, 방법, 그 횟수가 어떤지 구체적으로 설시요망).

문6 조치를 취하였다면 조치를 취하였음에도 맥박이 수술종료시인 17시 30분경까지 계속 110~130/분을 유지한 이유는 무엇인지.

답 4-6) 문항에 대한 답)

혈압하강을 동반하지 않는 맥박상승은 원인에 따라 약간의 차이는 있으나 일반적으로 마취심도의 적절한 유지, 충분한 수액공급, 적절한 산소농도의 유지와 환기관리로서 치료되며 이러한 처치는 마취관리의 기본임으로 마취과 전문의가 환자관리를 하였다면 이 원칙을 지켰을 것으로 추정함. 환자의 상태는 혈압, 맥박수, 맥박산소포화도, 호기말 이산화탄소분압 등 환자감시장치를 통해 얻는 여러 정보들을 종합하여 판단하여야 함으로 다른 이상소견이 없을 경우에는 110-130 정도의 맥박수의 증가만으로 환자의 전신상태를 상당히 악화된 것으로 판단하기는 어렵다고 생각함.

3. 수술당일 14:00경 혈압이 급격히 저하된 사실에 대하여

문1 혈압이 하강되는 원인을 규명하기 위하여 회신서에 기록된 검사를 실시하였는지 여부.

답 혈액검사, 동맥혈가스검사를 2회 시행하였고 요량을 지속적으로 측정하였음.

문2 검사하였다면 그 결과는 어떠하고, 그 원인은 규명되었는지 여부.

답 동맥혈가스검사 결과는 15:30경에 pH 7.189, pCO_2 53.8mmHg, pO_2 131.7mmHg, BE -8.4로 대사성 및 호흡성 산증상태를 보여주었고 혈액검사 결과는 Hb 10.6 Hct 32.2로 나와 있으며 16:30 경 결과는 pH 7.247, pCO_2 54.6mmHg, pO_2 137.8mmHg, BE -4.3으로 기록되어 있으며 전해질검사에서 칼륨치가 7.07로 증가되어 있음.

문3 검사결과에 맞는 어떠한 조치를 취하였는지 여부.

답 혈액과 수액을 공급하면서 대사성산증의 교정목적으로 sodium bicarbonate (Bivon)를 투여해 주었고 pCO_2를 떨어뜨리기 위해 환기를 증가시켰고 고칼륨혈증에 대한 치료를 해주었음.

문4 조치가 환자의 상태에 맞게 취해졌는지 여부(조치시기, 방법, 그횟수에 대해 상세히 설시요망).

답 마취기록지상으로 볼 때 14:00경, 15:00경, 16::00경 등 세차례에 걸쳐 혈압이 하강할 때마다 수액과 혈액을 공급해주었고 동맥혈 가스분석과 혈액검사가 15:30경, 16:30경 두차례에 걸쳐 시행되었으며 그 결과에따라 치료(혈액, 수액, Bivon투여)를 한 것은 적절한 조치로 보이나 17:00 경 이후부터는 계속적으로 혈압하강을 보이고 있음.

문5 조치를 취하였다면 조치를 취하였음에도 혈압이 수술종료시인 17시 30분경 까지 계속 30분 정도 간격으로 불규칙하게 80~100을 유지한 이유는.

답 환자의 혈압이 하강하면 수액이나 혈액을 투여하여 일시적으로 혈압을 상승시켰던 것으로 보이나 다시 혈압이 하강하는 현상이 반복된 이유에 대하여는 마취기록만으로는 정확하게 알 수 없음.

4. 산혈증에 대하여

문1 산혈증의 원인을 규명하기 위하여 회신서에 기록된 검사를 실시하였는지 여부.

답 마취 중 두차례에 걸쳐 동맥혈 가스분석을 시행하였음.

문2 검사하였다면 그 결과는 어떠하고 원인이 규명되었는지 여부.

답 마취과의사의 기록에 의하면 15:30경의 동맥혈가스 분석결과는 pH는 7.189, pCO_2 는 53.8mmHg, pO_2 는 131.7mmHg, BE 는 -8.4mmol/L 으로 대사성 및 호흡성 산증을 보였으나 16:30경의 동맥혈 가스 분석결과는 pH 7.247, pCO_2 54.6, pO_2 137.8, BE -4.3으로 나와 있음. 원인이 규명되었는지 여부는 마취기록만으로는 알 수 없음

문3 검사결과에 맞는 어떠한 조치를 취하였는지 여부.

답 대사성산증을 교정하기 위하여 Bivon을 투여하였으며 호흡성산증 치료하기 위해 환기량을 증가시킨 것으로 기록되어 있음.

문4 조치의 시기, 방법 및 횟수가 환자의 상태에 맞게 취해졌는지 여부.

답 환자의 상태에 대한 조치는 적절했던 것으로 판단됨

문5 회신서에 의하면 '동맥혈가스검사를 자주하여' 라고 회신하였는바, '자주' 의 정도는 정기적인 시간 간

격인지, 환자 상태를 감안한 것인지 여부.

답 환자상태변화(혈압하강)를 감안하여 실시한 것으로 판단됨.

5. 칼륨수치 상승에 대하여

문1 칼륨수치가 상승시 회신서 6쪽에 의하면 "수술 중 칼륨수치가 상승할 경우 심전도의 관찰이 매우 중요함". 회신서 7쪽에 의하면 검사로는 "심전도상의 변화를 계속 관찰하고 전해질 검사를 자주 시행하는 것이 중요함"이라고 기록하고 있는데 ○○병원에서는 심전도 및 전해질 검사를 확인 및 정기적으로 실시하였는지와 확인 및 검사를 하였다면 어떠하였는지 또한 어디에 기록되어 있는지.

답 심전도검사 및 전해질검사를 시행한 기록이 있으며 심전도검사 결과는 동성빈맥(sinus tachycardia)으로 기록되어 있고 전해질검사 결과는 Na/K 이 첫회는 142/4.08 mEq/L, 두번째는 129/7.07 mEq/L, 세번째는 126/11.05 mEq/L로 퇴원기록지에 기록되어 있음.

문2 회신서 6쪽에 의하면 칼륨수치가 "16시 35분경 7.07이라고 되어 있고, 칼륨수치의 상승에 따른 변화로 심실빈맥, 심정지가 초래될 수 있음."이라고 회신하였는데, 11시 20분경 맥막이 분당 130회로 상승되었는데 이때부터 칼륨수치가 상승하였다고 판단 할 수 있는지.

답 맥박상승과 칼륨수치의 증가를 직접 연관지울 수는 없으나 고칼륨혈증이 심장박동에 미치는 영향에 대해서는 앞서의 회신내용중 2항-문2)-(7)의 답변내용을 참조하시기 바랍니다.

문3 칼륨수치 상승을 위한 치료로는 회신서 7쪽에 기록되어 있는데 이에 대한 치료를 ○○병원에서는 실시하였는지

답 마취과의사의 기록지에 의하면 수술 중 치료를 실시한 것으로 기록되어 있음.

6. 수술 종료 후 환자의 이송에 대하여

문1 마취회복실의 기능은 무엇인지.

답 환자가 마취로부터의 충분한 회복(의식상태, 호흡, 순환, 반사능력, 피부색깔등)에 이를 때까지 환자의 상태를 지속적으로 관찰하고 필요한 처치를 해주는 수술실의 한 분야임.

문2 마취회복실과 중환자실의 의사구성, 간호사의 구성, 의료장비의 구성 및 기능의 차이점은 무엇인지.

답 마취회복실은 전신 혹은 부위마취하에 수술을 받은 환자(비교적 빠른시간내 회복이 가능한 수술환자들을 대상으로함)가 마취로부터 충분한 회복이 이루어질 때까지 환자의 상태를 관리하는 수술실의 한 분야이며 중환자실은 외과, 내과, 소아, 신생아 중환자실로 구분할 수 있고 기능에 따라 신경외과 중환자실, 관상동맥질환자 중환자실 등으로 세분할 수 있으며 회복실이나 병실에서 관리하기 힘든 중환자들을 입원시켜 환자의 상태변화를 지속적으로 감시하고 적극적인 치료를 해주는 병원의 한 분야임. 수술 후 상태가 불안정하여 회복실에서 관리가 힘든 환자들은 대부분 외과중환자실로 입원시켜 관리함. 따라서 회복실에 상주하는 의료진은 주로 간호사들로 구성되어 있으며 의사들은 필요에 따라 방문하나 중환자실은 간호사뿐 아니라 병원에 따라 상주하는 의사가 있

으며 의료장비(환자감시장비와 치료장비 등)도 회복실에 비하여 환자의 상태변화를 정밀하게 감시하고 적극적으로 치료할 수 있는 장비들로 구성되어 있음.

문3 수술실이 있는 병원이면 모두 마취회복실이 있는지와 OO병원 정도의 병원이면 마취회복실이 있는지 여부

답 대학병원이나 종합병원급에서는 모두 마취회복실을 갖추고 있으나 개인의원의 경우에는 마취회복실을 별도로 갖고 있지 못할 것으로 생각함. ㅇㅇ병원의 규모이면 회복실이 있을 것으로 생각함.

문4 환자를 마취회복실로 이송하지 않고 중환자실로 이송한 이유는.

답 환자의 상태가 회복실에서 관리할 수 없을 정도로 악화되었기 때문인 것으로 생각함.

7. 마취과 의사의 업무에 대하여

문1 수술 전에 수술을 시행하기 위하여 마취과 의사가 환자의 어떤 점을 확인하고 어떤 수술 준비를 하여야 하는지.

답 마취과의사는 수술 전 신체검사와 문진을 통하여 환자의 신체적 상태, 과거와 현재의 병력 등을 알아야 하고 진료기록부와 각종 검사결과를 통하여 수술과 관련한 질환의 현재 병태생리 상태를 파악하고 수술의 방법 등에 대해 수술자와 의논한 후 마취계획을 세워야 함.

문2 마취과 의사는 수술 전에 환자의 어떠한 점을 확인하였는지.

답 환자의 의식상태, 생체활력징후 등을 확인하고 수술 전 검사(혈액검사, 신기능검사, 간기능검사, 심전도검사, 소변검사 등)를 통해 환자상태를 파악하여 수술에 대한 마취계획을 세운 것으로 사료됨.

문3 마취과 의사의 수술 중 업무는 무엇인지.

답 수술 중에는 마취의 심도조절, 수액, 혈액, 약제의 투여 등으로 환자가 수술을 위한 적절한 생리적 상태를 유지하도록 환자상태를 감시하고 관리하며 수술이 끝난 후에는 환자가 마취로부터 완전히 회복할 때까지 호흡, 순환 등의 상태를 감시하고 관리하는 것이 마취과의사의 업무임.

문4 OO병원 마취과 의사는 수술 중 무엇을 하였는지.

답 환자의 상태변화를 지속적으로 관찰하며 마취의 심도유지, 수액투여 등의 마취관리를 하였고 환자의 상태가 악화됨에 따라 필요한 처치를 해준 것으로 생각됨.

문5 마취과 의사는 수술환자를 언제까지 관리하는지.

답 수술환자가 회복실로 옮겨진 경우에는 마취로부터 완전히 회복되어 병실로 옮겨질 때까지 환자를 관리하며 환자의 상태가 불안정하여 중환자실로 옮겨진 경우에는 환자상태나 수술의사의 요청에 따라 수술의사와 의논하여 함께 환자를 관리하는 경우도 있음.

문6 마취과 의사가 환자를 중환자실로 이송하면서 신경외과 의사에게 인수인계 한 것은 타당한 것인지.

답 수술환자를 중환자실로 옮길때는 수술의사에게 환자관리를 인계하는 경우가 많으나 수술의사의 요청이 있거나 환자의 상태에 따라 필요할 경우 함께 환자를 진료하는 경우도 있음.

문7 수술이 종료된 17시 30분경 환자의 맥박은 분당 120회, 수축기 혈압은 80mmHg이고, 중환자실에 도착한 17시 35분경 심박동은 분당 65회, 혈압 50mmHg이고, 17시 40분경 심박동은 분당 25회, 혈압 ? 으로 되었는데, 혈압 "?"는 혈압을 잴 수 없다는 것인지, 그 의미는 무엇인지. 또한 이런 환자의 상태로 보아 환자를 중환자실로 이송한 것은 정당한 조치였는지.

답 ? 표는 혈압이 측정되지 않았음을 의미하는 것 같으며 수술직후의 환자상태로 보아 환자를 중환자실로 옮긴 것은 매우 적절한 조치였던 것으로 생각함.

문8 회신서 8쪽에 의하면 '수술실에서 나올 때 환자는 수축기 혈압 80mmHg이며, 산혈증과 고칼륨상태였으며'라 회신하였는데 이런 환자는 어느 곳(수술실, 마취회복실, 중환자실 등)에서 치료를 받는 것이 타당한지.

답 이러한 상태의 환자는 중환자실에서 치료를 받는 것이 타당함

8. 신경외과 의사 및 간호사의 업무에 대하여

문1 환자의 상태가 중환자실로 이송해서는 안되는 환자라면 신경외과 의사가 마취과 의사에게 마취회복실로 이송을 권유할 수 있는지, 아니면 마취과 의사의 전적인 권한으로 마취과 의사의 판단에 따르는 것인지.

답 환자의 수술 중 상태가 비교적 안정되어 있었고 수술 후 마취로부터의 회복에 큰 문제가 없을 것으로 예상된다면 환자를 회복실에서 관리하는 것이 원칙이나 수술 중의 상태가 불안정하고 수술 후의 예후가 불량할 가능성이 있는 환자는 중환자실로 옮겨 처치를 하는 것이 타당하며 이에 관한 판단은 마취과의사와 외과의사가 의논하여 결정할 수 있음.

문2 환자의 상태를 보고 신경외과 의사가 환자이송 및 중환자실 치료과정에 동반을 요구할 수 있는지.

답 수술환자의 수술직후의 치료과정에는 마취과의사와 외과의사가 함께 환자치료에 참여하며 환자의 상태가 불량할 시에는 더욱 긴밀하게 협조하여 치료를 시행해야 함으로 이 환자의 경우 수술의사가 치료과정에 참여하는 것은 당연한 일임.

문3 간호기록지에 의하면 환자가 중환자실에서 17시 40분경 혈압이 ?, 심박동 분당 25회로 나타났는데 이런 상황에서 마취과 의사의 필요여부와 필요하다면 마취과 의사의 업무는 무엇인지.

답 이 상태는 혈압이 측정되지 않고 심한 서맥현상이 나타남을 의미하는 것으로서 심정지 초래직전의 긴박한 상태라고 할 수 있으므로 마취과의사뿐 아니라 환자진료와 관련된 의사라면 누구나 환자치료에 적극 참여하여야 함. 이러한 상황에서는 심폐소생술을 시행할 능력이 있고 중환자치료에 경험이 많은 의사가 필요하며 반드시 특정과의 의사여야 할 필요는 없다고 생각함.

문4 간호기록지에 의하면 17시 55분경 마취과 의사에게 연락하였고 18시경 도착하였는데 혈압이 ?로 된 후 15분이 경과된 후 연락하였고, 20분후 도착하였는데 적정한 조치였는지.(지연여부)

답 간호기록지에 의하면 환자의 혈압이 측정되지 않고 심한 서맥이 나타난 직후부터 신경외과의사가 환자에게 계속 심폐소생술을 시행하고 있었으므로 마취과의사에게 연락한 시간 및 도착시간과 환

자에 대한 치료의 지연과는 전혀 관계가 없었을 것으로 생각함. 수술 후 중환자실에서 환자가 위급 상황에 처했을 경우에는 마취과의사이던, 외과의사이던 그 장소에 대기하던 의사가 응급처치를 하면서 동료의사의 도움을 청하는 것이 원칙임.

문5 마취과 의사가 계속 환자를 관리하였다면 적기에 적절한 조치를 취할 수 있었는지와 조치를 취하였다 하더라도 환자가 사망을 하였겠는지.

답 환자는 중환자실 도착 직후부터 계속 신경외과의사와 간호사들에 의해 상태가 관찰되고 있었고 문제가 발생하자 즉시 처치를 시작하였으므로 환자의 예후가 마취과의사가 중환자실에 계속 머물면서 관리하였다 할지라도 달라졌을 것으로 생각되지는 않음.

9. 국립과학수사연구소 부검결과와 관련하여

문1 국과수에 환자의 사인을 '파종성 혈관내응고병증'으로 결론 내리고 동 질환은 원인질환에 의거 2차적으로 발생되는 질환으로 원인질환으로는 여러 가지가 있으나 손상, 쇼크, 광범위한 수술이라고 하는데 구체적으로 이건 환자에게 위와 같은 증상을 예견할 수 있는 증세로는 어떤 것이 있었는지.

답 파종성 혈관내 응고병증은 산소부족으로 산이 축적된 조직에서 다량의 조직 thromboplastin이 유리되어 혈관내로 들어가서 응고과정이 초래되어 결과적으로 응고인자 I, II. V, VIII, 혈소판이 소모되어 출혈이 일어나며 thrombin과 fibrin이 주요장기의 미세혈관내에 침착되어 혈류를 차단함으로 부분적 출혈성 괴사를 일으키는 증후군으로 계속되는 출혈과 주요장기의 기능저하에 따른 소견들(저산소증, 저혈압등)이 나타날 수 있으며 이 환자에서는 대사성산증, 저산소혈증, 저혈압 등의 발현을 그 증세로 생각할 수 있음.

문2 본 환자의 경우 원인질환으로 패혈증은 부검소견상 배제되었으나, ○○병원에서의 수술이유를 패혈증을 염려하여 시행하였다고 기록되어 있는 바, 본 환자의 경우 패혈증이 파종성 혈관내응고병증의 원인질환이 되었는지 여부.

답 환자가 개방성 골절을 포함한 다발성 손상을 입었으므로 패혈증의 발생가능성이 매우 높았다고 생각되며 다발성손상 자체가 파종성 혈관내 응고병증의 원인이 되었을 수 있다고 판단됨.

문3 파종성 혈관내응고병증의 증상은 조직내의 thromboplastin이 혈관내로 분비되거나 또는 혈관의 내피세포가 손상을 받아 응고기전이 활성화되면 혈관내에서 혈액이 응고되어 이를 분해하기 위해 섬유소용해기전이 활성화되고 이 현상이 반복됨으로서 혈관내 응고인자인 혈소판, 섬유소 및 기타 응고인자 등이 모두 소모되어 혈관내에서 미세섬유소혈전이 형성되고 혈관내강이 좁아져 적혈구가 파괴되고 이에 의한 저산소증 및 경색이 유발되고 응고인자의 소모로 인해 출혈성 경향을 보인다고 하는데 이러한 증상과 맥박의 상승, 혈압의 저하, 산혈증, 칼륨수치의 증가와는 인과관계가 있는지.

답 문항 1)의 답에서 기술한 것처럼 파종성 혈관내응고병증에 대한 위 문항의 기술은 사실이며 빈맥, 저혈압, 산혈증, 칼륨수치의 증가는 파종성 혈관내응고병증의 발생시에 나타날 수 있는 소견으로 생각함.

문4 패혈증이 염려되고, 맥박의 상승, 혈압의 저하, 산혈증, 칼륨수치의 증가로 인하여 파종성 혈관내응고병증을 예측할 수 있는지.

답 문항에서 기술한 증세를 나타내는 원인들은 다양함으로(심한 출혈, 심폐기능의 저하, 저산소증, 전해질 불균형을 일으킬 수 있는 여러 질환 등) 위의 증세만으로 혈관내 응고병증의 발생을 예측하기가 어려울 수도 있음.

문5 파종성 혈관내응고병증의 증상인 저산소증과 회신서 4쪽의 맥박상승의 원인중 하나인 저산소증은 저혈압의 원인 중 하나인 저산소혈증과 같은 증세인지.

답 저산소증은 조직내 산소포화도가 떨어져 있음을 의미하고 저산소혈증은 혈액내 산소포화도의 저하를 의미하나 저산소혈증은 바로 조직의 저산소증을 초래할 수 있으므로 두 용어는 같은 의미로 사용되기도함. 참고로 저산소증을 일으키는 원인은 다르더라도 일단 저산소증이 발생한 후 이로 인해 나타나는 소견(주요장기 및 조직의 기능저하와 부전에 따르는 각종 소견)은 유사하며 저산소증의 소견은 원인보다는 저산소증의 정도와 직접 관련이 있음.

문6 파종성 혈관내응고병증의 증세인 혈관내 응고인자인 혈소판, 섬유소 및 기타 응고인자의 소모와 회신서 4쪽의 맥박상승 원인을 검사하기 위한 혈액소실 정도 판단 및 5쪽의 조치인 혈액공급, 5쪽의 저혈압의 원인인 과다출혈 및 처치인 혈액투여, 산혈증 원인 검사 및 조치인 혈액투여가 같은 증세인지.

답 질문의 요지를 정확히 이해할 수 없으나 앞서의 회신서에서 언급한 혈액검사와 혈액투여는 수술중 외과적 시술에 의한 출혈을 의심하여 Hb치와 Hct치를 측정하고 그에 따른 치료를 한 것이며 파종성 혈관내응고병증의 발생가능성을 의심할때는 상세한 혈액응고인자 검사가 추가로 필요할 것으로 생각함. 그러나 혈액소실로 체내에 저혈량증을 초래하는 것은 동일함.

III. 서울지방법원 제15민사부 판결(98가합 3516 구상금)

■ 주문

1. 피고는 원고에게 금 19,715,000원 및 이에 대하여 1997. 7. 4.부터 2000. 7. 19.까지는 연 5%,그 다음날부터 완제일까지는 연 25%의 각 비율에 의한 금원을 지급하라.
2. 원고의 나머지 청구를 기각한다.
3. 소송비용은 이를 10분하여 그 1은 피고의, 나머지는 원고의 각 부담으로 한다.
4. 제1항은 가집행할 수 있다.

■ 청구취지

피고는 원고에게 199,050,000원 및 이에 대하여 1997. 7.4.부터 이 사건 판결선고일까지는 연 5%, 다음날부터 완제일까지는 연 25%의 각 비율에 의한 금원을 지급하라.

■ 이유

1. 인정사실

가. 소외 권○○는 아래에서 보는 이 사건 교통사고로 인하여 좌측 대퇴골간부 골절등의 상해를 입고 피고법인 경영의 서울○○병원(이하 '피고병원' 이라 한다)에서 그 치료를 위한 수술을 받던 중 사망한 자이고, 원고는 소외 ○○주식회사(이하 '소외회사' 라 한다)와의 사이에 그 소유의 화물차량에 관하여, 그 운행으로 말미암아 남을 사상케 하여 법률상 손해배상책임을 짐으로써 입은 손해를 배상하기로 하는 내용의 공제계약을 체결한 공제사업자이다.

나. 소외 고○○는 1996. 11. 1. 11:00경 위 화물차량을 운전하고 경기 포천군 ○○면 ○○리 앞 47번 국도를 이동 방면에서 일동 방면으로 시속 약 60㎞의 속도로 진행하던 중 핸들 및 브레이크를 잘못 조작하여 황색 실선의 중앙선을 침범한 과실로, 때마침 반대 방향에서 마주 오던 소외 박○○ 운전의 서울 3소0000호 승용차의 앞부분을 위 화물차량 좌측 뒷부분으로 충격하고, 이어 그 충격으로 위 화물차량이 좌측으로 돌면서 위 승용차의 뒤를 따라 진행하던 권○○ 운전의 서울 80도0000호 화물차량의 앞부분을 위 탱크로리 화물차량의 앞부분으로 충격하여, 권○○로 하여금 약 16주간의 치료를 요하는 뇌실질내 출혈, 뇌경막하 수종, 좌측 대퇴골 골절, 우측 경골 및 비골의 개방성 분쇄 골절, 좌측 견갑골 골절, 안면부 및 이개부 등 다발성 좌상 등의 상해를 입게 하였다.

다. 권○○는 이 사건 교통사고 발생 직후 경기 포천군 ○○면 소재 ○○O외과로 후송되어 응급처치를 받은 다음, 다시 의정부시 소재 의료법인 ○○의료재단 ○○병원(이하 '○○병원' 이라 한다) 응급실로 전원되었는데, ○○병원 의사들은 먼저 권○○의 활력 징후를 측정{의식은 가면 상태(暇眠, drowsy state)이었고, 혈압은 150/110 mmHg이었으며, 심박동수는 124회/분이었고, 호흡수는 20회/분으로 측정되었다)하고, 상처 부위를 관찰한 결과 유리조각 등 이물질에 의하여 심하게 오염되어 있는 것을 발견하고, 수술을 통하여 상처 부위를 안정시키는 것이 필요하다는 판단에 따라 같은 날 18:00경부터 20:15경까지 사이에 우측 경골 및 비골의 개방성 분쇄 골절 부위를 세척하고, 유리조각 등 이물질, 괴사조직, 오염 조직 등을 제거하고 환부를 주위의 건강한 조직에 노출시키는 내용의 변연절제술(邊緣切除術)을 시행하고, 대퇴골 골절 부위에 엔더(Ender)핀을 이용하여 관절내 고정술을 시행한 다음 창상 부위에 배농관(drain)을 삽입하고, 더 이상의 연부 조직 손상을 막기 위하여 부목을 이용하여 골절 부위를 외고정시키는 응급수술을 시행하였으며, 이후 활력 징후 및 생화학적 검사 등을 통해 권○○의 상태를 살피면서 상처 부위에 대한 세척 등의 보존적 치료만을 시행하다가, 권○○의 상태가 어느 정도 안정되자, 같은 달 4. 18:45경 2차적인 치료를 위해 권○○를 피고 병원으로 전원시켰다.

라. 전원 당시 피고 병원 의사들이 권○○의 상태를 관찰한 결과 권○○의 혈압은 110/70mmHg, 심박동수는 100회/분, 호흡수는 30회/분이었고, ○○병원에서 1차적인 치료를 받았으나 우측 경골 부위의 개방형 분쇄 골절 부위가 심하게 압박 손상되어 있고 근육이 노출되어 있는 등 전반적인 상태가 좋지 않았으며, 같은 날 19:30경 실시한 일반혈액, 전해질, 소변, 간기능검사상 백혈구수치는 6,000

개/㎣, 나트륨농도는 142mEq/L, 칼륨농도는 4.08mEq/L로 비교적 정상이었으나, 혈색소수치는 7.3mg/*dl*로 지속적인 수혈을 필요로 하는 상태였고, 적혈구용적hematocrit수치는 21.6%, 간효소수치는 에스지오티SGOT 107/에스지피티SGPT 95로 측정되었으며, 흉부 방사선촬영결과 좌측 흉막 부위에 삼출액 소견을 보이는 등으로 간, 신장, 폐 등에 이상이 있는 것으로 추정되었다.

마. 피고 병원 의사들은 같은 달 5. 권○○의 증세가 패혈증으로 발전할 가능성이 매우 높아 신경외과 및 정형외과 수술을 통해 뇌압을 조절하고 우측 경골 및 비골의 개방형분쇄 골절 부위에 대한 창상세척 및 변연절제, 좌측 대퇴골 골절의 관혈적 정복 및 고정이 필요하다고 판단하였으나, 위와 같은 검사 결과상 간, 신장 등의 기능에 이상이 있는 것으로 추정되어 당장 수술할 수 있는 상태가 아니었으므로 일단 신경외과에서는 항생제의 투여로 뇌압을 조절하고, 정형외과에서는 골절 부위를 세척하면서 권○○의 전신 상태를 호전시킨 후 수술을 시행하기로 결정하였다.

바. 이에 따라 피고 병원 의사들은 항생제 투여, 수액 및 혈액의 공급, 골절 부위의세척 등 신경외과 및 정형외과적 치료를 병행하면서, 같은 달 5. 이비인후과 의사에게 의뢰하여 좌측 귀 부분의 연골 노출 및 열상에 대하여 관찰케 한 후, 같은 달 7. 다시 이비인후과 의사에게 의뢰하여 그 계획에 따라 위 귀 부분의 상처에 대한 재건술 및 변연절제술을 시행하였으며, 같은 날 치과 의사에게 의뢰하여 치아, 치근의 파절에 대하여 관찰케 하여 그 치료 계획을 수립하는 등으로 권○○의 전신 상태를 호전시키기 위한 치료를 계속해 나가던 중, 같은 달 9. 정형외과 의료진이 골절 부위의 상태를 관찰한 결과 악취가 심하게 나고 농이 삼출되어 이에 대한 치료를 하면서 경과를 관찰하였으나 증세가 호전되지 않으므로, 같은 달 12. 일반혈액, 소변, 간기능검사를 실시한 결과 백혈구수치는 15,300개/㎣, 혈색소수치는 11.8*g/dl*, 적혈구용적 수치는 35.2%, 간효소 수치는 에스지오티SGOT 112/에스지피티SGPT 287로 비정상적인 수치를 나타냈다.

사. 피고 병원 의사들은 이와 같은 검사결과를 토대로 더 이상 수술을 지체하면 패혈증으로 발전하여 사망할 가능성이 매우 높다고 판단하고, 마취과 의료진에게 수술 가능 여부를 문의한 결과 계획대로 수술하라는 회신을 받고, 권○○의 처인 소외 김○○에게 권○○의 증상, 그 원인, 수술의 필요성 및 수술방법, 수술 후의 조치, 수술로 인한 합병증 등에 대하여 설명을 하여 김○○로부터 수술에 대한 동의를 얻고, 그 다음날 원고 권○○에 대한 수술을 시행하기로 결정하였다.

아. 피고 병원 의사들은 같은 달 13. 08:30경 수술을 시행하기에 앞서 권○○의 활력 징후를 측정하였는데, 혈압은 120/70mmHg, 심박동수는 104회/분, 호흡수는 24회/분, 체온은 36.3℃로 비교적 안정된 상태를 보였다.

자. 피고 병원 신경외과 의사인 소외 하○○은 같은 날 09:00경 전공의 1년차인 소외 이○○의 보조 하에 권○○에 대한 두개천공술을 시행하였는바, 우선 전신마취 하에 권○○를 안아 위로 눕힌 다음 약 1.5 × 2cm 길이로 좌측 측두엽을 절개하여 뇌경막하 혈액낭종을 제거하고 헤모박을 삽입한 후 수술 부위를 봉합하고 10:30경 신경외과 수술을 끝마쳤는데, 그 수술도중 권○○의 수축기혈압은 140mmHg, 심박동수는 80회/분 전후로 비교적 안정된 상태였다.

차. 위 신경외과 수술에 이어 피고 병원 정형외과 의사인 소외 강○○은 10:30경부터 17:30경까지 사이에 피고 병원 의사인 장○○, 양○○의 보조 하에 권○○의 우측 경골의 개방성 분쇄골절 부위에 대한 창상 세척술 및 변연절제술을 시행하고, 좌측 대퇴골 골절에 대한 관혈적 정복술 및 골수강내 금속정 고정술을 시행하였는 바, 그 수술 도중 권○○의 심박동수는 수술 시작 무렵인 10:30경 100회/분으로 빨라지기 시작하더니 11:30경부터 13:00경까지는 130회/분 전후로 심한 빈맥 현상을 나타냈고, 이후 수술을 마칠 무렵인 17:30경까지는 120회/분 전후로 빈맥(頻脈, 심박동수가 100회/분 이상인 경우를 말한다) 현상이 지속되었으며, 수축기혈압은 10:30경부터 13:00경까지는 140mmHg로 비교적 안정적이었으나, 그 이후부터는 서서히 떨어지기 시작하여 14:00경에는 갑자기 80mmHg 이하로 떨어졌으며, 이후 100mmHg에서 80mmHg사이를 오가다가 17:30경 권○○를 수술실에서 중환자실로 이송할 무렵에는 80mmHg이었다.

카. 수술 중 빈맥 현상은 마취심도가 낮아 환자의 교감신경계가 자극될 경우, 수술에 의한 출혈로 체내 혈액량이 부족할 경우, 저산소증의 초기단계일 경우에 나타나는데, 빈맥 현상이 나타날 경우 동맥혈 가스검사를 통해 환자의 환기상태와 산-염기 평형상태를 알아보고, 혈액검사를 통하여 혈액소실의 정도를 판단하는 등 그 원인을 파악한 후 그 원인에 따라 적절한 조치를 취하여야 하는 바, 피고 병원 정형외과 의사인 위 강○○, 마취과 의사인 소외 김○○등은 수술을 시행할 무렵인 10:30경부터 권○○의 심박동수가 빨라지기 시작하여 11:30경부터 14:00경까지는 위와 같이 심한 빈맥 현상을 나타내는데도 별다른 검사나 조치를 취하지 않은 채 수술을 계속 시행하던 중, 14:30경 권○○의 수축기혈압이 갑자기 80mmHg로 떨어지자 동맥혈 가스검사나 혈액검사 등 빈맥의 원인을 찾기 위한 검사는 시행하지 아니한 채 단순히 수술 중 출혈로 인한 것으로 판단하고 좌측 쇄골 하정맥에 정맥주사구를 확보하여 수액과 혈액만을 투여하여 수축기혈압이 100mmHg 정도로 상승하자 계속하여 수술을 진행하였으며, 15:30경 다시 수축기혈압이 70mmHg 정도로 떨어지자 그때서야 동맥혈 가스검사 및 혈액검사를 실시하였다.

타. 위 강○○등은 위와 같은 검사 결과 권○○의 혈액 내 수소이온지수(pH)가 7.189, 이산화탄소분압($PaCO_2$)이 53.8mmHg, 산소분압(PaO_2)이 131.7mmHg, 염기과다량이 -8.4mEq/L, 백혈구수치가 33,700개/㎣, 혈색소수치가 10.6mg*dl*, 적혈구용적수치가 32.3%로 측정되자, 권○○의 상태를 호흡성 산증 및 대사성 산증이 동반한 것으로 판단하고, 수액과 혈액을 공급하면서 대사성 산증의 교정을 위해 비본{bivon, 중탄산나트륨(sodium bicarbonate)제제} 3앰플을 투여하고 호흡성 산증의 교정을 위해 환기를 증가시켰고, 이에 권○○의 수축기혈압이 조금씩 상승하면서 100mmHg 수준으로 회복되어 수술을 계속하였다.

파. 위 강○○등은 권○○에 대한 수술을 계속하던 중, 16:10경 권○○의 수축기혈압이 다시 80mmHg으로 떨어지자 16:30경 동맥혈 가스검사 및 전해질검사를 실시하였는데, 그 결과 혈액 내 수소이온지수는 7.247, 이산화탄소분압은 54.6mmHgm, 산소분압은 137.8mmHg, 염기과다량은 -4.3mEq/L로 이전보다는 호전되었으나, 이때까지의 소변량이 400cc 정도로 비교적 적다고 판단되어 우선 이

뇨제인 라식스(lasix) 10mg를 투여하고, 전해질 검사상 칼륨농도가 7.07mEq/L(정상농도 4mEq/L)로 매우 높게 측정되자 이에 대한 처치로 17:00경 10%포도당액 1?와 인슐린을 혼합한 액을 30방울/분의 속도로 주입하였다.

하. 위 강○○등은 17:35경 권○○에 대한 수술을 끝마친 후 권○○가 무의식 상태로 혈압이 80mmHg 정도로 낮은 상태이므로 피고 병원 신경외과 의사인 위 하○○, 이○○, 소외 고○○의 동반 하에 권○○를 중환자실로 이송하였고, 위 하○○ 등은 중환자실 이송 직후 기계호흡기에 의해 권○○의 호흡을 관리하고 심전도기에 의해 권○○의 상태를 파악하였는데, 17:40경 권○○의 혈압이 전혀 측정되지 않으면서 심정지 상태에 이르자 급히 심폐소생술을 시행하며, 혈압상승제인 에피네프린, 아트로핀을 주사하였으나 계속하여 혈압이 측정되지 않아 이후 권○○의 심장에 쇼크를 가하며 비본, 에피네프린 등을 투여하는 등으로 강화된 심폐소생술을 시행하였으나, 권○○의 심정지 상태가 호전되지 않자 18:45경 심폐소생술을 중단하고 사망을 선언하였다.

거. 그 후 권○○에 대한 부검결과, 좌측 견갑골, 좌측 대퇴골 및 우측 경골의 골절 등 다수의 외상과 여러 곳의 수술흔 및 이들 수술흔과 주사침흔 주위에 형성된 광범위한 피하・근육간 출혈, 폐의 울혈, 부종과 함께 소동맥 및 모세혈관 내강에 형성된 다수의 섬유소 혈전(fibrin thrombin) 소견을 보이고, 그 외 사인과 관련된 손상 및 질병을 볼 수 없음이 확인되었으며, 이러한 소견을 토대로 권○○의 사인은 파종성 혈관내응고병증(播種成 血管內凝固病症, disseminated intravascular coagu1opathy, DIC)으로 판명되었다.

너. 파종성 혈관내응고병증

파종성 혈관내응고병증이란, 일반적으로 산소부족으로 산이 축적된 조직에서 다량의 조직 트롬보플라스틴(thromboplastin, 전(前) 응고성 성질 혹은 작용을 가진 물질)이 유리되어 혈관내로 들어가서 응고과정이 초래되어 결과적으로 응고인자 Ⅰ, Ⅱ, Ⅴ, Ⅷ, 혈소판이 소모되어 출혈이 일어나고, 이때 트롬빈(thrombin)과 피브린(fibrin)이 특히 신장과 같은 주요 장기의 미세혈관 내에 침착되어 혈류를 차단하므로 부분적 출혈성 괴사를 일으키는 증후군이다.

파종성 혈관내응고병증의 경우 계속되는 출혈과 주요 장기의 기능저하에 따른 빈맥, 저혈압, 대사성산증 및 호흡성산증 등의 산혈증, 칼륨농도의 증가와 같은 임상 소견이 나타나며, 이러한 임상 소견이 나타나 그 발생가능성이 의심될 경우 혈액응고인자 검사를 통하여 그 진단이 가능하고, 그 검사결과 파종성 혈관내응고병증으로 확진될 경우 혈액응고인자들을 공급하여 이를 교정해 주어야 하는데, 피고 병원 의사들은 이와 같은 혈액응고인자 검사를 실시하지 아니하였다.

더. 한편, 피고 병원은 권○○의 사망 직후인 1996. 11. 일자불상 경 권○○의 처인 위 김○○ 등 유족에게 위로금 명목으로 금 4,000만원을 지급하였고, 위 김○○, 권○○의 자녀들인 소외 권○○, 권○○(이하 '피해자들' 이라 한다)은 소외 회사의 공제사업자인 원고를 상대로 서울지방법원 97가단24052호로 이 사건 교통사고로 피해자들이 입은 손해의 배상을 청구하는 소송을 제기하여 1997. 5. 16. 서울지방법원 97머26964호로 원고가 피해자들에게 금 2억원을 1997. 6. 7.까지 지급하고, 피해자들의 나머지 청구는 포기하기로 하는 내용의 조정이 성립되었으며, 같은 달 10. 원고와 피해자들의 소송대리인 사이에 원고가 피해자들에게 금 1억 9,700만원을 지급하고 나머지는 포기하기로 합의되었다. 이에 따라 원고는 같은 날 피해자들의 소송대리인에게 금1억 9,700만원을 지급하였고, 같은 해 7. 3. 위 소송의 원고 소송대리인에게 그 변호사 보수로 금 205만원을 지급하였는데, 위 손해배상금은 이 사건 사고로 말미암아 피해자들에게 배상하여야 할 적정한 손해액의 범위 내이고, 위 변호사보수는 이 사건 사고로 말미암아 발생한 피할 수 없는 비용 기타의 손해로서 원고가 지출함에 상당하다고 인정되는 범위내이다.

2. 판단

가. 구상권의 발생 및 범위

(1) 위 인정사실에 의하면, 피고 병원 의사들은 권○○가 위와 같은 다발성 상해를 입어 다량의 출혈을 하였고, ○○병원에서 피고 병원으로 전원할 당시 혈색소수치가 7.3*g/dl*로 지속적인 수혈을 필요로 하는 상태이었으며, 권○○에 대한 수술도 09:00경부터 17:30경까지 무려 8시간 30분에 걸친 대수술이어서 다량의 수혈이 예상되었고, 정형외과적 수술을 시작할 무렵부터 권○○에게 파종성 혈과내응고병증의 소견 중의 하나인 심한 빈맥 현상이 나타났으며, 그 이후 빈맥 현상과 동반하여 저혈압, 대사성 산증 및 호흡성 산증과 같은 산혈증, 칼륨농도의 증가 등이 나타났으므로, 빈맥 현상이 나타난 초기부터 동맥혈 가스검사, 혈액검사 등을 통하여 빈맥, 저혈압의 원인을 파악하고, 혈액응고인자 검사 등을 하였더라면 권○○에게 나타난 위와 같은 소견들이 파종성 혈관내응고병증이라는 사실을 미리 발견하고, 이에 대한 적절한 조치를 취하여 사고를 예방할 수 있었을 것인데 그와 같은 검사를 실시하지 아니함으로써 권○○로 하여금 파종성 혈관내응고병증으로 심정지를 일으켜 결국 사망에까지 이르게 한 잘못이 있다 할 것이므로, 피고 병원은 위 의사들의 사용자로서 권○○의 사망으로 인하여 권○○ 및 그와 가족관계에 있는 피해자들이 입은 손해를 배상할 책임이 있다 할 것이다.

(2) 또한, 권○○의 사망이라는 결과는 이 사건 교통사고로 인하여 다발성 상해를 입은 권○○가 그에 대한 치료를 받던 중 그 상해 부위에 대한 수술을 시행하는 과정에서 파종성 혈관내응고병증이 발생하여 그로 인해 심정지가 발생하여 초래된 것이고, 앞서 든 증거를 모두 모아 보더라도 권○○의 사망이 피고 병원 의사들의 중대한 과실에 기인하는 것이라는 등 이 사건 교통사고의 가해자인 위 고○○에게 권○○의 사망이라는 결과에 대한 책임을 부담시키는 것이 상당하지 않다고 볼 만한 특단의 사정을 찾아볼 수 없는 이상 권○○의 사망과 이 사건 교통사고 사이에는 상당한 인과관계가 있다고 보아야 할 것이므로, 위 고○○는 불법행위자 본인으로서, 소외 회사는 자동차손해배상 보장법상 자기를 위하여 위 탱크로리 화물차량을 운행하는 자로서, 원고는 소외 회사의 공제사업자로서 권○○의 사망으로 인하여 권○○ 및 피해자들이 입게 된 손해를 배상할 책임이 있다.

그렇다면, 이 사건 교통사고와 의료사고는 모두 각기 독립하여 불법행위의 요건을 갖추고 있으면서도 객관적으로 관련되고 공동으로 위법하게 권○○ 및 피해자들에게 손해를 가한 것으로 인정되어 원고와 피고 병원은 부진정 연대채무자로서 각자 권○○ 및 피해자들이 이로 인하여 입게 된 손해를 배상할 책임이 있다 할 것이고, 한편 그들 내부관계에 있어서는 그 과실정도에 따라 손해를 분담하여야 할 것인 바, 앞서 본 이 사건 교통사고와 의료사고의 발생 경위, 이 사건 교통사고로 인한 권○○의 상해의 부위와 정도, 그 상해의 패혈증으로의 발전가능성 등에 비추어 보면 원고와 피고 병원의 과실 비율은 70%:30%로 봄이 상당하다.

(3) 그런데, 앞서 본대로 원고가 피해자들에게 이 사건 사고로 말미암아 입은 손해 배상금 명목으로 금 1억 9,700만원을 지급함과 아울러 피해자들이 원고를 상대로 제기한 위 소송의 방어를 위하여 변호사를 선임하면서 그 보수로 금 205만원을 지출함으로써 그 부진정 연대채무자인 피고 병원을 공동면책시켰으므로, 원고는 다른 특별한 사정이 없는 한 위 손해배상금과 변호사보수의 합계 금 1억 9,905만원(금 1억 9,700만원 + 금 205만원) 중 자신의 부담부분을 초과하는 부분에 대하여 피고 병원에게 구상할 수 있다 할 것이다.

(4) 피고 병원의 주장에 대한 판단

이에 대하여 피고 병원은, 권○○가 사망한 이후인 1996. 11.경 피해자들에게 금 4,000만원을 지급하고 그들의 피고 병원에 대한 이 사건 의료사고로 인한 일체의 민사상청구권을 포기 받았으므로, 원고의 이 사건 청구에 응할 수 없다고 주장하나, 피해자들이 피고 병원에 대하여 이 사건 의료사고로 인한 일체의 민사상 청구권을 포기하였음을 인정할 아무런 증거가 없으므로, 피고 병원의 위 청구포기 주장은 이유 없다.

그러나, 앞서 본대로 피고 병원이 1996. 11.경 원고보다 먼저 피해자들에게 금 4,000만원을 지급하였으므로, 피고 병원으로서는 위와 같은 선행변제를 이유로 원고에게 대항할 수 있다 할 것이고, 따라서 위 금원은 원고가 피고 병원에게 구상할 수 있는 위 공동면책액 금 1억 9,905만원에서 공제되어야 할 것이니, 결국 원고가 피고 병원에게 주장할 수 있는 공동면책액은 금 1억 5,905만원(금 1억 9,905만원 - 금 4,000만원)이 된다.

이에 대하여 원고는, 피해자들이 원고를 상대로 제기한 서울지방법원 97가단24502호 손해배상 사건에서 원고가 피고 병원에게 소송고지 하였음에도 피고 병원이 소송참가를 하지 않았으므로 피고 병원은 이 사건에서 원고에 대하여 위 변제사실을 주장할 수 없다고 주장하나, 원고가 피고 병원에게 소송고지 하였음을 인정할 아무런 증거가 없으므로, 원고의 위 주장은 이유 없다.

나. 소결론

따라서, 피고 병원은 원고에게 위 공동면책액 금 1억 5,905만원 중 원고의 부담부분인 금 139,335,000원(금 1억 9,905만원 70%)을 초과하는 금 19,715,000원 및 이에 대하여 원고가 구하는 그 최후 공동면책일 다음날인 1997. 7. 4.부터 이 사건 판결 선고일인 2000. 7. 19.까지는 민법 소정의 연 5%, 그 다음날부터 완제일까지는 소송촉진등에 관한 특례법 소정의 연 25%의 각 비율에 의한 법정이자 및 지연손해금을 지급할 의무가 있다.

3. 결론

그렇다면 원고의 이 사건 청구는 위 인정범위 내에서 이유 있어 이를 인용하기로 하고, 나머지 청구는 이유 없어 이를 기각하기로 하여 주문과 같이 판결한다.

▶ 사례 3(외과)

I. 사건 개요

환자 이○○(38세 남자)은 1997. 1. 16. 15:30경 속이 쓰리고 아파 의료법인 ○○의료재단 소속의 ○○병원 가정의학과에서 진찰을 받은 결과 충수돌기염으로 판명되어 1997. 1. 17. 11:00경 위 병원의 마취과장인 박○○이 마취제인 엔푸르란과 N_2O로 위 환자를 전신마취한 다음 일반외과과장인 심○○의 집도로 같은 날 11:45경 수술을 끝냈음. 위 환자는 수술 후 회복실로 옮겨져 같은 날 12:20경 마취에서 회복되어 정상으로 돌아왔으나 그로부터 약 11시간 후인 같은 날 23:00경 갑자기 입이 오른쪽으로 돌아가고 혀를 깨무는 등 청색증과 사지강직증 등 경련증세를 보여 바로인(valoin) 등의 주사를 맞고 중환자실로 옮겨졌음.

위 환자가 다음날인 1997. 1. 18. 02:15경 2분간 2차 간질발작을, 02:55경 3차 간질발작을 일으켜 응급치료를 받았으나 06:30경, 07:30경까지 간헐적으로 발작을 일으켜 같은 날 ○○대학교 병원으로 이송되어 지속적 간질상태라고 진단을 받았고, ○○대학교 병원에서 간질치료를 받다가 같은 해 2. 12. 서울 ○○병원으로, 4. 22. 서울 ○○○병원으로, 8. 다시 ○○대학교 병원으로, 같은 해 11. 경 광주 ○○병원으로 각 전원되었다가, 현재 순천의 ○○○병원에서 입원치료를 받고 있으나 지금까지 간질발작이 계속되고 있음. 환자가 간질발작을 일으킨 원인은 수술 수일전 이미 뇌염에 감염되었기 때문인 것으로 추정되었음.

II. 광주고등법원 99나 1955 손해배상건의 감정촉탁서에 대한 회신

■ 감정사항

1. 사건 내용

사건내용은 위와 동일하며 원고들은 원고 이○○의 간질발작이 마취의사의 부주의나 시술의사의 부주의로 또는 위 피고들의 공동과실로 위 원고에게 간질의 요인이 있었음을 발견하지 못하였거나 마취의 부작용이나 수술상의 과오로 간질이 발작하였음을 원인으로, 즉 위 피고들의 치료상의 과실로 인한 것이라고 주장하여 광주지방법원 순천지원에 손해배상 청구를 하였으나 제 1심에서는 위 피고들의 과실이 없음을 전제로 원고들의 청구가 기각되어 현재 이 사건이 광주고등법원에서 심리중에 있음.

현재까지 심리과정에서 나타난 결과에 의하면 위 원고는 간질의 병력이 없고 ○○병원에서 초진을 받기 2-3일전에 가벼운 감기증상이 있었다는 점 외에 특이한 점도 발견되지 않았으며, 서울 ○○병원장의 사실조회회보서의 기재에 의하면 뇌염이 간질의 원인이 될 수 있다는 것이고, 간질의 원인에 대한 일반 이론에 의하면 성인의 경우 중추신경계 감염이 간질의 원인이 된다고 밝히고 있음.

2. 따라서 첨부물 감정자료에 의하여, 현재의 의학수준에서

문1 위 원고가 초진시 2-3일 전부터 가벼운 감기증상이 있었다고 했으므로 의사로서는 당연히 뇌염을 의

심하여야 할 것인 바, 뇌염감염에 대한 수술 전 조사가 있었는지와 뇌염감염 환자는 마취 또는 수술의 후유증으로 간질이 발병할 수 있다는 점을 위 원고나 보호자에게 고지한 흔적이 있는지

답 수술 전 환자평가에서 가벼운 감기증상이 있다하여 뇌염을 의심하여 그에 대한 수술 전 검사를 하는 경우는 거의 없음. 유아나 소아의 경우는 감기증상이 있을 경우 마취유도 과정에서의 각종 자극(마취약제의 투여, 기관삽관 등)에 의해 후두경련, 기관지 분비물의 증가, 폐렴 등의 합병증 발생이 우려되므로 선택수술은 연기시키는 경우가 있으며 세균감염에 대한 저항력이 떨어져 있고 폐기능이 저하된 노인환자의 경우에도 감기가 마취와 수술 후 폐허탈, 폐렴 등의 폐합병증 발생가능성을 크게 하기때문 수술을 연기하는 경우가 있으나 이 환자의 경우처럼 수술 전 전신상태가 양호하였고 수술 전 각종 검사에서 특별한 이상소견이 없었던 경우 가벼운 감기는 마취 및 수술의 진행에 큰 문제가 되지 않았을 것으로 생각함. 따라서 가벼운 감기증상이 있다하여 뇌염을 의심하고 뇌염에 따른 후유증으로 간질이 발생할 수 있다고 환자나 보호자에게 알리는 경우는 없다고 보아도 무방함.

문2 피고 박○○이 사용한 마취제가 위 원고의 중추신경을 감염시켰는지

답 전신마취를 위해 사용한 흡입마취제인 엔프루란과 아산화질소(N_2O)는 중추신경계 감염과는 무관한 것으로 생각함.

문3 충수돌기염 제거술이 간질을 유발할 수 있는지 또는 현재까지 보고된 사례가 있는지

답 충수돌기염 제거술과 간질유발과는 관계가 없는 것으로 생각하나 보고된 사례여부에 대해서는 일반외과학회에 문의하기 바랍니다.

문4 마취와 수술이 끝난 후 1차 발작까지의 과정에서 발작의 원인을 찾을 수 있는지

답 마취와 수술이 끝난 후 환자는 의식을 완전히 회복하고 대화를 나눌 수 있었고 화장실에 다녀올 수 있을 정도였다면 마취로 부터는 완전히 회복되었다고 볼 수 있음. 마취로 인해 발작이 나타날 경우는 대부분 마취 중 저산소상태가 발생하여 뇌손상을 받았을 경우인데 이 환자는 마취로 부터는 완전히 회복된 상태였으므로 마취와 발작과는 무관하다고 생각함. 수술 또한 간질발작의 원인이라고 보기는 어려우며 진료기록부상으로는 수술 후 1차 발작까지의 과정에서 발작의 원인을 찾을 수 없음.

문5 위 원고의 간질은 바이러스성으로 일응 판단되므로 마취시 또는 수술도중 바이러스 감염가능성

답 전신마취로 인한 뇌염 바이러스 감염의 가능성은 없으며 수술의 경우에도 사용된 기구들이 정상적으로 소독되어 있었다면 수술로 인한 감염 가능성도 없었을 것으로 생각함.

문6 1차 발작후 ○○병원 의사들이 재발을 막기 위한 적절한 처치를 하였는지

답 1차 발작후 부터 항경련제 치료를 한 것으로 보아 치료는 적절하였다고 생각함.

문7 어떠한 원인 없이도 간질이 발생될 수 있는지와 보고된 사례의 여부

답 성인에 있어 간질의 원인은 첫째, 1차적인 원인질환 즉, 뇌막염, 뇌염 등의 감염질환에 의하거나 둘째, 두부 손상이나 종양, 혈관장애에 의한 경우 셋째, 정확한 원인을 알 수 없는 경우로 나눌 수 있

으며 뚜렷한 원인 없이 간질이 발생되는 경우도 원인을 밝힐 수 없을 뿐이지 간질발생의 원인이 없다는 것을 의미하지는 않음. 원인 없이 발생한 간질의 보고된 사례여부에 대해서는 신경과학회에 문의하기 바랍니다.

문8 궁극적으로 이 사건 마취 또는 수술과 위 원고의 간질발작 사이의 인과관계의 규명이 가능하다면 그 원인을 구체적으로 밝혀 주십시오.

답 이 사건의 경우 진료기록부상으로 볼 때 마취 및 수술과 간질발작과의 인과 관계는 찾을 수 없으며 만일 이 환자에서 간질발작의 원인이 뇌염이라면 발작증세의 발현시기와 수술 후 시기가 우연히 일치한 것으로 생각할 수도 있음..

III. 광주지방법원 순천지원 제2 민사부 판결(97가합4433 손해배상)

■ 주문

1. 원고들의 청구를 모두 기각한다.
2. 소송비용은 원고의 부담으로 한다.

■ 청구취지

피고들은 각자 원고 이○○에게 금 539,783,164원, 원고 서○○에게 금 15,000,000원, 원고 이○○에게 각 금 7,000,000원 및 각 이에 대하여 1997. 1. 17.부터 이 판결선고일까지는 연 5%의, 그 다음날부터 다 갚을 때 까지는 연 25%의 각 비율에 의한 금원을 지급하라

■ 이유

1. 기초사실

가. 원고 이○○은 1997. 1. 16. 15:30경 속이 쓰리고 아파 위 원고가 근무하던 ○○모직 주식회사 여천공장의 건강진단 지정병원인 여수시 ○○동 소재 피고 의료법인 ○○의료재단(이하 피고법인이라 한다) 운영의 ○○병원에 가서 위 병원 가정의학과에서 진단을 받고, 일전부터 발열, 오한, 구토 상복부 동통 및 반발압통 등의 증세를 호소하여 흉부촬영, 복부촬영, 심전도검사, 혈액검사, 간기능검사, 복부초음파검사, 전해질검사 등을 받은 후, 위 병원의 일반외과 과장인 피고 심○○으로부터 급성맹장염 같다는 진단을 받아, 다음날 09:00경 장내시경 검사를 한 결과 충수돌기염(맹장염)으로 판명되었다.

나. 원고 이○○은 1997. 1. 17. 11:00경 충수돌기염 수술을 받았는데, 위 수술은 위 병원의 마취과장인 피고 박○○이 주마취제인 엔푸르란과 보조마취제인 N_2O(소기가스)를 위 원고의 기관에 삽관되어 있는 튜브를 통하여 폐에 주입하여 전신마취를 시킨 후 위 병원의 일반외과과장인 피고 심○○의 집도에 의하여 같은 날 11:45경 마쳐졌다.

다. 원고 이○○은 위 수술 후 회복실로 옮겨져 약 40분 후인 1997. 1. 17. 12:20경 마취에서 완전히 회복되어 일반병실로 옮겨졌는데, 당시는 사람도 알아보고 대화와 흡연도 하였으며, 화장실에도 갔다오는 등 정상적인 상태였으나, 같은 날 23:00경 입이 오른쪽으로 돌아가며 혀를 깨무는 등의 청색증과 사지강직 등의 경련증세를 보여, 위 병원의 내과 주치의 등이 항경련제인 바로인(valoin)을 주사하고 위 원고에 대한 응급처치를 하였으나 여전히 위 원고에게 불안정한 증세가 나타나자 뇌 컴퓨터 단층촬영을 한 후 위 원고를 중환자실로 옮겼다.

라. 원고 이○○은 다음날인 1997. 1. 18. 02:15경 2분간 2차 간질발작을, 02:55경 3차 간질발작을 하자, 같은 날 03:05경 피고 심○○의 페니토인을 주사하라는 지시에 따라 간호사와 당직의사인 소외 양○○으로부터 생리식염수 100cc와 페니토인 300mg을 주사를 맞고서도 상태가 호전되지 아니한 채, 같은 날 06:30경 4차 간질발작을, 같은 날 07:30경 5차 간질발작을 하여, 같은 날 08:00경 ○○대학교병원으로 후송된 후, 지속적인 간질상태라고 진단받았다.

마. 원고 이○○은 위 ○○대학교병원에서 항경련제를 투여받는 등 입원치료를 받은 후, 같은 해 2. 12. 서울 ○○의료원으로, 같은 해 4. 22. 서울 ○○병원으로, 같은 해 8. 다시 위 ○○대학교병원으로, 같은 해 11.경 광주 ○○병원으로 각 전원되었다가, 현재는 순천시 ○○동 소재 ○○병원에서 입원치료를 받고 있다.

2. 원고들의 주장

원고들은, 피고법인 소속 의사들인 피고 박○○, 같은 심○○, 소외 최○○, 같은 양○○이 원고 이○○에 대하여 충수돌기염 수술을 시행한 후 약 11시간 15분에 나타난 위 원고의 부분발작으로 인하여 위 원고가 지속적 간질상태에 이른 것인데, 위 수술과 위 지속적 간질상태 사이에 다른 원인이 개재되었을 가능성은 찾아볼 수 없고, 오히려 수술준비과정이나 위 원고의 1차 발작 후 의사들이 적절한 조치를 취하지 아니한 아래의 가항 내지 라항과 같은 과실로 위 원고의 뇌부분에 외부적 충격이 가해짐으로써 지속적 간질상태에 이르렀거나, 또는 위 원고에게 이 사건 수술 4일 전부터 뇌염증세가 있었음에도 불구하고 이를 간과하여 이에 대한 안전책을 마련하지 못한 채 전신마취에 의한 개복수술을 시행하였거나, 잠복해 있던 바이러스에 대한 안전책을 마련하지 못한 채 개복수술을 시행한 마항과 같은 과실로 전신마취에 의한 개복수술이라는 스트레스로 인해서 잠복해 있던 바이러스가 활성화됨으로 인하여 지속적 간질상태에 이르렀다 할 것이고, 더욱이 간질 병력이 없는 위 원고가 위 ○○병원에서 충수돌기염 수술을 받은지 약 12시간 후 지속적 간질상태에 이른 것은 위 원고에게 다른 발병 원인이 입증되지 않는 한 위 병원의 의사들의 의료상의 과실로 인한 것으로 추정되므로, 피고 박○○, 같은 심○○은 각 불법행위자로서, 피고법인은 피고 박○○, 같은 심○○, 소외 최○○, 같은 양○○의 사용자로서 그들의 각 직무집행상의 과실로 인하여 원고들이 입은 모든 손해를 배상할 책임이 있다는 취지로 주장한다.

가. 마취행위는 환자의 건강상태에 따라 그 과정중의 자극으로 인하여 환자의 중추신경계 등에 충격을 줄 가능성이 있으므로, 이 사건 수술을 담당한 피고 박○○, 피고 심○○ 등으로서는 기본적으로 심

전도검사, 간기능검사, 혈액검사, 소변검사, 혈액응고검사, 간염검사 등을 하여야 하고, 과거 병력 특히 원고 이○○에게 4일 전부터 있었다는 발열, 오한, 구토 등을 포함한 환자의 상태에 따라 그에 적절한 세부검사 등을 거쳐야 함에도 불구하고 혈액응고검사를 생략하였으며, 또 가정의학과장이 작성한 진료차트상에 4일 전부터 발열, 오한, 구토, 상복부 동통 등의 증세가 있었다고 기재되어 있었으므로, 마취 전 일반외과 등에서 넘어온 진료기록부 등을 잘 검토 확인하여 내과전문의에게 추가로 다시 천식검사를 받도록 하는 등의 조치를 간과하는 등 위 원고가 수술 및 마취행위를 받을 만한 상태에 있었는지의 여부에 관한 충분한 고려가 없었다.

나. 간질지속상태 내지 간질중첩상태의 경우에 대한 특수처치로는 디아제팜(diazepam) 5mg을 정맥주사, 2분 후에 다시 5mg을 정맥주사하고, 디아제팜 정맥주사로도 발작이 멈추지 않을 경우에는 페니토인 주사법을 실시하는 것이 신경과상의 일반의료지식인데, 소외 양○○은 원고 이○○에게 1차 발작이 있는 지 20분 후에야 항경련제인 바로인(valoin)을 투약하였고, 2차 발작이 있은 후에도 주치의 또는 담당과장 등에게 연락하여 신속한 페니토인주사법이 행해지도록 하여야 함에도 이를 실시하지 않았으며, 같은 날 02:55경 3차 발작이 다시 발생하자 비로소 간질에 대한 위 ○○병원의 주무과인 신경외과 과장 소외 최○○에게 삐삐호출을 하였으나 연락이 안되자 피고 심○○의 전화지시에 따라 03:15경 페니토인을 위 원고에게 주사하였다.

다. 원고 이○○이 발작을 일으키면서 자가호흡이 중단되어 저산소증의 가능성이 강하게 의심되었으므로 이러한 경우 피고 심○○, 위 양○○ 등으로서는 혈중가스농도 측정을 하여 산-염기균형이 유지되는지를 알아보고, 만약 균형이 유지되지 않았을 경우 이를 교정하는 등의 조치를 취했어야 함에도, 피고 심○○ 등은 최초 발작시로부터 8시간 반이 경과하고 추가로 4차례의 간질발작이 있은 후인 다음날 07:30경에야 비로소 혈중가스농도 측정을 실시하여 저산소증에 대한 적절한 조치를 취하지 않았다.

라. 피고 심○○, 위 최○○ 등은 원고 이○○의 1차 경련 후 발생한 경련상태를 마취에서 깨어나면서 당연히 오는 일시적인 쇼크현상으로만 가볍게 생각하고 그 원인을 발견하지 못하여 초기에 그에 대한 적절한 조치를 취하지 못하였다.

마. 또한 위 의사들로서는 마취 및 수술 전에 적극적으로 원고 이○○이 수술 4일 전부터 발열, 오한, 구토 등의 증세를 보인다고 호소한 내용이 가정의학과장이 진료한 진료차트에 기재되어 있으므로 그 부분에 관하여 문진하고, 뇌염증세에 해당되는지 여부를 확인하였어야 하고, 만약 뇌염에 해당된다면 뇌염환자에 대한 전신마취에 의한 개복수술시 지속적 간질이 발생할 수 있으므로 마취 및 수술 전에 이에 대한 충분한 고려를 하였어야 함에도 그러한 주의를 전혀 기울이지 않은 채 수술하였다.

3. 원고들의 주장에 대한 판단

먼저, 원고 이○○에 대한 충수돌기염 수술준비과정이나 위 원고의 1차 발작 후 피고 법인 소속의사들인 피고 박○○, 같은 심○○, 소외 최○○, 같은 양○○ 등이 적절한 조치를 취하지 아니한 과실로 위 원고의 뇌부분에 외부적 충격이 가해짐으로써 지속적 간질상태에 이르렀는지에 관하여 본다.

(1) 사실관계

(가) 원고 이○○이 1997. 1. 17. 피고법인 운영의 위 ○○병원에서 충수돌기염 수술을 위한 마취를 하기 전 혈액응고 검사를 하지 아니하였다고 인정할 아무런 증거가 없고, 도리어 위 원고가 같은 날 위 병원에서 혈액응고검사를 받은 사실이 인정되며, 환자에게 천식이 있는 경우 응급한 경우에는 마취 후 수술을 하나, 응급환자가 아닌 경우 천식발작전문의에 의한 검사를 한 후 일반외과전문의 등과 상의하여 수술여부를 결정하게 되는데, 천식검사를 하여도 발견이 되지 않는 경우가 있으며, 마취의인 피고 박○○은 위 원고에게 과거 병력을 물어 천식을 앓은 사실이 없다는 취지의 답변을 듣고 위 원고에 대하여 천식검사를 하지 아니한 사실을 인정할 수 있고, 달리 반증이 없다.

(나) 간질지속상태 내지 간질중첩상태의 경우에 대하여 디아제팜diazepam 5mg을 정맥주사, 2분 후에 다시 5mg을 정맥주사하고, 디아제팜 정맥주사로도 발작이 멈추지 않을 경우에는 페니토인주사법을 실시하는 특수요법이 있는 사실을 인정할 수 있고, 달리 반증이 없으며, 앞서 기초사실에 든 증거들에 의하면, 소외 양○○은 위 원고에게 1차 발작이 있은지 20분 후인 1997. 1. 17. 23:20경 항경련제인 바로인(valoin)을 투약하였고, 다음날 02:55경 3차 발작이 다시 발생하자 피고 심○○의 지시에 따라 03:05경 페니토인을 위 원고에게 주사한 사실을 인정할 수 있고, 달리 반증이 없으며, 위 양○○이 위 원고의 2차 발작 후 신속한 연락을 취하지 않는 등 적절한 조치를 취하지 않았고, 3차 발작 후 소외 최○○에게 삐삐를 쳤으나 연락이 안 된 사실은 제7호증의 기재만으로는 이를 인정하기에 부족하고, 달리 이를 인정할 증거는 없다.

(다) 혈중가스농도 측정은 임상적으로 필요할 때에 체크하여야 하고, 피고 심○○ 등은 최초 발작시로부터 8시간 반이 경과하고 추가로 4차례의 간질발작이 있은 후인 1997. 1. 18. 07:30경 원고 이○○에게 저산소증의 가능성이 의심되자 혈중가스농도 측정을 실시한 사실을 인정할 수 있고, 달리 반증이 없으며, 위 원고가 2차 발작 후부터 자가호흡이 없어질 정도로 발작의 정도가 심하여 생명이 위독한 상황에 있었다고 인정할 증거는 없다.

(라) 앞서 기초사실에서 든 증거들에 의하여도 원고 이○○의 1차 경련 후 발생한 경련상태의 원인이 무엇인지 아직 구체적으로 밝혀지지 않았고, 피고 심○○, 위 최○○ 등이 위 원고 이○○의 1차 경련 후 발생한 경련상태를 마취에서 깨어나면 당연히 오는 일시적인 쇼크현상으로만 가볍게 생각하여 초기에 그에 대한 적절한 조치를 취하지 못하였는지를 인정할 증거는 앞서 배척한 증거들 외에는 없다.

(2) 판단

가. 위에서 인정한 사실들에 의하면, 원고 이○○에 대하여 마취 전 천식검사를 하지 않은 것이 위 원고에 대한 충수돌기염 수술준비과정에서 피고 박○○의 과실이라고 인정할 수 없고, 또한 혈중가스농

도 측정에 있어서 임상적으로 필요한 때라 함은 환자에게 저산소증의 가능성이 의심되는 경우라 보여지므로, 최초 발작시로부터 8시간 반이 경과하고 추가로 4차례의 간질발작이 있은 후에 혈중가스 농도 측정을 실시한 것만으로 피고 심ㅇㅇ 등에게 과실이 있다고 인정하기 어려우며, 위 원고의 1차 발작 후 위 원고에게 디아제팜주사나 페니토인주사를 즉시 실시하여야 하는지는 전문의인 의사들의 판단 영역이라 할 것이므로, 피고 심ㅇㅇ, 소외 최ㅇㅇ, 같은 양ㅇㅇ 등이 위에서 본 바와 같이 위 원고에게 1차 발작이 있은 지 20분 후 항경련제인 바로인(valin)을 투약하고, 3차 발작이 발생 후 페니토인 주사법을 실시한 사실만으로 그들에게 1차 발작 후 사후조치를 잘못하였다고 인정하기 어렵고, 그 외에 피고 박ㅇㅇ, 심ㅇㅇ 등이 위 원고에 대한 충수돌기염 수술준비과정이나 위 원고의 1차 발작 후 어떠한 다른 적절한 조치를 취하여야 함에도 그러한 조치를 취하지 아니하였는지 및 그로 인하여 위 원고의 뇌부분에 외부적 충격이 가해졌는지에 대하여 앞서 배척한 증거들 외에는 이를 인정할 아무런 증거가 없으므로, 원고들의 위 주장은 이유 없다.

나. 다음, 원고 이ㅇㅇ에게 이 사건 수술 4일 전부터 뇌염증세가 있었음에도 불구하고 이를 간과하여 이에 대한 안전책을 마련하지 못한 채 전신마취에 의한 개복수술을 시행하였거나 잠복해 있던 바이러스에 대한 안전책을 마련하지 못한 채 개복수술을 시행한 과실로 전신마취에 의한 개복수술이라는 스트레스로 인해서 잠복해 있던 바이러스가 활성화됨으로 인하여 지속적 간질상태에 이르렀는지에 관하여 본다.

(1) (가) 간질의 발병 원인 중 감염(infection)이 있고, 그 중 뇌염이 그 원인으로 들어지고 있다.

(나) 원고 이ㅇㅇ은 이 사건 수술 4일 전부터 발열, 오한, 구토 등의 증세를 보인다고 위 ㅇㅇ병원의 가정의학과장인 소외 장ㅇㅇ에게 호소하였고, 위 장ㅇㅇ은 이를 진료차트에 기재하여 이를 위 병원 일반외과로 넘겼다.

(다) 원고 이ㅇㅇ은 위 ㅇㅇ병원에서 위 ㅇㅇ대학병원으로 전원되어 치료를 받는 동안 뇌염으로 의심받거나 이에 대한 항바이러스제를 투여받은 적이 없으나, 그 후 전원한 위 ㅇㅇ병원에서 헤르페스성 뇌염으로 의심되어 이에 대한 항바이러스제를 투여받아 경련발작이 잘 조절되었다.

(라) 원고 이ㅇㅇ이 뇌염환자일 경우 그 발생 시점에 대하여 확실히 알 수는 없지만, 위 원고의 병력상 이 사건 수술 2-3일 전부터 감기증세가 있어 이 때부터 발생할 가능성도 있고, 수술이라는 스트레스로 인해서 잠복해 있던 바이러스가 활성화될 가능성도 생각할 수 있다.

(2) 위 인정사실들에 의하면, 원고 이ㅇㅇ의 지속적 간질상태의 원인으로 뇌염이 의심되나, 이를 단정하기 어렵고, 위 원고가 이 사건 수술 4일 전부터 발열, 오한, 구토 등의 증세가 있다고 위 ㅇㅇ병원의 가정의학과장인 소외 장ㅇㅇ에게 호소하였다고 하여 위 병원에서 이를 뇌염증세로 의심하여 뇌염검사를 따로 하여야 한다고 보기 어려우므로, 피고 박ㅇㅇ, 같은 심ㅇㅇ 등에게 위 원고가 뇌염증세에 해당되는지 여부를 확인하지 아니한 잘못이 있다고 인정하기 어렵고, 달리 이를 인정할 증거도 없으므로, 원고들의 위 주장도 이유 없다.

다. 끝으로, 간질 병력이 없는 위 원고가 위 ㅇㅇ병원에서 충수돌기염 수술을 받은지 약 12시간 후 지속적 간질상태에 이른 것은 위 원고에게 다른 발병 원인이 입증되지 않는 한 위 ㅇㅇ병원 의사들의 의료상의 과실로 인한 것으로 추정되는지에 관하여 본다.

살피건대, 의료과오소송은 의료라고 하는 지극히 전문적인 분야에 관한 분쟁이기 때문에 일반적으로 환자측은 비전문가이고, 증거방법이 주로 의사측에 독점되어 있으며, 감정인이나 감정의사 역시 의사측에 기울 염려가 있는 현실 등을 고려하면, 일반 불법행위 소송에 있어서의 입증책임이론을 의료과오소송에 적용하는 것은 공평의 이념상 받아들이기 어렵다고 할 것이나, 이 법원의 ㅇㅇ대학교병원장에 대한 사실조회 결과나 앞서 인정된 사실들만으로 위 ㅇㅇ병원의 의사들의 과실이 추정된다고 할 수는 없고, 위 원고에게 다른 발병 원인이 입증되지 않는 한 위 ㅇㅇ병원의 의사들의 의료상의 과실로 인하여 위 원고가 지속적 간질상태에 이른 것으로 추정된다고 할 수 없으므로, 원고들의 위 주장 역시 이유 없다.

4. 결론

그렇다면, 피고 박ㅇㅇ, 같은 심ㅇㅇ 등에게 원고 이ㅇㅇ에 대한 의료상의 과실이 있음을 전제로 한 원고들의 이 사건 청구는 나머지 점을 더 살필 것 없이 모두 이유 없어 주문과 같이 판결한다.

V. 광주고등법원 제4민사부 기일조서 및 조정에 갈음하는 결정 조서 사건 99나 1955 손해배상(의) (제1심 판결: 광주지방법원 순천지원 1999. 2.26. 선고 97가합 4433 판결)

이 사건의 공평한 해결을 위하여 당사자의 이익기타 모든 사정을 참작하여 다음과 같이 결정한다.

■ 청구취지

생략

■ 청구원인

생략

■ 결정 사항

1. 피고들은 연대하여 원고 이ㅇㅇ에게 금 60,000,000원을 지급한다.
2. 원고 이ㅇㅇ 의 나머지 청구와 원고 서ㅇㅇ ,이ㅇㅇ, 이ㅇㅇ의 청구는 이를 모두 포기한다.
3. 원고들은 원고 이ㅇㅇ 이 피고들로부터 위 제1항 기재 금원을 지급받으면, 이 사건과 관련하여 피고들을 상대로 한 가압류, 가처분 등 모든 신청사건의 취하절차를 이행한다.

4. 소송비용 및 조정비용은 각자 부담으로 한다.

참고사항

이 사례는 1심 재판부는 의사의 진료상의 과실이 없다고 판단하여 병원측에 승소판결을 내렸으나 2심 재판부는 병원측에 일부 책임을 물어 배상금을 지급하도록 조정 결정함. 배상금의 규모(6천만원)는 환자측이 청구한 액수(약 5억 7천만원)보다는 훨씬 낮으나 이것이 의사의 진료상의 과실을 일부 인정해서인지, 아니면 환자측에 대한 위로금의 성격인지는 알 수 없음.

▶ 사례 4(구강외과)

I. 사건 개요

환자는 1999. 10. 10. ㅇㅇ대학교병원 응급실로 가서 편도선 수술을 받았으나 수술 후 약 1주일간 마취상태에서 깨어나지 못하고 그 후유증으로 시력감퇴, 기억력 저하, 음식물 먹을시 재채기, 이빨손상의 상해를 입었다고 주장하고, 담당의사들은 윤ㅇㅇ은 편도선 수술이 아니라 하악의 농양을 제거하기 위한 절개와 배농술을 시행하였고 환자의 진단명은 루드비히 앙기나(Rudwig angina)라는 병으로 환자는 응급실 내원시부터 호흡곤란 증상을 보였으며 수술이나 마취과정에 아무런 잘못이 없다고 주장하고 있음.

II. 광주 ㅇㅇ경찰서 수사 61110-2468 수사협조 의뢰건에 대한 회신

1. 의뢰 사항

고소인 윤ㅇㅇ은 ㅇㅇ대학교병원 응급실에서 편도선 수술을 받은 후 약 1주일간 마취상태에서 깨어나지 못하고 그 후유증으로 시력감퇴, 기억력 저하, 음식물 먹을시 재채기, 이빨손상의 상해를 입었다고 주장하고 담당의사들을 고소함.

2. 의뢰 내용

문1 피의자 등이 수술과정의 실수로 위와 같은 상해가 발생하였는지 여부

답 환자 진료기록부상으로 볼 때 환자는 이미 수술 전에 호흡곤란, 삼키기 곤란 등의 증상이 있었고, 수술은 편도선 절제술이 아니라 하악의 농양(abscess)을 제거하기 위한 절개와 배농술Incision & Drainage을 시행하였으며, 수술이 환자의 위와 같은 후유증 발생에 영향을 미쳤을 것으로 생각되지는 않으나 더 자세한 내용은 구강외과학회에 문의하시기 바랍니다.

문2 응급실 내원시부터 호흡곤란 증세를 보이고 있었다는데 그로 인하여 위와 같은 상해가 발생가능한지 발생가능하다면 그 근거자료

답 계속적인 호흡곤란은 저산소증을 초래하여 주요장기에 저산소성 손상을 가져올 수 있으며, 특히 뇌는 만성적으로 저산소증에 노출 될 경우 뇌기능의 장애를 가져와 시력감퇴, 기억력 저하 등의 증상이 나타날 수 있음. 이 환자의 경우에는 수술 전에 이미 호흡곤란, 삼키기 곤란 등의 증상이 있었으므로 수술 후 위와 같은 증상들이 나타날 수 있으며 치아손상은 환자의 기관내 삽관이 매우 어려웠다difficult airway는 기록으로 보아 기관내 삽관 과정에서 발생하였을 가능성도 있으나 보내온 진료기록부 상에서는 정확한 원인을 판단할 수 없음.

문3 마취과정의 잘못으로 1주일 동안 깨어나지 못하였는지 여부, 마취의 잘못으로 인하여 마취의 회복이 늦어졌는지, 수술의 잘못으로 마취회복이 늦어졌는지 여부

답 마취 기록지에는 환자의 기관내 삽관이 매우 어려워 기관 절개술을 시행하였다는 사실이 기록되

어 있고 수술시작 전후 일시적으로 환자의 혈압이 하강하였고(80/40mmHg), 치료를 위하여 승압제epinephrine와 항콜린성 약제atropine를 투여한 기록이 있으나 이 정도의 혈압하강이 1주간 의식소실을 일으킨 원인이라고 보기는 어려움. 마취기록지상으로는 마취에서의 특별한 잘못을 찾을 수 없으며 수술과의 관련문제는 문1)항의 답을 참고하시기 바랍니다.

문4 호흡곤란을 호소하는 환자에서 수술을 위한 마취를 시행하는데 있어 그 마취방법의 적정성 여부

답 마취는 isoflurane, N_2O, O_2를 사용하여 전신마취를 시행하였는데 환자가 수술 전부터 호흡곤란을 호소한 것을 고려할 때 마취방법으로 전신마취를 선택한 것은 적절하였던 것으로 판단함.

문5 위 병의 수술로 인한 위와 같은 후유증이 발견된 사례가 있는지 여부

답 환자의 질환명은 루드비히 엥기나Rudwig angina로 추정되며 이 질환은 악하submandibular, 이하submental 부위의 종창swelling 과 경화induration를 특징으로 하며 호흡곤란, 연하곤란 등의 증상을 나타내고 심할 경우 기도폐쇄로 질식사 할 수 있는 매우 위험한 질환임. 이 환자는 좌측 턱 밑(submandibular, submental), 인두 주위parapharyngeal, 인두 후방retropharyngeal, 인두 외측lateral pharyngeal 부위와 경동맥 초 공간carotid sheath space에 농양이 있었고 종격염mediastinitis을 동반하여 호흡곤란이 악화될 가능성이 매우 컸던 환자로 사료되며 위와 같은 후유증이 발생할 가능성이 매우 높은 것으로 판단함. 환자의 질환과 수술에 대한 더 자세한 내용은 구강외과학회에 질의하시기 바랍니다.

문6 수술과정에 문제는 없었는지 여부

답 수술기록부 상에서는 수술과정에서의 문제점을 찾을 수 없으나 수술에 관련한 더 자세한 내용은 구강외과학회에 문의하시기 바랍니다.

▶ 사례 5(산부인과)

I. 사건 개요

환자(70세 여)는 ㅇㅇ병원 산부인과에서 자궁경부암 진단을 받고 입원하여 1994. 5. 10 근치적 자궁절제술을 받은 후 회복과정에서 장마비ileus증상이 발생하였음. 동년 6. 1 재수술 과정에서 환자는 심정지와 호흡정지가 발생하여 심폐소생술을 시행하였으나 저산소성 뇌손상을 입고 무의식 상태가 됨. 환자는 식물인간 상태로 퇴원한 후 사망함.

II. 서울지법 동부지원 조회사항(95가단 18001)

문 자궁경부암 수술시행시에 실시되는 마취에 대하여

문1 마취가 깨어나는 시간

답 전신마취로부터 회복되는 시간은 수술 전 환자의 전신상태, 사용된 마취약제의 종류와 용량, 마취방법, 수술의 종류 및 수술시간 등에 따라 약간의 차이가 있을 수 있으나 마취 전 의식상태가 명료하였던 환자에서는 흡입마취제와 근육이완제를 사용하여 전신마취를 시행한 경우 근육이완제의 잔류효과를 항 cholinesterase(neostigmine, pyridostigmine)와 항콜린성 약제(atropine, scopolamine, glycopylorate)로 길항시키고 100 % 산소로 폐를 환기시켜 체내의 흡입마취제 잔류량을 제거한다면 대부분에서 수술종료 후 10-30분 이내 의식회복을 가져올 수 있음.

문2 마취에 따르는 일반적인 후유증 및 발생빈도

답 마취에 따르는 후유증은 마취 전 환자의 전신상태(의식, 순환, 호흡 등), 환자의 질환, 수술의 종류 등에 따라 여러가지 형태로 나타날 수 있으나, 마취와 수술의 과정에서 특별한 문제가 없었고 환자의 원래의 전신상태가 정상이였던 경우엔 거의 문제가 되지않음.

마취로 부터의 회복시에 나타날 수 있는 문제점으로는 다음과 같은 것들이 있음.

ㄱ. 회복의 지연

1. 과탄산혈증, 저산소혈증, 저혈압, 저혈당증, 전해질 불균형, 대사성 장애
2. 마취 전부터의 혼수
3. 마취 전투약의 잔류효과
4. 흡입마취제의 잔류효과
5. 저체온
6. 뇌손상

ㄴ. 호흡계의 합병증

1. 저산소혈증

2. 저환기

ㄷ. 순환계의 합병증

1. 저혈압

2. 고혈압

3. 심부정맥

ㄹ. 흥분, 소란 및 통증

ㅁ. 구역, 구토

ㅂ. 저체온, 떨림

ㅅ. 신장의 합병증

ㅇ. 출혈의 합병증

발생빈도는 통계적으로 정확하게 보고된 것이 없음.

문3 마취후 장마비에 의한 장유착과 장폐색증의 발생빈도 및 증상.

답 일반외과나 산부인과 영역에서 복부장기 수술시(특히 재수술시) 수술 후 장마비 ileus 현상은 자주 나타나는 현상이며 보통 수일간 지속되나 드물게는 장기간 지속될 수도 있으며 장유착 등에 의한 장폐색 intestinal obstruction도 수술 후 흔히 나타날 수 있는 합병증 임. 증상으로는 복부팽만, 복부통증, 구토, 가스배출이 안되는 등이 있으며 발생빈도는 정확하게 보고된 것은 없으나 비교적 흔한 합병증으로 알려져 있으며 이러한 합병증은 마취보다는 수술과 관련이 크기 때문에 더 상세한 내용은 외과학회에 문의하시기 바랍니다.

III. 서울지방법원 동부지원 결정 사건 96머5161(95가단18001) 손해배상(기)

위 사건의 공평한 해결을 위하여 당사자의 이익 기타 모든 사항을 참작하여 다음과 같이 결정한다.

■ 청구취지

피고는 원고 조○○에게 금6,000,000원, 원고 조○○, 조○○, 조○○, 조○○, 조○○, 조○○에게 각 금4,000,000원 및 각 이에 대한 1994.5.17부터 이 사건 소장부본 송달일까지는 연 5푼의, 그 다음날부터 다 갚는 날까지는 연 2할5푼의 각 비율에 의한 금원을 지급하라.

■ 청구요인

1. 손해배상책임의 발생

소의 망 김○○는 서울 ○○구 ○○동 소재 ○○ 병원의 산부인과 과장인 피고로부터 자궁암 진단을 받고 위 병원에 입원하여 1994. 5. 10. 1차 수술을 받았고, 1994. 6. 1. 2차 수술을 받은 후 갑자기 혼수상태에 빠졌다가 1994. 6. 18. 사인불명으로 사망하였다.

위 망인의 사망은 설명의무 위반, 수술시기의 잘못된 선택, 주사약의 과다투여 등 피고의 과실에 의한 것으로 피고는 위 망인 및 위 망인의 상속인들인 원고들이 입은 손해를 배상할 의무가 있다.

2. 손해배상의 범위

위 망인의 갑작스런 사망으로 위 망인 및 원고들은 상당한 정신적 고통을 받았다할 것이므로 피고는 위 자료로서 위 망인에게 금15.000,000원, 위 망인의 남편인 원고 조○○에게 금3.000,000원, 위 망인의 자녀들인 나머지 원고들에게 각 금2,000,000원씩을 지급할 의무가 있다 할 것인바, 위 망인의 위자료는 원고 조○○에게 금3,000,000원, 나머지 원고들에게 각 금2,000,000원씩 상속되었으므로 결국 피고는 원고 조○○에게 금6,000,000원, 나머지 원고들에게 각 금4,000,000원씩을 지급할 의무가 있다.

■ 결정사항

1. 피고는 원고 조○○에게 금3,000,000원, 원고 조○○, 조○○, 조○○, 조○○, 조○○, 조○○에게 각 금1,500,000원씩을 1996. 9. 15.까지 지급하고, 그 지급을 지체할 때에는 연 2할5푼의 비율에 의한 금원을 가산지급 한다.
2. 소송비용 및 조정비용은 각자의 부담으로 한다.

참고사항

이 건은 환자의 사망이 의사측의 설명의무 위반과 진료상의 과실에 의한 것이라고 주장하며 손해배상을 청구한 원고측 주장중 일부만을 재판부가 인정하여 원고측의 손해배상 청구액중 일부를 피고(의사)측이 지급하라는 결정을 내림으로 분쟁이 종결된 건임. 결정사항의 내용만으로는 의사의 과실여부에 대한 재판부의 판단을 정확히 알 수 없으나 결정 배상액수를 볼 때 의사의 과실책임을 인정해서라기 보다는 환자의 사망으로 인한 가족들의 정신적 고통에 대하여 위자료의 성격으로 지급을 결정한 것으로 추정함. 청구 취지이하 결정사항 이전까지의 내용은 원고측이 주장하는 내용임.

제왕절개로 태아분만 후 태아상태와 관련된 사고 사례들

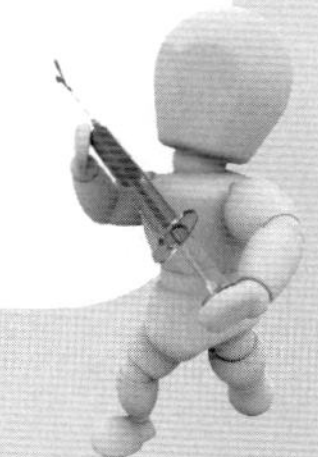

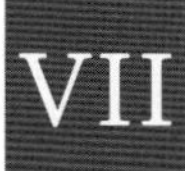

VII

제왕절개로 태아분만 후 태아상태와 관련된 사례들

▶ 사례 1

I. 사건 개요

쌍태아를 임신한 산모가 ○○○산부인과에서 제왕절개수술을 받고 쌍태아를 출산한 후 그 중 한 신생아를 ○○○병원으로 전원하였으나, 전원시킨 신생아는 공뇌증의 진단을 받고, 다른 신생아는 사망한 신생아 의료사고건으로 출생 당시 각 태아의 상태와 증상은 다음과 같음

(1) 아기 1: 출생 당시 2.0kg, 1분 아프가 점수 3
심박동 없음, 호흡은 없거나 얕은 호흡, 태변 착색, 전신 청색증

(2) 아기 2: 출생당시 1.7kg, 1분 아프가 점수 1, 5분 아프가 점수 0
불규칙적인 심박동

(3) 아기 1의 최종 진단: 1) 신생아가사, 부당경량아, 뇌출혈, 뇌백질연하중, 공뇌증, 뇌수두증
2) 심방중격결손(2도), 추정의 난원구개존(3mm), 저칼슘혈증, 저체중

II. 서울지방법원 남부지원 제 3 민사부 97 가합 29777 손해배상건의 사실조회 의뢰에 대한 회신(1차)

■ 조회할 사항

문1 제왕절개 분만시 적절한 마취 방법은 무엇이며, 마취방법에 따른 장점과 단점은

답 제왕절개술을 위한 마취의 선택은 수술하는 이유, 응급의 정도, 환자의 요구 및 마취과 의사의 선호도 등을 종합하여 결정하며 크게 전신마취와 부위마취로 나눌 수 있음.

전신마취의 가장 큰 장점은 빠른 시간 내에 적절한 수술조건(환자의 무의식과 무통 및 수술하기 편한 근육의 이완 등)을 수술의에게 제공할 수 있으며 단점은 전신마취에 필요한 기관내 삽관시 심혈관반응의 변화를 초래 할 수 있으며 전신마취시 사용하는 약제에 의한 태아의 심혈관계의 억제, 기관내 삽관이 어려운 환자에서 위내용물의 기관내 흡인에 의한 폐 이환율의 증가, 기관내삽관의 실패에 따른 저산소증 발생 가능성 등이 있다.

제왕절개술을 위한 부위마취에는 척추마취와 경막외마취가 있으며 장점은 전반적으로 약제에 의한 신생아의 기능억제가 적어 분만 후 신생아의 신경행동 평점이 좋으며 단점으로는 부위마취 후 저혈압의 발생, 시술에 소요되는 시간이 전신마취에 비해 길며, 적절하지 못한 차단에 의해 수술의가 수술하기 불편한 경우가 있어 중간에 전신마취로의 전환이 필요한 경우가 종종 있으며, 원인을 알 수 없는 영구적인 희귀신경성 후유증 및 전척추마취 등이 있다.

문2 산과마취의 문제점은 무엇이며, 마취시 주의깊게 관찰하여야 할 점은 무엇인지.

답 산과마취는 다른 마취와 달리 두 생명의 안전을 도모하여야 하는 점이 가장 다르며 임신에 의한 신체의 생리적인 변화로 정상적인 용량의 약제라도 그 반응이 일반환자와 다를 수 있으므로 주의하여야 한다. 또한 다른 마취에 비해 응급수술인 경우가 많고 계획된 수술이라도 대기중 산모 및 태아의 상태 변화로 응급수술이 되는 경우가 많아 마취의 및 산과의가 충분히 환자의 상태를 파악하기 어려울 수 있으며(예를 들어 산모가 임신전부터 가지고 있는 질병에 대한 평가 등) 다른 마취에 비해 마취사고의 빈도가 높은 현실이지만 환자 및 보호자는 이에 대한 인식의 부족으로 의료진과의 갈등을 유발할 수 있는 소지가 많다.

마취시 주의 깊게 관찰하여야 할 점은 타 마취 시와 거의 같으나 임신에 의한 생리적 변화에 의한 마취약제의 이상반응, 금식시간이 지켜졌다고 하나 태아에 의한 위내용물의 위내저류시간의 연장으로 위내용물의 폐흡인의 위험에 대한 인지(응급수술로 인한 금식시간이 충분치 않은 경우는 이러한 위험이 훨씬 증가하며 얼마전 까지만 하여도 산과마취의 사망률의 가장 높은 부분을 차지하였다) 등이 있다.

문3 계획된 제왕절개 분만시 전신마취의 적응증은.

답 기관내 삽관이 매우 어려운 경우, 금식시간이 충분치 못한 경우(이 경우에도 부위마취의 금기가 되는 경우에는 환자 및 보호자에게 위험의 가능성을 충분히 설명하고 전신마취를 하는 경우가 많음) 및 환자의 거부 등 금기증을 빼고는 대부분의 경우 전신마취의 적응증이 되며 앞에 언급하였지만 부위마취에 비해 전신마취는 마취유도가 더 빠르며 저혈압과 심혈관 불안정성의 빈도가 적고 기관내 삽관으로 폐의 환기 조절이 더 용이한 장점이 있으며 어떤 환자들은 부위마취시 등에 바늘이 들어가는 것이나 수술중에 깨어 있다는 사실을 굉장히 무서워하며 요부디스크, 응고장애 및 감염

이 있는 경우 전신마취를 하게 된다.

문4 제왕절개수술을 위해 척추마취시술이 있었고 마취시술중 적절하지 못하여 전신마취를 시행하게 되는 경우 이로 인해 발생할 수 있는 문제점은 무엇인지, 이때 태아에게 어떠한 위험이 있을 수 있는지

답 부위마취중 전신마취로 전환하는 경우는 마취의 범위가 적절치 못하여 적절한 수술 환경을 제공하지 못하는 경우, 심혈관 반응의 변화가 있을 정도의 환자의 과도한 불안, 부위마취의 범위가 너무 과도하여 환자가 자발호흡이 불가능하거나 심혈관계의 과도한 변화로 전신마취 하에 관리가 용이할 것으로 판단될 때이며 이때 태아에게 미치는 영향은 전신마취로의 전환에 대한 결정을 얼마나 빨리 결정하고 결심 후 얼마나 빨리 전신마취를 시술하였나에 달렸으나 대부분 전신마취의 유도가 빠르므로 기관내 삽관의 어려움 등으로 산모를 얼마나 오래 저산소증에 노출시켰는가에 좌우한다. 그러나 기관내 삽관이 어려웠다고 산모가 저산소증에 빠지는 것은 아니고 훈련된 마취의사라면 마스크 및 후두마스크 등으로 충분히 폐환기를 시킬 수 있으므로 저산소증은 매우 드물고 산모를 적절히 산소화만 시켰다면 태아에 미치는 영향은 거의 없다

문5 제왕절개 분만 마취시 태아질식을 유발시킬 수 있는 요인이나 상황으로 어떠한 것들이 있으며 이를 예방하기 위한 주의사항은 무엇인가

답 마취직전까지 태아 절박의 징후가 없었다면 마취에 의한 태아질식의 가능성은 산모의 저산소증이 가장 유력하며 이외에 태아 분만 전에 실수에 의한 약제의 과다 사용이나 잘못된 사용 등이 있다. 이의 예방은 다른 마취와 마찬가지로 산모를 저산소증에 빠지지 않도록 하는 것이며 이의 구체적인 주의 사항은 장비의 점검, 저산소증에 빠지는 것을 보다 빨리 알 수 있는 감시장치의 이용(맥박산소 계측기, 호기말 이산화탄소량 감시기 등)등 많은 요소가 작용한다

문6 제왕절개 분만에서 전신마취제를 과량 투여하였거나 투여시간이 연장되었을 경우 발생할 수 있는 문제점은 무엇인지

답 크게 태아에 미치는 영향과 산모에 미치는 영향으로 생각할 수 있으며 일반적으로 산과마취는 산모에게 분만 전 주입되는 마취제의 양을 낮추기 위하여 수술준비가 모두 된 상태에서 마취를 하므로 다른 마취에 비해 환자에 투여되는 마취제의 양이 적으며 마취시작과 함께 태아분만까지 소요되는 시간이 대부분 5-10분 사이이므로 마취약제가 태아로 이동이 불완전하여 태아에 미치는 영향은 적다고 생각되나 수술적으로 태아만출이 어려워 이 시간이 연장되면 상대적으로 태아가 과량의 마취약제에 노출될 수 있으나 현재 대부분의 산과마취시에는 태아만출 전까지는 주마취제(할로탄, 앤플루란, 정맥마취제 등)를 거의 주입하지 않으며 보조마취제인 아산화질소만을 주입하는 방법을 사용하고 있으며 이러한 경우 산소와 아산화질소의 비를 1:1(마취흡기중 산소함량 50%)또는 1:2의 비율로 주입한다(참고: 실내공기중 산소의 함량 21%)

문7 산소 투여량과 아산화질소 투여량과의 적정비율은 어떠한지, 투여 비율이 맞지 않을 경우 태아나 산모에게 어떠한 문제가 있을 수 있는지

답 위 6번 질문에 답한 것과 같이 공기중 산소의 함량은 21%이며 정상인이라면 이때 동맥혈내 산소분

압은 90-100mmHg이며 보통 정상인에서 흡기 산소함량에 5를 곱하면 동맥혈내 산소분압을 계산할 수 있다.

평상시에 실내공기 호흡으로 저산소증의 증상이 없었다면 공기중의 산소함량보다 흡입마취가스의 산소함량이 높으므로 산모는 절대로 저산소증에 빠지지 않는다. 산소와 아산화 질소의 투여 비율은 정해져 있지 않으며 만약 실수로 산소를 투여하지 않거나 환자가 견딜 수 없을 만큼의 매우 낮은 함량의 산소를 흡입 했을 경우는 산모와 태아 모두에게 저산소증에 의한 문제를 유발한다.

문8 3분 이상 마취시 태아혈중내 아산화질소의 농도는 보통 모체내 농도의 몇%로 볼수 있는지

답 투여된 아산화질소의 함량에 따라 다르며 인체에서 이러한 연구결과는 없다

문9 척추마취와 전신마취의 각 경우에서 신생아의 억제정도는 마취의 무엇과 관련이 있는지

답 마취전 까지 태아가 정상이었다면 전신마취유도시 투여된 정맥마취제와 근이완제(기관내 삽관을 용이하게 하기 위하여 환자의 의식을 소실하게 하고 근육이완을 시키는 약제)의 종류와 양이 많이 작용하며 척추마취시 적절치 못한 고부위마취에 의한 저혈압을 신속히 치료하지 못한 경우이다

문10 제왕절개 분만을 위한 척추마취 및 전신마취의 각각의 경우에 있어서 산모의 정상적인 마취회복과정은 어떠한지

답 전신마취의 경우 마취제의 종류와 환자의 상태에 매우 좌우되나 일반적으로 마취제 투여 중지 후 한시간 정도이면 의식을 회복하고 지남력을 회복할 수 있으며 마취 후 나타날 수 있는 후유증(구토나 어지러움증)은 사람에 따라 다르나 매우 오래 간다고 본다

척추마취의 경우 수술기간중 환자의 의식이 깨어있는 상태이므로 의식회복 면에서는 마취회복과정이 없다고 볼수 있으나 척추마취에 의한 하지의 감각 및 운동소실의 회복은 약 1시간에서 2시간이 소요되며 하지의 무거운 느낌이나 환자에 따라 저린 느낌은 이보다 오래 지속된다

III. 서울지방법원 남부지원 제 3민사부 97가합 2977 손해배상건의 사실 조회 의뢰에 대한 회신(2차)

■ 조회사항

문1 제왕절개분만을 위한 척추마취와 경막외마취 시술방법은 구체적으로 어떠하며 마취에 따른 적절한 마비 상태는 각 어떠한지 (마비되는 부위, 적정한 마비 상태 유지 기간, 마취회복과정 등)

답 척추마취와 경막외마취의 마취 작용기전은 궁극적으로 같다. 양쪽 마취 모두 척수신경에 국소마취약제가 직접 작용하여 마취의 효과를 발생시키는데 가장 큰 차이점은 척추마취의 경우 신경이 직접 노출되어 있는 뇌척수액에 약물을 주입하고 경막외 마취는 뇌척수액을 싸고 있는 경막 바깥 공간에 척추마취때 보다 많은 용량의 국소마취제를 주입하여 시간이 경과함으로써 경막을 통하여 뇌척수액으로 국소 마취제가 흡수되어 신경에 작용하여 마취를 유발한다. 경막외마취의 가장 큰 특징은 마취 발현시간의 지연을 들 수 있으며 이는 임상에서 장점과 단점으로 작용한다. 장점으로

는 작용발현시간이 길므로 척추마취시 빠른 작용 발현에 따른 심혈관반응(심한 저혈압과 서맥 등-이는 양 마취 모두에서 일어나며 특히 척추마취 시에 빈도가 높으며 적절한 조치를 빨리 정확히 취하지 않을시에 심한 저혈압과 서맥으로 심하면 사망에 이르게함 - 이는 척추마취와 경막외마취 모두 척추의 신경을 마비시킬 때 감각신경 뿐만 아니라 운동신경과 교감신경을 마비시키므로 교감신경의 마비에 의한 부교감 신경의 활성화와 직접 교감신경의 차단으로 혈관확장에 의한 작용으로 척추마취 시에는 직접 신경에 약제가 접촉하므로 신속히 일어나고 경막외마취시에는 간접적으로 시간이 경과 후 접촉되므로 천천히 발생한다)에 비해 심혈관 반응이 천천히 나타나 마취의사가 대응할 수 있는 시간의 여유가 있을뿐만 아니라 심혈관반응의 빈도도 훨씬 낮다. 그러나 실제 임상에서 늦은 마취발현시간은 특히 제왕절개술처럼 태아의 안전을 위해 빠른 마취 발현이 요구되는 상황에서는 단점으로 작용하므로 구미에서도 제왕절개술시 경막외마취와 더불어 척추마취는 널리 사용되고 있다.

제왕절개술시 양 마취 모두 마비의 범위는 명치와 젖꼭지 사이의 피부를 자극시(바늘로 가볍게 찌르거나 알콜스폰지로 문질러 감각의 소실을 확인함) 감각이 없는 상태가 수술하기에 가장 적절하다. 적절한 마취약제를 주입시 이 정도의 감각소실을 얻는데 소요되는 시간은 척추마취의 경우 약 3분-10분, 경막외마취의 경우 20분-1시간이 소요된다.

보통 제왕절개술은 40분에서 1시간 30분이 소요되므로 일단 이 정도의 마비 범위가 되었다면 수술중간에 마취가 풀려 환자가 고통을 호소하는 경우는 거의 없으며 이러한 마비의 범위는 시간이 흐름에 따라 그 마비의 범위가 점차 아래로 내려가 차차 마비가 소실되는 과정을 취하게 되며 보통 이 정도의 범위의 마비상태에서는 양 마취 모두 사람에 따라 차이가 매우 심하지만 1시간 30분에서 2시간정도이면 수술부위의 통증을 미약하게 느끼기 시작하며 다리의 마비감은 이보다 훨씬 오래가 수 시간에서 하루이상 마비감을 느끼게 되는 경우가 많으며 마취의사는 시술하기 전에 이러한 이상감각에 대하여 보통 환자에게 설명을 하여 환자가 미리 알게 함으로써 환자의 불안을 감소시킨다.

문2 산모가 척추부위 마취시술이 있음 후 약 6시간동안 양쪽다리가 완전히 마비된 채 전혀 움직일 수 없었고 이후로 조금씩 회복되었다고 할 경우

❶ 이때 어떠한 마취가 있었다고 할 수 있는지?

답 위에서 언급했지만 척추마취를 하게 되면 감각신경만 마비되는 것이 아니라 교감신경과 운동신경이 마비된다. 운동신경의 마비는 수술 시에 환자가 각성상태이므로 다리 등을 움직여 수술에 방해가 될 수 있는 요소를 막아주므로 도움이 되며 이로 인해 환자는 수술이 끝난 후 다리가 마비된 것 같다는 호소를 하게 된다. 환자가 표현한 6시간 동안 다리의 완전한 마비란 의학상으로는 맞지 않는 표현이다. 왜냐하면 점차 마비가 회복되어 가는 과정이지 똑같은 정도의 마비가 6시간을 지속된 것은 아니기 때문이나 환자는 흔히 이렇게 표현하며 걱정을 하게 되나 이때 마취의사가 다시 한번 흔히 있을 수 있는 일이고 반드시 회복된다고 안심시켜 주는 것이 도움이 된다.

❷ 위와 같은 마취시술중 태아가사가 유발될 수 있는지, 그렇다면 그 원인은 무엇이며 태아가사를 예방하기 위한 주의사항은 무엇인지

답 일반적으로 제왕절개술시 국소마취(척추마취와 경막외마취)는 전신마취에 비해 태아출생 후 신생아 상태점수(Apgar score, 아프가 스코어)가 좋다(다시 말해 전신마취에 비해 국소마취 시 신생아가 일반적으로 더 잘 울고 잘 움직인다는 뜻임). 그래서 구미에서는 대부분의 제왕절개술은 국소마취 하에 이루어지며 신생아의 상태가 안 좋을수록 국소마취 하에 제왕절개술을 시행하는 것이 정설로 되어 있다. 제왕절개술을 위하여 위에 언급한 범위의 마비를 시키면 불가피하게 자궁내 혈류량이 감소 할 수 있으나 이 또한 학자간의 의견이 분분하며 동물실험에서 이 정도의 혈류량 감소는 일정시간 동안 태아에 미치는 영향이 거의 없는 것으로 연구되며 실제 임상에서도 문제가 되지 않으나 그래도 마취가 된 후 빠른 시간 내에 태아를 분만시키는 것을 원칙으로 하고 있다.

❸ 마취시술중 태아와 산모의 상태를 확인하기 위하여 관찰해야 할 사항은 구체적으로 어떠한지

답 대부분 제왕절개술시 척추마취를 하는 경우 심혈관계의 반응이 1분-5분 사이에 나타나므로 마취의는 주의깊게 산모의 혈압과 심박수를 관찰하며 기준치 이하의 저혈압과 서맥이 나타나면 신속히 조치를 하게되며 산모의 혈압과 심박수만 정상범위라면 산모와 태아에게는 문제가 없을 것으로 생각한다.

물론 태아의 심음과 심박수를 수술전에 대부분 관찰하지만 마취와 동시에 산모의 수술부위를 소독하고 수술포를 장치후 바로 수술을 하게되므로 기술적으로 이장치를 마취중에 거치하는 것은 어려우며 대부분의 대학병원에서도 이는 시행하지 않으며 설령 이 사이에 태아가사가 있다고 하여도 방법은 태아의 신속한 분만이므로 이 장치의 거치 의미는 거의 없으며 또한 이때 소요되는 시간(마취에서 태아분만 까지의 시간)은 일반적으로 10-20분 내외이며 마취전 태아의 상태가 괜찮았다면 별문제가 없으며 마취에 의해 태아의 상태가 나빠졌다면 반드시 산모의 활력징후(혈압, 심박수 등)의 변화가 동반한다.

❹ 마취시술중 태아가사가 유발될 경우 적절한 조치는 어떠한지

답 만약 마취에 의하여 태아가사가 유발되었다면 반드시 산모의 활력징후에 변화가 오므로 이를 신속히 교정해주어야 하며 빠른 시간내에 수술을 시작하여 태아를 분만시켜 태아를 관리하는 방법이 최선이다.

❺ 위와 같은 마취시술이 있었으나 전신마취로 제왕절개분만을 하였다면 마취시술중 어떠한 문제가 있었다고 할 수 있는지?

답 산모의 제왕절개 수술중 부위마취에서 전신마취로 전환하는 경우는 부위마취의 범위가 수술을 하기에 충분치 못할 경우, 심혈관반응의 변화가 있을 정도의 환자의 과도한 불안, 부위마취의 범위가 너무 과도하여 환자가 자발호흡이 불가능하거나 심혈관계의 과도한 변화로 전신마취하의 관리가 환자의 안전을 위해 더 적절한 것으로 판단될 때이며 이 환자의 경우에는 첨부된 진료기록부가 없어 마취시술중 어떤 문제가 발생하여 전신 마취로 바꾸었는지는 정확하게 알 수 없음.

만일 마취중 산모의 활력징후가 나빠져(급격한 혈압하강이나 호흡곤란 등) 전신마취로 전환하였다면 충분한 산소공급과 약제 및 수액의 투여로 산모의 호흡과 순환기능을 빨리 정상으로 회복시키는 것이 산모와 태아의 안전을 위해 중요함. 참고로 태아의 가사상태의 판정은 여러 요소를 파악하여야 하며 사실 마취에 의해 갑자기 태아가 나빠지는 경우는 임상에서 거의 없으며 대부분은 마취전 태아의 상태가 좋지 않는 환경(태줄이 목에 감기거나, 태아의 머리가 너무 내려와 산모의 골반에 끼여 압박받거나, 산모의 상태가 좋지않은 등의 많은 요소가 작용한다)에 노출되어 점차 악화되다가 우연히 마취하는 기간에 더욱 심해지는 경우이다. 특히 태아의 상태가 좋지 않아 응급으로 수술을 하는 경우 이러한 예를 볼 수 있다.

Ⅳ. 서울지방법원 남부지원 제 3민사부 97 가합 29777 손해배상건의 사실조회 의뢰에 대한 회신(3차 추가회신)

문1 S.C.C.A 마취방법이란 구체적으로 어떠한 것을 말하는지

답 S.C.C.A.는 Semi-Closed Circuit Absorber의 약어로서 마취기의 반폐쇄식순환 회로장치를 말하며 이것은 전신마취방법의 하나로서 환자의 호기가스의 일부가 체외로 배출되지 않고 이산화탄소 흡수장치(CO_2 absorber)를 통해 이산화탄소만 제거한 후 다시 환자에게 공급되게 하는 방법으로 성인의 전신마취시는 대부분 이 방법을 사용함.

문2 S.C.C.A. 마취방법에 의한 제왕절개 시술중 태아가사가 유발될 수 있는지, 그렇다면 그 원인으로 어떠한 것들이 있으며 태아가사를 예방하기 위한 주의 사항은 무엇인지

답 문 1에서 답한 것처럼 S.C.C.A마취방법은 전신마취를 말하며 전신마취하 제왕절개 시술중 태아가사가 유발될 수 있는 상황은 산모의 상태와 관계가 있음. 즉, 산모가 어떠한 원인으로든 심한 혈압하강이나 저산소증상태에 빠지게 되면 태아에도 심각한 영향을 미칠 수 있으며 그 예방을 위해서는 산모에 대한 적절한 마취관리가 필요함(앞서의 회신내용 참조 요망)

문3 척추 또는 경막외마취로 제왕절개분만을 시행할 수 있는지 그렇다면 경막외마취 시술을 시행하고도 전신마취를 시행하였을 경우 그 이유는 무엇이라고 할 수 있는지, 이때 태아가사의 위험은 어떠한지.

답 앞서의 회신에서 이에 대한 답을 하였으니 앞서의 회신을 참고하시기 바랍니다.

Ⅴ. 서울지방법원 남부지원 제2민사부 97가합 29777 손해배상건의 사실조회에 대한 회신(4차)

■ 사실조회 사항

가. 산전진찰에 대하여

질문의 내용이 모두 산부인과 분야에서 답할 사항이므로 산부인과학회에 질의하시기 바랍니다.

나. 수술과 관련하여

문1 통상적으로 전신마취인 S. C. C. A.를 행할 때 투입하는 마취제의 종류와 양은 어떠한지

답 현재 국내에서 전신마취에 사용하는 흡입마취제로는 enflurane, isoflurane, desflurane, sevoflurane 등이 있으며 일반적으로 각 마취제의 마취유지농도는 1.5 MAC 정도를 사용하나 환자의 활력징후를 종합하여 농도를 조절하며 제왕절개술인 경우에는 상기 약제들이 자궁이완을 유발할 수 있으므로 그 용량을 다소 줄여 사용한다

문2 (가)제왕절개수술에서 통상적으로 사용하는 마취방법은 1) 경막외마취(또는 척추마취)인지 2) 전신마취인지 3) 경막외마취+전신마취인지 여부

답 제왕절개술의 마취방법은 어떤 한 방법이 우수하다고 말하기는 어려우며 마취과 의사의 선호도, 환자의 상태, 환자의 희망 등의 인자에 따라 결정되며 한국에서 제왕절개의 마취방법에 관한 통계는 아직 정립되지 않고 있으나 점차 경막외마취를 하는 경향이 있다.

문3 산모가 제왕절개 경력이 있는 36세의 쌍태아 임신 산모일 때 적당하다고 보이는 마취방법은 무엇인지

답 환자의 나이와 쌍태아 여부가 마취방법을 결정한다기 보다는 환자의 술 전 상태(예를 들어 환자가 출혈성 소인이 있어 경막외마취를 하는 경우 경막외강의 혈종을 유발 할 위험이 있거나, 환자의 심리 상태가 너무 불안정하여 경막외마취를 하기 위한 자세를 취할 수 없는 경우 등)에 전적으로 기인되며 상기 환자의 경우 수술 전 특별한 문제가 없었다면 위 3 가지 방법 모두 합당하며 이런 경우 마취과 의사의 마취 방법 선호도가 주로 작용한다.

문4 위 나 항에서 쌍태아가 1.7kg 내지 2.0kg 정도의 저체중아임을 알았다면 적당하다고 보이는 마취 방법은 무엇인지

답 저체중아의 경우 정상태아에 비하여 선천적 기형 등 문제가 많은 것이 사실이며 이러한 경우 산모가 의식이 있으면 산모에게 심리적으로 부담되고 이러한 심리적 부담이 산모에게 악영향을 줄 수 있으므로 전신마취를 하는 경우가 많으며 전신마취를 하지 않은 경우에도 가능한 산모가 수술 중에는 알지 못하도록 전신마취를 병용하는 등 의식이 없도록 하는 것이 좋을 것으로 생각된다.

문5 경막외마취와 전신마취를 동시에 행하는 방법은 어느 경우에 행하고 전체 제왕절개수술중에서 어느 정도의 비율로 행해지는지 여부

답 경막외마취와 전신마취를 병용하는 경우는 경막외마취로 마취가 고정되는 시간이 너무 소요되어 수술 진행에 차질을 빚거나 경막외마취만으로 수술을 하기에 마취가 부적절할 때, 환자가 의식이 없기를 원하는 경우 등에 흔히 시행되고 있으며 그 비율은 조사된 바가 없으며 환자의 경우에 따라서 시행여부를 결정한다.

문6 사실조회사항 뒷면에 첨부한 마취기록지를 보고,

❶ 이 마취기록지에서 투입된 마취약제의 종류와 그 양, 투여시간은 어떠한지

답 마취 약제는 현재 국내에서 가장 많이 사용되고 있는 enflurane을 사용하였으며 용량은 1.0 vol%(enflurane의 1MAC = 1.6 vol%)로 제왕절개술시 보통 이 정도의 용량을 사용하며 이용량으로

는 태아억제와 분만 후 자궁이완의 위험은 없다.

❷ 위 기록지의 마취 과정에서 통상적인 마취에 비해 특이한 점은 없는지(마취 약제의 과다 등)

답 마취 약제에 대한 반응은 환자들 개인에 따라 다르므로 약제의 용량도 환자에 따라 다르게 주입하지만 마취기록지에 사용된 약제들은 모두 안전한 범위이며 수술 중 활력징후가 잘 유지된 점으로 보아 사용약제의 과다 사용은 생각할 수 없다고 본다.

문7 제왕절개 산모에서 수술 후 진통관리를 위해 경막외 카테터Epidural Catheter를 적용하려는바, 경막외 카테터 시술과정은? 또 시술은 통상적으로 언제 하는지

답 경막외마취를 위한 카테터 삽입의 시술 방법은 환자를 측와위로 눕힌 후 요부의 피부를 소독하고 소독포를 씌운 후 요부 척추의 극돌기를 확인한 후 주사하려는 극돌기 사이를 국소마취제가 장전된 주사기로 주사하여 주사하려는 피부와 그 밑의 조직을 국소마취한 후 굵은 경막외주사용 특수침에 공기 또는 생리식염수가 장전된 주사기를 장착하고 계속 경막외강의 음압을 감지하면서 삽입하다가 경막외강의 음압이 확인되면 주사기를 빼고 주사바늘의 구멍을 통하여 경막외강 삽입용 카테터를 삽입하고 미리 준비한 마취약제를 주입하고 다양한 제품의 마취약제가 주입된 bag을 카테터 끝에 달아 마취약제가 지속적으로 환자에게 주입되어 통증을 조절함. 경막외강의 카테터 삽입 시기는 경우에 따라 차이가 있으나 주로 수술 전이나 수술 후 마취회복실 또는 수술실에서 시행하며 실시 시기는 그리 중요한 문제가 아님.

문8 수술 후 진통관리를 받기 위해 경막외카테터를 삽입한 산모의 경우, 수술 후 수 시간에 걸쳐 하지마비를 느끼게 되는 기전은 어떠한지

답 일반적으로 경막외강으로 주입된 마취약제에 의해 환자는 수 시간에 걸쳐 하지마비 감각을 느끼는 것은 당연하며 간혹 주입된 카테터가 가는 신경을 눌러 장시간 하지에 마비감과 저린 느낌을 호소하는 경우가 있으나 이런 경우 대부분 경막외강 카테터를 제거하면 이상 감각이 소실된다.

문9 경막외마취에서 사용하는 약물로는 어떤 것들이 있는지? 그것은 산모 및 태아에게 어떠한 영향을 주는지

답 현재 국내에서 경막외마취에 사용하는 국소마취제는 lidocaine, bupivacaine, mepivacaine, ropivacaine 등이 있으며 이외에 보조제로서 morphine, fentanyl, sufentanyl, demerol 등 아편양 제재 등을 사용하고 있으며 이외에도 상당 종류의 국소마취제와 보조제를 사용하고 있다. 이러한 약제들이 산모와 태아에게 좋은 영향과 나쁜 영향을 줄 수 있으나 정확한 시술과 안전범위 내에서 사용하였다면 환자가 특이 체질만 아닌 경우 문제가 없다고 생각한다.

문10 제왕절개술의 경우 통상적으로 수술에 소요되는 시간은 어느 정도인지

답 일반적으로 1시간 내외이며 수술의의 수기와 환자의 술전 상태(장유착 유무, 예상하지 못한 자궁근종등 복강내 상황)에 좌우된다.

문11 마취에 사용한 N_2O, Enflurane는 어떤 약물이며, 수술에서 기대되는 효과 및 부작용은 어떤 것이 있을 수 있는지

답 아산화질소와 enflurane은 수술을 하기 위한 주흡입마취제이며 마취기록지에 기록된 용량에서는 부작용이 없으며 enflurane의 과다사용시 활력징후의 변동(혈압하강 등)과 자궁이완에 의한 수술 후 질 출혈 등이 올 수 있다.

문12 제왕절개수술시 산모의 저산소증 발생을 방지하기 위해서는 어떤 조치를 취해야 하는지

답 모든 전신 마취에서와 같이 제왕절개술의 마취 시에도 반드시 산소를 30-50% 이상(대기중 호흡 시 산소함량은 약 20%)의 농도로 투여하므로 환자가 술 전 심폐질환 등 저산소증을 유발할 수 있는 질환이 없고 환자감시(활력징후변화, 맥박산소포화도 등)가 지속되었다면 저산소증의 발생가능성은 거의 없음

문13 제왕절개수술시 마취로 인하여 산모의 저산소증이 발생하는 기전은 어떠한지

답 전신마취중 환자에게 저산소증을 초래할 수 있는 원인으로는.

1) 마취중 호흡회로의 분리
2) 기관내관의 부분 혹은 완전 폐쇄(튜브의 꼬임, 꺽임, 분비물의 축적 등)
3) 기관튜브의 우발적 발관
4) 기관튜브의 기관지내 삽관
5) 식도내 삽관
6) 기관지 경련
7) 저농도산소의 흡입
8) 마취제의 과다투여 및 고농도 유지 혹은 출혈에 의한 심한 혈압하강
9) 마취기의 기능불량(유량계, 기화기 등)
10) 환자가 지니고 있는 기존의 심폐질환 등이 있으나 마취중 환자감시가 지속되고 위에 언급한 문제들이 발생되지 않는다면 수술 중 저산소증이 유발되는 경우는 극히 드뭄..

문14 산모의 저산소증이 발생하는 경우 태아질식의 발생가능성이 있는지

답 산모가 저산소증에 빠질 경우 태아질식이 발생 할 수 있으며 환자의 저산소증의 정도에 기인한다. 이런 경우 대부분 수술 전 태아 감시 장치에 의해 감시가 되며 경미한 정도의 저산소증이 있는 환자는 마취를 하는 경우 일반적으로 대기 중 호흡시 보다 더 높은 농도의 산소가 주입되므로 상태가 호전되는 경우가 많다.

VI. 서울지방법원 남부지원 제2민사부 판결(97가합29777 손해배상)

■ 주문

1. 원고들의 청구를 모두 기각한다.
2. 소송비용은 원고들의 비용으로 한다.

■ 청구취지

피고는 원고 이○○, 원고 이○○에게 각 금 5,000,000원, 원고 이○○에게 금 563,925,302원 및 위 각 금원에 대하여 1997. 6. 7부터 이 사건 판결선고일까지는 연 5%, 그 다음 날부터 완제일까지는 연25%의 각 비율에 의한 금원을 지급하라는 판결.

■ 이유

1. 기초사실

가. 원고 이○○은 피고가 운영하는 수원시 ○○구 ○○동에 있는 ○○산부인과 병원(이하, 피고병원이라 한다)에서 1997. 6. 7. 11:12경 제왕절개수술을 통하여 출생한 이후 강직성 사지부전마비, 정신지체, 전신발작, 발육지연 등의 증세를 보이는 3세 4개월의 아이, 원고 이○○, 이○○는 그의 부모이며, 피고는 원고 이○○의 출산과정에 관여하였던 담당의사 및 간호사들의 사용자이다.

나. 피고 이○○는 1995. 9. 22. 피고병원에서 제왕절개수술로 첫아이를 출산한 경험이 있고, 그 후 쌍생아를 임신하여 타 병원에서 산전검사를 받아오다가 1997. 5. 15. 경 임신 35주의 상태로 피고병원에 내원하여 초음파검사 및 비수축성 검사를 받은 결과 당시 양 태아 모두 심박동수가 규칙적으로 나타나는 등 모두 반응성(reactive)을 보였고 아두대횡경이 각 87cm이었는데, 다시 1997. 5. 25. 내원하여 받은 초음파검사에서도 양 태아 모두 심박동수가 규칙적으로 나타났으며, 원고 이○○도 위와 같이 두 차례의 초음파검사 외에도 산전검사로 말초혈액 검사, 요검사, 혈액응고검사, 혈액검사, 간기능검사, 심전도, 흉부X선 검사를 받았는데 특별한 이상 소견은 없었다.

다. 원고 이○○가 당시 34세 11개월의 제왕절개력이 있는 산모인 점을 고려하여 피고병원에서는 원고 이○○에게 제왕절개술로서 출산할 것을 권유하였고, 위 원고가 이에 동의하여 수술일을 출산예정일인 1997. 6. 20. 보다 2주 앞선 1997. 6. 7.로 결정하였고, 원고 이○○는 1997. 6. 7. 피고병원에 입원하여 제왕절개술에 따른 마취방법으로 경막외마취와 전신마취를 병행해야하는 필요성과 그 위험성에 대한 설명을 듣고 이에 동의하였다.

라. 원고 이○○에 대한 제왕절개수술은 1997. 6. 7. 10:00경부터 시작되었는데 수술장 도착 직후인 같은 날 10:10경 양 태아의 심장박동수는 분당 각 140회, 144회이었으나 10:20경 실시한 비수축 검사에서는 양 태아 모두 심박동간 변이가 감소하고 심박수의 상승이 나타나지 않았으며, 10:40경 원고 이○○에 대하여 경막외마취가 이루어지고 11:00경 전신마취가 시행되었으며, 11:10경 분만 시술에 들어가 11:12경 첫 번째 아이인 원고 이○○이 만출되었고, 이후 11:13경 두 번째 아이가 만출되었다.

마. 위 수술 당시 주된 마취제로는 enflurane 1.0 vol%가 사용되었는데 이는 국내에서 널리 사용되는 것으로서 그 용량은 적정하였고, 나머지 약제들도 안전한 범위에서 사용되었으며, 위 제왕절개수술 중 산소분압은 100으로 유지되었으나 혈압 및 맥박 등에 관한 측정은 없었다.

바. 원고 이○○은 체중 2.0㎏의 부당경량아로 출생하였는데, 당시 태변착색 및 전신성 청색증을 보이는 저산소증 상태에 있었고 불규칙적인 심장박동수와 잡음이 있어 아프가 지수가 중증의 가사상태

에 해당되는 3/-상태였으나 기관내 삽관 및 심폐소생술로 분당 60회의 서맥 상태로 회복되었고, 계속하여 앰부로 산소공급을 받았으나 더 이상 상태가 호전되지 아니하자 11:40경 피고병원의 소아과장 및 간호사와 함께 기관내 삽관한 상태에서 앰부로 산소공급을 받으며 ○○○○ 병원으로 전원되어 11:43경 ○○○○ 병원에 도착하였고, 도착 당시 피부색은 창백하고 입술에 청색증이 있는 상태로 말초혈관 산소포화도는 83%이었으나 이후 계속적인 산소공급으로 말초혈관 산소포화도가 11:45경 93-95%, 11:50경 98%로 증가하였는데, 그 후 1997. 6. 8. 09:00부터 21:00경까지 말초혈관 산소포화도가 간헐적으로 70-80%로 감소하였다가 자가 회복되는 양상을 보였다.

위 원고는 그 후 1997. 6. 13. 이루어진 뇌초음파 검사에서 좌측 시상꼬리 구를 따라 다수의 폐쇄성 낭성병변, 우측 시상꼬리 구에 작은 방향성 초점이 나타났고, 이어 1997. 7. 4. 이루어진 뇌초음파 검사에서는 양측의 시상꼬리 구에서 더 발전된 낭성변화가 보여지고 확장된 다결막이 있는 낭성덩어리들이 양측 후두엽에 가득 찼으며, 1997. 7. 14. 이루어진 뇌 MRI검사에서는 양측 후두엽 및 두정엽에서 현저한 낭성변화가 나타나 뇌실질이 현저히 파괴되고 피질이 얇아졌으며 낭성변화가 우측 앞 측두엽에까지 침입하여 뇌공동증적 변화를 보였고 한편, 그 외에도 심장초음파검사에서 심방중격결손(2°), 난원구개존(f=3㎜)의 선천성 심장질환 증세도 나타났으며 결국, 1997. 11. 21. 위 ○○○○ 병원에서 신생아가사, 부당경량아, 뇌출혈(신생아), 뇌백질연화증, 공뇌증, 뇌수두증으로 최종 진단받았다.

사. 한편, 두 번째 아이도 출생 당시 체중 1.7㎏의 부당경량아로 심장박동수가 불규칙적이고 아프가 지수 1/0인 상태여서 출생 직후 심폐소생술을 시행하였으나 실패하여 그 자리에서 사망하였다.

2. 당사자의 주장에 대한 판단

가. 피고의 본 안건 항변에 대한 판단

피고는, 위 제왕절개수술 과정의 과실로 이 사건 의료사고가 발생하였다고 주장하면서 그 손해의 배상을 구하는 원고들의 이 사건 소에 대하여 이는 토지관할을 위반한 부적법한 소라고 항변하므로 살피건대, 이를 인정할 아무런 증거가 없고, 오히려 갑제1호증의 기재에 의하면 이 사건 제소 당시 원고들의 주소는 서울 ○○구 ○○동 214인 사실을 인정할 수 있는바, 원고들의 소로서 구하는 손해배상채권에 대한 의무이행지는 원고들의 주소지이므로 이 사건 소는 토지 관할이 있는 이 법원에 제기되어 적법하다 할 것이므로 피고의 위 항변은 이유없다.

피고는 다시, 피고가 1997. 6. 17. 원고 이○○, 이○○의 대리인 겸 본인인 원고 이○○에게 금 17,000,000원을 지급하고 더 이상 법적 문제를 거론하지 않기로 약정하였으므로 이 사건 소는 권리보호 이익이 없는 부적법한 소라고 항변하므로 살피건대, 을제1호증의 기재만으로는 위 약정의 성격이 사망한 아이에 대한 위로금의 범위를 넘어서 원고 이○○에 대한 의료사고와 관련한 원고들의 피고에 대한 권리까지 포기한 취지로 보기는 어려우므로 위 약정이 원고들의 피고에 대한 모든 권리를 포기한 내용이었다는 것을 전제로 한 피고의 위 항변은 이유없다.

나. 원고의 주장

원고는, 피고병원이 ① 원고 이○○ 및 원고 이○○에게 경막외마취에 대해서만 설명하고 이에 동의를 받았고 이 또한 그 장점만을 강조하였을 뿐 그 위험성과 유사시에 전신마취로의 전환가능성에 대한 설명은 없었으며, 뿐만 아니라 제왕절개수술 및 전신마취에 대해서는 어떠한 설명도 하지 아니하였고, 전신마취에 대하여는 동의도 받지 아니하였으며, ② 피고병원은 원고 이○○에 대한 경막외마취제의 일시적인 과다투여로 경막외마취가 실패 또는 부적절하여 제왕절개 수술 도중 경막외마취에서 전신마취로 전환하여 원고 이○○의 혈압저하를 초래하였고, 또한 마취시술 중에는 지속적으로 산모의 혈압, 산소포화도, 맥박 등을 측정하여 임신에 의한 생리적 변화에 의한 마취약제의 이상반응 여부를 관찰하여야 함에도 이를 게을리하여 경막외마취의 실패를 뒤늦게야 확인하였으며, 이렇게 경막외마취가 실패하여 산모가 위험에 빠진 경우 일단 혈압상승제를 투여하여 혈압을 정상적으로 회복시킨 후에 빠른 시간 내에 전신마취로 전환시켜야 함에도 불구하고 이러한 조치를 취하지 아니하여 원고 이○○를 상당한 기간동안 저산소증 상태에 빠져 있게 하고 이로 인하여 태아인 원고 이○○을 저산소증에 빠져들게 하여 급기야 이로 인한 뇌출혈로 뇌공동증을 발병시켰으며, ③ 원고 이○○을 ○○○○병원으로 전원시키는 과정에서도 저산소증에 빠진 신생아인 경우 적절한 의료장비와 의료진을 동반하여 보온 및 산소공급 등을 하면서 신속하게 전원시켜야 함에도 불구하고 피고병원 소속 간호사만 동반하여 기관내 삽관만 된 상태에서 적절한 산소공급을 하지 아니하고 전원시켰다고 주장하면서, 피고병원의 위와 같은 과실로 원고 이○○이 뇌성마비 등의 중상해를 입고 원고 이○○, 이○○의 자기결정권이 침해받았으므로 피고는 원고들에게 이로 인한 손해를 배상할 의무가 있다고 주장한다.

다. 판단

원고의 위 ① 부분 주장에 관하여 살피건대, 갑제5호증의 27 및 28호증의 기재만으로는 위 주장사실을 인정하기에 부족하고 달리 이를 인정할 만한 증거가 없으며, 오히려 위에서 인정한 바에 의하면 원고 이○○ 및 원고 이○○는 제왕절개수술 및 제왕절개수술에 따른 마취방법으로 경막외마취와 전신마취를 병행해야 하는 필요성과 그 위험성에 대한 설명을 듣고 이에 동의하였으므로 원고들의 위 주장은 이유없다.

원고의 위 ② 부분 주장에 관하여 살피건대, 마취 전까지 태아절박이 없었다면 태아질식의 가능성은 산모의 저산소증이 가장 유력하고 마취제의 과다사용 가능성도 있으나, 위에서 인정한 사실만으로는 원고 이○○가 분만과정에서 마취과정상의 과실로 저산소증에 빠졌다고 인정할 수 없고, 달리 이를 인정할 증거도 없으며, 설사 원고 이○○가 분만과정 중에 저산소증의 상태에 있었다고 하더라도 위에서 인정한 바와 같이 1999. 6. 7. 10:10경 양 태아의 심장박동수는 각 분당 각 140회, 144회로 정상인 반면 10:20경 실시한 비수축 검사에서는 양 태아 모두 심박동간 변이가 감소하고 심박수의 상승이 나타나지 않는 징후가 나타난 점과 부당경량아도 신생아가사의 한 원인이 될 수 있다는 점 등을 고려할 때 원고 이○○의 저산소증이 산모인 원고 이○○의 저산소증에서 기인한다고 단정할 수도 없으며, 아울러 위에서 본 바와 같이 위 수술도중 원고 이○○의 혈압 및 맥박에 대한 측정은 없었으나 산소분압은 100으로 유지되었고 마취약제의 사용도 적정하였다는 점에 비추어 볼 때 갑제5호증의 23(마취기록지, 원고들은 마취약제의 기재 순서에 의문을 제기하면서 이 기록이 변조되었다고 주장하나 이를 인정할 증거는 없다)의 기재만으로는 피고병원이 마취과정상의 주의의무를 위반하였다고 인정하기에 부족하고, 달리 이를 인정할 증거가 없다.

또한 원고 이○○의 뇌공동증 발생원인에 대하여도 살피건대, 뇌공동증은 출생전후에 발생한 뇌동맥과 뇌정맥의 순환 이상에 의해 후천적으로 발생할 수 있으나, 갑제6호증의 8의 기재 및 이 법원의 ○○○○병원에 대한 사실조회에 의하면 뇌 MRI 검사소견상 뇌공동증의 발생원인으로 자궁내 혈관상해 intrauterine vascular insult가 의심되며, 저산소증이나 선천성 뇌 기형 또는 뇌혈관 기형이 뇌출혈의 원인으로 추정할 수 있으나 원고 이○○이 뇌 초음파상 뇌실 주위의 수포성 병변이 생후 6일(1997. 6. 13.)에 관찰되었고 부당경량아라는 점으로 뇌출혈의 시기는 자궁내 시기에 발생하였을 가능성이 있다고 하는 점에 비추어 원고 이○○이 출생 시 저산소증의 상태에 있었다는 사실만으로 원고 이○○의 뇌공동증이 이에 기인한다고 보기도 어려우므로 원고들의 위 주장도 이유 없다.

원고의 위 ③ 부분 주장에 관하여 살피건대, 이를 인정할 증거가 없고, 오히려 원고 이○○이 피고병원의 소아과장 및 간호사와 함께 기관내 삽관한 상태에서 앰부로 산소공급을 받으며 ○○○○병원으로 전원된 사실은 위에서 본 바와 같고, 또한 ○○○○병원으로 전원된 다음 날인 1997. 6. 8. 09:00부터 21:00경까지 위 원고의 말초혈관 산소포화도가 간헐적으로 70-80%로 감소하였다가 자가 회복되는 양상을 보인 점을 고려할 때 전원당시 말초혈관 산소포화도가 83%인 사실만으로는 적절한 산소공급을 하지 않았다고 보기도 어려우므로 원고들의 위 주장도 이유없다.

3. 결론

그렇다면 피고의 불법행위를 전제로 한 원고들의 피고에 대한 이 사건 청구는 이유없어 이를 모두 기각하기로 하여 주문과 같이 판결한다.

▶ 사례 2

I. 사건 개요

개인의원에서 진료를 받아오던 쌍태아를 임신한 산모가 분만시기에 간기능 효소치가 높게나와 대학병원으로 이송되어 전신마취하에 제왕절개술을 받고 태아를 분만하였으나 태아가 사망한 사건

II. 부산지방법원 제7민사부 99가합 475 손해배상건의 진료기록 감정촉탁서에 대한 회신

1. 감정의 목적

원고 심ㅇㅇ은 쌍태아를 임신하여 부산시 ㅇㅇ병원에서 신체검진을 받던 중 38주된 상태에서 간기능 수치가 AST 204, ALT 169로 나와 1998. 2. 14 ㅇㅇ대학교 의료원으로 전원조치 되어 1998. 2. 20 00:17 경 제왕절개시술을 하여 태아를 분만하였으나 태아가 사망함. 이에 위 태아사망의 병원측 과실여부를 입증코자 합니다.

2. 감정사항

문1 첨부한 진료일자 1998 2/18, 2/19 진료내용 기재부분에 수정 및 가필흔적이 있는 바, 수정전의 내용은 무엇이며 수정후의 내용은 무엇인지.

답 2/18 내용은 환자 하복부 통증이 오후 9:30 경에 시작되었다는 내용이며 2/19 은 산부인과 전공의 서ㅇㅇ에게 환자상태를 알렸다는 내용임. 가필전의 내용은 글씨를 식별할 수 없어 내용을 알 수 없음.

문2 위 병원에서 임신 38주의 쌍태아 임산부의 경우임에도 산부인과에 입원조차 시키지 아니하고 내과에 입원조치 시킴으로써 태아의 이상유무를 발견할 수 없었던 것은 아닌지.

답 이에 대한 답변은 산부인과 영역에 속하는 사항이므로 산부인과학회에 문의하는 것이 타당할 것으로 생각함.

문3 내과에 입원한 일시.

답 진료기록부상 1998. 2. 16 로 되어 있음.

문4 내과에 입원한 일시로부터 태아사망시인 1998. 2. 20 00:17 까지 어떠한 치료를 하였는지.

답 내과에 입원한 후 간기능에 대한 총체적인 검사를 중심으로 혈액학적 검사, 흉부방사선 검사, 심전도 검사, 일반화학 검사(생화학 검사), 요검사, 출혈소인 검사, 초음파 검사, 대변 검사 등을 시행하였고, 치료는 간질환의 치료를 한 것으로 추정 됨.

문5 1998. 2. 16부터 1998. 2. 19 원고 심ㅇㅇ이 복통을 호소하기 전까지 산부인과 진료를 받은 사실이 있는지, 태아의 이상유무 관찰을 위해 모니터링을 한 사실이 있는지.

답 2. 19 오후 10:50 에 산통발현에 대해 산부인과 의사에게 알린 것으로 기록되어 있음. 구체적인 내

용은 산부인과 영역에서 대답할 사항으로 생각됨.

문6 1998. 2. 19 원고 심○○이 복통을 최초에 호소한 시각, 복통호소 후 병원에서 어떠한 조치를 취했으며 1998. 2. 20 00:17 제왕절개수술 전까지 태아 모니터링을 한 사실이 있는지.

답 위 마항의 질문에 대한 답변과 같음. 진료기록부상 2. 19 오후 11:20 에 초음파검사로 태아의 상태를 모니터링한 것으로 기록되어 있고 태아의 심박동음이 확인되지 않는 것으로 되어 있음. 이어 응급으로 제왕절개수술을 한 것으로 추정됨.

문7 복통호소 후 즉각 분만실로 전원하여 태아 모니터링을 하여 즉시 제왕절개시술을 하는 것이 적절한 치료가 아닌지.

답 2. 19 오후 10:50 산부인과에 복통발현을 알린 후부터는 태아모니터링, 신속한 제왕절개수술 등이 이루어진 것으로 판단됨.

문8 피고병원에서 원고 심○○의 간기능 수치를 정상화시키기 위하여 어떠한 조치를 하였는지 치료방법을 바꾸어가면서 치료하였는지, 한가지 방법으로 계속 치료하였는지.

답 이 분야에 대한 답변은 내과학회에서 하는 것이 타당할 것으로 생각함.

문9 간기능 수치가 AST 204, ALT 169 인 임산모의 경우 절대로 제왕절개술을 시행할 수 없는지 전신마취가 아닌 특수한 방법(즉, 경막외 마취나 척추마취법)을 사용하여 제왕절개시술을 할 수 있는지.

답 간기능이 떨어졌다고 전신마취의 부적응증이 되는 것은 아니며 환자에게 사용한 흡입 전신마취제 isoflurane은 현재 개발된 흡입전신마취제 중에서 간독성이 없는 마취제로 임상 및 실험에서 입증되었음.(참고문헌 별첨하오니 참조하시기 바람.)

마취방법은 환자의 상태와 마취의사의 선호도에 따라 주로 결정되며 응급제왕절개술인 경우 경막외 마취나 척추마취는 시술 후부터 태아가 만출될 때까지의 시간이 전신마취에 비해 길어 태아의 상태가 좋지 않아 빨리 태아를 분만하여야 하는 경우 적합치 않은 시술이며 특히 환자가 심한 통증을 호소하는 등 안정되지 않은 상태에서는 시술이 쉽지 않을 뿐만 아니라 제왕절개술시 경막외 마취나 척추마취로 할 경우 마취에 의한 교감신경차단에 의한 저혈압이 마취 직후에 빈번히 유발되며 이 또한 간기능이 떨어진 환자에게 간으로 가는 혈류량을 일시적으로 감소시키므로 간기능이 저하되어 있는 환자에서는 불리 할 것으로 생각됨.

문10 1998 년 2월20일 00:17시에 피고 병원에서 사용한 마취방법은 어느 것인지

답 흡입마취제 isoflurane을 사용한 전신마취를 시행하였음.

문11 위 복통이 분만진통인지 여부, 복통의 원인이 무엇인지.

답 산부인과 분야에서 답할 사항으로 생각함.

문12 건강한 태아가 갑자기 사망한 원인은 무엇인지.

답 수술 전 초음파 검사에서 태아의 심박동이 확인되지 않은 것으로 보아 태아상태는 수술 전 이미 나빠져 있었던 것으로 추정되나 자세한 내용은 산부인과학회에 문의 바람.

문13 산모가 복통을 호소함에도 장시간 방치한 것이 태아에게 스트레스를 주어 태변을 먹고 사망한 것이

아닌지. 그럴 가능성이 있는지 여부

답 이 문항도 산부인과 분야에 속하는 사항임으로 산부인과학회에 문의하는 것이 타당할 것으로 생각함.

III. 부산지방법원 제 7민사부 판결 99가합 475 손해배상(의)

■ 주문

1. 피고들은 연대하여 원고 심ㅇㅇ에게 금 35,000,000원, 원고 서ㅇㅇ에게 금 15,000,000원 및 각 이에 대하여 1999. 2. 7.부터 2000. 3. 7. 까지는 연 5%의, 그 다음날부터 완제일까지는 연 25%의 각 비율에 의한 금액을 각 지급하라.
2. 원고들의 피고들에 대한 나머지 청구를 모두 기각한다.
3. 소송비용은 각자 부담으로 한다.
4. 제 1 항은 가집행할 수 있다.

■ 청구취지

피고들은 연대하여 원고 심ㅇㅇ에게 금 70,000,000원, 원고 서ㅇㅇ에게 금 30,000,000원 및 각 이에 대하여 이사건 소장부본 송달 다음날부터 이 판결 선고일까지는 연 5%의, 그 다음날부터 완제일까지는 연 25%의 각 비율에 의한 금액을 지급하라.

■ 이유

1. 손해배상책임의 발생

가. 인정사실

(1) 원고 심ㅇㅇ은 쌍태아를 임신하여 피고 학교법인 ㅇㅇ학원 산하 ㅇㅇ의료원(이하 피고병원이라고 한다)에서 제왕절개수술로 분만하였으나 위 쌍태아가 사망한 상태로 출산되었던 자이고, 원고 서ㅇㅇ는 위 원고의 남편이며, 한편 피고 한ㅇㅇ은 피고병원의 내과과장, 피고 양ㅇㅇ은 피고병원의 내과 전공의로서 위 원고 심ㅇㅇ의 진료를 담당하였던 자들이다.

(2) 원고 심ㅇㅇ은 1973. 11. 4.생의 여자로 쌍태아를 임신하여 1997. 7.경부터 1998. 2. 13.까지 부산 동구 ㅇㅇ동 소재 ㅇㅇ병원에서 산전 진찰을 정기적으로 받아오다 임신 38주경(출산예정일은 1997. 2. 28.임)인 1998. 2. 14. 제왕절개수술을 위하여 받은 사전검사결과 간기능수치가 AST 204, ALT 169로 정상수치(기준치가 40이하)보다 5배 이상 높고, 쌍태아 중 1명은 두위cephalic, 나머지 1명은 둔위breech로 나타나자 위 병원 의사 박ㅇㅇ는 분만 전후에 원고 심ㅇㅇ에게 발생할지 모르는 치명적인 위험성에 대비할 수 있도록 위 간기능의 치료가 가능한 내과가 갖추어진 3차 병원으로 전원할 것을 권유하였다.

(3) 이에 원고 심○○은 1998. 2. 16. 위 박○○가 작성한 진료의뢰서를 가지고 피고 병원에 내원하여 산부인과 외래를 잠시 거쳐 곧바로 내과로 가 16:00경 내과병동인 5병동 701호에 입원을 하였는 바, 위 원고의 주치의인 피고 한○○과 담당의사인 피고 양○○은 위 ○○병원에서의 진료챠트 등을 통하여 파악한 위 원고의 제반 상태를 근거로 분만예정일인 1998. 2. 28.까지 최대한으로 간기능을 치료하고 그 후 산부인과로 전과하여 제왕절개수술로 분만하기로 진료계획을 세운 다음 우선 위 원고를 산부인과에 치료받게 하여 이상 유무를 확인한 즉 태아와 산모 모두 이상이 없었다.

(4) 그리하여 위 피고들은 1998. 2. 16. 저녁부터 원고 심○○의 간기능 치료를 시작하였는데, 다음날인 2. 17. 나온 간기능검사 결과 간기능수치가 AST 226. ALT 214.로 여전히 높게 나오므로 그때부터 간기능치료로서 위 원고에게 본격적으로 10%의 포도당액에 비타민 1/2을 섞은 액을 주사하고, 간염치료제인 레비셀(LBC, 1일 2알씩 3회), 소화제인 지모프렉스(ZMP, 1일 1알씩 3회), 위장보호제인 시베코 현탁액(SMC, 하루 1포 3회)을 복용토록 하는 한편 위 2. 17. 15:00경 산부인과 과장인 김○○에게 협진consultation을 구한 바, 동인으로부터 쌍태아 임신으로 간에 문제가 있으니 간기능수치가 교정control되면 다시 협진을 의뢰하라는 회시를 받았다.

(5) 이후 원고 심○○은 별다른 문제없이 위와 같이 주사와 약을 복용하면서 간기능 치료를 받아오던 중 1997. 2. 19. 09:00경 회진하는 피고 한○○에게 내일이나 모레가 길일(吉日)임을 내세우며 산부인과로의 전과를 요구하였고, 이에 피고 한○○의 지시를 받은 양○○은 산부인과 과장인 위 김○○에게 위 사실을 알린 즉 위 원고에 대한 혈액형검사(ABO/RH,VDRL)를 실시하여 그 결과를 확인한 후 전과시킬 것을 지시하였고 검사실에 위 검사를 의뢰하였으며 이어 14:00경 남편인 원고 서○○로부터 수술동의서를 청구받았다.

(6) 그러던 중 원고 심○○이 1998. 2. 19. 15:00경부터 간헐적으로 옆구리부분이 아프고 배가 묵직하다고 호소하였으나 이내 없어짐으로써 가성진통으로 밝혀져 그냥 지내오다가 21:30경 직접 간호사실로 찾아가 다시 통증을 호소하자 피고 양○○은 이를 진성진통으로 판단하고 즉시 산부인과 의사 서○○에게 가서 위 원고의 상태를 설명하자 보호자의 수술특별동의서를 청구받아 위 원고와 함께 분만실로 보내달라는 지시를 받았다.

(7) 피고 양○○은 마취과 의사에게도 위 제왕절개수술을 설명하는 한편 보호자인 남편 원고 서○○의 수술특별동의서를 받기 위하여 기다리는 동안 원고 심○○및 태아의 상태를 검진하고자 22:45경 도플러Doppler기를 빌려 태아심박동을 측정한 즉 오른쪽이 약하게 128회/min, 왼쪽이 약하게 110회/min로 나왔고, 23:00경 연락을 받고 도착한 원고 서○○의 수술특별동의서를 받은 후 23:05경 원고 심○○을 분만실로 옮겼는바, 그 후 23:20경 위 분만실에서의 태아에 대한 심장 초음파검사 결과 태아의 심장이 뛰지 않은 것이 확인되어 23:50경 원고 심○○은 중앙수술실로 옮겨졌고, 산부인과 과장 김○○가 전공의 3년차 노○○외 2명의 전공의의 보조하에 원고 심○○에 대한 제왕절개수술을 하여 1998. 2. 20. 00:19경 여자 태아들을 만출시켰으나 모두 이미 사망한 상태였고, 태아들은 당시 모두 태변을 흡인하고, 양수는 태변으로 가득 차 있었다.

(8) 위 쌍태아의 정확한 사망원인은 부검이 이루어지지 아니하여 확정할 수 없으나 제반 상황에 비추어 위 쌍태아가 만출 이전에 자궁 내에 있을 때 과도한 스트레스stress를 받아 태변을 누었고 위 태변을 과다 흡입하여 호흡부전으로 사망하였거나 위 과도한 스트레스로 인하여 심박동정지를 일으켜 사망한 것으로 추정되고 있을 뿐인바, 위와 같은 태아의 스트레스를 측정하여 그에 따라 응급 제왕절개수술 등 비상 조치를 취하기 위하여 태아심박동의 횟수, 움직임을 모니터에 그래프로 나타내어 주는 비수축검사기(NST; Non Stress Test)를 원고 심○○과 같은 고위험군의 산모에게 부착하는 것이 널리 임상적으로 시행되고 있고 위 비수축검사기는 피고병원과 같은 3차 의료기관에는 일반적으로 갖추어져 있는바, 피고들은 원고 심○○이 입원한 때로부터 위 분만시까지 위에서 본 바와 같이 단 1번, 그것도 도플러기(태아 심박동수가 숫자로만 나타날 뿐이어서 측정효과가 적어 특히 고위험군의 산모에게는 잘 사용하지 아니한다)를 사용한 태아심박동측정을 하였을 뿐이다.

나. 판단

(1) 의사는 진찰, 치료 등의 의료행위를 함에 있어서 사람의 생명, 신체, 건강을 관리하는 업무의 성질에 비추어 환자의 구체적인 증상이나 상황에 따라 위험을 방지하기 위하여 요구되는 최선의 처치를 행하여야 할 주의의무가 있고, 의사의 위와 같은 주의의무는 의료행위 당시 의료기관등 임상의학 분야에서 실천되고 있는 의료행위의 수준을 기준으로 판단되어야 할 것이다.

(2) 이에 따라 이 사건의 경우를 보건대, 위 인정사실에 의하면, 원고 심○○은 정상 수치의 5배를 넘은 간기능 수치를 갖고 있고, 포태중인 태아가 쌍태아이며 위 쌍태아중 하나는 두위임에 반하여 나머지 하나는 둔위임을 알 수 있는 바, 위와 같은 경우에는 제왕절개에 의하여 분만을 할 수 밖에 없으며 그 경우 태아와 특히 산모인 위 원고에게 분만 전후에 걸쳐 치명적인 위험이 수반되므로 위 원고의 진료를 담당한 피고 한○○, 같은 양○○은 그들이 비록 내과적 진료를 담당한 의사들이라 할 지라도 어디까지나 제왕절개수술에 임박하여 간기능을 교정하여 위 제왕절개수술을 위험없이 할 수 있도록 하기 위하여 위 내과적 진료를 한시적으로 하는 만큼 산모인 위 원고와 태아의 동태를 예의 추적 관찰할 수 있는 비수축검사기를 부착하여 위험이 나타나면 즉시 산부인과에 전과시켜 제왕절개수술을 하도록 하여야 함에도 위와 같은 조치를 전혀 취하지 아니하였을 뿐만 아니라 위 원고가 진성 진통을 시작한 1998. 02. 19. 21:00경에는 곧 바로 산부인과로 전과시켜 제왕절개수술을 받도록 하여야 함에도 무려 그로부터 2시간 30분이 지난 23:50경에야 제왕절개수술을 하게 한 것은 모두 위 피고들에게 요구되는 위에서 본 의사로서의 주의의무를 게을리 한 것이라고 볼 수밖에 없다.

(3) 나아가 위 인정사실에 의하면 위 쌍태아는 1998. 2. 19. 22:45경에서 같은 날 23:20경 사이에 자궁내에서 스트레스로 인한 호흡부전 내지 심박동정지를 원인으로 사망한 것으로 짐작되는 바, 쌍태아의 사망시기와 원인이 위와 같다면 피고 한○○, 같은 양○○의 위에서 본 과실은 위 쌍태아의 사망과 상당한 인과관계가 있다고 인정되므로 피고 한○○, 같은 양○○은 불법행위자로서, 피고병원은 위 피고들의 사용자로서 그로 인하여 원고들이 입은 손해를 배상할 책임이 있다 할 것이다.

2. 손해배상의 범위

피고들의 위 불법행위로 인하여 원고 심○○이 포태중인 쌍태아가 사망함으로 말미암아 위 원고 및 그의 남편인 원고 서○○가 커다란 정신적인 고통을 입었을 것임은 경험칙상 명백하므로 피고들은 금전으로나마 이를 위로할 의무가 있다 할 것인바, 나아가 그 액수에 관하여 보건대, 이 사건 의료사고의 경위, 결과, 원고들의 나이, 직업, 경력, 재산정도, 피고들의 과실정도 및 원고 심○○이 위 사고발생에 기여한 소인(素因)정도 기타 이 사건 변론에 나타난 제반 사정을 참작하면 피고들이 지급하여야 할 위자료는 원고 심○○에 대하여는 35,000,000원, 원고 서○○에 대하여는 15,000,000원으로 정함이 상당하다고 한 것이다.

3. 결론

그렇다면, 피고들은 연대하여 원고 심○○에게 금 35,000,000원, 원고 서○○에게 15,000,000원 및 각 이에 대하여 원고들이 구하는 바에 따라 이 사건 소장부본이 피고에게 송달된 다음날인 1999. 2. 7.부터 이 판결 선고일인 2000. 3. 7. 까지는 민법 소정의 연 5%의, 그 다음날부터 완제일까지는 소송촉진 등에 관한 특례법 소정의 연 25%의 각 비율에 의한 금액을 각 지급할 의무가 있다 할 것인 바, 원고들의 이 사건 청구는 위 인정범위 내에서 이유 있어 이를 인용하고, 나머지 청구는 모두 이유 없어 이를 기각하기로 하여 주문과 같이 판결한다.

참고사항

이 건은 원고가 고등법원에 항소하였으나 항소가 기각되어 1심 판결이 확정되었음.

▶ 사례 3

I. 사건 개요

임신 42주의 임산부에게 유도분만을 시도하다가 실패하여 전신마취하에 제왕절개술로 태아를 분만한 후 태아가 사망한 사건.

II. 서울지방법원 제15 민사부 98가합 70912 손해배상건의 사실조회에 대한 회신

■ 조회사항

가. 무통분만에 관하여

(1) 무통분만이란

문1 무통분만이란 무엇인지

답 임산부가 분만시 어쩔 수 없이 겪는 통증을 없애거나 완화시키기 위한 의료 행위로서 우리나라에서도 시술을 하기 시작한 지 오래되었으며 미국 등 외국에서는 거의 대부분의 분만 환자들에서 행하여지고 있다. 이러한 무통분만의 사용 이유는 단지 분만의 진통을 제거하기 위한 것 보다는 보다 생리적인 출산을 돕는 중요한 의미가 있다.

문2 무통분만을 위한 술기는 무엇이 있는지

답 무통분만의 수기는 크게 전신마취와 부위마취로 나누며 이를 따로 시행하거나 병행하여 서로의 장점을 취하여 단독으로 사용시의 부작용을 줄이는 방법이 있으며 전신마취는 저농도의 흡입마취제를 투여하거나 아편제재를 포함한 진통제를 근육 또는 정맥주사하며 부위마취는 척추마취와 근래에 가장 보편적으로 사용하는 지속적 경막외마취 및 분만시 회음부 통증을 없애기 위한 국소적인 말초신경차단술이 있다.

문3 무통분만을 시도하는 과정에서 산모와 태아를 집중관찰하기 위한 방법은 구체적으로 어떠한지

답 무통분만에 따른 환자의 혈압 및 맥박수의 변화를 지속적으로 관찰하며 무통분만으로 통증의 감소와 근력의 감소에 의한 분만의 지연에 대한 감시를 하여야하며 이는 무통분만 뿐 아니라 일반적인 분만시에도 감시하여야 하는 종목이다.

문4 무통분만을 시도하기 위한 방법중 2% 리도케인을 사용한 경막외 마취를 선택하였을 때 주의사항은 무엇이며 태반을 통해 전달된 약물이 태아에게 미칠 수 있는 영향은 어떠한지

답 이론적으로, 국소마취제의 태아흡수의 가장 중요한 요소는 태반으로 흐르는 제대 혈류량과 산모의 상태로서 같은 양의 국소마취제를 경막외로 투여하여도 산모가 여러 원인에 의한 산성 상태이거나 태아가 질식에 의한 절박증의 경우 더 많은 국소마취제가 태아에 잔존하게 되어 태아에 영향을 줄 수 있으나 국소마취제를 직접 혈관에 주사한 것이 아니고 경막외강에 주입하고 이 중 일부가

경막외강내 혈관으로 흡수되어 산모의 혈액내로 들어간 후 제대정맥을 통하여 태아에 전달되므로 임상적으로 태아의 신경학적 변화 등 부작용은 거의 없다.

2% 리도케인은 무통분만을 위한 경막외마취시 가장 흔히 쓰는 약제로 적절한 부위까지 마취가 되었다면 임상적으로나 생리적으로 태아 및 산모에게 미치는 영향은 거의 없다고 생각한다.

문5 초산 산모의 경우 무통분만을 시행할 수 있는 자궁경부의 개대상태는 어느 정도 이상이어야 하며 분만과정 중 어느 시기에 시도할 수 있는지

답 예전에는 분만의 지연을 예방하기 위하여 초산부의 경우 경관 개대가 4-5cm 정도이며 진통이 강하게 오면 시작하였으나 근래에는 경관 개대 4-5cm 전이라도 통증이 있으면 경막외 마취를 시행하고 있으며 이 때는 낮은 농도의 국소마취제를 사용한다.

문6 분만잠복기latent phase에 경막외마취를 통한 무통분만을 시도하면 나타날 수 있는 문제점은 무엇인지

답 경막외마취에 의한 무통분만술은 분만의 지연가능성에 대하여 항상 염두에 두어야 하나 앞에 설명대로 분만잠복기에도 경막외마취를 하는 추세이며 일회 주입한 국소마취제는 작용기간이 30분-1시간 30분(대부분 1시간 내) 정도이므로 분만이 지연되는 임상징후가 있으면 국소마취제의 추가 주입을 하지 않는 등 기술적으로 충분히 보완이 된다.

문7 진통중인 산모에게 데메롤meperidine을 근육주사하였을 때 태반을 통해 전달된 약물이 태아에게 미치는 영향은 무엇인지

답 마약제는 약 95%가 이온화되며 이온화되지 않은 일부의 약제가 태반을 통하여 태아에게 전달되나 데메롤은 산과영역에서 가장 태아에 영향을 미치지 않는 마약제의 하나이며 이러한 태반 통과에 따른 태아에 미치는 영향은 결정적으로 주사한 데메롤의 양에 용량 의존적으로 작용한다.

문8 진통으로 인한 통증을 조절하기 위해 2% 리도케인(경막외마취)과 데메롤(근육주사)를 병행하여 산모에게 사용한다면 나타날 수 있는 문제점은 무엇인지

답 앞에 설명하였듯이 경막외마취와 진통제의 병용은 서로의 단점을 보완하기 위하여 사용하거나 경막외마취로도 환자가 통증을 호소할 때 사용한다.

이 두 방법을 병용하였다고 문제가 발생하기보다는 경막외마취의 마취범위와 사용한 데메롤의 용량 등이 문제를 일으킬 수 있다.

문9 데메롤을 근육주사하거나 경막외마취를 통해 2% 리도케인이 투여된 뒤 잠시 후 태아의 심박동이 감소되거나 태아곤란증 양상이 나타났다면 그 이유로 추측할 수 있는 것이 어떤 것인지

답 일단 약물 주입전 태아와 산모의 상태가 가장 중요하며 어떤 원인이든 경막외마취 범위가 너무 높거나 사용한 데메롤의 과용량 또는 드물지만 국소마취제와 데메롤 등 주입 약물에 대한 태아의 과민 반응을 생각할 수 있다.

나. 제왕절개술에 관하여

문1 경막외 마취를 통한 무통분만 중에 응급 제왕절개술을 시행해야 할 필요가 생겼다면 취해야 할 조치

는 구체적으로 무엇인지

답 제왕절개술을 위한 경막외마취는 무통분만 때와 달리 마취의 범위가 높아야 하며 이에 따른 교감신경의 억제에 의한 혈압감소를 예방하기 위한 조치(충분한 수액공급 등)를 취한다.

문2 경막외 마취를 통한 응급제왕수술시 0.25% 부피바케인과 펜타닐을 사용한다면 필요한 용량은 얼마이며 주의 사항은 어떠한지

답 일반적으로 경막외마취에 사용되는 국소마취제의 용량은 환자의 신장, 체중, 비만도, 산모의 경우 배가 부른 정도 등 여러 요인을 검토하여야 하므로 임상적으로 얼마를 사용하여야 한다고 정하기는 어려우나 일반적으로 15-30 ml를 사용하지만 마취부위를 확인하여 모자라면 추가로 더 주입하는 방법을 사용하며 그래도 산모가 통증을 느끼거나 불편하면 태아 만출 후에 진통제, 흡입마취제, 마약제 등을 보완한다.

경막외마취로 제왕절개술을 하는 경우 수술 후 통증을 감소시키기 위하여 경막외나 정맥으로 펜타닐을 많이 사용하며 그 용량은 진통을 위한 다른 방법의 사용 여부에 따르지만 통상 50-200 mcg을 사용한다.

III. 서울지방법원 제15민사부 판결(98가합 70912 손해배상건)

■ 주문

1. 원고들의 청구를 모두 기각한다.
2. 소송비용은 원고들의 부담으로 한다.

■ 청구취지

피고는 원고 박○○에게 66,001,049원, 원고 임○○에게 68,001,049원 및 각 이에 대하여 1998. 5. 20.부터 이 사건 판결선고일까지는 연 5%, 그 다음날부터 완제일까지는 연 25%의 각 비율에 의한 금원을 지급하라는 판결

■ 이유

1. 기초사실

가. 원고 박○○(원고 임○○는 그의 남편이다)은 1회의 인공유산 경험이 있는 자로서, 임신 후 개인병원에서 진찰받다가 1998. 2. 21. 피고 경영의 ○○서울병원(이하 피고 병원이라 한다)에 내원하여 피고 병원 의사인 주○○에게 착오로 최종 월경일이 1997. 8. 3.(사실은 1997. 7. 27.)이라고 말하였고, 초음파검사를 받은 결과 산모와 태아가 모두 정상 소견을 보였다. 주○○은 초음파검사 결과에 의해 추산되는 최종 월경일이 원고 박○○이 말한 최종 월경일과 큰 차이가 없어, 원고 박○○이 임신 29주이고, 분만예정일은 1998. 5. 10.이라고 진단하였다(원고 박○○은 피고 병원에 피고 병원 내원

전에 통원하던 개인병원의 진료기록을 제출하지 않았다).

나. 원고 박ㅇㅇ은 1998. 5. 16. 주ㅇㅇ에게 최종 월경일이 1997. 7. 27.이라고 정정하여 주ㅇㅇ으로부터 임신 42주라는 진단을 받고, 5. 17. 유도분만을 위해 피고 병원에 입원하였는데, 당시 태아의 생체계수[1]는 10점으로 정상이고(태아심음은 분당 146회, 정상은 120~160회), 양수량도 충분한 것으로 진단되었다.

다. 피고 병원 전공의인 김ㅇㅇ은 5. 18. 8:00부터 16:50까지 원고 박ㅇㅇ에게 분만촉진제인 옥시토신(oxytocin)을 투여하여 유도분만을 시도하였으나 자궁수축이 미약하여 실패하였고(당시 자궁경관은 1cm개대[2]되고, 태아하강도[3]는 -2), 20:10경에 원고 박ㅇㅇ의 양막이 일부 파막되면서 양수가 소량 유출되어 세균감염을 막기 위해 항생제인 세파졸cefazol을 투여하였다. 김ㅇㅇ은 5. 19.에도 10:50부터 18:10까지 유도분만을 시도하였으나 역시 자궁수축이 미약하여 실패하자(당시 자궁경관은 2cm 개대되었고, 75%정도 소실[4]되었으며, 태아하강도는 -2), 원고 박ㅇㅇ에게 이틀에 걸친 유도분만이 실패하였으니 제왕절개를 통해 분만할 것을 권유하였으나, 원고 박ㅇㅇ은 자신이 켈로이드 체질[5]이어서 수술을 할 경우 몸에 흉터가 크게 남는다며 이를 거부하였다.

라. 피고 병원은 5. 20. 8:20부터 분만촉진제인 피토신pitocin을 투여하면서 유도분만을 시도하여 9:30경부터 원고 박ㅇㅇ에게 진통이 강하게 오기 시작하였는데, 10:30경에는 약 1분간 자궁수축과 동시에 태아심음이 분당 90~100회 정도로 하강되었다가 곧 회복되었다. 원고 박ㅇㅇ은 12:30에는 자궁경관이 4cm개대되고, 90%정도 소실되며, 태아가 본격적으로 하강하기 시작하였고, 12:45과 13:00에는 태아심음이 각 분당 100~110회로, 13:30에는 태아심음이 분당 90회 정도로 약 1분간 하강되었다가 곧 회복되었다. 그러나 14:00경에는 태아심음이 약 6분간 분당 60~90회로 급하강 하여 피고 병원은 원고 박ㅇㅇ의 자세를 변경하고, 산소를 분당5l씩 공급하여 태아심음을 회복하였고, 14:36경에는 응급 제왕절개술로 신생아(여, 3.88kg)를 분만하였다.

마. 신생아는 분만 당시 외형상 기형이나 태변착색은 없었으나, 출혈성 양수가 나오고, 탯줄이 목에 3회 감겼으며[6], 아프가점수[7]는, 출생직후 0점, 5분 1점, 7분 3점이고, 맥박은 분당 30~50회의 서맥으로 기흉[8]과 가사(무호흡) 상태로 진단되어, 피고 병원은 신생아에 대하여 심폐소생술을 실시하였으나, 신생아는 17:36경 사망하였는데, 사망원인은 부검에 의하면 태반조기박리로 인한 주산기가사로 밝혀졌다.

바. 태반조기박리abruptio placentae

임신 20주 후부터 태아가 만출되기 전까지 사이에 태반이 착상부위로부터 분리되는 것을 말하는 것으로, 태아 만출후 자궁의 수축으로 자궁이 작아지면 자궁면의 태반부착부위의 면적과 태반면적에 차이가 발생하면서 대개 분만후 수분 내에 이루어지는 정상적인 태반박리와 구별되는 비정상적이고 위험한 현상이다. 발생원인은 대부분 잘 알 수 없고, 산전에 태반조기박리를 의심하여 따로 실시할 수 있는 검사도 없으며, 대부분의 태반조기박리의 진단은 임상소견에 의하는 수가 많으나 통상의 진통시에도 하복부 통증과 자궁경관이 개대되면서 질출혈을 보일 수 있기 때문에 산전에 확진을 내린다는 것은 매우 어렵다.

사. 분만시 태아심음이 일시적으로 감소하는 것은 분만에 따른 자궁수축과 동시에 아두의 진입으로 인한 압박과 탯줄의 압박 때문에 흔히 보이는 현상으로 비정상적인 것이 아니나, 급격하고 지속적인 태아심음의 감소는 태반조기박리 등 위급한 상황에서 나타날 수 있는 증상이다.

2. 주장과 판단

원고들은 첫째, 태아의 정상분만일은 임신 40주인데 원고 박○○은 분만 당시 임신 42주로 분만예정일로부터 17일이 경과하여 태아가 과숙아였고, 둘째, 양막이 파막되어 양수가 유출되면 24시간 이내 제왕절개술 실시하여야 하는데 원고 박○○은 5. 18. 양막이 파막되어 양수가 유출되었고, 셋째, 5. 20. 14:00 이전에도 태아심음에 이상이 발생하였으므로, 피고 병원은 원고 박○○에 대하여 조기에 제왕절개술을 실시하였어야 함에도 불구하고, 만연히 유도분만을 강행하다 제왕절개술을 늦게 실시한 과실로 원고들의 자인 신생아를 사망케 하였다고 주장한다.

원고들 주장의 첫째 사유에 관하여 살피건대, 분만 당시 원고 박○○이 임신 42주이었던 사실은 인정되나, 그것만으로는 원고 박○○에 대하여 제왕절개술을 실시하여야 했다고 단정하기 어렵고, 달리 이를 인정할 증거가 없으며, 오히려 위 인정사실 및 대한의사협회장에 대한 진료기록감정결과 및 사실조회결과에 의하면 원고 박○○은 피고 병원 내원 전에 통원하던 개인병원의 진료기록 없이 피고 병원에 내원하여 주○○의 질문에 착오로 최종 월경일을 1주일 정도 늦은 날로 말하였고, 주○○은 원고 박○○이 말한 최

---

*1) 태아의 생체계수: 태아의 안녕을 판단하는 지표로, 초음파검사를 통해 관찰한 운동, 호흡, 긴장도(사지의 굴신운동), 양수의 양과 비자극 검사(전자 태아감시장치를 이용하여 태아의 심박동수를 측정하고 태동이 느껴질 때 임신부가 스위치를 누르도록 하는 검사로, 태아가 운동하여 태동이 느껴질 때 태아의 심박동수가 증가하면 태아가 건강하다고 판정한다)의 결과를 토대로 0-2점의 등급을 정한 후, 이를 합산하여 8점 이상(10점 만점)이면 정상으로 판단한다.

2) 자궁개대: 분만이 진행되면 자궁경관이 개대되는데, 태아의 선진부가 완전히 통과하기 위해서는 보통 10cm정도 개대되어야 하고, 이를 완전 개대라고 한다. 분만의 진행을 2기로 나눌 경우, 분만 1기는 자궁 경관이 완전 개대될 때까지를 말한다.

3) 태아 하강도: 태아하강도는 골반 입구와 골반 출구의 중간 부분에 위치한 좌골극 부위를 기준(0)으로, 좌골극 상부에서 산도(産道)의 장축을 3등분하여 태아의 위치가 골반입구에서부터 좌골극까지의 각 지점에 이른 상태를 −3, −2, −1로 각 표시하고, 좌골극과 골반 출구 사이의 산도를 다시 3등분하여 태아의 위치를 +1, +2, +3으로 표시한다.

4) 자궁경관소실: 자궁경관은 평상시 두께가 2cm정도인데, 분만시에는 자궁근의 수축으로 자궁구가 위쪽으로 올라가면서 자궁경관이 완전 소실되면 그 두께가 종이처럼 얇아지게 된다.

5) 켈로이드체질: 피부의 결합조직이 병적으로 증식하여 단단한 융기를 만들고, 표피가 얇아져서 광택을 띠며 불그스름하게 보이는 체질을 말한다.

6) 탯줄이 목에 감기는 현상: 그 발생원인을 알 수 없고, 지연임신이나 양막파수로 인하여 발생하는 것도 아니며, 출산전 의사가 그 발생 여부를 알기 어렵다.

7) 아프가 점수: 출생 직후 신생아의 상태를 파악하는 방법으로 심박동수, 호흡노력, 자극에 대한 반응정도, 근육긴장도, 피부색 등 5가지 사항에 대하여 0-2점을 주어 판정하는데, 점수가 높을수록 건강이 양호한 것을 의미한다. 6점 이하를 신생아 가사로 정의하는데, 0-3점을 중증 가사, 4-6점을 중등도 혹은 경증 가사라고 한다. 아프가 점수는 출생 직후와 출생후 5분, 7분에 각 측정한다.

8) 가흉: 폐로부터 공기가 유출되어 공기가 없어야 할 흉막에 공기가 축적되는 것을 말한다.

종 월경일과 초음파검사 결과를 토대로 원고 박○○의 분만예정일을 1주 늦게 진단한 사실, 원고 박○○에 대한 5. 17. 검사 결과 태아가 정상이었던 사실, 임신 1주의 차이는 분만방법의 결정에 큰 영향을 주지 못하며, 임신 42주라도 태아가 정상이면 유도분만이 가능한 사실을 인정할 수 있어, 피고 병원이 원고 박○○의 임신기간을 잘못 안 것은 원고 박○○이 잘못 알려주었기 때문이고, 원고 박○○이 분만 당시 임신 42주라 하더라도 태아가 정상이어서 피고 병원으로서는 원고 박○○에 대하여 유도분만을 시도할 수 있었다 할 것이므로, 원고들의 위 주장은 이유없다.

원고들 주장의 둘째 사유에 관하여 살피건대, 양수를 유출하였다고 24시간 이내에 분만해야 한다는 사실을 인정할 증거가 없고, 오히려 위 인정사실 및 대한의사협회장에 대한 진료기록감정결과 및 사실조회결과에 의하면 임신 42주의 임산부가 양수를 유출하였다 하더라도 태아에게 이상이 없는 한 24시간 이내에 분만하여야 하는 것은 아닌 사실, 원고 박○○은 5. 17. 검사 당시 양수량이 충분한 것으로 진단되었고, 양수 유출 당시에도 양막이 완전 파막된 것도 아니어서 양수 유출량이 소량이었으며, 양수 유출 후 태아에게 이상 징후가 관찰되지 않은 사실을 인정할 수 있어, 피고 병원이 유도분만을 중지할 필요가 없었다 할 것이므로, 원고들의 위 주장 역시 이유없다(그밖에 피고는 원고 박○○에게 항생제를 투여하여 양수 유출에 의한 감염을 예방하는 등 적절한 조치를 취했다).

원고들 주장의 셋째 사유에 관하여 살피건대, 을 제1호증 중 분만장 간호일지의 기재에 의하면 5. 20. 14:00경 이전에도 태아심음이 수 차례에 걸쳐 약 1분 정도의 시간동안 분당 90~100회의 수치를 기록하여 정상 수치보다 낮은 수치를 보인 사실은 인정되나 그것만으로는 피고 병원이 제왕절개술을 실시하였어야 한다는 점을 인정하기에 부족하고, 달리 이를 인정할 증거도 없으며, 오히려 위 인정사실에 의하면 5. 20. 14:00이전의 심음 감소는 분만에 따른 자궁수축에 의하여 발생하는 일반적인 현상에 불과한 사실을 인정할 수 있어, 그것만으로는 제왕절개술을 실시할 필요성이 있었다고 인정할 수 없으므로, 원고들의 위 주장은 이유없다(14:00의 심음 감소는 위급한 상황에서 나타날 수 있는 현상으로, 미리 예측할 수 없고, 피고 병원은 원고 박○○의 자세를 변경하고, 산소를 투입하였으며 신속히 제왕절개술을 실시하는 등 적절한 조치를 취하였다).

(그 밖에 원고 박○○은 5. 19. 18:00경 피고 병원의 제왕절개 권유를 거절하였고, 신생아의 사망원인인 태반조기박리는 미리 예측이 불가능하므로, 이를 피고 병원의 과실이라 할 수 없다)

3. 결론

그렇다면 원고들의 이 사건 청구는 이유 없으므로 이를 모두 기각하기로 하여 주문과 같이 판결한다.

▶ 사례 4

I. 사건 개요

산부인과의원에서 임신 8개월된 미숙아를 제왕절개술로 분만한 후 태아가 저체중, 특발성 호흡곤란증후군, 뇌실내 출혈과 뇌수종, 기흉으로 성장에 장애를 받고 있다는 주장으로 환자측에서 손해배상을 청구한 사건

II. 서울지방법원으로 부터의 조회 사항

제왕절개 수술과 마취에 있어서

문1 마취기록지를 작성하여 마취의 시작 시간과 끝나는 시간, 마취중의 환자상태 등을 기록하는지 여부.

답 마취 중에는 반드시 마취기록지에 마취 중에 일어나는 모든 사항(즉 환자의 상태변화, 투여된 약물의 종류와 용량, 마취중의 처치사항 등)을 기록하여야함.

문2 마취제는 어떠한 것을 일반적으로 사용하는지 여부.

답 제왕절개술을 위한 마취종류에는 전신마취, 척수마취, 경막외마취가 있으며 전신마취시에는 enflurane, isoflurane 등을 주마취제로 사용하여 N_2O, Oxygen 와 함께 투여함.

척추마취때는 tetracaine, lidocaine 등의 국소마취제를 사용하며, 경막외마취때는 bupivacaine, lidocaine 등의 국소마취제를 사용함.

문3 마취전의 산모에 대한 검사에는 어떤 것을 중점적으로 검사하는지 여부.

답 일반적 검사로서 환자의 전신상태 측정(심폐혈관기능 및 병합된 질환이 없는지 여부) 과 흉부방사선검사, 혈액학적검사, 요검사, 혈액화학적 검사를 하며 필요에 따라 매독반응검사, AIDS 검사 등을 시행함.

문4 신생아 출산시 신생아에 대한 신체사정을 하는데 이러한 신체사정 항목에는 어떤 것이 있으며 이러한 신체사정에 대한 기록은 진료기록부에 남겨두는지 여부.

답 신생아 출산직후와 출산 후 5 분에 신생아의 심박수, 호흡, 근육의 긴장도, 피부색깔, 반사기능을 APGAR 점수로 기록함, 7-10 점은 정상 혹은 경한 억제, 3-6 은 중등도의 억제, 0-2 는 심한 억제 상태를 말하며 소생술을 필요로 함. 이러한 기록은 반드시 진료기록부에 남겨두어야 함.

문5 제왕절개 수술을 할 때 의사로서 산모와 보호자에게 수술청약서를 받을 때 하게되는 설명에는 어떤 것이 있는지 여부.

답 산모의 수술청약서는 산부인과에서 받으므로 이 항은 산부인과학회에 문의하는 것이 타당할 것으로 생각하나 일반적으로 수술청약서를 받을 때는 환자의 현 상태, 수술의 종류와 수술로 인해 발생할 수 있는 합병증의 가능성 등에 대해 설명해 주는 것이 원칙임.

문6 제왕절개 수술을 위하여 내원한 산모에 대하여 임신 38주여서 의사가 신생아, 산모의 검진을 통하여 미숙아일 가능성이 높아 분만예정일까지 기다려 출산하라고 권유하여 돌려보냈다면 정당한 의료원칙인지 여부. 일반적인 임상례에서도 이러한 처치를 하는지 여부. 이러한 처치가 진료거부에는 해당되지 않는지 여부.

답 의사가 태아와 산모의 검진을 통해 태아가 미숙아일 가능성이 높다고 판단하여 산모에게 분만예정일까지 기다려 출산할 것을 권유하였다면 이것은 정당한 진료행위라 생각하나 더 상세한 내용은 산부인과 학회에 문의하시기 바랍니다.

III. 서울지방법원 제 15민사부 화해조서(95가합 78106 손해배상건)

■ 위 당사자는 다음과 같이 화해하였다.

■ 청구취지

1. 피고는 원고에게 금 40,000,000 원 및 이에 대하여 1993.125부터 이 판결 선고일까지는 연 5푼, 그 다음날부터 완제일까지는 연 2할 5푼의 각 비율에 의한 금원을 지급하라.
2. 소송비용은 피고의 부담으로 한다.
3. 제1항은 가집행 할 수 있다라는 판결.

■ 청구원인

1. 손해배상책임의 발생

가. 원고는 다음에서 보는 바와 같은 의료사고로 인하여 저출생체중아, 특발성 호흡곤란 증후군, 기흉, 뇌실내출혈과 뇌수종 등의 상해를 입은 사람이고, 피고는 주소지에서 ○○○ 산부인과 의원을 경영하면서 미숙아인 원고를 무리하게 출산하여 위와 같은 상해를 입게 한 의사이다.

나. 피고는 1993.1. 25.19:52경 서울 ○○구 ○○동 소재 ○○○ 산부인과의원 수술실에서 원고의 출산을 위해 제왕절개술(계획분만)을 시행하였던 바, 이러한 경우 산부인과 의사인 피고로서는 우선 일반적인 산모의 산전진찰 및 정기항목으로서 혈압측정, 체중측정, 자궁저 높이, 감염검사, 매독 검사, 소변검사, 초음파 단층촬영 등을 실시하고, 이에 더하여 제왕절개술 실시 여부를 결정하기 위하여 흉부 X선, 심전도, 혈색소 검사, 소변검사, 혈액응고검사 등을 실시하여야 하며, 특히 초음파 검사는 초음파기계의 해상도의 향상으로 양막낭과 태아의 크기 및 성장율, 태아 머리의 직경, 복위, 대퇴골 길이 등을 측정 할 수 있고, 태아두위와 흉위 또는 복위를 비교하여 수두증, 무뇌증 등을 확인 할 수 있으며, 기타 태아기형을 발견 할 수 있고, 태아의 호흡운동, 심박동, 체부운동, 사지운동, 태아 긴장도 등을 통하여 태아의 이상유무를 알 수 있으므로 반드시 실시하여야 하며, 또한 임신주수의 정확한 판단을 위하여 산모에게 최종 월경시작일을 문진하고 태아 두둔길이, 입위신장, 태아

체중 등을 평가하여 태아의 연령을 추정하여(임신 8개월 정도의 경우 두둔길이 28cm,입위신장 6.3cm,체중 1.8kg) 이 사건과 같은 미숙아분만을 막아야 할 업무상 주의 의무가 있음에도 불구하고 이러한 기본적 문진, 검사 및 검진조차 하지 않고 만연히 제왕절개 분만에 임하여 임신 8개월 가량 밖에 되지 않아 폐, 심장, 뇌혈관 등이 완전히 형성되지도 않은 원고를 무리하게 출산하여 원고로 하여금 저출생 체중아, 특발성 호흡곤란 증후군, 기흉, 뇌실내 출혈과 뇌수종, 빈혈, 망막증, 대사성 산혈증, 신생아 황달, 영양실조, 패혈증(의증),급성신부전증(의증) 등의 상해를 입게 하였다.

다. 뿐만 아니라 피고는 원고의 모인 소외 김○○에게 원고의 상태와 치료방법 등을 설명해주고 자기결정권에 기하여 시술하여야 하는 바, 이에 대하여 아무런 설명도 해주지 않고 위 김○○로 부터 형식적인 동의만을 받아 이 사건 제왕절개수술을 시행하였다.

라. 따라서 피고는 앞서 본 바와 같은 주의의무를 게을리 한 불법행위책임 내지 이 사건 분만계약상의 채무불이행책임에 기하여 원고가 입은 모든 손해를 배상할 책임이 있다 할 것이다.

2. 손해배상의 범위

생략

3. 결론

그렇다면 피고는 원고에게 일부 청구로서 우선 금 40,000,000원(재산상 손해 금 10,000,000원 + 위자료 금 30,000,000원) 및 이에 대하여 이 사건 불법행위일인 1993.1.25부터 이 판결 선고일 까지는 민법 소정의 연 2할 5푼, 그 다음 날부터 완제일까지는 소송촉진 등에 관한 특례법 소정의 연 2할 5푼의 각 비율에 의한 지연 손해금을 지급 받고자 이 사건 청구에 이른 것이다.

■ 화해 조항

1. 피고는 1998.6. 25까지 원고에게 금 90,000,000원을 지급한다.
   만약 위 지급을 지체하는 경우에는 완제일까지 연 2할 5푼의 비율에 의한 지연손해근을 가산하여 지급한다.
2. 피고는 위 제1항 기재 금원을 지급함으로써 원고와 그의 가족들에게 이 사건분만 및 원고의 향후 치료 등과 관련하여 더 이상의 민.형사상 책임을 일체지지 아니한다.
3. 이 화해는 피고의 의료과실을 전제로 하는 것은 아니며, 다만 피고는 미숙아 분만이라는 결과에 대하여 원고 및 그 가족에게 유감을 표시하는 뜻에서 위 금원을 지급한다.
4. 소송비용은 각자의 부담으로 한다.

참고사항

이 건은 미숙아의 조기분만에 따른 여러 합병증에 대해 의사측의 과실을 주장하여 환자측에서 손해배상을 청구한 사건으로 재판부의 판결에 의해서가 아니라 재판도중 재판부의 화해권유에 의하여 원고(환자)측과 피고(병원 혹은 의사)측이 서로 타협하여 결정한 사항을 재판부가 받아들인 것으로 화해조서에서의 청구취지에서부터 화해조항 이전까지의 내용은 모두 원고측의 주장만을 기술한 것임. 이 건의 경우 화해의 내용을 보면 의사가 의료과실을 인정하지 않았으나 소송의 계속에 따른 여러 가지 어려움을 고려하여 환자측에 위로금의 명목으로 위의 금액을 지급하면서 소송을 종결시킨 것으로 보임. 위로금의 산출은 물론 환자측의 요구액과 의사측의 지불능력 등을 고려하여 타협에 의해 결정되었겠지만 위로금의 액수가 유사사건에 비하여 매우 고액인 점은 앞으로 분만 후 태아의 상태에 대한 유사분쟁에서 의사측에 부담을 줄 수 있는 사례가 될 수 있을 것으로 생각함. 이 건에서 소송을 제기한 환자의 부는 외국인 이였으며 환자 또한 외국국적을 갖고 있었음. 그리고 원고측의 청구액(40,000,000원)보다 지급액(90,000,000)이 많은 것은 원고측이 추후 입증을 통해 외국에서의 소득기준으로 원고의 수입손해를 추가로 요구하겠다는 내용 때문 담당의사가 큰 부담을 느낀 것으로 추정됨.

▶ 사례 5

I. 사건 개요

아두골반 불균형을 가진 산모에게 제왕절개수술을 늦게 시행함으로 태어난 태아가 폐렴과 저산소성, 허혈성 뇌연화 및 이로 인한 정신지체 등의 후유장애로 정신적영역(언어이해성, 지각성, 사회성, 독립성)의 발달지체를 보이고 있다는 주장하에 시술의사에게 손해배상을 청구한 사건

II. 서울고등법원으로 부터의 조회 사항

제왕절개 수술과 마취에 관하여

문1 일반적으로 제왕절개 수술시 사용되는 마취제에는 어떤 것이 있는지 여부.

답 제왕절개 수술시 사용되는 마취제의 종류

정맥마취제: thiopental sodium, propofol, valium, midazolam, ketamine

흡입마취제: halothane, enflurane, isoflurane, nitrous oxide

국소마취제: lidocaine, tetracaine, bupivacaine

술후진통제: morphine, fentanyl, nubain, buphrenorphine

문2 제왕절개술시 마취기록지에 기록할 사항에는 어떤 것이 있는지 여부.

답 가. 환자의 이름, 병록번호, 연령, 체중, 혈압, 심박수, 호흡수, 출산력

나. 마취전 환자의 기본검사치(흉부 방사선검사, 혈액학적검사, 요검사, 혈액 화학적검사)

다. 마취중 5분 간격의 환자 혈압, 심박수

라. 마취에 사용한 약제의 종류와 용량

마. 마취시작 시간과 종료시간

바. 수술시작 시간과 종료시간

사. 신생아의 출산시간과 첫 울음시간 및 체중과 성별

아. 신생아의 출산 1 분과 5 분후의 신체점수 (Apgar score)

자. 신생아의 출산시 의사의 처치종류와 퇴실시 신생아 상태

차. 기타 산모와 환자의 특이사항 등.

문3 위와 같은 사항을 마취기록지에 반드시 기재하여야 하는지 여부.

답 위의 사항을 모두 마취기록지에 반드시 기재하여야 한다는 법적 규정은 없으나 이는 대부분의 대학병원과 종합병원에서는 시행하고 있음. 개인의원에서는 위의 사항을 모두 기록하기는 힘들 것으로 생각됨.

문4 기재내용으로는 마취의 시작시간과 마치는 시간, 마취중의 환자의 혈압, 맥박, 호흡, 태아의 상태 등에

대하여 기록하는지 여부.

답 마취의 시작시간과 마치는 시간, 마취중의 환자의 혈압, 맥박, 호흡, 태아의 상태 등에 대하여는 기록하여야함.

문5 술후 회복실에서는 최소한 5분 단위로 활력증후를 살피고 이에 대하여 기록하여야 하는지 여부.

답 회복실 도착 후 처음 30 분간은 5 분 간격으로 활력증후를 살피며 의식회복이 되고 어느 정도 활력증후가 안정되면 10분-20분 간격으로 감시함.

문6 회복실에서의 환자관리의 주체는 마취과 의사인지 또는 산부인과 의사인지 여부.

답 회복실이 제대로 운영되고 있는 종합병원이나 대학병원이라면 회복실에서의 환자관리 주체는 마취과 의사이나 회복실이 따로 있지 않은 개인의원의 경우에는 수술실에서 환자가 마취로부터 회복됨을 확인한 후에는 병실로 옮기는 것이 상례이며 병실에서의 환자관리는 수술자가 하는 것이 일반적임.

문7 간호사만이 환자의 회복상태를 관찰한 경우 의사에게 책임이 없는지 여부.

답 환자의 회복과정에서 문제가 발생하면 환자를 관찰하던 간호사는 즉시 담당의사에게 환자의 상태를 알려야 함으로 그 시행여부에 따라 의사와 간호사의 책임유무를 판단할 수 있다고 생각됨.

III. 서울지방법원 제 15민사부 판결(93가합 60682 손해배상건)

■ 주문

1. 원고들의 청구를 모두 기각한다.
2. 소송비용은 원고들의 부담으로 한다.

■ 청구취지

피고는 원고 김○○에게 금 100,912,614원, 원고 김○○, 동 박○○에게 각 금 1,000만원 및 1990.8.23부터 판결선고일 까지 연 5푼, 그 다음날부터 완제일까지 연 2할 5푼의 비율에 의한 금원을 지급하라는 판결.

■ 이유

1. 기초사실

가. 원고 박○○은 원고 김○○을 임신 한 후 1990. 3. 22. 산부인과 의사인 피고가 경영하는 ○○의원에 와서 피고로부터 초진받은 이래 출산 예정일인 1990. 8. 21.에 이르기까지 8회에 걸쳐 산전진료를 받아 오던 중 출산 예정일인 1990. 8. 21.이 지나도록 출산의 징후가 나타나지 아니하자 1990. 8. 23.11:00경 피고를 찾아와 의논한 후 같은 날 13:00경 출산을 위해 위 병원에 입원하였다.

나. 원고 박○○은 위 입원 후 유도분만을 시도하여 분만촉진제를 투여받고 곧 진통을 시작하게 되었는데 그 날 6:30경 자궁경부가 5㎝정도 벌어진 상태에서 양수막이 터졌는데 양수에 태변이 섞여 있

었다.

다. 위 원고는 같은 날 20:15경 자궁경부가 완전히 개대되었는데도 아두골반 불균형으로 인해 출산을 하지 못하고 있었는데 피고는 그로부터 2시간이 지난 22:15경 원고측의 승낙을 받고 제왕절개수술에 착수하여 22:52 보통 태아보다 1kg정도 더 무거운 4.1kg의 거대아인 원고 김○○을 분만시키게 되었다.

라. 위 수술시의 마취담당의사인 소외 유○○은 위 출산 즉시 원고 김○○에 대해 인공호흡을 시키고 기관 내에 삽관을 실시하여 산소를 공급하는 등 응급조치를 취하였고 그 후 그 날 11:10경 피고는 위 원고를 보육기에 넣고 산소를 공급하는 등 치료를 계속하였으나 위 원고는 호흡이 미약하고 청색증이 심하며 자극을 줄 때에만 우는 등 활동성이 미약한 상태가 계속되다가 같은 달 8. 28. ○○○병원으로 전원되었다.

마. 위 원고는 그 후 위 ○○○병원에서 다음달 8.까지 저산소성, 허혈성 뇌질환 및 패혈증(의증)의 치료를 받았고 그 후 같은 달 10월 ○○대학교 의과대학 부속병원에서 중추성 협동운동장애로 진단되어 5차례의 진찰 및 14회의 물리치료를 받았으며, 이어서 같은 해 9. 24.부터는 ○○병원에 입원하여 폐렴, 뇌성마비(저산소성 허혈에 의한 뇌연화증)에 대한 각종 검사와 약물 및 물리치료를 받아 신체상태는 좋아졌으나 저산소성, 허혈성 뇌연화증은 그 증상이 후에 나타날 것으로서 별다른 치료를 할 수 없어 같은 해 10. 1 위 병원에서 퇴원하였다.

바. 원고 김○○은 그 출생 후 3년 5개월 정도가 지난 1994. 1.현재 신체적인 장해는 없으나 언어 이해성, 미세운동의 발달성, 지각성, 사회성, 독립성 등의 정신적인 영역에서 정상보다 1, 2년 정도의 발달 지체를 보이고 있다.

2. 원고들의 주장에 대한 판단

가. 원고들은 이 사건 청구원인으로서, 피고는 원고 박○○이 원고 김○○의 임신초기부터 정기적으로 산전진료를 함으로써 원고 박○○이 협골반이고, 태아(원고 김○○)가 아두골반 불균형의 거대아로서 정상분만이 어렵다는 것을 잘 알고 있었을 것임에도 그 동안 정상이라고만 말하여 왔을 뿐 위와 같은 사정을 알려 주지 않았고, 또 원고 박○○의 위 입원분만 시 그에게 위와 같은 사정을 알려 적기에 제왕절개수술을 권유했어야 하고,또한 적어도 분만 당일 18:00경에는 위 원고의 양수가 터지고 그 양수에 태변이 섞여 있었으므로 태아가 태변이 섞인 양수를 흡입하면 폐렴 등의 상태가 올 수 있음을 설명하고 이 때라도 제왕절개수술을 권유하여 이를 시행하였어야 함에도 불구하고 피고는 위 원고의 상태를 제대로 살피지 아니하고 퇴근해 있다가 그 날 22:00경에 이르러서야 병원에 나타나 뒤늦게 제왕절개수술을 하여 태아를 출산시켰을 뿐 아니라, 위 김○○의 출산 직후에도 태변흡인성 폐렴 등의 감염상태를 방지하기 위하여 영아의 머리부분이 분만되는 즉시 그 구강과 비강의 양수를 흡입, 제거하면서 산소공급과 인공호흡을 실시하였어야 하며 출산 후 신생아 상태가 우유를 빨지 못할 정도로 좋지 아니하였으므로 조속히 소아과전문병원으로 전원조치를 취하였어야 함에

도 불구하고 이러한 조치를 취하지 아니한 과실이 있는 바, 원고 김ㅇㅇ의 위와 같은 폐렴과, 저산소성, 허혈성 뇌연화 및 이로 인한 정신지체 등의 후유장해는 피고의 위와 같은 과실로 인하여 발생한 것이므로 피고는 위 원고 및 그 부모인 나머지 원고들에게 이로 인하여 원고들이 입은 모든 손해를 배상할 책임이 있다고 주장한다.

나. 판단

그러나 당원의 위 나ㅇㅇ에 대한 진료기록감정 촉탁결과와 당원의 강남ㅇㅇ병원장에 대한 사실조회결과에 비추어 원고 김ㅇㅇ의 위와 같은 장해가 원고들 주장과 같은 제왕절개수술 지연이나 위 원고 출생직후 그에 대한 필요조치 불이행으로 인하여 발생한 것이라고 단정할 수도 없거니와 각 증거(생략)와 증인 현ㅇㅇ의 증언, 당원의 위 ㅇㅇㅇㅇㅇ병원장에 대한 진료기록감정 촉탁결과에 변론의 전 취지를 종합하여 보면, 피고는 1993. 3. 22.원고 박ㅇㅇ을 초진한 이래 위 출산날에 이르기까지 정기적으로 산전진료를 하던 중 1990. 7. 20.위 원고가 임신 36주째 되는 시기에 위 원고에게 임신한 태아가 아두골반 불균형으로 인해 정상적인 분만이 어려울 것 같다는 말을 하였고 같은 해 8. 14. 위 원고가 임신 39주째 되어 우복부 진통으로 피고에게 찾아 왔을 때 아두골반 불균형 때문에 제왕절개수술을 할 것을 권유하였으며, 위 원고가 같은 달 23. 출산을 위해 피고 병원에 입원하였을 때에도 위 원고의 분만진행 속도가 정상보다 느리고 위 원고에게 협골반이 관측되어 17:00경 이후 조산사인 소외 현ㅇㅇ은 수차 위 원고에게 자연분만이 어려우니 제왕절개 수술을 하는 것이 좋겠다고 권유하였으나 위 원고가 가능한 한 자연분만을 하기를 원하면서 그 날 18:30경 위 원고의 양수가 터져 양수에 태변이 섞여 있음이 확인된 이후에도 위 수술의 승낙을 하지 아니하므로 피고는 가까운 거리에 있는 집에서 대기하고 있다가 그 날 22:15 경 마침내 위 원고가 수술에 동의하자 마취의사와 간호사들의 보조를 받아 곧 제왕절개수술을 시행하여 그 날 22:52 경 원고 김ㅇㅇ을 출산시킨 사실, 위 출산 직후 마취의사인 소외 유ㅇㅇ는 즉시 위 김ㅇㅇ의 입, 코 등에서 양수 등 이물질을 흡입, 제거하고 인공호흡 및 기관내 삽관후 산소 공급 등 응급조치를 취하여 그를 소생시킨 사실, 그 후에도 위 김ㅇㅇ은 호흡곤란, 청색증, 활동성 미약 등 좋지 않은 상태가 계속되어 피고는 그를 보육기에 넣어 치료를 하면서 그 다음날 및 그 이튿날 원고 박ㅇㅇ에게 신생아(원고 김ㅇㅇ)의 상태를 설명하고 소아과전문병원으로 옮길 것을 권유하였으나 원고들은 피고 병원에서 계속 치료받을 것을 원하여 계속하여 피고 병원에서 진료를 받다가 그 달 28. ㅇㅇㅇ 병원으로 전원한 사실을 인정할 수 있고, 달리 당원이 믿지 아니하는 증인 유ㅇㅇ의 증언 외에는 피고가 원고들 주장과 같이 제왕절개수술을 지연시켰다거나 출산 후 필요한 조치를 제대로 하지 아니하였다고 볼 아무런 증거가 없으므로 원고들의 피고에 대한 이 사건 손해 배상 청구는 더 나아가 살펴볼 필요 없이 이유없다 할 것이다.

3. 그러므로 원고들의 이 사건 청구를 모두 기각하기로 하고 소송비용은 패소자인 원고들의 부담으로 하여 주문과 같이 판결한다.

Ⅳ. 서울고등법원 96 머 1015(95 나 22421)손해배상의 조정조서 (서울지방법원 93가합 60682)

■ 다음과 같이 조정성립

■ 조정 조항

1. 피고는 원고 김○○에게 금 15,000,000원을 1996. 9. 24까지 지급한다.
2. 피고가 전항의 금원을 1996.9.24까지 지급하지 아니한 때에는 그 익일부터 완제일까지 연 2할 5푼의 비율에 의한 금원을 지급한다.
3. 원고 김○○의 나머지 청구와 원고 김○○, 같은 박○○의 각 청구는 포기한다.
4. 소송비용은 각자의 부담으로 한다.

참고사항

이 사례는 1심판결(서울지방법원 제 15민사부 93가합60682 손해배상)에서는 재판부가 원고들의 청구를 모두 기각하고 소송비용은 원고들의 부담으로 한다는 원고패소 판결을 내려 의사의 과실이 없음을 인정했으나 항소심인 고등법원에서는 원고에게 15,000,000 원을 지급하도록 조정함. 이는 환자관리에 있어서는 의사의 과실이 없음을 재판부가 인정했으나 위로금으로서의 일부 금액을 환자측에 지급하도록 재판부가 조정한 경우로 생각됨.

▶ 사례 6

I. 사건 개요

임산부(28세 여)가 1999. 8. 11. 개인 산부인과 의원에서 제왕절개술로 태아를 분만하였는데 분만과정에서 태아가 태변을 과다 흡입하여 청색증이 나타나고 호흡 상태가 좋지 않자 흡입기로 기도내의 태변이 섞인 양수를 배출시키고 인공호흡기로 인공호흡을 시켰으나 태아의 상태가 계속 호전되지를 않아 태아는 즉시 ㅇㅇ종합병원으로 전원되었음.

전원 당시 태아는 전신에 청색증이 있었으며 ㅇㅇ병원에서 동맥혈가스분석검사 결과 산혈증과 심한 저산소혈증을 보였고 또한 태변 착색 및 출생시 가사의 소견을 보였으며 흉부방사선검사결과 양측 폐 전반에 태변이 쌓여 폐렴, 폐혈증 등이 우려된다는 소견이 나타났고 이에 기관 내 삽관을 하여 기관 내 태변을 배출하고, 인큐베이터 내에서 인공호흡기로 양압 산소를 공급하는 치료를 계속하였음. 1999. 8. 19. 뇌초음파 검사를 실시한 결과 미만성의 저산소성 허혈성 뇌증(중등도)과 우측 전두엽의 국소적 뇌경색이 의심된다는 소견을 보인 후, 같은 해 8. 30. 뇌초음파 검사를 재실시한 결과 저산소성 허혈성 뇌증과 우측 전두엽 부위가 호전되어 간다는 소견을 보였으나, 같은 해 9. 13. 뇌파 MRI검사를 실시한 결과 우측 전두엽에 날카로운 파장이 보여 경계성 이상 소견과 함께 뇌내 출혈이나 수두증, 뇌염 같은 병변이 의심될 수 있다고 판단하였음.

태아는 1999. 9. 17. ㅇㅇ병원에서 퇴원하였는데, ㅇㅇ병원 의료진은 퇴원시 태아에 대한 최종 진단명을 태변흡인증후군, 출생시 가사, 허혈성 뇌병변, 청색증, 산혈증 등으로 판단하였음.

태아는 1999. 9. 27. 고열과 호흡곤란증의 증세가 있어 서울 종로구 ㅇㅇ동 소재 ㅇㅇ대학교병원(이하 'ㅇㅇ대학교병원' 이라 한다)에 입원하였고, 같은 해 9. 30. 실시한 뇌파검사에서 다국소성 발작 및 미만성 뇌기능 장애의 소견을 보여 이에 대한 치료를 한 결과 증상이 호전되어 외래 추적하기로 하고 같은 해 10. 8. 퇴원하였는바, ㅇㅇ대학교병원의 퇴원요약지 및 퇴원 당시 태아에 대한 진단서에 의하면 최종진단명은 신생아 패혈증 및 저산소성 허혈성 뇌증으로 되어 있음.

태아는 1999. 11. 14. 다시 호흡곤란 증세가 나타나 응급실을 통하여 ㅇㅇ대학교병원에 입원하였고, 입원 당시 급성 모세 기관지염, 천식, 장폐색 등의 의증이 있어 이에 대한 치료를 받았고 2001. 7. 23. 퇴원하였음. ㅇㅇ대학교병원의 퇴원요약지에 의하면 당시 태아에 대한 진단명은 조기 근간대성 뇌증, 신경세포 세로이드 지방갈색소증, 만성 감염성 비염, 만성 접형골 부비동염, 바이러스성 세기관지염, 영아 연축, 간질로 되어 있음.

결국 태아는 2002. 9. 15. 확장성 심근염증, 만성 폐질환, 근간대성 경련질환, 대사성 질환, 대사성 질환 뇌증을 선행 사인으로, 근간대성 경련 의증, 흡인성 폐렴 의증을 중간 사인으로, 심폐정지를 직접 사인으로 하여 사망하였음.

II. 서울지방법원 남부지원 민사합의 3부 99가합 21203 손해배상 건의 사실조회 의뢰에 대한 회신

■ 조회할 사항

산과마취에 대하여

문1 산과마취가 다른 마취와 달리 특별히 유의 할 점이 있다면 무엇인지?

답 1. 임산부의 마취는 임부의 관리와 함께 태아를 안전하게 보호해야 하므로 두 생명을 동시에 취급해 야하는 특수성이 있다.

2. 임부는 임신 기간에 따라 생리적 및 해부학적 변화가 심하므로 각 장기에 미치는 영향을 항상 염두 에 두어야 한다

3. 분만시에 야기되는 통증은 일반 통증과 달리 질병으로 오는 경고가 아니고 분만 진행을 알리는 신 호로서 생리적 진통이며 이는 매우 극심하여 임부에게 주는 스트레스는 대단하며 각 장기에 미치는 영향이 커서 내분비선의 작용을 항진시키며 순환기와 호흡기를 자극하여 맥박이 빨라지고 혈압이 상 승되며 과호흡을 유발하게 된다

4. 임산부는 일반환자가 가지고 있지 않은 특수한 질환을 동반하는 경우가 많은데 이러한 질환의 대표 로서 임신 중독증이 있으며 이는 임부의 특수한 관리를 요한다.

문2 산과마취제로 일반적으로 사용되는 것은 무엇인지

답 마취의 종류에 따라 사용되는 마취제가 다르며 흡입마취시 기본적으로 산소와 아산화 질소를 흡입시키며 주마취제로 앤푸르란, 이소플루란, 할로탄 등을 사용한다. 척추마취인 경우 리도카인, 테트라카인 등의 국소마취제를 사용하고 이와 함께 수술 중 제통을 더욱 견고히 하고 술 후 제통에 도움을 주기 위하여 몰핀, 펜타닐, 데메롤 등의 아편양 제재를 첨가한다. 경막외 마취인 경우에는 리도카인, 부피바카인 등의 국소마취제를 사용하고 이와 함께 수술 중 제통을 더욱 견고히 하고 술 후 제통에 도움을 주기 위하여 몰핀, 펜타닐, 데메롤 등의 아편양 제재를 첨가한다.

문3 2항의 마취제의 마취효과는 언제부터 발생하는지

답 전신마취인 경우 마취와 동시에 효과가 발생하며 척추마취와 경막외마취인 경우에는 환자의 개인차이가 심하여 언제부터라고 잘라 말할 수는 없으며 일반적으로 감각 소실 부위가 4번 흉수 레벨에 도달 할 때 까지 기다린 후 수술하게 되는 데 이에 걸리는 시간은 척추마취인 경우 약 10분 경막외 마취인 경우 최소 20분 이상이 소요된다.

문4 산과 수술에서 주마취제인 N_2O의 흡입과 수술 시작과의 관계는 어떠한지 수술 시작 후에 N_2O가 투여되는 것이 일반적인지

답 N_2O의 투여시기는 그간의 논란이 많았던 점으로 과거에는 태아에게 미치는 마취의 영향을 최소화하기 위하여 태아가 만출된 후부터 흡입시키는 경향이 있었으나 산과마취시에는 일반마취와 달리 마취시작과 함께 수술이 시작되므로 마취시작과 함께 N_2O를 투여하지 않으면 환자의 마취깊이가

너무 낮아 수술 중 일어난 일을 기억하거나 수술에 의한 스트레스에 의해 환자에게 유해하므로 대부분 수술시작과 함께 N_2O를 주입하며 이러한 방법이 태아에게 유해하다는 실험과 임상적 증거가 없다.

문5 산과 수술 전에 시행하여야 할 검사는 무엇인지

답 일반적인 수술 전 검사와 마찬가지로 일반혈액검사, 흉부 X-선 검사, 소변검사, 간기능 검사, 심전도 검사 등이 필요하며 이러한 기초검사에서 이상이 발견되던가 환자가 다른 질환의 동반이 의심되면 보다 정밀한 검사를 시행하며 이 외에 산과적인 검사를 시행한다.

III. 서울남부지방법원 제12 민사부 99가합 21203 손해배상(의) 판결

■ 주문

1. 피고는 원고 권○○에게 금 30,541,898원, 원고 김○○에게 금 20,000,000원 및 위 각 금원에 대하여 1999. 8. 11.부터 2004. 7. 8.까지는 연 5%, 그 다음날부터 다 갚는 날까지는 연 20%의 각 비율에 의한 금원을 각 지급하라.
2. 원고들의 나머지 청구를 기각한다.
3. 소송비용은 이를 5등분하여 그 3은 원고들의, 나머지는 피고의 각 부담으로 한다.
4. 제1항은 가집행할 수 있다.

■ 청구취지

피고는 원고 권○○에게 금 113,555,665원, 원고 김○○에게 금 82,435,955원 및 위 각 금원에 대하여 1999. 8. 11.부터 이 판결 선고일까지는 연 5%, 그 다음날부터 다 갚는 날까지는 연 20%의 각 비율에 의한 금원을 각 지급하라.

■ 이유

1. 인정사실

가. 당사자의 지위

피고는 서울 ○○구 ○○동에서 황○○ 산부인과(이하 편의상 '피고 병원' 이라 한다)를 운영하고 있으며, 원고들은 피고 병원에서 태어난 망 권○○(이하 '권○○' 이라 한다)의 부모이다.

나. 원고 김○○의 출산 과정

(1) 외래 진료 상황

(가) 원고 김○○은 초산부로서 1998. 12. 4. 피고 병원에서 임신 5주의 진단을 받고, 출산 예정일인 1999. 7. 30.까지 정기적으로 산전 진찰을 받아왔는데 원고 김○○과 태아 모두 건강하였고 특

별한 이상징후는 없었다.

(나) 원고 김○○은 1999. 7. 26.과 같은 해 8. 3. 피고 병원에 내원하였으나 출산 기미가 없자, 피고 병원 의료진은 원고 김○○에게 같은 해 8. 10.까지 진통이 없으면 분만촉진제에 의한 유도분만을 할 것을 권유하였다.

(2) 피고 병원에서의 분만과정

(가) 원고 김○○은 1999. 8. 10. 10:40경 피고 병원에 내원하여 초음파검사를 한 결과 태아예상체중이 4.2kg이었으며 자궁경관이 2F(약 2~4cm) 개대, 70% 소실되었으나 태아하강이 이루어지지 않고 진통도 없자 일단 분만실로 입실하였고, 피고 병원 의료진은 유도분만을 시행하기 위해 원고 김○○에게 분만촉진제인 옥시토신 각 5unit를 같은 날 11:00경 1차 투여, 같은 날 22:40경 2차 투여하였으며, 1999. 8. 11. 01:00경 진통이 시작되었으나 2시간 경과 후 다시 진통이 사라지자 같은 날 08:00경 옥시토신 5unit를 3차 투여하였는바(분만진행기록에 의하면 8. 11. 08:50경에도 태아하강이 이루어지지 않아 태아하강도 -3을 나타내고 있다), 아래 (라)항 기재와 같이 제왕절개수술을 시행하게 된 같은 날 11:20경까지 계속하여 옥시토신이 혼합정주된 주사액을 정맥점적 하였다.

(나) 피고 병원 의료진이 1999. 8. 11. 08:40경부터 09:00경까지, 같은 날 11:00경부터 11:20경까지 2회에 걸쳐 태아심음 감시장치를 이용하여 측정한 태아 심박동 그래프에 의하면 08:57경부터 09:01경까지 3회의 자궁수축이 있음과 동시에 08:58경에는 자궁수축 후에 태아의 심박동수가 약 40초간 100회~120회/분으로 감소한 뒤 자궁수축이 사라지면서 태아심박동수가 서서히 회복되는 만기 태아심박동감소의 증상이 나타났고, 또한 11:00경부터 11:20경에까지도 12회의 자궁수축이 있음과 동시에 11:14경 이후에는 태아의 심박동수가 160회/분 이상을 보이는 빈맥 상태가 나타났다(산과학 교과서에 의하면 옥시토신을 투여하는 동안에는 자궁수축과 태아의 심박수를 계속적으로 세심히 감시해야 하며 자궁수축이 10분 내에 5회 이상 일어나거나 1분 이상 수축이 나타나는 경우 또는 태아심박수가 현저히 감소되는 경우에는 즉시 투여를 중지해야 한다고 한다).

(다) 원고 김○○이 1999. 8. 11. 10:00경 심한 통증을 호소하자, 원고 권○○은 피고 병원 의료진에게 제왕절개수술을 요청하였으나 피고 병원 의료진은 2시간정도 경과를 보고 수술 여부를 결정하자고 하였다.

(라) 1999. 8. 11. 11:00경 당시 자궁경관은 8cm 개대, 90% 소실되었고, 태아하강도는 +1이었으며, 태아심박동은 160회/분이었는데, 같은 날 11:10경 양막이 파수되면서 양수에 태변이 과다하게 착색(M/S +++)된 소견이 보여, 피고 병원 의료진은 같은 날 11:20경 제왕절개수술을 시작하였다(이 법원의 대한의사협회장에 대한 진료기록감정 촉탁결과에 의하면 원고 김○○에 대한 유도분만 실패의 원인은 아두골반 불균형에 따른 심한 태변 착색으로 판단된다).

(마) 원고 김○○은 1999. 8. 11. 11:49경 권○○을 분만하였는데, 피고 병원 의료진은 분만 당시 권○

○이 태변을 과다흡입하여 청색증이 나타나고 호흡 상태가 좋지 않자 흡입기로 태변이 섞인 양수를 배출시키고 인공호흡기로 인공호흡을 시행하였으며 권○○의 가슴이 함몰되는 증상이 있어 원고 권○○에게 서울 영등포구 ○○동 소재 ○○병원(이하 '○○병원' 이라 한다)으로 이송할 것을 권고하였고, 이에 아래와 같이 ○○병원으로 전원된 이후의 진료기록상에는 1분 아프가 점수는 5점, 5분 아프가 점수는 6점으로 되어 있다(피고는 출생 직후 망인의 아프가 점수가 1분에 6점, 5분에 8점으로서 망인의 건강상태가 양호하였으므로 분만 중에 태아곤란 상태가 없었다고 주장하나 출생 직후 권○○이 태변을 과다 흡입하여 청색증이 나타난 한편 피고 병원 의료진에 의해서 인공호흡기에 의한 인공호흡이 시행된 사실은 앞서 본 바와 같은바, 인공호흡기에 의한 인공호흡은 출생 직후의 신생아가 스스로 호흡을 하기 어려운 경우 등 급박하고 위중한 경우에 시행되는 점에 비추어 피고 병원 기록의 아프가 점수는 믿기 어려우므로 피고의 주장은 받아들이지 아니한다).

다. 분만 이후의 경과

(1) 권○○은 1999. 8. 11. 12:40경 피고 병원에서 출발하여 13:10경 ○○병원에 전원되었는데, 전원 당시 권○○의 전신에는 청색증이 있었으며, 심박동은 160회/분, 호흡은 88회/분, 체온은 36.8℃, 혈압은 54/37이었고, 전원 직후 권○○에 대하여 시행된 동맥혈가스분석검사 결과 수소이온농도(pH)는 7.090(정상범위 7.35~7.45), 동맥혈산소분압(PaO_2)은 52.8mmHg(정상범위 80~100), 동맥혈이산화탄소분압($PaCO_2$)은 43.9mmHg(정상범위 35~45), 산소포화도(SaO_2)는 74.2%(정상범위 97±2)로서, 권○○은 태변 착색 및 출생시 가사의 소견을 보였다.

(2) 1999. 8. 12. 03:00경 시행된 동맥혈가스분석검사 결과 수소이온농도(pH)는 7.239, 동맥혈산소분압(PO_2)은 36.7mmHg, 동맥혈이산화탄소분압(PCO_2)은 43.3mmHg, 산소포화도(SaO_2) 60.5%이었고, 권○○에 대한 흉부방사선검사결과 양측 폐 전반에 투과성이 감소되고 혼탁한 것으로 보아 폐에 태변이 쌓여 폐렴, 폐혈증 등이 우려된다는 소견이 나타났고 이에 기관 내 삽관을 하여 기관 내 태변을 배출하고, 인큐베이터 내에서 인공호흡기로 양압 산소를 공급하는 치료를 계속하였다.

(3) ○○병원 의료진은 권○○에 대하여, 1999. 8. 19. 뇌초음파 검사를 실시한 결과 전반적인 뇌백질과 우측 전두엽 부위의 초음파음영이 증가되어 있어 미만성의 저산소성 허혈성 뇌증(중등도)과 우측 전두엽의 국소적 뇌경색이 의심된다는 소견을 보인 후, 같은 해 8. 30. 뇌초음파 검사를 재실시한 결과 저산소성 허혈성 뇌증과 우측 전두엽 부위가 호전되어 간다는 소견을 보였으나, 같은 해 9. 13. 뇌파 MRI검사를 실시한 결과 우측 전두엽에 날카로운 파장이 보여 경계성 이상 소견과 함께 뇌내 출혈이나 수두증, 뇌염 같은 병변이 의심될 수 있다고 판단하였다.

(4) 권○○은 1999. 9. 17. ○○병원에서 퇴원하였는데, ○○병원 의료진은 퇴원시 권○○에 대한 최종 진단명을 태변흡인증후군, 출생시 가사, 허혈성 뇌병변, 청색증, 산혈증 등으로 판단하였다.

(5) 권○○은 1999. 9. 27. 고열과 호흡곤란증의 증세가 있어 서울 종로구 ○○동 소재 ○○대학교병원

(이하 '○○대학교병원'이라 한다)에 입원하였고, 같은 해 9. 30. 실시한 뇌파검사에서 다국소성 발작 및 미만성 뇌기능 장애의 소견을 보여 이에 대한 치료를 한 결과 증상이 호전되어 외래 추적하기로 하고 같은 해 10. 8. 퇴원하였는바, ○○대학교병원의 퇴원요약지 및 퇴원 당시 권○○에 대한 진단서에 의하면 최종진단명은 신생아 패혈증 및 저산소성 허혈성 뇌증으로 되어 있다.

(6) 권○○은, 1999. 11. 14. 다시 호흡곤란 증세가 나타나 응급실을 통하여 ○○대학교병원에 입원하였고, 입원 당시 급성 모세 기관지염, 천식, 장폐색 등의 의증이 있어 이에 대한 치료를 받던 중 2001. 4. 18. 시행한 백혈구 연막(buffy coat)에 대한 전자 현미경 검사를 통해 신경세포 세로이드 지방갈색소증으로 진단받았으며, 2001. 7. 23. 퇴원하였는바, ○○대학교병원의 퇴원요약지에 의하면 당시 권○○에 대한 진단명은 조기 근간대성 뇌증, 신경세포 세로이드 지방갈색소증, 만성 감염성 비염, 만성 접형골 부비동염, 바이러스성 세기관지염, 영아 연축, 간질로 되어 있다.

(7) 결국 권○○은 2002. 9. 15. 확장성 심근염증, 만성 폐질환, 근간대성 경련질환, 대사성 질환, 대사성 질환 뇌증을 선행 사인으로, 근간대성 경련 의증, 흡인성 폐렴 의증을 중간 사인으로, 심폐정지를 직접 사인으로 하여 사망하였다.

라. 이 사건 관련 의학 지식

(1) 태변흡인 증후군(MAS, meconium aspiration syndrome)

(가) 태아의 저산소증에 의한 반응, 정상적인 장관의 성숙, 일시적인 제대압박으로 인한 미주신경의 자극 등의 원인으로 태변이 양수 내로 배출된다는 가설들이 있는바, 태변이 양수 내로 배출되는 경우 태아가 태변에 착색되던지 태변 흡입이 일어나게 되고 흡입된 태변에 의해 호흡곤란 증상이 유발되면 이를 태변흡인 증후군이라고 한다.

(나) 태변흡입 증후군에 있어 경증인 경우 태변을 제거하면서 산소를 투여하면 되지만, 중증인 경우에는 환기 장애 및 산소 공급 불량으로 빈호흡, 흉부함몰, 청색증이 나타나 신생아 가사를 유발할 수 있으므로 기관내 이물을 제거한 후 기관내관을 삽관하여 기도를 확보한 다음 흡인 청소를 하고 간헐적인 양압 산소 호흡을 시행하여 산소를 충분히 공급하여야 한다.

(다) 심한 태변흡인 증후군의 경우는 태아가 사망하거나, 뇌를 침범하여 뇌성마비를 일으키거나 폐에 영향을 주어 폐렴, 폐 기흉 등을 유발할 수 있다(이 법원에 대한 대한의사협회에 대한 사실조회결과).

(2) 태아곤란증

(가) 가사란 호흡순환부전을 주요 소견으로 하는 증후군으로서, 태아기의 가사를 태아곤란증이라 하고, 분만 전이나 분만시 태아의 상태를 확인할 수 있는 가장 신빙성이 있는 검사방법은 태아심음감시장치지만, 태아 심박수 양상의 정확한 판독은 태아심박수에 변화를 일으키는 태아운동이나 자궁수축과 같은 자극의 양상도 함께 감시함으로써 이루어질 수 있다.

(나) 태아심박수 감소는 자궁수축과 연관하여 나타나는 양상에 따라 분류가 되고, 따라서 태아 상태의 평가도 달라지게 되는데, 자궁수축과 동시에 태아심박수가 감소하는 조기 태아심박동감소early deceleration는 태아의 머리 압박으로 인한 미주 신경 자극에 대한 반응으로 나타나는 것으로, 사실상 임상적 특이성은 없으며, 태아심박수 감소의 정점이 자궁수축 후에 나타나는 만기 태아심박동감소late deceleration는 태아의 상태가 우려되는 양상으로서 태아곤란증을 의미하며, 100회/분의 지속성 태아서맥이 있는 경우 태아곤란증을 의심할 수 있다.

(3) 신경세포 세로이드 지방갈색소증neuronal ceroid lipofusinosis

(가) 신경세포 세로이드 지방갈색소증은 세포내에 자가 형광 지질색소인 ceroid와 lipofusin이 세포내에 과다 침착되어 뇌회질의 뇌세포가 변성을 일으키게 되는 유전성 질환으로서 지속적인 의식 및 운동 기능의 퇴행, 경련 및 조기 사망을 특징으로 하며, 발병시기에 따라 생후 6~24개월에 발생하는 영아형과 2~4세에 발생하는 후기 영아형이 있다.

(나) 전자 현미경 소견상 특이한 과립체나 지문 무늬 소체가 신경세포 뿐만 아니라 말초 백혈구, 골수, 각막, 피부 섬유아세포 등에서 관찰되고, 특별한 치료방법은 없다.

(다) 영아형인 경우 출생시에는 정상 소견을 보이지만 생후 6~24개월 사이에 발달 지체와 경련과 함께 시력 소실이 진행되면서 정신지체 소견을 보이다가 대개 8~11세 사이에 사망에 이르게 된다(이 법원의 ㅇㅇ대학교 부속 ㅇㅇㅇㅇ병원에 대한 사실조회결과).

2. 손해배상책임의 발생

가. 피고의 책임

(1) 초음파검사상 태아예상체중이 크게 측정된 상황에서 자궁수축제인 옥시토신을 이용하여 유도분만을 시행하는 경우에는 경우에 따라 난산이 발생할 가능성이 높으므로 이를 사용하기 전에는 임산부가 실제로 진행성 진통상태인지 여부와 아두골반 불균형 여부에 유의하여야 하고, 옥시토신에 의한 자극을 시행하는 경우에는 태아 전자감시장치를 이용하여 자궁수축의 빈도, 강도, 지속시간 및 태아심박수를 세심하게 관찰하면서 자궁 수축에 따른 태아곤란증의 발생 및 분만진통의 경과를 주의깊게 감시하여야 한다(이 법원의 대한의사협회장에 대한 기록감정촉탁결과).

(2) 이 사건에 관하여 보건대 초음파검사를 한 결과 태아예상체중이 4.2Kg인 상황에서 피고 병원 의료진이 유도분만을 하기 위해 원고 김ㅇㅇ에게 1999. 8. 10. 11:00경 옥시토신을 1차로 투여한지 22시간이 지났음에도 태아하강이 제대로 이루어지지 않았으며 1999. 8. 11. 8:57경부터 09:01경까지 3회의 자궁수축이 있음과 동시에 08:58경에는 자궁수축 후에 망인의 심박동수가 약 40초간 100~120회/분으로 감소한 뒤 자궁수축이 사라지면서 태아심박동수가 서서히 회복되는 만기태아심박동감소의 증상이 나타난 사실, 이렇게 태아곤란증을 의심할 수 있는 상황에서 제왕절개수술을 결정하기까지 계속하여 옥시토신을 투여한 사실, 권ㅇㅇ이 출생 당시 태변을 많이 흡인하여 청색증과 흉부함몰

증세가 있었음에도 흡입기로 태변을 배출하려 하였을 뿐 기관 내 삽관을 하여 충분히 태변을 제거하지 않아, 전원된 ○○병원에서 기관 내 삽관을 하자 그때서야 기관 내에 있던 태변이 배출되었고 동맥혈가스분석검사상 산혈증의 증세가 나타난 사실, 이러한 경과를 통해 ○○병원 의료진은 권○○에 대한 최종진단명을 태변흡인증후군, 출생시 가사, 허혈성 뇌병변, 청색증, 산혈증으로 판단한 사실 등은 위에서 인정한 바와 같은바, 이에 의하면 피고 병원 의료진은, 1) 유도분만을 시행하기 전부터 시행에 이르기까지 아두골반 불균형이 의심되는 상황에서 산모와 태아의 상태에 관하여 세밀한 관찰을 소홀히 한 채 유도분만을 시행하기 위해 만연히 자궁수축제인 옥시토신을 투여함으로써 자궁 과수축으로 인한 태아곤란증이 발생하였고 이로 인해 양수 내에서 태변이 배출되어 결국 권○○이 태변을 흡인한 상태에서 태어나게 한 잘못과 2) 권○○이 태어난 직후 태변 흡인에 따른 위험성을 낮추기 위한 예방책으로 기관 내 삽관을 하여 기관 내 태변을 제거하고 충분한 산소공급을 하여야 함에도 이를 하지 않는 등 출산 후 조치를 소홀히 한 잘못으로 결국 흉부함몰과 청색증이 동반되는 호흡곤란 증세, 폐 등 기관내에 태변이 잔존하여 나타난 폐렴 등의 폐질환 증세, 동맥혈가스분석 검사상 나타난 산혈증의 증세 등을 일으켰다 할 것이다.

(3) 위와 같이 권○○이 피고 병원 의료진의 과실로 입게 된 질환의 내용, 그에 대한 치료과정에서 사망하게 된 경위, 사망원인 등을 종합하면, 권○○의 선행, 중간 사망원인인 확장성 심근염증, 만성 폐질환, 근간대성 경련질환, 대사성 질환, 대사성 질환 뇌증, 근간대성 경련 의증, 흡인성 폐렴 의증은 위와 같고 피고 병원 의료진의 과실로 인한 태변흡인증후군, 허혈성 뇌병변 등과 후발 병력인 신경세포 세로이드 지방갈색소증 등이 복합적으로 그 원인이 되어 발현된 것이라고 추정함이 상당하므로 달리 권○○의 사망원인이 위와 같은 피고 병원 의료진의 과실에 연유한 질환으로 인한 것이 아니라는 점에 대한 입증이 없는 한(피고는 권○○의 사망원인은 오로지 출산 후에 발견된 신경세포 세로이드 지방갈색소증으로 인하여 생긴 근간대성 경련 등에 있으므로 권○○의 사망에 대하여 책임이 없다는 취지로 주장하나 이를 인정할 증거가 없으므로 피고의 위 주장은 받아들이지 아니한다), 피고는 피고 병원 의료진의 사용자로서 피고 병원 의료진의 위와 같은 과실로 인하여 권○○ 및 그의 부모인 원고들이 입게된 재산적, 정신적 손해를 배상할 의무가 있다 할 것이다.

나. 책임의 제한

다만 권○○의 사망원인이 피고 병원 의료진의 과실로 인한 질환과 후발 병력인 신경세포 세로이드 지방갈색소증의 복합적인 원인에 연유한다는 점, 태변흡인증후군 및 허혈성 뇌병변 등의 원인으로 볼 수 있는 태아곤란증은 그 발견이 쉽지 않은 점 등을 참작하여 피고의 책임범위를 아래에서 보는 바와 같이 제한함(기왕 치료비 및 장례비 중 35%로 제한)이 상당하다 할 것이다.

3. 손해배상책임의 범위

소결

피고는 원고 권○○에게 금 30,541,898원(=상속분 10,000,000원 + 기왕치료비 및 장례비 10,541,898원 + 위자료 10,000,000원), 원고 김○○에게 금 20,000,000원(=상속분 10,000,000원 + 위자료 10,000,000원) 및 위 각 금원에 대하여 불법 행위일인 1999. 8. 11.부터 피고가 그 이행의무의 존부 및 범위에 관하여 항쟁함이 상당한 이 판결선고일인 2004. 7. 8.까지는 민법 소정의 연 5%, 그 다음날부터 다 갚는 날까지는 소송촉진 등에 관한 특례법 소정의 연 20%의 각 비율에 의한 지연손해금을 지급할 의무가 있다.

4. 결론

그렇다면 원고들의 이 사건 청구는 위 인정범위 내에서 이유 있어 이를 인용하고 나머지 청구는 이유 없어 이를 기각하기로 하여 주문과 같이 판결한다.

▶ 사례 7

I. 사건 개요

○○대학교병원 산부인과에 입원한 산모(여 43세)가 출산예정일을 앞당겨 35주 4일만에 양수가 터져 2001. 6. 29 초저녁경 동 병원 산부인과에서 척추마취하에 제왕절개 수술을 하여 태아를 출산함. 그러나 제왕절개술을 하는 과정에서 담당의사인 김○○이 배를 절개한 후 한참동안(약 2-3분) 아기를 끄집어 내지 않고 지체하여 그로 인해 뱃속의 아기가 마취되어 아기를 출산하였으나 목이 처져 울음도 없었고, 폐기능이 좋지 않아 출산 직후 산소호흡기에 의존하지 않고는 생명을 연장할 수 없는 처지로, 이는 명백한 의사의 실수라고 주장하며 환자측이 담당 의사를 고소한 사건.

II. ○○경찰서 수사 61110– 수사협조 의뢰건에 대한 회신

■ 사건내용

위와 동일함.

■ 협조의뢰 사항

문1 첨부한 의무기록지 등을 확인하여 피진정인이 제반조치를 다 하였는지

답 진료기록부를 열람한 결과 산부인과 의사는 수술 전에 환자와 태아에 대하여 충분한 검사와 수술 전 상태평가를 시행하였고 수술과정에서도 특별한 문제점을 발견하지 못함. 따라서 의사는 진료과정에서 제반조치를 모두 시행한 것으로 판단됩니다.

문2 척추마취제로 분만시 시간을 지체하면 아기가 마취되는 등 해가 있는지 등에 대한 소견을 피력하여 주시기 바랍니다.

답 척추마취 하에 제왕절개술을 하는 경우, 태아에 문제가 될 수 있는 것은 약제자체 보다는 국소마취제 투여 후, 산모의 혈역학적 상태가 중요한데 마취기록부 상으로는 사용 약제의 용량도 적절하였고, 마취시작 후 수술이 끝날 때 까지 혈압은 수축기압이 120-140 mmHg, 확장기압이 75-90 mmHg, 맥박 수는 90-110회/분으로 환자가 안정된 상태를 유지한 것으로 보아 분만 후 태아의 상태는 마취와는 무관한 것으로 생각됩니다. 마취를 시작한 시간(21시 20분)과 태아분만 시간(21시 36분)과의 간격은 제왕절개술시 척추마취에 걸리는 시간으로 볼 때 긴 시간이 아닙니다. 그리고 일반적으로 제왕절개술시 척추마취는 전신마취에 비해 신생아 상태가 좋은 것으로 되어 있습니다.
이 환자에서 마취시술은 마취과 의사가 시행한 것으로 보이며 산부인과와 관련한 자세한 사항은 산부인과학회에 문의하시기 바랍니다.

부록

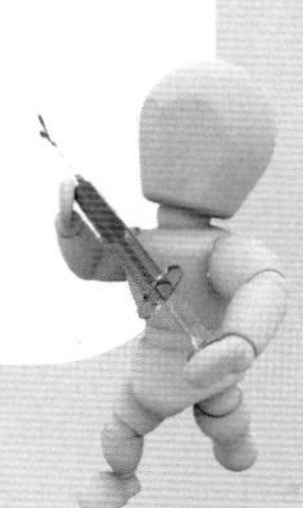

의료사고 148례의 분석과 예방

– 마취 · 통증관리 및 수술관련 의료사고들을 중심으로 –

경희대학교 의과대학 마취통증의학교실
權武一

1. 서론

지난 40여년 동안 우리사회의 경제적 발전과 더불어 사회적, 문화적 환경의 급속한 변화는 의료분야에도 많은 영향을 미쳐왔다. 의학지식과 의료기술의 빠른 발전은 환자들에게 양질의 진료를 제공하는 긍정적 변화를 가져왔으나 다른 한편으로는 과거 상호신뢰를 바탕으로 이루어졌던 의사와 환자와의 관계가 이제는 단순히 의료서비스를 제공하고 서비스를 제공받는 의료상품 제공자와 소비자의 관계만으로 변질되고 있는 것도 사실이다. 그리고 신문, 방송 등 언론을 통하여 매일 같이 쏟아지는 의료정보로 인하여 이제는 더 이상 의료관련 정보가 의사들만의 소유가 아닌 시대로 바뀌었다. 따라서 이러한 결과는 진료현장에서 환자나 가족들로 하여금 의료행위의 결과에 대한 기대치를 높혀 주었고 결과가 기대치에 충족치 못할 경우 의사에 대한 불만과 불신을 갖게 되고 의료사고가 불가항력적으로 발생하였을 경우에도 의사들에게 모든 책임을 물으려 함으로 의사들의 진료환경은 점차 어려워지고 있는 실정이다.

의료사고의 발생으로 인한 사망 혹은 뇌손상에 의한 식물인간 상태 및 신체장애 등의 심각한 결과는 그 발생 원인이 불가항력적인 것이든, 의사의 부주의나 과실에 의한 것이던 환자와 그 가족 그리고 의사 모두에게 막대한 정신적, 신체적 고통과 시간적, 경제적 손실을 가져오게 된다. 따라서 한 건의 의료사고도 발생하지 않도록 하는 것이 가장 이상적이나 그것은 현실적으로 불가능한 일이다. 즉 의사도 인간인 이상 완전할 수는 없으며 사고의 원인 또한 불가항력적인 경우가 적지 않으므로 의사가 환자에게 진료를 계속하는 한 의료사고의 발생은 계속될 것이며 그 가능성은 누구에게도 존재할 수 있다. 다만 의사들이 의료사고의 방지를 위해 할 수 있는 중요한 일은 예방이 가능한 의료사고를 얼마나 줄이느냐 하는데 있다.

마취 · 통증의학 분야는 지난 50여년 동안 의학지식과 의료기술의 발전, 마취장비와 약제의 개발 및 환자감시장치의 급속한 발달에 힘입어 현재 마취 및 통증치료는 임상의학에서 중요한 비중을 차지하고 있으며 과거의 마취개념과는 달리 환자의 수술을 위한 최상의 상태 유지뿐만 아니라 호흡, 혈액순환조절, 수분, 혈액, 전해질공급 등의 응급의료 및 중환자 치료, 통증관리에 이르기까지 그 범위가 매우 넓고 다양하여졌다. 그러나 마취 및 통증관리에 사용하는 대부분의 약제는 중추신경계, 순환기계, 호흡기계에 대한 억제작용을 갖고 있을 뿐 아니라 사용효과의 신속성때문 부작용도 일반약제에 비해 크고 빈번하며 또 그 대상자가 비생리적인 상태에 있는 환자이기 때문에 가역적 또는 비가역적 위험이 발생할 수 있는 요소가 언제나 내포되어 있으며 전신마취의 경우에는 환자의 호흡을 인위적으로 조절해야 함으로 항상 환자의 환기관리에 따른 위험을 갖고 있다.[1)]

마취 · 통증의학 분야의 발달은 시술과 관련하여 발생하는 합병증과 사망률의 빈도를 크게 감소시켰으며 특히 사망률은 미국 등의 경우 80년대에 들어와서는 10,000 건당 1명으로 보고되었고[2, 3)] 90년대 이후에 들어와서는 조사기관에 따른 차이는 있으나 20,000 - 180,000건 당 1명으로 더욱 감소하고 있다[4)]. 그러나 이러한 사망률의 현저한 감소에도 불구하고 아직까지도 마취관련 사망률은 내과, 가정의학과 등 다른 임상과들과 비교할때 높은 비율을 보이는 것으로 보고되고 있다.[5)] 국내의 경우에는 마취와 관련한 의료사고 발생률에 대하여 1970년대 이전까지는 구체적인 자료들이 부족하여 정확한 내용을 알 수 없으나 1970년대 이후 마취 · 통증의학 분야의 발전속도를 고려할 때 마취 · 통증관리와 관련한 의료사고 발생률은 과거에 비해 현저히 감소되었을 것으로 추정되나 아직 정확한 통계는 없다.

저자는 지난 16년간 여러 기관으로부터 마취 · 통증관리 및 수술과 관련하여 발생한 의료사고에 대한 자문의뢰를 받아오면서 의료사고의 심각성에 대해 깊이 느끼게 되었고 예방이 가능한 의료사고의 발생빈도를 줄이는 방법으로는 먼저 발생하는 의료사고의 유형을 정확히 이해하고 그 유형에 따라 그에 대한 예방책을 마련하는 것이 중요하다고 생각되어 지난 수년간 사고와 관련한 내용을 논문과 책자를 통해 발표한 바 있다.[6, 7)] 그러나 발표내용이 사고사례들의 심층적인 유형분석에는 미흡한 아쉬움이 있어 이번에는 발생한 의료사고들의 유발요인을 기준으로 좀 더 깊이 있는 유형분석을 시도하여 보았다.

2. 유형분류의 대상 및 기준

1994년부터 2009년 까지 저자에게 심의 의뢰가 온 의료사고 사례들 중 마취,통증관리 및 수술과 관련된 의료사고 148 례에 대하여 보내온 진료기록부, 마취기록지, 부검소견서, 수사기관의 조사기록과 함께 법원의 판결문(화해조서, 조정조서 포함)의 내용을 기초로 하여 발생한 의료사고의 유발요인에 따라 사고유형을 아래와 같이 7개 군으로 분류하였고 분류결과에 따른 사고유형의 분석을 시도하였다. 다만 분류의 과정에서 사고의 유발요인이 복합적인 사례들은 사고의 결과에 더 큰 영향을 준 쪽으로 분류하였다.

1) 전신마취에 따른 수기 및 사용한 마취약제의 종류와 관련한 사고사례들

2) 부위마취 수기.국소마취제 및 통증치료와 관련한 사고사례들,

3) 마취 · 수술과정에서 환자관리문제 혹은 원인불명에 의한 사고사례들,

4) 마취 · 수술후 회복과정에서 환자관리문제 혹은 원인불명에 의한 사고사례들

5) 수술과 관련한 사고사례들,

6) 환자가 수술전부터 가지고 있던 전신질환이나 수술전 환자상태와 관련한 사고사례들,

7) 제왕절개술로 태아분만 후 태아상태와 관련한 사고사례들(산과분야).

3. 유형분류의 결과

1) 전신마취 수기 및 사용한 마취약제의 종류와 관련한 사고사례들(12 례)

(1) 마취유도 과정에서 발생한 사고사례들(6 례)

외과에서 충수돌기절제술을 위한 마취유도시 기도내 삽관의 실패로 인해 환자가 저산소성 뇌손상을 받아 식물인간 상태에 있는 사례가 1건, 산부인과에서 제왕절개술을 위한 마취유도중 기도내 삽관 실패에 따른 저산소증으로 환자가 뇌손상을 받아 산모가 정신장애 후유증을 가진 사례가 1건, 신경외과에서 척추수술을 위한 전신마취유도 과정에서 기도내 삽관 직후 발생한 기관지경련으로 환자가 저산소성 뇌손상을 받아 식물인간 상태가 된 사례가 1건, 정형외과에서 손가락절단으로 수지접합 수술을 받기 위한 전신마취유도 과정에서 기도내 삽관 직후 심정지가 발생하여 환자가 사망한 사례가 1건(기도삽관 과정에서의 문제발생 가능성 의심), 이비인후과 수술에서 기도내 삽관에 실패하여 수술을 취소하거나 연기한데 대해 민원을 제기한 사례가 2건으로 마취유도 과정에서 발생한 의료사고는 모두 6건 이었다.

(2) 사용한 전신마취약제와 관련한 사례들(6 례)

전신마취 약제(흡입마취제, 탈분극성 근이완제)와 관련하여서는 비뇨기과에서 소아환자가 서혜부 탈장 교정수술을 받던 중 악성고열증이 발생하여 사망한 사례가 1건, 정형외과에서 전신마취하에 골절수술을 받던 환자가 악성고열증 발생으로 사망한 사례가 2건, 구강외과에서 전신마취하에 악골교정수술을 받던 환자에서 악성고열증이 발생하여 사망한 사례가 1건, 이비인후과와 성형외과에서도 수술중 악성고열증 발생으로 환자가 사망한 사례가 각 1건으로 악성고열증 발생사례는 6건으로 모두 사망하였다.

2) 부위마취 수기.국소마취제 및 통증치료와 관련한 사고사례들(14 례)

(1) 척추마취 및 경막외 마취와 관련한 사례들(4 례)

산부인과에서 척추마취 또는 경막외 마취하에 제왕절개술을 받은 환자에서 수술 후 하반신 기능장애가 초래된 사례가 3건, 외과에서 하지의 양성종양 수술을 하기 위하여 수차례 척추마취를 시도하였으나 실패하고 국소마취로 바꾸어 수술을 한 후 환자가 계속 허리통증을 호소하며 민원을 제기한 사례가 1건으로 모두 4건 이었다.

(2) 말초신경차단술과 관련한 사례들(8 례)

국소마취제와 관련하여서는 산부인과에서 조직검사를 하기 위하여 국소마취제인 리도케인(lidocaine)을 자궁경부에 주사한 후 심폐정지가 발생하여 환자가 사망한 사례가 1건, 정형외과에서

상완신경총 차단술하에 상지수술을 받던 중 심정지가 발생하여 환자가 사망 혹은 식물인간이 된 사례가 4건, 외과에서 리도케인으로 국소마취를 하여 치핵수술을 하던 중 발생한 심정지로 환자가 저산소증 뇌손상을 받은 사례가 1건, 이비인후과에서 만성비후성비염의 수술적 치료를 위하여 환자의 코에 epinephrine이 함유된 lidocaine을 주입한 후 의식이 소실되어 소생술을 시행하였으나 결국 환자가 사망한 1건과 진단적 검사를 받기 위하여 리도카인 가글gargle을 사용한 구강마취를 시행하던 중 환자가 쇽 상태에 빠진 사례가 1건으로 모두 8건 이었다.

(3) 통증치료와 관련한 사례들(2 례)

통증크리닉에서 버거씨 질환Burger' s disease의 치료를 위해 요추교감신경절 차단을 받은 환자에서 하반신 기능장애가 일시적으로 초래된 사례가 1건, 외과에서 간공여자가 간절제술을 받은 후 발생한 심한 통증을 치료하기 위하여 장기간 demerol을 사용한 결과 환자에서 약물 유발성 정신질환이 초래된 사례가 1건이었다.

3) 마취 · 수술과정에서 환자관리문제 혹은 원인불명에 의한 사고사례들(31 례)

(1) 정맥마취제의 투여량 혹은 병합투여와 관련한 사례들(7 례)

외과에서 치핵수술 환자의 마취과정에서 정맥마취제와 진정제의 과다 혹은 병합투여로 환자가 심폐정지를 일으켜 사망한 사례가 1건, 산부인과분야에서 비교적 간단한 수술의 마취과정에서 정맥마취제와 진정제의 병합 및 과다투여로 사망한 사례가 4건, 내과와 가정의학과에서 정맥마취제 투여 후 위내시경 검사를 받던 환자에서 심폐정지가 발생하여 사망한 사례가 2건으로 모두 7건 이었다.

(2) 전신마취하 수술중 발생한 사례들(19 례)

외과분야는 전신마취하에 양성종양 제거술을 받던 중 심정지가 발생하여 환자가 사망하거나 뇌손상을 받은 사례가 2건, 정형외과분야는 전신마취하에 수술(골절수술, 양성종양제거술, 인대복원술 등)을 받던 중 원인불명의 심폐정지가 발생하여 사망하거나 뇌손상또는 신경손상에 의한 후유장애를 가진 사례가 10건, 산부인과 분야에서는 임신중절 수술 후 발생한 심폐정지로 사망한 사례가 1건, 혈관노출술 시행중 신경손상을 입은 사례가 1건으로 모두 2건이였다. 그 외 분야는 전신마취하에 성형수술(화상으로 인한 피부이식술, 유방확대술, 얼굴성형술)을 받던 환자가 마취중에 심폐정지가 발생하여 사망한 사례가 3건, 흉부외과에서 폐농흉으로 개방창 폐쇄수술을 받던 환자가 수술 중 심정지 발생으로 뇌손상을 받아 식물인간이 된 사례가 1건, 이비인후과에서 아데노이드 절제술을 받던 소아환자가 수술 중 심정지를 일으켜 사망한 사례가 1건 이었다.

(3) 척추마취 및 경막외마취하 수술중 발생한 사례들(5 례)

산부인과에서 산모가 경막외마취하에 제왕절개술을 받던 중 발생한 심폐정지로 인해 환자가 저산소성 뇌손상을 받은 사례가 1건, 외과에서 척추마취하에 충수돌기 절제술을 받던 중 심정지가 발생하여 환자가 저산소성 뇌손상을 받아 식물인간상태로 있다가 사망한 사례가 1건, 척추마취하에 정형외과 수술을 받던 환자에서 심폐정지가 발생하여 환자가 사망하거나 저산소성 뇌손상을 받은 사

례가 3건 이었다

4) 마취 · 수술 후 회복과정에서 환자관리 문제 혹은 원인불명에 의한 사고사례 들(24 례)

(1) 전신마취하 수술 후 회복과정에서 발생한 사례들(21 례)

산부인과에서는 자궁적출술 혹은 제왕절개술 후 회복과정에서 환기관리의 문제로 환자가 저산소성 뇌손상을 입거나 의식의 회복과정에서 문제가 있었던 것으로 추정되는 사례가 4건, 전자궁적출술을 받은 후 회복실에서 고혈당성 혼수를 일으켜(평소 당뇨질환은 없었음) 언어장애와 신경장애의 후유증을 보이고 있는 사례가 1건, 질성형술 후 치료과정에서 화상을 입은 사례가 1건으로 모두 6건 이었다.

정형외과에서는 골절수술 후 회복과정에서 호흡정지가 발생하여 환자가 사망하거나 뇌기능 장애가 발생한 사례가 2건, 2차로 수지접합 수술을 받은 환자가 마취로부터 회복 후 발열, 피부발적 등의 증상과 함께 다시 의식장애가 초래되어 식물인간 상태에 있는 사례가 1건으로 모두 3건 이었다.

외과분야는 범발성복막염으로 수술을 받은 환자가 회복실에서 심폐기능의 부전과 경련 발생으로 저산소성 뇌손상을 받아 식물인간 상태에 있거나 사망한 사례가 3건, 영아가 장중첩증 수술을 받은 후 병실로 옮겨진 후 고열, 청색증에 이어 심정지가 발생하여 저산소성 뇌손상을 받은 사례가 1건, 영아가 탈장수술을 받은 후 지속적 경련발생으로 저산소성 뇌손상을 받아 사망한 사례가 1건 모두 5건 이었다.

그 외 분야는 성형외과에서 전신마취하에 성형수술(화상으로 인한 피부이식술, 하악골 교정술)을 받은 환자가 회복실에서 심폐정지가 발생하여 환자가 뇌기능 장애가 초래되거나 사망한 사례가 2건이었고 흉부외과에서 심실중격결손으로 봉합술을 받은 소아환자가 회복실에서 저산소성 뇌손상을 받아 뇌신경 기능장애가 초래된 사례가 1건 이었고, 비뇨기과에서 서혜부 탈장수술을 받은 소아환자가 수술 후 병실에서 발생한 지속적 경련과 호흡부전으로 양측 대뇌경색이 초래된 사례가 1건, 이비인후과에서 설소대절제술을 받은 소아 환자가 회복실에서 발생한 기흉으로 사망한 사례가 1건 이었고 구강외과에서 턱교정술을 받은 환자가 회복실 혹은 병실에서 호흡곤란, 저산소증에 이어 심정지가 발생하여 저산소성 뇌손상을 입거나 사망한 사례가 2건으로 모두 7건 이었다.

(2) 척추마취 및 경막외마취하 수술 후 회복과정에서 발생한 사례들(3 례)

외과에서 척추마취하에 치핵수술을 받은 환자가 회복과정에서 오심, 구토, 경련, 발작을 일으켜 사망하거나 뇌손상을 받은 사례가 3건 이었다.

5) 수술과 관련하여 발생한 사고사례들(23 례)

(1) 수술중의 출혈과 관련한 사례들(6 례)

수술 중의 출혈과 관련된 사례로는 분만과정에서 자궁파열 혹은 자궁내 대량출혈로 환자가 사망하거나 뇌기능 장애가 발생한 사례가 4건, 제왕절개술을 받던 중 간열상에 의한 출혈로 심정지가 발생하여 신경장애가 초래된 사례가 1건으로 산부인과 사례가 5건 이었고, 교통사고에 의한 신장파열로 비뇨기과에서 신장적출술 중에 심한 출혈이 발생하여 환자가 사망한 사례가 1건으로 모두 6건 이었다.

(2) 수술수기와 관련한 사례들(3 례)

수술수기와 관련된 사례들로는 외과에서 수술의 잘못으로 인한 범발성 복막염의 발생으로 환자가 심한 신체적 장애 및 정신적 장애를 입은 사례가 1건 이었고, 정형외과에서 시행한 척추수술로 인해 환자에게 하반신 마비가 초래된 사례가 1건, 신경외과에서 뇌수막종 절제술 후 수술후유증으로 환자가 혼수상태에 있다가 사망한 사례가 1건으로 모두 3건 이었다.

(3) 수술의 지연과 관련한 사례들(1 례)

외과에서 급성 충수돌기염 환자에서 수술의 지연으로 인한 범발성 복막염의 발생으로 환자가 사망한 사례가 1건 이었다.

(4) 수술의 합병증과 관련한 사례들(13 례)

가. 양수색전증 혹은 폐색전증의 발생(12 례)

제왕절개술로 태아분만 직후 수술실 또는 회복실이나 병실에서 갑자기 심폐정지가 초래되어 산모가 사망하거나 식물인간이 된 사례가 8건(5건은 양수색전증에 의한 것으로 추정되었고, 3건은 폐색전증에 의한 것으로 확인되었음)으로 산부인과 사례가 8건 이었고, 정형외과 수술에서는 전신마취하에 척추수술 또는 골절수술을 받던 환자에서 폐색전증이 발생하여 사망하거나 신체장애가 발생한 사례가 4건으로 모두 12건 이었다.

나. 항생제 사용에 의한 전격성 간염(1 례)

정형외과에서 2차에 걸친 수술과정을 통해 투여한 항생제의 영향으로 전격성 간염이 발생한 사례가 1건 이었다.

6) 환자가 수술 전부터 가지고 있던 전신질환이나 수술 전 환자상태와 관련하여 발생한 사고사례들 (37 례)

(1) 심혈관계 질환 사례들(23 례)

정형외과에서는 관상동맥질환을 가진 환자가 척추수술 또는 골절수술을 위한 전신마취 유도과정이나 전신마취 중에 또는 수술 후 회복실에서 심폐정지가 발생하여 사망한 사례가 7건, 허리통증으로 통증치료를 받은 직후 심정지를 일으켜 소생술을 시행하였으나 수일 후 사망한 사례가 1건, 심장판막질환과 폐질환을 가진 환자가 골절수술을 받은 후 회복실에서 심정지를 일으켜 사망한 사례가 1건, 관상동맥질환과 당뇨병을 가진 환자에서 경막외마취를 시행한 직후 심정지가 발생하여 사망한 사례가 2건, 다발성 골절상을 입은 고혈압 환자가 전신마취하에 골절수술을 받던 중 심정지가 발생하여 사망한 사례가 1건으로 심혈관계 질환과 관련된 사례는 모두 12건 이었다,

산부인과 분야에서는 제왕절개술 중에 심정지를 일으켜 사망한 사례 2건과 정맥마취와 국소마취하에 질성형술을 받은 환자가 수술 직후 심정지를 일으켜 사망한 사례 1건은 부검소견에서 중등도 내

지 고도의 관상동맥질환을 가졌음을 확인하였다.

외과에서는 관상동맥질환을 가진 환자가 전신마취하에 충수돌기 절제술 혹은 소장천공으로 수술을 받던 중 심정지가 발생하여 사망한 사례가 2건 이었다. 그 외 분야에서는 관상동맥질환을 가진 환자가 전신마취하에 신경외과에서 뇌수술이나 척추수술을 받던 중 심폐정지가 발생하여 사망한 사례가 3건 이었고, 성형외과에서 관상동맥질환을 가진 환자가 얼굴 성형술을 받은 직후 회복실에서 돌연사한 사례가 1건, 재활의학과에서 관상동맥질환을 가진 환자가 통증치료를 위하여 리도케인을 주입받은 후 심정지가 초래되어 사망한 사례가 1건, 통증크리닉에서 관상동맥질환을 가진 환자가 통증치료를 위하여 리도케인을 주입받은 후 shock 상태에 빠진 사례가 1건으로 모두 6건 이었다.

(2) 뇌혈관계 질환 사례들(6 례)

정형외과에서 뇌졸중과 고혈압의 병력을 가진 환자가 전신마취하에 손목 골절수술을 받고 병실로 옮겨진 후 의식소실 및 뇌기능 장애가 초래된 사례가 1건, 뇌동맥 혈관폐색을 가진 환자가 척추수술 후 뇌경색이 초래된 사례가 1건으로 모두 2건 이였고, 외과에서 동정맥 기형을 가진 소아환자가 충수돌기절제술 후 소뇌출혈이 발생하여 사망한 사례가 1건, 비뇨기과에서 뇌졸중의 후유증을 가진 환자가 신장결석 제거술을 받은 후 뇌경색이 초래되어 사망한 사례가 1건, 이비인후과에서 뇌동맥류를 가진 환자가 전신마취하에 유양동 삭개술을 받은 후 뇌동맥류 파열로 사망한 사례가 1건, 소아과에서 뇌지주막하 출혈을 가진 소아환자가 경련의 치료를 위하여 바리움을 투여받은 후 호흡정지가 발생하여 사망한 사례가 1건으로 모두 6건 이었다.

(3) 기타 질환(당뇨병, 폐결핵) 사례들(3 례)

외과에서 중증 폐결핵을 가진 환자가 충수돌기 절제술을 받은 후 회복과정에서 발생한 폐합병증으로 사망한 사례가 1건, 중증의 당뇨병을 가진 환자가 안과수술 후 회복실에서 심폐정지가 발생하여 저산소성 뇌손상을 받은 사례가 1건, 통증크리닉에서 당뇨병을 가진 환자가 통증치료를 위해 성상신경절 차단시술을 받은 후 시력장애를 호소한 사례가 1건으로 모두 3건 이었다.

(4) 수술전 환자의 불량한 상태와 관련한 사례들(5 례))

수술 전 전자간증을 가졌던 환자가 제왕절개술 후 회복과정에서 폐합병증을 일으켜 사망한 사례가 1건, 말기암으로 전신상태가 불량하였던 부인과 환자가 자궁적출술 중 심정지가 발생하여 사망한 사례가 1건으로 산부인과 관련 사고는 2건 이었고, 정형외과에서는 다발성 골절상과 뇌손상을 입은 환자가 2차에 걸친 정형외과와 신경외과 수술 후 파종성 혈관내응고병증으로 사망한 사례가 1건, 외과에서는 충수돌기염으로 수술을 받은 환자가 의식회복 후 갑자기 경련을 일으켜 각종 항경련 치료에도 조절되지 않고 경련상태가 지속되고 있으며 경련의 원인은 수술전 감염된 뇌염으로 추정되는 사례가 1건, 루드비그 앙기나(Rudwig angina) 진단하에 구강외과에서 응급수술을 받은 환자가 수술후 뇌신경장애를 가진 사례가 1건으로 모두 5건 이었다.

7) 제왕절개술로 태아분만 후 태아와 관련된 신체장애 혹은 사망(7 례)

이 유형은 산과분야 7건으로 제왕절개술로 분만한 태아가 사망한 사례가 3건, 신체장애를 가진 사례는 4건 이었다.

전체적으로 의료사고 유형을 비교하여 보면 마취와 관련한 사고유형이 81건(55%)으로 가장 많았으며 환자의 기존 질환이나 수술전 상태와 관련한 사고유형이 37건(25%), 수술과 관련한 사고유형이 23건(16%), 태아상태와 관련한 사고유형이 7건(4%)의 순이었다. 그리고 전문과별 사고사례들을 비교해 볼때 정형외과 분야가 44건, 산부인과 분야가 43건, 외과분야가 23건, 그외 분야(신경외과, 흉부외과, 성형외과, 이비인후과, 비뇨기과, 안과, 구강외과, 내과, 소아과, 가정의학과, 통증크리닉 등)가 38건 이었다.

4. 전체적 사고유형의 분석과 고찰

마취관련 의료사고는 1990년대 이후 보고에서도 수술 2만 건당 한 건의 사망률을 보이는 것처럼 환자의 생명과 직결되어 사고의 결과는 사망, 혹은 저산소성 뇌손상에 의한 식물인간 상태, 하반신 마비 등을 초래하는 경우가 대부분이며 경미한 경우라도 부분 신경손상을 초래함으로 그 심각성 정도가 매우 커 사고예방의 중요성이 더욱 절실하다. 국내에서 마취 및 수술과 관련된 의료사고건수도 수술환자의 증가와 더불어 매년 증가하고 있을 것으로 추정되나 일부 의사들에 의해 간헐적으로 보고되는 의료사고 증례들을 제외하고는 아직 전국적인 사고발생 빈도와 사고유형에 관한 정확한 통계나 체계적인 분석은 충분히 되어있지 않은 실정이다.

저자는 국내에서 발생하는 의료사고들의 발생빈도를 감소시키기 위해서는 불가항력적인 사고를 제외한 의료사고들 중에서 특히 예방이 가능하였을 것으로 추정되는 사고들의 경우 사고의 원인을 분석하여 같은 종류의 사고의 재발을 방지하는 것이 매우 중요하다고 생각하였다. 따라서 저자는 지난 16년간 수집한 의료사고 사례들과 관련된 자료를 바탕으로 마취 · 통증관리 및 수술분야 의료사고 사례들(148 례)의 사고발생 원인추정을 위한 유형별 분류와 그에 대한 분석을 시도하였다.

분류방법은 사고의 유형을 크게 7개 유형으로 나누고 그 유형내에서 다시 세부유형으로 나누었다. 그러나 일부 사례는 사고유발 요인이 복합적이어서, 또 일부 사례는 진료기록이 충분치 못하여 사고유발 요인을 추정하는데 어려움이 있어 모든 사례들에 대해 정확한 사고유형을 분류하기가 쉽지 않았으나 이러한 유형분류와 그에 대한 분석이 의료사고의 예방을 위한 하나의 시도라 생각하였다.

먼저 첫째 전신마취유도 과정에서의 사고유형으로 전신마취 유도시 기관내 삽관 실패에 따른 저산소증으로 환자가 뇌손상을 입은 사례가 2건, 수술취소로 인한 민원제기 사례가 2건이나 되는 것은 마취유도 과정에서의 기도확보 및 유지와 환기관리의 중요성을 일깨워 주는 것이다. 이러한 사고는 대부분의 경우 마취 전에 환자의 기도상태를 정확하게 평가하지 못한 체 기관삽관이 어려운 해부구조difficult airway를 가진 환자에서 무리하게 기관삽관을 시도하는 과정에서 발생하며 특히 마취과의사 한사람이 근무하는 중소규모의 병원에서 일어나기 쉬운 사고라 할 수 있다. 따라서 이러한 사고의 예방을 위해서는 먼저 환자의 해부학적 기도구조를 마취 전에 정확하게 평가하고 적절한 삽관기구를 준비하는 것이 중요하며 마취유도 후 기관삽관이 수차례 실패할 경우에는 후두마스크laryngeal mask를 사용하거나 환기상태가 유지될 때 수술을 연기하는 것도 사고예방을 위한 방법일 수 있으며 기관삽관이 이루어졌더라도 호흡음의 청진, 호기말 이산화탄소분압의 측정 등으로 기관튜브의 정확한 위치를 반드시 확인하여야 한다.

기관삽관 직후에 발생한 기관지연축으로 인한 호흡부전으로 환자가 식물인간이 되거나 사망한 사례는 2건으로 기관내 삽관이 어려운 상황에서 거듭된 삽관시도로 자극에 의해 후두연축이나 기관지연축이 발생하여 환기관리마저 어려울 경우 재앙이 초래될 수 있다.

전신마취중에 발생한 악성고열증은 발생 사례 6건 모두에서 환자가 사망하였는데 이는 악성고열증이 치명적인 합병증임을 보여주고 있다. 악성고열증의 예방을 위해서는 수술전 환자가족력의 조사, 소인이 있는 환자에서 마취시 할로겐화 흡입마취제와 탈분극성 근이완제의 사용을 피하고 증상발현시에는 적극적인 대증요법(100% 산소투여, 체온하강. 대사성산증의 교정 등)과 치료제인 dantrolene의 투여 등이 필요하다. 그러나 마취전에 악성고열증의 소인을 가진 환자를 정확하게 감별하는 것도 어렵거니와 치료제인 dantrolene도 대도시에 소재한 대형병원을 제외하고는 공급이 원활하지 못하여 지방중소병원이나 개인의원에서는 응급으로 사용할 수 있는 여건이 되지 못하여 환자의 소생이 어려울 수 있다.

부위마취방법 및 사용약제와 관련한 사례들에서는 척추 및 경막외마취 시술의 합병증으로 하반신 장애가 초래된 사례들, 말초신경차단술과 관련하여 시술자체나 사용한 약제(특히 bupivacaine 같은 국소마취제 등)에 의해 환자가 사망 또는 식물인간이 된 사례들, 그리고 lidocaine을 사용한 국소마취와 관련하여 사망 또는 뇌손상을 받은 사례들을 볼때 부위마취시에도 시술에 따른 주의와 사용약제의 선택 및 사용량에 대한 각별한 주의를 하지 않을 경우 치명적 결과가 초래될 수 있음을 말해준다. 이는 전신마취에 비해 부위마취 방법이 항상 안전할 것이라는 일반적인 생각과는 차이가 있음을 보여주고 있다.

마취 · 수술 및 회복과정에서 환자관리와 관련하여 발생한 사고사례들은 모두 55건으로 전체 사례들의 37%를 차지하여 분석대상 의료사고 사례들중 가장 높은 비중을 차지하였는데 이는 수술실이나 회복실에서의 환자관리가 얼마나 중요한 것인지를 말해주는 것이라 하겠다. 마취 · 수술과정에서 발생한 사례들(31 례)은 정맥마취제나 흡입마취제의 과다투여로 인한 순환과 호흡억제 발생시 환자의 순환이나 호흡관리의 문제, 원인을 알 수 없는 심폐정지의 갑작스런 발생 등으로 인한 악결과가 대부분이었고 원인을 알 수 없는 사례들에서도 수술 전의 환자상태, 수술의 종류, 부검소견(사망사례에서)을 고려하였을 때 순환이나 호흡관리문제 또는 투여약제나 수액에 대한 과민성 반응으로 인한 아나피락틱 쇽anaphylactic shock 이외에는 특별한 원인을 찾을 수 없는 사례들이 많았다. 그러나 투여약제나 수액에 의한 anaphylactic shock의 발생은 매우 드물어 이러한 사고의 판결문들을 분석해 보았을 때 의사의 책임을 묻는 경향이 큼으로 마취를 담당하는 의사들(마취통증의학과 의사이든 타과 의사이든)은 마취중의 환자관리에 각별한 주의를 기울여야 할 것으로 생각된다. 그리고 전신마취뿐 아니라 척추마취나 경막외마취를 시행한 환자에서도 마취중에 심폐정지를 초래하는 사례들이 드물지 않은 것으로 보아 척추마취나 경막외마취 같은 부위마취 방법이 전신마취에 비해 반드시 안전한 마취방법이라고만 할 수는 없으므로 역시 환자의 마취관리에 상당한 주의가 필요할 것으로 생각한다.

회복과정에서 문제가 발생한 사례들(24 례)에서는 환자가 뇌손상을 입거나 사망한 사례가 23건으로 대부분의 환자들에서 심각한 악결과가 초래되었다. 회복실에서의 사고들은 대부분이 갑자기 발생한 사고들이며 악결과 역시 수술 전의 환자상태, 수술의 종류, 마취 중의 환자상태, 사망환자의 경우 부검소견 등을 고려할 때 환자의 호흡 및 순환관리와 밀접한 관계가 있음을 보여주고 있으며 이는 회복실에서의 환자의 호흡이나 순환관리 및 약제의 투여 등이 환자의 악결과에 큰 영향을 미치고 있음을 암시해 주고 있다. 수술실이나 회복실에서 발생한 의료사고들의 원인으로는 예방이 가능하였던 사고들(약제의 잘못사용이나 과량사용, 호흡 및 순환관리의 부주의 등)과 함께 불가항력적인 사고들(투여약제나 수액에 의한 예상치 못한 과민성 쇽 등)도 있을 것이나 사고예방을 위해서는 수술중의 철저한 환자관리는 물론 회복실에서도 환자가 충분히 회복될 때까지 환자상태 관리에 주의를 기울여야 함은 아무리 강조하여도 지나치지 않을 것이다.

수술과 관련하여 발생한 사고사례들에서는 수술과정에서의 심한 출혈로 인해 뇌손상을 받거나 사망한 사례가 6건 이었는데 그중 분만과 관련된 사고가 5건이나 되는 것은 분만환자에 대한 수술 및 마취가 갖는 위험성을 나타내고 있다. 수술중의 수기상의 잘못으로 환자가 신경손상이나 뇌손상을 입거나 사망한 사고가 3건이었고 수술의 지연으로 인해 환자가 사망에 이르게 된 1건은 수술부서에서의 환자관리의 중요성을 일깨워 주고 있다.

수술과 관련한 합병증으로는 양수색전증, 폐색전증으로 뇌손상을 입거나 사망한 사례가 12건으로 양수색전증이나 폐색전증 발생시의 치명성을 알 수 있으며 그중 8건이 제왕절개술과 관련된 것으로 볼 때 분만환자의 제왕절개술 시행시에 양수색전증이나 폐색전증의 발생 위험도가 높은 것을 알 수 있다. 그러나 수술전에 양수색전증의 발현 위험을 예측하기는 매우 어려워 이로 인한 의료사고의 발생은 불가항력적이라고 할 수 있을 것이나 폐색전증의 경우에는 수술후 회복과정에서의 환자의 초기 증상에 대한 정밀관찰과 필요시 즉각적인 치료를 할 경우 과거와는 달리 예방이 어느 정도 가능한 분야로 인식되고 있다 .

환자가 수술전부터 가지고 있던 전신질환으로 인해 수술 후 사망 또는 뇌손상의 합병증을 일으킨 사례는 심혈관계 질환이 가장 많았으며(23 례) 대부분 사망하였는데 사망의 주요 원인은 관상동맥질환의 악화였다. 이 분야에서는 정형외과 환자가 가장 많았는데 (12 례) 생명중추기관vital organ을 대상으로 하는 수술이 아닌데도 불구하고 사망사례가 많은 것은 고령에 중등도 이상의 관상동맥질환을 가진 환자가 많았으나 상당수의 환자들은 수술 전에 증상이나 단순 심전도 상에서는 관상동맥질환의 소견을 발견하지 못하여 사고의 발생을 예상하지 못했기 때문이였던 것으로 생각된다. 이로 볼 때 수술환자들에 대한 수술전 검사들의 중요성이 강조되어야 할 것이나 실제적으로 임상에서 증상이 없고 심전도상에도 특이 소견이 없는 모든 환자에서 고비용과 상당한 시간이 소요되는 집중적 심기능 검사를 한다는 것은 의료비용면에서나 보험인정 측면에서 어려운 상황이므로 이러한 사고는 불가항력적인 측면이 크다고 할 것이며 따라서 사고의 결과에 대한 의사들의 책임여부에 대해서도 고려가 필요할 것으로 생각한다.

뇌혈관질환을 가진 환자에서도 질환의 영향으로 인해 수술 후 사망내지 뇌손상을 받은 환자가 6명이나 되었으며 이중 절반(소아환자 2명, 이비인후과 수술 환자 1명)은 수술 전 특별한 증상이나 소견을 보이지 않았던 환자여서 심혈관질환과 마찬가지로 수술전 통상검사routine examination의 한계를 보여주었다.

그외 질환이나 수술 전의 불량했던 환자상태가 마취중이나 마취후의 회복과정에서 발생한 악결과에 영향을 미친 사례들도 8건이나 되었는데 특히 당뇨병을 가진 환자의 경우에는 당뇨병의 진행정도, 합병증 보유여부, 치료에 대한 반응 등을 수술 전에 정확히 평가하는 것이 중요하다. 일반적으로 여러 원인으로 수술 전의 전신 상태에 특이 소견이 있는 환자의 경우에는 수술 전 상태에 대한 정확한 평가와 치료내용을 진료기록부나 마취기록지에 자세히 기록해 두는 것이 매우 중요하다.

마취와 관련된 의료사고의 원인들에 대한 분석은 여러사람들에 의해 시행되었는데 마취관련 의료사고의 주요원인으로는 저산소혈증[2,3], 약제의 과다사용[8–10], 상대적 과다사용으로 인한 순환장애[3], 위내용물의 흡인[10] 등이 있으며 약제의 과다사용이나 위내용물의 흡인에 의한 마취사고의 빈도는 현저히 줄어들고 있는 것으로 보고되고 있으며 할로텐 간염, 악성고열증, 수술중 색전증발생 등은 마취사고의 치명적 원인이나 발생빈도는 매우 낮아 전체 사고발생 빈도의 10 % 이내인 것으로 알려져 있다.[8–10]

저산소혈증은 현재 마취사고의 가장 흔한 원인으로 알려져 있는데 Green[8], Solazzi[9], Davis 등의[11] 보고에 의하면 사망이나 뇌손상의 경우 1/3 - 2/3가 저산소혈증으로 초래되며 저산소혈증을 일으키는 주원인은 환기부전ventilatory failure에 의한 것이라 하였다. 환기부전은 기관튜브가 식도내로 들어가거나 인공호흡기의 연결부위가 빠진 것을 인지하지 못했거나 마취유도로 환자의 의식이 소실되고 근이완이 일어난 후 기도내 삽관의 실패나 기도유지가 불가능할때 주로 일어날 수 있다. 또 흡입산소 농도가 불충분했을 때도 저산소혈증이 일어날 수 있으나 발생빈도는 환기부전보다 낮은 것으로 보고되고 있다.[11]

Keenan[5] 의 보고에 의하면 실제 가장 심각한 문제는 저산소혈증을 초래하는 원인의 상당수가 사람의 실수에 의한 것이라는데 있는데 마취담당 의사가 조절할 수 없는 불가항력적 요인에 의해 충분한 환기가 이루어지지 않거나 충분한 산소공급을 하지 못하는 경우는 비교적 적다는 것이다. 즉, 저산소혈증은 인공호흡기의 연결부위가 빠진 것을 인지하지 못한 경우와 같은 마취담당 의사 혹은 간호사의 감시소홀이나 식도내 삽관을 인지하지 못한 경우처럼 판단의 실수로 초래되는 경우가 가장 흔하다는 것이다. 마취사고에서 발생빈도가 가장 높은 10종류의 사고원인 중 7건이 저산소혈증을 초래할 수 있다는 Keenan의 보고는 저산소혈증이 마취사고의 가장 흔한 원인이라는 결론에 도달하고 있다.[5]

저자의 사고유형별 분석에서도 마취유도과정에서 기관삽관과 관련하여 발생한 문제가 4건 이었고 수술실이나 회복실, 중환자관리실에서의 환자관리와 관련된 사고발생빈도도 매우 높았으며(37%), 이중 상당수가 환자의 기도유지 및 환기관리와 관련이 있음을 고려할 때 저산소증의 초래가 의료사고의 가장 중요한 원인일 것으로 추정되었다. 그러나 근래들어 환자감시장치로서 맥박산소포화도 측정기와 호기말 이산화탄소분압 측정기의 사용이 일반화됨에 따라 과거처럼 불충분한 환기로 인해 발생하는 마취사고의 빈도를 현저히 감소시켰다. 따라서 지속적이고 비침습적 방법으로 혈액내 산소포화도와 환기의 정도를 측정할 수 있는 환자감시 장치는 임상마취분야에서 예방이 가능한 마취사고를 줄이는데 결정적 역할을 하고 있다.

마취약제의 과다사용에 의한 사고의 경우도 환자감시장비의 발달로 현저히 감소되었을 것으로 생각하였으나 마취과전문의가 아닌 의사들에 의해 소수술을 시행하는 과정에서 수면.진정목적으로 투여한 약제에 대한 지식과 경험부족으로 치명적 사고를 일으킨 사례가 7건이나 되어 특히 주의가 필요하다고 하겠다. 그리고 Green 등은[8] 발생빈도가 매우 드물다고 하였으나 저자의 분석에서는 수술 중이나 직후에 발생한 악성고열증이 6례, 양수색전증이 5례, 폐색전증의 사례가 7례나 되어 전체 의료사고의 10% 이상을 차지하였으며 이러한 합병증은 발생할 경우 치명적이어서 역시 의료사고의 중요한 원인이 된다고 하겠다. 그러나 근래에 와서 흡입마취제로서 할로텐의 사용이 중단됨에 따라 과거에 볼 수 있었던 치명적인 할로텐 간염은 저자의 최근 자료들에서는 찾을 수 없었다.

5. 의료사고의 예방 및 사고 후 대책

마취관련 의료사고는 마취약제와 마취중 환자관리에 대한 충분한 지식과 경험의 부족, 마취중 환자감시의 소홀, 호흡이나 심정지 등의 문제가 발생하였을때 소생술을 시행할 수 있는 능력을 가진 인원이나 기구 및 약제가 부족할 경우 항시 발생할 수 있는 소지를 가지고 있다고 하겠다. 그러므로 의료사고의 발생을 예방하거나 발생빈도를 감소시키는 방법을 찾기 위하여서는 의료사고에 대한 발생유형과 원인을 이해하는 것이 매우 중요하다.

Keenan은[5] 의료사고의 예방을 위하여서는 마취담당 의사들에 대한 충실한 교육, 환자에 대한 철저한 감시, 마취방법의 개선, 환자감시장치와 경고장치의 충분한 이용 등을 들고 있다. 그러나 Keenan은 마취과 의사들은 대부분 충분히 교육을 받고 잘 훈련되어 있기 때문 교육이 사고예방의 실제 문제일 수는 없고 환자감시 또한 마취과 의사도 인간이기 때문에 완벽할 수는 없어 환자의 감시능력에 한계를 가짐으로 충분한 환자감시 장비와 경고장치가 마취과 의사의 환자감시 능력을 보완해 주어야 함을 특히 강조하고 있다. 즉, 많은 마취사고가 저산소혈증으로 초래되고 저산소혈증은 환기의 불충분으로 일어나기 때문에 혈액의 산소화 정도의 측정(맥박산소포화도 측정기)과 환기상태의 효과적 측정 (호기말 이산화탄소분압 측정기)은 저산소혈증으로 인해 환자의 생리적 상태가 변하기 전 마취과 의사가 문제를 발견할 수 있게 할 수 있다. Cheney도[12] 최근 환자감시장치로서 맥박산소포화도 측정기와 호기말 이산화탄소분압 측정기를 사용한 경우, 사용하지 않은 경우에 비해 불충분한 환기로 인해 발생한 마취사고의 빈도를 현저히 감소시켰음을 보고하였다. 따라서 지속적이고 비침습적 방법으로 혈액내 산소화와 환기의 정도를 측정할 수 있는 환자감시 장치는 임상마취분야에서 일반적으로 사용될 수 있어야 하며 이것이 예방이 가능한 마취사고를 줄이는데 결정적 역할을 할 것이다. 그리고 마취전 환자의 상태, 마취중과 마취후 회복시까지의 환자상태 변화와 시행한 검사 및 처치한 내용에 대한 정확하고 자세한 기록은 분쟁발생 시에 사고원인을 규명하는데 부검소견과 더불어 큰 도움을 줄뿐 아니라 의사자신을 방어할 수 있는 매우 중요한 증거자료이기 때문 의사들은 자신이 행한 의료행위에 대해 철저히 기록하는 습관을 가질 필요가 있다.

저자는 마취와 관련한 의료사고 사례들에 대해 여러 가지 자료들을 근거로 사고발생의 유형과 사고원인들의 분석을 통해 예방이 가능한 의료사고의 발생을 방지하거나 사고발생으로 인한 의료분쟁 시에 의사의 입장을 유리하게 하기 위하여 다음과 같은 마취관리 원칙을 지키는 것이 중요하다고 생각한다.[6] 즉, 1) 마취전 환자상태에 대한 충분한 평가 및 필요한 검사를 시행하고 그 결과를 반드시 진료기록부에 부착하며, 2) 환자 혹은 보호자에게 마취에 따르는 위험도에 대한 충분한 설명과 동의를 서면으로 받아야 하며, 3) 마취약제나 마취방법의 선택은 가장 경험과 자신이 있는 방법과 약제를 택하고 그 시행한 내용을 정확하게 마취기록지에 기록하여야 하며, 4) 마취중의 환자감시장치에서 나타나는 환자의 생체활력징후의 변화는 그 내용을 마취기록지에 정확하게 기록하며, 5) 마취관리과정의 처치내용에 대해서도 투여한 수액제제, 혈액제제, 약제의 용량을 정확하게 기록하고, 6) 마취중에는 환자 곁을 떠나지 말고 항상 환자의 상태변화를 관찰하여야 하며, 7) 회복실에서도 환자가 완전히 의식을 회복하고 호흡, 순환, 반사기능이 돌아올 때까지 환자감시를 철저히 하며, 8) 부분마취 방법이 전신마취보다 항상 안전한 마취방법은 아님으로 부분마취시에도 전신마취와 같은 수준의 준비와 환자관리가 필요하며, 9) 마취관련 의료사고는 고위험도의 환자는 물론 젊고 건강한 환자에서도 발생할 수 있으므로 모든 환자에서 마취관리의 원칙을 지키며, 10) 환자상태에 이상변화를 발견하였을 시에는 혼자서 해결하려 하지 말고 빨리 수술자를 포함한 주변 의사들의 도움을 요청하는 것이 필요하며, 11) 항상 문제가 발생할 것에 대비하여 소생술에 필요한 응급약제와 기구, 장비를 준비해 놓아야한다.

그러나 위와 같은 의료사고예방을 위한 준비에도 불구하고 예기치 못한 의료사고가 발생하였을 경우 의사들은 매우 당황스러울 수 있다. 이러한 경우 다음과 같은 행동지침들이 도움을 줄 수도 있을 것으로 생각한다[13]. 즉, 1) 빨리 동료의사와 의료 및 법률 전문가의 도움을 구하여야 하며 의료사고가 소송으로 갈 경우에는 변호사의 능력에 따라 소송의 결과가 달라질 수 있음을 알아야 하며, 2) 자신의 의료행위에 잘못이 없음을 입증할 수 있고 소송에 대비하여 자신을 방어할 수 있는 참고문헌들을 준비하여야 하고, 3) 의료사고 후에는 마취기록지에 빠진 내용을 추가할 수는 있으나(추가 이유, 날짜, 시간을 기록) 내용을 지우거나 변경하지는 말아야 하며, 4) 의료사고의 원인이 명백히 의사의 과실에 의한 것일 경우 과실을 인정하고 환자측과 신속히 해결하는 것이 현명하다. 이러한 경우는 시간이 지연될수록 의사측에 불리해질 수 있으며 변호사만이 이득을 볼 수 있다. 5) 사고의 원인이 불확실한 경우 의료팀간의 싸움(chart war)은 변호사를 제외한 모두를 패자로 만든다는 사실을 명심하여야 하고, 6) 의료사고 후에 겪을 수 있는 정신적 스트레스(불안, 분노, 좌절, 실망의 감정)로부터 벗어날 수 있도록 노력하는 것이 필요하다(취미생활의 계속, 가족이나 동료들과의 대화를 통해 기분전환, 필요한 경우 정신과의사와의 상담 등이 도움이 될 수 있다).

저자의 유형분석 사례 148건은 전국적으로 매년 발생하는 전체의료사고 사례들의 일부분에 불과하여 사고유형의 정확한 분석에는 한계와 미흡함이 있는 것을 인정하며 앞으로 더 많은 사례들이 수집. 분석되어 의료사고의 예방을 위한 지침마련에 도움이 되기를 바란다. 끝으로 의료사고의 결과는 환자나 그 가족 그리고 관련된 의사 모두에게 큰 재난이 될 뿐 아니라 국가적으로도 큰 부담이 될 수 있으므로 예방이 가능한 의료사고를 방지하기 위한 노력과 함께 의료사고 발생 시에는 합리적이고 과학적인 방법으로 정확한 원인을 규명하여 환자나 의사 모두를 보호해줄 수 있는 제도적 장치가 반드시 필요할 것으로 생각한다.

참고문헌

1. Caplan RA, Posner K, Ward RW, Cheney FW: Respiratory mishaps: Principal areas of risk and implications for anesthetic care. Anesthesiology 1987; 67: A469.
2. Turnbull KW, Fancourt-Smith PF, Banting GC: Death within 48 hours of anesthesia at a Vancouver-General Hospital. Can Anaesth Soc J 1980; 27: 159-63.

3. Keenan RL, Boyan CP: Cardiac arrest due to anesthesia. A study of incidence and causes. JAMA 1985; 253: 2373–7.
4. Morgan GE Jr, Mikhail MS, Murray MJ : Clinical anesthesiology. 4th edition. McGraw–Hill Company. 2006, pp959–78.
5. Keenan RL: Anesthetic disasters: Incidence, causes, and preventability. In; Refresher courses in anesthesiology. 1988; 16: 125–31.
6. Kwon MI: An analysis of 137 anesthesia–related adverse outcome cases in Korea. Korean J Anesthesiol 2004; 46: 83–90.
7. Kwon MI: An analysis of medical accidents occurred in anesthetic and surgical fields in Korea. Seoul, Koonja Publishing Inc. 2005, pp3–15.
8. Green RA, Taylor TH: An analysis of anesthesia medical liability claims in the United Kingdom. 1977–1982 Int Anesthesiol Clin 1984; 22: 73–90.
9. Solazzi RW, Ward RJ: The spectrum of medical liability cases. Int Anesthesiol Clin 1984; 22: 43–60.
10. Bodlander FMS: Deaths associated with anesthesia. Br J Anaesth 1975; 47: 36–40.
11. Davis DA: An analysis of anesthetic mishaps from medical liability claims. Int Anesthesiol Clin 1984; 22: 31–42.
12. Cheney FW : The changing patterns of anesthesia–related adverse events. American society of anesthesiologists. Newsletter 1996; 6: 10–3.
13. Berry FA : What to do after a bad outcome. In; Refresher courses in anesthesiology. 2001;29:49–57.

의료사고에 따른 악결과 발생시 의사들은 어떻게 대처할 것인가?

경희대학교 의과대학 마취통증의학교실
권무일 · 김지성

서론

임상마취 분야는 환자와 마취과의사 모두에게 잠재적으로 가장 위험한 임상의학 분야 중의 하나이다. 임상마취분야에서 발생하는 의료사고의 결과는 사망, 뇌손상에 의한 식물인간 상태, 하반신 마비 또는 부분 신경손상 등의 심각한 악결과bad outcome를 초래할 가능성이 크기 때문에 의료사고 예방의 중요성은 아무리 강조하여도 지나치지 않을 것이다.[1] 의료사고의 악결과는 일반인들이 생각하는 것처럼 의료시술을 담당한 의사의 무지ignorance나 태만negligence, 또는 과실에 기인한 경우도 있으나 좋은 의사가 적절한 의료를 제공하고 태만하지 않더라도 악결과들이 발생 할 수 있으며 이러한 사실을 환자나 보호자들에게 이해시키고 인식시키는 것이 마취과의사들에게는 매우 중요하다. 그러나 마취관련 의료사고의 악결과가 마취과의사의 과실에 의한 것이었든, 불가항력적인 것이었든 간에 악결과 발생 직후 의사는 당황하고 불안하게 되어 평상의 자제심을 잃고 상황판단에 혼란을 가져와 상황을 더욱 어렵게 만들 수도 있으며 의사 자신은 엄청난 정신적 스트레스에 시달릴 수 있다. 이러한 상황에서는 주위 동료들, 상황을 객관적으로 바라볼 수 있는 의료전문가, 변호사, 의료사고 책임보험회사 등의 도움이 절대 필요하다. 실제 국내에서는 매년 여러 건의 의료사고와 그에 따른 악결과가 발생하고 있으나 아직 의료사고 발생시 의사에게 도움을 줄 수 있는 구체적인 지침guideline이 없으며 또한 사고당사자인 의사들이나 환자들에게 체계적이고도 실질적인 도움을 줄 수 있는 의료분쟁조정 체계 역시 충분히 확립되어 있지 못한 것이 사실이다.

의료선진국의 경우에도 의료사고 발생유형과 빈도의 차이는 있을지라도 매년 의료사고에 의한 악결과가 발생하는 것은 우리와 유사할 것이다. 따라서 미국의 경우 의료사고에 따른 악결과가 발생하였을 때 어떻게 대처하는지를 문헌고찰을 통하여 알아보고[2] 우리의 상황과 비교하고자 한다.

— **전체적 고찰**

환자에게 악결과 발생시 마취과의사는 최종 판단이 날 때까지 흔히 수년 정도 불안, 스트레스, 분노, 실망, 좌절 등을 겪을 것이고 우울증, 식사 장애, 고혈압, 대인관계 장애 등에 이를 수 있다. 이런 어려운 기간 동안 마취과의사는 도움을 필요로 할 것이고 이러한 도움은 가족, 동료, 법률가, 의료전문가로부터 받을 수가 있다.

의사들이 이런 분노, 좌절, 정서적 스트레스에 고통 받는 이유는 그들 스스로가 좋은 의사가 되려고 하는 성격으로부터 기인한다. 상대적으로 의사들 사이에서는 대체로 그들이 강박적이라는 공통된 맥락이 있다. 그들은 그들 자신과 동료들에게매우 요구가 많고 비판적이다. 그들 대부분 고등학교 졸업 후 최소한 10년 이상을 교육과 수련을 받는데 보냈고 수련과정에서도 엄청난 헌신을 요구받았고 업무와 공부에 많은 시간을 보내었다. 의사가 법정소송에 연루되었을 때, "자발적이고도 무절제한 태만willingly and wantonly negligent" 이라는 문구가 의사의 행동을 설명하기 위해서 사용되어진다. 이때 의사들은 무엇을 해야 할까? 첫 번째, 그들은 법정에 나가기 전에 자신을 준비할 필요가 있다. 흥미롭게도, 우리는 실제 임상의학의 분야로서 산과마취와 어려운 기도확보difficult airway 같은 문제의 처치법에 대한 지침과 도식들algorithms은 발전시켜 왔지만 악결과 발생시에 어떻게 해야 할지에 대한 지침과 도식은 발전시키지 못했다. 그리고 의사들이 악결과 발생상황에 대비한 준비를 하였다 할지라도 그것이 분노, 흥분 그리고 우울증에 빠지는 것을 막을 것이라는 것을 의미하지는 않는다. 그러나 이런 것들이 정상적인 반응이라는 것을 의사들이 이해한다면 정신적 안정을 되찾고 필요할 때 도움을 구할 수 있는 방향으로 진행이 될 수 있다.

의료사고로 악결과가 발생하였을 경우 그에 대한 법률적 판단은 항상 진실에 의해서만 결정되는 것이 아니며, 최종 결과는 환자 측(원고)의 심적 상태, 변호사들, 배심원들, 그리고 변호사들의 사업적 이해관계 등의 매우 복합적인 상호작용들에 의해서 결론지어 질 수 있다는 사실을 알아야 한다.

소송이 제기되었을 때, 의사들은 자신의 방어를 위해 사전 대처하는 것이 매우 중요하다. 이것은 임상적인 문제들을 해결하기 위해 행하는 일상적인 일들처럼 관련 문헌을 찾아 읽어보는 일들을 포함한다. 의사들은 그들을 돕기 위해 모인 동료들, 변호사들, 그리고 정신과의사들의 충고를 받아들일 필요가 있다. 사실에 대한 부정과 분노는 상황을 더욱 악화시킬 것이고 실제로 모든 사람들에게 악결과를 가져오게 될 것이다. 또한 외부적으로 흥미 있는 일과 취미생활을 갖고 이런 생활들을 능동적으로 계속 추구하는 것이 중요하다.

의료 분야에서 발생되는 대개의 악결과들은 부주의로 인해 발생되는 것이 아니라 마취와 수술의 예기된 위험성과 컴퓨터가 아닌 사람이 의료행위를 시행한다는 데에 있다. 마취에는 언제나 위험성이 있다. 또한 많은 환자들이 이익에 대한 위험도의 비risk/benefit ratio를 크게 증가시키는, 알고 있거나 몰랐던 신체적 문제들을 가지고 있다. 또 다른 이유는 많은 환자들이(때로는 의사조차도) 외과적 시술이나 내과적 치료의 결과에 대해 비현실적인 기대를 갖는다는 것이다. 우리는 부주의로 인해 초래되는 악결과들이 적은 수이지만 의미 있는 수로 발생하고 있다는 사실을 인지할 필요가 있다. 만약 철저한 조사와 고찰 후에 악결과가 부주의에 의해 초래되었다고 생각되면 환자 가족에게 알리고 사고를 신속하고 공평하게 처리하기위한 진지한 고려가 있어야 한다. 이렇게 하는 것이 의사들과 환자가족의 정신건강에 훨씬 좋다.

1. 악결과를 줄이는 방법에 대한 고찰

마취과의사에게 발생할 수 있는 악결과의 예방을 보장할 수 있는 방법은 없다. 그러나 마취과의사에게 악결과의 발생기회를 최소화하고 만일 악결과가 일어나면 무엇을 해야 하는지 알 수 있게 하는 방법은 있다. 이러한 방법들은 의학교육과 훈련을 계속하는 것, 자신의 환자감시 장비들을 신뢰하는 것, 미국마취과학회(American Society of Anesthesiologists: ASA) 기준과 지침들에 대해 친숙해지는 것, 자신이 속한 병원의 규정과 시행세칙을 아는 것, 그리고 분노하고 있는 환자들을 잘 다루는 방법들을 포함한다. 또한 ASA의 종결된 의료소송건들closed claims에 대한 연구결과들은 잠재되어 있는 문제범위를 확인하는데 매우 중요한 정보를 제공해 준다.[3-6] 한 예로 종결된 의료소송건에 관한 연구들 중의 하나는 척추마취 후에 예기치 않게 발생한 악결과를 다루고 있다.[3] 이러한 특별한 악결과에 대한 연구는 여러 사실들을 알게 해준다. 첫째, 척추마취 중에 깊이 진정된 환자들은 마취과의사들과 대화를 할 수 없고 이것은 문제를 늦게 발견하게 할 수 있다. 이 연구에서는 심한 서맥이나 저혈압 같은 심각한 문제가 인지된 후에도 처음 투여된 약은 atropine이 대부분이었고 epinephrine의 첫 투여까지 거의 8분이 걸렸다. 최근 연구들은 척추마취 후에 발생한 악결과에 대한 병태생리와 치료방법에 대해 밝혀냈다.[7]

가장 최근의 종결된 의료소송 건에 관한 연구들 중 하나는 마취 중의 각성을 다루고 있다.[8] 심한 외상수술 중에 나타나는 각성은 소생술 시행 시에 최소한의 마취제가 사용되기 때문에 발생빈도가 높다. 전신마취 중의 기억발생 문제는 nitrous oxide, 마약성 진통제narcotic, 그리고 근이완제를 사용하는 마취방법시에나 여자들에서 더욱 흔히 발생하지만 의식이 있는 상태에서의 근이완의 원인들은 환자감시의 소홀함에 있다.

2. 자신의 환자감시 장비를 믿어야 한다

마취를 시행하는데 있어서 환자감시 장비들이 현저하게 발전되고 있다는 사실은 좋은 소식이지만 또 다른 면으로는 환자감시 장비가 일시적이긴 하지만 꽤 자주 기능에 문제가 발생한다는 것이다. 마취과의사들은 환자감시 장비가 고장 나거나 고장 난 것처럼 보이면 환자에게 문제가 있는 것이 아니라 환자감시 장비에 문제가 있는 것으로 생각하는 경향이 있다. 이때 대부분의 경우는 환자감시 장비에 문제가 있으나 항상 환자감시 장비의 문제로만 생각하게 되면 환자에서 발생하는 문제를 늦게 인지하게 되는 결과를 가져올 수 있다. 심전도, 맥박산소포화도 측정기pulse oximetry, 호기말 이산화탄소분압 측정기EtCO2, 청진기 등과 같은 여러 종류의 환자감시 장비를 사용하는 것은 이러한 환자감시 장비들이 서로 간에 교차검증(cross-check)을 함으로 큰 가치가 있다. 만약 이중 한 감시장비가 제대로 작동하지 않는 것 같으면 맥박수, 호기말 이산화탄소분압, 심전도와 맥박산소포화도를 함께 점검하면 문제가 있는지 여부를 아는데 도움이 된다. 마취과의사들은 먼저 환자 의 문제를 배제한 후에 감시장비에 문제가 있는지를 생각해야 한다. 이것은 특히 상태가 불량한 환자나 유아나 어린 소아들에서 그러하다. 감시장비가 고장 났을 수도 있으나 불행

히도 환자에게 문제가 있을 수도 있다. 이것은 매우 어리거나 상태가 불량한 유아에 있어서는 두개의 맥박 산소포화도 측정기를 사용하여 서로 보완해주도록 하는 방법을 이용하는 이유이다. 가장 안전한 방법은 자신의 감시장비를 믿는 것이고, 감시장비의 이상이 환자의 문제로 생각되면 수술의사들에게도 상황을 알려 더 진행하기 전에 모든 의사들이 그 상황(환자상태)을 평가할 수 있게 하는 것이다.

또 다른 환자감시의 문제는 혈색소(Hb)와 동맥혈가스분석과 관련이 있다. 때때로 검사수치가 환자의 임상적 평가와는 다르게 나타날 수도 있으나 이들 수치들을 무시하여서는 안되며 검사들을 다시 반복 시행하여야 한다. 한 예로 젊은 남자가 여러 부위를 포함하는 척추수술을 받았으며 수술에 따른 출혈은 가벼운 정도였다. 수술부위를 봉합하는 동안 혈압은 낮았으나 많은 용량의 마약성 진통제에 의한 마취를 고려할 때 환자의 수술 전 혈압 범위를 벗어나지는 않았다. 마취과의사들은 걱정을 하였으나, 수술의사들은 그렇지 않았다. 마취회복실에 도착하였을 때 혈압은 더욱 낮아졌으면 심박수치는 다소 높았고 환자는 창백하였다. 즉각 시행된 Hb 수치는 9g/dl 였다. 즉각적으로 수혈이 처방되었고 수술의사들에게 알렸다. 환자에게 우선 수액을 대량 주입하였다. 수술의사들은 Hb수치를 믿지 못하였고 검사가 다시 시행되었으며 수치는 6g/dl 였다. 환자는 다시 수술실로 옮겨졌고 시험적 개복술에서 주요 혈관이 찢어져 있음을 발견했다. 마취과의사들의 환자감시, 그리고 감시장비와 검사수치에 대한 믿음이 좋은 결과를 가져왔다.

3. 미국마취과학회의 기준과 지침

매년 발행되는 미국마취과학회 회보는 정보의 보고이다. 여기에는 다양한 기준, 지침, 입장표명과 학회의 문서protocol 등을 포함하고 있다. 추가적으로 학회는 어려운 기도의 유지관리와 수혈치료 같은 것들을 포함하는 다양한 주제들에 대해 실제 지침을 발전시켜오고 있다. 마취과의사는 이런 자료에 익숙해지는 것이 중요하다. 악결과가 발생하였을시에 의사는 관련자료를 확인할 수 있으며 고소인측 변호사도 마찬가지일 것이다.

4. 병원의 규정과 시행세칙들

미국에서는 지난 15-20년 동안 의사, 간호사, 병원들은 모든 가능한 상황과 문제들에 대처하기 위한 시도로 관련행정기관들이 요구하는 매우 자세한 규정들과 시행세칙들을 만들도록 계속적으로 압력을 받아왔다. 때로는 임상의사들과 간호사들이 따르기에 불가능한 규정들과 시행세칙들이 만들어져 왔다.[9)] 최근 소송사례에서 한 병원은 마취가 끝날 때마다 마취과의사가 완벽하게 마취기계점검을 시행하여야 한다는 규정을 가졌고, 동일한 병원의 동일한 소송사례에서는 수술실 간호사가 수술 전에 마취감시 장비를 포함한 수술실내 모든 장비를 점검하도록 요구하는 또 다른 규정도 가졌다. 이 병원의 규정들은 실제 시행하기에는 전적으로 불합리하며, 마취과의사들과 간호사들이 따르기에도 불가능하다는 것은 명백하다. 그러나 법정에서의 증언시에 원고측 변호사들은 마취과의사와 간호사가 그들의 규정을 위반하였다는 사실을 인정하도록 만들 수 있다. 마취과의사는 마취제 투여와 회복실에서의 환자 처치를 위해 어떤 규정과 시행세칙이 존재하는지에 대해 매우 잘 알아야만 한다. 국소마취를 받은 후 환자가 언제 퇴원해야 되는지에 대한 규정과 관련한 한 예를 들면 유아나 소아에서 미추마취caudal anesthesia가 시행되었을 때는 이러한 규정을 적용하기가 불가능하다. 왜냐하면 유아에서는 측정하기가 불가능한 일정한 농도까지 국소마취제가 소실되느냐에 퇴원시기가 달려 있기 때문이다. 규정과 시행세칙은 마취과의사와 병원이 서로 동의하는지를 확실히 하기위해 매년 재평가할 것을 강력하게 추천한다. 현재 행해지고 있는 가장 큰 잘못중의 하나는 규정과 시행세칙이 합리적인 의료행위를 불가능하게 할 정도로 너무 상세하다는 것이다. 규정과 시행세칙은 광범위하고 일반적이어야 한다.

5. 화난 환자 및 가족을 대하는 방법

환자와 그 가족들은 진료과정에서 화를 낼 수 있다. 때때로 그들은 화가나 있을 수도 있고 그것이 그들이 인생을 살아가는 방법일 수 있다. 어떤 때는 그들이 화를 낼만한 충분한 이유가 있다. 마취과의사는 수술 전에는 환자가 화를 내는 대상이 아니나 때때로 수술전 담당부서의 간호사가 환자나 가족중의 한사람이 매우 화가 나있다는 사실을 마취과의사에게 알려올 수 있다. 오늘날의 빠르게 돌아가고 시간을 단축하려는 의료환경 하에서 환자나 가족들과 문제점을 상의할 시간은 줄어들고 있다. 간호사에게 환자가 화가나 있다는 말을 들었다면 사전준비를 하여 환자를 대하여야 한다. 진료의 지체, 주차문제 혹은 전체적으로 의사가 조절할 수 없는 상황 때문에 환자들은 화가나 있을 수도 있다. 환자와 가족의 감정상태를 이해하는 것이 합리적일 뿐 아니라 필요하다. 진료시작 전에 환자의 기분을 밝게하여 주는 것이 오늘날 의료시술에서 매우 중요하다. 마취과의사들은 환자가 말하려 하는 것을 계속 들어야만 할 때 환자에게 화가 날 수도 있다.[10] 이것은 특히 소아들이 여러 차례 수술을 받을 때 그러하다. 많은 부모들은 마취전투약과 마취유도에 대해 자신들의 아이를 위해 무엇이 최선인지를 자신들이 안다고 생각한다. 의사들은 자신이 최선의 방법을 알고 있다고 생각하기보다는 오히려 그들의 아이가 가장 잘 치료받을 수 있는 방법이라고 부모들이 생각하는 것을 아이들 부모들에게 물어보아야 한다. 의사는 그러한 방법이 위험하다고 생각되지 않는다면 환자 측의 의견을 따라주는 것이 현명하다. 때때로 환자들은 수술의사에게 화를 내기도 함으로 수술의사는 수술을 진행하기 전에 환자의 기분을 밝게할 수 있는 기회를 갖는 것이 매우 중요하다. 환자가 어떤 이유에서인지 계속 화가나 있다면 문제들이 해결될 수 있을 때까지 수술을 연기 또는 취소하는 것이 최선의 방법일 수도 있다. 악결과가 발생한 후에 정상적인 반응 중의 하나는 분노이다. 그러므로 의사들이 이것을 인지하고 상황에 따라 대처하는 것이 중요하다.

6. 악결과에 대한 즉각적인 반응

마취와 수술 동안에 악결과와 관련될 수도 그렇지 않을 수도 있는 중대한 사건들이 발생할 수 있다. 그런 것들 중에 하나는 서맥과 저혈압의 갑작스러운 발생이며 적절한 관리를 하여 순환을 정상으로 신속히 회복시킬 수 있다. Epinephrine 투여와 심장마사지를 필요로 하는 일시적인 순간이 있을 수도 있다. 이러한 사건은 과민반응anaphylaxis, 저혈량 상태, 고칼륨혈증 또는 기존의 내과질환들로 인해 발생할 수 있다. 1-2분 이내에 안정적인 상태로 환자가 즉각 회복된다면, 수술은 완료되어야 하며 가족들에게는 수술 후에 사실을 알려주는 것이 좋을 것이다. 이런 상황에서 의문들 중의 하나는 수술 후에 환자가 완전히 회복될지 여부를 기다려 볼 것인지 또는 수술의사가 수술이 끝났으나 환자 회복이 확인되기 전에 즉시 가족들에게 이런 상황을 알려야 할 것인지에 관한 문제이다. 이것은 절대적으로 정확한 답이 없는 극히 어려운 상황이다. 이것은 수술의사와 마취과의사의 임상적 판단에 달려 있으며 그들은 환자에게 무슨 일이 일어났고 예상되는 결과가 어떠할지에 대해 의논하여야 한다. 수술이 끝난 즉시 가족들에게 사실을 알리고 예상되는 회복에 대해 솔직히 말해주는 것이 한 방법일 수 있다. 문제의 정확한 원인을 알 수 없다면 명확히 밝혀지지 않은 상황에서 팀의 구성원들이 서로를 비난하면서 문제가능성이 있는 목록들을 환자의 가족에게 제출해서는 안된다.

악결과를 초래할 수도 있고 초래하지 않을 수도 있는 예기치 못한 임상적 사고에 대한 기본적인 관리원칙 중의 하나는 수술팀의 구성원들이 빨리 원인을 결정하여야 한다는 것이다. 이러한 조사결과는 환자의 가족 또는 그 밖의 사람들과 진료기록부 또는 구두로 상세하게 논의하기 전에 수술의사와 마취과의사의 동의를 받아야 한다. 하지만 원인이 불분명하다면 성급한 결론을 억지로 내려하지 않는 것이 중요하다. 사고원인을 명확히 알기위해서는 수일이 걸릴 수도 있고 때로는 사고의 원인이 밝혀지지 않을 수도 있다.

임상적 사건이 일시적이지 않고 소생을 위한 노력이 수 분 이상 지속되고 소생술에 대한 반응이 느리다면 팀 안에서 자문을 구하고 환자가족과 논의할 필요가 있다. 일단 상황이 상대적으로 안정된다면 수술팀은 무엇을 하여야 하고 언제 그것을 하여야 할지를 결정해야 한다. 수술이 아직 시작되지 않았다면 수술의사는 수술을 계속해야 할지 취소해야 할지를 결정해야 한다. 이것이 계획된 수술이라면 수술을 취소하고 다른 날로 미루는 것이 가장 좋은 방법이다. 반면 상황이 극도로 응급상태라면 수술을 계속하는 것이 환자한테 이득일 수 있다. 그러나 이 시점에서 대부분의 의사들은 수술을 진행하기 전에 환자가족들과 의논할 필요가 있다는 것에 동의할 것이다. 사고에 대한 정확한 원인이 밝혀지지 않았다면 원인에 대한 어떠한 언급도 시기상조이다. 수술의사가 수술방을 떠나 사고에 대해 가족들과 논의하는 것은 가능하다. 이러한 상황에서 마취과의사는 수술의사를 동반할 동료가 필요하다. 누가 논의를 하던지 그 상황에 대해 절대적으로 잘 알아야 하고 문제에 대한 동의가 있을 때까지는 원인에 관해 지적하지 않는 것이 중요하다. 수술이 완료되거나 취소된 후에 마취과의사와 수술의사는 함께 그 상황을 가족과 논의해야 한다. 환자를 안정시키는 문제때문에 마취과의사가 환자 옆에 남아 있어야 한다면 동료가 수술의사와 같이 가야 한다.

7. 예상치 못한 사건과 악결과 발생전후의 진료기록 보존

의료사고에 대한 기록들을 수년간 조사한 결과 두가지 가장 중요한 요소가 눈에 띄었다. 첫째는 환자감시 장치를 믿으라는 것이고 둘째는 환자에 대한 진료기록이 중요하다는 것이다. 이들 두 가지는 마취과의사의 조정범위 안에 있는 것이고, 그러한 이유로 마취과의사가 문제를 해결할 수 있는 것이다. 많은 진료기록들은 중요한 기록상의 잘못을 갖고 있다(예를 들어 정확한 시간들). 빠르게 돌아가는 황급한 상황에서 좋은 진료는 의사들이 첫째는 환자에게 주의를 집중해야 하고 그다음 진료기록에 집중해야 함을 요구한다. 이것은 응급상황에서 특히 그렇다. 환자에게 뜻하지 않은 결과와 심각한 손상이 있을 때, 마취과의사는 혼란스러운 상황에 빠지게 되어 흔히 우울해지고, 지치게 되는 것은 의심할 여지가 없다. 이러한 상황은 진료기록을 대충하게 만들고 간호사에 의해 기록된 시간과 약제들을 종종 점검하지 않게 된다. 의료사고로 인한 악결과 발생 후에는 간호사를 포함한 팀 전체가 사고시간과 사고의 전개과정, 투여한 약제 등을 그들 스스로 명확하게 해놓는 것이 매우 중요하다. 의견에 차이가 있을 때에는 몇 년 후에 법정에서 다투기 보다는 즉시 이들을 명백하게 해두는 것이 매우 중요하다.

진료기록을 정정하는 것은 잘못된 일이 아니다. 정정에 대한 이유, 정확한 날짜, 시간을 표시하면서 진료기록부에 정정기록corrective note을 작성하는 것은 허용될 수 있다. 이것은 허용될 수 있는 진료기록의 관례이다. 그러나 진료기록을 변경하는 것은 허용되지 않는다. 진료기록부의 어떤 부분들을 선을 그어 지울 때 문제들이 발생할 수 있다. 진료기록이 실제와 다르거나 잘못이 있을 때는 즉시 병원의 위기관리 부서에 알려야 한다.

때때로 무엇이 악결과를 일으킨 것인가에 대해 동의가 이루어지지 않을 때, 수술의사나 마취과의사는 팀의 다른 구성원들이 동의할 수도 있고 동의하지 않을 수도 있는 의견을 작성할 수 있다. 이런 형태의 무모한 이기적 행동은 흔히 진료기록 전쟁chart war이라 불리어지는 상황을 초래하게 된다. 이런 상황에서 다른 한쪽을 비난하는 기록은 상대방으로 하여금 같은 행동을 하게 만든다. 이것은 진료기록에 있어서 아주 부적절하다. 만일 마취과의사는 그자신이 동의하지 않는 기록을 수술의사가 작성한 것을 발견한다면, 수술의사에게 연락하여 문제를 토론하여야 한다. 새로운 증거나 그가 고려하지 않았던 증거들에 대해 확신이 선다면, 수술의사는 그 자신의 기록을 "더 한층 고려해 볼 때, 지금 나의 의견은 ......" 이라는 표현으로 정정해야 한다. 만일 마취과의사가 수술의사와 진료기록상의 전쟁을 행하기로 마음먹는다면 모두가 패자가 된다. 의사들은 진료기록 전쟁은 변호사들을 제외한 모든 사람들을 패자로 만든다는 사실을 항상 명심해야 한다.

8. 위기관리

사건이 충분히 토론되고 동의가 이루어진 후에는 수술의사, 마취과의사 그리고 위기관리팀이 모두 함께 환자가족들에게 설명하는 것이 매우 중요하다. 만약 악결과의 원인이 명백하지 않거나 동의가 이루어지지 않았다면, 수술기간에 일어났거나 일어났을 수 있는 모든 종류의 가능한 일들에 대해서 환자가족들과 전체적인 토론을 진행하는 것은 바람직하지 않다. 때때로 이런 것들은 가족들로 하여금 의사들에 대해 화를 내게 할 수 있고, 누군가가 문제를 일으켰고, 크게 감추려고 하는 것이 있다는 생각을 가지게 할 수 있다. 발생한 문제를 정확히는 알지 못하며, 몇 가지 가능한 설명들이 있으나 정확한 문제는 아직 명백히 밝혀지지 않았다고 가족들에게 말하는 것은 잘못되지 않았다. 앞으로 계속하여 몇 시간이 걸리든 며칠이 걸리든 원인을 밝히기 위해 노력할 것이고 더 많은 정보를 가질 때 가족들과 결과를 의논할 것이라고 환자가족들에게 말해주는 것이 바람직하다.

9. 환자가족들과의 접촉을 유지하기

마취과의사는 모든 문제들이 해결될 때까지 환자가족들과 접촉을 유지할 필요가 있다. 환자가족들은 의사들로부터 악결과나 악결과의 가능성에 대해 들었을 때 분노와 좌절의 반응을 보일 수 있다. 의사들은 환자가족들이 방어적으로 되고, 완고해지고, 의사들을 비난하지 않도록 하면서 그러한 감정들을 풀어줄 수 있도록 해야 한다. 그러나 이것은 말하는 것은 쉽지만 인식하고 실행하는 것은 어렵다.

10. 태만의 결과로 악결과가 발생한다면 어떻게 할 것인가

때로는 잘못된 약물이 투여되거나 반대쪽 다리가 수술되는 경우들과 같은 악결과들이 발생할 수 있다. 문제 발생이 의사태만의 결과라면, 수술팀은 위기관리지침을 따르고 보험 담당자는 환자가족들과 즉각적인 해결을 시도할 필요가 있다. 과거에는 이러한 과정들을 지연시키는 경향이 있었고 결국 가족들이 불완전하고 의심스러운 설명에 대한 대답을 얻기 위해 변호사들을 고용하게 만들었다. 이런 상황에서는 변호사를 제외하고는 어느 누구도 승자가 되지를 못한다.

11. 악결과의 원인이 밝혀지지 않거나 태만에 의한 것이 아닐 때는 어떻게 할 것인가

때로는 악결과의 원인이 정밀한 검사와 조사에도 불구하고 밝혀지지 않는 경우가 있다. 의료사고 책임보험회사는 어떤 사고나 악결과에 대해 통고를 받을 필요가 있기 때문에 임상의사는 보험회사의 법률팀에게 이러한 문제들을 알리는 것이 매우 중요하다. 그 다음 보험회사는 사건 후 빠른 시간 내에 의료전문가를 초빙하는 것이 중요할 수 있다. 이에 대한 이유들은 다음과 같다. 우선 의료사고에 대해 외부의 객관적 평가를 받을 기회를 준다. 의료전문가는 태만이 있었다는 의견을 제시하여 신속한 해결을 주문할 수도 있고 혹은 태만이 없었다고 결정할 수도 있다. 의료전문가의 초빙은 이런 상황에서 수술팀을 교육시키고 지원하는데도 도움을 줄 수 있다. 이는 또한 마취과의사가 충격적인 사건 후에 그들의 일상생활과 업무를 정상적 상태로 돌아가도록 하는데 도움을 준다. 많은 경우에 있어서 법률소송이 제기되고 증언이 이루어질 때까지는 의료전문가는 악결과를 가져온 사건의 고찰에 관여하지 않는다. 이것은 보험회사가 마취과의사를 돕기 위한 최선의 방법이 아닐 수도 있으며 그 이유는 다음과 같다. 즉 의료전문가가 사건의 전반적인 고찰에 관여함으로 마취과의사들이 사건의 과정과 가능한 원인들에 대해 그들 스스로 교육을 시작한다는 것이 중요하며 또한 의료전문가들은 고소인 측 전문가들을 증언하게 할 가장 좋은 방법에 대해 변호사들을 교육시킬 수 있다.

12. 증언에 대한 준비

의료사고 소송이 시작된 후에는 고소인 측 변호인은 마취과의사가 기억하고 있는 것을 알기 위하여 그리고 진료기록부로부터 사건의 과정을 재구성하기 위하여 피고인인 마취과의사의 증언을 요구할 것이다. 피고인인 의사는 이러한 상황에서는 감정이 대단히 중요한 역할을 하게 된다는 것을 이해하는 것이 매우 중요하다. 의료 법률 체계는 진실만으로 이루어지는 것이 아니라, 우리의 현재 사회제도, 변호사들, 그리

고 사업적인 면에 의해 영향을 받는다. 의사들이 조절할 필요가 있는 중요한 감정 중의 하나는 분노이다. 이들 사건들의 과정을 가장 악화시키는 측면중의 하나는 의료전문가와 의사나 그의 동료들 모두가 태만이 없었다는 사실을 알고 있을지라도 악결과들에 대한 판단은 흔히 고소인 측 변호사들의 사무실에서 종결된다는 것이다. 이런 것들은 사건들을 매우 부정적으로 이끌어 가게 만드는 촉매작용을 할 것이다. 고소인 측 변호사들은 비록 의료사고 고찰을 통해 의사에게 과실이 없다고 느낄지라도, 좀처럼 소송사건을 포기하지 않는다. 흔히 그들은 미국 배심원의 환자에게 동정적인 성향 때문에 소송건을 배심원에게까지 가지고 갈 것이다. 마취과의사들은 분노를 조절하는 연습을 할 필요가 있고 이러한 체계에 대해 알 필요가 있다.

증언을 위한 사전 준비는 4가지의 중요한 주제들을 포함한다. 첫째, 마취과의사들은 진료기록부를 통해 의료사고를 초래하였고 의료사고에 있어 중요하였던 사건들에 대해 알 필요가 있다. 많은 피고 측 마취과의사들은 진료기록부에 정확하게 기술된 내용에 대해 매우 피상적인 정보만을 가지고 있다. 둘째, 마취과의사들은 환자들에게 무엇이 발생하였는지에 대한 개념을 가져야 하고 또 문헌들로부터 도움을 받아 이것을 구체화 할 필요가 있다. 셋째, 피고 측 마취과의사들은 그들이 주장하는 어떤 것도 절대로 고소인 측 변호사가 소송을 진행하는 데 있어서 그 어떤 영향도 주지 못할 것이라는 걸 알아야 한다. 이런 이유 때문에 고소인 측 변호사에게 당신이 좋은 사람이고, 잘못한 것이 없고, 세상에서 가장 똑똑한 사람이라는 것을 믿게 하려고 시도해서는 안된다. 당신이 주장하는 그 어떤 것도 고소인 측 변호사가 고소를 취하하도록 만들 수는 없다. 넷째, 증언에서 고소인 측 변호사의 질문에 대답할 때, 마취과의사는 대답을 짧게 하고 요점만 말할 필요가 있다. 복잡한 설명들과 더불어 길게 나열된 대답들은, 재판에서 사형집행인의 올가미가 될 것이다. 피고인 마취과의사는 흔히 그들이 기억하는 것을 질문 받을 것이다. 실제로 대부분의 의사들은 거의 기억하지 못하며 그들은 그렇게 대답하는 것을 망설이지 말아야 한다. "기억이 잘 나질 않는다."가 많은 질문들에 대한 대답이다. 흔히 고소인 측 변호사들은 피고인 의사들을 화나게 만들어 후에 그들을 괴롭히게 될 무엇인가를 말하게 하려고 시도할 것이다.

13. 의료사고의 악결과에 대한 지속적인 반응

마취과의사들은 의료사고의 결과가 매우 큰 정신적 장애를 가져 올 수도 있다는 걸 알 필요가 있다.[11] 마취과의사는 그들의 문제에 대해 정신과의사나 또는 다른 정신건강 관리자들을 찾아 그들의 도움을 받는 것이 필요할 수도 있다. 마취과의사의 동료들과 그룹 구성원들은 이런 가능성을 알고 그들의 지원과 격려를 계속해 주는 것이 또한 매우 중요하다. 의료적인 측면에서는 마취과의사는 사건 초기의 충격이 끝나자마자, 이 사건이 법률소송까지 가야 한다면 그에 대비한 계획을 짜기 시작하는 것이 중요하다. 진료중 발생한 어떤 악결과나 예측하지 못한 사건들은 의료사고 책임보험회사에 알려야 할 필요가 있다. 보험회사의 감독 하에서, 사건에 관한 내용들이 정리되어 쓰여져야 한다. 때로는 병원의 담당부서 책임자가 사건을 시간순으로 기록하는 것을 도와 줄 것이다. 소송에 대비한 계획의 일부로서 사건동안 일어났을 수도 있는 가능성 있는 것들에 관해 좀 더 좋은 정보를 얻을 수 있는 문헌고찰을 포함시켜야 한다. 이런 지속적인 조사와 문헌고찰은 피고 측 변호사를 교육시키는데 도움을 줄 것이다.

14. 의료전문가의 지속적인 역할

의료전문가는 피고 측 변호사가 고소인 측 전문가의 증언을 얻는데 도움을 줄 수 있다. 피고 측 변호사는 고소인 측 전문가가 생각하는 보편적 치료기준standard of care의 위반이 무엇인지를 정확하게 아는 것이 매우 중요하다. 고소인 측 전문가가 진짜 전문가라면, 그들은 보편적 치료기준의 위반에 대한 그들의 개념을 뒷받침 할 수 있는 내용이 기록된 적절한 의학문헌을 찾아 그들의 입장을 주장할 수 있어야 한다. 보편적 치료기준의 위반이 있었고 이러한 위반행위가 환자에게 손상을 초래하였다는 것을 고소인 측이 증명해야 한다는 것을 명심하여야 한다. 많은 고소인 측 전문가들의 논리는 단지 악결과가 있기 때문에 누군가가 무엇인가를 잘못하였음에 틀림없다는 것이다.

15. 의료사고 책임보험

마취과의사들의 정서적, 재정적 안정을 위해 매우 중요한 다른 요인은, 그들의 의료사고 책임보험의 보장범위에 관한 문제이다. 대부분의 마취과의사들은 사업분야business world에는 훈련되어 있지도 않고 흥미도 갖고 있지 않다. 그들은 흔히 의료사고보험을 보장하는 책임을 그룹 구성원이나 보험담당자에게 인계한다. 오늘날의 시장에서는 기본이 돈이고, 이들 담당자들은 흔히 그들이 중요하게 생각하는 것은 비용-효율cost-effective 방식이라고 강조하나 소송이 제기되었을 때 이러한 방식은 법적으로 비효과적이기 쉽다.

마취과의사들은 그들의 의료사고 책임보험 내용에 대해 알아야 하고 보험회사가 좋은 성과기록을 갖고 있는지를 아는 것도 중요하다. 마취과의사들은 보험료 측면 뿐 아니라 보험회사의 수행능력 측면에도 기초하여 보험회사를 선택해야 한다. 좋은 의료사고 책임보험회사는 그들이 변호한 소송사례들에서의 결과 뿐 아니라 그들이 맡고 있는 소송사례들을 다루는 방법에 대해서도 토론할 수 있어야 한다.

또한 그들의 재보험회사가 누구인지, 그들의 재정능력은 어떤지, 보험료의 몇 %가 제경비로 사용되는지, 이것은 다른 회사들과 비교할 때 어떠한지, 그리고 보험회사의 평가순위는 어떤지를 아는 것도 역시 중요하다. 마취과의사들은 그들의 미래를 의료사고 책임보험회사에 맡기기 전에 이러한 질문들에 대한 대답을 필요로 한다.

위에서 우리는 마취과의사들이 의료사고에 따른 악결과 발생을 예방하거나 최소화하기 위해 그들 스스로 보다 나은 준비를 할 수 있는 방법에 대해 알아 보았다. 그러나 준비의 정도와 상관없이 악결과들은 여전히 발생하고, 그들은 태만의 결과일 수도 있고 아닐 수도 있다. 마취과의사는 발생한 사건의 과정과 악결과의 가능한 원인을 알기 위하여 병원의 의료팀과 위기관리 그룹과 함께 악결과를 객관적으로 평가할 필요가 있다. 원인이 실제로 태만에 있었다면, 대부분의 보험회사들은 흔히 즉시 해결을 시도할 것이다. 때로는 태만이 있었는지 없었는지에 관한 의문이 존재한다. 이때가 문제들을 분류하는데 도움을 줄 수 있는 의료전문가를 필요로 하는 기간이다. 마취과의사들은 악결과를 해결하기 위하여 요구되는 2-3년 동안 정서적으로나 교육적으로 준비하여야 할 필요가 있다. 이때가 가족, 동료들, 그리고 의료사고 책임보험회사로부터 많은 도움을 필요로 하는 어려운 시기이다. 끝으로 가장 중요하고 기억하여야 할 두 가지 사항은 첫째, 자신의 환자감시 장비를 믿으라는 것과 둘째, 환자를 적절히 치료하고 환자가 잘 치료되었음을 확인한 후에는 진료기록에도 같은 정도의 주의를 기울여 진료기록부에 치료한 내용을 정확하고 상세히 기록하라는 것이다.

— 결어

이상으로 볼 때 의료사고에 따른 악결과 발생시 의사들이 대처하는 방법에 있어서 많은 부분에서는 미국의 경우와 우리의 경우가 크게 다르지 않음을 알 수 있다. 그러나 국내에서는 아직 실질적으로 도입되고 있지 않은 의료사고 책임보험제도는 의사들의 시간적, 정신적 부담을 크게 감소시켜줄 수 있는 제도라고 생각되며 우리의 경우에도 실질적으로 의사들에게 도움을 줄 수 있는 이러한 보험제도가 필요할 것으로 생각한다. 그리고 의료사고 소송재판의 경우 배심원 제도 등은 우리의 재판제도와 다르나 소송과 재판에 대비하여 의사가 준비하여야 할 항목들은 유사하다고 할 것이다. 의료사고는 발생을 예방하거나 발생한 경우에도 즉각적인 처치를 하여 악결과를 초래하지 않도록 하는 것이 가장 좋으나 의사도 인간인 이상 의료사고에 따른 악결과를 만날 가능성은 누구에게나 있으며 악결과 발생시에는 그 대처방법을 기술한 위의 내용들이 많은 도움을 줄 수 있을 것으로 생각한다.

참고문헌

1. Kwon MI: An analysis of medical accidents occurred in anesthetic and surgical fields in Korea. Seoul, Koonja Publishing Inc. 2005, pp3–15.
2. Berry FA: What to do after a bad outcome. In: Refresher courses in anesthesiology. 2001;29: 49–57
3. Caplan RA, Ward RJ, Posner K, et al: Unexpected cardiac arrest during spinal anesthesia: A closed claims analysis of predisposing factors. Anesthesiology 1988:68:5–11.
4. Tinker JH, Dull DL, Caplan RA, et al: Role of monitoring devices in prevention of anesthetic mishaps: A closed claims analysis. Anesthesiology 1989;71:541–6.
5. Morray JP, Geiduschek JM, Caplan RA, et al: A comparison of pediatric and adult anesthesia closed malpractice claims. Anesthesiology. 1993; 78:461–7.
6. Cheney FW, Domino KB, Caplan RA, et al: Nerve injury associated with anesthesia: A closed claims analysis. Anesthesiology 1999;90:1062–9
7. Pollard JB: Cardiac arrest during spinal anesthesia: Common mechanisms and strategies for prevention. Anesth Analg 2001;92:252–6.
8. Domino KB, Posner KL, Caplan RA, et al: Awareness during anesthesia: A closed claims analysis. Anesthesiology 1999,90:1053–61.
9. Groudine SB, Hollinger I, Jones J, et al: New York State guidelines on the topical use of phenylephrine in the operating room. Anesthesiology 2000;92:859–64.
10. Hug CC Jr: Rovenstine lecture. Patient values: Hippocrates, science, and technology-what we(physicians) can do versus what we should do for the patient. Anesthesiology 2000;93:556–64.
11. McCue JD: The effects of stress on physicians and their medical practices. N Engl J Med 1982;306:458–63.